Tratado de **Audiologia**

3ª

EDIÇÃO
revisada e
atualizada

ABA
ACADEMIA BRASILEIRA DE AUDIOLOGIA

Tratado de **Audiologia**

EDITORAS
Eliane Schochat
Alessandra Giannella Samelli
Christiane Marques do Couto
Adriane Ribeiro Teixeira
Alessandra Spada Durante
Sthella Zanchetta

manole
editora

3ª EDIÇÃO
revisada e atualizada

Produção editorial: Paris Serviços Editoriais e Educacionais
Projeto gráfico: Departamento Editorial da Editora Manole
Diagramação e ilustrações: Luargraf Serviços Gráficos Ltda. ME
Capa: Ricardo Yoshiaki Nitta Rodrigues
Imagens da capa: www.istock.com

CIP-BRASIL. CATALOGAÇÃO NA PUBLICAÇÃO
SINDICATO NACIONAL DOS EDITORES DE LIVROS, RJ

T6983
3. ed.

Tratado de audiologia / Eliane Schochat ... [et al.]. - 3. ed. - Santana de Parnaíba [SP] : Manole, 2022.

Inclui bibliografia
ISBN 9786555765724

1. Fonoaudiologia. 2. Audiologia. I. Schochat, Eliane. II. Título.

22-76344 CDD: 617.8
CDU: 616.28-072.7

Gabriela Faray Ferreira Lopes - Bibliotecária - CRB-7/664

3ª edição – 2022

Editora Manole Ltda.
Alameda América, 876 – Tamboré – 06543-315 – Santana de Parnaíba – SP – Brasil
Fone: (11) 4196-6000
www.manole.com.br | https://atendimento.manole.com.br/

Impresso no Brasil
Printed in Brazil

HOMENAGENS *(IN MEMORIAM)*

Dedicamos este Tratado às fonoaudiólogas Dra. Ieda Pacheco Russo, Dra. Maria Cecília Bevilacqua e Dra. Maria do Carmo Redondo.

Dra. Ieda Pacheco possuía graduação em Fonoaudiologia pela Pontifícia Universidade Católica de São Paulo (PUC-SP) (1971), mestrado em Fonoaudiologia pela PUC-SP (1981), mestrado em Distúrbios da Comunicação Humana (Fonoaudiologia) pela Universidade Federal de São Paulo (Unifesp) (1985) e doutorado em Distúrbios da Comunicação Humana (Fonoaudiologia) pela Unifesp (1988). Foi professora colaboradora da Universidade Federal de Uberlândia (UFU), professora titular da PUC-SP, professora adjunta da Faculdade de Ciências Médicas da Santa Casa de São Paulo, diretora e professora do Centro de Estudos dos Distúrbios da Audição. Foi presidente da International Society of Audiology e vice-presidente da Associação William House de Otologia. Buscou sempre o aprimoramento da Audiologia, com entusiasmo, disposição e comprometimento.

Dra. Maria Cecília Bevilacqua graduou-se em Fonoaudiologia pela Pontifícia Universidade Católica de São Paulo (PUC-SP) em 1970 e obteve os títulos de mestre e doutora pela mesma Instituição, em 1978 e 1985, respectivamente. Em 1998 concluiu a livre-docência na Faculdade de Odontologia de Bauru da Universidade de São Paulo (USP). Tornou-se professora titular em 2005, também pela USP. Atuou como docente na graduação e na pós-graduação da PUC-SP e da USP/Bauru e participou de muitos outros programas de pós-graduação no Brasil. Assumiu cargos de chefia, como a coordenação do curso de Fonoaudiologia da USP/Bauru e da equipe interdisciplinar do programa de implante coclear do Hospital de Reabilitação de Anomalias Craniofaciais da USP. Atuou em diversos órgãos e associações governamentais e acadêmicos, nacionais e internacionais, buscando incansavelmente a excelência da Audiologia. Exerceu um papel fundamental para a implementação e o desenvolvimento das políticas públicas de Saúde Auditiva no Brasil.

Maria do Carmo Redondo formou-se fonoaudióloga pela Universidade Federal de São Paulo (Unifesp) em 1974 e obteve o título de especialista em Audiologia pelo Conselho Federal de Fonoaudiologia (CFFa). Era mestre em Saúde da Comunicação Humana pela Faculdade de Ciências Médicas da Santa Casa de São Paulo (FCMSCSP). Atuou como chefe do Serviço de Fonoaudiologia da Irmandade da Santa Casa de Misericórdia de São Paulo (IMSCSP). Organizou e coordenou inúmeros cursos de aprimoramento e especialização em Audiologia Clínica. Foi professora dos cursos de especialização em Audiologia e do curso de Graduação em Fonoaudiologia da FCMSCSP. Sua paixão pelo ensino e formação dos fonoaudiólogos era notória, sempre com muita alegria e dedicação.

As três profissionais marcaram uma parte significativa da história da fonoaudiologia no Brasil pela forma como trilharam o ensino, a pesquisa e a atuação clínica e como fortaleceram e consolidaram a área da audiologia. Foram exemplos de luta, empenho e amor. Deixaram marcas profundas em todos com quem compartilharam seus ensinamentos. Participaram da formação de gerações de fonoaudiólogos e da capacitação de muitos profissionais. Transformaram a ciência em arte e paixão e tornaram o conhecimento aplicável.

Cada uma das trajetórias foi marcada pela especial tarefa de cuidar do outro, da luta pela inclusão.

Nossa eterna reverência e gratidão pelo legado dessas grandes fonoaudiólogas.

PARECERISTAS/EDITORES CIENTÍFICOS

Adriane Ribeiro Teixeira
Alessandra Giannella Samelli
Alessandra Spada Durante
Beatriz de Castro Andrade Mendes
Carla Gentile Matas
Christiane Marques do Couto
Eliane Schochat
Heloisa Helena Caovilla Malavasi Ganança
Katia de Almeida
Karina Mary de Paiva
Maria Cecília Marconi Pinheiro Lima
Sthella Zanchetta

SOBRE AS EDITORAS

Eliane Schochat

Professora titular de Audiologia da Faculdade de Medicina da Universidade de São Paulo (FMUSP). Coordenadora do Programa de Pós-Graduação em Ciências da Reabilitação do Departamento de Fisioterapia, Fonoaudiologia e Terapia Ocupacional da FMUSP. Presidente da Academia Brasileira de Audiologia (ABA) – gestão 2021-2023.

Alessandra Giannella Samelli

Fonoaudióloga. Mestre e doutora em Ciências pela Faculdade de Medicina da Universidade de São Paulo (FMUSP). Professora associada do curso de Fonoaudiologia do Departamento de Fisioterapia, Fonoaudiologia e Terapia Ocupacional da FMUSP e do Programa de Pós-Graduação em Ciências da Reabilitação da FMUSP. Coordenadora do Laboratório de Investigação Fonoaudiológica em Identificação e Prevenção de Riscos Auditivos da FMUSP.

Christiane Marques do Couto

Fonoaudióloga pela Escola Paulista de Medicina (Unifesp). Especialista em Audiologia. Mestre em Ciência pelo Instituto de Física da Universidade de São Paulo (USP). Doutora em Ciências pela Faculdade de Medicina da USP (FMUSP). Professora do Departamento de Desenvolvimento Humano e Reabilitação da Faculdade de Ciências Médicas da Universidade Estadual de Campinas (Unicamp).

Adriane Ribeiro Teixeira

Graduada em Fonoaudiologia pela Universidade Federal de Santa Maria (UFSM). Especialista em Fonoaudiologia pela UFSM. Especialista em Audiologia pelo Conselho Federal de Fonoaudiologia (CFFa) e em Gerontologia pela Sociedade Brasileira de Geriatria e Gerontologia. Mestre em Distúrbios da Comunicação Humana pela UFSM. Doutora em Gerontologia Biomédica pela Pontifícia Universidade Católica do Rio Grande do Sul (PUCRS). Pós-doutora pela Universidade Federal de São Paulo (Unifesp). Professora associada no Departamento de Saúde e Comunicação Humana da Universidade Federal do Rio Grande do Sul (UFRGS). Membro do corpo clínico do Hospital de Clínicas de Porto Alegre (HCPA).

Alessandra Spada Durante

Fonoaudióloga. Mestre e doutora em Ciências pela Faculdade de Medicina da Universidade de São Paulo (FMUSP). Professora adjunta do curso de Fonoaudiologia e do Mestrado Profissional em Saúde da Comunicação Humana da Faculdade de Ciências Médicas da Santa Casa de São Paulo.

Sthella Zanchetta

Professora doutora do curso de Fonoaudiologia da Faculdade de Medicina de Ribeirão Preto da Universidade de São Paulo (USP). Fonoaudióloga especialista em Audiologia.

SOBRE OS AUTORES

Adriana Bender Moreira de Lacerda

Fonoaudióloga. Doutora em Ciências Biomédicas – opção Audiologia – pela Université de Montréal (Canadá). Docente do curso de pós-graduação em Distúrbios da Comunicação na Universidade Tuiuti do Paraná e na École d'Orthophonie et d'Audiologie – Université de Montréal.

Adriana Ribeiro Tavares Anastasio

Fonoaudióloga. Professora do curso de Fonoaudiologia da Faculdade de Medicina de Ribeirão Preto da Universidade de São Paulo (USP). Mestre em Fonoaudiologia pela Pontifícia Universidade Católica de São Paulo (PUC-SP). Doutora em Ciências (Fisiopatologia Experimental) pela USP. Coordenadora do Programa de Triagem Auditiva Neonatal do Centro de Referência da Saúde da Mulher de Ribeirão Preto (Mater) e da maternidade do Hospital das Clínicas da Faculdade de Medicina de Ribeirão Preto da USP.

Adriane Lima Mortari Moret

Fonoaudióloga. Professora associada do Departamento de Fonoaudiologia da Faculdade de Odontologia de Bauru da Universidade de São Paulo (FOB/USP). Pesquisadora do Grupo de Pesquisa Centro de Pesquisas Audiológicas (CPA/USP-CNPq).

Adriane Ribeiro Teixeira

Graduada em Fonoaudiologia pela Universidade Federal de Santa Maria (UFSM). Especialista em Fonoaudiologia pela UFSM. Especialista em Audiologia pelo Conselho Federal de Fonoaudiologia (CFFa) e em Gerontologia pela Sociedade Brasileira de Geriatria e Gerontologia. Mestre em Distúrbios da Comunicação Humana pela UFSM. Doutora em Gerontologia Biomédica pela Pontifícia Universidade Católica do Rio Grande do Sul (PUCRS). Pós-doutora pela Universidade Federal de São Paulo (Unifesp). Professora associada no Departamento de Saúde e Comunicação Humana da Universidade Federal do Rio Grande do Sul (UFRGS). Membro do corpo clínico do Hospital de Clínicas de Porto Alegre (HCPA).

Alessandra Giannella Samelli

Fonoaudióloga. Mestre e doutora em Ciências pela Faculdade de Medicina da Universidade de São Paulo (FMUSP). Professora associada do curso de Fonoaudiologia do Departamento de Fisioterapia, Fonoaudiologia e Terapia Ocupacional da FMUSP e do Programa de Pós-Graduação em Ciências da Reabilitação da FMUSP. Coordenadora do Laboratório de Investigação Fonoaudiológica em Identificação e Prevenção de Riscos Auditivos da FMUSP.

Alessandra Spada Durante

Fonoaudióloga. Mestre e doutora em Ciências pela Faculdade de Medicina da Universidade de São Paulo (FMUSP). Professora adjunta do curso de Fonoaudiologia e do Mestrado Profissional em Saúde da Comunicação Humana da Faculdade de Ciências Médicas da Santa Casa de São Paulo.

Aline Cabral de Oliveira

Pós-doutora pela Universidade Federal de São Paulo (Unifesp). Doutora e mestre pela Universidade de São Paulo (USP). Professora associada da Universidade Federal de Sergipe (UFS).

Altair Cadrobbi Pupo (Lila Pupo)

Doutora em Distúrbios da Comunicação (Fonoaudiologia) pela Universidade Federal de São Paulo (Unifesp). Pró-reitora de Educação Continuada da Pontifícia Universidade Católica de São Paulo (PUC-SP). Professora associada do Departamento de Teorias e Métodos da Fonoaudiologia e Fisioterapia da Faculdade de Ciências Humanas e da Saúde da PUC-SP. Fonoaudióloga da Clínica Eco.

Amanda Brait Zerbeto

Graduada em Fonoaudiologia. Mestre em Saúde, Interdisciplinaridade e Reabilitação. Doutora em Ciências na área de Saúde da Criança e do Adolescente pela Universidade Estadual de Campinas (Unicamp). Professora colaboradora na área de Saúde Coletiva no curso de graduação em Fonoaudiologia da Universidade Estadual do Centro-Oeste (Unicentro). Coordenadora do Grupo de Trabalho da Classificação Internacional de Funcionalidade, Incapacidade e Saúde (GT-CIF) da Sociedade Brasileira de Fonoaudiologia (SBFa).

Ana Cláudia Figueiredo Frizzo

Fonoaudióloga. Doutora em Neurociências pela Faculdade de Medicina de Ribeirão Preto da Universidade de São Paulo (USP). Pós-doutoranda em Biotecnologia pela Universidade Estadual de Ciências da Saúde de Alagoas (Uncisal-Renorbio). Professora associada do Departamento de Fonoaudiologia da Universidade Estadual Paulista (Unesp) de Marília.

Ana Claudia Fiorini

Fonoaudióloga. Mestre em Distúrbios da Comunicação pela Pontifícia Universidade Católica de São Paulo (PUC-SP). Doutora em Saúde Pública pela Faculdade de Saúde Pública da Universidade de São Paulo (USP). Professora associada do Departamento de Fonoaudiologia e do Programa de Pós-Graduação em Distúrbio da Comunicação Humana da Escola Paulista de Medicina da Universidade Federal de São Paulo (EPM/Unifesp). Professora associada do Departamento de Teorias e Métodos em Fonoaudiologia e Fisioterapia da Faculdade de Ciências Humanas e da Saúde (Fachs) e do Programa de Pós-Graduação em Comunicação Humana e Saúde da PUC-SP.

Ana Claudia Martinho de Carvalho

Fonoaudióloga. Doutora em Psicologia, área de concentração Neurociências e Comportamento, pelo Instituto de Psicologia da Universidade de São Paulo (USP). Pesquisadora colaboradora da Divisão de Otorrinolaringologia da Faculdade de Medicina da USP.

Ana Cláudia Mirândola Barbosa Reis

Fonoaudióloga. Doutora em Distúrbios da Comunicação pela Universidade Federal de São Paulo (Unifesp). Professora do Departamento de Ciências da Saúde da Faculdade de Medicina de Ribeirão Preto da Universidade de São Paulo (USP).

Ana Claudia Vieira Cardoso

Fonoaudióloga. Doutora em Distúrbios da Comunicação Humana pela Universidade Federal de São Paulo (Unifesp). Docente do curso de Fonoaudiologia da Faculdade de Filosofia e Ciências da Universidade Estadual Paulista (Unesp) – *campus* de Marília.

Ana Paula Bruner

Fonoaudióloga graduada pela Universidade Federal de São Paulo (Unifesp). Especialista em Audiologia Clínica pela Santa Casa de São Paulo e pelo Conselho Federal de Fonoaudiologia (CFFa). Mestre em Distúrbios da Comunicação Humana pela Unifesp. Doutoranda em Ciências da Reabilitação pela Faculdade de Medicina da Universidade de São Paulo. Professora do curso de graduação em Fonoaudiologia das Faculdades Metropolitanas Unidas (FMU-SP) e dos cursos de especialização em Audiologia do Cefac – Saúde e Educação e da Santa Casa de Misericórdia de São Paulo.

Ana Tereza de Matos Magalhães

Fonoaudióloga formada pela Universidade Federal de São Paulo (Unifesp). Doutora em Ciência pela Faculdade de Medicina da Universidade de São Paulo (FMUSP). Tutora em implante coclear pela Academia Brasileira de Audiologia. Fonoaudióloga da equipe de implante coclear do Hospital das Clínicas da FMUSP.

Andréa Cintra Lopes

Professora associada do Departamento de Fonoaudiologia da Faculdade de Odontologia de Bauru da Universidade de São Paulo (FOB/USP). Especialista em Audiologia pelo Conselho Federal de Fonoaudiologia (CFFa), em Fonoaudiologia do Trabalho pelo CFFa e em Processos de Mudanças nos Cursos de Graduação da Área da Saúde pela

Fundação Oswaldo Cruz (Fiocruz). Aperfeiçoamento em Pedagogia Universitária pela USP. Mestrado em Distúrbios da Comunicação pela Pontifícia Universidade Católica de São Paulo (PUC-SP). Doutorado em Distúrbios da Comunicação Humana pela USP. Pós-doutorado no Laboratório de Acústica e Vibração pela Universidade Estadual Paulista Júlio de Mesquita Filho (Unesp). Experiência em Audiologia e Saúde Coletiva. Pesquisadora do grupo de pesquisa Centro de Pesquisas Audiológicas. Na FOB/USP, foi tutora do Grupo de Vigilância em Saúde do PET-Interprofissional (2019-2021). É professora orientadora da Liga Acadêmica de Saúde Coletiva (Lasc) da USP de Bauru. Tutora do Dangerous Decibels Brasil (DDB), pela Academia Brasileira de Audiologia (ABA). Membro da ABA, da Sociedade Brasileira de Fonoaudiologia (SBFa), da Comissão de Ensino e da Comissão de Audiologia. Foi coordenadora do Comitê de Audição, do Departamento de Audição e Equilíbrio da SBFa – gestão 2017-2019. Foi membro do Conselho Regional de Fonoaudiologia 2ª Região – gestão 2011-2013 e gestão 2013-2016. Membro das comissões de Audiologia e Ensino. Membro do CFFa – gestão 2019-2021. Coordenadora do GT de Telefonoaudiologia e Teleducação do CFFa.

Beatriz C. A. Caiuby Novaes

Professora titular do Departamento de Clínica Fonoaudiológica da Pontifícia Universidade Católica de São Paulo (PUC-SP). Superintendente da Derdic/PUC-SP.

Beatriz C. A. Mendes

Professora associada da Faculdade de Ciências Humanas e da Saúde da Pontifícia Universidade Católica de São Paulo (PUC-SP). Coordenadora do Centro Audição na Criança - Derdic/PUC-SP.

Byanka Cagnacci Buzo

Fonoaudióloga pela Pontifícia Universidade Católica de São Paulo (PUC-SP). Especialista em Audiologia Clínica pela Irmandade Santa Casa de Misericórdia de São Paulo. Mestre em Distúrbios da Comunicação pela PUC-SP. Doutora em Ciências pela Faculdade de Medicina da Universidade de São Paulo (FMUSP). Pós-doutora em Psicoacústica pela Universidade de Salamanca (Usal). Professora assistente do curso de graduação em Fonoaudiologia da Faculdade de Ciências Médicas da Santa Casa de São Paulo. Gerente de pesquisa da Cochlear América Latina.

Camila Maia Rabelo

Fonoaudióloga, doutora em Ciências da Reabilitação pela Faculdade de Medicina da Universidade de São Paulo (FMUSP). Fonoaudióloga assistente do curso de Fonoaudiologia da FMUSP.

Carla Gentile Matas

Professora livre-docente pela Faculdade de Medicina da Universidade de São Paulo (FMUSP). Professora associada do curso de Fonoaudiologia da FMUSP. Chefe do Departamento de Fisioterapia, Fonoaudiologia e Terapia Ocupacional da FMUSP.

Carla Valença Daher

Fonoaudióloga. Mestre em Ciências da Saúde – Neurociências – pela Universidade de Brasília (UnB). Pós-graduada em Audiologia Clínica e em Gestão da Clínica nas Redes Metropolitanas de Atenção à Saúde: ênfase na linha de cuidado materno-infantil. Especialista em Saúde Coletiva pelo Conselho Federal de Fonoaudiologia (CFFa). Atua como consultora técnica especializada no Ministério da Saúde, e como fonoaudióloga na Secretaria de Saúde do Distrito Federal.

Carlos Kazuo Taguchi

Mestre e doutor em Ciências da Comunicação Humana – campo Fonoaudiológico – pela Universidade Federal de São Paulo. Pós-doutor em Biotecnologia pela Universidade Estadual das Ciências da Saúde de Alagoas. Professor associado III da Universidade Federal de Sergipe.

Carmen Barreira-Nielsen

Fonoaudióloga. Doutora em Ciências Fisiológicas pela Universidade Federal do Espírito Santo (Ufes), pós-doutora em Audiologia pela Universidade de Ottawa/Canadá, especialista em Audiologia Educacional pela HRAC/USP Bauru. Professora associada do Departamento de Fonoaudiologia da Ufes. Coordenadora da Equipe Interdisciplinar em Implante Coclear e chefe da Unidade de Telessaúde do Hospital Universitário Cassiano Antonio Moraes (Hucam/Ufes).

Caroline Nunes Rocha Muniz

Fonoaudióloga pela Faculdade de Medicina da Universidade de São Paulo (FMUSP). Doutorado em Ciências e pós-doutorado pela FMUSP. Professora assistente da Faculdade de Ciências Médicas da Santa Casa de São Paulo.

Christiane Marques do Couto

Fonoaudióloga pela Escola Paulista de Medicina (Unifesp). Especialista em Audiologia. Mestre em Ciência pelo Instituto de Física da Universidade de São Paulo (USP). Doutora em Ciências pela Faculdade de Medicina da USP

(FMUSP). Professora do Departamento de Desenvolvimento Humano e Reabilitação da Faculdade de Ciências Médicas da Universidade Estadual de Campinas (Unicamp).

Cilmara Cristina Alves da Costa Levy

Fonoaudióloga pela Pontifícia Universidade Católica de São Paulo (PUC-SP). Especialista em Audiologia pelo Conselho Federal de Fonoaudiologia (CFFa). Mestre em Psicologia Social pela PUC-SP. Doutora em Ciências da Saúde pela Faculdade de Ciências Médicas da Santa Casa de São Paulo (FCMSCSP). Coordenadora do curso de especialização *lato sensu* em Audiologia (FCMSCSP). Professora assistente do curso de graduação em Fonoaudiologia da FCMSCSP. Fonoaudióloga clínica.

Cláudia Giglio de Oliveira Gonçalves

Especialista em Audiologia pelo Conselho Federal de Fonoaudiologia (CFFa) e em Ergonomia pela Universidade Metodista de Piracicaba (Unimep). Mestre em Distúrbios da Comunicação pela Pontifícia Universidade Católica de São Paulo (PUC-SP). Doutora em Saúde Coletiva pela Universidade Estadual de Campinas (Unicamp). Experiência em Audiologia e Saúde Coletiva. Pesquisadora do Núcleo de Estudos Trabalho, Saúde e Sociedade, credenciado pelo CNPq. Educadora do Dangerous Decibels Brasil (DDB). Membro da Academia Brasileira de Audiologia (ABA), da Sociedade Brasileira de Fonoaudiologia (SBFa) e do Conselho Regional de Fonoaudiologia 3ª Região – gestão 2015-2016. Foi vice-coordenadora do Departamento de Saúde Coletiva da SBFA – gestão 2013-2014. Atuou como professora na Universidade Tuiuti do Paraná. Coordenadora do GT Fonoaudiologia e Saúde do Trabalhador: DVRT e PAIR, da SBFa.

Cleide Teixeira

Docente associada da Universidade Federal de Pernambuco. Mestre e doutora pelo Programa de Pós-Graduação em Saúde Coletiva pela Fundação Osvaldo Cruz.

Cristiana Magni

Graduação em Fonoaudiologia pela Pontifícia Universidade Católica de São Paulo (PUC-SP). Mestre em Distúrbios da Comunicação pela PUC-SP e doutora em Genética pela Universidade Federal do Paraná. Especialização em Gestão em Saúde pela Universidade Estadual de Ponta Grossa. Docente do curso de Fonoaudiologia e do Programa de Pós-Graduação em Desenvolvimento Comunitário da Universidade Estadual do Centro-Oeste. Ex-diretora da Academia Brasileira de Audiologia – gestão 2015-2017.

Cristiane Akemi Kasse

Médica otorrinolaringologista. Doutora e mestre em Ciências pelo Departamento de Otorrinolaringologia e Cirurgia de Cabeça e Pescoço da Universidade Federal de São Paulo (Unifesp). Membro da Associação Brasileira de Otorrinolaringologia e Cirurgia Cervicofacial. Docente do Curso de Medicina da Universidade Santo Amaro (Unisa).

Daniela Gil

Fonoaudióloga. Especialista em Audiologia. Doutora em Ciências pela Universidade Federal de São Paulo (Unifesp). Professora associada do Departamento de Fonoaudiologia da Unifesp.

Deborah Viviane Ferrari

Fonoaudióloga. Livre-docente em Fonoaudiologia pela Faculdade de Odontologia de Bauru da Universidade de São Paulo (FOB/USP). Professora associada do Departamento de Fonoaudiologia da FOB/USP. Membro do Grupo de Trabalho em Telefonoaudiologia do Conselho Federal de Fonoaudiologia (CFFa). Vice-coordenadora do Comitê em Inovação e Conhecimento Exponencial em Audiologia do Departamento de Audição e Equilíbrio da Sociedade Brasileira de Fonoaudiologia (SBFa – Gestão 2020-2022).

Denise Costa Menezes

Graduação em Fonoaudiologia pela Universidade Católica de Pernambuco (Unicap). Especialista em Audiologia pelo Conselho Federal de Fonoaudiologia (CFFa). Mestre em Audiologia pela Universidade da Carolina do Norte em Chapel Hill (UNC/CH). Doutora em Linguística pela Universidade Federal de Pernambuco (UFPE). Pós-doutora em Audiologia pela UNC/CH. Professora associada da UFPE.

Doris Ruthy Lewis

Fonoaudióloga. Professora titular do curso de Fonoaudiologia da Pontifícia Universidade Católica de São Paulo (PUC-SP). Mestre em Fonoaudiologia pela PUC-SP. Doutora em Saúde Pública pela Universidade de São Paulo (USP). Fonoaudióloga do Centro Audição da Criança (Derdic/PUC-SP). Coordenadora da Triagem Auditiva Neonatal Universal (Tanu) em hospitais de gestão municipal de São Paulo. Responsável pelos exames eletrofisiológicos no Sabará Hospital Infantil. Sócia fundadora da Academia Brasileira de Audiologia (ABA) e da Sociedade Brasileira de Fonoaudiologia (SBFa). Membro do Comitê de Audiologia da International Association of Communication Sciences and Disorders (IALP). Membro do Comitê Multiprofissional em Saúde Auditiva (Comusa).

Edilene Marchini Boéchat

Fonoaudióloga. Doutora em Ciências pela Faculdade de Medicina da Universidade de São Paulo (FMUSP). Professora da Faculdade de Ciências Humanas e da Saúde da Pontifícia Universidade Católica de São Paulo (PUC-SP). Presidente do Bureau Internacional d'Audiophonologie (Biap) – gestão 2021-2024.

Eliane Schochat

Professora titular de Audiologia da Faculdade de Medicina da Universidade de São Paulo (FMUSP). Coordenadora do Programa de Pós-Graduação em Ciências da Reabilitação do Departamento de Fisioterapia, Fonoaudiologia e Terapia Ocupacional da FMUSP. Presidente da Academia Brasileira de Audiologia (ABA) – gestão 2021-2023.

Eliara Pinto Vieira Biaggio

Fonoaudiológa. Doutora em Ciências pela Universidade Federal de São Paulo. Professora associada do Curso de Graduação em Fonoaudiologia e no Programa de Pós-Graduação em Distúrbios da Comunicação Humana da Universidade Federal de Santa Maria.

Eliene Silva Araújo

Fonoaudióloga. Doutora em Ciências pelo Programa de Pós-Graduação em Fonoaudiologia da Faculdade de Odontologia de Bauru da Universidade de São Paulo (USP). Professora adjunta do Departamento de Fonoaudiologia da Universidade Federal do Rio Grande do Norte (UFRN). Professora permanente do Programa Associado de Pós-Graduação em Fonoaudiologia UFPB/UFRN/Uncisal.

Elisiane Crestani de Miranda-Gonsalez

Fonoaudióloga. Doutora em Ciências pela Universidade Federal de São Paulo (Unifesp). Professora adjunta do Departamento de Fonoaudiologia da Unifesp. Professora adjunta do curso de Fonoaudiologia da Faculdade de Ciências Médicas da Santa Casa de São Paulo.

Erika Barioni Mantello

Professora adjunta do Magistério Superior do Curso de Fonoaudiologia da Universidade Federal do Rio Grande do Norte (UFRN) – *campus* Natal. Professora permanente do Programa Associado de Pós-Graduação em Fonoaudiologia (PPgFon) da UFPB/UFRN/Uncisal. Graduação em Fonoaudiologia pela Universidade de Franca. Mestrado e doutorado em Ciências Médicas pela Faculdade de Medicina de Ribeirão Preto da Universidade de São Paulo (FMRP/USP). Especialista em Audiologia pelo Conselho Federal de Medicina (CFFa). Aperfeiçoamento em Audiologia e Reabilitação Vestibular pelo Hospital das Clínicas de Ribeirão Preto (HCRP/USP).

Érika Cristina Bucuvic

Doutora em Ciências pelo Programa Distúrbios da Comunicação Humana da Escola Paulista de Medicina da Universidade Federal de São Paulo (EPM/Unifesp). Fonoaudióloga Chefe da Seção de Reabilitação Auditiva da Divisão de Saúde Auditiva do Hospital de Reabilitação de Anomalias Craniofaciais da Universidade de São Paulo (HRAC/USP), em Bauru. Preceptora do Programa de Residência Multiprofissional em Saúde Auditiva do HRAC/USP.

Fátima Cristina Alves Branco-Barreiro

Professora adjunta do curso de Fonoaudiologia da Escola Paulista de Medicina da Universidade Federal de São Paulo (EPM/Unifesp). Orientadora credenciada no Programa de Pós-Graduação em Distúrbios da Comunicação (Fonoaudiologia) da EPM/Unifesp. Graduada em Fonoaudiologia e mestre em Distúrbios da Comunicação pela Pontifícia Universidade Católica de São Paulo (PUC-SP). Doutora em Psicologia, campo Neurociências e Comportamento, pela Universidade de São Paulo (USP). Especialista em Audiologia pelo Conselho Federal de Fonoaudiologia (CFFa). Aperfeiçoamento em Audiologia pela Irmandade da Santa Casa de Misericórdia de São Paulo (ISCMSP). Diretora secretária da Academia Brasileira de Audiologia (ABA) de 2015 a 2017.

Fernanda Cristina Leite Magliaro Aburaya

Fonoaudióloga. Mestre em Ciências pela Faculdade de Medicina da Universidade de São Paulo (FMUSP). Doutora em Ciências da Reabilitação pela FMUSP. Pesquisadora colaboradora do Laboratório de Investigação Fonoaudiológica em Potenciais Evocados Auditivos do Curso de Fonoaudiologia da FMUSP.

Fernanda Gabrielle Andrade Lima

Fonoaudióloga. Especialista em Perícia em Fonoaudiologia pelo Conselho Federal de Fonoaudiologia (CFFa). Especialista em Perícia e Assistência Técnica na Área de Fonoaudiologia pelo Centro Universitário Redentor. Especialista em Audiologia com enfoque em Zumbido pela

Universidade de Bordeaux II, França. Mestre em Ciências da Linguagem pela Universidade Católica de Pernambuco (Unicap). Coordenadora da Pós-Graduação de Perícia e Assistência Técnica em Fonoaudiologia pela Faculdade Instituto de Desenvolvimento Educacional (IDE). Perita judicial da Justiça do Trabalho de Pernambuco. Perita judicial da Justiça Federal de Pernambuco. Vice-presidente da Cooperitos. Assistente técnica.

Fernanda Zucki

Professora adjunta do Departamento de Fonoaudiologia da Universidade Federal de Santa Catarina (UFSC). Doutora em Ciências e pós-doutora pelo Programa de Fonoaudiologia da Faculdade de Odontologia de Bauru da Universidade de São Paulo (FOB/USP). Atualmente desenvolve pesquisas relacionadas à análise dos riscos ocupacionais sobre a saúde, especialmente a auditiva, de trabalhadores brasileiros com base em dados secundários. Além disso, tem se dedicado a pesquisas voltadas para a utilização da Wikipédia como ferramenta de tecnologia educacional e de promoção de saúde auditiva. É membro do International Ototoxicity Management Group.

Fernando Pacífico

Professor e coordenador do Laboratório Morfofuncional da Faculdade de Medicina de Olinda. Mestre e doutor em Neuropsiquiatria e Ciências do Comportamento, área de concentração em Neurociências pela Universidade Federal de Pernambuco (UFPE). Especialista em Morfologia e em Neurociência Aplicada pela UFPE. Especializando-se em Nutrição, Metabolismo e Fisiologia no Esporte pelo Instituto Nacional de Educação Superior e em Nutrição Esportiva pela Uninassau.

Flavia Barros Suzuki

Graduação em Fonoaudiologia pela Universidade Católica de Pernambuco (Unicap). Aperfeiçoamento em Audiologia Clínica pela Santa Casa de Misericórdia de São Paulo. Especialista em Audiologia pelo Conselho Federal de Fonoaudiologia (CFFa). Mestre e doutora em Ciências da Saúde pela Universidade Federal de São Paulo (Unifesp). Fonoaudióloga do Departamento de Otorrinolaringologia e Cirurgia de Cabeça e Pescoço da Unifesp.

Gabriela Cintra Januário

Fonoaudióloga. Mestre e doutora em Ciências da Saúde – Saúde da Criança e do Adolescente – pela Universidade Federal de Minas Gerais (UFMG). Especialista em Audiologia e Saúde Coletiva pelo Conselho Federal de Fonoaudiologia (CFFa). Especialista em Políticas e Gestão da Saúde da Secretaria de Estado de Saúde de Minas Gerais.

Gisela Maria Pimentel Formigoni

Graduada em Fonoaudiologia pela Pontifícia Universidade Católica de São Paulo (PUCSP). Especialista em Audiologia Clínica pela Cefac. Certificação de fonoaudiólogo tutor área de Terapia Fonoaudiológica no Método Aurioral, pela Academia Brasileira de Audiologia. Acreditación em Implante Coclear pela Medel América Latina, Argentina e Colômbia. Aperfeiçoamento no CNPq, na área de Fonoaudiologia do Hospital de Reabilitação de Anomalias Craniofaciais da Universidade de São Paulo (HRACF-USP).

Ilka do Amaral Soares

Fonoaudióloga. Doutora em Neuropsiquiatria e Ciências do Comportamento pela Universidade Federal de Pernambuco (UFPE). Pós-doutora em Distúrbio da Comunicação Humana pela Universidade Federal de São Paulo (Unifesp). Professora adjunta da Universidade Estadual de Ciências da Saúde de Alagoas (Uncisal).

Isabela de Souza Jardim

Mestre e doutora em Ciências pelo Hospital das Clínicas da Faculdade de Medicina da Universidade de São Paulo (HCFMSUP). Especialista em Audiologia Clínica.

Isabela Hoffmeister Menegotto

Fonoaudióloga clínica. Especialista em Audiologia e doutora em Distúrbios da Comunicação Humana pela Universidade Federal de São Paulo. Professora associada do Departamento de Fonoaudiologia da Universidade Federal de Ciências da Saúde de Porto Alegre.

Ivone Ferreira Neves Lobo

Fonoaudióloga graduada pela Universidade de São Paulo (USP). Especialista em Audiologia Clínica pela Santa Casa de São Paulo. Doutora em Ciência pela Faculdade de Medicina da USP. Fonoaudióloga do Departamento de Fisioterapia, Fonoaudiologia e Terapia Ocupacional da FMUSP.

Joseli Soares Brazorotto

Fonoaudióloga pela Faculdade de Odontologia de Bauru da Universidade de São Paulo, (FOB/USP). Doutora em Educação Especial pela Universidade Federal de São Carlos (PPGEEs/UFSCar). Professora associada do Departamento de Fonoaudiologia da Universidade Federal do Rio Grande do Norte (DepFono/UFRN). Docente permanente dos Programas de Pós-Graduação Associados em Fonoaudiologia (PPGFon-UFPB/URFN/Uncisal) e Gestão e Inovação em Saúde (PPgGIS/UFRN). Especialista em Audiologia pelo Conselho Federal de Fonoaudiologia. Pesquisadora da Base de Pesquisa Audição e Linguagem do Laboratório de Inovação Tecnológica em Saúde da Universidade Federal do Rio Grande do Norte (LAIS/UFRN).

Júlio A. Cordioli

Graduado e doutor em Engenharia Mecânica, área de Acústica e Vibrações pela Universidade Federal de Santa Catarina (UFSC). Parte de seu trabalho foi desenvolvida na Universidade de Cambridge, Inglaterra. Trabalhou na Embraer como engenheiro de projeto na área de ruído e vibrações, e na ESI Group, San Diego – EUA, como pesquisador na área de métodos numéricos para a análise de problemas vibroacústicos. Professor associado da UFSC. Suas principais áreas de pesquisa incluem: métodos numéricos em vibroacústica, ruído e vibrações em aeronaves, aeroacústica e dispositivos auditivos.

Karina Paes Advíncula

Fonoaudióloga. Especialista em Audiologia pela Universidade Federal de Pernambuco (UFPE). Mestre em Ciências da Linguagem pela Universidade Católica de Pernambuco (Unicap). Doutora em Neuropsiquiatria e Ciência do Comportamento pela UFPE. Pós-doutora em Biotecnologia pela Renorbio/Universidade Estadual de Ciências da Saúde de Alagoas (Uncisal). Professora adjunta do curso de Fonoaudiologia do Departamento de Fonoaudiologia da UFPE. Professora permanente do Programa de Pós-Graduação em Saúde da Comunicação Humana da UFPE. Professora permanente do Mestrado em Perícias Forenses da UPE.

Káris Ester Dong Creste

Fonoaudióloga. Doutora em Ciências da Saúde pela Faculdade de Ciências Médicas da Santa Casa de São Paulo. Professora contratada do curso de Fonoaudiologia do Departamento de Fisioterapia, Fonoaudiologia e Terapia Ocupacional da Faculdade de Medicina da Universidade de São Paulo.

Katia de Almeida

Doutora em Distúrbios da Comunicação Humana pela Universidade Federal de São Paulo (Unifesp). Professora adjunta da Faculdade de Ciências Médicas da Santa Casa de São Paulo (FCMSCSP). Coordenadora do Mestrado Profissional em Saúde da Comunicação Humana da FCMSCSP. Diretora do Centro de Estudos dos Distúrbios da Audição.

Kátia de Freitas Alvarenga

Fonoaudióloga. Professora titular do Departamento de Fonoaudiologia da Faculdade de Odontologia de Bauru da Universidade de São Paulo (FOB/USP). Pesquisadora do Grupo de Pesquisa Centro de Pesquisas Audiológicas (CPA/USP/CNPq).

Lais Vieira Bonaldi

Fonoaudióloga. Especialista em Audiologia pelo Conselho Federal de Fonoaudiologia (CFFa). Mestre em Morfologia e doutora em Ciências pela Universidade Federal de São Paulo (Unifesp). Coordenadora do Setor de Audiologia do *Checkup* do Hospital Sírio-Libanês.

Leticia Cristina Vicente

Fonoaudióloga. Mestre e doutora em Ciências, área de concentração Processos e Distúrbios da Comunicação, pela Faculdade de Odontologia de Bauru da Universidade de São Paulo (FOB/USP). Professora do curso de Fonoaudiologia do Centro Universitário Planalto do Distrito Federal.

Lilian C. B. Jacob

Fonoaudióloga. Doutora pela Universidade de São Paulo (USP). Professora do curso de Fonoaudiologia e da Pós-Graduação em Fonoaudiologia da Faculdade de Odontologia de Bauru da USP (FOB/USP). Pesquisadora do Grupo de Pesquisas Centro de Pesquisas Audiológicas do CNPq.

Lilian Ferreira Muniz

Fonoaudióloga. Doutora em Psicologia Cognitiva pela Universidade Federal de Pernambuco (UFPE). Professora associada da UFPE.

Liliane Desgualdo Pereira

Professora livre-docente do Programa de Pós-Graduação em Distúrbios da Comunicação Humana da Escola Paulista de Medicina da Universidade Federal de São Paulo (EPM/Unifesp).

Lúcia Kazuko Nishino

Graduada em Fonoaudiologia pela Unesp. Mestre e doutora em Ciências da Saúde pela Faculdade de Ciências Médicas da Santa Casa de São Paulo. Professora instrutora do curso de Fonoaudiologia da Faculdade de Ciências Médicas da Santa Casa de São Paulo. Supervisora do curso de especialização em Audiologia da Irmandade Santa Casa de Misericórdia de São Paulo. Conselheira efetiva, diretora-tesoureira do Conselho Regional de Fonoaudiologia 2ª região do Estado de São Paulo (gestão 2019-2021).

Luciana Macedo de Resende

Professora associada do Departamento de Fonoaudiologia da Faculdade de Medicina da Universidade Federal de Minas Gerais (UFMG). Doutora em Ciências pela Escola Paulista de Medicina da Universidade Federal de São Paulo (EPM/Unifesp). Pós-doutora em Biofísica Neurossensorial pela Université Clermont-Auvergne, França.

Luciana Pimentel Fernandes de Melo

Doutora em Psicologia Cognitiva pela Universidade Federal de Pernambuco (UFPE). Mestre em Distúrbios da Comunicação Humana pela Pontifícia Universidade Católica de São Paulo (PUC-SP). Especialista em Audiologia pelo Conselho Federal de Fonoaudiologia (CFFa). Professora associada do curso de Fonoaudiologia da Universidade Federal da Paraíba (UFPB). Pesquisadora do Grupo de Pesquisa em Audiologia (GPA), credenciado no CNPq.

Luisa Barzaghi

Doutora em Linguística Aplicada e Estudos da Linguagem pela Pontifícia Universidade Católica de São Paulo (PUC-SP). Coordenadora da Clínica de Audição, Voz e Linguagem Dr. Mauro Spinelli – Derdic/PUC-SP. Professora do Departamento de Teorias e Métodos da Fonoaudiologia e Fisioterapia da Faculdade de Ciências Humanas e da Saúde da PUC-SP. Fonoaudióloga da Clínica Eco e da Derdic/PUC-SP.

Márcia Salgado Machado

Fonoaudióloga pela Universidade Federal de Santa Maria (UFSM). Especialização em Fonoaudiologia (ênfase em audição) e mestrado em Distúrbios da Comunicação Humana pela UFSM. Doutorado em Saúde da Criança e do Adolescente pela Universidade Federal do Rio Grande do Sul (UFRGS). Professora do Departamento de Fonoaudiologia da Universidade Federal de Ciências da Saúde de Porto Alegre.

Margarita A. Bernal Wieselberg

Fonoaudióloga com especialização em Audiologia. Doutora em Ciências pelo Programa de Pós-Graduação em Distúrbios da Comunicação Humana pela Universidade Federal de São Paulo. Professora do curso de graduação em Fonoaudiologia e do curso de mestrado profissional em Saúde da Comunicação Humana da Faculdade de Ciências Médicas da Santa Casa de São Paulo.

Maria Angelina Nardi S. Martinez

Professora associada do Departamento de Clínica Fonoaudiológica da Pontifícia Universidade Católica de São Paulo (PUC-SP). Diretora clínica da Associação de Pais e Amigos de Deficientes Auditivos de Sorocaba (Apadas).

Maria Cecília Bonini Trenche

Professora titular do Departamento de Teorias e Métodos da Fonoaudiologia e Fisioterapia, curso de Fonoaudiologia da Pontifícia Universidade Católica de São Paulo (PUC-SP). Doutora pelo Programa de Pós-graduação: História e Filosofia da Educação da PUC-SP.

Maria Cecília Martinelli

Professora associada e livre-docente do Departamento de Fonoaudiologia da Escola Paulista de Medicina da Universiade Federal de São Paulo.

Maria Cristina Pedro Biz

Graduada em Fonoaudiologia. Mestre em Ensino em Ciências da Saúde pela Universidade Federal de São Paulo (Unifesp). Doutora em Saúde, Interdisciplinaridade e Reabilitação pela Universidade Estadual de Campinas (Unicamp). Pós-doutoranda pelo Programa Interdisciplinar em Ciências da Saúde da Unifesp. Pesquisadora do Laboratório de Avaliação em Saúde da Unifesp.

Maria da Glória Canto de Sousa

Pós-doutora em Plataformas Digitais Gamificadas em Saúde pela Universidade Federal da Bahia (UFBA). Doutora pelo Programa de Pós-Graduação em Processos Interativos de Órgãos e Sistema da UFBA. Mestre em Fonoaudiologia pela Pontifícia Universidade Católica de São Paulo (PUC-SP). Especialista em Audiologia pelo Conselho Federal de Fonoaudiologia (CFFa). Professora adjunta do Curso de Fonoaudiologia da Universidade do Estado da Bahia (Uneb).

Maria Fernanda Capoani Garcia Mondelli

Fonoaudióloga. Mestre em Distúrbios da Comunicação pela Pontifícia Universidade Católica de São Paulo (PUC-SP). Doutora em Ciências da Reabilitação pela Universidade de São Paulo (USP). Pós-doutora pela Faculdade de Medicina de São Paulo. Professora associada do Departamento de Fonoaudiologia da USP. Docente e pesquisadora do Programa de Pós-Graduação em Fonoaudiologia da Faculdade de Odontologia de Bauru (FOB/USP). Membro do Grupo de Pesquisa Centro de Pesquisas Audiológicas USP/CNPq. Coordenadora da Residência Multiprofissional em Saúde Auditiva do Hospital de Reabilitação de Anomalias Craniofaciais da USP (HRAC/USP).

Maria Francisca Colella-Santos

Professora associada do Departamento de Desenvolvimento Humano e Reabilitação da Faculdade de Ciências Médicas da Universidade Estadual de Campinas (Unicamp). Docente do curso de Fonoaudiologia da Unicamp e dos Programas de Pós-Graduação Saúde da Criança e do Adolescente e Saúde, Interdisciplinaridade e Reabilitação. Bolsista de Produtividade em Pesquisa pelo CNPq.

Maria Isabel Ramos do Amaral

Fonoaudióloga. Doutora em Ciências, área de concentração Saúde da Criança e do Adolescente, pelo Centro de Investigação em Pediatria da Faculdade de Ciências Médicas (FCM) da Universidade Estadual de Campinas (Unicamp). Pós-doutora em Saúde, Interdisciplinaridade e Reabilitação pela FCM/Unicamp. Docente do curso de Fonoaudiologia e Programa de Pós-Graduação do Departamento de Desenvolvimento Humano e Reabilitação (DDHR/FCM/Unicamp).

Maria Madalena Canina Pinheiro

Professora associada do Departamento de Fonoaudiologia da Universidade Federal de Santa Catarina (UFSC). Credenciada no Programa de Pós-Graduação em Fonoaudiologia da UFSC. Tutora da Residência Integrada Multiprofissional em Saúde – Atenção em Alta Complexidade (HU-UFSC). Especialização em Distúrbios da Comunicação Humana e Audiologia (2000-2001). Mestre e doutora pelo Programa dos Distúrbios da Comunicação Humana pela Universidade Federal de São Paulo. Membro da equipe de Implante Coclear do HU-UFSC.

Maria Valéria Schmidt Goffi-Gomez

Mestre e doutora em Ciências dos Distúrbios da Comunicação pela Universidade Federal de São Paulo (Unifesp). Pós-doutora em Ciências pelo Departamento de Otorrinolaringologia da Faculdade de Medicina da Universidade de São Paulo (FMUSP). Fonoaudióloga da Divisão de Clínica – Otorrinolaringologia – do Hospital das Clínicas da FMUSP.

Marine Raquel Diniz da Rosa

Fonoaudióloga. Mestre em Distúrbios da Comunicação pela Universidade Tuiuti do Paraná. Doutora em Produtos Naturais Sintéticos e Bioativos pela Universidade Federal da Paraíba (UFPB). Professora associada do curso de Fonoaudiologia da UFPB. Docente e pesquisadora dos Programas de Pós-Graduação em Neurociência Cognitiva e Comportamento e de Fonoaudiologia da UFPB. Líder do Grupo de Estudos e Pesquisas em Audição, Equilíbrio e Zumbido (Gepaez). Representante Regional Nordeste da Academia Brasileira de Audiologia (ABA).

Marisa Frasson de Azevedo

Fonoaudióloga pela Universidade Federal de São Paulo (Unifesp). Mestre e doutora em Distúrbios da Comunicação Humana (Fonoaudiologia) pela Unifesp. Professora associada do Departamento de Fonoaudiologia da Unifesp.

Maristela Julio Costa

Fonoaudióloga. Doutora em Ciências dos Distúrbios da Comunicação Humana pela Universidade Federal de São Paulo (Unifesp). Professora associada aposentada da Universidade Federal de Santa Maria (UFSM). Colaboradora no Programa de Pós-Graduação em Distúrbios da Comunicação Humana da UFSM. Pós-doutorado no Laboratório de Investigação Fonoaudiológica em Processamento Auditivo da Universidade de São Paulo (USP).

Midori Otake Yamada

Doutora em Psicologia pela Faculdade de Filosofia, Ciências e Letras de Ribeirão Preto da Universidade de São Paulo (FFCLRP/USP). Psicóloga do Hospital de Reabilitação de Anomalias Craniofaciais da Universidade de São Paulo (HRAC/USP). Pesquisadora do Grupo de Pesquisa Centro de Pesquisas Audiológicas, credenciado no CNPq. Membro da Comissão de Residência em Área Profissional da Saúde (Coremu) da USP. Tutora do Programa de Residência Multiprofissional em Saúde Auditiva do HRAC/USP. Membro da Comissão de Pesquisa do HRAC/USP.

Miguel Angelo Hyppolito

Médico otorrinolaringologista, área de Otologia. Doutor em Ciências Médicas pelo Programa de Pós-Graduação em Oftalmologia, Otorrinolaringologia e Cirurgia de Cabeça e Pescoço (CCP) da Faculdade de Medicina de Ribeirão da Universidade de São Paulo (USP). Professor associado do Departamento de Oftalmologia, Otorrinolaringologia e CCP da Faculdade de Medicina de Ribeirão Preto da USP. Professor permanente do Programa de Pós-Graduação em Oftalmologia, Otorrinolaringologia e CCP da Faculdade de Medicina de Ribeirão Preto da USP. Coordenador do Programa de Saúde Auditiva e Implante Coclear do Hospital das Clínicas de Ribeirão Preto da Faculdade de Medicina de Ribeirão Preto da USP.

Natália Barreto Frederigue Lopes

Fonoaudióloga. Professora doutora do Departamento de Fonoaudiologia da Faculdade de Odontologia de Bauru da Universidade de São Paulo (FOB/USP). Pesquisadora do Grupo de Pesquisa Centro de Pesquisas Audiológicas (CPA/USP/CNPq).

Orozimbo Alves Costa

Médico otologista. Professor titular sênior em Otorrinolaringologia do Departamento de Fonoaudiologia da Faculdade de Odontologia de Bauru da Universidade de São Paulo (FOB/USP). Professor titular em Otorrinolaringologia do Programa de Pós-Graduação em Fonoaudiologia da Pontifícia Universidade Católica de São Paulo (PUC-SP). Coordenador do Núcleo do Ouvido Biônico Alfa – Instituto de Comunicação e Audição. Assessor do Centro de Pesquisas Audiológicas (CPA) do Hospital de Reabilitação de Anomalias Craniofaciais da Universidade de São Paulo (HRAC/USP).

Osmar Mesquita de Sousa Neto

Médico otorrinolaringologista. Mestre e doutor em Medicina (Otorrinolaringologia). Professor adjunto da Faculdade de Ciências Médicas da Santa Casa de São Paulo. Responsável pelo Ambulatório de Deficiência Auditiva da Santa Casa de São Paulo. Editor associado (Otoneurologia) do *Brazilian Journal of Otorhinolaryngology*.

Patrícia Cotta Mancini

Professora associada do Departamento de Fonoaudiologia da Faculdade de Medicina da Universidade Federal de Minas Gerais (UFMG). Doutora em Ciências pela Escola Paulista de Medicina da Universidade Federal de São Paulo (EPM/Unifesp). Pós-doutorado na University of Iowa, Iowa City, EUA.

Patricia Danieli Campos

Doutora em Ciências pela Universidade de São Paulo (USP). Especialista em Audiologia junto ao Conselho Federal de Fonoaudiologia (CFFa). Mestre em Ciências pela Faculdade de Odontologia de Bauru (FOB/USP). Especialista em Laboratório na Clínica de Fonoaudiologia da FOB/USP, desenvolvendo atividades na área de dispositivos eletrônicos de amplificação sonora e de preceptoria clínica da Residência Multiprofissional em Saúde Auditiva promovida pelo Hospital de Reabilitação de Anomalias Craniofaciais da USP/Bauru (HRAC/USP). Organizadora das Diretrizes de Boas Práticas em Telefonoaudiologia publicadas pelo CFFa em 2020.

Patricia Helena Pecora Liberman

Fonoaudióloga. Doutora e mestre em Ciências, área de Oncologia, pela Fundação Antônio Prudente. Fonoaudióloga responsável pelo Núcleo de Audiologia do AC Camargo Cancer Center.

Pedro de Lemos Menezes

Doutor em Física Aplicada à Medicina e Biologia pela Universidade de São Paulo (USP). Mestre em Biofísica pela Universidade Federal de Pernambuco (UFPE). Especialista em Audiologia pelo Conselho Federal de Fonoaudiologia (CFFa). Professor titular da disciplina de Acústica Física e Psicoacústica da Universidade Estadual de Ciências da Saúde de Alagoas (Uncisal). Bolsista de Produtividade do CNPq. Pós-doutor em Distúrbios da Comunicação Humana pela Universidade Federal de São Paulo (Unifesp).

Regina Tangerino de Souza Jacob

Professora associada do Departamento de Fonoaudiologia da Faculdade de Odontologia de Bauru da Universidade de São Paulo (FOB/USP). Docente permanente e orientadora plena do Programa de Pós-Graduação em Fonoaudiologia da FOB/USP. Pesquisadora visitante no Hearing Health Lab, The University of Texas, Dallas.

Renata Coelho Scharlach

Fonoaudióloga. Doutora em Ciências pelo Programa de Pós-Graduação em Distúrbios da Comunicação Humana da Universidade Federal de São Paulo. Professora adjunta do Departamento de Fonoaudiologia da Universidade Federal de Santa Catarina.

Renata Mota Mamede Carvallo

Professora associada livre-docente do curso de Fonoaudiologia do Departamento de Fisioterapia, Fonoaudiologia e Terapia Ocupacional da Faculdade de Medicina da Universidade de São Paulo (FMUSP).

Rita Mor

Fonoaudióloga. Mestre em Distúrbios da Comunicação Humana pela Universidade Federal de São Paulo. Especialista em Audiologia pelo Conselho Federal de Fonoaudiologia. Coordenadora do Ambulatório de Otoneurologia e professora dos módulos de Avaliação e Reabilitação do Sistema Vestibular do Cefac Saúde e Educação desde 2000. Professora do módulo "Actualización en Evaluación y Tratamiento de Patologias de Origen Vestibular" ministrado na Facultad de Medicina da Universidad de Chile.

Roberta Alvarenga Reis

Fonoaudióloga. Professora associada da Universidade Federal do Rio Grande do Sul (UFRGS). Doutora em Enfermagem em Saúde Pública pela Escola de Enfermagem de Ribeirão Preto da Universidade de São Paulo (EERP/USP). Pós-doutora em Ciências pela EERP/USP.

Rubens de Brito Neto

Professor associado da Disciplina de Otorrinolaringologia da Faculdade de Medicina da Universidade de São Paulo (FMUSP). Chefe do Serviço de Otorrinolaringologia do Hospital de Reabilitação de Anomalias Craniofaciais da Universidade de São Paulo (HRAC/USP).

Seisse Gabriela Gandolfi Sanches

Doutora em Ciências da Reabilitação pela Faculdade de Medicina da Universidade de São Paulo (FMUSP). Fonoaudióloga assistente do curso de Fonoaudiologia do Departamento de Fisioterapia, Fonoaudiologia e Terapia Ocupacional da FMUSP.

Selma Anequini Costa

Graduação em Fonoaudiologia, mestrado e doutorado pela Universidade Federal de São Paulo. Especialização em Auditoria em Serviços de Saúde pela Universidade de Ribeirão Preto e Aprimoramento pela Fiocruz nos cursos: Qualificação de Gestores do SUS e Vigilância do Óbito Materno, Infantil e Fetal e Atuação em Comitês de Mortalidade. Aprimoramento da Gestão em Vigilância em Saúde pela Coordenadoria de Vigilância em Saúde (Covisa), Secretaria Municipal de São Paulo. Diretora da Divisão de Vigilância Epidemiológica da Covisa de 2019 a 2021. É vice-coordenadora do Departamento de Saúde Coletiva, da Sociedade Brasileira de Fonoaudiologia.

Sergio Ricardo Marques

Biomédico. Mestre em Morfologia e doutor em Ciências pela Universidade Federal de São Paulo (Unifesp). Professor adjunto e chefe da disciplina de Anatomia Descritiva e Topográfica da Unifesp.

Sheila Andreoli Balen

Fonoaudióloga. Doutora em Neurociências e Comportamento pela Universidade de São Paulo. Docente associada do Departamento de Fonoaudiologia da Universidade Federal do Rio Grande do Norte (UFRN) e do Programa Associado de Pós-Graduação em Fonoaudiologia UFPB, UFRN, Uncisal. Pesquisadora do Laboratório de Inovação Tecnológica em Saúde (LAIS), UFRN.

Silvana Frota

Professora associada do curso de Fonoaudiologia da Universidade Federal do Rio de Janeiro (UFRJ). Doutora em Distúrbios da Comunicação Humana pela Universidade Federal de São Paulo (Unifesp).

Silvana Griz

Fonoaudióloga graduada pela Universidade Católica de Pernambuco. Mestre em Audiologia pela University of North Carolina at Chapel Hill. Doutora em Psicologia (Psicologia Cognitiva) pela Universidade Federal de Pernambuco e pós-doutora pela Universidade Estadual de Ciências da Saúde de Alagoas. Professora associada do curso de Fonoaudiologia e do Programa de Pós-Graduação em Saúde da Comunicação Humana da Universidade Federal de Pernambuco.

Sílvio Caldas

Doutor e livre-docente em Otorrinolaringologia pela Faculdade de Medicina da Universidade de São Paulo (FMUSP). Professor titular de Otorrinolaringologia da Universidade Federal de Pernambuco (UFPE). Membro da Academia Pernambucana de Medicina.

Simone Mariotti Roggia

Fonoaudióloga. Especialista em Audiologia pelo Conselho Federal de Fonoaudiologia. Mestre em Letras – Linguística Aplicada pela Pontifícia Universidade Católica do Rio Grande do Sul (PUC-RS). Doutora em Ciências – Fisiopatologia Experimental pela Universidade de São Paulo (USP). Pós-doutora pela Universidade de Cincinnati, EUA, e pelo National Institute for Occupational Safety and Health, EUA. Professora associada do Departamento de Fonoaudiologia da Universidade Federal de Santa Catarina (UFSC). Tem experiência e desenvolve pesquisas na área da audiologia, com ênfase na avaliação eletrofisiológica da audição e é membro do International Ototoxicity Management Group.

Sittiprapa Isarangura

Instrutora de Audiologia do Departamento de Ciências da Comunicação e Distúrbios do Hospital da Faculdade de Medicina Ramathibodi, Mahidol University, Tailândia. Docente colaboradora da Universidade do Sul da Flórida. Doutora em Ciências da Comunicação e Distúrbios pela Universidade do Sul da Flórida.

Stela Maris Aguiar Lemos

Fonoaudióloga. Professora associada da Universidade Federal de Minas Gerais (UFMG). Professora do Programa de Pós-Graduação em Ciências Fonoaudiológicas e do Programa de Pós-Graduação em Neurociências da UFMG. Doutora em Ciências pela Universidade Federal de São Paulo (Unifesp). Pós-doutora em Antropologia pela Universitat Rovira i Virgili, Espanha.

Sthella Zanchetta

Professora doutora do curso de Fonoaudiologia da Faculdade de Medicina de Ribeirão Preto da Universidade de São Paulo (USP). Fonoaudióloga especialista em Audiologia.

Sumitrajit Dhar

Associate Provost for Faculty, Roxelyn and Richard Department of Communication Sciences and Disorders at Northwestern University, Evanston, Illinois, USA.

Teresa Maria Momensohn-Santos

Fonoaudióloga. Especialista em Audiologia pelo Conselho Federal de Fonoaudiologia (CFFa). Mestre em Ciências - Audiologia pela Pontifícia Universidade de São Paulo (PUC-SP). Mestre e doutora em Distúrbios da Comunicação Humana pela Universidade Federal de São Paulo (Unifesp). Professora titular do Departamento de Métodos e Técnicas em Fonoaudiologia e Fisioterapia da PUC-SP. Diretora e coordenadora do curso de especialização em Audiologia do Instituto de Estudos Avançados da Audição (IEAA).

Thais Catalani Morata

Audiologista de Pesquisa. Pós-doutora pelo National Institute for Occupational Safety and Health, EUA. Doutora pelo Departamento de Ciências e Distúrbios da Comunicação da Universidade de Cincinnati, EUA. Pesquisadora sênior do Instituto Nacional de Segurança e Saúde Ocupacional dos Centros de Controle e Prevenção de Doenças dos Estados Unidos, membro fundador do conselho editorial do grupo de revisão sistemática Cochrane Work (Occupational Safety and Health) e do periódico *International Journal of Audiology*. Mentora e colaboradora de pesquisadores de todo o mundo, recebeu vários prêmios nas áreas de comunicação em ciências, audiologia e saúde pública. Suas pesquisas pioneiras na área de ruído e saúde contribuíram para políticas internacionais de segurança e saúde ocupacional. Atualmente, dedica-se às metas de melhorar a comunicação da ciência ao público por meio de novas mídias e promover a adoção de práticas de saúde baseadas em evidências. É membro do International Ototoxicity Management Group.

Thelma Regina da Silva Costa

Doutora em Fonoaudiologia pela Pontifícia Universidade Católica de São Paulo (PUC-SP). Professora da Faculdade de Ciências Humanas e da Saúde (FACHS) do curso de Fonoaudiologia da Pontifícia Universidade Católica de São Paulo (PUC-SP). Professora do curso de Fonoaudiologia da Universidade de Sorocaba (Uniso).

Valdete Alves Valentins dos Santos Filha

Mestre em Fonoaudiologia – Distúrbios da Comunicação Humana – pela Pontifícia Universidade Católica de São Paulo (PUC-SP). Doutora em Ciências pelo Programa de Pós-Graduação em Ciências da Comunicação – Comunicação Humana – da Faculdade de Medicina da Universidade São Paulo (FMUSP). Professora associada do curso de Fonoaudiologia e do Programa de Pós-Graduação em Distúrbios da Comunicação Humana da Universidade Federal de Santa Maria (UFSM).

Wanderleia Quinhoneiro Blasca

Fonoaudióloga. Doutora em Ciências – Distúrbios da Comunicação – pelo Hospital de Reabilitação de Anomalias Craniofaciais da Universidade de São Paulo (HRAC/USP). Livre-docente pela Faculdade de Odontologia de Bauru da Universidade de São Paulo (FOB/USP). Professora associada do Departamento de Fonoaudiologia da FOB/USP.

Yara Aparecida Bohlsen

Doutora em Ciências dos Distúrbios da Comunicação Humana pela Universidade Federal de São Paulo (EPM/Unifesp). Professora assistente da Faculdade de Ciências Humanas e da Saúde da Pontifícia Universidade Católica de São Paulo (PUC-SP). Professora do Instituto de Estudos Avançados da Audição (IEAA).

Zemar M. Defilippo Soares

Graduado em Engenharia Elétrica pela Universidade Federal de Juiz de Fora. Mestre em Engenharia Mecânica pela Universidade Federal do Rio de Janeiro e doutor em Engenharia Mecânica pela Universidade Federal de Santa Catarina, sanduíche na RWTH-ITA Aachen. Atualmente é pesquisador AIII do Instituto Nacional de Metrologia Normalização e Qualidade Industrial-RJ. Chefe do Laboratório de Eletroacústica da Divisão de Acústica e Vibrações do Inmetro. Coordenador e professor da disciplina Instrumentação do Mestrado Profissional do Inmetro. Coordenador da CE 26.120.03 "Próteses Auditivas" na ABNT/ABIMO. Delegado brasileiro "expert" do TC 29 da IEC.

SUMÁRIO

Introdução XXVII

Apresentação XXIX

Prefácio XXXI

Seção I Fundamentos teóricos

1 Estrutura e função do sistema auditivo periférico 2

Lais Vieira Bonaldi
Sergio Ricardo Marques

2 Sistema auditivo central 13

Cleide Teixeira
Silvana Griz
Fernando Pacífico
Sílvio Caldas

3 Sistema auditivo nervoso central: plasticidade, privação sensorial e modalidade cruzada 23

Edilene Marchini Boéchat
Osmar Mesquita de Sousa Neto

4 Biofísica da audição, psicoacústica e bases para a audiologia 37

Pedro de Lemos Menezes
Denise Costa Menezes

5 Metrologia e padrões de medição em audiologia 54

Zemar M. Defilippo Soares
Christiane Marques do Couto
Júlio A. Cordioli

Seção II Triagem e diagnóstico audiológico

6 Triagem auditiva neonatal universal: história, princípios e tecnologia 70

Adriana Ribeiro Tavares Anastasio
Doris Ruthy Lewis

7 Avaliação audiológica na primeira infância (0 a 4 anos) 77

Marisa Frasson de Azevedo
Kátia de Freitas Alvarenga

8 Audiometria tonal liminar e de altas frequências 97

Maria Isabel Ramos do Amaral
Teresa Maria Momensohn-Santos

9 Testes audiológicos complementares para a investigação do zumbido, alterações cocleares e retrococleares 112

Flavia Barros Suzuki
Adriane Ribeiro Teixeira

10 Avaliação logoaudiométrica na rotina clínica 125
Lilian C. B. Jacob
Maristela Julio Costa

11 O mascaramento na avaliação audiológica 142
Ana Paula Bruner
Ivone Ferreira Neves Lobo

12 Medidas de imitância acústica: timpanometria e reflexos acústicos 169
Renata Mota Mamede Carvallo
Seisse Gabriela Gandolfi Sanches

13 Mecanismos fisiológicos subjacentes à geração de emissões otoacústicas: protocolos clínicos 181
Alessandra Spada Durante
Sumitrajit Dhar

14 Eletrococleografia 189
Eliene Silva Araújo
Miguel Angelo Hyppolito

15 Potencial evocado auditivo de tronco encefálico 207
Carla Gentile Matas
Fernanda Cristina Leite Magliaro Aburaya
Sittiprapa Isarangura

16 Potencial evocado auditivo de média latência 225
Ilka do Amaral Soares
Lilian Ferreira Muniz

17 Potencial evocado auditivo de longa latência – P300 234
Ana Cláudia Mirândola Barbosa Reis
Ana Cláudia Figueiredo Frizzo

18 Potencial evocado auditivo de estado estável 247
Camila Maia Rabelo
Eliara Pinto Vieira Biaggio

19 *Frequency following response* 264
Eliane Schochat
Caroline Nunes Rocha Muniz

20 Avaliação do processamento auditivo central: testes comportamentais 280
Silvana Frota
Liliane Desgualdo Pereira
Maria Francisca Colella-Santos

21 Uso de questionários na audiologia 297
Márcia Salgado Machado
Sthella Zanchetta

22 Avaliação vestibular: vectoeletronistagmografia 305
Renata Coelho Scharlach
Rita Mor

23 Potencial miogênico evocado vestibular e *Video Head Impulse Test*: avanço tecnológico na avaliação vestibular 321
Aline Cabral de Oliveira
Valdete Alves Valentins dos Santos Filha

24 Avaliação vestibular na criança 335
Yara Aparecida Bohlsen
Maria da Glória Canto de Sousa

Seção III Saúde coletiva e do trabalhador

25 Ruído, efeitos sobre a saúde e estratégias de proteção 348
Alessandra Giannella Samelli
Ana Claudia Fiorini

26 Agentes químicos no ambiente de trabalho: efeitos sobre o sistema auditivo 356
Simone Mariotti Roggia
Fernanda Zucki
Thais Catalani Morata

27 Saúde ambiental e ações em vigilância na saúde do trabalhador exposto a agentes otoagressores 368
Cláudia Giglio de Oliveira Gonçalves
Andréa Cintra Lopes

28 Saúde auditiva no contexto da educação: práticas voltadas à promoção e à prevenção 376
Adriana Bender Moreira de Lacerda
Ana Claudia Vieira Cardoso

29 Fonoaudiologia, vulnerabilidade e construção de redes intersetoriais 394
Maria Cecília Bonini Trenche
Selma Anequini Costa
Cristiana Magni

30 Políticas públicas: atenção à saúde auditiva no Sistema Único de Saúde 406
Carla Valença Daher
Gabriela Cintra Januário

31 Saúde auditiva nas redes de atenção e ações do fonoaudiólogo 424
Stela Maris Aguiar Lemos
Roberta Alvarenga Reis

Seção IV Dispositivos eletrônicos de amplificação sonora, implante coclear e próteses auditivas implantáveis

32 Seleção das características dos dispositivos eletrônicos de amplificação sonora 436
Margarita A. Bernal Wieselberg
Káris Ester Dong Creste

33 Amplificação sonora em bebês 453
Maria Angelina Nardi S. Martinez
Beatriz C. A. Mendes
Beatriz C. A. Caiuby Novaes

34 Verificação e avaliação de resultados no processo de seleção e adaptação de dispositivos eletrônicos de amplificação sonora 466
Katia de Almeida
Isabela Hoffmeister Menegotto

35 Intervenção fonoaudiológica na perda auditiva unilateral em criança 488
Altair Cadrobbi Pupo (Lila Pupo)
Luisa Barzaghi

36 Boas práticas na adaptação de sistemas de microfone remoto 500
Regina Tangerino de Souza Jacob
Érika Cristina Bucuvic

37 Cognição e qualidade de vida no processo de adaptação de dispositivos eletrônicos de amplificação sonora 511
Maria Cecília Martinelli
Elisiane Crestani de Miranda-Gonsalez

38 Próteses auditivas cirurgicamente implantáveis 528
Isabela de Souza Jardim
Rubens de Brito Neto

39 Conceituação e indicação do implante coclear 541
Adriane Lima Mortari Moret
Orozimbo Alves Costa
Natália Barreto Frederigue Lopes

40 Medidas objetivas em implante coclear 554
Ana Claudia Martinho de Carvalho
Leticia Cristina Vicente

41 Acompanhamento pós-cirúrgico de crianças e adultos usuários de implante coclear 566
Maria Valéria Schmidt Goffi-Gomez
Ana Tereza de Matos Magalhães

Seção V Reabilitação e intervenção nas alterações auditivas e vestibulares

42 Aconselhamento e orientação familiar 586
Luciana Pimentel Fernandes de Melo
Midori Otake Yamada

43 Avaliação da percepção da fala em indivíduos com deficiência auditiva 595
Maria Madalena Canina Pinheiro
Byanka Cagnacci Buzo

44 Intervenção fonoaudiológica na reabilitação auditiva infantil 612
Cilmara Cristina Alves da Costa Levy
Gisela Maria Pimentel Formigoni
Joseli Soares Brazorotto

45 **Reabilitação auditiva em adultos e idosos 632**
Wanderleia Quinhoneiro Blasca
Patricia Danieli Campos

46 **Treinamento auditivo acusticamente controlado 643**
Daniela Gil
Sheila Andreoli Balen

47 **Prevenção de quedas em idosos 653**
Carlos Kazuo Taguchi
Lúcia Kazuko Nishino

48 **Reabilitação vestibular 662**
Erika Barioni Mantello
Fátima Cristina Alves Branco-Barreiro

49 **Zumbido e intervenções disponíveis 676**
Maria Fernanda Capoani Garcia Mondelli
Marine Raquel Diniz da Rosa

Seção VI Correlatos em audiologia

50 **Perícia e assistência técnica em audiologia: uma revisão da prática à luz dos novos preceitos legais 688**
Fernanda Gabrielle Andrade Lima
Karina Paes Advíncula

51 **Teleaudiologia 702**
Deborah Viviane Ferrari
Carmen Barreira-Nielsen

52 **Ototoxicidade 716**
Cristiane Akemi Kasse
Patricia Helena Pecora Liberman

53 **Biossegurança em audiologia 730**
Luciana Macedo de Resende
Patrícia Cotta Mancini
Thelma Regina da Silva Costa

54 **Classificação Internacional de Funcionalidade, Incapacidade e Saúde (CIF) 742**
Maria Cristina Pedro Biz
Amanda Brait Zerbeto

Índice remissivo 757

INTRODUÇÃO

A terceira edição do *Tratado de Audiologia* da Academia Brasileira de Audiologia chega em um momento muito especial para o mundo: na tentativa de reabertura após dois anos de distanciamento social.

Esta obra reúne o que há de melhor na Audiologia Nacional.

Muitas mudanças precisaram ocorrer no cenário mundial para que conseguíssemos dar lugar ao ensino e à pesquisa em todas as áreas, e na Audiologia não foi diferente.

Os pesquisadores se viram obrigados a dominar novas técnicas tanto na pesquisa como na clínica e no ensino.

Nunca se ouviu falar tanto em ciência e pesquisa, e sem elas certamente poderíamos não ter sido capazes de retornar, embora com algum cuidado, à nossa vida quase normal.

Em 2022 comemoramos 21 anos da Academia Brasileira de Audiologia (ABA), 21 anos desde sua criação. Espera-se que na maturidade a pessoa tenha adquirido desenvolvimento intelectual suficiente para ter vontade válida e ser capaz de operar os atos da vida civil. Pois bem. Acreditamos que a ABA tenha atingido esse nível há algum tempo, pois já nasceu grande!!!

A ABA já iniciou sua trajetória com a responsabilidade de continuar um evento grandioso, o Encontro Internacional de Audiologia (EIA), na sua 16ª versão. Quanta responsabilidade. As atribuições eram muitas, porém o espaço era pouco – começamos com uma salinha "emprestada" pelo Conselho Regional de Fonoaudiologia e contratamos uma estagiária pelo Centro de Integração Empresa-Escola (CIEE) para ser nossa secretária.

Felizmente tivemos grandes parceiros – os donos de empresas de aparelhos eletrônicos de amplificação sonora, que naquela época compunham uma associação, com sete cofundadores, e que doaram à ABA um capital inicial com o qual conseguimos nos manter por um bom tempo. E assim fomos capazes de chegar aos dias de hoje com sede própria e já ampliada para acomodar nossas atividades, as quais também não param de crescer.

Tanto o EIA quanto a ABA nasceram do sonho de audiologistas visionários que em 1985 deram início a esse evento científico na modalidade internacional, o que fez com que a Audiologia brasileira passasse aos poucos a ser reconhecida no mundo todo como uma das melhores, com grandes promessas para o futuro próximo.

Todas nós podemos nos lembrar daquelas discussões em quartos de hotéis em Bauru, onde nos reuníamos para idealizar o futuro da Audiologia. Ainda bem que não existia distanciamento social naquele tempo, não? Algumas muito queridas já se foram, mas continuam vivas em nossos corações e na memória de grande parte dos audiologistas do Brasil. Impossível esquecê-las. Somos todas gratas pelas iniciativas que continuam a engrandecer a nossa Audiologia.

São tantas as pessoas que devem ser homenageadas e que devemos agradecer pela ABA ser o que é hoje que, por medo de esquecer alguma, optamos por não nomeá-las. Mas temos a certeza de que cada uma delas sabe de nossa eterna gratidão por todo o seu auxílio.

Primeira gestão da ABA (2001 a 2003)

Dra. Dóris Ruthy Lewis – Presidente

Dra. Eliane Schochat – Vice-Presidente

Dra. Beatriz C. A. Caiuby Novaes – 1ª Secretária

Dra. Renata Mota Mamede Carvalho – 2ª Secretária

Dra. Maria Cecília Martinelli – 1ª Tesoureira

Dra. Alda Cristina de Carvalho Borges – 2ª Tesoureira

APRESENTAÇÃO

Esta terceira edição reúne o que há de melhor na Audiologia Nacional: o estado da arte das diversas subáreas da Audiologia é resgatado, bem como os avanços científicos incorporados recentemente à prática clínica.

Produzida por autores com vasta experiência nas áreas em que se inserem, a obra pretende nortear a atuação audiológica, sendo referência tanto para alunos de graduação quanto para profissionais. Além dos temas já discutidos nas edições anteriores, os quais foram revisados e ampliados, novos conceitos importantes para a prática audiológica contemporânea foram incluídos.

Na Seção 1, iniciamos com os fundamentos teóricos básicos: sistema auditivo periférico e central, plasticidade, biofísica e metrologia, que embasam a Audiologia e seus achados.

Em seguida, a Seção 2, sobre triagem e diagnóstico audiológico, traz os protocolos mais recentes utilizados tanto para a triagem de neonatos como para a avaliação de crianças, adultos e idosos em suas mais diferentes modalidades – audiometria tonal limiar, incluindo altas frequências e testes complementares, logoaudiometria, otoemissões acústicas, medidas de imitância acústica, potenciais evocados auditivos. Complementam essa seção: avaliação do processamento auditivo central, avaliação vestibular no adulto e na criança e potencial miogênico evocado vestibular. Há ainda um capítulo que trata dos questionários na Audiologia, que nos auxiliam a elaborar o raciocínio clínico, além de outro que aborda o mascaramento, tão importante na execução da avaliação audiológica.

A Seção 3 aborda a saúde coletiva e do trabalhador. Esse assunto é antigo, mas tornou-se muito mais sistematizado nos últimos anos, com o desenvolvimento das políticas públicas. Nessa seção, temos o ruído e seus efeitos sobre a saúde, agentes químicos no ambiente laboral, assim como a vigilância da saúde desses trabalhadores. Não podemos nos esquecer das práticas voltadas à promoção da saúde auditiva e à prevenção de perdas auditivas no contexto educacional. Além disso, é preciso pensar na vulnerabilidade e na construção de redes intersetoriais para que possamos proteger e auxiliar cada vez mais a população com problemas de audição. Ainda nessa seção, a atenção à saúde auditiva no Sistema Único de Saúde é abordada, além das redes de atenção e das ações fonoaudiológicas.

A Seção 4 trata dos dispositivos eletrônicos de amplificação sonora, dos implantes cocleares, das próteses ancoradas no osso e de outras tecnologias auditivas, que continuam sempre nas primeiras posições em termos de avanços tecnológicos. A sensação é a de que todos os dias temos uma novidade na área. O Tratado traz as principais características desses dispositivos, a indicação para bebês, crianças, adultos e idosos para perdas uni ou bilaterais e os meios para verificar e avaliar todo esse processo tão complexo de (re)habilitar os deficientes auditivos. Estão incluídas as recentes descobertas sobre a inter-relação entre audição e cognição e as boas práticas que devem fazer parte de todo processo.

Os implantes cocleares vieram para ficar, e também estão cada dia mais revolucionários. Os métodos de avaliação pré e pós-cirúrgicos, assim como o acompanhamento do paciente durante todo o processo, são fundamentais para o sucesso da adaptação desse dispositivo tão moderno.

Na Seção 5, sobre reabilitação e intervenção nas alterações auditivas e vestibulares, a atuação do audiologista em diversas subáreas é contemplada. O aconselhamento e a orientação à família devem permear todo o processo de (re)habilitação dos pacientes (crianças, adultos e idosos) com perdas auditivas, necessitando contar com a participação de uma equipe multidisciplinar. O treinamento auditivo nos transtornos do processamento auditivo central, assim como a reabilitação dos distúrbios do equilíbrio, também são contemplados. As diferentes ferramentas e recursos que subsidiam a reabilitação nas labirintopatias e/ou a prevenção de quedas em idosos são discutidas. O zumbido, um dos sintomas auditivos mais prevalentes na atuação audiológica, é abordado no Tratado, bem como algumas das propostas de intervenção, embasadas em pressupostos teóricos para subsidiar a atuação prática.

Por fim, a Seção 6 traz capítulos que abordam perícia, teleaudiologia, ototoxicidade, biossegurança e classificação internacional de funcionalidade, que, embora não sejam áreas exclusivas da Audiologia, são correlatas, o que torna relevante o conhecimento de todos esses fundamentos.

Cabe ressaltar que cada um dos capítulos desta edição passou pela revisão por pares de pareceristas externos e internos à Academia Brasileira de Audiologia, conferindo à obra um cuidado ainda maior durante sua elaboração.

Lançamos, assim, a terceira edição do *Tratado de Audiologia*, que foi construída com o apoio de renomados profissionais da área, os quais dividem conosco o amor pela Audiologia e a busca incansável pela sua excelência no Brasil.

Diretoria da Academia Brasileira de Audiologia
Gestão 2021-2023

Eliane Schochat
Alessandra Giannella Samelli
Christiane Marques do Couto
Adriane Ribeiro Teixeira
Alessandra Spada Durante
Sthella Zanchetta

PREFÁCIO

Novos textos e capítulos cobrindo atuais aspectos da clínica audiológica são encontrados nesta 3ª edição do *Tratado de Audiologia*, escritos por profissionais da área da audiologia e áreas afins de todo o Brasil. Fundamentos teóricos essenciais são apresentados de maneira clara e atual por especialistas da mais alta competência da audiologia nacional.

A leitura deste tratado é recomendada fortemente aos alunos de Fonoaudiologia de graduação e pós-graduação, aos profissionais de áreas correlatas, aos jovens e aos experientes profissionais compromissados com a audiologia. São abordados temas fundamentais do escopo da saúde auditiva do diagnóstico à prevenção e intervenção nos distúrbios da audição.

Fruto do trabalho intenso da Academia Brasileira de Audiologia (ABA) com a colaboração de profissionais envolvidos com a pesquisa e sua aplicação clínica, esta obra se traduz em um norte seguro para a atuação clínica da audiologia.

Orozimbo Alves Costa
Médico otologista. Professor titular sênior em Otorrinolaringologia da FOB/USP Bauru. Professor titular em Otorrinolaringologia do Programa de Pós-Graduação em Fonoaudiologia da PUC-SP. Coordenador do Núcleo do Ouvido Biônico Alfa – Instituto de Comunicação e Audição. Assessor do Centro de Pesquisas Audiológicas (CPA) do HRAC/USP Bauru

SEÇÃO I

FUNDAMENTOS TEÓRICOS

1

ESTRUTURA E FUNÇÃO DO SISTEMA AUDITIVO PERIFÉRICO

Lais Vieira Bonaldi
Sergio Ricardo Marques

INTRODUÇÃO

O sistema auditivo é constituído por estruturas sensoriais e conexões centrais responsáveis pela audição. Esse sistema pode ser referido em duas porções distintas, inter-relacionadas, definidas como sistema auditivo periférico e sistema auditivo central. A porção periférica compreende estruturas da orelha externa, da orelha média, da orelha interna e do sistema nervoso periférico (nervo vestibulococlear)[1] (Figura 1). O sistema auditivo central refere-se às vias auditivas localizadas no tronco encefálico e nas áreas corticais.[2] *(Para maiores informações sobre o assunto, consultar o Capítulo 2, "Sistema auditivo central".)*

O sistema auditivo periférico envolve a captação e a transmissão pela orelha e meato acústico externo das vibrações de moléculas em faixas de frequência audível que geram a onda sonora (orelha externa), a transdução do som na membrana timpânica, cadeia ossicular e músculos intratimpânicos (orelha média) e o processamento da informação auditiva na cóclea e porção coclear do nervo vestibulococlear (orelha interna e sistema nervoso periférico).

Nesse processo, a sensibilidade da orelha humana permite a captação de sons cujas frequências variam na faixa entre 20-20.000 Hz, independentemente da presença visual do objeto. As frequências infrassônicas (abaixo de 20 Hz) não são detectadas pela orelha humana, mas são percebidas pelo cérebro via crânio, mandíbula e pele, desempenhando papel importante na percepção musical. As vibrações ultrassônicas (acima de 20.000 Hz) são inaudíveis pela orelha humana, mas são utilizadas por animais como morcegos e golfinhos para ecolocalização de objetos. A audição humana é mais sensível às frequências na faixa de 1.500-4.000 Hz, que envolvem diretamente a fala.[3] *(Para maiores informações sobre o assunto, consultar o Capítulo 4, "Biofísica da audição, psicoacústica e bases para a audiologia".)*

As estruturas periféricas relacionadas à audição estão localizadas na região temporal da cabeça, constituída pelo osso temporal (termo derivado do latim *tempus*). O osso temporal[4] apresenta relações ósseas com o restante do crânio e pode ser dividido em quatro partes que se destacam: parte escamosa, parte timpânica, parte mastoidea e parte petrosa.

Essas estruturas, quando avaliadas por meio de uma metodologia de projeto axiomático para analisar acoplamentos entre si e verificar se o projeto da orelha humana é um projeto bom (desacoplado) ou ruim (acoplado), revelaram que a orelha humana é um projeto perfeito (estrutura desacoplada) e de baixo custo.[5] Os materiais utilizados para construir o átomo-por-átomo são principalmente carbono, hidrogênio, oxigênio, cálcio e nitrogênio, materiais de custo insignificante que, após a morte, são reciclados pela natureza. Portanto, em termos de desempenho, o projeto da orelha humana se destaca como inspiração para projetos de produtos em ambientes industriais.

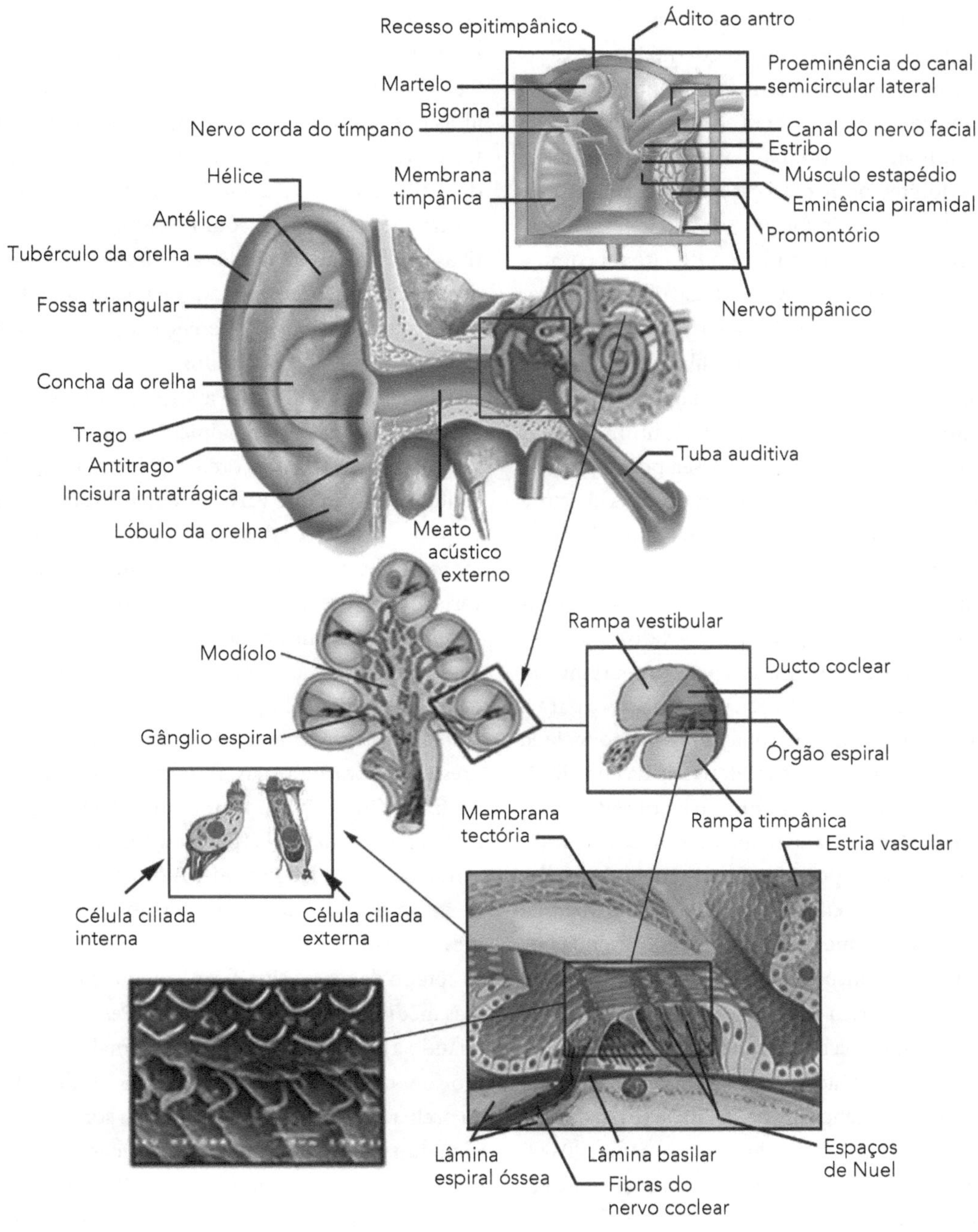

FIGURA 1 Estrutura periférica da audição: orelha externa, orelha média e orelha interna (estruturas cocleares e nervo coclear). Fonte: adaptada de Bonaldi et al., 2004.[1]

ORGANIZAÇÃO PERIFÉRICA DA AUDIÇÃO

Orelha externa

A orelha externa[1] é constituída pelo pavilhão auricular (orelha) e pelo meato acústico externo (parte cartilagínea e óssea).

O pavilhão auricular é uma estrutura de cartilagem flexível, com 60-65 mm de altura por 25-35 mm de largura, formada pelas seguintes saliências e depressões: hélice, tubérculo da orelha, concha da orelha, antélice, fossa triangular, escafa, trago, incisura antitrágica e lóbulo (porção inferior desprovida de cartilagem e constituída por tecido adiposo recoberto por pele). A lâmina fibrocartilagínea que forma a orelha é recoberta por pele, ligamentos e músculos que mantêm sua forma e posição e permitem movimentos. Essa estrutura possui artérias, veias, vasos linfáticos e inervação sensitiva e motora, sendo contínua com o meato acústico externo.

O meato acústico externo,[6] estruturalmente, é um tubo fechado em forma de "S", apresenta aproximadamente 2,8 cm de comprimento em adultos, possui um terço lateral cartilagíneo e dois terços mediais ósseos, ambos revestidos por pele. O terço lateral do meato acústico externo apresenta diâmetro variável dependendo de fatores como a movimentação da mandíbula. A parede cartilagínea é contínua com a cartilagem do pavilhão e fixada à parte óssea do meato acústico externo por tecido fibroso. A pele que reveste o meato acústico externo cartilagíneo apresenta folículos pilosos, glândulas sebáceas e ceruminosas. Os dois terços mediais possuem parede óssea pertencente às partes escamosa e timpânica do osso temporal. A abertura do meato acústico externo é elíptica, com maior diâmetro no sentido vertical e praticamente circular junto ao anel timpânico (suporte circunferencial da membrana timpânica formado por tecido conjuntivo ossificado).

A orelha externa desempenha um papel importante no processamento de sinais acústicos do campo livre para a membrana timpânica em humanos, função evidenciada pela "ressonância auditiva externa", derivada da contribuição de diferentes estruturas. Essa função é utilizada na verificação do desempenho de aparelhos auditivos de amplificação sonora como resposta de ressonância da orelha externa ou resposta da orelha não ocluída (Reur), medida que pode ser obtida por meio de um microfone-sonda posicionado no meato acústico externo. Por ser essencialmente um tubo, o meato acústico externo tem uma extremidade aberta e outra fechada pela membrana timpânica, comportando-se como um ressonador de comprimento de quarto de onda, com uma frequência de ressonância (F) dada pela fórmula F = v/4L, em que "v" é a velocidade do som (340.000 mm/seg) e "L" é o comprimento do meato acústico externo.[7] Essa ressonância ocorre principalmente na região entre 2.700-3.000 Hz, com amplitudes entre 10-20 dB, sendo descrita uma segunda ressonância em torno de 5.500 Hz relacionada ao volume da concha e, por vezes, ao comprimento e ao formato do meato acústico externo. Portanto, características anatômicas individuais podem ser impactantes na adaptação de aparelhos auditivos quando consideradas as vantagens nos níveis de pressão sonora que atingem o microfone com e sem a oclusão da concha da orelha. *(Para maiores informações sobre o assunto, consultar o Capítulo 34, "Verificação e avaliação de resultados no processo de seleção e adaptação de dispositivos eletrônicos de amplificação sonora".)*

O pavilhão e o meato acústico externo atuam, portanto, como um filtro redutor de frequências baixas, ressonador de frequências médias (enfatizando frequências de 2.000-7.000 Hz) e um filtro dependente de direção em frequências altas que aumenta a percepção espacial. Essa função de transferência é alterada por variações na dimensão física da orelha externa, seja por diferenças individuais, seja por obstruções mecânicas, como colocação de próteses auditivas, perfuração da membrana timpânica e uso de fones de ouvido.[8] Qualquer mudança nas características do sinal acústico pode produzir diferença nas respostas obtidas no indivíduo ou entre indivíduos.

Na avaliação clínica da audição, supõe-se que um fone de ouvido produz essencialmente o mesmo nível de pressão sonora em todas as orelhas. No entanto, medidas recentes mostram que variações de pressão podem causar erros nos resultados dos testes auditivos. Modelos experimentais identificam mecanismos acústicos que causam variações de pressão em determinadas condições patológicas e definem que nenhuma classe de fone de ouvido age como uma fonte de pressão ideal.[9] Em algumas patologias de orelha média, a impedância de entrada da orelha desvia-se substancialmente do normal, causando níveis de pressão sonora anormais. Dependendo do fone de ouvido utilizado (inserção ou supra-auricular), da patologia da orelha média analisada (perfurações timpânicas, tubos de ventilação e cavidades de mastoidectomia) e da frequência de estimulação, o nível de pressão sonora que atinge o meato acústico externo, transmitido pelos fones de ouvido, é captado de forma significantemente diferente entre orelhas médias normais e patológicas. Pesquisas relatam que, quando a orelha média não está normal, os níveis de pressão sonora podem diferir em até 35 dB do valor normal da orelha.[10] Como o nível de pressão sonora geralmente é reduzido nessas condições patológicas, a perda auditiva medida seria maior que a perda auditiva real.

A conexão entre o coxim do fone de ouvido supra-auricular e o pavilhão pode não selar efetivamente para frequências abaixo de 250 Hz, e vazamentos acústicos podem causar variações de pressão descontroladas durante os testes auditivos. Os níveis de pressão sonora no meato acústico externo gerados por fones circum-auriculares, supra-auriculares e de inserção também diferem quando acoplados às orelhas adulta e infantil normais. As pressões sonoras geradas por esses diferentes tipos de fones de ouvido dependem das dimensões do meato acústico externo, da impedância da orelha na membrana timpânica e do local do meato acústico externo no qual são medidas (local de saída do fone de ouvido ou membrana timpânica). Com fones de ouvido circum-auriculares e supra-auriculares, as diferenças na pressão sonora gerada nas orelhas infantis e adultas são geralmente menores que aquela com o fone de ouvido de inserção, no qual as mudanças nas dimensões do meato acústico externo e a impedância na membrana timpânica têm um efeito maior na carga que o fone de ouvido deve conduzir.[11]

Com o envelhecimento, ocorrem algumas modificações na orelha externa que podem influenciar na avaliação e intervenção auditivas, tais como perda de elasticidade, redução da camada de gordura, fragilidade da pele, estreitamento do meato acústico externo, maior produção de cerume, crescimento capilar no meato acústico externo e aumento do tamanho do pavilhão.

Orelha média

A orelha média é representada pela cavidade timpânica,[12] um espaço irregular, comparado à forma de um hexágono, escavado no osso temporal, preenchido por ar e revestido pela túnica mucosa timpânica, que transmite o som da orelha externa para a orelha interna. As paredes da cavidade timpânica representam seus limites e apresentam vários detalhes anatômicos[1] (Quadro 1). A parede lateral é representada pela membrana timpânica e a parede medial, principalmente pela janela do vestíbulo (oval) e da cóclea (redonda). Destacam-se ainda relações com a fossa média craniana (parte superior), com a veia jugular (parede inferior), com a artéria carótida interna (parede anterior) e com o antro mastóideo (parede posterior).

A membrana timpânica,[1] sendo a extremidade lateral da cavidade timpânica, separa a orelha externa da orelha média e transmite o som captado pelo pavilhão e meato acústico externo às estruturas da orelha média e, sequencialmente, à orelha interna.

É uma estrutura translúcida com 85 mm^2 de superfície, 10 mm de diâmetro e 0,1 mm de espessura que pode ser descrita em duas partes: parte flácida da membrana timpânica (*membrana de Shrapnell*) e parte tensa da membrana timpânica.

A parte flácida está fixada diretamente ao osso e é constituída apenas por pele e túnica mucosa. A parte tensa prende-se à extremidade medial do meato acústico externo por meio do anel timpânico e apresenta fibras radiais, circulares, transversas e parabólicas. É formada por três camadas (pele, camada fibrosa e túnica mucosa), sendo responsável pela compliância da membrana e pela transmissão de vibração para a orelha média. A tensão da membrana e consequente transmissão de vibrações sonoras ocorre porque o cabo do martelo encontra-se firmemente aderido às fibras da camada fibrosa, sendo constantemente tracionado por ligamentos e pelo músculo tensor do tímpano.

A membrana timpânica pode ser dividida em quatro quadrantes (posterossuperior, posteroinferior, anterossuperior e anteroinferior) por meio de uma linha vertical imaginária passando pelo cabo do martelo e pelo umbigo da membrana timpânica (local de fixação da extremidade livre do martelo no centro da membrana) e outra perpendicular a essa, também passando pelo umbigo. O arranjo de fibras do quadrante anteroinferior não é tão denso, e, pelo fato de a membrana ser côncava, nessa região aparece uma zona brilhante de aspecto triangular por reflexão dos raios luminosos durante o exame otoscópico, denominada "cone de luz" ou "triângulo luminoso".

A densidade e a tensão da membrana timpânica variam conforme o local analisado, pois é composta de diferentes

QUADRO 1 Principais detalhes anatômicos da cavidade timpânica

Paredes da cavidade timpânica					
Membranácea (lateral)	Labiríntica (medial)	Tegmental (superior)	Jugular (inferior)	Carótica (anterior)	Mastóidea (posterior)
Membrana timpânica	▪ Janela do vestíbulo (selada pela base do estribo). ▪ Promontório. ▪ Janela da cóclea (fechada pela membrana timpânica secundária). ▪ Proeminência do canal facial.	▪ Lâmina óssea que separa a cavidade timpânica da fossa média do crânio (tegme timpânico).	▪ Lâmina óssea sobre a fossa jugular e o bulbo superior da veia jugular interna. ▪ Abertura para a passagem do ramo timpânico do nervo glossofaríngeo.	▪ Lâmina óssea entre a cavidade timpânica e a artéria carótida interna. ▪ Semicanal para o músculo tensor do tímpano. ▪ Semicanal da tuba auditiva.	▪ Ádito ao antro mastóideo (abertura para o antro mastóideo). ▪ Fossa para a bigorna (recesso com o ramo curto da bigorna). ▪ Eminência piramidal (contém o músculo estapédio).

camadas, cujo número varia de um lugar para outro, o que torna sua vibração complexa, diferente das vibrações de uma única membrana, como um tambor. Várias abordagens de bioengenharia têm sido aplicadas na modelagem da membrana timpânica, pois alterações em sua estrutura e propriedades mecânicas devido a doenças ou danos na orelha média podem influenciar na transmissão sonora. Estudos obtidos em membranas de cadáver humano demonstram que a pressão da cavidade timpânica e a impedância na membrana timpânica estão relacionadas. A cavidade tem apenas pequenos efeitos sobre o movimento da membrana, mas pode desempenhar um papel mais importante em orelhas que apresentem patologias.[13] Um modelo preciso da membrana timpânica, que simule a transmissão acústico-mecânica, pode auxiliar na intervenção clínica e cirúrgica. Modelos relativamente simples foram propostos para simular vibrações da membrana timpânica.[14,15]

A mobilidade da membrana timpânica pode ser investigada clinicamente por meio da obtenção da curva timpanométrica, pela variação da pressão sonora introduzida na orelha externa cerca de +200 para −300 (daPa). As curvas timpanométricas padrão utilizam um tom de sonda de 226 Hz, pois a orelha média do adulto apresenta rigidez em frequências baixas e ressonância em frequências altas; no entanto, os recém-nascidos e os bebês com menos de 6 meses têm orelhas médias com frequências ressonantes mais baixas, sendo recomendado um tom de sonda de 1.000 Hz. A baixa impedância ocorre quando a pressão do ar em ambos os lados da membrana timpânica é igual, estado referido como compliância máxima, ou seja, a orelha média é teoricamente compatível com o máximo quando o volume equivalente total da cavidade é o volume combinado das orelhas externa e média.[16] *(Para maiores informações sobre o assunto, consultar o Capítulo 12, "Medidas de imitância acústica: timpanometria e reflexos acústicos".)*

A cavidade timpânica contém os ossículos da audição (cadeia ossicular) articulados entre si e suspensos por ligamentos e músculos.[1]

A cadeia ossicular se estende da membrana timpânica (parede lateral da orelha média) à janela do vestíbulo (parede medial da orelha média) e é constituída por três ossículos: o martelo (8-9 mm), fixado à membrana timpânica; o estribo (3,3 mm, menor osso do corpo humano), fixado à janela do vestíbulo pelo ligamento estapedial anular; e a bigorna (7 mm), posicionada e articulada entre os dois anteriores. A estática dessa cadeia mantém os ossículos suspensos com pesos igualmente distribuídos entre suas extremidades e é determinada por meio de articulações, ligamentos, pregas da túnica mucosa da cavidade timpânica e músculos, denominados fatores de estática dos ossículos.

As articulações dos ossículos da audição permitem movimentos entre o martelo e a bigorna (incudomalear), entre a bigorna e o estribo (incudoestapedial) e entre o estribo e a janela do vestíbulo (sindesmose timpanoestapedial).

Os ligamentos dos ossículos da audição (ligamentos anterior, superior e lateral do martelo; ligamentos superior e posterior da bigorna e ligamento estapedial anular do estribo) mantêm sua fixação nas paredes da cavidade timpânica.

Os músculos dos ossículos da audição são músculos intrínsecos da orelha (intra-auriculares ou intratimpânicos) e os dois menores músculos do corpo humano. O músculo tensor do tímpano é inervado pelo nervo trigêmeo (V par craniano), e o músculo estapédio é suprido pelo nervo facial (VII par craniano). Ambos são compostos por fibras musculares estriadas esqueléticas e lisas, que apresentam contração involuntária durante a estimulação acústica para sons intensos, provocando o enrijecimento da cadeia ossicular como mecanismo de proteção da cóclea mediante estimulação excessiva (70-90 dB acima do limiar mínimo de audibilidade). A contração do músculo tensor do tímpano, inserido no cabo do martelo, produz seu deslocamento medial, tensionando a membrana timpânica, enquanto a contração do músculo estapédio, inserido na cabeça do estribo, resulta no deslocamento lateral da base do estribo em relação à janela do vestíbulo, reduzindo a tensão na endolinfa. Como efeito das contrações e tracionamentos simultâneos, ocorre aumento da rigidez do sistema e restrição do movimento da cadeia ossicular.

Com relação à movimentação do estribo, destacam-se dois tipos de vibração: um movimento de pistão para intensidades moderadas, ao logo do eixo transversal, e um deslizamento ao longo do eixo longitudinal para sons de intensidades elevadas.[1] Avaliando quatro variáveis de resposta medidas com estimulação acústica na membrana timpânica em cadáver humano (velocidade do estribo, pressão sonora da cavidade timpânica, impedância acústica na membrana e cavidade timpânica), obtiveram-se medições de velocidade que sugerem que o movimento de pistão do estribo é predominante para frequências até 2.000 Hz.[13]

A atuação reflexa desses músculos ocorre porque, quando a pressão sonora atinge determinado nível de intensidade limiar, considerando um sistema auditivo normal, um sinal aferente sensorial é enviado ao tronco encefálico, que inicia uma contração ipsilateral e contralateral do músculo estapédio na orelha média. Os valores de medida do reflexo acústico da orelha média (limiar, presença ou ausência) podem ser obtidos e utilizados na avaliação e no diagnóstico do sistema auditivo por meio da imitanciometria, que também verifica clinicamente a impedância acústica e o volume equivalente da orelha média. *(Para maiores informações sobre o assunto, consultar o Capítulo 12, "Medidas de imitância acústica: timpanometria e reflexos acústicos".)*

A resposta limiar do reflexo ipsilateral é ligeiramente menor que a do reflexo contralateral, e o tempo de início é maior para uma resposta limiar e mais curto para uma resposta supralimiar, ou seja, à medida que a amplitude do estímulo aumenta, a latência diminui. Em alguns aspectos, o som que atinge a cóclea é menos variável que o som que atinge a membrana timpânica devido à "compressão de amplitude" através do reflexo dos músculos dos ossículos da audição.[17] Há uma redução do som na orelha média para a cóclea em uma faixa de sons graves (menor que 1.000 Hz), complementando a atuação do trato olivococlear por meio das fibras do núcleo olivar superior medial (trato olivococlear medial). Ao atenuar frequências baixas, esses músculos reduzem o mascaramento de frequências altas, possibilitando melhora na discriminação da fala no ruído, e, ao contraírem-se na vocalização, reduzem a resposta a estímulos autogerados como a própria voz. Embora o reflexo acústico da orelha média possa oferecer proteção limitada contra a exposição a sons intensos, é improvável que a ação protetora tenha se desenvolvido para esse fim, pois sons fortes o suficiente para desencadear o reflexo são raros na natureza.

Por meio do acoplamento de impedâncias, a cadeia ossicular une meios de densidades diferentes, pois a extremidade lateral da cadeia ossicular está em contato com o ar (membrana timpânica), enquanto a extremidade medial está em contato com os líquidos da orelha interna (janela do vestíbulo). A impedância acústica da orelha média, resistência efetiva à transmissão do som entre esses dois meios, é determinada por três fatores: massa, rigidez e fricção. O ajuste de diferentes impedâncias, permitindo que a reflexão seja mínima e a transmissão, máxima, é estabelecido pelos seguintes sistemas de amplificação:[18] efeito de área, efeito de alavanca e força catenária.

(Para maiores informações sobre o assunto, consultar o Capítulo 4, "Biofísica da audição, psicoacústica e bases para a audiologia".)

O efeito de área se evidencia pela redução de tamanho entre a membrana timpânica e a janela do vestíbulo, produzindo um aumento de pressão na mesma proporção (17 x 1,3). No efeito de alavanca, os ossículos formam um sistema de alavanca interfixa que multiplica a força mecânica recebida pelo martelo e transmitida pela bigorna na razão de seus comprimentos (1,3 x 1). A força catenária refere-se às características da membrana timpânica de convergência de forças para seu centro e apresenta expressão menos quantitativa de amplificação. Ocorre concomitantemente um fenômeno de inversão de fase,[19] no qual fases inversas atingem a janela do vestíbulo e a janela da cóclea, pois ambas estão situadas no mesmo plano com aproximadamente 90 graus entre si. No entanto, a janela da cóclea está livre para se deslocar no sentido inverso ao da base do estribo, permitindo uma redução na resistência do líquido na orelha interna (endolinfa). A soma desses fatores proporciona uma vantagem mecânica produzida pela orelha média humana em torno de 28,5 dB.

Na parede anterior destaca-se a tuba auditiva ou *trompa de Eustáquio*, tubo achatado que se estende da parede anterior da cavidade timpânica (óstio timpânico da tuba auditiva) à parte nasal da faringe (óstio faríngeo da tuba auditiva) e permite a igualdade de pressão do ar nas faces medial e lateral da membrana timpânica.[12] Tem aproximadamente 36 mm de comprimento e apresenta uma parte óssea (terço superolateral) e uma parte cartilagínea (dois terços inferomediais). A parte óssea da tuba auditiva corresponde ao semicanal da tuba auditiva, possuindo na extremidade uma margem irregular que serve para a fixação da parte cartilagínea. O diâmetro da tuba auditiva é maior no óstio faríngeo e menor na junção das partes óssea e cartilagínea, formando o istmo da tuba auditiva, que funciona como uma válvula para entrada de ar na cavidade timpânica.

O revestimento da túnica mucosa da tuba auditiva apresenta epitélio colunar ciliado, semelhante ao epitélio de órgãos respiratórios. A túnica mucosa é delgada na parte óssea, contém glândulas mucosas na parte cartilagínea e tecido linfático próximo ao óstio faríngeo, formando a tonsila tubária.

A principal função da tuba auditiva, a função ventilatória, é arejar a orelha média e equalizar a pressão do ar externo com a pressão do ar na orelha média, protegendo-a de mudanças rápidas de pressão e mantendo a túnica mucosa íntegra. A função de drenagem da tuba auditiva é representada por um sistema de transporte mucociliar, constituído por células ciliadas e células mucosas secretoras tanto da tuba auditiva como da orelha média. Normalmente a parte cartilagínea da tuba auditiva está colabada e se abre temporariamente, por meio da contração do músculo tensor do véu palatino, do músculo levantador do véu palatino e do músculo salpingofaríngeo, igualando as pressões se estiverem diferentes por meio de ações que aumentam a pressão da parte nasal da faringe, tais como engolir, bocejar, espirrar e gritar.

A orelha média também apresenta alterações com o envelhecimento. Ocorre redução na elasticidade do tecido muscular, retração da membrana timpânica, alterações artríticas nas articulações entre os ossículos, atrofia e degeneração das fibras musculares e ligamentos dos ossículos, além do declínio da função muscular, que controla a abertura da tuba auditiva. Além disso, algumas alterações relacionadas à percepção auditiva entre idosos podem ser atribuídas a alterações nas características mecânicas das orelhas externa e média. No entanto, estudos relatam que nenhuma alteração na transmissão do som pela orelha média, avaliada pela timpanometria, ocorre com o envelhecimento normal.[20]

Orelha interna

A orelha interna está contida na parte petrosa do osso temporal, também denominada "rochedo", devido à consistência que apresenta. É formada pelo labirinto ósseo (cápsula ótica circundante e uma série de cavidades escavadas na substância óssea), preenchido por perilinfa (líquido rico em sódio, Na^+), e pelo labirinto membranoso (bolsas membranáceas comunicantes), preenchido por endolinfa (líquido com alta concentração de potássio, K^+, e baixa concentração de sódio, Na^+).[1]

Na parte anterior da orelha interna, encontra-se a cóclea[21] (do grego *kokhlia*, que significa caracol), principal responsável pela função auditiva. A cóclea humana é uma estrutura helicoidal com aproximadamente dois giros completos e mais 2/3 de um giro, medindo cerca de 3,5 mm de altura e 7,5 mm de diâmetro em sua base. A região periférica é constituída pela cápsula óssea, e a região central apresenta um eixo ósseo de forma cônica, o modíolo,[2] com canais para a passagem de ramos nervosos e vasculares, provenientes do meato acústico interno. A base do modíolo corresponde ao fundo do meato acústico interno, onde a área coclear apresenta orifícios (trato espiral foraminoso) pelos quais penetram as fibras do nervo coclear que percorrem condutos (canais longitudinais do modíolo) e se abrem no canal espiral do modíolo (de Rosenthal), que contém o gânglio espiral da cóclea. Do canal espiral emergem condutos contendo fibras nervosas que percorrem uma expansão perpendicular do modíolo, a lâmina espiral óssea, terminando em orifícios na margem livre dessa lâmina. O canal espiral da cóclea é um canal ósseo espiralado, situado ao redor do modíolo, em torno da lâmina espiral óssea, com redução gradativa de diâmetro da base à cúpula da cóclea. O primeiro giro desse canal salienta-se para a cavidade timpânica, formando o promontório.

Esse canal está dividido incompletamente pela lâmina espiral óssea em duas porções, a rampa do vestíbulo (superiormente) e a rampa do tímpano (inferiormente), ambas preenchidas por perilinfa e em comunicação no helicotrema, abertura situada na cúpula da cóclea (ápice), onde a lâmina espiral termina, formando o hâmulo. Duas membranas, a lâmina basilar (membrana basilar) e a membrana vestibular (de Reissner), partem da lâmina espiral e se fixam no ligamento espiral, na parede externa do canal espiral da cóclea, formando entre si uma terceira rampa preenchida por endolinfa, o ducto coclear ou rampa média, um tubo fechado, disposto espiraladamente ao longo do canal ósseo espiral da cóclea. A lâmina basilar é a continuação da lâmina espiral óssea, formando o soalho do ducto coclear. A membrana vestibular (teto do ducto coclear) forma um ângulo de 30 graus com a lâmina basilar e é constituída por duas camadas de diferentes tipos de células, uma voltada para a endolinfa e outra voltada para a perilinfa. A parede lateral do ducto coclear é representada pelo ligamento espiral, sobre o qual se situa a estria vascular, uma estrutura vascularizada e de atividade metabólica, envolvida na produção da endolinfa. Na região medial do ducto coclear, a porção superior da lâmina espiral óssea apresenta um espessamento formado por tecido conjuntivo semelhante ao ligamento espiral, denominado limbo espiral, estrutura que contém vasos sanguíneos e faz contato com a rampa do vestíbulo e o ducto coclear, sendo-lhe atribuídas as funções de ancorar e manter a membrana tectória.

Ao longo do ducto coclear, sobre a lâmina basilar, situa-se o órgão espiral ou "órgão de Corti", formado pela membrana tectória, pelas células de sustentação e pelas células ciliadas.[22]

A membrana tectória é uma cúpula gelatinosa situada acima das células ciliadas e fixada à lâmina espiral óssea, que entra em contato com os cílios das células ciliadas externas durante as vibrações da membrana basilar.

As células de sustentação diferenciam-se em: células de Claudius, células de Boettcher, células de Hensen (delimitam o sulco espiral), células falângicas externas ou de Deiters, células falângicas internas, células pilares (formam o túnel de Corti) e células marginais.

Uma placa principal de células pilares internas e falanges das células falângicas externas formam a membrana reticular que circunscreve a região apical das células ciliadas.

As células ciliadas são as células sensoriais, destinadas à transformação das ondas sonoras em impulsos nervosos.[23] Podem ser diferenciadas de acordo com sua posição ao longo do ducto coclear em células ciliadas internas e externas (Quadro 2).

QUADRO 2 Caracterização das células ciliadas externas e internas

Células ciliadas externas	Células ciliadas internas
12.000-15.000 células cilíndricas	3.500 células piriformes
100-300 estereocílios por célula	50-70 estereocílios por célula
Cílios dispostos em forma de "V" ou "W"	Cílios com disposição linear
Dispostas em três fileiras	Dispostas em uma fileira
Cílios inseridos na membrana tectória (cílios mais longos das fileiras externas)	Cílios não alcançam a membrana tectória
Fixadas à lâmina basilar, parcialmente fixadas à extremidade basal às células falângicas externas	Sustentadas pelas células falângicas internas
Presença de espaços entre as células	Não apresentam espaços livres ao seu redor
Relacionadas a sons menos intensos	Relacionadas a sons intensos
Possuem proteínas contráteis e sistema de cisternas laminadas que permitem alterações de comprimento	Apresentam seletividade de frequência
Várias sinapses com 5-10% de fibras nervosas aferentes para o nervo coclear	Uma sinapse com 90-95% das fibras nervosas aferentes para o nervo coclear
Sistema amplificador coclear (entrada)	Sistema transdutor sensorial (saída)

A lâmina basilar é formada por fibras cujo comprimento aumenta e o diâmetro diminui da base até a cúpula da cóclea, o que determina uma diminuição gradativa de sua rigidez. Assim, as fibras curtas e rígidas (base) tendem a vibrar em frequências altas, enquanto as fibras longas e flexíveis (cúpula) tendem a vibrar em frequências baixas (teoria das ondas viajantes de Georg Von Békèsy).[1,18,24] O deslocamento inicial do estribo na janela do vestíbulo desencadeia uma onda vibratória na base da cóclea que se amplifica ao máximo e se dissipa por completo quando atinge o local da lâmina basilar que tem uma frequência natural de ressonância igual à frequência do som correspondente (organização tonotópica da cóclea). De acordo com o ponto de deslocamento máximo, cada frequência é relacionada a um local específico do ducto coclear, excitando determinadas células sensoriais e fibras nervosas provenientes do órgão espiral dessa região.[25]

Portanto, estímulos gerados por frequências altas e baixas produzem o deslocamento máximo de amplitude, respectivamente, na base e na cúpula da cóclea. As fibras nervosas provenientes dessas determinadas regiões do órgão espiral apresentam uma curva de resposta em função da intensidade e da frequência do som, específica para cada fibra, pois têm uma sensibilidade máxima referente à frequência característica, em decorrência do ponto de vibração máxima na lâmina basilar. As fibras com frequência caracteristicamente mais grave inervam a cúpula, e as fibras com frequência caracteristicamente mais aguda inervam sua base.

A membrana tectória e as células ciliadas estão aderidas à lâmina basilar por meio do limbo espiral e das células de sustentação, respectivamente, e a extremidade superior das células ciliadas externas está fixada à membrana reticular, que é rígida e contínua com os pilares de *Córti* (repousados sobre a lâmina basilar). Assim, quando determinada região da cóclea é estimulada, o movimento da lâmina basilar e seu deslocamento em relação à membrana tectória e à membrana reticular provocam a inclinação dos estereocílios das células ciliadas externas contra a membrana tectória.

A inclinação dos estereocílios unidos por filamentos associados com canais iônicos da célula provoca a abertura de canais de potássio e a despolarização, que produz potenciais microfônicos cocleares, que, por sua vez, determinam contrações rápidas. As células ciliadas têm potencial intracelular negativo em relação à perilinfa e em relação à endolinfa, na superfície superior junto aos cílios. Esse elevado potencial elétrico na célula ciliada provoca a despolarização de sua membrana com pequenos deslocamentos ciliares.[26]

A excitação seletiva de células ciliadas internas e as mensagens enviadas por suas próprias fibras nervosas seria a base da discriminação de frequências.[27,28] No entanto, esse modelo coclear não justifica a percepção de tons combinados (produtos de distorção), o que sugere características de não linearidade, explicadas por meio de um processo ativo, ou seja, um amplificador coclear localizado entre a lâmina basilar e as fibras do nervo coclear, que requer energia. A produção ampla de potenciais microfônicos e de somação pelas células ciliadas externas, sua contribuição com apenas 5% de fibras nervosas aferentes para o nervo coclear[29] e o fato de a destruição seletiva dessas células ocasionar perdas auditivas de até 40 dB sugerem sua participação como amplificador coclear do movimento da lâmina basilar.

As características das células ciliadas externas lhes permitem movimentos que repercutem sobre a lâmina basilar e a estrutura do ducto coclear. Essas células possuem proteínas contráteis como actina, miosina, tropomiosina, agentes moduladores como a calmodulina e um sistema de cisternas laminadas que consiste em um conjunto de sacos ou vesículas membranosas, adjacentes à membrana plasmática lateral, ao longo de todo o comprimento da célula. Esse sistema de cisternas auxilia na manutenção da forma da célula e em sua integridade estrutural e, ainda, funciona como força elástica. Elas se encurtam quando despolarizadas e se estendem quando hiperpolarizadas. Alterações de comprimento, rápidas ou lentas, produzidas por mecanismos moleculares, constituem-se em efetores cocleares ativos devido à eletromotilidade. Mudanças lentas de comprimento são produzidas possivelmente pela ativação de terminais eferentes em suas bases. Portanto, funcionam como um sistema amplificador coclear, aumentando em até 50 dB a intensidade de um estímulo, com capacidade de seletividade de frequências, pois a contração rápida não requer ATP e cálcio e segue ciclo por ciclo a frequência de estimulação. Essas contrações rápidas são as responsáveis pelas emissões otoacústicas,[30,31] decorrentes da liberação de energia das células ciliadas externas. As contrações lentas são moduladas pelo sistema eferente medial, controlam a tonicidade das células ciliadas externas e as propriedades mecânicas da lâmina basilar, tendo inclusive outras implicações audiológicas. *(Para maiores informações sobre o assunto, consultar o Capítulo 13, "Mecanismos fisiológicos subjacentes à geração de emissões otoacústicas: protocolos clínicos".)*

A ativação da célula ciliada interna é mais complexa do que a ativação das células ciliadas externas. O movimento do líquido dentro do ducto coclear baseia-se na vibração por ressonância tanto da membrana tectória quanto do órgão espiral. Alterações na rigidez das células ciliadas externas modificam a ressonância do órgão espiral e, posteriormente, o movimento do líquido no ducto coclear. As células ciliadas externas alteram a rigidez do órgão espiral por meio de uma proteína motora, prestina, localizada em sua membrana lateral. Essas proteínas variam de forma em resposta às mudanças de tensão. A despolarização das células ciliadas externas faz com que a prestina encurte, deslocando a membrana basilar, aumentando seus movimentos em relação à membrana tectória e gerando o movimento dos estereocílios, que ativam ou desativam receptores na superfície da célula ciliar. Quando canais de potássio se abrem, o potássio flui para dentro das células ciliadas e as despolariza, causando a abertura de canais de cálcio. A entrada de cálcio resulta na liberação de glutamato das células ciliadas para o nervo coclear, que envia a informação sobre a onda sonora ao cérebro.

O amplificador coclear é, portanto, uma resposta de retorno positivo dentro da cóclea que amplifica a onda viajante. As vibrações dentro do órgão espiral são detectadas, e, em seguida, é gerada uma força em sincronia para aumentar as vibrações. Mecanismos que geram força dentro da cóclea incluem eletromotilidade de células ciliadas externas e movimentos dos estereocílios como um feixe ativo. Esses processos podem ser modulados pela composição iônica intracelular, pelos componentes lipídicos da membrana plasmática e pela estrutura do citoesqueleto da célula ciliada externa.[32]

Portanto, as células ciliadas externas constituem o amplificador coclear, que, por meio da inclinação de seus cílios, amplifica o estímulo para determinar a deflexão dos cílios das células ciliadas internas, unidades receptoras e codificadoras cocleares, que transmitem a informação sonora codificada da cóclea para os núcleos cocleares e destes para o córtex auditivo. *(Para maiores informações sobre o assunto, consultar o Capítulo 2, "Sistema auditivo central".)*

PROCESSAMENTO AUDITIVO PERIFÉRICO

A orelha humana, responsável pela audição, detecta e analisa o som por um mecanismo de transdução que é o processo de conversão de ondas sonoras em impulsos eletroquímicos. Esse processo não pode ocorrer adequadamente sem condições anatômicas normais. Intervenções e estudos clínicos para a avaliação da orelha interna, tais como a pesquisa de emissões otoacústicas, podem ser influenciados por condições anatômicas da orelha externa e média. Além disso, avaliações eletrofisiológicas e funcionais do processamento auditivo central podem ser limitadas por alterações de orelha interna, média e externa.

A onda sonora inicialmente captada pela orelha é conduzida à membrana timpânica pelo meato acústico externo. Essa transmissão sonora atinge a cóclea por meio da vibração da membrana timpânica e da cadeia ossicular (via aérea) ou pela vibração direta dos ossos do crânio (via óssea).

A oscilação do estribo e consequente vibração de sua platina na janela do vestíbulo é transmitida à perilinfa, rampa do vestíbulo. Como os líquidos da orelha interna são praticamente incompressíveis e a cóclea é limitada por paredes ósseas, a cada compressão na janela do vestíbulo corresponde uma descompressão da membrana timpânica secundária na janela da cóclea. Se o estribo vibra sucessivamente em direção à orelha interna, uma onda provoca vibrações na base da cóclea simultaneamente com o estribo e alternadamente em direção às rampas do tímpano e do vestíbulo, provocando deslocamentos dos quais participam a membrana vestibular e a lâmina basilar. Ao longo desse ducto, sobre a lâmina basilar, situa-se o órgão espiral (membrana tectória, células de sustentação e células ciliadas internas e externas), responsável pela transdução do estímulo sonoro (energia mecânica) em potenciais de ação (impulsos nervosos). A inclinação dos cílios, em consequência desses deslocamentos, produz variações alternadas do potencial elétrico através da membrana das células ciliadas, que estimulam os terminais nervosos do nervo coclear com os quais estão em contato, desencadeando o potencial de ação (registrado nas fibras do nervo coclear). Com a formação de potenciais, ocorrem contrações nas células ciliadas externas, em fase com a frequência sonora estimulante, que amplificam a vibração da lâmina basilar, fazendo os cílios mais longos das células ciliadas internas entrarem em contato com a membrana tectória e inclinarem-se. Essa inclinação, estimulação dos cílios, despolariza as células ciliadas internas e provoca a abertura de canais de potássio, dando origem a potenciais receptores (formados na célula receptora), que levam à liberação de neurotransmissores. Produz-se, então, uma mensagem sonora eletricamente codificada, enviada através do nervo coclear ao sistema nervoso central. Quando ocorre despolarização da lâmina basilar, aumenta o número de potenciais de ação, e, quando ocorre sua hiperpolarização, diminui o número de potenciais de ação nas fibras do nervo coclear, os quais sinalizam a excitação das células ciliadas ao sistema nervoso central. Portanto, os neurotransmissores são responsáveis pela excitação das fibras nervosas aferentes, junto ao polo basal e às superfícies laterais da célula, onde ocorrem sinapses com uma rede de terminações do nervo coclear, ou seja, fibras que se dirigem ao gânglio espiral da cóclea (gânglio coclear), no modíolo, o qual envia axônios pelo nervo coclear ao sistema nervoso central, realizando sinapses nos núcleos cocleares do tronco encefálico. *(Para maiores informações sobre o assunto, consultar o Capítulo 2, "Sistema auditivo central".)*

CONSIDERAÇÕES FINAIS

A perda auditiva pode ser condutiva ou mista, envolvendo estruturas da orelha externa e média, ou neurossensorial, relacionada à orelha interna. A perda neurossensorial é mais comumente associada a deficiências auditivas e muitas vezes resulta da exposição a ruídos intensos, drogas ototóxicas ou processos de envelhecimento. A exposição a ruídos muito intensos faz com que a vibração entre as membranas tectória e basilar aumente, podendo danificar os estereocílios das células ciliadas externas. Quando ocorrem danos às células ciliadas externas, a rigidez do órgão espiral se reduz, aumentando as forças vibracionais nas células ciliadas internas. O dano às células ciliadas externas diminui a proteção das células ciliadas internas e as torna mais sensíveis. Com o tempo, as células ciliadas internas e, consequentemente, a audição também serão danificadas. *(Para maiores informações sobre o assunto, consultar o Capítulo 25, "Ruído, efeitos sobre a saúde e estratégias de proteção".)* Antibióticos (aminoglicosídeos) são um exemplo de drogas ototóxicas, bloqueadoras de canais de potássio. Como tal, elas bloqueiam a capacidade das células ciliadas internas e externas de despolarizar. Esses tipos de drogas também podem alterar a concentração de íons na perilinfa, levando a danos ou à destruição de células ciliadas internas e externas, o que resulta em perdas auditivas permanentes, pois essas células não se regeneram.[33] *(Para maiores informações sobre o assunto, consultar o Capítulo 52, "Ototoxicidade".)* As causas mais frequentes da perda auditiva neurossensorial são danos ou destruição das células ciliadas, dos neurônios do gânglio espiral ou das sinapses entre eles. Ainda não há terapias curativas para essas perdas auditivas; no entanto, têm sido desenvolvidos estudos com modelos experimentais, como a cultura *in vitro* do órgão espiral de mamífero neonatal, no qual a coleta do órgão espiral permite o estudo dessas estruturas e avalia a sobrevivência das células ciliadas.[34]

Na reabilitação das perdas auditivas, podem ser utilizados aparelhos de amplificação sonora posicionados na orelha externa (próteses auditivas retro ou intra-auriculares) e na orelha média (próteses implantáveis cirurgicamente), ou, em casos de maior grau de perdas auditivas, geralmente perdas auditivas neurossensoriais de grau severo ou profundo, podem ser inseridos eletrodos na cóclea (implantes cocleares). *(Para maiores informações sobre o assunto, consultar os Capítulos 33, 34, 38 e 39 na Seção "Dispositivos eletrônicos de amplificação sonora, implante coclear e próteses auditivas implantáveis".)*

Devido às características anatômicas do sistema auditivo, podem ocorrer complicações clínico-cirúrgicas, tais como alterações vestibulares e o surgimento de zumbido no período pós-operatório. O processo cirúrgico deve ser complementado com o diagnóstico por imagens, pois podem estar presentes variações anatômicas, destacando-se a relação da artéria carótida interna e da veia jugular com a cavidade timpânica, cuja lâmina óssea que as separa pode estar ausente. Outras variações individuais podem ocorrer em termos de tamanho e forma da cóclea, tais como o comprimento da parede externa do canal espiral da cóclea, o diâmetro e o comprimento desse canal e a largura da rampa do tímpano no primeiro giro da cóclea, porção ascendente. Essas variações podem ser impactantes na implantação cirúrgica do eletrodo e, consequentemente, fatores limitantes nos ajustes sonoros na reabilitação pós-operatória.

REFERÊNCIAS BIBLIOGRÁFICAS

1. Bonaldi LV, Angelis MA, Smith RL. Bases anatômicas da audição e do equilíbrio. São Paulo: Livraria Santos Editora; 2004.
2. Haines D. Fundamental neuroscience. New York: Churchill Livingstone Inc.; 1997.
3. Saladin KS. Anatomy and physiology: the unity and form of function. 9.ed. New York: Mc Graw-Hill; 2021.
4. Anson BJ, Donaldson JA. Surgical anatomy of the temporal bone and the ear. 2.ed. Philadelphia: W B Saunders Company; 1973.
5. Sundar PS, Chowdhury C, Kamarthi S. Evaluation of human ear anatomy and functionality by axiomatic design. Biomimetics. 2021:6(31).
6. Ballachanda BB. The human ear canal: theoretical implications and clinical considerations including cerumen management. San Diego: Singular Publishing Group Inc.; 1995.
7. Chasin M. The etiology of the REUG: did we get it completely right? Hear J. 2005;58(12):22-4.
8. Ballachanda BB. Theoretical and applied external ear acoustics. J Am Acad Audiol. 1997;8(6):411-20.
9. Voss SE, Rosowski JJ, Shera CA, Peake WT. Acoustic mechanisms that determine the ear-canal sound pressures generated by earphones. J Acoust Soc Am. 2000;107(3):1548-65.
10. Voss SE, Rosowski JJ, Merchant SN, Thornton AR, Shera CA, Peake WT. Middle ear pathology can affect the ear-canal sound pressure generated by audiologic earphones. Ear Hear. 2000;21(4):265-74.
11. Voss SE, Herrmann BS. How does the sound pressure generated by circumaural, supra-aural, and insert earphones differ for adult and infant ears? Ear Hear. 2005;26(6):636-50.
12. Bluestone CD. Fisiología del oído medio y de la trompa de Eustaquio. In: Paparella MM, Shumrick DA, Gluckman JL, Meyerhoff WL. Otorrinolaringología: ciencias básicas y disciplinas afines. 3.ed. Buenos Aires: Editorial Médica Panamericana; 1994. v.I. p.190-232.
13. Voss SE, Rosowski JJ, Merchant SN, Peake WT. Acoustic responses of the human middle ear. Hearing Research. 2000;150(1-2):43-69.
14. Anell EA, Rivas BI. Theoretical and computacional analysis of the fixing of ossicular chain. Revista Electrónica Nova Scientia. 2008;1(1):107-17.
15. Volandri G, Di Puccio F, Forte P, Carmignani C. Biomechanics of the tympanic membrane. J Biomech. 2011;44(7):1219-36.
16. Beck DL, Speidel DP, Huijnen J, Petrak M. Tympanometry and acoustic reflex: innovation, review, and application. Hear Rev. 2009;16(4):28-33.
17. Beck DL, Speidel DP. Acoustic middle ear reflexes: simple, underused, and critically important. Why Amer is so important and how you can use it. Hear Rev. 2013.
18. Kramer S. Functions of the auditory and vestibular systems. In: Science to practice. San Diego: Plural Publishing; 2008. p.73-108.
19. Kringlebotn M. The equality of volume displacements in the inner ear windows. J Acoust Soc Am. 1995;98(1):192-6.
20. Stenklev NC, Vik O, Laukli E. The aging ear: an otomicroscopic and tympanometric study. Acta Otolaryngol. 2004;124(1):69-76.
21. Williams PL. Gray's anatomy: the anatomical basis of medicine and surgery. 38.ed. New York: Churchill Livingstone; 1995. p.901-1397.
22. Kelly JP. Hearing. In: Kandel ER, Schwartz JH, Jessel TM. Principles of neural science. 3.ed. New York: Elsevier Science Publishing Co; 1991. p.481-99.
23. Nadol Jr. JB. Synaptic morphology of inner and outer hair cells of the human organ of Corti. J Electron Microsc. 1990;15:187-96.
24. von Békesy G. Current status of theories of hearing. Science. 1956;123:779-83.
25. Nobili R, Mammano F, Ashmore J. How well do we understand the cochlea? Trends Neurosci. 1998;21(4):159-67.
26. Lippe W. Recent developments in cochlear physiology. Ear and Hearing. 1986;7(4):233-9.
27. Geisler CD. Sound to synapse. New York: Oxford University Press; 1998.
28. Kachar B, Brownell WE, Altschuler R, Fex J. Electrokinetic shape changes of cochlear outer hair cells. Nature. 1986;322(6077):365-7.
29. Bonaldi LV, De Angelis MA, Smith RL. Hodologia do sistema auditivo: vias auditivas. In: Pereira LD, Schochat E. Processamento auditivo central: manual de avaliação. São Paulo: Lovise; 1997. p.19-25.
30. Ryan AF. New views of cochlear function. In: Robinette MS, Glattke TJ. Otoacoustic emissions: clinical applications. New York: Thieme; 1997. p. 22-45.
31. Brownell WE. Outer hair cell electromotility and otoacoustic emissions. Ear and Hearing. 1990;11(2):82-92.
32. Oghalai JS. The cochlear amplifier: augmentation of the traveling wave within the inner ear. Curr Opin Otolaryngol Head Neck Surg. 2004;12(5):431-8.
33. White HJ, Helwany M, Peterson DC. Anatomy, head and neck, ear organ of Corti. StatPearls Publishing LLC; 2021.
34. Cortado M, Sauteur L, Lanz M, Levano S, Bodmer D. A deep learning approach to quantify auditory hair cells. Hearing Research. 2021;409.

2

SISTEMA AUDITIVO CENTRAL

Cleide Teixeira
Silvana Griz
Fernando Pacífico
Sílvio Caldas

INTRODUÇÃO

O sistema auditivo é um dos mais novos do corpo humano, sendo responsável pela sensação e percepção dos estímulos sonoros, por meio de estruturas que vão desde a orelha externa até o córtex auditivo (CA). Ao longo de suas vias aferentes e eferentes existem diversos centros de integração onde o processamento de informações é realizado e algumas respostas podem ser comandadas. Nesse caso, podemos distinguir três níveis: o periférico, o tronco encefálico e o tálamo-cortical. No primeiro ocorre a captação e codificação dos estímulos; no segundo, ocorre uma fase inicial do processamento através de modulação e integração com sinais originados em outras regiões do sistema nervoso. No caso da audição são especialmente importantes para esse processamento os sinais originados na orelha contralateral. Nesse nível algumas respostas podem ser comandadas, geralmente relacionadas ao posicionamento da cabeça em direção à fonte sonora. No terceiro nível ocorrem os processos mais avançados de integração, onde os estímulos sensoriais poderão gerar respostas emocionais, cognitivas e linguísticas.

A orelha externa é composta pelo pavilhão auricular e pelo canal auditivo externo. A membrana timpânica separa as orelhas externa e média, e é geralmente considerada parte desta última. A orelha média (cavidade timpânica) inclui a cadeia ossicular, composta por músculos, tendões e ligamentos associados. A orelha interna inicia na janela oval e inclui os órgãos sensoriais da audição (cóclea) e do equilíbrio (canais semicirculares, utrículo e sáculo). Toda essa estrutura compõe o sistema auditivo periférico, onde ocorre a captação dos estímulos. *(Para maiores informações sobre o assunto, consultar o Capítulo 1, "Estrutura e função do sistema auditivo periférico".)*

A cóclea é inervada por fibras nervosas que saem em direção ao tronco encefálico formando o ramo coclear do nervo auditivo vestibulococlear (VIII par craniano), que começa a ser formado no modíolo, com seu núcleo formado por fibras derivadas do ápice da cóclea e suas camadas externas provenientes de regiões mais basais. A partir de então, as estruturas compõem o sistema nervoso auditivo central (SNAC), ou as vias auditivas centrais.

Ao entrar no tronco encefálico, as fibras do nervo auditivo, que fizeram sinapses com as células da cóclea, constituem o primeiro nível de estações intermediárias no SNAC: os núcleos cocleares. Seguindo pelo corpo trapezoide, ocorrem as primeiras decussações para o complexo olivar superior contralateral, lemnisco lateral (LL), colículo inferior (CI), corpo geniculado medial (CGM), região talâmica e CA.

Quando o sinal elétrico, transmitido pelas fibras neurais que compõem o nervo auditivo, passa para o tronco encefálico, ocorrem sinapses, com o envio da informação acústica para os centros auditivos no córtex. Essa rede é composta por inúmeras fibras nervosas e é conhecida como SNAC. Uma vez que os potenciais de ação são gerados no ramo coclear do nervo auditivo e a atividade elétrica se dirige até o córtex, a rede de fibras nervosas é chamada de sistema nervoso auditivo central. Estas fazem parte das vias ascendentes ou aferentes. Porém, outras fibras carregam informações vindas do córtex e passam pelo tronco encefálico à periferia. Essas fibras compõem as vias descendentes ou eferentes.

É no tronco encefálico que ocorre a fase inicial do processamento auditivo, por meio da modulação e integração dos sinais, o talamocortical, onde ocorrem os processos mais avançados de integração e onde os estímulos sensoriais poderão gerar respostas emocionais, cognitivas e linguísticas. No SNAC ascendente, todas as fibras nervosas que partem da cóclea terminam no núcleo coclear do mesmo lado. A partir desse núcleo, vários caminhos são disponíveis; a maioria das fibras nervosas cruza de um lado para o outro, ou decussa em algum ponto ao longo do SNAC, de modo que a atividade da orelha direita é representada mais fortemente no lado esquerdo do córtex e vice-versa. O cruzamento, no entanto, não é completo. Todas as fibras ascendentes passam pelo CGM antes de ascenderem ao córtex.

Quando as fibras nervosas saem da cóclea em direção ao tronco encefálico, os feixes de fibras que compõem o ramo coclear do nervo auditivo estão organizados de forma tonotópica, carregando informações sobre as frequências altas (localizadas na periferia do nervo), e de fibras que carregam informações sobre as frequências baixas (localizadas no centro do nervo coclear).[1] Essa organização tonotópica continua por toda a via auditiva, até o córtex. Ou seja, existe um "mapeamento" de frequência em cada núcleo do sistema auditivo, onde há neurônios mais sensíveis a frequências altas e neurônios mais sensíveis a frequências baixas. As frequências intermediárias localizam-se sucessivamente entre essas regiões.

Informações temporais também são codificadas pelas fibras do nervo auditivo ipsi e contralateral, sendo essas conexões uma das características do sistema nervoso central (SNC).[2] Esse padrão de codificação da intensidade de forma ipsi e contralateral é constante nas vias auditivas centrais, tanto no nível do tronco encefálico quanto no nível talamocortical. Em consequência disso, cada hemisfério recebe informações da localização da fonte sonora de ambas as orelhas, sendo esse processo conhecido como audição binaural.[3,4]

VIAS AUDITIVAS

O nervo auditivo, que é composto por fibras dos tipos I e II, entra no tronco encefálico pela parte lateral posterior da junção pontomedular e se projeta para o NC. As fibras do tipo I são mielinizadas e estão conectadas com as células ciliadas internas, enquanto as fibras do tipo II não são mielinizadas e estão conectadas com as células ciliadas externas. As fibras do tipo I compõem 95% das fibras do nervo auditivo.

A via auditiva aferente se origina nas células ciliadas do órgão de Corti, prossegue através de circuitos, subdivide-se e processa as informações de forma paralela, terminando com uma representação cortical bilateral com predominância contralateral. O processamento paralelo permite que diferentes estruturas processem ao mesmo tempo aspectos diversos da informação, o que diminui o tempo gasto e aumenta a eficiência. Esse padrão é constante nas vias auditivas centrais, tanto no nível tronco encefálico quanto no talamocortical. Além disso, a interação entre as informações das duas orelhas, conhecida como biauralidade, permite a extração de informações adicionais do sinal acústico em questão.

Na Figura 1 pode ser percebida a interação entre as vias direita e esquerda no complexo olivar superior (COS), núcleos do LL e CI.

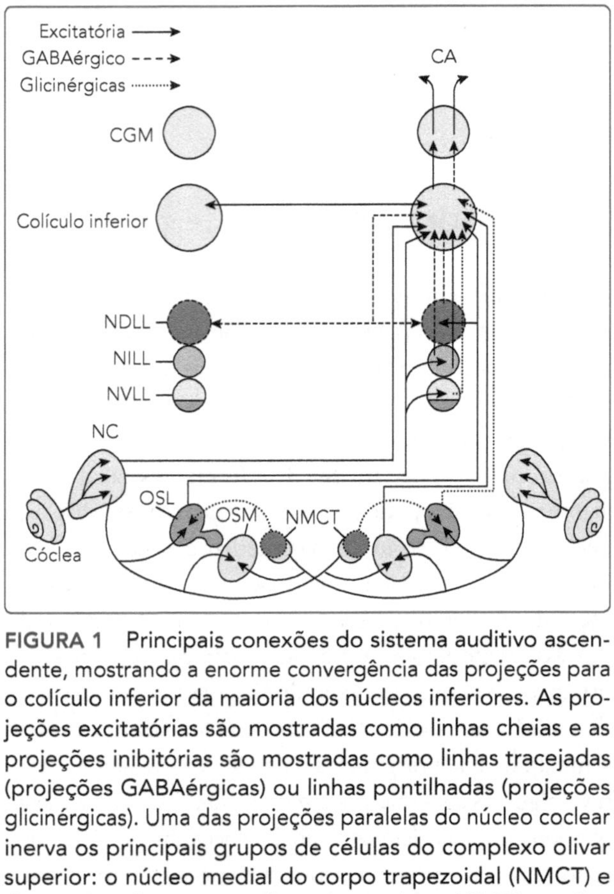

FIGURA 1 Principais conexões do sistema auditivo ascendente, mostrando a enorme convergência das projeções para o colículo inferior da maioria dos núcleos inferiores. As projeções excitatórias são mostradas como linhas cheias e as projeções inibitórias são mostradas como linhas tracejadas (projeções GABAérgicas) ou linhas pontilhadas (projeções glicinérgicas). Uma das projeções paralelas do núcleo coclear inerva os principais grupos de células do complexo olivar superior: o núcleo medial do corpo trapezoidal (NMCT) e dois núcleos binaurais, a oliva superior lateral (OSL) e a oliva superior medial (OSM). Os três núcleos principais do lemnisco lateral (dorsal, ventral e intermediário) estão situados rostralmente à oliva superior e logo abaixo do colículo inferior. Os núcleos ventral e intermediário recebem inervação de apenas uma orelha e são, portanto, monoaurais; o núcleo dorsal do lemnisco lateral recebe inervação de ambas as orelhas e é binaural. O núcleo dorsal também é GABAérgico e fornece forte inervação inibitória para o colículo inferior bilateralmente e para o núcleo dorsal oposto por meio de uma projeção comissural.

CA: córtex auditivo; CGM: corpo geniculado medial; NC: núcleo coclear; NDLL: núcleo dorsal do leminisco lateral; NILL: núcleo intermediário do menisco lateral; NVLL: núcleo ventral do leminisco lateral.
Fonte: baseada em Pollak et al., 2003.[5]

Em suma, a via auditiva central estende-se do complexo nuclear coclear até o CA primário. As estruturas da via auditiva central são os núcleos cocleares, os núcleos olivares superiores, o LL, o CI, o CGM, as radiações auditivas e o CA, no giro transverso de Heschl.[6]

NÚCLEOS COCLEARES

O NC é dividido em três segmentos principais: núcleo coclear ventral anterior (NCVA), núcleo coclear ventral posterior (NCVP) e núcleo coclear dorsal (NCD) (Figura 2). O NC é composto por inúmeros tipos de células, que podem modificar o impulso neural e iniciar a codificação da informação sonora. O tipo de célula e o tipo de sua resposta sugerem uma importante relação sobre o processamento temporal, necessário para localização, por meio da identificação das diferenças interaurais de tempo.

As fibras que entram nesse núcleo estão organizadas de forma a manter a organização tonotópica da cóclea, vista nas três divisões do NC, onde as frequências baixas são representadas na região ventrolateral e as frequências altas na região mediodorsal, dentro de cada núcleo. A representação tonotópica distintiva é mantida em todas as fibras ascendentes da via auditiva central e em todos os seus núcleos, até o CA.

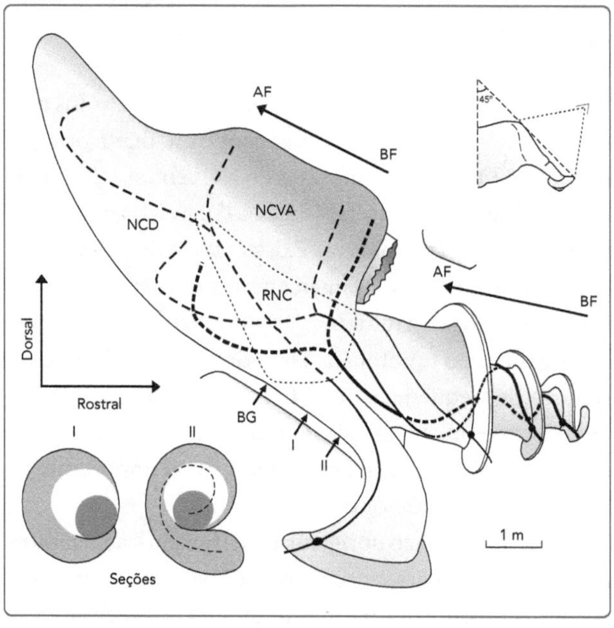

FIGURA 2 Complexo do núcleo coclear e nervo auditivo. Este diagrama mostra, do lado direito, as fibras do nervo auditivo originando-se em quatro níveis do gânglio espiral. Cada fibra forma os principais ramos ascendentes (rostrais) e descendentes (caudais) no complexo do núcleo coclear, resultando em mapas de frequência característica de baixa frequência (BF) a alta frequência (AF). O núcleo coclear ventral posterior (NCVP), não mostrado aqui, encontra-se profundamente à raiz do nervo coclear (RNC).

NCD: núcleo coclear dorsal; NCVA: núcleo coclear ventral anterior.
Fonte: baseada em Arnesen; Osen, 1978.[7]

O NC é a única estrutura do tronco encefálico com informação auditiva ipsilateral, originada na cóclea através do nervo auditivo. Danos nesse núcleo podem resultar em déficits na percepção de tons puros ipsilaterais e podem simular uma disfunção no nervo auditivo.[8]

As inferências do NCD ascendem para o núcleo central do CI através da estria acústica dorsal e do LL.[2,9] A maior parte das projeções do NCVA se dirige, através do corpo trapezoide, para os núcleos do COS e os núcleos do corpo trapezoide, ipsi e contralateralmente, onde ocorre o processamento necessário à localização da fonte sonora, sendo assim uma via binaural. As fibras oriundas do NCVP são ipsi e contralaterais e se dirigem principalmente para o COS, núcleos periolivares e núcleos do LL. Essa via é a menos compreendida do sistema auditivo ascendente.

COMPLEXO OLIVAR SUPERIOR

O COS é um conjunto de núcleos na ponte que recebe impulsos auditivos dos núcleos cocleares ipsi e contralaterais.[6] Embora haja numerosos grupos de núcleos dentro do COS, somente cinco são mais discutidos: núcleo olivar laterossuperior, núcleo olivar médio-superior, núcleo do corpo trapezoide e núcleo pré-olivar lateral e medial. O núcleo olivar laterossuperior e o médio-superior são inervados tanto por fibras ipsi quanto por fibras contralaterais, originadas do NCVA, sendo, portanto, inervados bilateralmente. Embora a via aferente do corpo trapezoide não seja bem compreendida, a maior contribuição parece ser originada do NC contralateral. A inervação dos núcleos pré-olivares medial e lateral não é clara, mas pode ser originada primordialmente do NCVA.

O COS é uma estação complexa de transmissão da informação sonora e a primeira estação binaural, ou seja, a primeira estação a receber informações ipsi e contralaterais. Diferenças interaurais de tempo e intensidade refletem características que determinam a localização sonora. Além disso, a convergência da informação sonora, originada em cada orelha, atribui ao COS um papel crítico na tarefa de escutar, que requer integração e interpretação binaural dos sinais sonoros.[10]

Por integrar as diferenças de tempo e intensidade, recebida de ambas as orelhas, o COS contribui para a localização espacial do som. Essa habilidade do COS é significativa, uma vez que a diferença entre as orelhas é de apenas 12,5 cm.[6] *(Para maiores informações sobre o assunto, consultar o Capítulo 4, "Biofísica da audição, psicoacústica e bases para a audiologia".)*

A percepção da diferença do nível de mascaramento também requer interação binaural,[11] através das pistas temporais, que ocorrem no COS, como as modificações na fase do estímulo.

Como no NC, existe também a manutenção da organização tonotópica no COS. O núcleo olivar laterossuperior apresenta uma configuração tonotópica única, na qual as frequências baixas são representadas lateralmente e as frequências altas, representadas medialmente. Esse núcleo responde a uma larga faixa de frequência quando comparado ao núcleo olivar médio-superior, que tem prioritariamente representação das frequências baixas (Figura 3).[12]

LEMNISCO LATERAL

O LL é a via primária por onde trafegam informações auditivas ascendentes e descendentes. Isso quer dizer que as informações auditivas ascendentes originadas no NC, tanto ipsi quanto contralateralmente, projetam-se para o CI.[13] Os corpos celulares que formam o núcleo do LL recebem projeções cruzadas e não cruzadas das estrias dorsal e intermediária.[6]

No LL há dois grupos principais de células – os núcleos dorsal e ventral do LL –, além de um grupo menor, conhecido como núcleo intermediário do LL. Os impulsos aferentes dos núcleos dorsal e ventral do LL se originam do NCD do lado contralateral e do NCV, dos dois lados do tronco encefálico. Tanto o COS ipsi como o contralateral fornecem impulsos aos núcleos dorsal e ventral do LL.[12]

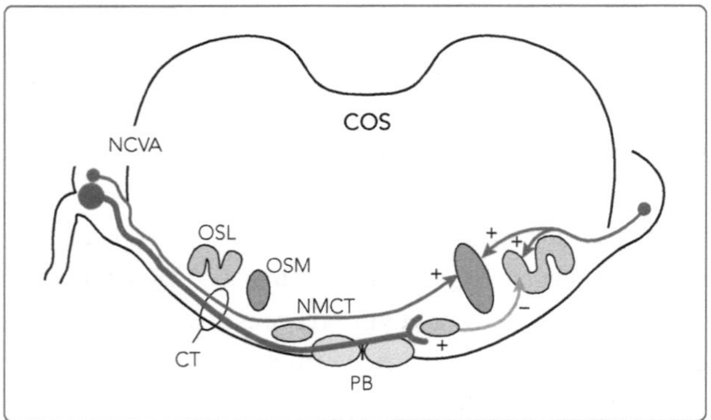

FIGURA 3 Vista esquemática das conexões necessárias para a localização espacial da fonte sonora. Os neurônios do núcleo coclear ventral anterior (NCVA) se conectam excitatoriamente, através do corpo trapezoide, ao núcleo olivar superior medial (OSM) contralateral, que também recebe conexões ipsilaterais. Nesse núcleo ocorre a comparação entre o tempo de chegada do som às duas orelhas. O núcleo medial do corpo trapezoide (NMCT) recebe conexões excitatórias contralaterais e emite eferências inibitórias ipsilaterais ao núcleo olivar superior lateral (OSL). Esse núcleo também recebe conexões excitatórias do NCVA ipsilateral para a localização da fonte sonora por meio da intensidade do som em cada orelha. As vias excitatórias estão representadas em cinza-escuro, e as inibitórias em cinza-claro.

COS: complexo olivar superior; CT: corpo trapezoide; PB: pirâmides bulbares.

Fonte: adaptada de Smith et al., 2000.[14]

A maioria dos neurônios do segmento dorsal do LL pode ser ativada de forma binaural. Entretanto, a maior parte dos neurônios originados do segmento ventral pode ser ativada somente com a estimulação contralateral.[15] Isso explica por que a patologia da via auditiva central, em qualquer nível, não causa surdez de uma única orelha.[6]

Como o NC e o COS, o LL define a organização tonotópica. Seus neurônios, que respondem essencialmente a altas frequências, recebem aferentes do núcleo olivar superior lateral e enviam sinais excitatórios e inibitórios para o CI.

COLÍCULO INFERIOR

O CI é a mais importante estrutura auditiva do mesencéfalo, sendo dividido em três regiões: o núcleo central, envolvido com vias ascendentes puramente auditivas e organizadas tonotopicamente; o núcleo dorsal, envolvido com processamento auditivo não tonotópico; e o núcleo externo, com funções multissensoriais, associando audição e sensações somáticas (Figura 5).

A maioria das fibras auditivas que vêm do LL e dos centros auditivos baixos faz sinapses com o CI, direta ou indiretamente. O CI recebe impulsos do NC ventral e dorsal, do núcleo olivar superior lateral e medial, do núcleo do LL dorsal e ventral e do CI contralateral. Existem vários interneurônios sugerindo a existência de interconexões neurais.

Como outras estruturas do tronco encefálico, o CI possui organização tonotópica, além de um alto nível de resolução de frequência. O CI tem neurônios sensíveis às modificações espaciais e de tempo e neurônios sensíveis à estimulação binaural, sugerindo um papel importante na localização da fonte sonora.

O CI é um núcleo obrigatório na transmissão da informação auditiva para os centros auditivos altos, por meio de uma comissura que permite a comunicação neural entre o CI direito e esquerdo. As fibras comissurais do CI permitem o cruzamento de impulsos auditivos monoaurais e binaurais, sendo um centro para onde convergem numerosas vias auditivas paralelas e seriais (Figura 4).

Além de servir como estações para transmissões auditivas, o CI também está relacionado a reflexos auditivo-visuais. A eferência primária do CI segue para o tálamo até o CGM. Parte da informação auditiva segue para o colículo superior adjacente às estruturas que medeiam os

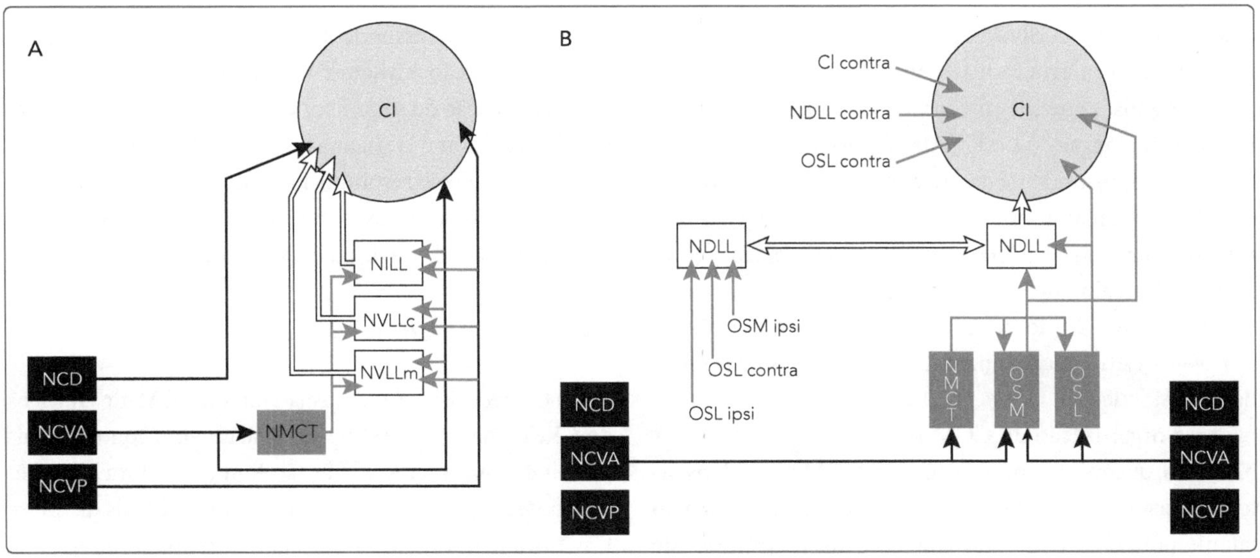

FIGURA 4 Representação esquemática das conexões com o colículo inferior.

CI: colículo inferior; NCD: núcleo coclear dorsal; NCVA: núcleo coclear ventral anterior; NCVP: núcleo coclear ventral posterior; NDLL: núcleo dorsal do leminisco lateral; NMCT: núcleo medial do corpo trapezoide; NILL: núcleo intermediário do leminisco lateral; NVLLc: área colunar do núcleo ventral do leminisco lateral; NVLLm: área de células multipolares do núcleo ventral do leminisco lateral; OSL: oliva superior lateral; OSM: oliva superior medial.

Fonte: Covey, 2009.[16]

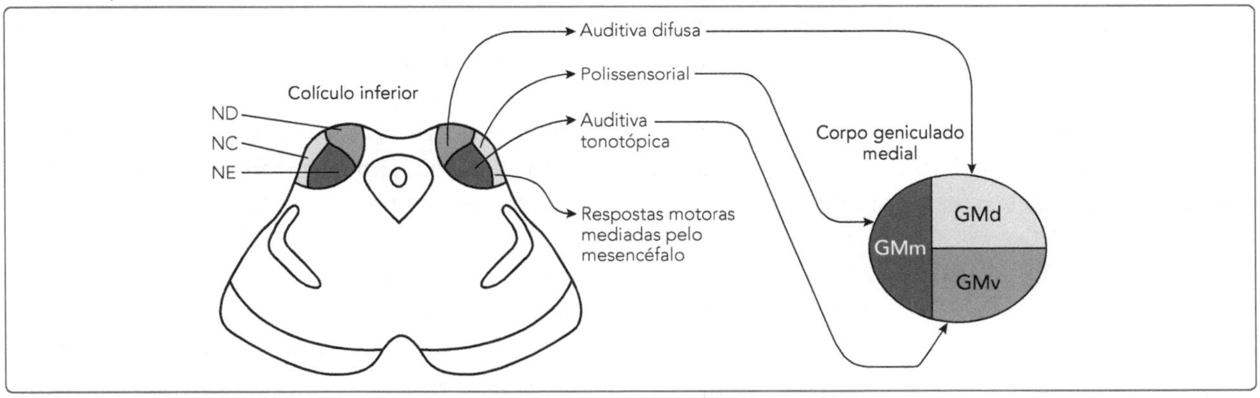

FIGURA 5 Representação esquemática das áreas do colículo inferior (CI) e do corpo geniculado medial (CGM) e suas inter-relações. Através de ND e GMd trafegam informações auditivas não tonotópicas; através de NE e GMm trafegam não apenas informações auditivas, sendo uma via polissensorial; através de NC e GMv trafegam informações auditivas altamente organizadas de forma tonotópica.

GMd: núcleo dorsal do CGM; GMm: núcleo medial do CGM; GMv: núcleo ventral do CGM; NC: núcleo central do CI; ND: núcleo dorsal do CI; NE: núcleo externo do CI.

reflexos visuais (formação reticular e cerebelo). Dessa maneira, as informações sobre a movimentação angular da fonte sonora recebida são integradas aos estímulos visuais e a outros estímulos sensoriais. Essas informações conjugadas são responsáveis pelas movimentações reflexas de olhos, cabeça e corpo em direção à origem do som.[6]

Provavelmente, no CI ocorrem modulação e integração das informações de diversas vias sensoriais, de forma que as informações auditivas são alteradas por essas informações.[5] Acredita-se que o CI seja um dos principais centros envolvidos no processamento de informações auditivas que interferem no comportamento de um indivíduo.

CORPO GENICULADO MEDIAL

O CGM é dividido em ventral, dorsal e medial (Figura 5). As células da divisão ventral respondem primordialmente a estimulações acústicas, enquanto as outras divisões contêm neurônios que respondem a informações acústicas e somatossensitivas. A divisão ventral parece ser a porção do CGM que transmite informação específica de discriminação para o córtex cerebral.[17] A divisão dorsal projeta axônios para áreas de associação do CA. Essa divisão talvez seja responsável pela manutenção da atenção auditiva. A divisão medial talvez funcione como um sistema de alerta multissensorial.

Os impulsos que chegam ao CGM são primordialmente ipsilaterais, chegando do CI, mas é possível que também cheguem impulsos do CI contralateral e do CGM oposto.[18]

A organização tonotópica tem sido descrita no segmento ventral do CGM, com as frequências baixas representadas lateralmente e as frequências altas representadas medialmente. Como no CI, o CGM possui neurônios sensíveis à estimulação binaural e às diferenças interaurais de intensidade.[19]

Essa organização do CGM se reflete também no CA primário, que recebe informações do CGM ventral ipsilateral. O sistema auditivo ascendente continua da região do tálamo para o córtex cerebral através dos neurônios que se originam no CGM e irradiam para as áreas auditivas do cérebro (Figura 6).

FORMAÇÃO RETICULAR

A formação reticular compreende o conjunto de células e fibras nervosas que ocupam toda a região central do tronco encefálico, do bulbo ao mesencéfalo, e influenciam quase todos os setores do SNC.

O sistema auditivo está intrinsecamente conectado à formação reticular, que tem como principais funções o controle da atividade eletrocortical (sono e vigília). O sistema reticular ativador ascendente se projeta para o córtex cerebral e exerce ação ativadora, mantendo e controlando a vigília, a regulação do sono, a motricidade somática, o sistema nervoso autônomo, o sistema neuroendócrino e a integração de reflexos (centro respiratório e vasomotor). Por ter essas características, a formação reticular pode ser responsável pela habilidade de ouvir na presença de ruído.

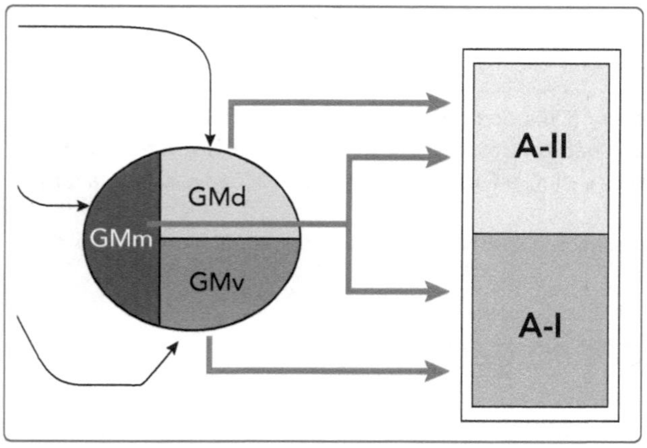

FIGURA 6 Representação esquemática das relações aferentes entre o corpo geniculado medial (CGM) e o córtex cerebral. Entre o CGM e o córtex auditivo se mantêm as segregações das vias em tonotópica, difusa e polissensorial. O córtex está dividido em primário (A-I) e secundário (A-II). As duas regiões recebem aferências diretas de núcleos talâmicos, sendo que as aferências tonotópicas chegam apenas a A-I, as aferências difusas chegam apenas a A-II e as aferências polissensoriais chegam a todas as áreas auditivas do córtex.
A-I: córtex primário; A-II: córtex secundário; GMd: núcleo dorsal do CGM; GMm: núcleo medial do CGM; GMv: núcleo ventral do CGM.

CÓRTEX AUDITIVO

O CA recebe aferentes ipsilaterais do CGM, dos núcleos do CI e de fibras de associação ipsilaterais e contralaterais através do corpo caloso.[20] Ele não é uma estrutura homogênea, possui diversas subáreas com características distintas. Embora a maioria dos estudos do CA tenha sido realizada com morcegos, gatos e macacos, eles fornecem informações dessas áreas na espécie humana, mesmo que sua organização funcional ainda seja pouco compreendida. De modo geral, pode ser descrita como uma área central (A-I) que corresponde às áreas 41 e 42 de Broadmann, situada nos giros temporais transversos (giros de Heschl e uma extensão variável no plano temporal), circundada por um cinturão do CA (A-II) e por um paracinturão (A-III). As divisões modernas do córtex auditivo são o núcleo (que inclui o córtex auditivo primário, A1), o cinto (córtex auditivo secundário, A2) e o parabelt (córtex auditivo terciário, A3). O cinto é a área imediatamente ao redor do núcleo; o parabelt é adjacente ao lado lateral do cinto.[21] Esses cinturões ainda podem ser subdivididos em outras áreas com características próprias (Figura 7), e suas funções ainda não estão esclarecidas.

Essas subdivisões do córtex auditivo foram bem demonstradas em gatos e em macacos e acredita-se que também existam em seres humanos. AI tem organização colunar e tonotópica, cada coluna de células respondendo a uma faixa de frequência específica (isofrequência). Além disso, AI também está organizado por colunas de biauralidade, isso quer dizer que as entradas das duas orelhas não são distribuídas aleatoriamente. Colunas biaurais podem ser demonstradas e ocorrem transversalmente às colunas de isofrequência. Elas são caracterizadas como EE (excitatória – excitatória) e EI (excitatória – inibitória) conforme ocorra somação ou subtração de sinais originados nas duas orelhas. As vias contralaterais são quase sempre excitatórias.[22]

Outra característica do córtex auditivo é sua subdivisão em seis camadas superpostas. As informações auditivas chegam na camada quatro de AI através GMv e a partir dessa camada se projetam às outras. As áreas auditivas secundárias, AII e AIII, não são organizadas tonotópicamente e recebem informações principalmente da via difusa que

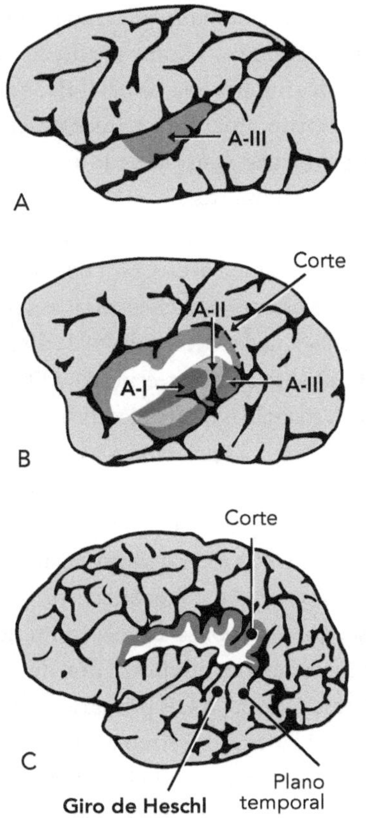

FIGURA 7 Representação esquemática das áreas auditivas em córtex de *Macacus*. Em A, a superfície cinza-escuro do lobo temporal mostra a localização do paracinturão do córtex auditivo (A-III). Em B, um corte nos lobos frontal e parietal expõe o restante das áreas auditivas. Em C, em cinza-claro o cinturão, e em cinza-escuro o córtex auditivo primário (A-I).
Fonte: baseada em Kaas e Hackett, 2000.[24]

chega ao córtex através do GMd. Os neurotransmissores envolvidos no processamento da informação no CA são principalmente o GABA e a acetilcolina.[23]

O giro de Heschl (giro transversal) é considerado a área primária do CA. Sua configuração é diferente entre o lado esquerdo e o direito, embora essa assimetria não seja significativa. As áreas auditivas dos dois hemisférios estão unidas por fibras comissurais. O plano temporal é uma área da superfície cortical que se estende, posteriormente, da porção mais posterior do giro de Heschl. A região cortical auditiva é circundada pela área do plano temporal. Esse plano, na maioria dos indivíduos, é significativamente mais largo no lado esquerdo, fato que foi relacionado com a dominância cerebral e talvez esteja relacionado com a linguagem receptiva.[6]

O giro supramarginal se curva em volta do final da fissura de Sylvian. Essa área é responsável pela estimulação acústica e está localizada próximo à região da área de Wernicke. Essas são as partes da complexa área de associação que parece integrar as informações auditivas, visuais e somatossensitivas e são, portanto, vitais para aspectos da linguagem como leitura e escrita. A fissura de Sylvian contém a área primária auditiva e parte da área da linguagem, sendo mais larga no lado esquerdo.

A porção inferior do lobo parietal e o aspecto inferior do lobo frontal também respondem à estimulação acústica, bem como a ínsula, uma porção do córtex que se localiza dentro da fissura de Sylvian. As fibras que se localizam dentro da ínsula respondem a estimulações somatossensitivas, visuais e gustativas. Entretanto, a maior atividade neural resulta da estimulação acústica.[25]

As subdivisões do CA têm organização colunar e tonotópica, e cada camada de células responde a uma faixa de frequência específica (isofrequência). Além disso, o CA também está organizado por camadas que representam aspectos binaurais, fazendo com que as estimulações acústicas das duas orelhas não sejam distribuídas aleatoriamente. As fibras geniculocorticais, que medeiam as frequências maiores, terminam na região posteromedial do giro de Heschl, e as fibras que transmitem as menores frequências fazem sinapses na região anterolateral. A área entre essas duas regiões recebe fibras que conduzem à faixa média de frequências. O CA tem importância vital na discriminação auditiva baseada nos padrões de tempo de eventos auditivos como a percepção da fala humana.[6]

O CA primário é responsável pela sensação e percepção auditiva. Sua ligação com a área de Wernicke constitui o córtex da associação e da linguagem. Esse córtex está relacionado ao reconhecimento de estímulos da linguagem, à interpretação dos seus significados em relação a memórias auditivas e à compreensão da linguagem falada.[6]

PROCESSAMENTO DA INFORMAÇÃO AUDITIVA

A percepção sensorial depende de conhecimentos básicos sobre o mundo. Essa percepção é iniciada por células receptoras, que são sensíveis a determinado estímulo.

A percepção auditiva refere-se ao processamento de um sinal acústico audível. Essa percepção reflete toda a hierarquia de funções e mecanismos do sistema auditivo[26] em face das múltiplas características de um estímulo acústico.

No cérebro, os estímulos trazidos pelas vias ipsi e contralateral trazem informações sobre o tempo e a intensidade dos sinais acústicos, ou seja, informações binaurais, permitindo ao indivíduo localizar a fonte sonora. Como a maioria das fibras nervosas cruza ou descruza em algum ponto do SNAC, a atividade da orelha direita é representada de forma mais acentuada no lado esquerdo do CA e vice-versa. O CA esquerdo é dominante para a percepção dos estímulos da fala e linguagem, enquanto o direito é mais funcional na percepção de sons musicais.[27]

Diante de tal complexidade, o processamento dos estímulos acústicos consiste em uma série de conexões neuroanatômicas originadas nos neurônios da cóclea e finalizadas no CA cerebral.

Do ponto de vista anatômico, esses processos envolvem tanto o sistema auditivo periférico (orelha externa, orelha média, orelha interna, VIII par dos nervos cranianos) quanto o SNAC (tronco cerebral, vias subcorticais, CA/lobo temporal, corpo caloso), podendo envolver também áreas não auditivas centrais: lobo frontal, conexões temporoparieto-occipitais.[28] Do ponto de vista funcional, são funções atribuídas ao sistema auditivo central a capacidade de detectar e discriminar o som, de separá-lo do ruído de fundo, de compreendê-lo, de reconhecê-lo como familiar, dentre outras. Todo esse processo, que envolve um complexo sistema de neurônios, é significativamente mais complexo e sofisticado que uma simples condução do som.[19]

Os processos auditivos centrais são mecanismos e processos responsáveis pelos fenômenos de localização e lateralização sonora; discriminação auditiva; reconhecimento do padrão auditivo; aspectos temporais da audição (que incluem resolução temporal, mascaramento temporal, integração temporal e ordenação temporal); *performance* auditiva com sinal acústico competitivo; e *performance* auditiva com sinal acústico degradado.[29] *(Para maiores informações sobre o assunto, consultar o Capítulo 20, "Avaliação do processamento auditivo central: testes comportamentais".)*

A maior parte dos impulsos auditivos que chegam ao córtex parte do NC e faz sinapse com aproximadamente quatro neurônios. Os núcleos cocleares funcionam como sensores das informações sensoriais aferentes, ajudando na análise de sinais complexos, suprimindo os ruídos de fundo. Danos nesse núcleo resultam em deficiência ipsilateral para o tom puro[30-32] e podem assemelhar-se à disfunção do nervo auditivo.[7] Em seguida, quando algumas fibras cruzam para o lado oposto, constituindo o corpo trapezoide, fazem sinapse nos núcleos do COS contralateral.

O COS responde às diferenças de intensidade e tempo interaural, com habilidades de escuta binaural, localização, reconhecimento de estímulo de fala em presença de mensagem competitiva.[32] As outras fibras que passam pelo COS constituem o LL do lado oposto e fazem sinapse nos colículos inferiores.

No CI, conhecido como a "estação" das informações auditivas, as vias auditivas prosseguem de forma ipsi e contralateral. Ambos os colículos são conectados por meio da comissura, apresentam organização tonotópica e recebem estímulos binaurais.[33] Como resultado, essa estrutura tem significativas implicações na habilidade da localização sonora do processo binaural e parece desempenhar importante papel na transmissão de informações auditivas para níveis mais complexos.[12]

Do CI, as fibras seguem para o CGM e se projetam para o CA.[19,29,34] A porção medial do CGM pode funcionar como amplificador do sistema multissensorial, e a porção ventral parece estar relacionada à transmissão da discriminação da fala para o CA.[17] As áreas de recepção auditiva situadas no giro de Heschl, chamadas de áreas corticais auditivas primárias ou áreas de projeção primária, são, sem dúvida, o CA.

As áreas primárias de projeção (áreas 41 e 42 de Brodman) apresentam mapas tonotópicos. Ambas as áreas dos hemisférios direito e esquerdo são conectadas por vias de associações, as quais são conectadas entre si, através do corpo caloso, que é responsável pela comunicação e integração das informações advindas dos dois hemisférios cerebrais. Nesse sentido, o CA primário tem como característica a capacidade de discriminar frequência e intensidades sonoras, possui um padrão temporal e está envolvido com a localização da fonte sonora.

Os mecanismos e o processo do sistema auditivo central interferem tanto nos sinais verbais quanto nos não verbais, e influenciam as funções mais elevadas, incluindo a linguagem e o aprendizado.[35,36] O termo "transtorno do processamento auditivo" é utilizado para descrever um déficit na percepção ou na análise completa da informação auditiva verbal ou não verbal, por falha no sistema auditivo central.[33,37,38] *(Para maiores informações sobre o assunto, consultar o Capítulo 20, "Avaliação do processamento auditivo central: testes comportamentais".)*

Os efeitos desses déficits do sistema auditivo central podem alterar três funções centrais do sistema auditivo: a escuta dicótica ou binaural, os processos temporais e a interação binaural. Isso porque o trabalho do CA, de modo geral, é feito de forma paralela. Aspectos diferentes de um mesmo sinal são processados ao mesmo tempo por diferentes áreas. Estímulos trazidos pelas vias ipsi e contralateral trazem informações separadas sobre tempo e intensidade dos sinais acústicos. Ou seja, trazem informações que devem ser processadas de forma binaural.[20,39] Isso faz com que as informações que chegam de maneira paralela ao CA sejam redundantes. Ou seja, as informações apresentadas no código nervoso de uma orelha têm representações múltiplas em diversos pontos do sistema auditivo.[40]

Existem diferenças importantes no processamento das informações auditivas em áreas associativas dos hemisférios direito e esquerdo, sendo boa parte dessas informações originada em estudos de pacientes com lesões corticais. Há uma dominância hemisférica esquerda para o processamento da linguagem e direita para a melodia. Lesões temporais direitas podem resultar em reconhecimento medíocre de canções familiares e de prosódia. No processamento de ruídos, os dois hemisférios também participam de forma diferente. Se o ruído é desconhecido, o hemisfério direito participa muito do processo, mas, caso ele adquira valor simbólico, pela repetição e associação, o hemisfério esquerdo domina de forma semelhante à linguagem verbal.[6,41]

Os aspectos de reconhecimento dos sons e localização das fontes sonoras também parecem ocorrer em áreas distintas, sendo o reconhecimento processado no giro temporal médio e a localização no lóbulo parietal inferior.[42] Existem indícios de que certos aspectos da informação auditiva sejam analisados com grande participação de córtex não auditivo. A análise de movimentos de fontes sonoras pode ocorrer com a participação do córtex pré-frontal e do córtex parietal posterior direito,[43] envolvidos respectivamente com processamento motor e espacial. Outro aspecto a ser observado é que nem sempre o CA é ativado por informações auditivas. Outras vias sensoriais podem ativar áreas auditivas em certas condições.

Essas redes não são estáticas, mas dinâmicas. Tal dinamismo tem origem na plasticidade do tecido nervoso, que permite a adaptação funcional a novas condições de estimulação.[44] Tal função diz respeito a integrações entre os processamentos auditivos e cognitivos. Por exemplo, a integração temporal auditiva consiste na capacidade do sistema auditivo de acumular informação durante algum tempo para melhorar a detecção ou discriminação de sons. Quando a fala não se encontra em condições ideais, ou seja, quando está segmentada (fragmentada) em tempo ou espectro de frequência, sua compreensão se torna mais difícil. Isso porque apenas algumas pistas acústicas são percebidas, em espaços de tempo diferentes, e é preciso "integrá-las" para que se possa atribuir um sentido ao que se ouviu. Geralmente essas são as condições de escuta em ambientes ruidosos. Devido ao mascaramento causado pelo ruído competitivo, a fala do interlocutor se torna degradada, distorcida, e por isso mais difícil de ser compreendida.[45]

Para melhor compreensão sobre as questões que envolvem as dificuldades na audição, pode-se usar a explicação sobre o processamento sensorial (*bottom-up*) e cognitivo (*top-down*) da fala, destacando as relações interativa e complementar, necessárias para o sucesso da comunicação.

Para que todo processo seja bem-sucedido, o ouvinte deve acumular a base sensorial da informação (*bottom-up*) ao longo do tempo, bem como interpretar cognitivamente (*top-down*) a intenção do falante. Uma das maiores dificuldades para o entendimento da fala é que o discurso ocorre rapidamente, em um ritmo estabelecido pelo interlocutor. O ouvinte, quando desafiado a juntar informações ao longo do tempo, pode não acumular o significado com rapidez suficiente, levando ao insucesso na comunicação.[46]

É comum encontrar indivíduos que reconstroem os sons da fala com maior dificuldade em ambiente acústico com várias fontes sonoras, onde o sistema cognitivo faz tentativas de separar as fontes de ruído com o objetivo de identificar a fala-alvo. Nesse momento, uma grande ativação cerebral é exigida para ouvir em ambientes complexos e desconstruir o som de maneira significativa.[47]

A perda auditiva sensorial degrada o *input* auditivo. Para compreender a fala em ambientes ruidosos, o indivíduo com essa limitação necessita de maior esforço perceptual do que aquele que não a possui. Então, nesses ambientes, o sistema auditivo deficiente ativa, possivelmente, processos compensatórios para obter melhor desempenho comunicativo (*top-down*). A discussão sobre esse processo reside na necessidade da utilização de mais recursos cognitivos, os quais são desviados para percepção (identificação) da palavra, permanecendo poucos recursos disponíveis para outras tarefas de nível cognitivo mais alto, tais como compreensão e memória das palavras que foram identificadas.[46,48]

O acesso às funções auditivas vai muito além da simples medição de limiares. Mesmo em presença de perda auditiva sensorial (periférica), não se descarta déficit nas habilidades auditivas causadas por alterações no sistema auditivo central.[45] O indivíduo possuidor de perda auditiva e declínio nas habilidades do processamento cognitivo, por exemplo, sofrerá com as limitações dos benefícios proporcionados pelas próteses auditivas, especialmente em ambientes ruidosos. Pelo fato de essa queixa ser tão frequente, inúmeros testes são desenvolvidos na busca de quantificar e qualificar a habilidade de reconhecimento da fala, e grande avanço em estudos nessa área de conhecimento tem acontecido.[49]

REFERÊNCIAS BIBLIOGRÁFICAS

1. Humes LE. Considerações psicoacústicas em audiologia clínica. In: Katz J. Tratado de audiologia clínica. 4.ed. São Paulo: Manole; 1999. Cap.5, p.56-72.
2. Jahn FA, Santos-Sacchi J. Physiology of the ear. San Diego: Singular Thomson Learning; 2001.

3. Finger S. The ear and the theory of hearing. In: Finger S. Origins of neuroscience: history of explication into brain function. New York: University Press; 1994. p.108-23.
4. Bess FH, Humes LE. Audiologia: fundamentos. 4.ed. São Paulo: Revinter; 2012.
5. Pollak GD, Burger RM, Klug A. Dissecting the circuitry of auditory system. Trends in Neurosciences. 2003;26(1):33-9.
6. Bhatnagar SC. Neurociência para o estudo dos distúrbios da comunicação. 2.ed. Rio de Janeiro: Guanabara Koogan; 2004.
7. Arnesen AR, Osen KK. The cochlear nerve in the cat: Topography, cochleotopy, and fiber spectrum. Journal of Comparative Neurology. 1978;178:661-678.
8. Jerger J, Jerger S. Auditory findings in brain stem disorders. Archives of Otolaryngology. 1974;99:342-50.
9. Kingsley RE. Manual de neurociência. Rio de Janeiro: Guanabara Koogan; 2001.
10. Tobin H. Binaural interaction task. In: Pinheiro ML, Musiek FE. (eds). Assessment of central auditory dysfunction: foundation and clinical correlates. Baltimore: Williams & Wilkins; 1985. p.151-71.
11. Lynn GE, Gilroy J, Taylor PC, Leiser RP. Binaural masking level differences in neurological disorders. Archives of Otolaryngology. 1981;107:357-62.
12. Nobak CR. Neuroanatomical correlates of central auditory function. In: Pinheiro ML, Musiek FE (eds.). Assessment of central auditory dysfunction: foundation and clinical correlates. Baltimore: Williams & Wilkins; 1985. p.7-21.
13. Goldenberg JM, Moore RY. Ascending projections of the lateral lemniscos in the cat and the monkey. Journal of Comparative Neurology. 1967;129:143-55.
14. Smith A, Owens S, Forsythe ID. Characterisation of inhibitory and excitatory postsynaptic currents of the rat madial superior olive. Journal of Physiology. 2000;529(3):681-698.
15. Keidel W, Kallert S, Korth M, Humes L. The physiological basis of hearing. New York: Thieme-Stratton; 1983.
16. Covey E. Nuclei of the lateral lemniscus. In: Binder MD, Hirokawa N, Windhorst U. (eds.) Encyclopedia of neuroscience. Berlin, Heidelberg: Springer-Verlag; 2009.
17. Winer JA. The medial geniculate body of the cat. Advances in Anatomy, Embryology, and Cell Biology. 1985;86:1-98.
18. Morest DK. The neural architecture of medial geniculate body of the cat. Journal of Anatomy. 1964;98:611-30.
19. Pickles J. An introduction to the physiology of hearing. 2.ed. New York: Academic Press; 1988.
20. Creutzfeldt OD. Cortex cerebri. New York: Oxford University Press; 1995.
21. Pickles JO. Uma introdução à fisiologia da audição. 4. ed. Bingley, Reino Unido: Emerald Group Publishing Limited; 2012. 211p.
22. Creutzfeldt OD. Cortex Cerebri. New York: Oxford University Press; 1995. 658p.
23. Velluti RA. Fisiologia da audição. In: Fisiologia Humana de Houssay. 7.ed. São Paulo: Artmed; 2004.
24. Kaas JH, Hackett TA. Subdivisions of auditory cortex and processing streams in primates. Proceedings of National Academy of Sciences. 2000;97(22): 11793-11799.
25. Sudakov K, Maclean P, Reeves A, Marino R. Unit study of exteroceptive inputs to the claustrocortex in the awake squirrel monkey. Brain Research. 1971;28;19-34.
26. Eisenberg RB. The organization of auditory behavior. Journal of Speech and Hearing Research. 1970;13:453-71.
27. Musiek FE, Reeves AG. Asymmetries of the auditory areas of the cerebrum. Journal of the American Academy of Audiology. 1990;1:240-5.
28. Musiek FE, Baran JA, Pinheiro ML. Neuroaudiology cases studies. San Diego: Singular Publishing Group; 1994.
29. Bellis TJ. Neuroanatomy and neurophysiology of the auditory system. Central auditory processing disorders in the educational setting: from science to practice. San Diego: Singular Publishing Group; 1996. p.3-30.
30. Dublin W. Fundamentals of sensorineural auditory pathology. Springfield: Charles C. Thomas; 1976.
31. Matkin ND, Carhart R. Auditory profiles associated with RH incompatibility. Archives of Otolaryngology. 1966;84:502-13.
32. Borg E. On the neuronal organization of the acoustic middle ear reflex: a physiological and anatomical study. Brain Research. 1973;49:101-23.
33. Musiek FE, Baran JA. Neuroanatomy, neurophysiology, and central auditory assessment. Part 1: Brain stem. Ear and Hearing. 1986;7:207-19.
34. Kandel ER, Schwartz JH, Jessel TM. Functional anatomy of the center nervous system. Principles of neural science. 3.ed. Norwalk: Appleton & Lance; 1991. p.273-328.
35. ASHA. American Speech-Language-Hearing Association – Task Force on Central Auditory Processing Consensus Development. Central auditory processing: current status of research and implications for clinical practice. American Journal of Audiology. 1996;5(2):41-54.
36. Phillips DP. Central auditory processing: a view from auditory neuroscience. The American Journal of Otology. 1993;16(3):338-52.
37. Keith RW. Scan: a screening test for auditory processing disorders. San Antonio, TX: The Psychological Corporation; 1986.
38. Pinheiro ML, Musiek FE. Assessment of central auditory dysfunction: foundation and clinical correlates. Baltimore: Williams & Wilkins; 1985. p.219-38.
39. Tervaniemi M, Hugdahl K. Lateralization of auditory cortex function. Brain Research Review. 2003;43:231-46.
40. Bess FH, Humes LE. Sistema nervoso auditivo central. In: Fundamentos de audiologia. 2.ed. Porto Alegre: Artmed; 1998. p.84-105.
41. Grieve J. Neuropsicología: evaluación de la percepción y de la cognición. Buenos Aires: Panamericana; 1993.
42. Maeder PP, Meuli RA, Adriani M, Bellmann A, Fornari E, Thiran JP, et al. Distinct pathways involved in sound recognition and localization: a human fMRI study. NeuroImage. 2001;14:802-16.
43. Griffiths T, Green GGR, Rees A, Rees G. Human brain areas involved in the analysis of auditory movement. Human Brain Mapping. 2000;9:72-80.
44. Kang E, Lee DS, Lee JS, Kang, H, Hwang CH, Oh SH, et al. Developmental hemispheric assimetry of interregional metabolic correlation of auditory cortex in deaf subjects. NeuroImage. 2003;19:777-83.
45. Humes LE, Dubno JR. Factors affecting speech understanding in older adults. In: Gordon-Salant S, Frisina RD. The aging auditory system: perceptual characterization and neural bases of presbycusis. Edited by A. N. Popper and R. R. Fay. New York: Springer; 2010. p.211-57.
46. Neves VT, Feitosa MAG. Controvérsias ou complexidade na relação entre processamento temporal auditivo e envelhecimento? Rev Bras Otorrinolaringol. 2003;69(2):242-9.
47. Miranda EC, Durante AS. Negative synergy: hearing loss and aging. Rev Soc Bras Fonoaudiol. 2009;14(3)3:435-6.
48. Cooper Jr JC, Gates GA. Hearing in the elderly: The Framingham Cohort, 1983-1985, Part II: prevalence of central auditory processing disorders. Ear Hear. 1991;12:304-11.
49. Advíncula KP, Menezes DC, Pacífico FA, Griz SMS. Percepção da fala em presença de ruído competitivo: o efeito da taxa de modulação do ruído mascarante. Audiol Commun Res. 2013;18(4):238-44.

3

SISTEMA AUDITIVO NERVOSO CENTRAL: PLASTICIDADE, PRIVAÇÃO SENSORIAL E MODALIDADE CRUZADA

Edilene Marchini Boéchat
Osmar Mesquita de Sousa Neto

INTRODUÇÃO

Se você está lendo este capítulo, muito provavelmente se interessa pelas infinitas possibilidades que nosso cérebro demonstra de moldar-se em face das modificações que acontecem ao longo da vida. Desde que o mundo é mundo, todas as espécies, e dentre elas especificamente o homem, tentam sobreviver no universo, adaptando-se às intempéries e aos desafios impostos pela natureza, inclusive a sua própria. O biólogo britânico Richard Dawkins defende que, na verdade, são nossos genes que lutam para se perpetuar, usando os seres vivos como veículos e imortalizando-se por gerações.[1]

Invariavelmente, todavia, as características falíveis de nosso organismo nos obrigam a gerenciar nossas vulnerabilidades de maneira que a máquina permaneça em funcionamento, aproveitando o máximo de suas habilidades. Em resumo, o cérebro é prático e coordena com maestria tudo o que chega a seu domínio, a partir dos receptáculos das modalidades sensoriais periféricas. Como uma massa viva, as redes neuronais disputam espaço pela qualidade e exigência da demanda da entrada sensorial e criam força de representação cortical, criando mapas cuja especificidade e interconexão garantem que a orquestra performe em harmonia, sintonia e cooperação.

É assim, contando com a qualidade plástica do tecido cerebral, que o córtex se mimetiza, transforma-se e habilidosamente converte energia em funcionalidade, driblando carências e tirando vantagem de cada migalha que pareça aproveitável. De padrão regular e incansável, milhares de neurônios disparam faíscas e trabalham em uníssono para que a engrenagem permaneça em atividade constante. Para ilustrar uma parte importante desse quadro, vamos discorrer sobre como os sons desempenham papel essencial na formação e manutenção do sistema auditivo e sua interação com outras modalidades sensoriais.

(Para maiores informações sobre o assunto, consultar os Capítulos 1, "Estrutura e função do sistema auditivo periférico", e 2, "Sistema auditivo central".)

FENÔMENOS DA PLASTICIDADE

Não há período algum em nossas vidas em que a plasticidade não aconteça. Nascemos com trilhões de neurônios, prontos para serem resgatados em redes a partir de nossa experiência ou preferências. Ao mesmo tempo, em função de um processo regulatório, parte deles desaparecerá para que se formem estruturas mais duradouras e que fazem parte do desenho de nossos cérebros (as redes motoras formadas para o engatinhar, por exemplo, darão lugar àquelas destinadas ao andar e assim por diante). Mudanças ocorrerão constantemente e determinarão como serão o formato e a dimensão da teia neuronal. Gêmeos univitelinos idênticos, separados em realidades completamente diferentes e criados em famílias com hábitos diversos, certamente terão arquiteturas cerebrais diferentes, apesar de terem os mesmos substratos neuroanatômicos.

Chegamos então ao mundo com uma grande base neuronal (*plasticidade sináptica, dendrítica e axônica*) pronta a se desenvolver (*plasticidade do desenvolvimento*), ganhamos carga extra em determinadas circunstâncias (*neurogênese*), perdemos parte no caminho (*apoptose*) e fortalecemos redes a partir de nossas escolhas ou imposições do meio e principalmente pela nossa saúde (*plasticidade induzida ou estímulo-induzida*). No caso da audição, a ausência do estímulo sonoro decorrente de alterações orgânicas das mais diversas ou ambientais levará a outro fenômeno relacionado à plasticidade, que é *a privação sensorial*. Esta última provocará diversos danos dependendo do momento em que acontecer e levará a modificações drásticas na conformação tonotópica cortical. Além disso, impedirá que estruturas importantes ao longo do sistema se desenvolvam, deixando carências e imperfeições irremediáveis.

Nesse sentido, deixamos de nos remeter aos períodos críticos como uma rigidez ou impossibilidade para a plasticidade (já que isso se observa, para nos atermos, sim, aos períodos de maior vulnerabilidade do sistema para recuperar-se após a privação). Outro fator importante a lembrar é aquele no qual há assimetrias periféricas (diferenças extrínsecas de acuidade entre as orelhas ou intrínsecas, na distribuição não paritária entre frequências). Essa não similaridade induzirá à nova reorganização, dessa vez com fortalecimento central maior correspondente à entrada preservada (*privação tardia*). Se reequilibrada a tempo (uso de dispositivos eletrônicos – aparelhos de amplificação sonora, ósseo-ancorados, implantáveis e implante coclear), haverá nova reorganização. E a privação sensorial e/ou a privação tardia darão lugar a um novo período de acomodação (aclimatização), quando os neurônios responsáveis pela entrada periférica serão resgatados (é necessário que o córtex tenha esses arquivos prévios, caso contrário isso não será possível) e a plasticidade secundária (*plasticidade induzida ou estímulo-induzida*) ocorrerá! E será ainda mais eficaz com treinamento auditivo-visual realizado em um processo de reabilitação que mudará a sorte, o desenvolvimento e a manutenção de habilidades do bebê, criança, adulto ou idoso.

E não paramos por aí. Outros fenômenos podem ser observados, como a plasticidade relacionada à proteção controlada anterior à exposição sonora com a intenção de proteger o sistema das agressões que causam perdas temporárias ou permanentes (*plasticidade condicionada ou toughening*) e finalmente um evento de reorganização massiva de população neural realocada para outras modalidades sensoriais, quando não há mais entrada sensorial periférica disponível. Quando isso acontece, desde que haja formação robusta anterior, uma estimulação visual, por exemplo, pode suscitar atividade cortical auditiva e vice-versa (*plasticidade crossmodal ou de modalidade cruzada*). O objetivo é que isso seja evitado e que as conexões sejam preservadas de acordo com sua ordenação planejada inicialmente durante o desenvolvimento. A identificação da modalidade cruzada é um alerta sobre as limitações e possibilidades de reabilitação do indivíduo que teve, na sua história, a deficiência auditiva.

PLASTICIDADE SINÁPTICA, DENDRÍTICA, AXÔNICA E NEUROGÊNESE

O desenvolvimento do sistema nervoso humano no período embrionário, assim como de todo o corpo humano, é complexo e fascinante. Alguns comportamentos celulares são específicos e merecedores de centenas de estudos nas últimas décadas. Como exemplos, podemos citar o fato de que os neurônios jovens por vezes interrompem seus ciclos de divisão celular e migram para seus locais de destino, onde adquirem forma, função e características químicas específicas, emitem axônios que vão a locais distantes no corpo e lá estabelecem sinapses. Esse processo termina com a eliminação seletiva de neurônios, axônios e sinapses excedentes e, por fim, com a mielinização dos feixes, que otimiza a condução neural. A sequência de etapas que antecede a migração recebe o nome de neurogênese, enquanto o crescimento axonal, a construção de contatos especializados com seus alvos e a consequente formação de circuitos é conhecida como sinaptogênese.[2]

A partir da existência desse sistema nervoso complexo e completo, as vivências do indivíduo implicarão um desenvolvimento particular, "pessoal". Todos esses ajustes do sistema, que ocorrerão sob diversas formas e com motivações variadas, costumam ser caracterizados como "plasticidade".

As células do sistema nervoso têm plasticidade. Os neurônios podem transformar, de modo permanente ou pelo menos prolongado, sua função e sua forma, em resposta ao ambiente externo. A plasticidade é maior durante o desenvolvimento e declina gradativamente, sem se extinguir, na vida adulta. Há várias formas de plasticidade: regeneração, plasticidade axônica, sináptica, dendrítica e somática.

A plasticidade regenerativa consiste no recrescimento de axônios lesados. Ela é forte no sistema nervoso periférico, facilitada pelas células não neurais que compõem o microambiente dos tecidos do corpo, mas, no sistema nervoso central (SNC), a regeneração é bloqueada pelas células da glia, que produzem a mielina.

Os terminais axônicos de neurônios sadios podem reorganizar sua distribuição em resposta a diferentes estímulos ambientais. É a plasticidade axônica, máxima durante os períodos críticos do desenvolvimento, mas que pode ocorrer também, de modo limitado, na vida adulta.

A plasticidade sináptica pode ser a base celular e molecular de certos tipos de memória. Consiste no aumento ou diminuição prolongados ou permanentes da eficácia da transmissão sináptica.

Os dendritos de neurônios sadios podem também reorganizar sua morfologia em resposta a estímulos ambientais. Essa é a plasticidade dendrítica, máxima durante os períodos críticos do desenvolvimento, que se manifesta nos troncos, ramos e espinhas dendríticas. Nos adultos, a plasticidade dendrítica parece se restringir às espinhas dendríticas, sede estrutural da plasticidade sináptica.

Pode-se considerar que a plasticidade somática seja a capacidade de regular a proliferação ou a morte de células nervosas. Somente o SNC embrionário é dotado de capacidade proliferativa, e esta não responde a influências do mundo exterior. No entanto, há regiões restritas do SNC adulto que mantêm a capacidade de proliferar e respondem pela substituição dos neurônios que degeneram e morrem.

PLASTICIDADE DO DESENVOLVIMENTO

Muito antes do que se possa supor, o sistema auditivo humano começa a funcionar a partir da 22ª semana de gestação. Nesse estágio, as respostas comportamentais para sons são observadas apenas para estimulação intensa por via óssea, já que o feto está em um ambiente altamente atenuado para sons.

Envolto por líquido amniótico, os primeiros sons que o feto percebe são ruídos de baixa frequência oriundos dos movimentos do trato digestivo e sons maternos transmitidos através dos ossos do esqueleto.[3] As implicações sensoriais do batimento cardíaco no ventre materno proporcionam ao feto uma experiência rítmica única, que explica a tendência do recém-nascido a procurar distração sonora assim que nasce.

Os sons do mundo e principalmente da mãe e seu ambiente de convívio são determinantes para o registro das primeiras vivências do bebê e irão muito provavelmente moldar suas escolhas perceptuais futuras. Além de tudo e mais importante do que nunca, representarão a condição essencial para o desenvolvimento do sistema auditivo, já que este não se formará sem a presença incondicional do estímulo sonoro.

Enquanto os componentes estruturais da orelha interna (labirinto ósseo coclear) já estão formados por volta da 15ª semana, a função coclear não irá ocorrer até a 24ª semana gestacional.[4] Avaliações eletrofisiológicas obtidas em neonatos pré-termo mostram evidências de que os potenciais evocados auditivos são inicialmente registráveis entre a 25ª e a 32ª semana gestacional.[5] Após a 34ª semana, esses potenciais tornam-se mais robustos à medida que os neurônios do gânglio espiral tenham formado conexões neurais suficientes com o tronco encefálico e as estendido em direção ao córtex.[6]

O desenvolvimento da cóclea e do sistema auditivo central é complexo. A tonotopia coclear é preservada ao longo do feixe neuronal como consequência do processo que se estabelece desde os neurônios do gânglio espiral, através de precisas conexões entre as células ciliadas e neurônios-metas do tronco encefálico, codificando diferentes frequências sonoras.[7]

O desenvolvimento gradual dos mapas tonotópicos se dá inicialmente nas baixas frequências, cuja maturação é anterior às altas e cujo processo é geralmente chamado de plasticidade frequência-dependente.[8] Esse gradiente de desenvolvimento (baixas frequências – altas frequências) ocorre devido às características físicas do ventre materno, no qual frequências acima de 500 Hz são atenuadas por tecidos e fluidos dentro da cavidade intrauterina. Ao final da gravidez, conforme as paredes do útero começam a tornar-se menos espessas, aos poucos, mais energia de altas frequências passa através desse casulo humano.[9]

Para comprovar o fato de que vale a pena conversarmos com os nossos rebentos em desenvolvimento, pesquisadores[10] examinaram a respostas de fetos humanos a estímulos sonoros externos (tons puros de diferentes frequências: 100, 250, 500, 1.000 e 3.000 Hz), apresentados através de um alto-falante posicionado próximo ao abdome de gestantes. Gravações dos movimentos fetais realizadas a partir de ultrassonografia pélvica revelaram maior preferência dos fetos para sons abaixo de 500 Hz, ao redor da 19ª semana de gestação. Até a 27ª semana, a maioria apresentou reações para sons abaixo de 500 Hz, mas nenhum deles para sons de 1.000 ou 3.000 Hz. Os autores apenas registraram respostas para sons acima de 1.000 Hz após a 33ª semana gestacional, sendo que menores intensidades foram necessárias para eliciar resposta.

O uso de ressonância funcional e de magnetoencefalografia (MEG) mostra uma medida mais direta da função cortical em resposta a sons agudos fortes. A partir desses procedimentos, pesquisadores[11,12] constataram que registros mais tardios evidenciam que, entre 33-36 semanas, o feto pode diferenciar sons de 500 Hz de outros de frequências mais altas, e ao final do período gestacional (37-41 semanas), o córtex auditivo é ativado por sons que contêm espectro mais largo de frequências. Esses achados pré-natais demonstram que a exposição natural aos sons, principalmente de alta frequência, são a base para o reconhecimento de voz, discriminação de vogais, entre outras habilidades complexas da função auditiva.[13]

Um alerta para os cuidados com bebês ao nascimento é identificado em estudo[14] que revela as implicações da exposição de ruído imposta pelas unidades intensivas em neonatos pré-termo. Os autores reforçam a premissa de que o ambiente intrauterino permite ao feto a possibilidade de receber sons de maneira protegida, assegurando o desenvolvimento adequado do sistema auditivo periférico e central. Quando o recém-nascido deixa o ventre materno e entra em um entorno repleto de ruído durante esse período crítico de formação, pode haver uma ruptura na organização funcional dos circuitos corticais auditivos. Além disso, o ambiente ruidoso mascara os sons de fala, limitando a qualidade de exposição à linguagem do bebê, o que pode levar a alterações futuras em seu desenvolvimento.

Assim funciona a audição do bebê, mesmo antes de seu nascimento – à medida que o córtex auditivo começa a receber informações provenientes do mundo externo, uma rede sistematicamente tecida cria o arcabouço do material auditivo engendrado pela via e impregna o arquivo com dados valiosos, imprescindíveis para o surgimento da linguagem oral.

Até algum tempo atrás, nossa visão sobre o desenvolvimento da audição na criança era limitada às concepções provenientes da observação clínica e do que a literatura era capaz de explicar. A compreensão do funcionamento do sistema auditivo central estava totalmente fundamentada em estudos experimentais com animais e na investigação do comportamento auditivo da criança, principalmente a partir de seu desenvolvimento de linguagem. A fragilidade do epitélio sensorial era considerada o atestado das habilidades do pequeno ser, e seu destino e sorte eram traçados em termos de possibilidades futuras.

A neuroplasticidade pode ter valores compensatórios, mas nem sempre isso ocorre, porque as transformações neuronais que respondem ao ambiente nem sempre restauram funções perdidas. Ao contrário: às vezes produzem funções mal adaptativas ou "patológicas".

Existem inúmeras evidências que relacionam eventos de neuroplasticidade ao desenvolvimento da linguagem, da fala e da audição. Plasticidade dos diferentes tipos.[15-17]

O cérebro de caucasianos que falam inglês tem diferenças específicas em sua forma em relação ao cérebro de asiáticos que falam chinês – plasticidade anatômica. Essa diferença não é observada em descendentes de chineses que nasceram nos EUA e que têm como idioma materno o inglês.[18]

O conhecimento cada vez mais profundo da fisiologia da audição e de todo o processo comunicativo humano (percepção e produção da fala) tem permitido uma identificação mais precisa das disfunções que resultam principalmente de privações sensoriais ou de alterações neurais. A partir desses diagnósticos específicos, o conhecimento também cada vez mais profundo a respeito dos mecanismos de plasticidade neural tem oferecido um repertório maior de ações e abordagens terapêuticas que visam restabelecer a função auditiva ou, ao menos, reparar da melhor forma possível a disfunção estabelecida.

Por exemplo, quando pensamos na realidade dos indivíduos que sofrem lesões sensoriais auditivas, imaginamos se haveria como o cérebro lidar de forma otimizada com a nova situação sensorial, formando novas memórias e novas relações entre a percepção sonora e seu significado que, embora próximas, seriam diferentes das originais. Essa "otimização" pode ser chamada de plasticidade.

Na grande maioria dos eventos, as alterações sensoriais ocorrem em indivíduos com idade mais avançada, em que os períodos críticos do desenvolvimento (época mais forte da plasticidade) já terminaram. Para esses sujeitos, deveremos aproveitar principalmente as plasticidades sináptica, axônica e dendrítica, em especial a formação de novas "memórias", que se formam a partir de informações das memórias antigas (ao menos em parte).

Por outro lado, quando a privação sensorial ocorre no início ou mesmo durante tais períodos críticos, a própria representação cortical se desenvolve de forma diferente, como será descrito adiante (modalidade cruzada). Importante ressaltar que esse processo de desenvolvimento anormal pode ser revertido, com graus diferentes de sucesso, a depender do tempo e da forma de compensação da privação sensorial.

Apesar de ainda estarmos cercados de muitos questionamentos e inquietudes, a ciência e a tecnologia em imagens nos trazem suporte e evidência de como se processa e estrutura o sistema auditivo central e quais as consequências da privação auditiva, desde a fase embrionária até a idade adulta. O surgimento das emissões otoacústicas e a aplicação e o aperfeiçoamento de novas técnicas de captação de potenciais evocados ao longo de toda a via auditiva central nos trazem balizadores que norteiam, paramentam e agilizam nossa intervenção. *(Para maiores informações sobre o assunto, consultar o Capítulo 13, "Mecanismos fisiológicos subjacentes à geração de emissões otoacústicas: protocolos clínicos", e os Capítulos 14 a 19, que tratam de eletrofisiologia.)*

PLASTICIDADE E MATURAÇÃO

Enquanto a cóclea humana apresenta-se totalmente funcional ao nascimento, o sistema auditivo central é inicialmente bastante imaturo. Durante a infância e a adolescência, há um amadurecimento contínuo das vias auditivas centrais, revelado, por exemplo, pelas mudanças das propriedades dos potenciais evocados. Se os potenciais evocados de tronco encefálico (Peate) levam alguns anos para amadurecer, outros potenciais (média e longa latência) ainda podem modificar-se até 12-15 anos de idade. Muito desse processo está também relacionado ao desenvolvimento anatômico do córtex cerebral.[19]

A orelha interna inicia seu desenvolvimento a partir do 20ª dia de gestação, com a transformação do ectoderma da placa ótica ou otocisto. Sua atividade funcional aparece por volta da 25ª semana e vai se aperfeiçoando gradativamente. Como o feto humano, além de ouvir sons intrauterinos, é capaz de responder a eles, conforme descrito anteriormente, a experiência auditiva pré-natal traz implicações importantes para o futuro bebê.[20,21]

Durante o primeiro ano de vida, os neurônios do tronco encefálico estão amadurecendo, e bilhões de conexões neurais estão sendo formadas. Durante esse tempo, o tronco e o tálamo estão exatamente começando a conectar-se com o córtex auditivo. Quando a entrada sensorial no sistema nervoso auditivo é interrompida, em especial durante os primeiros estágios de desenvolvimento, as propriedades morfofuncionais dos neurônios no sistema auditivo central podem ser drasticamente alteradas. Em alguma instância, os efeitos nocivos da ausência de entrada sonora podem ser melhorados com a reintrodução da estimulação, porém existem períodos críticos para a intervenção.[22]

Embora o sistema auditivo tenha recursos limitados para processar informações, o ambiente acústico é infinitamente variável. Para codificar adequadamente o mundo sonoro, o sistema auditivo central em formação torna-se especializado por meio de mecanismos adaptativo-dependentes que operam durante um intervalo sensível. Estudos recentes têm demonstrado que plasticidades celular e sináptica ocorrem por toda a via auditiva central e são manifestadas em regiões cerebrais como o mesencéfalo e o córtex, que interagem através das vias aferentes e eferentes. A perda auditiva induz a profundo reponderamento do ganho sináptico excitatório e inibitório ao longo do sistema auditivo central e está associado a uma hiperexcitabilidade que é observada *in vivo*. Análises comportamentais e computacionais podem proporcionar bases para a compreensão de como esses efeitos celulares e plásticos subjazem ao desenvolvimento de funções cognitivas como a percepção de fala.[23]

A evidência de que a experiência auditiva influencia na maturação do sistema auditivo central é ao mesmo tempo convincente e desafiadora. Essa certeza sustenta-se em vários estudos que mostram que a deficiência auditiva precoce ou a superexposição a uma gama reduzida de pistas sonoras podem interromper o estabelecimento de propriedades e mapas de codificação centrais.

A premissa fundamental é a de que as mudanças impostas pela experiência nas propriedades da codificação neural do SANC (sistema auditivo nervoso central) estão diretamente relacionadas a certas habilidades perceptuais. A ideia de que essas propriedades de codificação não amadurecem adequadamente na ausência de estimulação acústica recebe forte reforço vindo de estudos com animais (corujas). Os achados mostram que a privação monoaural a sons leva a alteração na conectividade e nas propriedades de codificação dos neurônios do mesencéfalo, e essas mudanças têm estreita correlação com os distúrbios na habilidade de localização sonora.[24,25]

Da mesma forma, a exposição continuada a sons (tom puro pulsátil) em ratos leva a um alargamento da representação cortical para a frequência específica e reduz a representação cortical das frequências adjacentes àquela extraestimulada. Esse efeito funcional pode ser observado pelas variações de *performance* em atividades de percepção de sons. Apenas três dias de exposição continuada a tons puros, iniciada logo após o nascimento, podem alterar a projeção tonotópica do tálamo ao córtex.[26,27] Esses achados evidenciam que a estimulação precoce leva a mudanças neurais e comportamentais correlacionadas, implicando que as habilidades auditivas no adulto podem ser fortemente impactadas por períodos, mesmo que breves, de aumento ou diminuição da experiência acústica.

Pode-se dizer que o SNC é maleável para mudanças impostas pela experiência e que as variações das oportunidades sonoras recebidas pelo ambiente são consideradas como plasticidade induzida ou plasticidade de estimulação induzida. Isso significa que, respeitando os períodos críticos para o desenvolvimento, onde os sons do mundo, mesmo que recebidos através do útero materno, serão essenciais para a formação do sistema, todo e qualquer contato com sons nos primeiros dias, meses e anos após o nascimento poderá interferir na maneira como o córtex adulto responderá no futuro.

Exemplo dessa afirmação é o fato de que o treinamento musical vivenciado na infância está ligado a mais robusta codificação a sons na idade adulta. Parece que o sistema usa um mecanismo pelo qual capitaliza experiências iniciais que podem ser resgatadas mais tarde. Considera-se essa evidência uma "reserva auditiva", e dependerá de como esse indivíduo irá relacionar-se com os sons a seu redor para se determinar o desenvolvimento e a manutenção dessa reserva ao longo da vida.

Estudos realizados com músicos[28,29] examinaram o processamento auditivo de jovens adultos que participaram de aulas de música quando crianças. Observou-se que aqueles adultos que tocaram algum instrumento musical por um período de 1 a 5 anos, próximo aos 9 anos de idade, apresentaram respostas neurais mais robustas para notas musicais quando comparados a seus pares sem esse treinamento inicial. Segundo os autores, a reserva auditiva angariada na infância irá influenciar a *performance* auditiva mais tarde, assim como a maneira como o sistema auditivo nervoso central irá reagir diante de uma eventual privação sensorial.

PLASTICIDADE E LINGUAGEM

O desenvolvimento da percepção auditiva é um evento prolongado que se inicia no pré-natal e continua até a adolescência. De 25-40 semanas após a concepção, o feto humano gradualmente se torna responsivo aos aspectos espectrais e temporais do som, incluindo a fala, conforme a medição da frequência do batimento cardíaco.[30] A idade na qual a *performance* madura do sistema auditivo é alcançada varia intensamente com a tarefa e pode estender-se durante uma década.

Estudos feitos com mães durante a gestação mostram que, se expostas regularmente a determinados tipos de sons (leituras ou músicas), terão recém-nascidos sensíveis ao estímulo previamente dado, mostrando respostas consistentes após o nascimento (movimento de sucção). Apesar disso, o cérebro humano não está totalmente desenvolvido ao nascimento. Embora a produção de neurônios por meio da divisão celular atinja seu ápice aproximadamente 16-20 semanas após a concepção, o desenvolvimento de conexões sinápticas novas e mais eficazes continuará na idade adulta.[31]

Neonatos podem responder seletivamente para a voz materna por meio do registro do aumento da frequência cardíaca, presume-se, devido à sua experiência acústica intraútero.[32,33] A influência da experiência pré-natal a sons tem sido demonstrada pela habilidade de neonatos de discriminar sentenças de idiomas diferentes ou diferenciar expressões emocionais distintas baseados em pistas prosódicas e rítmicas.[34,35] Estudos recentes também indicam desenvolvimento avançado da resposta cortical para sons de fala em bebês pré-termo comparados com os controles da mesma idade gestacional, sugerindo que a maturação do sistema auditivo é dirigida pela experiência sensorial.[36]

Essa precocidade pode estar relacionada ao desenvolvimento anatômico encefálico acelerado nos pré-termo, incluindo amadurecimento mais rápido da massa branca encefálica.[37]

Algumas percepções desenvolvem-se rapidamente, por exemplo, a resolução de frequências, que está pronta por volta dos 6 meses. Por outro lado, a discriminação de frequências só terá o padrão adulto aos 4 anos de idade, quando acessada com tons de longa duração. Todavia, quando sons breves são usados, a discriminação de frequências continuará a melhorar até os 9 anos, sugerindo que fatores relativos à atenção podem contribuir para o desempenho diminuído de crianças mais novas.[38,39]

A localização sonora amadurecerá por um intervalo mais longo: a menor angulação audível evolui dramaticamente ao longo dos 5 primeiros anos de vida (de 25 graus para 2 graus), embora alguma variabilidade entre sujeitos continue por vários anos.[38]

Percepções que levam mais tempo para amadurecer incluem a detecção de pistas temporais, como modulação de frequências e amplitude, as quais contribuem significativamente para a compreensão de fala.[40,41] Dessa forma, a capacidade de detectar as modulações continua a evoluir além dos 7 anos de idade e pode ainda não alcançar os valores do adulto até os 10 anos.[42,43] Similarmente, a detecção de modulação de frequência continua sua maturação até por volta dos 8 anos.[44]

Usando outra medida de resolução temporal, a capacidade de detectar um tom seguido imediatamente por um ruído (mascaramento de fundo) mostra que os limiares para crianças de 10 anos de idade não se apresentam ainda no padrão de adultos. Essa lenta progressão perceptual reflete no desenvolvimento do sistema auditivo central humano. As respostas evocadas corticais alcançam o estado maturacional adulto durante os 10 primeiros anos de vida, e esse fato está correlacionado à maturação axônica das camadas corticais supragranulares.[45-47]

Esses estudos mostram que o comportamento auditivo emerge aos poucos e sugerem que a experiência acústica pode moldar percepções específicas durante intervalos discretos.

PLASTICIDADE E MODALIDADES SENSORIAIS

As ferramentas mais usadas para observar a plasticidade incluem paradigmas comportamentais, potenciais evocados sensoriais, eletroencefalografia (EEG) de alta densidade, MEG, imagens funcionais (fMRI) e análise de tecido humano.[48] Imagens funcionais (fMRI), MEG e potenciais evocados têm emergido como parâmetros não invasivos para acessar padrões de resposta neural em humanos. A partir de pesquisas com animais, níveis mais altos do sistema auditivo parecem ser mais plásticos, e, por essa razão, potenciais corticais tardios (N1-P2) têm sido usados para investigar mudanças na atividade auditiva central.

Sharma et al.[49] investigaram os períodos críticos para o desenvolvimento, a deterioração e a plasticidade das vias auditivas centrais em crianças ouvintes e deficientes auditivas após terem sido submetidas ao implante coclear. Para tanto, mediram a maturação e o desenvolvimento do sistema auditivo central com base na latência, morfologia e topografia dos potenciais evocados auditivos corticais (Peac). Os autores registraram Peac em resposta ao estímulo de fala, tendo como base experimentos prévios com crianças com perda congênita implantadas que permitiram o estabelecimento da existência e de limites de tempo de um período crítico de desenvolvimento das vias auditivas centrais. Os resultados mostram que essas vias são maximamente plásticas por um período de 3,5 anos. Se a estimulação for proporcionada dentro desse período, as latências do Peac podem alcançar os valores-padrão para a idade entre 3-6 meses após o início da estimulação com o implante coclear. Todavia, se a estimulação for retardada por mais de 7 anos, a plasticidade das vias centrais é reduzida drasticamente. Nas crianças implantadas tardiamente, as latências Peac decrescem significativamente ao longo de aproximadamente 1 mês após o início da estimulação e então permanecem constantes ou mudam muito pouco após meses e anos de uso do implante coclear (IC).

As autoras do estudo[49] concluem que a menor intensidade observada da plasticidade central em crianças com perdas congênitas implantadas após os 7 anos está correlacionada com defasado desenvolvimento de linguagem oral. As mesmas autoras supõem que esse aspecto é causal, já que o modelo animal sugere que o córtex auditivo primário pode estar funcionalmente desconectado do córtex auditivo de ordem superior devido ao desenvolvimento restrito das conexões inter e intracorticais nas crianças implantadas tardiamente. Outro aspecto está relacionado à reorganização do córtex superior por outras modalidades (p. ex., visão). Imagens feitas por PET *scan* mostram que, após a idade de 4,5 anos de privação auditiva, o córtex superior não está "silencioso" como era de esperar na surdez, mas, ao contrário, está ativo, sugerindo recrutamento da área por outras funções.

PLASTICIDADE DE MODALIDADE CRUZADA

Sentir o gosto do bolo de chocolate na boca assim que o cheiro da iguaria invade nossas narinas, visualizar o rosto de um ente querido quando ouvimos sua voz ou nos transportarmos no tempo quando sentimos o calor do abraço saudoso de nossos familiares ou amigos são situações pelas quais todos já passamos.[50]

Esses exemplos ilustram bem a qualidade multissensorial do que experenciamos e consequentemente daquilo que evocamos de nossos arquivos centrais. Se por um lado é fácil entender que as memórias formadas por meio de uma modalidade estão associadas a outras, imaginamos, por exemplo, se tudo o que ouvimos pode alterar a maneira como codificamos o que vemos ou sentimos e suas combinações. Contrariando a visão tradicional do processamento sensorial ascendente ou *bottom up* por natureza (do órgão periférico até as áreas subcorticais e corticais relacionadas), há hoje evidência de que as vias laterais e descendentes (*bottom-down*) são dinâmicas e habilitam funções mais elevadas (atenção), assim como fazem a integração das múltiplas entradas sensoriais.[51]

Considerando que as modalidades sensoriais íntegras frequentemente recrutam córtices de modalidades em privação para a codificação neural, no caso da deficiência auditiva, há de se pressupor que o córtex somatossensorial e principalmente o visual entrem no jogo (Figura 1). Mesmo entre ouvintes, a afirmação de que sem os óculos fica difícil ouvir não é rara. [52]

Assim como há comunicação constante entre as diversas modalidades sensoriais, indicando o quanto o cérebro é econômico, a deficiência auditiva intensifica os recursos perceptuais relacionados à informação visual e por consequência aumenta a arquitetura neural recrutada para essa finalidade. A visão é então resgatada de forma a ativar o córtex auditivo, indicando reorganização dos mapas corticais. A compensação das informações auditivas por meio da estreita relação do córtex visual e auditivo na interpretação da mensagem oral pode ser identificada como plasticidade de modalidade cruzada.

Embora as várias modalidades sensoriais proporcionem informação importante, é a visão que em geral oferece pis-

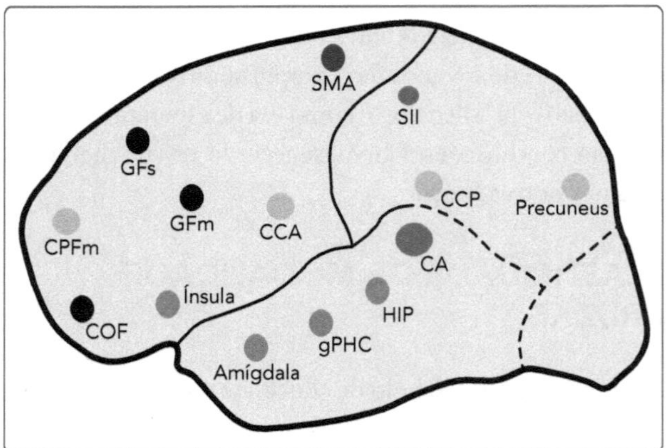

FIGURA 1 Ilustração das áreas relacionadas ao zumbido baseada em ressonância magnética funcional.
CA: córtex auditivo; CCA: córtex cingulado anterior; CCP: córtex cingulado posterior; COF: córtex órbito-frontal; CPFm: córtex pré-frontal medial; GFm: giro frontal medial; GFs: giro frontal superior; gPHC: giro para-hipocampal; HIP: hipocampo; SII: córtex somatossensorial secundário; SMA: área motora suplementar.
Fonte: adaptada de Hu et al., 2021.[53]

tas confiáveis e detalhadas relacionadas ao entorno imediato. Não é de espantar que quase 1/3 do cérebro humano é usado para processar informações visuais. Mas o que acontece quando a informação visual não mais alcança as regiões corticais correspondentes – essas áreas simplesmente são perdidas e tornam-se não responsivas? Muito pelo contrário, o que parece é que indivíduos cegos congênitos se beneficiam do recrutamento dessas áreas por outras modalidades para desempenharem funções não visuais.

Em seu laboratório, Fortin et al.[54] têm estudado a cegueira e suas consequências e apontam que indivíduos cegos demonstram habilidades auditivas excepcionais. A capacidade de localizar sons para essas pessoas está fortemente correlacionada à atividade no córtex occipital (sítio de processamento visual), indicando que essas áreas se tornaram funcionalmente engajadas para a tarefa. A natureza plástica do cérebro humano permite que faça novo uso de regiões antes dedicadas a outras funções.

Ao mesmo tempo, vários estudos sustentam a evidência de que o contrário também é verdadeiro. Munro[55] aponta que, em surdos profundos, a região subutilizada do córtex auditivo é ativada por estimulação visual. Essa asserção talvez explique, em parte, a variabilidade de resposta em indivíduos implantados tardiamente. Se uma região do córtex auditivo responder para visão antes do implante ou uso de aparelho de amplificação sonora individual (AASI), talvez seja difícil reverter a plasticidade cruzada que já ocorreu.

A perda congênita leva a uma organização atípica do sistema auditivo central. Todavia, a extensão pela qual a via será reorganizada durante a privação sensorial não é totalmente conhecida. Há considerável evidência de que, se o *input* sensorial é introduzido após o período de máxima plasticidade, as vias podem acusar características funcionais alteradas. Essa atividade atípica pode refletir no processo de plasticidade de modalidade cruzada evidenciada por ativação parietotemporal, observada nos registros de P1 nos Peac de crianças implantadas tardiamente.[23,56]

Assim como a ausência do *input* periférico na privação sensorial e subsequente reintrodução da estimulação levam à plasticidade do sistema auditivo central, as consequências das alterações dos mapas corticais, hoje, podem ser estimadas e de certa forma controladas. Em muitos casos, a manutenção da responsividade cortical deve ser garantida, pois há a possibilidade de aproveitamento das regiões correspondentes à lesão. Há situações, no entanto, em que seu recrutamento por outras modalidades sensoriais, como a visão, por exemplo, torna-se a única e exclusiva alternativa para que a comunicação se estabeleça e a memória auditiva seja ativada, ainda que esse desencadeamento se dê por outros estímulos, que não sons.

EXEMPLOS DE SITUAÇÕES CLÍNICAS

O zumbido e a plasticidade auditiva

Embora existam várias formas e causas relacionadas ao sintoma conhecido como "zumbido", definido de forma tradicional como a percepção sonora de um ruído sem que haja uma fonte sonora externa, acredita-se que a grande maioria dos casos tenha como gênese uma alteração sensorial na cóclea, que produz uma despolarização anômala, e esta é transmitida até o córtex.[57] Podemos imaginar que pequenas alterações sensoriais do neuroepitélio coclear sejam muito frequentes, provavelmente presentes em "quase todas as cócleas humanas" a partir de certa idade.

Por que, então, nem todos experimentam o zumbido como sintoma? E por que alguns zumbidos são bem tolerados enquanto outros são categorizados como catastróficos?

Hipóteses referentes aos mecanismos neurais relacionados a essas perguntas são ligadas aos conceitos de neuroplasticidade.

As sinapses do sistema nervoso auditivo são químicas. Diferentemente das sinapses elétricas, essa modalidade de comunicação neuronal permite que haja modulação, ou seja, a sinapse pode variar de intensidade entre ser excitatória e inibitória. Além disso, o sistema nervoso auditivo tem estações sinápticas em todas as divisões do tronco encefálico (bulbo, ponte, mesencéfalo) e conexões que cruzam a linha média até o corpo geniculado medial (que faz parte do sistema límbico). Essas estações se comunicam "para cima e para baixo" (ou seja, aferências e eferências, geralmente com funções excitatórias e inibitórias, respectivamente). Veja a Figura 2.

Essa característica especial permite que o sinal acústico transformado em potencial bioelétrico pela cóclea seja trabalhado pelo sistema nervoso auditivo de muitas formas. Temos então um sistema que pode aumentar sua eficiência e reforçar a mensagem original que estaria comprometida diante da redução da sensibilidade auditiva por uma alteração periférica. Tal modulação seria interessante para tentar suprir a perda de informação sensorial necessária para a tarefa auditiva. Existiriam também mecanismos contrarreguladores inibitórios que entrariam em ação para inibir estímulos contínuos e desprovidos de significado, que ocupariam a via auditiva e mesmo o córtex sem que houvesse algum aproveitamento para a comunicação. Uma das formas de ativar a formação reticular que teria ação inibitória e poderia atenuar a mensagem percebida como zumbido é atribuir uma valência emocional negativa via sistema límbico. Essa disfunção da via auditiva tem paralelo com a via somatossensorial, em situações de dor crônica.[58] A relação entre via auditiva e somatossensorial é bem documentada em estudos que avaliaram a modulação da intensidade do zumbido segundo contrações musculares cervicais e da cintura escapular,[59] bem como da ativação cortical a partir de estímulos somáticos em sujeitos com privação auditiva.[60]

Acredita-se que esses dois mecanismos (aferente e eferente) possam atuar de forma equivocada, isolada ou em conjunto, mais ou menos intensamente, quando existe o sintoma do zumbido.[61]

Já a intensidade do desconforto referido pelo paciente não parece ter relação com a intensidade do zumbido, quando mensurada de forma subjetiva (acufenometria), mas com a representação cortical do mesmo em áreas cerebrais relacionadas com o sistema límbico, com o circuito relacionado ao medo, sistema de recompensa e ainda com áreas do córtex pré-frontal, relacionadas ao planejamento. Ou seja, *quanto mais elaborada* for a rede neural de sinapses desenvolvida a partir daquele estímulo que:

- "apareceu" a partir de uma lesão do neuroepitélio coclear;
- "foi amplificado" de forma equivocada pelo tronco encefálico, que tentava compensar uma perda auditiva;
- "escapou" dos mecanismos contrarreguladores inibitórios;
- "ganhou" relevância ao ser interpretado como nocivo ou aversivo;
- "fez" com que o cérebro se preocupasse com a causa e com o futuro relacionado ao sintoma,

... *mais difícil* será lidar com o sintoma do zumbido.

Certamente, todo esse raciocínio abre inúmeras possibilidades de abordagem terapêutica, que vão depender da avaliação de cada uma dessas possíveis alterações e das interações entre elas.

Acolher e informar o paciente, intervir na perda auditiva, cuidar do metabolismo coclear e neural, dos estímulos ambientais, estimular a via auditiva e as vias centrais, bem como interferir no sistema límbico e até nas

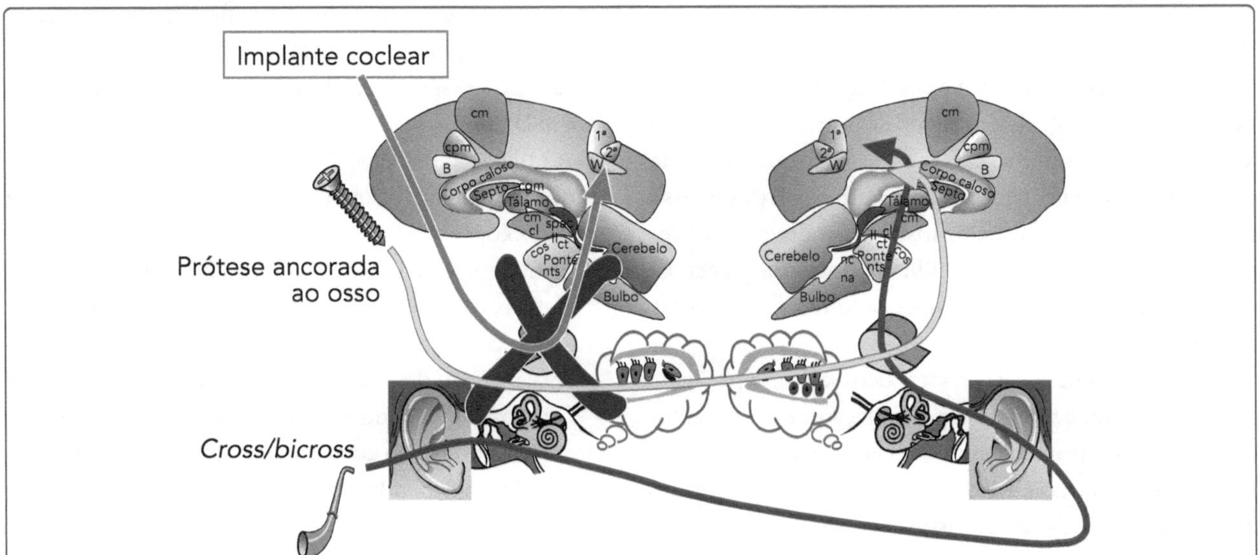

FIGURA 2 SSD – alternativas de reabilitação segundo os diferentes tipos de dispositivos eletrônicos.
1ª: córtex auditivo primário; 2ª: córtex auditivo secundário; B: área de Broca; CGM: corpo geniculado medial; CM: córtex motor; COS: complexo olivar superior; CPM: córtex pré-motor; NA: núcleo ambíguo; NC: núcleo coclear; NTS: núcleo do trato solitário; SPAC: substância periaquedutal cinzenta; W: área de Wernicke.

expectativas e possíveis preocupações do paciente, estão entre as possíveis ações relacionadas ao que foi apresentado anteriormente.[62,63] *(Para maiores informações sobre o assunto, consultar o Capítulo 9, "Testes audiológicos complementares para a investigação do zumbido, alterações cocleares e retrococleares".)*

Perda auditiva profunda unilateral *(single-sided deafness)*

A condição descrita como surdez unilateral (ou *single-sided deafness* – SSD, em inglês) é caracterizada por uma audição normal ou próxima ao normal em uma orelha e anacusia ou perda profunda sem resíduo auditivo aproveitável na outra. Se apresentada de forma mais simples e objetiva, ter audição funcional apenas unilateral.

Tal condição tem sido motivo de preocupação e da execução de muitos estudos nos últimos anos, na medida em que os impactos dessa condição na *performance* comunicativa foram descritos e mensurados. Além da identificação do prejuízo antes parcialmente negligenciado, as possibilidades de correção/tratamento com dispositivos, implantáveis ou não, também tornaram necessárias pesquisas e avaliações mais bem planejadas.[64]

Essa situação é especialmente interessante à luz dos conceitos de plasticidade neural discutidos neste capítulo e, por esse motivo, será utilizada como exemplo.

A idade do sujeito no momento de instalação da perda auditiva é um fator de suma importância na caracterização do problema, dividindo os sujeitos com SSD em dois grupos principais, pré e pós-linguais.

Pós-lingual

Quando a perda auditiva é pós-lingual, todo o sistema nervoso auditivo está desenvolvido de forma binaural, toda a via auditiva incluindo o córtex auditivo foi desenvolvida da forma habitual e, agora, o sujeito que sofre com essa grave privação sensorial, cuja história geralmente nos remete a quadro de instalação súbita, sem causa específica definida, terá de lidar com alguns sintomas relacionados à audição unilateral.

Os dois sintomas mais característicos são a incapacidade de localizar a fonte sonora e uma limitação para o reconhecimento da fala, principalmente em ambientes ruidosos.

Como a localização sonora depende fundamentalmente da comparação das características do som que atinge as orelhas em determinado momento, a perda dessa habilidade é de compreensão natural e simples, uma vez que o som chega ao sistema nervoso sempre pela mesma e única via, independentemente da posição de sua fonte, o que torna impossível qualquer tipo de comparação e interpretação pelo sistema nervoso auditivo.

Já a percepção da fala no ruído depende de muitos processos e interações que podem não parecer tão óbvios. De forma mais simples e objetiva, a chegada do estímulo – mensagem – a uma das orelhas percorre o tronco encefálico baixo (bulbo e ponte) e, a partir dessas estações, desencadeia dois reflexos principais, cuja atuação é predominantemente inibitória e contralateral: o reflexo do músculo do estribo e o reflexo olivococlear. O primeiro age sobre a orelha média, aumenta a rigidez do sistema tímpano-ossicular e atenua a condução dos estímulos de frequência baixa. O segundo promove a contração lenta das células ciliadas da cóclea, reduzindo a amplitude de vibração da membrana basilar, também de forma mais evidente para sons de frequência baixa. Ambos, portanto, atuam reduzindo a sensibilidade para sons de frequência baixa em relação aos de frequência média e alta, mais do lado contralateral ao da mensagem principal, tornando a relação sinal-ruído mais favorável para a função de compreensão da fala.[65] Tal habilidade auditiva tem características genéticas, mas também pode ser treinada e aprimorada, por exemplo, com o treinamento ou mesmo a experiência musical.[66]

Além desses reflexos, há a presença do "efeito sombra" da cabeça com a consequente provável perda de intensidade (e mesmo partes) da mensagem a depender da posição da fonte sonora em relação à orelha funcionante.

Afora esses dois sintomas principais, muito pacientes se queixam também de zumbidos, de intensidade variável. Tal queixa foi discutida com mais detalhes no primeiro exemplo de "aplicações clínicas da plasticidade".

Entre as possibilidades de manejo oferecidas atualmente para SSD temos:

1. A utilização de dispositivos na orelha comprometida que transmitem o som para a orelha saudável (sistema CROSS).
2. A implantação de sistema de condução óssea no lado afetado, com a consequente transmissão da mensagem para a cóclea funcionante pela via óssea.
3. A realização de implante coclear no lado deficiente (essa opção depende, obviamente, da viabilidade da cóclea e do nervo coclear, que podem estar comprometidos, a depender da causa da SSD).

A discussão que envolve a neuroplasticidade, nesses casos específicos, fica mais interessante a partir desse ponto, pois tais opções de tratamento não oferecem o mesmo resultado. As duas primeiras estimularão a mesma via auditiva com "dois microfones", o natural (a orelha sadia) e um artificial (o dispositivo eletrônico convencional ou o ancorado ao osso). A terceira, o implante coclear, promoverá a estimulação elétrica da via auditiva em privação. Portanto, apenas esta última opção confere binauralidade real, e, de fato, a localização sonora melhora significativamente com essa modalidade de tratamento (Figura 3).[67]

Contudo, mesmo essa "binauralidade verdadeira" tem limitações. As ações dos reflexos auditivos, descritos como importantes para o reconhecimento da fala no ruído, não serão restabelecidas plenamente, uma vez que a orelha média e a interna do lado afetado, que seriam modificadas por eles, não participam mais da audição. Embora o processador de fala do implante coclear tenha programação específica para contribuir com a habilidade de compreender a fala no ruído, tal recurso não se mostrou capaz de promover desempenho similar ao normal nesses casos, embora haja melhora.[68]

Assim, temos ganhos e limitações diferentes para cada escolha.

Curiosamente, na prática clínica e também segundo alguns estudos observacionais, a maioria dos pacientes opta por não tratar com nenhuma das opções descritas ou ficam satisfeitos com a utilização do sistema CROSS.[69]

No entanto, tal situação é especialmente diferente quando a alteração auditiva é pré-lingual.

Pré-lingual

Quando a SSD é pré-lingual, o sistema auditivo ainda não tem suas redes neurais estabelecidas, e a privação sensorial no período crítico desencadeará os fenômenos mal adaptativos descritos anteriormente. A principal preocupação apontada em crianças com SSD seria um desempenho escolar aquém do esperado, atribuído ao comprometimento do reconhecimento da fala no ruído, à limitação da habilidade de localização sonora e ao prejuízo da concentração, pela ocorrência de um cansaço auditivo mais rápido.

Portanto, a opção pelo implante coclear nos primeiros anos de vida parece ser uma opção a ser considerada, uma vez que as outras opções de tratamento não restabeleceriam a binauralidade. Existem alguns estudos que descrevem benefícios em tais habilidades (compreensão de fala no ruído e localização sonora) em crianças com SSD submetidas ao IC. Os resultados variam conforme o tempo de privação auditiva.

No entanto, ainda não temos estudos consistentes que comparem o desempenho comunicativo e mesmo social de sujeitos com SSD congênita em comparação com os tratados com implante coclear. Tal carência pode ser explicada pelo momento em que o conhecimento sobre o tema se encontra, ou seja, ainda no início. Existem argumentos

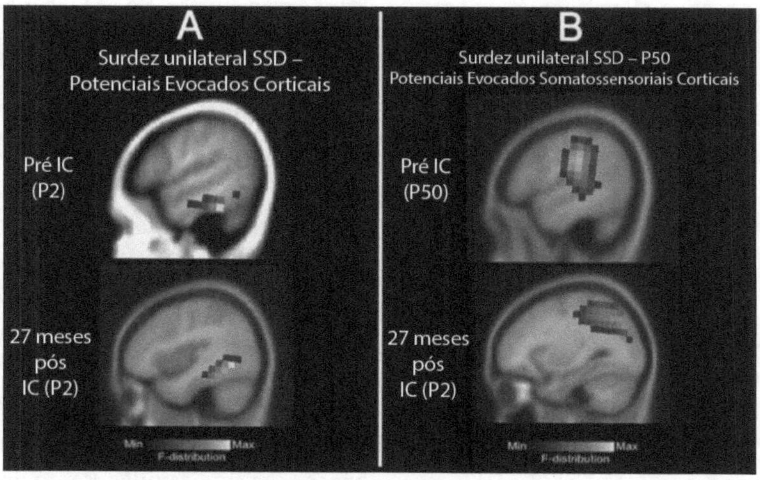

FIGURA 3 Reorganização de modalidade cruzada na surdez unilateral pediátrica após o implante coclear (IC). A: reconstruções da fonte de densidade de corrente para o P2 potencial evocado cortical visual (CVEP) pré-IC e aos 27 meses após IC. CVEP foram registrados em resposta a um estímulo de movimento visual. Enquanto no pré-IC há evidências de recrutamento de córtex temporal para processamento de movimento visual, pós-IC há reversão parcial do recrutamento do córtex temporal pela visão. B: reconstruções da fonte de densidade de corrente para as respostas do potencial evocado cortical somatossensorial (SSE) N70 pré-IC e 27 meses após IC. SSE foram registradas em resposta a um estímulo vibrotátil. Enquanto pré-IC há evidência de recrutamento de córtex temporal para o processamento somatossensorial, pós-IC há reversão completa do recrutamento de córtex temporal para o processamento somatossensorial.
Fonte: adaptada de Sharma et al., 2016.[67]

pertinentes e aceitáveis para cada uma das opções de tratamento, no caso, fazer ou não o implante coclear (mais uma vez, obviamente, quando o paciente apresentar cóclea e nervo viáveis e compatíveis com o procedimento).

O impacto da SSD em crianças e em seu desenvolvimento até a idade adulta é muito variável. Existem relatos de sujeitos muito bem-sucedidos e com indicadores de qualidade de vida normais, como também de outros que sofreram e ainda hoje buscam alguma solução para seu desconforto e limitações. A tarefa de tentar prever, ainda nos primeiros anos de vida, em qual das situações a criança com SSD sob avaliação se encontra é incerta e ainda não conta com protocolos validados.[70]

Ainda assim, a realização do implante coclear parece fazer sentido ao pensar no desenvolvimento pleno das vias auditivas centrais. Nesse caso, outra questão se impõe: quando fazer? Numa criança com SSD congênita, qual seria a data/idade-limite para um bom resultado? Alguns estudos sugerem que essa idade-limite estaria por volta dos 4 anos.[71] Existem estudos descritivos que mostram bons resultados para crianças implantadas nessa condição.[72]

O contraponto à execução do implante coclear tem também alguns argumentos: tal modalidade de tratamento tem custos elevados; limita a realização e o resultado de exames de imagem (ressonância magnética); exigirá da família e da criança um esforço intenso e disciplinado, com carga horária elevada, de terapia e estímulo adequados, sem o qual os efeitos da privação sensorial ainda serão sentidos.[73] Talvez por esse motivo, alguns dos poucos casos descritos em pesquisas revelam crianças que deixam de usar os dispositivos implantados.[74] *(Para maiores informações sobre o assunto, consultar a Seção 4, "Aparelho de amplificação sonora individual, implante coclear e outras tecnologias auditivas".)*

CONSIDERAÇÕES FINAIS

A evidência científica comprova que, desde o início da vida, nossos sistemas periféricos inundam nosso cérebro de informações que são organizadas no córtex à medida que o ambiente provê as experiências que serão moduladas por nossas escolhas e decisões.

As preferências sonoras individuais, as propriedades físicas, vocais ou mesmo as habilidades musicais de nossos progenitores serão determinantes para o processo de codificação neuronal do córtex auditivo.

A plasticidade de desenvolvimento será a base para a estruturação de nossas reservas auditivas, que serão fundamentais para o desenvolvimento e a manutenção de habilidades auditivas, essenciais para a aquisição de linguagem.

A ausência de exposição aos sons, ou a exposição exagerada a eles, poderá comprometer a maneira como a arquitetura da função neuronal e o mapeamento correspondente cortical irão se estabelecer. Se a privação sensorial ocorrer, o córtex irá se reorganizar de forma a proporcionar condições para que o sistema continue funcionando, na maior parte das vezes realocando neurônios para áreas de maior demanda. Por outro lado, a superexposição aos sons levará à excitação anormal e à hiperativação de áreas específicas. Isso pode causar mal-adaptações com consequências drásticas durante o período pós-natal (anomalia da formação de estruturas orgânicas ao longo da via) e comprometimento da função na idade adulta, assim como, possivelmente, zumbido.

No caso da deficiência auditiva, as estratégias elencadas para compensar a entrada periférica serão determinantes para que o sistema se forme (no caso da perda congênita) ou para que se possa resgatar os arquivos previamente sedimentados (no caso da perda adquirida). Além disso, as modalidades sensoriais envolvidas estarão em compasso com as mudanças do padrão de representação cortical, trazendo mais pistas ou eventualmente se configurando como caminho exclusivo para a reabilitação.

A consolidação da memória auditiva se processa por meio de diversas estações neurais relacionadas ao sistema límbico, com vínculo direto com as emoções vividas. Assim, a transmissão e o arquivamento de informações envolvem áreas correlatas, como aquelas destinadas a organização e planejamento (córtex pré-frontal), assim como a multiplicidade de entradas sensoriais periféricas ofertadas por outras modalidades. A utilização de estratégias de reabilitação que contemplem o engajamento e o dinamismo da multifuncionalidade cortical facilitará a eficácia dos mecanismos de plasticidade neural e trará melhores resultados. Isso irá depender: da saúde do organismo em questão; da prevenção precoce dos efeitos da privação; da qualidade e regularidade do estímulo sensorial para a manutenção da audibilidade; da redundância e sistematização do treinamento; e da motivação e adesão dos envolvidos (paciente, familiares e equipe profissional).

O conhecimento mais profundo da plasticidade do sistema auditivo nervoso central oferece condição especial para que se compreenda o impacto da perda auditiva e a importância de nossa intervenção para o desenvolvimento e a preservação das habilidades auditivas ao longo da vida daqueles que têm, na sua história, a deficiência auditiva.

REFERÊNCIAS BIBLIOGRÁFICAS

1. Dawkins R. O gene egoísta. São Paulo: Companhia das Letras; 2007.
2. Lent R. Cem bilhões de neurônios. São Paulo: Atheneu; 2001. p.241-70.
3. Sohmer H, Perez R, Sichel JY, Priner R, Freeman S. The pathway enabling external sounds to reach and excite the fetal inner ear. Audiol Neurootol. 2001;6:109-16.
4. Moore JK, Linthicum FH. The human auditory system: a timeline of development. Int J Audiology. 2007;46:460-78.
5. Jiang ZD, Chen C. Impaired neural conduction in the auditory brainstem of high-risk very preterm infants. Clin Neurophysiol. 2014;125:1231-7.
6. Hall JW 3rd. Development of the ear and hearing. J Perinatol. 2000;20:S12-S20.
7. Appler JM, Goodrich LV. Connecting the ear to the brain: molecular mechanisms of auditory circuit assembly. Prog Neurobiol. 2011;93:488-508.
8. Talavage TM, Ledden PJ, Benson RR, Rosen BR, Melcher JR. Frequency-dependent responses exhibited by multiple regions in human auditory cortex. Hear Res. 2000;150:225-44.
9. Abrams RM, Gerhardt KJ. The acoustic environment and physiological responses of the fetus. J Perinatol. 2000;20:S31-S36.
10. Hepper PG, Shahidullah BS. Development of fetal hearing. Arch Dis Child. 1994;71:F81-F87.
11. Draganova R, Eswaran H, Murphy P, Huotilainen M, Lowery C, Preissi H. Sound frequency change detection in fetuses and newborns, a magnetoencegfalographic study. Neuroimage. 2005;28:354-61.
12. Moore RJ, Vadeyar S, Fulford J, Tyler DJ, Gribben C, Baker PN. Antenatal determination of fetal brain activity in response to an acoustic stimulus using functional magnectic resonance imaging. Human Brain Mapp. 2001;12:94-9.
13. Granier-Deferre C, Ribeiro A, Jacquet AY, Bassereau S. Near-term fetuses' process teamporal features of speech. Dev Sci. 2011;14:336-52.
14. Lahav A, Skoe E. An acoustic gap between the NICU and wom: a potencial risk for compromised neuroplasticity of the auditory system in preterm infants. Frontiers in Neuroscience. Auditory Cognitive Neuroscience. 2014;8:381(1-8).
15. Golestani N, Price CJ, Scott SK. Born with an ear for dialects? Structural plasticity in the expert phonetician brain. J Neurosci. 2011 Mar 16;31(11):4213-20.
16. Fujioka T, Mourad N, Trainor LJ. Development of auditory-specific brain rhythm in infants. Eur J Neurosci. 2011 Feb;33(3):521-9.
17. Bieszczad KM, Weinberger NM. Remodeling the cortex in memory: increased use of a learning strategy increases the representational area of relevant acoustic cues. Neurobiol Learn Mem. 2010 Sep;94(2):127-44.
18. Kochunov P, Fox P, Lancaster J, Tan LH, Amunts K, Zilles K, et al. Localized morphological brain differences between English-speaking Caucasians and Chinese-speaking Asians: new evidence of anatomical plasticity. Neuroreport. 2003 May 23;14(7):961-4.
19. Harrison RV. Age related tonotopic map plasticity in the central auditory pathways. Scand Audiol. 2001;30(Suppl 53):8-14.
20. Aquino MCMA. Processamento auditivo. São Paulo: Lovise; 2002.
21. Lewkowicz DJ. Perceptual development in human infants. Am J Psychol. 2000;2:489-500.
22. Sininger YS, Doyle KJ, Moore JK. The case for early identification of hearing loss in children: auditory system development, experimental auditory deprivation and development of speech perception and hearing. Pediatr Clin North Am. 1999;46:1-14.
23. Sanes DH, Bao S. Tuning up the developing auditory CNS. Curr Opin Neurobiol. 2009;19(2):188-99.
24. Mogdans J, Knudsen EI. Early monoaural occlusion alters the neural map of interaural level differences in the inferior colliculus of the barn owl. Brain Res. 1993;619:29-38.
25. DeBello WM, Feldman DE, Knudsen EI. Adaptative axonal remodeling in the midbrain auditory space map. J Neurosc. 2001;21:3161-74.
26. Barkat TR, Polley DB, Hensch TK. A critical period for auditory thalamocortical connectivity. Nat Neurosci. 2011;14:1181194.
27. Sanes DH, Woolley MN. A behavioral framework to guide research on central auditory development and plasticity. Neuro. 2011;22; 72(6):912-29.
28. Skoe E, Kraus N. Auditory reserve and the legacy of auditory experience. Braisn Sci. 2014;4:575-93.
29. Skoe E, Kraus N. A little goes a long way: how the adult brain is shaped by musical training in childhood. J Neurosci. 2012; 32:11507-10.
30. Groome LJ, Mooney DM, Holland SB, Smith YD, Atterbury JL, Dykman RA. Temporal pattern and spectral complexity as stimulus parameters for eliciting a cardiac orienting reflex in human fetuses. Percept Psychophys. 2000;62(2):313-20.
31. Bellis JT. Assessment and management of central auditory processing disorders in the educational setting. San Diego: Singular Publishing Group; 1996.
32. Kisilevsky BS, Hains SMJ, Lee K, Xie X, Huang HF, Ye HH, et al. Effects of experience on fetal voice recognition. Psychol Sci. 2003;14:220-4.
33. DeCasper AJ, Fifer WP. Of human bonding: newborns prefer their mothers' voices. Science. 1980;208:1174-6.
34. Nazzi T, Bertoncini J, Mehler J. Language discrimination by newborns: toward an understanding of the role of rhythm. J Exp Psychol Hum Percept Perform. 1998;24:756-66.
35. Mastropieri D, Turkewitz G. Prenatal experience and neonatal responsiveness to vocal expressions of emotion. Dev Psychobiol. 1999;35:204-214
36. Nishida T, Kusaka T, Isobe K, Ijichi S, Okubo K, Iwase T, et al. Extrauterine environment affects the cortical responses to verbal stimulation in preterm infants. Neurosci Lett. 2008;443:23-6.
37. Gimenez M, Miranda MJ, Born AP, Nagy Z, Rostrup E, Jernigan TL. Accelerated cerebral white matter development in preterm infants: a voxel-based morphometry study with diffusion tensor MR imaging. Neuroimage. 2008;41:728-34.
38. Saffran JR, Werker JF, Werner LA. The infant's auditory world: hearing, speech, and the beginnings of language. In: Kuhn D, Siegler RS (eds.). Cognition, perception, and language. 6.ed. John Wiley & Sons Inc.; 2006. p.58-108.
39. Moore DR, Ferguson MA, Halliday LF, Riley A. Frequency discrimination in children: perception, learning and attention. Hear Res. 2008;238:147-54.
40. Rosen S. Temporal information in speech: acoustic, auditory and linguistic aspects. Philos Trans R Soc Lond B Biol Sci. 1992;336:367-73.
41. Shannon RV, Zeng FG, Kamath V, Wygonski J, Ekelid M. Speech recognition with primarily temporal cues. Science. 1995;270:303-4.
42. Hall JW 3rd, Grose JH. Development of temporal resolution in children as measured by the temporal modulation transfer function. J Acoust Soc Am. 1994;96:150-4.
43. Banai K, Sabin AT, Kraus N, Wright BA. The development of sensitivity to amplitude and frequency modulation follow distinct time courses. ARO Abstract. 2007;30:928.
44. Dawes P, Bishop DV. Maturation of visual and auditory temporal processing in school-aged children. J Speech Lang Hear Res. 2008;51:1002-15.

45. Ceponiene R, Rinne T, Naatanen R. Maturation of cortical sound processing as indexed by event-related potentials. Clin Neurophysiol. 2002;113:870-82.
46. Moore JK, Guan YL. Cytoarchitectural and axonal maturation in human auditory cortex. J Assoc Res Otolaryngol. 2001;2:297-311.
47. Wright BA, Zecker SG. Learning problems, delayed development, and puberty. Proc Natl Acad Sci U S A. 2004;101:9942-6.
48. Sharma A, Gilley PM, Dorman MF, Baldwin R. Deprivation-induced reorganization in children with cochlear implant. Int J Audiol. 2007;46:494-9.
49. Dorman M, Sharma A, Gilley P, Martin K, Roland P. Central auditory development: Evidence from CAEP measurements in children fit with cochlear implants. Journal of Communication Disorders. 2007;40(4):289-294.
50. Marian V, Hayakawa S, Schroeder SR. Cross-modal interaction between auditory and visual input impacts memory retrieval. Front Neurosci. 2021;15:661477.
51. Skoe E, Krizman J, Spitzer ER, Kraus N. Auditory cortical changes precede brainstem changes during rapid implicit learning: evidence from human EEG. Front Neurosci. 2021;15:718230.
52. Cardon G, Sharma A. Somatosensory cross-modal reorganization in adults with age-related, early-stage hearing loss. Front Hum Neurosci. 2018;12:172.
53. Hu J, Cui J, Xu JJ, Yin X, Wu Y, Qi J. The neural mechanisms of tinnitus: a perspective from functional magnetic resonance imaging. Front Neurosci. 2021 Feb 11;15:621145.
54. Fortin M, Voss P, Lassonde M, Lepore F. Sensory loss and brain reorganization. Med Sci (Paris). 2007;23(11):917-22.
55. Munro KJ, Trotter JH. Preliminary evidence of asymmetry in uncomfortable loudness levels after unilateral hearing aid experience: evidence of functional plasticity in the adult auditory system. Int J Audiol. 2006;45(12):684-88.
56. Gilley PM, Sharma A, Dorman MF. Cortical reorganization in children with cochlear implants. Brain Res. 2008;1239:56-65.
57. Møller AR. Neural plasticity in tinnitus. Prog Brain Res. 2006;157:365-72.
58. Bartels H, Staal MJ, Albers FW. Tinnitus and neural plasticity of the brain. Otol Neurotol. 2007 Feb;28(2):178-84.
59. Lockwood AH, Salvi RJ, Coad ML, Towsley ML, Wack DS, Murphy BW. The functional neuroanatomy of tinnitus: evidence for limbic system links and neural plasticity. Neurology. 1998 Jan;50(1):114-20.
60. Glick H, Sharma A. Cross-modal plasticity in developmental and age-related hearing loss: clinical implications. Hear Res. 2017 Jan;343:191-201.
61. Shore SE, Roberts LE, Langguth B. Maladaptive plasticity in tinnitus: triggers, mechanisms and treatment. Nat Rev Neurol. 2016 Mar;12(3):150-60.
62. Noreña AJ. Revisiting the cochlear and central mechanisms of tinnitus and therapeutic approaches. Audiol Neurootol. 2015;20(Suppl 1):53-9.
63. Wang K, Tang D, Ma J, Sun S. Auditory neural plasticity in tinnitus mechanisms and management. Neural Plast. 2020 Jul 1;2020:7438461.
64. Ontario Health (Quality). Implantable devices for single-sided deafness and conductive or mixed hearing loss: a health technology assessment. Ont Health Technol Assess Ser. 2020 Mar 6;20(1):1-165.
65. Maison S, Micheyl C, Collet L. Medial olivocochlear efferent system in humans studied with amplitude-modulated tones. J Neurophysiol. 1997;77:1759-68.
66. Worschech F, Marie D, Jünemann K, Sinke C, Krüger THC, Großbach M, et al. Improved speech in noise perception in the elderly after 6 months of musical instruction. Front Neurosci. 2021 Jul 9;15:696240.
67. Sharma A, Glick H, Campbell J. Cortical plasticity and reorganization in pediatric single-sided deafness pre-and postcochlear implantation: a case study. Otol Neurotol. 2016;37:e26ee34.
68. García JM, Urquijo DP, Puerta M, Mosquera CA, Hernández LM, Aparicio ML, et al. Cochlear implant in patients with single sided deafness: hearing results and communicative benefits. Cochlear Implants Int. 2020 May;21(3):136-44.
69. Peter N, Kleinjung T, Probst R, Hemsley C, Veraguth D, Huber A, et al. Cochlear implants in single-sided deafness: clinical results of a Swiss multicentre study. Swiss Med Wkly. 2019 Dec 27;149:w20171.
70. Boyd PJ. Potential benefits from cochlear implantation of children with unilateral hearing loss. Cochlear Implants Int. 2015 May;16(3):121-36.
71. Beck RL, Aschendorff A, Hassepaß F, Wesarg T, Kröger S, Jakob TF, et al. Cochlear implantation in children with congenital unilateral deafness: a case series. Otol Neurotol. 2017;38(10):e570-e576.
72. Ehrmann-Mueller D, Kurz A, Kuehn H, Rak K, Mlynski R, Hagen R, et al. Usefulness of cochlear implantation in children with single sided deafness. Int J Pediatr Otorhinolaryngol. 2020 Mar;130:109808.
73. Yu F, Li H, Zhou X, Tang X, Iii JJ G, Fu Q-J, et al. Effects of training on lateralization for simulations of cochlear implants and single-sided deafness. Front Hum Neurosci. 2018;12:287.
74. Ramos Macías Á, Borkoski-Barreiro SA, Falcón González JC, de Miguel Martínez I, Ramos de Miguel Á. Single-sided deafness and cochlear implantation in congenital and acquired hearing loss in children. Clin Otolaryngol. 2019 Mar;44(2):138-43.

4

BIOFÍSICA DA AUDIÇÃO, PSICOACÚSTICA E BASES PARA A AUDIOLOGIA

Pedro de Lemos Menezes
Denise Costa Menezes

INTRODUÇÃO

O fato de uma ciência ser objetiva e envolver números, como a Física, não deve afastar os profissionais da saúde de sua compreensão e utilização como ferramenta para o aprofundamento da teoria e da prática em suas especialidades. A Fonoaudiologia, e a Audiologia em especial, têm o privilégio de poder contar com o apoio fundamental dessa ciência, expresso, sobretudo, no estudo da acústica física e da biofísica da audição.[1]

Uma vez que a Fonoaudiologia pode ser compreendida como a ciência e a arte do ser comunicante, e justamente pelo fato de a comunicação típica do ser humano envolver a produção de sons e sua recepção; estudar acústica física, biofísica e psicoacústica é parte fundamental da própria essência da Fonoaudiologia e das outras ciências que também avaliam a audição.

Todo o processo envolvido na audição humana passa pelos conceitos da Física, ou mais especificamente da acústica física. Então, após o silêncio inicial, para nós, seres humanos, vem o som. Um som inespecífico ou o "verbo", a fala, cheia de significados e com emoções. Mas o som é uma vibração mecânica, dentro do espectro audível para os humanos, entre 20-20.000 Hz, apesar de a maioria dos adultos escutar entre 20-16.000 Hz.[2]

Quando esse som chega ao sistema auditivo, a biofísica emaranhada com a fisiologia nos faz entender como funciona cada detalhe dessa maravilha que acelera nossa interação com o outro, que permite que fiquemos de pé e ao mesmo tempo é um dos únicos sistemas que nos mantêm informados sobre o que está acontecendo ao nosso redor, literalmente fornecendo informações 360 graus. Ainda, é um dos sentidos que não "desligam" nunca.

Por fim, percebemos o som. Nós, humanos, percebemos o som muito diferente de outros animais. Sim, vale relembrar que os humanos são animais também. Talvez o sistema auditivo dos seres humanos seja até um dos mais limitados do reino animal, ao menos em frequência e intensidade. De qualquer forma, cada animal desenvolveu a audição de que precisava para sobreviver e para, na grande maioria das vezes, perceber a produção sonora de sua própria espécie.[2]

Mas, quando o assunto envolve a audição de sons por seres humanos, surge a psicoacústica. Essa ciência nos ajuda, também, a avaliar subjetivamente a audição, com técnicas da Psicologia e da Física misturadas, e nos faz compreender, ainda, que cada um de nós escuta e processa de forma diferente um mesmo som, assim como resgata memórias e experiências diferentes. Pois, de fato, "somos únicos no mundo".[3]

O presente capítulo, então, partirá de exemplos simples, e até curiosos, do cotidiano das pessoas para explicar fenômenos complexos que ocorrem com os seres humanos e que interferem diretamente em sua avaliação auditiva.

A BIOFÍSICA DA AUDIÇÃO

A Biofísica é uma ciência que aplica as teorias e métodos da Física para entender como os sistemas biológicos funcionam.[4] A Biofísica da audição, então, utiliza tais teorias e métodos para estudar, compreender e explicar como a audição funciona.

O estudo da Biofísica da audição pode iniciar, antes mesmo de o bebê começar a ouvir, por volta das 20 semanas de gestação,[5] na medida em que a referida ciência pode ajudar na compreensão detalhada do desenvolvimento do sistema auditivo. Contudo, é justamente a partir dessa idade que as explicações dos processos inerentes a um dos primeiros contatos do ser humano com o meio exterior ganham importância para a prática clínica do fonoaudiólogo e do audiologista, em especial, e de outros profissionais da saúde relacionados à sua avaliação.

A interação do bebê com a mãe e com alguns sons externos ao corpo da mãe inicia o processo de desenvolvimento da linguagem e do intelecto. O ser humano, para conseguir ouvir os sons, possui notável sistema de captação, magnificação, percepção, discriminação e interpretação do som.[2] Todo esse processo fisiológico é estudado, também, a partir da observação dos fenômenos e da utilização das teorias e da Física aplicada. *(Para maiores informações sobre o assunto, consultar o Capítulo 3, "Sistema auditivo nervoso central: plasticidade, privação sensorial e modalidade cruzada".)*

A Biofísica e os primeiros sons

Uma audição precária, como um processamento mais lento da informação acústica,[1] percebe, basicamente, os sons produzidos pela própria mãe, sua fala, respiração, batimento cardíaco entre outros, e alguns poucos sons de frequências mais graves que conseguem vencer todas as barreiras refratárias dos tecidos até chegar aos pequenos ouvidos do bebê, que ainda está no ventre materno. O mesmo não acontece com a fala do pai, ou de outra pessoa que não seja a própria mãe.

Como se sabe, a voz da mãe necessita de muito menos energia para chegar ao bebê, uma vez que a diferença de impedâncias entre os tecidos do corpo, por onde passará a onda sonora, é muito menor, provoca maior refração e consequente melhor transmissão da energia sonora.[6] Por outro lado, a transmissão da energia sonora de alguém que está próximo à mãe deverá percorrer o ar e encontrar o tecido do abdome materno. A diferença de impedância entre o ar e o tecido causará uma reflexão de aproximadamente 99,9% da energia e, consequentemente, uma transmissão de 0,1%. Sem contar que outras diferenças de impedância, entre tecidos e outras estruturas, ainda existem até que o som chegue ao bebê.

Pode-se resumir a composição da atenuação sonora, de maneira simplificada, para um falante que está próximo da mãe, em três processos:

1. Atenuação do som da boca do falante até a barriga da mãe, –6 dB (aproximadamente).
2. Atenuação em razão da mudança de impedâncias, entre o ar e o tecido da barriga da mãe, aproximadamente –30 dB.
3. Atenuação da transmissão das frequências sonoras nos tecidos do corpo: entre 0 (sons graves) e –3 dB (atenuação aproximada máxima para a frequência de 20 kHz).

Cada processo será detalhado a seguir:

Processo 1: atenuação do som da boca do falante até a barriga da mãe

A atenuação da intensidade sonora, em campo livre, diminui com o inverso do quadrado da distância:[7]

$$I \propto \frac{1}{(d)^2}$$

Isso acontece porque o som propaga-se, em campo livre e sem obstáculos, para todos os lados, assumindo a forma de uma esfera.[7] A área da esfera pode ser calculada pela expressão: $4\pi r^2$, em que **r** é o raio ou a distância da fonte sonora. Em outros cenários pode haver limitação dos espaços decorrente do chão, teto e paredes etc. Assim, a propagação, desprezando-se as reflexões, será proporcional à área de uma esfera, da metade, de um quarto da esfera etc., a depender das limitações do ambiente. Contudo, como pode ser visto, seja qual for a limitação, o crescimento da área sempre será proporcional ao quadrado do raio. Então, todas as vezes que o raio dobrar de tamanho, a área aumentará 4 vezes. Com a intensidade fixa, um aumento de 4 vezes no tamanho da área representará uma diminuição de 4 vezes na intensidade, pois esta será, agora, distribuída numa área 4 vezes maior, como pode ser visto na Figura 1.

A unidade de medida do som é o bel. Porém, na audiologia, é mais apropriado medi-lo em decibéis (**dB**), sobretudo por causa da grandeza dos sons utilizados na avaliação auditiva.[2]

O decibel envolve, então, a décima parte do bel, a qual é a razão da pressão medida, ou da intensidade, pela pressão (P_0) ou intensidade (I_0), referencial. Os valores de referência foram estabelecidos para a intensidade (e para a pressão) a partir do mínimo que o ouvido humano, em média, é capaz de perceber. Quando um som assume esses

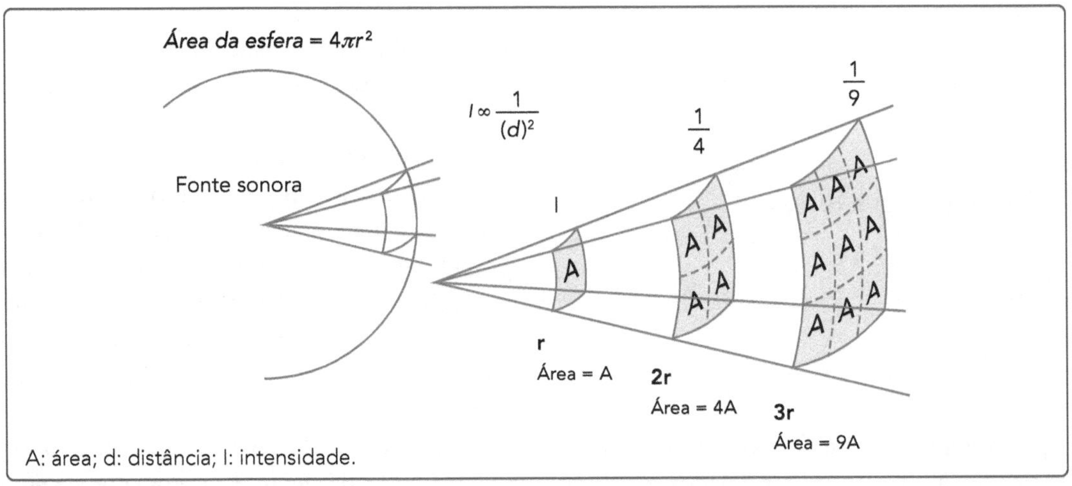

FIGURA 1 Espalhamento esférico da energia sonora.
Fonte: adaptada de Menezes et al., 2005.[2]

valores, dizemos que ele tem 0 dB. Isso implica dizer que, quando um som possui menor pressão ou intensidade do que a referência, ele assume valores negativos, o que é comum, por exemplo, na audiometria tonal limiar.

Além disso, deve-se destacar que o som, em virtude da grande sensibilidade do ouvido humano, é medido em escala logarítmica. Seria muito difícil trabalhar em escala direta numa avaliação audiológica, pois a menor intensidade sonora percebida pela orelha humana é, normalmente, 10^{14} vezes mais fraca do que a intensidade capaz de causar dor,[2] ou seja, existe uma diferença de aproximadamente 140 dB, como pode ser observado na Tabela 1.

O nível de intensidade sonora (**NIS**) pode ser calculado pela expressão:

$$dB\ NIS = 10\ log \frac{1}{I_0}$$

Por outro lado, como tal intensidade é proporcional à pressão ao quadrado, tem-se:

Se,

$$I \alpha P^2$$

Então:

$$dB\ NPS = 10\ log \frac{p^2}{p_0^2}$$

Simplificando:

$$dB\ NPS = 20\ log \frac{p}{P_0}$$

Finalmente, aplicando-se a atenuação sonora com as distâncias, inicial (**d**$_i$) e final (**d**$_f$), da fonte geradora, tem-se que:

Se,

$$I \propto \frac{1}{(d_f)^2}$$

TABELA 1 Valores de intensidade, pressão, nível de intensidade e nível de pressão sonora

Tipo de som	I_x (watts/m^2)	dB NIS ou NPS	P_x (mpa)
Limiar da dor	10^2	140	$2,00.10^8$
Limiar de desconforto	10	120	$2,00.10^7$
Britadeira	10^{-2}	100	$2,00.10^6$
Sala de leitura	10^{-4}	80	$2,00.10^5$
Rua com grande tráfego	10^{-5}	70	$6,32.10^4$
Conversa normal	10^{-6}	60	$2,00.10^4$
Música fraca	10^{-7}	50	$6,32.10^3$
Som ambiental	10^{-8}	40	$2,00.10^3$
Casa silenciosa	10^{-9}	30	$6,32.10^2$
Som em biblioteca	10^{-10}	20	$2,00.10^2$
Vento balançando folhas	10^{-11}	10	$6,32.10^1$
Limiar da audição (1 kHz)	10^{-12}	0	$2,00.10^1$

dB: decibéis; I: intensidade; NIS: nível de intensidade sonora; NPS: nível de pressão sonora; p: pressão.
Fonte: adaptada de Menezes et al., 2005.[2]

$$I_0 \infty \frac{1}{(d_i)^2}$$

Então:

$$dB\ Atenuação = 10\ log \frac{\frac{1}{(d_i)^2}}{\frac{1}{(d_i)^2}}$$

Simplificando:

$$dB\ Atenuação = 20\ log \frac{d_i}{d_i}$$

Assim, por exemplo, caso a mãe esteja a 1 m do falante (**d**$_i$), a intensidade que chega aos seus ouvidos seja de 60 dB e a distância desse falante até a sua barriga seja de 2 m (**d**$_f$), a atenuação sonora será de aproximadamente -6 dB, ou seja, chegará 54 dB ao tecido da barriga.

$$dB\ Atenuação = 20\ log \frac{1}{2} = -6\ \text{dB}$$

Outro dado importante que o audiologista precisa saber é que a velocidade do som não se altera com a frequência deste, mas é alterada pela variação da temperatura e umidade,[8] como pode ser visto na Figura 2.

A variação da velocidade do som (m/s), em meios fluidos como o ar, em função da temperatura (**t**), em graus Celsius (C), pode ser obtida, de maneira simplificada, por meio da expressão:[8]

$$V_{som} = 331 + 0{,}6\ t$$

Para a temperatura de 20°C, por exemplo, a velocidade do som será de 343 m/s, como pode ser visto na demonstração a seguir.

$$Vsom = 331 + 0{,}6 \cdot 20$$
$$Vsom = 343\ \text{m/s}$$

Para temperaturas mais altas, como as encontradas no Norte e Nordeste brasileiros, média de 30°C, a velocidade do som será 349 m/s.

O audiologista também deve saber que existe variação da impedância acústica em função da frequência e que sons mais agudos tendem a atenuar mais do que sons mais graves.[6] Assim, por exemplo, um som de 1 kHz tem uma atenuação acústica de 0,05 dB após 1 m de propagação pelo ar, à temperatura de 20°C. Por outro lado, um som de 20 kHz atenua 0,98 dB, após percorrer a mesma distância (Tabela 2).

Tal conhecimento é particularmente importante para a compreensão da atenuação sonora por via óssea, na audiometria, e do que ocorre na avaliação em campo livre, com os instrumentos musicais ou a partir de caixas de som, dentro da cabine, e até mesmo com a avaliação audiológica utilizando um audiômetro pediátrico. Caso haja necessidade de mudança na distância entre a caixa de som e o ouvinte, dentro da cabine, mais do que fazer uma correção genérica da intensidade pela distância, a partir da fórmula apresentada, é necessário realizar uma nova calibração para ajustar a intensidade do som, levando em conta todas as variáveis relacionadas.

Processo 2: atenuação em razão da mudança de impedâncias

A impedância (**R**), então, é a medida da densidade e compressibilidade do meio.[9] A potência de transmissão entre dois meios é dada pela equação:

$$\frac{4R_1R_2}{(R_1 + R_2)^2}$$

Em que **R**$_1$ é igual à impedância do meio inicial e **R**$_2$ é igual à impedância do meio final. Então, uma vez que a impedância acústica do ar é igual a $0{,}44.10^3$ kg/m^{2}s e a

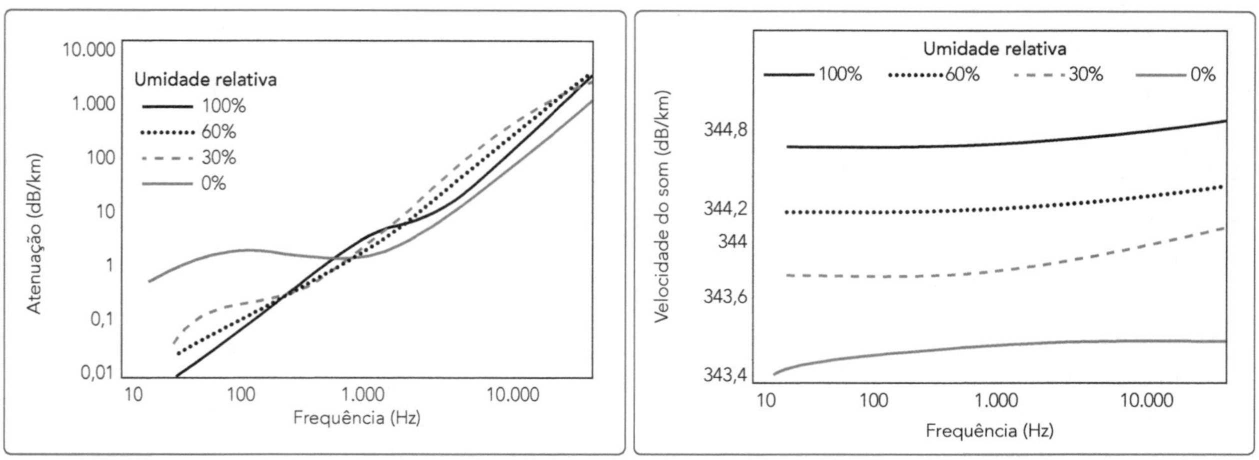

FIGURA 2 Variação da atenuação e velocidade do som em função da umidade e da frequência.
Fonte: adaptada de Gerges, 2000.[8]

TABELA 2 Atenuação sonora em função da frequência após 30 cm de propagação

Estrutura	Coeficiente α (dBMHz·cm)	1 kHz (dB)	2 kHz (dB)	4 kHz (dB)	8 kHz (dB)	10 kHz (dB)	20 kHz (dB)
Ar, a 20°C	1,64	0,05	0,1	0,2	0,39	0,49	0,98
Sangue	0,2	0,01	0,01	0,02	0,05	0,06	0,12
Osso, cortical	6,9	0,21	0,41	0,83	1,66	2,07	4,14
Osso, trabecular	9,94	0,3	0,6	1,19	2,39	2,98	5,96
Cérebro	0,6	0,02	0,04	0,07	0,14	0,18	0,36
Peito	0,75	0,02	0,05	0,09	0,18	0,23	0,45
Cardíaco	0,52	0,02	0,03	0,06	0,12	0,16	0,31
Tecidos conectivos	1,57	0,05	0,09	0,19	0,38	0,47	0,94
Dentina	80	2,4	4,8	9,6	19,2	24	48
Esmalte	120	3,6	7,2	14,4	28,8	36	72
Gordura	0,48	0,01	0,03	0,06	0,12	0,14	0,29
Fígado	0,5	0,02	0,03	0,06	0,12	0,15	0,3
Medula	0,5	0,02	0,03	0,06	0,12	0,15	0,3
Músculos	1,09	0,03	0,07	0,13	0,26	0,33	0,65
Tendões	4,7	0,14	0,28	0,56	1,13	1,41	2,82
Tecidos moles	0,54	0,02	0,03	0,06	0,13	0,16	0,32
Água	0,0022	0	0	0	0	0	0
Tecidos moles média	0,7	0,02	0,04	0,08	0,17	0,21	0,42
Atenuação média das estruturas da barriga da mãe até o ouvido do bebê	2,55	0,08	0,15	0,31	0,61	0,77	1,53

α corresponde ao coeficiente da atenuação da intensidade em decibéis por centímetro.[6]
Fonte: adaptada de Gerges, 2000.[8]

impedância acústica do tecido humano é igual a $1{,}69.10^6$ kg/m^{2}s, tem-se como potência transmitida:

$$\frac{4 \cdot (0{,}44 \cdot 10^3) \cdot (1{,}69 \cdot 10^6)}{(0{,}44 \cdot 10^3 + 1{,}69 \cdot 10^6)^2}$$

Assim, apenas 0,001 ou 0,1% da energia é transmitida, ou, em outras palavras, o som será atenuado em –30 dB. A essa atenuação ainda é somada a atenuação da distância entre a boca do falante e a barriga da mãe.

$$NIS = 10\ log\ \frac{0{,}001}{1} = -\ 30\ \text{dB}$$

Seguindo o exemplo, um som que chega à barriga da mãe com 54 dB será refratado com 24 dB pelos tecidos maternos e ainda sofrerá a atenuação por frequência durante a transmissão até o ouvido do bebê, como poderá ser visto no processo 3.

Processo 3: atenuação da transmissão das frequências sonoras

Finalmente, o terceiro processo, desprezando-se as refrações e reflexões entre os tecidos do corpo humano, é a atenuação sonora que ocorre após a energia refratar para a barriga da mãe. Vale destacar que essa atenuação varia em função da frequência sonora (Hz), conforme a expressão a seguir:[10]

$$\alpha\omega d10^{-8}$$

Em que α é o coeficiente de atenuação, que varia em função do material ou tecido, ω é a frequência sonora em Hertz e **d** é a distância em centímetros. Para fins de aproximação, o coeficiente de atenuação médio adotado para as estruturas por onde passa a onda sonora no corpo humano (músculos, tecidos conjuntivos, sangue, osso etc.) foi de 2,55.

Então, para o exemplo que está sendo descrito, a voz que se destina a atingir as orelhas do bebê, caso percorra 30 cm, sofrerá atenuação de 0,01 dB para as frequências próximas a 80 Hz, e essa atenuação aumentará, gradativamente, até 0,77 dB para as frequências próximas a 10 kHz (supondo que o espectro da voz humana esteja entre 80 Hz e 10 kHz). Tal atenuação, para sons além do espectro vocal humano, ainda poderia superar os 1,53 dB, caso a frequência sonora esteja próxima ao limite superior da audição, 20 kHz (atenuação nos tecidos do corpo humano). A voz que chega ao ouvido do bebê, assim, terá entre 23,9 dB, para as frequências graves, e 23,23 dB, para as frequências agudas. Por isso, ocorre uma grande diminuição da recepção de sons, externos à mãe, pelo bebê, incluindo a voz de outra pessoa, como o pai, por exemplo.

É importante lembrar, todavia, que esse obstáculo pode ser superado, ou minimizado. Para isso, basta que o pai, ou companheiro, ou qualquer outra pessoa, fale bem de perto, coloque as mãos ao redor da boca e as encoste na barriga da mãe (não precisa gritar). Dessa forma, a energia é concentrada e a refração é aumentada. Com menor perda energética, mais informações acústicas irão chegar, estimulando ainda mais a linguagem e o intelecto da criança. Além disso, a participação do pai (ou de outra pessoa que represente uma função referencial para a criança) trará conforto e tranquilidade à mãe, e essas informações de e cuidado chegarão à criança, mesmo que, em sua maior parte, não sejam acústicas.

Captação do som

O corpo humano, sobretudo a cabeça e o pescoço, interage acusticamente com o som. Esse sistema provoca modificações acústicas, as chamadas variações espectrais transferidas anatomicamente (Veta), que ajudam principalmente na localização sonora, mais ainda para sons que se originam no eixo vertical sagital mediano.[11] Como pode ser visto na Figura 3, sons à direita ou à esquerda contam com diferenças de tempo (DTI) e intensidade (DII) interaurais, entre as orelhas, o que facilita a identificação da origem do som.

A avaliação auditiva com o audiômetro pediátrico, ou a utilização da bandinha, realizada de um dos lados da cabeça, é fortemente influenciada por diferenças interaurais, uma vez que, quando o comprimento da onda sonora é inferior à distância entre as orelhas, surge uma sombra acústica, ou seja, a intensidade sonora será muito mais forte de um lado que do outro. Quanto mais agudo for esse

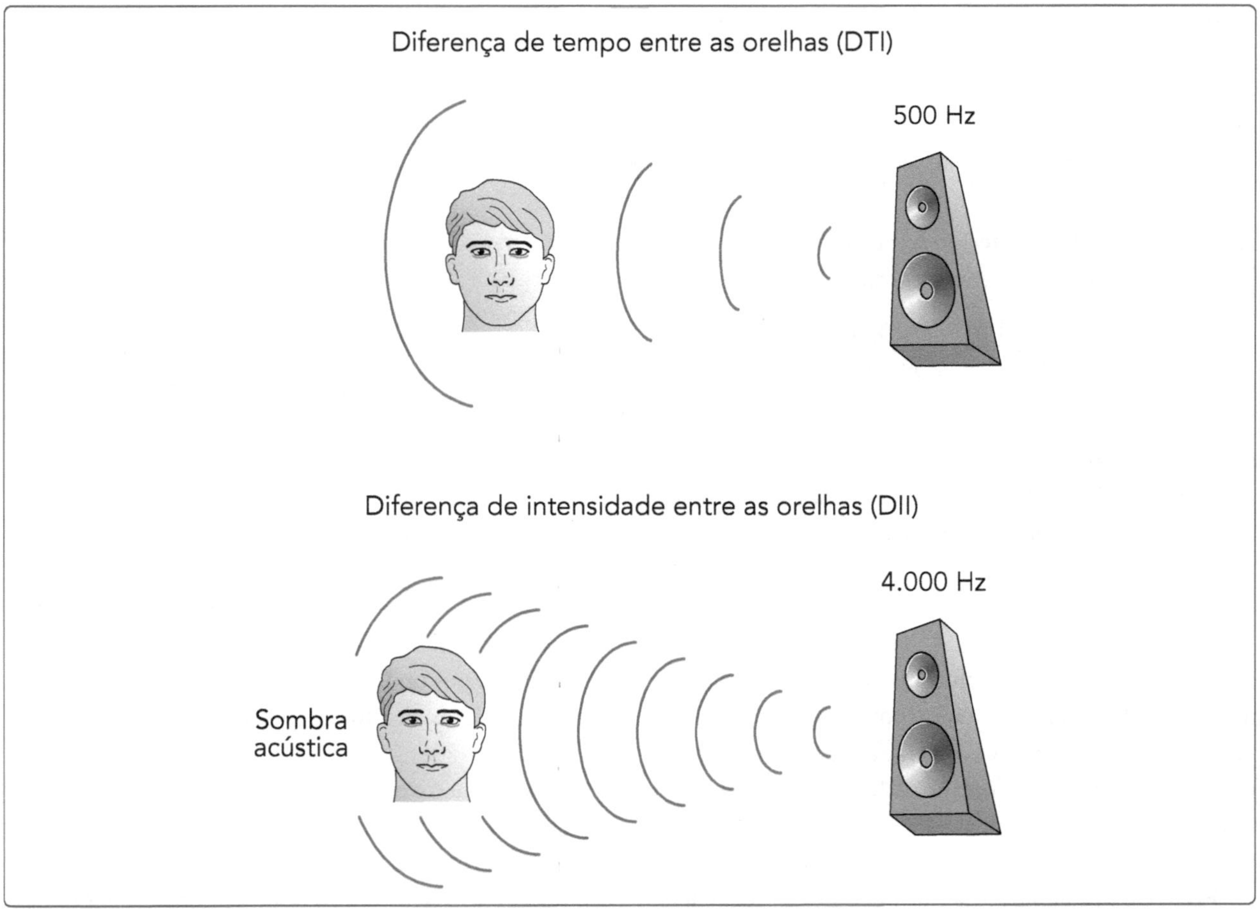

FIGURA 3 Diferença de tempo e intensidade entre as orelhas, por frequência.
Fonte: adaptada de Menezes et al., 2005.[2]

som, maior será a diferença de intensidade entre as orelhas. Para sons graves, o tempo de chegada é diferente e também gera diferenças entre as orelhas.

Assim, por exemplo, para uma criança cuja distância entre as orelhas é de 12 cm, a temperatura ambiente é de 25°C, e a consequente velocidade do som é igual a 346 m/s, o limite para que não ocorra a sombra acústica e os sons cheguem, praticamente com a mesma intensidade entre as orelhas, poderá ser calculado pela seguinte expressão:

$$F = \frac{V_{som}}{\lambda}$$

Em que **F** é a frequência sonora, $\mathbf{V_{som}}$ é a velocidade do som e λ é o comprimento da onda (em metros), o qual, no exemplo, é a distância entre as orelhas da criança.

Então:

$$F = \frac{346}{0{,}12}$$
$$F = 2.883 \text{ Hz}$$

Assim, quando a frequência sonora do audiômetro pediátrico, ou do instrumento percutido, for maior ou igual a 2.883 Hz, seu comprimento de onda irá superar a distância entre as orelhas dessa criança e a avaliação será binaural. Por outro lado, quando o audiômetro referido ou o instrumento produzirem frequências maiores que a calculada, seus comprimentos de onda serão menores que a distância entre as orelhas, e o som predominará na orelha mais próxima. Além disso, tal diferença será maior quanto maior for a frequência produzida.

Os valores do efeito sombra, ou DII, para uma pessoa com distância entre as orelhas de 15 cm, podem ser calculados pela expressão:

$$DII\ (efeito\ sombra) = 0{,}18 \cdot \sqrt{f} \cdot sen\ \theta$$

Para **f** igual à frequência sonora e θ igual ao azimute, ângulo no eixo horizontal entre a ponta do nariz e outro ponto qualquer ao redor do sujeito. O azimute é igual a 0 quando o referido ponto está à frente do sujeito, e é igual a 90 graus quando está completamente à direita dele. Assim, para um som do lado direito, a 90 graus de azimute, a sombra acústica será aproximadamente 10 dB para 3 kHz, 11,5 dB para 4 kHz e 18 dB para 10 kHz.

Entretanto, quando a fonte está no eixo vertical sagital mediano, azimute 0 ou 180° graus, não ocorre sombra acústica e a localização se dá por meio das Veta e de pequenos movimentos involuntários da cabeça, para um lado e para o outro, como ocorre em grande parte dos mamíferos.

Na cabeça, mais especificamente na orelha externa, o som é captado e adentra com maior energia no sistema auditivo. O pavilhão auricular, que possui uma forma levemente cônica, concentra a energia sonora para a pequena área do meato acústico externo. Os acidentes do pavilhão auricular, suas circunvoluções, refletem e ressoam o som para um ponto de concentração máxima, o meato acústico externo. Posteriormente, o som segue para o conduto auditivo externo, que possui paredes extremamente lisas e regulares e propicia uma perfeita reflexão sonora em direção à membrana timpânica.[2]

Alterações no pavilhão auricular e/ou no conduto auditivo externo, como a presença de corpos estranhos, por exemplo, podem resultar em perda auditiva, impedindo a passagem do som para a membrana timpânica. Um exemplo comum é a rolha de cera, um acúmulo exagerado de cerúmen nas paredes do conduto.

O pavilhão auricular e o conduto auditivo externo, além de serem os responsáveis pela captação do som, também o amplificam, pois possuem frequências naturais de ressonância dentro da faixa da audição humana. Assim, o pavilhão auricular ressoa frequências entre 1-8 kHz, com maior amplitude próximo a 5 kHz.

O conduto auditivo externo funciona como um tubo fechado e ressoa frequências segundo a equação:

$$Fn = \frac{nV_{som}}{4L}$$

Em que **Fn** é a frequência natural de ressonância calculada, **n** é o harmônico ímpar de interesse (1, 3, 5 etc.), $\mathbf{V_{som}}$ é a velocidade do som e **L** é comprimento do conduto auditivo externo, em metros.

Para um adulto que possui um conduto auditivo externo de 2,3 cm (0,023 m) que está num local à temperatura média 30°C (V_{som} = 349 m/s), a frequência de ressonância para o primeiro harmônico terá pico igual a 3.793 Hz. *(Para maiores informações sobre o assunto, consultar o Capítulo 1, "Estrutura e função do sistema auditivo periférico".)*

Ressonância em tubos

As ondas estacionárias são as responsáveis pela ressonância dos tubos. O conduto auditivo externo é um tubo fechado, pois possui a membrana timpânica em uma de suas extremidades.[12] Nesses tubos ocorrem dois fatores físicos: a interferência e a ressonância. Assim, acontece a superposição de ondas idênticas que se propagam em sentidos opostos, uma originada da fonte sonora e outra refletida na membrana timpânica. Com isso, surgem pontos com grande concentração de energia e pontos com amplitude nula, os ventres e os nós, respectivamente, como pode ser visto na Figura 4.

Deve-se destacar que tais ondas estacionárias, em razão justamente da superposição, anulam os harmônicos pares, pois estes ficam perfeitamente alinhados, cristas com vales, restando apenas os harmônicos ímpares. Além disso, a amplificação é máxima para o primeiro harmônico (x), e diminui de maneira inversamente proporcional para os demais. Então, para o terceiro harmônico será x/3 da amplificação do primeiro, para o quinto harmônico será x/5 da amplificação do primeiro e assim sucessivamente.

Para uma ressonância de aproximadamente 3.800 Hz, retomando o exemplo anterior, o primeiro harmônico, ou seja, 3.800 Hz, terá amplificação máxima. O terceiro harmônico, ou seja, 11.400 Hz, terá amplificação de 1/3 da máxima etc.

A audiometria tonal avalia 4.000 Hz, a frequência mais próxima de 3.800 Hz avaliada. Uma vez que qualquer som complexo[13] será fortemente amplificado pelo conduto nessa frequência, está aqui uma das explicações para a perda auditiva induzida por ruído predominar na referida frequência. Outros fatores, físicos, fisiológicos e bioquímicos, também parecem estar envolvidos com esse problema. *(Para maiores informações sobre o assunto, consultar o Capítulo 25, "Ruído, efeitos sobre a saúde e estratégias de proteção".)*

Magnificação do som

A orelha média tem como principais funções o casamento de impedâncias e o equilíbrio das pressões externas e internas. O som captado segue então para a membrana timpânica, passa pelos ossículos da orelha média e passa para a janela oval. Assim, a energia sonora que se propaga até a referida membrana, pelo ar, terá de passar para a perilinfa, da orelha interna.[2]

A passagem da energia sonora do ar, que possui impedância acústica igual a $0{,}44.10^3$ kg/m²s ($\mathbf{R_1}$), para a água (similar a perilinfa), que possui impedância acústica igual a $1{,}5.10^6$ kg/m²s ($\mathbf{R_2}$), pode ser calculada pela mesma expressão utilizada anteriormente:

$$\frac{4R_1R_2}{(R_1 + R_2)^2}$$

$$\frac{4 \cdot (0{,}44 \cdot 10^3) \cdot (1{,}5 \cdot 10^6)}{(0{,}44 \cdot 10^3 + 1{,}5 \cdot 10^6)^2}$$

Como resultado, apenas 0,1% da energia seria transmitida para a perilinfa, ou seja, o som seria atenuado em −30 dB. Porém, o casamento das impedâncias que ocorre na orelha média evita tal atenuação e se dá por dois fatores principais: a relação hidráulica e os mecanismos de alavanca.

A forma cônica da membrana timpânica concentra a maior parte da energia em seu centro, na altura do umbus, região na qual o martelo está fixado. Com isso, o martelo vibra com amplitude máxima e a energia propaga-se via bigorna até o estribo, o qual se movimenta para dentro e para fora da janela oval. A orelha média, por fim, responde de maneira diferente para cada frequência sonora, e sua ressonância é maior para frequências próximas a 1 kHz (aproximadamente 30 dB), com

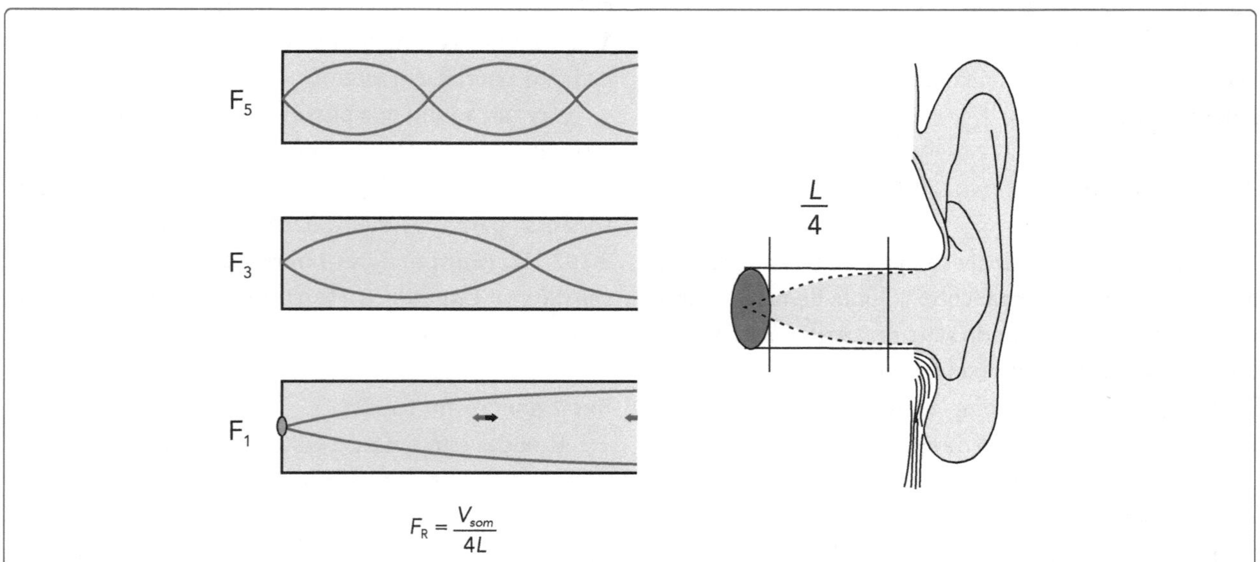

FIGURA 4 Onda estacionária no conduto auditivo externo.
Fonte: adaptada de Menezes et al., 2005.[2]

forte diminuição até 250 Hz (ressonância de aproximadamente 5 dB) e com diminuição moderada até 8 kHz (ressonância de aproximadamente 20 dB), como pode ser visto na Figura 5. *(Para maiores informações sobre o assunto, consultar o Capítulo 1, "Estrutura e função do sistema auditivo periférico".)*

Relação hidráulica

O fator mais importante para a amplificação da energia sonora, e consequente casamento das impedâncias, é a relação hidráulica, também conhecida como efeito das áreas, ou o efeito da prensa hidráulica. Tal efeito parte do pressuposto de que:

$$P_1 = \frac{F_1}{F_2} \text{ e } P_2 = \frac{F_2}{A_2}$$

Como a força de entrada é igual à força de saída, tem-se:

$$P_1A_1 = P_2A_2$$

Finalmente:

A pressão final é:

$$P_2 = P_1 \frac{A_1}{A_2}$$

Assim, a membrana timpânica é a área inicial (**A**$_1$) e possui aproximadamente 64,3 mm^2 de área vibrante.[14] A janela oval, por outro lado, 3,2 mm^2, sendo considerada a

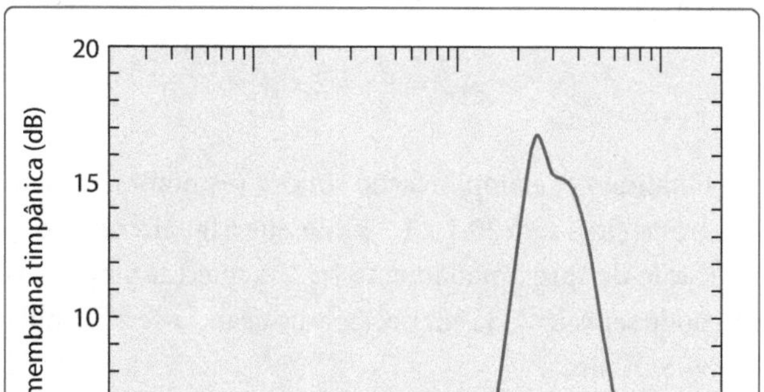

FIGURA 5 Ressonância da membrana timpânica.
Fonte: Boechat et al., 2015.[15]

área final (**A**$_2$). A pressão sonora final, amplificada pelo efeito das áreas, será:

$$P_2 = \frac{64{,}5}{3{,}2} = 20{,}1\ x$$

Uma vez que a pressão exercida em uma superfície será maior quanto menor for a área de contato com essa superfície, ocorrerá uma concentração de pressão da ordem de 1:17. Deve-se lembrar, entretanto, que, para frequências sonoras com valores acima de 2.500 Hz, a membrana timpânica vibra de maneira segmentada, com áreas menores, e isso, necessariamente, modifica a relação e torna a amplificação menor.[14] *(Para maiores informações sobre o assunto, consultar o Capítulo 1, "Estrutura e função do sistema auditivo periférico".)*

Mecanismos de alavanca

Na orelha média ocorrem dois mecanismos de alavanca que resultam em vantagem mecânica e provocam amplificação sonora.[14] O primeiro deles é a alavanca interfixa. Ocorre entre o cabo do martelo, considerado o braço da força, que recebe a energia sonora, e o braço da resistência, a apófise longa da bigorna, que tenta vencer a resistência do estribo e dos líquidos da cóclea. O ponto fixo, entre eles, é a articulação incudomaleolar.

A vantagem mecânica pode ser calculada por meio da expressão a seguir:

$$V_m = \frac{BF}{BR}$$

Em que **Vm** é a vantagem mecânica, **BF** é o braço da força e **BR** é o braço da resistência. Uma vez que o cabo do martelo de um adulto possui 1,3 cm e a bigorna possui 1 cm, tem-se:

$$V_m = \frac{1{,}3}{1} = 1{,}3\ x$$

Então, como o braço da resistência é menor, a alavanca permite um ganho de energia na proporção da relação entre os dois braços, ou seja, 1:1,3, como pode ser visto na Figura 6.

O segundo mecanismo é o de alavanca catenária, ou mecanismo do empenamento da membrana timpânica. A força do som no conduto auditivo externo é similar à força encontrada na borda da membrana timpânica, uma vez que o ligamento anular, ao redor desta, é fixo e a energia é espalhada para a borda do tímpano e para o centro (Figura 8). A fixação da membrana no umbus amplifica a energia sonora no martelo em virtude da maior mobilidade e consequente absorção em sua borda lateral[16] (Figura 7).

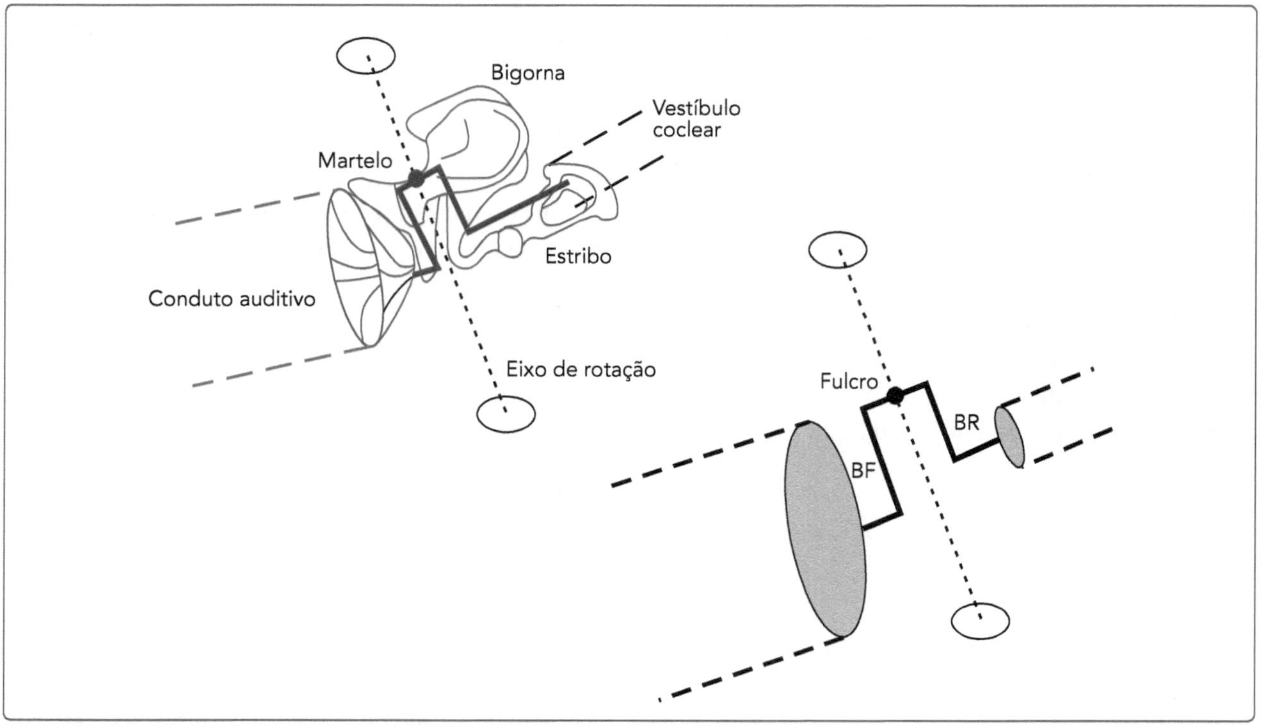

FIGURA 6 Efeito alavanca interfixa na orelha média.
Fonte: adaptada de Gelfand, 2018.[14]

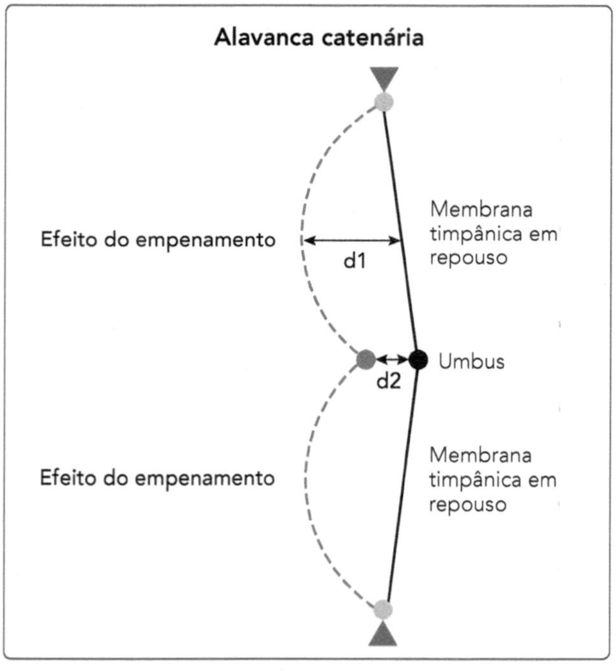

FIGURA 7 Mecanismo de alavanca catenária da membrana timpânica.

Acontece um fenômeno similar ao de uma cama elástica, ou alavanca catenária, justamente por causa da elasticidade das fibras do tímpano. A vantagem mecânica da referida alavanca catenária sofre interferência da variação de frequência, contudo, pode ser aproximada pela expressão:

$$V_m = \frac{d_1}{d_2}$$

Uma vez que a distância do ponto de maior flexibilidade do tímpano para o ponto de repouso é de 4 mm (**d_1**) e entre sua parte central tensionada e o umbus é de 2 mm (**d_2**), tem-se que a vantagem mecânica (**V_m**) é de 2 x, ou seja, resulta em uma amplificação de 1:2, como pode ser visto a seguir:

$$V_m = \frac{4}{2} = 2\,x$$

Finalmente, a amplificação sonora resultante da ação dos três efeitos será 20,1 x 1,3 x 2, o que é igual a uma amplificação de aproximadamente 1:52. A referida amplificação pode ser calculada em decibéis utilizando-se a fórmula do NPS. Assim:

$$dB\ NPS = 20\ log\ \frac{P}{P_0}$$

Então:

$$dB\ NPS = 20\ log\ \frac{52}{1} = 34\ \text{dB NPS}$$

A seguir, é possível observar, na Figura 8, a amplificação da orelha média em função da frequência. Lembre-se de que tal variação na amplificação, com pico próximo a 1 kHz, deve-se, sobretudo, à ressonância da membrana

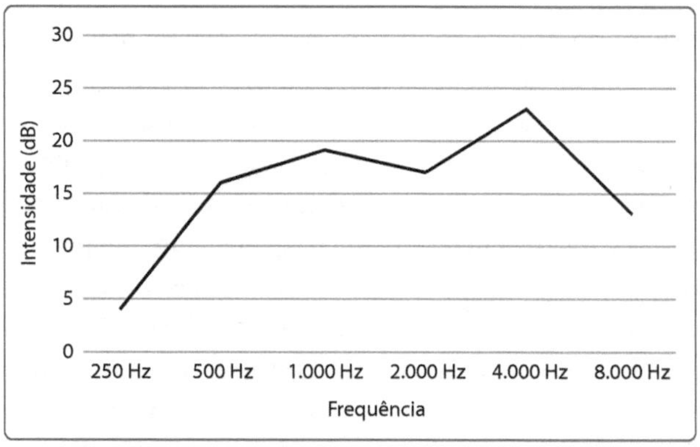

FIGURA 8 Ressonância da orelha média, por frequência.

timpânica e à mudança no tamanho da área, que diminui a partir de 2.500 Hz. *(Para maiores informações sobre o assunto, consultar o Capítulo 1, "Estrutura e função do sistema auditivo periférico".)*

É importante destacar, ainda, que o reflexo estapédico atenua sons intensos, próximos a 80 dB nível de sensação, principalmente para as frequências abaixo de 1 kHz. Sua atenuação acontece entre 20-40 dB para frequências entre 125-500 Hz, aproximadamente 15 dB para frequências de 1 kHz e uma atenuação muito pequena, ou inexistente, para frequências mais altas.

Percepção sensorial e discriminação do som

Na orelha interna ocorre a percepção do som. As vibrações mecânicas chegam até os líquidos cocleares, por meio da platina do estribo, conectada à janela oval, que se move no espaço perilinfático. As ondas líquidas propagam-se dentro da cóclea da base até o ápice, via rampa vestibular, onde encontram o helicotrema e retornam, do ápice até a base, via rampa timpânica, na direção da janela redonda.

Esse processo mecânico cria uma onda propagada de perilinfa, a qual movimenta o ducto coclear, e resulta na vibração da membrana basilar e do órgão de Corti. Com isso, a membrana basilar desliza sobre o órgão de Corti, para movimentar os cílios das células ciliadas, provocando sua despolarização, o que transduz o impulso mecânico em impulso elétrico. Tal impulso percorre toda a via auditiva periférica, até o córtex auditivo.[1,2]

O sistema de discriminação, altamente complexo, parte de processos puramente mecânicos na orelha média e na cóclea, onde também ocorre a transdução do sinal, para processos cada vez mais complexos na via auditiva e no córtex temporal, que reúnem as informações aferentes e realizam intervenções eferentes, para o processamento e compreensão do estímulo sonoro.

A discriminação auditiva acontece de forma quantitativa e qualitativa. Assim, a intensidade sonora é determinada pela quantidade de células ciliadas e de fibras nervosas que são mobilizadas no ato da audição. Um som intenso mobiliza mais células, consequentemente fibras, do que um som mais fraco. Assim, um som é percebido no córtex a partir da quantidade de fibras e consequente fluxo elétrico.

A discriminação qualitativa das frequências que compõem um som, por outro lado, envolve processos mais complexos, e alguns deles não foram compreendidos em sua totalidade. Como se sabe, um adulto percebe frequências sonoras entre 20-16.000 Hz, e a filtragem dessas frequências ocorre desde a orelha externa, que direciona melhor os sons, sobretudo os da fala, para o conduto auditivo externo, o qual ressoa frequências mais agudas.

Na orelha média, a vibração segmentada da membrana timpânica provoca uma amplificação gradualmente menor para sons acima de 2.500 Hz, e provavelmente muito pequena ou nula acima de 10 kHz, podendo resultar em atenuação para frequências maiores do que 16-20 kHz. Ainda na orelha média, o reflexo estapédico é eficiente para atenuar ruídos mais graves, com valores menores que 1 kHz, e sua eficiência aumenta na medida em que a frequência diminui ainda mais.[1,2]

Na cóclea, o som devidamente amplificado e filtrado recebe ainda a influência de dois mecanismos importantes. Um passivo, sem gasto de energia, que diz respeito ao comprimento das ondas e à ressonância da membrana basilar e das células ciliadas externas (CCE), e outro ativo, com gasto de energia, o qual se refere à motilidade contrátil das CCE.

Para a visualização do mecanismo passivo, observe a Figura 9. Na referida figura, a membrana basilar, ao longo de seu comprimento, e sobretudo as células ciliadas externas, não possuem a mesma forma física nem a mesma tensão. Como acontece nas cordas de um violão, quanto mais tensas, mais altas são as notas musicais, ou as frequências, produzidas. No xilofone, por outro lado, quando mais curtas as barras, mais agudos são os sons produzidos.

A membrana basilar é mais tensa e as CCE são menores na base da cóclea, o que facilita a ressonância com sons de frequências agudas. No giro médio da cóclea, a tensão da membrana e o tamanho das CCE são intermediários, por isso estas ressoam com frequências médias. Por fim, no giro apical, a membrana basilar é mais relaxada e as CCE são maiores, o que provoca vibração máxima a partir de sons graves.

O mecanismo ativo ocorre em decorrência das características contráteis das CCE, pois restringe o número de células

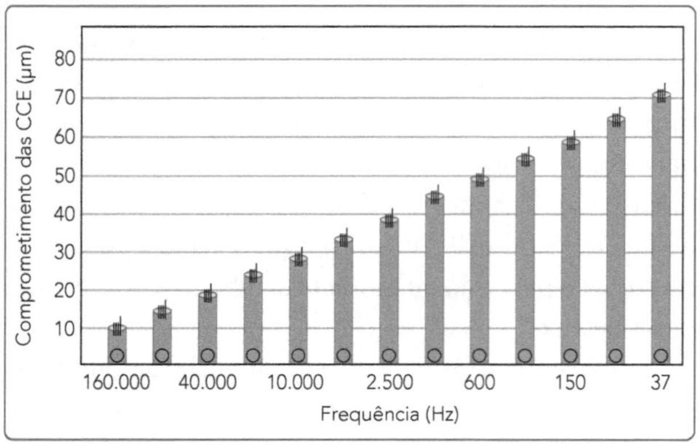

FIGURA 9 Comprimento das células ciliadas externas por frequência de ressonância.
CCE: células ciliadas externas.
Fonte: adaptada de http://www.cochlea.eu/en/hair-cells/outer-hair-cells-ohcs.

estimuladas, deixando a seletividade de frequência muito mais especializada, o que permite, de fato, maior estimulação das células ciliadas internas, as quais representam maior porção da via auditiva aferente. A contração das CCE pode representar um ganho de até 50 dB, como pode ser visto na Figura 10.

A partir da ação dos mecanismos passivos e ativos, cada posição específica na membrana basilar responderá melhor a uma frequência determinada, ou seja, a cóclea é tonotópica.

Deve-se destacar ainda que, sob a ótica da biofísica da audição, a cóclea funciona como um filtro passa-banda para intensidades mais fracas, até 50 dB. Contudo, na medida em que a intensidade aumenta, a cóclea passa a funcionar como um filtro passa-alta, ou seja, sons fortes estimulam também regiões vizinhas na direção do estribo. Então, um som de 1 kHz a 80 dB é capaz de estimular a região da membrana basilar correspondente a 1 kHz, mas também todas as outras regiões que correspondem a frequências mais altas que esta. Essa propriedade é parte importante da

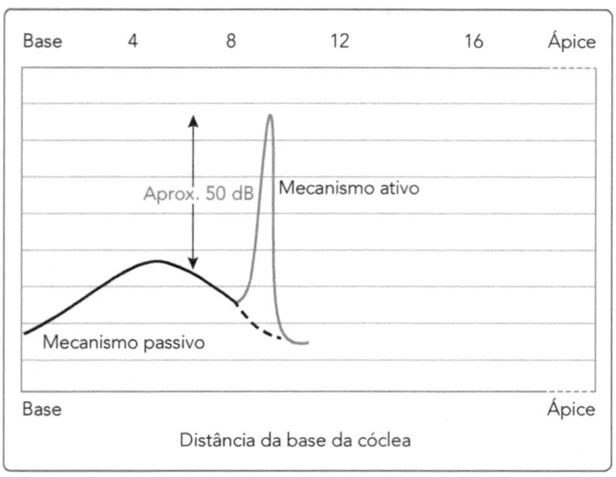

FIGURA 10 Mecanismos de filtragem e amplificação da energia sonora na cóclea.
Fonte: adaptada de Menezes et al., 2005.[2]

explicação para os sons intensos mobilizarem mais fibras da via auditiva do que os sons com fraca intensidade.[17]

As fibras nervosas também possuem frequência específica para a transmissão do impulso nervoso. Tal propriedade faz com que o limiar de despolarização de cada fibra seja menor para determinada frequência do que para as demais; em outras palavras, cada fibra transmite sua própria frequência. A referida tonotopia também está presente no córtex auditivo primário, mais especificamente no giro temporal transverso anterior, o GTTA. Tal giro, na classificação de Brodmann,[18] corresponde à área 41. *(Para maiores informações sobre o assunto, consultar os Capítulos 1, "Estrutura e função do sistema auditivo periférico", e 2, "Sistema auditivo central".)*

AVALIAÇÃO AUDITIVA E PSICOACÚSTICA

A Psicoacústica é o ramo da Psicofísica destinado ao estudo da percepção de sons. Embora as características físicas dos estímulos sonoros tenham relevância na Psicoacústica, o propósito é estudar a percepção subjetiva do som. Em outras palavras, o objeto do estudo é a resposta dada pelo indivíduo referente ao estímulo sonoro apresentado. Para esse fim, o examinador manipula dimensões físicas de determinado estímulo sonoro, por exemplo, a amplitude, a frequência, a duração ou a fase, e observa como o indivíduo responde. A relação entre a apresentação de um estímulo físico e a maneira como um indivíduo responde a esse estímulo podem ser estudadas a partir, principalmente, de métodos da psicofísica clássica de procedimentos adaptativos.[2,14]

Métodos psicofísicos clássicos

Na psicofísica clássica, três métodos são descritos: o método dos limites, o método do ajuste e o método do estímulo constante. Esses métodos são descritos como formas de identificar limites entre o audível e o inaudível nas dimensões sonoras de intensidade e frequência, assim como limites de diferenciação entre dois tons. Na prática clínica audiológica, os métodos são utilizados na pesquisa da *sensibilidade auditiva absoluta*, ou seja, da intensidade mais fraca capaz de ser percebida pelo indivíduo.

Atualmente, o *método dos limites* é o único a ser empregado em prática clínica, sobretudo no Brasil, em exame chamado *audiometria*. Nesse método, o estímulo é controlado pelo examinador, e cabe ao indivíduo simplesmente responder após cada apresentação. Duas técnicas podem ser empregadas: a ascendente e a descendente.[14] Quando se busca a intensidade mais fraca capaz de ser escutada pela técnica ascendente, o examinador inicia o estudo com uma intensidade do estímulo que acredita estar abaixo da sensibilidade absoluta do indivíduo. A intensidade é aumentada gradativamente, com passos de 5 ou 10 dB, até que o som seja percebido. Na técnica descendente, acontece o contrário. O examinador apresenta o estímulo em uma intensidade que acredita estar acima da sensibilidade absoluta daquele do indivíduo. Caso este perceba e responda ao som, o examinador diminui a intensidade daquele estímulo até o indivíduo não mais responder positivamente àquela estimulação. Normalmente, na realização da audiometria, as duas técnicas são aplicadas no mesmo exame. De maneira geral, inicia-se com a técnica descendente, com passos de 10 dB, e confirma-se o resultado com a técnica ascendente, com passos de 5 dB. Essa ordem, entretanto, pode variar a depender da audição do paciente. A avaliação auditiva, contudo, será estudada com detalhes em capítulo específico. *(Para maiores informações sobre o assunto, consultar o Capítulo 8, "Audiometria tonal liminar e de altas frequências".)*

Na prática clínica audiológica, em vez do termo "sensibilidade auditiva absoluta", são utilizados os termos *limiar auditivo* ou *limiar audiométrico*. Como a pesquisa do limiar auditivo em diferentes frequências é realizada em passos largos (de 10 e 5 dB), o resultado encontrado não define exatamente a sensibilidade auditiva do indivíduo em determinada frequência, ou seja, a intensidade específica que o indivíduo começa a ouvir. Por exemplo, se a sensibilidade absoluta do indivíduo for em 13 dBNA na frequência de 1.000 Hz, ele pode responder positivamente a 100% das vezes em que lhe for apresentado o estímulo em 15 dB NA, e 0% das apresentações em 10 dB NA. Nessa situação, a intensidade de 15 dB NA será determinada como limiar audiométrico, no entanto não é exatamente a intensidade mais fraca que o indivíduo testado é capaz de escutar em 1.000 Hz. Dessa forma, o limiar auditivo é descrito como a intensidade mínima audível em 50% das apresentações.[14]

No *método do ajuste* o estímulo é controlado pelo indivíduo, por meio de um botão de ajuste, e não pelo examinador. O indivíduo é instruído a reduzir a intensidade do estímulo até não conseguir mais ouvi-lo, e a aumentar a intensidade até ouvi-lo novamente, por meio de um botão de ajuste gradual e sem qualquer identificação de intensidade. Nesse método a intensidade do estímulo varia constantemente, e não em passos, como no método dos limites. O limiar auditivo é obtido com base em uma média entre as intensidades justamente audíveis e justamente inaudíveis.[2]

Embora esse método não seja clinicamente utilizado, ele tem vantagens. Além de permitir que o sujeito forneça os dados ao investigador de forma mais intuitiva e simples, a grande vantagem reside no fato de que o estímulo varia de forma contínua e não em passos (discretos ou largos). Essa característica favorece a precisão na estimativa dos limiares, pois elimina a forma arbitrária como os intervalos entre diferentes intensidades são selecionados pelos examinadores.[14]

No *método do estímulo constante*, intensidades variadas são apresentadas de maneira aleatória. Não há sequência de apresentação, por exemplo, de audível para inaudível, ou vice-versa. O examinador seleciona previamente a faixa de intensidade e os passos nos quais a intensidade será apresentada, e o indivíduo responde à presença do estímulo. Na busca da sensibilidade auditiva, determina-se um número igual de apresentações para cada intensidade testada.[2,14] Dessa forma, computa-se o percentual de respostas positivas para a intensidade selecionada. A Tabela 3 ilustra o procedimento.

No exemplo dado na Tabela 3 foram configurados passos de 5 dB, para estímulos entre 5-40 dB, e com 10 apresentações para cada. Pode-se observar que o ponto correspondente a 50% das respostas é 20 dB.

Embora o método de estímulo constante seja considerado mais preciso na determinação da sensibilidade absoluta quando comparado ao método dos limites e ao método do ajuste, ele é descartado da prática clínica por demandar mais tempo em sua realização e tornar-se cansativo.[14]

Procedimentos adaptativos

Os *procedimentos adaptativos* baseiam-se em intensidades de estímulos previamente apresentadas, ou seja, a próxima intensidade será executada a partir da resposta dada à

TABELA 3 Intensidade dos estímulos e suas respectivas respostas numéricas e percentuais

Intensidade do estímulo (dB)	Número de respostas	Percentual de respostas
40	10	100
35	10	100
30	9	90
25	7	70
20	5	50
15	1	10
10	0	0
5	0	0

intensidade precedente. A intensidade do estímulo é diminuída até que não seja mais ouvido, e depois aumentada, caracterizando uma *inversão,* até que possa ser ouvido novamente. Os passos, no entanto, começam largos, em 10 dB, por exemplo, e vão diminuindo a cada inversão. Quando o menor passo predeterminado é alcançado, um valor é calculado, com uma acurácia de metade do passo final, tirando-se uma média dos valores das duas últimas inversões.

Um exemplo conhecido do uso desse procedimento é a *audiometria automática de Békésy*, que reúne tanto os métodos clássicos dos limites e dos ajustes como os procedimentos adaptativos. Nessa técnica, o indivíduo controla a intensidade do estímulo, apertando um botão quando escuta determinada intensidade. Nesse momento, a intensidade do estímulo diminui automaticamente, e o estímulo é apresentado em uma intensidade mais fraca. Quando o indivíduo não mais pressiona o botão, o audiômetro automaticamente apresenta o estímulo em uma intensidade mais forte.[2] Atualmente, a audiometria de Békésy não é utilizada em prática clínica.

Os procedimentos adaptativos são amplamente utilizados em pesquisas científicas, inclusive no Brasil. Em 2017, um estudo[19] analisou os diferentes critérios de julgamento de respostas obtidas em indivíduos submetidos à pesquisa de limiares de reconhecimento das sentenças da versão brasileira *Hearing in Noise Test* (HINT). Para isso, foram determinados limiares de reconhecimento de sentenças em presença de ruído mascarante em 30 jovens com a audição normal. O julgamento sobre o que se considerar resposta correta foi baseado em três critérios diferentes, e os resultados mostraram equivalência entre eles. A busca dos limiares foi realizada mediante procedimento adaptativo *two-down/one-up*, descrito por Levitt (1971). Após duas respostas corretas, o nível de apresentação da próxima sentença era reduzido em 2 dB; consequentemente, após uma resposta incorreta, o nível de apresentação da próxima sentença era aumentado em 2 dB. A faixa de estimação do limiar continuou até 6 reversões em direção ao nível do limiar, convergindo para 71% de acerto. A estimativa do limiar foi calculada como a média dos quatro níveis (intensidades) finais de reversão. O mesmo procedimento (*two-down/one-up*) foi utilizado por outro estudo[20] ao investigar o efeito da idade no benefício da modulação do ruído mascarante (*masking release*) e no pós-mascaramento (*forward masking*). Limiares de reconhecimento de fala foram determinados por meio do procedimento adaptativo em diversas condições de teste.

Estudos demonstram que as respostas entre métodos psicoacústico diferentes são semelhantes, o que significa dizer que os limiares auditivos representam os valores que refletem o funcionamento do sistema auditivo, e este pode ser obtido tanto com o método psicoacústico dos limites quanto com o método dos ajustes, ou uma combinação deles, a audiometria automática de Békésy, por exemplo. Outros autores alertam, porém, que o método dos ajustes, ou combinações com ele, devem ser utilizados apenas em avaliações supraliminares, para diagnóstico diferencial.[21,22]

Sensibilidade auditiva

O sistema auditivo humano é sensível a variações de intensidade, frequência, fase e duração. Por exemplo: a orelha não é igualmente sensível à mesma intensidade para todas as frequências. Além disso, quando a duração de um som é menor que meio segundo, a sensibilidade de intensidade e frequência é afetada. A mudança de fase, por fim, relaciona-se, sobretudo, com a capacidade de localização de fontes sonoras. Assim, uma vez compreendido como o sistema auditivo se inter-relaciona com as características do som, tem-se uma melhor compreensão do que de fato é a sensibilidade auditiva.[23]

A sensibilidade auditiva humana, no entanto, não se destaca em relação à de outros animais, como pode ser observado na Figura 11. Uma vez que o ser humano desenvolveu muito sua inteligência, a audição deixou de ser primordial para que pudesse sobreviver, explicam os evolucionistas.

Área dinâmica e intensidade mínima audível

O sistema auditivo possui uma área dinâmica de cerca de 140 dB, pois a maioria dos indivíduos tem a capacidade de escutar sons com intensidades que vão desde 0 dB NPS até 140 dB NPS. A área dinâmica refere-se à faixa de intensidade que um indivíduo possui, em função de cada frequência, ou seja, à intensidade mínima audível e à intensidade de desconforto.[14,23]

Os limites máximos da audição, que podem causar desconforto ou danos ao sistema, são conhecidos como limiar de desconforto ou tolerância. Limites superiores, relativamente constantes em função da frequência, são atingidos para intensidades a 140 dB NPS. Isso porque dependem de sensações táteis evocadas pelos sons que estimulam diretamente os receptores sensoriais da pele da membrana timpânica.[2,14]

Como observado anteriormente, a sensibilidade auditiva absoluta corresponde à intensidade sonora mínima audível por um indivíduo, em determinada frequência. O

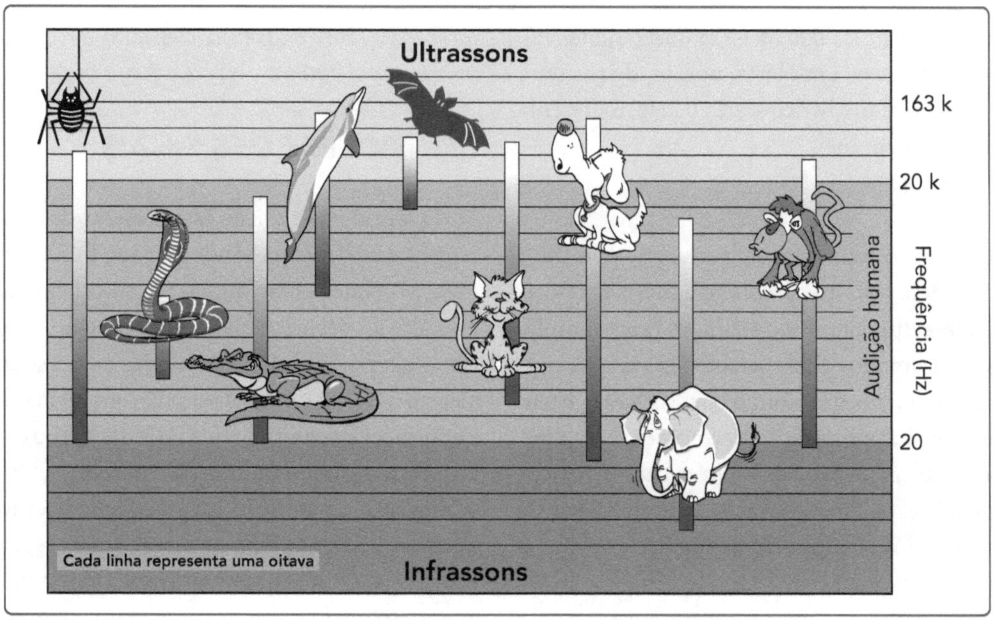

FIGURA 11 Sensibilidade humana a frequências sonoras comparada à de outros animais.
Fonte: adaptada de Menezes et al., 2005.[2]

conceito implica a existência de determinada intensidade; acima dela, todos os estímulos são audíveis, e, abaixo dela, todos os estímulos são inaudíveis. A descoberta dessa intensidade, em função da frequência, contudo, não é uma tarefa simples, existindo vários procedimentos para obtê-la.[2]

Discriminação de intensidade e frequência

Segundo a lei de Weber, a orelha humana não é capaz de identificar diferenças de intensidade entre dois tons, a menos que um desses tons possua, pelo menos, 25% a mais de energia. Posteriormente, a partir dos estudos de Weber e Fechner, observou-se que a resposta auditiva (**R**) é igual a uma constante (**k**) multiplicada pelo logaritmo da relação entre um estímulo qualquer (**E**) e um estímulo de referência ($\mathbf{E_0}$), como pode ser observado na expressão a seguir, o que permitiu a criação do decibel.

$$R = k \cdot log\, log \frac{E}{E_n}$$

No que diz respeito à sensibilidade auditiva para as frequências, de maneira geral, é estabelecida entre 20-20.000 Hz, apesar de, nos adultos, o limite superior dificilmente ultrapassar os 16.000 Hz. Além disso, o sistema auditivo responde razoavelmente bem entre 100-10.000 Hz.[2,14]

Sonoridade

Conforme explanado anteriormente, a intensidade é uma dimensão física do som, mensurada em pressão sonora. A sonoridade corresponde à sensação subjetiva relacionada à intensidade sonora, ou seja, sonoridade pode ser definida como a intensidade de um som percebida por seres humanos. Os termos utilizados para descrever a sonoridade relacionam-se com a intensidade da seguinte forma: diz-se que o som é *fraco* quando a intensidade é menor e *forte* quando a intensidade é maior.

Embora o aumento da intensidade de um som geralmente cause a sensação de que o som ficou mais forte, e a diminuição provoque a sensação de um som mais fraco, a relação entre a intensidade sonora e a sensação subjetiva de intensidade (sonoridade) nem sempre é equivalente. A sonoridade não é alterada apenas quando se varia a intensidade de um som; outros fatores podem influenciá-la, como a modificação das frequências. Por exemplo, uma música com ênfase em frequências mais graves pode provocar uma percepção de ser mais forte, ou mais fraca, quando comparada à mesma música, e com mesma intensidade física, equalizada de outra maneira.[14]

Tonalidade

A tonalidade é a sensação subjetiva que se relaciona com o atributo físico da frequência. Assim, o som é classificado, subjetivamente, em uma escala com extensão de grave (frequências mais baixas) a agudo (frequências mais altas).

Existe uma relação mensurável entre a variação física da frequência e sua percepção subjetiva. Para isso, foram criadas algumas escalas, conhecidas como escalas de Mel. Para uma delas, desenvolvida por Stevens e Wolkman, existe uma relação aproximadamente linear até 1.000 Hz, precisamente equivalente a 1.000 mels (sensação subjetiva). A partir dessa frequência, em Hertz, porém, de maneira geral, o aumento dessas frequências, até 20 kHz, representa uma menor variação em mels.[24]

Timbre

Por fim, o timbre é o atributo sensorial que permite a diferenciação de dois sons que possuem a mesma sonoridade, tonalidade e duração. Esse atributo, por exemplo, permite aos seres humanos diferenciar a mesma nota musical tocada por um piano, um violino ou uma flauta, e tem ligação direta com sua composição harmônica. Essa diferenciação acontece em virtude das outras características físicas do som, por exemplo, a variação de amplitude e de espectro de frequência ao longo do tempo.[14]

A anamnese e a obtenção do limiar na audiometria

A partir dos estudos da psicofísica percebe-se que o limiar auditivo não é a sensibilidade auditiva absoluta, ou seja, não corresponde à intensidade sonora mais fraca capaz de ser escutada. O examinador, por mais atento que seja, encontrará o limiar auditivo quando houver resposta para estímulos sonoros em 50% das vezes em que foi apresentado, o que representa apenas uma aproximação da sensibilidade auditiva absoluta.

É importante ressaltar que, quando o examinador aumenta a intensidade do audiômetro em 5 dB, na busca do limiar auditivo, do ponto de vista físico, o aumento não acontece linearmente. Há um aumento de aproximadamente duas vezes na pressão sonora e praticamente quatro vezes na energia sonora. Isso mostra que o examinador deve seguir rigorosamente a metodologia escolhida para a obtenção do limiar auditivo, pois definir um limiar em 30 dB NA, quando o correto seria 35 dB NA, implica encontrar um valor em pressão que é, aproximadamente, duas vezes menor que o verdadeiro limiar dessa pessoa.

Especificamente, o aumento ou diminuição da pressão no fator de 2:1 representa um aumento ou diminuição de aproximadamente 6 dB, conforme a descrição a seguir.

$$(dB)\ NPS = 20\ log \frac{P}{P_0} = 20\ log \frac{2}{1} = 20\ log2 = 20 \times 0{,}3 = 6\ \text{dB}$$

Além disso, uma série de fatores, incluindo problemas de calibração e acurácia da técnica de medida empregada, pode alterar o resultado do exame. Fatores emocionais, o estresse e algumas medicações, por exemplo, podem comprometer a atenção do paciente durante a condução dos testes. Daí a importância da realização de uma anamnese específica e detalhada antes do exame. *(Para maiores informações sobre o assunto, consultar o Capítulo 8, "Audiometria tonal liminar e de altas frequências".)*

CONSIDERAÇÕES FINAIS

O sentido da audição está presente desde antes do nascimento do bebê, passando por seu desenvolvimento, e o desenvolvimento da linguagem, até chegar ao envelhecimento e ao silêncio final, irremediável. A beleza do processo e a possibilidade de ajudar as pessoas enchem de alegria os olhos dos profissionais que avaliam e reabilitam a audição. Um caminho que pode ser menos sofrido e mais leve com o auxílio da ciência, em todas as suas vertentes. A Biofísica da audição e a Psicoacústica são faróis para esses profissionais, que os deixam mais seguros, mais assertivos e, muitas vezes, mostram a eles o único caminho a ser percorrido, em todas as etapas profissionais da breve jornada do "ser humano".

REFERÊNCIAS BIBLIOGRÁFICAS

1. Menezes PL, Andrade KCL, Frizzo AC, Carnaúba ATL, Lins OG. Tratado de eletrofisiologia para audiologia. Ribeirão Preto: Booktoy; 2018.
2. Menezes PL, Caldas Neto S, Motta MA. Biofísica da audição. São Paulo: Lovise; 2005.
3. Saint-Exupéry A. O pequeno príncipe. Rio de Janeiro: Agir; 2009.
4. Popkin G. The physics of life. Nature News. 2016;529(7584):16-8.
5. Moore KL, Persaud TVN, Torchie MG. The developing human: clinically oriented embryology. Nova Deli: Elsevier India; 2020.
6. Baumgartner RW. Handbook on neurovascular ultrasound. Front Neurol Neurosci. Basel: Karger; 2006.
7. Speaks CE. Introduction to sound. London: Singular Publishing Group; 1999.
8. Gerges SNY. Ruído: fundamentos e controle. Florianópolis: NR Editora; 2000.
9. Daffertshofer M, Hennerici MG. Sonothrombolysis: experimental evidence. Front Neurol Neurosci. 2006;21:140-9.
10. Culjat MO, Goldenberg D, Tewari P, Singh RS. A review of tissue substitutes for ultrasound imaging. Ultrasound in Medicine & Biology. 2010;36(6):861-73.
11. Pelzer R, Dinakaran M, Brinkmann F, Lepa S, Grosche P, Weinzierl S. Head-related transfer function recommendation based on perceptual similarities and anthropometric features. J Acoust Soc Am. 2020;148(6):3809.
12. Narayanan DA, Raman R, Chong AW. The role of occlusion of the external ear canal in hearing loss. Turk Arch Otorhinolaryngol. 2019;57(3):122-6.
13. Costa KVT, Andrade KCL, Cavalcanti ME, Frizzo ACF, Carnaúba ATL, Menezes PL. Hearing loss at high frequencies and oxidative stress: a new paradigm for different etiologies, an excursus into hearing loss, Stavros Hatzopoulos and Andrea Ciorba. IntechOpen. 2018.
14. Gelfand SA. Hearing: an introduction to psychological and physiological acoustics. New York: Informa Care; 2018.
15. Boechat EM, Menezes PL, Couto CM, Frizzo ACF, Scharlach RC, Anastasio ART, et al. Tratado de audiologia. 2. ed. Rio de Janeiro: Guanabara Koogan; 2015.

16. Mansour S, Magnan J, Ahmad HH, Nicolas K, Louryan S. Middle ear cavity. In: Comprehensive and clinical anatomy of the middle ear. Springer, Cham; 2019.
17. Lins OG. Audiometria fisiológica tonal utilizando respostas de estado estável auditivas do tronco cerebral. São Paulo, 71 f. Universidade Federal de São Paulo: Escola Paulista de Medicina; 2002.
18. Garey LJ. Brodmann's localization in the cerebral cortex. New York: Springer; 2006.
19. Melo RDC, Menezes DC, Pacífico FA, Advíncula KP, Griz SMS. Hearing in noise test (HINT) em português brasileiro: critérios de interpretação de respostas. CoDAS. Sociedade Brasileira de Fonoaudiologia, 2017. v.29.
20. Advíncula KP, Menezes DC, Pacífico FA, Costa MLGD, Griz SMS. Efeito da idade no processamento auditivo temporal: benefício da modulação do mascaramento e efeito do pós-mascaramento. Audiology-Communication Research. 2018;23:1-5.
21. Blegvad B, Terkildsen K. Bèkesy audiometry, sisi-test and contralateral masking. Acta Oto-laring. 1966;62(4):453-8.
22. Bolla I, Baldo D, Bottazzi D, Collini M. Békésy audiometry at suprathreshold level in sensorineural bearing losses. Ateneo Parmense Acta Biomed. 1980;51(5):453-9.
23. Yost WA. Fundamentals of hearing: an introduction. 3.ed. San Diego: Academic Press; 1994.
24. Hartmann WM. Signals, sound, and sensation. New York: Springer; 1999.

5

METROLOGIA E PADRÕES DE MEDIÇÃO EM AUDIOLOGIA

Zemar M. Defilippo Soares
Christiane Marques do Couto
Júlio A. Cordioli

INTRODUÇÃO

Em seu dia a dia, o fonoaudiólogo tem a necessidade de lidar com diversas normas e regulamentações de ensaios e medidas muitas vezes estranhas à educação formal do curso de fonoaudiologia. Equipamentos e ambientes devem ser verificados e calibrados, assim como alguns procedimentos devem ser seguidos. Na maioria dos casos, o fonoaudiólogo não é o responsável direto pela realização de tais testes, entretanto, ele deve ter consciência de sua importância e do possível impacto sobre seu trabalho.

A importância dos conceitos metrológicos para o fonoaudiólogo está presente mesmo em avaliações rotineiras da prática audiológica, por exemplo, a audiometria tonal. Nesse caso, é preciso assegurar que o audiômetro esteja em condições adequadas para o exame, o que inclui que ele tenha sido calibrado de forma apropriada e assim forneça níveis de pressão sonora (NPS) corretos, que no caso de 0 dB corresponde ao limiar da audição (20 μPa). Se as condições necessárias não forem respeitadas, o profissional provavelmente obterá resultados incorretos. De fato, audiômetros com erros acima da tolerância descrita em norma podem modificar o resultado audiométrico e, consequentemente, o laudo audiológico. *(Para maiores informações sobre o assunto, consultar o Capítulo 8, "Audiometria tonal liminar e de altas frequências".)* Fornecer uma avaliação errada, além de ferir os preceitos éticos do fonoaudiólogo como profissional, pode acarretar punição, uma vez que este pode ser responsabilizado civil e criminalmente por seus atos de acordo com a Lei n. 6.965/81, que regulamenta a profissão.

Preocupações e necessidades semelhantes ocorrerão quando se pretende medir o NPS em diferentes escalas de decibel ou com base em diferentes parâmetros estatísticos (dBZ é o nível medido em dB sem ponderação – Z de ponderação zero, dBA é o nível medido em dB com ponderação correspondente à curva de 40 Phon, dBC é o nível medido em dB com ponderação correspondente à curva de 100 Phon, Leq é o nível sonoro contínuo equivalente etc.), como em equipamentos de avaliação de emissões otoacústicas, de medição de potenciais evocados ou equipamentos de medição do NPS junto à membrana timpânica através de sonda. Além da preocupação com a calibração e a verificação periódica, é importante para o fonoaudiólogo considerar quais as diferenças em cada tipo de parâmetro de medida e com isso comparar medidas com base nas devidas correções/equivalências. *(Para maiores informações sobre o assunto, consultar o Capítulo 4, "Biofísica da audição, psicoacústica e bases para a audiologia".)*

Outra área de atuação dos fonoaudiólogos que requer um entendimento de conceitos metrológicos é aquela associada aos programas de conservação auditiva. Nesse caso, o fonoaudiólogo precisa entender as diferenças entre os NPS medidos utilizando diferentes técnicas e a dose de ruído à qual o trabalhador está exposto. Isso permite ao fonoaudiólogo orientar as melhores opções de intervenção ou a seleção de um protetor auditivo com a atenuação apropriada. *(Para maiores informações sobre o assunto, consultar o Capítulo 25, "Ruído, efeitos sobre a saúde e estratégias de proteção".)*

Alguns fonoaudiólogos necessitam também se familiarizar com normas e regulamentações ao procurar interpretar descrições de funcionamento de uma prótese auditiva que são feitas pelos padrões IEC (International Electrotechnical Commission) ou ISO (International Organization for Standardization). Somente a norma IEC 60118: Eletroacústica – Aparelhos de amplificação sonora individual possui 14 partes. Atualmente, no Brasil, há um grupo de trabalho que está responsável pela tradução das normas da IEC – Comissão de Estudo de Aparelhos Auditivos (CE-26:120.03) do Comitê Brasileiro Odonto-Médico-Hospitalar (ABNT/CB-26), e as normas referentes à IEC 60118 partes 0, 5, 7, 8, 9, 13 e 15 já foram publicadas pela Associação Brasileira de Normas Técnicas (ABNT), juntamente com a IEC 60601-2-66. É importante destacar também que o Conselho Federal de Fonoaudiologia, por meio de diferentes resoluções, define procedimentos e condutas a serem observados quanto aos equipamentos e ambientes de testes utilizados em avaliações audiológicas.

Este capítulo pretende fazer uma breve introdução à metrologia, abordando conceitos básicos relacionados com incerteza de medição, calibração, normatização, entre outros. O capítulo também busca apresentar um cenário de normas e procedimentos mais comuns na prática audiológica, assim como a terminologia empregada. De forma a exemplificar alguns dos procedimentos metrológicos mais empregados na audiologia, serão apresentadas breves descrições de procedimentos de calibração e ajuste de equipamentos. O objetivo é capacitar o fonoaudiólogo de forma que esse profissional possa ter consciência das necessidades exigidas dos equipamentos e medidas e assegurar a qualidade de seu trabalho.

CONCEITOS BÁSICOS DE METROLOGIA

Quando o objetivo de uma medição é estabelecer se determinado dispositivo está em conformidade ou não com dada especificação técnica, então isso impõe uma responsabilidade técnica quanto à qualidade dos resultados. A solução utilizada nesses casos é a padronização, cujo objetivo é garantir que os resultados da medição de um laboratório ou profissional possam ser comparáveis aos de outros laboratórios ou profissionais. A isso chamamos de confiabilidade metrológica. O conjunto de conceitos teóricos e práticos relativo à realização, análise e documentação dessas medições em qualquer campo do conhecimento é o que chamamos de metrologia.

Para que os resultados de medições possam ser ditos comparáveis, é necessário mais do que um procedimento técnico padronizado. Fazendo uma analogia com uma dona de casa que deseja reproduzir o bolo de família, sabe-se que sem a receita seria muito difícil alcançar o sucesso nessa tarefa do lar. Caso os moradores da casa sejam muito exigentes no paladar, então a dona de casa deverá controlar a qualidade da matéria-prima utilizada, das medidas (colher de chá, colher de sopa, pitada de sal e outras unidades de medida que podem variar entre regiões) e do ambiente onde é preparado o bolo (muita ou pouca umidade no ar e temperatura do forno muito alta ou baixa, p. ex.).

Como podemos ver, são necessários outros elementos de controle para que os resultados de uma medição possam ser comparáveis. No caso de laboratórios ou clínicas, a ISO/IEC 17025 descreve os itens mais importantes que podem evidenciar que resultados de medição apresentem uma boa qualidade para que estes possam ser comparáveis. Podemos elencar alguns deles aqui, por exemplo, pessoal qualificado, padrões rastreáveis ao padrão nacional (que no caso da audiologia significa equipamentos calibrados), método ou procedimento utilizado baseado em alguma norma internacional ou nacional. A rastreabilidade é o termo técnico em metrologia utilizado para garantir que, por exemplo, um dispositivo audiológico utilizado em uma clínica está ligado por meio de uma cadeia de padrões, que por sua vez estão ligados aos padrões nacionais, mantidos pelo Instituto Nacional de Metrologia, Qualidade e Tecnologia (Inmetro).

Além dos principais conceitos na área de metrologia, serão apresentadas a seguir algumas das principais normas internacionais aplicadas à área de audiologia, assim como alguns dispositivos-padrão utilizados. Em função da rápida transformação que a área vem sofrendo nos últimos anos, também é importante apresentar aqueles dispositivos-padrão que já começam a ser estudados para que possam algum dia também tomar parte no elenco de padrões utilizados em audiologia.

Incerteza de medição

A ideia de representar uma margem de erro, seja em medições ou na indústria, sempre existiu. Entretanto, os conceitos eram um pouco divergentes no que tange à maneira de aplicar o conceito de incerteza. A indústria tratava o assunto como um problema de tolerância, também chamado de erro máximo admissível. Quando se desejava produzir peças que iriam se encaixar em outras peças fabricadas por outra indústria, o critério adotado era a tolerância. Mas a razão real era, na verdade, a incerteza que é inerente ao processo de produção de peças. Já no caso de medições, o conceito de incerteza era um pouco difuso, com alguns levando em conta a incerteza de medição como somente duas vezes o desvio padrão (2 sigma) das medições realizadas. Existiam tantos diferentes métodos para estimar a incerteza de medição que a ISO e a IEC se juntaram a outros organismos internacionais para harmonizar (uniformizar) a forma como se calcula e se declara a incerteza de medição. O documento proposto por esse grupo é conhecido como ISO GUM (Guia para a Expressão da Incerteza de Medição) em sua primeira versão de 1993.

Quando algum laboratório ou profissional realiza medições que podem resultar em aprovação ou reprovação de algum instrumento/equipamento/dispositivo, é muito importante conhecer a incerteza de suas medições, visto que essa incerteza somada ao desvio do instrumento sob teste em relação ao padrão de referência deve ser menor ou igual à tolerância para estar em conformidade com a norma utilizada. Mas esse conceito é recente, visto que antes o conceito era o de que nada podia ser afirmado nos casos em que o desvio do instrumento em relação ao padrão de referência somado à incerteza de medição ultrapassasse a tolerância. Então, o instrumento sob teste era dito estar em conformidade e também em não conformidade (região de dúvida), mas o efeito prático era se o instrumento sob teste poderia ser utilizado para os propósitos para os quais foi desenvolvido. Para acabar com essa região de dúvida, as normas passaram a obrigar o laboratório, que deseja vender o serviço de calibração, por exemplo, a comprovar sua capacidade de medição, demonstrando uma incerteza de medição menor ou igual à máxima incerteza de medição permitida definida na norma. Um novo termo foi criado, limite de aceitação. A soma do limite de aceitação mais a máxima incerteza de medição permitida equivale à tolerância.

Um exemplo é mostrado na Figura 1. O Laboratório 1 apresenta o resultado (desvio do objetivo em dB) da calibração fora da faixa do limite de aceitação permitido (entre o limite superior de aceitação e o limite inferior de aceitação) descrita na norma, ou seja, está em não conformidade. Além disso, sua incerteza de medição expandida (linha negra) é maior que a incerteza máxima permitida (linha cinza), mostrando que o laboratório não tem competência para medir. Já o Laboratório 2 também apresenta o resultado fora da faixa do limite de aceitação permitido (não conformidade), mas sua incerteza de medição expandida é menor que a incerteza máxima permitida, mostrando que o laboratório tem competência para medir. O Laboratório 3 apresenta o resultado dentro do limite de aceitação permitido, e sua incerteza de medição expandida é menor que a incerteza máxima permitida, mostrando que o laboratório está em conformidade com a norma e tem competência para medir. O Laboratório 4 apresenta o resultado dentro do limite de aceitação permitido (em conformidade). Entretanto, sua incerteza de medição expandida é maior que a incerteza máxima permitida, mostrando que o laboratório não tem competência para medir. O Laboratório 5 é um bom caso de estudo, pois apresenta o resultado exatamente no limite superior de aceitação (em conformidade), e sua incerteza de medição expandida é igual à incerteza máxima permitida, mostrando que o laboratório tem competência para medir. Concluindo, o resultado do Laboratório 5 está em conformidade.

Um resultado de medição sempre vem acompanhado do erro sistemático e do erro aleatório. O erro sistemático

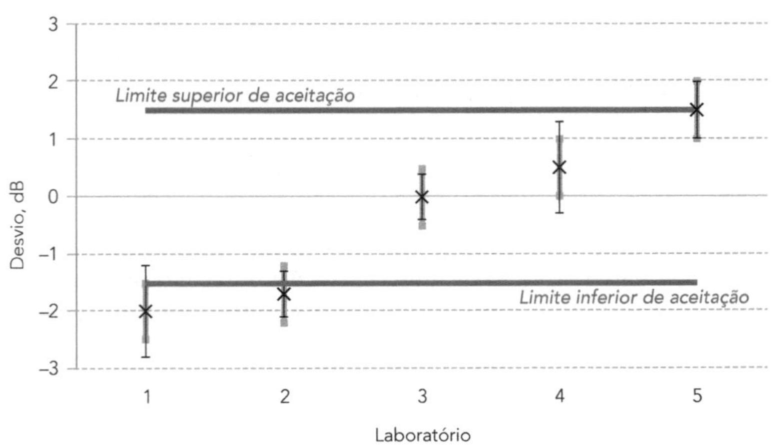

FIGURA 1 Exemplo de resultados emitidos por laboratórios com suas incertezas de medição expandidas.

é atribuído ao desvio que o instrumento de medição tem em relação ao padrão nacional. O erro aleatório está associado à imprecisão que o operador tem ou do próprio sistema de medição.

O exemplo clássico para explicar o erro aleatório e o erro sistemático é o alvo do estande de tiros, como mostrado na Figura 2. O objetivo é acertar o centro do alvo, mas infelizmente, por imprecisão do operador e/ou um problema na pistola, os tiros ficam dispersos em relação ao centro do alvo. O centro dessa região onde os disparos ficaram concentrados (média dos pontos) até o centro do alvo denomina-se erro sistemático (*D*) dos disparos, e está associado, por exemplo, a uma mira tendenciosa, ou ao cano da pistola ligeiramente empenado. Esse problema leva os disparos a se concentrarem mais em uma região fora do centro. Na Figura 2 pode-se ver também a dispersão aleatória dos disparos em torno do erro sistemático *D*, o que é devido, por exemplo, ao tremor das mãos do atirador. Esse erro é aleatório (pode ocorrer em qualquer direção) e é avaliado por meio de um desvio padrão sigma. Esse desvio padrão dividido pela raiz quadrada do número de disparos informa a incerteza padrão dos disparos. Esse número expressa a principal componente nos cálculos de incerteza de medição expandida.

Calibração

Calibrar é estabelecer uma relação entre a resposta do instrumento (equipamento) e uma entrada (estímulo) conhecida (rastreada). Geralmente, o certificado de calibração expressa essa relação de forma gráfica e/ou na forma de tabela. Receber um certificado de calibração não significa que o instrumento (equipamento) sob teste está em conformidade com a norma utilizada. O que um certificado de calibração expressa é se o item calibrado está em conformidade ou não com a tolerância especificada na norma. Portanto, muitas vezes é possível encontrar certificados de calibração que apontam não conformidade com o item da norma. Quando o instrumento de medição sob teste tem uma regulamentação que controla sua qualidade, então o certificado de calibração serve para a autoridade legal ou delegada tomar a decisão de reportar em um documento (certificação, aprovação de modelo e verificação inicial ou periódica) legal que o instrumento sob teste está ou não em conformidade com o tal regulamento.

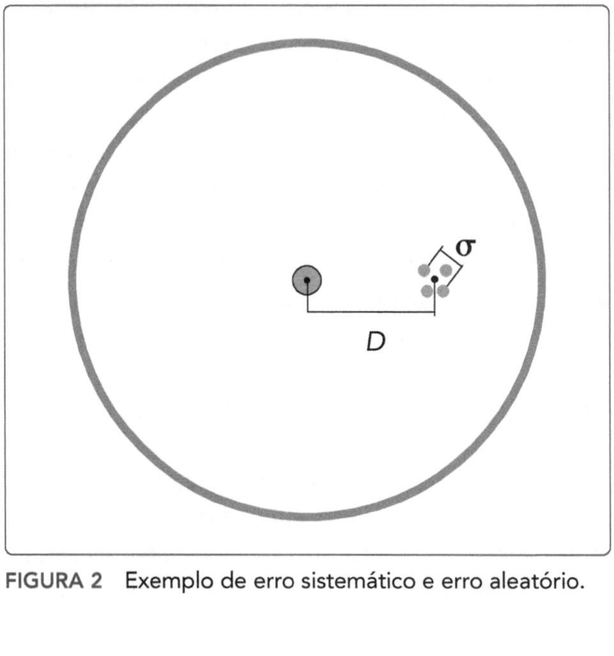

FIGURA 2 Exemplo de erro sistemático e erro aleatório.

Normalização

Segundo a ABNT, a palavra correta tanto no sentido de fazer normas ou aplicar normas é "normalizar" e não "normatizar". Como já foi dito anteriormente, é fundamental a harmonização de diferentes propostas para realizar uma calibração ou ensaio com qualidade. O procedimento de como realizar uma calibração ou ensaio deve ser semelhante entre laboratórios para que se possa chegar a um resultado consensual, por isso a importância das normas. Existem hierarquias entre as normas. Uma norma regional (ANSI, DIN, BS, ABNT etc.) está em um nível hierárquico abaixo das normas internacionais (ISO, IEC, ASTM etc.); entretanto, quando essas normas regionais passam a ser traduções fidedignas das normas internacionais, adquirem hierarquia igual e levam o nome, por exemplo, ABNT NBR IEC (no caso de uma norma da ABNT traduzida da IEC). Porém, caso exista um regulamento nacional que especifique uma norma nacional, então essa norma é quem passa a estar no topo da hierarquia e não a norma internacional.

Certificação de produto, aprovação de modelo e verificação inicial e periódica (modelo, produto, laboratório)

Quando existe algum regulamento técnico obrigando a aprovação de modelo de um instrumento de medição, um audiômetro, por exemplo, então se recorre à IEC, que tem normas específicas para aprovação de modelo e consequentemente verificação periódica (no passado chamada de aferição). O formato da IEC para instrumentos de medição é criar uma norma Parte 1, que estabelece critérios de conformidade descrevendo tolerâncias para cada classe de exatidão, incluindo também máximas incertezas de medição permitidas. A Parte 2 dessas normas geralmente trata dos itens a serem medidos para a aprovação de modelo do instrumento sob teste. Já a Parte 3 trata de definir os itens a serem medidos para verificação inicial e periódica. É importante ressaltar que essa formatação só é válida para alguns instrumentos de medição. Para outros equipamentos é possível encontrar Partes de 0 até 15 sem que nenhuma delas trate de aprovação de modelo e verificação periódica. Aprovar o modelo de um instrumento de medição significa tomar algumas amostras desse instrumento, conforme descrito no regulamento, e ensaiá-las ou calibrá-las sob diferentes condições de temperatura, umidade e pressão atmosférica, bem como submetê-las ao ensaio de compatibilidade eletromagnética.

A verificação inicial é um procedimento de ensaio ou calibração de um equipamento (um dado número de série) que será colocado em trabalho pela primeira vez. O procedimento de verificação periódica é igual ao de verificação inicial; a diferença é que uma dá-se no início da vida e a outra dá-se periodicamente de tempos em tempos, e esse intervalo de tempo é descrito na norma regulamentadora. O número de itens ensaiados ou calibrados na verificação inicial ou periódica é muito inferior ao da aprovação de modelo, inclusive a faixa de temperatura, umidade e pressão atmosférica é comumente a de referência, por exemplo, 23°C, 50% de umidade relativa e 101,325 kPa. Entende-se, portanto, que um instrumento de medição que está em conformidade com a verificação periódica (por meio de uma calibração) não necessariamente está em conformidade com o ensaio de aprovação de modelo. Um exemplo pode clarear mais o assunto: hoje se faz a verificação periódica de um audiômetro, então, caso ele seja aprovado na verificação, isso não significa que ele passou na aprovação de modelo, inclusive porque ainda não existe aprovação de modelo de audiômetro. Esse é um erro frequentemente detectado no comportamento de usuários que utilizam um instrumento de medição. Pensa-se que por simplesmente se realizar os testes descritos na norma Parte 3 (verificação periódica) isso significa que o instrumento está conforme a norma e que ele funcionará corretamente em condições de temperatura, umidade e pressão atmosférica diferentes das de referência. Por isso a necessidade da aprovação de modelo.

Cabe ressaltar que o ato do laboratório de emitir um certificado de calibração durante os processos descritos serve somente para que uma entidade com poder legal possa emitir o certificado de aprovação de modelo ou de verificação inicial e periódica. A certificação de produto é semelhante à aprovação de modelo descrita, entretanto a entidade legal passa a ser um Organismo de Certificação de Produto (OCP) acreditado pela CGCRE/Inmetro (Coordenação Geral de Acreditação do Inmetro).

Acreditação de laboratórios

Para que um serviço, seja de calibração ou de ensaio, tenha confiabilidade, é necessário que um laboratório busque sua acreditação por meio de alguma entidade reconhecida. O termo "acreditação", erradamente usado como certificado ou credenciado, significa que o laboratório submeteu todo o seu sistema da qualidade à visita de auditores que atestam a eficácia do serviço em conformidade com a norma internacional de que se utiliza, por exemplo, ISO/IEC 17025.

Existem vários organismos de acreditação de laboratórios, entretanto o Inmetro, por meio do corpo de acreditação (CGCRE – Coordenação Geral de Acreditação), faz parte de um acordo internacional de reconhecimento mútuo coordenado pelo Ilac (International Laboratory Accreditation Cooperation). Em cada país do mundo existe um organismo acreditador de laboratórios que é reconhecido pelo Ilac. Portanto, laboratórios que são acreditados pela CGCRE aqui no Brasil terão seus certificados de calibração ou ensaio reconhecidos em qualquer outro país que seja signatário do Ilac.

Cabe ressaltar que um laboratório acreditado pela CGCRE, ou outra entidade acreditadora no mundo ligada ao Ilac, não necessariamente realiza todos os itens apontados por uma norma internacional ou nacional. Isso quer dizer que um laboratório, ao buscar a acreditação, não necessariamente está obrigado a realizar todos os itens de ensaio ou calibração especificados em uma norma. O que se espera é que o cliente, ao contratar o serviço de calibração ou ensaio, deva solicitar todos os itens descritos na norma ou que o serviço acreditado atenda a uma regulamentação. A regulamentação é que irá apontar os mínimos itens da norma que serão medidos. Por exemplo, em um processo de certificação de produto, a instrução normativa (ou regulamentação) deve apontar quais itens da norma serão realizados, mas, em caso de não entrar nesse assunto, entende-se que todos os itens devem ser realizados.

METROLOGIA NA AUDIOLOGIA

Assuntos relacionados com a metrologia na audiologia têm recebido cada vez mais atenção dos conselhos de classe, associações de profissionais e órgãos de normatização. O tema é tão importante para a área de audiologia que foi discutido na mesa-redonda "Metrologia e Audiologia" em março de 2008 durante o 23º Encontro Internacional de Audiologia (EIA), o que desencadeou a proposição de um grupo de trabalho composto pelo Sistema dos Conselhos de Fonoaudiologia e Sociedades Científicas para aprofundar a questão. O grupo contou com a participação de representantes do Inmetro, Sociedade Brasileira de Acústica (Sobrac), Academia Brasileira de Audiologia (ABA) e Sociedade Brasileira de Fonoaudiologia (SBFa).

Nesta seção se busca discutir alguns casos específicos da audiologia, assim como as principais normas associadas a essa área.

Diferença entre norma, regulamentação e resolução

Norma é de cunho orientativo e voluntário; já os regulamentos técnicos ou instruções normativas têm cunho compulsório. Regulamentos apontam as normas, pois estas têm em seus conteúdos os procedimentos de medição já harmonizados entre a comunidade acadêmica e a industrial. Os regulamentos têm força de lei, mas as normas não. Entretanto, um regulamento que tente criar um procedimento técnico em seu conteúdo corre um grande risco de ser contestado, visto que pode não representar um consenso entre as classes acadêmicas e industriais.

As resoluções são estabelecidas diretamente pelo Conselho Federal de Fonoaudiologia e dispõem sobre diferentes condutas a serem observadas pelo fonoaudiólogo. Como exemplos, têm-se a Resolução CFFa n. 364/2009, que dispõe sobre o NPS das cabinas/salas de testes audiológicos, e a Resolução CFFa n. 365/2009, que dispõe sobre a calibração de audiômetros. A Resolução CFFa n. 364/2009 estabelece que o ambiente acústico para a realização de avaliações audiológicas deve atender aos NPS estabelecidos pela Norma ISO 8253-1. Já a Resolução CFFa n. 365/2009 define que os audiômetros devem ser calibrados a cada 12 meses e a calibração e ajustes devem ser efetuados por empresas/laboratórios acreditados pela Rede Brasileira de Calibrações (RBC) para calibração de audiômetros ou que tenham seus equipamentos calibrados anualmente no Inmetro.

A rede metrológica no Brasil na área de audiologia e o papel da Anvisa

A Agência Nacional de Vigilância Sanitária (Anvisa) tem tomado a responsabilidade da criação de regulamentos técnicos, por meio de suas instruções normativas (IN), que atribuem a compulsoriedade de avaliação de equipamentos e/ou dispositivos audiológicos, por exemplo, da medição de desempenho dos aparelhos de amplificação sonora individuais (AASI). Essas IN apontam o procedimento de medição de desempenho por meio da indicação de uma norma. Também cabe à Anvisa dizer quem está autorizado a realizar as medições, nesse caso a rede metrológica nacional e internacional.

No Brasil, a rede metrológica reconhecida internacionalmente pelo Ilac é a RBC da CGCRE/Inmetro. Na área de audiologia existe atualmente apenas um laboratório acreditado para a calibração de audiômetros. Além deste, existe outro laboratório acreditado para a realização de ensaios em AASI. Em 22 de novembro de 2019 a Instrução Normativa n. 49 da Anvisa tornou compulsória a certificação de AASI. Neste momento, apenas um laboratório acreditado pela CGCRE/Inmetro realiza os ensaios que a norma ABNT NBR IEC 60601-2-66 descreve. Futuramente, as normas ABNT NBR IEC 60118-0 e ABNT NBR IEC 60118-13 poderão fazer parte de uma nova instrução normativa da Anvisa. O Inmetro já acreditou um Organismo de Certificação de Produto (OCP) para que este possa apontar qual laboratório fará os ensaios e depois avaliar os relatórios de ensaios ou certificados de calibração emitidos por este laboratório.

Neste momento, iniciam-se também no Brasil estudos para realizar as verificações periódicas dos aparelhos de detecção de emissões otoacústicas evocadas. Atualmente não existe nenhum tipo de avaliação de desempenho em âmbito internacional. Entretanto, a comunidade europeia vem investindo no desenvolvimento da produção de um ouvido artificial infantil que poderá funcionar como padrão para as medições, por exemplo, de desempenho de aparelhos de detecção de emissões otoacústicas evocadas e equipamentos para registro dos potenciais evocados auditivos de tronco encefálico (Peate). Sem um dispositivo- padrão é impossível garantir qualquer rastreabilidade a essas medições.

Principais normas em audiologia

Das organizações internacionais de normalização na área de audiologia, a IEC e ISO são as mais importantes. Dentro dessas organizações existem comitês técnicos (TC) para cada área das ciências. O TC 29 da IEC e o TC 43 da ISO são os comitês ligados à área de acústica, abrigando os grupos de trabalho (WG) ligados à audiologia. O WG 13, "Hearing aids", cria, revisa e mantém as normas da família IEC 60118, da IEC/TS 62886 e da IEC/TS 60601-2-66.

Já o WG 10, "Audiometric equipment", cria, revisa e mantém as normas da família IEC 60645. Da Parte 1 até a Parte 3 o objeto é o audiômetro. A Parte 4 é relacionada ao impedanciômetro, a Parte 5 o objeto é o aparelho de emissões otoacústicas evocadas e, finalmente, a Parte 6 está relacionada ao Peate. Também estão sob os cuidados do WG 10 as normas da família IEC 60318, que trata dos acopladores acústicos e ouvidos artificiais.

NA ISO o WG 1, "Threshold of hearing", e o WG 9, "Method for calculating loudness level", tratam da criação, revisão e manutenção das normas das famílias ISO 389 e ISO 8253, da ISO 16832 e da ISO 226.

Alguns dispositivos-padrão utilizados por normas na área de audiologia

Acoplador acústico de 6 cc

O primeiro dispositivo-padrão para a avaliação de desempenho acústico de fones de ouvido supra-aural utilizados em audiômetros foi o acoplador acústico de 6 cc, também conhecido de maneira errada como ouvido artificial. Trata-se de um acoplador de geometria interna cilíndrica (Figura 3), no qual o volume nominal é de 6 centímetros cúbicos. Cabe ressaltar que a impedância acústica desse volume não tem nenhuma semelhança com a impedância acústica da orelha externa, do meato acústico e do tímpano. As especificações técnicas desse acoplador de 6 cc são dadas pela IEC 60318-3 (Parte 3). Sua função é permitir medir, por meio de um microfone calibrado, o nível de pressão sonora emitido pelo fone de ouvido supra-aural.

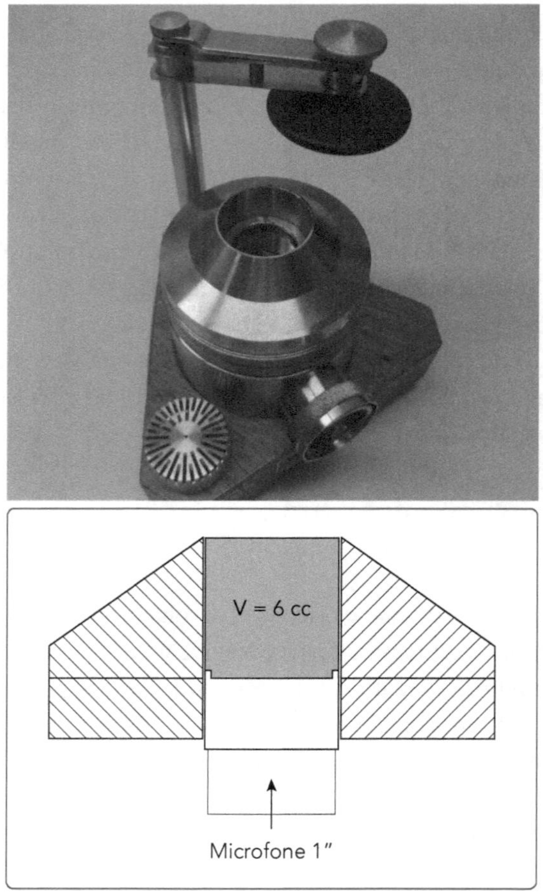

FIGURA 3 Acoplador de 6 cc e vista em corte do acoplador de 6 cc mostrando a cavidade (cor cinza) volumétrica efetiva de 6 cc.

Entretanto, deve ser considerado que tal aplicação somente pode ser realizada em fones de ouvidos TDH 39 e Beyer DT48. Por meio de vários estudos do limiar de audibilidade desses fones de ouvidos, foi permitido assegurar a utilização desse acoplador para a avaliação de desempenho acústico de audiômetros que utilizam tais fones de ouvido. No Brasil, a grande maioria dos audiômetros utiliza os fones de ouvido TDH 39 ou Beyer DT48. Um grande problema conhecido do acoplador de 6 cc está nas altas frequências, principalmente em 6 kHz.[1] Em virtude de uma interação entre o acoplador e o THD 39 nessa frequência, o resultado pode ser visto como uma perda nessa frequência. O acoplador de 6 cc é bastante questionado, inclusive sua rastreabilidade é difícil de ser garantida. Com relação a esse ponto, o que tem sido feito é calibrar somente o microfone de 1" e se possível calibrar dimensionalmente o interior da cavidade de 6 cc.

Outro ponto negativo desse acoplador é que, para se ter uma exata correspondência do nível de pressão sonora no interior deste e o real nível de pressão sonora percebido pelo sistema auditivo humano, é necessário conhecer o RETSPL (*reference equivalent threshold sound pressure level*) de cada tipo de fone de ouvido. Para a obtenção de cada RETSPL, um exaustivo ensaio com o fone de ouvido em muitas amostras de indivíduos otologicamente normais é necessário. O que se mede é o limiar de audibilidade para cada frequência desse fone no ouvido do indivíduo. Em seguida, acopla-se o mesmo fone de ouvido ao acoplador de 6 cc e mede-se o nível de pressão sonora com a mesma amplitude de excitação em que foi detectado o limiar auditivo na orelha do indivíduo. O resultado final é o RETSPL para o tal fone de ouvido sob teste. Lembrando que esse valor corresponde à média aritmética das muitas curvas obtidas com diferentes indivíduos. Sem o RETSPL do fone de ouvido nenhum nível de pressão sonora medido terá correspondência com o real nível de pressão sonora percebido por um sistema auditivo humano.

Simulador de orelha ou ouvido artificial

O simulador de orelha, também chamado de ouvido artificial, apresenta grande diferença do acoplador de 6 cc.

Externamente eles são bem semelhantes, entretanto as semelhanças ficam somente na questão da aparência. O simulador de orelha tem impedância acústica (orelha externa, meato acústico e tímpano) aproximada à impedância acústica de um indivíduo jovem otologicamente normal (Figura 4).

Na década de 1960 pesquisadores ligados à área de acústica e audiologia iniciaram investigação para que pudessem determinar a curva de impedância da orelha média de indivíduos jovens otologicamente normais.[2,3] Ao fim dessa corrida investigativa, a Brüel & Kjaer conseguiu aprovar o seu modelo.[4]

A finalidade desse simulador de orelha é permitir que qualquer fone de ouvido possa ser calibrado para um zero de referência audiométrico (independentemente do modelo de fone de ouvido). Outra vantagem é prover a realização de avaliações de desempenho acústico de fones de ouvido em frequências mais altas que 8 kHz. Também, ele soluciona o problema detectável em 6 kHz nos acopladores de 6 cc quando acoplados com TDH 39.[1]

No Brasil, esse simulador raramente é utilizado para a avaliação de desempenho acústico de audiômetros. Sua vantagem é permitir a calibração acústica de audiômetros que utilizam outros modelos de fones de ouvido audiológicos que não os TDH 39 ou Beyer DT48.

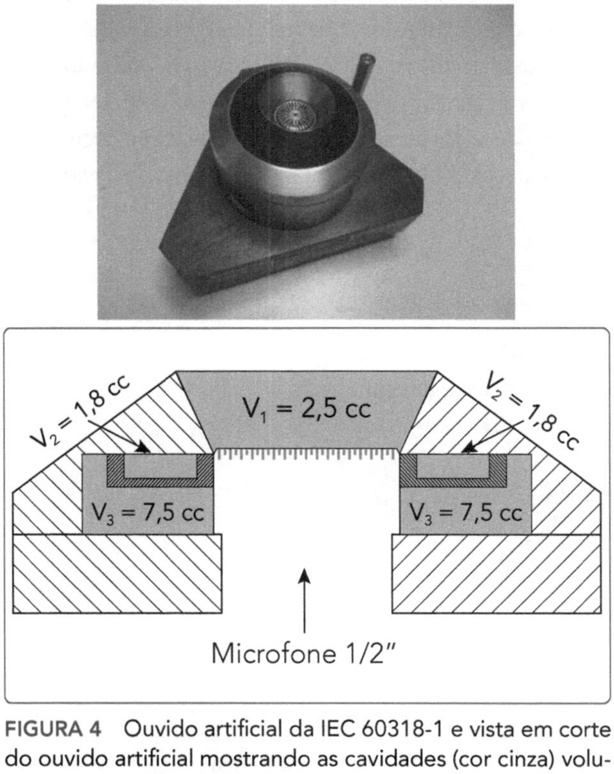

FIGURA 4 Ouvido artificial da IEC 60318-1 e vista em corte do ouvido artificial mostrando as cavidades (cor cinza) volumétricas efetivas acopladas por tubos capilares.

É importante ressaltar que para obter a rastreabilidade desse simulador de orelha é necessária sua calibração. A calibração do simulador de orelha consiste em determinar a curva de impedância acústica (Za) descrita na IEC 60318-1. Quando todos os pontos medidos (nas frequências de 100 Hz até 10 kHz) estiverem compreendidos pelas curvas de tolerância máxima e mínima, é assumido que o simulador de orelha sob teste está em conformidade com a IEC 60318-1. A Figura 5 mostra a curva de impedância acústica nominal descrita na IEC 60318-1 (curva em preto). Também são apresentadas duas curvas de tolerância máxima e mínima para essa impedância acústica (curvas em cinza). A calibração sistemática desse simulador de orelha permite assegurar que os tubos capilares não estão obstruídos por nenhum depósito de sujeira.

Mastoide artificial

A mastoide artificial tem por objetivo simular a mastoide humana (Figura 6). Trata-se de um dispositivo cilíndrico de aço montado sobre uma base metálica que isola mecanicamente, por meio de molas, outra superfície que possa conduzir ondas mecânicas (vibração). No topo e no interior do cilindro de aço existe uma borracha que simula a impedância mecânica da mastoide humana. Também no interior desse cilindro de aço encontra-se um transdutor de força que permite medir a força desenvolvida pelo vibrador ósseo de audiômetros. A Figura 6 mostra uma mastoide artificial.

As mastoides artificiais são muito sensíveis à temperatura, por isso é recomendado que operem o mais próximo possível da temperatura de 23°C, caso contrário, sua impedância mecânica pode variar significativamente. Outro comentário relevante refere-se à histerese que podem apresentar após permanecerem um longo tempo em uma temperatura diferente de 23°C. Também, após longa vida, sua borracha pode apresentar degradação e modificar fortemente sua impedância mecânica. Se isso for detectado após o certificado de calibração apontar um desvio acima da tolerância admissível, recomenda-se a troca/reparo dessa borracha.

Para garantir a rastreabilidade na calibração via óssea de audiômetros, a mastoide artificial deve ser calibrada em conformidade com a IEC 60318-6. Comumente, os certificados de calibração de uma mastoide apresentam a curva da impedância da mastoide artificial sob teste (Figura 7) e também a curva de sensibilidade do transdutor de força no interior da mastoide artificial sob teste (Figura 8). A interpretação do gráfico da sensibilidade do transdutor de força deve ser realizada da seguinte maneira: para uma

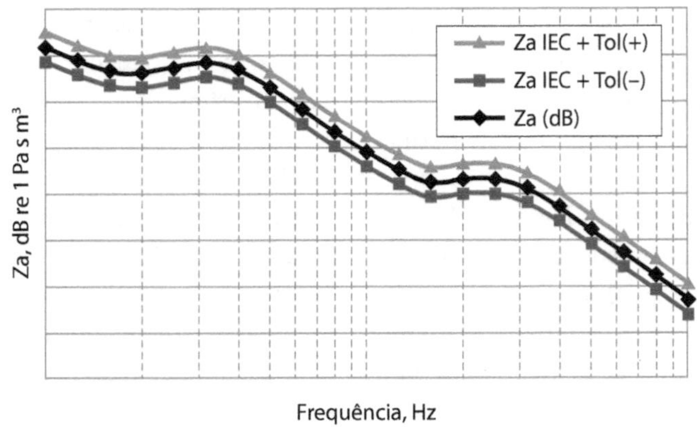

FIGURA 5 Resultado de calibração de ouvido artificial para determinação da impedância acústica. A curva em preto é a impedância nominal; as curvas em cinza são as tolerâncias segundo a IEC 60318-1.

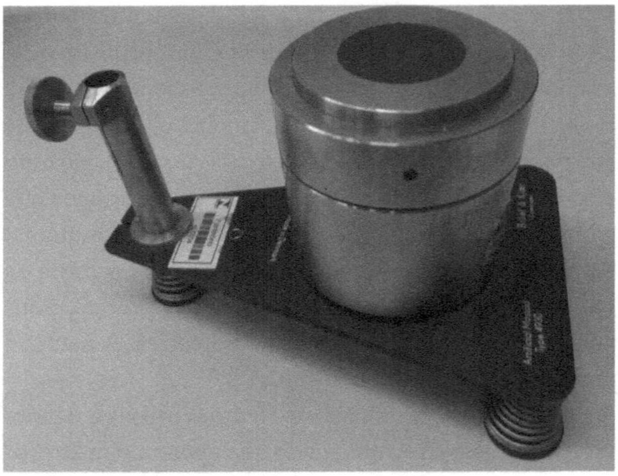

FIGURA 6 Mastoide artificial utilizada para a calibração de audiômetros por via óssea.

excitação de 1 N, quantos volts saem no terminal elétrico da mastoide sob teste? Por exemplo, na Figura 8, na frequência de 2 kHz lê-se –15 dB referenciado a 1V/N, e isso equivale a 179 mV ($1.000 \times 10^{-15/20}$) para uma força de 1 N aplicado sobre a borracha da mastoide artificial.

Acoplador de 2 cc, acoplador de 0,4 cc e acoplador IEC

Outras aplicações em audiologia têm a necessidade de um acoplador para avaliar o desempenho acústico dos fones de ouvido tipo inserção. Cabe ressaltar que o acoplador de 6 cc e o ouvido artificial (IEC60318-1) já eram utilizados para outros propósitos, por exemplo, a avaliação de desempenho acústico de fones de ouvido tipo supra-aurais e circum-aurais. Então, para atender à demanda dos fones de ouvido tipo

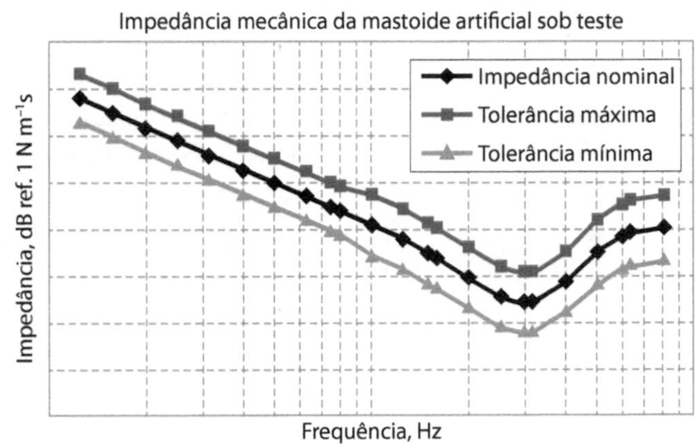

FIGURA 7 Resultado da calibração da impedância mecânica de uma mastoide sob teste. A curva em preto é o resultado da medição; as curvas em cinza, a tolerância máxima e mínima admissível.

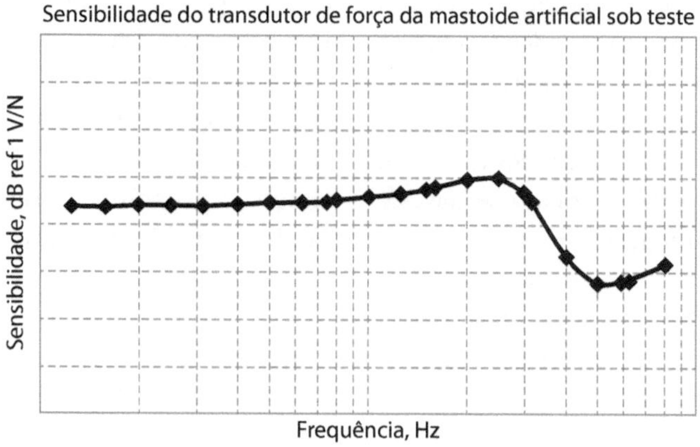

FIGURA 8 Resultado da calibração do transdutor de força da mastoide artificial sob teste. A curva em preto é a sensibilidade do transdutor de força.

inserção, surgiram os acopladores de 2 cc e depois o acoplador IEC (chamado de simulador de orelha - IEC 60318-4) de aproximadamente 1,3 cc. A ideia era que esses volumes, consenso na época, correspondiam ao volume do meato acústico de um indivíduo adulto. Mais recentemente (2013), notou-se que esses acopladores restringiam a faixa de frequências até no máximo 8 kHz. Por exemplo, na avaliação de desempenho acústico de um AASI a máxima frequência avaliada era entre 5-8 kHz. Como solução, a IEC aprovou uma IEC/TS 62886 que permite medições até 16 kHz utilizando um acoplador de 0,4 cc. O efeito colateral disso é a diferença entre o nível de pressão sonora medido no interior do acoplador de 0,4 cc e o do 2 cc, a qual é de 14 dB. Isso significa que um AASI, quando avaliado com um acoplador de 0,4 cc, apresentará um ganho na amplificação 14 dB maior do que quando avaliado em um acoplador de 2 cc.

Simulador de orelha artificial infantil

O programa do European Collaboration in Measurement Standards (Euromet), gerenciado pelo European Metrology Research Programe (EMRP), finalizou recentemente (2015) um projeto (Ears Project[5]) para desenvolver um simulador de orelha artificial infantil. Trata-se de um acoplador que simula a impedância do meato acústico e do tímpano de recém-nascidos até crianças de 2 anos. Cabe ressaltar que ele não leva em consideração a impedância da orelha externa. O propósito é ter um padrão para testes de, por exemplo, aparelhos de emissões otoacústicas evocadas e Peate, que até este momento não passam por avaliações de desempenho acústico justamente pela inexistência de um padrão de referência. Como descrito anteriormente, tal qual o simulador de orelha artificial B&K4153, que é uma evolução do acoplador de 6 cc, esse novo acoplador será uma evolução dos acopladores de 2 cc, 0,4 cc e o acoplador IEC (simulador de ouvido IEC 60318-4). Os acopladores para fones de ouvido tipo inserção (2 cc, 0,4 cc e acoplador IEC) só levam em conta a função de transferência do tubo que simula o meato acústico, não considerando, por exemplo, a impedância da membrana timpânica.

Esse projeto[5,7] levou ao desenvolvimento de um protótipo por meio da modelagem matemática, cujos resultados foram satisfatórios. O teste consistiu em verificar se a impedância acústica desse protótipo é realmente igual ao que foi projetado. Durante o andamento do projeto, foi também desenvolvido um protótipo para indivíduos adultos, visto que os acopladores de 2 cc, 0,4 cc e o acoplador IEC, que eram dedicados a indivíduos adultos, sofrem dos problemas já descritos anteriormente.

Futuramente, o WG 21 do TC 29 da IEC poderá criar novas normas internacionais descrevendo tanto os parâmetros construtivos desses acopladores para uso infantil e adulto quanto procedimentos para sua calibração.

Normas relativas a alguns equipamentos

Audiômetro

Como visto anteriormente, a calibração do audiômetro dá-se por via aérea e óssea (IEC 60645-1) utilizando o acoplador de 6 cc (IEC 60318-3) ou o simulador de orelha (IEC 60318-1) e a mastoide artificial. A verificação periódica consiste em medir a linearidade do nível emitido pelo audiômetro, bem como a medição de frequência e distorção harmônica total (THD) gerada pelo audiômetro sob teste. Caso o certificado de calibração apresente alguma não conformidade com a norma, então cabe ao fonoaudiólogo solicitar o reparo do seu audiômetro.

Os laboratórios de calibração de audiômetro devem atentar para a altitude em metros onde se encontram. Um estudo realizado no Laboratório de Eletroacústica[6] do Inmetro com oito cápsulas de fones audiométricos TDH 39 (novas) mostra que a sensibilidade desses fones varia com a pressão atmosférica. Inicialmente, acreditava-se que essa variação era constante com a frequência, mas o estudo revela que a sensibilidade do fone audiométrico varia com a frequência. Além disso, a variação dessa sensibilidade em relação à pressão atmosférica muda conforme o acoplador utilizado, por exemplo, o ouvido artificial (IEC 60318-1) e o acoplador de 6 cc (IEC 60318-3). As Figuras 9 e 10 mostram a variação da sensibilidade do fone audiométrico TDH 39 (em dB) em relação à variação da pressão atmos-

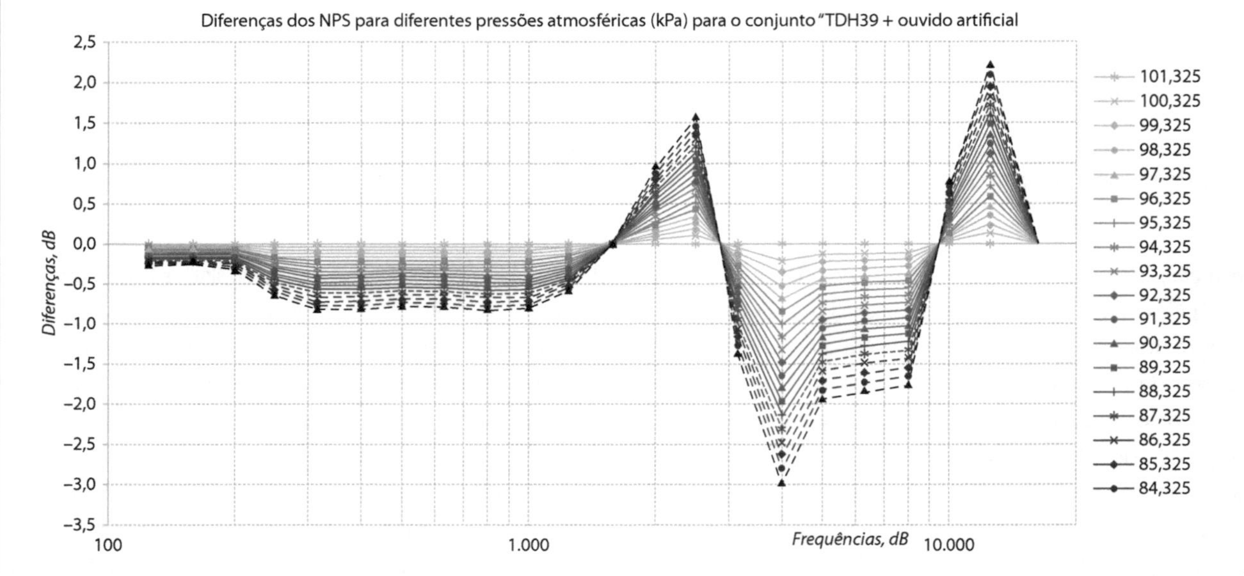

FIGURA 9 Variação da sensibilidade do fone TDH 39 (em dB) representado como as diferenças dos NPS medidos conforme as diferentes pressões atmosféricas em kPa para o conjunto "TDH 39 + ouvido artificial".
NPS: níveis de pressão sonora.

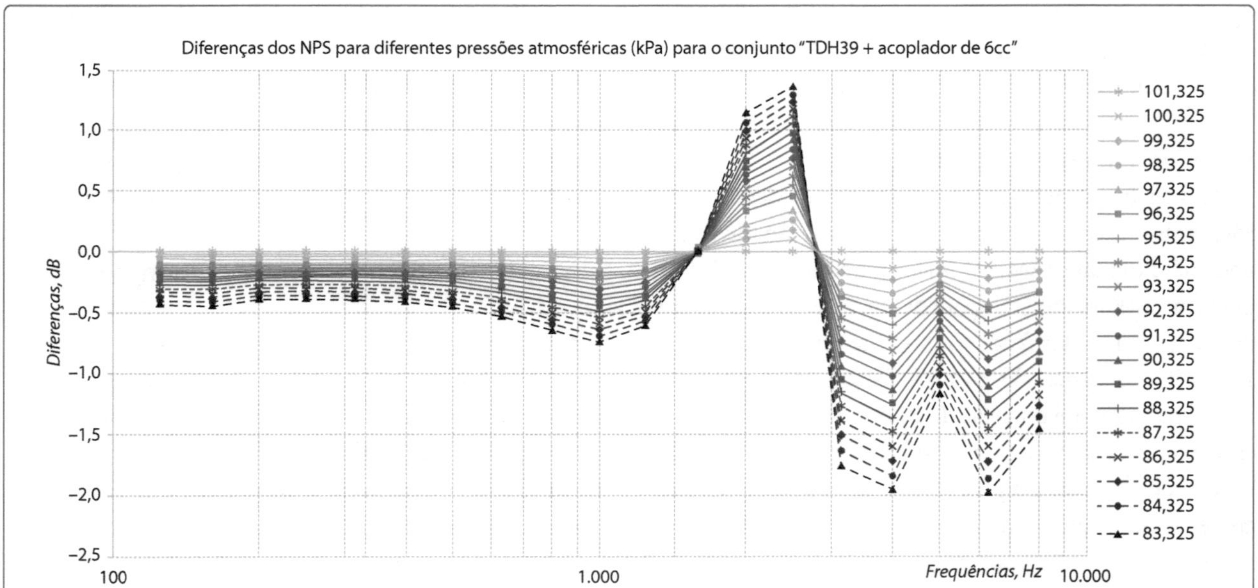

FIGURA 10 Variação da sensibilidade do fone TDH 39 (em dB) representado como as diferenças dos NPS medidos conforme as diferentes pressões atmosféricas em kPa para o conjunto "TDH 39 + acoplador de 6 cc".
NPS: níveis de pressão sonora.

férica, respectivamente, para o conjunto "TDH 39 + ouvido artificial" e "TDH 39 + acoplador de 6cc". As medições de nível de pressão sonora (NPS) no interior dos acopladores iniciaram com a pressão atmosférica em 101,325 kPa (nível do mar) até 83,325 kPa, em passos de 1 kPa. Cabe ressaltar que 93 kPa é a pressão atmosférica aproximada em São Paulo, 91 kPa em Curitiba, 89 kPa em Brasília e 83 kPa em Denver (Colorado - EUA).

Ressalte-se que o profissional de fonoaudiologia não aplicará essas correções no resultado de um exame audiológico, mesmo porque, muito provavelmente, o acoplamento do fone audiométrico TDH 39 em uma orelha real não terá as mesmas diferenças apresentadas nas Figuras 9 e 10. O laboratório de calibração de audiômetros é que deveria realizar essas correções ao resultado da calibração. As Tabelas 1 e 2 mostram os fatores de correções obtidos das Figuras 9 e 10.

Por exemplo, um laboratório de calibração de audiômetro situado em Brasília (89 kPa) deveria aplicar a correção mostrada na Tabela 3 ou 4 ao resultado da calibração. Outra estratégia possível do laboratório de calibração é adicionar a correção dada na Tabela 3 ou 4 na estimativa de incerteza da calibração.

As Tabelas 1 e 2 mostram os fatores de correções para o fone audiológico TDH 39, porém mais medições com o fone audiológico DD 45 foram realizadas em 5 cápsulas. As Tabelas 5 e 6 mostram os fatores de correções obtidos desses fones audiológicos DD 45, respectivamente, acoplado ao ouvido artificial e com o acoplador de 6 cc.

Aparelhos de amplificação sonora individuais

Os AASI são avaliados segundo a família de normas IEC 60118. A Parte 0 (zero) é a principal norma para a certificação de AASI. Ela especifica o ambiente onde são realizadas as medições de desempenho acústico (câmara anecoica). Também aponta os tipos de acoplador que devem ser utilizados na avaliação de desempenho acústico do AASI sob teste. Existem regulamentações em alguns países que permitem somente a utilização de acoplador de 2 cc, por exemplo, a Alemanha.

A Parte 7 dessa família de normas trata da avaliação de desempenho acústico de AASI para um grau de precisão melhor do que a Parte 0. A correta utilização da Parte 0 é a verificação inicial, ou, eventualmente, verificação periódica. Exemplificando, antes de o fonoaudiólogo entregar o AASI ao paciente, deve-se avaliar se os ganhos do AASI estão de acordo com os resultados da audiometria via aérea. Utilizando uma pequena caixa que simula o campo livre obtido em uma câmara anecoica, o AASI sob teste pode ter avaliado os ganhos ajustados previamente, conforme as IEC 60118-0 e IEC 60118-7.

Nessa família de normas IEC 60118 existem ainda normas para outros ensaios, por exemplo, ensaios de emissões eletromagnéticas e ensaio de diretividade do AASI. Como comentado anteriormente, caso se queira avaliar o desempenho acústico acima de 5 ou 8 kHz, podendo chegar até 16 kHz, então se deve utilizar a IEC/TS 62886 e o acoplador é o de 0,4 cc. *(Para maiores informações sobre o assunto, consultar a Seção 4, Dispositivos eletrônicos de amplificação sonora, implante coclear e próteses auditivas implantáveis).*

Cabines audiométricas

Conforme já descrito, o prestador de serviço deve garantir uma série de requisitos para a realização de um ensaio, os quais envolvem um profissional capacitado, o procedimento técnico de medição (norma) e os equipamentos de medição rastreados. Além disso, as condições ambientais para que a medição ocorra sem interferência são de fundamental importância, o que é geralmente obtido por meio do emprego de cabines audiométricas.

O nível de pressão sonora dentro de uma cabine audiométrica deve ser controlado durante o teste audiométrico. Um ruído de fundo dentro da cabine audiométrica pode levar a um resultado incorreto. Portanto, medições do nível de pressão sonora (ruído de fundo) no interior da cabine audiométrica devem ser realizadas, e o resultado dessas medições deve ser confrontado com o valor permitido na ISO 8153-1, conforme mostrado nas Figuras 11 e 12.

Muito se fala em cabines audiométricas aprovadas para o teste de audiometria, mas o importante é ter conhecimento sobre as condições ambientais em que essa cabine audiométrica foi ensaiada. Comprar uma cabine audiométrica em conformidade com os máximos níveis de pressão sonora permitidos pela ISO 8153-1 (Figuras 11 e 12) não significa que quando em operação no ambiente da clínica ou consultório de audiologia ela continuará em conformidade com a ISO 8153-1.

O ruído de fundo onde a cabine audiométrica é instalada impacta diretamente o ruído interno dessa cabine. Portanto, uma cabine que foi avaliada nas instalações do fabricante pode não apresentar o mesmo desempenho acústico de quando for ensaiada no consultório/clínica de audiologia.

Outra ocorrência comum é encontrar em clínicas/consultórios de audiologia cabines audiométricas que em alguns casos encontram-se em conformidade com a ISO 8153-1, mas, talvez por descuido, durante o exame de audiometria uma porta do consultório bata, algum objeto caia de uma

TABELA 1 Fator de correção (em dB) para cada 1 kPa divergente de 101,325 kPa (nível do mar) para o conjunto "TDH 39 + ouvido artificial"

Freq (Hz)	125	160	200	250	315	400	500	630	800	1.000	1.250	1.600	2.000	2.500	3.150	4.000	5.000	6.300	8.000	10.000	12.500	16.000
Fator Corr (dB)	–0,01	–0,01	–0,02	–0,03	–0,04	–0,04	–0,04	–0,04	–0,04	–0,04	–0,03	0,0	0,05	0,09	–0,07	–0,17	–0,10	–0,10	–0,09	0,02	0,12	0,02

TABELA 2 Fator de correção (em dB) para cada 1 kPa divergente de 101,325 kPa (nível do mar) para o conjunto "TDH 39 + acoplador de 6 cc"

Freq (Hz)	125	160	200	250	315	400	500	630	800	1.000	1.250	1.600	2.000	2.500	3.150	4.000	5.000	6.300	8.000
Fator Corr (dB)	–0,03	–0,03	–0,02	–0,02	–0,02	–0,04	–0,03	–0,03	–0,04	–0,04	–0,04	0,0	0,06	0,07	–0,09	–0,11	–0,06	–0,12	–0,09

TABELA 3 Correção (em dB) a ser aplicada no resultado da calibração do audiômetro quando o laboratório de calibração está em Brasília – para o conjunto "TDH 39 + ouvido artificial"

Freq (Hz)	125	160	200	250	315	400	500	630	800	1.000	1.250	1.600	2.000	2.500	3.150	4.000	5.000	6.300	8.000	10.000	12.500	16.000
Fator Corr (dB)	–0,14	–0,11	–0,19	–0,39	–0,51	–0,50	–0,47	–0,47	–0,51	–0,51	–0,38	0,04	0,64	1,07	–0,85	–2,00	–1,25	–1,19	–1,12	0,23	1,50	0,22

TABELA 4 Correção (em dB) a ser aplicada no resultado da calibração do audiômetro quando o laboratório de calibração está em Brasília – para o conjunto "TDH 39 + acoplador de 6 cc"

Freq (Hz)	125	160	200	250	315	400	500	630	800	1.000	1.250	1.600	2.000	2.500	3.150	4.000	5.000	6.300	8.000
Fator Corr (dB)	–0,36	–0,31	–0,29	–0,27	–0,28	–0,30	–0,33	–0,37	–0,44	–0,51	–0,43	–0,02	0,70	0,86	–1,13	–1,32	–0,77	–1,40	–1,07

TABELA 5 Fator de correção (em dB) para cada 1 kPa divergente de 101,325 kPa (nível do mar) para o conjunto "DD 45 + ouvido artificial"

Freq (Hz)	125	160	200	250	315	400	500	630	800	1.000	1.250	1.600	2.000	2.500	3.150	4.000	5.000	6.300	8.000	10.000	12.500	16.000
Fator Corr (dB)	–0,02	–0,02	–0,02	–0,04	–0,05	–0,05	–0,05	–0,05	–0,05	–0,04	–0,02	0,02	0,06	0,09	–0,10	–0,17	–0,12	–0,12	–0,12	–0,02	–0,22	–0,17

TABELA 6 Fator de correção (em dB) para cada 1 kPa divergente de 101,325 kPa (nível do mar) para o conjunto "TDH 39 + acoplador de 6 cc"

Freq (Hz)	125	160	200	250	315	400	500	630	800	1.000	1.250	1.600	2.000	2.500	3.150	4.000	5.000	6.300	8.000
Fator Corr (dB)	–0,02	–0,02	–0,03	–0,03	–0,03	–0,03	–0,04	–0,04	–0,04	–0,04	–0,02	0,02	0,08	0,06	–0,13	–0,12	–0,07	–0,12	–0,09

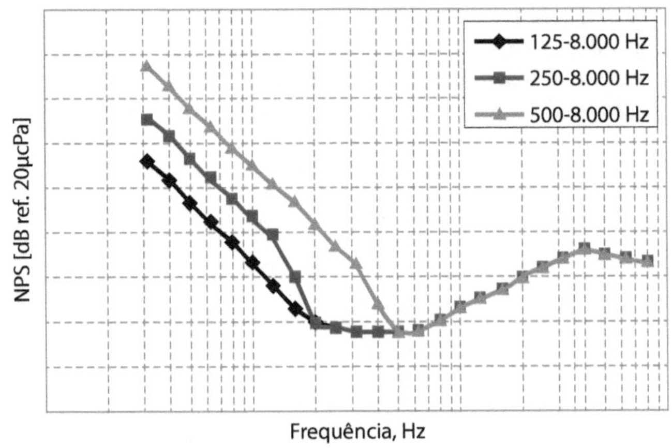

FIGURA 11 Máximo nível de pressão sonora permitido pela ISO 8153-1 no interior de uma cabine audiométrica durante o exame de audiometria aérea dependente da faixa de frequência em que será realizada a audiometria.

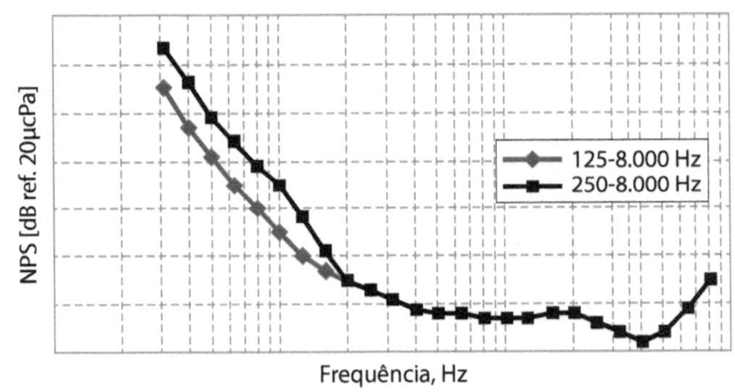

FIGURA 12 Máximo nível de pressão sonora permitido pela ISO 8153-1 no interior de uma cabine audiométrica durante o exame de audiometria óssea dependente da faixa de frequência em que será realizada a audiometria.

mesa ou até mesmo um ruído de passagem de algum veículo no exterior do prédio interfira diretamente no resultado do exame. O recomendado é que o fonoaudiólogo monitore de alguma forma tais ruídos e elimine imediatamente o resultado daquela frequência, repetindo-o.

A ISO 8153-1, ao apontar esses níveis máximos permitidos, acrescenta a informação de que, se forem atendidos esses níveis de pressão sonora, então a componente de incerteza relacionada a ruído ambiente será de ± 2 dB. Caso os níveis no interior da cabine audiométrica estejam até 8 dB acima dos apresentados pela ISO 8153-1, então a componente de incerteza relacionada a ruído ambiente passa a ser de ± 5 dB. Para obter maiores detalhes sobre o cálculo de incerteza em exames de audiometria, consultar Fontes (2013).[8]

REFERÊNCIAS BIBLIOGRÁFICAS

1. Barham R, Sherwood T, Lawton BW, Dyne SJC. Variation of young normal hearing thresholds measured using various patterns of audiometric earphone: Implications for the acoustic coupler and the ear simulator (artificial ear). Consultancy Report Ref: 6824 R03 – ISVR Consulting – University of Southampton, 2004 Sep.
2. Delany ME. The acoustical impedance of human ears. Journal of Sound Vibrations. 1064;I(4):455-67.
3. Rodrigues D, Lavergne T, Olsen ES, Fedtke T, Barham R, Durocher J-N. Methodology of designing an ear simulator. Internoise. 2014 Innsbruck – Austria, 2013 Sep.
4. Brüel PV, Zaveri HK. Of acoustics and instruments: memoirs of a Danish pioneer – Part 2, Sound & vibration, 2008 Aug.
5. Final publishable JRP report of "HLT01 Ears" project. Disponível em: https://www.euramet.org/download/?tx_eurametfiles_download%5Bfiles%5D=26691&tx_eurametfiles_download%5Bidentifier%5D=%-252Fdocs%252FEMRP%252FJRP%252FJRP_Summaries_2011%-252FHealth_JRPs%252FHLT01_Final_Publishable_JRP_Report.

pdf&tx_eurametfiles_download%5Baction%5D=download&tx_eurametfiles_download%5Bcontroller%5D=File&cHash=95ddc3051bf217a0bb2caf5847977021. Acesso em: 7 dez. 2021.

6. Soares Z, Brasil DA, Fontes V. Audiometer: correction factor for atmospheric pressure. Internoise 2016 Hamburg – Germany, 2016 Aug.
7. Lavergne T, Rodrigues D, Neimanns V, Olsen ES, Barham R. Universal ear simulator: specifications and artificial ear canal design. Internoise 2014 Innsbruck – Austria, 2013 Sep.
8. Fontes V. Estimativa da incerteza de medição no exame audiométrico [dissertação]. Inmetro; 2013.

SEÇÃO II

TRIAGEM E DIAGNÓSTICO AUDIOLÓGICO

6

TRIAGEM AUDITIVA NEONATAL UNIVERSAL: HISTÓRIA, PRINCÍPIOS E TECNOLOGIA

Adriana Ribeiro Tavares Anastasio
Doris Ruthy Lewis

INTRODUÇÃO E JUSTIFICATIVA

A triagem auditiva neonatal universal (TANU) pode ser considerada uma das principais estratégias para a identificação, o diagnóstico e a intervenção precoce de perdas auditivas congênitas em crianças, o que também pode ser denominado como o processo de saúde auditiva neonatal. A história do desenvolvimento tecnológico e político deve ser conhecida, além de alguns princípios norteadores, para que as melhores práticas possam ser implementadas em hospitais que pretendem realizar a TANU. Entre eles podemos citar a prevalência da perda auditiva congênita; os protocolos de triagem auditiva com procedimentos que possam identificar as perdas auditivas com o menor número de falso-positivos e falso-negativos, e com alta sensibilidade e especificidade, além da disponibilidade de diagnóstico e da intervenção apropriada e imediata, para aqueles que assim necessitem, após a falha na TANU.[1]

É importante lembrar que a perda auditiva em neonatos e crianças pequenas pode passar despercebida, até o momento em que culmina com o atraso de fala e linguagem, ou até mesmo a ausência da oralidade em decorrência da sua invisibilidade. Apesar de conhecidos dos profissionais que atuam junto às crianças com deficiência auditiva, sempre é importante ressaltar os impactos gerados por esse agravo no desenvolvimento de uma criança. A perda auditiva congênita e permanente, quando não identificada precocemente e tratada de maneira adequada, tem impacto expressivo no desenvolvimento da fala e da linguagem, acadêmico e até mesmo emocional e social das crianças e da família. Podem-se ressaltar também as possíveis dificuldades no mercado de trabalho, na fase adulta.[2,3] A TANU pode propiciar um avanço significativo no que se refere à idade em que o diagnóstico e a intervenção tiveram início. No entanto, as principais dificuldades em concluir as etapas de identificação, diagnóstico e intervenção merecem nossa atenção, em virtude da evasão das crianças e suas famílias dos serviços de saúde durante esse processo.

Sabe-se que a prevalência mundial de perdas auditivas congênitas pode variar, dependendo do nível de desenvolvimento de cada país, e principalmente das condições econômicas e sociossanitárias de cada local. Davis e Davis[4] descreveram a prevalência da perda auditiva congênita em diferentes países, tais como Austrália (0,79/1.000), Japão (0,84/1.000), França (0,83/1.000), Espanha (1,46/1.000), Reino Unido (1,10/1.000) e Itália (1,67/1.000). No entanto, países com menor índice de desenvolvimento humano (IDH), situados na África, podem apresentar uma prevalência estimada de perdas auditivas de até 49,69/1.000. Segundo a Organização Mundial da Saúde (OMS), em média, a prevalência de perdas auditivas no período neonatal é de 2/1.000.[3] Estudo brasileiro com 11.900 recém-nascidos (RN) triados ao nascimento mostra que a ocorrência geral da perda auditiva congênita permanente foi de 2/1.000 nascidos vivos, e para aqueles RN com indicadores de risco foi de 18,6/1.000.[5] Estudos em diferentes regiões do país descreveram prevalência de perda auditiva congênita de 1-4/1.000.[6-8]

O Brasil, desde 2001, conta com o Programa Nacional de Triagem Neonatal (PNTN). Esse programa, instituído pela Portaria GM/MS n. 822/2001,[9] englobava inicialmente a triagem neonatal biológica e ocular, e em 2016 foi incluída a triagem auditiva (Portaria GM/MS n. 2068/2016),[10] atrelada às áreas técnicas da Saúde da Criança, da Saúde da Pessoa com Deficiência e às Redes Temáticas do SUS (Rede Cegonha e Rede de Cuidados à Pessoa com Deficiência). O objetivo geral do PNTN é identificar distúrbios e doenças no RN em tempo oportuno para a intervenção adequada, além de garantir tratamento e acompanhamento contínuo às pessoas com diagnóstico positivo. A triagem auditiva neonatal (TAN) contemplada no PNTN consiste na aplicação de medidas fisiológicas e eletrofisiológicas em todos os RN, independentemente da presença de indicadores de risco para a surdez. A TAN está prevista na Lei federal de 3 de agosto de 2010,[11] que tornou obrigatório o teste da "orelhinha" em todas as maternidades e hospitais do Brasil. *(Para maiores informações sobre o assunto, consultar os Capítulos 30, Políticas públicas: atenção à saúde auditiva no Sistema Único de Saúde, e 31, "Saúde auditiva nas redes de atenção e ações do fonoaudiólogo".)*

COMO CHEGAMOS À TANU

Nas décadas de 1970 e 1980, a triagem auditiva neonatal recomendada utilizava a tecnologia dos potenciais evocados auditivos de tronco encefálico (Peate), especialmente para uma população considerada de risco para a deficiência auditiva. *(Para maiores informações sobre o assunto, consultar o Capítulo 15, "Potencial evocado auditivo de tronco encefálico".)*

Na época, foi recomendado que a realização da triagem auditiva em neonatos não mais utilizasse os procedimentos comportamentais, em virtude da alta ocorrência de falso-positivos e falso-negativos como resultado dessa triagem. O foco de atenção para a identificação da triagem auditiva neonatal estava na população de alto risco.[12-16]

No entanto, até a década de 1990, sabia-se que, entre os RN com perdas auditivas congênitas, apenas 50% estavam entre a população de maior risco. Portanto, era necessário que a triagem auditiva se tornasse uma ação aplicada a todos os RN, com e sem risco. Apenas dessa forma seria possível identificar, diagnosticar e intervir na maioria das crianças com perdas auditivas permanentes.

No início da década de 1990, uma nova tecnologia foi descrita, e investigada sua utilização na TANU. O registro das emissões otoacústicas evocadas (EOAE) foi utilizado em um projeto no estado norte-americano de Rhode Island. *(Para maiores informações sobre o assunto, consultar o Capítulo 13, "Mecanismos fisiológicos subjacentes à geração de emissões otoacústicas: protocolos clínicos".)*

Esse estudo inicial mostrou a efetividade dessa nova tecnologia na identificação de perdas auditivas congênitas em um grupo de RN com e sem indicadores de risco para a deficiência auditiva (IRDA). A partir desses resultados, os conceitos de aplicação de um procedimento simples, rápido e de baixo custo que pudesse ser utilizado na triagem auditiva foram resgatados, e assim foi possível retomar a ideia de um programa de triagem auditiva neonatal universal, ou seja, para todos os RN, e não somente aqueles de maior risco para a deficiência auditiva. Recomendações foram feitas para que se retomasse a TANU nos hospitais e maternidades.

Os EUA foram pioneiros na retomada da TANU, e suas ações passaram a ser reproduzidas em vários países ao redor do mundo. Buscava-se a implementação da TANU, com identificação e diagnóstico precoce, seguido das medidas de intervenção oportuna a cada criança. Assim, a década de 1990 teve fundamental importância para o desenvolvimento da tecnologia das EOAE, em especial em sua aplicação à TANU.[16-20]

PRINCÍPIOS E METAS

Alguns princípios podem ser descritos, e metas devem ser alcançadas, para que se tenha sucesso no processo de saúde auditiva neonatal. A meta mais referenciada preconiza que a TANU seja realizada antes da alta hospitalar, e no máximo no primeiro mês de vida. Essa é a etapa inicial do processo em saúde auditiva neonatal. Em seguida, para os RN que falharam na TANU, é necessário que o diagnóstico seja concluído no terceiro mês de vida. Para aqueles que tiverem a deficiência auditiva confirmada, o início da intervenção não deve ultrapassar o sexto mês de vida. Assim, pode-se dizer que as metas 1-3-6 (meses de vida) demonstram o padrão de qualidade e as boas práticas de um programa de identificação, diagnóstico e intervenção de perdas auditivas em RN e bebês. O JCIH (Joint Committee on Infant Hearing), em sua última versão, de 2019, coloca mais um desafio para aqueles que já alcançaram essas metas e sugere que a identificação permaneça no primeiro mês de vida, que o diagnóstico seja antecipado para o segundo mês de vida e o início da intervenção tenha início no terceiro mês de vida. Dessa forma, as metas 1-2-3 devem ser o alvo daqueles que já obtiveram sucesso nas metas 1-3-6. A meta 1-2-3 pode facilitar o diagnóstico audiológico, uma vez que as crianças até o terceiro mês de vida dormem por períodos mais longos, fator necessário à avaliação eletrofisiológica, que às vezes pode ser longa. Importante lembrar que essas idades podem não ser alcançadas em crianças que permaneceram na unidade de terapia intensiva neonatal (UTIN) por um período prolongado.[2]

Para a meta de identificação da deficiência auditiva no primeiro mês de vida, devem ser utilizadas medidas eletrofisiológicas e eletroacústicas, tais como o potencial evocado auditivo de tronco encefálico automático (Peate-a) e o registro das EOAE, pois são tecnologias que mostraram evidências que apresentam os melhores resultados na TANU. Protocolos que utilizam medidas de observação comportamental, tais como a percussão de um agogô, por exemplo, não devem ser utilizados nessa etapa de TANU.[1]

A tecnologia e o protocolo a serem utilizados estão diretamente relacionados aos resultados da TANU. Portanto, os protocolos devem ser bem definidos pelos gestores dos programas de identificação precoce da deficiência auditiva.

TECNOLOGIAS E PROTOCOLOS

Nas recomendações publicadas pelo Comitê Multiprofissional em Saúde Auditiva (Comusa) em 2010, e pelas Diretrizes de Atenção à Triagem Auditiva do Ministério da Saúde, o protocolo utilizado estava relacionado à presença ou não de indicadores de risco para a deficiência auditiva (IRDA) na história da criança. Foi recomendada a utilização do Peate-a para crianças com IRDA e EOAE para crianças sem IRDA. Ambas as tecnologias são recomendadas e mostram que são efetivas na identificação de perdas auditivas em neonatos. No entanto, em razão da maior ocorrência do espectro da neuropatia auditiva na população com IRDA, e principalmente em crianças que permaneceram na UTIN, o Peate-a é recomendado para essa população. Já para a população sem IRDA, foi recomendada a utilização da tecnologia com EOAE.[1,21]

Verificando as recomendações atuais de dois dos maiores programas de TANU no mundo, EUA e Inglaterra, nota-se uma diferença nas tecnologias recomendadas às diferentes populações de neonatos, a partir do local de permanência dessas crianças, no período do nascimento. São recomendados procedimentos específicos para a população que permanece no alojamento conjunto e na UTIN, independentemente de os IRDA estarem presentes ou não (Figura 1).[2,22]

A lógica proposta, então, segue a origem de permanência do neonato na maternidade, e não a presença ou ausência de IRDA.

Os IRDA remetem à história pregressa da família da criança, de seu próprio histórico de saúde durante o nascimento, na permanência na maternidade e na infância. Se a criança mostrar um histórico com IRDA, há maior probabilidade de uma deficiência auditiva estar presente em até 10 vezes.[2] No Quadro 1 estão descritos os IRDA associados à deficiência auditiva.[2,23]

Assim, mesmo com todas as recomendações existentes, torna-se necessário que os protocolos a serem utilizados na TANU no ambiente hospitalar/maternidade levem em consideração quais neonatos necessitam ser testados, a disponibilidade de equipamentos na unidade hospitalar, o número de horas de vida da alta hospitalar, informações técnicas específicas de cada equipamento, protocolos, treinamento e adequação dos profissionais que realizarão a TANU, além da medição do ruído ambiental e das condições elétricas dos hospitais.[2]

Vale ressaltar que, no Brasil, os profissionais capacitados e habilitados a realizar a TANU são fonoaudiólogos e médicos. Além disso, em virtude da variabilidade de diferentes regiões e hospitais brasileiros, podem ser encontrados hospitais com e sem UTIN, com pequeno ou grande número de nascimentos, com equipamentos que não tenham a disponibilidade das duas tecnologias (EOAE e

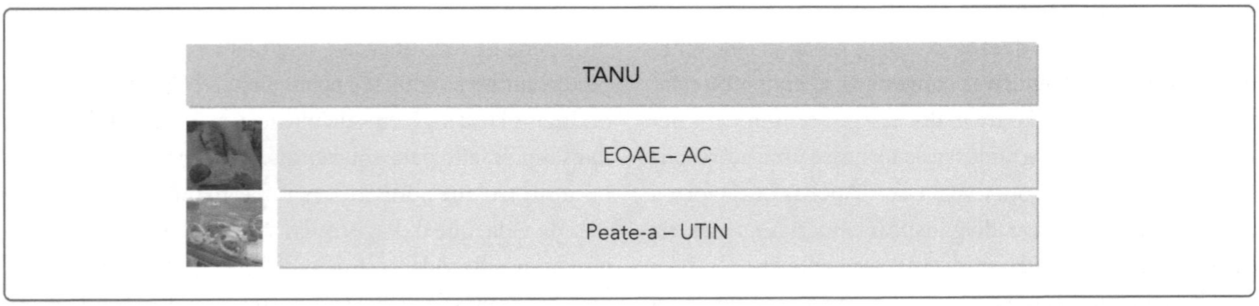

FIGURA 1 Tecnologias recomendadas para recém-nascidos que permanecem no alojamento conjunto ou na unidade de terapia intensiva neonatal.

EOAE-AC: emissões otoacústicas evocadas – alojamento conjunto; Peate-a: potencial auditivo de tronco encefálico automático; TANU: triagem auditiva neonatal universal; UTIN: unidade de terapia intensiva neonatal.

QUADRO 1 Indicadores de risco para a deficiência auditiva

Congênitos ou perinatais
▪ História familiar de surdez permanente na infância de instalação precoce, progressiva ou tardia.
▪ UTI neonatal por mais de 5 dias.
▪ Hiperbilirrubinemia com exsanguineotransfusão independentemente do tempo de permanência.
▪ Uso de aminoglicosídeos por mais de 5 dias.
▪ Asfixia ou encefalopatia hipóxico-isquêmica.
▪ Uso de oxigenação extracorpórea (ECMO).
▪ Infecções intraútero por toxoplasmose, sífilis, rubéola, citomegalovírus, herpes (TORCH) ou Zika Vírus.
▪ Malformações craniofaciais.
▪ Microcefalia congênita.
▪ Hidrocefalia congênita ou adquirida.
▪ Anormalidades do osso temporal.
▪ Síndromes que cursam com surdez.
Perinatais ou tardias
▪ Infecções que cursam com surdez como meningites e encefalites bacterianas ou virais (especialmente herpes-vírus e varicela).
▪ Trauma craniano (especialmente base de crânio e temporal).
▪ Suspeita familiar de surdez, alteração de fala ou linguagem e atraso ou regressão do desenvolvimento.

Fonte: adaptado de Comusa.[23]

Peate-a), além de poder existir uma carência de serviços de referência para diagnóstico e intervenção, próximos ao hospital, que inviabilizem todas as etapas do processo de saúde auditiva neonatal. Dessa forma, os gestores municipais, além dos coordenadores da TANU, devem escolher protocolos que mostrem com clareza quais são as possibilidades de identificação de perdas auditivas, e a implementação de etapas que possibilitem um programa efetivo em sua integralidade.[24]

O protocolo mais descrito para a implementação da TANU em maternidades se refere à utilização das EOAE em alojamento conjunto, para identificação de perdas auditivas cocleares. Com esse protocolo não é possível identificar crianças com o espectro da neuropatia auditiva (ENA), pois espera-se a presença das EOAE em crianças com esse agravo. Serão identificadas assim apenas as perdas auditivas de origem coclear. Dada a baixa ocorrência do ENA no alojamento conjunto, justifica-se a escolha por esse protocolo. Já para crianças que permanecem em UTIN, a utilização da tecnologia com Peate-a é mandatória, pois identifica as perdas auditivas cocleares e retrococleares como o ENA, ambas mais prevalentes na população de RN da UTIN. Alguns exemplos de protocolos serão exemplificados a seguir, lembrando que cada maternidade ou região deve definir seus protocolos com base em sua capacidade, equipamentos disponíveis e demandas específicas.[1]

PROTOCOLO 1

No protocolo 1 (Figura 2) é realizada a TANU com o uso de EOAE, em todos os RN do alojamento conjunto (AC), com e sem IRDA. Preferencialmente o procedimento de EOAE (1) deve ser realizado próximo às 24 horas de vida, e, no caso de falha, pode ser realizado um segundo teste EOAE (2), próximo à alta hospitalar, por exemplo, com 48 horas de vida. No caso dos hospitais com alta em 24 horas, é esperado maior número de falhas na TANU em razão da presença de vérnix nos condutos auditivos.[25] Nesse caso é possível realizar a primeira triagem auditiva com EOAE (1) com 12 horas de vida e a segunda EOAE (2) próximo às 24 horas de vida, ou seja, próximo à alta hospitalar. Assim, entre a realização da EOAE (1) e a EOAE (2) deve haver um distanciamento de algumas horas. As duas tecnologias de EOAE podem ser utilizadas na realização da TANU, ou seja, tanto a emissão otoacústica evocada por estímulo transiente (EOAET) como a emissão otoacústica evocada - produto de distorção (EOAPD). Sugere-se que cada equipamento a ser utilizado tenha a descrição das possibilidades de utilização dessas tecnologias para a TANU, em seus manuais e estudos descritivos.

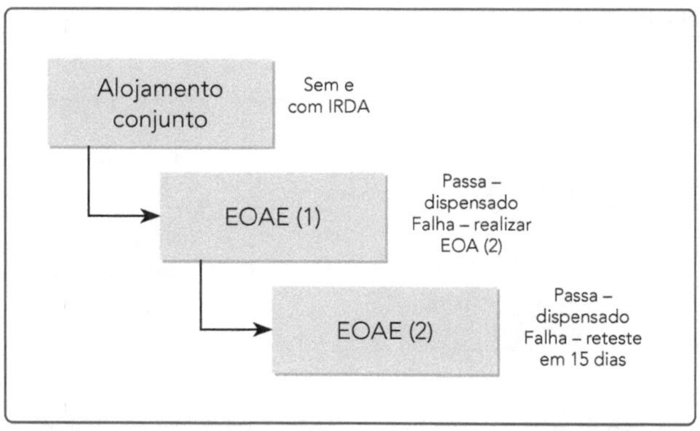

FIGURA 2 Protocolo 1 com EOAE para alojamento conjunto. EOA: emissões otoacústicas; EOAE: emissões otoacústicas evocadas; IRDA: indicadores de risco para a deficiência auditiva.

PROTOCOLO 1-A

No protocolo 1-A (Figura 3), as mesmas etapas do protocolo 1 são realizadas, com EOAE (1); em caso de falha, repete-se a EOAE (2). No entanto, se a falha persistir após a realização da segunda EOAE (2), é possível fazer uma segunda etapa utilizando outra tecnologia, ou seja, o Peate-a. Sabe-se que com esse protocolo haverá uma diminuição significativa do número de falhas.

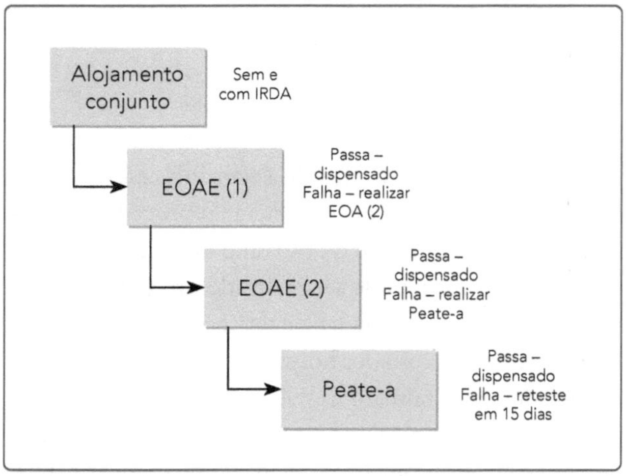

FIGURA 3 Protocolo 1-A com EOAE para alojamento conjunto, de duas etapas.
EOA: emissões otoacústicas; EOAE: emissões otoacústicas evocadas; IRDA: indicadores de risco para a deficiência auditiva; Peate-a: potencial evocado auditivo de tronco encefálico-automático.

PROTOCOLO 2

No caso de crianças que permaneceram na UTIN por mais de 5 dias (Figura 4), em razão da maior prevalência de perdas auditivas, podem-se encaminhar as crianças que falharam na triagem auditiva diretamente para diagnóstico, sem a necessidade de um reteste após 15 dias. Essa deve ser uma decisão dos gestores e coordenadores de programas de saúde auditiva neonatal, considerando as características dos hospitais e as diferenças regionais de cada local. O encaminhamento imediato para o diagnóstico pode ser importante, em decorrência da maior prevalência de perdas auditivas nos RN que permaneceram na UTIN, e que geralmente apresentam uma série de IRDA.

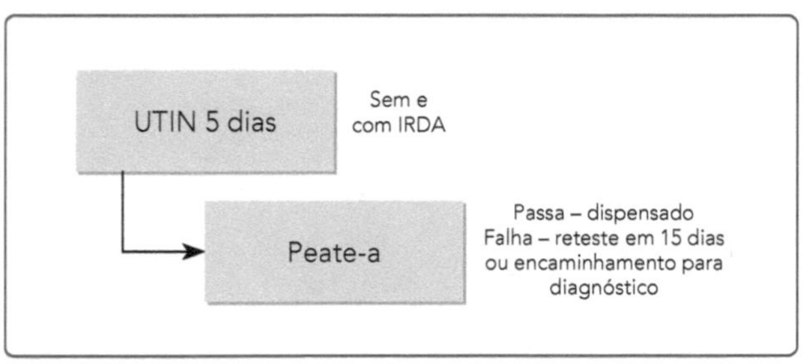

FIGURA 4 Protocolo 2 com Peate-a para recém-nascidos que permaneceram na UTIN por mais de 5 dias.
IRDA: indicadores de risco para a deficiência auditiva; Peate-a: potencial evocado auditivo de tronco encefálico-automático; UTIN: unidade de terapia intensiva neonatal.

Na Inglaterra também é sugerido que a realização da EOAE seja incluída no protocolo de TANU para crianças que permanecem na UTIN.[22]

Em sua última recomendação, em 2019, o JCIH ressalta a importância de não se realizarem inúmeras repetições da triagem auditiva, independentemente da utilização da tecnologia de EOAE ou Peate. Os algoritmos existentes para detecção automática da resposta eletrofisiológica podem gerar um erro, resultando em exames falso-positivos, com a múltipla repetição dos testes. Assim, por esse motivo, sugere-se a realização de no máximo dois testes na mesma criança, com uma distância de algumas horas entre eles. Esse erro pode gerar um número de falso-negativos, que não são desejados na TANU.[2]

E APÓS A TANU?

Não importa qual o protocolo utilizado: sempre que a falha na TANU for o resultado encontrado, é necessário o encaminhamento para um diagnóstico médico e audiológico apropriado, com profissionais que estejam capacitados a investigar a audição dessas crianças com métodos e técnicas eletrofisiológicas e eletroacústicas, a saber, as medidas de imitância acústica, o registro das EOAE, os potenciais evocados auditivos de tronco encefálico ou o potencial evocado auditivo de estado estável, por via aérea e via óssea. *(Para maiores informações sobre o assunto, consultar os Capítulos 12, "Medidas de imitância acústica: timpanometria e reflexos acústicos", 13, "Mecanismos fisiológicos subjacentes à geração de emissões otoacústicas: protocolos clínicos", 15, "Potencial evocado auditivo de tronco encefálico", e 18, "Potencial evocado auditivo de estado estável".)*

A avaliação audiológica deve conter exames específicos, que pela idade da criança devem incluir:[2]

- Peate com estímulo clique para investigação de sincronia neuronal.
- Peate com frequências específicas (Peate-FE), para a melhor estimativa de um audiograma. Apesar de o estímulo *tone burst* (TB) ser considerado o padrão-ouro dessa avaliação, os estímulos *narrow band chirps* (NB-*chirps*) também já mostram evidências que possibilitam sua utilização.[2,22] Devem ser definidos os limiares eletrofisio-

lógicos nas frequências de 500, 1.000, 2.000 e 4.000 Hz por via aérea, e por via óssea sempre que necessário.

- O potencial evocado auditivo de estado estável (PEAEE), nas frequências de 500, 1.000, 2.000 e 4.000 Hz, por via aérea e por via óssea, também pode ser utilizado para estimativa de um audiograma, desde que tenha sido normatizado para essa faixa etária, nos equipamentos escolhidos.[2,26]
- Medidas de imitância acústica com sonda que possibilitem a utilização do tom teste de 1.000 Hz. Medidas de absorvância acústica também podem ser utilizadas para que mais detalhes possam ser utilizados na pesquisa de alterações de orelha média.[2]
- A observação do comportamento auditivo (OCA) pode ser realizada como medida complementar, porém deve-se ter clareza de que até 6 meses não há como definir limiares auditivos por meio dessa avaliação isoladamente.

Estudos anteriores demonstram que a TANU, com sua atual tecnologia, permite a identificação de perdas auditivas a partir de 35-40 dB NA.[27] Perdas auditivas leves podem não ser identificadas na TANU, mas também podem gerar impactos no desenvolvimento da fala e da linguagem de crianças. Por esse motivo, independentemente dos resultados da TANU, as crianças com ou sem IRDA, e que passaram nos testes aplicados no período neonatal, devem ter o desenvolvimento das habilidades auditivas e de linguagem monitorado.

No Brasil, sugere-se o monitoramento na atenção básica como estratégia, tanto para identificar aqueles que não realizaram a TANU como os que se evadiram em algum momento no processo de teste-reteste da triagem, na etapa de diagnóstico, de intervenção, e inclusive para monitorar o desenvolvimento da audição e da linguagem. As crianças que nesse monitoramento não estiverem dentro do desenvolvimento esperado devem ser encaminhadas para nova avaliação de audição e de linguagem. Dessa forma, é possível identificar as crianças com perdas auditivas leves não identificadas ao nascimento, ou aquelas que tiveram início tardio desse agravo.[2]

Após a confirmação da falha na TANU, em um ou em ambos os ouvidos, sugere-se que o encaminhamento para o diagnóstico seja realizado imediatamente. Os serviços que recepcionarão as crianças com falha na TANU devem ter profissionais capacitados para atuar com exames, técnicas e procedimentos específicos para crianças dessa faixa etária, ou seja, com 1 mês de vida. O diagnóstico inclui avaliação otorrinolaringológica e audiológica completa. A critério médico, outros exames podem ser solicitados, como investigação genética, exames de imagem ou avaliação neurológica.[28]

Assim como o diagnóstico imediato após a falha na TANU deve estar disponível, a intervenção apropriada deve ser oferecida à família imediatamente após a conclusão de um diagnóstico positivo de perda auditiva permanente. As abordagens de intervenção disponíveis devem ser explanadas e oferecidas à família, que deverá escolher a abordagem de sua preferência. Independentemente da abordagem escolhida, o processo de intervenção deve ser centrado na família, com acesso a dispositivos eletrônicos necessários a uma intervenção apropriada, que envolvem alta tecnologia. Em seguida, dependendo da necessidade de cada criança, o acesso aos programas de implante coclear (IC) devem estar disponíveis para essas crianças. Acesso às informações e aconselhamento devem estar disponíveis às famílias, no que se refere ao desenvolvimento global, de linguagem, comunicação e educacional.[2] Uma equipe interdisciplinar que atue com crianças com deficiência auditiva deve estar disponível para o suporte necessário às crianças e suas famílias.[28]

CONSIDERAÇÕES FINAIS

A TANU deve ser realizada por meio de tecnologia e de procedimentos eletrofisiológicos e eletroacústicos, tais como o Peate-a e EOAE. Os procedimentos comportamentais não devem ser realizados na triagem auditiva.

A implementação e o acompanhamento dos resultados da TANU devem ocorrer com a participação de um coordenador, que acompanhará os padrões de qualidade e as boas práticas a serem desenvolvidas, a partir de uma análise situacional e de acordo com a especificidade de cada local. As metas 1-3-6 devem ser observadas e alcançadas.

A definição de serviços capacitados para a realização do diagnóstico e de intervenção em bebês deve ser organizada *a priori* do início da implementação da TANU em maternidades.

Na impossibilidade da realização da TANU nas maternidades, a triagem auditiva pode ser realizada no ambiente ambulatorial, porém de forma transitória e com a meta de implementação em futuro próximo nas maternidades.

A atenção básica e os serviços de puericultura e pediatria devem manter vigilância à saúde auditiva neonatal e infantil, com o objetivo de identificar crianças que necessitem de triagem, avaliação, intervenção e até mesmo o monitoramento de suas habilidades de audição e linguagem.

REFERÊNCIAS BIBLIOGRÁFICAS

1. Lewis DR, Marone SA, Mendes BC, Cruz OL, Nóbrega M. Comitê Multiprofissional em Saúde Auditiva – Comusa. Braz J Otorhinolaryngol. 2010 Jan-Feb;76(1):121-8.
2. Year 2019 Position Statement: Principles and Guidelines for Early Hearing Detection and Intervention Programs. The Journal of Early Hearing Detection and Intervention. 2019;4(2):1-44.
3. Organização Mundial da Saúde (OMS). World Report on Hearing. Geneva: World Health Organization [internet]. 2021. Disponível em: https://www.who.int/publications/i/item/world-report-on-hearing. Acesso em: 20 out. 2021.
4. Davis A, Davis KAS. Descriptive epidemiology of childhood hearing impairment. In Seewald R, Tharpe AM. Comprehensive handbook of pediatric audiology. San Diego: Plural; 2011. p.85-111.
5. Anastasio ART, Yamamoto AY, Massuda ET, Manfredi AKS, Cavalcante JMS, Lopes BCP, et al. Comprehensive evaluation of risk factors for neonatal hearing loss in a large Brazilian cohort. Journal of Perinatology. 2021 Feb; 41(2):315-23.
6. Bevilacqua MC, Alvarenga KF, Costa OA, Moret ALM. The universal newborn hearing screening in Brazil: from identification to intervention. Int J Pediatr Otorhinolaryngol. 2010;74:510-5.
7. Barboza ACS, Resende LM, Ferreira DBC, Lapertosa CZ, Carvalho SAS. Correlation between hearing loss and risk indicators in a neonatal hearing screening reference service. ACR. 2013;18(4):285-92.
8. Pereira T, Costa KC, Pomilio MCA, Costa SMS, Rodrigues GRI, Sartorato EL. Etiological investigation of deaf in neonates screened in a universal newborn hearing screening program. Rev Cefac. 2014;16:422-9.
9. Brasil. Ministério da Saúde. Portaria n. 822, de 6 de junho de 2001. Instituir, no âmbito do Sistema Único de Saúde, o Programa Nacional de Triagem Neontal – PNTN. Diário Oficial da União [internet], Brasília, 2001.
10. Brasil. Ministério da Saúde. Portaria n. 2.068, de 21 de outubro de 2016. Institui diretrizes para a organização da atenção integral e humanizada à mulher e ao recém-nascido no Alojamento Conjunto. Diário Oficial da União [internet], Brasília; 2016.
11. Brasil. Ministério da Saúde. Portaria n. 2.068, de 21 de outubro de 2016. Institui diretrizes para a organização da atenção integral e humanizada à mulher e ao recém-nascido no Alojamento Conjunto. Diário Oficial da União [internet], Brasília; 2016.
12. Alberti PW, Hyde ML, Riko K, Corbin H, Abramovich S. An evaluation of BERA for hearing screening in high-risk neonates. Laryngoscope. 1983;93:1115-21.
13. Murray A, Javel E, Watson C. Prognostic validity of auditory brainstem evoked response screening in newborn infants. American Journal of Otolaryngology. 1985;6:120-31.
14. Hyde ML, Riko K, Malizia K. Audiometric accuracy of the click ABR in infants at risk for hearing loss. J Am Acad Audiol. 1990 Apr;1(2):59-66.
15. Joint Committee on Infant Hearing Position Statement 1982 [internet]. Disponível em: http://www.jcih.org. Acesso em: 20 out. 2021.
16. Joint Committee on Infant Hearing 1990 position statement. ASHA Suppl. 1991 Mar;(5):3-6.
17. Maxon AB, White KR, Vohr BR, Behrens TR. Using transient evoked otoacoustic emissions for neonatal hearing screening. Br J Audiol. 1993 Apr; 27(2):149-53.
18. White KR, Behrens TR (eds.). The Rhode Island Hearing Assessment Project: implications for universal newborn hearing screening. Seminars in Hearing. 1993;14(1).
19. White KR, Vohr BR, Maxon AB, Behrens TR, McPherson MG, Mauk GW. Screening all newborns for hearing loss using transient evoked otoacoustic emissions. International Journal of Pediatric Otorhinolaryngology. 1994;29:203-17.
20. National Institutes of Health, NIH Consensus Statement. Early Identification of Hearing Impairment in Infants and Young Children. NIH Consensus Statement. 1993 Mar;11(1):1-3.
21. Brasil. Ministério da Saúde. Diretrizes de Atenção da Triagem Auditiva Neonatal. Brasília, 2012 [internet]. Disponível em: https://bvsms.saude.gov.br/bvs/publicacoes/diretrizes_atencao_triagem_auditiva_neonatal.pdf. Acesso em: 20 out. 2021.
22. Guidance – Newborn Hearing Screening: programme overview 2013 [internet]. Disponível em: https://www.gov.uk/guidance/newborn-hearing-screening-overview#target-population. Acesso em: 20 out. 2021.
23. Comusa – Nota Técnica 2020 [internet]. Disponível em: https://www.sbfa.org.br/portal2017/pdf/cvd19-nota-tecnica-comusa.pdf. Acesso em: 20 out. 2021.
24. Conselho Federal de Fonoaudiologia. Resolução CFFA n. 568, de 30 de março de 2020 [internet]. Disponível em: https://in.gov.br/web/dou/-/resolucao-n-568-de-30-de-marco-de-2020-250404099. Acesso em: 20 out. 2021.
25. Lupoli LM, Garcia L, Anastasio AR, Fontana AC. Time after birth in relation to failure rate in newborn hearing screening. Int J Pediatr Otorhinolaryngol. 2013 Jun;77(6):932-5.
26. Sininger YS, Hunter LL, Hayes D, Roush PA, Uhler KM. Evaluation of speed and accuracy of next-generation auditory steady state response and auditory brainstem response audiometry in children with normal hearing and hearing loss. Ear Hear. 2018 Nov/Dec;39(6):1207-23.
27. Norton SJ, Gorga MP, Widen JE, Folsom RC, Sininger Y, Cone-Wesson B, et al. Identification of neonatal hearing impairment: evaluation of transient evoked otoacoustic emission, distortion product otoacoustic emission, and auditory brainstem response test performance. Ear Hear. 2000;21(5):508-28.
28. Joint Committee on Infant Hearing. Year 2007 position statement: principles and guidelines for early hearing detection and intervention [internet]. Disponível em: https://www.infanthearing.org/resources/2007_JCIH.pdf. Acesso em: 20 out. 2021.

7

AVALIAÇÃO AUDIOLÓGICA NA PRIMEIRA INFÂNCIA (0 A 4 ANOS)

Marisa Frasson de Azevedo
Kátia de Freitas Alvarenga

INTRODUÇÃO

A avaliação audiológica na infância costuma ser um processo desafiador e principalmente contínuo, na qual se fazem necessárias reavaliações periódicas para a definição precisa do diagnóstico audiológico. Nesse sentido, em um primeiro momento de avaliação, normalmente é possível definir a presença ou não da perda auditiva e possivelmente o tipo (condutiva, sensorioneural ou mista). A definição do grau só acontecerá quando os limiares auditivos obtidos forem estabilizados e confiáveis.

Nas reavaliações audiológicas é utilizado o mesmo protocolo inicial, o que possibilita a análise comparativa dos resultados, sempre norteada pelo princípio *cross-check,*[1] que estabelece que o resultado de um teste deve ser confirmado por outro independente, ou seja, um teste isolado não define o diagnóstico preciso em crianças. Assim, o protocolo clínico proposto deve conter procedimentos fisiológicos, eletrofisiológicos e comportamentais.

É importante ressaltar que, ao contrário dos procedimentos comportamentais que avaliam a função auditiva, os demais verificam a funcionalidade de partes diferentes do sistema auditivo, o que exige raciocínio clínico na associação dos resultados obtidos para compreender a funcionalidade do sistema como um todo. O profissional responsável pela avaliação deve ter o domínio das técnicas de registro de cada procedimento, visto que a alteração em uma estrutura específica pode interferir indiretamente nos achados, mesmo que a estrutura avaliada se encontre normal. Nesse sentido, a maior preocupação refere-se à orelha média (OM), em virtude da alta incidência de otite média com efusão (OME) na criança, pois cerca de 80-90% terão pelo menos um episódio antes da idade escolar.[2] Adicionalmente, as mudanças anatômicas e fisiológicas da OM nos primeiros meses de vida, com o aumento no volume da cavidade da orelha e na compliância, requerem atenção para o uso e a análise da timpanometria convencional, pois podem ocorrer interpretações conflitantes na definição da normalidade nessa estrutura. *(Para maiores informações sobre o assunto, consultar o Capítulo 12, "Medidas de imitância acústica: timpanometria e reflexos acústicos".)*

OBJETIVOS DA AVALIAÇÃO

Nessa faixa etária, a avaliação audiológica tem como objetivo:

- Verificar se há ou não perda auditiva.
- Classificar o tipo de perda auditiva: condutiva, sensorioneural ou mista.
- Estabelecer o grau da perda auditiva: leve (16-30 dB NA); moderada (31-60 dB NA); severa (61-80 dB NA) ou profunda (> 81 dB NA).[3]
- Descrever a configuração da curva audiométrica: plana, ascendente, descendente, em U ou U invertido e em frequências isoladas.
- Identificar simetria ou assimetria entre as orelhas.

PROCEDIMENTOS DE AVALIAÇÃO AUDIOLÓGICA PEDIÁTRICA

A definição da sequência de realização dos procedimentos dependerá muito do estado da criança, sono ou alerta. Obviamente, nos métodos comportamentais a criança deve estar em alerta, e principalmente saudável para apresentar respostas confiáveis. Por outro lado, os procedimentos eletrofisiológicos exigem que a criança esteja em estado de sono, pois a atividade elétrica miogênica é captada pelos eletrodos, o que pode prejudicar o registro e sua interpretação. No caso dos procedimentos fisiológicos, existe a possibilidade da realização com a criança acordada desde que se mantenha quieta no colo da mãe, situação possível com o uso de um objeto distrator, como brinquedo, celular, vídeo, porém todos sem som.

Os procedimentos atualmente utilizados na prática clínica variam em função da faixa etária da criança (Quadro 1).

DESCRIÇÃO DOS PROCEDIMENTOS UTILIZADOS

Entrevista fonoaudiológica

No primeiro momento, a análise da caderneta de saúde da criança e o resumo de alta da maternidade fornecem relevantes informações sobre o período de internação ao nascimento, visto que, por vezes, a mãe não tem dados precisos sobre as condutas assumidas no período.

A entrevista fonoaudiológica, como primeiro procedimento, deve ser realizada de forma harmônica, cuidadosa e acolhedora. Pode-se iniciar pela queixa ou motivo da consulta e, posteriormente, complementar com dados sobre os marcadores de desenvolvimento global da criança (neuropsicomotor, sensorial, fala, linguagem), habilidades intelectuais, de aprendizagem e interação social. Informações adicionais sobre a gestação, o parto e o comportamento auditivo da criança associadas às demais irão auxiliar na análise dos resultados obtidos nos procedimentos aplicados e na orientação à família ao final do processo de diagnóstico. Importante destacar que a queixa da família deve ser sempre valorizada, uma vez que o tempo de observação do comportamento auditivo da criança durante o processo de avaliação é muito restrito quando comparado à convivência no ambiente familiar.

A análise dos fatores de risco[4] auxilia não apenas na definição dos procedimentos complementares de avaliação, mas também na conduta a ser assumida, o que inclui monitorar a audição com avaliações periódicas diante da possibilidade de ocorrer perda auditiva adquirida ou progressiva (Quadro 2).

QUADRO 1 Procedimentos de avaliação audiológica para cada faixa etária

AVALIAÇÃO BÁSICA			
	0-6 meses	6 meses-2anos	2-4 anos
Entrevista fonoaudiológica	✓	✓	✓
Métodos comportamentais			
Avaliação das habilidades auditivas	✓	✓	
Audiometria com reforço visual		✓	
Audiometria lúdica			✓
Limiar de detecção de voz		✓	✓
Limiar de reconhecimento de fala			✓
Índice de reconhecimento de fala			✓
Métodos fisiológicos			
Emissões otoacústicas evocadas transientes	✓	✓	*
Medida da imitância acústica (1.000 Hz)	✓	**	
Medida da imitância acústica (226 Hz)		✓	✓
AVALIAÇÃO COMPLEMENTAR			
Métodos fisiológicos	Emissões otoacústicas evocadas produto de distorção Pesquisa do efeito inibitório da via eferente		
Métodos eletrofisiológicos	Potenciais evocados auditivos de tronco encefálico Resposta auditiva de estado estável		

* A partir do momento que é possível realizar a audiometria lúdica e o índice de reconhecimento de fala, a pesquisa das emissões otoacústicas evocadas transientes também é considerada complementar.
** É recomendada a sonda de 1.000 Hz até a idade de 9 meses.

QUADRO 2 Correlação dos fatores de risco e tipo de perda auditiva

Perda auditiva	Fatores de risco
Condutiva	Aleitamento materno artificial com posição deitada ao amamentar, refluxo gastroesofágico, displasia broncopulmonar, exposição ao tabagismo familiar, permanência em creche com grande número de crianças, infecções frequentes de vias aéreas superiores, fissuras palatinas, síndrome de Down, alergias, deficiências imunológicas, malformação de orelha (microtia)
Sensorial	Antecedente familiar de surdez, infecções congênitas, uso de aminoglicosídeos por mais de 5 dias, meningite bacteriana, exposição a ruído (fogos de artifício), síndromes genéticas, traumatismo craniano, quimioterapia
Neural	Hiperbilirrubinemia, hemorragia peri-intraventricular, asfixia neonatal, meningite viral, citomegalovírus congênito, toxoplasmose congênita, infecção por Zika Vírus na gestação, microcefalia, hidrocefalia
Adquiridas/ progressivas	Antecedente familiar de deficiência auditiva, rubéola congênita, citomegalovírus congênito, oxigenação extracorpórea, malformação do tipo Mondini, deiscência do canal vestibular

Medidas de imitância acústica: timpanometria e pesquisa do reflexo acústico

Como descrito anteriormente, avaliar a funcionalidade da OM é fundamental nessa faixa etária. Sendo assim, a timpanometria deve estar no protocolo para a distinção entre a perda auditiva condutiva e a sensorioneural.

Na literatura recente recomenda-se o uso da sonda de 1.000 Hz até os 6 meses de idade[4] e o uso das sondas de 226 e 1.000 Hz entre 7-9 meses[5] para melhor identificação das alterações condutivas. Ressalta-se que, com o uso das sondas de frequências mais altas, caracteristicamente podem ser obtidos timpanograma de pico simples, timpanograma duplo pico e timpanograma abaulado no qual o pico não é formado.[6] A partir dessa idade a sonda de 226 Hz passa a ser utilizada isoladamente.[5] Contudo, em populações específicas, como no caso da síndrome de Down, a sonda de 226 Hz apresenta baixa especificidade, ou seja, não apresenta acurácia para predizer a normalidade da OM. Dados iniciais sugerem que a sonda de 1.000 Hz pode apresentar resultados mais confiáveis.[7]

Com relação ao volume do meato acústico externo (MAE), observa-se valor médio de 0,5 mL no recém-nascido a 3 meses, e de 0,7 mL na idade maior até 4 anos. Valor muito abaixo é indicativo de vedação da parede ou presença de cera no MAE, o que pode interferir nas medições que serão realizadas.[5]

A pesquisa do reflexo acústico (RA) também deve ser realizada, uma vez que fornece informações complementares sobre a funcionalidade da OM, cóclea e tronco encefálico (TE), além de auxiliar a predizer o limiar psicoacústico.[8] A pesquisa do RA ipsilateral é realizada com o mesmo tom de sonda selecionada para a timpanometria, mantendo a pressão do pico de máxima complacência encontrada. Adicionalmente, o RA contralateral pode ser realizado para avaliar a integridade da via auditiva. A experiência clínica demonstra que o RA está normal nas intensidades de 95 dB em 500 e 4.000 Hz, e 100 dB em 1.000 e 2.000 Hz,[5] o que sugere limiar psicoacústico normal nas frequências testadas, assim como a normalidade do arco reflexo, envolvendo nervo auditivo e TE. Outro aspecto a ser considerado é que na presença de volume do MAE inferior a 2 mL a intensidade máxima para pesquisa do RA ipsilateral deve ser de 105 dB NPS, em virtude da possibilidade de perda auditiva induzida pelo ruído causada pelo estímulo.[9] O padrão de resposta do RA de acordo com as estruturas alteradas no sistema auditivo encontra-se no Quadro 3. *(Para maiores informações sobre o assunto, consultar o Capítulo 12, "Medidas de imitância acústica: timpanometria e reflexos acústicos".)*

Emissões otoacústicas evocadas

A pesquisa das emissões otoacústicas evocadas (EOE) não consiste em um teste auditivo, mas de funcionalidade de células ciliadas externas (CCE). Na prática clínica, comumente são utilizadas as emissões otoacústicas evocadas por estímulo transiente (EOET) e a produto de distorção (EOEPD), que diferem entre si principalmente pelo estímulo utilizado para evocá-las.

O estímulo utilizado na pesquisa das EOET é o clique, de espectro amplo. Em neonatos, em decorrência da anatomia do MAE, a concentração de energia ocorre mais nas frequências altas.[10] Assim, a ausência de resposta nas bandas de frequências baixas em neonatos deve ser analisada cautelosamente. Por outro lado, na pesquisa das EOEPD são utilizados dois tons puros (F1 e F2), definidos com uma razão de 1,2 (F2/F1), e abrangem uma faixa de fre-

QUADRO 3 Resposta do reflexo acústico de acordo com as estruturas alteradas no sistema auditivo

		Alteração orelha média			Alteração coclear			Alteração nervo auditivo/ENA		
	Reflexo	Bilateral	Direita	Esquerda	Bilateral	Direita	Esquerda	Bilateral	Direita	Esquerda
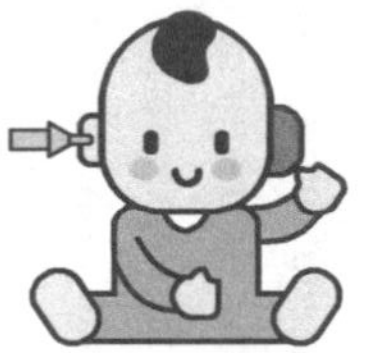 Fone orelha esquerda Sonda orelha direita	Contralateral E	Alterado	Alterado	*Variável	**Variável	Normal	**Variável	Alterado	Normal	Alterado
	Ipsilateral D	Alterado	Alterado	Normal	**Variável	**Variável	Normal	Alterado	Alterado	Normal
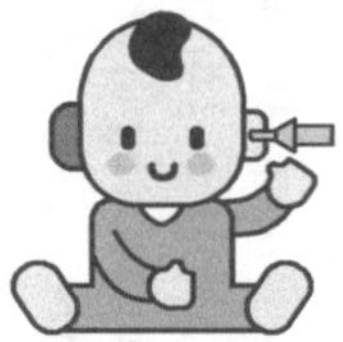 Fone orelha direita Sonda orelha esquerda	Contralateral D	Alterado	*Variável	Alterado	**Variável	**Variável	Normal	Alterado	Alterado	Normal
	Ipsilateral E	Alterado	Normal	Alterado	**Variável	Normal	**Variável	Alterado	Normal	Alterado

* Dependerá do GAP aéreo-ósseo existente.
**Dependerá do grau da perda auditiva.
D: direito; E: esquerdo; ENA: espectro da neuropatia auditiva.

quência mais ampla (1.000-8.000 Hz). O produto de distorção surge pela incapacidade da cóclea de amplificar de forma linear dois estímulos diferentes, ocorrendo uma intermodulação que resulta no produto de distorção de maior amplitude (2F1-F2). Como critério para presença de EOET, recomenda-se para neonatos a relação sinal/ruído (dB) igual ou superior a 3 dB na banda de frequência de 1 kHz e igual ou superior a 6 dB nas demais bandas,[11] e, para crianças, valores de 3 e 5 dB, respectivamente.[12] Adicionalmente, para reprodutibilidade propõem-se valores de ≥ 50 e 70%, respectivamente, tanto para neonatos quanto para crianças.[12] Por outro lado, nas EOEPD a presença de resposta é determinada pela relação sinal/ruído ≥ 6 dB em toda a faixa de frequência avaliada.[13] Ressalta-se que, na pesquisa de ambas, as EOE devem apresentar amplitude positiva e o ruído manter-se negativo.

A presença das EOET demonstra a funcionalidade das CCE, o que diminui a probabilidade de haver perda auditiva periférica, uma vez que as alterações cocleares são as de maior prevalência ao nascimento e as CCE são mais vulneráveis às doenças e lesões do que as células ciliadas internas (CCI). Contudo, não se descarta a presença de perda auditiva, pois no espectro da neuropatia auditiva (ENA) as emissões otoacústicas podem estar presentes independentemente do limiar psicoacústico. Nas perdas auditivas sensoriais acometendo CCE, pode ser feita uma correlação entre os limiares auditivos e o resultado da pesquisa das EOE. No caso das EOET, a presença poderá ocorrer quando os limiares estiverem menores ou iguais a 25 dB NA e as EOEPD quando estiverem menores ou iguais a 40/50 dB NA, porém com amplitude reduzida.[13] Por outro lado, a ausência das EOE pode ocorrer na perda auditiva sensorial de qualquer grau, sempre descartando previamente a alteração das orelhas externa e/ou média. Dessa forma, o resultado da pesquisa das EOE deve ser analisado cuidadosamente, e não deixa de ser imprescindível a realização da medida da imitância acústica no mesmo dia. O Quadro 4 apresenta a interpretação dos resultados obtidos na pesquisa das EOE e medida da imitância acústica. *(Para maiores informações sobre o assunto, consultar o Capítulo 13, "Mecanismos fisiológicos subjacentes à geração de emissões otoacústicas: protocolos clínicos".)*

Avaliação das habilidades auditivas

A avaliação das habilidades auditivas não requer equipamentos específicos para sua realização, mas exige conhecimento do examinador para observar o comportamento da criança esperado para cada faixa etária. É importante ressaltar que a presença de resposta não descarta a perda auditiva leve ou unilateral, esta última com prevalência de 1,4% na criança.[14] Nesse caso, a análise qualitativa da resposta é essencial, pois o comportamento da criança pode apresentar indícios da alteração, por exemplo, virar sempre para um lado independentemente da orelha a que o som está sendo apresentado. Os procedimentos recomendados e as respostas esperadas para cada faixa etária, assim como as respostas atípicas sugestivas de alteração retrococlear, encontram-se no Quadro 5.

A realização do teste com os seis sons do Ling apresentados a viva voz permite verificar se a criança está detectando a fala com uma varredura de um espectro amplo de frequência de 250-4.000 Hz (Quadro 6). Na idade inferior a 1 ano, os testes linguísticos que avaliam a percepção auditiva da fala são escassos e fornecem poucas informações. A partir dessa idade, o reconhecimento de comandos ver-

QUADRO 4 Interpretação dos resultados obtidos na pesquisa das emissões otoacústicas evocadas e medida da imitância acústica

EOET	EOEPD	Timpanometria	Reflexos	Hipótese diagnóstica
Presentes	*	Normal	Presentes	Ausência de perda auditiva
Ausentes	Ausentes	Sem pico ou com desvio para as pressões negativas	Ausentes ou aumentados	Perda auditiva condutiva
Ausentes	Presentes com amplitude reduzida	Normal	Presentes ou aumentados (recrutamento)	Perda auditiva coclear de 30-50 dB NA
Ausentes	Ausentes	Normal	Presentes ou aumentados (recrutamento)	Perda auditiva coclear > 50 dB NA
Presentes	*	Normal	Ausentes ou aumentados	Alteração retrococlear (independentemente do limiar). Espectro da neuropatia auditiva

EOEPD: emissões otoacústicas evocadas a produto de distorção; EOET: emissões otoacústicas evocadas por estímulo transiente.
* Não pesquisado.

QUADRO 5 Procedimentos recomendados e as respostas esperadas para cada faixa etária, assim como as respostas atípicas sugestivas de alteração retrococlear ou espectro da neuropatia auditiva

	Procedimento	Reações típicas	Reações atípicas (retrococlear/ ENA)
RN a 3 meses Posição facilitadora de Brazelton	Guizo (20 cm, na altura da orelha)	Atenção Orientação	Reação exacerbada (sobressalto ou RCP para sons fracos)
	Agogô campânula grande (100 dB NPS)	Sobressalto	Ausência de habituação do sobressalto aos estímulos repetidos
		Reflexo cocleopalpebral	Ausência constante do reflexo cocleopalpebral com EOET presentes
3-6 meses Sentada no colo da mãe com brinquedo distrator à frente	Guizo (20 cm, na altura da orelha)	3 meses: atenção 4 meses: procura da fonte 5 meses: localização lateral	Reação exacerbada
	Agogô campânula grande (100 dB NPS)	Reflexo cocleopalpebral	Ausência consistente do reflexo cocleopalpebral com EOET presentes
6-24 meses Sentada no colo da mãe ou no cadeirão com brinquedo distrator à frente	Sons do Ling (20 cm, na altura da orelha)	Detecção	Detecção de forma assistemática, independentemente do som
	Habilidades auditivas		
	▪ Localização	6-9 meses: indireta para cima e para baixo 9-12 meses: direta para baixo 12-15 meses: direta para cima	Não localiza ou realiza com latência aumentada
	▪ Reconhecimento de ordens	Reconhece 2/3 ordens	Não reconhece ordens

ENA: espectro da neuropatia auditiva; EOET: emissões otoacústicas evocadas por estímulo transiente; RCP: reflexo cocleopalpebral; RN: recém-nascido.

bais níveis I a IV pode ser utilizado (Quadro 6), e a criança deve reconhecer duas de três ordens apresentadas.[15]

Vale ressaltar que, caso a criança apresente outro comportamento em vez de localização sonora, como sorrir, atenção, entre outros, demonstra que ela detectou o som, mas pode sugerir um atraso no desenvolvimento da função auditiva. Outra característica a ser analisada é a latência da resposta de localização, que diminui com o aumento da idade na criança típica, de respostas lentas (3-20 segundos) aos 3 meses para rápidas (inferior a 3 segundos) aos 5 meses. Importante lembrar que crianças nascidas pré-termo podem apresentar atraso de localização, prin-

QUADRO 6 Seis sons do Ling e reconhecimento de comandos verbais níveis I a IV, de acordo com a faixa etária

Sons do Ling		Reconhecimento de ordens	
Fonema	Frequência	Faixa etária	Nível
/u/	275	9-12 meses	I – Dá tchau, joga beijo e bate palmas
/m/	250	12-15 meses	II – Cadê o sapato, cadê a mamãe, cadê a chupeta
/a/	1.000	15-18 meses	III – Cadê o pé, a mão, o cabelo
/ch/	2.500	18-24 meses	IV – Apontar figuras familiares
/i/	3.000		
/s/	**6.000**		

Fonte: Azevedo, 2013.[15]

cipalmente entre 6-9 meses, recuperando-se no final do primeiro ano, quando se igualam ao nascido a termo.[15]

Audiometria

Audiometria com reforço visual

A audiometria é considerada padrão-ouro para determinar os cuidados voltados à audição na criança,[5] na medida em que o limiar auditivo é a base para determinar a intervenção auditiva apropriada.

O comportamento condicionado é o movimento de orientação da cabeça em direção ao som, que terá como reforço visual estímulos simples, como a luz que acende; ou complexos, como desenhos animados apresentados na TV ou brinquedos mecânicos em movimento. O estímulo visual é usado para que não haja habituação da resposta e para que esta ocorra por mais vezes e em fracas intensidades nas frequências testadas de 0,5-4 kHz.[16]

A audiometria com reforço visual deve ser realizada em cabine acústica com o uso de fones de inserção em razão do maior conforto para a criança e da redução na necessidade do mascaramento, ao considerar o maior valor de atenuação interaural quando comparado com o fone TDH 39. Caso a criança não aceite a colocação dos fones, o procedimento pode ser realizado em campo, com a caixa de som e estímulo visual posicionado a 45 ou 90 graus azimute. Contudo, nessa situação as orelhas são estimuladas simultaneamente, e os limiares auditivos referem-se à resposta da melhor orelha. O estímulo sonoro também pode ser apresentado por condução óssea por meio do vibrador posicionado na mastoide com o uso de mascaramento.

A estimativa do limiar varia em função da idade, do tipo de estímulo utilizado (tom puro modulado, ruído de banda estreita) e o tipo de reforço. Por essa razão, torna-se necessário que cada audiologista encontre os níveis de referência de normalidade em sua realidade clínica, com a avaliação de crianças ouvintes de diferentes idades. Na pesquisa do limiar, o uso de testes de controle é a melhor maneira de reduzir a subjetividade e garantir resultados válidos, pois esses intervalos silenciosos permitem a observação da criança durante um período específico para determinar se as viradas da cabeça são aleatórias sem a presença de um estímulo.

Na literatura encontra-se que os valores médios dos limiares para a audiometria com reforço visual realizado com fone de inserção são 16,4 dB NA;13,3 dB NA; 7,1 dB NA e 6,4 dB NA para 0,5 kHz; 1 kHz; 2 kHz e 4 kHz, respectivamente.[17] No teste em campo, é possível determinar o limiar de detecção da fala (LDF), que por vezes é mais preciso que a resposta observada para o estímulo *warble tone* ou ruído de faixa estreita. Crianças normais, entre 6-13 meses de idade, apresentam níveis de detecção da voz em 30-35 dB NA em campo.[15]

A audiometria com reforço visual pode ser realizada em crianças com atraso no desenvolvimento mental, desde que sua função mental corresponda a 5/6 meses de idade; e também em prematuros, desde que a idade corrigida corresponda a 8/10 meses ou mais. Entretanto, estudo recente[18] trouxe importantes reflexões sobre as limitações da audiometria com reforço visual para avaliar a audição em crianças com atrasos do desenvolvimento, visto que a técnica pressupõe desenvolvimento infantil e comportamento auditivo típicos. Como exemplo citaram que a resposta de virar a cabeça ao som não é um comportamento comum às crianças com transtorno do espectro autista; a atenção alternada entre o examinador e o estímulo visual reforçador necessária para o procedimento é um aspecto de preocupação em crianças com déficit intelectual, e, por fim, os reforços animados comumente usados em clínicas podem assustar algumas crianças com atraso de desenvolvimento, reduzindo sua eficácia. De acordo com os autores, esses são fatores que podem explicar, em parte, as dificuldades relatadas para obter os limiares por meio da audiometria com reforço visual nessa população. No caso de crianças inquietas ou com múltiplas deficiências, pode ser difícil diferenciar as reações aleatórias das reações auditivas. Nessa situação, recomenda-se que o profissional admita que não consegue verificar reações auditivas claras e coloque que as reações não são avaliáveis, sendo necessária a realização de testes eletrofisiológicos.

Audiometria lúdica

Na idade acima de 2 anos já é possível a realização da audiometria lúdica, pois a criança é capaz de associar um estímulo sonoro (tom puro modulado ou ruído de banda estreita) a uma atividade lúdica, com brinquedos variados e de acordo com a faixa etária. A criança é ensinada, por demonstração, a apresentar determinado comportamento cada vez que ouvir um som. Algumas orientações importantes para a realização da audiometria lúdica:

1. Estabelecer rapidamente uma boa interação com a criança.
2. Caso a criança não aceite a colocação dos fones, retirá-los da haste e deixar que a mãe os segure próximo da orelha da criança até que ela perceba e entenda o procedimento.
3. A instrução do procedimento deve ser feita sempre por demonstração com a presença da mãe (segurança e bem-estar emocional).

4. Priorizar as frequências da fala (500-4.000 Hz), e, se a criança não estiver cansada, realizar as demais frequências.
5. Usar tom modulado (*warble*) ou ruído de banda estreita (*narrow band*), por ser mais atrativo.
6. Usar técnica descendente, com decréscimos de 20 dB até a ausência de resposta, com posteriores incrementos de 5 dB até determinar o limiar, priorizando rapidez na pesquisa.
7. Evitar estímulos ritmados e pistas visuais durante a avaliação,
8. Reforçar as respostas corretas com sorrisos, expressão facial agradável e gestos e palavras de aprovação. Não usar a palavra "não" quando a criança erra, pois pode haver quebra da interação.

Os dados encontrados na entrevista fonoaudiológica irão direcionar para o nível de intensidade inicial do teste. Na criança sem queixa auditiva o teste pode ser iniciado em cabine acústica a 60 dB NA, e, no caso de queixa de perda auditiva severa ou profunda, o teste deverá ser iniciado em campo com estímulo sonoro de 250 Hz a 80 dB NA. Uma estratégia que pode ser assumida perante uma criança surda com dificuldade para responder seria o uso do vibrador em 500 Hz ou o estímulo em 125 Hz, com o intuito de ensinar o procedimento por meio da sensação tátil. Dessa forma, é possível distinguir se a ausência de resposta se relaciona à dificuldade no procedimento ou ao grau da perda auditiva.

Enfim, independentemente da faixa etária, a determinação do limiar auditivo na criança é um desafio que requer profissionais treinados e com experiência para conduzir o procedimento, desde orientar a criança, realizar o condicionamento do comportamento esperado e analisar as respostas obtidas.

Logoaudiometria

Os testes da logoaudiometria desenvolvidos para adultos são adaptados para serem aplicados em crianças, em relação ao material dos estímulos, modo de resposta e instrução. *(Para maiores informações sobre o assunto, consultar o Capítulo 10, "Avaliação logoaudiométrica na rotina clínica".)*

Limiar de reconhecimento de fala

Na rotina, a pesquisa do limiar de reconhecimento de fala (LRF) é realizada preferencialmente com fones, na qual se solicita que a criança aponte as partes do corpo, figuras ou objetos, em níveis decrescentes de intensidade. Quando a criança não compreende ordens por atraso de linguagem, mas apresenta ecolalia, a repetição de palavras pode ser realizada. Em geral, o LRF confirma os limiares tonais obtidos ao coincidir com a média dos limiares de 500, 1.000 e 2.000 Hz ou até 10 dB acima em perdas horizontais. Entretanto, nas perdas auditivas em rampa com decréscimo rápido dos limiares nas frequências altas, o LRF pode ser pior que a média, e nas perdas ascendentes pode ser obtido valor melhor, situações que exigem uma análise cuidadosa.

Destaca-se que, diante da suspeita de perda auditiva condutiva, recomenda-se pesquisar o LRF por condução óssea (LRF CO) e comparar com o LRF obtido por condução aérea (LRF CA) para identificação do *gap* aéreo-ósseo, dada a alta correlação de ambos com os limiares tonais.[19] Por exemplo: LRF CA em 45 dB e LRF CO em 10 dB indicam perda condutiva; LRF CA e LRF CO em 45 dB indicam perda sensorioneural.

Índice percentual de reconhecimento de fala

O índice percentual de reconhecimento de fala (IPRF) pode ser obtido solicitando-se repetição de lista de palavras contendo os fonemas da língua, a 30/40 dB NS. Caso a criança apresente trocas fonêmicas em virtude do processo de desenvolvimento de fala, podem-se utilizar figuras em conjunto fechado para que ela aponte a nomeada. Deve-se lembrar que apontar figuras em conjunto fechado fornece mais pistas, tornando a tarefa mais fácil e permitindo a suplência mental do que não foi reconhecido. Dessa forma, espera-se IPRF 10% melhor em conjunto fechado quando comparado à repetição de palavra, e, por essa razão, deve-se anotar na audiometria a forma de realização. Nas alterações de orelha externa e/ou média espera-se obter IPRF superior a 90%; nas alterações de orelha interna encontra-se alterado e compatível com o grau da perda auditiva; e alterado e incompatível com o grau da perda auditiva é sugestivo de ENA ou alteração retrococlear.

Potenciais evocados auditivos de tronco encefálico

Na utilização dos potenciais evocados auditivos deve ser sempre considerado o processo maturacional das estruturas do sistema auditivo, que reflete na amplitude e latência dos componentes. No caso dos potenciais evocados auditivos de tronco encefálico (Peate), a latência absoluta e os intervalos interpicos diminuem com o aumento da idade da criança até os 2 anos de idade, em razão da mielinização e da sinaptogênese.[20] Ressalta-se que, no primeiro mês de vida, o processo maturacional do nervo auditivo está praticamente completo, o que permite supor que a onda I com latência aumentada reflete a alteração da função auditiva periférica, com o envolvimento da OM.[20]

O Peate tem sido utilizado para o diagnóstico de disfunção neurológica do TE em crianças de alto risco. Estudo recente com metanálise demonstrou que crianças nascidas prematuras no primeiro ano de vida, em comparação com nascidas a termo saudáveis, apresentam aumento significativo na condução auditiva verificada no interpico III-V, que reflete no interpico I-V.[21] Esse achado sugere maturação anormal nas estruturas mais altas do TE e foi associado a um léxico receptivo alterado em crianças prematuras com idade corrigida de 1 ano, o que requer acompanhamento mais próximo do desenvolvimento da linguagem nessa população.[22] Importante ressaltar que, na avaliação audiológica de crianças prematuras, os resultados devem ser sempre analisados em relação à idade corrigida.

Outra aplicação fundamental da pesquisa do Peate na avaliação audiológica infantil é na predição dos limiares psicoacústicos, por meio da pesquisa do limiar eletrofisiológico, ou seja, menor intensidade na qual se observa o registro da onda V. Ressalta-se que o Peate só pode ser utilizado para predizer limiar psicoacústico se não houver comprometimento neural periférico, caso contrário não haverá essa correlação com o limiar psicoacústico. Para auxiliar na detecção da resposta, usa-se o componente SN10 (*slow negative* 10), que corresponde à despolarização na região do colículo inferior, sendo por vezes mais visível que a própria onda V no limiar eletrofisiológico. Assim, deve ser utilizado o filtro passa-alto de 30 Hz e janela de 15 milissegundos no registro do Peate clique em crianças, uma vez que o SN10 apresenta caracteristicamente frequência de resposta em 100 Hz e latência de 10 milissegundos. Recomenda-se também a análise objetiva por meio da relação sinal (resposta)/ruído em mcV, valores disponíveis em alguns equipamentos, para determinar a presença ou ausência de resposta em fracas intensidades.[23]

Na prática clínica, o que significa obter limiar eletrofisiológico para o clique em 20 dB nNA ou menor nas crianças? Ao considerar que o estímulo clique estimula a região das frequências entre 1-4 kHz e que a maioria das perdas auditivas é coclear com início na base onde se localizam as frequências altas, com esse limiar eletrofisiológico normal diminui a possibilidade de haver alteração na função auditiva periférica. Não se exclui aqui a presença de perda auditiva sensorial com curva ascendente, e caberá ao profissional, de acordo com o histórico da criança, definir a necessidade de exames complementares e/ou acompanhamento do desenvolvimento da criança. Por outro lado, o limiar eletrofisiológico rebaixado ou ausente demonstra a necessidade de continuidade na avaliação para definição do diagnóstico audiológico, pois existem algumas limitações importantes do Peate clique quando utilizado para predizer o limiar psicoacústico, como pode ser observado na Figura 1.

Portanto, fica óbvia a importância de realizar o Peate com o estímulo *tone burst* que permite obter resposta com especificidade de frequência (0,5-4 kHz), com razoável acurácia, para a programação adequada dos dispositivos eletrônicos de amplificação sonora. Assim como no clique, os limiares eletrofisiológicos obtidos com *tone burst* são maiores que os limiares psicoacústicos, com diferenças mais acentuadas nas frequências mais baixas, o que pode limitar o uso do Peate para estimar a sensibilidade para frequências abaixo de 1 ou 0,75 kHz. O nível estimado de audição é calculado aplicando-se o fator de correção específico para cada frequência, que difere de acordo com os estudos, não havendo uma universalidade. Para o fone de inserção de 3A existe a recomendação de fatores de correção −15, −10, −5 e 0 dB, com níveis mínimos de 35, 35, 30 e 25 dBnNA nas frequências de 500, 1, 2 e 4 kHz, respectivamente.[24]

Nos casos de malformações de orelha externa e/ou média que impossibilite a pesquisa da função sensorial por meio das EOE e em crianças muito pequenas nas quais o resultado da timpanometria seja questionável, torna-se importante a realização da pesquisa do Peate por condução óssea (Peate-CO). Estudo recente nacional demonstrou que a associação da timpanometria alterada com a latência prolongada da onda I e a presença de *gap* aéreo-ósseo no Peate clique e no *tone burst* nas frequências de 500 e 1.000 Hz reforçam a importância clínica da combinação do Peate CA e CO como uma alternativa viável e eficaz no diagnóstico das perdas auditivas condutivas em lactentes.[25]

Para o Peate-CO, os fatores de correção foram determinados com o vibrador ósseo B-71 para as frequências de 500 e 2.000 Hz em +5 e −5 dB, com níveis mínimos de 20 e 30 dBnNA, respectivamente.[24] Com relação à técnica, o vibrador deve ser posicionado a princípio na orelha com melhor limiar eletrofisiológico por condução aérea, e o uso de dois canais de registro do EEG, ipsilateral e contralateral, é necessário para definir qual cóclea é responsável pela resposta. Nesse sentido, ao comparar o registro da onda V em ambos

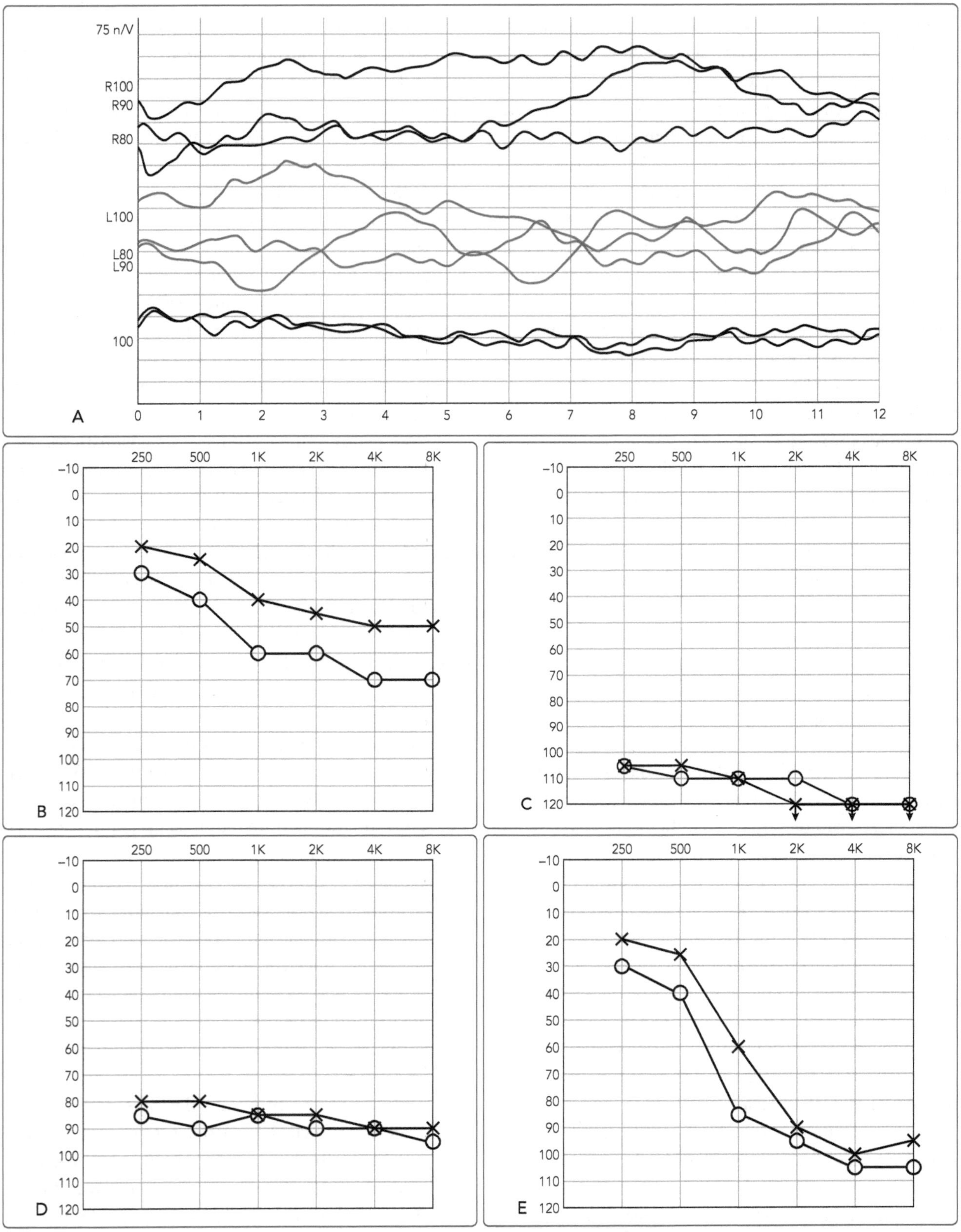

FIGURA 1 Ausência de resposta bilateral na pesquisa do potencial evocado auditivo de tronco encefálico (A) e em quais situações esse mesmo tipo de registro poderia ser observado. B: deficiência auditiva neural em que a ausência independe do limiar acústico. C e D: deficiência auditiva coclear em que a ausência depende do limiar psicoacústico e geralmente ocorre em deficiências auditivas acima de 80 dB NA nas frequências de 1-4 kHz, o que não permite caracterizar audição residual. E: deficiência auditiva coclear com maior comprometimento das frequências altas, como nas deficiências auditivas em rampa.

Fonte: adaptada de Alvarenga e Piza, 2010.[26]

os canais, constata-se que a amplitude é maior e a latência menor no registro ipsilateral à cóclea responsável pela resposta. Com essa análise, define-se também a necessidade ou não do ruído mascarador contralateral.[24] Ressalta-se que a utilização do mascaramento pode ser dispensada quando há registro da onda I no canal de registro ipsilateral à posição do vibrador, pois, caso fosse resposta da cóclea contralateral, haveria o registro apenas das ondas III e V. *(Para maiores informações sobre o assunto, consultar o Capítulo 15, "Potencial evocado auditivo de tronco encefálico".)*

Potencial evocado auditivo de estado estável

O potencial evocado auditivo de estado estável (Peaee) com frequência de modulação de 80-110 Hz tem sido utilizada, pois permite o uso de intensidades em torno de 30 dB acima do Peate e de 20-30 acima da audiometria em campo. Obter a audiometria eletrofisiológica em deficiências auditivas de graus severo e profundo é imprescindível, principalmente na idade inferior a 6 meses, período no qual o profissional possui apenas os limiares eletrofisiológicos para o ajuste adequado do dispositivo eletrônico de amplificação sonora, e posterior análise do benefício deste dispositivo e definição da indicação ou não do implante coclear. Contudo, é importante ressaltar que as respostas obtidas para a estimulação acústica nas intensidades mais fortes devem ser analisadas cuidadosamente, pois podem não representar uma resposta auditiva (potencial vestibular miogênico). Esse fato demonstra a importância de o profissional realizar, durante todo o exame, a análise vetorial de resposta e do ruído, assim como dos valores de probabilidade obtidos, ou seja, caberá a ele aceitar ou não como verdadeiros os limiares do Peaee apresentados. Por outro lado, nas crianças em que os achados dos demais exames sugerem a presença de perda auditiva de graus leve ou moderado, o *tone burst* continua sendo a opção para pesquisar o limiar eletrofisiológico, uma vez que os fatores de correção por frequência estão amplamente demonstrados na literatura da área.

Entretanto, estudos mais recentes têm demonstrado maior concordância entre o Peate frequência específica e o Peaee ao predizer os limiares psicoacústicos em crianças sem e com perda auditiva.[27] Nas crianças com diagnóstico de ENA, o Peaee mostra inconsistência nas respostas obtidas em todas as frequências, mesmo quando utilizada forte intensidade, não devendo, assim, ser usada para predizer o limiar psicoacústico.

A literatura da área tem apresentado as vantagens, desvantagens e a aplicabilidade do estímulo *chirp* para que seja alcançado seu uso clínico em potencial, tanto no Peate quanto no Peaee. As características acústicas do *tone burst* geram redução na sincronia neural, principalmente para as frequências mais graves, em virtude da dispersão da energia sonora ao longo da membrana basilar até chegar ao feixe de fibras correspondente a essa frequência. Tal comportamento reflete na morfologia do registro e, consequentemente, na dificuldade em detectar as respostas. O estímulo *chirp*, de banda larga ou com especificidade de frequência, por sua vez, compensa o tempo gasto pela onda de deslocamento progressivo na cóclea, atrasando a apresentação dos componentes das frequências agudas em relação às frequências baixas. Dessa forma, as diferentes regiões ao longo da membrana basilar são estimuladas e despolarizadas simultaneamente, o que gera respostas com melhor sincronia. *(Para maiores informações sobre o assunto, consultar o Capítulo 18, "Potencial evocado auditivo de estado estável".)*

Pesquisa do efeito inibitório da via eferente

O sistema olivococlear eferente medial (SOEM) pode ser ativado por ruído para inibir as contrações das CCE, com consequente diminuição da amplitude das emissões otoacústicas, conhecido como efeito inibitório da via eferente (EIVE). Normalmente a ação do SOEM ajusta o processo ativo da cóclea, por meio das contrações lentas das CCE, que irão modular as contrações rápidas, estas últimas responsáveis pelas emissões otoacústicas. Contudo, ao ser apresentado um ruído contralateral, o reflexo do SOEM é acionado, o que leva à diminuição de 0,5-1,0 dB na amplitude das EOET.[28]

Os equipamentos mais atuais para a pesquisa das emissões otoacústicas permitem a pesquisa do EIVE de forma mais simples, pois possibilitam a apresentação alternada de cliques lineares, com e sem ruído contralateral. Para tanto, duas sondas são utilizadas, adaptadas uma em cada orelha: a sonda 1 envia os cliques lineares a 65 dB peNPS e a sonda 2 apresenta o ruído *White Noise* a 60 dB NPS. A apresentação ocorre em blocos alternados de 10 mseg sem ruído e 10 ms com ruído. Ao final, compara-se as EOET sem ruído com as obtidas com ruído no valor absoluto e na porcentagem de redução. Exemplos: Valor absoluto = EOET sem ruído - EOET com ruído (13,7 - 12,9 = redução de 0,8 dB); Valor em porcentagem = diferença (0,8) multiplicada por 100 e dividida pela resposta sem ruído (80 / 13,7 = 5,8%).[29] Os critérios de normalidade obtidos com esse protocolo em neonatos foram valor absoluto médio de 0,7-1 dB com valor mínimo de 0,2 dB, e porcentagem de redução média de 5,5-12,5% e mínima de 1%.[30] Para crianças, o valor mínimo de redução utilizado tem sido 0,4 dB, e o valor de 0,6 dB separa as crianças sem e com alteração de processamento auditivo.[31]

A avaliação do sistema eferente na audiologia pediátrica é indicada em neonatos a termo ou pré-termo a partir da 37ª semana de idade gestacional corrigida com risco para alterações retrococleares, neonatos ou lactentes com Peate alterado/ENA, em crianças que apresentaram reações atípicas na avaliação comportamental e em crianças com reflexos acústicos aumentados ou ausentes com curva timpanométrica normal, achado incompatível com limiares auditivos normais e/ou emissões otoacústicas presentes. Em crianças maiores, a pesquisa do EIVE é indicada quando há queixa de alteração do processamento auditivo[31] e em crianças com alteração de linguagem e/ou aprendizado escolar.[32] *(Para maiores informações sobre o assunto, consultar o Capítulo 13, "Mecanismos fisiológicos subjacentes à geração de emissões otoacústicas: protocolos clínicos".)*

A seguir serão apresentados casos clínicos que exemplificam a importância dos procedimentos disponíveis para a avaliação audiológica infantil e o raciocínio clínico para a definição do diagnóstico da perda auditiva.

CASOS CLÍNICOS

Caso clínico 1

Criança, 1 mês de idade. Encaminhada por resultado de falha bilateral na triagem auditiva neonatal realizada com emissões otoacústicas evocadas transientes. A mãe nega intercorrências de gestação e parto, contudo seu outro filho nasceu com perda auditiva.

Diagnóstico audiológico: ausência de perda auditiva.

Conduta: monitoramento da audição no serviço responsável pela avaliação audiológica em razão do histórico familiar de perda auditiva congênita.

Comentários: nessa faixa etária a medida da imitância acústica foi realizada com sonda de 1.000 Hz, sendo obtida curva timpanométrica com morfologia de pico positivo, o que demonstra normalidade de orelha média. As EOET e o reflexo cocleopalpebral presentes representam funcionalidade normal das estruturas periféricas até o tronco encefálico. Esse achado foi confirmado por meio da pesquisa dos Peate na intensidade de 80 dBnNA, com latências absolutas (milissegundos) das ondas I, III e V e intervalos interpicos I-III, III-V e I-V dentro dos padrões de normalidade bilateralmente.

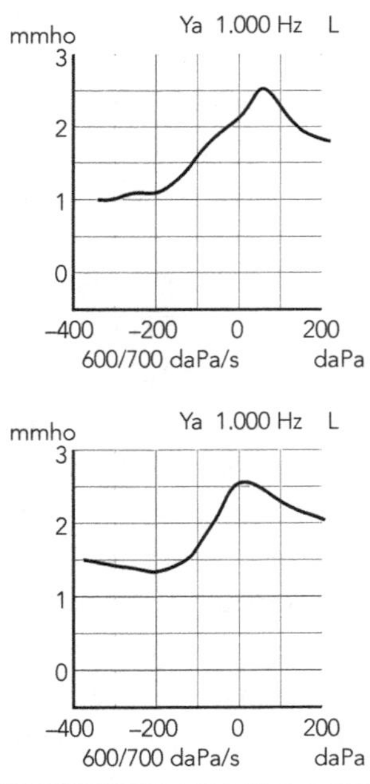

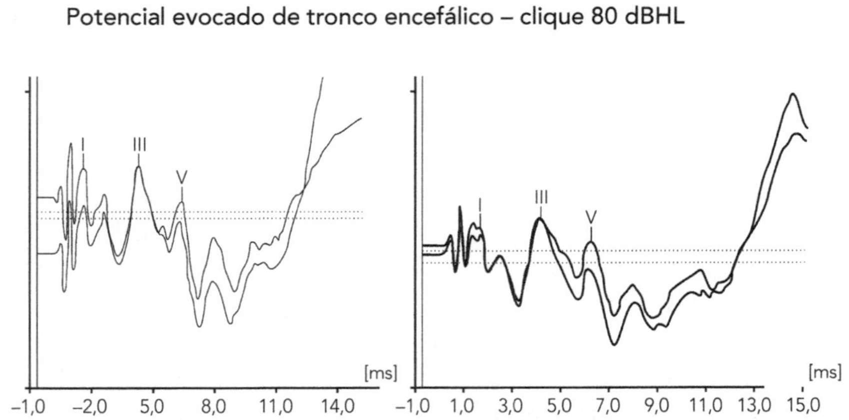

Intensidade (dB)	Latência absoluta			Intervalos interpicos		
	I	III	V	I-III	III-V	I-V
80 OD	1,8	4,6	7,1	2,8	2,5	5,3
80 OE	1,9	4,8	6,9	2,9	2,1	5,0

FIGURA 2 Medida de imitância acústica com sonda de 1 kHz, com reflexos acústicos ipsilaterais presentes em 90 dB, bilateralmente. Peate clique por condução aérea com fone de inserção 3ª, na intensidade de 80 dBnNA.

Emissões otoacústicas evocadas transientes

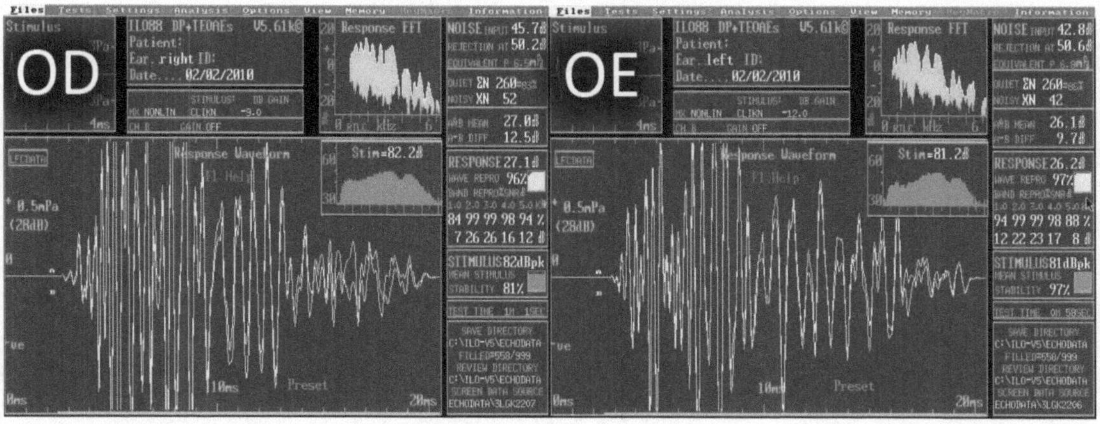

FIGURA 3 Emissões otoacústicas evocadas por estímulo transiente.

Caso clínico 2

Criança, 4 meses. Encaminhada para avaliação audiológica, em razão de resultado de falha na triagem auditiva neonatal com EOET. Não foram encontrados no histórico da criança indicadores de risco para perda auditiva. Otoscopia: sem alterações.

Diagnóstico audiológico: perda auditiva sensorial assimétrica, de grau moderado na orelha direita e profundo na orelha esquerda.

Conduta: adaptação de dispositivo eletrônico de amplificação sonora imediatamente após o diagnóstico audiológico com início da terapia fonoaudiológica especializada. Acompanhamento do desenvolvimento global e reavaliação audiológica a cada 3 meses.

Comentários: como recomendado, foi utilizada sonda de 1.000 Hz, com a qual foi obtida em ambas as orelhas curva timpanométrica com "pico positivo", que sugere normalidade do sistema tímpano-ossicular. Esse achado permite concluir na análise das EOE a alteração de CCE. Todavia, mesmo com esse resultado, a realização do Peate por CO confere maior precisão diagnóstica, pois sua ausência na intensidade de 50 dBnNA confirma o componente sensorial. Diante da constatação da perda auditiva por meio do Peate clique, é essencial a obtenção de limiares com especificidade de frequência por meio do Peate com *tone burst*, e, de maneira complementar, a pesquisa do Peaee a fim de caracterizar a audição residual nas perdas auditivas de graus severo e profundo, de acordo com a análise vetorial. Importante ressaltar que o fatores de correção utilizados para predizer os níveis mínimos de audição devem constar no relatório final.

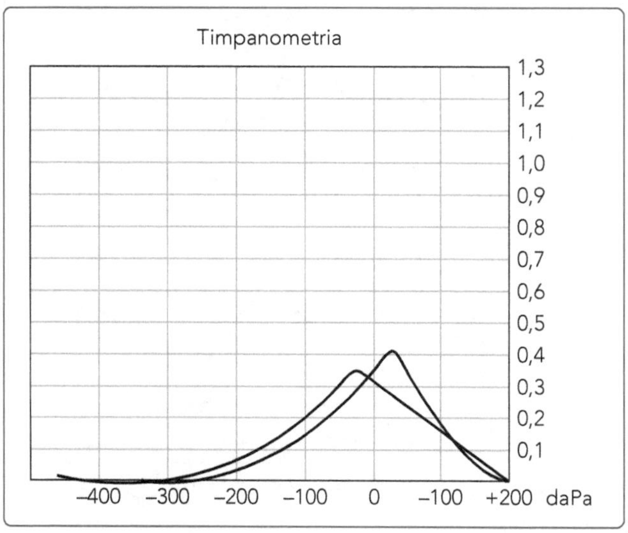

	OD	OE
Pressão	–20 daPa	+15 daPa
Complacência	0,38 mL	0,42 mL

FIGURA 4 Medida de imitância acústica com sonda de 1 kHz. Reflexos acústicos ipsilateral e contralateral da orelha direita presentes (105-110 dB) e reflexos ipsilateral e contralateral ausentes na orelha esquerda.
Fonte: Alvarenga e Araújo, 2015.[33]

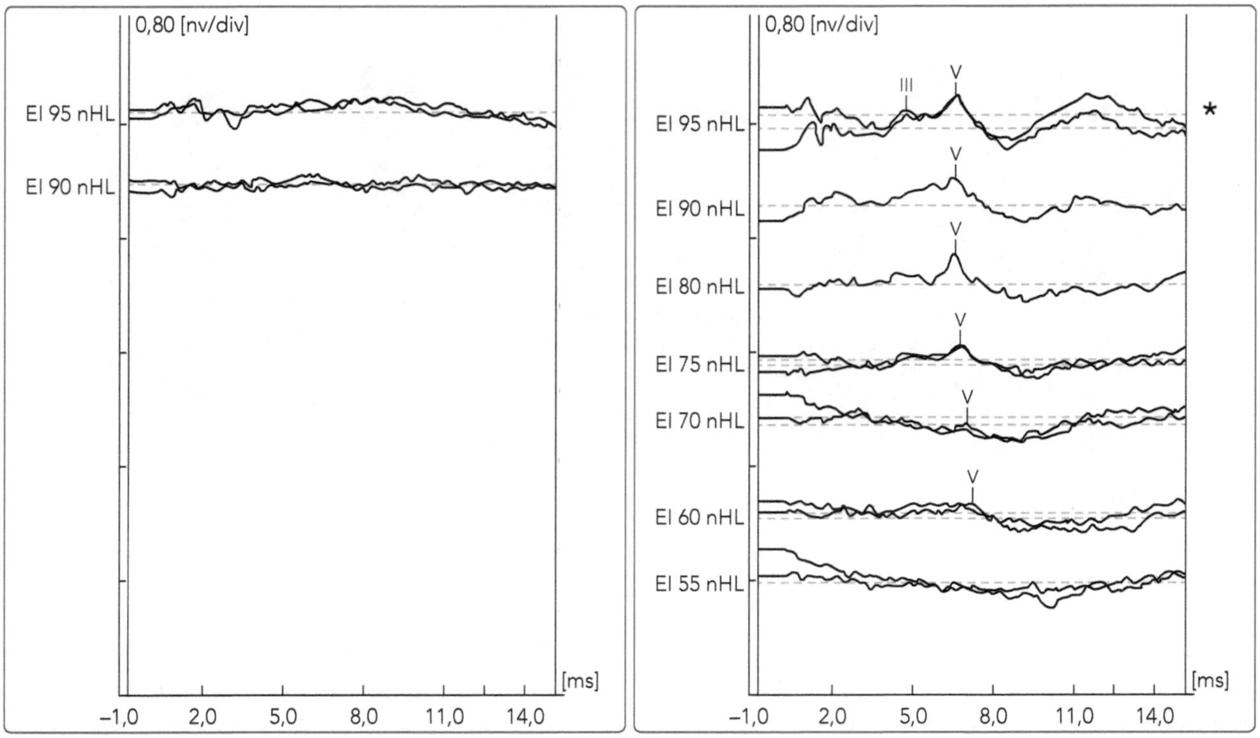

FIGURA 5 Peate por condução aérea clique e *tone burst* com fone de inserção.
Fonte: Alvarenga e Araújo, 2015.[33]

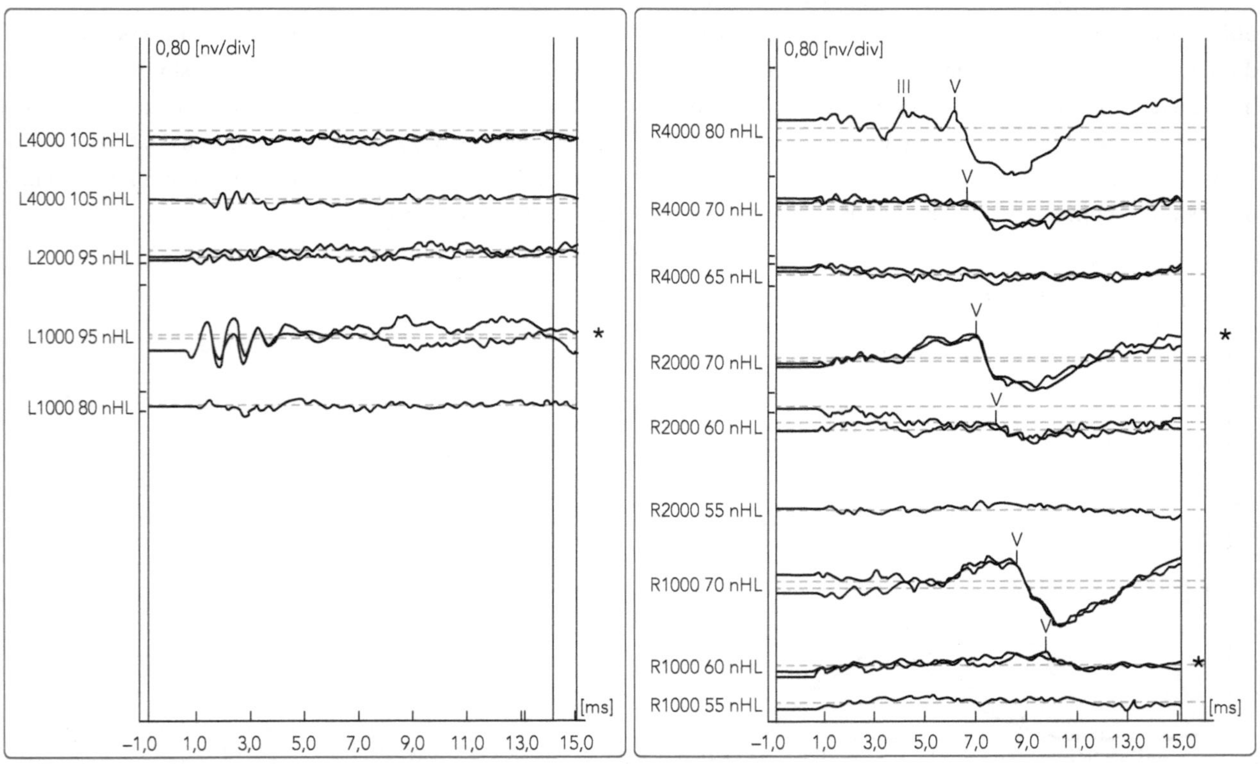

FIGURA 6 Peate por condução aérea clique e *tone burst* com fone de inserção.
Fonte: Alvarenga e Araújo, 2015.[33]

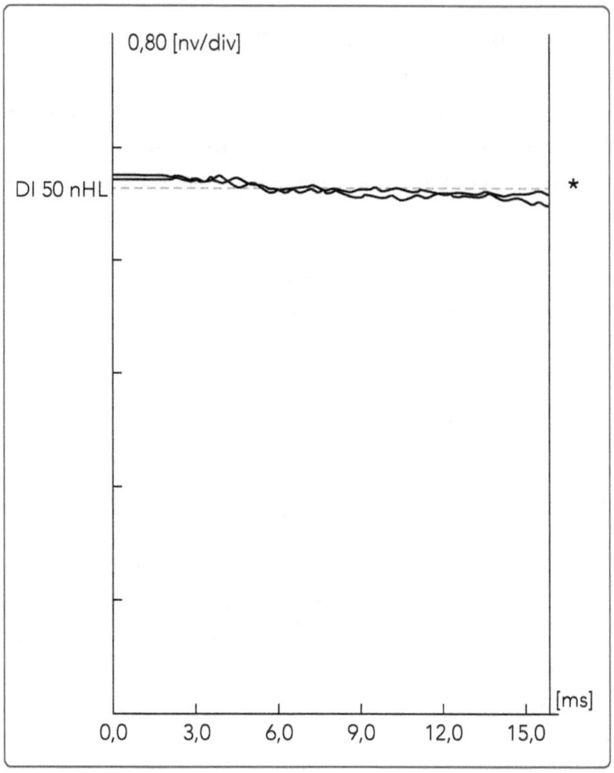

FIGURA 7 Peate por condução óssea com o vibrador posicionado na mastoide direita, intensidade de 50 dBnHL, realizado sem utilização do mascaramento.

Frequências da orelha direita

dB	500 Hz	dB	1.000 Hz	dB	2.000 Hz	dB	4.000 Hz
90	0,000	90	0,008	70	0,004	100	0,001
85	0,000	85	0,216	65	0,304	90	0,077
						85	0,216

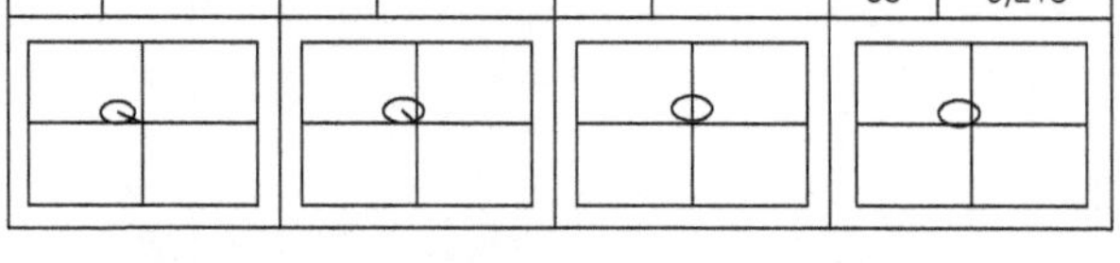

Frequências da orelha esquerda

dB	500 Hz	dB	1000 Hz	dB	2.000 Hz	dB	4.000 Hz
115	0,000	120	0,000	118	0,000	118	0,844
110	0,000	110	0,000	110	0,000	110	0,944
105	0,000	105	0,000	105	0,487	100	0,336
100	0,677	100	0,675	100	0,697		

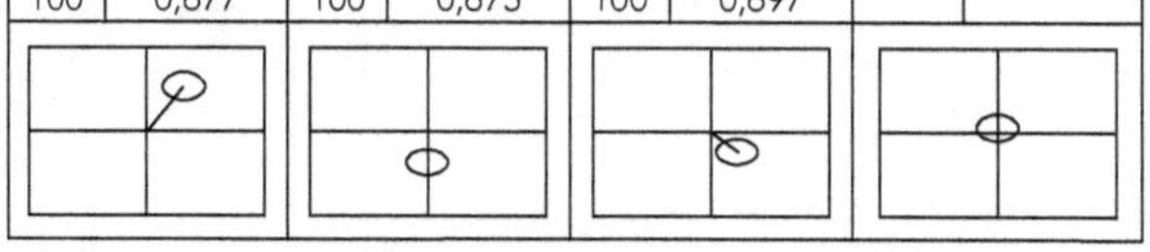

FIGURA 8 Potenciais evocados auditivos de estado estável com fone de inserção 3A. Avaliação das habilidades auditivas: na orelha direita não houve reação para os sons do Ling, com resposta de atenção ao nome. Na orelha esquerda não foram observadas reações.

Fonte: Alvarenga e Araújo, 2015.[33]

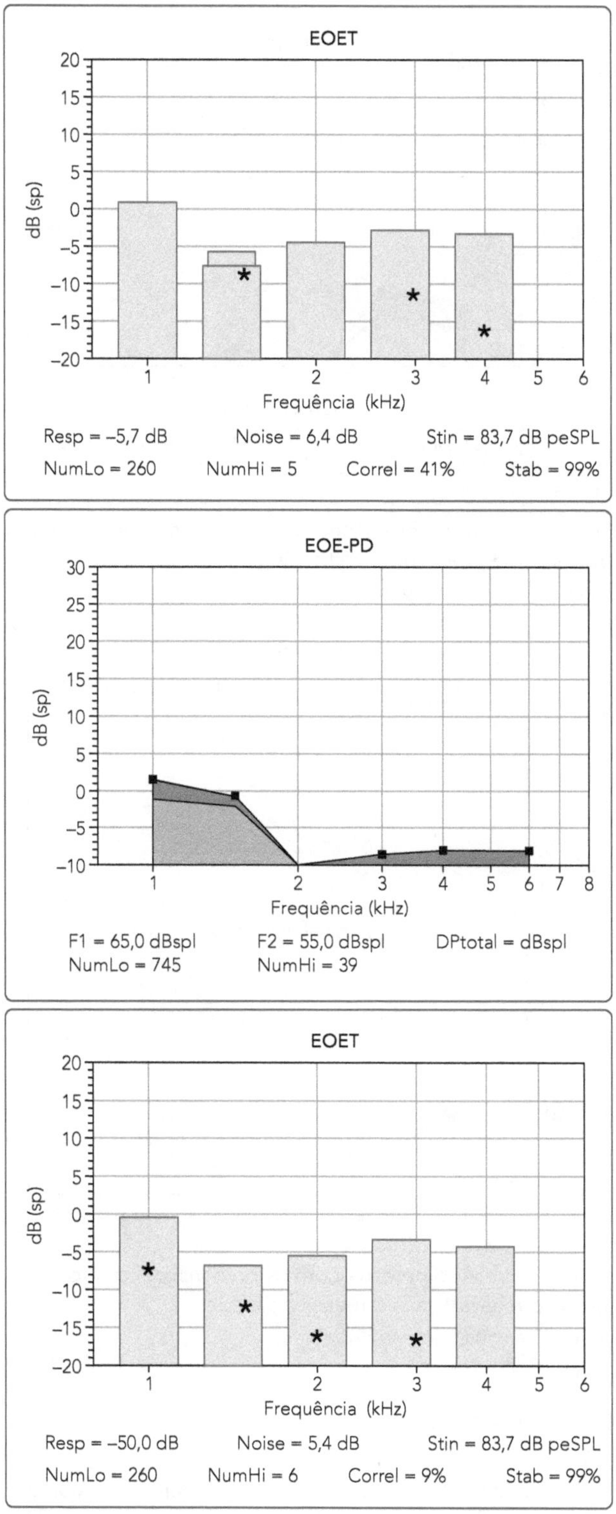

FIGURA 9 Emissões otoacústicas evocadas por estímulo transiente e produto de distorção.

Fonte: Alvarenga e Araújo, 2015.[33]

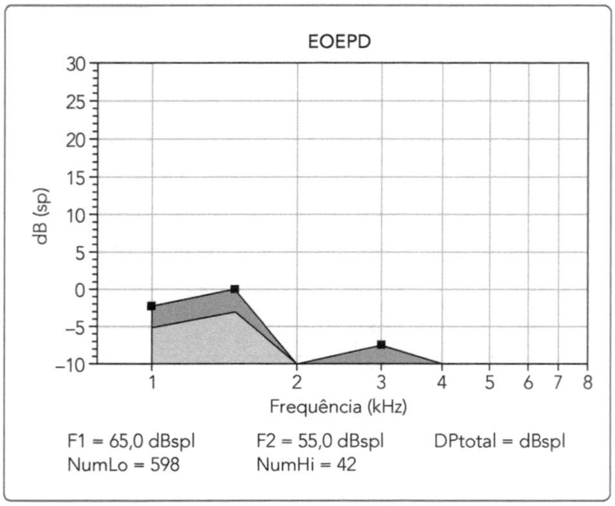

FIGURA 10 Emissões otoacústicas evocadas por estímulo transiente e produto de distorção.
Fonte: Alvarenga e Araújo, 2015.[33]

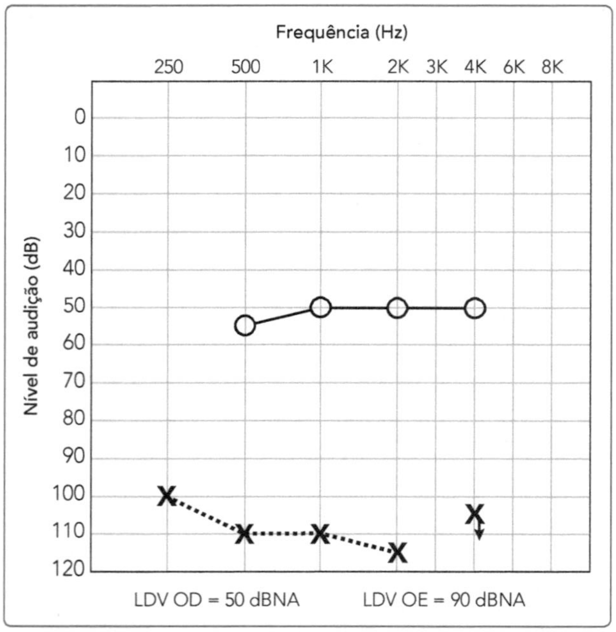

FIGURA 11 Audiometria com reforço visual com fone de inserção realizada aos 8 meses de idade.
Fonte: Alvarenga e Araújo, 2015.[33]

Caso clínico 3

Criança de 9 meses realizou triagem auditiva neonatal com EOET com resultado "falha" bilateralmente no teste e resultado "passa" na orelha direita no reteste. Com 9 meses foi encaminhada para a realização do diagnóstico audiológico. Indicadores de risco para a deficiência auditiva: hiperbilirrubinemia com exsanguineotransfusão. Desenvolvimento psicomotor normal. Otoscopia: sem alterações.

Diagnóstico interdisciplinar: espectro da neuropatia auditiva.

Diagnóstico audiológico: perda auditiva sensorioneural de grau moderado bilateral.

Conduta: início da terapia fonoaudiológica, com adaptação do dispositivo eletrônico de amplificação sonora, assim que os limiares auditivos comportamentais por meio

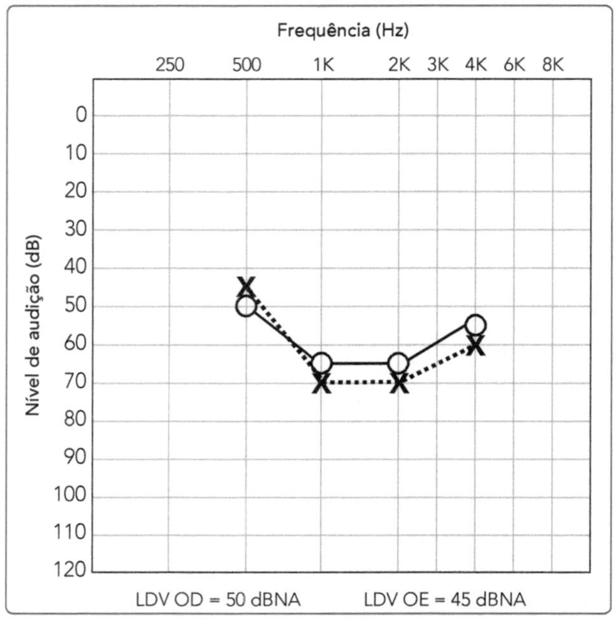

FIGURA 12 Audiometria com reforço visual. Avaliação das habilidades auditivas: apresentou atenção para os sons do Ling: /i/, /s/, /u/ e para o nome bilateralmente.

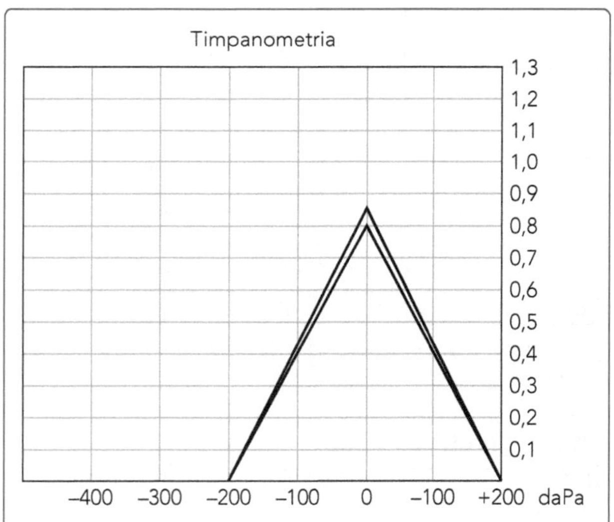

	OD	OE
Pressão	0 daPa	0 daPa
Complacência	0,85 mL	0,80 mL

FIGURA 13 Média da imitância acústica com sonda de 226 Hz. Reflexos acústicos ausentes ipsilateral e contralateral bilateralmente.

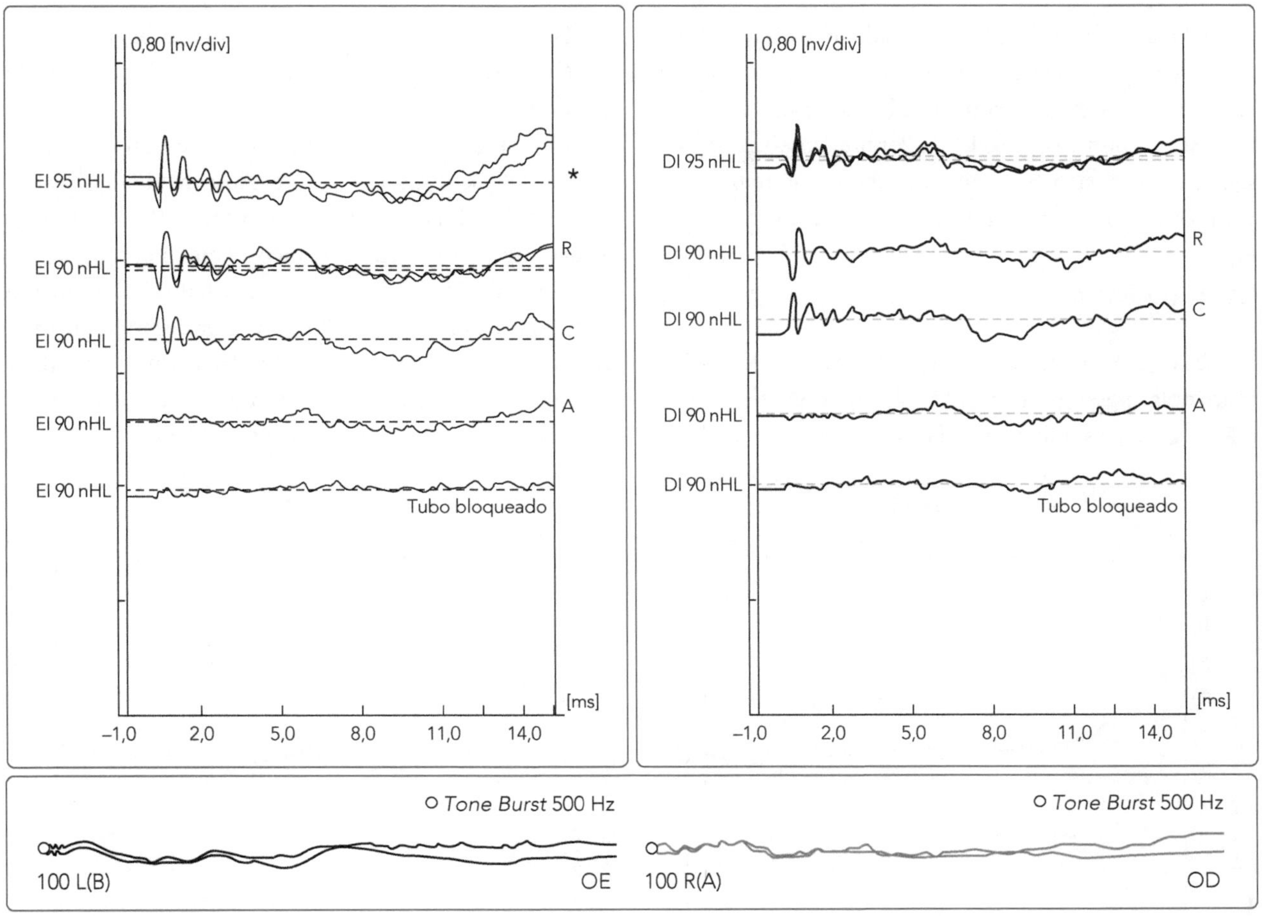

FIGURA 14 Peate clique e *tone burst* em 500 Hz por condução aérea com fone 3A.

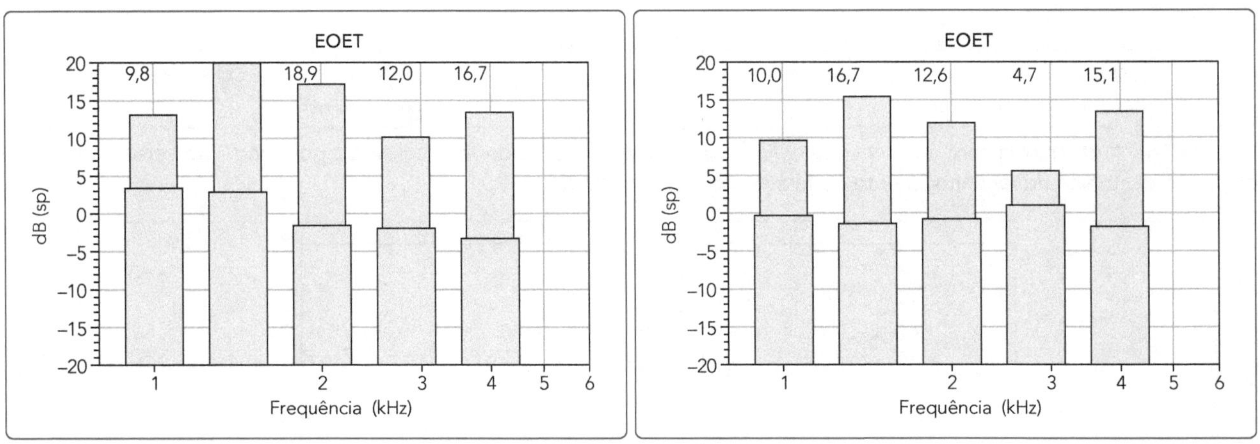

FIGURA 15 Emissões otoacústicas evocadas por estímulo transiente.

do VRA foram obtidos. Acompanhamento do desenvolvimento global e reavaliação audiológica a cada 3 meses.

Comentários: na pesquisa do Peate clique observam-se traçados com reprodutibilidade no início do registro, sendo necessária a inversão da polaridade para verificar a existência de resposta neural. Diante da inversão no traçado seguindo a polaridade do estímulo, faz-se necessário pesquisar com o tubo do fone 3A clampado, para determinar se estamos em face do registro do microfonismo coclear (MC) ou de artefato elétrico. Nesse caso, o registro do MC é nítido bilateralmente. Destaca-se que a ausência de resposta neural no Peate clique associado ao registro de MC pode ocorrer também na perda auditiva sensorial com configuração de curva em rampa. Assim, o Peate *tone burst* de 500 Hz é essencial para o diagnóstico diferencial, uma vez que, em se tratando de perda sensorial em rampa, tem-se o registro de resposta neural nessa frequência. Nesse caso, o resultado foi ausente confirmando o ENA. Por fim, nota-se que a ausência de resposta neural no Peate clique não tem relação com o grau da perda auditiva nos casos de ENA.

Caso clínico 4

Criança de 3 anos e meio encaminhada pelo médico otorrinolaringologista em razão de otites de repetição. A mãe nega outras intercorrências no histórico da criança.

Diagnóstico: perda auditiva condutiva bilateral.

Conduta: retorno ao médico otorrinolaringologista para tratamento.

Comentários: nessa criança foram pesquisados limiares por CO sem mascaramento. Ao considerar simetria tanto para os limiares tonais quanto para o IFR, associados à curva timpanométrica sem pico de máxima complacência bilateral, não se faz necessário o uso do mascaramento na pesquisa por CO. Ressalta-se o valor de gradiente inferior a 0,05, que confirma a curva plana. Observar a diferença do LRA por CA e CO em ambas as orelhas, o que reforça a presença de *gap* aéreo-ósseo bilateral.

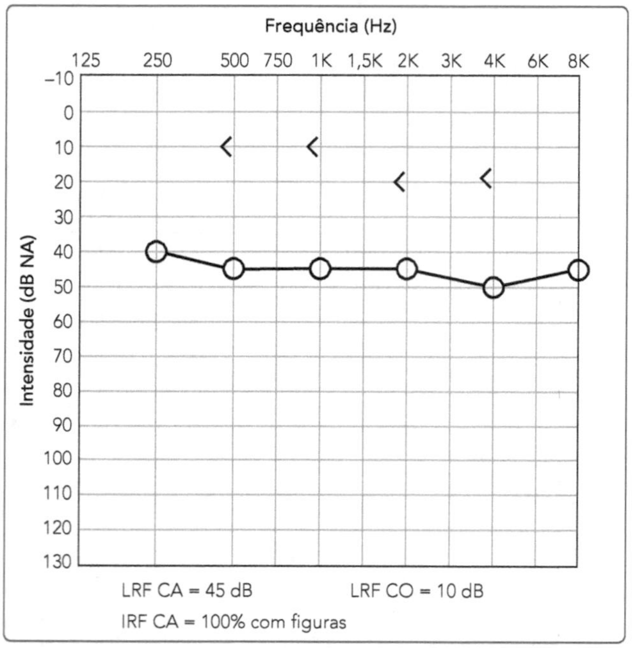

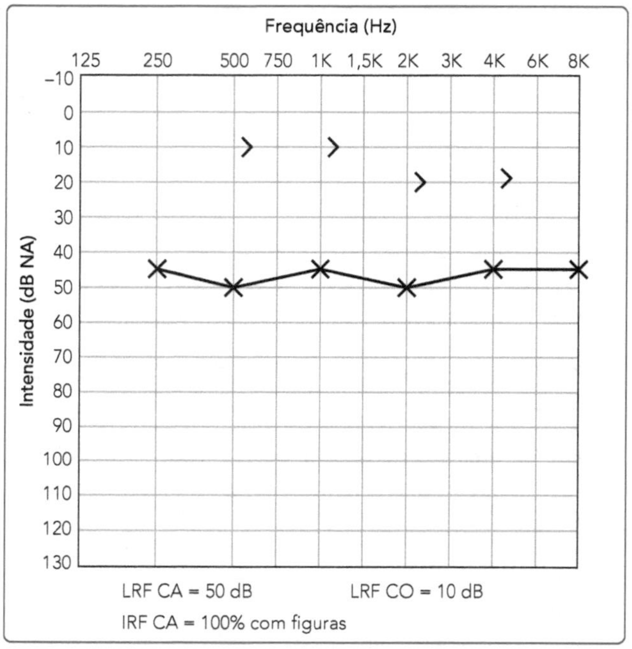

FIGURA 16 Audiometria com reforço visual e limiar de reconhecimento de fala realizados por condução aérea e por condução óssea. Índice de reconhecimento de fala realizado com figuras.

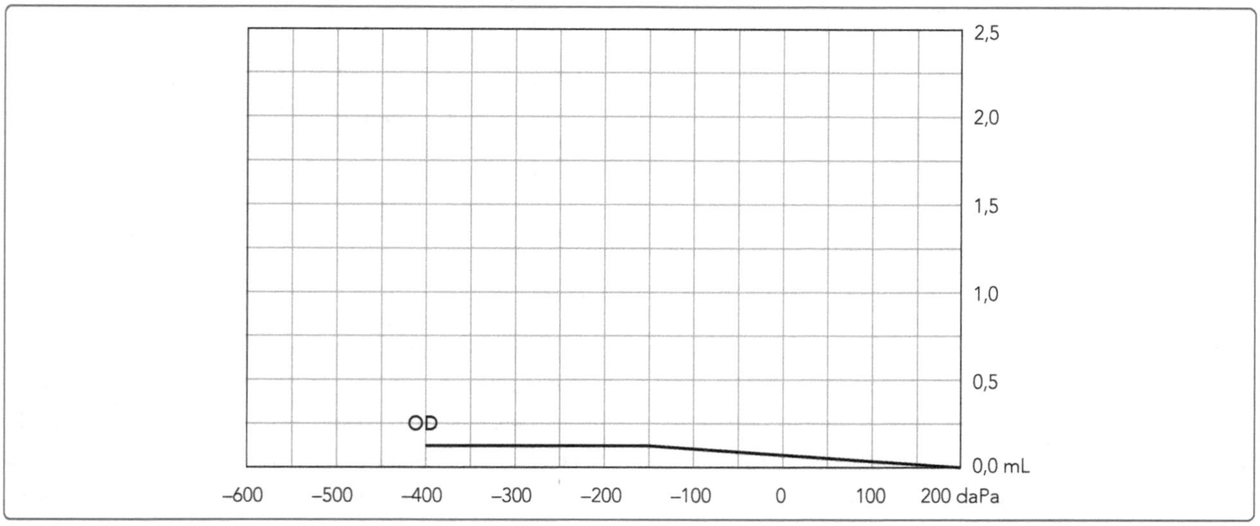

FIGURA 17 Medida da imitância acústica com sonda de 226 Hz. Reflexos acústicos ausentes contralateral e ipsilateral bilateralmente.

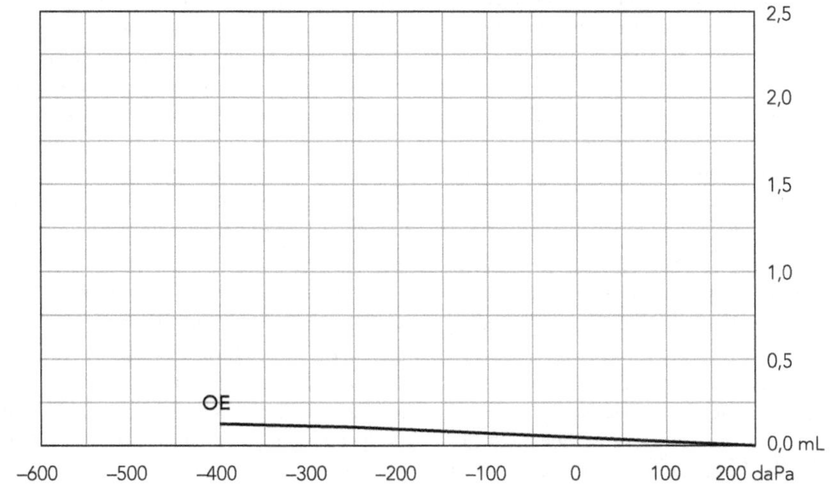

FIGURA 18 Medida da imitância acústica com sonda de 226 Hz. Reflexos acústicos ausentes contralateral e ipsilateral bilateralmente.

CONSIDERAÇÕES FINAIS

Com a evolução tecnológica dos últimos anos, o diagnóstico audiológico infantil de acordo com o princípio *cross check*, com procedimentos fisiológicos, eletrofisiológicos e comportamentais, pode ser realizado de forma a possibilitar intervenção imediata, no momento de maior plasticidade neuronal, com impacto no prognóstico auditivo e de linguagem.

REFERÊNCIAS BIBLIOGRÁFICAS

1. Jerger J, Hayes D. The cross-check principle in pediatric audiometry. Arch Otolaryngol Head Neck Surg. 1976;102:614-20.
2. Clinical practice guideline: the diagnosis and management of acute otitis media. American Academy of Pediatrics. 2013;13(3):e964-999. Disponível em: https://pediatrics.aappublications.org/content/pediatrics/131/3/e964.full.pdf. Acesso em: set. 2021.
3. World Health Organization – WHO. World Report on Hearing, 2021. Disponível em: https://www.who.int/teams/noncommunicable-diseases/sensory-functions-disability-and-rehabilitation/highlighting-priorities-for-ear-and-hearing-care. Acesso em: 21 out. 2021.
4. Year 2019 position statement: principles and guidelines for early hearing detection and intervention programs. Journal of Early Hearing Detection and Intervention. 2019;4(2):1-44.
5. American Academy of Audiology. Clinical guidance document assessment of hearing in infants and young children 2020. Disponível em: https://wselc.org/wp-content/uploads/2021/02/aaa-ped-asssessment-guidlines-2020.pdf. Acesso em: set. 2021.
6. Kei J, Allison-Levick J, Dockray J, Harrys R, Kirkegard C, Wong J, et al. High-frequency (1000 Hz) tympanometry in normal neonates. J Am Acad Audiol. 2003;14(1):20-8.
7. Heeren CM. Tympanometry in children with Down syndrome. Independent Studies and Capstones. Paper 661. Program in Audiology and Communication Sciences, Washington University School of Medicine, 2013. Disponível em: https://digitalcommons.wustl.edu/cgi/viewcontent.cgi?article=1665&context=pacs_capstones. Acesso em: set. 2021.
8. Margolis RH. Detection of hearing impairment with the acoustic stapedius reflex. Ear Hear. 1993;14(1):3-10.
9. Hunter LL, Ries DT, Schlauch RS, Levine SC, Ward WD. Safety and clinical performance of acoustic reflex tests. Ear and Hearing. 1999;20:506-14.
10. Norton SJ, Gorga MP, Widen JE, Folsom RC, Sininger Y, Cone-Wesson B, et al. Identification of neonatal hearing impairment: a multicenter investigation. Ear Hear. 2000;21(5):348-56.
11. Finitzo T, Albright K, O'Neal J. The newborn with hearing loss: detection in the nursery. Pediatrics. 1998;102(6):1452-60.
12. Sousa LCA, Piza MRT, Alvarenga KF, Cóser PL. Eletrofisiologia da audição e emissões otoacústicas: princípios e aplicações clínicas. São Paulo: Tecmedd; 2008. p.372.
13. Gorga MP, Neely ST, Bergman B, Beauchaine KL, Kaminski JR, Peters J, et al. Otoacoustic emissions from normal-hearing and hearing-impaired subjects: distortion product responses. The Journal of the Acoustical Society of America. 1993;93(4):2050-60.
14. Gouveia FN, Jacob-Corteletti LCB, Silva BCS, Araújo ES, Amantini RCB, Oliveira EB, et al. Perda auditiva unilateral e assimétrica na infância. CoDAS. 2020;32(1):e20180280.
15. Azevedo MF. Avaliação auditiva no primeiro ano de vida. In: Lopes Filho O. Novo tratado de fonoaudiologia. Barueri: Manole; 2013. Cap. 11.
16. Lidén G, Kankkunen A. Visual reinforcement audiometry. Acta Otolaryngologica. 1969;67(2-6):281-92.
17. Parry G, Hacking C, Bamford J, Day J. Minimal response levels for visual reinforcement audiometry in infants. Int J Audiol. 2003;42(7):413-7.
18. Bonino AY, Hemann M, Mood D, Kay E, Pancoast ES, Sommerfeldt KK. Visual reinforcers designed for children with developmental disabilities. J Early Hear Detect Interv. 2021;6(1):69-76.
19. Manolio FMM, Azevedo MF. Pesquisa do limiar de reconhecimento de fala por via aérea e óssea em crianças [trabalho de conclusão da residência multiprofissional em saúde da criança e adolescência]. Universidade Federal de São Paulo; 2020.

20. Amorim RB, Agostinho-Pesse RS, Alvarenga KF. The maturational process of the auditory system in the first year of life characterized by brainstem auditory evoked potentials. J Appl Oral Sci. 2009;17(spe):57-62.
21. Stipdonk LW, Weisglas-Kuperus N, Franken M-CJP, Nasserinejad KJ, Goedegebure A. Auditory brainstem maturation in normal-hearing infants born preterm: a meta-analysis. Developmental Medicine & Child Neurology. 2016 May;58(Issue 10):1009-101511.
22. Antinmaa J, Lapinleimu H, Salonen J, Stolt S, Kaljonen A, Jääskeläinen S. Neonatal brainstem auditory function associates with early receptive language development in preterm children. Acta Paediatr. 2020 Jul;109(7):1387-93.
23. Norrix LW, Velenovsky D. Clinicians' guide to obtaining a valid auditory brainstem response to determine hearing status: signal, noise, and cross-checks. American Journal of Audiology. 2018 – ASHA. Disponível em: https://doi.org/10.1044/2017_AJA-17-0074. Acesso em: 2 fev. 2022.
24. British Columbia Early Hearing Program (BCEHP). Audiology Assessment Protocol. 2012, 118 p. Disponível em: doi:10.13140/2.1.2977.5683. Acesso em: set. 2021.
25. Tomita PKS, Azevedo, MF. Potencial evocado auditivo de tronco encefálico: estudo da via aérea e óssea em lactentes com alterações condutivas. Audiology –Communication Research. 2021 (no prelo).
26. Alvarenga KF, Piza MRT. Identificação e avaliação auditiva do recém-nascido e da criança. In: Caldas Neto S, Mello JF, Martins RH, Selaimen S (org.). Tratado de Otorrinolaringologia. 2.ed. São Paulo: Roca Editora; 2011. v. 1, p. 491-521.
27. Sininger Y, Hunter L, Hayes D, Roush P, Uhler K. Evaluation of speed and accuracy of next-generation auditory steady state response and auditory brainstem response audiometry in children with normal hearing and hearing loss. Ear and Hearing. 2018 Nov/Dec;39(6):1207-23.
28. Collet L. Effects of contralateral white noise on click-evoked emissions in normal and sensorineural ears: towards an exploration of the medial olivocochlear system. Audiology. 1992;31:1-7.
29. Mishra SK. Attentional modulation of medial olivocochear inhibition: evidence for immaturity in children. Hear Res. 2014;318:31-6.
30. Maruta ECS, Azevedo MF. Hemorragia peri-intraventricular: estudo do efeito inibitório da via eferente. CoDas. 2020;32(6).
31. Bezerra DS, Angrisani RG, Pereira LD, Dias KZ. Efeito inibitório da via eferente auditiva no transtorno de processamento auditivo central. Audiology –Communication Research. 2021;26:1-8.
32. Akbari M, Panahi R, Valadbeigi A, Nahrani MH. Speech-in-noise perception ability can be related to auditory efferent pathway function: a comparative in reading impaired and reading children. Braz J Otorhinolaryngol. 2020;86:209-16.
33. Alvarenga KF, Araújo ES. Avaliação audiológica de 0 a 1 ano de idade. In: Boechat EM, Menezes PL, Couto CM, Frizzo ACF, Scharlach RC, Anastasio ART Tratado de Audiologia. 2.ed. São Paulo: Santos Editora, 2015. p.395-406.

SUGESTÃO DE LEITURA

Ling, D. Speech and the hearing-impaired child: theory and practice. Alexander Graham Bell Association for the deaf Inc., 1976.

8

AUDIOMETRIA TONAL LIMINAR E DE ALTAS FREQUÊNCIAS

Maria Isabel Ramos do Amaral
Teresa Maria Momensohn-Santos

INTRODUÇÃO

A confirmação da existência da perda auditiva, bem como a localização e a extensão da alteração, além do prognóstico, não são obtidas apenas a partir de um único procedimento, mas sim dos diferentes procedimentos audiológicos, incluindo os testes comportamentais, eletroacústicos e/ou eletrofisiológicos da audição. Quando existente, as características da perda auditiva se relacionam com inúmeros fatores que devem ser considerados em um momento de investigação diagnóstica, tais como a etiologia, o tipo e grau da perda auditiva, a idade em que foi adquirido o acometimento, dentre outros.

A avaliação audiológica básica é composta por bateria de testes constituída por audiometria tonal liminar, logoaudiometria e medidas de imitância acústica. São procedimentos amplamente realizados e geralmente entendidos como o primeiro passo no processo de investigação diagnóstica em indivíduos com queixas auditivas e/ou vestibulares. *(Para maiores informações sobre o assunto, consultar os Capítulos 10, "Avaliação logoaudiométrica na rotina clínica" e 12, "Medidas de imitância acústica : timpanometria e reflexos acústicos".)*

Este capítulo abordará especificamente a audiometria tonal liminar (ATL). Além dos aspectos técnicos e dos cuidados na realização e interpretação da ATL, é importante considerar que o resultado da avaliação audiológica como um todo é, muitas vezes, determinante para a tomada de decisões clínicas, seja do fonoaudiólogo e/ou médico. Essa tomada de decisão não deve ser baseada somente na análise do audiograma em si, mas também nos prejuízos e impactos funcionais que a perda auditiva pode ocasionar, considerando as dificuldades de comunicação vivenciadas pelo indivíduo e pessoas de seu convívio, seja no âmbito pessoal, social ou ocupacional. *(Para maiores informações sobre o assunto, consultar o Capítulo 54, "Classificação Internacional de Funcionalidade, Incapacidade e Saúde (CIF)".)*

MECANISMOS DE TRANSMISSÃO SONORA

A compreensão dos mecanismos de transmissão sonora do sistema auditivo é fundamental para o entendimento da ATL, bem como para a realização e a interpretação dos resultados. A transmissão do som por via aérea, quando mensurada na ATL, reflete o funcionamento de todas as estruturas do sistema auditivo, uma vez que o som captado pelo pavilhão auricular e pelo meato acústico externo (MAE) é encaminhado para a membrana timpânica, colocando-a em vibração. A vibração é transmitida para a cadeia ossicular, que está articulada com a membrana da janela vestibular. Esse movimento vibratório produz um movimento hidrodinâmico na orelha interna, que faz com que as estruturas da escala média da cóclea se movimentem (membrana basilar, membrana tectória, órgão de Corti) e modifiquem o potencial elétrico das células ciliadas internas e, dessa forma, disparem o impulso neural. A partir daí, o impulso neural é transmitido pelo nervo vestibulococlear (VIII par craniano) até o córtex.

Já o mecanismo de transmissão óssea consiste na vibração dos ossos do crânio, cartilagem e tecidos moles, provocada pelo som. Considerando que toda a estrutura da orelha interna se localiza dentro do osso temporal, essa vibração estimula a cóclea diretamente e deflagra o mesmo processo de transdução sensorial e transmissão do impulso neural até o córtex. A partir do momento em que a pressão sonora movimenta os líquidos na membrana basilar, seja pela via aérea ou pela via óssea, não é possível diferenciar qual foi o mecanismo de transmissão que deflagrou a transdução sensorial. Portanto, a comparação das respostas obtidas por via aérea e por via óssea é fundamental para a interpretação dos achados da ATL quanto ao tipo e à provável localização do dano auditivo. *(Para maiores informações sobre o assunto, consultar o Capítulo 1, "Estrutura e função do sistema auditivo periférico".)*

AVALIAÇÃO AUDIOLÓGICA BÁSICA

O objetivo principal da avaliação audiológica básica como um todo é verificar a integridade do sistema auditivo e, na presença da perda auditiva, auxiliar no diagnóstico diferencial entre os quadros patológicos que impactam a audição, além de fornecer informações fundamentais ao processo de tratamento e/ou reabilitação. A avaliação se inicia desde o momento de observação do comportamento auditivo do indivíduo a ser avaliado, e sempre deve ser precedida pela anamnese audiológica e inspeção visual do MAE (otoscopia).

A anamnese audiológica deve ser objetiva e apresentar as perguntas de forma clara ao indivíduo sob teste e/ou acompanhantes de modo a elucidar as informações pertinentes ao caso. A anamnese tem como propósito levantar dados sobre o motivo do encaminhamento ao exame, queixa principal e exames anteriormente realizados, se há um lado percebido como melhor que o outro, sintomas atuais e/ou antecedentes otológicos e familiares, aspectos de saúde geral/medicamentos, hábitos nocivos, tratamentos realizados e desempenho comunicativo. Além disso, investiga-se sobre o contexto ocupacional e a exposição a agentes otoagressores no trabalho ou lazer. *(Para maiores informações sobre o assunto, consultar os Capítulos 25, "Ruído, efeitos sobre a saúde e estratégias de proteção", 26, "Agentes químicos no ambiente de trabalho: efeitos sobre o sistema auditivo", e 52, "Ototoxicidade".)*

Na anamnese infantil, é importante abordar também os marcos gerais do desenvolvimento neuropsicomotor e de linguagem da criança, bem como antecedentes pré, peri e pós-natais que possam representar risco para a ocorrência da perda auditiva. *(Para maiores informações sobre o assunto, consultar o Capítulo 7, "Avaliação audiológica na primeira infância (0 a 4 anos)".)*

Ao realizar a anamnese, é possível observar qualitativamente o comportamento auditivo do indivíduo, quanto à necessidade de repetição da informação, grau de compreensão das perguntas, necessidade de leitura orofacial e/ou uso de linguagem de sinais, além da percepção do familiar ou acompanhante sobre as queixas apresentadas.

A inspeção visual do MAE possibilita ao fonoaudiólogo determinar se há condições do MAE para a realização dos exames – se há acúmulo de cerume ou presença de corpo estranho, se há colabamento ou flacidez da porção cartilaginosa do MAE ou do pavilhão auricular, presença de perfuração ou tubo de ventilação na membrana timpânica, opacidade, entre outras características.

Tanto a observação do comportamento auditivo e de comunicação quanto os dados coletados na anamnese e na meatoscopia permitem orientar o examinador sobre a condução dos testes que serão aplicados – de que forma deve ser dada a instrução para o paciente, qual a técnica que deverá ser usada, em que intensidade começar o procedimento, por exemplo. Com base nesses achados, o examinador deve analisar se os resultados obtidos estão de acordo com o histórico e com o comportamento apresentado pelo paciente. Além disso, os resultados da avaliação como um todo também direcionam a necessidade de outros exames e/ou encaminhamentos necessários.

AUDIOMETRIA TONAL LIMINAR

A audiometria tonal liminar é o teste auditivo padrão ouro utilizado para mensurar a sensibilidade auditiva de um indivíduo, permitindo a determinação do tipo, grau e configuração da perda auditiva, fornecendo assim uma base para o diagnóstico, acompanhamento e intervenção. Trata-se de uma medida comportamental, pois baseia-se na resposta do paciente aos estímulos apresentados. Sendo assim, o procedimento só é viável de ser aplicado em crianças, adultos e idosos com idade e nível intelectual e emocional suficiente para cooperar com a tarefa do teste.

Por definição, a ATL consiste na determinação do limiar de audição, também chamado de limiar de audibilidade ou limiar auditivo, pesquisado para estímulos acústicos calibrados segundo um padrão de referência e apresentados em ambiente acusticamente controlado. Esse limiar é pesquisado tanto pela condução do som por via aérea (VA) quanto pela via óssea (VO), em cada frequência testada. *(Para maiores informações sobre o assunto, consultar os Capítulos 4, "Biofísica da audição, psicoacústica e bases para a audiologia", e 5, "Metrologia e padrões de medição em audiologia".)*

O conceito de limiar implica a existência de um ponto discreto ao longo da continuidade de um estímulo físico, tal como a intensidade, acima do qual o organismo responde ao estímulo e abaixo do qual nunca o faz. Em audiologia, o limiar de audição é definido como a menor intensidade sonora necessária para provocar a sensação auditiva em, pelo menos, 50% das vezes em que o estímulo é apresentado naquela intensidade. Essa definição possibilita a determinação do limiar a partir de um método viável clinicamente.[1] O valor de limiar obtido é comparado ao padrão de normalidade estabelecido, tendo como referência o tom puro.

A determinação dos limiares fornece dados que subsidiam a indicação, adaptação e verificação dos benefícios dos dispositivos eletrônicos de auxiliares da audição, sistemas FM, implante coclear em um processo de reabilitação. É também considerada o procedimento padrão ouro para triagem auditiva periférica a partir de uma conduta de passa/falha por frequência,[2] além de ser realizada em exames admissionais, periódicos e demissionais no contexto ocupacional e monitoramento audiológico pré e pós-tratamento. *(Para maiores informações sobre o assunto, consultar os Capítulos 25, "Ruído, efeitos sobre a saúde e estratégias de proteção", 26, "Agentes químicos no ambiente de trabalho: efeitos sobre o sistema auditivo", 28, "Saúde auditiva no contexto da educação: práticas voltadas à promoção e à prevenção", e 52, "Ototoxicidade".)*

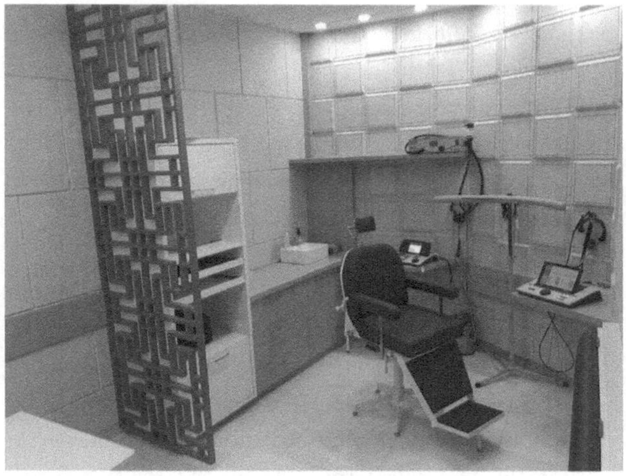

FIGURA 1 Sala acusticamente tratada.
Fonte: acervo pessoal das autoras/foto autorizada.

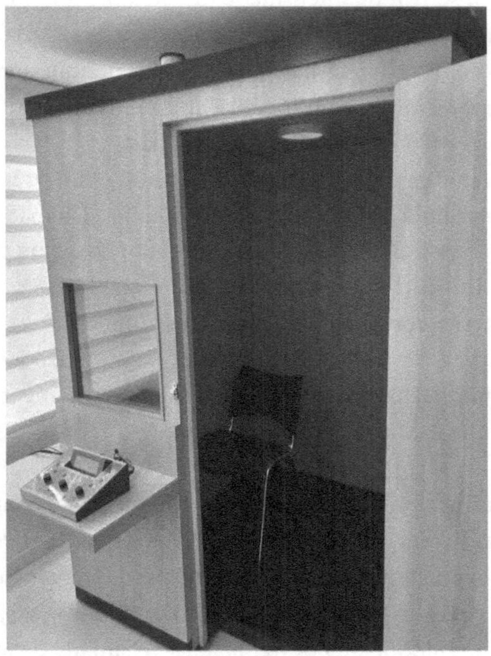

FIGURA 2 Cabine acústica.
Fonte: acervo pessoal das autoras/foto autorizada.

AMBIENTE DE TESTAGEM E EQUIPAMENTOS

O ruído externo e a reverberação do ambiente de teste podem comprometer a mensuração das respostas da ATL e testes de fala, portanto, a avaliação deve ocorrer em um ambiente acusticamente controlado, revestido de material absorvente. Esse controle pode ser obtido por uma sala acusticamente tratada (Figura 1) e/ou, mais comumente, uma cabine acústica (móvel ou fixa) (Figura 2). A cabine acústica deve possuir dimensão mínima de 1,4 m², e a sala onde o exame é realizado deve ter no mínimo 4 m², segundo a Resolução – RDC n. 50, de 21 de fevereiro de 2002, da Agência Nacional de Vigilância Sanitária do Ministério da Saúde (Anvisa).

O Conselho Federal de Fonoaudiologia (CFFa), nas Resoluções n. 553, de 2 de outubro de 2019,[3] e 554, de 21 de outubro de 2019,[4] recomenda o seguimento da norma ISO 8253-1,[5] que dispõe sobre os níveis de ruído ambiental máximos permitidos para a realização dos testes por via aérea e por via óssea e sobre a periodicidade da aferição desses níveis de ruído internos. Esse documento recomenda que tanto a sala de teste ou cabine audiométrica quanto os equipamentos audiológicos sejam aferidos e calibrados anualmente ou sempre que o examinador detectar mudanças significativas que possam implicar erros ou respostas incorretas do paciente. É importante consultar as resoluções disponíveis para que se atenda aos níveis máximos de ruído permitidos. *(Para maiores informações sobre o assunto, consultar o Capítulo 5, "Metrologia e padrões de medição em audiologia".)*

O audiômetro é o equipamento eletrônico utilizado na obtenção dos limiares de audição. Atualmente existem diferentes modelos disponíveis, dos mais simples ao modelo clínico/diagnóstico com dois canais independentes. Os componentes básicos a todos incluem:

- Gerador de frequência: o equipamento produz o tom puro em frequências específicas, dispostas ordinariamente e em intervalos de oitavas, entre 125-8.000 Hz, podendo se estender até 20.000 Hz, a depender do modelo.
- Gerador de ruído, incluindo o ruído de banda estreita (*narrow band noise*), ruído de banda larga (*white noise*) e ruído de fala (*speech noise*).
- *Dial* seletor de frequência (*Hertz*).
- *Dial* seletor de intensidade (atenuador) do tom puro em cada frequência, calibrado em decibel nível de audição (dB NA). O *dial* de intensidade permite apresentar o estímulo com incrementos de intensidade de 5 em 5 dB ou até mesmo de 1 em 1 dB.
- Seletor de transdutor, que permite escolher para onde o estímulo acústico será enviado: fones de ouvido (via aérea; direita ou esquerda), vibrador ósseo ou caixas acústicas (campo sonoro).
- Interruptor de apresentação do estímulo.
- Circuitos acessórios, incluindo o microfone, que permite a realização de testes de fala; monitoramento dos canais e retorno de fala (*talk back*).

Outros tipos de estímulos além do tom puro contínuo podem ser encontrados nos audiômetros, a depender do modelo do audiômetro, e possibilitam diferentes formas de testagem de limiares, tais como o tom puro pulsátil, o tom puro modulado por frequência – chamado de *warble* – e diferentes tipos de ruído como o ruído branco (*white noise*) e o ruído pediátrico.

Os limiares obtidos pela ATL são registrados no audiograma, um gráfico próprio cujas marcações respeitam a simbologia padronizada internacionalmente proposta pela American Speech Language Hearing Association (ASHA),[6] de modo a facilitar a leitura e a interpretação dos resultados. O audiograma ilustra, no eixo da abscissa, as frequências sonoras pesquisadas (Hertz – Hz), variando entre 125-8.000 Hz, segundo intervalos logarítmicos regulares. No eixo da ordenada encontra-se a escala de intensidade sonora (dB NA), apresentada de 10 em 10 dB (Figura 3). A simbologia diferencia tanto a orelha testada pelas cores vermelha (orelha direita) e azul (orelha esquerda) quanto o mecanismo de transmissão avaliado (via aérea e via óssea) com e sem uso de mascaramento, conforme explicitado no Quadro 1. O audiograma também pode ser entendido como um relatório da avaliação, e deve conter campos de identificação do paciente, dados sobre os equipamentos utilizados e datas de calibração, campo para o laudo audiológico e observações pertinentes ao exame.

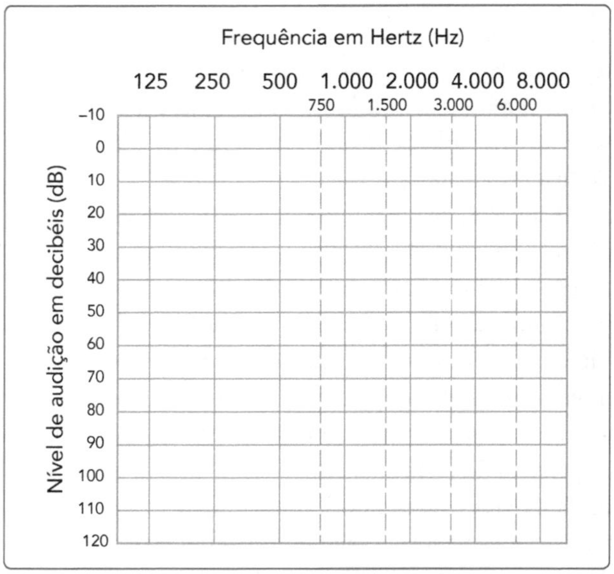

FIGURA 3 Audiograma padronizado pela American Speech Language Hearing Association (1990).
Fonte: American Speech Language Hearing Association, 1990.[6]

O tipo de transdutor/fone a ser utilizado varia de acordo com o mecanismo de transmissão sonora sob teste. O clínico deve estar atento às especificidades de cada modelo,

QUADRO 1 Padronização internacional quanto à simbologia de respostas na ATL recomendada pela ASHA (1990)

Procedimento	Direito	Esquerdo	Campo livre
Via aérea não mascarada	O	X	S
Via aérea mascarada	△	□	
Via óssea não mascarada (mastoide)	<	>	
Via óssea mascarada (mastoide)	[	]	
Via óssea não mascarada (fronte)	V	V	
Via óssea mascarada (fronte)	˥	┌	
Não responde	△↙ O↙ <↙	□↙ X↙ >↙	S↙

ASHA: American Speech Language Hearing Association.
Fonte: American Speech Language Hearing Association, 1990.[6]

calibração e cuidados quanto ao posicionamento, de modo a garantir a adequada transmissão do estímulo sonoro a ser apresentado e/ou do ruído mascarador contralateral. A pesquisa por via aérea é comumente realizada utilizando o modelo supra-aural, mas também pode ser realizado por fones de modelo circum-aural ou de inserção, conforme a Figura 4. Para pesquisa por via óssea, utiliza-se o vibrador ósseo, conforme a Figura 5. As especificidades referentes à utilização e aos cuidados com cada modelo serão abordadas juntamente com a descrição dos procedimentos de pesquisa de limiar por VA e VO.

PROCEDIMENTOS

Para a adequada realização da avaliação audiológica, a experiência do clínico é fundamental e não somente permite a aplicação de técnicas necessárias para o procedimento, mas também favorece a identificação de possíveis problemas ou distratores durante o exame que podem ocasionar respostas inadequadas. A experiência também possibilita o atendimento assertivo em menor tempo, já que a ATL é um procedimento subjetivo que demanda atenção tanto do clínico quanto do sujeito sob teste e, portanto, sofre interferências de cansaço, desatenção ou outros fatores.

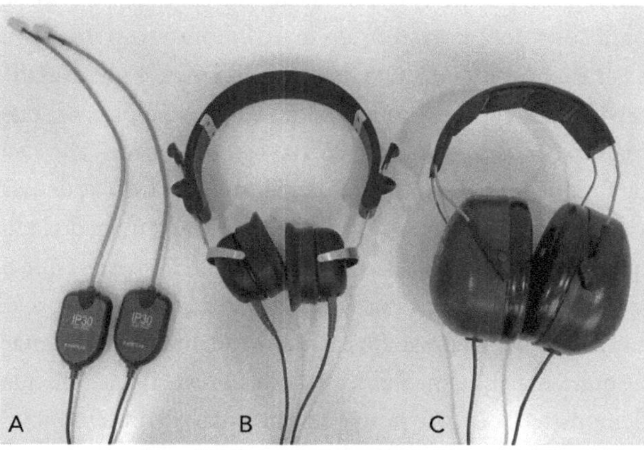

FIGURA 4 Tipos de transdutores/fones possíveis de serem utilizados na pesquisa de limiares por via aérea. A: fone de inserção. B: fone supra-aural DD 45. C: fone circum-aural HDA 200.

Fonte: acervo pessoal das autoras/foto autorizada.

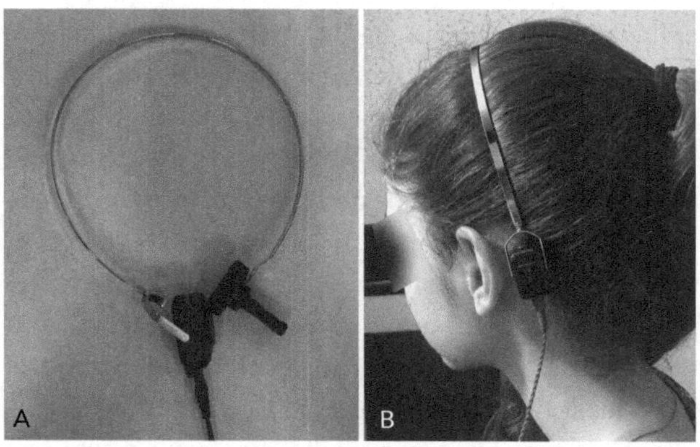

FIGURA 5 A: vibrador utilizado na pesquisa de limiares por via óssea. B: vibrador ósseo posicionado sobre o processo mastoide.

Fonte: acervo pessoal das autoras/foto autorizada.

Após garantidas as condições quanto ao ambiente de testagem, ajuste dos equipamentos, realização da anamnese audiológica e meatoscopia, o clínico deve iniciar a pesquisa de limiares na ATL.

O posicionamento do paciente, de maneira segura e confortável, a observação do estado geral e o nível de alerta/atenção, bem como as orientações a respeito de cada procedimento que será realizado, são pontos fundamentais para a garantia da obtenção de respostas confiáveis. O posicionamento preferencialmente de frente para o examinador, ainda que não seja uma regra, aumenta a segurança quanto aos resultados, pois possibilita a observação de sinais de desatenção ou cansaço, além do reforço positivo diante das respostas corretas.

Pesquisa do limiar auditivo

Independentemente do método a ser empregado na pesquisa de limiares, entende-se que a resposta obtida deve ser reprodutível, apesar de o teste e reteste não ser realizado rotineiramente na prática clínica. Variabilidades acústicas toleráveis entre 5-10 dB[7] podem ocorrer por diversas razões, que vão desde a atenção e motivação do paciente no momento do teste, a realização do exame após exposição a níveis de pressão sonora elevados no trabalho ou lazer, diferenças anatômicas individuais do MAE aos desvios acústicos causados pelo acoplamento do fone junto ao pavilhão auricular.

É importante familiarizar o paciente com o estímulo do teste a ser utilizado na pesquisa do limiar auditivo por via aérea, considerando a melhor orelha e em uma intensidade acima do provável limiar esperado. Em pacientes com queixa de zumbido, a resposta pode ser assistemática e sofrer interferência desse sintoma, sendo recomendado que, inicialmente, o examinador apresente não apenas o tom puro, mas também o estímulo pulsátil ou modulado, como opção de estímulo a ser empregado no procedimento. Deve ser escolhido aquele estímulo que mais se diferencie do zumbido segundo a percepção do indivíduo sob teste, de modo a facilitar a tarefa a ser realizada e a possibilitar respostas mais consistentes. *(Para maiores informações sobre o assunto, consultar o Capítulo 9, "Testes audiológicos complementares para a identificação do zumbido, alterações cocleares e retrococleares".)*

Fechner[8] desenvolveu diversos métodos para a pesquisa do limiar auditivo, considerados métodos psicoacústicos clássicos, a saber: método dos limites (descendente-ascendente), método dos ajustes e método dos estímulos constantes, sendo este último não praticável clinicamente. O método dos ajustes prevê que o indivíduo tenha controle do nível de intensidade do estímulo e receba a instrução para ajustar o ponto da intensidade em que o estímulo é praticamente inaudível. *(Para maiores informações sobre o assunto, consultar o Capítulo 4, "Biofísica da audição, psicoacústica e bases para a audiologia".)*

Atualmente, o método dos limites ou método descendente-ascendente é o mais comumente empregado na prática clínica, tanto na pesquisa por via aérea quanto na por via óssea. Nesse método, há uma combinação da técnica descendente, na qual a pesquisa ocorre a partir de um estímulo audível em reduções de 10 dB, com a técnica ascendente, em que a pesquisa se inicia a partir de uma intensidade inaudível. A técnica inicia-se, portanto, a partir da apresentação de um estímulo em uma intensidade audível para o paciente. O estímulo tem sua intensidade diminuída em degraus de 10 em 10 dB, até o momento em que o paciente refira não ouvir o sinal. A partir daí, o examinador aumenta a intensidade do sinal, em degraus de 5 em 5 dB, até que uma nova resposta seja obtida. Em passos de 5 em 5 dB, o examinador deve procurar a intensidade em que o paciente responda em 50% das vezes de uma sequência de 4 apresentações.

Quanto à duração do estímulo e ao tempo de apresentação entre eles durante a pesquisa do limiar auditivo, algumas condições e cuidados devem ser observados:[9]

1. O estímulo deve ter duração aproximada de 1 segundo. Após apresentado o estímulo, este faz com que as fibras nervosas do nervo coclear sejam ativadas, havendo sincronia com a área da membrana basilar que foi estimulada. Existe um tempo dessa ativação neural provocada pelo som (*rise*) e a porção de fibras neurais.
2. O intervalo interestímulos deve ser de 2-3 segundos para que uma estimulação não sobreponha outra e o paciente responda para o efeito fantasma do estímulo anterior e também para que o estímulo sofra o decréscimo da intensidade apontada no *dial* do audiômetro (*fall*).
3. O conceito *rise-fall* do estímulo é importante, pois interfere na percepção e na detecção do som, especialmente de pacientes neurológicos, com ou sem comprometimento cognitivo, e idosos. Esses pacientes tendem a responder melhor para estímulos de maior duração e com intervalos maiores de apresentação interestímulos. O maior intervalo, nesses casos, possibilita a chegada do som até as áreas corticais e a retomada da atenção, sendo que sons muito curtos podem não acionar a resposta neural. Por outro lado, o estímulo extremamente prolongado pode provocar a adaptação neural.
4. O intervalo entre os estímulos não deve ser sempre igual, pois o indivíduo pode responder para o ritmo de apresentação e não para o estímulo em si.

No procedimento da ATL, outro aspecto muito importante relaciona-se com a forma como o paciente é instruído a responder. As instruções devem ser claras e curtas, em linguagem acessível e compatível com o nível de compreensão observado pelo avaliador na anamnese, de modo a garantir que o paciente produza a resposta desejada, ainda que para sons de fraca intensidade, relembrando-o de que o exame tem como objetivo determinar a menor intensidade ouvida, ou seja, deve-se responder até mesmo para os sons mais fracos. Em geral, ocorrem da seguinte forma: "Você vai ouvir uma série de apitos, que começam mais fortes e depois vão ficando bem fracos. Você deve levantar a mão, do lado que ouvir o apito, todas as vezes que o ouvir, mesmo que o apito seja bem fraco". Por vezes, faz-se necessário retomar as orientações ao longo do exame, ou até mesmo reorientar de outra maneira, mediante respostas assistemáticas ou que demonstrem que não houve compreensão da tarefa.

A partir do início da pesquisa de limiares, a forma mais utilizada de resposta do paciente em face do estímulo é o ato motor levantando a mão, geralmente do mesmo lado em que percebeu o estímulo. Em pacientes de difícil testagem, crianças pequenas ou com limitações motoras, outras estratégias de resposta são descritas, como a resposta seguida de reforço visual ou condicionada ao ato motor de encaixe, a contagem dos estímulos, resposta verbal ("ouvi" e "não ouvi"), ato motor apertando o botão por meio de um dispositivo chamado "pera de resposta" e até mesmo a observação da reação de atenção perante o som. Cada estratégia apresenta vantagens e limitações, sendo importante a adequação diante das possibilidades do indivíduo. O ato motor ou a resposta verbal podem fornecer indícios de aproximação do limiar, já que, por vezes, a redução da intensidade do estímulo acompanha a diminuição da amplitude do ato motor ou a sinalização de que o som está baixo, assim como a diminuição na voz no momento da resposta. Por outro lado, esse procedimento pode ser mais cansativo para crianças pequenas ou idosos.[10]

Audiometria tonal liminar por via aérea

A ATL tem início pela pesquisa de limiares por via aérea (VA). No modelo de transdutor usualmente utilizado para esse procedimento, o modelo supra-aural, os coxins do fone são pressionados contra o pavilhão auricular, entrando em contato com uma área extensa do crânio. Além do lado correto sinalizado pelas cores vermelha e azul, é importante que o arco apresente o grau de tensão correto, segundo a padronização internacional, e que a saída do som esteja sob a abertura do *tragus*, de modo que não ocorra escape de ar entre o coxim e a orelha. Para que o fone fique bem posicionado e confortável, é importante que objetos tais como brincos, óculos ou outros acessórios sejam retirados.

Observa-se, no entanto, que muitas vezes o mau posicionamento do fone pode produzir alterações nos limiares das frequências acima de 3.000 Hz, em torno de 15 dB, devido a fatores como o colabamento do MAE e/ou a presença de ondas estacionárias.[11] O colabamento do MAE refere-se a uma situação relativamente frequente na prática clínica e que deve ser identificada e corrigida. A pressão exercida pelo fone no pavilhão auricular pode provocar o estreitamento ou até mesmo o fechamento total do conduto, rebaixando as respostas obtidas por VA, o que resulta em uma perda auditiva irreal. O fenômeno das ondas estacionárias, além de decorrente do mau posicionamento do fone, ocorre aliado a características anatômicas individuais que favorecem a deflexão da onda sonora emitida pelo fone na parede do MAE, impedindo a chegada do tom puro até a membrana timpânica. Essas situações são mais comuns nas frequências acima de 3.000 Hz, e especialmente 6.000 e 8.000 Hz, e podem ocorrer em qualquer faixa etária, sendo mais frequente em idosos devido ao processo natural de envelhecimento e à diminuição da elasticidade da porção cartilaginosa do MAE.[11] *(Para maiores informações sobre o assunto, consultar o Capítulo 4, "Biofísica da audição, psicoacústica e bases para a audiologia".)*

A suspeita do risco de colabamento pode ser identificada tracionando o pavilhão para trás com os dedos e observando o MAE. Algumas estratégias são descritas na literatura e devem ser de conhecimento do clínico, tais como a inserção de uma oliva ou tubo de polietileno no conduto para favorecer a abertura, o posicionamento de um rolo de gaze tracionando o pavilhão para cima e para trás simultaneamente à colocação do fone na tentativa de manter a abertura do MAE, a retestagem após ajuste/recolocação dos fones e até mesmo a redução da pressão do coxim sobre o pavilhão para confirmação dos resultados.[12]

Outra estratégia que reduz o risco de colabamento, além de facilitar a avaliação em crianças, é a alternativa do uso dos fones de inserção na ATL. Utiliza-se um plugue de espuma descartável que deve ser profundamente inserido no MAE, cerca de 2-3 mm, conforme demonstrado na Figura 6.

É importante garantir que o MAE esteja livre de cerume, que poderia bloquear a extremidade do transdutor, além de a espuma necessitar de tempo para se expandir e acomodar no conduto. Quando bem posicionado, é confortável e reduz a área de contato com o crânio, diminuindo as respostas por vibração e, consequentemente, reduzindo a interferência do ruído ambiental, além de resultar em valores maiores de atenuação interaural, diminuindo ou eliminando a necessidade do uso do mascaramento em algumas frequências. *(Para maiores informações sobre o assunto, consultar o Capítulo 11, "O mascaramento na avaliação audiológica".)*

O uso desse tipo de transdutor necessita de ajustes na calibração do equipamento, e, quando a calibração é direcionada para fones supra-aurais, fazem-se necessários fatores de correção por frequência, a depender da recomendação do fabricante. Apesar das vantagens descritas, apresenta algumas desvantagens, especialmente relacionadas a variações anatômicas individuais do MAE, faixa dinâmica não suficiente nas frequências altas, custo elevado, entre outros.[13]

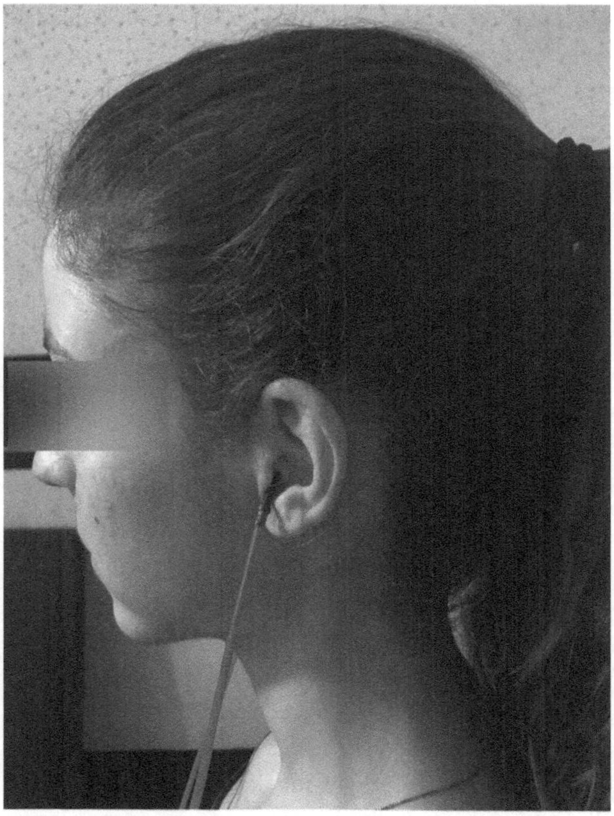

FIGURA 6 Fone de inserção posicionado no meato acústico externo.
Fonte: acervo pessoal das autoras/foto autorizada.

Após orientações e ajuste dos fones, a pesquisa por VA inicia-se pela melhor orelha ou pela orelha direita no caso de audição simétrica, na frequência de 1.000 Hz em uma intensidade presumidamente audível, com base em exames anteriores ou, principalmente, nos dados coletados de anamnese e observação do comportamento auditivo, sendo entre 30-50 dB NA a intensidade inicial adequada para indivíduos sem queixas ou com queixas discretas. A frequência de 1.000 Hz foi definida como a primeira a ser testada, com base em estudos que demonstraram ser a frequência ligeiramente mais estável, ou seja, com menor variabilidade teste e reteste.[14]

Após a pesquisa de 1.000 Hz, testam-se as frequências de 2.000, 3.000, 4.000, 6.000, 8.000, 500 e 250 Hz, nessa ordem. Caso haja discrepâncias significativas entre os limiares pesquisados, é possível testar novamente 1.000 Hz para verificar a confiabilidade de resposta, antes do início da pesquisa na orelha oposta. Além disso, sempre que houver discrepâncias maiores ou iguais a 20 dB entre os limiares de duas oitavas adjacentes, deve-se pesquisar os limiares das frequências intermediárias de 750 e 1.500 Hz.

Adaptações desse procedimento podem ser realizadas na testagem de crianças, pacientes com acometimentos neurológicos, idosos, simuladores ou qualquer paciente de difícil testagem, por exemplo, a restrição da faixa de frequência pesquisada priorizando as frequências de 500-4.000 Hz; o início da pesquisa pelas frequências de 500 e 250 Hz em casos de perda auditiva profunda; a alternância entre as orelhas na testagem de cada frequência pesquisada como estratégia atencional; a escolha de diferentes estímulos que não o tom puro e até mesmo o início da avaliação pela timpanometria ou pelo teste de fala, especialmente na testagem de crianças pequenas. *(Para maiores informações sobre o assunto, consultar o Capítulo 7, "Avaliação audiológica na primeira infância (0 a 4 anos)".)*

Vale ressaltar que, caso o paciente não possa ser testado com os fones, situação clínica mais comum de ocorrer na prática audiológica infantil pela não aceitação do fone, a pesquisa de respostas mínimas ao estímulo apresentado pode ser realizada a partir das caixas de campo livre, devidamente calibradas, ainda que resulte em respostas menos precisas, impossibilitando a avaliação das orelhas em separado. Nessa situação, o uso da frequência de tom modulado por frequência, o *warble*, é o mais indicado devido ao menor risco de ondas estacionárias, e cuidados com relação ao ambiente de testagem e posicionamento do indivíduo em relação à posição das caixas de som devem ser observados.[8] Toda e qualquer modificação do procedimento clinicamente mais realizado deve ser descrita nas observações do audiograma ou relatório audiológico, demonstrando a precisão ou não dos melhores resultados obtidos.

Audiometria tonal liminar por via óssea

A pesquisa de limiares por via óssea (VO) deve ser realizada sempre que houver alteração nos limiares por via aérea, ou seja, limiares menores ou iguais a 15 dB em crianças ou a 20-25 dB em adultos. Isso se deve ao fato de o procedimento por VO ser realizado essencialmente com o objetivo de auxiliar o diagnóstico diferencial entre as patologias que afetam orelha externa, média ou interna, a partir da comparação dos resultados alterados obtidos por VA, uma vez que a mensuração da VO avalia as condições de resposta da cóclea. Além disso, auxilia no prognóstico de ganho esperado após determinadas intervenções cirúrgicas, pois a resposta óssea demonstra a chamada "reserva coclear".[1] Em alguns casos, a pesquisa pode ocorrer mesmo diante de limiares por via aérea normais, com o intuito de verificar se há *gap* aéreo-ósseo, ou seja, diferença entre as vias de transmissão, mesmo dentro da normalidade, a depender da relevância desse dado para cada caso.

Na pesquisa por VO, o sinal de teste é transmitido a partir da vibração do crânio e há a estimulação direta dos mesmos receptores sensoriais que recebem o estímulo transmitido pela VA. Apesar de a VO poder sofrer alterações decorrentes de patologias que afetam a orelha média, entende-se que a diferença entre as duas vias de transmissão, ou seja, o *gap* aéreo-ósseo de no mínimo 15 dB ou mais, indica comprometimento de orelha média, que pode refletir em uma perda auditiva do tipo condutiva ou mista. Portanto, pelo fato de os limiares de VA refletirem a soma da perda de audição da orelha externa e média em relação à orelha interna, não é possível serem obtidos limiares por VO piores que por VA. A literatura cita condições específicas que justificam uma situação clínica não tão frequente, mas que eventualmente ocorre: em determinada frequência, o resultado de VO parece ser pior que o resultado de VA. Esse dado é irreal e pode estar relacionado com artefatos do próprio posicionamento do vibrador, calibração, espessura do crânio, tecido mole de gordura na mastoide e até mesmo impedância anormal da membrana timpânica que modifica a resposta da VA.[10,15]

O vibrador ósseo deve ser posicionado no processo mastoide, pois o transdutor foi desenhado para que, nessa posição, consiga manter a qualidade da transmissão do sinal sem que perca suas propriedades acústicas originais. Quando posicionado na fronte do paciente, um fator de correção, em torno de 5-15 dB, dependendo da frequência avaliada, deve ser realizado.[15]

Apesar de cumprir o mesmo objetivo do exame, o posicionamento no processo mastoide tem sido recomendado na prática clínica na maioria das situações de avaliação. O processo mastoide refere-se à porção óssea mais saliente desse osso, que se localiza atrás do pavilhão auricular, um pouco acima do nível da concha. O vibrador é fixado por um arco de tensão que deve proporcionar uma pressão de aproximadamente 500 mg. A tensão do arco deve ser checada periodicamente, já que o limiar obtido pode variar dependendo da força aplicada ao vibrador. Em crianças, o arco pode ser grande e demandar o uso de espuma ou faixa de fixação, sob o cuidado do examinador no nível de tolerância da criança, pois a pressão pode provocar desconforto e dor. Para garantir o bom posicionamento do vibrador, a literatura descreve a possibilidade de uma estratégia ser realizada. Trata-se da apresentação do tom puro de 1.000 Hz em intensidade audível. Simultaneamente à apresentação do estímulo, a partir da variação do vibrador em diferentes pontos da mastoide, o paciente deve sinalizar a posição em que a percepção do som foi mais evidenciada. Essa variação pode ser feita pelo examinador ou pelo próprio paciente e a posição evidenciada deve ser mantida para a pesquisa de limiares por via óssea durante todo o procedimento.[16] Por fim, o examinador deve estar atento ainda para que o vibrador não toque outras partes da orelha, além dos cabelos e da haste dos óculos ou dos brincos.

Após as instruções e o posicionamento correto do vibrador, o mesmo método de determinação do limiar descrito para a pesquisa de VA é realizado, incluindo o critério a respeito da necessidade de testagem das frequências intermediárias. A faixa de frequência e de intensidade máxima a ser testada por VO é menor, sendo que a maioria dos audiômetros permite a pesquisa por VO nas frequências de 250 a 4.000 ou 6.000 Hz. Na prática clínica, testam-se as frequências de 1.000, 2.000, 3.000, 4.000 e 500 Hz. A frequência de 250 Hz é raramente testada, pois em intensidades muito fracas, em torno de 50 dB, pode provocar sensação tátil pela vibração, o que dificulta a percepção auditiva e restringe a intensidade máxima permitida pelo equipamento. Nas demais frequências, a depender do equipamento, as intensidades máximas possíveis de serem testadas por VO variam entre 65-80 dB.

Inicialmente, a orelha na qual o vibrador foi posicionado (orelha sob teste) deve ser mantida sem oclusão, ou seja, o fone não deve ser posicionado sobre a orelha oposta; assim, testa-se o limiar sem mascaramento. As vantagens descritas do posicionamento do fone na mastoide em relação à fronte mostram que esse método favorece a obtenção de limiares, porém pode levar a interpretações equivocadas, especialmente do avaliador inexperiente, as quais serão brevemente comentadas a seguir.

As respostas obtidas a partir apenas do posicionamento do vibrador não refletem necessariamente a resposta da orelha sob a qual o vibrador foi colocado, sendo que esse dado só será possível de ser confirmado a partir da aplicação de outras estratégias de avaliação, como o uso da técnica do mascaramento ou até mesmo testes de diapasão como medidas complementares. O mascaramento se faz necessário, uma vez que a atenuação interaural por via óssea é essencialmente 0 dB, portanto, entende-se que, ao estimular a via óssea de uma orelha, esse estímulo pode ser detectado pela orelha oposta com a mesma intensidade. Sendo assim, após a pesquisa dos limiares de VO em ambas as orelhas, o examinador deve analisar os resultados obtidos. Sempre que houver *gap* aéreo-ósseo, ou seja, diferenças de 15 dB ou mais entre o limiar de VA e o limiar de VO em uma das frequências examinadas, esse limiar deverá ser reavaliado, usando-se o mascaramento. Nesse caso, o fone de VA emitirá o ruído mascarante e deve ser posicionado na orelha contralateral (orelha não testada).

Outros erros decorrentes da não compreensão do mecanismo ósseo podem levar a um aumento no tempo de realização do exame, como a pesquisa desnecessária dos limiares de ambas as orelhas sem mascaramento. *(Para maiores informações sobre o assunto, consultar o Capítulo 11, "O mascaramento na avaliação audiológica".)*

INTERPRETAÇÃO E CLASSIFICAÇÃO DA PERDA AUDITIVA A PARTIR DA ATL

Ao final da pesquisa de limiares tonais, o examinador interpretará os resultados e deverá ser capaz de responder a questões fundamentais da investigação audiológica referentes à existência ou não da perda auditiva, ao tipo de alteração e ao provável impacto na qualidade de comunicação que o paciente pode apresentar. Para a correta interpretação dos achados, o examinador deverá mostrar que apresenta o entendimento dos propósitos dos testes realizados, do modo como foram administrados e do que significam. Quanto ao grau de interferência na comunicação, é importante descrever de que forma os fatores auditivos e não auditivos, combinados com a eventual perda auditiva, podem determinar o *handicap* resultante – dificuldade do paciente em detectar, identificar ou reconhecer os sons da fala de forma precisa. O examinador deve atentar e, quando necessário, relatar também sobre a inter-relação dos testes e como detectou e resolveu resultados incoerentes.[17]

Nesse sentido, o resultado da ATL precisa estar compatível com os demais exames que compõem a avaliação audiológica básica, especialmente em relação ao limiar e ao índice de reconhecimento de fala, dado que contribui para a identificação da perda auditiva funcional, pacientes simuladores ou inconsistências de respostas devido a problemas na realização do procedimento. As medidas de imitância acústica também auxiliam no diagnóstico diferencial das alterações de orelha média, e os achados devem estar compatíveis com o tipo de perda auditiva encontrado na ATL. *(Para maiores informações sobre o assunto, consultar os Capítulos 10, "Avaliação logoaudiométrica na rotina clínica", e 12, "Medidas de imitância acústica: timpanometria e reflexos acústicos".)*

A obtenção dos limiares de audibilidade por VA e por VO na ATL permite a classificação da perda auditiva quanto a tipo, magnitude ou grau de severidade, configuração da curva audiométrica, lado de acometimento (unilateral ou bilateral) e simetria ou assimetria. Essa interpretação é sempre baseada em recomendações internacionais e critérios estabelecidos para mensurar o impacto que a perda auditiva pode ter sobre a qualidade da comunicação e da inteligibilidade de fala dos pacientes.

Classificação quanto ao tipo da perda auditiva

A classificação quanto ao tipo da perda auditiva relaciona-se com a localização das estruturas afetadas no sistema auditivo, e esse dado referente ao topodiagnóstico da lesão auxilia o médico na investigação etiológica das diferentes patologias auditivas. Conforme já discutido, essa interpretação é possível a partir da comparação entre os limiares pesquisados por VA e VO, e aplica-se a cada orelha separadamente.

A perda auditiva do tipo condutiva ocorre quando há acometimento das estruturas da orelha externa (MAE) e/ou orelha média (membrana timpânica, sistema tímpano-ossicular, janelas redonda ou oval, incluindo também a tuba auditiva) e ocasiona uma redução na transmissão do som por via aérea.[18] Diante da integridade das estruturas da orelha interna, cóclea e nervo, os limiares de VO encontram-se dentro da normalidade (menores ou iguais a 15 dB).

A perda auditiva do tipo sensorioneural (ou neurossensorial) ocorre nos quadros em que todo o sistema de transmissão do som ao longo da orelha externa e média encontra-se íntegro, porém existe acometimento da orelha interna e/ou órgão de Corti (lesão sensorial/coclear) e/ou nervo coclear até os núcleos auditivos no tronco encefálico (lesão neural/retrococlear).[18] Nesses casos, seja por comprometimento sensorial ou neural, ocorre redução na transmissão do som, ocasionando alteração dos limiares de VA e de VO, com *gap* aéreo-ósseo que não ultrapassa 10 dB.

A perda auditiva do tipo mista apresenta origem e características tanto condutivas quanto sensorioneurais, envolvendo o acometimento de estruturas de orelha externa e/ou média e orelha interna e/ou nervo. Em alguns quadros mistos, entende-se que a lesão auditiva apresentou um início puramente condutivo, por exemplo, nas infecções de orelha média (otites), que podem evoluir para uma condição crônica ou doenças progressivas, como a otosclerose.[18] Na perda mista, espera-se que tanto os limiares de VA quanto os de VO encontrem-se alterados, com os limiares por via aérea maiores que 20 ou 25 dB, e os limiares por via óssea maiores que 15 dB. Porém, considerando que a pesquisa por VA representa a alteração do mecanismo condutivo somado a lesão sensorioneural, há *gap* aéreo-ósseo significativo, maior que 10 dB.

É importante ressaltar que o resultado da ATL deve ser, sempre que possível, interpretado em conjunto com os demais testes que compõem a avaliação audiológica básica, e cada grau, tipo e configuração de perda auditiva descrito terá impacto diferente sobre o desempenho desses pacientes em outros procedimentos que fazem parte da bateria de avaliação audiológica básica – logoaudiometria e medidas da imitância acústica. O Quadro 2 sintetiza os critérios para a classificação da perda auditiva condutiva, sensorioneural ou mista, a partir dos resultados da ATL, com base na proposta de Silman e Silverman,[19] e a Figura 7 ilustra os três tipos de perda auditiva descrita com base no traçado do audiograma.

QUADRO 2 Critérios de classificação do tipo de perda auditiva

Tipo de perda auditiva	Características/critérios
Condutiva	Limiares de VO normais ≤ 15 dB NA e limiares de VA rebaixados, ou seja, maiores que 25 dB NA, com *gap* aéreo-ósseo ≥15 dB
Sensorioneural (neurossensorial)	Limiares de VO rebaixados > 15 dB NA e limiares de VA rebaixados > 25 dB NA, com *gap* aéreo-ósseo de até 10 dB (acopladas)
Mista	Limiares de VO rebaixados > 15 dB NA e limiares de VA rebaixados > 25 dB NA, com *gap* aéreo-ósseo ≥ 15 dB

Fonte: Silman e Silverman, 1997.[19]

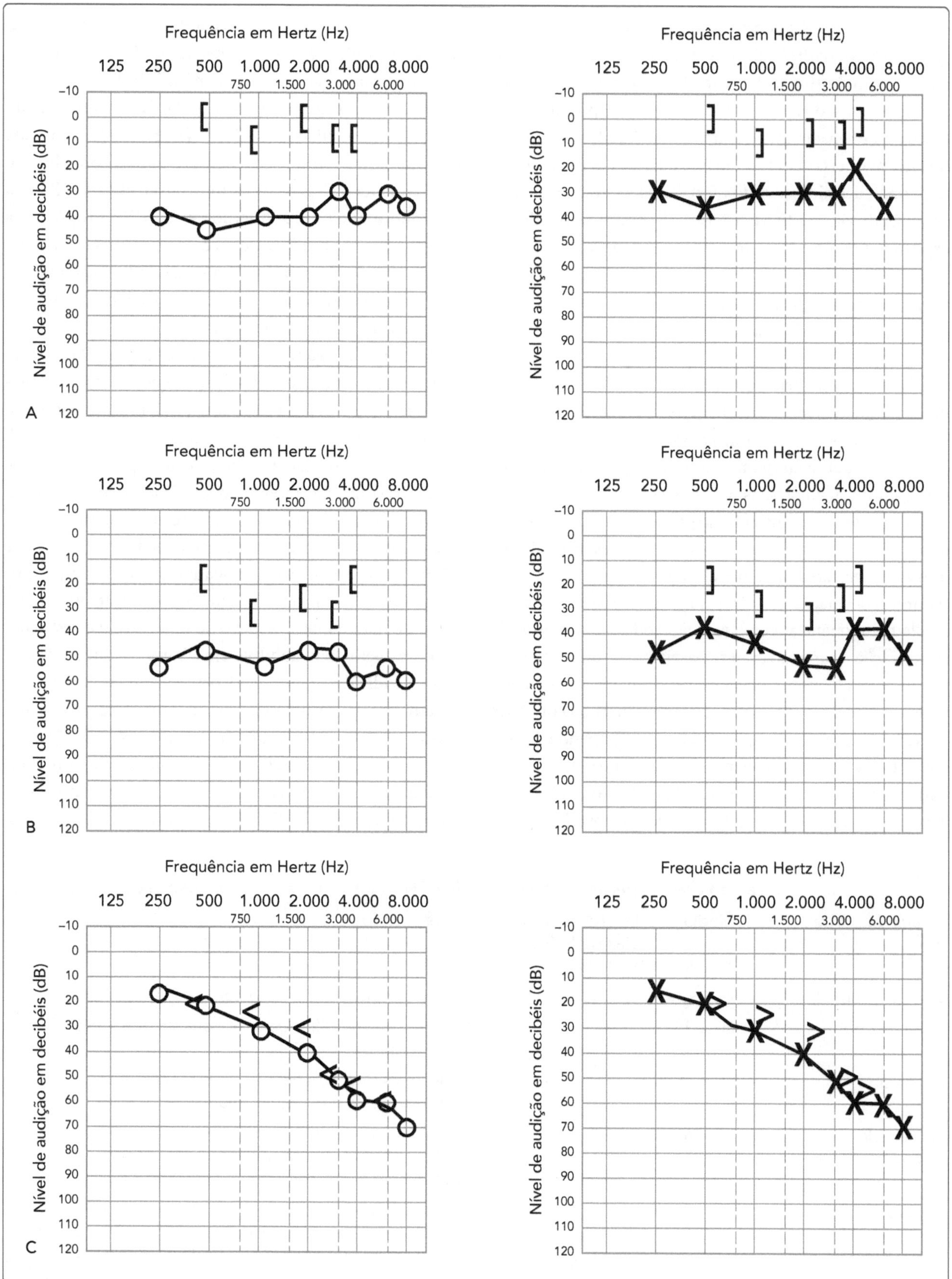

FIGURA 7 Três audiogramas demonstrando o tipo de perda auditiva bilateral encontrado, com base nos limiares de via aérea e via óssea pesquisados na ATL. A: perda auditiva do tipo condutiva. B: perda auditiva do tipo mista. C: perda auditiva do tipo neurossensorial.

Fonte: baseada em Silman e Silverman, 1997.[19]

Alguns autores colocam ainda a classificação quanto à *perda auditiva central*, relacionada com alterações ao longo da via auditiva até o córtex, caracterizada por limiares auditivos pesquisados pela ATL normais e que, portanto, não localizam precisamente o local do dano auditivo que justificaria as queixas apresentadas; e quanto à perda auditiva funcional, definida quando há ausência de lesão orgânica ao longo da via auditiva periférica ou central, podendo ser explicada por simulação ou quadros psicogênicos.[18]

Classificação quanto ao grau de severidade/acometimento

Diferentes critérios que permitem a classificação da perda auditiva quanto ao grau de severidade são descritos na literatura, porém em todos a preocupação é com o impacto que a perda auditiva tem sobre a qualidade de vida e de comunicação de seus portadores.

Com base na classificação do grau de severidade da perda auditiva, é possível predizer as implicações da perda auditiva em relação ao reconhecimento e compreensão dos estímulos de fala, sendo a fala constituída por um espectro amplo de frequência. Por essa razão, todas as propostas de classificação quanto ao grau se baseiam em uma média referente a uma faixa de frequência determinada, e o grau não pode ser calculado frequência por frequência ou com base em uma única frequência isoladamente. Dependendo do objetivo de cada serviço ou instituição, um ou outro critério podem ser adotados. Por essa razão, o laudo audiológico deve sempre referenciar qual o critério que foi adotado.

Durante muito tempo, as classificações mais comumente utilizadas foram as propostas de Lloyd e Kaplan[20] e Davis.[21] Ambas consideram a média dos limiares tonais nas frequências de 500, 1.000 e 2.000 Hz, a partir de um corte de normalidade em 25 dB NA. Em 1996, com base nos diferentes estudos que demonstram a contribuição das frequências altas para a compreensão de fala, o Bureau International d'AudioPhonologie (BIAP)[22] propôs uma classificação incluindo a frequência de 4.000 Hz, além de considerar 20 dB o critério de normalidade, e não mais 25 dB. Essa recomendação é a única que estabelece parâmetros para análise de perdas assimétricas.

Em 2014, a Organização Mundial da Saúde (OMS) apresentou uma proposta de classificação, que foi revisada/atualizada em 2020.[23] Nessa classificação, além da manutenção da frequência de 4.000 Hz, os resultados médios em 20 dB passaram a ser considerados já como uma perda auditiva de grau leve, conforme apresentado no Quadro 3. Além disso, a OMS recomenda que os achados sejam analisados juntamente com a Classificação Internacional de Funcionalidade (CIF),[24] uma vez que a CIF tem sua aplicabilidade diretamente atrelada ao uso em contexto clínico e possibilita uma compreensão mais ampla a respeito do impacto e das restrições impostas pelo dano auditivo em diferentes dimensões da vida do indivíduo, tanto restrições físicas quanto restrições em atividades e participação social. *(Para maiores informações sobre o assunto, consultar o Capítulo 54, "Classificação Internacional de Funcionalidade, Incapacidade e Saúde (CIF)".)*

Para crianças, Northern e Downs[25] apresentaram a proposta de classificação discreta para perdas mínimas,

QUADRO 3 Classificação do grau da perda auditiva segundo os critérios da Organização Mundial da Saúde (2020)

Graus de perda auditiva	Média dos limiares auditivos nas frequências de 500, 1.000, 2.000 e 4.000 Hz	Desempenho
Audição normal	< 20 dB	Nenhum problema em ouvir sons
Leve	20 < 35 dB	Pode apresentar dificuldade em ouvir o que é falado em locais ruidosos
Moderado	35 < 50 dB	Pode apresentar dificuldade em ouvir conversa particularmente em lugares ruidosos
Moderadamente severo	50 < 65 dB	Dificuldade em participar de uma conversa especialmente em locais ruidosos, mas pode ouvir se falarem com a voz mais intensa sem dificuldade
Severo	65 < 80 dB	Não ouve a maioria das conversas e pode ter dificuldade em ouvir sons elevados. Dificuldade extrema para ouvir em lugares ruidosos e fazer parte de uma conversa
Profundo	80 < 95 dB	Dificuldade extrema em ouvir voz em forte intensidade
Perda auditiva completa/surdo	> 95 dB	Não consegue escutar nenhuma conversa e a maioria dos sons ambientais

Fonte: WHO, 2020.[23]

situadas entre 16-25 dB, com base na média de 500, 1.000 e 2.000 Hz, sendo amplamente utilizada nessa faixa etária. Porém, uma vez que a frequência de 4.000 Hz não é considerada nessa proposta, a classificação previamente citada da OMS (2020),[23] incluindo a perda leve a partir de 20 dB, também tem sido utilizada nessa população.

Classificação quanto à configuração audiométrica e à simetria

A classificação da configuração audiométrica relaciona-se com o "desenho" traçado no audiograma, a partir dos limiares pesquisados. Segundo a ASHA,[2] quando as orelhas apresentam grau e configuração diferentes, podem ser consideradas assimétricas. O BIAP[22] considera perda auditiva assimétrica quando há diferença maior que 15 dB entre o nível médio de perda de cada orelha. Nesses casos, a instituição recomenda que seja calculado o grau de perda auditiva do indivíduo, a partir do valor da média quadritonal expresso em dB, multiplicado por 7 para o lado melhor e por 3 para o lado pior. O total é então dividido por 10 e tem-se a classificação única do grau de severidade. Mais do que a aplicação da classificação em si, a configuração de determinada perda auditiva relaciona-se com a patologia instalada e auxilia na determinação do diagnóstico nosológico da perda auditiva, dado pelo médico. Silman e Silverman,[19] adaptado de Carhart (1945), apresentaram uma proposta de classificação das diferentes configurações audiométricas, sintetizadas a seguir:

- Ascendente: melhora igual ou maior que 5 dB por oitava em direção às frequências altas.
- Horizontal: limiares alternando entre melhora e piora de 5 dB por oitava em todas as frequências pesquisadas.
- Descendente: piora ≥ 5 dB por oitava em direção às frequências altas.
- Configuração em "U": limiares das frequências extremas melhores que as frequências médias com diferença ≥ 20 dB.
- Configuração em "U" invertido: limiares das frequências extremas piores que as frequências médias com diferença ≥ 20 dB.
- Entalhe: curva horizontal com descendência acentuada em uma frequência isolada, com recuperação na frequência subsequente.

AUDIOMETRIA DE ALTAS FREQUÊNCIAS

Há muitas décadas, com base em estudos pioneiros como o de Fletcher,[26] vem sendo descrita a pesquisa de limiares auditivos tonais em uma faixa de frequência mais ampla do que a avaliada convencionalmente, compatível com a faixa de audição humana, que compreende a área de 20-20.000 Hz. A "audiometria de altas frequências" (AAF) refere-se, portanto, ao procedimento audiológico em que se realiza a pesquisa dos limiares auditivos tonais aéreos na faixa de 9.000-16.000 Hz ou, a depender do equipamento utilizado, até 20.000 Hz. A partir da década de 1960, a AAF passou a ser de fato entendida como um exame possível de ser introduzido na prática clínica, após a comprovação de que danos na base do ducto coclear poderiam ser detectados pelo procedimento antes mesmo do surgimento de queixas auditivas e do acometimento nas frequências abaixo de 8.000 Hz.

É notório que, nas últimas duas décadas, com o avanço das pesquisas, o aumento do interesse pelo diagnóstico o mais precoce possível das perdas auditivas, favorecendo medidas preventivas e reduzindo prejuízos ou danos irreversíveis, bem como o maior acesso a audiômetros clínicos que permitem a testagem de frequências superiores a 8.000 Hz, a AAF vem sendo cada vez mais estabelecida como um importante exame da bateria audiológica, a depender de indicações clínicas específicas.

ASPECTOS TÉCNICOS E CUIDADOS NA OBTENÇÃO DOS LIMIARES NA AAF

Para a realização da AAF, utilizam-se os transdutores do tipo circum-aural, sendo que os principais modelos comercialmente disponíveis são o ER-2 (*Etymotic Research*), o HDA 200 e o HDA 300 (ambos da *Sennheiser*) e o KOSS R80. Esses fones são capazes de emitir sons com níveis de pressão sonora (NPS) suficientes para transmitir o estímulo de maneira ideal ao longo do MAE, o que faz com que a calibração da resposta de alta frequência seja mais precisa quando esse valor é dado em decibel nível de pressão sonora (dB NPS) em comparação com a resposta em decibel nível de audição (dB NA), unidade de medida utilizada na audiometria convencional. Sendo assim, os parâmetros técnicos de calibração seguem os padrões internacionais recomendados (ISO 389-1; 389-5),[27,28] e, atualmente, os audiômetros disponíveis já possibilitam que a resposta seja obtida diretamente em dB NA, a partir do ajuste de níveis de pressão sonora equivalentes.

Apesar de os equipamentos mais atuais possibilitarem a avaliação até 20.000 Hz, estudos recomendam a pesquisa até 14.000 ou 16.000 Hz, uma vez que, acima disso, parece haver maior variabilidade teste-reteste.[29]

Cuidados na realização do exame e influência de variáveis acústicas e biológicas devem ser considerados. O posicionamento do fone relaciona-se com o maior risco de colabamento e ondas estacionárias em comparação com a avaliação convencional, devido ao menor comprimento da onda de alta frequência e às características de ressonância do MAE. A literatura também discute a influência do treinamento do avaliador e conhecimento prévio desse tipo de testagem por parte do sujeito avaliado,[29] bem como a influência da frequência, idade e sexo. Além do comprovado declínio na sensibilidade auditiva a partir do aumento da frequência testada e do avanço progressivo da idade,[30] estudos apontam maior sensibilidade para a detecção das altas frequências em mulheres quando comparadas aos homens, especialmente em pesquisas cujo dano auditivo já se havia instalado, sendo que esse achado parece não ocorrer em indivíduos jovens otologicamente normais.[31]

Não há um padrão de normalidade estabelecido para a AAF, e recomenda-se que os achados sejam analisados comparando-se grupos, pois a partir do padrão esperado para indivíduos otologicamente normais, é possível estabelecer a extensão em que a audição se afasta da normalidade (expressa, geralmente, em percentil). Estudo analisou os limiares de AAF obtidos em 645 sujeitos sem queixas e otologicamente normais entre 5-90 anos, dividiu os resultados por grupos etários e comparou os limiares de referência obtidos com dados de diferentes estudos já publicados anteriormente. Os autores observaram similaridades entre os achados, incluindo a influência das variáveis idade, sexo e frequência testada.[32]

APLICAÇÕES CLÍNICAS DA AAF

A realização da AAF tem sido amplamente voltada para a detecção precoce e o monitoramento de danos auditivos causados por agentes otoagressores, tais como a exposição prolongada a ruído[33] e/ou outros fatores associados e ototoxicidade,[34] trauma acústico,[35] bem como diferentes agentes etiológicos. No caso de danos auditivos passíveis de prevenção, como os otoagressores, as medidas têm como base comparativa os achados da avaliação inicial do indivíduo, bem como as avaliações de seguimento pré e pós-algum tipo de intervenção/modificação no ambiente e/ou tratamento. A partir do monitoramento prospectivo da exposição ao agente otoagressor, é possível considerar mudanças no tratamento ou condutas voltadas para minimizar ou até mesmo prevenir a perda auditiva permanente.

Estudo recente aponta que, para melhor compreensão da contribuição da AAF para o estudo da audição humana, protocolos clínicos devem considerar a análise das respostas obtidas em conjunto com outros testes de desempenho de fala e escalas de autopercepção sobre dificuldades auditivas, sendo, portanto, a AAF recomendada também como avaliação complementar da função auditiva, especialmente em adultos e idosos com queixas relacionadas à percepção de fala no ruído e no zumbido.[36]

Mais atualmente, pesquisas também apontam o monitoramento auditivo diante do uso de dispositivos de escuta pessoal,[37] aplicação em crianças[38] e no estudo da otite média.[39]

CONSIDERAÇÕES FINAIS

Compreender adequadamente a história clínica e o motivo do encaminhamento, bem como os caminhos percorridos pelo indivíduo a ser avaliado até o momento do exame, torna-se essencial para o bom direcionamento de cada caso, sendo que, em muitas situações, a realização da avaliação audiológica básica e da ATL é apenas o passo inicial de um longo processo diagnóstico e terapêutico. Sendo assim, a atuação clínica em audiologia requer que o profissional esteja atento a inúmeros fatores e cuidados que influenciam diretamente os caminhos a serem tomados durante a avaliação tanto para a obtenção de resultados confiáveis e a interpretação correta dos resultados quanto para as devolutivas e encaminhamentos assertivos a cada caso.

REFERÊNCIAS BIBLIOGRÁFICAS

1. Bess FH, Humes LE. A natureza do som. In: Bess FH, Humes LE. Audiologia: fundamentos. 4.ed. São Paulo: Revinter; 2012. p.23-54.
2. Farinetti A, Raji A, Wu H, Wanna B, Vincent C. International consensus (ICON) on audiological assessment of hearing loss in children. Eur Ann Otorhinolaryngol Head Neck Dis. 2018;135(1S):S-41-S48.
3. Conselho Federal de Fonoaudiologia. Resolução n. 554, de 21 de outubro de 2019. Dispõe sobre o nível de pressão sonora do ambiente acústico de testes audiológicos e dá outras providências. Disponível em: https://www.fonoaudiologia.org.br/resolucoes/resolucoes_html/CFFa_N_554_19.htm. Acesso em: 9 fev. 2022.
4. Conselho Federal de Fonoaudiologia. Resolução n. 553, de 2 de outubro de 2019. Dispõe sobre a calibração e ajuste de equipamentos de avaliação audiológica e dá outras providências. Disponível em: https://www.fonoaudiologia.org.br/resolucoes/resolucoes_html/CFFa_N_553_19.htm. Acesso em: 9 fev. 2022.
5. International Organization for Standardization. ISO 8253-1. Geneva, 1989.
6. American Speech-Language-Hearing Association. (1990). Audiometric symbols [Guidelines]. Disponível em: www.asha.org/policy. Acesso em: 9 fev. 2022.
7. Flamme GA, Stephenson MR, Deiters KK, Hessenauer A, VanGessel DK, Geda K, et al. Short-term variability of pure-tone thresholds obtained with TDH-39P earphones. Int J Audiol. 2014;53[Suppl 2(0 2)]:S5-S15.

8. Fechner's Element der Pasychophysik. In: Herrnstein, RJ; Boring EG (eds.). A source book in the history of psychology. Cambridge, MA: Harvard University Press; 1965. p.66-75.
9. Heinrich A, de la Rosa S, Schneider BA. The role of stimulus complexity, spectral overlap, and pitch for gap-detection thresholds in young and old listeners. J Acoust Soc Am. 2014;136(4):1797-807.
10. Wilber LA. Audiometria tonal liminar: via aérea e via óssea. In: Musiek FE, Rintelmann WF. Perspectivas atuais em avaliação auditiva. Barueri: Manole; 2001. p.1-20.
11. Almeida BP, Menezes P de L, Andrade KC, Teixeira CF. Positioning of earphones and variations in auditory thresholds. Braz J Otorhinolaryngol. 2015;81(6):642-6.
12. Amaral LKM, Ferreira FHV, Dias FAM. Utilização de manobra específica para evitar alterações dos limiares auditivos causadas pelo colabamento do meato acústico externo. Rev Cefac (São Paulo). 2008 Jul/Sep;10(3):409-15.
13. Larson VD, Cooper WA, Talbott RE, Schwartz DM, Ahlstrom C, DeChicchis AR. Reference thresholds sound pressure levels for the TDH 50 and ER-3A insert earphones. J Acoust Soc Am. 1988;84(1):46-51.
14. Dodson RS, King JH. A determination of the normal threshold of hearing and its relation to the standardization of audiometers. Journal of Laryngology and Otolaryngology. 1952;79:551-8.
15. Fredén Jansson KJ, Håkansson B, Reinfeldt S, Fröhlich L, Rahne T. Vibrotactile thresholds on the mastoid and forehead position of deaf patients using radioear B71 and B81. Ear Hear. 2017;38(6):714-23.
16. Dempsey JJ, Levitt H. Bone vibrator placement and the cancellation technique. Ear Hear. 1990;11(4):271-81.
17. Hodgson WR. Basic audiological evaluation. Williams and Wilkins; 1980.
18. Lopes Filho O. Deficiência auditiva. In: Lopes Filho O, Campiotto AR, Levy CCAC, Redondo MC, Anelli W. Novo tratado de fonoaudiologia. 3.ed. Bareuri: Manole; 2013. p.3-14.
19. Silman S, Silverman CA. Basic audiologic testing. In: Silman S, Silverman CA. Auditory diagnosis: principles and applications. San Diego: Singular Publishing Group; 1997. p.44-52
20. Lloyd LL, Kaplan H. Audiometric interpretation: a manual of basic audiometry. Baltimore: University Park Press; 1978.
21. Davis H. Hearing handicap, standards for hearing, and medicolegal rules. In: Davis H, Silverman SR. Hearing and deafness. New York: Holt, Renihart & Winston; 1978. p.271.
22. International Bureau for Audiophonology Rec_02-1_en Page 1 of 2 BIAP Recommendation 02/1: Audiometric Classification of Hearing Impairments. 1996. Disponível em: https://www.biap.org/es/recommandations/recommendations/tc-02-classification/213-rec-02-1-en-audiometric-classification-of-hearing-impairments/file. Acesso em: 29 mar. 2022.
23. World Health Organization – WHO. Basic ear and hearing care resource. 2020. Disponível em: https://www.who.int/publications/i/item/basic-ear-and-hearing-care-resource. Acesso em: 9 fev. 2022.
24. World Health Organization – WHO. The International Classification of Functioning, Disability and Health (ICF). Geneva, 2001.
25. Northern JL, Downs MP. Hearing in children. 5.ed. Philadelphia: Lippincott: Williams e Wilkins; 2002.
26. Fletcher JL. A history of high-frequency hearing research and application. Semin Hear. 1985;6(4):325-9.
27. International Organization for Standardization. ISO 389-1. Acoustics – Reference zero for the calibration of audiometric equipment – Part 1: Reference equivalent threshold sound pressure levels for pure tones and supra-aural earphones. Geneva, 2017
28. International Organization for Standardization. ISO 389-5. Acoustics – Reference zero for the calibration of audiometric equipment – Part 5: Reference equivalent threshold sound pressure levels for pure tones in the frequency range 8 kHz to 16 kHz. Geneva, 2006.
29. Schmuziger N, Probst R, Smurzynski J. Test-retest reliability of pure-tone thresholds from 0.5 to 16 kHz using Sennheiser HDA 200 and Etymotic Research ER-2 earphones. Ear Hear. 2004;25(2):127-32.
30. Ahmed HO, Dennis JH, Badran O, Ismail M, Ballal SG, Ashoor A, et al. High-frequency (10-18 kHz) hearing thresholds: reliability, and effects of age and occupational noise exposure. Occup Med (Lond). 2001;51(4):245-58.
31. Jilek M, Šuta D, Syka J. Reference hearing thresholds in an extended frequency range as a function of age. J Acoust Soc Am. 2014;136(4):1821-30.
32. Rodríguez Valiente A, Trinidad A, García Berrocal JR, Górriz C, Ramírez Camacho R. Extended high-frequency (9-20 kHz) audiometry reference thresholds in 645 healthy subjects. Int J Audiol. 2014;53:531-45.
33. Mehrparvar AH, Mirmohammadi SJ, Hashemi SH, Davari MH, Mostaghaci M, Mollasasadeghi A, et al. Concurrent effect of noise exposure and smoking on extended high-frequency pure-tone thresholds. Int J Audiol. 2015;54(5):301-7.
34. Yu KK, Choi CH, An YH, Kwak MY, Gong SJ, Yoon SW, et al. Comparison of the effectiveness of monitoring Cisplatin-induced ototoxicity with extended high-frequency pure-tone audiometry or distortion-product otoacoustic emission. Korean J Audiol. 2014;18(2):58-68.
35. Büchler M, Kompis M, Hotz MA. Extended frequency range hearing thresholds and otoacoustic emissions in acute acoustic trauma. Otol Neurotol. 2012;33(8):1315-22.
36. Yeend I, Beach EF, Sharma M. Working memory and extended high-frequency hearing in adults: diagnostic predictors of speech-in-noise perception. Ear Hear. 2019;40(3):458-67.
37. Kumar P, Upadhyay P, Kumar A, Kumar S, Singh GB. Extended high frequency audiometry in users of personal listening devices. Am J Otolaryngol. 2017;38(2):163-7.
38. Hemmingsen D, Stenklev NC, Klingenberg C. Extended high frequency audiometry thresholds in healthy school children. Int J Pediatr Otorhinolaryngol. 2021;144:110686.
39. Cordeiro FP, da Costa Monsanto R, Kasemodel ALP, de Almeida Gondra L, de Oliveira Penido N. Extended high-frequency hearing loss following the first episode of otitis media. Laryngoscope. 2018;128(12):2879-84.

9

TESTES AUDIOLÓGICOS COMPLEMENTARES PARA A INVESTIGAÇÃO DO ZUMBIDO, ALTERAÇÕES COCLEARES E RETROCOCLEARES

Flavia Barros Suzuki
Adriane Ribeiro Teixeira

INTRODUÇÃO

Para a avaliação e o diagnóstico audiológico pode-se fazer uso de uma série de procedimentos comportamentais, eletroacústicos e eletrofisiológicos, utilizados para determinar a existência da perda de audição, o grau e sua localização dentro do sistema auditivo. Exames complementares como audiometria de altas frequências e emissões otoacústicas já fazem parte da rotina fonoaudiológica para complementar e enriquecer a avaliação auditiva. Queixas específicas dos pacientes direcionam o fonoaudiólogo para uma pesquisa mais refinada, adicionando informações importantes à avaliação do sistema auditivo do paciente. *(Para maiores informações sobre o assunto, consultar os Capítulos 8, "Audiometria tonal liminar e de altas frequências", e 13, "Mecanismos fisiológicos subjacentes à geração de emissões otoacústicas: protocolos clínicos".)*

Os testes conhecidos como supraliminares, executados acima do limiar auditivo, por muitos anos foram o principal instrumento que se teve para auxiliar no diagnóstico diferencial dos distúrbios cocleares e retrococleares, possibilitando o topodiagnóstico das perdas sensorioneurais. Atualmente, com o uso rotineiro de testes eletrofisiológicos e exames de imagem, esses testes estão sendo cada vez menos utilizados, mas sua importância, eficácia e baixo custo fazem com que permaneçam importantes para o diagnóstico audiológico. *(Para maiores informações sobre o assunto, consultar os Capítulos 14-19, que tratam de avaliação eletrofisiológica.)*

No que se refere ao zumbido, os primeiros relatos de "sons nos ouvidos" são de cerca de 2.500 anos atrás, mencionados pelo filósofo grego Hipócrates. Esse "som fantasma", em geral, vinha acompanhado de perdas auditivas em consequência de alterações genéticas ou doenças adquiridas ao longo da vida. Somente na era moderna, com a Revolução Industrial e a Primeira Guerra Mundial, teve início a valorização da queixa do zumbido, presente em indivíduos socialmente ativos na sociedade. Porém, no final do século XX, com o aumento da expectativa de vida e o avanço da tecnologia, a mensuração do zumbido foi adicionada efetivamente à prática clínica audiológica.

A avaliação específica possibilita a identificação, por meio do audiômetro, das características do zumbido apresentado pelo paciente, se em frequência alta ou baixa, semelhante a um tom puro ou a um ruído, bem como a determinação da intensidade de som necessária para o mascaramento. Tais testes auxiliam os fonoaudiólogos não somente a identificar as características do zumbido, mas os resultados também geram dados para serem usados na reabilitação dos pacientes.

ZUMBIDO

O zumbido é um sintoma que pode ser definido como uma sensação auditiva sem estimulação sonora externa, que pode ser vivido como uma experiência desagradável,[1,2] causado por doenças diversas que podem gerar alterações na via auditiva.[3] Dentre as hipóteses de origem do zumbido, acredita-se que os mecanismos periféricos afetam o funcionamento das células ciliadas por atuação de neurotransmissores que levam a uma atividade neuronal alterada e à consequente hiperatividade dos centros neurais.[3] Sua geração também pode ser decorrente de mecanismos centrais gerados por conexões neurais atípicas entre as fibras nervosas, ou mesmo pela menor estimulação aferente provocada pela lesão coclear.[4] A detecção, ou seja, seu reconhecimento, ocorre no nível dos centros subcorticais. Essa mudança no mecanismo auditivo é percebida como som pelo córtex auditivo, levando a uma reação desencadeada por conexões emocionais envolvendo o sistema límbico, o córtex pré-frontal (atenção), a memória, o sistema parassimpático e outras áreas corticais.[3,5]

A presença constante do zumbido deixa o cérebro em permanente estado de atenção por estar sendo sempre estimulado e com dificuldade de exercer uma função inibitória. Atualmente, com o foco na individualização do tratamento e o aumento das pesquisas relacionadas ao assunto, obter uma mensuração mais precisa do zumbido e uma padronização desses testes se tornou imprescindível.

Avaliação audiológica do paciente com zumbido

A avaliação do paciente com zumbido é composta por várias etapas e inclui testes e medidas que visam compreender o impacto do sintoma em cada um dos indivíduos.[6] Neste capítulo serão apresentados somente os aspectos audiológicos. Por se tratar de um sintoma que pode ter várias causas, a avaliação do paciente deve ser multi ou interdisciplinar.

A American Academy of Audiology (AAA),[6] a American Speech-Hearing-Language Association (ASHA),[7] a American Academy of Otolaryngology – Head and Neck Surgery (AAO)[8] e o grupo Europeu[9] publicaram orientações para a atuação na área. De acordo com tais *guidelines*, deve-se iniciar a avaliação pela anamnese, direcionada para a obtenção de informações sobre a audição e o zumbido. Pode ser dividida em identificação, histórico audiológico e histórico do zumbido.

Identificação e informações gerais:

- Nome, sexo, idade e data de nascimento.
- Profissão e escolaridade.
- Doenças e sintomas associados.
- Alimentação.
- Sono.
- Distúrbios psicológicos ou psiquiátricos.
- Outras doenças.

Histórico audiológico:

- Otalgia, secreção, má-formação de conduto, pavilhão ou orelha média, histórico de exposição a ruído, cirurgias otológicas pregressas e tratamentos já realizados.
- Audiometrias anteriores, presença ou ausência de perda auditiva, tipo e grau da perda auditiva, índice percentual de reconhecimento da fala (IPRF) e presença de recrutamento ou intolerância a sons.
- Perda auditiva unilateral ou bilateral, de início súbito ou progressivo, e tempo de instalação.
- Uso de dispositivos de amplificação sonora.

Histórico do zumbido:

- Localização: orelha direita, orelha esquerda, ambas as orelhas ou na cabeça.
- Tempo e presença de relação causa-efeito.
- Contínuo ou intermitente.
- Caracterização: pulsátil, semelhante ao tom puro ou semelhante ao ruído.
- Semelhança qualitativa – envolve sistema límbico e memória, pois o paciente deve identificar com o que se parece o zumbido.
- Único ou múltiplo, se ambos são constantes ou se há um de base e o outro é esporádico.
- Fatores de piora: físicos, emocionais ou mentais.
- Fatores de melhora: físicos, emocionais ou mentais.
- Grau de incômodo e intensidade.

Avaliação auditiva dos pacientes com zumbido

De acordo com os *guidelines* citados,[6,7] a avaliação audiológica básica nos pacientes com zumbido consiste em audiometria tonal liminar, com pesquisa de limiares auditivos por via aérea e por via óssea, incluindo a pesquisa de limiares tonais em altas frequências; logoaudiometria (limiar de reconhecimento de fala, limiar de detecção de voz, índice percentual de reconhecimento da fala), limiar de desconforto (*loudness discomfort level* – LDL) e medidas de imitância acústica (timpanometria e pesquisa dos reflexos acústicos). *(Para maiores informações sobre o assunto, consultar os Capítulos 8, "Audiometria tonal liminar e de altas frequências", e 12, "Medidas de imitância acústica: timpanometria e reflexos acústicos".)* Na sequência deve ser realizada a avaliação psicoacústica do zumbido. Destaca-se que, de acordo com o *guideline* europeu sobre o zumbido,[9] a pesquisa dos limiares de desconforto e a audiometria em altas frequências devem ser feitas em situações específicas, tais como quando o paciente tem queixas de incômodo com sons ou apresenta zumbido e limiares auditivos normais. Consideramos, contudo, que tais avaliações são necessárias em todos os pacientes, uma vez que em muitas situações pode não haver uma queixa ou autorrelato específico de desconforto, por exemplo, mas as alterações podem estar presentes.

Na execução da audiometria tonal liminar, deve ser evitado o uso de som semelhante ao zumbido, tal como o tom puro contínuo, nos casos de zumbido tonal, o que dificulta a obtenção do limiar. Em geral, o tipo de som escolhido é o som modulado, ou *warble tone*. Em relação à ordem de realização dos testes, deve-se evitar a realização das medidas de imitância acústica antes da audiometria tonal liminar, pois a exposição a sons fortes pode aumentar a sensação do zumbido momentaneamente, interferindo nas respostas dos testes. Além disso, alguns pacientes apresentam hipersensibilidade aos sons, e a pesquisa dos reflexos acústicos, em algumas situações, pode gerar desconforto, na dependência da intensidade utilizada.

A identificação de uma perda auditiva e suas características é fundamental no auxílio diagnóstico e no tratamento do zumbido, uma vez que a maior parte dos pacientes apresenta perda auditiva,[4] sendo esperado que somente uma menor parte dos acometidos apresente limiares auditivos normais.[10] Não se constatando nenhuma alteração na audiometria convencional, é indicado o uso de avaliações complementares, uma vez que pode ser um sinal de lesões cocleares que somente sejam identificadas utilizando-se, por exemplo, a pesquisa de emissões otoacústicas.

A pesquisa dos limiares auditivos na audiometria de altas frequências é realizada apenas na via aérea, nas frequências de 8.000-20.000 Hz. As frequências a serem avaliadas podem variar, na dependência do equipamento utilizado. Para obtenção do limiar segue-se o mesmo procedimento utilizado na pesquisa de limiares da audiometria tonal em frequências convencionais.

A necessidade de avaliação dos limiares auditivos em altas frequências parte do pressuposto de que podem ser obtidos limiares auditivos normais nas frequências convencionais, mas alterações nas frequências superiores a 8.000 Hz.[11] Assim, podem ser detectadas precocemente alterações em regiões mais basais da cóclea, e os limiares obtidos podem ser utilizados também na acufenometria. Por não existir, ainda, uma padronização dos limites de normalidade em tais frequências, sendo variados os valores encontrados em diferentes estudos,[12,13] sugere-se que os limiares obtidos sejam comparados com os de indivíduos de grupo controle ou então analisando-se a avaliação antes e depois de algum procedimento terapêutico ou exposição a fator desencadeante ou agravante de perda auditiva que possa estar associada ao zumbido. A comparação entre as duas orelhas deve ser feita com cuidado, pois, enquanto alguns autores não observaram diferença,[14] outros constataram que os limiares da orelha direita foram significativamente melhores do que da esquerda, em algumas frequências.[12]

Avaliação psicoacústica

De acordo com a AAA[6] e a ASHA,[7] a avaliação psicoacústica do zumbido consiste na acufenometria, com a caracterização da sensação de frequência (*pitch*) e da sensação de intensidade (*loudness*); nível mínimo de mascaramento (NMM). Segundo a publicação, os fonoaudiólogos podem, ainda, realizar a inclusão de procedimentos audiológicos adicionais, que possam auxiliar no diagnóstico e aconselhamento dos pacientes. A ASHA[7] inclui ainda a pesquisa da inibição residual (IR).

O paciente pode apresentar zumbidos de características diferentes em uma única orelha ou nas duas, alguns contínuos e outros intermitentes, presentes apenas quando relacionados a alguns fatores de melhora ou piora. Durante a avaliação devem ser mensurados todos os tipos perceptíveis ao paciente no momento do teste. A padronização do teste é necessária para que se possa reproduzi-lo e aumentar sua confiabilidade.

O objetivo da mensuração do zumbido pode estar relacionado ao aconselhamento, à presença de modulação antes e depois do tratamento de doenças associadas ao zumbido e no auxílio do direcionamento de terapias específicas para esse sintoma de acordo com sua caracterização.

O aconselhamento é indicado independentemente do tratamento a ser realizado. O profissional orienta o paciente sobre as causas relacionadas ao zumbido, funcionamento do sistema auditivo, sono, alimentação, exercícios, estratégias terapêuticas e possíveis fatores de melhora e piora. Nesse momento a mensuração do zumbido auxilia em sua compreensão e permite sair do abstrato, uma ideia, para algo concreto, mensurável. Esse processo facilita a aceitação do zumbido.[15,16]

Várias doenças metabólicas, vasculares, hormonais, autoimunes, tumorais, entre outras; drogas ototóxicas e o envelhecimento do sistema auditivo podem estar associados à presença de zumbido. Tratamentos indicados para esses quadros e situações que afetam a saúde física e mental dos pacientes podem influenciar em sua percepção, modificando o *pitch* ou o *loudness*, reduzindo, aumentando ou até mesmo inibindo sua percepção.

Porém, é apenas no direcionamento de tratamentos específicos para o sintoma do zumbido que o tipo de zumbido pode influenciar na escolha da terapia a ser utilizada. Alguns tratamentos são aplicados quando o foco principal é o zumbido, e não a doença associada. Terapias como a de mascaramento, habituação, cognitivo-comportamental, acupuntura e medicações específicas estão entre as mais utilizadas. Nesses casos, o tipo de zumbido, tonal ou ruído, grave ou agudo podem gerar respostas diferentes durante todo processo terapêutico.

A primeira comparação do zumbido é qualitativa, com o paciente relacionando seu zumbido a algum som da natureza ou do dia a dia que tenha características semelhantes. Ela já nos direciona para o tipo de zumbido, grave ou agudo, tonal ou ruído.

A comparação qualitativa e quantitativa do zumbido por meio da comparação de sons produzidos no audiômetro pode ser realizada com um equipamento de um canal ou de dois canais.

Identificação da sensação de frequência (*pitch*)

O sucesso na obtenção da caracterização do zumbido pressupõe uma correta orientação a respeito do exame e de sua compreensão. Para a identificação do *pitch*, pode-se partir das informações utilizadas na anamnese, em que o paciente descreve as características do zumbido (apito, chiado, pulsação). Em muitos casos, contudo, mesmo partindo dessa descrição, o paciente tem dificuldade em estabelecer uma relação entre o zumbido e os sons possíveis de serem gerados no audiômetro. Ou então pode haver uma descrição não precisa ou até mesmo o uso de palavras que não permitem ao fonoaudiólogo identificar a característica do zumbido. Pode-se, então, apresentar todos os sons presentes no audiômetro, tipo ruído branco (*white noise* – WN), ruído de fala (*speech noise* – SN), ruído de banda estreita (*narrow band* – NB) e tom puro (TP), nas frequências de 250-8.000 Hz e nas altas frequências, até 20.000 Hz (os tipos de ruído, frequências, dependerão do modelo do audiômetro), para que o paciente identifique o que considera semelhante ao zumbido.

Outra possibilidade é o uso de sons distintos para que ocorra uma identificação. Exemplificando: apresenta-se um ruído e um tom puro. Se o indivíduo refere que o som é semelhante ao tom puro, apresenta-se o mesmo som em uma frequência baixa (250 Hz) e em uma frequência alta (8.000 Hz). Com base na resposta, realiza-se a apresentação de tons puros em frequências mais graves ou mais agudas, até que o indivíduo identifique o mais semelhante ao zumbido. Outra possibilidade é a apresentação de um tom puro em 1.000 Hz; posteriormente o paciente é questionado se seu zumbido é mais grave ou agudo, diminuindo-se ou aumentando-se a frequência até o paciente identificar o som semelhante.[17-19]

O som deve ser apresentado a uma intensidade audível para o indivíduo, entre 10-20 dB NS em cada frequência, por 5 segundos, passando para outra frequência e seguindo o mesmo procedimento até que o paciente identifique o som mais próximo ao zumbido. Em seguida é realizada uma repetição, para confirmação. É identificado o tipo de estímulo que o paciente considera semelhante ao seu zumbido (TP, NB, SN ou WN) e a sensação de frequência (SF) ou *pitch*, em Hertz (Hz).

Para investigação do tipo de zumbido não existe diferença de metodologia no audiômetro de um canal ou de dois canais. O teste pode ser feito de forma ipsi ou contralateral ao zumbido, não havendo, ainda, uma padronização.[20]

Identificação da sensação de intensidade (*loudness*)

Após a identificação do *pitch*, deve ser feita a identificação da sensação de intensidade. Destaca-se que uma nova pesquisa de limiares auditivos deve ser realizada quando o som reconhecido pelo paciente for identificado como ruído ou estiver em uma frequência não habitualmente avaliada na audiometria tonal liminar, como 750 ou 1.500 Hz, por exemplo. Não se pode comparar o zumbido identificado como ruído *narrow band* com o limiar auditivo do tom puro, ou vice-versa, nem um tom puro com o limiar audiométrico obtido com tom puro modulado (*warble*).

Após a obtenção do limiar com o *pitch* semelhante ao tom puro, o som é apresentado ao paciente na frequência em que foi identificada a *loudness*, iniciando em uma intensidade de 5 dB abaixo do limiar, aumentado de 5 em 5 dB, permanecendo em cada intensidade por 5 segundos, antes de aumentá-lo. Essa conduta prossegue até o paciente descrever que o som produzido no audiômetro é o que mais se assemelha às características de frequência e de intensidade do seu zumbido. Esse registro deve ser realizado em dB NS. O valor corresponde à diferença entre a percepção do zumbido e o limiar audiométrico na frequência correspondente à do zumbido.

Para um *pitch* semelhante ao NB, SN ou WN, a metodologia difere de acordo com o audiômetro. No audiômetro de dois canais o ruído pode ser apresentado da mesma maneira que o tom puro. Porém, nos audiômetros de um canal, a apresentação do ruído é contínua, aumentando de intensidade a cada 5 segundos, sem pausa entre uma intensidade e outra, por limitação técnica do equipamento.

Na prática clínica, a pesquisa do *loudness* mostra-se mais rápida quando é feita de 5 em 5 dB, tal como na pesquisa dos limiares audiométricos, mas em diferentes protocolos pode ser realizada de 1 em 1 dB.[21] Alguns autores utilizam, ainda, a pesquisa com passos de 3 dB.[19]

A investigação da sensação de frequência e de intensidade pode ser realizada no mesmo lado do zumbido, de maneira ipsilateral ou contralateral. Para o zumbido bilateral a pesquisa é no mesmo lado do zumbido, ipsilateral. Para comparar a resposta do paciente, a metodologia aplicada tem que ser sempre a mesma.[20]

Identificação do nível mínimo de mascaramento

O *minimum masking level* (MML) ou nível mínimo de mascaramento (NMM) é realizado para avaliar qual intensidade de ruído mascarador é necessária para que o zumbido se torne imperceptível. É a menor intensidade capaz de mascarar o zumbido.[18,19] O ruído do audiômetro pode ser o NB na frequência do zumbido, o SN ou o WN. Em geral se utiliza o SN. Se o propósito da realização do teste de NMM é a capacidade de habituação do zumbido, por ser uma atividade central, o teste será realizado com ruído mascarador bilateralmente. Esse procedimento só é possível em um audiômetro de dois canais.

Inicia-se o teste com 5 dB NS abaixo do limiar estabelecido anteriormente na audiometria realizada, com o ruído escolhido para o teste. Aumenta-se a intensidade de 5 em 5 dB NS de forma contínua, mantendo o som por 5 segundos antes de aumentar a intensidade. O resultado é obtido quando o paciente deixa de perceber seu zumbido.[21]

Identificação da inibição residual

A inibição residual (IR) é um fenômeno que consiste na redução ou inibição do zumbido de forma temporária, posteriormente à retirada de um som mascarador apresentado de forma prolongada.[19] Pode estar presente diante da utilização por horas de dispositivos eletrônicos de amplificação sonora, mascaradores de zumbido ou outro tipo de estimulação acústica, tal como a utilização de sons ambientais.

A pesquisa dessa resposta, na avaliação do paciente com zumbido, é realizada com um ruído mascarador de banda larga, SN ou WN, em ambas as orelhas por 60 segundos, utilizando o valor obtido no NMM + 10 dB NS. Como é realizado bilateralmente, só é possível sua execução no audiômetro de dois canais. O resultado pode evidenciar o benefício do paciente com o uso de estimulação contínua, uma vez que pacientes com zumbido mais facilmente mascarável (com menores intensidades) podem apresentar maior chance de benefícios com o uso de estimulação acústica.[19]

Avaliações eletrofisiológica e eletroacústica nos pacientes com zumbido

As avaliações eletrofisiológica e eletroacústica podem ser utilizadas para diagnóstico diferencial e também para a realização em pacientes que não conseguem realizar a audiometria convencional. Para a avaliação do paciente com zumbido podem ser utilizados a eletrococleografia (ECoG), o potencial evocado auditivo de tronco encefálico (Peate) e a pesquisa de emissões otoacústicas, sendo indicado o uso de emissões otoacústicas evocadas por produto de distorção e a pesquisa de supressão de emissões otoacústicas. *(Para maiores informações sobre o assunto, consultar os Capítulos 13, "Mecanismos fisiológicos subjacentes à geração de emissões otoacústicas: protocolos clínicos", 14, "Eletrococleografia", e 15, "Potencial evocado auditivo de tronco encefálico".)*

Questionários

O zumbido provoca diferentes reações, e sua gravidade está relacionada ao impacto que ele provoca na qualidade de vida do indivíduo. Para mensurar a relação entre intensidade e incômodo, o método mais utilizado é a escala visual analógica (EVA). Essa escala é usada para avaliar o incômodo do zumbido em uma escala de 0, sem incômodo, até 10, insuportável (Figura 1).[22]

Os questionários de quantificação e de impacto do zumbido na vida diária são instrumentos importantes para conhecer o papel do zumbido e seu aspecto emocional e funcional. Já são traduzidos e validados para o português brasileiro o *Tinnitus Handicap Inventory* (THI),[23,24] o *Tinnitus Functional Index* (TFI)[25] e o *Tinnitus and HearingSurvey* (*THS*).[26] *(Para maiores informações sobre o assunto, consultar o Capítulo 21, "Uso de questionários na audiologia".)*

O THI é o mais utilizado, apresentando 25 questões (Quadro 1), divididas em três níveis: funcional (incômodo provocado pelo zumbido em funções mentais, sociais, emocionais e físicas), emocional (respostas como ansiedade, raiva, depressão) e catastrófico (quantificação do desespero e incapacidade de conviver ou livrar-se do sintoma). As respostas são "sim", com 4 pontos, "às vezes", 2 pontos, e "não", 0 ponto. Ao final, os valores são somados e registrados em uma escala de valores de 0-100.[23,24]

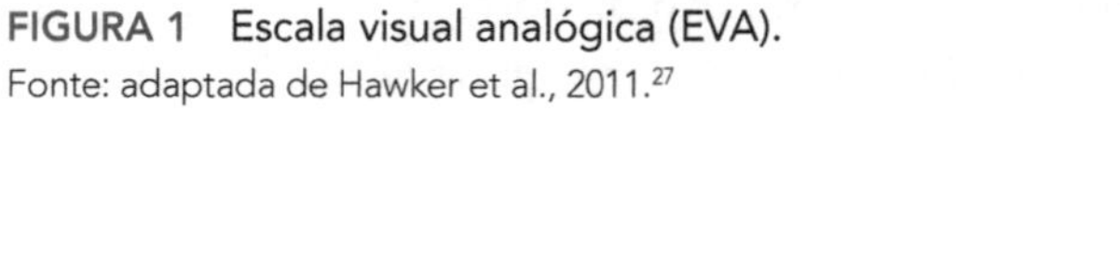

FIGURA 1 Escala visual analógica (EVA).
Fonte: adaptada de Hawker et al., 2011.[27]

QUADRO 1 *Tinnitus Handicap Inventory* (THI)

Pontuação	4	2	0
F1. O zumbido prejudica sua concentração?	Sim	Às vezes	Não
F2. O volume do seu zumbido faz com que seja difícil escutar as pessoas?	Sim	Às vezes	Não
E3. O seu zumbido deixa você nervoso(a)?	Sim	Às vezes	Não
F4. O seu zumbido deixa você confuso(a)?	Sim	Às vezes	Não
C5. Você se sente desesperado(a) por causa do zumbido?	Sim	Às vezes	Não
E6. Você reclama muito do seu zumbido?	Sim	Às vezes	Não
F7. Você tem dificuldade para pegar no sono por causa do zumbido?	Sim	Às vezes	Não
C8. Você sente como se não pudesse escapar do seu zumbido?	Sim	Às vezes	Não
F9. O seu zumbido prejudica suas atividades sociais (sair para jantar, ir ao cinema)?	Sim	Às vezes	Não
E10. Você sente frustração em virtude do zumbido?	Sim	Às vezes	Não
C11. Você se sente como se tivesse uma doença terrível em razão do seu zumbido?	Sim	Às vezes	Não
F12. O zumbido torna difícil para você aproveitar a vida?	Sim	Às vezes	Não
F13. O zumbido interfere no seu trabalho ou afazeres domésticos?	Sim	Às vezes	Não
E14. O zumbido torna você irritável?	Sim	Às vezes	Não
F15. O zumbido atrapalha sua leitura?	Sim	Às vezes	Não
E16. O zumbido deixa você chateado(a)?	Sim	Às vezes	Não
E17. O zumbido afeta sua relação com familiares e amigos?	Sim	Às vezes	Não
F18. Você tem dificuldade para desviar a atenção do seu zumbido para outras coisas?	Sim	Às vezes	Não
C19. Você se sente como se não tivesse controle sobre o zumbido?	Sim	Às vezes	Não
F20. Você se sente com frequência cansado(a) por causa do seu zumbido?	Sim	Às vezes	Não
E21. O zumbido o(a) deixa ansioso(a)?	Sim	Às vezes	Não
E22. O seu zumbido faz com que você se sinta ansioso?	Sim	Às vezes	Não
C23. Você sente como se não pudesse mais conviver com o seu zumbido?	Sim	Às vezes	Não
F24. Seu zumbido piora quando você está estressado(a)?	Sim	Às vezes	Não
E25. Seu zumbido o(a) deixa inseguro(a)?	Sim	Às vezes	Não

C: catastrófico; E: emocional; F: funcional.
Fonte: Ferreira et al., 2005.[24]

A interpretação do THI é feita com base na pontuação final (Quadro 2).[27]

QUADRO 2 Resultado THI com base na pontuação

Resultado	
Ligeiro (Somente percebido em ambientes silenciosos) – 0-16 pontos	**GRAU 1**
Leve (Facilmente mascarado por ruídos ambientais e facilmente esquecido com as atividades diárias) – 18-36 pontos	**GRAU 2**
Moderado (Percebido na presença de ruído de fundo, embora atividades diárias ainda possam ser realizadas) – 38-56 pontos	**GRAU 3**
Severo (Quase sempre percebido, leva a distúrbios nos padrões do sono e pode interferir nas atividades diárias) – 58-76 pontos	**GRAU 4**
Catastrófico (Sempre percebido, distúrbios nos padrões do sono, dificuldade para realizar qualquer atividade) – 78-100 pontos	**GRAU 5**

Fonte: McCombe et al., 2001.[28]

O TFI avalia a gravidade do zumbido por meio de oito subescalas, possibilitando que se possa avaliar com precisão as mudanças relacionadas ao tratamento e também em pesquisas clínicas.[25]

O THS permite que seja avaliado, de forma rápida, o quanto a queixa do paciente está relacionada a perda auditiva, zumbido e intolerância a sons. O instrumento é dividido em 3 sessões, e os pacientes devem atribuir notas para cada questão: 0 (não, não é um problema), 1 (sim, é um problema pequeno), 2 (sim, é um problema moderado), 3 (sim, é um problema grande) ou 4 (sim, é um problema muito grande). Ao final, soma-se o total de cada coluna e depois o total da seção. A que apresentar pontuação mais elevada é a queixa mais evidente (Quadro 3).[26]

Ansiedade em excesso, depressão e transtorno de sono podem gerar impacto significativo no indivíduo com zumbido. Assim, podem ser usados, na avaliação dos pacientes, questionários para a avaliação de sintomas depressivos e de ansiedade, qualidade de vida, qualidade de sono, sendo selecionados pelos fonoaudiólogos ou pelos demais profissionais que avaliam o paciente, na dependência da queixa apresentada.

INTOLERÂNCIA AO SOM

A percepção auditiva abrange a captação do som, a compreensão de suas características acústicas e sua interpretação. Envolve o sistema límbico e a capacidade de atenção e de memória do indivíduo.

O sistema auditivo é muito sensível às alterações e pode ser intolerante em relação a determinados sons. No caminho da construção da representação do estímulo sonoro e de seu processamento como som podem acontecer algumas disfunções.

A hiperacusia é uma intolerância a sons de fraca ou moderada intensidade, que são tolerados pela maioria das pessoas, independentemente do significado ou do contexto onde tais sons ocorrem.[29,30] É provocada por uma distorção no processamento central do som. Não apresenta relação direta com lesões cocleares, podendo a audição estar preservada. A reação do indivíduo ao som envolve não somente as vias auditivas, mas o sistema límbico, o sistema nervoso autônomo e a formação reticular. Além disso, áreas pré-frontais podem estar envolvidas.[29]

QUADRO 3 *Tinnitus and Hearing Survey* (THS)

A – Zumbido	Não, não é um problema	Sim, é um problema pequeno	Sim, é um problema moderado	Sim, é um problema grande	Sim, é um problema muito grande
Na última semana, o zumbido me impediu de dormir.	0	1	2	3	4
Na última semana, o zumbido me impediu de me concentrar na leitura.	0	1	2	3	4
Na última semana, o zumbido me impediu de relaxar.	0	1	2	3	4
Na última semana, não consegui tirar o zumbido da cabeça.	0	1	2	3	4
Total de cada coluna					
Total geral					
B – Audição	**Não, não é um problema**	**Sim, é um problema pequeno**	**Sim, é um problema moderado**	**Sim, é um problema grande**	**Sim, é um problema muito grande**
Na última semana, eu não consegui entender o que as pessoas estavam dizendo em um lugar barulhento ou com muitas pessoas.	0	1	2	3	4
Na última semana, eu não consegui entender o que as pessoas estavam dizendo na TV ou nos filmes.	0	1	2	3	4
Na última semana eu não entendi pessoas que falavam baixo.	0	1	2	3	4

(continua)

QUADRO 3 *Tinnitus and Hearing Survey* (THS) (*continuação*)

B – Audição	Não, não é um problema	Sim, é um problema pequeno	Sim, é um problema moderado	Sim, é um problema grande	Sim, é um problema muito grande
Na última semana, eu não consegui entender o que estava sendo dito em uma conversa com várias pessoas juntas (ou uma conversa em grupo).	0	1	2	3	4
Total de cada coluna					
Total geral					
C – Tolerância ao som	**Não, não é um problema**	**Sim, é um problema pequeno**	**Sim, é um problema moderado**	**Sim, é um problema grande**	**Sim, é um problema muito grande**
Na última semana, os sons estavam muito altos ou desconfortáveis para mim enquanto pareciam confortáveis para as pessoas em volta* (pessoas mastigando, papel amassando).	0	1	2	3	4
Se você respondeu 1, 2, 3 ou 4 à declaração acima:					
* Por favor, liste dois exemplos de sons que são muito altos ou desconfortáveis para você, mas parecem normais para os outros.					
	* Se os sons estiverem desconfortáveis durante o uso do aparelho auditivo, favor consultar seu fonoaudiólogo.				
Apenas para uso do profissional (II):*	M		H		N

* Impressão do avaliador: M – misofonia; H – hiperacusia, N – não apresenta intolerância a sons.
Fonte: Scheffer et al., 2021.[26]

A prevalência da hiperacusia em pacientes com zumbido é alta, provavelmente por possuírem a mesma fisiopatologia. Esse aumento da percepção sonora em relação a sons externos também pode estar presente na percepção de sons internos como o zumbido, provocando um aumento de sua intolerância.[15] O desconforto pode estar associado a dor na região da orelha e a enxaqueca, e determinados sons são insuportáveis para o paciente.

Na misofonia, como na hiperacusia, existe uma redução de tolerância ao som. Porém, nesse caso, sua relação é mais emocional, uma vez que são reações a sons com um padrão específico ou com algum significado para o indivíduo.[30] Além disso, a intolerância ocorre a sons geralmente muitos fracos, tais como água pingando ou mascação de chiclete, que geram reações de enormes proporções, tais como sentimentos de medo ou raiva, mudança de humor; até mesmo alterações psicológicas como ansiedade e depressão estão envolvidas. Muitas vezes é confundida com a hiperacusia ou com a fonofobia.[4]

Já a fonofobia é causada por medo de determinado som intenso piorar a audição ou o zumbido, e em geral está relacionada a algum trauma, uma experiência negativa. Fobia vem do grego, e significa aversão, pavor. É um distúrbio de ansiedade que pode evoluir com ataques de pânico e tontura.[30]

Deve-se observar que tais distúrbios devem ser diferenciados do recrutamento, que não é uma distorção na tolerância aos sons, e sim uma alteração na percepção da sensação de intensidade dos sons e que ocorre na presença de perda auditiva neurossensorial de origem coclear. Pode haver associação entre hipersensibilidade e recrutamento, mas são alterações diferentes.[30]

Ainda dentro das distorções, deve-se incluir a diplacusia, que é a percepção de dois sons quando existe a exposição a somente um tom puro. Pode estar associada à frequência e intensidade do som, e a literatura refere que existe diminuição da diplacusia com o aumento da intensidade. Existe relato na literatura, ainda, da poliacusia, um fenômeno extremamente raro que envolve a percepção de mais de dois sons quando somente um tom puro é apresentado.[30]

Considerando que a hiperacusia é o fenômeno mais frequentemente presente nos casos de zumbido, será abordada a avaliação desse distúrbio, que geralmente é feita por meio da pesquisa do limiar de desconforto.

Pesquisa do limiar de desconforto

O teste mais utilizado para avaliar o nível de desconforto em relação à sensação de intensidade sonora é o *loudness discomfort level* (LDL).[31] Inicialmente era indicado apenas para pacientes com perdas auditivas. Atualmente a indicação da realização do LDL envolve todos os pacientes com provável intolerância a sons, com ou sem perda de audição, com ou sem zumbido.

A orientação para a realização do teste deve ser precisa. Todos os sons apresentados serão de forte intensidade, mas o paciente só deverá levantar a mão quando a intensidade sonora estiver em um nível próximo ao desconfortável.

Sugere-se que o LDL seja pesquisado utilizando-se tons puros pulsáteis nas frequências de 500 Hz, 1, 2, 3, 4, 6 e 8 kHZ a partir de 50 dB NA com incrementos de 5 em 5 dB por 2 segundos entre uma apresentação e outra e sons de fala espontânea encadeada a viva voz.[32] Sugere-se ainda que, nos pacientes com perda auditiva associada, os estímulos sejam apresentados inicialmente com 20 dB NS em todas as frequências testadas. Para a avaliação da intolerância ao som da voz, podem-se usar as sílabas "papapa", seguindo a metodologia ascendente citada acima.

A presença de hiperacusia podem ser classificada pela avaliação da faixa dinâmica da audição, ou seja, a diferença entre o LDL e o limiar auditivo. Os valores obtidos permitem que sejam identificados a presença e o grau de hiperacusia, tal como descrito no Quadro 4.

TESTES AUXILIARES NA IDENTIFICAÇÃO DE ALTERAÇÕES COCLEARES

O uso de testes audiométricos para o topodiagnóstico de alterações neurossensoriais envolve a identificação do recrutamento, que é definido como o aumento anormal da sensação de intensidade sonora. Se este é encontrado, a perda auditiva é definida como coclear.[34] Entre os testes para avaliar a função coclear estão a pesquisa do recrutamento objetivo de Metz, as técnicas de balanceamento da intensidade (*Alternate Binaural Loudness Balancing* – ABLB e *Alternate Monoaural Loudness Balancing* – AMLB) e o *Short Increment Sensitivity Index* (SISI).

Recrutamento: recrutamento objetivo de Metz

A pesquisa do recrutamento objetivo de Metz é feita por meio da comparação entre o nível em que foi obtido o reflexo acústico e o limiar auditivo obtido na audiometria tonal liminar.

Durante a pesquisa dos reflexos estapedianos contralaterais, nas frequências de 500, 1.000, 2.000 e 4.000 Hz, espera-se que a faixa de intensidade necessária para que os reflexos sejam desencadeados seja 70-100 dB acima do limiar tonal, para tom puro. Se houver a presença de tais reflexos em valores de 60 dB ou menos acima dos limiares tonais, existe um forte indicador de lesão coclear.[35] *(Para maiores informações sobre o assunto, consultar o Capítulo 12, "Medidas de imitância acústica: timpanometria e reflexos acústicos".)*

Balanceamento alternado binaural da sensação de intensidade (*Alternate Binaural Loudness Balance*) e balanceamento alternado monoaural da sensação de intensidade (*Alternate Monoaural Loudness Balance*)

O teste balanceamento alternado binaural da sensação de intensidade – *Alternate Binaural Loudness Balance* (ABLB) ou teste de Fowler tem como base o balanceamento binaural alternado da sensação de intensidade, em determinada frequência, entre uma orelha com limiares auditivos normais e outra com perda auditiva e que apresentem uma diferença mínima de 20 dB e máxima de 60 dB na frequência testada.[36]

Para aplicação do teste é necessário obter os limiares por via aérea, escolher a frequência e aumentar a intensidade em 20 dB NS para ambas as orelhas.

QUADRO 4 Classificação da hiperacusia

Hiperacusia	Área dinâmica da audição	Limiar de desconforto
Negativo	60 dB ou mais em todas as frequências	95 dB ou mais em todas as frequências
Suave	50-55 dB em qualquer frequência	80-90 dB em duas ou mais frequências
Moderado	40-45 dB em qualquer frequência	65-75 dB em duas ou mais frequências
Severo	35 dB ou menos em qualquer frequência	60 dB ou menos em duas ou mais frequências

Fonte: Goldstein; Shulman, 1996.[33]

A escolha da frequência a ser testada segue estes critérios:[37]

- Frequências menos comprometidas.
- Frequências mais próximas de 1.000 Hz.
- Frequências com melhor tolerância por parte do paciente.

O procedimento tem início com a orientação do paciente, que receberá em uma das orelhas um tom puro de intensidade fixa (ou constante) e na outra um tom de intensidade variável. O tom é apresentado alternadamente, sendo necessário ser realizado em um audiômetro de dois canais. A orelha que recebe a intensidade fixa é denominada "orelha de referência"; e a outra, "orelha teste". Existiram algumas discordâncias na literatura especializada sobre qual deveria ser a orelha de referência (a melhor ou a pior), mas atualmente se sugere que seja considerada a orelha com os melhores limiares, uma vez que a pior, a recrutante, é mais sensível às mudanças de variação da intensidade.[38]

Tendo como referência a melhor orelha, o teste é iniciado apresentando-se uma intensidade de 20 dB NS, por alguns segundos. Posteriormente se apresenta um tom puro em uma intensidade de 10 dB NS na orelha teste, que é aumentada de 5 em 5 dB NS até que o paciente responda que ambas as orelhas estão percebendo a mesma sensação de intensidade. Ao alcançar o mesmo nível, aumenta-se a intensidade da orelha de referência em mais 20 dB NS, repetindo o mesmo procedimento, pelo menos duas ou três vezes, para obter maior precisão do teste. Ao final, comparam-se as duas orelhas. A orelha recrutante necessita de menor acréscimo de intensidade que a orelha normal para alcançar o mesmo nível de sensação auditiva.[37,38]

Em indivíduos sem perda auditiva coclear utiliza-se a mesma quantidade de energia para equiparar a sensação de intensidade entre as orelhas. Diante disso, o resultado é negativo, sem recrutamento.[37,38]

O teste do balanceamento alternado monoaural da sensação de intensidade (AMLB) também é conhecido como teste de Reger. O autor utilizou-se do procedimento de Fowler com algumas modificações, para ser utilizado nas perdas auditivas sensorioneurais simétricas ou quando existia queixa de diplacusia ao aplicar o teste de Fowler.[37,38]

A diferença do AMLB é que a comparação da sensação de intensidade é realizada na mesma orelha, e os dois estímulos diferem em frequência. O paciente deve ter perda auditiva neurossensorial bilateral com uma diferença mínima de 20 dB NA e máxima de 60 dB NA entre as frequências.[37] Cabe ao paciente sinalizar quando os tons estiverem com a mesma sensação de intensidade.

Short Increment Sensitivity Index

O teste *Short Increment Sensitivity Index (SISI)* foi criado por Jerger com o objetivo de verificar se o indivíduo é capaz de identificar pequenos incrementos em um tom puro contínuo. Baseia-se na hipótese de que indivíduos com recrutamento são capazes de perceber tais modificações.[39]

Para aplicabilidade do teste é necessário apresentar ao paciente um som contínuo com 20 dB NS acima do limiar auditivo nas frequências de 250, 500, 1.000, 2.000, 3.000 e 4.000 Hz. São apresentados 20 incrementos, com intensidade de 1 dB a cada 5 segundos. Cada incremento tem a duração de 250 ms.[34] O paciente é orientado a sinalizar a cada mudança de intensidade percebida.

Sugere-se que seja realizado um treinamento prévio, com incrementos de magnitude 5 ou 2 dB,[34,38] para que o teste seja compreendido e respostas mais fidedignas sejam obtidas. O resultado do teste dependerá do número de incrementos percebidos pelo indivíduo, multiplicando-os por 5, e transformando o valor em porcentagem.

Os resultados são apresentados conforme exposto no Quadro 5.

No que se refere à frequência de apresentação dos incrementos, sugere-se que seja feita em frequências a partir de 2.000 Hz, uma vez que a utilização de frequências de 1.000, 500 e 250 Hz pode originar maior número de respostas questionáveis ou baixas.[38] Nas alterações cocleares os resultados são baixos em 250 e 500 Hz (0-20%), questionáveis em 1.000 Hz (40-60%) e muito elevados em 2.000, 3.000 e 4.000 Hz (80-100%), provavelmente pela maior incidência de lesões sensorioneurais em perdas com audiograma descendente, com as frequências altas mais comprometidas.[39]

Salienta-se que o audiômetro deve permitir a realização do teste, pois os incrementos são apresentados de forma automática pelo equipamento, não sendo possível a apresentação de forma manual.

QUADRO 5 Resultado SISI com base na porcentagem de incrementos percebidos

Audição normal ou lesão não coclear	0-20%	SISI negativo
Duvidoso	20-60%	SISI duvidoso
Lesão coclear	60-100%	SISI positivo

SISI: *Short Increment Sensitivity Index*.
Fonte: Russo et al., 2011.[37]

Deve-se destacar, contudo, que falso-positivos são encontrados em pacientes músicos, com "ouvido treinado", que captam com facilidade esses pequenos aumentos de intensidade sonora. Também pode ocorrer um condicionamento do tempo de apresentação dos estímulos. O mascaramento contralateral deve ser usado sempre que necessário para que o estímulo não seja percebido na orelha não testada.

TESTES AUXILIARES NA IDENTIFICAÇÃO DE ALTERAÇÕES RETROCOCLEARES

Pacientes com alterações retrococleares apresentam redução no número de fibras funcionantes no nervo auditivo, o que origina o fenômeno da adaptação, ou seja, a redução na percepção do som, quando é apresentado um tom contínuo, com intensidade constante.[40] Isso leva a alterações nos testes, especialmente quando utilizados sons mais fortes ou prolongados.[41] Indivíduos com limiares auditivos normais podem também apresentar adaptação, mas geralmente esta ocorre em níveis próximos aos limiares (valores menores do que 5 dB NS) e em frequências superiores a 1.000 Hz.[41]

Tone Decay Test

Para avaliar a presença da adaptação, um dos testes utilizados é o *tone decay*. Pode ser feito de forma liminar ou supraliminar. Apesar de ter sido descrito há mais de um século, foi efetivamente utilizado a partir de 1950, após ser descrito por Carhart, e, mesmo com toda a evolução que se teve até os dias atuais, ainda é um teste a ser utilizado como procedimento de triagem, especialmente em indivíduos com perda auditiva súbita, perda auditiva assimétrica, zumbido, testes de reconhecimento de fala assimétricos ou na presença de sintomas vestibulares.[42] Além disso, esse teste demanda somente um audiômetro e um cronômetro, o que o torna de fácil realização.

Após a realização da audiometria tonal liminar e obtenção do limiar, o indivíduo é orientado a responder para o tom puro que será apresentado de forma contínua. Nos primeiros estudos era indicada a realização do teste em duas frequências escolhidas pelo fonoaudiólogo. Assim que o indivíduo responde, inicia-se a marcação do tempo com um cronômetro. Se o indivíduo perceber o tom puro por 1 minuto, encerra-se o teste. Caso o indivíduo deixe de perceber o tom puro antes de completar 1 minuto, aumenta-se a intensidade em 5 dB NS, reiniciando-se a contagem do tempo. A cada vez que o indivíduo deixar de ouvir, repete-se o procedimento, até que seja capaz de perceber o tom durante 1 minuto. Houve também uma modificação da técnica, encerrando o teste com níveis finais de intensidade próximos de 30 dB NS, que seriam suficientes para suspeitar da presença de patologias retrococleares.[43]

Com relação às frequências testadas, sugerem-se 500 e 2.000 Hz[44] ou 500 e 4.000 Hz,[37] porque representam os feixes de fibras nervosas que se encontram no centro e na periferia do nervo coclear. Outras frequências podem ser testadas caso as respostas sejam duvidosas.

Deve-se destacar que pacientes com zumbido podem apresentar dificuldade de perceber o som quando este é apresentado na mesma frequência do zumbido, podendo alterar o resultado do exame. Nessas situações, sugere-se o uso de uma frequência diferente da *loudness* do zumbido (identificada na acufenometria).

Pesquisa do *decay* do reflexo acústico

O *decay* do reflexo consiste em avaliar a fadiga do reflexo estapediano contralateralmente. Inicialmente é realizado na frequência de 1.000 Hz, com um tom contínuo de 10 dB de intensidade acima do limiar do reflexo por 10 segundos. Caso haja deterioração de 50% na amplitude do reflexo em menos de 5 segundos, o teste tem resultado positivo, mostrando uma provável lesão retrococlear. Caso o resultado seja duvidoso, realiza-se o teste na frequência de 500 Hz. Não é recomendada a pesquisa nas frequências de 2.000 e 4.000 Hz porque uma rápida adaptação pode ocorrer nas frequências mais altas.[45] *(Para maiores informações sobre o assunto, consultar o Capítulo 12, "Medidas de imitância acústica: timpanometria e reflexos acústicos".)*

Supra Threshold Adaptation Test

O STAT consiste em um procedimento mais simplificado e rápido para realização do *tone decay* supraliminar, inicialmente na frequência de 500 Hz e depois nas de 1.000 e 2.000 Hz. A pesquisa é realizada com um tom contínuo de 100 dB NA por 1 minuto, desde que corresponda a pelo menos 20 dB NS acima do limiar do paciente. Na orelha não testada é apresentado um ruído branco em 90 dB NPS. Caso o paciente deixe de perceber o estímulo antes do término do tempo estipulado, o teste é considerado positivo para alteração retrococlear.[37,42,43]

Avaliação do *rollover* do reconhecimento da fala

Outra forma de identificar alterações retrococleares seria por meio dos testes de reconhecimento de fala, verificando-se a função da *performance* de inteligibilidade em função da intensidade da fala. O fonoaudiólogo utiliza listas de monossílabos em intensidades progressivamente mais fortes. As listas dos monossílabos devem ser apresentadas em intensidades progressivas (em passos de 10-20 dB).[46] Para o português brasileiro existem listas de monossílabos que podem ser utilizadas.[47,48] Em pacientes com lesões retrococleares, conforme ocorre o aumento da intensidade, inicialmente acontece uma melhora nos escores de inteligibilidade. Com a continuidade do aumento da intensidade, paradoxalmente, a inteligibilidade diminui, o que é denominado fenômeno de *rollover*.

Ainda com os resultados desse teste, pode ser calculado o índice do *rollover*. O pior resultado (menor valor obtido no índice percentual de reconhecimento de fala – IPRF mínimo) é subtraído do melhor resultado (máximo valor obtido no índice percentual de reconhecimento de fala) e o valor resultante é dividido pelo IPRF máximo. Um estudo realizado evidenciou que pacientes com perdas auditivas cocleares atingem valores máximos de 0,40. Já os indivíduos com alterações retrococleares apresentam índices mínimos de 0,45,[40] ou seja, pacientes com patologias retrococleares geralmente têm um elevado índice de *rollover*.[41] *(Para maiores informações sobre o assunto, consultar o Capítulo 10, "Avaliação logoaudiométrica na rotina clínica".)*

CONSIDERAÇÕES FINAIS

Os testes auditivos são subjetivos, podendo haver interferência nos resultados por variáveis relacionadas a habilidade de execução, idade, atenção do paciente e tempo da perda auditiva. É importante, para a confirmação desses resultados, a inclusão dos testes supraliminares como parte da rotina clínica. Igualmente importante é estabelecer as características do zumbido, o que oferece ao examinador, sobretudo, informações valiosas para a definição do tratamento a ser seguido.

REFERÊNCIAS BIBLIOGRÁFICAS

1. Tyler RS, Noble W, Coelho C, Haskell G, Bardia A. Tinnitus and hyperacusis. In: Katz J, Medwetsky L, Burkard R, Hood L. Handbook of clinical audiology. Baltimore: Lippincott Williams & Wilkins; 2009. p.726-42.
2. Noreña AJ, Lacher-Fougère S, Fraysse MJ, Bizaguet E, Grevin P, Thai-Van H, et. al. A contribution to the debate on tinnitus definition. Prog Brain Res. 2021;262:469-85.
3. Jastreboff PJ. Phantom auditory perception (tinnitus): mechanisms of generation and perception. Neuros Res. 1990;8:221-54.
4. Onishi ET, Coelho CC, Oiticica J, Figueiredo RR, Guimarães RC, Sanchez TG, et al. Tinnitus and sound intolerance: evidence and experience of a Brazilian group. Braz J Otorhinolaryngol. 2018;84:135-49.
5. Laureano MR, Onish ET, Bressan RA, Castiglioni ML, Batista IR, Reis MA, et al. Memory networks in tinnitus: a functional brain image study. PLoS One. 2014;9(2):e87839.
6. American Academy of Audiology. Audiologic guidelines for the diagnosis and management of tinnitus patient. Audiology Today. 2001;13(2):23-4.
7. American Speech-Language-Hearing Association. Tinnitus and hyperacusis. Disponível em: https://www.asha.org/practice-portal/clinical-topics/tinnitus-and-hyperacusis/#collapse_5. Acesso em: 16 nov. 2021.
8. Tunkel DE, Bauer CA, Sun GH, Rosenfeld RM, Chandrasekhar SS, Cunnigham ER, et al. Clinical practice guidelines: tinnitus. Otolaryngol Head Neck Surg. 2014(2S):S1-S40.
9. Cima RFF, Mazurek B, Haider H, Kikidis D, Lapira A, Noreña A, et al. A multidisciplinary European guideline for tinnitus: diagnostics, assessment, and treatment. HNO. 2019;67(Suppl 1):S10-S42.
10. Xiong B, Liu Z, Liu Q, Peng Y, Wu H, Lin Y, et al. Missed hearing loss intinnitus patient with normal audiograms. Hear Res. 2019;384:107826.
11. Abu-Eta R, Gavriel H, Pitaro J. Extend high frequency audiometry for revealing sudden sensory neural hearing loss in acute tinnitus patients. Int Arch Otorhinolaringol. 2021;25(3):e-413-e415.
12. Oppitz SJ, Silva LCL, Garcia MV, Silveira AF. Limiares de audibilidade de altas frequências em indivíduos adultos normo-ouvintes. CODAS. 2018;30(4):e201770165.
13. Valiente AR, Trinindad A, Berrocal JRG, Górriz C, Camacho RR. Extended high-frequency (9-20kHz) audiometry reference thresholds in 645 healthy subjects. In J Audiol. 2014;53(8):531-45.
14. Figuerêdo RBS, Corona AP. Influência do zumbido nos limiares auditivos de altas frequências. Rev Soc Bras Fonoaudiol. 2007;12(1):29-33.
15. Jastreboff PJ, Jastreboff MM. Tinnitus retraining theray (TRT) as a method for treatment of tinnitus and hyperacusis patients. J Am Acad Audiol. 2000;11(3):162-77.
16. Tyler RS, Gehringer AK, Noble W, Dunn CC, Witt SA, Bardia A. Tinnitus activities treatment. In: RS Tyler (ed.). Tinnitus treatment: clinical protocols. New York: Thieme; 2006. p.116-32.
17. Suzuki FAB, Suzuki FA, Yonamine FK, Onishi ET, Penido NO. Effectiveness of sound therapy in patients with tinnitus resistant to previous treatments: importance of adjustments. Braz J Otorhinolaryngol. 2016;82:297-303.
18. Suzuki FAB, Suzuki FA, Onishi ET, Penido NO. Psychoacoustic classification of persistent tinnitus. Braz J Otorhinolaryngol. 2018;84:583-90.
19. Fournier P, Cuvillier AF, Gallego S, Paolino F, Paolino M, Quemar A, et al. A new method for assessing masking and residual inhibition of tinnitus. Trends Hear. 2018;22:1-19.
20. Guijo LM, Fonseca ARS, Horiuti MB, Vasconcelos LGE, Cardoso ACV, Oiticica J. Recording of tinnitus psychoacoustic measurements: an integrative literature review. Rev CEFAC. 2019;21(5):e15218.
21. Neves CZ, Rosito LP, Santos JPNA, Teixeira AR. Autopercepção do zumbido: estudo pré e pós-adaptação de próteses auditivas. Audiol Commun Res. 2020;25:e2325.
22. Figueiredo RR, Azevedo AA, Oliveira PM. Análise da correlação entre a escala visual-analógica e o Tinnitus Handicap Inventory na avaliação de pacientes com zumbido. Rev Bras Otorrinolaringol. 2009;75(1):76-9.
23. Newmann CW, Jacobson GP, Spitzer JB. Development of the Tinnitus Handicap Inventory. Arch Otolaryngol Head Neck Surg. 1996;122(2):143-8.
24. Ferreira PEA, Cunha F, Onishi ET, Branco-Barreiro FCA, Ganança FF. Tinnitus Handicap Inventory: adaptação cultural para o português brasileiro. Pró-Fono Rev Atual Cient. 2005;17(3):303-10.

25. Rosa MRD, Doi MY, Branco-Barreiro FCA, Simonetti P, Oiticica J, Marchiori LLM. Translation, cultural adaptation and validation to Brazilian portuguese of the Tinnitus Functional Index Questionnaire. Int Arch Otorrinolaringol. 2021. Doi:10.1055/s-0041-1730347.
26. Scheffer AR, Ferreira MC, Mondelli MFCG. Aplicabilidade do Tinnitus and Hearing Survey na diferenciação de queixas auditivas. CODAS. 2021;33(3):e20200016.
27. Hawker GA, Mian S, Kendzerska T, French M. Measures of Adult Pain: Visual Analog Scale for Pain (VAS Pain). 2011.
28. McCombe A, Baguley D, Coles R, McKenna L, McKinney C, Windle-Taylor P. Guidelines for the grading of tinnitus severity: the results of a working group commissioned by the British Association of Otolaryngologists, Head and Neck Surgeons, 1999. Clin Otolaryngol. 2001;26:388-93.
29. Baguley DM, Anderson GA. Hyperacusis: mechanisms, diagnosis, and therapies. San Diego: Plural Publishing; 2007.
30. Jastreboff PJ, Jastreboff MM. Decreased sound tolerance: hyperacusis, misophonia, diplacousis, and polyacousis. Handb Clin Neurol. 2015;129:375-87.
31. Branco-Barreiro FCA. Avaliação audiológica básica e Psicoacústica do zumbido. In: Samelli AG (org). Zumbido: avaliação, diagnóstico e reabilitação. São Paulo: Editor Lovise; 2004. p. 55-60.
32. Knobel ABK, Sanchez TG. Hipersensibilidade auditiva. In: Samelli AG (org.). Zumbido: avaliação, diagnóstico e reabilitação. São Paulo: Editor Lovise; 2004. p.45-54.
33. Goldstein B, Shulman A. Tinnitus, hyperacusis and loudness discomfort level test: a preliminary report. Int Tinnitus J. 1996;2(1):83-9.
34. Oeken J. Topodiagnostic assessment of occupational noise-induced hearing loss using distortion-product otoacoustic emissions compared to the short increment sensitivity index test. Eur Arch Otorhinolaryngol. 1999;256:115-21.
35. Northern JL, Gabbard SA. Reflexo acústico. In: Katz J. Tratado de audiologia clínica. São Paulo: Manole; 1999. p.298-314.
36. Carver WF. The reability and precision of a modification of the ABLB test. Ann Otol Rhinol Laryngol. 1970;79(2):398-411.
37. Russo ICP, Valente CH, Lopes LQ, Brasil LA. Testes para diagnóstico diferencial: distúrbios cocleares versus distúrbios retrococleares. In: Momensohn-Santos TT, Russo ICP (orgs.). A prática da audiologia clínica. 8.ed. São Paulo: Cortez Editora; 2011. p.155-82.
38. Brunt MA. Testes para avaliar a função coclear. In: Katz J. Tratado de audiologia clínica. São Paulo: Manole; 1999. p.163-73.
39. Martin FN. O teste SISI. In: Katz J. Tratado de audiologia clínica. Traduzido do original, *Handbook of clinical audiology*, 3.ed. São Paulo: Manole; 1989. p.292-304
40. Wasmann JWA, van Eijl RHM, Versnel H, van Zanten GA. Assessing auditory nerve condiction by tone decay in deaf subjects with a cochlear implant. In J Audiol. 2018;27(11):864-71.
41. Thomsen J, Terkildsen K. Audiological findings in 125 cases of acoustic neuromas. Acta Otolaryngol. 1975;80(5-6):353-61.
42. Green DS, Huerta L. Testes para avaliar a função retrococlear. In: Katz J. Tratado de audiologia clínica. São Paulo: Manole; 1999. p.174-8.
43. Green DS. Tone decay. In: Katz J. Tratado de audiologia clínica. Traduzido do original, Handbook of clinical audiology, 3.ed. São Paulo: Manole; 1989. p.305-19.
44. Gjévenes K, Söhoel T. The tone decay test. Acta Otolaryngol. 1969;68:33-42.
45. Gelfand SA. The acoustic reflex. In: Katz J, Medwetsky L, Burkard R, Hood L. Handbook of clinical audiology. Baltimore: Lippincott Williams & Wilkins; 2009. p.726-42.
46. Jerger J, Jerger S. Diagnostic significance of PB word functions. Arch Otolaryngol. 1971;93:573-80.
47. Russo ICP, Lopes LQ, Brunetto-Borgianni LM, Brasil LA. Logoaudiometria. In: Momensohn-Santos TM, Russo ICP. Prática da audiologia clínica. 8.ed. São Paulo: Cortez Editora; 2005. p.135-54.
48. Albernaz PLM. Logoaudiometria. In: Pereira LD, Schochat E. Processamento auditivo central: manual de avaliação. São Paulo: Editora Lovise; 1997. p.37-42.

10

AVALIAÇÃO LOGOAUDIOMÉTRICA NA ROTINA CLÍNICA

Lilian C. B. Jacob
Maristela Julio Costa

INTRODUÇÃO: CONCEITO E BREVE HISTÓRICO

Os estímulos de fala são considerados os sons mais importantes recebidos e transmitidos pela nossa orelha aos centros auditivos corticais, pois é por meio deles que ocorre o desenvolvimento da linguagem oral e se estabelece nossa comunicação, usando a mensagem falada. Por ser uma das formas mais amplas de comunicação, exercem papel fundamental em todas as etapas da nossa vida. Considerando isso, a utilização de estímulos de fala na avaliação audiológica convencional é um consenso na literatura internacional e nacional, e se tem referência de sua importância há mais de um século.[1]

A avaliação com estímulos de fala, também chamada de audiometria de fala, audiometria vocal ou logoaudiometria, foi definida como "a técnica na qual amostras de fala padronizadas, de uma determinada língua, são apresentadas por meio de um sistema calibrado, para medir algum aspecto da habilidade auditiva".[2]

Em 1955, Silverman e Hirsh já salientavam que a audibilidade para tons puros não fornece informações suficientes que permitam estimar de forma válida a audição, quando o objetivo é determinar as dificuldades comunicativas em situações sociais.[3]

Assim sendo, diferentes materiais e procedimentos vêm sendo desenvolvidos e utilizados, pois inúmeras informações sobre o sistema auditivo podem ser obtidas com a utilização de testes com estímulos de fala. Dessa forma, os objetivos do avaliador devem estar bem definidos previamente, assim como os cuidados durante a aplicação de tais testes, para que as medidas obtidas sejam confiáveis e adequadas para investigar de forma bem específica a queixa do paciente, mas sem deixar de considerar diferentes aspectos envolvidos no universo de cada indivíduo.

EQUIPAMENTOS, AMBIENTE ACÚSTICO E CALIBRAÇÃO

A logoaudiometria é realizada por meio de um audiômetro, o mesmo utilizado para pesquisa dos limiares para tons puros, mas que deve possuir fontes de sinal e de ruído para a realização das medidas com estímulos de fala (tanto na ausência como na presença de ruído competitivo), entrada para sinais de áudio externos que permita a realização dos testes usando microfone para realização de teste a viva voz, assim como estímulos gravados em *compact disc* (CD), ou via computador (que é uma realidade cada vez mais frequente), além de um sistema de resposta do paciente, com microfone de retorno para os fones do examinador.

Existem inúmeros modelos de audiômetros disponíveis comercialmente, mesmo dentro de uma mesma marca, que são classificados de acordo com as funcionalidades disponíveis em cada equipamento,[4] para realizar os diversos testes aplicados na avaliação audiológica. Assim sendo, na fase de aquisição do audiômetro, é importante ter claro quais os testes que serão aplicados em determinado serviço, pois, se a ideia do profissional for realizar apenas uma avaliação audiológica básica, não compensa investir em um equipamento completo, cujo custo é mais elevado. Porém, caso se deseje uma atuação mais abrangente no que se refere a testes de fala, incluindo testes de processamento auditivo, a escolha de um equipamento com mais recursos disponíveis é a mais indicada. É importante considerar que, com o avanço da tecnologia, existem muitas opções de equipamentos computadorizados, e, assim, por meio de *softwares*, podem ser inseridas e habilitadas novas funções, sem precisar trocar de equipamento, permitindo ampliar gradualmente a área de atuação do profissional. Portanto, sugere-se muita atenção e pesquisa antes da aquisição dos equipamentos audiológicos.

Também é importante se certificar de que os equipamentos a serem utilizados são registrados no Ministério da Saúde,[5] o que pode ser pesquisado no *site* da Agência Nacional de Vigilância Sanitária - Anvisa (disponível em: https://consultas.anvisa.gov.br/#/saude/q/?nomeProduto= audiômetro), assim como seguir as recomendações do Conselho Federal de Audiologia (CFFA - Resoluções n. 553, 554 e 594),[6-8] de acordo com a Norma ISO 8253-3:2012,[9] que trata da calibração dos equipamentos, da periodicidade e dos requisitos técnicos para isso, assim como da cabine e do ambiente acústico onde serão realizados os testes.

O examinador deve estar atento aos níveis de ruído em torno desse ambiente e dentro da cabine, onde o paciente estiver posicionado, durante a realização do exame. Em hipótese alguma a avaliação com estímulos de fala deve ser realizada se houver outras pessoas conversando ao mesmo tempo na sala de exame, mesmo quando os estímulos forem apresentados de forma gravada; mais cuidado ainda se deve ter quando forem apresentados a viva voz.

Considerando a relevância dos resultados com testes de fala e as inúmeras variáveis envolvidas, para um diagnóstico e um prognóstico precisos, a calibração deve ser realizada considerando todas as vias pelas quais o estímulo sonoro poderá ser transmitido. Essas vias podem ser por condução aérea, por meio de fones supra-aurais e circum-aurais, que é a maneira mais usual de aplicação dos testes, mas também por fones de inserção, quando o equipamento oferecer essa opção, ou por meio de caixas acústicas, para medidas em campo sonoro, o que pode ser necessário em casos especiais, principalmente para auxiliar na avaliação de crianças; ou ainda por condução óssea, usando como transdutor o vibrador ósseo. As medidas com estímulos de fala por condução óssea raramente são realizadas,[10,11] mas podem estar disponíveis e ser utilizadas nos casos de pré e pós-operatório de otosclerose ou na avaliação de crianças quando não for possível a realização de outra forma.

É importante salientar que o examinador deve procurar acompanhar e se inteirar do processo de calibração ou ajuste, e estar atento ao relatório de calibração para saber se o equipamento foi calibrado ou ajustado, pois a calibração se refere ao processo de medição dos valores gerados por determinado equipamento, com determinado estímulo, em condições e momentos específicos. É como uma "fotografia" das características acústicas do equipamento, o que não garante que as medidas obtidas na análise técnica estejam de acordo com a norma. Ela aponta a necessidade ou não de ajuste, e, quando houver, o técnico poderá fazer os ajustes necessários; só assim o equipamento estará em condições ideais de utilização.[5] *(Para maiores informações sobre o assunto, consultar o Capítulo 5, "Metrologia e padrões de medição em audiologia".)*

APLICAÇÃO DOS TESTES

Considerando que os estímulos de fala são sinais complexos e dinâmicos, são necessários também alguns cuidados para garantir a precisão e a reprodutibilidade das medidas. Tem-se referência[12] de que, em uma conversação normal, com um nível de fala médio de 65 dB NPS, a amplitude dos níveis de apresentação dos estímulos de fala pode ser de aproximadamente 30 dB NPS, com os picos negativos e positivos podendo oscilar entre 12 dB acima e 18 dB abaixo da média, o que corresponde a uma faixa de 47-77 dB NPS.

Considerando essa variação inerente aos estímulos de fala, para calibração do equipamento, ao realizar as medidas com tais estímulos, é utilizado um tom puro de 1.000 Hz, que geralmente é gravado em um nível equivalente aos picos de maior amplitude e mais frequentes do sinal de fala a ser apresentado,[13] com duração de no mínimo 60 segundos,[9] devendo estar disponível na primeira faixa do CD ou do meio digital utilizado, no mesmo canal da fala, para auxiliar a controlar e a garantir a reprodutibilidade das medidas.[4]

Por sua vez, os audiômetros dispõem de um medidor de unidades de volume ou *VU meter* (*volume unit meter*), que permitirá o monitoramento dos níveis de apresentação da fala quando as medidas forem realizadas a viva voz, ou o ajuste do tom puro de calibração no nível 0 dB NA, permitindo assim determinar e manter fixos os níveis de apresentação dos estímulos de fala, quando estes forem apresentados de forma gravada. Isso garante a obtenção das medidas sempre nas mesmas condições de teste.

Lembre-se!

É fundamental ajustar o *VU meter* do audiômetro, sempre antes de realizar qualquer teste logoaudiométrico.

Considerando os avanços da tecnologia, uma questão importante está relacionada com as diferentes formas de apresentação dos testes de fala. Conforme já citado, existem diferentes possibilidades de apresentação dos estímulos de fala: viva voz, usando um microfone (apesar de bastante utilizado, não recomendado); por meio de material gravado em CD, que é apresentado usando um *CD player* (quase em desuso) acoplado ao audiômetro; por meio de um computador ou *pen-drive* acoplado ao audiômetro, no qual o material de fala é gravado; ou, ainda, por meio de uma plataforma que dá acesso aos testes usando a internet, assim como inseridos no *software* de audiômetros computadorizados, uma realidade bastante recente, mas cuja utilização vem crescendo.

Neste último caso, é importante que, no momento da calibração, seja estabelecido o volume do computador, e então ajustado o *VU meter* do audiômetro, usando esse valor fixo como base e tomando o cuidado de usar uma medida intermediária, para não gerar distorção dependendo do nível de estímulo a ser usado em determinado teste. Sempre que for realizar as medidas, certificar-se de que não houve mudanças no volume do computador, principalmente se o equipamento for utilizado por pessoas diferentes. Por sua vez, quando se usar o material de teste inserido no equipamento, este pode ser ajustado via *set up* e criado um protocolo com cada material a ser usado. Assim, sempre que selecionado, vai reproduzir as mesmas condições de teste preestabelecidas.

Dessa forma, ao usar diferentes mídias, deve-se ter o cuidado de realizar a calibração e/ou ajustes de acordo com cada meio de apresentação. Além disso, é importante salientar que, sempre que um material de teste for copiado de uma mídia para outra, ou se for mudado o formato de gravação dos testes, ocorrerão mudanças nas características do sinal e, portanto, poderá haver diferenças na calibração e/ou nos resultados obtidos.

Com relação ao formato de gravação dos testes, é importante estar ciente de que todo o material gravado sofre alguma modificação do sinal, que pode estar relacionado à qualidade, assim como ao volume de gravação, dependendo do formato utilizado. Por exemplo, quanto aos formatos MP3 (denominação criada pelo *Moving Picture Experts Group* – MPEG) e WAV (*waveform audio file*), que estão entre os mais utilizados para gravação dos arquivos de áudio, também usados na audiologia, existem algumas diferenças em suas características.

No caso do MP3, trata-se de um formato que gera compressão do sinal de áudio digitalmente, eliminando o que o ouvido humano é incapaz de ouvir. Torna-se, assim, o arquivo muito menor que o formato sem compressão, buscando minimizar a perda de qualidade dos arquivos de áudio. Pode ser reproduzido no computador ou em dispositivo próprio, e é compatível com quase todos os dispositivos digitais do mundo com reprodução de áudio, sendo considerado um arquivo universal.

Por sua vez, no formato WAV, nenhuma informação gravada é resumida ou removida para diminuir o tamanho do arquivo, sendo considerado de alta fidelidade e sem compressão, e os arquivos podem ser abertos em diferentes sistemas operacionais.[14] Assim sendo, ao gravar o material de fala com diferentes formatos, deve-se estar ciente de que o estímulo sofrerá algumas alterações das características acústicas, o que poderá produzir resultados diferentes ao aplicar o teste.

Na maioria das situações, os testes de fala são realizados por meio de fones auriculares ou de inserção, porém algumas vezes se torna necessária a avaliação em campo sonoro, nos casos em que não for possível a colocação de fones, mas é importante salientar que as medidas obtidas no fone são expressas em dB NA e as obtidas em campo sonoro, em dB NPS na escala A, que, quando adequadamente calibradas, devem ser equivalentes.[13] Ainda deve ser considerado que as medidas em campo sonoro são sujeitas às variáveis relacionadas à distância do alto-falante e ao ângulo de incidência. Diferentes distâncias e ângulos podem ser usados, porém serão obtidos resultados diferentes, assim o examinador deve estabelecer e manter sempre a mesma condição de teste, a fim de garantir a repetibilidade das medidas.

Geralmente se usa a distância de 1 m a 0°/0° azimute, que é quando o paciente está sentado e posicionado de frente para o alto-falante, a 0° nos planos horizontal e vertical, usando como referência a posição das orelhas do paciente. Também se deve considerar os casos de perdas assimétricas; quando for o caso de avaliar as orelhas separadamente em campo sonoro, será necessário vedar a melhor orelha, o que pode ser feito com a colocação de fones ou massa de pré-moldagem, o que somente será efetivo nos casos de assimetria leve. Nas assimetrias mais acentuadas, deve ser usado mascaramento, pois só assim se poderá evitar que a melhor orelha influencie no desempenho da pior, uma vez que os estímulos de fala apresentam muita variabilidade, conforme já citado.

Dica da prática clínica

Sugere-se que, após a realização da calibração do equipamento pelo técnico especializado e antes de avaliar um paciente, o fonoaudiólogo aplique o material de fala a ser apresentado em uma pequena amostra de indivíduos com audição normal, para se certificar de que as condições preestabelecidas tecnicamente estão compatíveis com as medidas esperadas com base nos limiares audiométricos.

POSICIONAMENTO DO PACIENTE, INSTRUÇÃO E ESTRATÉGIA DE RESPOSTA

Inicialmente, deve-se fazer uma entrevista, meatoscopia e pesquisa dos limiares tonais, para então iniciar a obtenção das medidas logoaudiométricas. *(Para maiores informações sobre o assunto, consultar o Capítulo 8, "Audiometria tonal liminar e de altas frequências".)*

O paciente deverá estar posicionado sentado dentro da cabine, geralmente de frente para o examinador, quando for avaliado com fones. Tomar cuidado, quando os testes forem realizados a viva voz, para que não ocorra leitura orofacial, o que pode ser evitado usando algum anteparo que impeça a visualização da boca do examinador durante a realização do teste, e lembrar de manter o microfone desligado imediatamente após o término da aplicação do material de teste, evitando assim que o paciente escute o que for falado pelo examinador antes ou após a realização das medidas. Para a colocação dos fones, o examinador deve se posicionar em frente ao paciente, solicitando que este mantenha a cabeça elevada, olhando para o examinador, para garantir a colocação adequada dos fones, evitando o desconforto ou o colabamento do meato acústico externo.

As instruções sobre a estratégia de teste devem ser apresentadas usando linguagem apropriada a cada paciente, antes de iniciar os procedimentos. Devem incluir informações sobre o tipo de estímulo que será apresentado, a estratégia de resposta, o lado da orelha a ser testado primeiro (que, em casos de perda assimétrica, deve ser a que apresentar melhores limiares tonais), solicitar que responda sempre que ouvir uma palavra, mesmo que o nível de apresentação seja fraco, e imediatamente após ter ouvido o estímulo, mesmo que não tenha certeza se o item do teste foi ouvido adequadamente. Após as instruções, certificar-se de que o paciente entendeu adequadamente a estratégia do teste ou se é necessário reforçar as instruções. Pode ser ainda solicitado ao paciente que evite movimentos desnecessários que possam gerar ruído ou causar distração, deixar o celular fora da cabine ou *offline* e salientar que a qualquer momento o teste pode ser interrompido caso sinta qualquer desconforto ou tenha alguma dúvida.[4]

Dica da prática clínica

Antes de iniciar qualquer medida audiométrica em cabine com sistema de fechamento externo, certificar-se de que o paciente não apresenta dificuldade em ambientes fechados. Nesses casos, deve ser usada uma estratégia que tranquilize o paciente, que pode ser deixar a porta encostada, ou, quando o fechamento for por pressão, mostrar que ele mesmo pode abrir a porta a qualquer momento. Em hipótese alguma sair da sala e deixar o paciente fechado na cabine.

Geralmente o paciente é solicitado a repetir a palavra ou frase ouvida, que pode ser aplicada diretamente ou então precedida com uma frase introdutória, podendo ser: "Repita a palavra/frase". Tem-se referência de que o uso da frase introdutória melhora o reconhecimento da fala, pois reforça a atenção e deixa o teste mais lento, facilitando-o para crianças e idosos, porém é importante que a frase seja bastante previsível ou invariável.[15] Por outro lado, torna o exame mais demorado, podendo, assim, diminuir a atenção do indivíduo avaliado, principalmente no caso de avaliação de adultos. Dessa forma, acredita-se que a melhor estratégia deve ser analisada de acordo com o perfil do paciente.

Na maioria das vezes, o material de fala é apresentado em "conjunto aberto", quando o indivíduo avaliado não tem conhecimento das palavras ou frases que serão apresentadas, realizando assim a tarefa de reconhecimento da palavra ouvida. Nos casos de crianças ou quando o paciente tiver alguma dificuldade que impeça a reprodução correta das palavras, pode ser solicitada como resposta a apresentação das palavras por escrito, ou em "conjunto fechado", quando ele deve apontar a palavra ouvida em uma lista apresentada também de forma escrita, ou por figuras. Essa estratégia de resposta é chamada de identificação e não de reconhecimento, e pode ser útil também caso o examinador não seja capaz de compreender adequadamente a resposta, por apresentar alguma dificuldade com o domínio do idioma ou por ter dificuldades de audição. Sempre que forem utilizadas figuras, o examinador deve verificar previamente como o paciente identifica ou nomeia as figuras que serão apresentadas.[4,15]

Vale lembrar que, nos casos nos quais as medidas forem obtidas em conjunto fechado, há uma tendência de melhor desempenho, pois o paciente pode deduzir a resposta mesmo que não tenha ouvido completamente a palavra. Por outro lado, isso exige habilidades cognitivas, vocabulário, letramento ou interpretação de figuras e associação com o estímulo ouvido. Porém, muitas vezes nem mesmo esse tipo de estratégia é possível, quando são constatados sérios comprometimentos de linguagem, cognitivos ou motores, restando apenas a pesquisa dos limiares de detecção de fala.[15]

MATERIAIS DE TESTE

Para a escolha dos instrumentos de medidas adequados a cada indivíduo em particular, além dos resultados da audiometria tonal liminar (ATL), deve-se ter atenção especial para as informações obtidas na anamnese, pois elas são um importante instrumento para ajudar a nortear o profissional na tarefa de investigar as dificuldades referidas pelo paciente. Na avaliação logoaudiométrica básica podem ser obtidas diversas medidas, e para isso são necessários materiais com diferentes características, de acordo com o que se pretende avaliar, o que será apresentado mais adiante no texto.

Os estímulos utilizados em tais testes são organizados em listas, que podem ser compostas por sílabas ou palavras sem sentido, monossílabos, dissílabos, trissílabos, polissílabos ou frases, que devem ser desenvolvidos para cada língua e/ou país.

É recomendado que as listas sejam foneticamente balanceadas, mas, quando não for possível atingir uma situação de equilíbrio fonêmico perfeito, sugere-se que as listas sejam balanceadas com base nas diferentes classes de fonemas, e se aproximar ao máximo da distribuição que acontece na língua. Essa aproximação é mais facilmente obtida em testes com maior número de itens, mas nos testes menores, como os usados para triagem ou para avaliar crianças, é mais limitada. Além disso, todas as listas devem ser perceptualmente equilibradas, ou seja, o desempenho no reconhecimento de fala não deve sofrer influência da lista escolhida. Assim sendo, ao escolher os materiais de fala a serem utilizados, é importante que tais aspectos sejam considerados.[4,16-18]

Quando os testes forem adaptados de outras línguas ou países, inclusive de uma mesma língua falada em diferentes países, deve-se buscar equivalência em relação ao original,[15] obedecendo aos critérios fornecidos pelas Diretrizes Internacionais para a Utilização de Testes (International Test Commission),[19] mas considerando as características semânticas, de conteúdo, fonéticas, melódicas, conceituais, culturais e técnicas da língua para a qual serão adaptados.

Dessa forma, em qualquer um dos casos, ao escolher um teste desenvolvido na própria língua ou adaptado para utilização na rotina clínica ou em pesquisa, deve haver o cuidado de verificar se foram obtidas medidas psicométricas que assegurem e orientem a interpretação dos resultados, de acordo com a faixa etária e os diferentes públicos-alvo, além de ser necessário seguir a metodologia proposta, bem como ter a competência para sua aplicação.[19-21]

Na literatura internacional podem ser encontradas inúmeras pesquisas sobre estímulos de fala, e muitas apresentam as etapas de desenvolvimento de tais materiais em diferentes línguas.[15,22-25] No Brasil também são encontrados diferentes testes desenvolvidos ou adaptados para nossa língua, mas poucos apresentam publicações com medidas psicométricas.[26-28] Há evidências da importância de tais testes e da necessidade de tê-los disponíveis, com ênfase em sua utilização de forma gravada, mas poucos se encontram disponíveis em gravações comerciais.

Entre as listas de palavras mais usadas no Brasil estão as de monossílabos de Pen e Mangabeira-Albernaz, desenvolvidas em 1973, que foram geradas a partir de uma lista composta por 25 palavras, incluindo todos os fonemas da língua, repetindo os mais frequentes. Essas 25 palavras foram distribuídas em ordens diferentes, formando assim quatro versões da mesma lista (D1; D2; D3; D4), que foram disponibilizadas em gravação digital em 1997.[26]

Podem ser citadas também as listas de palavras mono, di, tri e possilábicas,[29] sendo que as mais usuais são as listas de vocábulos mono e dissilábicos, contendo 50 vocábulos, desenvolvidas de forma que as palavras fossem usuais em nossa língua, familiares, com grau de dificuldade igual e contendo a maior parte dos fonemas da língua na posição inicial do vocábulo. São comumente divididas em listas de 25 palavras, formando listas diferentes, que foram recentemente disponibilizadas em gravação digital, para serem apresentadas em CD, padronizando sua aplicação.[28] No entanto, não há informações sobre procedimentos ou dados de validação e fidedignidade dessas listas.

Recentemente foi adaptado e validado um material para a realização da curva logoaudiométrica a partir de listas com o menor número de monossílabos analisando as variáveis configuração audiométrica, grau da perda auditiva, idade e sexo. Essa análise resultou em seis listas contendo dez monossílabos em cada uma delas.[30,31] Tal material está em fase de publicação.

Ainda com relação à elaboração de novos materiais, foram desenvolvidas novas listas contendo 25 monossílabos, denominadas L1 e L2, seguindo cuidadosamente os critérios de elaboração de um novo material para pesquisa logoaudiométrica. As listas consideram prioritariamente a familiaridade das palavras, contendo uma amostra representativa da língua e procurando distribuir os fonemas entre as listas, da forma mais uniforme possível, com estudos psicométricos de validação de conteúdo, critério e construto.[32-34]

Foram também desenvolvidas novas listas de dissílabos, denominadas LD-A, LD-B, LD-C, LD-D, LD-E, observando os mesmos critérios das listas de monossílabos citadas anteriormente, também compostas por 25 vocábulos. Têm sido realizadas análises psicométricas de validação de conteúdo e pesquisas de equivalência das listas, algumas já publicadas, outras em andamento.[35,36]

As novas listas de monossílabos e dissílabos mencionadas foram gravadas em formato digital, por um locutor do sexo feminino, de acordo com a norma ISO 8253-3:2012,[9] para que possam ser disponibilizadas em diferentes mídias.

UTILIZAÇÃO DE SENTENÇAS

Apesar de tradicionalmente serem mais utilizadas as listas de sílabas ou palavras isoladas, a aplicação de frases/sentenças vem sendo cada vez mais incentivada e utilizada, uma vez que elas possibilitam uma situação mais realista da comunicação diária, principalmente quando realizadas na presença de ruído.[22,37-39]

Há referências da utilização de sentenças na avaliação logoaudiométrica desde a década de 1930,[1] porém sua aplicação nunca foi amplamente utilizada na prática clínica, em função de uma série de questões relacionadas aos materiais de teste, estratégias e maior tempo despendido para sua aplicação.

Considera-se que as sentenças são mais "fáceis" para o reconhecimento pois carregam mais redundâncias e pistas contextuais, considerando que uma palavra apresentada dentro de uma frase seria mais facilmente reconhecida ou identificada do que quando apresentada isoladamente. Assim, o desempenho esperado com a utilização de sentenças seria melhor do que com palavras.[15] Entretanto, é importante considerar a estratégia de aplicação de cada material, pois alguns testes consideram como resposta apenas uma palavra ou mais palavras alvo, enquanto outros consideram correta toda a sentença, e assim qualquer palavra repetida de forma incorreta ou omitida será considerada como toda a sentença incorreta, o que influencia muito nos resultados, principalmente quando as sentenças forem mais extensas, envolvendo então aspectos cognitivos como atenção e memória, além do conhecimento do léxico e da familiaridade com as palavras.

Ainda se deve considerar o fato de ser difícil determinar quando a resposta do indivíduo reflete a percepção total da sentença ou a capacidade de fechamento auditivo com base somente em palavras-chaves. Apesar disso, o uso de sentenças é muito útil, especialmente nos casos nos quais o reconhecimento de fala estiver bastante degradado, uma vez que o aumento das pistas vai oferecer ao indivíduo mais informações. Com isso, a avaliação da habilidade para reconhecer a fala em uma situação de comunicação será mais bem investigada, o que é bastante comum em indivíduos com perdas auditivas mais acentuadas.

TESTES DE FALA NO RUÍDO

Conforme apresentado ao longo do texto, é indiscutível a contribuição dos testes de fala na avaliação audiológica, e na maioria das vezes eles são realizados sem ruído competitivo, o que é adequado para avaliar indivíduos sem queixas específicas relacionadas à percepção de fala em situações desfavoráveis de escuta ou nos casos em que não for constatada alteração dos limiares tonais. Porém, quando houver um dos fatores citados associado ao caso, as medidas sem ruído competitivo não permitem dimensionar as reais condições comunicativas do indivíduo em situações acústicas mais desafiadoras. Encontra-se referência na literatura ao fato de que comumente pode ser observada uma fraca correlação entre os limiares tonais e o reconhecimento de fala no ruído.[40]

Dessa forma, cada vez mais vem sendo reforçada a avaliação com estímulos de fala, também na presença de ruído competitivo, uma vez que, na maioria das situações sociais, o indivíduo depara-se com situações de comunicação na presença de ruído.[41]

Para essa avaliação, podem ser utilizadas listas de palavras ou sentenças e diferentes tipos de ruídos, e existem referências de inúmeros materiais na literatura internacional, assim como na nacional. Porém, apesar da evidência de sua importância, não é uma medida utilizada rotineiramente como parte da bateria audiológica básica, e em nosso país não existe um protocolo preestabelecido, que pode ser de certa forma justificado pelas inúmeras variáveis envolvidas, tais como a escolha do material a ser utilizado: listas de palavras ou frases, tipo de ruído, estratégia de aplicação, formas de apresentação, que pode ser em fones ou em campo sonoro, ipsilateral, contralateral, além das questões envolvendo as diferentes características regionais do nosso idioma.

A utilização de tais testes é mais comumente referida como parte da bateria da avaliação do processamento auditivo, realizada por meio de fones auriculares, ou em candidatos ou usuários de dispositivos eletrônicos de amplificação sonora, nesse caso aplicada na maioria das vezes em campo sonoro. Contudo, acredita-se que, mesmo quando não há indicação de tais dispositivos, a avaliação logoaudiométrica na presença de ruído, com fones, logo após a avaliação audiológica básica, permite acessar informações preciosas que irão contribuir grandemente para o diagnóstico e a conduta.

A partir dos resultados com os testes de fala na presença de ruído, podem ser sugeridos outros testes que avaliem outras habilidades auditivas envolvidas na tarefa de escuta em situações desfavoráveis, e assim propor estratégias terapêuticas que estimulem as habilidades alteradas ou oferecer ferramentas de como lidar com situações sociais ou familiares, melhorando a comunicação nessas situações. *(Para maiores informações sobre o assunto, consultar os Capítulos 20, "Avaliação do processamento auditivo central: testes comportamentais", e 43, "Avaliação da percepção da fala em indivíduos com deficiência auditiva".)*

MATERIAIS DE FALA NO RUÍDO

Sabe-se da importância da realização das medidas logoaudiométricas usando material gravado, o que é ainda mais relevante na avaliação na presença do ruído, uma vez que são dois sinais com características bastante diversas, o que aumenta ainda mais as variáveis envolvidas, porém tais materiais são escassos na realidade do nosso país.

Entre os materiais disponíveis comercialmente em formato digital, podem ser citadas as listas de 25 palavras monossilábicas,[26] que podem ser apresentadas usando diferentes tipos de ruído, assim como relações sinal/ruído, dependendo do objetivo do examinador.[42]

Também pode ser citado um material composto por listas de sentenças em português brasileiro (LSP- BR),[43] formado por 1 lista de 25 sentenças e mais 7 listas de 10 sentenças, balanceadas foneticamente, e um ruído com espectro de fala,[44] que foi desenvolvido especificamente para compor o material, usando como base as sentenças do próprio teste. Os dois estímulos foram gravados digitalmente e disponibilizados em um CD. Tal teste pode ser aplicado em fones ou em campo sonoro, usando um audiômetro que possibilite diferentes estratégias de aplicação, de acordo com os objetivos do avaliador, sendo que suas características psicométricas foram estabelecidas e se encontram publicadas.[45-51]

Outro material é o *Hearing Noise Test*, que foi traduzido e adaptado do inglês para o português brasileiro (HINT-Brasil),[52] composto por 12 listas de 20 sentenças cada, foneticamente balanceadas, utilizando um ruído desenvolvido pela filtragem do espectro acústico do próprio teste. Foi disponibilizada por meio de um *software*, que possibilita diferentes estratégias de aplicação, estabelecidas previamente, e pode ser aplicado em fones ou em campo sonoro.

Ainda mais recentemente foi desenvolvido e disponibilizado um novo teste de sentenças na língua portuguesa, composto por 10 listas de 20 sentenças cada, e diferentes ruídos, disponibilizadas por meio de um *software*, em uma plataforma denominada *Persona*, disponibilizadas com livre acesso, em fase de publicação.[53]

Também bastante atual, está disponível por meio de um *site* o teste *Phrases in Noise Test* - Brasil (PINT-Brasil),[54] traduzido, adaptado e validado em português brasileiro. O teste é composto por 6 listas de 10 sentenças de ordens simples referentes às partes do corpo (reconhecimento auditivo em conjunto fechado), na versão em português brasileiro, sendo apresentado em campo sonoro. O ruído do PINT-Brasil foi elaborado por meio da gravação de ruídos ambientais de quatro salas de aula de ensino fundamental durante o período de aula, efetivo para avaliar a percepção da fala no ruído de crianças, e pode contribuir para o aprimoramento dos protocolos de indicação de dispositivos eletrônicos de amplificação sonora, bem como o acompanhamento do uso do sistema FM.

POR QUE AVALIAR A PERCEPÇÃO DA FALA?

Rotineiramente, a logoaudiometria é incluída no processo de diagnóstico audiológico com o objetivo de investigar se os limiares de audibilidade estão prejudicando a percepção da fala, além de confirmar os limiares para tons puros obtidos na ATL. Assim, por meio da utilização de sons da fala como estímulos evocadores de resposta, é possível obter informações valiosas com relação ao diagnóstico diferencial, as quais são fundamentais na tomada de decisão para o encaminhamento de avaliações complementares e/ou para o processo de reabilitação auditiva.

Para tanto, é importante a análise dos resultados da logoaudiometria de rotina em conjunto com os obtidos na audiometria tonal liminar. Consequente a essa análise, o avaliador poderá se deparar com uma gama de achados, tais como:

- Audibilidade para tons puros, limiares logoaudiométricos e índice de reconhecimento de fala normais.
- Audibilidade para tons puros normal, limiares logoaudiométricos e índice de reconhecimento de fala alterados.
- Audibilidade para tons puros e limiares logoaudiométricos alterados e índice de reconhecimento de fala normal.
- Audibilidade para tons puros, limiares logoaudiométricos e índice de reconhecimento de fala alterados. Nesses casos ainda se pode observar uma diferenciação entre os achados:

- Limiares logoaudiométricos compatíveis com os limiares para tons puros e índice de reconhecimento de fala esperado para o nível de audibilidade.
- Limiares logoaudiométricos compatíveis com os limiares para tons puros e índice de reconhecimento de fala *não* esperado para o nível de audibilidade.
- Limiares logoaudiométricos *não* compatíveis com os limiares para tons puros e índice de reconhecimento de fala *não* esperado para o nível de audibilidade.

A descrição dessa gama de achados não tem a pretensão de esgotar todas as possibilidades de resultados que podem ser encontrados na avaliação audiológica de rotina, mas busca chamar a atenção para a variabilidade significativa de resultados interindivíduos. Principalmente em função da ampla dispersão de índices de reconhecimento de fala, existe o argumento de que o teste tem valor diagnóstico limitado.[55] Contudo, a logoaudiometria é útil na diferenciação do topodiagnóstico da lesão no sistema auditivo, entre as perdas auditivas condutivas e sensorioneurais[56] e retrococleares.[57,58]

Considerando isso, a aplicabilidade clínica da logoaudiometria de rotina para o diagnóstico diferencial entre os tipos de perdas auditivas será abordada em um dos próximos tópicos.

Você sabia?

As queixas de dificuldades na percepção da fala podem ocorrer independentemente de alteração nos limiares auditivos para tons puros, por exemplo, na sinaptopatia auditiva ou na neuropatia coclear.[59]

Ressalta-se que, para que os resultados da logoaudiometria sejam confiáveis, além dos cuidados e ações já mencionados em tópico anterior, é importante o avaliador compreender o propósito da logoaudiometria realizada na rotina clínica, e os fatores ou aspectos que podem influenciar os resultados. Dentre estes, destacam-se o tipo de material que será utilizado, o nível de apresentação da fala (se em intensidade fixa ou diferentes níveis de apresentação), o formato de apresentação (gravado ou viva voz) e o tipo de resposta que se espera do indivíduo. Ainda, deve-se considerar a idade do indivíduo a ser avaliado, o propósito da avaliação e o tempo disponível para sua realização.

Com relação ao formato de apresentação, o teste realizado a viva voz é comumente utilizado devido a sua flexibilidade, rapidez e facilidade de aplicação; por outro lado, a vantagem de utilizar listas de palavras gravadas é a possibilidade de padronização, assegurando sempre as mesmas condições de avaliação. Ressalta-se que o teste a viva voz não é recomendado, pois diminui drasticamente sua confiabilidade e validade.[55,60]

A RELAÇÃO ENTRE OS LIMIARES AUDITIVOS PARA TONS PUROS E OS RESULTADOS NA LOGOAUDIOMETRIA CONVENCIONAL

A análise dos limiares auditivos para tons puros poderá auxiliar na previsão das dificuldades no reconhecimento de características específicas da fala.[61] A audibilidade do sinal da fala está relacionada ao grau e à configuração da perda auditiva.[62]

O rebaixamento de limiares auditivos é representado no audiograma, e, quando os fonemas são transpostos para o audiograma, sua distribuição ao longo da faixa de frequências e nível de audição assume o formato de uma banana. Dessa forma, a região do agrupamento dos fonemas é conhecida como banana da fala, destacada na cor cinza claro na Figura 1.

Entende-se que um gráfico como o da Figura 1 é informativo, porém incompleto.[63] A representação está restrita ao conteúdo espectral da fala sobreposta no campo auditivo representado no audiograma, e informações referentes a amplitude, duração e frequência fundamental da onda sonora gerada pela emissão dos sons da fala não são contempladas.

A despeito da restrição de informações contidas no gráfico representado na Figura 1, existe uma preocupação quando a perda auditiva ocorre "dentro" da faixa de frequências da banana da fala, ou abaixo dela. Se isso ocorrer,

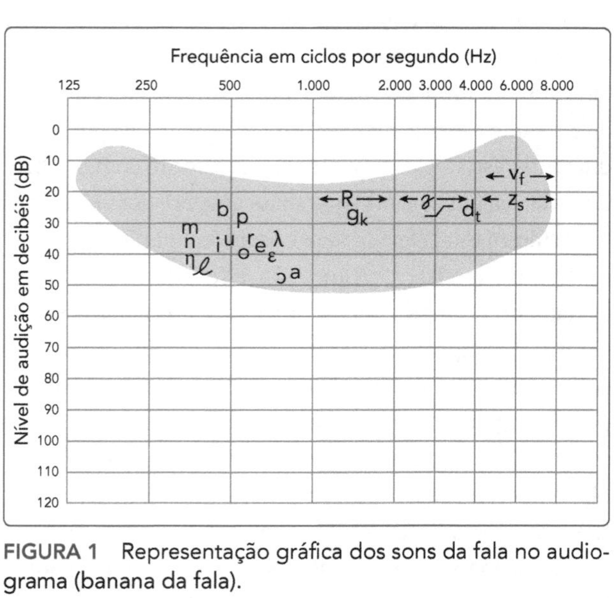

FIGURA 1 Representação gráfica dos sons da fala no audiograma (banana da fala).
Fonte: adaptada de Russo e Behlau, 1993.[64]

não haverá percepção adequada aos sons da fala humana, podendo comprometer o desenvolvimento da linguagem oral em crianças e, nos adultos e idosos, prejudicar a comunicação. Nessa perspectiva, a habilidade de percepção da fala depende do grau da perda auditiva, ou seja, do quanto os limiares auditivos estão alterados (abaixo) em relação à faixa representada na banana da fala, e poderá variar em função da faixa de frequências comprometidas, isto é, se todas as frequências estão afetadas ou se algumas frequências específicas (Figura 2).

De maneira geral, a redução na audibilidade de informações para sons de baixa frequência interfere na percepção de pistas relativas à nasalidade dos fonemas, enquanto para sons de altas frequências interfere na percepção dos fonemas fricativos. Contudo, ressalta-se que a percepção da fala envolve mais do que apenas a audibilidade do sinal, o que incorre em diferentes desempenhos quando a fala é amplificada para indivíduos que apresentam limiares auditivos semelhantes.

Assim, o audiograma representado na Figura 2 poderá representar os limiares de audibilidade para os sons da fala de dois indivíduos, que em situações de comunicação poderão apresentar desempenhos diferentes, apesar de a audibilidade dos fonemas surdos, sonoros e fricativos ser similar. Tal diferença pode estar relacionada à habilidade de detectar mudanças no nível de apresentação do estímulo, intensidade, na frequência e nos aspectos temporais do sinal acústico, que são pistas fundamentais para o reconhecimento da fala.[13]

Dessa forma, na prática clínica, não é incomum encontrar dois indivíduos com o mesmo grau, tipo e configuração de perda auditiva, mas com queixas e desempenhos muito diferentes relativos à percepção da fala. Portanto, é a partir

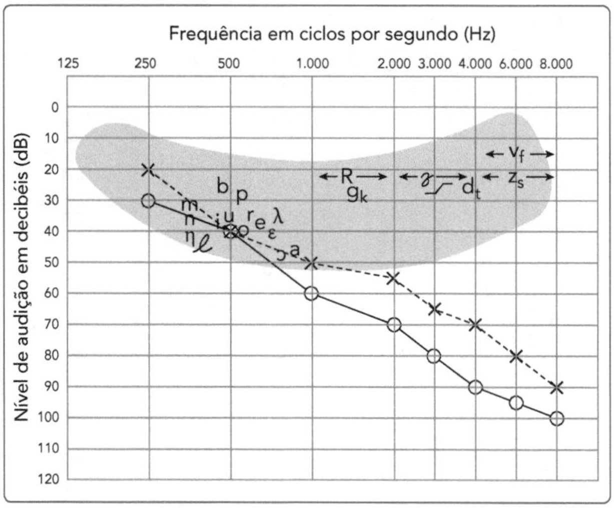

FIGURA 2 Relação entre os limiares auditivos para tons puros e a faixa de frequências da banana da fala.
Fonte: adaptada de Russo e Behlau, 1993.[64]

dos resultados obtidos na avaliação do impacto da perda auditiva na habilidade de percepção da fala que o processo de reabilitação deverá ser estruturado.

Porém, as dificuldades relacionadas à percepção da fala são avaliadas na logoaudiometria de rotina? Para responder a essa pergunta, o avaliador deverá compreender quais são as habilidades avaliadas nos testes aplicados. Assim, na logoaudiometria de rotina, avaliam-se as habilidades de detecção e de reconhecimento da fala, portanto, ela é realizada com os seguintes propósitos: obter os limiares logoaudiométricos e o índice de reconhecimento de fala em níveis supraliminares. A importante habilidade de percepção da fala no ruído ou o desempenho do indivíduo perante diferentes níveis de apresentação da fala não são avaliados, por exemplo.

É comum que indivíduos com perda auditiva de configuração audiométrica descendente ou abrupta apresentem maior dificuldade no reconhecimento da fala, pelo prejuízo mais significativo na audibilidade das frequências altas.[62] Tal dificuldade pode ser explicada, em parte, pelo fato de as consoantes, que são as responsáveis pela maior parte da informação da fala,[65] apresentarem energia espectral nas frequências altas.[66]

Como a logoaudiometria é realizada?

Rotineiramente, a logoaudiometria é realizada após a obtenção dos limiares auditivos por condução aérea. A partir disso, a pesquisa dos limiares logoaudiométricos e do índice de reconhecimento de fala (IRF) poderá ser realizada de duas formas:

1. Pesquisa do limiar de reconhecimento de fala (LRF) ou do limiar de detecção de fala (LDF) quando não for possível a obtenção do LRF, e pesquisa do índice de reconhecimento de fala (IRF), também denominado índice percentual de reconhecimento de fala (IPRF), obtendo-se valores que são anotados no protocolo da avaliação audiológica, ou seja, campo próximo ao audiograma.
2. Curva logoaudiométrica, também denominada curva de inteligibilidade da fala, curva de articulação ou curva de discriminação vocal.[67,68] Os valores são anotados em um gráfico específico, difundido mundialmente (Figura 5).

Dessa forma, cabe ao examinador verificar qual o protocolo mais apropriado considerando fatores como idade do paciente, presença ou não de oralidade, grau e tipo da perda auditiva e a configuração audiométrica.

A seguir serão apresentadas as informações necessárias para a realização de cada um dos testes que compõem a avaliação logoaudiométrica.

PESQUISA DOS LIMIARES LOGOAUDIOMÉTRICOS

Os limiares logoaudiométricos proveem a confirmação dos limiares auditivos para tons puros, obtidos na ATL. A confirmação é possível pois o que se busca nessa etapa de avaliação é 50% de resposta ao estímulo de fala apresentado,[69] mesmo tipo de resposta considerado na determinação dos limiares tonais, ou seja, espera-se também que o estímulo de fala seja detectado ou reconhecido em um nível próximo à intensidade em que os tons puros foram detectados. *(Para maiores informações sobre o assunto, consultar o Capítulo 8, "Audiometria tonal liminar e de altas frequências".)*

São eles:

Limiar de detecção da fala (LDF): como o próprio nome indica, a habilidade auditiva exigida é a de detecção do sinal de fala, ou seja, nessa tarefa é necessário somente que o paciente indique que detectou o sinal. Sua pesquisa está, muitas vezes, relacionada à ausência ou grande dificuldade no reconhecimento da fala, como acontece em perdas auditivas congênitas e/ou com graus mais acentuados (p. ex., grau profundo). Considera-se que o LDF confirmou os limiares auditivos para tons puros quando a resposta foi correspondente ao melhor limiar auditivo obtido por condução aérea nas frequências de 250 ou 500 Hz, uma vez que essa é a região em que há maior disponibilidade de energia acústica para o sinal da fala, o que favorece a detecção do estímulo nessa faixa, ou seja, exatamente a habilidade que está sendo investigada nesse teste. Se a diferença entre o LDF e o limiar auditivo em 250 ou 500 Hz for maior que 10 dB, a validade de cada medida deverá ser questionada.[70] Por outro lado, a American Speech-Language-Hearing Association (ASHA)[69] determinou que o LDF deverá ser consistente com o melhor limiar por condução aérea na região de frequências entre 250-4.000 Hz.

Dica da prática clínica

Em algumas situações em que a confirmação dos limiares auditivos para tons puros está difícil (paciente com respostas inconsistentes), sugere-se que o examinador interrompa a audiometria e realize a pesquisa do LDF. Tal medida poderá auxiliar o avaliador na retomada da audiometria e confirmação dos limiares tonais. A partir do LDF é possível "prever" a melhor resposta para o tom puro, ou seja, se o LDF foi obtido em 40 dB NA, isso significa que, na região de frequências entre 250-500 Hz (o mais comum), ou na região entre 250-4.000 Hz, o limiar para tom puro será 40 dB NA ou próximo a esse valor.

Técnica para realização:

Tipo de estímulo e forma de apresentação: estímulo de fala breve apresentado a viva voz, geralmente com a repetição da sílaba "pa": "pá-pá-pá".

Nível de apresentação: técnica descendente/ascendente/descendente, e o nível de apresentação inicial dependerá do resultado obtido na audiometria tonal liminar, ou das informações colhidas durante a conversação na entrevista inicial, ou seja, o paciente consegue responder às perguntas em nível de intensidade normal de fala? Normalmente o teste é iniciado com um nível de apresentação da fala que represente 30-40 dB NS (nível de sensação) a partir da média tritonal (500, 1.000 e 2.000 Hz), ou do melhor limiar auditivo, caso haja ausência de respostas em algumas das frequências que compõem a média tritonal.

No Quadro 1 pode-se visualizar o procedimento para a pesquisa do LDF. O nível de apresentação da fala irá diminuindo em face da detecção do paciente, até que seja confirmado o limiar, quando o paciente detectar 50% das vezes a presença do estímulo no mesmo nível de apresentação. O nível de apresentação inicial em 80 dB foi escolhido apenas para ilustrar a apresentação da técnica, uma vez que, para a determinação do nível inicial, devem-se considerar fatores como o objetivo de aplicação do teste no momento, o resultado da audiometria tonal liminar, entre outros.

Limiar de reconhecimento de fala (LRF): a habilidade avaliada é a de reconhecimento do material de fala apresentado. O LRF corresponde ao menor nível de apresentação da fala em que o paciente consegue reconhecer 50% dos estímulos apresentados. A aplicabilidade mais impor-

QUADRO 1 Representação da pesquisa do limiar de detecção da fala

Tipo de estímulo	Nível de apresentação dB NA	Resposta
"pá-pá-pá"	Inicial – 80	☑
	70	☑
	60	☑
	50	☒
	50	☒
	50	☒
	55	☒
	55	☑
	55	☑

Neste exemplo, o limiar de detecção da fala foi confirmado em 55 dB.

☑ resposta correta; ☒ resposta incorreta.

tante refere-se à confirmação dos limiares audiométricos que ocorre quando o LRF é encontrado nos valores de 0,5 ou 10 dB acima da média dos limiares para tons puros nas frequências de 500, 1.000 e 2.000 Hz (Figura 3).[71]

Como avaliação de rotina, recomenda-se que o LRF seja pesquisado por meio da apresentação de listas de palavras dissílabas, porém poderão ser utilizadas listas de palavras trissílabas, polissílabas, ordens simples ou figuras no caso de crianças, e sentenças.[15] Ressalta-se que, quanto maior a extensão da palavra (dissílabos, x polissílabos, por exemplo), mais fácil será a confirmação do LRF nos valores coincidentes com a média tritonal. Contudo, é importante considerar que, dessa forma, a possibilidade de observar valores incompatíveis com a média diminui. Essa incompatibilidade poderá representar erro na medida dos limiares tonais obtidos por condução aérea,[41] bem como a presença de alteração retrococlear periférica ou central (Figura 3).[58]

Técnica para realização:

Tipo de estímulo e forma de apresentação: estímulo de fala por meio de lista de palavras dissílabas. Somente se não for possível a realização com dissílabos, as palavras trissílabas, polissílabas, ordens simples, perguntas e sentenças poderão ser utilizadas, porém é necessário observar o laudo da avaliação audiológica. Apesar de rotineiramente a pesquisa do LRF ser realizada a viva voz, sugere-se que seja executada com fala gravada.

Nível de apresentação: técnica descendente/ascendente/descendente, e o teste é iniciado com o nível de apresentação da fala que represente 30-40 dB NS a partir do valor da média tritonal.[69]

Importante esclarecer ao paciente que o nível de apresentação da fala irá diminuir gradativamente, portanto, a dificuldade para reconhecer a palavra poderá ser maior. Tal esclarecimento tranquiliza o paciente quando não conseguir repetir a palavra ouvida ou repetir de forma incorreta.

Na Figura 3 pode-se visualizar o procedimento para a pesquisa do LRF, e diferentes possibilidades de resultados a partir de uma média tritonal em 10 dB NA:

- Quando o LRF é encontrado em 0,5 ou 10 dB NS a partir do valor da média tritonal, confirmando, assim, os limiares auditivos encontrados na ATL.
- Quando o LRF é encontrado em um nível de sensação da fala superior ou inferior ao preconizado para confirmar os resultados da ATL. Nesse caso, a conclusão é a de que o LRF foi incompatível com os limiares tonais.

Você sabia?

Caso os limiares logoaudiométricos não estejam compatíveis com os resultados obtidos na ATL, nova confirmação dos limiares (tons puros e LDF ou LRF) deve ser realizada em uma outra sessão de avaliação, e, mantendo-se os mesmos resultados, pode-se suspeitar de alterações retrococleares periféricas ou centrais, sendo necessária uma avaliação complementar (p. ex., pesquisa das emissões otoacústicas evocadas e/ou avaliação eletrofisiológica).

PESQUISA DO ÍNDICE DE RECONHECIMENTO DE FALA EM NÍVEIS SUPRALIMINARES

Neste teste, a habilidade avaliada é o reconhecimento de fala em níveis supraliminares. O principal objetivo é determinar o melhor desempenho do paciente para o reconhecimento de palavras em condições controladas e padronizadas.

Para determinar o índice máximo de reconhecimento de fala (IR-Max), o teste deverá ser aplicado de forma válida e confiável, a fim de que seus resultados tenham aplicabilidade clínica, tais como:[60]

- Determinar se a *performance* do indivíduo está concordando com os achados na ATL.
- Identificar assimetria na resposta entre orelhas que não foi encontrada na ATL.
- Monitorar a *performance* no teste por meio de avaliações sequenciais.
- Auxiliar na tomada de decisão em relação à indicação do dispositivo eletrônico de amplificação sonora (p. ex., se o indivíduo é portador de perda auditiva simétrica, porém assimetria significativa no IRF, isso poderá definir em qual orelha será adaptado o dispositivo eletrônico de amplificação sonora caso opte pela compra ou pelo uso de apenas um dispositivo).

Rotineiramente, a pesquisa do IRF é realizada a partir de um nível fixo de apresentação da fala, entre 30-40 dB NS,[72] com base na média dos limiares tonais obtidos nas frequências de 500, 1.000 e 2.000 Hz. O procedimento mais difundido e utilizado na rotina clínica é a pesquisa do IRF por meio da apresentação de listas com 25 palavras (monossilábicas e/ou dissilábicas),[15,36] em que cada monossílabo repetido corretamente representa 4% de reconhecimento de fala no escore total. A apresentação de lista com palavras dissílabas tem o objetivo de analisar o reconhecimento da fala com o aumento das pistas semânticas e linguísticas naqueles indivíduos que apresentam dificuldade no reco-

Quando o LRF confirma os limiares audiométricos Média tritonal = 10 dB								
1ª Possibilidade de resultado LRF = 20 dB			2ª Possibilidade de resultado LRF = 10 dB			3ª Possibilidade de resultado LRF = 15 dB		
NA	Dissílabo	Resp	NA	Dissílabo	Resp	NA	Dissílabo	Resp
50 dB	bicho	☑	50 dB	bicho	☑	50 dB	bicho	☑
40 dB	dente	☑	40 dB	dente	☑	40 dB	dente	☑
30 dB	gole	☑	30 dB	gole	☑	30 dB	gole	☑
20 dB	grito	☑	20 dB	grito	☑	20 dB	grito	☑
10 dB	jovem	☒	10 B	jovem	☒	0 dB	jovem	☒
	preto	☒		preto	☒		preto	☒
	nuvem	☑		nuvem	☑		nuvem	☒
	gato	☒		gato	☑		gato	☑
15 dB	zelo	☑	0 dB	zelo	☒	5 dB	zelo	☒
	chuva	☒		chuva	☒		chuva	☒
	quero	☒		quero	☒		quero	☒
	vida	☒		vida	☑		vida	☒
20 dB	negro	☑	5 dB	negro	☒	10 dB	negro	☑
	mole	☒		mole	☒		mole	☒
	mala	☒		mala	☑		mala	☒
	caldo	☑		caldo	☒		caldo	☒
						15 dB	ferro	☑
							salto	☒
							nunca	☑
							malha	☒

Quando o LRF não confirma os limiares audiométricos Média tritonal = 10 dB					
1ª Possibilidade de resultado LRF = 25 dB			2ª Possibilidade de resultado LRF = 0 dB		
NA	Dissílabo	Resp	NA	Dissílabo	Resp
50 dB	bicho	☑	50 dB	bicho	☑
40 dB	dente	☑	40 dB	dente	☑
30 dB	gole	☑	30 dB	gole	☑
20 dB	grito	☒	20 dB	grito	☑
	jovem	☒			
	preto	☑			
	nuvem	☒			
25 dB	gato	☒	10 dB	jovem	☑
	zelo	☒			
	chuva	☑			
	quero	☑			
			0 dB	zelo	☑
			–10 dB	chuva	☒
				quero	☒
				vida	☑
				negro	☒

FIGURA 3 Representação da pesquisa do limiar de recepção da fala e diferentes possibilidades de resultados.
NA: nível de apresentação; RESP: resposta; ☑ correta; ☒ incorreta.

nhecimento de fala com monossílabos,[36,73] ou seja, abaixo de 92% de acerto.

SELEÇÃO DO NÍVEL DE APRESENTAÇÃO APROPRIADO E ABORDAGEM POR MEIO DA CURVA LOGOAUDIOMÉTRICA

Não é incomum na clínica audiológica encontrar indivíduos com perda auditiva sensorioneural bilateral com configuração audiométrica descendente, atingindo 70-100 dB NA nas altas frequências, como exemplificado na Figura 4. Nessa situação, na abordagem média tritonal + 30 dB (70 dB NA) para a pesquisa do IR-Max com intensidade fixa, o sinal de fala nas altas frequências não está audível. Qual a validade de um teste feito nessas condições? É evidente que, com esse nível de apresentação do sinal de fala, o IR-Max do indivíduo poderá não ser obtido.

A abordagem LRF + 30/40 dB surgiu das pesquisas com indivíduos com audição normal, nos quais é possível obter o IR-Max em torno de 30 dB acima do LRF.[60] No entanto, desde 1978[74] refere-se que não é um método adequado para avaliar o reconhecimento de fala em indivíduos com perda sensorioneural.

Por outro lado, nas perdas auditivas condutivas, a pesquisa do índice de reconhecimento de fala a partir de um nível fixo de apresentação da fala não se configura como um método inadequado, ou seja, por meio dele será possível obter o real índice de reconhecimento de fala.

Na Figura 5 é possível visualizar a relação entre o nível de apresentação da fala (70 dB NA) e o nível de sensação da fala do indivíduo (30 dB NS), uma vez que os limiares por condução óssea estão normais.

Assim, com 30 dB NS da fala e uma cóclea íntegra, o índice de reconhecimento de fala desse indivíduo não estará prejudicado, ou seja, será acima de 90%. Paralelamente, a perda auditiva com o mesmo grau, mas sensorioneural, geralmente resultará no reconhecimento de fala reduzido.[56] Nesses casos, o examinador deverá considerar que 30 dB NS pode não ter sido adequado para obter o IR-Max do indivíduo avaliado.

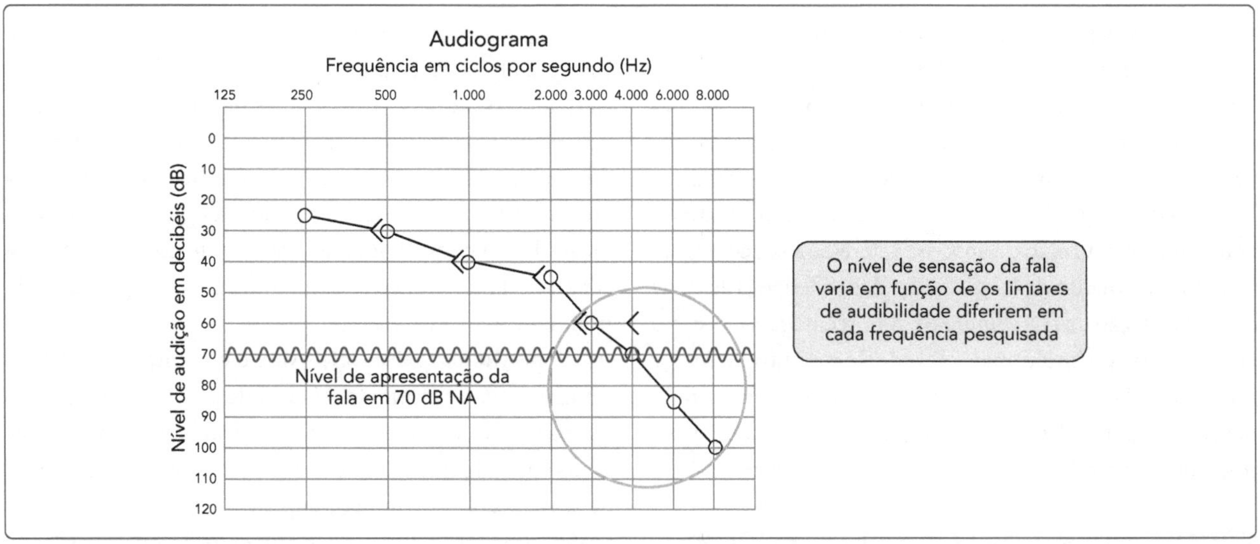

FIGURA 4 Representação da audibilidade do sinal da fala na presença da perda auditiva sensorioneural.

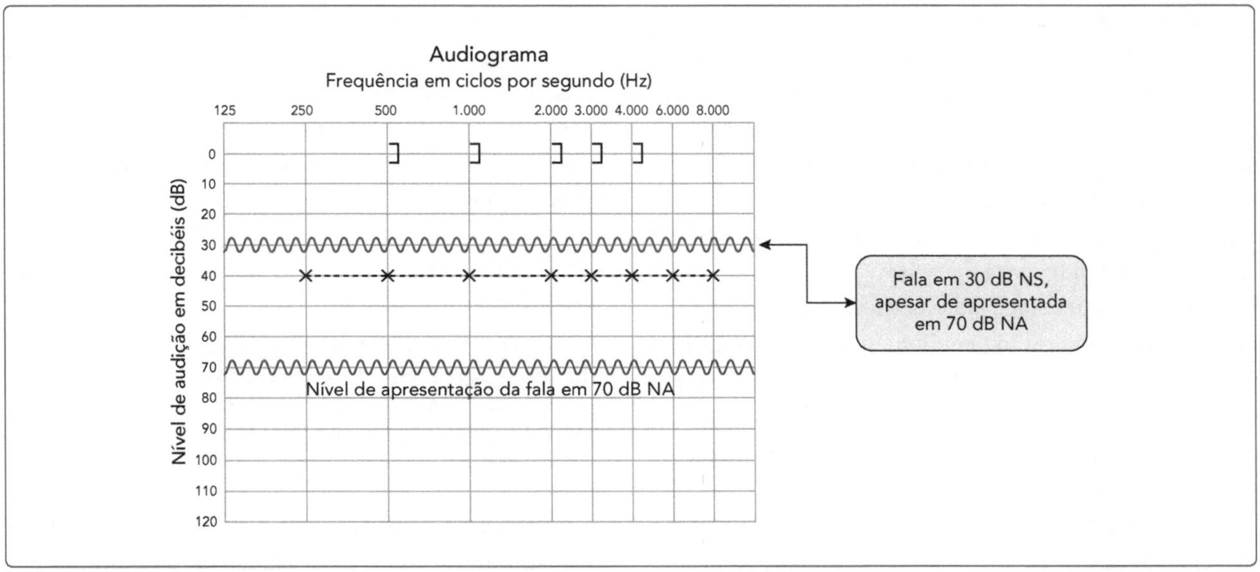

FIGURA 5 Representação da relação entre o nível de apresentação da fala (70 dB NA) e o nível de sensação da fala do indivíduo (30 dB NS) na perda auditiva condutiva.

Importante esclarecer que, na prática clínica, quando um nível de apresentação único é utilizado para avaliar o reconhecimento de fala supraliminar, o objetivo é apresentar a fala em um nível que irá proporcionar o desempenho máximo (IR-Max) do indivíduo avaliado. Entretanto, qual é o nível de apresentação do estímulo de fala que irá proporcionar o IR-Max nessa avaliação?

Há inúmeras evidências de que a pesquisa do IR-Max por meio da apresentação de diferentes níveis de fala (curva logoaudiométrica) é a prática mais adequada.[75-77] Contudo, não é comum sua realização na logoaudiometria de rotina, principalmente devido ao tempo elevado do teste.

No caso dos indivíduos com perda auditiva de origem coclear, é frequente a queixa de intolerância a sons de forte intensidade, indicando a presença de recrutamento. Nesses casos, um nível de apresentação de fala fixo, em torno de 40 dB NS, que é comumente utilizado na rotina de avaliação, poderá provocar desconforto e consequentemente afetar o desempenho no teste.[71] Existem evidências de que o nível de apresentação da fala que irá gerar o IR-Max varia entre os indivíduos.[30,76]

A pesquisa da função *performance*-intensidade com palavras foneticamente balanceadas (*performance intensity-phonetically balanced* – PI-PB) fundamenta-se na utilização de palavras para a avaliação da inteligibilidade de fala em diversas intensidades, contribuindo com dados para traçar a curva de inteligibilidade.[1]

Assim, a curva logoaudiométrica é construída apresentando o mesmo material de fala diversas vezes, em níveis de apresentação progressivamente maiores, até o indivíduo obter 100% de reconhecimento ou o limite do equipamento.[13] O eixo da abscissa refere-se à porcentagem de reconhecimento da fala, e o eixo das ordenadas ao nível de apresentação da fala (Figura 6). A porcentagem de acerto em níveis de estímulo mais elevados é o ponto de maior relevância da referida curva ao considerar a busca pelo desempenho máximo (IR-Max), em decorrência das estratégias de reabilitação auditiva que serão propostas.

TÉCNICA PARA REALIZAÇÃO DA CURVA LOGOAUDIOMÉTRICA

Orientação ao paciente:

"Vou apresentar uma lista de palavras e você deverá levantar a mão quando ouvir a minha voz, mesmo que não consiga repetir a palavra. Irei aumentando a intensidade aos poucos, e, quando você conseguir reconhecer a palavra que foi dita, vai repetir da forma que entendeu. Quando sentir que a fala que estiver sendo apresentada está muito forte, incomodando, você me avisa".

Ao traçar a curva logoaudiométrica, é possível registrar no gráfico os limiares logoaudiométricos (LDF e LRF) e os índices de reconhecimento de fala (IPRF) obtidos em diferentes níveis de apresentação da fala.[78,79] Cada ponto da curva deverá ser anotado no gráfico (Figura 6), na intensidade correspondente:

1º ponto da curva: o LDF é encontrado, da mesma maneira que na logoaudiometria convencional, porém com a técnica ascendente para apresentação do estímulo (aumentando a intensidade), podendo ser utilizada a lista de dissílabos.[78] Inicia-se com a fala sendo apresentada em 0 dB NA. O nível de apresentação será aumentado em passos de 10 dB a cada palavra apresentada, até que o indivíduo detecte a fala. A partir desse ponto, deve-se diminuir 5 dB e, dependendo da resposta, aumentar, até que se encontre 50% de detecção dos estímulos apresentados na mesma intensidade. O LDF deverá ser anotado no gráfico (Figura 6) na linha correspondente a 0% de acerto, uma vez que nessa etapa a habilidade avaliada foi a detecção da fala, e não o reconhecimento.

2º ponto da curva: o LRF é encontrado, também da mesma maneira que na logoaudiometria convencional, porém a partir do LDF se aumenta o nível de apresentação do estímulo em passos de 10 dB a cada palavra apresentada, até que o indivíduo reconheça a primeira palavra. Nessa intensidade, deve-se apresentar mais três palavras, e, se o indivíduo reconhecer três ou mais palavras, deve-se diminuir em passos de 5 dB e, dependendo da resposta, aumentar, até que se encontre 50% de reconhecimento das palavras apresentadas na mesma intensidade, ainda com a apresentação de palavras dissílabas. Esse ponto da curva deverá ser anotado no gráfico (Figura 6) na porcentagem correspondente a 50% de acertos.[78,79]

3º ponto da curva: o IR-Max é encontrado. A partir do LRF, deve-se aumentar o nível de apresentação da fala em passos de 10 dB e apresentar a lista com 25 monossílabos em cada intensidade, sendo anotada a porcentagem de acertos em cada uma das apresentações de 25 monossílabos. Poderá ser utilizada qualquer lista de monossílabos já validada em português (ver as citadas na seção "Materiais de teste", neste capítulo). Importante o examinador avaliar a necessidade de diminuir 5 dB no nível de apresentação da fala quando o IRF piorou em comparação ao último apresentado. Esse procedimento deverá ser adotado até que se encontre o IR-Max, que corresponde à porcentagem máxima de acertos encontrada em determinado nível de apresentação da fala.[13]

> **Lembre-se!**
>
> O fenômeno *rollover* se caracteriza pelo declínio do desempenho de inteligibilidade de fala na medida em que a intensidade do sinal é aumentada, acima do nível em que foi obtida a porcentagem do IR-Max.[58]

A realização da pesquisa da função desempenho-intensidade em vários níveis de apresentação supraliminares, até a intensidade em que o indivíduo conseguir tolerar, poderá diferenciar o distúrbio coclear do retrococlear. Em alterações cocleares, o aumento do nível de apresentação da fala pode resultar em pequenas reduções de reconhecimento da fala em indivíduos recrutantes[57,76] (Figura 6C). Por outro lado, a presença de *rollover* na curva de inteligibilidade é um dos achados mais significativos de sinal do envolvimento do nervo coclear, uma vez que a redução no índice de reconhecimento de fala será mais expressiva (Figura 6D).[80]

A ausência do fenômeno de *rollover* na curva de inteligibilidade não exclui o envolvimento retrococlear, mas sua presença é um forte indicativo para a realização de avaliação audiológica complementar ou de exames de imagens. A complementação da pesquisa audiológica com a curva logoaudiométrica sofre limitações no caso

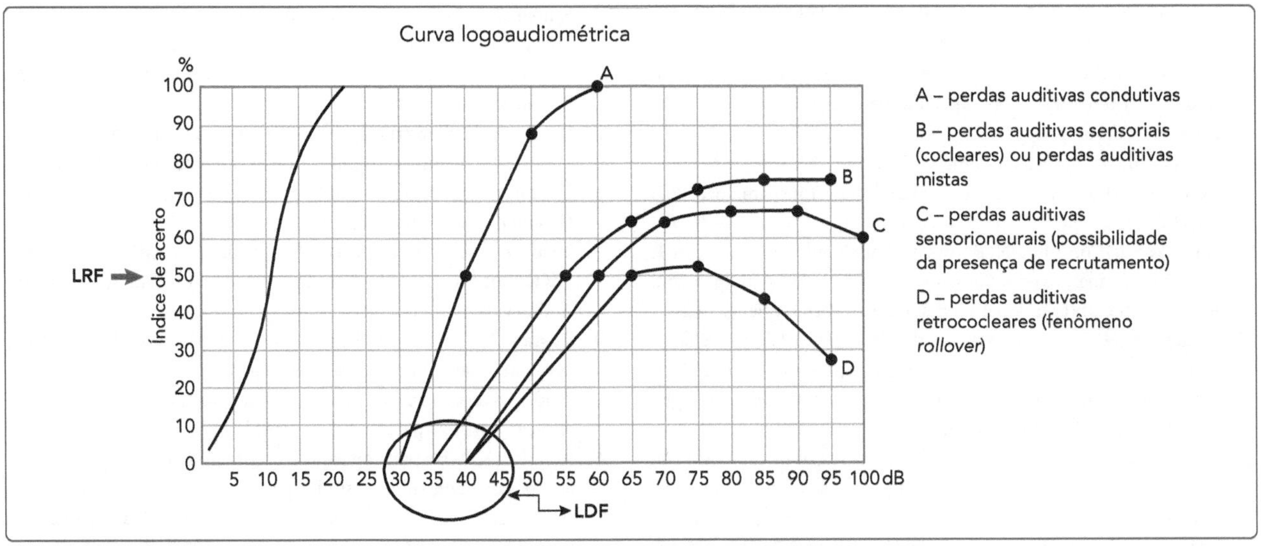

FIGURA 6 Representação da curva logoaudiométrica em diferentes tipos de perda auditiva.
LDF: limiar de detecção de fala; LRF: limiar de reconhecimento de fala.
Fonte: adaptada de Jerger e Hayes, 1977.[81]

de indivíduos, por exemplo, que apresentam perdas auditivas de grau severo ou profundo, por impossibilitar o aumento do nível de apresentação necessário para a realização do teste.[80]

Como enfatizado anteriormente, somente a partir da curva logoaudiométrica será possível a obtenção do real índice de reconhecimento máximo de fala do indivíduo. Assim, conforme relatado em tópico anterior, o material adaptado e validado, que apresenta listas contendo, cada uma delas, menor número de monossílabos, está em fase de publicação, e em breve sua versão digital será disponibilizada.

CONSIDERAÇÕES FINAIS

Neste capítulo foram apresentados os diversos aspectos a serem considerados ao realizar as medidas logoaudiométricas, procurando salientar alguns pontos, tais como: a relevância da avaliação audiométrica utilizando estímulos de fala na rotina clínica; a influência dos níveis de apresentação do estímulo na pesquisa do IPRF; as vantagens da utilização de material gravado; os cuidados com o ambiente acústico e a calibração, ainda mais necessários considerando as diferentes mídias disponíveis atualmente; a inclusão da avaliação do reconhecimento de fala na presença de ruído competitivo, nos casos de alteração dos limiares tonais ou nos que apresentem limiares dentro da normalidade, mas com queixa de dificuldade de comunicação em situações desfavoráveis de escuta. Tais aspectos garantirão maior precisão e confiabilidade das medidas e auxiliarão o profissional na escolha da melhor estratégia de intervenção a ser sugerida para cada caso.

REFERÊNCIAS BIBLIOGRÁFICAS

1. Wilson RH, Strouse AL. Audiometria com estímulos de fala. In: Musiek FE, Rintelmann WS (eds.). Perspectivas atuais em avaliação auditiva. Barueri: Manole; 2001. p.21-62.
2. Carhart R. Basic principles of speech audiometry. Acta Otolaryngol. 1951;40:62-71.
3. Silverman SR, Hirsh IJ. Problems related to the use of speech in clinical audiometry. Annals of Otology, Rhinology and Laryngology. 1956;1234-44.
4. Lawson GD, Peterson ME. Preparation for testing. In: Lawson GD, Peterson ME. Speech audiometry. San Diego, CA: Plural Publishing; 2011. p.13-26.
5. Soares ZMD, Couto CM, Cordioli JA. Metrologia e padrões de medição em audiologia. In: Tratado de audiologia. Rio de Janeiro: Guanabara-Koogan; 2015. p.42-9
6. Conselho Federal de Fonoaudiologia. Resolução n. 553, de 2 de outubro de 2019. Dispõe sobre a calibração e ajuste de equipamentos de avaliação audiológica e dá outras providências. Brasília, 2 out. 2019. Disponível em: fonoaudiologia.org.br/resolucoes/resolucoes_html/CFFa_N_553_19.htm. Acesso em: 20 set. 2021.
7. Conselho Federal de Fonoaudiologia. Resolução n. 554, de 21 de outubro de 2019. Dispõe sobre o nível de pressão sonora do ambiente acústico de testes audiológicos e dá outras providências. Brasília, 21 out. 2019. Disponível em: https://www.fonoaudiologia.org.br/resolucoes/resolucoes_html/CFFa_N_554_19.htm. Acesso em: 20 set. 2021.
8. Conselho Federal de Fonoaudiologia. Resolução n. 594, de 15 de dezembro de 2020. Dispõe sobre a regulamentação e fiscalização do registro de produtos e equipamentos. Brasília, 15 dez. 2020. Disponível em: https://www.fonoaudiologia.org.br/resolucoes/resolucoes_html/CFFa_N_594_20.htm. Acesso em: 20 set. 2021
9. ISO – International Standards Organization. Acoustics – Audiometric test methods – Part 3, Speech audiometry. ISO 8253-3:2012(E).
10. Barry SJ, Gaddis S. Physical and physiological constraints on the use of bone-conduction speech audiometry. J Speech Hear Disord. 1978;43(2):220-6.
11. Henry P, Letowski T. Bone conduction: anatomy, physiology, and communication. Aberdeen Proving Ground (MD): Army Research

Laboratory (US); 2007. Report No.: ARL-TR-4138. Clinical Applications of Bone Conduction; 108-19.

12. Lawson GD, Peterson ME. Brief overview of speech acoustics. In: Lawson GD, Peterson ME. Speech audiometry. San Diego, CA: Plural Publishing. 2011. p.1-12.
13. Thibodeau LM. Speech audiometry. In: Roeser RJ, Valente M, Hosford-Dunn H. Audiology diagnosis. 2.ed. New York: Thieme; 2007. p.288-313.
14. Zhurakovskyi B, Tsopa N, Batrak Y, Odarchenko R, Smirnova T. Comparative analysis of modern formats of lossy audio compression. Kyiv, Ukraine: International Workshop on Cyber Hygiene; 2019.
15. Menegotto IH, Costa MJ. Avaliação da percepção de fala na avaliação audiológica convencional. In: Boéchat EM, Menezes PL, Couto CM, Frizzo ACF, Scharlach RC, Anastasio ART. Tratado de audiologia. Rio de Janeiro: Guanabara-Koogan; 2015. p.67-75.
16. Gama-Rossi AJA, Silva A. Critérios linguísticos para a elaboração de listas de palavras no português brasileiro. Estudos Linguísticos. 2001;30(1).
17. Martin FN, Champlin CA, Perez DD. The question of phonetic balance in word recognition testing. J Am Acad Audiol. 2000;11:489-93.
18. Wilson RH, McArdle R. The homogeneity with respect to intelligibility of recorded word-recognition materials. J Am Acad Audiol. 2015;26(4):331-45.
19. International Test Commission. The ITC guidelines for translating and adapting tests (second edition) (2017). [www.InTestCom.org] Disponível em: https://www.intestcom.org/files/guideline_test_adaptation_2ed.pdf. Acesso em: 5 nov. 2021.
20. Duarte CS, Bordin IAS. Instrumentos de avaliação. Revista Brasileira de Psiquiatria. 2000;22(2):55-8
21. Giusti E, Befi-Lopes DMB. Tradução e adaptação transcultural de instrumentos estrangeiros para o português brasileiro (PB). Pró-Fono Revista de Atualização Científica. 2008;20(3):207-10.
22. Nilsson MJ, Soli SD, Sullivan J. Development of the hearing in noise test for the measurement of speech reception threshold in quiet and in noise. J Acoust Soc Am. 1994;95:1085-99.
23. Kollmeier B, Wesselkamp M. Development and evaluation of a German sentence test for objective and subjective speech intelligibility assessment. J Acoust Soc Am. 1997;102(4):2412-21.
24. Han D, Wang S, Zhang H, Chen J, Jiang W, Mannell R, et al. Development of Mandarin monosyllabic speech test materials in China. Int J Audiol. 2009;48(5):300-11.
25. Wilson RH, McArdle R, Roberts H. A comparison of recognition performances in speech-spectrum noise by listeners with normal hearing on PB-50, CID W-22, NU-6, W-1 spondaic words, and monosyllabic digits spoken by the same speaker. J Am Acad Audiol. 2008;19(6):496-506.
26. Mangabeira-Albernaz PL. Logoaudiometria. In: Processamento auditivo central: manual de avaliação. São Paulo: Lovise; 1997. p.37-42 (acompanha CD).
27. Costa MJ. Listas de sentenças em português: apresentação e estratégias de aplicação na audiologia. Santa Maria: Palotti; 1998. p.44 (inclui CD).
28. Ribas A. Utilizando material padronizado e gravado na avaliação da percepção auditiva da fala. Curitiba: UTP; 2009. p.55 (inclui CD).
29. Russo ICP, Lopes LQ, Brunetto-Borgianni LM, Brasil LA. Logoaudiometria. In: Momensohn-Santos TM, Russo ICP. A prática da audiologia clínica. 5.ed. São Paulo: Cortez; 2005. p.135-54.
30. Santana BA. Reconhecimento de monossílabos em idosos: análise do nível de apresentação da fala. [Dissertação]. Mestrado em Fonoaudiologia. Faculdade de Odontologia de Bauru - USP, Coordenação de Aperfeiçoamento de Pessoal de Nível Superior; 2016.
31. Santana BA. Análise de listas de monossílabos na pesquisa da curva logoaudiométrica em idosos com perda auditiva sensório-neural. [Tese]. Doutorado em Fonoaudiologia. Faculdade de Odontologia de Bauru - USP; 2020.
32. Vaucher AVA. Construção e validação de listas de monossílabos para a realização do índice percentual de reconhecimento de fala. [Tese]. Doutorado em Distúrbios da Comunicação Humana. Universidade Federal de Santa Maria, Santa Maria; 2016.
33. Vaucher AVA, Menegotto IH, Moraes AB, Costa MJ. Listas de monossílabos para teste logoaudiométrico: validação de construto. Audiol Commun Res. 2017;22:1-5
34. Costa LD, Vaucher AVA, Menegotto IH, Moraes AB, Costa MJ. Listas de monossílabos para testes logoaudiométricos: elaboração, validação de conteúdo e pesquisa de equivalência. Aceito para publicação em 2021 pela Revista CoDAS.
35. Hennig TR. Teste para a pesquisa do limiar de reconhecimento de fala: desenvolvimentos e estudos psicométricos. [Tese]. Doutorado em Distúrbios da Comunicação Humana. Universidade Federal de Santa Maria, Santa Maria; 2017.
36. Hennig TR, Vaucher AVA, Costa MJ. Elaboração e validação de listas de dissílabos gravados para teste logoaudiométrico. Audiol Commun Res. 2018;23:1-8.
37. Prell CGL, Clavier OH. Effects of noise on speech recognition: challenges for communication. Hearing Research. 2017;349:76-89.
38. Kalikow DN, Stevens KN, Elliott LL. Development of a test of speech intelligibility in noise using sentence materials with controlled word predictability. J Acoust Soc Am. 1977;61:1337-51.
39. Hagerman B. Sentences for testing speech intelligibility in noise. Scand Audiol. 1982;11(2):79-87.
40. Moore D, Edmondson-Jones M, Dawes P, Fortnum H, McCormack A, Pierzycki R, et al. Relation between speech-in-noise threshold, hearing loss and cognition from 40–69 years of age. PLoS One. 2014;17;9(9):e107720.
41. Oliveira AP, Momensohn-Santos TM, Carmo MP, Fiore A. Testes de fala no ruído na clínica audiológica: uma revisão integrativa. Distúrb Comum. 2020;32(1):124-39.
42. Pereira LD, Schochat E. Testes auditivos comportamentais para avaliação do processamento auditivo central. São Paulo: Pró-Fono; 2011.
43. Costa MJ, Iório MCM, Mangabeira-Albernaz PL. Desenvolvimento de um teste para avaliar a habilidade de reconhecer a fala no silêncio e no ruído. Pró-Fono. 2000;12(2):8-16.
44. Costa MJ, Iório MCM, Albernaz PLM, Cabral Júnior EF, Magni AB. Desenvolvimento de um ruído com espectro de fala. Acta AWHO. 1998;17(2):84-9.
45. Soncini F, Costa MJ, Oliveira TMT, Lopes LFD. Correlação entre limiares de reconhecimento de sentenças no silêncio e limiares tonais. Rev Bras Otorrinolaringol. 2003;69(5):672-7.
46. Freitas CD, Costa MJ. Variabilidade dos limiares de reconhecimento de fala no teste-reteste de indivíduos normo-ouvintes. Fono Atual. 2006;35(8):30-40.
47. Santos SN, Daniel RQ, Costa MJ. Estudo da equivalência entre as listas de sentenças em português. Rev Cefac. 2009;11(4):673-80.
48. Hennig TR, Costa MJ, Urnau D, Becker KT, Schuster LC. Reconhecimento de fala de indivíduos normo-ouvintes com zumbido e hiperacusia. Arquivos Internacionais de Otorrinolaringologia (Online). 2011;15(1):21-8.
49. Becker KT, Lautenschlager L, Tochetto TM, Santos SN. Reconhecimento de fala em indivíduos com e sem queixa clínica de dificuldade para entender a fala no ruído. Arquivos Int Otorrinolaringol. 2011;15(3).

50. Costa MJ, Daniel RC, Santos SN. Reconhecimento de sentenças no silêncio e no ruído em fones auriculares: valores de referência de normalidade. Rev Cefac. 2011;13(4):685-91.
51. Henriques MO, Miranda EC, Costa MJ. Limiares de reconhecimento de sentenças no ruído, em campo livre: valores de referência para adultos normo-ouvintes. Rev Bras Otorrinolaringol. 2008;74(2):188-92.
52. Bevilacqua MC, Banhara MR, Costa EA, Vignoly AB, Alvarenga KF. The Brazilian Portuguese Hearing in noise test (Hint). Int J Audiol. 2008;47(6):364-5.
53. Pinheiro MMC, Vieira MG, Vieira LM, Koerich I, Rosseto I, Lazzarotto-Volcão C, et al. Adaptação de listas de sentenças para avaliação da percepção de fala. No prelo, 2022;34(1).
54. Santos LG, Schafer EC, Thibodeau L, Jacob RTS. The Brazilian phrases in noise test (Pint Brazil). Journal of Educational, Pediatric & (Re)Habilitative Audiology. 2017;23:1-8.
55. Bess FH. Clinical assessment of speech recognition. In: Konkle D, Rintelmann W (eds.). Principles of speech audiometry. Baltimore: University Park Press; 1983. p.127-202.
56. Hood JD, Poole JP. Speech audiometry in conductive and sensorineural hearing loss. British Journal of Audiology. 1971;5(2):30-8.
57. Dirks DD, Kamm C, Bower D, Betsworth A. Use of performance--intensity functions for diagnosis. J Speech Hear Disord. 1977;42(3):408-15.
58. Jerger J, Jerger S. Diagnostic significance of PB word functions. Archives of Otolaryngology–Head & Neck Surgery. 1971;93(6):573-80.
59. Wu PZ, Liberman LD, Bennett K, Gruttola V, O'Malley JT, Liberman MC. Primary neural degeneration in the human cochlea: evidence for hidden hearing loss in the aging ear. Neuroscience. 2019;407:8-20.
60. Hornsby B, Mueller HG. Monosyllabic word testing: five simple steps to improve accuracy and efficiency. Audiology Online. 2013; Article #11978. Disponível em: http://www.audiologyonline.com/.
61. Dubno JR, Levitt HJ. Predicting consonant confusions from acoustic analysis Acoust Soc Am. 1981;69(1):249-61.
62. Humes LE, Watson BU, Christensen LA, Cokely CG, Halling DC, Lee L. Factors associated with individual differences in clinical measures of speech recognition among the elderly. J Speech Hear Res. 1994;37:465-74.
63. Lyregaard P. Em busca de uma teoria dos testes logoaudiométricos. In: Martin M. Logoaudiometria. São Paulo: Santos; 2005. p.34-62.
64. Russo I, Behlau M. Percepção da fala: análise acústica do português brasileiro. São Paulo: Lovise, 1993.
65. Edwards B. The distortion of auditory perception by sensorioneural hearing impairment. Audiologyonline. 2003 Mar 10. Disponível em: http://www.audiologyonline.com/articles/article_detail.asp?article_id=412. Acesso em: 25 ago. 2014.
66. Miller GA, Nicely PE. An analysis of perceptual confusions among some English consonants. J Acoust Soc Am. 1955;27(2):338-52.
67. Pedalini MEB, Liberman PHP, Pirama S, Jacob Filho W, Câmara J, Miniti A. Análise do perfil audiológico de idosos através de testes de função auditiva periférica e central. Rev Bras Otorrinolaringol. 1997;63(5):489-96.
68. Aquino AMCM, Oliveira JAA, Cairasco NG, Aquino TJM. Paradigma do processamento simultâneo da fala na discriminação auditiva central e periférica. Rev Bras Otorrinolaringol. 1997;63:254-60.
69. ASHA – American Speech-Language-Hearing Association. ASHA, 1988. Determining threshold level for speech [guidelines]. Disponível em: www.asha.org/policy. Acesso em: set. 2021.
70. Frisina RD. Audiometric evaluation and its relation to habilitation and rehabilitation of de deaf. American Annals of the Deaf. 1962;107:478-81.
71. Carhart R. Observations on relations between thresholds for pure tones and for speech. Journal of Speech and Hearing Disorders. 1971;36(4):476-83.
72. Zamboni ZC, Iório MCM. Reconhecimento de fala no nível de máximo conforto em pacientes adultos com perda auditiva neurossensorial. Rev Soc Bras Fonoaudiol. 2009;14:491-7.
73. Chaves AD, Nepomuceno LA, Rossi AG, Mota HB, Pillon L. Reconhecimento de fala: uma descrição de resultados obtidos em função do número de sílabas dos estímulos. Pró-Fono. 1999;11(1):53-8.
74. Kamm CA, Dirks DD, Mickey MR. Effect of sensorineural hearing loss on loudness discomfort level and most comfortable loudness judgments. J Speech Hear Res. 1978;21:668-81.
75. Boothroyd A. Developments in speech audiometry. Br J Audiol. 1968;2:3-10.
76. Beattie RC, Zipp JA. Range of intensities yielding PB Max and the threshold for monosyllabic words for hearing-impaired subjects. J Speech Hear Disord. 1990;55:p.417-26.
77. Boothroyd A. The performance/intensity function: an underused resource. Ear Hear. 2008;29:479-91.
78. Quiros JB, D'Elia N. La audiometría del adulto y del niño. Argentina: Piados; 1974. Capítulo 5. p.81-101.
79. Lacerda AP. Audiologia clínica. Rio de Janeiro: Guanabara Koogan; 1976. Capítulo 6. p.60-75.
80. Turner R, Frazer GJ, Shepard NT. Formulating and evaluating audiological test protocols. Ear and Hear. 1984;5(6):321-30.
81. Jerger J, Hayes D. Diagnostic Speech Audiometry. Arch Otolaryngol. 1977 Apr;103(4):216-22.

11

O MASCARAMENTO NA AVALIAÇÃO AUDIOLÓGICA**

Ana Paula Bruner
Ivone Ferreira Neves Lobo

INTRODUÇÃO

O mascaramento clínico sempre foi um tema desafiador na prática da audiologia. As primeiras publicações datam da década de 1950 e continuam sendo debatidas até os dias atuais.[1-6]

Neste capítulo, os princípios teóricos do mascaramento serão abordados por meio de exemplos ilustrativos para fundamentar sua aplicação e sua importância em avaliações auditivas.

Durante a maioria dos procedimentos utilizados para diagnóstico audiológico, as orelhas são avaliadas separadamente. Embora os fones de ouvido permitam que os sinais sonoros sejam apresentados a uma orelha de cada vez, nem sempre é possível ter a certeza de que o indivíduo avaliado tenha detectado o *estímulo ou sinal de teste* pelo lado pretendido – *orelha testada.*

Quando a acuidade auditiva é semelhante em ambos os lados, geralmente não há preocupação de que um estímulo sonoro apresentado a uma das orelhas se torne audível à orelha contralateral. Entretanto, quando a *orelha não testada* possui *limiar(es) de audibilidade* muito melhor(es) do que os da orelha em teste, a *audição cruzada* precisa ser considerada.

Muitos pacientes conseguem referir de qual lado estão detectando os sinais sonoros, mas essa é uma prática que deve ser evitada por uma série de razões, entre elas: dificuldades perceptuais em indivíduos com perdas auditivas, possibilidade de surdez psicogênica, presença de sintomas como zumbido, plenitude ou paracusias e, por fim, a dificuldade de localização sonora que pode ser observada até mesmo em pessoas com audição simétrica para estímulos muito próximos ao *limiar auditivo.*[7]

Cabe ao audiologista preocupar-se com a orelha em teste, comparar respostas obtidas a cada lado e avaliar a possível ocorrência de audição cruzada.

> **LEMBRE-SE:**
>
> *Estímulo ou sinal de teste* refere-se ao estímulo sonoro utilizado durante a avaliação auditiva. Dependendo do exame empregado, pode ser tom puro, tom modulado, sons de fala, clique ou *tone burst.*
>
> *Limiar auditivo ou limiar de audibilidade* é o menor nível de intensidade sonora necessário para que um estímulo seja percebido em 50% das apresentações. Marca a separação entre sons audíveis e inaudíveis, portanto, é aquele que o indivíduo ora refere ouvir, ora não.
>
> *Orelha testada* é a orelha à qual são apresentados os sinais sonoros. *Orelha não testada* é a orelha contralateral à avaliada, aquela que receberá o mascaramento para evitar audição cruzada, por isso é chamada de orelha mascarada.

** Dedicamos este capítulo à querida Professora Maria do Carmo Redondo ("Carminha"), que tanto nos ensinou sobre Mascaramento, com inesquecível sabedoria e alegria.

TRANSMISSÃO TRANSCRANIANA E AUDIÇÃO CRUZADA

A *transmissão transcraniana* é um dos principais conceitos que fundamentam a necessidade do uso do mascaramento na avaliação audiológica. Pode ser definida como um fenômeno físico, conhecido como *cruzamento*, em que um som apresentado a uma orelha testada atravessa o crânio até atingir a orelha não testada. Essa propagação de energia independe da audibilidade na orelha não testada.

Já a *audição cruzada* ocorre quando a orelha não testada tem condição de responder ao estímulo sonoro apresentado à orelha que está sendo avaliada.

Nos casos em que se observa *audição cruzada*, portanto, a resposta do paciente durante o teste refletiria a sensibilidade da cóclea não testada. As respostas obtidas à orelha testada, mas que se referem à orelha contralateral, são chamadas de *respostas-sombra*.

LEMBRE-SE:

Transmissão transcraniana ou cruzamento é a propagação da energia sonora de um lado ao outro por meio das estruturas do crânio. *Audição cruzada* ocorre quando um estímulo sonoro apresentado a uma orelha é audível à orelha oposta durante essa propagação.

Resposta-sombra é uma resposta obtida a um estímulo apresentado à orelha testada, mas que se refere à orelha contralateral (não testada), e *curva-sombra* é o conjunto de respostas-sombra na orelha testada que correspondem aos limiares auditivos da orelha contralateral. Este *efeito sombra* indica a presença de audição cruzada.

Para compreender o conceito de *respostas-sombra* e *curva-sombra* na audição cruzada, colocamos o caso de um paciente com perda auditiva unilateral de grau profundo à direita e limiares auditivos dentro dos padrões de normalidade à esquerda.[8]

Neste caso, os limiares tonais por via aérea (VA) e via óssea (VO) da orelha direita, obtidos sem mascaramento, jamais poderiam se apresentar como o audiograma que se observa na Figura 1, em níveis bastante elevados na VA e ausência de respostas para tons puros por VO. Esse exame, que chamaremos de *Caso 1*, refletiria a ausência de respostas-sombra, incompatível com o exame de um paciente com perda auditiva unilateral verdadeira. A falta de curva-sombra costuma ser encontrada em indivíduos que simulam perdas auditivas unilaterais.

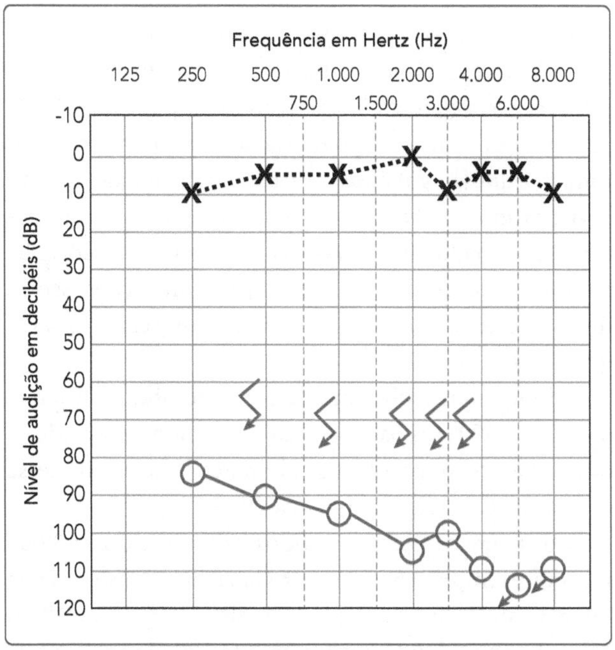

FIGURA 1 *Caso 1:* limiares tonais obtidos sem mascaramento em um indivíduo que simulou perda auditiva unilateral à direita.

No exame de um paciente com perda auditiva profunda à direita, realizado sem mascaramento, seriam encontradas respostas-sombra em intensidades sonoras menores (melhores) que aquelas correspondentes aos limiares tonais verdadeiros dessa orelha, como se observa na Figura 2. Chamaremos esse exame de *Caso 2*.

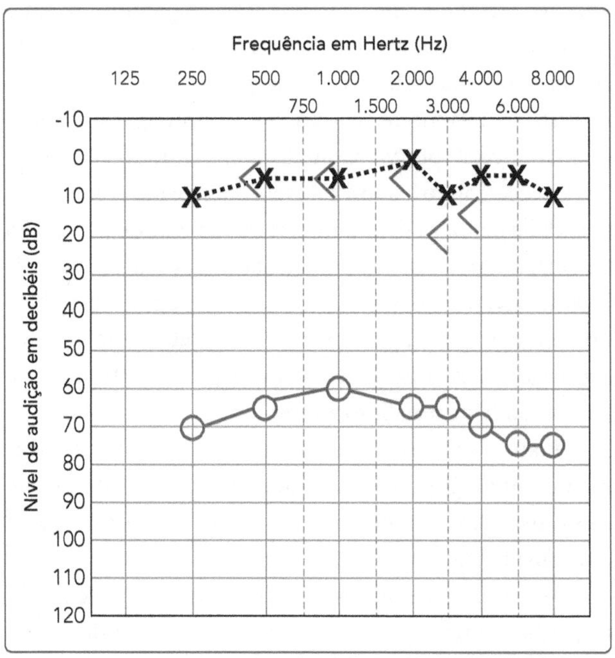

FIGURA 2 *Caso 2:* Limiares tonais obtidos sem mascaramento em um indivíduo com perda auditiva profunda à direita, indicando curva-sombra.

Os tons puros apresentados à orelha direita (OD), por VA, seriam tão elevados que, em algum momento, poderiam ser detectados pela orelha esquerda (OE). O paciente, portanto, responderia aos estímulos sonoros, uma vez que lhe foi dada a instrução de que deveria sinalizar todos os estímulos que detectasse, independentemente do lado que ouvisse. A mesma lógica ocorreria na apresentação dos estímulos por condução óssea à direita: os tons puros seriam detectados pela cóclea esquerda, sem alteração.

Observe que a presença de curva-sombra indica que os limiares obtidos para os sinais sonoros apresentados à direita não correspondem aos limiares verdadeiros dessa orelha: as respostas se referem à OE.

Considere os limiares obtidos na frequência de 3.000 Hz, por exemplo. Um tom puro apresentado no fone da OD a 65 dB NA foi detectado pela cóclea esquerda a 10 dB NA, correspondendo à mínima intensidade sonora que esse tom puro pode ser detectado nessa orelha. A resposta-sombra na OD, comparada ao limiar da OE, corresponde à *atenuação interaural* desse paciente, por VA, nesta frequência: 55 dB NA.

O PRINCÍPIO DO MASCARAMENTO

Certamente você já esteve num ambiente em que alguém escutava música no fone de ouvido ou falava com outra pessoa ao telefone, mas o som estava tão intenso que você foi capaz de ouvir, mesmo com o aparelho distante da sua orelha. Basicamente, é um fenômeno semelhante ao que ocorre na audição cruzada, porém entre uma orelha e outra, no mesmo indivíduo. E essa propagação sonora também ocorre por vibração das estruturas do crânio.

É senso comum que a apresentação de um som em intensidade maior pode diminuir a capacidade de percepção de outros sons de menor intensidade. É provável que você já tenha vivenciado uma situação em que alguém diz: "Não posso ouvir neste lugar barulhento!". Trata-se de uma reclamação sobre a presença de um ruído interferindo na audibilidade de uma informação.

Quando um sinal sonoro é apresentado simultaneamente a um segundo som, gradualmente mais intenso, até que o primeiro não possa mais ser ouvido, considera-se que o primeiro som foi *mascarado* pelo segundo.[9]

A possibilidade de audição cruzada e de presença de respostas-sombra geralmente pode ser corrigida com a piora temporária da audibilidade na orelha não testada para que sejam obtidas respostas que correspondam à detecção sonora verdadeira pela orelha em teste.

A esse processo, em que se eleva artificialmente a audibilidade da orelha não testada por meio da introdução de um ruído, para que não interfira nas respostas daquela que se quer avaliar, dá-se o nome de *mascaramento*.[10] Em outras palavras, o *ruído mascarante* na orelha não testada evita a audição cruzada após a transmissão transcraniana.[11]

Na Figura 3 são apresentados os limiares de VA e VO do *Caso 2* após a utilização adequada do mascaramento. Enquanto a orelha não testada (esquerda) recebe um ruído mascarante, as respostas da orelha testada (direita) serão obtidas. O registro no audiograma deverá sinalizar limiares auditivos ou ausência de respostas na presença de mascaramento contralateral.

TIPOS DE RUÍDOS

A preocupação com o mascaramento em audiologia é uma temática antiga. Os relatos mais remotos de mascaramento durante testes auditivos descreviam o uso de sons como fluxos de ar ou água direcionados à orelha não testada, tom puro da mesma frequência que o tom de teste, tons de outras frequências – geralmente mais baixas – ou tons puros modificados para mascarar os estímulos tonais. Posteriormente, passaram a ser utilizados ruídos em diferentes escalas ou bandas de frequência.[1]

Atualmente, costumam ser utilizados *ruídos mascarantes* em diferentes procedimentos da avaliação audiológica. Ruí-

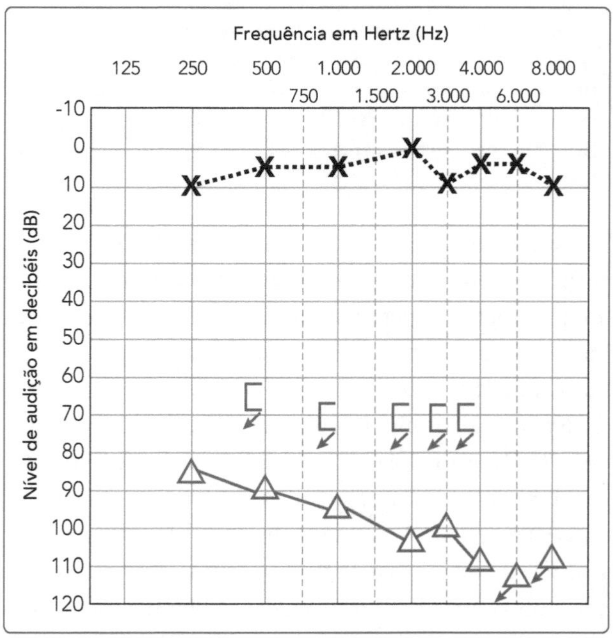

FIGURA 3 *Caso 2:* Audiograma de um paciente com limiares tonais dentro dos padrões de normalidade à esquerda e perda auditiva profunda à direita: via aérea e via óssea da orelha direita obtidas com mascaramento à esquerda.

dos de banda larga ou de banda estreita são úteis para evitar a audição cruzada de diferentes sinais sonoros: tons puros, tons modulados, sons de fala, cliques ou *tone bursts*.

No entanto, para a escolha do tipo de ruído, deve-se levar em consideração sua eficácia, intensidade, estímulo de teste e equipamento utilizado durante o exame clínico.[11,12]

O ruído mascarante disponível no audiômetro é definido como alguma forma de energia acústica em uma banda ou faixa de frequências. A alteração do limiar provocada pelo mascaramento é o resultado da intensidade e do espectro do ruído. Sua eficácia costuma ser diferente dependendo da extensão de banda de frequências.[11-13]

Em todas as situações em que houver a necessidade de mascaramento, o *ruído* utilizado deve ser *contínuo*, isto é, não deve ocorrer interrupção do ruído durante a apresentação dos sinais sonoros, nem durante a variação da intensidade do sinal (na orelha testada) ou do mascaramento (na orelha não testada).

O *ruído branco*, conhecido como *white noise* (WN), é um ruído de banda larga que contém frequências de um amplo espectro audível, com a mesma quantidade de energia entre elas.[10,11] Antigamente, seu uso costumava ocorrer até mesmo durante a audiometria tonal liminar, passando depois a ser utilizado somente durante a logoaudiometria, pois a fala também tem um amplo espectro. *(Para maiores informações sobre o assunto, consultar os Capítulos 8, "Audiometria tonal liminar e de altas frequências", e 10, "Avaliação logoaudiométrica na rotina clínica".)*

O ruído mais frequentemente utilizado durante a apresentação de sinais de fala tem sido o *speech noise* (SN), que é um ruído branco filtrado, abrangendo as frequências de 250-4.000 Hz.[10] Por apresentar uma largura de banda de maior energia que corresponde à da faixa de frequências do espectro de fala, possui maior efetividade do que outros ruídos de banda larga para testes logoaudiométricos.[11]

Existe também um ruído de fala conhecido como balbucio ou *multitalker*, composto de diversas vozes simultâneas que resultam num sinal ininteligível,[14] porém é menos utilizado na prática clínica, exceto em avaliações do processamento auditivo central.

O *ruído de banda estreita*, conhecido como *narrow band* (NB), costuma ser mais efetivo que os demais ruídos mascarantes e é variável de acordo com o tom de teste, ou seja, é composto por frequências dentro de um intervalo, como uma filtragem seletiva do ruído branco. É centrado na frequência-alvo do mascaramento. A frequência geométrica do centro da faixa de ruído coincide com a do tom de teste. Geralmente a largura de banda varia de um terço de oitava a meia oitava,[14,15] podendo variar de um audiômetro para outro.[11]

A maioria dos audiômetros proporciona a apresentação automática de ruído *NB* quando o audiologista escolhe introduzir mascaramento durante a pesquisa de limiares tonais por VA e VO. Por ser de banda estreita, tendo número reduzido de frequências, provoca menor sensação de intensidade e proporciona maior conforto ao paciente durante o exame.[10]

LEMBRE-SE

Ruído mascarante é o ruído apresentado à orelha não testada para impedir a audição cruzada e permitir avaliar a orelha testada isoladamente. Depende do estímulo de teste utilizado.

O *ruído branco ou "white noise"* (WN) é um ruído de banda larga, pouco utilizado na prática clínica, embora possa ser aplicado durante alguns testes da logoaudiometria.

O ruído *speech noise* (SN) possui banda larga, mas inclui as frequências sonoras presentes nos sons de fala e geralmente é utilizado para o mascaramento durante a logoaudiometria.

O *narrow band* (NB) possui banda estreita e geralmente é utilizado para o mascaramento durante a audiometria tonal liminar por via aérea e via óssea.

INSTRUÇÕES AO PACIENTE PARA O USO DO MASCARAMENTO

Antes de introduzir o mascaramento, é necessário explicar ao paciente o que irá acontecer. Caso contrário, da mesma forma como estava respondendo ao exame, poderá equivocar-se, sinalizando ao audiologista quando perceber o ruído ou os *incrementos na intensidade do mascaramento*. Essa falha de compreensão pode levar ao erro no diagnóstico, principalmente nos casos em que o audiologista utiliza o método de mascaramento com *platô* e rapidamente apresenta o *sinal de teste* após o aumento da intensidade do ruído. (O método de mascaramento com platô será abordado mais adiante.)

Costuma-se dizer que "haverá um ruído na outra orelha, mas que o paciente deverá ignorá-lo", ou "fingir que não está percebendo", e "prosseguir respondendo aos sinais na orelha de teste, como vinha fazendo anteriormente".

Para alguns indivíduos pode ser necessário fazer uma analogia com o exame oftalmológico, em que se cobre um olho para avaliar o outro. Nesse caso, basta explicar que "o ruído serve para cobrir a outra orelha". Alguns pacientes poderão parecer aflitos ou confusos quando souberem que terão de ouvir um ruído, pois esse é um termo pouco utilizado e pouco específico à maioria das pessoas. Na instrução, portanto, o audiologista pode antecipar que o ruído "se parece com um barulho de chuva".

ATENUAÇÃO INTERAURAL

A energia acústica que é apresentada a uma orelha, ao atingir a orelha oposta, *perde certa quantidade de energia*. Trata-se de um *fenômeno físico*, que independe da audibilidade do indivíduo, e ocorre por transmissão transcraniana ou cruzamento. *(Para maiores informações sobre o assunto, consultar o Capítulo 4, "Biofísica da audição, psicoacústica e bases para a audiologia".)*

A perda de energia ocorrida durante a transmissão transcraniana até a cóclea da orelha não testada é denominada *atenuação interaural* e é variável a cada indivíduo, dependendo das condições anatômicas, da frequência sonora do sinal e do transdutor utilizado.[10,11] Uma vez que se observe possibilidade de audição cruzada, apesar da perda de energia com a atenuação interaural, os resultados obtidos serão considerados inválidos se não forem pesquisados com mascaramento contralateral.

O estímulo sonoro intenso, apresentado por VA a uma orelha, sempre atingirá a orelha interna contralateral em intensidade reduzida. Esse cruzamento pode ocorrer de duas formas:

1. Por via aérea: pelo escape de energia através do coxim do fone no lado testado, passando ao redor do crânio e penetrando no coxim do fone do outro lado.
2. Por via óssea: quando um sinal sonoro é intenso o suficiente para fazer o crânio vibrar, atingindo a cóclea contralateral. Essa é a principal forma de transmissão transcraniana, pois é menor do que a atenuação interaural ao redor do crânio.[10,13,16]

A atenuação interaural de um paciente pode ser calculada pela quantidade de energia perdida durante a transmissão transcraniana à orelha contralateral.

Considere, por exemplo, um exame em que um sinal sonoro de 90 dB NA é apresentado à orelha testada, mas chega a 40 dB NA quando atinge a orelha não testada. Essa redução de energia indica que a atenuação interaural do paciente avaliado é de 50 dB NA, pois 90 dB - 50 dB = 40 dB.

No entanto, somente será possível ter certeza sobre a *atenuação interaural real ou verdadeira* de cada indivíduo quando os limiares obtidos sem mascaramento sofrerem alteração após a introdução do ruído contralateral (a resposta inicialmente obtida era uma resposta-sombra) ou quando ocorrer *supermascaramento*.

Nesta última possibilidade, se o audiologista conhecer o verdadeiro limiar de VO da orelha testada e constatar o supermascaramento, pela elevação ininterrupta do limiar auditivo de VA ou de VO em teste, saberá o verdadeiro valor da atenuação interaural nessa frequência. Como o retorno do ruído, por cruzamento, reduz a audibilidade na própria cóclea avaliada, sabemos que a atenuação interaural real será a diferença entre a intensidade do ruído e o próprio limiar de VO, pois, após a perda de energia na transmissão transcraniana, o ruído se torna audível à orelha testada. Isso significa que o mascaramento passa também a ocorrer na cóclea do lado em teste, impedindo-a de detectar o sinal, o que levará à necessidade de aumentar a intensidade do estímulo de teste até que se torne audível: novos incrementos de ruído precisariam ser realizados, e, então, as respostas obtidas sofreriam pioras sucessivas. (O supermascaramento será mais bem detalhado ainda neste capítulo.)

O mascaramento é considerado necessário quando um estímulo sonoro apresentado à orelha testada, sofrendo a *atenuação interaural mínima*, puder ser audível à orelha não testada (audição cruzada).

Por outro lado, se a atenuação interaural decorrente da transmissão transcraniana (cruzamento) não permitir que o som seja audível à cóclea não testada, isto é, se a intensidade sonora ao atingir a orelha não testada for menor que seus próprios limiares, não haverá audição cruzada apesar dessa propagação de energia, portanto não haverá necessidade de mascaramento.

Cabe ao audiologista identificar a necessidade de mascaramento, orientar o paciente com nova instrução, introduzir e calcular a intensidade suficiente de ruído mascarante, para certificar-se de que os sinais sonoros não mais serão detectados pela orelha não testada.[15]

LEMBRE-SE:

Atenuação interaural é a redução da intensidade sonora apresentada a uma orelha durante a transmissão transcraniana, e *atenuação interaural mínima* é a menor atenuação de energia sonora conhecida em estudos clínicos com seres humanos. Depende do tipo de transdutor utilizado e do estímulo de teste.

A *atenuação interaural real* é individual, não necessariamente igual à atenuação interaural mínima. É variável a cada paciente e depende do transdutor utilizado e do estímulo de teste apresentado.

A *atenuação interaural para tons puros por VA pode variar entre 40-85 dB NA*. Essa grande variação foi observada em estudos com diferentes abordagens e grupos populacionais.[16-19] Na maioria deles, a medida objetiva de atenuação interaural se deu pelo cálculo da redução de energia sonora em exames com evidência de audição cruzada.[2]

QUANDO MASCARAR NA AUDIOMETRIA TONAL LIMINAR

Em *média*, a atenuação interaural por VA, para estímulos sonoros apresentados em *fones supra-aurais*, é de cerca de *50-65 dB NA,*[10,14] com tendência a ser maior conforme as frequências se tornam mais altas.[14]

A energia sonora transmitida está relacionada à área de contato entre o fone e o crânio, sendo inversamente proporcional: quanto maior a área de contato, menor será a perda de energia no cruzamento.[2]

Fones circum-aurais, utilizados durante a pesquisa de altas frequências, como o modelo HDA 200, proporcionam maior atenuação interaural que os fones convencionais, como o TDH-39P, especialmente em frequências mais baixas.[20]

Com fones de inserção com ponta de espuma, a *atenuação interaural para tons puros* costuma ser maior, podendo variar entre 50-100 dB NA, com *média de 68-84 dB NA.*[21,22] Com estímulos *cliques, em média*, é de *50-55 dB NA.*[21] Mas isso ocorrerá somente se os fones de inserção estiverem posicionados em profundidade adequada no meato acústico externo. Se a inserção estiver rasa ou superficial, a atenuação interaural poderá ser menor.[18]

Com relação ao cruzamento das vibrações sonoras apresentadas através da condução óssea, a energia transmitida é capaz de ativar não somente a orelha interna testada, mas também a cóclea da orelha não testada.[10]

O *vibrador ósseo*, em contato com a mastoide, transmite a energia às estruturas ósseas do crânio, que são fundidas, *atingindo a cóclea da orelha não testada praticamente sem perder energia*. Mesmo um sinal sonoro de fraca intensidade, quando apresentado por meio do vibrador ósseo colocado em qualquer ponto do crânio, *estimula ambas as cócleas simultaneamente*, com atenuação interaural que pode variar entre *0-15 dB NA.*[10,14,23] *(Para maiores informações sobre o assunto, consultar os Capítulos 8, "Audiometria tonal liminar e de altas frequências", e 10, "Avaliação logoaudiométrica na rotina clínica".)*

Como durante a realização dos exames nem sempre é possível conhecer *a atenuação interaural real* do paciente avaliado, preconiza-se que sejam consideradas as *atenuações interaurais mínimas para tons puros de acordo com o transdutor* utilizado no exame: *40 dB NA para fones supra-aurais,*[23-25] *55 dB NA para fones de inserção*[18,19] *e 0 dB NA para condução óssea.*[4,23]

A Figura 4 ilustra a menor atenuação interaural que pode ocorrer para tons puros apresentados com fones supra-aurais. Observe que o cruzamento ocorre de duas formas: por transmissão transcraniana (por via óssea) e por transmissão ao redor do crânio. A transmissão transcraniana sempre será mais significativa. Nesse caso, o sinal de teste é de 60 dB NA à direita e considera-se que a OE possui limiar auditivo normal.

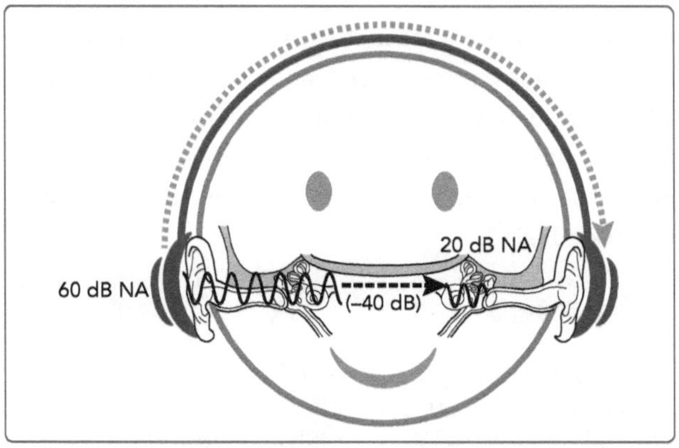

FIGURA 4 Imagem ilustrativa da transmissão transcraniana com a menor atenuação interaural para tons puros em via aérea com fones supra-aurais.

A Figura 5 ilustra a menor atenuação interaural que pode ocorrer para tons puros em VO. A ausência de atenuação para estímulos em condução óssea é caracterizada como 0 dB NA. Observe que o tom puro, apresentado por vibração à mastoide direita, atinge a cóclea esquerda com a mesma energia. Nesse caso, considera-se que a OE possui limiar auditivo normal e o tom puro é apresentado por VO na intensidade de 30 dB NA (à direita).

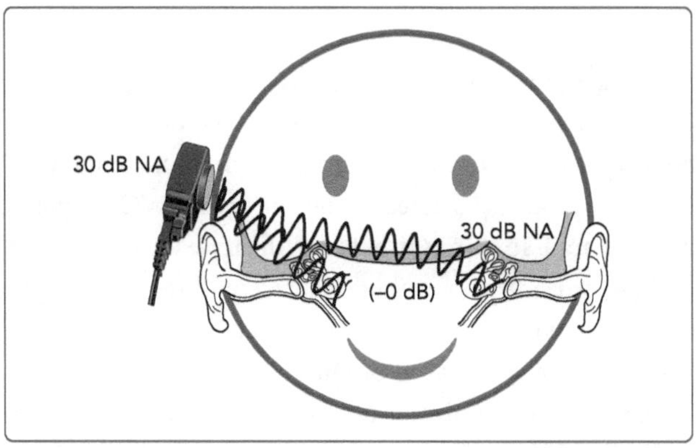

FIGURA 5 Imagem ilustrativa da transmissão transcraniana com a menor atenuação interaural para tons puros em via óssea.

Mascaramento durante a pesquisa da via aérea

Quando a diferença entre os limiares de condução aérea de uma orelha (com fones) e de condução óssea da orelha contralateral, na mesma frequência sonora, for igual ou maior à atenuação interaural mínima, 40 dB NA (para fones supra-aurais), pode ter ocorrido audição cruzada, portanto há necessidade de pesquisar novamente o limiar de VA da orelha em teste ao mesmo tempo que se apresenta *mascaramento suficiente* na orelha não testada.[15]

> Para determinar a necessidade de mascarar durante a pesquisa da VA se utiliza:
> *Limiar VA na orelha testada – atenuação interaural (40 dB NA) ≥ limiar VO na orelha não testada.*

Mascaramento durante a pesquisa da via óssea

Quando houver a necessidade de pesquisar limiares tonais por condução óssea, há que mascarar a orelha não testada durante a apresentação dos estímulos tonais na orelha testada. Uma vez que a atenuação interaural mínima por VO é de 0 dB NA, a audição cruzada sempre poderá ocorrer.

> Para determinar a necessidade de mascarar durante a pesquisa da VO se utiliza:
> *Limiar VO na orelha testada – limiar VO na orelha não testada ≥ 0 dB*

A exceção a essa regra ocorrerá no caso de perdas auditivas sensorioneurais simétricas ou quando o limiar por condução óssea, obtido sem mascaramento, for igual ao limiar por condução aérea da mesma orelha (VO acoplada à VA). Para isso, é importante certificar-se da ausência de audição cruzada para estímulos apresentados em condução aérea (fones), isto é, há que conhecer os limiares de VA verdadeiros em ambas as orelhas.

Uma vez que o limiar por condução óssea é idêntico ao limiar obtido com fone, descarta-se a possibilidade de *gap* aéreo-ósseo (limiar de VO melhor). Ao mesmo tempo, não há necessidade de mascaramento contralateral, já que o limiar de VO nunca poderá ser pior que o limiar de VA na mesma orelha.

QUANDO MASCARAR NA LOGOAUDIOMETRIA

Durante os *testes logoaudiométricos*, o mascaramento se faz necessário quando há possibilidade de audição cruzada após a *atenuação interaural mínima*, que será considerada a partir do procedimento e do transdutor sonoro utilizado. *(Para maiores informações sobre o assunto, consultar o Capítulo 10, "Avaliação logoaudiométrica na rotina clínica".)*

No caso de *fones supra-aurais*, considera-se *45 dB NA para testes de reconhecimento de fala*[10,26] – limiar de reconhecimento de fala (LRF) e índice percentual de reconhecimento de fala (IPRF). Esse conceito também se aplica a todas as intensidades utilizadas na pesquisa da curva de inteligibilidade.

Para a pesquisa do *limiar de detecção ou atenção à fala* (ou o primeiro ponto da curva de inteligibilidade), considera-se atenuação interaural menor, por não exigir reconhecimento – apenas a detecção dos estímulos, que costuma ser de 8-9 dB mais fraca do que a necessária para obter o LRF.[11] Portanto, a menor atenuação interaural deve ser considerada *35 dB NA*.[25] Com *fones de inserção*, a atenuação interaural considerada é de *60 e 55 dB NA, para testes de reconhecimento e detecção, respectivamente.*[22]

Como os testes logoaudiométricos raramente são pesquisados por VO, deve-se considerar a necessidade de mascaramento de acordo com a *média dos limiares de 500-2.000 Hz por VO* na orelha não testada durante os testes de reconhecimento de fala (*LRF e IPRF*). Porém, durante a pesquisa do *limiar de detecção de fala*, deve-se considerar a possibilidade de audição cruzada de acordo com o *melhor limiar de VO* obtido na orelha não testada.[11]

A REGRA DE MASCARAMENTO PELO CONCEITO DA ATENUAÇÃO INTERAURAL MÍNIMA

O Quadro 1 apresenta a síntese dos menores valores de atenuação interaural para diferentes tipos de estímulos e transdutores.[2,10-26] Durante um exame, a presença de diferença entre a intensidade do sinal apresentado à orelha testada e o limiar de VO na orelha não testada maior ou igual a esses valores indicará a necessidade de mascaramento.

A maioria dos pacientes não experimentará a audição cruzada com os níveis de atenuação interaural descritos. No entanto, a menos que se conheça a atenuação individual de cada paciente, denominada *atenuação interaural real* calculada, considera-se a atenuação mínima para o cálculo de mascaramento quando a audição cruzada puder ocorrer.

QUADRO 1 Atenuação interaural mínima de acordo com o transdutor e estímulo de teste[2,10-26]

Transdutor	Estímulo de teste	Atenuação interaural mínima
Fone supra-aural convencional	Tons puros (250-8.000 Hz)	40 dB NA
	Sinal de fala para reconhecimento	45 dB NA
	Sinal de fala para detecção	35 dB NA
Fone circum-aural	Tons puros (250-8.000 Hz)	45 dB NA
	Sinal de fala (detecção ou reconhecimento)	45 dB NA
Fone de inserção	Tons puros (250-8.000 Hz)	55 dB NA
	Sinal de fala para reconhecimento	60 dB NA
	Sinal de fala para detecção	55 dB NA
	Cliques	50 dB NA
Vibrador ósseo	Tons puros (250-8.000 Hz)	0 dB NA
	Sinal de fala (detecção ou reconhecimento)	0 dB NA

COMO MASCARAR NA AUDIOMETRIA TONAL LIMINAR

Geralmente a sequência de procedimentos utilizados durante a audiometria tonal considera a pesquisa dos limiares de condução aérea de ambos os lados antes que se pesquise a condução óssea. Com isso, a comparação entre os limiares de VA de uma orelha com a possível audibilidade da cóclea do outro lado será viável somente após a obtenção de respostas com fones e com vibrador ósseo sem mascaramento.[15]

É importante lembrar que, *independentemente do transdutor utilizado para o sinal de teste*, isto é, tanto para estímulos por condução aérea como para estímulos por condução óssea, *o ruído mascarante sempre será apresentado à orelha não testada através do fone.*

Uma vez que se verifiquem limiares dentro da normalidade em uma das orelhas, ou que seja conhecida uma perda auditiva sensorioneural na melhor orelha, os limiares de VA da pior orelha, se maiores em 40 dB NA ou mais, podem ser pesquisados diretamente com mascaramento, pois, em ambos os casos, considera-se VO acoplada à VA em todas as frequências da melhor orelha.

Por outro lado, se houver a possibilidade de alteração de condução, isto é, se a melhor orelha tiver perda auditiva condutiva ou mista, recomenda-se conhecer primeiramente os limiares de VO dessa orelha antes de pesquisar os limiares de VA da pior orelha com o mascaramento.

Especial atenção deve ser dada a esses casos, pois diferenças menores que 40 dB NA entre os limiares de VA nas duas orelhas podem não descartar a necessidade de mascaramento. Analisar a necessidade de mascaramento comparando apenas os limiares obtidos com fones poderá levar a um erro grave pela não utilização de ruído mascarante quando este seria imprescindível.[15,17]

> LEMBRE-SE:
>
> *Mascaramento suficiente ou eficaz* é a intensidade de mascaramento adequada para evitar que o sinal de teste seja audível à cóclea da orelha não testada.
>
> *Mascaramento mínimo ou nível mínimo de mascaramento* é o menor nível de intensidade de ruído que seja eficaz para evitar a audição cruzada, isto é, suficiente para eliminar a resposta da orelha não testada durante o exame.
>
> Quando a intensidade máxima de mascaramento permitida pelo equipamento ainda não impede à orelha não testada detectar o estímulo de teste apresentado à orelha avaliada, diz-se que o mascaramento é *insuficiente.*

Cálculo de mascaramento durante a pesquisa da via aérea

Se o sinal apresentado à orelha testada, perdendo 40 dB NA, puder ser detectado pela cóclea contralateral, há que observar o limiar de VA e VO nessa frequência na orelha que receberá o ruído.

> O *mascaramento suficiente ou eficaz* durante a pesquisa da VA é um ruído que chega à cóclea não testada em intensidade *pelo menos 10 dB superior* à intensidade do sinal após sua perda de energia na atenuação interaural.

A Figura 6 ilustra a intensidade mínima de mascaramento necessário à OE, considerada com limiar auditivo normal, para evitar que um tom puro de 60 dB NA apresentado no fone supra-aural à direita seja detectado pela orelha não testada.

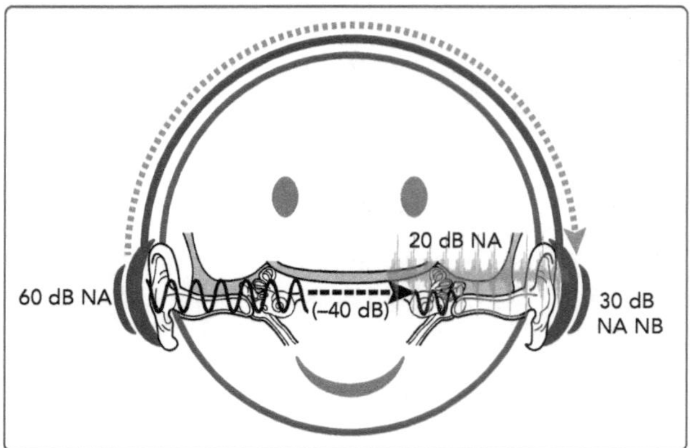

FIGURA 6 Imagem ilustrativa da mínima intensidade de mascaramento à cóclea não testada para tons puros por via aérea (fone supra-aural).
NB: *narrow band*.

Cálculo de mascaramento durante a pesquisa da via óssea

> O *mascaramento suficiente ou eficaz* durante a pesquisa da VO é um ruído apresentado à cóclea não testada *pelo menos 10 dB superior* à intensidade do sinal apresentado por VO na orelha testada.

A Figura 7 ilustra a intensidade mínima de mascaramento necessário à OE para evitar que um tom puro apresentado no vibrador ósseo à direita, a 30 dB NA, seja detectado pela orelha não testada. Nesse caso, considera-se que a OE possui limiar auditivo normal.

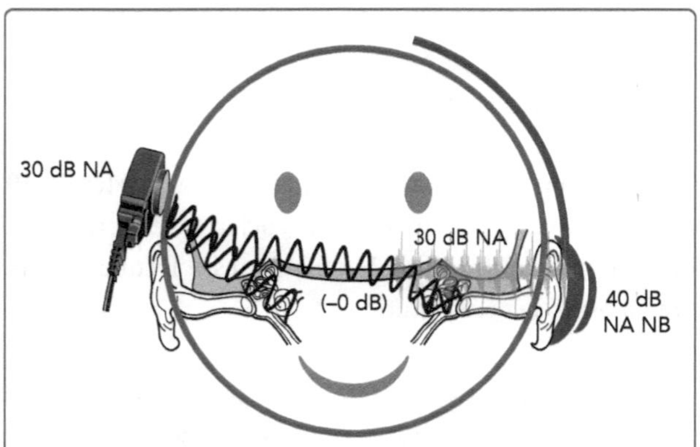

FIGURA 7 Imagem ilustrativa da mínima intensidade de mascaramento à cóclea não testada para tons puros por via óssea.
NB: *narrow band*.

COMO MASCARAR NA LOGOAUDIOMETRIA

Recomenda-se que a pesquisa do LRF com mascaramento seja realizada após a obtenção do limiar sem o ruído contralateral. Como o teste depende da apresentação de uma série de palavras até que se obtenha a menor intensidade com 50% de reconhecimento, o uso de *incrementos* de 10 em 10 dB nível de sensação (NS) – calculado a partir do limiar de reconhecimento de fala obtido na orelha mascarada – deve ser evitado sempre que possível, para facilitar a técnica e otimizar o tempo de exame. Melhor seria utilizar um nível de ruído mascarante fixo e suficiente enquanto se repete a pesquisa do limiar.

> LEMBRE-SE:
>
> *Nível de sensação* (NS) é um nível de intensidade sonora relativo. É considerado durante o cálculo da intensidade supraliminar de um estímulo (em nível de audição) comparado ao limiar absoluto de audibilidade do paciente para o mesmo estímulo.

Como esse procedimento tem o objetivo de confirmar os limiares de VA, é esperado que o limiar de reconhecimento se altere na mesma proporção que os limiares tonais de VA nas frequências de 250-2.000 Hz após a introdução do mascaramento.[11]

Em alguns casos, haverá necessidade de mascaramento durante a pesquisa do IPRF, mesmo que não tenha sido utilizado durante a pesquisa do LRF, pois trata-se de um teste supraliminar, no qual a intensidade dos estímulos será cerca de 30-40 dB NA mais elevada que os limiares de via aérea (30-40 dB NS).[10]

Em contrapartida, sempre que houver a necessidade de mascaramento durante a pesquisa do LRF, haverá também a necessidade de mascarar a orelha não testada durante a pesquisa do IPRF. Nesse caso, recomenda-se aumentar o nível do mascaramento na mesma proporção em que, para a pesquisa do índice, seja aumentado o nível de intensidade do sinal de fala em relação ao limiar na orelha testada.

Assim como em outros testes supraliminares, a intensidade de ruído mascarante em testes logoaudiométricos requer cálculo que considere:

1. Nível de apresentação do estímulo de teste.
2. Limiar de condução óssea na orelha não testada.
3. Atenuação interaural.
4. Intensidade do sinal que atinge a cóclea da orelha não testada.

5. Limiar de condução aérea na orelha não testada e *gap* aéreo-ósseo (se existir).

No entanto, por se tratar do último procedimento a ser realizado durante a avaliação audiológica em cabine audiométrica, não há necessidade de realizar a pesquisa do IPRF sem mascaramento antes de se obter a resposta mascarada.

Na Figura 8 são apresentados os valores de atenuação interaural mínima com fones supra-aurais para os testes logoaudiométricos com reconhecimento de fala. Neste exemplo, o LRF da OD é de 75 dB NA e a média dos limiares de VA na orelha não testada (esquerda) é de 10 dB NA. Considera-se que os limiares de VO da OE estão no mesmo nível que os limiares de VA, pois estão dentro dos padrões de normalidade.

Nesse caso, considerando o LRF de 75 dB NA obtido à direita, o mascaramento mínimo necessário será de 40 dB NA SN. Se o IPRF for pesquisado com 30 dB nível de sensação (NS), então o mascaramento da OE deverá se elevar na mesma proporção. Logo, se a intensidade do sinal de fala apresentado à direita for de 105 dB NA, a intensidade fixa de ruído na orelha mascarada deverá ser de 70 dB NA SN. *(Para maiores informações sobre o assunto, consultar o Capítulo 10, "Avaliação logoaudiométrica na rotina clínica".)*

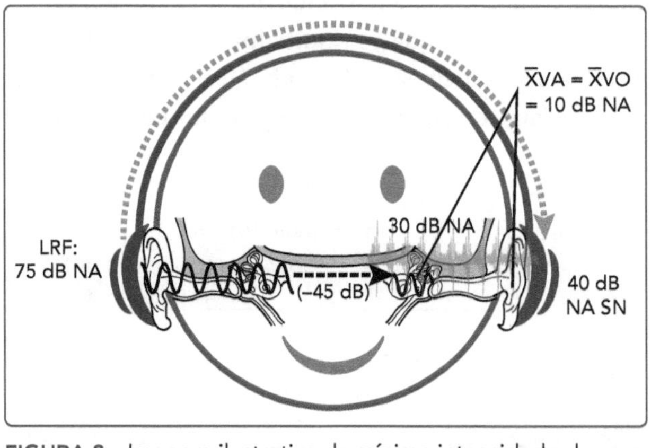

FIGURA 8 Imagem ilustrativa da mínima intensidade de mascaramento à cóclea não testada para sinais de fala em testes de reconhecimento por via aérea com fones supra-aurais. LRF: limiar de reconhecimento de fala; SN: *speech noise*.

EFETIVIDADE DO MASCARAMENTO

Na avaliação audiológica, a *efetividade do ruído* mascarante se observa em função do som que se pretende mascarar. Os audiômetros são calibrados de forma que um ruído *NB* de 10 dB NA impeça a audibilidade de um tom puro de 10 dB NA, na mesma faixa de frequências.[27]

Portanto, pode-se dizer que o mascaramento efetivo é determinado pelo nível de alteração de uma resposta-sombra com apresentação do ruído mascarante em particular, cuja frequência central é a mesma do sinal de teste, ocorrendo uma relação linear de piora da resposta-sombra obtida e intensidade do ruído, uma vez que o mascaramento efetivo tenha sido estabelecido.[11]

O ruído NB geralmente é mais efetivo para o mascaramento de tons puros do que o WN, que, por sua vez, necessitaria de quantidade maior de energia para o mesmo grau de eficácia, podendo ocasionar maior desconforto ao paciente.[10]

No entanto, pequenas diferenças na calibração ou desgastes relacionados ao tempo do equipamento podem alterar a efetividade do ruído. O audiologista deve conhecer a efetividade dos ruídos mascarantes do seu próprio aparelho. Recomenda-se que o nível de efetividade seja verificado periodicamente.

Para avaliar a efetividade do ruído NB, basta apresentar um tom puro de mesma frequência, em determinada intensidade, e introduzir o ruído mascarante no mesmo fone (ipsilateral), observando-se a intensidade de ruído necessária para que o tom puro deixe de ser percebido. É desejável que o nível de ruído suficiente para o mascaramento seja exatamente igual ao nível do tom puro apresentado, o que caracteriza *mascaramento efetivo*.

Caso seja necessária maior intensidade de ruído para que o tom puro deixe de ser percebido, o mascaramento não estará efetivo e essa *não efetividade deverá ser considerada* durante o cálculo do mascaramento desejável *em todos os exames*. A mesma lógica deve ser aplicada durante a pesquisa da efetividade do mascaramento utilizado na logoaudiometria (SN).[10]

Considere, por exemplo, que um tom puro de 50 dB NA deixará de ser percebido apenas quando se introduzir um ruído NB ipsilateral de 60 dB NA. Pode-se afirmar que há 10 dB NA de não efetividade de mascaramento nessa frequência. Consequentemente, para se atingir o nível de ruído mascarante desejável, em todos os exames deverá ser acrescentado 10 dB no *dial* do audiômetro referente à intensidade calculada de mascaramento.

Se o equipamento utilizado não permitir apresentação de ruído ipsilateral, isto é, se o audiômetro não tiver dois canais, a efetividade do ruído pode ser avaliada em indivíduos com perda auditiva unilateral profunda ou anacusia.

Uma vez conhecidos os limiares tonais da melhor orelha (audiometria normal), observa-se a presença de respostas-sombra na pior orelha sem o mascaramento. A *diferença entre esses limiares* corresponde à *atenuação interaural real* do indivíduo avaliado. Conforme for introduzido o mascaramento na melhor orelha, as respostas do lado pior deverão cair na mesma proporção.[10]

Dessa forma, a cada 5 dB *nível de sensação* (NS) de ruído que se apresente à melhor orelha, o reteste do lado comprometido deverá mostrar piora de 5 dB NA em relação ao limiar obtido sem mascaramento. Se isso ocorrer somente após alguns incrementos no ruído, a *não efetividade* estará constatada.

A intensidade necessária até que se altere o limiar da orelha testada (obtida em passos de 5 dB) deverá ser considerada como *correção durante o cálculo de mascaramento em todos os exames.*

Considere, por exemplo, um paciente que possui limiar de VA da OE em 10 dB NA e resposta-sombra na OD em 65 dB NA - como se observa no *Caso 2*, na frequência de 3.000 Hz (Figura 2). A apresentação de ruído mascarante na OE de 15 dB, 20 dB e 25 dB NA NB, respectivamente, elevará o limiar da OD para 70 dB, 75 dB, 80 dB NA e assim sucessivamente, sempre mantendo a mesma diferença correspondente à sua atenuação interaural (nesse caso, 55 dB NA). Mas, se o limiar da OD se mantiver em 65 dB NA com mascaramento de 15 dB e 20 dB *NA NB* e somente com o mascaramento de 25 dB NA NB se alterar para 70 dB NA, há 10 dB de não efetividade de mascaramento. Portanto, em todos os exames em que houver necessidade de mascarar nessa frequência, há que acrescentar 10 dB de correção no mascaramento calculado para que se atinja a intensidade desejada de ruído, isto é, para um mascaramento efetivo de 40 dB NA, o audiologista precisará introduzir 50 dB NA de ruído NB em seu audiômetro.

> **LEMBRE-SE:**
>
> Quando a intensidade de ruído desejável corresponde exatamente àquela observada no *dial* do audiômetro, sendo suficiente para impedir a percepção do estímulo de teste na mesma intensidade, conclui-se que o *mascaramento é efetivo.*

MASCARAMENTO EM PERDAS AUDITIVAS SENSORIONEURAIS X CONDUTIVAS E MISTAS

Em perdas auditivas unilaterais, sejam condutivas, mistas ou sensorioneurais, o cálculo do mascaramento suficiente parece ser fácil e rápido quando se aplica:

> Sinal sonoro (atual) apresentado à orelha testada – atenuação interaural mínima + 10 dB NA.

Por outro lado, perdas auditivas condutivas ou mistas bilaterais podem levar à necessidade de mascaramento contralateral durante o teste de cada uma das orelhas.

No exemplo a seguir, observe o *mascaramento mínimo suficiente* para um caso de perda auditiva sensorioneural bilateral. Vamos chamá-lo de *Caso 3.* A Figura 9 demonstra os limiares de VA com fones supra-aurais em ambas as orelhas obtidos sem mascaramento e limiares de *via óssea livre* posicionada na mastoide esquerda, ou seja, sem mascaramento contralateral nem oclusão com fones supra-aurais.

> **LEMBRE-SE:**
>
> *Via óssea livre* refere-se à pesquisa de limiares de condução óssea obtidos sem mascaramento contralateral nem oclusão da orelha não testada com fone. Os resultados, portanto, correspondem à cóclea com melhor audibilidade, independentemente do lado onde o vibrador ósseo foi colocado.

Como existe assimetria, uma abordagem prática para decidir quando mascarar baseia-se em saber qual cóclea pode realmente estar respondendo aos estímulos apresentados e compreender a possibilidade de curva-sombra.

Considerando que os resultados foram obtidos sem mascaramento, os limiares de condução óssea livre à esquerda poderiam corresponder a qualquer uma das orelhas.

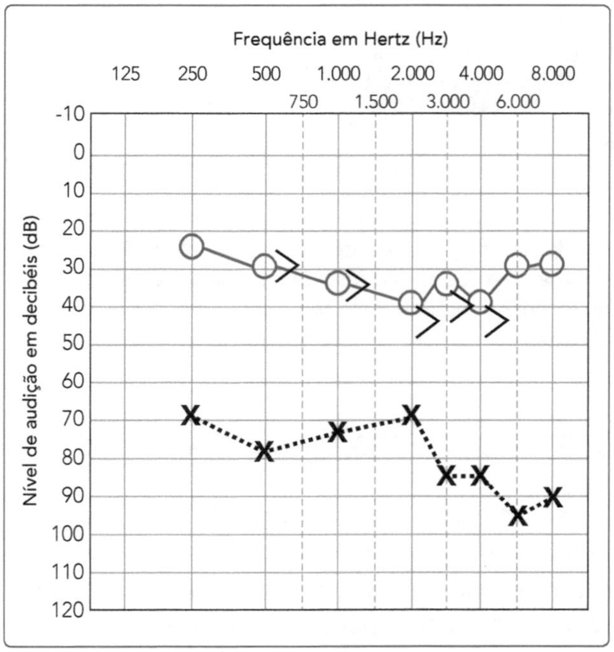

FIGURA 9 *Caso 3*: Limiares de via aérea direita e esquerda com fones supra-aurais e via óssea esquerda obtida livre (sem mascaramento).

Dessa forma, pressupõe-se que a OD certamente possui perda auditiva sensorioneural, pois, se houvesse presença de *gap* aéreo-ósseo desse lado, os limiares obtidos sem mascaramento, independentemente do lado onde foi colocado o vibrador ósseo, seriam melhores. Nesse caso, consideram-se limiares de VO direita acoplados aos de VA, conforme a Figura 10.

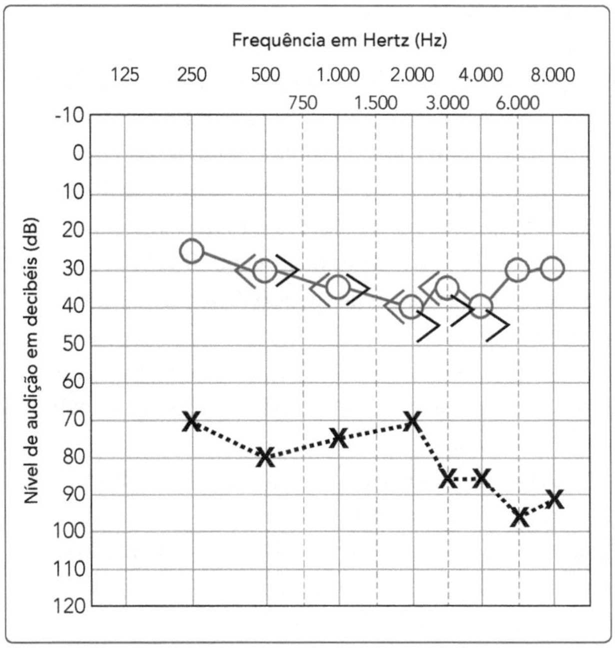

FIGURA 10 *Caso 3*: Limiares de via aérea e via óssea de ambas as orelhas obtidos sem mascaramento (via óssea obtida do lado esquerdo, limiares de via óssea direita presumidos).

> **LEMBRE-SE:**
>
> *"Gap" aéreo-ósseo* refere-se à diferença entre os limiares obtidos por condução aérea e condução óssea da mesma orelha.

Considerando a diferença entre os limiares de VA esquerda e VO direita, observa-se diferença maior ou igual à atenuação interaural mínima com fones supra-aurais (40 dB NA) em todas as frequências, exceto em 2.000 Hz. Sendo assim, há que descartar a possibilidade de respostas-sombra na OE. A intensidade mínima de mascaramento à direita, para os limiares atuais de VA esquerda, é apresentada na Figura 11.

Observe que haverá necessidade de mascaramento para que sejam obtidos os limiares de VA esquerda em 250, 6.000 e 8.000 Hz, mesmo sem a condução óssea ser habitualmente pesquisada nessas frequências. Nesse caso, considera-se que, uma vez conhecidos os limiares de condução óssea direita, indicando perda auditiva sensorioneural, VA e VO estariam acopladas não somente nas frequências de 500-4.000 Hz, mas também nas demais frequências sonoras.

A Figura 12 apresenta os limiares de condução aérea esquerda obtidos com mascaramento na OD. Nesse caso, podemos dizer que *o mascaramento ocorre de forma direta*, isto é, por se tratar de uma perda auditiva sensorioneural à direita, o nível de ruído apresentado através do fone corresponde àquele que atingirá a cóclea que se pretende "cobrir ou esconder" *exatamente na intensidade pretendida.*

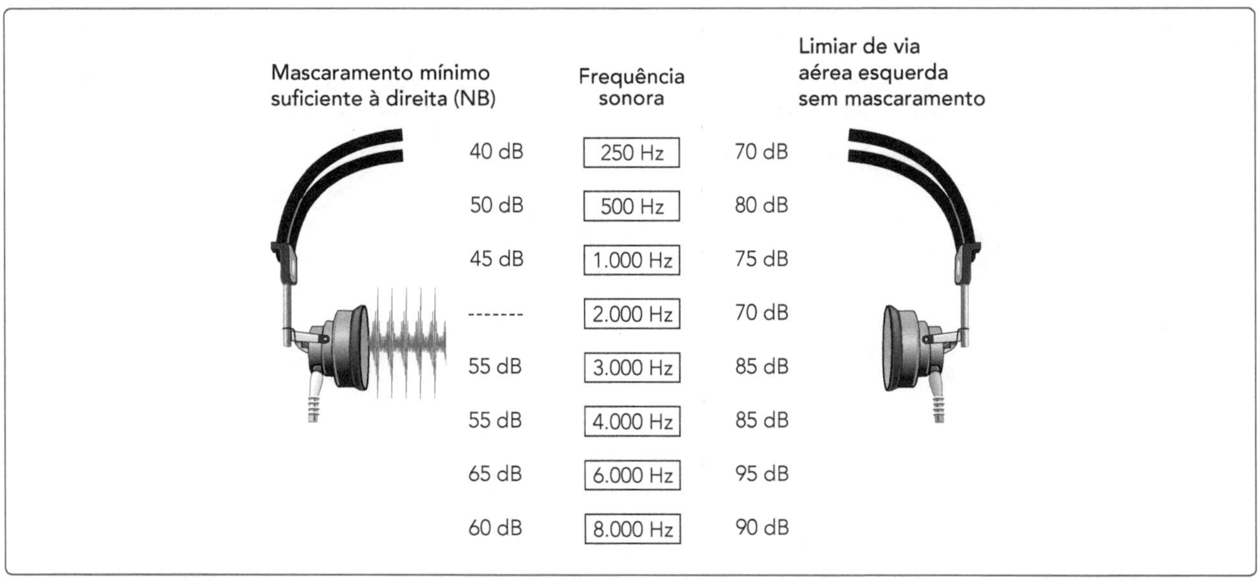

FIGURA 11 *Caso 3*: Mascaramento mínimo suficiente à direita considerando a intensidade dos sinais apresentados através do fone supra-aural na orelha esquerda e atenuação interaural mínima.

NB: *narrow band.*

Note que houve alteração dos limiares de VA esquerda nas frequências de 250, 4.000, 6.000 e 8.000 Hz com mascaramento à direita, evidenciando que as respostas inicialmente obtidas eram respostas-sombra da cóclea direita na VA esquerda. Consequentemente, houve necessidade de variação do mascaramento à direita com incrementos de intensidade do ruído mascarante, considerando os novos limiares (verdadeiros) de VA esquerda (Figura 13).

Após a constatação de alteração do limiar inicial, houve aumento no mascaramento da OD, uma vez que a intensidade dos sinais sonoros à esquerda também se elevou, conforme se observa na Figura 13.

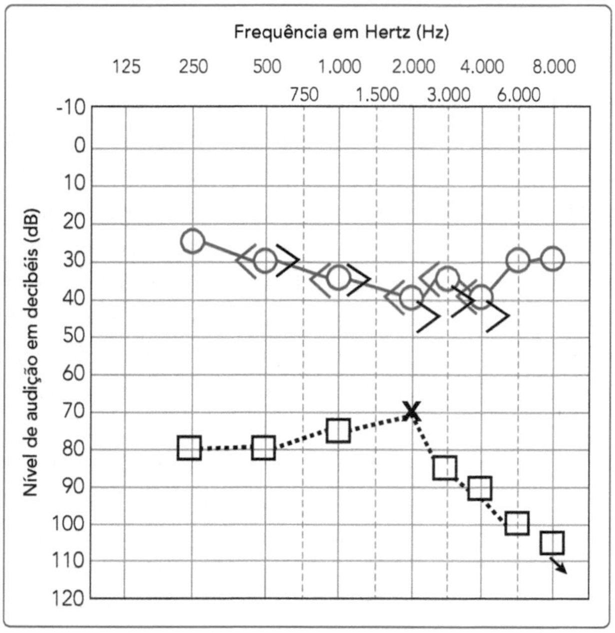

FIGURA 12 *Caso 3*: Limiares de via aérea esquerda obtidos com mascaramento à direita.

Embora os limiares de condução óssea direita tenham sido obtidos sem mascaramento, não se pode assumir que a OE tenha perda auditiva mista nem supor que tenha perda sensorioneural, com limiares de VA e VO acoplados. O diagnóstico do tipo de perda auditiva à esquerda será possível somente com o reteste da condução óssea dessa orelha durante mascaramento da OD.

Nesse caso, a alteração dos limiares de VO esquerda não alteraria o diagnóstico da perda auditiva da OD. Porém, se os limiares de condução óssea obtidos com o transdutor em contato com a mastoide esquerda forem respostas-sombra da OD, a piora dos limiares da OD também levaria a limiares mais elevados na OE. Portanto, o diagnóstico da OE pode variar de uma perda auditiva mista a uma sensorioneural, dependendo da intensidade de mascaramento na OD: considerando atenuação interaural mínima de 0 dB NA, a quantidade de mascaramento utilizado será suficiente quando a orelha não testada estiver pior que a orelha testada.

A Figura 14 apresenta os limiares de condução óssea esquerda obtidos com mascaramento na OD. Note que houve alteração de todos os limiares, evidenciando que as respostas inicialmente obtidas eram curva-sombra da cóclea direita na VO esquerda.

O mascaramento mínimo considerado suficiente para a intensidade inicial dos estímulos (respostas-sombra) seria menor que o mascaramento necessário para as respostas verdadeiras de condução óssea da OE. Dessa forma, a in-

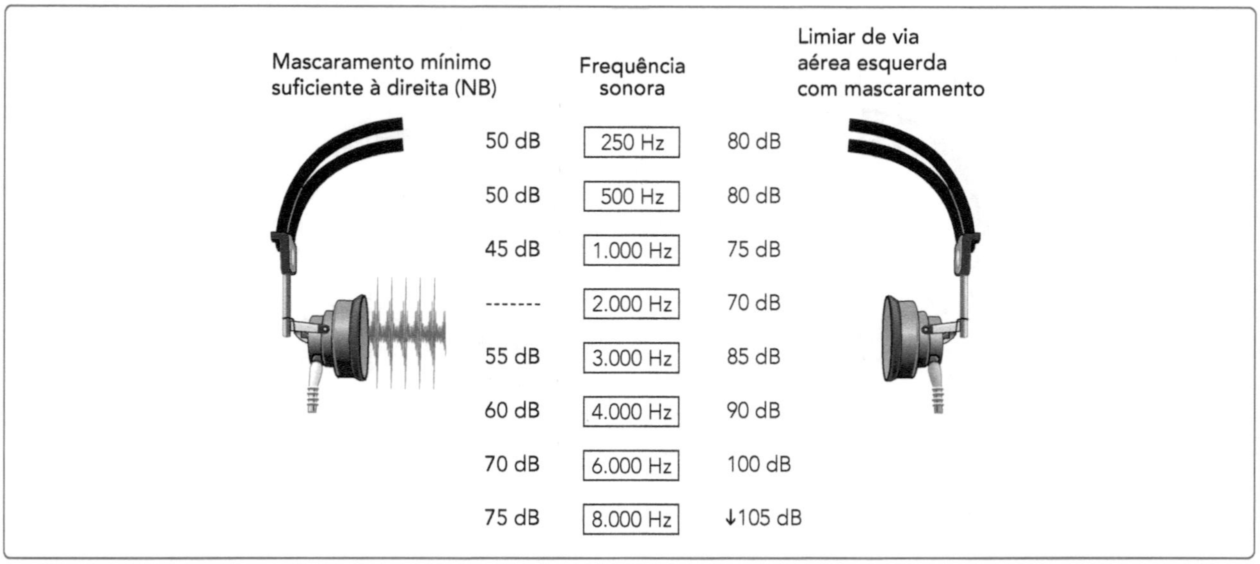

FIGURA 13 *Caso 3*: Mascaramento mínimo suficiente à direita considerando limiares de via aérea esquerda com fones supra-aurais e atenuação interaural mínima.

NB: *narrow band*.

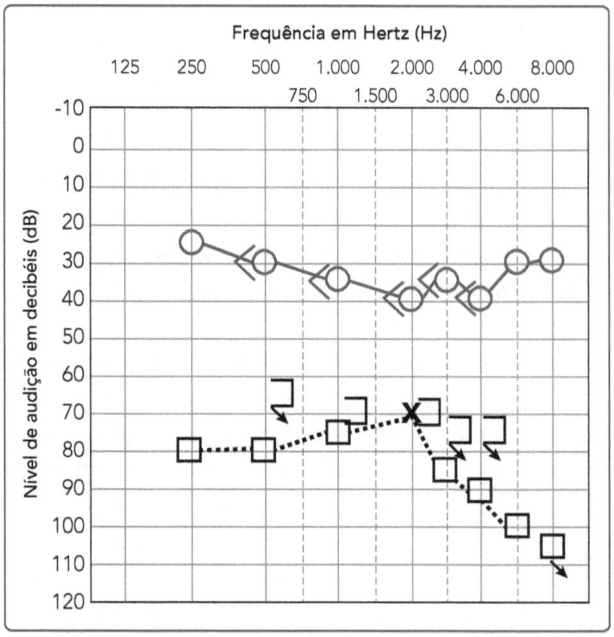

FIGURA 14 *Caso 3*: Via óssea esquerda obtida com mascaramento à direita.

tensidade inicial de mascaramento pode ser gradativamente elevada até que seja obtida a intensidade de ruído suficiente para estabelecer relação entre orelhas de forma que a não testada se torne minimamente pior que a testada, conforme se observa na Figura 15.

Contudo, se a orelha não testada apresentar *gap* aéreo-ósseo, o ruído deverá ser suficientemente mais intenso, a ponto de atingir a orelha interna na intensidade desejável, mesmo com a perda de condução sonora ao passar pela orelha externa e média.

Como o ruído mascarante sempre será apresentado através do fone (VA), é importante calcular a intensidade de ruído necessário na orelha não testada de forma a considerar sua audibilidade por VA, sua perda de energia durante a condução até a orelha interna e, ainda, garantir que chegue à cóclea em intensidade suficiente (maior) para "cobrir ou esconder" o sinal que ali chega após a transmissão transcraniana.

Portanto, podemos dizer que *o mascaramento de orelhas com comprometimento condutivo* ocorre de forma indireta, isto é, o ruído apresentado através do fone levará a uma redução na audibilidade de sinais por via aérea e, consequentemente, por via óssea, na mesma proporção. Haverá necessidade de maior ruído mascarante para que se alcance a orelha interna na intensidade pretendida, por isso dizemos que o mascaramento *se dá de forma indireta*.

No *Caso 3*, houve necessidade de aplicar mascaramento apenas à OD, mas em alguns casos há necessidade de utilizar mascaramento em ambas as orelhas, especialmente em perdas auditivas condutivas bilaterais.

Considere o exemplo a seguir, que chamaremos de *Caso 4* (Figura 16). Como os limiares de VA e/ou de VO podem ser bastante semelhantes em casos de perda auditiva condutiva bilateral, sugere-se iniciar o exame com a obtenção de limiares de VA e VO de ambos os lados, sem mascaramento contralateral, como mostra a Figura 16. Observe que a VO livre foi pesquisada em cada um dos lados.

Com base nos resultados obtidos, é necessário analisar em quais frequências há diferença entre limiar de VA tes-

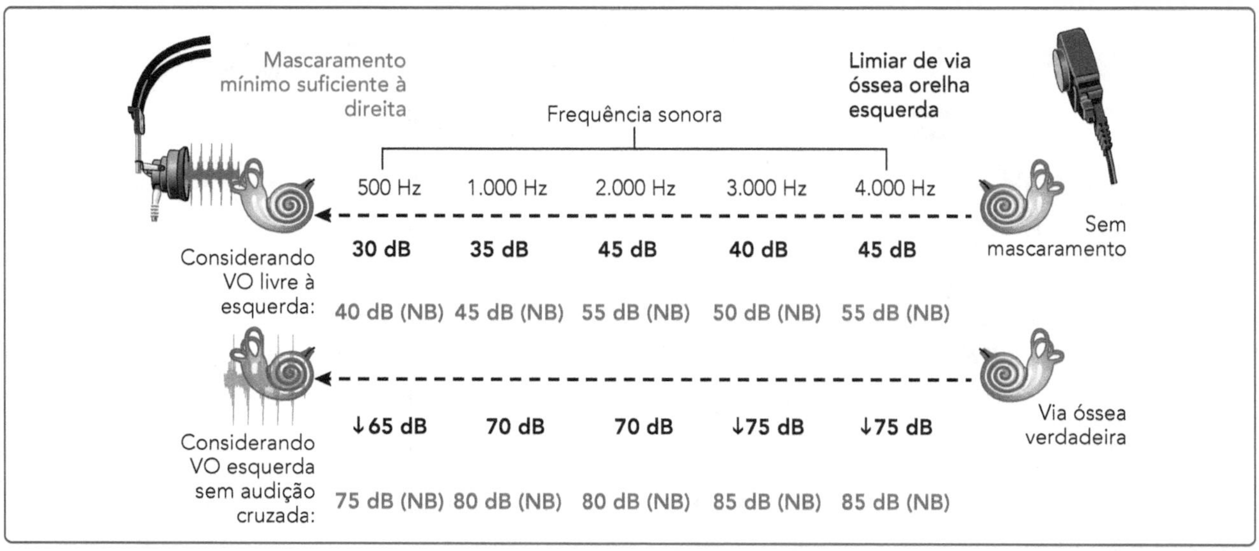

FIGURA 15 *Caso 3*: Mascaramento mínimo à direita para limiares iniciais de via óssea esquerda e mascaramento suficiente para respostas verdadeiras considerando a atenuação interaural mínima.
NB: *narrow band*.

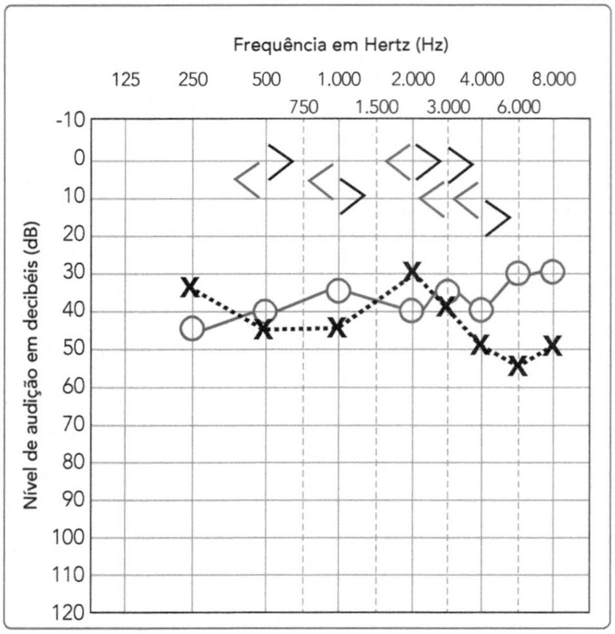

FIGURA 16 *Caso 4*: Limiares de via aérea e via óssea de ambas as orelhas sem mascaramento contralateral.

tada e VO não testada maior ou igual à atenuação interaural mínima (40 dB NA), conforme se vê nas Figuras 17 e 18. Nas frequências em que ocorre a possibilidade de audição cruzada, a necessidade de mascaramento foi sinalizada (*).

Como sabemos, na prática clínica não é comum a pesquisa dos limiares de VO *nas frequências sonoras de 250, 6.000 e 8.000 Hz*. Contudo, o cálculo do mascaramento deve considerar o *provável limiar de VO* da orelha não testada nessas frequências. Dessa forma, se a orelha mascarada tiver limiares auditivos dentro dos padrões de normalidade ou se houver perda auditiva sensorioneural, considera-se que o limiar de VO é igual ao limiar de VA. Por outro lado, se houver perda auditiva condutiva ou mista na orelha mascarada, há que pressupor que o limiar de VO em 250 Hz é igual ao obtido na frequência de 500 Hz e que os limiares de VO em 6.000 e 8.000 Hz são iguais ao de 4.000 Hz. O *gap* aéreo-ósseo a ser considerado será a diferença entre os limiares de VA obtidos nessas frequências e os prováveis limiares de VO.

Note que os limiares de VO considerados nas frequências de 250, 6.000 e 8.000 Hz são iguais àqueles obtidos nas frequências mais próximas em que foram pesquisados, seguindo o princípio a ser adotado sempre que houver *gap* aéreo-ósseo na orelha não testada, pois o tipo de perda auditiva não deve ser diferente apenas nessas frequências.

Durante a pesquisa da condução óssea com mascaramento, há que considerar que o limiar obtido por VO livre pode ser uma resposta-sombra da cóclea não testada. No entanto, esse conceito se aplica ao *pior limiar como sombra do melhor, mas nunca o inverso*. Isto é, se a menor atenuação interaural possível por VO é de 0 dB NA, mas pode chegar até 15 dB NA, a pesquisa da condução óssea livre (sem mascaramento) de ambos os lados permite presumir que o melhor resultado obtido corresponde ao limiar verdadeiro da orelha onde foi pesquisado. Assim, na comparação entre os limiares de VO, as melhores respostas não precisariam ser novamente pesquisadas com mascaramento contralateral.

A Figura 19 mostra a comparação entre os limiares de condução óssea direita e esquerda em que se obser-

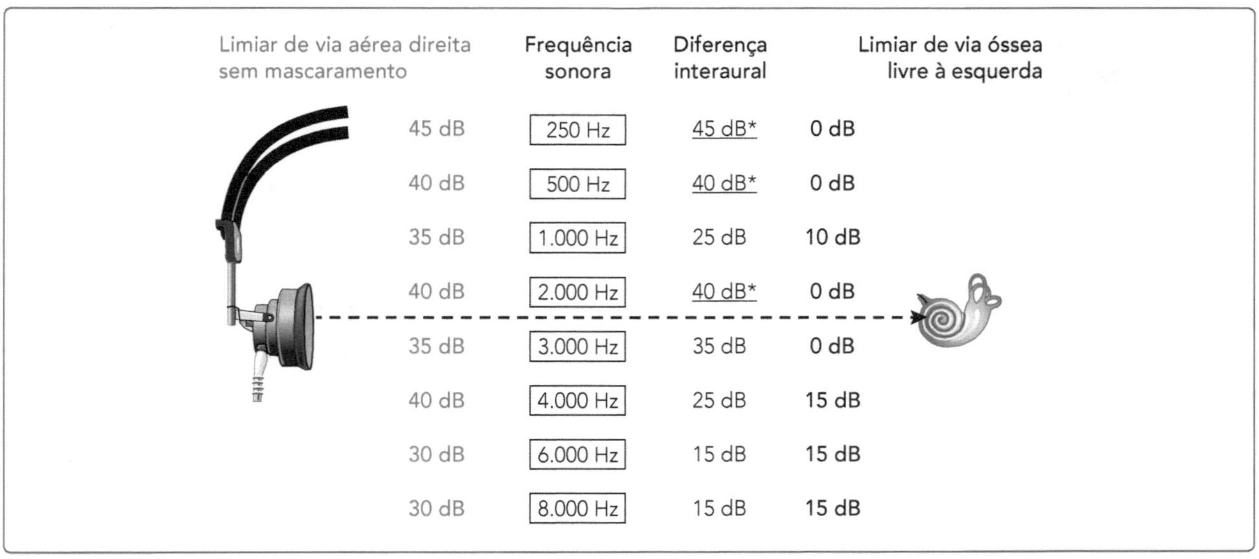
Limiar de via aérea direita sem mascaramento
Frequência sonora
Diferença interaural
Limiar de via óssea livre à esquerda
45 dB | 250 Hz | 45 dB* | 0 dB
40 dB | 500 Hz | 40 dB* | 0 dB
35 dB | 1.000 Hz | 25 dB | 10 dB
40 dB | 2.000 Hz | 40 dB* | 0 dB
35 dB | 3.000 Hz | 35 dB | 0 dB
40 dB | 4.000 Hz | 25 dB | 15 dB
30 dB | 6.000 Hz | 15 dB | 15 dB
30 dB | 8.000 Hz | 15 dB | 15 dB

FIGURA 17 *Caso 4*: Análise da diferença interaural e verificação da necessidade de mascaramento durante a pesquisa da via aérea direita, com fones supra-aurais, nas frequências em que se observa atenuação interaural igual ou maior que a atenuação mínima de 40 dB NA (*).

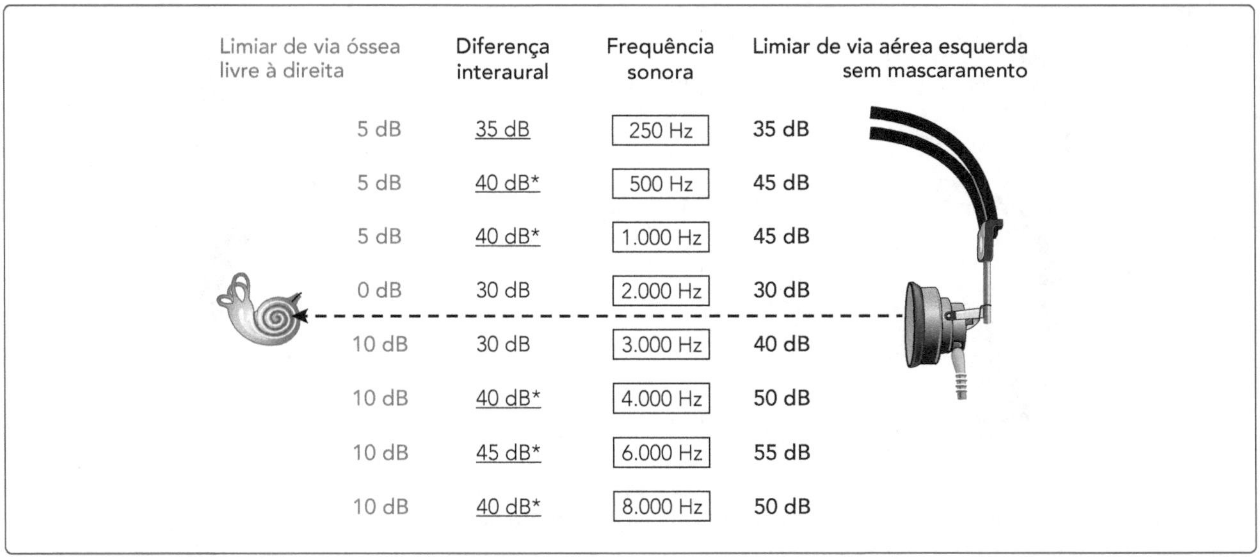

FIGURA 18 *Caso 4*: Análise da diferença interaural e verificação da necessidade de mascaramento durante a pesquisa da via aérea esquerda com fones supra-aurais nas frequências em que se observa atenuação interaural igual ou maior que a atenuação mínima de 40 dB NA (*).

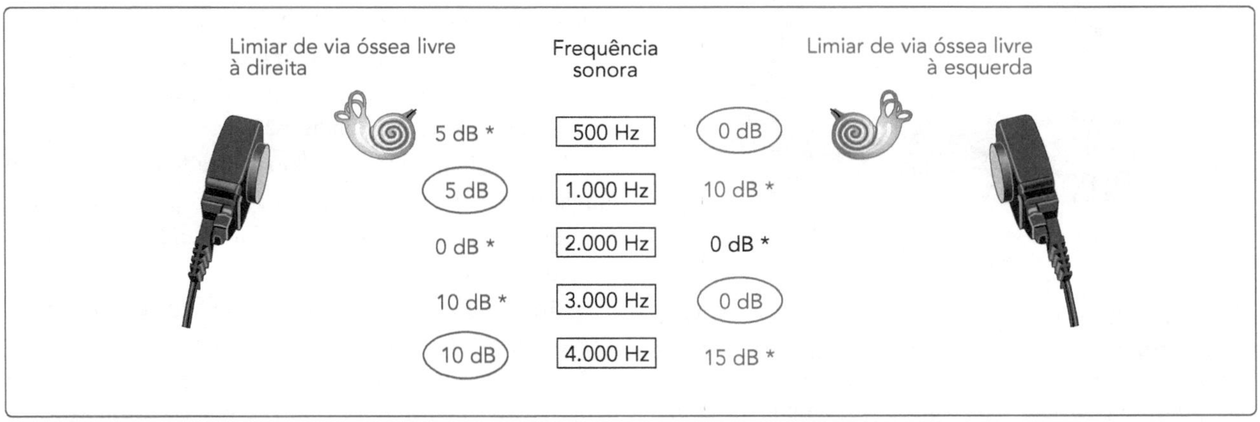

FIGURA 19 *Caso 4*: Análise da diferença interaural e verificação da necessidade de mascaramento durante a pesquisa da via óssea de ambas as orelhas, considerando a atenuação interaural mínima de 0 dB NA (*).

vam limiares verdadeiros (circulados) e respostas que exigem mascaramento contralateral (*). Entretanto, é importante lembrar que, na prática clínica, a variabilidade de um limiar auditivo é geralmente considerada ±5 dB NA. A partir desse princípio, todos os limiares de condução óssea deveriam ser retestados com mascaramento contralateral, a menos que, sem mascaramento, já sejam 10 dB NA melhores em relação aos limiares obtidos na orelha não testada.[14] Neste exemplo, para fins didáticos, consideraremos a necessidade de mascaramento apenas para limiares de VO livre que forem idênticos ou piores à orelha contralateral. Quando melhores, consideraremos verdadeiros.

Para calcular o mascaramento mínimo suficiente, há que considerar que o objetivo do mascaramento é evitar que o tom puro apresentado à orelha testada seja detectado pela cóclea da orelha não testada. Contudo, tomemos como exemplo os limiares obtidos na frequência de 1.000 Hz (Figura 20).

Conforme se vê, há necessidade de mascaramento na OD para pesquisa dos limiares de VA e VO esquerda nessa frequência, mas não o contrário. Considerando a atenuação interaural mínima de 40 dB NA para estímulos apresentados com fones supra-aurais, o sinal apresentado à esquerda poderia atingir a cóclea direita na mesma intensidade que seu limiar de VO (5 dB NA), conforme se observa na Figura 21.

A partir do momento em que se constata a possibilidade de chegada do estímulo audível à cóclea direita, a intensidade mínima de mascaramento, para se confirmar

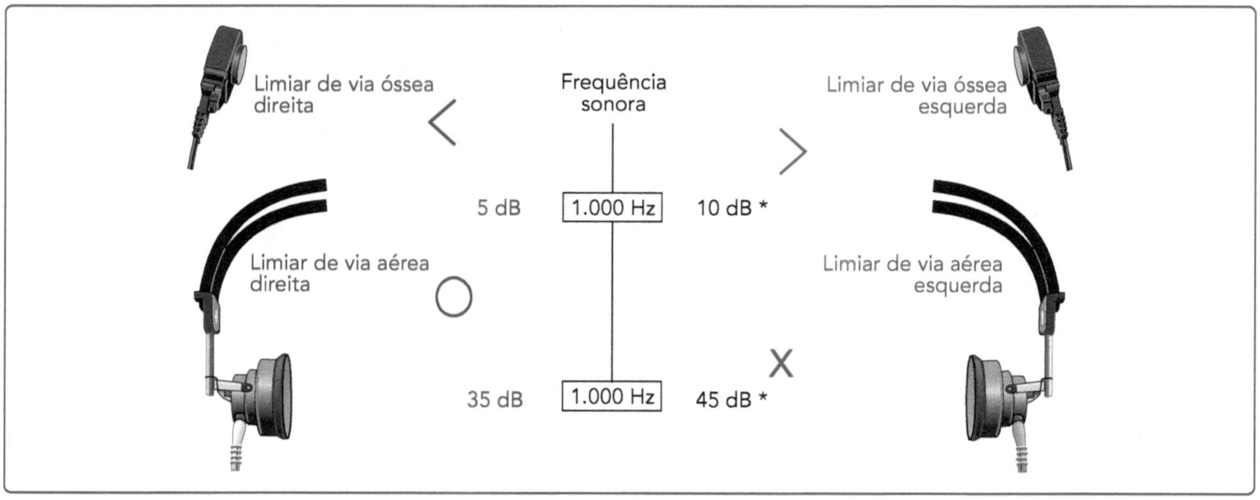

FIGURA 20 *Caso 4*: Limiares de via aérea e via óssea sem mascaramento na frequência de 1.000 Hz.

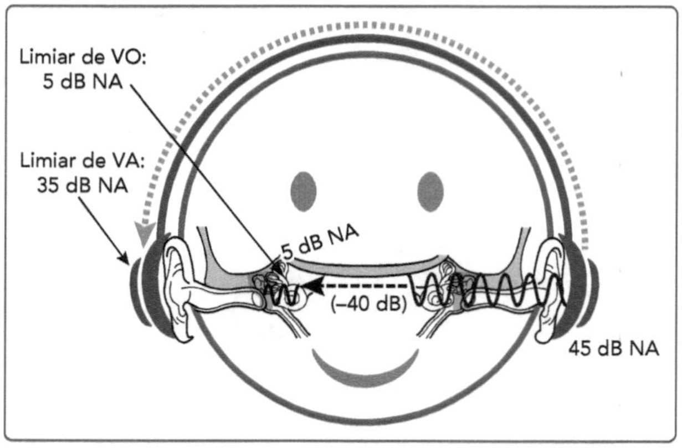

FIGURA 21 *Caso 4*: Imagem ilustrativa da possibilidade de audição cruzada durante a pesquisa do limiar de via aérea da orelha esquerda com fones supra-aurais em 1.000 Hz, sem mascaramento, considerando a atenuação interaural mínima.

o limiar aéreo de 45 dB NA à esquerda, seria de 15 dB NA NB chegando à orelha interna do lado direito. Caso ocorra alteração do limiar da OE, será necessário aumentar o mascaramento da OD na mesma proporção.

Como há alteração condutiva à direita, com *gap* aéreo-ósseo de 30 dB NA nessa frequência, *é necessário considerar que durante a condução desse ruído até a orelha interna haverá redução da energia sonora na mesma proporção observada com o tom puro nessa frequência*, ou seja, haverá redução de 30 dB NA. Dessa forma, a apresentação de um ruído NB de 15 dB NA no fone direito atingiria a cóclea direita em –15 dB NA, o que seria totalmente ineficaz ao mascaramento do sinal apresentado à esquerda. Para que se atinja a intensidade de 15 dB NA NB à cóclea direita, cobrindo a intensidade do sinal apresentado à orelha testada, portanto, deve-se somar a diferença aéreo-óssea observada (*gap*), elevando-se a intensidade do ruído NB para 45 dB NA, conforme se observa na Figura 22.

Durante a pesquisa da condução óssea, considerando a atenuação interaural mínima de 0 dB, o sinal de 10 dB NA apresentado com o vibrador ósseo à esquerda poderia atingir a cóclea direita na mesma intensidade (10 dB NA), conforme se observa na Figura 23.

A partir do mesmo princípio utilizado na pesquisa do limiar tonal por condução aérea na OE, com mascaramento à direita, o *gap* também precisa ser calculado durante o mascaramento da VO (Figura 24).

Ainda é possível que o limiar de VO verdadeiro da OE seja pior que 10 dB NA, e isso só poderá ser constatado após a utilização do mascaramento. Portanto, para o limiar verdadeiro de VO em 15 dB NA à esquerda, por exemplo, a intensidade mínima de ruído deveria ser de

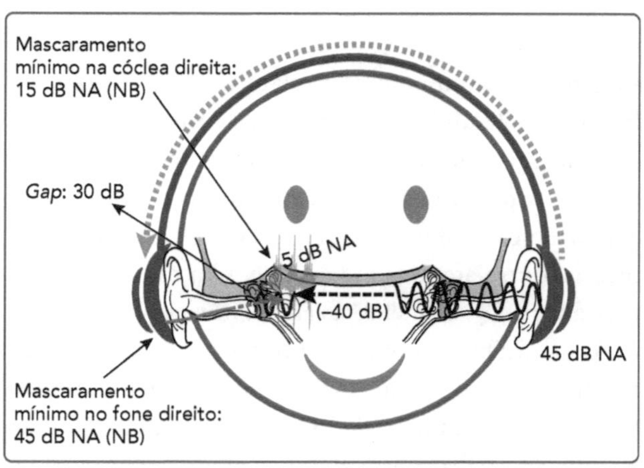

FIGURA 22 *Caso 4*: Imagem ilustrativa do mascaramento mínimo à direita para o limiar de 45 dB NA por via aérea da orelha esquerda em 1.000 Hz, com fones supra-aurais.
NB: *narrow band*.

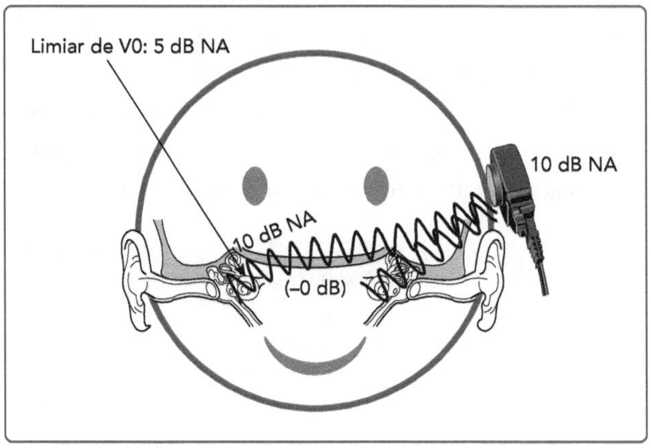

FIGURA 23 *Caso 4*: Imagem ilustrativa da possibilidade de audição cruzada durante a pesquisa do limiar de via óssea da orelha esquerda em 1.000 Hz, sem mascaramento, considerando a atenuação interaural mínima.

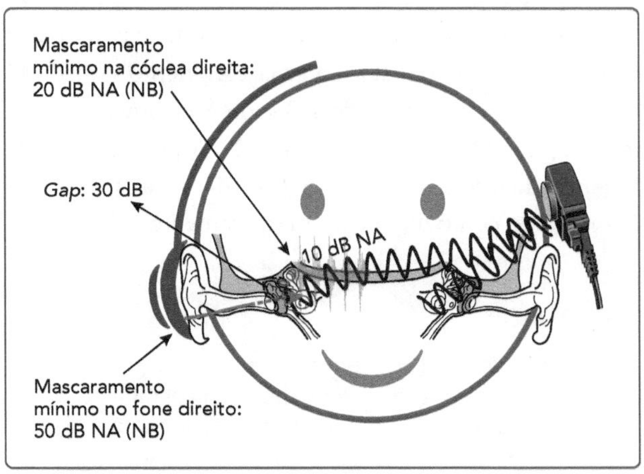

FIGURA 24 *Caso 4*: Imagem ilustrativa do mascaramento mínimo à direita para o limiar de 10 dB NA por via óssea da orelha esquerda em 1.000 Hz.
NB: *narrow band.*

55 dB NA (NB). *Se o limiar for ainda maior, a intensidade mínima de mascaramento suficiente deverá aumentar na mesma proporção.*

MASCARAMENTO MÁXIMO E SUPERMASCARAMENTO

É comum iniciar o mascaramento com um nível de ruído mascarante próximo ao limiar de VA - *mascaramento inicial* - até que o limiar obtido na orelha testada seja confirmado ao se atingir um *mascaramento mínimo* suficiente, com *incrementos* na intensidade do ruído de 5-10 dB NA. Mas é importante observar que o aumento dessa intensidade pode ser prejudicial à obtenção de limiares em exames de indivíduos com perda condutiva bilateral.[11]

No *Caso 4*, se o limiar de VO verdadeiro da OE fosse de 15 dB NA, por exemplo, o mascaramento mínimo suficiente à direita seria de 55 dB NA NB. Entretanto, o *mascaramento máximo* seria de apenas 50 dB NA NB, considerando a atenuação interaural mínima de 40 dB para o ruído apresentado no fone supra-aural (VA). Isto é, o mascaramento mínimo suficiente à direita já poderia supermascarar a orelha esquerda.

Conhecer a intensidade máxima de mascaramento é importante para avaliar se existe ou não a possibilidade de *supermascaramento* com o aumento da intensidade de ruído na orelha não testada.[28]

O *supermascaramento* ocorre quando *o ruído apresentado através do fone da orelha não testada, passando por transmissão transcraniana (cruzamento) e sofrendo a mesma atenuação interaural conhecida, passa a atingir a cóclea da própria orelha testada, causando piora em sua audibilidade, seja para os sinais de teste em condução aérea ou em condução óssea.*

LEMBRE-SE:

Mascaramento máximo ou nível máximo de mascaramento é a intensidade máxima de ruído que pode ser utilizada na orelha não testada sem alterar o verdadeiro limiar ou resposta na orelha testada por supermascaramento.

O *supermascaramento* ocorre quando o ruído apresentado à orelha contralateral é demasiadamente intenso de forma a atingir a cóclea da orelha testada, mesmo após a atenuação interaural, provocando a piora do verdadeiro limiar.

A *intensidade máxima de ruído* pode ser calculada com:

Ruído máximo – atenuação interaural da VA < limiar de VO da orelha testada em pelo menos 5 dB

Logo: *Ruído máximo = atenuação interaural da VA + (limiar de VO da orelha testada – 5 dB NA).*

Para atenuação interaural de 40 dB NA e limiar de VO de 15 dB NA:

Mascaramento máximo = 40 dB + (15 dB - 5 dB) = 50 dB (*NB*)

A partir da atenuação interaural mínima conhecida de 40 dB NA para estímulos em VA, uma forma rápida de cálculo do mascaramento máximo é:

Mascaramento máximo = 40 dB – 5 dB + Limiar da VO da orelha testada, ou seja:

Mascaramento máximo = 35 dB + Limiar ósseo da orelha testada.

Assim, no exemplo citado, temos:

Mascaramento máximo = Limiar de VO da orelha testada + 35 dB NA =
= 15 dB NA + 35 dB NA =
= 50 dB NA (*NB*)

Nesse caso, para níveis de ruído maiores que 50 dB NA NB à orelha não testada, portanto, eleva-se consideravelmente a possibilidade de supermascaramento. No exemplo citado, um ruído NB de 55 dB NA poderia levar ao supermascaramento e, consequentemente, o limiar verdadeiro de VO esquerda, que seria 15 dB NA, passaria a ser 20 dB NA e o limiar de VA esquerda, de 45 dB NA, passaria a ser 50 dB NA. Aumentos sucessivos na intensidade de mascaramento na OD levariam à piora dos limiares da OE na mesma proporção.[28]

Entretanto, quando se ultrapassa o limite do supermascaramento, como se vê no exemplo apresentado, e o limiar obtido na orelha testada ainda se mantém, há evidência de que a atenuação interaural real do indivíduo para estímulos em VA na frequência testada é maior que a atenuação interaural mínima, pois não houve supermascaramento. Logo, a atenuação interaural real ou verdadeira por VA pode ser conhecida em cada indivíduo quando se constatar a ocorrência de supermascaramento de fato.

DILEMA DO MASCARAMENTO

O *dilema do mascaramento* costuma ocorrer em exames de pacientes com perda auditiva condutiva de grau moderado a severo bilateral, em *situações em que o mínimo mascaramento suficiente é demasiado, elevando substancialmente o risco de supermascaramento.*

Esse dilema geralmente ocorrerá quando os limiares de VA forem significativamente ruins na orelha mascarada e a orelha que receberá o sinal de teste possuir um comprometimento condutivo. Isso significa que o mascaramento mínimo suficiente na orelha não testada precisará ser bastante elevado, e a boa audibilidade na cóclea da orelha testada aumenta a possibilidade de supermascaramento. Pode ocorrer tanto na pesquisa de limiares por condução aérea como por condução óssea.[11]

O dilema do mascaramento foi descrito por Naunton (1960), que apresentou alguns casos de perda auditiva condutiva bilateral, em que era praticamente impossível mascarar a orelha não testada sem que a orelha testada também fosse mascarada simultaneamente.[3] Décadas depois, Seneviratne et al. (2019) propuseram uma fórmula matemática para identificar o dilema: durante a pesquisa da VA, essa dificuldade ocorreria quando a soma dos *gaps* aéreo-ósseos de ambas as orelhas fosse maior ou igual a duas vezes a atenuação interaural (AI) por via aérea menos 15 dB; e, durante a pesquisa da VO, ocorreria quando o *gap* aéreo-ósseo na orelha não testada fosse maior ou igual à atenuação interaural por via aérea menos 15 dB.[6]

> Portanto, na *VA o dilema do mascaramento ocorre quando: Gap OD + Gap OE ≥ 2 (AI) – 15 dB.*
> Na *VO, o dilema ocorre quando: Gap ONT ≥ AI – 15 dB.*

Considerando os limiares obtidos na frequência de 1.000 Hz no exame apresentado no *Caso 4* como verdadeiros, ou seja, com resultados mantidos após a utilização de mascaramento suficiente em ambas as orelhas (Figura 20), a intensidade mínima de mascaramento suficiente para a pesquisa da VO esquerda em 10 dB NA seria 50 dB NA NB à direita (Figura 24). Já a intensidade máxima de ruído para que não exista supermascaramento seria de 45 dB NA NB, isto é, limiar de VO esquerda, que é a orelha testada (10 dB NA), somado a 35 dB NA (que corresponde à atenuação interaural mínima de 40 dB – 5 dB). Esse fato é conhecido como dilema do mascaramento.

> LEMBRE-SE:
> *Dilema do mascaramento* é o efeito indesejável de mascaramento que ocorre quando o nível mínimo de ruído necessário para ser suficiente à orelha não testada pode mascarar também a orelha testada (supermascaramento).

Mesmo assim, *a intensidade mínima de mascaramento deve ser respeitada sempre que possível,* pois a maioria dos pacientes costuma apresentar atenuação interaural real por via aérea maior que a mínima conhecida (40 dB NA). Dessa forma, os limiares da orelha esquerda poderão se manter, mesmo na possível ocorrência de supermascaramento.

Métodos para superar o dilema do mascaramento

Somente o audiologista que realizar o exame terá condições de conhecer a atenuação interaural real ou verdadeira do paciente avaliado. Por outro lado, o profissional que receber os resultados assumirá a atenuação mínima por VA (40 dB NA) para todos os pacientes.

Nesse caso, se a utilização de 50 dB ou 60 dB NA NB de mascaramento no fone da OD não chegar a alterar o limiar da VO da OE, mas 65 dB NA NB levar à sua piora (de 10 dB para 15 dB NA), há evidência de supermascaramento. Isso significa que a intensidade de 65 dB de ruído NB chega à cóclea esquerda na mesma intensidade que seu próprio limiar de VO (10 dB NA). O ruído, portanto, ao atingir a orelha interna do lado esquerdo em sua mínima capacidade de detecção sonora, irá reduzir sua audibilidade ao sinal de teste, e isso levará à necessidade de aumento na intensidade desse sinal para que seja identificado.

Logo, fica evidente que a atenuação interaural real por VA desse paciente, nessa frequência, é de 55 dB NA NB, e o mascaramento máximo possível a ser considerado é de 60 dB *NA (NB)*, pois:

> *Ruído máximo = atenuação interaural real por VA + (limiar de VO da orelha testada – 5 dB).*

Então: Mascaramento máximo = 55 dB NA + (10 dB NA – 5 dB NA)

Mascaramento máximo = 60 dB NA NB

Normalmente, o teste da VO sem mascaramento é realizado em uma das orelhas para que, em seguida, sejam pesquisados os limiares da orelha contralateral com mascaramento. Essa técnica se justifica pela consideração da atenuação interaural por VO como 0 dB NA – o limiar obtido com vibrador ósseo corresponderia àquele da melhor cóclea, independentemente da mastoide onde foi colocado. No entanto, *considerando que a atenuação interaural por VO pode ser de até 15 dB NA, a pesquisa da condução óssea inicialmente sem mascaramento de ambos os lados poderia evitar diagnósticos equivocados.*[29]

Algumas técnicas também podem auxiliar nas decisões de mascaramento e no raciocínio clínico em situações em que se observa esse dilema. As mais conhecidas são: teste de *SAL* – nível de acuidade sensorial (*sensorineural acuity level*), em que se apresenta ruído mascarante através do vibrador ósseo;[30,31] exame de potenciais evocados auditivos – Peate e/ou de potencial evocado auditivo de estado estável – ASSR por condução óssea;[31] e *teste de Weber audiométrico.*[10,11] *(Para maiores informações sobre o assunto, consultar os Capítulos 15, "Potencial evocado auditivo de tronco encefálico", e 18, "Potencial evocado auditivo de estado estável".)*

> **LEMBRE-SE:**
>
> O *teste de Weber audiométrico* compara a detecção por VO entre as duas orelhas com vibrador ósseo na fronte. O *teste SAL – nível de acuidade sensorial (sensorineural acuity level)* registra mudanças nos limiares de via aérea de ambas as orelhas quando um nível de ruído mascarante é apresentado pelo vibrador ósseo posicionado no centro da testa.

WEBER AUDIOMÉTRICO

O teste de Weber com vibrador ósseo na fronte, conhecido como Weber audiométrico, é uma técnica muito simples e rápida que pode anteceder a pesquisa da VO com mascaramento. Esse teste *compara a detecção por VO entre as duas orelhas.*

Recomenda-se obter os limiares de VO com vibrador em ambas as mastoides e, em seguida, posicionar o vibrador ósseo na fronte,[10,28] conforme a Figura 25.

O paciente é instruído a apontar o lado de maior sensação sonora. Os tons puros são apresentados em intensidade suficientemente audível (cerca de 20 dB acima dos limiares de condução óssea).

Geralmente o paciente lateralizará o sinal para a melhor orelha se houver audição assimétrica com comprometimento sensorioneural e indicará que o sinal foi detectado pela pior orelha no caso de perda auditiva condutiva ou mista.[11]

Entretanto, se essa técnica se mostrar controversa para determinar qual orelha está ouvindo o sinal por condução óssea sem mascaramento, os resultados serão imprecisos ou improváveis e deverão ser desconsiderados.[23]

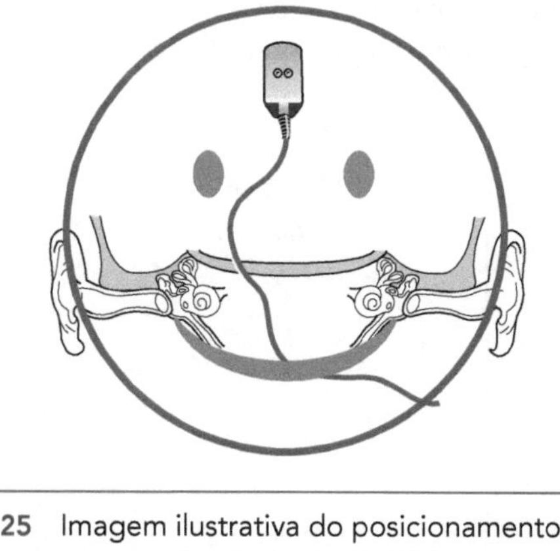

FIGURA 25 Imagem ilustrativa do posicionamento do vibrador ósseo para pesquisa do teste de Weber.

MASCARAMENTO EM MÉTODO DE PLATÔ, MASCARAMENTO OTIMIZADO E ATENUAÇÃO INTERAURAL REAL

Em 1960, Hood descreveu uma técnica chamada de "método de *platô*", que envolve elevar gradativamente o ruído na orelha não testada até que o sinal de teste não possa mais ser audível a esse lado, o que chamou de *"ponto de mudança".* Após determinado número de *incrementos de mascaramento* em que a resposta obtida se mantiver, há confirmação do limiar auditivo.[4]

PESQUISA DE LIMIARES COM INCREMENTOS DE MASCARAMENTO (MÉTODO DE PLATÔ)

Na Figura 26 observam-se as etapas dessa técnica, num exemplo ilustrativo em que o limiar de via óssea da orelha direita foi de 5 dB NA e o limiar de via aérea esquerda, sem mascaramento contralateral, foi de 65 dB NA.

A resposta à orelha esquerda, como vemos, pode ser uma resposta-sombra da orelha direita, pois a diferença entre o limiar de VA esquerda e VO direita ultrapassa o valor de atenuação interaural mínima com fones supra-aurais (40 dB NA).

Observe as etapas:

1. Obtenção de limiares de *via aérea e via óssea* (bilateral), *sem mascaramento.* Aqui se observa limiar de VO da OD de 5 dB NA e limiar de VA esquerda de 65 dB NA.
2. Verificação da *atenuação interaural real do paciente* para o estímulo de teste. Nesse caso, é de 60 dB NA, igual ou maior que a atenuação interaural mínima.
3. *Início* do mascaramento em intensidade de *10 dB nível de sensação (NS),* isto é, o ruído deverá atingir a cóclea não testada em intensidade audível. Nesse caso, considerando o limiar de VO de 5 dB NA, o ruído mascarante utilizado deverá atingir a cóclea a 15 dB NA.
4. *Nova pesquisa de limiar* auditivo na orelha testada. Nesse momento, *preferencialmente em técnica ascendente,* se a resposta se mantiver, outros dois incrementos na intensidade do ruído deverão ser introduzidos e um platô será observado. *Se não for mantida a resposta ao sinal de teste, deve-se aumentar a intensidade do sinal em passos de 5 dB NA.* Aqui se observa ausência da resposta a 65 dB e a 70 dB NA. Foi encontrada resposta ao sinal na orelha esquerda apenas na intensidade de 75 dB NA.
5. Mantendo-se a diferença interaural encontrada anteriormente, *a audição cruzada não foi solucionada* – a orelha não testada pode ter detectado não somente o ruído como também o próprio sinal de teste. Como permaneceu a diferença de 60 dB NA, *o ruído não foi suficiente* para eliminar a audibilidade da orelha não testada (OD), o que é chamado de *submascaramento.*
6. Em seguida, *aumenta-se a intensidade do ruído mascarante* para verificar se permanece a resposta na orelha testada. Caso o limiar não se mantenha, o sinal deverá ser apresentado 5 dB mais intenso, até que se estabeleça o novo limiar. Nesse caso, o ruído foi apresentado a 25 dB NA e o limiar obtido na OE foi de 80 dB NA. *A diferença entre orelhas, tornando-se menor que a atenuação interaural* do paciente (agora de 55 dB), oferece o primeiro indício de que *a audição cruzada pode ter deixado de ocorrer.*
7. Esse momento é considerado o *"ponto de mudança",* quando se obtém o verdadeiro limiar auditivo pela redução na intensidade da atenuação interaural real do paciente.[4,10]

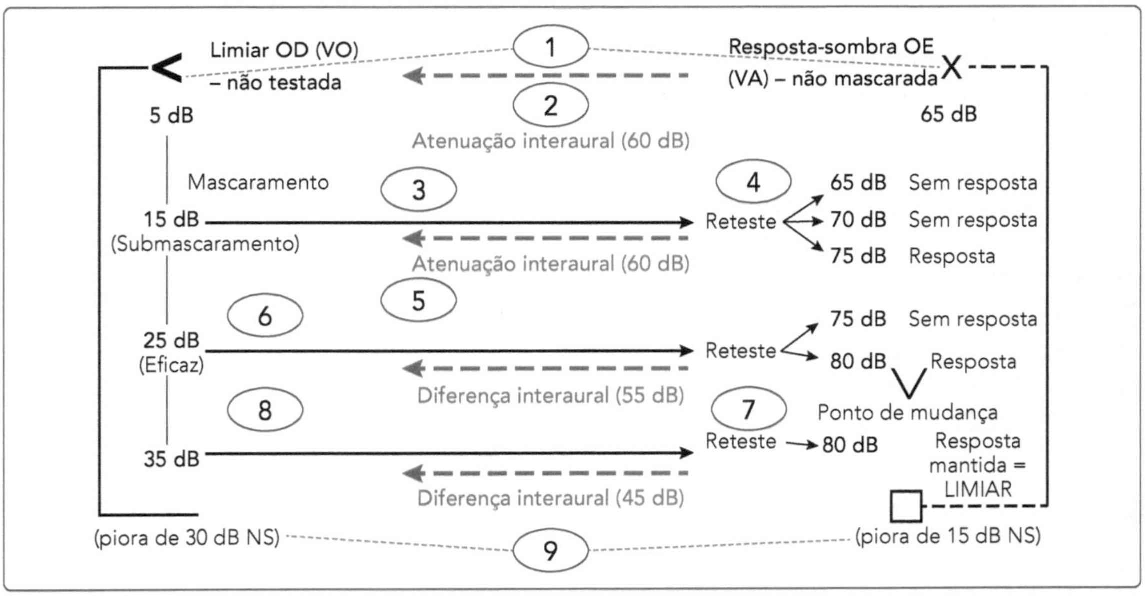

FIGURA 26 Exemplo de acréscimos de mascaramento à direita para pesquisa do limiar de via aérea à esquerda com fones supra-aurais – etapas do "método de platô".
NS: nível de sensação.

8. O mascaramento deverá prosseguir com *incrementos de 10 dB NA*, repetindo-se a pesquisa do limiar *até que a resposta se mantenha constante*, ou seja, até que se observe o *platô*. Aqui, mais um incremento de 10 dB no ruído NB, agora a 35 dB NA à direita, foi suficiente para reduzir a diferença interaural para 45 dB, uma vez que o limiar de VA da OE permaneceu 80 dB NA. Um exemplo de platô pode ser observado na Figura 27.
9. Observa-se que *a elevação do limiar não segue a mesma proporção que o aumento na intensidade do mascaramento*. Enquanto a intensidade de mascaramento chegou a 30 dB NS, a mudança real do limiar obtido foi de apenas 15 dB NA maior, portanto não há necessidade de elevar ainda mais o nível de mascaramento.

LEMBRE-SE:

Platô ou método de platô é a técnica de mascaramento em que são realizados incrementos de ruído mascarante até se atingir a região do platô.

O *submascaramento* ocorre quando, mesmo com apresentação de mascaramento, o sinal de teste continua sendo percebido pela orelha contralateral, não testada.

Mascaramento inicial é o nível de ruído mascarante apresentado à orelha não testada, antes que sejam realizados *incrementos de mascaramento*, que se referem ao aumento progressivo na intensidade do ruído até que se atinja mascaramento suficiente ou eficaz.

Com a elevação gradativa do ruído na orelha não testada, a confirmação do limiar obtido indicará a presença de um platô – a intensidade do sinal (em que se estabelece o limiar) se mantém estável.

A técnica de platô tem sido recomendada para os casos em que o *mascaramento parece ser insuficiente* (atingindo níveis máximos) *ou* há *risco elevado de supermascaramento*. Após a obtenção de limiares de VA e VO de ambas as orelhas sem mascaramento, verifica-se qual delas possui melhores limiares de condução óssea e que possa estar respondendo aos estímulos apresentados por VA e/ou VO na orelha contralateral.

O platô de mascaramento será estreito no caso de perdas auditivas condutivas, isto é, o limiar obtido irá se manter com apenas alguns incrementos de mascaramento, pois logo poderá sofrer o efeito do supermascaramento. Quanto maior for o *gap* aéreo-ósseo, menor será o platô. E, no caso de perda auditiva condutiva bilateral, maior cuidado deve ser tomado no momento dos incrementos de ruído.

Considere, por exemplo, que o limiar de VO em uma frequência da OD é de 5 dB NA, mas o limiar de VA, de 40 dB NA (Figura 27). A menor intensidade de mascaramento para iniciar o teste seria um ruído de 50 dB NA no fone direito, que levaria à cóclea desse lado um ruído de 15 dB NA. Conforme são dados os acréscimos na intensidade do ruído, aumenta-se, na mesma proporção, o mascaramento da cóclea direita, até que se confirme o limiar da VA esquerda.

Contudo, se o limiar de condução óssea da OE é 25 dB NA, considerando a atenuação interaural real do paciente, de 60 dB NA (de acordo com a resposta-sombra observada no limiar aéreo da OE sem mascaramento – 65 dB NA), é necessário compreender que o ruído NB, centrado na mesma frequência, passará pela mesma atenuação durante o cruzamento.

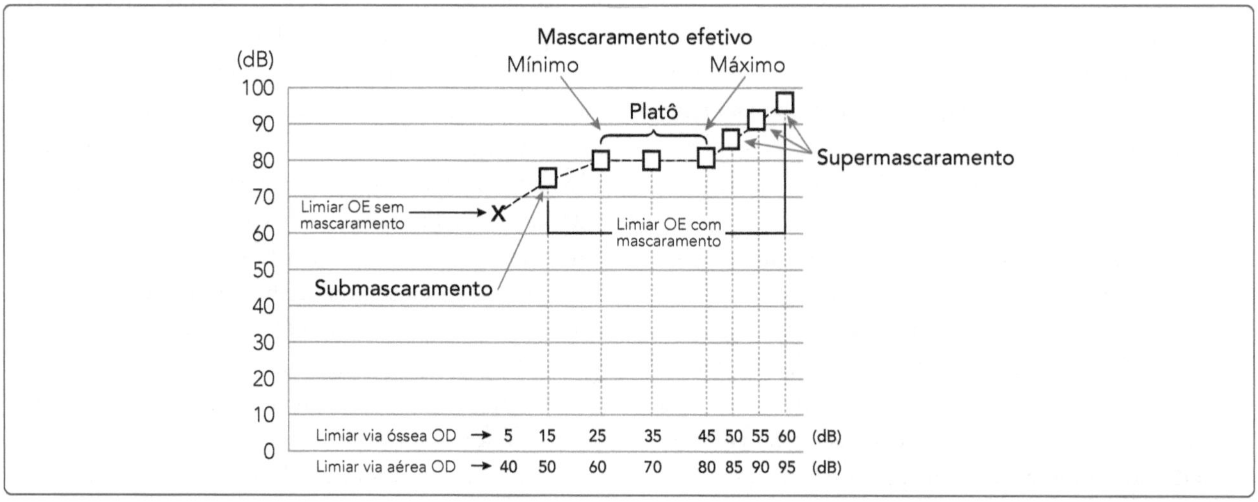

FIGURA 27 Imagem ilustrativa do platô de mascaramento e supermascaramento durante a pesquisa do limiar de via aérea à esquerda com fones supra-aurais, considerando perda auditiva condutiva à direita (via óssea em 5 dB NA e via aérea em 40 dB NA).

Logo, um ruído NB de 85 dB NA apresentado através do fone na orelha direita seria suficiente para reduzir a acuidade coclear dessa orelha a 50 dB NA. Ao mesmo tempo, o ruído mascarante se propaga por transmissão transcraniana, e, apesar de sofrer atenuação interaural, atingiria a própria cóclea da OE a uma intensidade de 25 dB NA.

Como 25 dB NA é o próprio limiar na cóclea esquerda, o sinal apresentado por via aérea desse lado só poderia ser detectado se atingisse a orelha interna em intensidade mais elevada que o ruído em pelo menos 5 dB, isto é, se chegasse a 30 dB NA na orelha interna do lado esquerdo. A partir desse ponto, o supermascaramento causará sucessivas pioras do limiar obtido na mesma proporção que os acréscimos na intensidade de ruído após o platô, conforme se apresenta na Figura 27.

Considera-se que, quanto maior for a amplitude do platô, menor será a chance de supermascaramento.

No entanto, não existe um consenso sobre a técnica ideal de mascaramento. Se por um lado o método de platô pode evitar o desconforto e o supermascaramento, por outro, o método baseado em nível de *mascaramento otimizado*, conhecido como *método clínico de mascaramento*, é um procedimento bem simples e rápido para calcular e pode ser facilmente aplicado considerando a atenuação interaural.[5,24] Além disso, evita que o paciente pressinta a apresentação do sinal, supondo sua imediata ocorrência sempre que houver incremento na intensidade do ruído.

PESQUISA DE LIMIARES COM MÉTODO DE MASCARAMENTO CLÍNICO OU OTIMIZADO[5]

Essa técnica considera as seguintes etapas:

1. Obtenção dos limiares auditivos por *VA para cada orelha e um limiar por condução óssea* obtido *sem mascaramento.*
2. *Análise da necessidade de mascaramento* de acordo com os critérios convencionais.
3. Definição do *nível inicial de mascaramento* na orelha não testada como *30 dB menor que o limiar de VA na orelha testada. Para o teste da VO,* o mascaramento na orelha não testada seria *10 dB maior que o limiar de via óssea da orelha testada.* Se na orelha mascarada houver "gap" *aéreo-ósseo,* há que considerar essa diferença durante a soma *no cálculo do mascaramento.*
4. *Determinação de mudanças* nas respostas da orelha testada, em dB NA, em virtude da presença de mascaramento contralateral.
5. Uma vez que se constate alteração do limiar na orelha testada, é necessário *aumentar o nível de ruído na orelha mascarada na mesma proporção,* até que se restabeleça o limiar.
6. *Se não houver diferença* entre o limiar obtido *sem e com mascaramento,* o platô de mascaramento já estará estabelecido e o *limiar verdadeiro determinado.*[11]
7. A cada *mudança de limiar* na orelha testada, as *etapas 5 e 6 deverão ser repetidas.*

> **LEMBRE-SE:**
>
> *Mascaramento otimizado (clínico)* é a técnica que busca estabelecer limiares com menor quantidade de incrementos na intensidade do ruído mascarante eficaz.

Com um nível de mascaramento predeterminado, ocorrerá uma das três possíveis situações:

1. O limiar auditivo da orelha testada não irá se modificar – o que significaria que a audição cruzada não chegou a ocorrer.
2. O limiar auditivo da orelha testada se mostrará pior, mas será obtido um platô – o que significaria que o limiar inicial era uma resposta-sombra.
3. O limiar na orelha testada será alterado com o mascaramento, mas em nenhum momento será estabelecido um platô de limiar – esse fenômeno, apesar de raro, seria uma evidência de supermascaramento ou de anacusia na orelha testada.

EFEITO DE OCLUSÃO

O *efeito de oclusão* é definido como o aprimoramento ou melhora da percepção sonora durante a audiometria tonal por VO enquanto o pavilhão auricular está ocluído pelo fone. O canal auditivo ocluído não permite que a energia sonora escape, diferentemente do que ocorreria normalmente. Dessa forma, a energia do sinal apresentado pelo vibrador ósseo, que permanece "presa", se reflete de volta, causando um aumento nos níveis de pressão sonora entregues à membrana timpânica e à orelha interna.[32]

O efeito de oclusão na orelha não testada, portanto, *pode melhorar os limiares de VO* da orelha testada e fornecer *resultados falsos* durante o teste. Costuma ser *mais evidente em frequências baixas* e maior com fones supra-aurais que com fones de inserção.[11,32]

Durante o mascaramento da VO, é necessário utilizar um *fator de correção* para o efeito de oclusão causado pelo fone na orelha mascarada. O fator de correção deverá aumentar o nível normal de mascaramento para compensar a pressão sonora adicionada transmitida à cóclea não testada. Deve-se aplicar às frequências de 250, 500 e 1.000 Hz.

Na utilização de fones supra-aurais, recomendam-se valores de correção de 15 dB para 500 Hz e 10 dB NA para 1.000 Hz.[11,32] O fator de correção também pode se basear na diferença entre o limiar obtido em VO livre (sem oclusão de nenhum dos lados) em relação ao limiar de VO com efeito de oclusão. Esse valor deverá ser somado ao mascaramento até que se seja considerado suficiente.

LEMBRE-SE:

Efeito de oclusão é o efeito de melhora na percepção e na resposta de condução óssea durante a pesquisa de um limiar com vibrador ósseo, sem mascaramento, enquanto a orelha contralateral (não testada) está inadvertidamente ocluída com fone.

MASCARAMENTO DURANTE TESTES EM CAMPO LIVRE

Quando se realiza a avaliação audiológica com estímulos sonoros apresentados através de alto-falantes, não é possível obter informações precisas sobre qual orelha está em teste. No entanto, esse procedimento pode ser bastante útil na avaliação de crianças pequenas ou na avaliação de pacientes que estão em fase de seleção e/ou uso de dispositivos eletrônicos de amplificação.

No atendimento de indivíduos que utilizam dispositivos de amplificação em ambas ou em apenas uma das orelhas, pode ser necessário conhecer o ganho de cada aparelho separado ou sem que a melhor orelha influencie no teste, principalmente em relação à inteligibilidade de fala.

Nesse caso, a pesquisa monoaural em campo livre, especialmente nos casos de perdas auditivas assimétricas, deve considerar o uso de mascaramento contralateral.

Enquanto a orelha testada permanece livre para receber os sinais de teste em campo, *o mascaramento contralateral será apresentado no fone* (orelha não testada), em nível de intensidade superior ao do sinal sonoro que atinge a orelha não ocluída (orelha testada). Recomenda-se que o nível de *ruído mascarante* seja em torno de *10-20 dB maior que o nível do sinal apresentado no alto-falante. (Para maiores informações sobre o assunto, consultar o Capítulo 34, "Verificação e avaliação de resultados no processo de seleção e adaptação de dispositivos eletrônicos de amplificação sonora".)*

Para o cálculo do mascaramento, há que considerar o valor da atenuação interaural com o uso do dispositivo e o transdutor pelo qual o mascaramento será introduzido.

Apesar de não haver um consenso, acredita-se que a atenuação interaural com dispositivos eletrônicos de amplificação sonora é em torno de 60 dB NA, podendo variar um pouco de acordo com a frequência avaliada.[21]

Em alguns casos, a orelha não testada poderia ter seu limiar rebaixado em situações de campo livre, pela simples colocação de um protetor auditivo, que evidentemente serviria para casos de diferenças sutis, ou seja, em que a obstrução causada pelo tampão – de aproximadamente 10-30 dB, dependendo de sua espessura, seria adequada. Em perdas auditivas sensorioneurais que não ultrapassassem uma diferença de 40-50 dB em assimetria, essa técnica seria suficiente.[33]

No entanto, o mais indicado para a introdução do ruído mascarante na orelha não testada durante um teste em campo é o uso de fones de inserção.

Seja com o uso de estímulos de frequência modulada, ruídos pediátricos ou sinais de fala, o mascaramento na orelha não testada durante os testes em campo livre deve se basear nos seguintes aspectos:

1. Nível de intensidade do sinal apresentado em campo livre.
2. Nível de audibilidade da orelha não testada, por VA e VO.
3. Tipo de ruído a ser utilizado.
4. Tipo de transdutor através do qual o ruído será apresentado – fone supra-aural, fone circum-aural ou fone de inserção.
5. *Gap* aéreo-ósseo da orelha não testada, se existir.

O cálculo do mascaramento é bastante semelhante ao utilizado na audiometria convencional com fones, ou seja, o ruído mascarante deve ser equivalente ao valor do estímulo apresentado, acrescentado do ganho oferecido pelo dispositivo, diminuído o valor da atenuação interaural (60 dB) e somando-se 10 dB NA.[33] Isso poderia ser resumido em:

Ruído mascarante = intensidade do sinal + ganho – atenuação interaural + 10 dB.

Nos casos em que a orelha não testada apresentar comprometimento condutivo, poderia ser:

Ruído mascarante = estímulo + ganho – atenuação interaural + gap aéreo-ósseo + 10 dB.

MASCARAMENTO CENTRAL

O *mascaramento central* refere-se à mudança do limiar da orelha testada em razão da introdução de um ruído na orelha não testada em intensidades inferiores à da audição cruzada.

O mascaramento central ocorre quando um ruído, ainda que em intensidade ineficaz para eliminar uma resposta-sombra, provoca a mudança no limiar da orelha testada. Logo, à medida que o mascaramento aumenta, mesmo não sendo suficiente, também eleva o limiar auditivo. Quando ocorre o mascaramento central, há uma grande dificuldade em estabelecer os limiares corretos.[34]

Alguns pacientes necessitam de aumento na intensidade dos sinais de teste para conseguirem identificá-los durante a utilização do mascaramento. Isto é, com o mascaramento na orelha não testada, o ato de ouvir pode se tornar ligeiramente mais difícil, resultando no aumento do limiar da orelha avaliada em torno de 5-15 dB NA.

Sabe-se que o *efeito do mascaramento central é maior conforme aumenta a magnitude do ruído*. Por esse motivo, sugere-se considerar 5 dB de mascaramento central durante todos os procedimentos clínicos de mascaramento.[14]

Entretanto, assume-se a possibilidade de mascaramento central apenas quando se tem a *certeza de que não há supermascaramento* – o ruído apresentado à orelha não testada, mesmo com a transmissão transcraniana, não chega a ser audível à orelha testada após o cruzamento. Se, além disso, esse fenômeno ocorrer *na ausência de audição cruzada*, é conhecido como mascaramento central.

Geralmente, *após determinado período de ruído contínuo*, o paciente pode voltar a *perceber o sinal de teste na menor intensidade*, por habituar-se. Por isso, é sempre importante tentar retornar ao limiar inicial após determinado intervalo de apresentação de ruído quando se suspeita de mascaramento central.

O mascaramento central considera a simultaneidade de três fenômenos psicoacústicos: o primeiro considera que a detectabilidade do sinal é determinada pela relação sinal-ruído no domínio neural; o segundo considera a audição binaural – isto é, que existe um efeito linear de somação para sinais dicóticos no nível do tronco encefálico (núcleos cocleares e complexo olivar superior); e o último considera que a atividade neural impulsionada é diretamente proporcional à intensidade sonora.[35]

> **LEMBRE-SE:**
>
> O *mascaramento central* ocorre quando o limiar ao sinal sonoro é aumentado na presença de um mascaramento na orelha contralateral, sem que haja audição cruzada.

A razão mais aceita pela qual a presença do ruído mascarante pode levar a uma mudança de limiar na orelha testada (sem que essa alteração seja decorrente da eliminação de uma resposta-sombra pelo mascaramento) é que os estímulos neurais provenientes das duas cócleas são combinados no sistema nervoso auditivo central e o ruído poderia interferir na audibilidade do tom puro.

É importante ressaltar que a primeira evidência do efeito de mascaramento central foi estabelecida antes das caracterizações do papel do sistema olivococlear medial (OCM) na fisiologia da função do sistema auditivo periférico. Com base em dados fisiológicos e psicofísicos, acredita-se que o mascaramento central possa refletir os efeitos do sistema eferente, mais especificamente o feixe olivococlear medial (OCM), havendo grandes semelhanças entre esses mecanismos e os que ocorrem no efeito supressivo de um som diante de um estímulo contralateral contínuo.[36]

O mascaramento central parece afetar os limiares tanto na audiometria tonal quanto na logoaudiometria e é variável entre indivíduos. Não existe um procedimento-padrão aceito para compensar esse efeito durante a avaliação.[11]

MASCARAMENTO NO POTENCIAL EVOCADO AUDITIVO DE TRONCO ENCEFÁLICO

O uso do mascaramento contralateral na avaliação com o potencial evocado auditivo de tronco encefálico (Peate) já foi bastante discutido em casos de perdas auditivas unilaterais ou assimétricas.

Os primeiros estudos apontaram não haver influência do mascaramento contralateral nas respostas do Peate.[37,38]

No entanto, a maioria das pesquisas concorda que é de extrema importância a utilização do mascaramento contralateral *para se obter respostas fidedignas em relação aos valores de latência e amplitude do Peate.*[39,40] *(Para maiores informações sobre o assunto, consultar o Capítulo 15, "Potencial evocado auditivo de tronco encefálico".)*

No Brasil, Toma e Matas (2003) realizaram o Peate em indivíduos com perda auditiva sensorioneural unilateral e observaram que a onda V foi identificada na orelha testada sem mascaramento contralateral. Mas, na presença do ruído mascarante, não foram identificadas respostas. Além disso, as autoras verificaram um valor de atenuação interaural de 65 dB NA.[41]

O tema do mascaramento contralateral no Peate ainda é controverso em virtude da escassez de estudos. Na maioria deles foi utilizado apenas o *estímulo clique*, ou seja, a atenuação interaural foi estabelecida apenas para esse tipo de estímulo, sabendo-se que poderia ser variável de acordo com a frequência do sinal, como no *tone burst*, por exemplo.

Mesmo com o uso de fones de inserção, em que a atenuação interaural é maior, o mascaramento no Peate é de extrema importância, sendo o *ruído white noise o mais utilizado* em razão do seu maior espectro.[42]

Se na prática clínica a utilização do mascaramento já é um desafio, na avaliação com o Peate pode-se considerar um pouco mais complexa em virtude dos vários fatores de interferência, por exemplo: a não informação exata do limiar da via óssea da orelha não testada, o tipo de transdutor utilizado e o tipo de estímulo, e ambos alterariam o valor da atenuação interaural.

Lightfoot et al. (2010) sugeriram uma fórmula semelhante à utilizada no mascaramento clínico para definir a necessidade de mascaramento no Peate. Para tanto, recomendaram que para o *estímulo clique* o *valor de atenuação interaural seja considerado 48 dB (ou 50 dB) para fones supra-aurais e 55 dB para fones de inserção* e propuseram um *fator de correção de 10 dB* por causa da diferença existente entre o limiar eletrofisiológico e o limiar psicoacústico (em dB NA):[43]

> Necessidade de mascaramento durante o Peate:
> *Intensidade do estímulo apresentado (clique) – fator de correção (10 dB) – atenuação interaural (50 dB) > limiar da orelha não testada.*

Quanto ao tipo de ruído utilizado, os autores também estabeleceram o nível mínimo e máximo relativo ao mascaramento no Peate, sendo o ruído em dB nível de pressão sonora (NPS) e o estímulo em dB NA. Sugeriram, para o estímulo clique, o valor de 18 dB NS (ou 20 dB NS) como mínimo e 33 dB NS (ou 35 dB NS) como máximo na orelha não testada, caso necessite de mascaramento.[43]

Contudo, ainda há outras considerações ao mascaramento em testes eletrofisiológicos de recém-nascidos, tais como: estruturas dos ossos cranianos, que ainda não são fundidos e são mais leves – podendo transmitir maior vibração por condução óssea, especialmente com a utilização de cliques; variações desse efeito com o aumento da idade; menor volume de oclusão no meato acústico externo; e atenuação interaural.[44]

CONSIDERAÇÕES FINAIS

Considera-se que o mascaramento é um tema complexo em audiologia. Por esse motivo, os recursos adotados no capítulo foram voltados à prática clínica. No Brasil, existem diversas publicações que têm servido de orientação a profissionais, estudantes, pesquisadores e professores, permitindo conhecimento aprofundado desse procedimento tão necessário à precisão no diagnóstico audiológico.[10-13]

Embora a avaliação audiológica convencional forneça informações apenas sobre a função auditiva, é inadmissível que diagnóstico e conduta clínica sejam comprometidos pelo exame inadequado de um paciente. Portanto, ao finalizar o teste, é altamente recomendável reavaliar se houve mascaramento durante a pesquisa dos limiares em todas as situações em que seria necessário e se a intensidade de ruído utilizada foi suficiente para eliminar a participação da orelha não testada durante a avaliação da outra.

REFERÊNCIAS BIBLIOGRÁFICAS

1. Denes P, Naunton RF. Masking in pure-tone audiometry. Proc R Soc Med. 1952;45(11):790-4.
2. Zwislocki J. Acoustic attenuation between the ears. J Acoust Soc Am. 1953;25:752-9.
3. Naunton RF. A masking dilemma in bilateral conduction deafness. Archives of Otolaryngologology. 1960;72(6):753-7.
4. Hood JD. The principles and practice of bone conduction audiometry: a review of the present position. Laryngoscope. 1960;70:1211-28.
5. Turner RG. Masking redux. II: A recommended masking protocol. J Am Acad Audiol. 2004;15(1):29-46.
6. Seneviratne S, McNeill C, Greenberg SL, Kong J. Naunton's masking dilemma revisited. Otol Neurotol. 2019;40(1):e1-e6.
7. Ihlefeld A, Alamatsaz N, Shapley RM. Population rate-coding predicts correctly that human sound localization depends on sound intensity. Elife. 2019;8:e47027.
8. Organização Mundial da Saúde (OMS). Hearing loss grades and the international classification of functioning, disability and health. 2019. Disponível em: https://www.who.int/bulletin/volumes/97/10/19-230367.pdf. Acesso em: 23 jan. 2022.
9. Fletcher H, Munson WA. Relation between loudness and masking. J Acous Soc Am.1937;9(1):1-10.
10. Redondo MC, Lopes Filho O. Avaliação auditiva básica: acumetria e audiometria. In: Lopes Filho O (ed.). Novo tratado de fonoaudiologia. 3.ed. Barueri: Manole; 2013.
11. Redondo MC. Elaboração de um manual para uso do mascaramento na prática audiológica. São Paulo. Dissertação [Mestrado em Saúde da Comunicação Humana]. Faculdade de Ciências Médicas da Santa Casa de São Paulo; 2019.
12. Russo ICP, Momensohn-Santos TM, Almeida K. O uso do mascaramento em audiologia. In: Momensohn-Santos TM e Russo ICP (orgs.). Prática da audiologia clínica. 7.ed. rev. e ampl. São Paulo: Cortez; 2009.
13. Alvarenga KF, Corteletti LCBJ. O mascaramento na avaliação audiológica (um guia prático). São José dos Campos: Pulso; 2006.
14. Gelfand SA. Essentials of audiology. 4.ed. New York: Thieme; 2016.
15. British Society of Audiology (BSA). Recommended Procedures: Pure-tone air-conduction and bone-conduction threshold audiometry with and without masking. Guidance from the British Society of Audiology. 2018. Disponível em: https://www.bshaa.org/bsa-procedure-for-pure-tone-air-conduction-and-bone-conduction-threshold-audiometry-with-and-without-masking/. Acesso em: 5 jul. 2021.
16. Chaiklin JB. Inter aural attenuation and cross-hearing in air-conduction audiometry. J Aud Res. 1967;7:413-24.

17. Coles RR, Priede VM. On the misdiagnoses resulting from incorrect use of masking. J Laryngol Otol. 1970;84(1):41-63.
18. Killion MC, Wilber LA, Gudmundsen GI. Insert earphones for more interaural attenuation. Hearing Instr. 1985;36:34-6.
19. Sklare DA, Denenberg LJ. Interaural attenuation for tubephone insert earphones. Ear Hear. 1987;8(5):298-300.
20. Brännström KJ, Lantz J. Interaural attenuation for Sennheiser HDA 200 circumaural earphones. Int J Audiol. 2010;49(6):467-71.
21. Munro KJ, Contractor A. Inter-aural attenuation with insert earphones. Int J Audiol. 2010;49(10):799-801.
22. Gumus NM, Gumus M, Unsal S, Yuksel M, Gunduz M. Examination of insert ear interaural attenuation (IA) values in audiological evaluations. Clin Invest Med. 2016;39(6):S82-S85.
23. Studebaker GA. Clinical masking of the nontest ear. J Speech Hear Disord. 1967;32(4):360-71
24. Martin FN. The masking plateau revisited. Ear Hear. 1980;1(2):112-6.
25. Yacullo WS. Clinical masking procedures. Boston: Allyn & Bacon; 1996.
26. Coles RR, Priede VM. Masking of the non-test ear in speech audiometry. J Laryngol Otol. 1975;89(3):217-26.
27. Hamid MA, Brookler KH. Audiometry: masking. Ear Nose Throat J. 2006;85(10):646-7.
28. Miller MH. How to eliminate air-bone gaps audiometrically: use too much masking. Ear Nose Throat J. 2008;87(5):273-6.
29. Romli M, Wan Mohamad WN, Awang MA, Aw CL, Zakaria MN. The clinical value of bilateral bone conduction testing in hearing diagnosis. Indian J Otol. 2020;26:182-5.
30. Kapoor P, Zangmo N, Garg LN, Saini A, Gupta M. Threshold shift validity by documenting sensorineural acuity level: a useful tool for masking. Int J Otorhinolaryngol Head Neck Surg. 2020;6(5):913-7.
31. Hall III JW. The clinical challenges of bone-conduction measurement. The Hearing Journal. 2005;58(3):10-5.
32. Reinfeldt S, Stenfelt S, Håkansson B. Estimation of bone conduction skull transmission by hearing thresholds and ear-canal sound pressure. Hear Res. 2013;299:19-28.
33. Dingemanse G, Franck B. Contralateral masking for monaural speech intelligibility measurements with hearing aids in free-field speech conditions. Proceedings of the International Symposium on Auditory and Audiological Research. 2015;5:429-36.
34. Zwislocki JJ. Central masking and neural activity in the cochlear nucleus. Audiology. 1971;10:1:48-59.
35. Zwislocki J. A theory of central auditory masking and its partial validation. J Acoust Soc Am. 1972;52(2B):644-59.
36. Ahmadi M, Feth L. Comparison of central masking versus monotic masking in non-simultaneous masking conditions.The Journal of the Acoustical Society of America. 2010;127:1808.
37. Hecox K, Galambos R. Brain stem auditory evoked responses in human infants and adults. Arch Otolaryngol. 1974;99(1):30-3.
38. Finitzo-Hieber T, Hecox K, Cone B. Brain stem auditory evoked potentials in patients with congenital atresia. Laryngoscope. 1979;89(7 Pt 1):1151-8.
39. Humes LE, Ochs MG. Use of contralateral masking in the measurement of the auditory brainstem response. Journal of Speech & Hearing Research.1982;25(4):528-35.
40. Smith RL, Brachman ML, Frisina RD. Sensitivity of auditory-nerve fibers to changes in intensity: a dichotomy between decrements and increments. The Journal of the Acoustical Society of America. 1985;78(4):1310-6.
41. Toma MMT, Matas CG. Audiometria de tronco encefálico (ABR): o uso do mascaramento na avaliação de indivíduos portadores de perda auditiva unilateral. Rev Bras Otorrinolaringol. 2003;69(3):356-62.
42. Silva BCS, Jacob-Corteletti LCB, Sassi TSDS, Chaves JN, Araújo ES, Alvarenga KF. contralateral masking in the measurement of auditory brainstem responses with air-conducted tone burst stimuli in individuals with unilateral hearing loss. J Am Acad Audiol. 2021;32(4):254-60.
43. Lightfoot G, Cairns A, Stevens J. Noise levels required to mask stimuli used in auditory brainstem response testing. Int J Audiol. 2010;49(10):794-8.
44. Lau R, Small SA. Effective masking levels for bone-conduction auditory brainstem response stimuli in infants and adults with normal hearing. Ear and Hearing. 2020;42(2):443-55.

12

MEDIDAS DE IMITÂNCIA ACÚSTICA: TIMPANOMETRIA E REFLEXOS ACÚSTICOS

Renata Mota Mamede Carvallo
Seisse Gabriela Gandolfi Sanches

INTRODUÇÃO

Nas décadas de 1940 a 1960, muitos pesquisadores, dentre eles Metz[1] e Terkildsen e Thomsen,[2] investiram esforços em investigar a função da orelha média, por meio do monitoramento de um tom de frequência baixa durante a variação de pressão no meato acústico.

Tais pesquisadores basearam-se nos princípios da física acústica segundo os quais a impedância e a admitância estariam envolvidas nesse monitoramento. Em determinadas alterações de orelha média, o comportamento da medida de admitância do tom de sonda com a variação da pressão seria característico, resultando em diferentes padrões de acordo com a condição da orelha média avaliada. Em pouco tempo o procedimento se tornou um forte auxiliar no diagnóstico de determinadas doenças otológicas de orelha média.

As medidas de imitância acústica são um procedimento eletroacústico concebido para analisar as respostas "acústicas" provenientes da medida da admitância da orelha média. Como tal, diferenciam-se de um procedimento eletrofisiológico que analisa potenciais "elétricos" resultantes da estimulação sonora, como é o caso dos potenciais evocados auditivos. *(Para maiores informações sobre o assunto, consultar o Capítulo 4, "Biofísica da audição, psicoacústica e bases para a audiologia".)*

CONCEITOS BÁSICOS E TERMINOLOGIA

Imitância acústica é um termo geral relacionado à transferência de energia acústica, independentemente da maneira como esteja sendo medida essa transferência. A transferência de energia ocorre quando a onda sonora alcança o meato acústico externo (MAE) e uma pressão sonora é aplicada na membrana timpânica. A passagem do fluxo de energia provoca o movimento da membrana timpânica, da orelha média e da orelha interna. Essa transferência de energia pode ser analisada medindo-se o fluxo de energia na altura da membrana timpânica. A orelha média não é um transdutor perfeito, de modo que somente parte da energia incidente consegue atravessar o sistema, que, dessa forma, oferece certa oposição à passagem do som. Essa oposição à passagem de energia (som) é expressa pela *impedância acústica (Za)*, enquanto a energia que efetivamente flui pelo sistema é expressa pela *admitância acústica (Ya)*. Como as duas possibilidades de medida são passíveis de realização, o uso do termo geral "imitância acústica" possibilita a descrição desses procedimentos realizados por meio de impedância ou de admitância.

O sistema auditivo periférico é composto por determinadas características físicas cujos efeitos combinados possibilitam *maior* ou *menor* transferência de energia. Esse sistema possui certa quantidade de *massa* e tem relativa elasticidade que pode também ser enfocada como *rigidez*. Quando uma energia acústica de suficiente intensidade atinge esse sistema, ele é posto em movimento, transferindo boa parte da energia incidente e dissipando outra parte, por meio do próprio movimento de seus componentes e de seus ligamentos. Pode-se dizer que sua energia foi dissipada pelo *atrito* do sistema. Essas três características, *massa, rigidez e atrito*, interagem entre si, governando a transferência de energia do MAE para a orelha interna. De certa forma, exercem impedimento à passagem do som, o que é expresso pela *impedância acústica (Za)* do sistema auditivo. Mas, como o sistema é eficiente, grande parte da energia é transmitida, sendo essa transmissão expressa pela *admitância acústica (Ya)*, governada também pela massa, pela rigidez e pelo atrito. Assim, a avaliação da imitância do sistema auditivo pode ser alcançada por meio de fórmulas que medem a impedância do sistema ou, ao contrário, fórmulas que medem a admitância desse mesmo sistema. Para fins de padronização, a American National Standards Institute (ANSI)[3] especificou, em 1997, as características desejáveis para os equipamentos de imitância acústica. Na medida do possível, os fabricantes buscam atender tais especificações. Uma delas é que as medidas sejam estimadas na modalidade de admitância (Y). A admitância é a recíproca da impedância: assim, quando o equipamento opera em admitância, em vez de medir a oposição à passagem do fluxo de energia, mede a facilidade com que a energia flui.

Componentes da impedância e da admitância

O efeito dos fatores massa (m), rigidez (s) e atrito (resistência r) relacionam-se para resultar na impedância final, cuja fórmula operacional é a seguinte: $Z2 = R2 + X2$.

Resistência (R) é a energia dissipada, independente da frequência incidente. É a componente de mesma fase. Esse efeito ocorre em proporção direta da força aplicada e no mesmo instante em que ela é aplicada.

Reactância (X) é a energia estocada e então refletida; depende da frequência incidente. É a componente fora de fase do sistema.

Por meio dessa exposição, vimos como se relacionam os componentes da impedância acústica (Z). Como a impedância relaciona a interação entre os efeitos de massa, rigidez e resistência, a admitância, por ser sua recíproca, pode ser analisada pelos mesmos efeitos. A unidade de impedância é o ohm acústico. O anagrama "mho" foi definido como unidade de admitância, optando-se por inversão também na sequência das letras (ohm→mho). Assim, temos os componentes da impedância e de admitância dispostos no Quadro 1.

A medida de imitância acústica em audiologia é realizada por equipamentos denominados "analisadores de orelha média" ou "imitanciômetros". Os equipamentos computadorizados oferecem a facilidade para o usuário fazer a opção da modalidade a ser medida na avaliação. Isso é possível porque, digitalmente, a fórmula pode ser adequada para cada medida.

A terminologia e a importância clínica dos conceitos envolvidos em impedância e admitância são apresentadas no Quadro 1.

A opção pela modalidade do traçado timpanométrico vai depender do tipo de informação que se pretende obter. Para uma avaliação mais global, faz-se a opção pela admitância (Y). Essa é a modalidade convencional e a usada na clínica audiológica. É nessa medida que são descritos os critérios de normalidade para a população, por isso é a modalidade para a clínica audiológica.

O efeito de rigidez do sistema governa, primordialmente, a transmissão dos sons graves, e o efeito de massa governa,

QUADRO 1 Terminologia de imitância acústica

Termo/símbolo	Unidade	Conceito
Impedância/Z	ohm acústico	Oposição oferecida por um sistema ao fluxo de energia acústica
Reactância/X	ohm acústico	Oposição oferecida pela soma dos efeitos de massa e rigidez acústica
Resistência/R	ohm acústico	Oposição ao fluxo de energia devido à fricção
Admitância/Y	mmho acústico	A facilidade com a qual a energia flui através de um sistema acústico (recíproca de Z)
Susceptância/B	mmho acústico	Admitância oferecida pela soma dos efeitos de massa e compliância acústica (recíproca de reactância)
Condutância/G	mmho acústico	Fluxo de energia associado à fricção (recíproca de R)
Compliância/C	m^3/Pa	Recíproca da rigidez, principal componente da reactância à baixa frequência
Timpanograma/T		Gráfico que relaciona a variação de pressão de ar com impedância (Z), admitância (Y), susceptância (B) ou condutância (G)
Reflexo acústico/RA	RA	Contração do músculo estapédio captada em Z, Y, B ou G

Fonte: Jerger, 1970.[4]

primordialmente, os sons agudos. Dessa forma, ao traçarmos o timpanograma com o tom de 226 Hz, estamos avaliando principalmente a resultante do efeito de rigidez sobre a passagem desse som. Para avaliarmos o efeito de massa sobre a passagem do som é mais conveniente a apresentação de um tom de frequência mais alta na sonda (1.000 Hz).

Os timpanogramas que avaliam a condição global do sistema fornecem informações suficientes quando se investiga uma orelha média normal, ou com presença de alteração por aumento de rigidez ou de massa. Essas três condições são as mais frequentes na clínica audiológica. No entanto, se houver alteração simultânea de massa e de rigidez, por exemplo, em uma situação de aumento de rigidez por otosclerose com hiperflacidez de membrana timpânica, é possível que o timpanograma seja normal porque a rigidez da cadeia ossicular foi "mascarada" pela hiperflacidez da membrana. Nesses casos, o timpanograma em susceptância com tom de alta frequência (1.000 Hz) pode mostrar-se alterado, embora não tenha sido observada alteração no timpanograma convencional em admitância (Y) em 226 Hz.

TIMPANOMETRIA: EQUIPAMENTOS E MEDIDAS

A base do equipamento de medidas de imitância acústica, usado até os dias atuais, é composto por um gerador de tom puro, um microfone para monitorar esse tom puro e o pressurizador que vai fazer a pressão na orelha externa variar entre +200 daPa e –400 daPa (podendo estender-se até –600 daPa, se necessário). O resultado dessa medida é plotado em um gráfico denominado timpanograma, no qual é possível identificar a pressão do pico timpanométrico (PPT), onde ocorre o ponto de máxima admitância, e a altura do pico timpanométrico, comumente denominado volume do pico de admitância. Outra medida importante é o volume equivalente no MAE. Ao utilizarmos o tom de sonda de 226 Hz e monitorá-lo no ponto +200 daPa de pressão no MAE, a admitância é numericamente igual ao volume do MAE. Assim, a admitância de um volume de ar de 1 mL é igual a 1 mmho. Por esse motivo, na imitanciometria com tom de sonda de 226 Hz, é possível fazer a medida da admitância em mL. Ao usar frequências mais altas como tom de sonda, é necessário mudar a medida para mmho, já que a medida não se comporta da mesma forma.

Quando não há alterações de orelha média, espera-se que haja no timpanograma um pico de máxima admitância (Ymt) quando a pressão no MAE e a pressão na orelha média estão equivalentes, próximas à pressão ambiente (Figura 1).

Jerger[4] propôs uma classificação dos timpanogramas obtidos com tom de sonda de frequência baixa (226 Hz) em tipos A, B ou C, de forma a identificar possíveis alterações de orelha média (Figura 2).

O timpanograma tipo A tem como característica principal a presença de pico timpanométrico entre +50 daPa e –100 daPa. Esse mesmo timpanograma pode ser subdividido em A, Ar e Ad, determinado pela altura do pico de admitância. Assim, no tipo A, o pico ocorre entre 0,3-1,8 mL; no tipo Ar, o pico é menor do que 0,3 mL, sugerindo uma rigidez no sistema tímpano-ossicular, e, no tipo Ad, o volume seria maior que 1,8 mL, identificando uma flacidez no sistema tímpano-ossicular. Outra classificação é o timpanograma tipo B, também denominado curva timpanométrica plana, na qual não há pico de admitância com a variação de pressão. Essa resposta sugere a presença de fluidos na orelha média ou a presença de cerume compactado na orelha externa, mostrando que, mesmo variando a pressão, não há diferença na admitância do tom de sonda durante o teste.

O timpanograma do tipo C é caracterizado pela PPT em valor mais negativo que –100 daPa, independentemente da altura timpanométrica, e que sugere haver pressão ne-

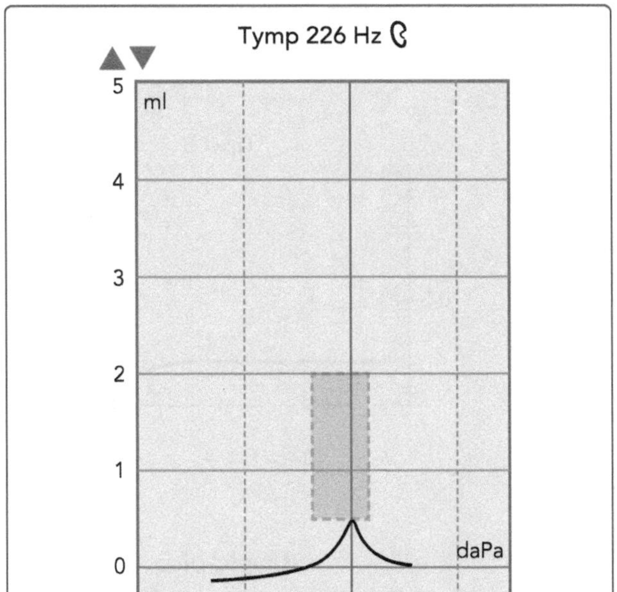

FIGURA 1 Timpanograma com normalidade de orelha média.
Fonte: elaborada pelos autores com base em um timpanograma realizado no equipamento TITAN (Interacoustics).
Fonte: elaborada pelos autores com base em um timpanograma realizado no equipamento TITAN (Interacoustics).

gativa na orelha média. Esse tipo de timpanograma é descrito em casos de disfunção tubária.

Existem também os timpanogramas com duplo pico, comumente encontrados nas avaliações de recém-nascidos com tom de sonda de 226 Hz.

O teste – Instrução ao paciente

O paciente deve saber também que o teste pode ser interrompido caso haja um grande desconforto. A instrução para a realização das medidas de imitância acústica geralmente é: "Será colocada uma pequena sonda com uma ponta de borracha, ajustada à orelha. Você sentirá uma variação de pressão no ouvido por alguns segundos. O procedimento é automático, portanto, não precisa responder a nada. Apenas evite movimentos bruscos, falar e engolir por alguns segundos".

Contraindicações

A timpanometria é contraindicada em casos de presença de corpo estranho, otorreia, perfuração de tímpano e presença de excesso de cerume no MAE. Por esse motivo, é recomendável realizar uma inspeção do MAE antes da realização do procedimento. Em casos de desconforto diante de sons intensos como na hiperacusia, o exame não deve ser realizado, a não ser se houver uma solicitação do médico que conduz o caso.

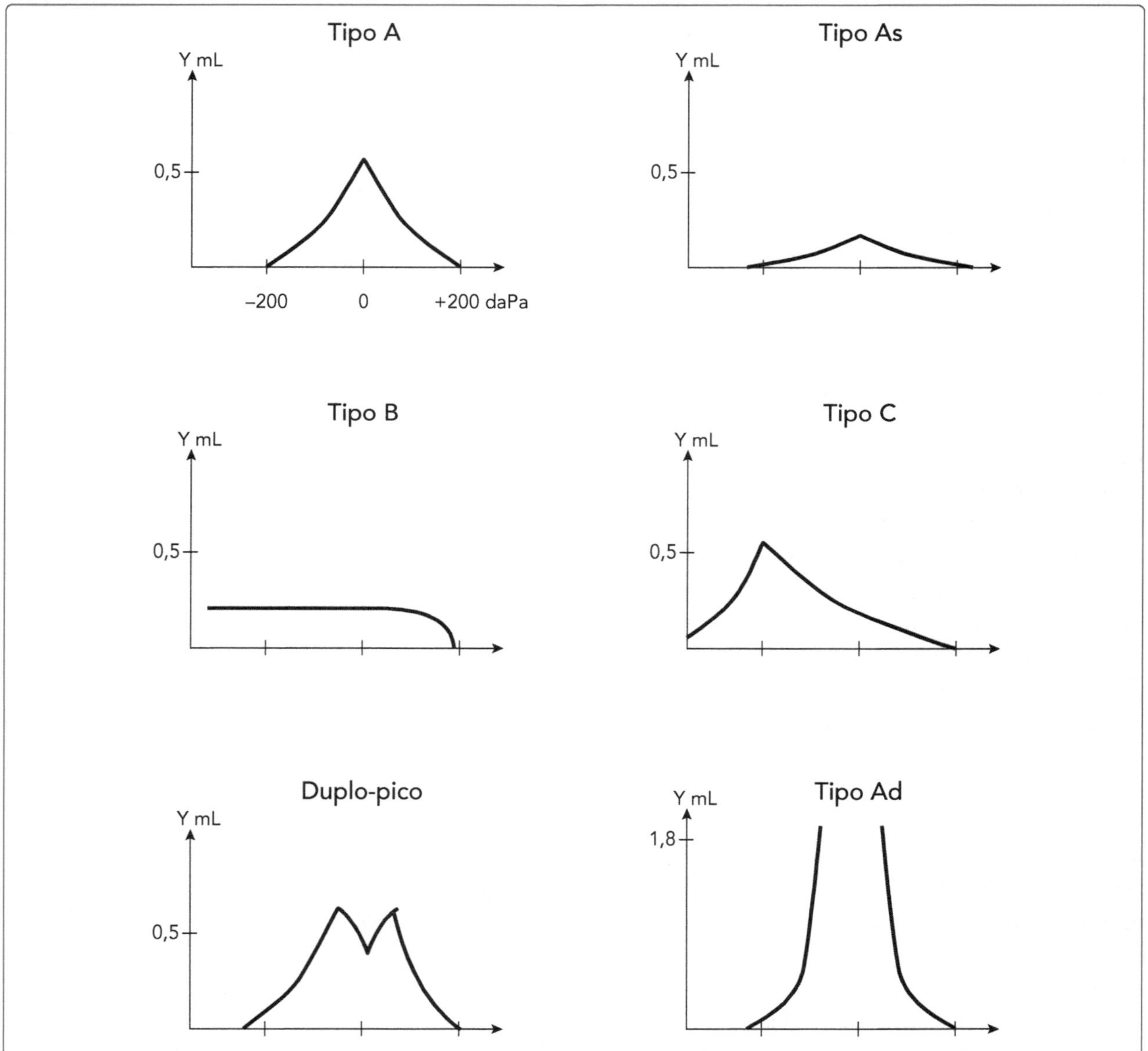

FIGURA 2 Timpanogramas com sonda de 226 Hz.

Apesar de não haver uma determinação sobre o espaço de tempo em que seja seguro realizar as medidas de imitância acústica com pressurização após uma cirurgia otológica, a British Society of Audiology (BSA)[5] não recomenda a realização de timpanometria em casos de cirurgia recente. O médico otorrinolaringologista que acompanha o caso deverá indicar o momento ideal, dependendo do tipo de cirurgia realizada.

Gradiente timpanométrico e largura timpanométrica

Analisar a forma da curva timpanométrica nem sempre é tarefa fácil, principalmente nos casos limítrofes entre curva plana e curva com pico. A presença de pico "arredondado" também dificulta a interpretação timpanométrica. Duas medidas podem auxiliar a classificar o timpanograma nesses casos: o gradiente timpanométrico e a largura timpanométrica.

Koebsell e Margolis[6] encontraram no gradiente timpanométrico um meio de obter uma descrição quantitativa da forma do timpanograma na região vizinha ao pico. O objetivo do gradiente timpanométrico é obter informações diagnósticas adicionais que possibilitem determinar a presença do pico timpanométrico e assim auxiliar a classificação do timpanograma. A definição do gradiente timpanométrico é uma mudança no valor da imitância do pico em relação aos valores de imitância obtidos no intervalo de 50 daPa em cada lado do pico. A Figura 3 se refere ao cálculo do gradiente. O "gradiente relativo" é determinado pela divisão de *"G"* (altura do timpanograma desde o pico até a linha horizontal traçada entre pontos de interseção no timpanograma, localizados a ±50 daPa do pico) por *"C"* (a admitância total medida desde a base até o pico timpanométrico). Os equipamentos que fazem essa medida automaticamente calculam o "G" como a média dos valores de admitância entre ±50 daPa distante do pico.

O gradiente varia de 0 a 1,0. A normalidade é sugerida acima de 0,2. Considerando que cada equipamento tem um algoritmo para obtenção da medida do gradiente, é importante observar se dados normativos podem ser consultados em manuais.

A largura timpanométrica (*tympanometric width* – TW) é a outra medida que fornece informações sobre a forma da curva ou sobre o gradiente, correspondendo ao intervalo em decapascals (daPa) entre os lados do timpanograma, na metade da altura do timpanograma (Figura 4). A largura timpanométrica (TW) maior que 150 daPa em adultos e maior que 200 daPa em crianças sugere alteração timpanométrica.

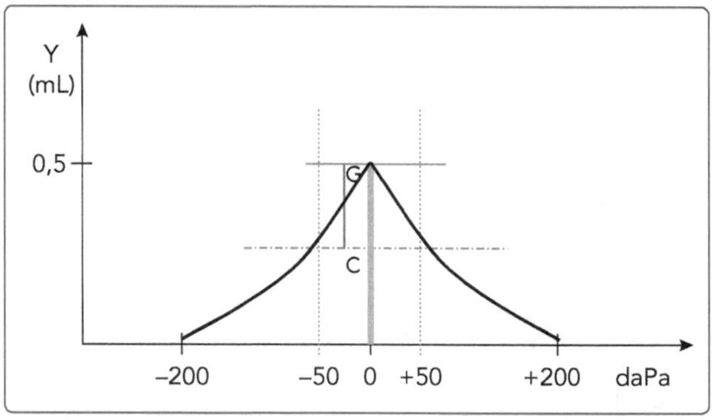

FIGURA 3 Gradiente timpanométrico. Proporção do timpanograma que é pico, em um intervalo de 100 daPa circunvizinho ao ponto de máxima admitância.

Timpanogramas com tom de sonda de 1.000 Hz

Os analisadores de orelha média comercializados possibilitam realizar a timpanometria não só com tom de sonda de 226 Hz, mas também em 1.000 Hz. Pesquisadores recomendam este último na avaliação da orelha média de neonatos, pois há menor possibilidade de falsos negativos para alteração de orelha média.[7]

A classificação para timpanogramas traçados com tom de sonda de 1.000 Hz em bebês, segundo Marchant et al.[8] e Baldwin,[9] e recomendada pela BSA,[5] é normal ou alterado. Para que se possa classificar, sugere-se seguir estes passos (Figura 5):

1. Traçar uma linha de base entre os extremos da pressão (+200 daPa e –400 daPa).
2. Identificar o principal pico que ocorre em qualquer ponto de pressão testada.
3. Desenhar uma linha vertical que vai da linha de base até o pico.

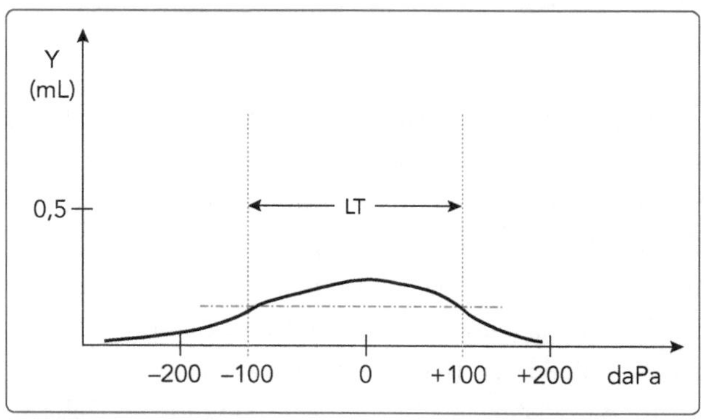

FIGURA 4 Largura timpanométrica.

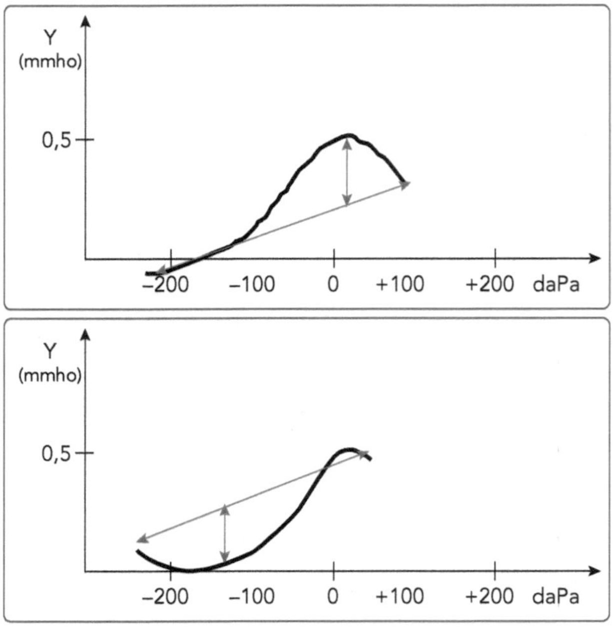

FIGURA 5 Exemplos de pico positivo (acima) e pico negativo (abaixo) nos timpanogramas traçados com tom de sonda de 1.000 Hz. O pico positivo indica timpanograma normal e o pico negativo, o timpanograma alterado.

4. Se o pico está acima da linha de base, apresenta-se como pico positivo e está dentro da normalidade.
5. Se houver a ocorrência de uma curva plana ou um pico negativo (abaixo da linha de base traçada), o resultado será alterado.
6. Se o resultado não estiver claro, deverá ser retestado.

Lembrando que, para o tom de sonda de 1.000 Hz, a medida é mmho, e para o tom de sonda de 226 Hz, pode ser o mmho ou o mL.

O tom de sonda de frequência mais alta possibilita também o traçado e a análise dos timpanogramas nos componentes da admitância (Y): susceptância (B) e condutância (G).

Medidas de susceptância e condutância (B e G)

As modalidades de susceptância (B) e condutância (G) têm sido usadas em pesquisas e quando o fonoaudiólogo tem interesse em investigar separadamente o efeito dos fatores massa e rigidez (que dependem da frequência do tom incidente) em relação aos efeitos da resistência.

Para investigar os efeitos de massa e rigidez, utiliza-se a modalidade de susceptância (B), e, para investigar os efeitos da resistência, utiliza-se a de condutância. Sabe-se que os efeitos de massa e de rigidez exercidos pelo sistema tímpano-ossicular serão modificados em função da frequência do tom incidente.[10]

O uso dessas diferentes modalidades levou a três denominações distintas para os timpanogramas: timpanograma Y, B ou G, respectivamente admitância, susceptância e condutância. Como já vimos, o uso dessas modalidades com finalidade diagnóstica audiológica deve ser combinado ao emprego de frequências mais altas na sonda de imitância, além do convencional tom grave de 226 Hz.

Vanhuyse et al.[11] propuseram a classificação dos timpanogramas em B e G de acordo com o número de picos observados na medida B e na medida G.

Frequência de ressonância e timpanogramas em múltiplas frequências

O timpanograma em múltiplas frequências possibilita a identificação da frequência de ressonância da orelha média. Em determinadas doenças de orelha média, como é o caso da otosclerose, ao aumentar a rigidez do sistema tímpano-ossicular, altera-se a frequência de ressonância. A faixa de normalidade para essa medida geralmente ocorre entre 800-1.220 Hz.[12] Karuppannan e Barman,[13] Shahnaz e Polka[14] identificaram frequência de ressonância significativamente mais alta em pacientes com otosclerose, comparados a um grupo controle.

André et al.,[15] ao avaliarem a frequência de ressonância da orelha média em lactentes, identificaram que ela é significativamente menor (em torno de 250 Hz) na fase neonatal, até 28 dias de vida, quando comparada aos 3 meses de idade (em média 385 Hz). Colletti[16] associou a ocorrência da curva timpanométrica com duplo pico ao testar timpanometria com tom de sonda em frequência próxima à frequência de ressonância da orelha média. Dessa forma, o que justificaria a presença de duplo pico em neonatos ao realizar timpanometria com tom de sonda de 226 Hz é a proximidade com a frequência de ressonância do sistema na fase neonatal, fato que vai mudando ao longo do crescimento do bebê.

Medidas de imitância acústica de banda larga

O avanço tecnológico tem permitido o aprimoramento da avaliação audiológica com procedimentos que ampliam a análise das respostas acústicas da orelha média.

As medidas de imitância acústica de banda larga (MIA-BL) (Figura 6) avaliam a transmissão sonora pela orelha média para uma ampla faixa de frequências, permitindo aumentar a precisão na avaliação das afecções da orelha média.[17-20] Tais medidas têm vantagens potenciais em relação à timpanometria, particularmente na população infantil, por não dependerem da pressurização do canal auditivo e com isso não ocasionarem distorção no MAE. Além disso, as medidas são realizadas em uma ampla faixa de frequências e não em uma única frequência de sonda, como na timpanometria. Ao investigar a mobilidade tímpano-ossicular utilizando frequências entre 250-6.000 Hz, as MIABL permitem inferir qual o comportamento da orelha média na transmissão de frequências baixas (que são governadas pelo efeito de rigidez) e altas (governadas pelo efeito de massa). Sendo assim, proporcionam uma análise dos efeitos de aumento e diminuição da mobilidade de orelha média em função da frequência sonora incidente.

As MIABL analisam as medidas de absorvância e de reflectância por meio de um complexo sistema de sondas.[21] A reflectância é a razão entre a energia refletida sobre a energia incidente na membrana timpânica, fornecendo dados sobre a energia acústica que é refletida pela membrana timpânica e a absorvida pela orelha média.[17] Essa energia de reflectância é dimensionada por uma escala de 0,0 a 1,0, sendo 1,0 quando toda a energia sonora é refletida e 0,0 quando toda a energia sonora é absorvida pelo sistema.

A absorvância é a recíproca da reflectância, ou seja, é a razão da energia acústica que é absorvida pela orelha média sobre a energia acústica que incide na membrana timpânica, medindo em curto espaço de tempo a resposta acústica de banda larga no MAE. A absorvância também não é dimensionável e varia de 0,0 (quando toda a energia sonora é refletida) a 1,0 (quando toda a energia sonora é absorvida).

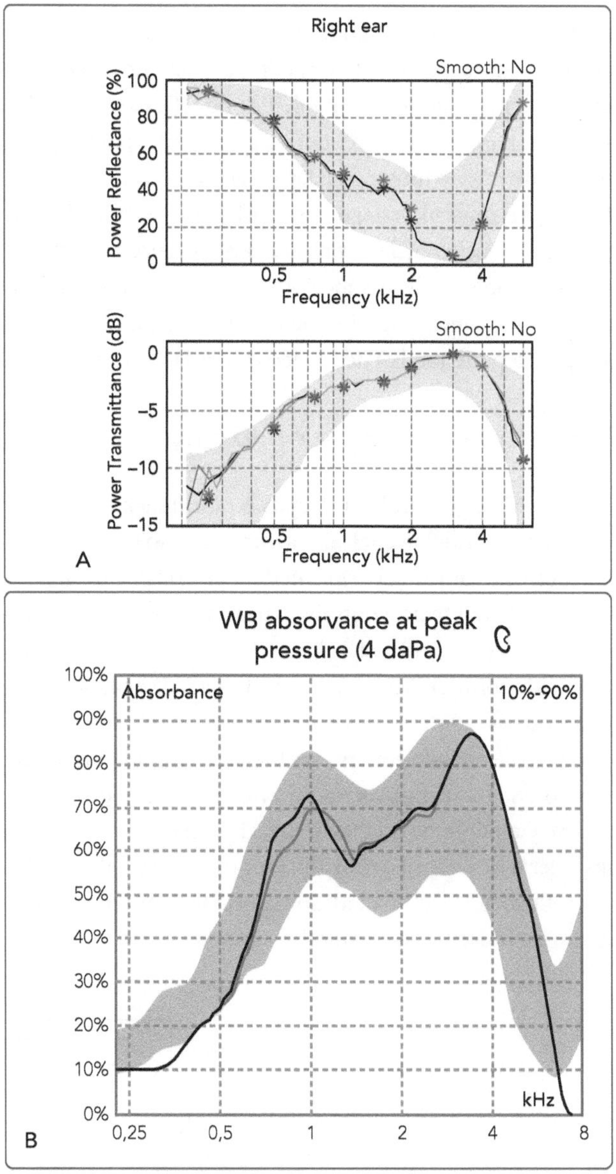

FIGURA 6 Medidas de imitância acústica de banda larga: A: componentes de reflectância e de transmitância da orelha média, com a obtenção de curva para frequências de 200-6.000 Hz na intensidade de 60 dB NPS e estímulo chirp e tons puros (MEPA Mimosa Acoustic). B: traçado de absorvância no pico de pressão timpanométrico (Titan Interacoustics). Fonte: A – Mimosa Acoustics; B – Interacoustics.

REFLEXOS DOS MÚSCULOS DA ORELHA MÉDIA

O sistema auditivo é organizado de forma a captar estímulos sonoros que são propagados no meio aéreo, amplificá-los e conduzi-los ao órgão de Corti, atravessando as estruturas da orelha média, e então convertê-los em informação neural que se dirige ao córtex auditivo através das vias auditivas aferentes. Diferentes estações auditivas estão localizadas ao longo desse trajeto, fazendo com que as informações sejam processadas em diferentes níveis do sistema auditivo central. Controlando o fluxo de informações aferentes, um conjunto de fibras descendentes transmite informações no sentido eferente, desde o córtex auditivo até as células ciliadas da cóclea e os músculos da orelha média. *(Para maiores informações sobre o assunto, consultar os Capítulos 1, "Estrutura e função do sistema auditivo periférico", e 2, "Sistema auditivo central".)*

As conexões mais prováveis envolvidas no arco reflexo estapediano atingem os núcleos auditivos localizados no complexo olivar superior.

Via ipsilateral do reflexo acústico

Mediante estimulação de alto nível de intensidade sonora, a via ipsilateral é ativada por impulsos das células sensoriais cocleares que são transmitidos pelo nervo acústico ao núcleo coclear ventral ipsilateral. A maioria dos axônios do núcleo coclear ventral, que estão envolvidos no reflexo acústico ipsilateral, passa, através do corpo trapezoide, para a parte medial do núcleo motor facial, para então descer pelo nervo facial até o músculo estapediano ipsilateral. Algumas fibras passam do núcleo coclear ventral através do corpo trapezoide para o complexo olivar superior medial. A partir do núcleo do complexo olivar superior medial são transmitidos impulsos para a parte medial do núcleo motor facial ipsilateral.[22]

Vias contralaterais do reflexo acústico

No reflexo contralateral, após a estimulação do nervo acústico e do núcleo coclear, os impulsos são transmitidos ao complexo olivar superior medial, de onde cruzam para o núcleo motor facial contralateral, atingindo então o músculo estapédio contralateral.

As denominações, nos testes de reflexo acústico, "direito" ou "esquerdo" convencionalmente se referem ao lado em que o estímulo foi apresentado (referência do documento). Se o estímulo ativador entra na orelha direita e o reflexo é medido na orelha direita, ele é chamado de reflexo ipsilateral direito. Se o tom ativador entra na orelha direita e o reflexo acústico é medido na orelha esquerda, é chamado de reflexo contralateral direito.

A rede neural do reflexo acústico apresentada nas Figura 7 e 8 (e descrita logo a seguir) é resultante dos estudos de Borg com coelhos.[22]

Lembrando que tanto a via ipsi como a contralateral são acionadas por estímulo uni ou bilateral, simultaneamente temos que a porção aferente do arco reflexo acústico consiste em um neurônio de primeira ordem no ramo coclear do oitavo nervo craniano (N8). A porção central do arco reflexo consiste em neurônios localizados no núcleo coclear ventral (NCV) e nas projeções axonais que se dirigem, principalmente através do corpo trapezoide, ao complexo olivar superior contralateral (COS) e para as vias ipsilaterais diretamente para a região do núcleo motor do VII par facial (N7). Do complexo olivar superior partem projeções de axônios para o núcleo motor do VII par, tanto ipsilateral como contralateral, fazendo sinapse com o neurônio motor do músculo estapédio. Os axônios do neurônio motor do estapédio ligam-se ao tronco do VII par, projetando-se através do meato acústico interno, e se conectam ao ramo do estapédio no VII par craniano. Além das vias diretas do arco reflexo acústico, pode haver vias indiretas multissinápticas, envolvendo outras regiões do sistema nervoso central.

Os neurônios-motores estão localizados próximos, mas não dentro do núcleo medial do VII par craniano (facial). Esses neurônios-motores estão separados anatomicamente

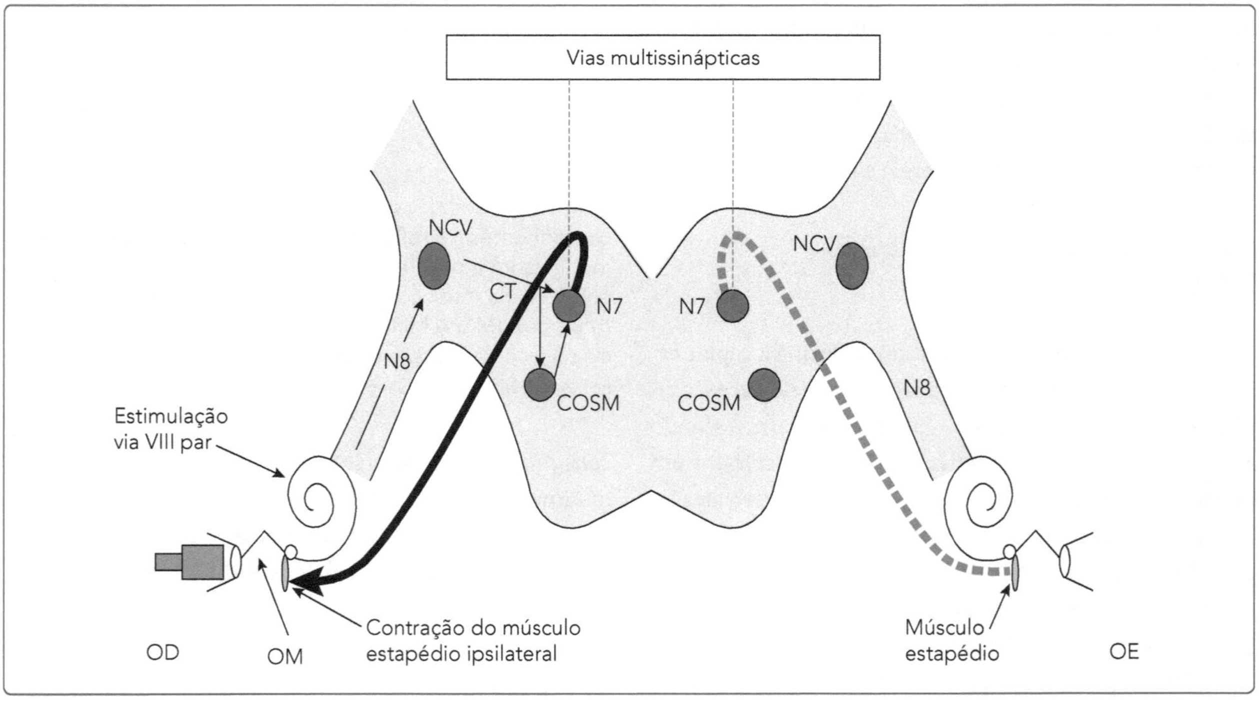

FIGURA 7 Modelo esquemático das vias multissinápticas do reflexo acústico ipsilateral.
COSM: complexo olivar superior medial; CT: corpo trapezoide; N8: nervo acústico; N7: nervo facial; NCV: núcleo coclear ventral; OD: orelha direita; OE: orelha esquerda; OM: orelha média.
Fonte: adaptada de Borg, 1973.[22]

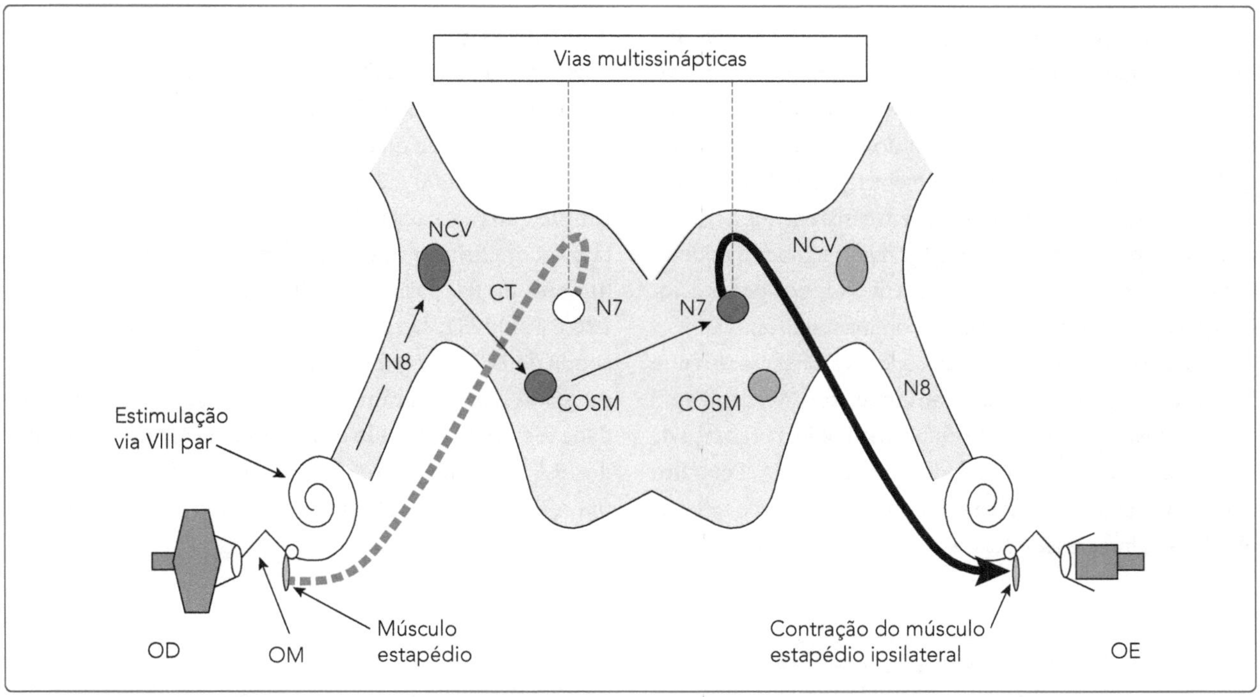

FIGURA 8 Modelo esquemático das vias multissinápticas do reflexo acústico contralateral.
COSM: complexo olivar superior medial; CT: corpo trapezoide; N8: nervo acústico; N7: nervo facial; NCV: núcleo coclear ventral; OD: orelha direita; OE: orelha esquerda; OM: orelha média.
Fonte: adaptada de Borg, 1973.[22]

em diferentes feixes funcionais que respondem à estimulação ipsilateral, contralateral ou binaural.[23]

As conexões dessa via permitem que, por meio da entrada do estímulo tanto pela orelha direita como pela orelha esquerda, haja resposta do nervo facial bilateralmente. Dessa forma, com base nas medidas de imitância acústica, a atividade do músculo estapédio pode ser captada de forma indireta, por estimulação contra ou ipsilateral à orelha testada. Por meio dos procedimentos atuais, o reflexo acústico é observado com estimulação por sons 70-100 dB NS (decibéis nível de sensação). A "não captação" do reflexo acústico pode ocorrer por:

- presença de limitação sensorial na porção aferente do arco reflexo;
- presença de patologia de orelha média na porção eferente do sistema;
- lesão de tronco encefálico em que a característica de padrão reflexo é a ausência de reflexos contralaterais e a presença dos ipsilaterais; ou
- comprometimento eferente decorrente de paralisia facial periférica supraestapediana.

A medida do reflexo acústico

A contração dos músculos da orelha média, quando estimulada por tom de nível elevado de pressão sonora, pode ser medida por meio dos procedimentos de imitância acústica. Tal contração gera uma diminuição transitória na admitância do sistema, que pode ser evidenciada com base no registro gráfico da variação de admitância sincrônica com a apresentação do estímulo. Quanto maior a intensidade do estímulo em decibéis, maior a magnitude do reflexo acústico.

Clinicamente, o limiar de reflexo acústico é uma importante medida da integridade auditiva. Para que seja pesquisado, há a apresentação de um estímulo ativador de reflexos, geralmente com tom puro de 500-4.000 Hz. O uso de tom puro provoca uma excitação específica em uma região do órgão de Corti, a região que responde para o tom eliciador apresentado. Se o estímulo ativador do reflexo for um ruído de banda larga, uma área da cóclea consideravelmente maior será estimulada, gerando reflexos para estímulos mesmo intensos.

A apresentação do estímulo ativador pode ser realizada por meio de fones auriculares, com estímulos calibrados em dB NA (decibel nível de audição) e captação na orelha contralateral. Pode ainda ser feita por meio de fones de inserção, também calibrados em dB NA. A vantagem do fone de inserção é que ele permite melhor adaptação e evita as dificuldades com o tamanho da haste em relação ao tamanho da cabeça, principalmente no caso de crianças pequenas.

Os estímulos ipsilaterais são apresentados na mesma orelha em que se dará a captação dos reflexos. Os equipamentos atuais já incorporam recursos para a calibração desses estímulos em dB NA, trazendo como vantagem a possibilidade de pesquisa do recrutamento objetivo de Metz também com modalidade ipsilateral. Ainda em casos em que a rapidez na execução do teste seja crucial (criança agitada), pode-se optar pela modalidade ipsilateral, envolvendo apenas a colocação da sonda de imitância na orelha a ser testada.

Em orelhas normais, é evidenciado nível de sensação entre 70-100 dB. Alguns autores, como Anderson e Wedenberg,[24] consideravam como critério de normalidade a presença de reflexos acústicos em intensidade de até 90 dB NA. Por outro lado, Jerger et al.[25] classificaram como alterados os reflexos obtidos em intensidade acima de 100 dB NA (Quadro 2).

O emprego de outras frequências de sonda na pesquisa de reflexos em adultos foi estudado por Parra et al.[26] Na frequência de 678 Hz, os limiares dos reflexos foram significativamente mais elevados em comparação ao tom de sonda de 1.000 e 226 Hz, principalmente com os estímulos ativadores de 500, 1.000 Hz e ruído de banda larga, concluindo que houve melhor consistência nos limiares de RA para o tom de sonda nas frequências de 226 e 1.000 Hz. Lyra-Silva et al.[27] estudaram o tom de sonda de 1.000 Hz para a realização de RA em população neonatal e observaram que foi necessária uma intensidade menor do estímulo ativador para captar as respostas dos RA ao utilizar o tom de sonda de 1.000 Hz em comparação a 226 Hz, tornando essa medida muito mais vantajosa no contexto.

QUADRO 2 Reflexos acústicos esperados em cada tipo de perda auditiva

Tipo	Reflexos ipsilaterais	Reflexos contralaterais com o estímulo sonoro (fone) na orelha afetada	Reflexos contralaterais com a captação da contração (sonda) na orelha afetada	Observações
Perda auditiva condutiva	Na presença de *gap* entre VA e VO na audiometria tonal = RA ausentes	Depende do limiar de audibilidade na orelha afetada, lembrando que pode haver RA entre 70-100 dB NS	Na presença de *gap* entre VA e VO na audiometria = RA ausentes	Havendo RA presentes, é provável que não haja alteração de OM/OE
Perda auditiva neurossensorial coclear	Depende dos limiares de audibilidade: ≤ 45, RA serão captados. Entre 50-70 dB, RA elevados. ≥ 75 dB, RA elevados ou ausentes	Depende dos limiares de audibilidade: ≤ 45, RA serão captados. Entre 50-70 dB, RA elevados. ≥ 75 dB, RA elevados ou ausentes	O RA não depende da condição da orelha afetada, mas dos limiares da orelha contralateral	Limiares normais de reflexos não descartam comprometimento coclear, nem definem o grau de perda auditiva
Perda auditiva neurossensorial retrococlear (VIII par craniano)	RA ausentes na maioria dos casos	RA ausentes na maioria dos casos	O RA não depende da condição da orelha afetada, mas dos limiares da orelha contralateral	Se houver RA presentes, provavelmente o teste *decay* imitanciométrico estará alterado
Alterações no nervo facial (VII par craniano)	▪ Se a alteração no nervo é distal ao ramo do estapédio, o RA é presente em níveis normais ▪ Se a alteração é proximal, então o RA é ausente	O RA não depende da condição da orelha afetada, mas dos limiares da orelha contralateral	▪ Se a alteração no nervo é distal ao ramo do estapédio, o RA é presente em níveis normais ▪ Se a alteração é proximal, então o RA é ausente	
Perda auditiva funcional	Reflexos presentes e inconsistentes com tipo e grau de perda auditiva	Reflexos presentes e inconsistentes com tipo e grau de perda auditiva	Resultado não é relevante	

OE: orelha esquerda; OM: orelha média; RA: reflexos acústicos; VA: via aérea; VO: via óssea.
Fonte : adaptado de Kramer, 2014.[28]

Decay do reflexo

O *decay* do reflexo está relacionado à fadiga na contração dos músculos da orelha média durante apresentação sustentada de um estímulo ativador. Espera-se que a musculatura da orelha média mantenha a contração durante a toda a duração do estímulo, porém em alterações do tipo retrococleares, em que o fenômeno da adaptação está presente, a contração da musculatura cessa antes mesmo do estímulo.

O teste é feito geralmente nas frequências de 500 e 1.000 Hz, e a intensidade do estímulo ativador é 10 dB acima do limiar do reflexo naquela frequência testada. O estímulo ativador é, então, apresentado durante 10 segundos de forma ininterrupta. A normalidade é a manutenção da contração durante a apresentação do estímulo (Figura 9A). É considerado *decay* de reflexo acústico positivo quando há uma redução de pelo menos 50% da contração durante os 10 segundos de apresentação do estímulo (Figura 9B). Tal alteração é sugestiva de comprometimento do nervo coclear (VIII par).[25,29] *(Para maiores informações sobre o assunto, consultar o Capítulo 9, "Testes audiológicos complementares para a investigação do zumbido, alterações cocleares e retrococleares".)*

Reflexos acústicos e sua relação com transtornos auditivos

Embora as medidas do RA tenham sido concebidas para auxiliar o diagnóstico de alterações condutivas de orelha média, o componente neural que dispara e mantém o RA obedece aos fatores de amplitude, frequência e tempo que regem a atividade neural. Dessa forma, muitos pesquisadores têm se voltado ao estudo dos parâmetros do RA, na tentativa de relacionar a função neural envolvida na "ativação e resposta" dos músculos da orelha média em diferentes situações de audição e de escuta.

Muitos pesquisadores buscam estudar o RA no processamento auditivo, e, mais recentemente, estudos buscam entender o mecanismo do RA envolvido na sinaptopatia coclear.

Nos consultórios, é frequente a queixa de dificuldade em reconhecimento de fala em situação desfavorável de escuta. Famílias buscam a avaliação audiológica para investigação do comportamento auditivo de suas crianças. Mesmo quando a avaliação do sistema auditivo periférico revela audição dentro dos limites da normalidade, evidenciada por limiares audiométricos normais nas frequências de 250-8.000 Hz, normalidade em índice percentual de reconhecimento de fala e timpanometria normal, os reflexos acústicos podem (a) se apresentar normais, (b) estar aumentados e (c) estar ausentes em uma ou mais frequências, tanto na modalidade ipsilateral como na contralateral. A frequência mais afetada é a de 4.000 Hz, observando-se muitos casos de ausência de reflexos nessa frequência, mesmo que não haja nada a sugerir comprometimento em aferência ou eferência do arco reflexo estapediano.

Estudos de Allen e Allan[30] e de Saxena et al.[31] analisando reflexos acústicos para estímulos tonais de 0,5, 1 e 2 kHz mostraram haver maior ocorrência de ausência de reflexos acústicos (30%) em crianças com transtorno de processamento auditivo quando comparadas a um grupo de crianças com desenvolvimento típico, pareadas por idade e gênero.

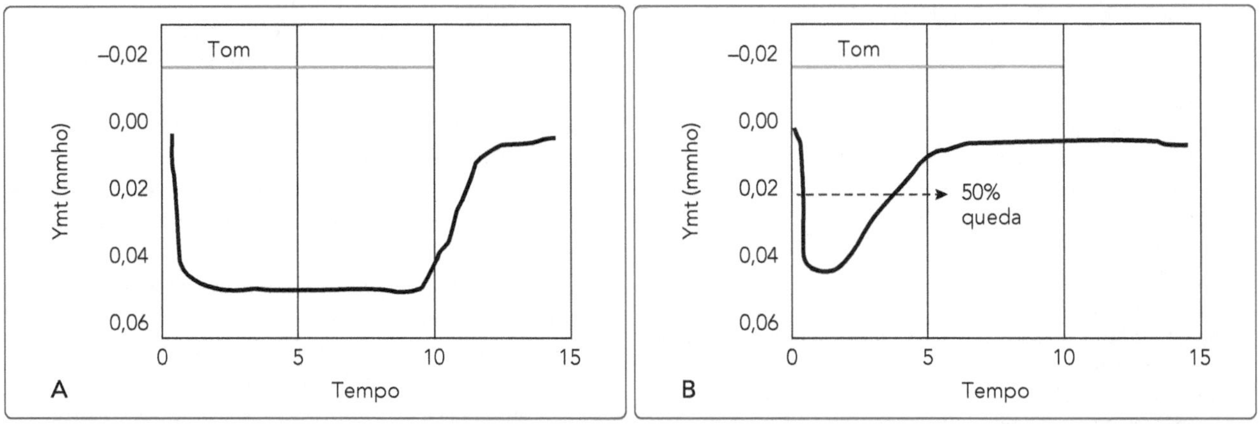

FIGURA 9 Esquema de *decay* do reflexo acústico. Para o teste, o tom ativador do RA deve ser apresentado a 10 dB NS do limiar de RA por 10 milisegundos (ms). Durante o tempo de estimulação, é esperado que a admitância (Ymt) decaia (deflexão para baixo no gráfico) devido à contração dos músculos da orelha média. A deflexão deve ser mantida durante os 10 ms da estimulação. Em A, a amplitude da deflexão se mantém praticamente constante durante toda a estimulação. Em B, a amplitude da deflexão retorna à linha de base em mais de 50% de sua amplitude em menos de 5 ms.

RA: reflexos acústicos.

Estudando a sinaptopatia coclear em adultos com audição normal, Mepani et al.[32] encontraram correlação entre medidas de RA e o desempenho no reconhecimento de palavras em testes de fala. Segundo os autores, tal correlação não poderia ser atribuída à disfunção das células ciliadas externas, uma vez que, mesmo após ajustes para idade e sexo, não foi encontrada relação entre limiar audiométrico e escores em testes de fala, tanto em audiometria convencional como em audiometria de altas frequências. Sugerem que o pior desempenho auditivo em indivíduos com altos limiares de reflexo acústico poderia ocorrer (a) por perda da função antimascaramento do reflexo acústico decorrente da disfunção dos núcleos auditivos do tronco encefálico envolvidos no reflexo, (b) por degradação da codificação do estímulo devido à disfunção coclear, que também atenua o reflexo, ou (c) por ambos os mecanismos.

REFERÊNCIAS BIBLIOGRÁFICAS

1. Metz O. The acoustic impedance measured on normal and pathological ears. Acta Otolaryngol. 1946;(Suppl 63).
2. Terkildsen K, Thomsen K. The influence of pressure variations on the impedance of the human ear drum: a method for objective determination of the middle-ear pressure. The Journal of Laryngology & Otology. 1959;73(7):409-18.
3. American National Standards Institute – American Nacional Standards Specifications for Instruments to Measure Aural Acoustic Impedance and Admitance (Aural Acoustic Immittance). ANSI S3.39. New York, 1987.
4. Jerger J. Clinical experience with impedance audiometry. Arch Otolaryngol. 1970;92(4):311-24.
5. British Society of Audiology. Recommended procedure: tympanometry. 2013. Disponível em: www.thebsa.org.uk (revisão 2018).
6. Koebsell KA, Margolis R. Tympanometric gradient measured from normal preschool children. Audiology. 1986;25:149-57.
7. Year 2019 Position statement: principles and guidelines for early hearing detection and intervention programs. Journal of Early Hearing Detection and Intervention. 2019;4(2):1-44.
8. Marchant CD, McMillan PM, Shurin PA, Johnson CE, Turczyk VA, Feinstein JC, et al. Objective diagnosis of otitis media in early infancy by tympanometry and ipsilateral acoustic reflex thresholds. J Pediatr. 1986;109(4):590-5.
9. Baldwin M. Choice of probe tone and classification of trace patterns in tympanometry undertaken in early infancy. Int J Audiol. 2006;45(7):417-27..
10. Margolis R, Hunter LL. Tympanometry: basic principles and clinical applications. In: Musiek FE, Rintelmann WF. Contemporary perspectives in hearing assessment. Needham Heights: Allyn and Bacon; 1999. p.89-130.
11. Vanhuyse VJ, Creten WL, Van Camp KJ. On the W notching of tympanograms. Scand Audiol. 1975;4:45-50.
12. Homma K, Du Y, Shimizu Y, Puria S. Ossicular resonance modes of the human middle ear for bone and air conduction. J Acoust Soc Am. 2009;125(2):968-79.
13. Karuppannan A, Barman A. Wideband absorbance tympanometry: a novel method in identifying otosclerosis. Eur Arch Otorhinolaryngol. 2021. Epub ahead of print.
14. Shahnaz N, Polka L. Standard and multifrequency tympanometry in normal and otosclerotic ears. Ear Hear. 1997 Aug;18(4):326-41.
15. André KD, Sanches SG, Carvallo RM. Middle ear resonance in infants: age effects. Int Arch Otorhinolaryngol. 2012;16(3):353-7.
16. Colletti V, Fiorino FG, Verlato MD, Carner M. Acoustic reflex in frequency seletivity: brain stem auditory evoked response and speech discrimination. In: Katz J, Stecker NA, Henderson D (ed.). Central auditory processing: a transdisciplinary view. St. Louis: Mosby Year Book; 1992.
17. Feeney MP, Grant IL, Marryott LP. Wideband energy reflectance measurements in adults with middle-ear disorders. J Speech Lang Hear Res. 2003;46(4):901-11.
18. Hunter LL, Keefe DH, Feeney MP, Brown DK, Meinzen-Derr J, Elsayed AM, et al. Wideband acoustic immittance in children with Down syndrome: prediction of middle-ear dysfunction, conductive hearing loss and patent PE tubes. Int J Audiol. 2017;56(9):622-34.
19. Pucci BPC, Roque NMCDF, Gamero MS, Durante AS. Acoustic absorbance measurements in neonates exposed to smoking during pregnancy. Int J Pediatr Otorhinolaryngol. 2017;95:51-6.
20. Matsumura E, Matas CG, Sanches SGG, Magliaro FCL, Pedreño RM, Genta PR, et al. Severe obstructive sleep apnea is associated with cochlear function impairment. Sleep Breath. 2018 Mar;22(1):71-7.
21. Neely ST, Stenfelt S, Schairer KS. Alternative ear-canal measures related to absorbance. Ear Hear. 2013;34(Suppl 1):72s-77s.
22. Borg E. On the neuronal organization of the acoustic middle ear reflex: a physiologic and anatomical study. Brain Res. 1973;49:101-23.
23. Kobler JB, Vacher SR, Guinan JJ Jr. The recruitment order of stapedius motoneurons in the acoustic reflex varies with sound laterality. Brain Res. 1987;425(2):372-5.
24. Anderson H, Wedenberg E. Audiometric identification of normal hearing carriers of genes for deafness. Acta Otolaryngologica. 1968;65:535-54.
25. Jerger J, Oliver TA, Jenkins H. Suprathreshold abnormalities of the stapedius reflex in acoustic tumor: a series of case reports. Ear Hear. 1987;8(3):131-9.
26. Parra GFA, Carvallo RMM, Nakagawa L. Acoustic reflexes elicited through 678 and 1.000 Hz probe-tone in adults without auditory complaint. Arquivos de Otorrinolaringologia. 2005;9(1):27-36.
27. Lyra-Silva KA de, Sanches SGG, Neves-Lobo IF, Ibidi SM, Carvallo RMM. Middle ear muscle reflex measurement in neonates: comparison between 1000 Hz and 226 Hz probe tones. Int J Pediatr Otorhinolaryngol. 2015;79(9):1510-5.
28. Kramer SJ. Physiological Measures. In: Audiology Science to Practice. Plural Publishing Inc. 2014:223-255.
29. Feeney MP, Schairer KS. The acoustic stapedius reflex measurements. In: Katz J (ed.). Handbook of clinical audiology. 17.ed. International Edition. Baltimore: Wolters and Kluwer; 2015. p.165-86.
30. Allen P, Allan C. Auditory processing disorders: relationship to cognitive processes and underlying auditory neural integrity. International Journal of Pediatric Otorhinolaryngology. 2014;78:198-208.
31. Saxena U, Allan C, Allen P. Acoustic reflexes in normal-hearing adults, typically developing children, and children with suspected auditory processing disorder: thresholds, real-ear corrections, and the role of static compliance on estimates. J Am Acad Audiol. 2017;28:480-90.
32. Mepani AM, Kirk SA, Hancock KE, Bennett K, de Gruttola V, Liberman CM, et al. Middle ear muscle reflex and word recognition in "normal-hearing" adults: evidence for cochlear synaptopathy? Ear Hear. 2020;41(1):25-38.

13

MECANISMOS FISIOLÓGICOS SUBJACENTES À GERAÇÃO DE EMISSÕES OTOACÚSTICAS: PROTOCOLOS CLÍNICOS

Alessandra Spada Durante
Sumitrajit Dhar

INTRODUÇÃO

Nos anos 1980, o desenvolvimento de equipamentos comerciais capazes de capturar as emissões otoacústicas (EOA) - então recentemente descobertas - aprimorou drasticamente a prática audiológica, fornecendo um potente instrumento não invasivo para estudos sobre os mecanismos cocleares. Simples de usar, essa tecnologia, ao fornecer uma maneira objetiva de avaliar o funcionamento da cóclea (especificamente das células ciliadas externas), permitiu a verificação da função coclear básica em populações difíceis de serem avaliadas, o diagnóstico diferencial entre patologias sensoriais e neurais, o monitoramento da saúde coclear diante de diferentes agentes de risco para perda auditiva (p. ex., exposição ao ruído, quimioterapia) e a triagem auditiva neonatal universal. Além disso, as EOA constituíram a primeira oportunidade para examinar, de maneira fácil e não invasiva, a modulação eferente dos mecanismos cocleares em sujeitos humanos. *(Para maiores informações sobre o assunto, consultar os Capítulos 6, "Triagem auditiva neonatal universal: história, princípios e tecnologia", 7, "Avaliação audiológica na primeira infância (0 a 4 anos)", 9, "Testes audiológicos complementares para investigação do zumbido, alterações cocleares e retrococleares", 25, "Ruído, efeitos sobre a saúde e estratégias de proteção", 26, "Agentes químicos no ambiente de trabalho: efeitos sobre o sistema auditivo", 28, "Saúde auditiva no contexto da educação: práticas voltadas à promoção e à prevenção", e 52, "Ototoxicidade".)*

FISIOLOGIA – A GERAÇÃO DE EMISSÕES OTOACÚSTICAS

O conhecimento sobre a fisiologia, a geração e propagação das EOA continuou a progredir nas quatro décadas após sua descoberta. O arcabouço teórico da mecânica de geração das EOA, assim como os mecanismos celulares responsáveis por isso, são atualmente em grande parte compreendidos, porém não por completo. Os primeiros experimentos envolvendo diferentes tipos de patologias cocleares mostraram que as EOA foram suprimidas apenas quando as células ciliadas externas da cóclea, e não as internas, estavam comprometidas. Assim, a exposição de cobaias animais a agentes tóxicos para as células ciliadas externas, tais como ruído[1] ou salicilatos,[2] eliminaram as EOA. Experimentos mais recentes em animais geneticamente modificados em laboratório parecem sugerir que as EOA produto de distorção (EOAPD) são geradas a partir de não linearidades nos feixes estereociliares das células ciliadas externas,[3] porém podem ser registradas a níveis mais baixos de *input* quando a proteína motora Prestina está presente e funcional no corpo celular.[4] Deve-se notar que não se sabe, até o momento, se as mesmas fontes celulares contribuem para a geração de EOA por transientes (EOAT) e EOA evocadas por estímulo frequência (EOAEF).

Paralelamente ao desenvolvimento do conhecimento sobre as fontes celulares das emissões otoacústicas, desenvolveu-se uma sofisticada estrutura para a mecânica geral da geração de EOA. Nas primeiras publicações, as EOA eram classificadas em categorias de localização e onda fixas, com base em seu comportamento de fase em função da frequência. Observou-se que a fase das EOAPD não sofria muitas modificações (ou não se modificava) com a frequência, porém as fases das EOAT e das EOAEF levaram à classificação das EOAPD como emissões de onda fixa e das EOAT e das EOAEF como emissões de localização fixa. Essa ideia básica evoluiu e se desenvolveu em um modelo abrangente de geração e classificação das EOA. Nesse modelo, as EOA são geradas por distorção ou por reflexão. A fonte de distorção é facilmente compreendida no contexto da contribuição das não linearidades estereociliares descritas anteriormente. O modelo de emissões por reflexão gira em torno da existência de perturbações aleatórias, densamente compactadas, ou de mudanças abruptas na impedância que atuam como refletores ao longo da partição coclear. Quando a energia mecânica encontra esses refletores, ela volta na direção das orelhas média e externa. A maioria das reflexões acaba por cancelar umas às outras. No entanto, as reflexões que têm a mesma fase irão se somar, criando uma forte emissão que pode ser registrada no canal auditivo externo.

A distinção básica no comportamento de emissões obtidas por distorção e reflexão é exatamente similar à distinção entre EOA de onda e de localização fixa. A fase das emissões por distorção não sofre modificações em função da frequência, enquanto a das emissões por reflexão muda.[5,6] Finalmente, é importante notar que as EOA clinicamente registradas são possivelmente sempre uma mistura desses dois tipos de emissões. O peso do mecanismo de distorção é geralmente maior nas EOAPD, enquanto o do mecanismo de reflexão é maior nas EOAT. Esse novo conhecimento, uma vez validado em uma grande amostra clínica, poderia potencialmente ajudar a controlar a análise dos componentes das EOAPD em aplicações clínicas, evitando assim o efeito da mistura dos componentes. Na prática atual, sugerem-se as medidas de EOAT quando as emissões de reflexão são desejadas e as EOAPD quando as emissões de distorção são o objetivo.[7]

PROTOCOLOS PARA AVALIAÇÕES CLÍNICAS DE CRIANÇAS E ADULTOS

As EOAT e as EOAPD são as mais usadas clinicamente, por sua grande prevalência em orelhas com audição normal (≥ 99%). O registro das EOA é extremamente sensível a interferências mecânicas e acústicas. As EOA-alvo, mesmo em orelhas normais, são sinais acústicos mínimos que precisam ser registrados na presença de ruídos ambientais e de outros ruídos fisiológicos. Assim, o ajuste da sonda na orelha e a tranquilidade física geral do paciente são de extrema importância, além da necessidade fundamental de métodos de calibração precisos por meio de padrão validado.[8] Além disso, o procedimento é altamente sensível a patologias de orelha média ou externa, o que poderia gerar resultados falso-positivos quando o objetivo seria identificar patologias cocleares. Outra questão crítica na aplicação do procedimento é reconhecer a possibilidade de resultados falso-negativos. Por exemplo, em casos de neuropatia auditiva, níveis normais de EOA podem ser registrados, ou seja, fisiologia coclear normal, mas a alteração auditiva está presente na porção neural do sistema.[9] A sensibilidade de captura das EOA para diferenciar orelhas com e sem audição normal tem sido estimada entre 85 e 95%, com especificidade maior ou igual a 90%. Isso significa que apenas uma pequena porcentagem de indivíduos com perda auditiva não seria identificada pelo processo de triagem auditiva quando o método usado é a EOA. Por ser uma medida eletroacústica, as EOA não constituem um teste direto de audição, fornecendo informações sobre parte do sistema auditivo; sendo assim, devem ser interpretadas como um teste da função coclear, em geral, e das células ciliadas externas, especificamente. As altas sensibilidade e especificidade das EOA na detecção de patologias cocleares podem estar ligadas à preponderância de patologias relacionadas às células ciliadas externas em seres humanos.[10]

Para aplicações de triagem, na qual a presença ou ausência de EOAT é fundamental, recomenda-se o modo de registro não linear. Nesse modo, os cliques breves são apresentados em grupos de quatro. Três cliques são apresentados a aproximadamente 80 dB peq NPS (decibel pico equivalente nível de pressão sonora) usando uma polaridade, e o quarto clique é apresentado a um nível maior (aproximadamente 90 dB peq NPS), usando a polaridade oposta. A soma da forma de onda acústica do canal auditivo para os três cliques com menor nível e a subtração da forma de onda do clique de nível mais elevado indiscutivelmente cancela o estímulo, e o residual é interpretado como EOAT. As respostas a uma série dessas sequências de cliques são armazenadas em dois *buffers* de memória de registros. A reprodutibilidade das EOAT entre esses dois *buffers*, a relação sinal-ruído em diferentes bandas de frequência e a estabilidade da resposta ao longo do tempo são usadas para determinar a qualidade do registro e o estado da cóclea. Os critérios exatos usados para determinar um resultado "passa" ou "falha" nessas triagens auditivas variam consideravelmente de acordo com o programa de triagem e o equipamento utilizado.[11]

Os critérios de interpretação da normalidade das EOAT no diagnóstico geralmente incluem a análise dos seguintes parâmetros,[12] que estão destacados na Figura 1:

a. Nível do estímulo (por volta de 80 dB peq NPS).
b. Janela de análise (20 ou 12 ms, dependendo da aplicação).
c. Soalho de ruído (< 90 ou 95% dos limites aceitáveis para ruído, dado o ambiente de testagem).
d. Nível de resposta – observar os limites de normalidade do equipamento.
e. Nível da relação sinal-ruído (≥ 6 dB).
f. Reprodutibilidade (> 70%).
g. Número de registros coletados (pelo menos 50).

Alguns parâmetros, além do nível de resposta, que devem ser considerados durante o procedimento de EOAT em recém-nascidos, para torná-lo mais confiável: utilização de pelo menos 50 estímulos; tempo reduzido de teste no formato rápido (*quickscreener*), com janela de análise de 12 ms, em vez de 20 ms; o recém-nascido deve apresentar estado de consciência quieto; e a orelha externa não deve apresentar vérnix. As EOAT parecem ser a melhor escolha para a triagem auditiva neonatal universal. Entretanto, é necessário padronizar os critérios de avaliação e interpretação dos resultados, a fim de reduzir o número de falso-positivos e os custos do programa.[11]

As aplicações clínicas das EOA são variadas, e os usos mais populares são na triagem auditiva neonatal e no diagnóstico diferencial de perdas auditivas sensoriais *versus* neurais. Além disso, evidências de que os estágios iniciais da maioria das perdas auditivas sensoriais estão relacionados à resposta coclear mecânica reduzida tornou possível o uso das EOA no monitoramento da fisiologia coclear durante a exposição a vários agentes ototóxicos e ao ruído.[13]

Principais aplicações em crianças:

1. Triagem auditiva neonatal.[11]
2. Triagem auditiva escolar.[14]
3. Avaliação pediátrica.[15]
4. Monitoramento da função coclear durante o uso de agentes ototóxicos.[16]
5. Diagnóstico de neuropatia auditiva.[17] *(Para maiores informações sobre o assunto, consultar os Capítulos 6, "Triagem auditiva neonatal universal: história, princípios e tecnologia", 7, "Avaliação audiológica na primeira infância (0 a 4 anos)", 28, "Saúde auditiva no contexto da educação: práticas voltadas à promoção e à prevenção", e 52, "Ototoxicidade".)*

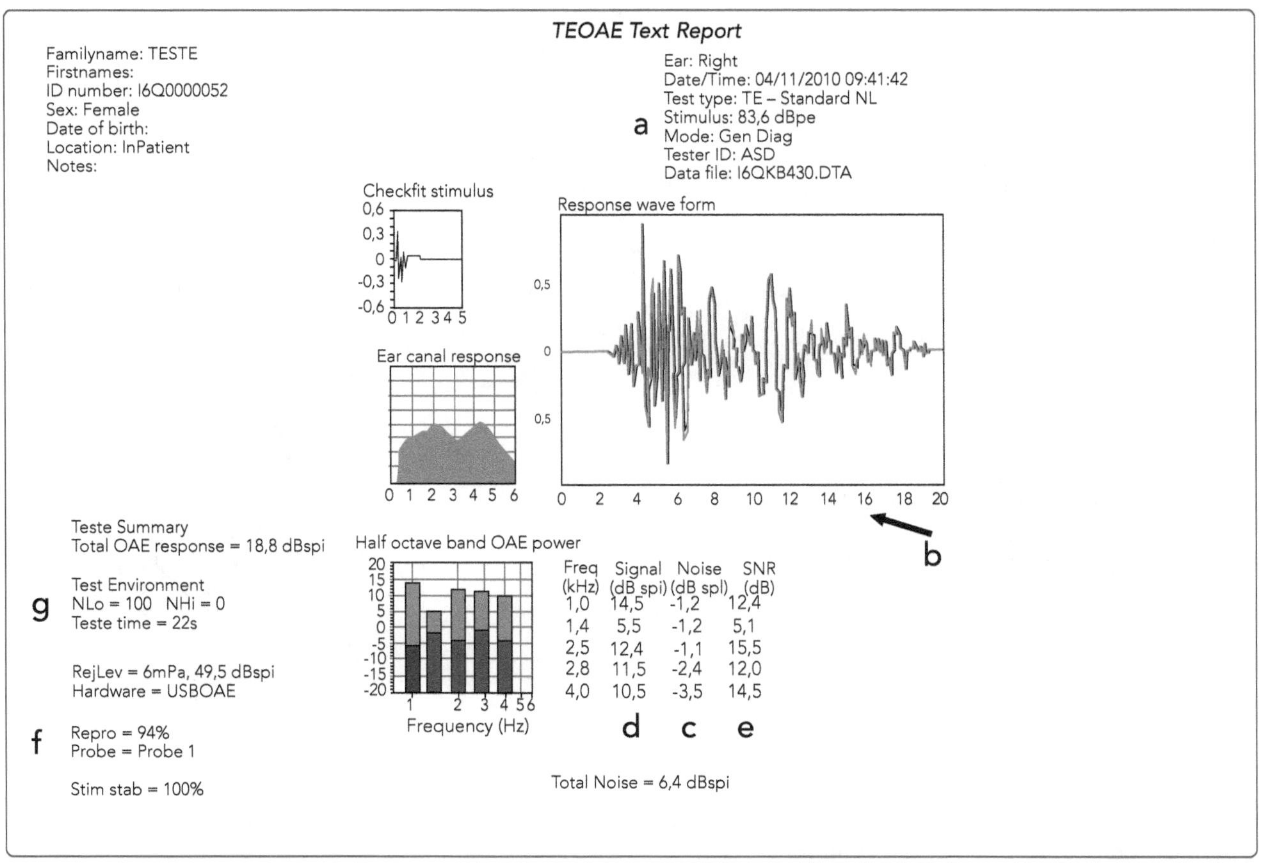

FIGURA 1 Captação da EOAT em adulto jovem com audição normal.
EOAT: emissões otoacústicas por transientes.

Como em crianças, as EOA podem ser bastante precisas e fornecer informações clínicas muito úteis quando usadas para detectar e monitorar patologias relacionadas às células ciliadas externas. Assim, seu uso é comum em programas de monitoramento de perdas auditivas induzidas por ruído e também do estado coclear durante ototoxicidade, bem como em pacientes com queixa de zumbido ou hiperacusia. Nos dois últimos casos, as EOA são usadas para excluir a possibilidade ou supor envolvimento coclear nessas patologias, que podem ter múltiplas etiologias. As EOAPD são comumente usadas em adultos, uma vez que podem fornecer mais informações específicas sobre uma quantidade maior de frequências. Os níveis dos dois estímulos tonais e a razão entre suas frequências são fundamentais para determinar o protocolo clínico das EOAPD. A maior parte dos dados normativos encontrados na literatura foi registrada usando relação de frequência de estímulo de 1,22 e níveis de 65 e 55 dB NPS, respectivamente, para os estímulos tonais de menor e maior frequência. Assim, se o objetivo é comparar os dados de um sujeito com esses valores normativos, os parâmetros de estímulo devem ser ajustados àqueles usados no registro dos dados normativos. Todos os instrumentos disponíveis comercialmente para o registro das EOAPD apresentam os resultados disponibilizando o nível das EOAPD registradas e o soalho de ruído para qualquer estímulo de frequência (tipicamente aquele do estímulo de maior frequência, f_2). A qualidade dos dados é determinada por uma relação sinal-ruído adequada, tipicamente igual ou maior do que 6 dB. Essa relação sinal-ruído, por si só, pode ser usada para determinar o resultado de uma triagem. Entretanto, para efeito de diagnóstico, o nível geral das EOAPD pode também ser comparado a uma variação normativa.

Os critérios de interpretação da normalidade das EOAPD no diagnóstico geralmente incluem a análise dos seguintes parâmetros:[12]

A. Soalho de ruído (< 90 ou 95% dos limites aceitáveis para ruído, dado o ambiente de testagem).
B. Amplitudes das EOAPD estáveis (± 2 dB) entre pelo menos duas varreduras.
C. Nível de resposta – observar os limites de normalidade do equipamento –, tipicamente derivado de grande amostra clínica (ver Figura 2).
D. Nível da relação sinal-ruído (≥ 6 dB).

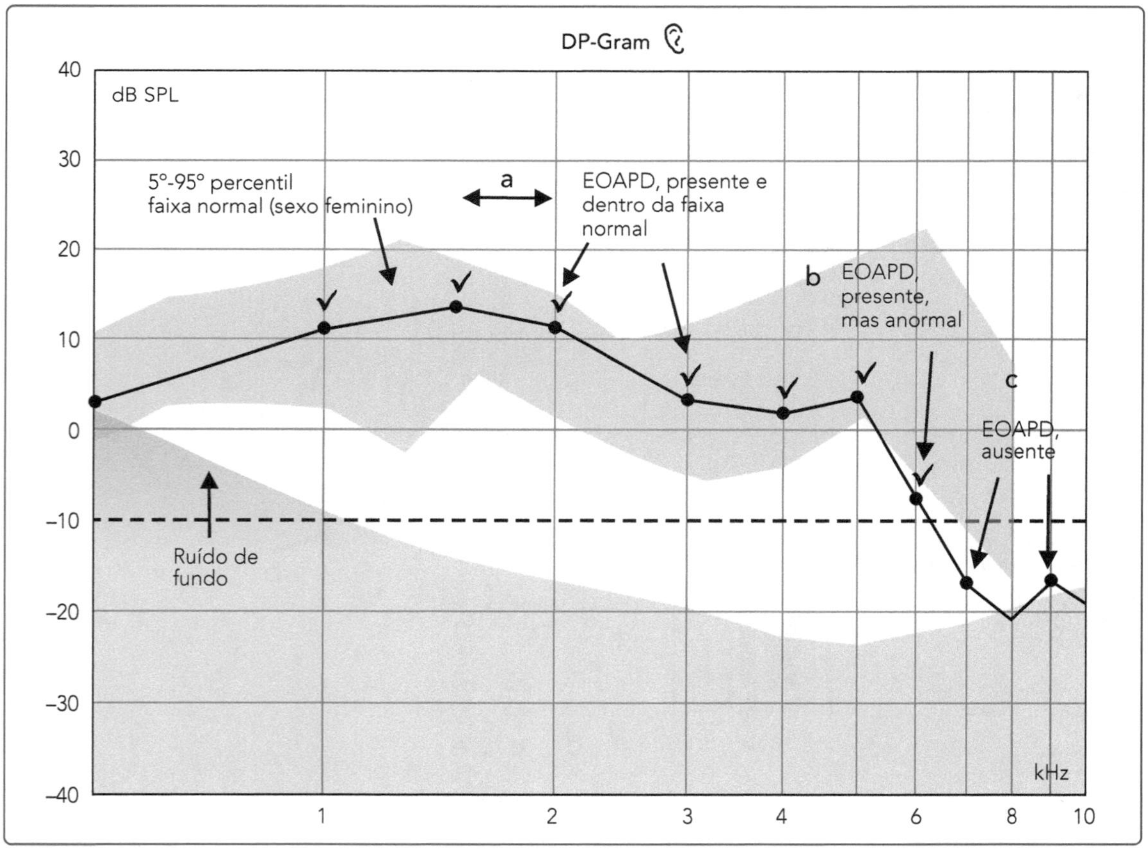

FIGURA 2 Critérios para análise das EOAPD.
EOAPD: emissões otoacústicas produto de distorção.
Fonte: cortesia da Interacoustics.

A análise das EOA deve evitar declarações genéricas (como EOA estão presentes ou ausentes, sem qualquer interpretação clínica). A análise deve categorizar os achados de EOA como (a) presentes e dentro da faixa da normalidade, (b) presentes mas anormais ou (c) ausentes.[12] Um exemplo para essas análises das EOAPD pode ser visto na Figura 2.

Enquanto as normas são estabelecidas com condições específicas de estímulo, novas evidências sugerem que alterar essas condições pode ser proveitoso para fins clínicos específicos. Por exemplo, usar o menor nível de estímulo possível parece tornar o teste mais sensível a prejuízos induzidos por ruído. Em contraste, usar níveis mais altos de estímulo parece ser vantajoso na avaliação de idosos, uma vez que as EOAPD geralmente não podem ser registradas nessas orelhas usando níveis de estímulo baixos ou moderados. Em aplicações clínicas específicas, em que desviar dos parâmetros estabelecidos de estímulo pode ser proveitoso, os clínicos são incentivados a estabelecer suas próprias normas escolhendo seus parâmetros. Em suma, as aplicações clínicas das EOA em adultos são difusas, mas os usos mais vantajosos são centrados nas patologias que afetam especificamente as células ciliadas externas. Há, inclusive, novas evidências que sugerem que os níveis de EOA em geral podem ter valor preditivo na identificação de orelhas mais vulneráveis a prejuízos causados por ruído. Finalmente, as EOA são sempre úteis quando é necessária uma avaliação básica da função coclear – a avaliação de uma possível perda auditiva funcional é, talvez, o exemplo mais óbvio dessa aplicação. *(Para maiores informações sobre o assunto, consultar os Capítulos 9, "Testes audiológicos complementares para investigação do zumbido, alterações cocleares e retrococleares", 25, "Ruído, efeitos sobre a saúde e estratégias de proteção", 26, "Agentes químicos no ambiente de trabalho: efeitos sobre o sistema auditivo", e 52, "Ototoxicidade".)*

SISTEMA EFERENTE COCLEAR E AS EMISSÕES OTOACÚSTICAS

O sistema auditivo eferente foi descrito por Rasmussen,[18] que mostrou tratos neurais claros emanando das olivas e tendo como alvo as células ciliadas externas ou diretamente as fibras do nervo auditivo. O sistema olivococlear abrange fibras mediais e laterais.[19] As fibras laterais são essencialmente não mielinizadas e não cruzadas, e terminam em neurônios aferentes perto das células ciliadas internas. As fibras mediais são mielinizadas e se originam na área em volta da oliva superior medial, comumente cruzam para o outro lado do tronco cerebral (64-75%) e se conectam diretamente com as células ciliadas externas. Assim, as células ciliadas externas podem ser diretamente moduladas pelo sistema olivococlear medial, que é tonotopicamente organizado e responde melhor a frequências mais baixas.

Alguns experimentos em gatos mostram que a estimulação elétrica do sistema olivococlear medial provoca uma redução na resposta neural da cóclea e do nervo auditivo. Esse fenômeno persiste após a remoção dos ossículos e dos músculos da orelha média, e desaparece quando o sistema olivococlear medial está comprometido estritamente do lado estimulado.[20] Esses mecanismos têm sugerido que o sistema olivococlear medial tem potencial para modular a atividade coclear por meio da inibição do processo de amplificação, ressaltando o controle central na atividade auditiva periférica.

Estudos clínicos em humanos têm demonstrado a supressão das EOA pela apresentação de estímulo sonoro competitivo na orelha contralateral. O efeito inibitório da estimulação do sistema olivococlear superior é abolido em sujeitos com neurotomia vestibular.[21] Essa observação vincula a modulação da amplificação coclear ao controle eferente.

Como pode ser visto, há forte evidência do envolvimento do sistema olivococlear superior na supressão das EOA. A diminuição dos níveis das EOA com estimulação acústica competitiva apresentada na orelha contralateral é vista como evidência da função eferente. Isso pode ser vital como um mecanismo inato para reduzir os prejuízos às células ciliadas durante exposição intensa ao ruído.[22] Além disso, o sistema eferente pode desempenhar um papel na filtragem do ruído de fundo, melhorando a habilidade dos seres humanos de compreender a fala em ambientes ruidosos,[23] e também na redução da resposta neural aferente a estímulos auditivos não essenciais.[24]

De acordo com Lavigne-Rebillard e Pujol,[25] o sistema olivococlear medial apresenta maturidade funcional no último trimestre da gestação. A literatura tem demonstrado a presença de efeito de supressão das EOAT nessa idade gestacional.[26,27] Assim, o sistema olivococlear medial já é ativo em recém-nascidos, e disfunções nesse sistema poderiam alterar seu papel na modulação do sinal acústico que chegará ao córtex cerebral. Alguns recém-nascidos têm certas condições ao nascimento ou no período neonatal que indicam risco para perda auditiva.[11] Para essas crianças, o simples fato de as EOA estarem presentes ao nascimento não elimina a possibilidade de alterações auditivas, entre elas a neuropatia auditiva. Estudos em sujeitos com neuropatia auditiva[9] verificaram a ausência do efeito de supressão das EOAT nesses indivíduos, corroborando, assim, o uso desse procedimento como medida para o diagnóstico diferencial da neuropatia auditiva, mesmo no período neonatal.

Alguns estudos tentaram verificar o efeito da supressão das EOA em diferentes tipos de patologias. A diminuição do efeito de supressão foi observada em recém-nascidos em risco para perda auditiva[25] e em crianças com distúrbio de processamento auditivo.[28] O comportamento típico observado nesses casos em que a supressão das EOAT é reduzida sugere que a função inibitória do sistema olivococlear medial pode também estar reduzida nesses grupos especiais.

Uma revisão da literatura sugere que o ruído de banda larga na orelha contralateral pode ser a forma mais conveniente e efetiva de evocar o sistema eferente e de medir seu efeito modulatório nas EOA. A magnitude do efeito de supressão das EOAT é usualmente pequena (~1 dB). Portanto, é fundamental tomar todas as precauções necessárias ao realizar essas medições. A relação sinal-ruído deve ser cuidadosamente monitorada, e tanto o ruído quanto o estímulo devem ser apresentados em baixa intensidade, entre 60-65 dB peq NPS, evitando assim os efeitos da ativação do sistema de proteção da orelha média. Outro aspecto importante é o uso de janela de análise de 20 ms, permitindo a visualização das frequências mais baixas, nas quais a ação eferente é mais evidente.[11] Guinan[29] enfatizou que as técnicas de medição dos efeitos eferentes nas EOA são bem desenvolvidas e têm aplicação clínica promissora. Isso é essencialmente verdade porque os estudos de supressão das EOA estão relacionados ao risco de desenvolver trauma acústico. Entretanto, para obter medidas válidas de supressão, é necessário que técnicas do mais alto padrão de qualidade sejam aplicadas.[26,29]

No exemplo de supressão das EOAT mostrado na Figura 3, os resultados coletados sem o ruído competitivo são visualizados à esquerda (A), e à direita são apresentadas as EOAT capturadas com o ruído competitivo contralateral (B). O protocolo utilizado foi: (a) o estímulo clique linear; (b) no nível 65 dB peq NPS; (c) e o ruído competitivo contralateral foi ruído branco no mesmo nível; (d) a magnitude da supressão pode ser quantificada subtraindo as amplitudes das respostas com ruído competitivo daquelas sem ruído competitivo. Assim, nesse exemplo, o efeito de supressão de EOAT para a resposta OAE total foi de 1,4 dB para o nível de resposta total e de 2,9 dB para a relação sinal ruído (SNR).

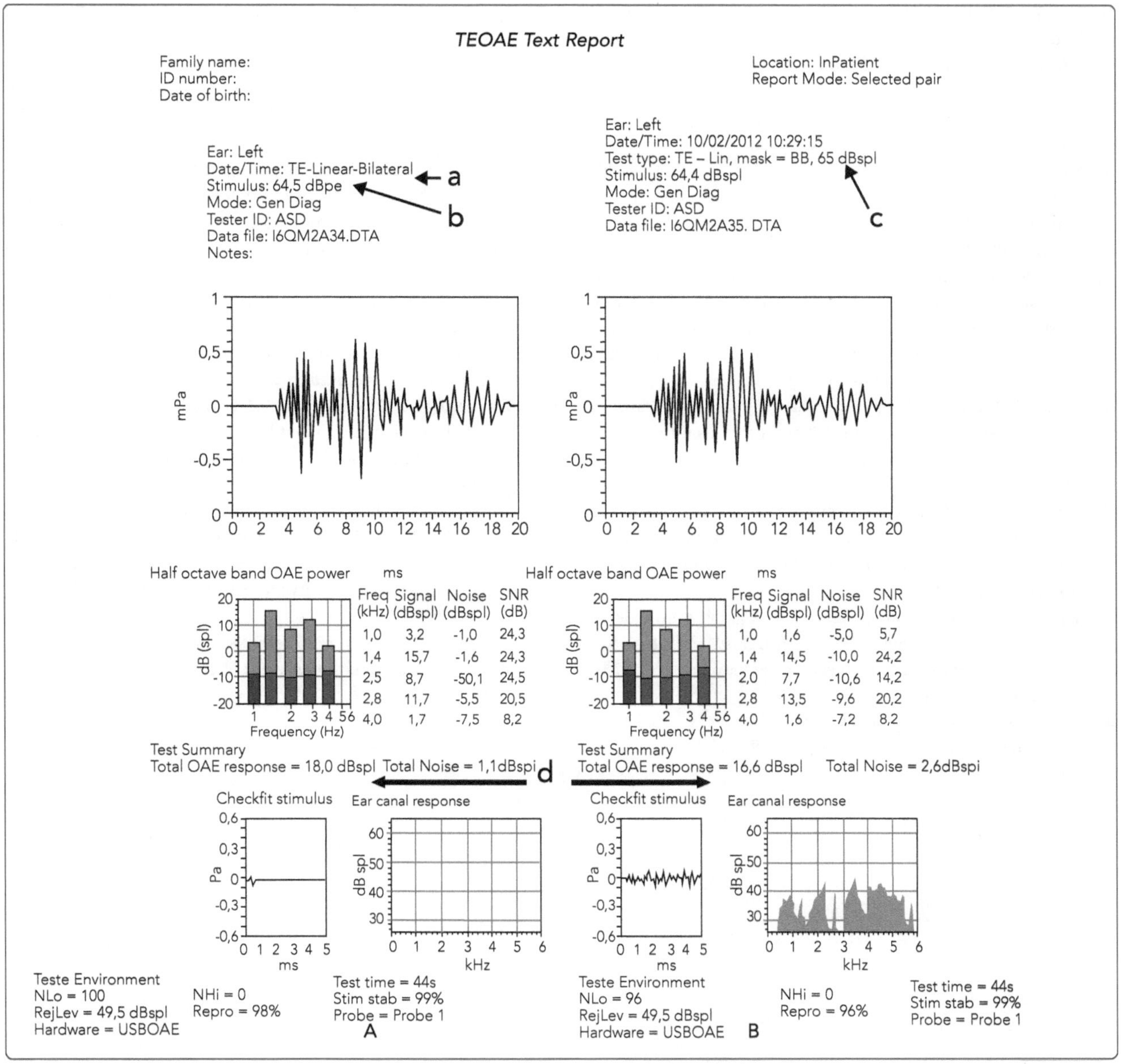

FIGURA 3 Captação das EOAT sem ruído competitivo (A) e com ruído competitivo contralateral (B).
a: TE – Linear - Bilateral; b: 64,5 dB pe; c: TE-Lin, mask BB, 65 dB NPS; d: resumo do teste.

REFERÊNCIAS BIBLIOGRÁFICAS

1. Subramaniam M, Henderson D, Spongr V. The relationship among distortion-product otoacoustic emissions, evoked potential thresholds, and outer hair cells following interrupted noise exposures. Earand Hear. 1994;15:299-309.
2. Long GR, Tubis A. Modification of spontaneous and evoked otoacoustic emissions and associated psychoacoustic microstructure by aspirin consumption. J Acoust Soc Am. 1988;84:1343-53.
3. Verpy E, Weil D, Leibovici M, Goodyear RJ, Hamard G, Houdon C, et al. Stereocilin-deficient mice reveal the origin of cochlear waveform distortions. Nature. 2008;456:255-8.
4. Liberman MC, Zuo J, Guinan JJ Jr. Otoacoustic emissions without somatic motility: can stereocilia mechanics drive the mammalian cochlea? J Acoust Soc Am. 2004;116(3):1649-55.
5. Talmadge CL, Tubis A, Long GR, Piskorski P. Modeling otoacoustic emission and hearing theshold fine structures in humans. J Acoust Soc Am. 1998;104:1517-43.
6. Shera CA, Guinan JJ. Evoked otoacoustic emissions arise by two fundamentally different mechanisms: a taxonomy for mammalian {OAEs}. J Acoust Soc Am. 1999;105:782-98.
7. Prieve BA, Thomas L, Long G, Talmadge C. Observations of distortion product otoacoustic emission components in adults with hearing loss. Ear Hear. 2020;41:652-62.
8. Souza NN, Dhar S, Neely ST, Siegel JH. Comparison of nine methods to estimate ear-canal stimulus levels. J Acoust Soc Am. 2014 Oct;136(4):1768-87.
9. Berlin CI, Morlet T, Hood LJ. Auditory neuropathy/dyssynchrony: its diagnosis and management. Pediatr Clin North Am. 2003;50:331-40.
10. Robinette MS, Glattke TJ. Otoacoustic emissions: clinical applications. 3.ed. New York: Thieme; 2011. E-book.

11. Year 2019 Position Statement: principles and guidelines for early hearing detection and intervention programs. joint committee on infant hearing. Journal of Early Hearing Detection and Intervention. 1019;4(2):1-44.
12. Dhar S, Hall JW. Otoacoustic emissions principles, procedures and protocols. 2.ed. San Diego: Plural Publishing; 2018.
13. Sisto R, Chelotti S, Moriconi L, Pellegrini S, Citroni A, Monechi V, et al. Otoacoustic emission sensitivity to low levels of noise-induced hearing loss. J Acoust Soc Am. 2007;122(1):387-401.
14. Eiserman WD, Hartel DM, Shisler L, Buhrmann J, White KR, Foust T. Using otoacoustic emissions to screen for hearing loss in early childhood care settings. Int J Pediatr Otorhinolaryngol. 2008 Apr;72(4):475-82.
15. Foust T, Eiserman W, Shisler L, Geroso A. Using otoacoustic emissions to screen young children for hearing loss in primary care settings. Pediatrics. 2013 Jul;132(1):118-23.
16. Bhagat S, Bass J, Qaddoumi I, Brennan R, Wilson M, Wu J, et al. Time-frequency analysis of transient-evoked otoacoustic emissions in children exposed to carboplatin chemotherapy. Audiol Neurootol. 2013;18(2):71-82.
17. Korver AM, van Zanten GA, Meuwese-Jongejeugd A, van Straaten HL, Oudesluys-Murphy AM. Auditory neuropathy in a low-risk population: a review of the literature. Int J Pediatr Otorhinolaryngol. 2012 Dec;76(12):1708-11.
18. Rasmussen GL. The olivary peduncle and other fibre projections to the superior olivary complex. J Comp Neurol. 1946;84:141-219.
19. Warr WB, Guinan JJ. Efferent innervation of the organ of Corti, two separate systems. Brain Res. 1979;173:152-5.
20. Galambos R. Supression of auditory nerve activity by stimulation of efferent fibers to cochlea. J Neurophysiol. 1956;19:424-37.
21. Maison S, Mycheyl C, Chays A, Collet L. Medial olivocochlear system stabilizes active cochlear micromechanical properties in humans. Hear Res. 1997;113:89-98.
22. Liberman CM, Kujawa SG. The olivocochlear system and protection from acoustic injury: acute and chronic effects In: Berlin CI (ed.). The efferent auditory system: Basic science and clinical application. San Diego: Singular Publishing Group; 1999. p.2-27.
23. Sahley TL, Nodar RH, Musiek FE. Efferent auditory system structure and function. San Diego: Singular Publishing Group; 1997.
24. Kumar UA, Vanaja CS. Functioning of olivocochlear bundle and speech perception in noise. Ear Hear. 2004;25:142-6.
25. Lavigne-Rebillard M, Pujol R. Hair cell innervation in the fetal human cochlea. Acta Otolaryngol. 1988;105:398-402.
26. Durante AS, Carvallo RMM. Contralateral suppression of linear and nonlinear transient evoked otoacoustic emissions in neonates at risk for hearing loss. J Com Dis. 2007;41(1):70-83.
27. Morlet T, Hamburger A, Kuint J, Roth DA, Gartner M, Muchnik C, et al. Assessment of medial olivocochlear system function in pre-term and full-term newborns using a rapid test of transient otoacoustic emissions. Clin Otolaryngol. 2004;29:183-90.
28. Muchnik C, Roth DA, Othman-Jebara R, Putter-Katz H, Shabtai EL, Hildesheimer M. Reduced medial olivocochlear bundle system function in children with auditory processing disorders. Audiol Neorootol. 2004;9:107-14.
29. Guinan JJ. Olivocochlear efferents: Anatomy, physiology, function, and the measurement of efferent effects in humans. Ear Hear. 2006;27:589-607.

14

ELETROCOCLEOGRAFIA

Eliene Silva Araújo
Miguel Angelo Hyppolito

BREVE HISTÓRICO

A eletrococleografia (ECochG) tem sido foco de estudos desde a década de 1930.[1,2] Todavia, o potencial uso desse procedimento na prática clínica ocorreu cerca de 40 anos mais tarde. A maior popularidade da ECochG na perspectiva clínica, ao longo dos anos e em diferentes países, ocorreu secundariamente ao surgimento do potencial evocado auditivo de tronco encefálico (Peate) com métodos aprimorados de registro, somado ao refinamento contínuo de técnicas não invasivas e melhor compreensão dos potenciais registrados.

A ECochG, realizada inicialmente no intraoperatório,[3] passou a ser registrada com eletrodo de agulha transtimpânica inserida no promontório.[4] Apesar de não ser mais cirúrgica, essa técnica ainda se configurava como invasiva, então, na década de 1970 começaram a surgir alternativas extratimpânicas,[5,6] com o registro no meato acústico externo e possibilitando a retomada da atenção para a membrana timpânica como escolha primária de local para o registro da ECochG, porém com o eletrodo posicionado na superfície da membrana timpânica.[7]

Historicamente, a ECochG, também denominada com o termo "cocleograma" em estudos iniciais,[8] teve aplicabilidade importante na avaliação audiológica infantil, configurando-se como o procedimento primordial para a estimativa do limiar auditivo. Contudo, diante da essencialidade de estimar os limiares auditivos com especificidade de frequência para o diagnóstico preciso e a intervenção adequada, a ECochG com esse objetivo deu lugar à inclusão do Peate com estímulos de frequência específica e o potencial evocado auditivo de estado estável (PEAEE) nos protocolos de avaliação. *(Para maiores informações sobre o assunto, consultar os Capítulos 15, "Potencial evocado auditivo de tronco encefálico", e 18 "Potencial evocado auditivo de estado estável".)*

Com o passar do tempo, a utilização clínica dos potenciais elétricos obtidos na ECochG tem tido diferentes destaques. Embora o foco tenha sido predominantemente direcionado ao diagnóstico da doença de Ménière, há outras aplicabilidades promissoras para os protocolos clínicos e perspectivas mais recentes, como o uso no monitoramento cirúrgico do implante coclear (IC).[9-11]

A despeito do aprimoramento das técnicas e da conhecida aplicabilidade, a ECochG ainda se configura como um procedimento a ser inserido nos protocolos em diversos serviços em nosso país dada a necessidade de equipamentos de custo acessível e da capacitação de recursos humanos para sua realização. Nesse sentido, a proposta deste capítulo é compilar informações que forneçam subsídios teóricos para a realização e a análise do procedimento na prática clínica.

ELETROCOCLEOGRAFIA: CONCEITOS GERAIS

Atualmente, a ECochG é o exame mais empregado para o diagnóstico de hidropsia endolinfática, e diversos estudos comprovam sua eficácia na detecção das alterações da eletrofisiologia da orelha interna. A hidropsia endolinfática, inicialmente, começa no ápice da cóclea e, conforme a doença evolui, estende-se por todo ducto coclear e sáculo. É raro a hidropsia endolinfática afetar o utrículo e canais semicirculares, ocorrendo apenas nos casos mais avançados.[9,10]

A ECochG avalia o potencial elétrico associado à orelha interna e ao nervo auditivo, incluindo o microfonismo coclear (MC), o potencial de somação (PS) e o potencial de ação (PA) do nervo auditivo.

O MC é uma resposta de corrente alternada gerada pelas células ciliadas externas do órgão de Corti.

O PS é um potencial de corrente direta e pode ser registrado como uma pequena deflexão negativa que antecede o potencial do nervo auditivo. Sua origem seria a despolarização das células ciliadas internas e, possivelmente, de assimetrias provenientes de microvibrações da membrana basilar.

O PA origina-se do somatório de descargas elétricas sincronizadas que ocorrem nas fibras nervosas da cóclea, e sua resposta corresponde à porção mais distal do nervo auditivo. *(Para maiores informações sobre o assunto, consultar os Capítulos 1, "Estrutura e função do sistema auditivo periférico", e 2, "Sistema auditivo central".)*

APLICABILIDADE CLÍNICA ATUAL

A ECochG pode ser utilizada na prática clínica nas seguintes situações: na pesquisa da hidropsia endolinfática, na doença de Ménière, no reconhecimento da onda I do Peate em indivíduos com substancial perda auditiva, no espectro da neuropatia auditiva (ENA), na perda auditiva oculta e na monitorização intraoperatória.[10]

ELETROCOCLEOGRAFIA NA PRÁTICA: COMO FAZER?

Ao considerar que cada potencial apresenta características particulares, na prática clínica não registramos todos os potenciais simultaneamente. O uso de protocolos distintos é fundamental para priorizar um ou outro potencial.

Microfonismo coclear

Eletrodos

Quanto mais próximo ao sítio gerador o eletrodo é posicionado, menor a quantidade de promediações necessárias, maior a amplitude e melhor a morfologia do registro. A despeito dessas vantagens, ao analisar o custo-benefício dos eletrodos, os extratimpânicos têm o diferencial de não serem invasivos, o que amplia consideravelmente o potencial uso clínico da ECochG.[12] O eletrodo *TIPtrode*, também conhecido como "eletrodo de conduto", foi desenvolvido com base em uma oliva de espuma utilizada nos fones de inserção, porém envolta por uma fina camada de ouro. Tal eletrodo é comercializado em dois tamanhos (10 e 13 mm) (Figura 1). Apesar de ser considerado o eletrodo com maiores desvantagens em relação à qualidade do registro, apresenta facilidade de inserção no meato acústico externo e dispensa a necessidade da presença do médico para seu uso. Além disso, não causa desconforto ao paciente, facilitando o uso inclusive em crianças em sono natural.

Como o *TIPtrode* é inserido no fone de inserção, funciona tanto como eletrodo quanto como a oliva do transdutor para a apresentação do estímulo acústico. Especificamente para análise do MC, mesmo sendo posicionado

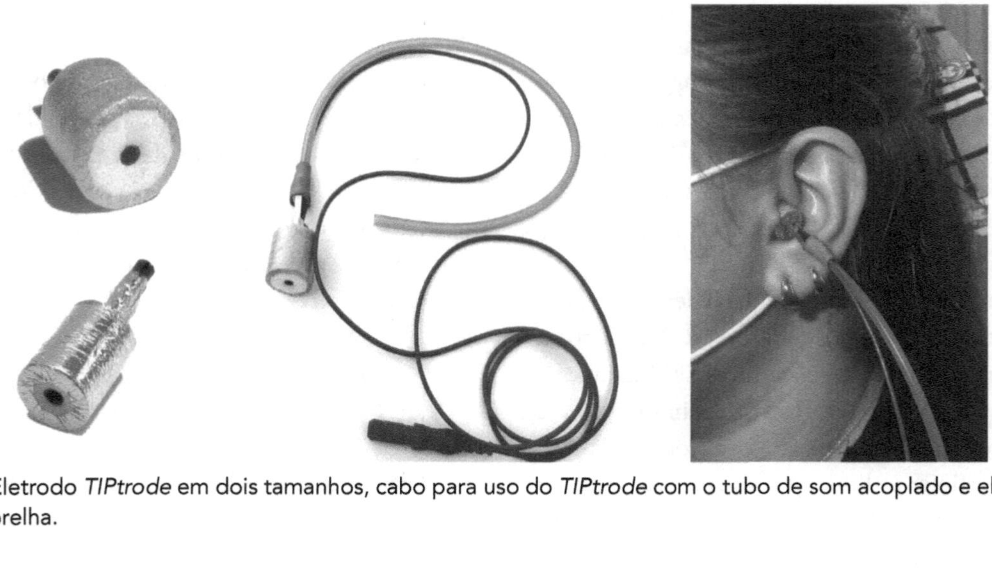

FIGURA 1 Eletrodo *TIPtrode* em dois tamanhos, cabo para uso do *TIPtrode* com o tubo de som acoplado e eletrodo posicionado na orelha.

mais distante do sítio gerador, a utilização do eletrodo *TIPtrode* possibilita o registro com qualidade (Figura 2).

Protocolo

Para o registro da ECochG utiliza-se um canal de registro, com três eletrodos: um eletrodo invertido (negativo ou referência), um eletrodo não invertido (positivo ou ativo) e um eletrodo terra.

Como o MC segue a polaridade do estímulo, independentemente da maneira como os eletrodos são conectados ao pré-amplificador, os picos e vales se inverterão na análise comparativa das polaridades rarefeita e condensada e serão cancelados com a polaridade alternada. Um modo é a utilização de forma análoga ao Peate, ou seja, eletrodo ativo (Fz) posicionado na entrada positiva do pré-amplificador, eletrodo referência (orelha testada) conectado na entrada negativa e eletrodo terra (mastoide contralateral) na entrada apropriada.

Para a escolha dos parâmetros a serem inseridos no protocolo de registro, é essencial o conhecimento básico do MC e dos aspectos que podem influenciar seu registro. Como o MC é um potencial pré-sináptico, é estável para mudanças de taxa de apresentação, e a variação de intensidade não implica modificações de latência e amplitude. No entanto,

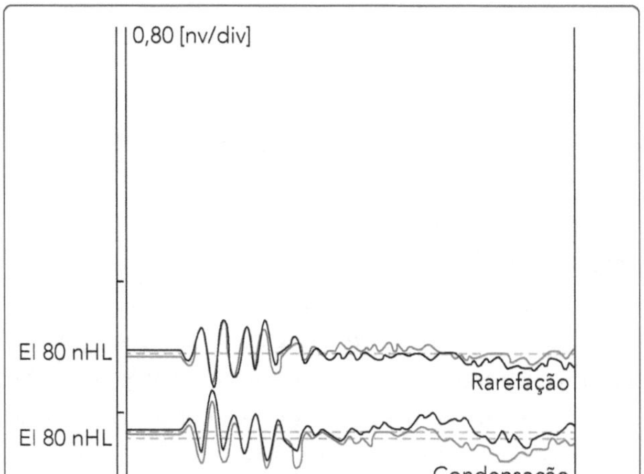

FIGURA 2 Registro de microfonismo coclear com eletrodo TIPtrode.

a utilização de intensidades acima de 80 dB NA pode gerar artefatos, e para intensidades inferiores a 60 dB NA pode sofrer a influência do ruído de fundo.[13] A duração do MC é equivalente à duração do estímulo; assim, estímulo com maior duração como o *tone burst* favorece a análise.

O protocolo sugerido para o registro do MC está detalhado na Figura 3. Os eletrodos extratimpânicos tendem a apresentar maiores impedâncias, em virtude de uma área de contato reduzida com a pele do canal auditivo, que possui secreções sebáceas e ceruminosas nos poros. Assim, sugere-se que a impedância seja mantida entre 3-5 kohms para os eletrodos de superfície e menor que 40 kohms para o eletrodo *TIPtrode*.[14] A utilização de gel condutivo pode favorecer a redução da impedância de contato.[12]

Registro e análise

A principal análise do MC é quanto a sua presença ou ausência, no intuito de indicar a funcionalidade coclear. Para tal determinação, dois aspectos são fundamentais. O primeiro deles é a inversão do traçado diante da mudança de polaridade negativa e positiva e o cancelamento para a polaridade alternada, o que demonstra que se trata de um potencial de corrente alternada, portanto pode ser o MC. Contudo, como na ocorrência de artefato elétrico isso também ocorre, faz-se importante essa distinção.

Visualmente, o artefato elétrico tem um padrão distinto do MC, já que o último reproduz todas as características do estímulo e assim o envelope do estímulo é representado no registro com amplitude gradativa no início e no final do traçado; por outro lado, o artefato elétrico mantém uma amplitude contínua (Figura 4). Como essa diferença visual pode ser discreta, a diferenciação entre MC e artefato elétrico pode ser verificada realizando um novo registro em polaridade rarefeita com as mesmas condições de testes, porém interrompendo a passagem do estímulo no transdutor. Para tanto, utiliza-se uma pinça adequada com duas borrachas na extremidade a fim de evitar possível dano ao tubo do fone de inserção. Ao considerar que o MC é evocado pelo estímulo e que o artefato ocorre de modo independente em relação ao estímulo, o cancelamento da resposta perante o bloqueio do estímulo acústico confirma que se trata de MC (Figura 4).

Outras formas de análise do MC foram propostas em estudos prévios, como a amplitude e a duração. É possível mensurar a amplitude de cada pico registrado, selecionar exclusivamente o pico de maior amplitude, ou, ainda, o valor quadrático médio, uma medida estatística indicada para análise dessa medida variável e contínua.[13] Em uma revisão de literatura, constatou-se que a amplitude do MC

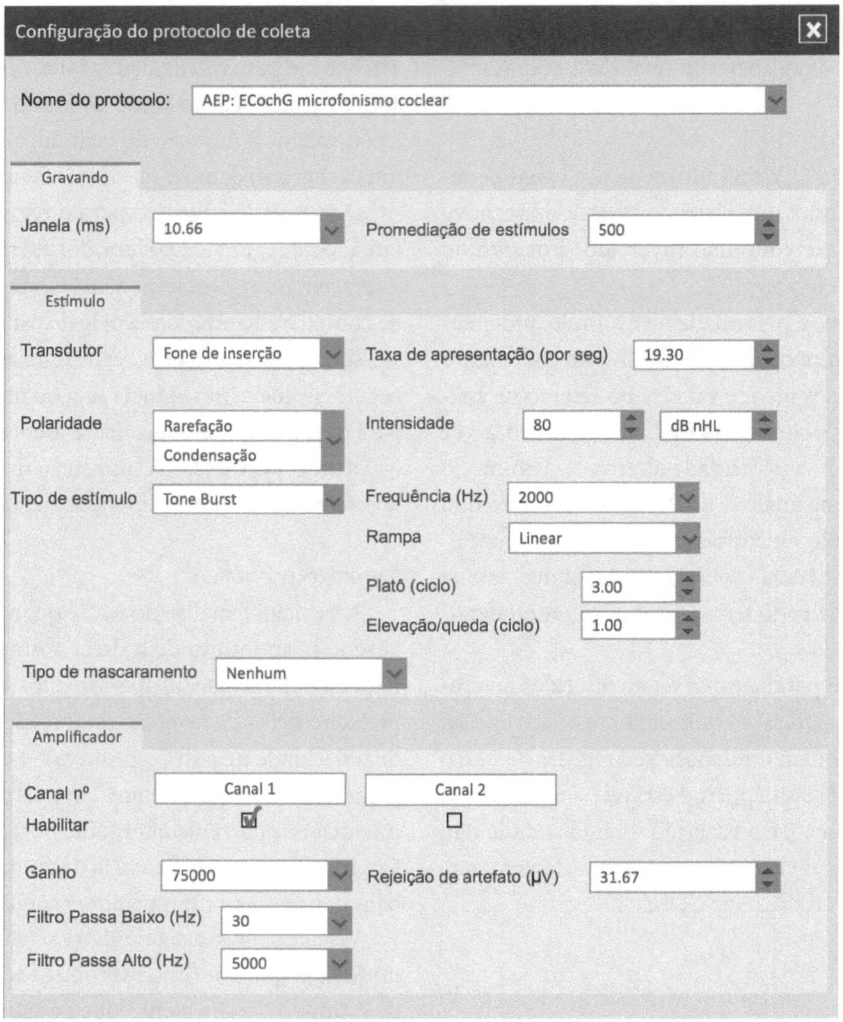

FIGURA 3 Imagem representativa dos principais parâmetros que compõem o protocolo sugerido para o registro de microfonismo coclear.

não diferiu entre indivíduos com ENA e com audição normal. Por outro lado, a duração do MC mostrou-se uma medida com perspectivas de diferenciar esses grupos, sendo maior em indivíduos com ENA.[15] A duração consiste no tempo, em milissegundos, entre o início (primeiro pico negativo) e o fim (último pico negativo) do MC. Para considerar o primeiro e o último picos, é necessário confirmar a inversão deles na polaridade positiva.[14]

Potencial de somação e potencial de ação

Eletrodos

Embora a morfologia do registro da ECochG seja preservada tanto ao utilizar eletrodos transtimpânicos quanto extratimpânicos, a visualização do PS é dificultada quando se utiliza o eletrodo *TIPtrode*.[13,14] Assim, diferentemente do exposto para o MC, para a análise do PS e do PA têm-se vantagens importantes em relação à qualidade do registro ao se utilizar o eletrodo transtimpânico (ECochG-TT) e o eletrodo posicionado na membrana timpânica (ECochG-MT), também chamado de *TYMPtrode* (Figura 5). A escolha por um ou outro eletrodo não altera a latência; no entanto, quando o eletrodo está mais próximo do sítio gerador, a amplitude do PA é maior, e, por conseguinte, a relação PS/PA é menor.[13,14]

Com o *TYMPtrode*, apesar de se ter uma amplitude que pode chegar a 10% da amplitude registrada com a ECochG-TT, trata-se de uma técnica menos invasiva, na maioria das vezes dispensa o uso de analgésico e tem melhor aceitabilidade dos pacientes. O posicionamento do eletrodo é realizado com auxílio de um microscópio ou otoscópio pelo médico, e, diferentemente do Brasil, em alguns países essa tarefa está contemplada entre as atribuições do audiologista. A utilização do fone de inserção com oliva de espuma é recomendada, uma vez que ajuda na manutenção do posicionamento do eletrodo na orelha do paciente (Figura 5).

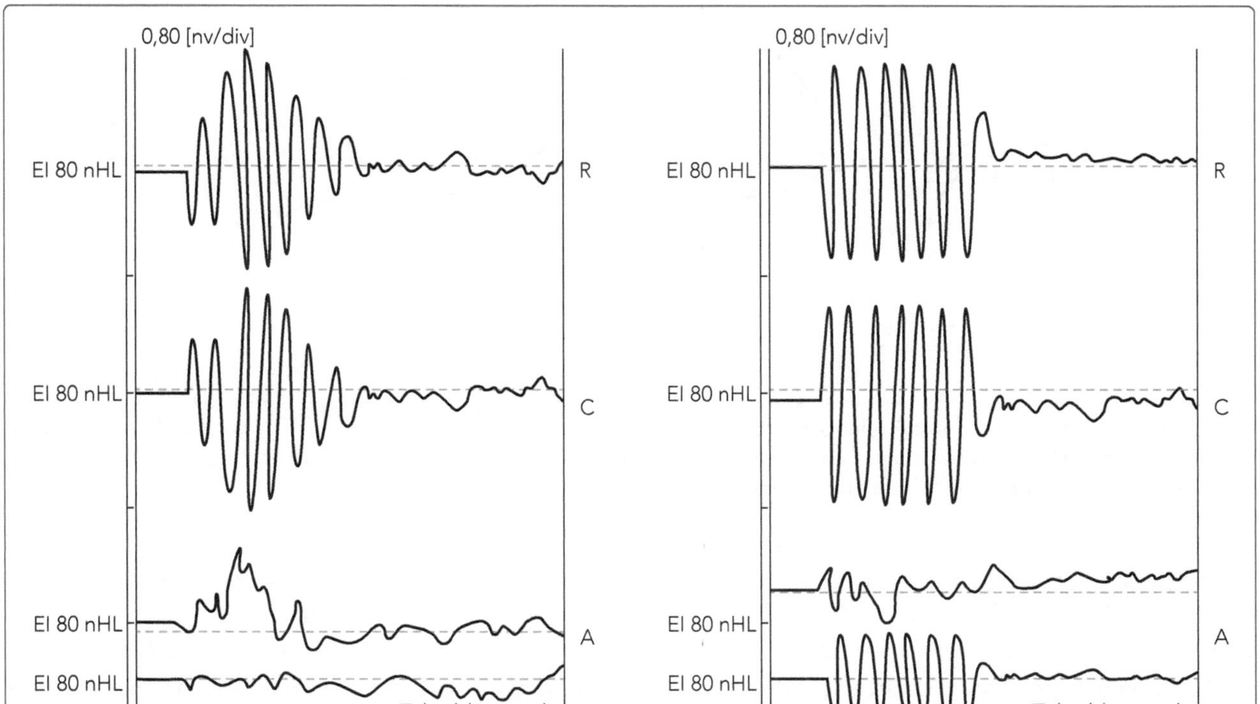

FIGURA 4 Registro do microfonismo coclear em adulto com audição normal, utilizando o eletrodo *TYMPtrode* e estímulo *tone burst* de 2.000 Hz (A) e representação do registro de artefato elétrico (B).

A: alternada; C: condensação; ms: milissegundos; nHL: nível de audição normatizado; R: rarefação.

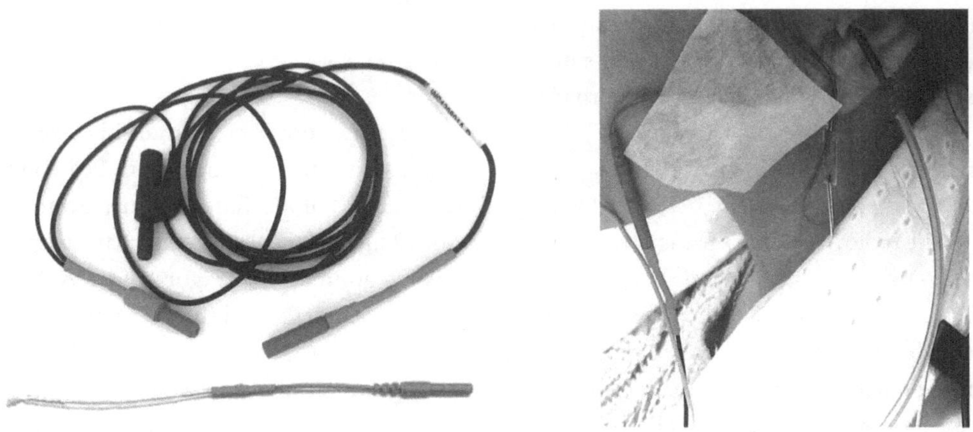

FIGURA 5 Exemplo de eletrodo *TYMPtrode* comercializado, cabo para eletrodo *TYMPtrode* e exemplo de posicionamento do eletrodo na orelha com o auxílio do fone de inserção com oliva de espuma e de fita micropore para manutenção do posicionamento.

Protocolo

Da mesma forma que no registro do MC, utiliza-se um único canal de registro, com três eletrodos, e como nos demais PEA podemos ter o registro dos potenciais em picos ou vales a depender da forma como os eletrodos são conectados no pré-amplificador. Se a opção é o registro de modo similar ao Peate, os eletrodos seguirão o descrito anteriormente. Por outro lado, para o registro do PS e do PA com deflexão negativa o eletrodo ativo (orelha testada) fica posicionado na entrada positiva do pré-amplificador, o eletrodo referência (mastoide contralateral) conectado na entrada negativa e o eletrodo terra (fronte) na entrada apropriada (Figura 6).

O PS também é pré-sináptico e, portanto, não modifica a latência e a amplitude com a variação de intensidade, porém seu registro ocorre para intensidades superiores a 60 dB NA.[14]

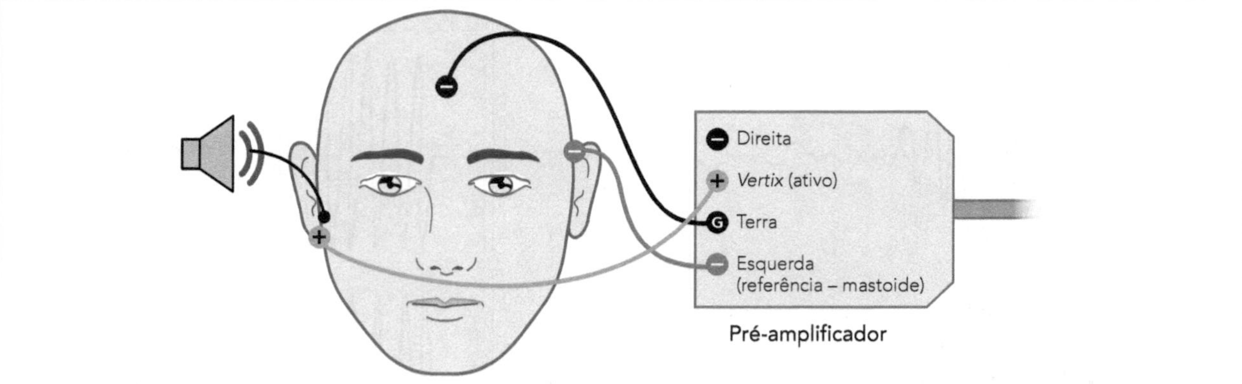

FIGURA 6 Posicionamento com três eletrodos conectados no pré-amplificador, mostrando o eletrodo ativo (orelha testada) posicionado na entrada positiva do pré-amplificador, o eletrodo referência (mastoide contralateral) conectado na entrada negativa e o eletrodo terra (fronte) na entrada apropriada.

No que se refere ao PA, a redução da intensidade do estímulo implica aumento da latência e diminuição da amplitude. Outro parâmetro que pode interferir de forma similar é o aumento da taxa de apresentação de estímulos, que, inclusive, quando muito rápida, pode ocasionar não somente aumento da latência e redução da amplitude, mas também a não detecção do PA. De forma idêntica ao Peate, há diferença na latência do PA ao comparar a polaridade, com maior latência para condensação do que rarefação.[14] O protocolo sugerido para o registro do PS e do PA está detalhado na Figura 7. Com o intuito de cancelar possível registro de MC que interfira na análise do PS e do PA, tem-se a possibilidade de uso da polaridade alternada.

Registro e análise

Com o adequado posicionamento do eletrodo, impedância satisfatória e protocolo com os parâmetros corretos, tem-se o registro desses dois potenciais com qualidade para análise. Trata-se de potenciais registrados no domínio do tempo, portanto a latência é um dos parâmetros de análise. Consiste no tempo entre o início do estímulo e o registro da resposta, em milissegundos. O PA é registrado por volta de 1,5 ms, e o PS, cerca de 1 ms antes do PA.

Outro parâmetro de análise é a amplitude, porém, por ser menos consistente que a latência, com ampla variabilidade entre os indivíduos e dependente da intensidade, taxa de estimulação e polaridade do estímulo, configura-se com um parâmetro questionável para a utilização clínica, com diferentes formas de definir a amplitude dos componentes.

Um achado mais consistente e que tem sido recomendado para o uso clínico é a relação de amplitude entre PS/PA em vez da análise da amplitude absoluta de cada componente. Para análise da referida relação têm-se valores de referência estabelecidos na literatura e que variam de acordo com o tipo de eletrodo utilizado.[14]

Nos casos de hidropsia endolinfática, três indicadores são os mais usados para sua detecção: a razão PS/PA, a diferença na latência do PA com os estímulos condensados e rarefeitos e a pesquisa do PS com o *tone burst*, sendo este último mais útil por ter uma sensibilidade e uma especificidade maior que a razão PS/PA.[13,14]

CASOS CLÍNICOS COMENTADOS

Caso clínico 1

Criança com 4 meses nascida a termo. Realizou a triagem auditiva neonatal com Peate automático com resultado "falha" bilateralmente no teste e no reteste. Com 2 meses foi encaminhada para a realização do diagnóstico audiológico (Figuras 8A a 8F). Indicadores de risco para a deficiência auditiva: unidade de terapia intensiva neonatal por 6 dias e hiperbilirrubinemia com exsanguineotransfusão. Desenvolvimento psicomotor normal. Otoscopia: sem alterações.

Comentários

Nos casos em que as emissões otoacústicas deixam de ser registradas (Figura 8B), o MC passa a ser determinante para a definição do diagnóstico do ENA. O Peate com o uso de fones de inserção permite em diversos casos identificar e analisar o MC, pois eles evitam os artefatos gerados pelos fones supra-aurais que se sobrepunham aos potenciais cocleares. No entanto, é válido lembrar que o estímulo rotineiramente empregado é o clique, e tal procedimento pode gerar por vezes registros questionáveis, inviabilizando uma análise cuidadosa desse potencial.

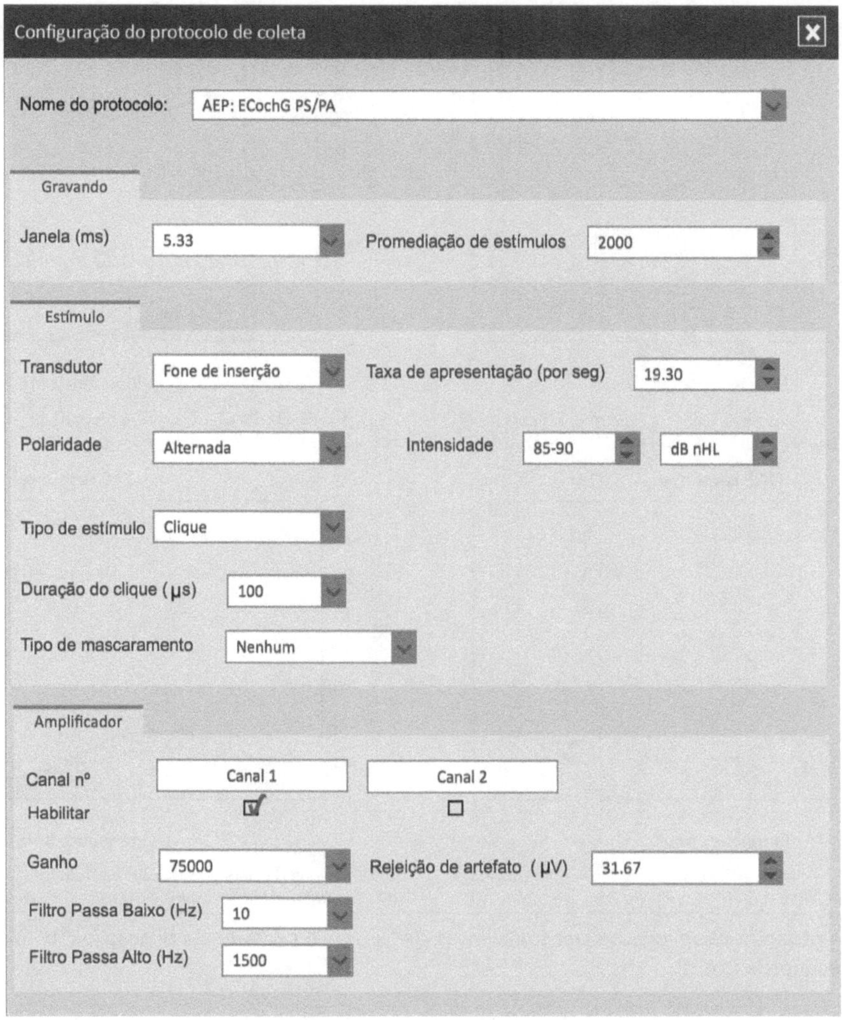

FIGURA 7 Imagem representativa dos principais parâmetros que compõem o protocolo sugerido para o registro do potencial de somação e do potencial de ação.

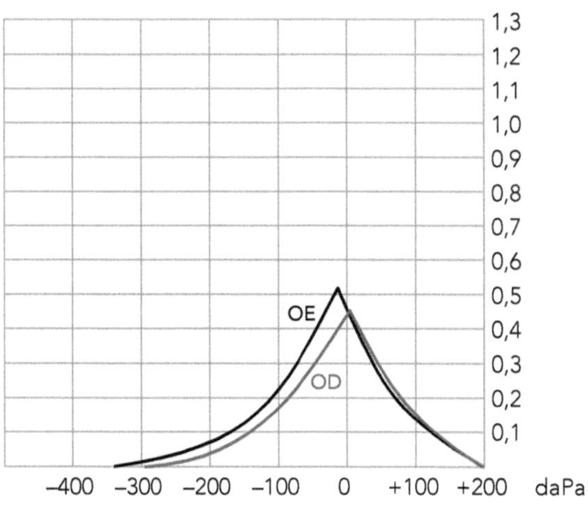

	OD	OE
Pressão	2 daPa	–18 daPa
Complacência estática	0,45 mmho	0,51 mmho

Reflexo acústico ipsilateral e contralateral ausentes bilateralmente nas frequências de 500, 1.000, 2.000 e 4.000 Hz.

FIGURA 8A Medidas de imitância acústica com sonda de 1.000 Hz.

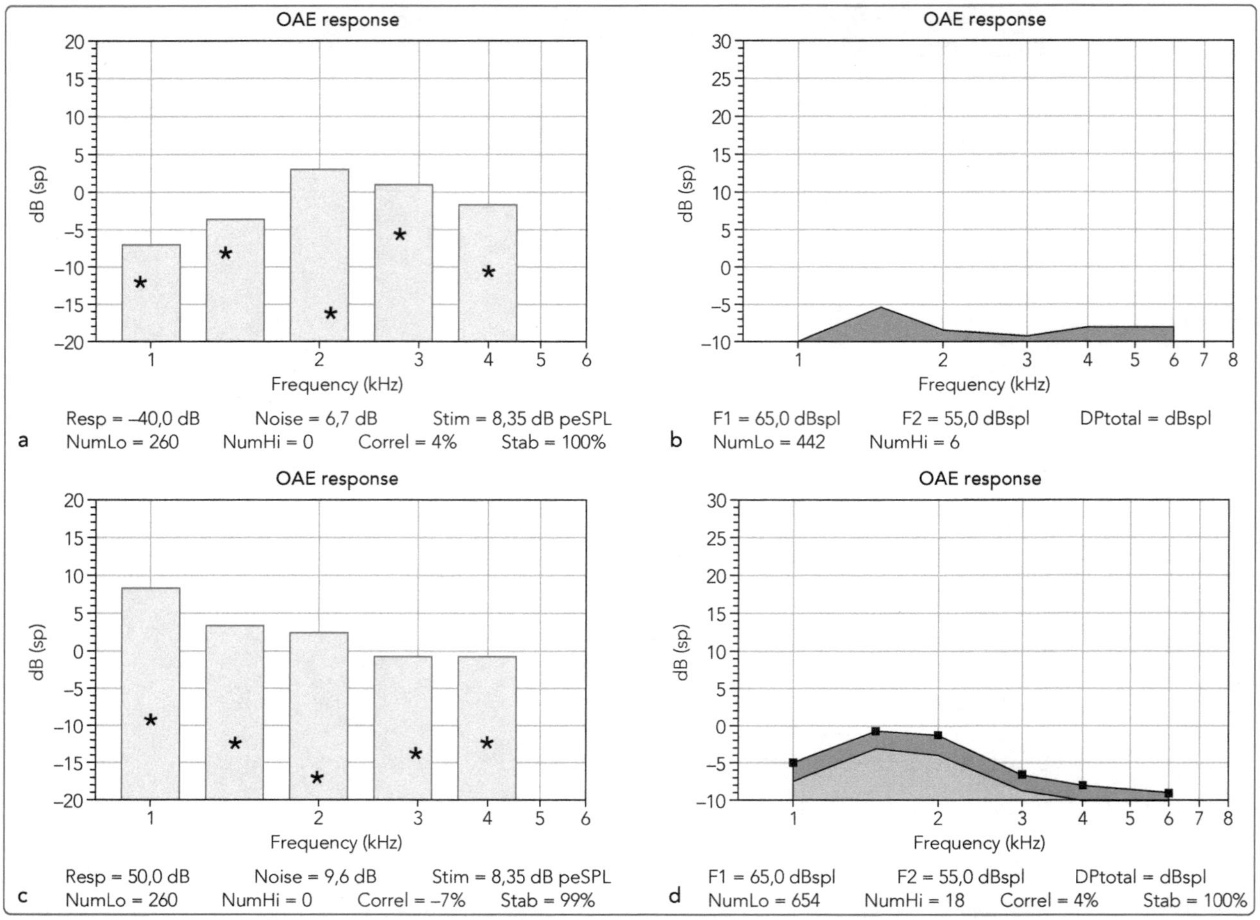

FIGURA 8B Emissões otoacústicas evocadas por transientes ("a" e "c") e produto de distorção ("b" e "d") na orelha direita (a e b) e na orelha esquerda (**c** e **d**).

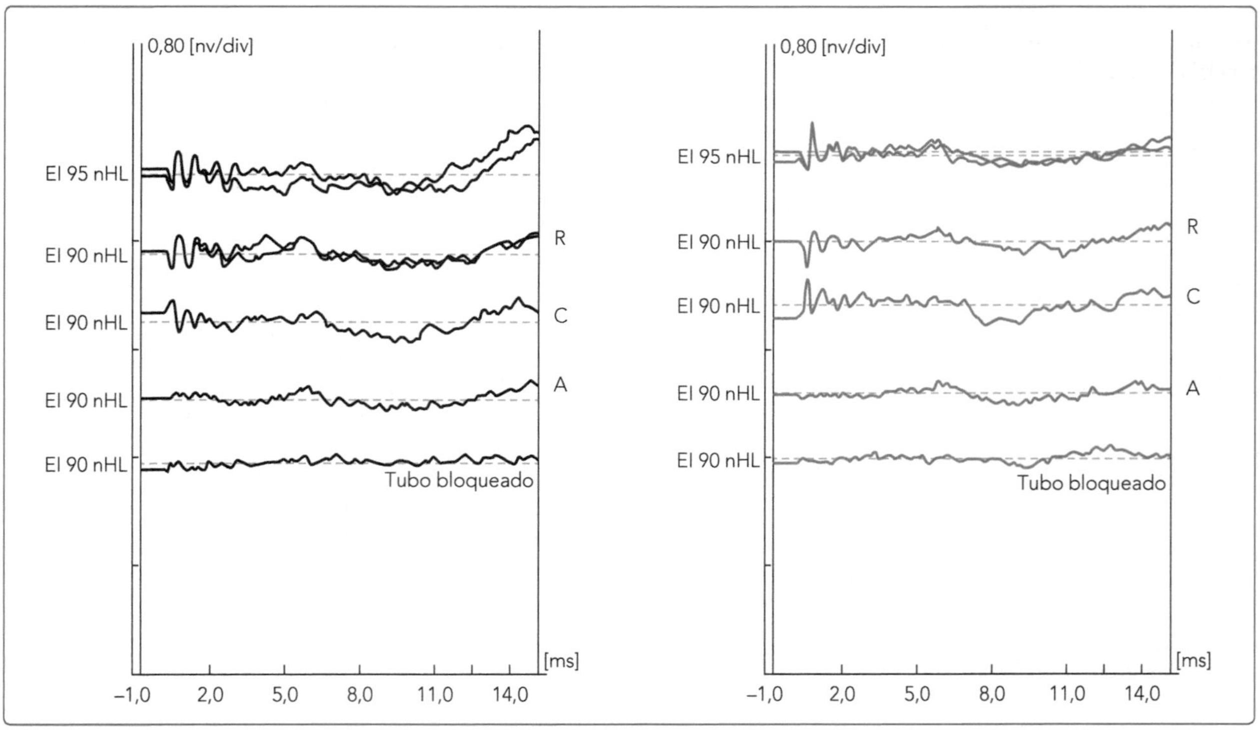

FIGURA 8C Peate por condução aérea com estímulo clique e fone de inserção 3A.

Peate: potencial evocado auditivo de tronco encefálico.

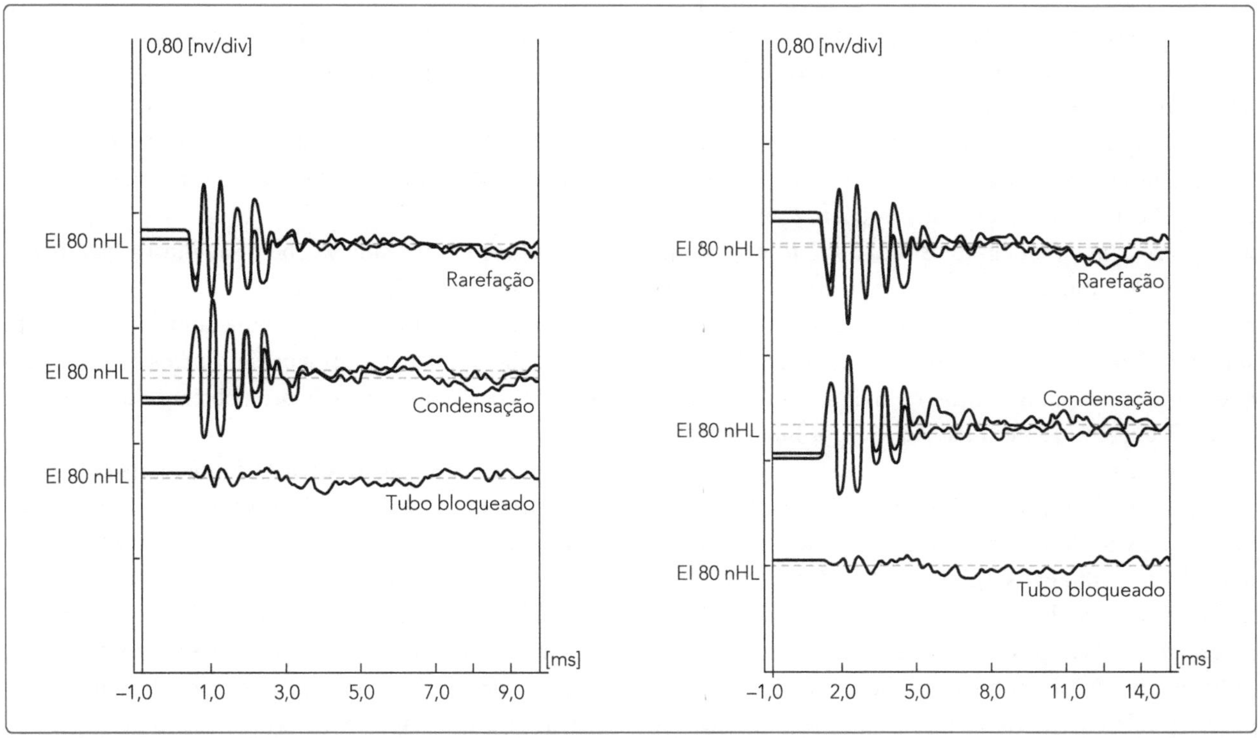

FIGURA 8D Eletrococleografia para pesquisa de microfonismo coclear, com estímulo *tone burst* de 2.000 Hz e eletrodo de conduto.

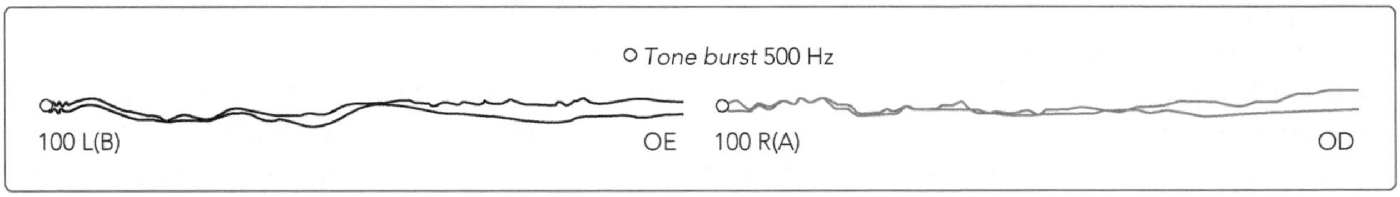

FIGURA 8E Peate por condução aérea, com estímulo *tone burst* de 500 Hz e fone de inserção 3A.

Peate: potencial evocado auditivo de tronco encefálico.

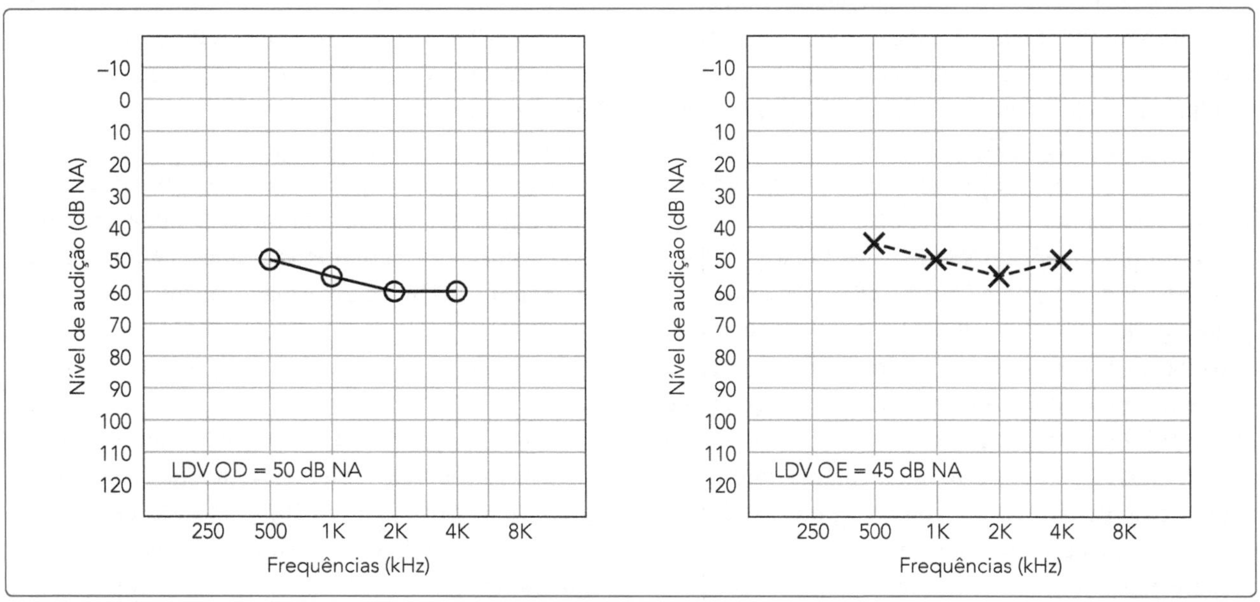

FIGURA 8F Audiometria com reforço visual com fone de inserção 3A.

LDV: limiar de detecção de voz; OD: orelha direita; OE: orelha esquerda.

Ao se observar o Peate clique, nota-se a ausência de resposta neural e traçados com reprodutibilidade no início do registro, portanto a modificação da polaridade para a pesquisa do MC é fundamental (Figura 8C). A inversão dos traçados seguindo a polaridade do estímulo pode indicar o MC ou artefato elétrico, e a realização do registro com o tubo do transdutor bloqueado permite essa diferenciação. No caso de artefato elétrico, as ondas no registro são mantidas mesmo na ausência do estímulo acústico. Nota-se nesse caso que o registro do MC é questionável, com amplitude reduzida, sendo imprescindível, portanto, a pesquisa do MC por meio da ECochG para sua confirmação.

Na ECochG, a utilização do estímulo *tone burst* permite o registro do MC com maior amplitude e melhor morfologia para análise (Figura 8D). Nas duas orelhas tem-se o registro de MC, com inversão da polaridade e cancelamento da resposta na ausência de estímulo acústico (tubo bloqueado). É válido lembrar que a ausência de resposta neural no Peate com o registro de MC pode ocorrer não apenas no ENA, mas também na perda auditiva sensorial com configuração audiométrica em rampa. Nesse sentido, o Peate com estímulo *tone burst* de 500 Hz é de suma importância para tal diferenciação (Figura 8E). Em perdas auditivas em rampa tem-se audição residual na frequência de 500 Hz, com sensação suficiente para o registro do potencial nessa frequência, o que não ocorre no ENA independentemente do limiar auditivo (Figura 8F).

Destaca-se aqui o impacto da definição diagnóstica na conduta adotada. Como nos casos de ENA, a ausência de resposta neural nos PEA não tem relação com o grau da perda auditiva, a não identificação do MC de forma apropriada pode levar à definição imprecisa do diagnóstico. Tal fato pode refletir na utilização de forma errônea dos limiares eletrofisiológicos, sejam eles com estímulo clique, *tone burst* ou até mesmo o PEAEE, quando utilizados para a predição de limiares comportamentais. No caso aqui apresentado, se o MC questionável no Peate não fosse considerado e confirmado pela ECochG, a criança poderia ter sido submetida a indicação, seleção e adaptação de dispositivos eletrônicos de amplificação sonora de modo equivocado com limiares estimados de perda auditiva de grau profundo diante da ausência de resposta nos PEA. Por outro lado, quando confirmado o quadro de ENA, como os limiares eletrofisiológicos não auxiliam na predição dos limiares, os exames comportamentais são essenciais para a adoção de condutas assertivas. Assim, mediante a identificação do quadro nos primeiros meses de vida, recomenda-se o início imediato da terapia fonoaudiológica, mas o dispositivo eletrônico de amplificação sonora é indicado e adaptado por volta dos 6 meses com a obtenção dos níveis mínimos de audição na audiometria de reforço visual.

Diagnóstico interdisciplinar: espectro da neuropatia auditiva.

Diagnóstico audiológico: perda auditiva sensorioneural de grau moderado bilateral.

Conduta: início de terapia fonoaudiológica imediata com a adaptação de dispositivos eletrônicos de amplificação sonora aos 6 meses mediante a obtenção dos limiares comportamentais.

Para além do registro do MC, juntamente com o sequenciamento genético a ECochG representa uma ferramenta promissora para o topodiagnóstico do ENA, auxiliando na classificação da alteração como pré-sináptica, pós-sináptica ou central.[16,17] As alterações pré-sinápticas contemplam as lesões de células ciliadas internas, com alteração tanto do PS quanto do PA. Adicionalmente, têm-se as alterações nas sinapses entre as células ciliadas e os neurônios do gânglio espiral, como nas mutações genéticas envolvendo o envolvendo o gene que codifica a otoferlina (OTOF). Nesse caso, espera-se o registro de PS normal, com PA alterado. Ao considerar as alterações pós-sinápticas, estas podem ocorrer em diversos locais ao longo da via do nervo auditivo, incluindo os dendritos, as células ganglionares e seus axônios e a mielina. Independentemente do local da lesão, espera-se o registro de MC e PS normal, com o PA alterado.[16] Para alterações no nervo auditivo, como na hipoplasia do nervo vestibulococlear, espera-se o mesmo resultado, porém com o PA ausente. Por fim, consideram-se alterações centrais quando a lesão está localizada no nível do tronco encefálico, com MC, PS e PA normais e Peate alterado.[16]

Estudos apontam uma perspectiva de associação entre o local de lesão e os resultados com a intervenção e reforçam a importância de aprimorar as ferramentas para o topodiagnóstico e de estabelecer melhor compreensão dos resultados pós-IC em curto e longo prazos.[17]

Caso clínico 2

Mulher, 50 anos, há 2 anos e meio iniciou com quadro de zumbido contínuo, unilateral à direita, de frequência grave, incomodativo (índice 8/10), de intensidade 8/10, com desconforto a sons intensos na mesma orelha. Sem outros sintomas otológicos, sem vertigem e sem perceber alteração para a audição, cujo audiograma se mostrou dentro da normalidade para tons puros até 8.000 Hz (Figura 9).

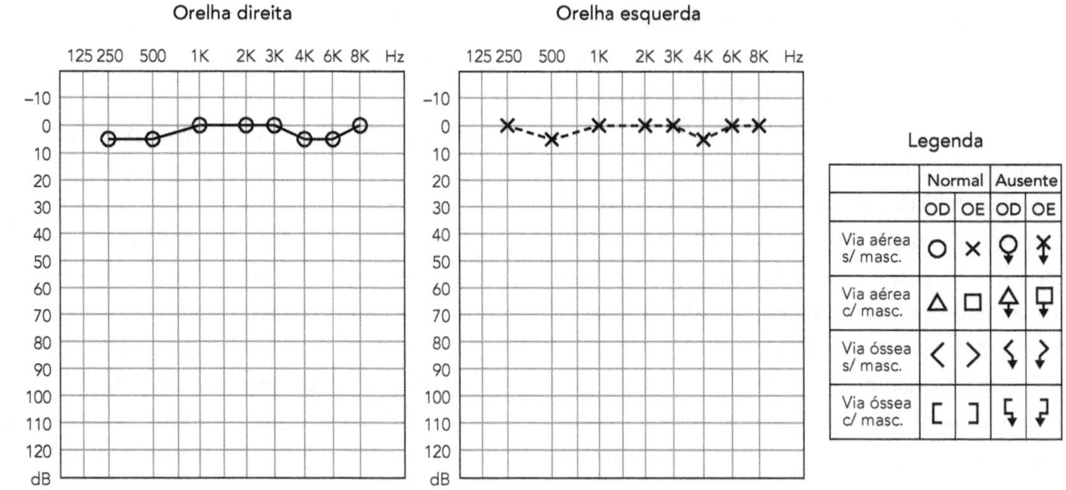

A

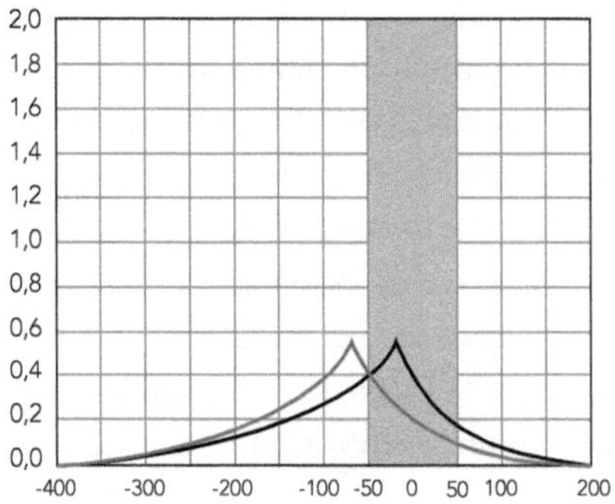

Compliância

	Pressão	Compl.
OD	-85 daPa	0,54 mL
OE	-05 daPa	0,56 mL

Reflexo acústico

Fre. (Hz)	Limiar O.D.	CL O.D.	Dif.	IPSI O.D.	Limiar O. E.	CL O.E.	Dif.	IPSI O.E.
500	5	↓		105	5	100	95	85
1.000	0	90	90	95	0	95	95	80
2.000	0	80	80	90	0	85	85	90
4.000	5	90	85	90	5	100	95	85

B

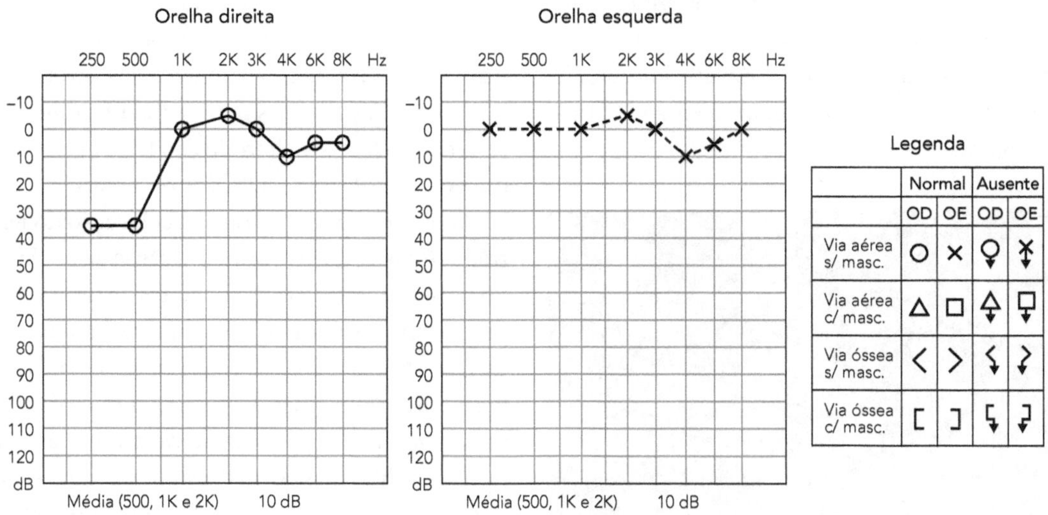

C SRT: **15** dB LDV: dB SRT: **10** dB LDV: dB

FIGURA 9 Resultado do exame de audiometria. **A**: exame do início do quadro de zumbido, mostrando limiares audiológicos normais. **B**: medida da imitância acústica e reflexo do estapédio, com medidas normais. **C**: exame audiológico de seguimento, mostrando progressão para perda auditiva sensorioneural para sons graves (frequências de 250 e 500 Hz).

A paciente fez investigação metabólica e provas inflamatórias, todas normais. Exame de imagem de ressonância nuclear magnética (RNM) também normal. Feito aconselhamento e a paciente evoluiu bem, com redução do zumbido para intensidade 5/10 e incômodo 4/10 até que há 1 ano houve piora do zumbido associado à hipoacusia e sensação de ouvido direito tapado, com aumento da intolerância a sons de forte intensidade à direita. Não se queixa de vertigem, mas ocasionalmente tem leve sensação de "cabeça oca". Refez toda a investigação metabólica, reumatológica e sorologias, que foram normais, bem como RNM normal (Figura 10). A investigação audiológica foi complementada com emissões otoacústicas (Figura 11A), e o Peate com resultados normais. Foi indicado o exame de ECochG, que mostrou relação PS/PA maior que 50% em orelha direita (Figura 11B).

Comentários

No caso em questão, o fato de a paciente apresentar exame audiológico normal com zumbido persistente, além de demais exames normais no início da investigação, não afasta a necessidade de acompanhamento. Em sua evolução apresentou piora dos sintomas, o que exigiu nova avaliação audiológica e, em face do achado de perda auditiva unilateral moderada para as frequências de 250 e 500 Hz, foi submetida à investigação audiológica completa com exames de emissões otoacústicas, Peate e ECochG, e esta última permitiu o diagnóstico de hipertensão endolinfática. Até o momento de causa idiopática, pode sugerir síndrome de Ménière com sintomas atípicos (síndrome menieriforme). Nesse caso, a ECochG permitiu o início de tratamento com medicações que atuam na redução da hipertensão endolinfática e orientação dietética. A paciente, após 1 semana de tratamento, apresentou melhora completa do zumbido. Apesar de manter a hipoacusia, não apresenta plenitude auricular e sintomas vestibulares.

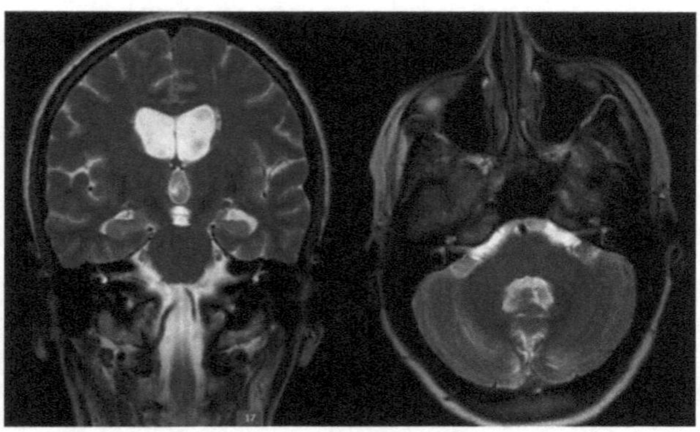

FIGURA 10 Exame de ressonância nuclear magnética em projeções coronal e axial, mostrando labirinto membranoso (cóclea e vestíbulo) e VIII par craniano. Exame normal.

ASPECTOS EMERGENTES COM ELETROCOCLEOGRAFIA

Eletrococleografia no monitoramento cirúrgico do implante coclear

O IC evoluiu de forma significativa como tecnologia para a reabilitação da surdez severa e profunda bilateral. Adicionalmente, têm-se o interesse e a possibilidade de expansão de suas indicações, o que reflete na necessidade de incorporar procedimentos adicionais à prática clínica.

Ao considerar as perdas auditivas com preservação da audição para sons de baixa frequência e benefícios limitados com os dispositivos eletrônicos de amplificação sonora, foram necessárias ferramentas para quantificar e garantir a preservação auditiva, possibilitando, assim, a utilização efetiva da estimulação eletroacústica pelos equipamentos de IC.[18] Tal estimulação reflete em melhora da percepção da fala, da localização do som e da apreciação da música em pacientes com audição residual no pós-operatório do IC. Dessa forma, é necessário, portanto, estimar o quanto a cóclea e o nervo auditivo são saudáveis para poderem receber essa estimulação.

A inserção cirúrgica do feixe de eletrodos intracoclear é um evento traumático que pode levar a completa destruição do resíduo coclear. A perda da audição residual é atribuída a trauma direto da membrana basilar e não está relacionada a qualquer interferência relacionada à presença do eletrodo dentro da cóclea. O desenvolvimento de eletrodos atraumáticos, mais curtos e flexíveis, que permitam uma adequada preservação dos resíduos cocleares, trouxe também a necessidade de ferramentas adequadas de avaliação e de monitoramento intraoperatório do trauma ocasionado pela inserção do feixe de eletrodos.[18,19]

Apesar das técnicas para reduzir o trauma durante a inserção do feixe de eletrodos do IC, a preservação alcançada é variável em 47-82% dos pacientes.[18]

O trauma coclear durante a colocação do feixe de eletrodos é considerado a principal causa de perda de audição no pós-operatório do IC, e não existe um exame de imagem de alta resolução e em tempo real durante a inserção do feixe de eletrodos. Assim, a ECochG, ou, mais especificamente, as medidas do potencial microfônico coclear, podem ser usadas para monitorar o trauma coclear.[20]

A ECochG tem sido usada para comparar as respostas pré e pós-implantação, e com os avanços mais recentes na tecnologia dos *softwares* é possível que seja realizada em tempo real, fornecendo *feedback* durante a inserção do feixe de eletrodos.[20] *(Para maiores informações sobre o assunto, consultar o Capítulo 39, "Conceituação e indicação do implante coclear".)*

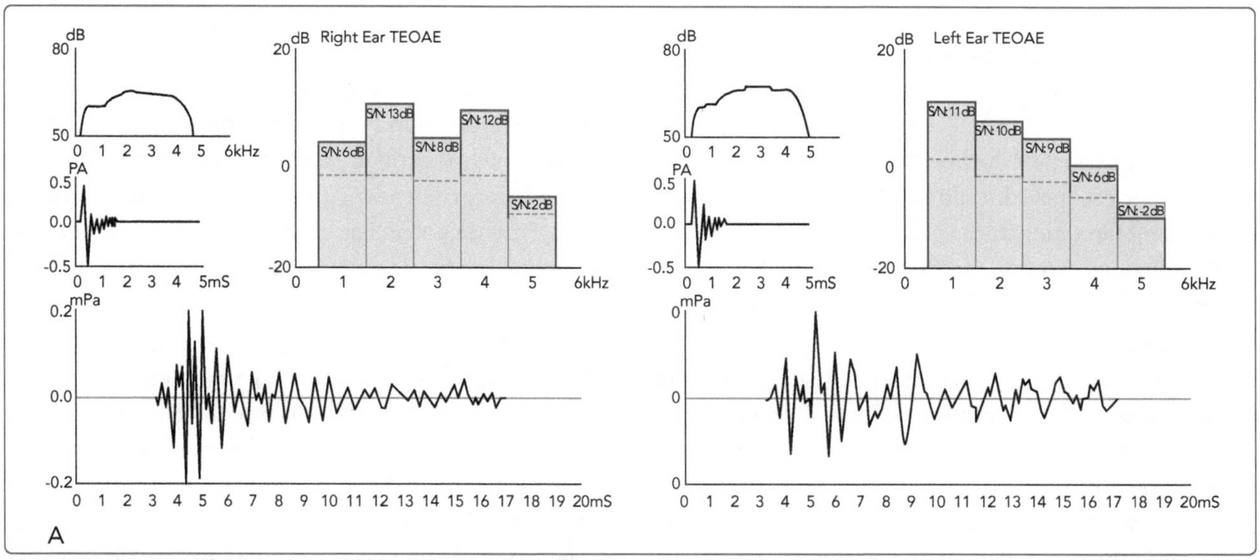

Curve	Recorded Rejected	Reject. lvl. (µV)	Masking	Wave Repro	Stimuli sec	Display Low Pass	 High Pass	Ratio Resp. Ampl. A/B Diff.	Polarity	Window	Freq.	Sine waves	Rise/ Fall	Plateau
95 R	480 0%	[±80] ± 78	—	23%	21.1	3000Hz	None	— — —	Alter.	N/A	N/A	N/A	N/A	N/A
HPF: 3.3Hz 6/oct LPF: 5000 Hz Insert phone														
95 R	330 0%	[±80] ±78	—	36%	21.1	3000Hz	None	— — —	Alter.	N/A	N/A	N/A	N/A	N/A
HPF: 3.3Hz 6/oct LPF: 5000 Hz Insert phone														
95 L	460 0%	[±160] ±??	—	0%	21.1	3000Hz	None	— — —	Alter.	N/A	N/A	N/A	N/A	N/A

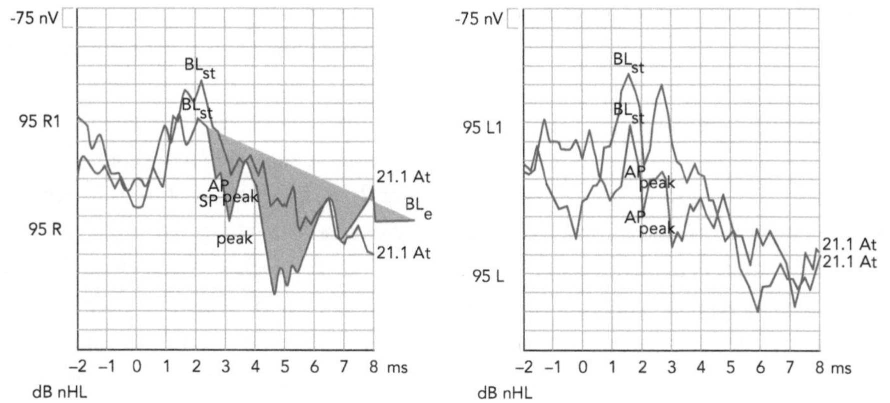

Curve	Latencies (ms) SP Amp	SP Area	SP Dur	AP Amp	Ap Area	AP Dur	SP/AP Area	SP/AP Amp
95 R	0.210	73.18	0.57	0.355				0.593
95 R1	0.166		0.40	0.328				0.507
95 R1	0.073	0.005	0.20	0.283				0.259
95 L1	0.044	0.000	0.23	0.322				0.136

B

FIGURA 11 A: medidas das emissões otoacústicas por transientes, mostrando presença de emissões bilateralmente. B: exame de eletrococleografia mostrando alteração na relação de amplitude PS/PA > 0,50, sugerindo a presença de hipertensão endolinfática.

Eletrococleografia extracoclear no implante coclear

Para o registro da ECochG extracoclear, o eletrodo de gravação pode ser posicionado no promontório, no estribo ou na membrana timpânica.

Geralmente, diminuições irreversíveis na amplitude do MC estão correlacionadas ao trauma direto nas estruturas cocleares.

Os potenciais de ECochG podem ser registrados a partir do estribo, janela redonda e janela oval durante a cirurgia do IC. Estudos mostraram que a ECochG extracoclear pode ser medida a partir da janela redonda, mesmo em pacientes com audiogramas pré-operatórios pobres e médias de tons puros < 100 dB.[21]

Alguns estudos apontaram que a ECochG pré-IC pode servir como preditor confiável da percepção de fala após a ativação do IC em comparação com outros fatores clínicos comumente utilizados e de medidas audiológicas.

Traumas em regiões mais basais da cóclea, responsáveis pelas altas frequências, podem não ser registrados pela ECochG de baixa frequência de rotina. Discrepâncias que ocorrem entre a preservação intraoperatória da ECochG e a perda de audição residual sugerem que no pós-operatório as reações inflamatórias também podem desempenhar um papel importante na perda auditiva pós-IC.[21,22]

A perda na resposta da ECochG extracoclear tem baixa sensibilidade, mas alta especificidade no intraoperatório do IC, e é um preditor de perda auditiva residual pós-IC.[21]

Eletrococleografia intracoclear no implante coclear

A possibilidade de registro da ECochG intracoclear é limitada e só foi possível há 5 anos. A ECochG intracoclear é realizada a partir de um eletrodo específico de registro intracoclear e de um dos eletrodos do feixe, como o eletrodo de registro.

Mais recentemente a ECochG intracoclear é medida pelo eletrodo do IC mais apical para registro e um anel ou eletrodo esférico extracoclear como eletrodo de retorno. Os registros da ECochG intracoclear são maiores em amplitude do que as respostas extracocleares, e também existe um aumento crescente das amplitudes do sinal com o aumento da profundidade de inserção do eletrodo na cóclea. Isso é atribuído à crescente proximidade com os elementos neurais funcionais residuais no ápice da cóclea para as baixas frequências.[21]

O sinal da ECochG pode continuar a diminuir na primeira semana após a implantação, o que seria explicado pelas teorias segundo as quais a inflamação pós-operatória na cóclea pode contribuir para a perda de audição residual. Alguns autores defendem uma abordagem mista com duplo registro de potenciais extras e intracocleares durante a inserção do feixe de eletrodos e o acompanhamento pós-operatório utilizando as medidas intracocleares.[20-22]

A ECochG intracoclear em pacientes implantados com o IC mede diferentes potenciais, como o MC, o PA, o PS e a resposta neurofônica do nervo auditivo (*auditory nerve neurophonics* - ANN). O MC representa a combinação de correntes primárias derivadas do mecanismo de transdução mecanoelétrico das células ciliadas externas, quando da deflexão dos estereocílios em contato com a membrana tectorial. O ANN representa a resposta neural em bloqueio de fase que ocorre nas fibras do nervo auditivo. O PA é gerado pelo nervo auditivo, e o PS é uma resposta de corrente direta em resposta a múltiplos sítios de geração.[21,22]

O potencial de ação composto evocado eletricamente (*electrically evoked compound action potential* - eCAP) reflete a resposta do nervo auditivo, e a ECochG reflete a resposta das células ciliadas cocleares e do nervo auditivo.

Desde 2015, estudos com registro de ECochG no pós-operatório têm sido realizados a partir da estimulação acústica seguida do registro da resposta intracoclear obtida por um dos eletrodos intracocleares ou do eletrodo posicionado na janela redonda. A resposta registrada é derivada de uma resposta neural e sensorial a um estímulo acústico transiente apresentado com polaridade alternada. A resposta das células ciliadas é representada pelo potencial microfônico coclear medido pela diferença entre duas respostas alternadas. A ECochG também contém uma resposta neural em bloqueio de fase referente ao nervo auditivo, que ocorre com a despolarização das células ciliadas internas e que no traçado é representada pelo PS.[23]

Esses estudos têm mostrado correlação significativa entre a ECochG e os limiares auditivos pós-IC. A maioria desses primeiros estudos tem utilizado eletrodos de janela redonda posicionados no intraoperatório do IC, e o estímulo utilizado é o *tone burst* com uma faixa de frequência de 250-4.000 Hz. A resposta captada nesses casos é a "resposta coclear total", que tem sido correlacionada à percepção de fala no pós-operatório.[23,24]

Os estudos do intraoperatório da cirurgia de IC com eletrodos intracocleares têm possibilitado o monitoramento de mudanças auditivas durante a inserção do feixe de eletrodos. Nesse teste o sítio de gravação da resposta intracoclear progride da base para o ápice, com o registro da área coclear mais sensível ao estímulo sonoro acústico por tons puros. Ocorre um aumento exponencial na amplitude do potencial microfônico coclear e uma prolongação de sua latência quando áreas de preservação de células ciliadas estão presentes.[24,25]

Alguns estudos têm mostrado, em pacientes implantados com eletrodos para preservação auditiva, respostas constantes em amplitude através do feixe de eletrodos estimulados com um pico de resposta em amplitude do potencial microfônico coclear nos eletrodos mais basais que responde para frequências de 500 ou 1.000 Hz, sendo essa uma resposta que aumenta quando o eletrodo está mais próximo do nervo auditivo. A análise desse tipo de resposta também pode predizer o aparecimento de fibrose entre o eletrodo implantado e o modíolo (gânglio espiral), podendo refletir em piora do desempenho com o IC.[25,26]

O registro da ECochG no intraoperatório da cirurgia de IC quando da inserção do feixe de eletrodos mostra um aumento na amplitude do MC, à medida que o eletrodo é inserido mais profundamente próximo a uma área de resposta a 500 Hz, o que pode representar tão somente a diferença de tempo entre a implantação e o registro da resposta ou uma diferença de audição residual ou a posição intracoclear do eletrodo de registro, que ocorre quando são comparados registros realizados por implantes de diferentes fabricantes.[23,26]

As respostas do MC e do ANN medidas no ducto coclear são obtidas pela somação de polaridades alternadas. Denominadas respostas de somação, elas representam as respostas de cada harmônico da frequência de tom puro e incluem os componentes da resposta com distorções assimétricas que não mudam com a fase do estímulo. A ANN, quando presente, sobrepõe o MC e está reduzida quando a resposta do nervo auditivo é suprimida por neurotoxinas em estudos experimentais.[23]

Harris et al. mostraram ser viável o registro em humanos MC e ANN durante a inserção do feixe de eletrodos e caracterizaram os padrões de amplitude de ECochG intracoclear observados durante a inserção do feixe de eletrodos em 3 tipos. O *tipo A*, o mais comum, é definido como um aumento geral na amplitude do início da inserção até sua conclusão. O *tipo B* mostra uma amplitude máxima no início da inserção e uma diminuição geral conforme a inserção é concluída, podendo chegar à perda de sinal. O *tipo C* tem amplitudes semelhantes no início e no final da inserção, com amplitude máxima atingida no meio da inserção.[23-26]

A classificação de Harris pode ser correlacionada com os resultados auditivos pós-operatórios. O padrão do tipo B com a perda completa de sinal foi associado à perda completa da audição residual, sugerindo trauma irreversível durante a inserção. Nos casos de queda na amplitude e recuperação, os mecanismos para explicar essa situação incluem o contato físico temporário entre o eletrodo e os elementos cocleares, ou interferência destrutiva entre a célula ciliada e os potenciais neurais.[23-26]

A associação entre perda de sinal da ECochG intracoclear e trauma coclear ou posicionamento do eletrodo permanece controversa, principalmente nos casos da classificação Harris tipo B.[23]

O PA composto 1999 tem sido utilizado desde 1999 nos sistemas de telemetria do intraoperatório do IC, evocado eletricamente (eCAP). Esse é um potencial evocado de curta latência que se sobrepõe ao artefato de estímulo, mas que é filtrado pelo equipamento. O equipamento permite a medida de impedância dos eletrodos e o eCAP. O eCAP é uma onda com pico negativo (N1) em 0,2-0,4 ms após o estímulo elétrico, seguida de uma onda positiva (P1) ou de um platô que ocorre entre 0,6-0,8 ms. A amplitude do eCAP pode atingir até 1 mV, o que é maior que o PA composto obtido pelo estímulo acústico convencional na ECochG com eletrodos transtimpânicos (30 mcV). Os estudos mais recentes sugerem que o pico positivo inicial, quando presente no eCAP, origina-se do PA gerado no centro da fibra nervosa auditiva ou muito próximo do corpo celular do neurônio do gânglio espiral, portanto, o dendrito desse neurônio seria o responsável pelo aparecimento do pico de onda P0. Dessa forma, um pico P0 alargado pode ser usado como um indicador de degeneração do dendrito proximal.[23-25]

Estudos mais recentes que buscam prever a preservação coclear pós-IC e assim prever os melhores resultados com o implante têm mostrado que a ECochG intraoperatória é um método sensível para detectar mudanças eletrofisiológicas na resposta durante a implantação do feixe de eletrodos, mas tem valor prognóstico limitado para pacientes com surdez neurossensorial severa a profunda, apresentando algum valor nos casos em que se pretende a preservação dos sons de baixa frequência.[24]

Existe ligeira associação entre a translocação do feixe de eletrodos e os limiares de ECochG intraoperatória. Ocorrem diferenças entre os limiares da ECochG intraoperatória e os limiares da audiometria tonal pós-operatório, e diferenças significativamente maiores foram encontradas em eletrodos translocados. Outros estudos mostram que as medidas da ECochG intraoperatória poderiam prever com segurança translocação do eletrodo em 82% dos pacientes, com sensibilidade de 100% e especificidade de 77%, mas com valor preditivo positivo de 54%.[25-27]

Técnica de registro da eletrococleografia no intraoperatório do implante coclear

Para a obtenção da ECochG no intraoperatório do IC, após o paciente ser anestesiado e estar estável, um fone de inserção (ER-3A) é posicionado no meato acústico externo da orelha a ser implantada. Como esse fone não é estéril, é coberto com película adesiva para campo cirúrgico, com a devida atenção para não obstruir seu tubo de conexão. Os cabos de conexão são posicionados fora do campo cirúrgico.[23-26]

O procedimento cirúrgico é convencionalmente realizado (mastoidectomia, timpanotomia posterior e exposição da janela redonda através do recesso do nervo facial). Imediatamente antes da abertura da janela redonda para a inserção dos eletrodos intracocleares os cabos são reconectados ao fone de ouvido. A unidade interna do IC é posicionada no bolsão subperiosteal, que irá receber o implante. A antena do implante é protegida por uma capa asséptica e conectada à unidade interna, é realizado o processo de calibração e a ECochG é iniciada.

O equipamento de registro é o mesmo utilizado para a medida da impedância dos eletrodos e para realizar a neurotelemetria. A membrana da janela redonda é aberta e o feixe de eletrodos é inserido conforme a recomendação do fabricante, enquanto o cirurgião vai inserindo o feixe de eletrodos. Durante a inserção, o estímulo tipo tom puro é emitido pelo fone de ouvido (*tone burst* a 500 Hz, 110 dB *splou* 97 dB HL, de polaridade alternada, sendo dois estímulos de rarefação e dois de condensação, com 50 ms de duração e 5 ms de intermitência de estímulo), 4-6 estímulos por segundo; enquanto isso, a ECochG é obtida, pela gravação das respostas dos eletrodos mais apicais. Ressalta-se que o amplificador do equipamento de neurotelemetria do IC é utilizado, amplificando a resposta com ganho de 1.000, e, para a obtenção de resposta dos eletrodos inseridos, é necessária uma relação sinal-ruído de até 18 dB. A amplitude do MC é medida na janela redonda.

Finalizada a inserção do feixe de eletrodos, a medida da resposta é obtida de outros eletrodos mais apicais, como 1, 5, 9 e 13, no caso de feixe de eletrodos com 16 eletrodos. A partir da medida nesses eletrodos determina-se o eletrodo que responde ao estímulo de 500 Hz. Posteriormente, a frequência de estímulo pode ser mudada para uma faixa de 125-2.000 Hz por oitava, utilizando o eletrodo 1 como eletrodo para gravação da resposta do MC em dB NA. Geralmente esse procedimento pode acrescentar 5-10 minutos ao procedimento cirúrgico.[23-27]

Eletrococleografia no pós-operatório do implante coclear

No pós-operatório do IC, a ECochG intracoclear tem sido usada para determinar o nível de apresentação de estímulo mais baixo que gera o MC, ou limiares de MC, em pacientes com IC e resíduos de audição. Ao considerar que os resultados mostram uma correlação significante entre os limiares de MC e os limiares comportamentais pós-IC, tal procedimento se configura como um método objetivo promissor para avaliar a sensibilidade auditiva em indivíduos com IC, com aplicabilidade para pacientes que eventualmente não conseguem realizar uma audiometria comportamental.[23]

O sistema de estimulação elétrica e acústica provou fornecer os melhores resultados em pacientes com IC, mas é importante definir adequadamente o limiar de frequência de estimulação acústica e elétrica para refinar ainda mais sua eficácia.

A excitotoxicidade provocada por altos níveis de estimulação elétrica foi mostrada como causa de perda auditiva pós-operatória tardia em pacientes com IC com audição residual inicialmente preservada.

As medidas de ECochG podem fornecer um método objetivo e eficiente para avaliar a interação entre a estimulação elétrica e acústica na cóclea e no sistema auditivo nervoso. As respostas do MC e ANN podem ser medidas na presença de estimulação elétrica para determinar a frequência dos limiares de estimulação acústica e elétrica, minimizando a interação entre os dois modos de estimulação.

Quanto à localização dos eletrodos posicionados na cóclea e à sensação de *pitch* produzida pela estimulação elétrica de cada eletrodo individual, uma incompatibilidade entre as informações de frequência entregue ao eletrodo do IC e a sensação local de *pitch* produzido pela estimulação elétrica afeta negativamente o resultado com o IC.[23-25] Curvas de ajuste do MC podem ser medidas para diferentes frequências acústicas de tons puros, variando o eletrodo de registro intracoclear, e podem ser usadas para determinar a localização do eletrodo do IC ao longo da membrana basilar.

Assim, a ECochG no pós-operatório pode ser usada para medir os limiares do MC e prever limiares auditivos comportamentais, determinando as interações da estimulação elétrica e acústica, para programar a estimulação do dispositivo implantado e para determinar a localização coclear dos eletrodos do implante, a fim de promover melhora nos resultados de IC.

Resultados preliminares sugeriram que as medidas do MC multifrequenciais podem ser utilizadas para monitorar o trauma coclear de diferentes regiões da cóclea.[21] Apesar de a ECochG possibilitar a mensuração do MC em uma região específica da cóclea, o MC gerado para um tom de baixa frequência, como 500 Hz, pode não ser sensível para a análise do trauma coclear na base da cóclea durante a implantação do feixe de eletrodos.[27]

Ainda há necessidade de mais estudos para determinar se essa tecnologia pode detectar com segurança o trauma coclear, prevenir o trauma coclear em tempo real ou prever a perda auditiva no pós-operatório do IC.

Não está suficientemente claro como o cirurgião deve ajustar o ângulo de inserção a 300 graus, para uma inserção em profundidade ideal, usando a monitorização pela ECochG, e também quando a inserção deve ser interrompida.[21]

Eletrococleografia no diagnóstico da perda auditiva oculta – *hidden hearing loss*

A perda auditiva oculta (*hidden hearing loss*) é um distúrbio auditivo descrito recentemente que afeta o processamento auditivo e a acuidade auditiva e que compromete indivíduos com limiares audiométricos normais, particularmente em ambientes ruidosos.[28]

Alterações que ocorrem no sistema auditivo periférico (cóclea) induzidas por ruído, drogas, neuropatia periférica ou envelhecimento também alteram a saída da informação das células ciliadas para os neurônios do gânglio espiral ou nervo auditivo, sem que ocorram mudanças nos limiares de audição.[28]

Entre os mecanismos envolvidos na geração da perda auditiva oculta estão a degeneração sináptica entre as células ciliadas e os neurônios do gânglio espiral – *ribbon synapses* –, além da desmielinização das fibras do nervo auditivo, aspectos esses importantes para sincronizar a transmissão do sinal elétrico.[28,29] *(Para maiores informações sobre o assunto, consultar o Capítulo 25, "Ruído, efeitos sobre a saúde e estratégias de proteção".)*

Para seu diagnóstico, métodos objetivos e não invasivos são importantes, e, dentre estes, a ECoghG pode trazer informações importantes em sua confirmação.

Entre os elementos avaliados estão a amplitude do PA do nervo auditivo e a relação entre PA e PS. Esses elementos se correlacionam com o desempenho no teste de compreensão de palavras no ruído.[29]

A ECoghG mede o PS coclear que surge das células ciliadas, e o PA equivale à onda I do Peate gerado pelo nervo coclear, sendo útil para determinar o risco de sinaptopatia coclear. A relação PS/PA é significativamente maior em indivíduos com alto risco de sinaptopatia. Os limiares do MC e do PS foram significativamente menores que os limiares do PA, podendo ser utilizados no diagnóstico diferencial de sinaptopatia.[28,29]

CONSIDERAÇÕES FINAIS

A ECochG é útil na prática audiológica e proporciona uma avaliação objetiva da porção mais periférica do sistema auditivo, com aplicabilidade clínica diagnóstica, no monitoramento de cirurgias neuro-otológicas ou no acompanhamento pós-cirúrgico, como no caso do IC. O desenvolvimento de eletrodos não invasivos permitiu uma ampliação no interesse de seu uso clínico, associado ou complementar às outras metodologias de avaliação audiológica. Assim, a obtenção de equipamentos de custo acessível e a capacitação de recursos humanos podem potencializar a inclusão desse procedimento nos protocolos clínicos.

REFERÊNCIAS BIBLIOGRÁFICAS

1. Wever EG, Bray CW. Auditory nerve impulses. Science. 1930;71:215.
2. Fromm B, Nylén CO, Zotterman Y. Studies in the mechanism of the wever and Bray effect. Acta Oto Laryngologica. 1935;22:477-86.
3. Ruben R, Bordley JE, Nager GT, Sekula J, Knickerbocker GG, Fisch U. Human cochlear responses to sound stimuli. Ann Otol Rhinol Laryngol. 1960;69:459-79.
4. Yoshie N, Ohashi T, Suzuki T. Non-surgical recording of auditory nerve action potentials in man. Laryngoscope. 1967;77:76-85.
5. Cullen JK, Ellis MS, Berlin CI, Lousteau RJ. Human acoustic nerve action potential recordings from the tympanic membrane without anesthesia. Acta Otolaryngol. 1972;74:15-22.
6. Coats AC. On electrocochleographic electrode design. J Acoust Soc Am. 1974;56:708-11.
7. Stypulkowski PH, Staller SJ. Clinical evaluation of a new ECoG recording electrode. Ear Hear. 1987;8:304-10.
8. Lempert J, Wever EG, Lawrence M. The cochleogram and its clinical application; a preliminary report. Arch Otolaryngol. 1947;45:61-7.
9. Pienkowski M, Adunka OF, Lichtenhan J. Editorial: New advances in electrocochleography for clinical and basic investigation. Front Neurosci. 2018;12:310.
10. Ferraro JA, Kileny PR, Grasel SS. Electrocochleography: new uses for an old test and normative values. Am J Audiol. 2019;28(3S):783-95.
11. Barnes JH, Yin LX, Saoji AA, Carlson ML. Electrocochleography in cochlear implantation: Development, applications, and future directions. World J Otorhinolaryngol Head Neck Surg. 2020;7(2):94-100.
12. Carpi F, Migliorini S. Non-invasive wet electrocochleography. IEEE Trans Biomed Eng. 2009;56(11):2744-7.
13. Anastasio ART, Hyppolito MA. Eletrococleografia. In: Boéchat EM, Menezes PD, Couto CM, Frizzo ACM, Scharlah RC, Anastasio ART. Tratado de audiologia. 2.ed. São Paulo: Santos; 2015. p.57-67.
14. Anastasio ART. A eletrococleografia na neuropatia/dessincronia auditiva. [Tese]. Universidade de São Paulo Faculdade de Medicina; 2006.

15. Soares ID, Menezes PL, Carnaúba AT, Andrade KC, Lins OG. Study of cochlear microphonic potentials in auditory neuropathy. Braz J Otorhinolaryngol. 2016;82(6):722-36.
16. Rance G, Starr A. Pathophysiological mechanisms and functional hearing consequences of auditory neuropathy. Brain. 2015;138(11):3141-58.
17. De Siati RD, Rosenzweig F, Gersdorff G, Gregoire A, Rombaux P, Deggouj N. Auditory neuropathy spectrum disorders: from diagnosis to treatment. Literature review and case reports. J Clin Med. 2020;9(4):1074..
18. Chaudhry D, Chaudhry A, Muzaffar J, Monksfield P, Bance M. Cochlear implantation outcomes in post synaptic auditory neuropathies: a systematic review and narrative synthesis. J Int Adv Otol. 2020;16(3):411-31.
19. Adunka OF, Giardina CK, Formeister EJ, Choudhury B, Buchman CA, Fitzpatrick DC. Round window electrocochleography before and after cochlear implant electrode insertion. Laryngoscope. 2016;126(5):1193-200.
20. Koka K, Litvak LM. Feasibility of using electrocochleography for objective estimation of electro-acoustic interactions in cochlear implant recipients with residual hearing. Front Neurosci. 2017;11:337.
21. Barnes JH, Yin LX, Saoji AA, Carlson ML. Electrocochleography in cochlear implantation: Development, applications, and future directions. World J Otorhinolaryngol Head Neck Surg. 2020;7(2):94-100.
22. Forgues M, Koehn HA, Dunnon AK, Pulver SH, Buchman CA, Adunka OF, et al. Distinguishing hair cell from neural potentials recorded at the round window. J Neurophysiol. 2014;111:580-93.
23. Snyder RL, Schreiner CE. The auditory neurophonic: basic properties. Hear Res. 1984;15:261-80.
24. Fraysse B, Macías AR, Sterkers O, Burdo S, Ramsden R, Deguine O, et al. Residual hearing conservation and electroacoustic stimulation with the nucleus 24 contour advance cochlear implant. Otol Neurotol. 2006;27:624-33.
25. Koka K, Saoji AA, Attias J, Litvak LM. An objective estimation of air-bone-gap in cochlear implant recipients with residual hearing using electrocochleography. Frontiers in Neuroscience. 2017;11:210-4.
26. Turner CW, Reiss LAJ, Gantz BJ. Combined acoustic and electric hearing: preserving residual acoustic hearing. Hear Res. 2008;242:164-71.
27. Harris MS, Riggs WJ, Koka K, Litvak LM, Malhotra P, Moberly AC, et al. Real-time intracochlear electrocochleography obtained directly through a cochlear implant. Otol Neurotol. 2017;38(6):07-113.
28. Kohrman D, Wan G, Cassinotti L, Corfas G. Hidden hearing loss, a disorder with multiple etiologies and mechanisms. Cold Spring Harb Perspect Med. 2020.10(1):a035493.
29. Wu PZ, Liberman LD, Bennett K, de Gruttola V, O'Malley JT, Liberman MC. Primary neural degeneration in the human cochlea: evidence for hidden hearing loss in the aging ear. Neuroscience. 2019 May 21;407:8-20.

15

POTENCIAL EVOCADO AUDITIVO DE TRONCO ENCEFÁLICO

Carla Gentile Matas
Fernanda Cristina Leite Magliaro Aburaya
Sittiprapa Isarangura

INTRODUÇÃO

No campo da audiologia clínica, a associação de métodos objetivos e subjetivos que avaliam a audição vem ganhando espaço e se tornando cada vez mais frequente. Essa associação contribui para complementar e tornar mais preciso o diagnóstico dos distúrbios auditivos.

Um dos métodos objetivos utilizados é a pesquisa dos potenciais evocados auditivos (PEA), que avaliam a atividade neuroelétrica na via auditiva, desde o nervo auditivo até o córtex cerebral, em resposta a um estímulo acústico.[1]

Os primeiros registros dos potenciais elétricos em resposta a estímulos acústicos em humanos eram modificações nos traçados eletroencefalográficos decorrentes de estímulos luminosos e sonoros.[2]

A captação dos PEA pode ser realizada por meio de eletrodos fixados na superfície do couro cabeludo, fronte, bochechas, nuca, lóbulos das orelhas ou mastoides. As respostas neuroelétricas captadas passam por um processo de filtragem e amplificação e, posteriormente, são separadas dos artefatos e somadas, permitindo, assim, sua observação em forma de ondas no computador.

Os PEA podem ser classificados de acordo com a latência (tempo necessário para o estímulo auditivo gerar a atividade neuroelétrica), a origem anatômica (sítio gerador da atividade neuroelétrica), a relação entre estímulo e resposta (transitória/contínua x endógena/exógena) e o posicionamento dos eletrodos (campo próximo ou distante).

A classificação mais utilizada é a latência, na qual os PEA são denominados precoces, médios ou tardios.[3]

Os potenciais evocados têm sido muito utilizados em neurociência como uma ferramenta útil para diagnósticos funcionais, e os aumentos na latência ou a diminuição nas amplitudes das respostas são evidências objetivas de problemas clínicos e subclínicos.

As principais aplicações clínicas dos PEA são a determinação do limiar de detecção do sinal acústico e a inferência sobre a integridade funcional e estrutural dos componentes neurais da via auditiva.[4] *(Para maiores informações sobre o assunto, consultar o Capítulo 2, "Sistema auditivo central".)*

POTENCIAL EVOCADO AUDITIVO DE TRONCO ENCEFÁLICO

O potencial evocado auditivo de tronco encefálico (Peate), também denominado audiometria de tronco encefálico (ABR – *auditory brainstem response*) ou, ainda, *brainstem evoked response audiometry* (Bera), é o PEA de curta latência mais conhecido e utilizado clinicamente, devido a sua reprodutibilidade e aos geradores bem definidos.

O Peate é obtido entre zero e 10 milissegundos (ms) após a estimulação acústica, sendo captado desde os primeiros neurônios do sistema auditivo até o tronco encefálico.[5]

Esse potencial é composto por sete ondas, com picos positivos, cujos sítios geradores são identificados com bastante precisão. Embora possa haver pequenas divergências entre autores com relação às estruturas específicas geradoras dos componentes do Peate, a classificação proposta por Möller et al.[6] tem sido bastante aceita, sendo os sítios geradores:

- Ondas I e II: nervo auditivo (porção distal e proximal ao tronco encefálico, respectivamente).
- Onda III: núcleo coclear.
- Onda IV: complexo olivar superior.
- Onda V: lemnisco lateral.
- Onda VI: colículo inferior.
- Onda VII: corpo geniculado medial.

A análise mais comumente realizada para o Peate utiliza os valores de latência das ondas I, III e V e de seus interpicos I-III, III-V e I-V, visto que essas três ondas apresentam maior amplitude e estabilidade, como pode ser visualizado na Figura 1. Para Musiek et al.,[7] a latência absoluta da onda V, a diferença interaural da latência da onda V e os interpicos I-III, I-V e III-V são bons parâmetros para fins diagnósticos.

A comparação das latências da onda V entre as orelhas (*diferença interaural*) é um parâmetro que deve ser analisado tendo em vista a identificação das patologias retrococleares unilaterais. Contudo, a medida não é necessariamente a mais sensível para esse fim, além de apresentar variabilidade entre as diversas patologias.[8] As medidas dos interpicos parecem ser as mais eficientes para auxiliar na diferenciação de patologias cocleares e retrococleares das patologias periféricas.[9]

A seguir, são descritos os valores de normalidade referentes às latências absolutas das ondas I, III, V e interpicos I-III, III-V e I-V do Peate (Tabela 1).

Com relação à maturação dos componentes do Peate, a literatura relata que é possível visualizar as ondas I, III e V no período entre a 30ª e a 32ª semana de idade gestacional. A latência da onda I apresenta valores próximos aos do adulto por volta dos 3 meses de idade, enquanto a das ondas III e V continua a decrescer durante o primeiro ano de vida. Para crianças nascidas a termo, a latência da onda V atinge valores próximos aos do adulto entre 18 meses e 2 anos de idade (Figura 2). Consequentemente, durante esse período visualiza-se uma diminuição gradativa nos interpicos I-III, III-V e I-V.[11-13]

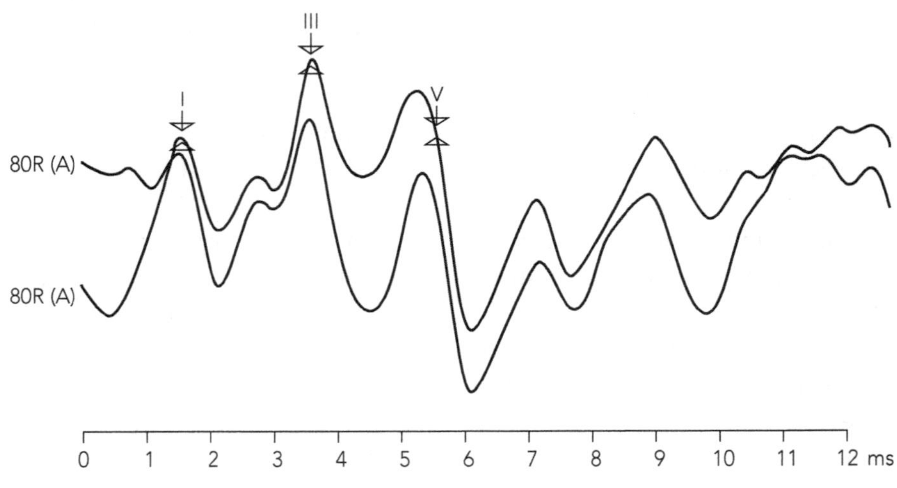

	I	III	V	I-III	III-V	I-V
80 dB nNA	1,63	3,65	5,63	2,02	1,98	4,00

FIGURA 1 Ondas I, III e V do Peate com estímulo clique, a 80 dB nNA, em adulto audiologicamente normal, por via aérea.

TABELA 1 Padrão de normalidade dos valores de latência e interpicos, em milissegundos (ms), do Peate para indivíduos acima de 24 meses

	Onda I	Onda III	Onda V	Interpico I-III	Interpico III-V	Interpico I-V
Média (ms)	1,54	3,69	5,54	2,14	1,86	4,00
Desvio padrão (ms)	0,11	0,10	0,19	0,23	0,14	0,20

Fonte: Manual do equipamento BIO-LOGIC – Evoked Potential User Manual; 1993.[10]

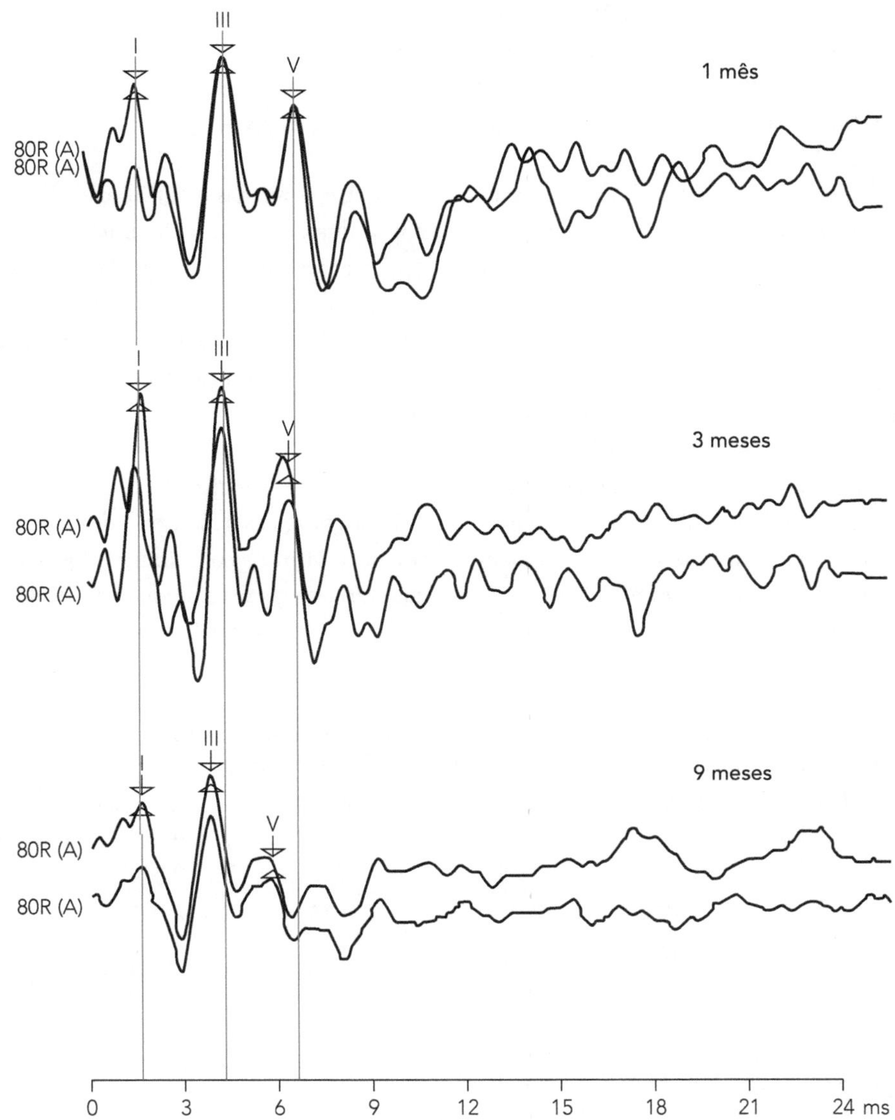

Latências absolutas e interpicos a 80 dB nNA com estímulo clique

Idade	I	III	V	I-III	III-V	I-V
1 mês	1,70	4,50	6,65	2,80	2,15	4,95
3 meses	1,70	4,30	6,45	2,60	2,15	4,75
9 meses	1,60	3,85	5,80	2,25	1,95	4,20

FIGURA 2 Ondas I, III e V do Peate com estímulo clique, a 80 dB nNA, em bebês de 1, 3 e 9 meses, por via aérea.

Em crianças nascidas pré-termo, a maturação do sistema nervoso auditivo central (SNAC) não segue o mesmo padrão maturacional de crianças nascidas a termo, e essa característica provavelmente se deve à imaturidade do sistema nervoso central (SNC).[14] Dessa forma, para a análise da latência das ondas do Peate deve ser considerada a idade corrigida para bebês prematuros até que atinjam 20 meses de idade.[14] Além desse cuidado, é indicado o retorno do paciente para reteste quando os valores de latência estão alterados, verificando-se assim se o atraso obtido seria decorrente de um déficit na maturação do SNAC.

Portanto, ao interpretar traçados do Peate de neonatos e lactentes, deve-se levar em consideração o efeito da maturação da via auditiva sobre as latências, amplitudes e formas das ondas.[15] A seguir, quadros de referência dos padrões de normalidade para as latências das ondas I, III e V e interpicos I-III, III-V e I-V, de acordo com a faixa etária (Tabelas 2 e 3). *(Para maiores informações sobre o assunto, consultar o Capítulo 3. "Sistema auditivo nervoso central: plasticidade, privação sensorial e modalidade cruzada".)*

Tendo em vista a maturação da via auditiva no tronco encefálico, deve-se ter cautela na interpretação dos traçados obtidos em neonatos e lactentes, considerando sempre o efeito dessa maturação sobre a latência, a amplitude e a morfologia das ondas.

Davis[17] foi um dos primeiros a relatar a importância do Peate como instrumento de avaliação da audição em recém-nascidos, crianças pequenas, indivíduos hiperativos, indivíduos com distúrbios emocionais, pacientes com alterações neurológicas e indivíduos difíceis de serem avaliados pelos métodos comportamentais. Outras aplicações clínicas do Peate referem-se ao monitoramento intraoperatório, à avaliação do grau do coma e da morte encefálica.[15] Atualmente, o Peate também é utilizado para monitorar o processo terapêutico.[18]

Aplicações do Peate

Dentre as formas de utilização clínica do Peate destacam-se duas: a pesquisa do limiar eletrofisiológico da audição e a pesquisa da integridade da via auditiva.[15] Tais procedimentos podem ser indicados, isoladamente ou de modo combinado, para diversas populações de acordo com o objetivo da avaliação audiológica e serão descritos a seguir.

Pesquisa da integridade da via auditiva

Para a pesquisa da integridade da via auditiva no tronco encefálico utiliza-se o estímulo clique em intensidade alta e não variável, geralmente em torno de 80 dB nNA (decibéis nível de audição normatizado), o que permite a visualização

TABELA 2 Padrão de normalidade dos valores de latência e interpicos, em milissegundos (ms), das ondas do Peate a 80 dB nNA para cliques, por via aérea, de acordo com a idade gestacional

Idade (semanas)	Onda I	Onda III	Onda V	Interpico I-III	Interpico III-V	Interpico I-V
33-34	1,779	4,642	7,054	2,863	2,411	5,274
35-36	1,781	4,629	7,019	2,848	2,390	5,240
37-38	1,741	4,544	6,939	2,803	2,345	5,171
39-40	1,718	4,422	6,816	2,704	2,379	5,090
41-42	1,691	4,435	6,687	2,744	2,242	4,996
43-44	1,652	4,302	6,532	2,650	2,210	4,882

Fonte: Manual do equipamento BIO-LOGIC – Evoked Potential User Manual; 1993.[10]

TABELA 3 Padrão de normalidade dos valores de latências e interpicos, em milissegundos (ms), das ondas do Peate a 80 dB nNA, por via aérea, de acordo com a faixa etária (meses)

Peate – 80 dB nNA		Recém-nascido		3 meses		6 meses	
Estímulo	Onda	Média	Desvio padrão	Média	Desvio padrão	Média	Desvio padrão
Clique	I	1,80	0,15	1,73	0,09	1,69	0,10
	III	4,61	0,26	4,34	0,15	4,20	0,19
	V	6,88	0,18	6,52	0,21	6,30	0,25
	I-III	2,80	0,24	2,60	0,17	2,50	0,18
	III-V	2,32	0,26	2,19	0,18	2,08	0,16
	I-V	5,10	0,45	4,79	0,25	4,60	0,23
Tone burst 0,5 kHz	V	8,55	0,81	8,32	0,71	8,14	0,65
Tone burst 1 kHz	V	8,50	0,83	8,28	0,62	8,13	0,5

Fonte: Angrisani et al., 2014.[16]

das ondas I, III e V. Sendo assim, por meio da análise das latências absolutas dessas ondas e dos interpicos I-III, III-V e I-V é possível investigar como ocorre a condução do estímulo acústico, desde o nervo coclear até a região do tronco encefálico, identificando possíveis lesões ou disfunções nesse trajeto que sugiram alterações na via auditiva em tronco encefálico baixo ou em tronco encefálico alto.[15] Considera-se alteração na via auditiva em *tronco encefálico baixo* quando as latências das ondas *III* e *V* e/ou os *interpicos I-III* e *I-V* encontram-se aumentados; e alteração na via auditiva em *tronco encefálico alto* quando a latência da onda *V* e/ou os interpicos *III-V* e *I-V* encontram-se aumentados, na presença de latências normais para as ondas I e III.

A comparação das latências da onda V entre as orelhas, denominada *diferença interaural da latência da onda V*, também é um parâmetro que deve ser analisado, tendo como objetivo principal a identificação de comprometimentos unilaterais, desde que não haja a presença de perdas auditivas assimétricas.

Outro parâmetro que pode ser analisado é a *relação entre as amplitudes* das ondas *V* e *I*, tendo em vista que a amplitude da onda V é consistentemente maior que a da onda I (ou seja, relação maior o que 1). Sendo assim, uma relação *V/I* menor que 1 poderia sugerir lesões de tronco encefálico ou alteração de processamento auditivo.[19]

No caso de perdas auditivas cocleares, é importante ressaltar que, para limiares maiores que 50 dB nNa (decibéis nível de audição) nas frequências altas, deve-se considerar um aumento de 0,1-0,2 ms, a cada 10 dB de perda auditiva, no tempo de latência da onda V.[20]

Diversas são as aplicações clínicas da pesquisa da integridade da via auditiva por meio do Peate, dentre elas:

- Detecção de tumores do nervo acústico.
- Identificação da desordem do espectro da neuropatia auditiva.
- Detecção de lesões do tronco encefálico.
- Monitorização cirúrgica.
- Avaliação do grau do coma e auxílio no diagnóstico de morte encefálica.
- Avaliação da maturação do sistema auditivo central em neonatos.
- Diagnóstico do tipo de perda auditiva.

Tanto as patologias que acometem o nervo acústico como as que acometem o tronco encefálico podem causar alterações nos padrões típicos do Peate, porém a literatura demonstra que este parece ser mais sensível para detectar comprometimentos que envolvem o nervo auditivo (quando comparado a lesões no tronco encefálico).[21]

Segundo Musiek et al.,[22] algumas patologias do nervo auditivo resultam em padrões semelhantes no Peate, em decorrência da área relativamente pequena da via auditiva afetada. No entanto, patologias em áreas mais rostrais do tronco encefálico tendem a resultar em uma gama maior de achados, que dependem do tamanho e da localização da lesão.

Lesões do nervo auditivo

Dentre as patologias que podem comprometer o nervo auditivo, descreveremos a seguir os principais achados no Peate em tumores do nervo acústico e na desordem do espectro da neuropatia auditiva.

Tumores do nervo acústico

O schwannoma vestibular, também conhecido como tumor do nervo acústico, é um tumor originário das células de Schwann que acomete a porção vestibular do VIII nervo craniano. A porção auditiva (coclear) do nervo vestibulococlear pode ser comprometida devido à proximidade do tumor (compressão do limite externo da porção auditiva do VIII nervo craniano), podendo ocasionar perda auditiva em altas frequências e prejudicando, assim, a função auditiva. Portanto, trata-se de uma anormalidade estrutural que afeta a fisiologia medida pelo Peate.[22]

A literatura demonstra que o Peate apresenta alta sensibilidade (aproximadamente 100%) para detecção de tumores do nervo acústico maiores que 2,5 cm e baixa sensibilidade (inferior a 80%) para detecção de tumores menores que 1 cm.[23]

Tumores unilaterais pequenos (menores que 2 cm) ocasionam comprometimento unilateral no Peate na orelha ipsilateral ao tumor, enquanto em tumores maiores os achados no Peate podem encontrar-se anormais bilateralmente, devido ao deslocamento ou compressão do tronco encefálico pelo tumor.[23]

Dessa forma, e de acordo com o tamanho e a localização do tumor, os resultados encontrados no Peate podem variar consideravelmente. Segundo Musiek et al.,[22] podem ser visualizadas alterações em alguns parâmetros analisados, como latências absolutas, latências interpicos, diferença interaural da latência da onda V, amplitudes, morfologia, presença e ausência de ondas, lateralidade e limiar eletrofisiológico. A seguir, têm-se os achados que podem ser visualizados no Peate em casos de schwannoma vestibular:

- Atraso na latência absoluta da onda V.[24]
- Aumento do interpico I-III (85-100% dos casos) e/ou aumento do interpico I-V (geralmente estendido devido ao aumento do interpico I-III), sendo este um pa-

râmetro mais sensível e específico utilizado quando todas as ondas (I, III, V) se encontram presentes.[25]

- Aumento do interpico III-V (dependendo da localização e do tamanho do tumor, em tumores grandes no ângulo ponto cerebelar, quando o tronco encefálico é deslocado ou comprimido).[21]
- Diferença interaural das latências absolutas das ondas V maior que 0,3-0,4 ms (parâmetro utilizado quando as primeiras ondas se encontram ausentes).[7] Ressalta-se aqui a importância de levar em consideração o efeito de perdas auditivas cocleares assimétricas no Peate, principalmente em perdas auditivas severas, nas quais pode haver prolongamento da latência da onda V e ausência das ondas I e III. Nessa situação, para se certificar de que o aumento da latência da onda V não é devido à presença de perda auditiva neurossensorial assimétrica, Selters e Brackman[20] propõem o uso de um fator de correção de 0,1 ms a cada 10 dB de perda auditiva em 4.000 Hz maior que 50 dB nNa.
- Ausência completa das ondas I, III, V (quando os resultados audiométricos da orelha comprometida indicarem acuidade auditiva relativamente/praticamente normal).[25]
- Relação da amplitude V/I menor que 1 (segundo Musiek et al.,[26] quando a amplitude da onda V for menor que 0,75 da amplitude da onda I, considera-se sugestivo de alteração retrococlear). Devido à variabilidade das amplitudes das ondas no Peate, somente se utiliza esse parâmetro quando as amplitudes das ondas I e V não variam mais do que 20% diante da duplicação do traçado.[26]
- Presença de alteração no Peate ipsilateral ao lado do tumor, nos casos de lesão caudal à localização da primeira representação binaural no sistema auditivo (complexo olivar superior).[27]
- Presença de alteração no Peate contralateral ao lado do tumor em casos de tumores grandes que ocasionam compressão ou deslocamento do tronco encefálico da linha média (nesses casos geralmente a onda V ou o complexo IV-V estão ausentes, atrasados ou reduzidos em amplitude, resultando em aumento do interpico III-V ou em impossibilidade de mensurar esse interpico devido à ausência da onda V).[27]
- Diferença entre limiar eletrofisiológico e limiar comportamental maior que 30 dB.[28]

Segundo Musiek et al.,[21] em pacientes com schwannoma vestibular, as medidas diagnósticas mais confiáveis são os interpicos I-III e I-V e a diferença interaural da latência da onda V (podendo ser utilizadas isoladamente ou em combinação), possibilitando taxas de acerto iguais ou superiores a 90% e resultados falso-positivos menores ou iguais a 20%.

Desordem do espectro da neuropatia auditiva

Espectro da neuropatia auditiva (ENA) é o termo utilizado para descrever condições, que podem ser encontradas em pacientes de todas as idades, compatíveis com função normal das células ciliadas externas e alteração na sincronia neural.[29] Trata-se de uma anormalidade puramente funcional ou fisiológica que pode ocasionar alterações na função do nervo auditivo (Musiek et al.).[22]

Assim, os achados eletrofisiológicos e eletroacústicos mais frequentemente encontrados nesses casos são Peate ausentes ou severamente comprometidos e presença de emissões otoacústicas (que é uma medida da funcionalidade das células ciliadas externas), ou seja, a ausência ou alteração no Peate parece ser decorrente do comprometimento na sincronia neural.

Segundo Hood,[29] dentre os possíveis locais de anormalidade têm-se: células ciliadas internas, sinapse entre células ciliadas internas e dendritos do nervo vestibulococlear, VIII nervo craniano propriamente dito, aferência e/ou eferência das fibras do VIII nervo craniano, neurônios do gânglio espiral e anormalidades bioquímicas dos neurotransmissores. A literatura demonstra, ainda, que o ENA pode ocorrer isoladamente ou em associação a outras neuropatias periféricas. Portanto, entre as possíveis etiologias, têm-se: hiperbilirrubinemia, prematuridade, anóxia, processos infecciosos (meningite), desordens imunológicas e várias condições genéticas e sindrômicas, como neuropatia sensório-motora hereditária (doença de Charcot-Marie-Tooth, tipo I e II), ataxia de Friederich, síndrome de Stevens-Johnson, síndrome de Ehlers-Danlos, degeneração espinocerebelar e leucodistrofias.[29,30]

Um aspecto que pode ser observado no traçado do Peate, antes da onda I e dentro de 1 ms após a apresentação do estímulo acústico, é a presença de microfonismo coclear, que demonstra que a função coclear está normal ou próxima do normal. Para confirmar a presença de microfonismo coclear obtêm-se dois traçados, um de polaridade rarefeita e outro de polaridade condensada, sendo considerado presença de microfonismo coclear quando houver a inversão dos primeiros traçados obtidos antes de 1 ms.

Lesões do tronco encefálico

Em relação às desordens que envolvem o tronco encefálico, Musiek et al.[22] ressaltaram que alguns parâmetros parecem mais efetivos para serem analisados, como as latências absolutas (das ondas III e V) e os intervalos interpicos. A diferença interaural da latência da onda V é um parâmetro pouco utilizado, pois lesões em tronco encefálico geralmente acometem ambos os tratos (ipsilateral e contralateral) diretamente ou indiretamente, devido ao grande número de vias cruzadas e de comissuras no tronco encefálico (sendo assim, os fatores anatômicos podem levar a atrasos na latência da onda V bilateralmente, inviabilizando o uso da diferença interaural da latência da onda V). Descreveremos a seguir os principais achados no Peate em processos degenerativos e em tumores intra e extra-axiais do tronco encefálico.

Processos degenerativos

Diversos são os processos degenerativos que podem acometer o tronco encefálico, levando a um aumento no tempo de condução nervosa do SNAC, como a esclerose múltipla, a degeneração olivopontocerebelar, a doença de Charcot-Marie-Tooth, leucodistrofias e adrenoleucodistrofias. A presença de sintomas auditivos e de alterações eletrofisiológicas no Peate depende do grau de comprometimento desse sistema.

A esclerose múltipla é considerada o comprometimento orgânico degenerativo ou desmielinizante mais frequente que afeta as vias auditivas no tronco encefálico,[23] podendo acometer tanto o sistema nervoso periférico como o central. É uma doença crônica e progressiva causada pela destruição da bainha de mielina dos axônios das fibras nervosas, ocasionando diminuição da velocidade de condução do impulso nervoso. As placas escleróticas podem estar presentes ao longo do SNAC, incluindo o tronco encefálico, e nesse caso diversas anormalidades eletrofisiológicas no Peate podem ser encontradas, a saber:

- Aumento das latências absolutas das ondas III e V.
- Aumento dos interpicos I-III, III-V, I-V.
- Ausência total de um ou mais componentes após as ondas I ou II (geralmente a onda V).
- Ausência ocasional ou aumento da latência da onda I.
- Diminuição da amplitude, especialmente da onda V.
- Reprodutibilidade e morfologia pobres dos componentes mais tardios, sugerindo dessincronização.

Portanto, o Peate mostra-se uma ferramenta útil na avaliação da esclerose múltipla, auxiliando tanto no diagnóstico quanto no monitoramento dos efeitos da doença no sistema auditivo.[22]

Tumores intra-axiais e extra-axiais do tronco encefálico

Os tumores de tronco encefálico intra-axiais surgem do próprio tecido do tronco encefálico, e os tumores extra-axiais originam-se fora do tronco encefálico, porém o afetam diretamente por compressão ou deslocamento, podendo ambos comprometer a função auditiva. Como exemplo de tumores intra-axiais temos o glioma, e de tumores extra-axiais temos o schwannoma vestibular e os meningiomas.[23]

Em casos de lesões intra e extra-axiais, os achados no Peate variam consideravelmente dependendo da natureza do comprometimento, da localização e do tamanho da lesão, bem como do estado de suprimento sanguíneo, fatores que exercem influência importante na fisiopatologia auditiva.[31]

Segundo a literatura especializada (Hall),[23] as principais razões que levam um tumor a comprometer a geração do Peate são: a compressão e/ou o estiramento das fibras do VIII nervo pela expansão da massa tumoral, ocasionando a diminuição da velocidade de condução nervosa ou a dessincronização das fibras neurais; a interrupção ou diminuição do fluxo sanguíneo para a cóclea e o VIII nervo craniano.

O Peate parece ser bastante sensível para tumores intra-axiais (> 90%) e menos sensível para tumores extra-axiais (taxa de acerto em torno de 80%).[7] Os parâmetros que geralmente estão comprometidos em tumores intra-axiais são os intervalos interpicos I-III, III-V e/ou I-V, dependendo da localização da lesão.

Torna-se importante enfatizar que, por meio da aplicação da pesquisa da integridade da via auditiva e da análise do tempo de latência das ondas que compõem o Peate, o que está sendo investigado não é a etiologia propriamente dita, e sim o impacto funcional que essa lesão está causando no SNAC. Assim, ressalta-se que não existe correspondência precisa entre etiologia e anormalidades no Peate, ou seja, várias patologias podem determinar padrões semelhantes no Peate, desde que comprometam a mesma função e nível do sistema.[9]

Pesquisa do limiar eletrofisiológico

A pesquisa do limiar eletrofisiológico permite estimar o limiar auditivo do indivíduo testado. Sendo assim, também é possível estimar o grau e o tipo de perda auditiva. Entretanto, para que o limiar estimado reflita a correta configuração audiométrica, é necessário que seja utilizado o estímulo adequado, pois, assim como na audiometria tonal, a utilização do estímulo tem impacto direto no resultado obtido.

De maneira geral, a utilização do estímulo clique pode refletir uma perda na região das frequências médias/altas; no entanto, cabe ressaltar que, devido a suas características acústicas, os resultados podem ser interpretados erroneamente em decorrência de sua inespecificidade de frequência. Outro estímulo que pode ser utilizado é o *chirp* (CE-*chirp*) de banda larga, que promove uma sincronia temporal e, portanto, teoricamente, reflete o grau de perda auditiva de todas as regiões da cóclea.

Assim como o limiar audiométrico é determinado para cada frequência, o limiar eletrofisiológico também deve ser, pois somente dessa forma é possível estimar a configuração audiométrica do indivíduo e, portanto, implementar a correta intervenção. Contudo, o tom puro não é o estímulo de escolha para o limiar eletrofisiológico, pois, devido a suas características acústicas, não proporciona sincronia neural suficiente para a captação da resposta em campo distante. O estímulo indicado para esse fim deve ser um *tone burst* (TB) que mantenha a maior concentração de energia em torno de uma frequência específica (FE), e ao mesmo tempo consiga ativar um número de neurônios suficiente para ser registrado por eletrodos em campo distante.[32] Com o uso do estímulo *tone burst* – FE, o grau estimado da perda será determinado de acordo com as bandas de frequências testadas (500, 1.000, 2.000 ou 4.000 Hz). O CE-*chirp* de banda estreita também é recomendado para a estimativa do limiar eletrofisiológico e da configuração audiométrica. Embora suas características temporais sejam diferentes do *tone burst* - *FE*, este também é um estímulo acústico que concentra sua energia em uma região de frequência mais específica.

As Figuras 3 e 4 demonstram exemplos de obtenção do limiar eletrofisiológico para cliques, por via aérea, com resultado normal e alterado, respectivamente. A Figura 5 exemplifica a obtenção do limiar eletrofisiológico para cliques, por via óssea, em adulto audiologicamente normal.

Para a obtenção do limiar eletrofisiológico da audição, a testagem pode ser iniciada em alta intensidade (70/80 dB nNA), decrescendo, geralmente de 20 em 20 dB nNA, até o momento em que não seja possível visualizar a onda V. Em seguida a intensidade é aumentada em 10 dB nNA até se obter a menor intensidade na qual a onda V seja visualizada, obtendo-se dessa forma o limiar eletrofisiológico da audição.

O procedimento descrito é um método bastante utilizado, pois auxilia na identificação da onda V, no entanto é possível obter o limiar eletrofisiológico por meio do método ascendente, no qual se inicia a coleta pela intensidade mais baixa (em geral 10 ou 20 dB nNA), marcando a onda V após sua identificação e replicação, ou aumentando a intensidade a cada 10 dB nNA a fim de visualizar a presença da onda V. Esse método de coleta é especialmente indicado para bebês e crianças pequenas (sem sedação), pois iniciar a testagem em baixa intensidade favorece que estes não despertem do sono natural.

Entre as aplicações clínicas da pesquisa do limiar eletrofisiológico por meio do Peate estão:

- Identificação de limiar eletrofisiológico em neonatos.
- Identificação de limiar eletrofisiológico em crianças difíceis de serem avaliadas por meio dos procedimentos audiológicos de rotina, dentre elas crianças muito pequenas, com transtornos psiquiátricos, com problemas neurológicos.
- Mensuração objetiva da audição em adultos para fins diagnósticos e legais: simulação/dissimulação.

Determinação do tipo de perda auditiva

Por meio da análise da latência das ondas do Peate, a 80 dB nNA, é possível inferir o tipo de perda auditiva. No entanto, a comparação do limiar eletrofisiológico obtido por via aérea e via óssea, e a presença/ausência de *gap*, são o método indicado para a identificação do tipo de perda auditiva.

Nas perdas auditivas condutivas, a pesquisa do Peate em alta intensidade geralmente demonstra atraso nas latências absolutas das ondas I, III e V, com normalidade dos interpicos I-III, III-V e I-V. Isso ocorre porque o estímulo acústico chega atenuado à cóclea, estimulando as células ciliadas externas (sistema funcional de "baixa intensidade"). Por sua vez, estas levam algum tempo para sensibilizar as células ciliadas internas, o que gera um prolongamento das latências das ondas do Peate.[33]

Ressalte-se que, quanto maior o grau da perda auditiva condutiva, maior será o atraso nas latências das ondas no Peate.

Nas perdas auditivas neurossensoriais (cocleares) de grau leve e moderado, as latências das ondas I, III e V e os interpicos I-III, III-V e I-V encontram-se normais em alta intensidade, havendo uma rápida diminuição das amplitudes das ondas I, III e V diante do decréscimo de intensidade do estímulo acústico.[34] Essa característica ocorre porque o estímulo acústico, de alta intensidade, chega à cóclea estimulando diretamente as células ciliadas internas (sistema funcional de "alta intensidade"), e dessa forma ocasionando a estimulação direta das fibras neuronais aferentes.[33]

Nas perdas auditivas neurossensoriais (cocleares) de grau moderadamente severo a profundo visualiza-se uma diversidade nos traçados do Peate, desde a ausência da onda I e o prolongamento nas latências das ondas III e V

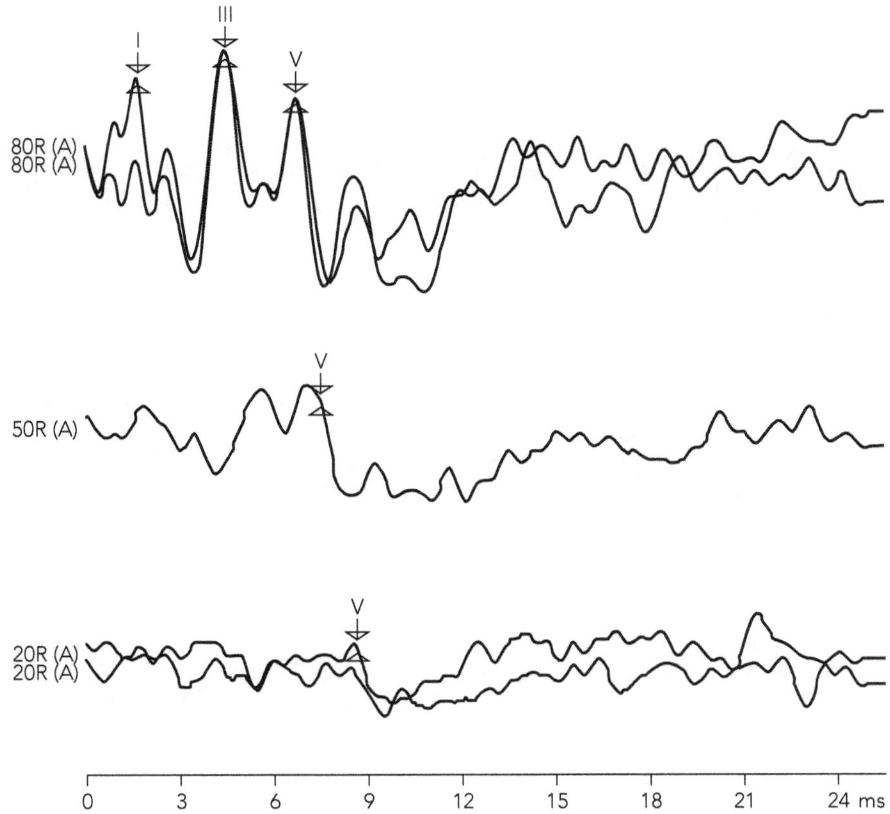

Latências absolutas e interpicos para cliques em bebê de 5 meses

	I	III	V	I-III	III-V	I-V
80 dB nNA	1,70	4,40	6,75	2,70	2,35	5,05
50 dB nNA	–	–	7,55	–	–	–
20 dB nNA	–	–	8,70	–	–	–

FIGURA 3 Ondas I, III e V do Peate com estímulo clique, em bebê de 5 semanas. Pesquisa do limiar eletrofisiológico por via aérea dentro da normalidade.

(em perdas auditivas severas) até a ausência total das ondas (em perdas auditivas profundas). Tais achados são decorrentes da existência de lesão tanto de células ciliadas externas como de células ciliadas internas, ocasionando pouca excitação dos neurônios e, consequentemente, alterações no Peate.[9]

No entanto, assim como na audiometria tonal, só é possível definir o tipo de perda auditiva quando o limiar eletrofisiológico for obtido por via aérea (VA) e por via óssea (VO), permitindo a comparação entre seus resultados e auxiliando no diagnóstico diferencial da perda auditiva condutiva ou neurossensorial. Em perdas condutivas, o limiar eletrofisiológico por VA será mais elevado que o obtido por VO, evidenciando-se assim a presença de um *gap* VA/VO; no entanto, em perdas neurossensoriais os limiares de VA e VO serão equivalentes.

Determinação do grau de perda auditiva

Por meio da análise do limiar eletrofisiológico obtido no Peate é possível estimar o grau da perda auditiva, e a faixa de frequência na qual se estabelece o grau da perda está relacionada com o tipo de estímulo acústico utilizado para eliciar as respostas.

Para o estímulo acústico do tipo clique, que apresenta um espectro amplo de frequências, investiga-se a audição na faixa de frequências médias/altas (em cócleas sadias). Embora o clique seja um estímulo de banda larga, ele apresenta limitações quanto à ativação das células ciliadas em certas regiões da cóclea (como as de frequência baixa, p. ex.). O uso do estímulo CE-*chirp* de banda larga, primeiramente descrito por Dau et al.,[35] supostamente evita essas limitações. Pesquisas demonstram que esse estímulo ativa uma faixa mais

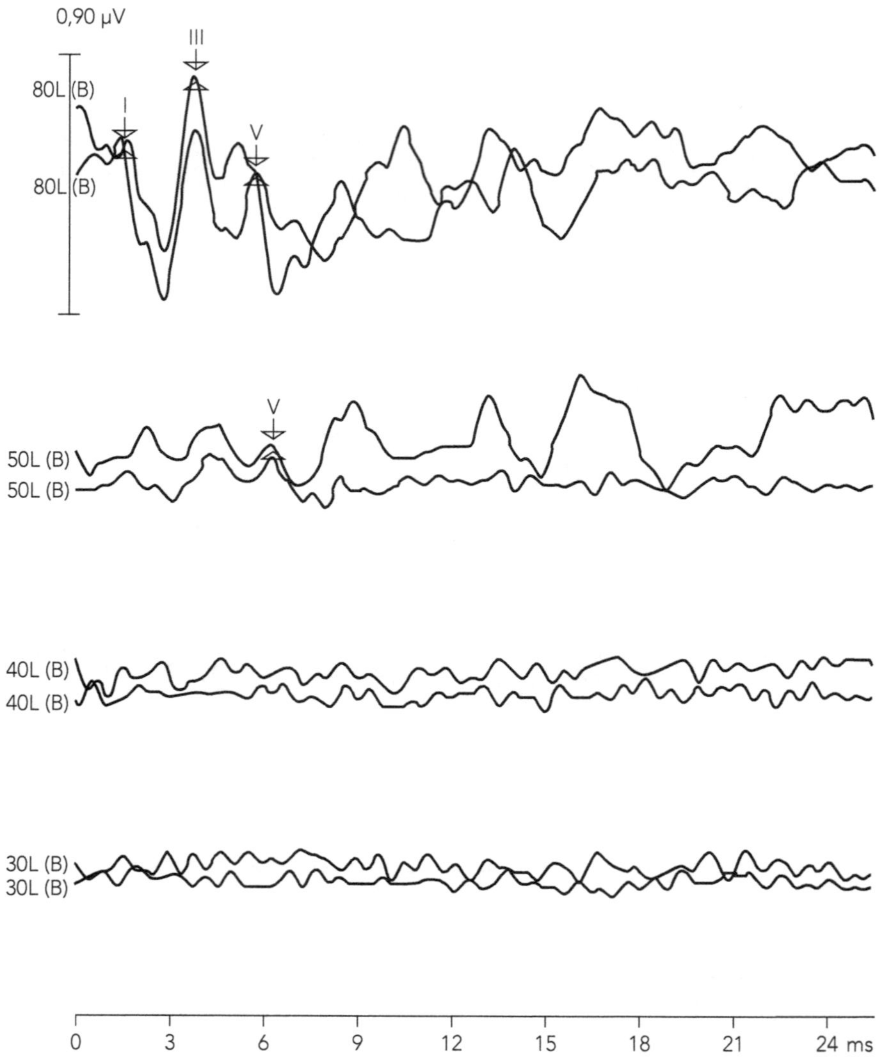

Latências absolutas e interpicos para cliques em bebê de 9 meses

	I	III	V	I-III	III-V	I-V
80 dB nNA	1,55	3,80	5,80	2,25	2,00	4,25
50 dB nNA	–	–	6,35	–	–	–

FIGURA 4 Ondas I, III e V do Peate com estímulo clique, em bebê de 9 meses. Pesquisa do limiar eletrofisiológico por via aérea com limiar alterado.

larga de frequências dentro da cóclea simultaneamente, por isso as ondas obtidas no Peate são mais proeminentes e reproduzíveis.[36]

Por sua vez, com os estímulos acústicos *tone burst - FE* e CE-*chirp* banda estreita, pode-se investigar a audição nas baixas, médias e altas frequências, visto que eles fornecem informações específicas por frequência (500, 1.000, 2.000 e 4.000 Hz).

Deve-se ressaltar que o limiar eletrofisiológico pode encontrar-se mais elevado que o limiar audiológico, sendo necessário usar um fator de correção para cada tipo de estímulo acústico, bem como para cada forma de avaliação (via aérea ou via óssea). A utilização do fator de correção (medido em dB) possibilitará o cálculo do nível de audibilidade estimado dB eNA (*Estimated Hearing Level* - EHL), que será uma medida em dB EHL. A Tabela 4 sintetiza essas informações de acordo com o estabelecido pelo *BC Early Hearing Program* (BCEHP).[37]

De modo geral, para o clique, o fator de correção é 15 dB. Sendo assim, quando o limiar eletrofisiológico

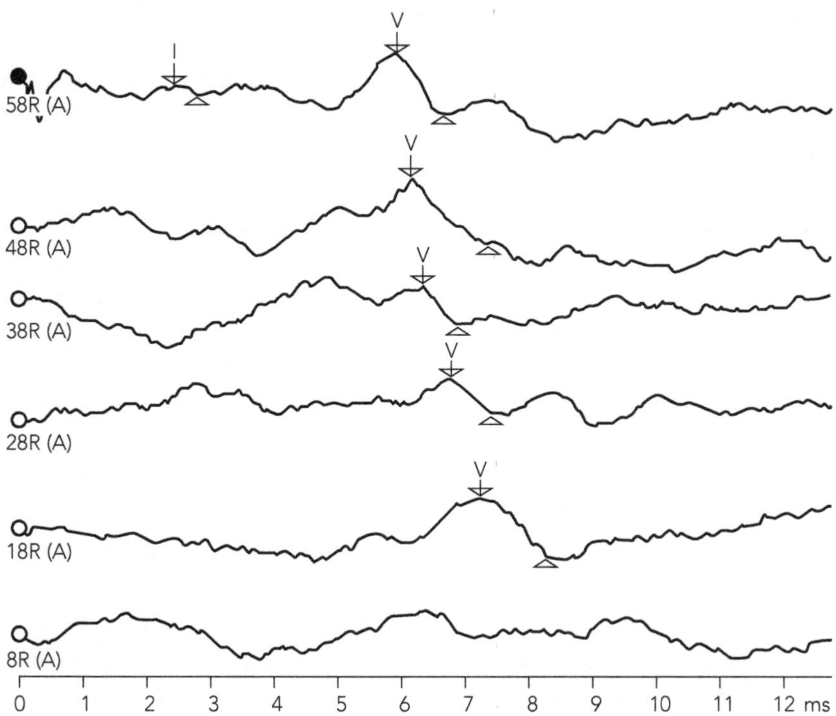

Latências absolutas e interpicos para cliques em adultos

	I	III	V	I-V
58 dB NA	2,45	–	5,95	3,50
48 dB NA	–	–	6,17	–
38 dB NA	–	–	6,35	–
28 dB NA	–	–	6,83	–
18 dB NA	–	–	7,28	–

FIGURA 5 Ondas do Peate com estímulo clique em adulto audiologicamente normal. Pesquisa do limiar eletrofisiológico por via óssea com uso de mascaramento contralateral.

TABELA 4 Nível mínimo de resposta e fator de correção para o Peate para cada estímulo e para cada forma de avaliação

	Via aérea		Via óssea	
Estímulo	Nível mínimo (dB nNA)	Fator de correção (dB)	Nível mínimo (dB nNA)	Fator de correção (dB)
TB 500 Hz	35	–15	20	+5
TB 1.000 Hz	35	–10	–	–
TB 2.000 Hz	30	–5	30	–5
TB 4.000 Hz	25	0	–	–

TB: *tone burst*; Hz: Hertz
Fonte: BCEHP, 2012.[37]

se encontra entre 40-70 dB nNA é sugestivo de perda auditiva de grau leve/moderado, entre 71-90 dB nNA é sugestivo de perda auditiva de grau moderado/severo e acima de 90 dB nNA é sugestivo de perda auditiva de grau severo/profundo.

Mascaramento

O mascaramento deve ser utilizado no Peate em casos de perdas auditivas unilaterais ou bilaterais assimétricas. No entanto, os valores de atenuação são maiores que os encontrados na audiometria tonal. A atenuação mínima obtida por Toma e Matas[38] foi de 65 dB, para o estímulo clique por VA; sendo assim, o mascaramento a ser empregado pode ser menos intenso que o utilizado na audiometria. *(Para maiores informações sobre o assunto, consultar o Capítulo 11, "O mascaramento na avaliação audiológica".)*

Influências do estímulo acústico na geração do Peate

As principais características acústicas que interferem na geração do Peate são:

- Tipo de estímulo acústico.
- Intensidade do estímulo acústico.
- Polaridade do estímulo acústico.
- Velocidade de apresentação do estímulo acústico.

Tipo de estímulo acústico

O tipo de estímulo acústico tem relação direta com as características neurofisiológicas da via auditiva, ou seja, cada neurônio responde de modo clássico, com impulso "tudo ou nada", ocorrendo descargas sequenciais e sincrônicas de atividades neuronais. Dessa forma, o estímulo acústico deve ativar um grande número de fibras neuronais, ao mesmo tempo (sincronicamente), para que seja possível a captação da atividade elétrica. Além disso, o estímulo deve ser do tipo transitório e de curta duração para evitar o fenômeno da habituação.

O Peate pode ser obtido por meio da utilização de diversos tipos de estímulos acústicos, tais como o clique, o CE-*chirp*, o TB ou a fala. O estímulo mais pesquisado até o momento, e portanto mais utilizado, é o clique. Esse estímulo, assim como o CE-*chirp* de banda larga, desencadeia resposta sincrônica de um grande número de neurônios, proporcionando ondas amplas e replicáveis.

As latências das ondas, obtidas no Peate com o clique, estão bem estabelecidas na literatura e são parâmetros bastante utilizados especialmente para a pesquisa de integridade da via auditiva.

O clique é um sinal acústico que abrange uma ampla gama de frequências, no entanto aquelas que efetivamente contribuirão para as respostas obtidas no Peate dependem de uma variedade de fatores, entre eles: a intensidade do estímulo; as propriedades eletroacústicas do transdutor; condições do canal auditivo e da orelha média que podem afetar a transmissão do estímulo sonoro; e a integridade da cóclea. Assim, o clique, em uma orelha normal, apresentado em média/alta intensidade e por fones de inserção, eliciará respostas das frequências médias/altas (1.000-4.000 Hz). No entanto, em pessoas com alteração coclear nas regiões de frequências mais altas, o padrão de resposta do Peate com clique pode não ser o mesmo.[39] Por isso, em perda auditiva neurossensorial (coclear) descendente, o Peate com clique pode apresentar respostas cuja contribuição provém das regiões mais apicais da cóclea.

O *tone burst* é um tipo de estímulo acústico que abrange uma faixa de frequência relativamente estreita com energia concentrada em uma região mais específica. A utilização desse estímulo permite a obtenção do limiar eletrofisiológico por banda de FE, ou seja, nas frequências de 500, 1.000, 2.000 e 4.000 Hz. As respostas com estímulo *tone burst – FE*, principalmente nas frequências mais baixas, são mais difíceis de serem visualizadas, os tempos de latência são maiores e os limiares eletrofisiológicos podem ser mais elevados quando comparados ao clique. O *tone burst – FE* tem sido bastante utilizado na avaliação de neonatos, e atualmente seu uso é indicado como padrão-ouro na determinação do limiar eletrofisiológico, uma vez que esses estímulos proporcionam melhor estimativa da configuração audiométrica.

O CE-*chirp* é um estímulo relativamente novo que vem se tornando cada vez mais disponível nos equipamentos clínicos comercializados. Idealmente, o uso do CE-*chirp* de banda larga promove uma "compensação" temporal do estímulo acústico que resulta em ativação simultânea ao longo de toda a membrana basilar. Isso leva a melhor sincronia temporal de ativação neuronal ao longo da cóclea, causando ondas maiores e com morfologia mais claras. No entanto, segundo Hall,[40] o uso do CE-*chirp* em altas intensidades leva a respostas do Peate piores que as encontradas com o uso do clique. Sendo assim, a escolha do estímulo acústico é essencial e depende da finalidade da testagem.

A Figura 6 ilustra a obtenção do Peate com estímulos clique e *tone burst - FE*; a Figura 7, com estímulos clique e CE-*chirp*.

Intensidade do estímulo acústico

A intensidade do estímulo acústico tem relação direta com o número de fibras neuronais ativadas, ou seja, quanto maior a intensidade, maior o número de fibras estimuladas. Sendo assim, deve-se levar em consideração que um número maior de neurônios responsivos gera mais atividade neuroelétrica e, portanto, maior amplitude das ondas.

Devemos ressaltar que a relação intensidade x latência das ondas do Peate é inversamente proporcional, ou seja, quanto maior a intensidade, menor a latência das ondas. Isso ocorre devido ao fato de as intensidades mais fortes estimularem as células ciliadas internas (sistema de "alta intensidade") e, portanto, proporcionarem a estimulação

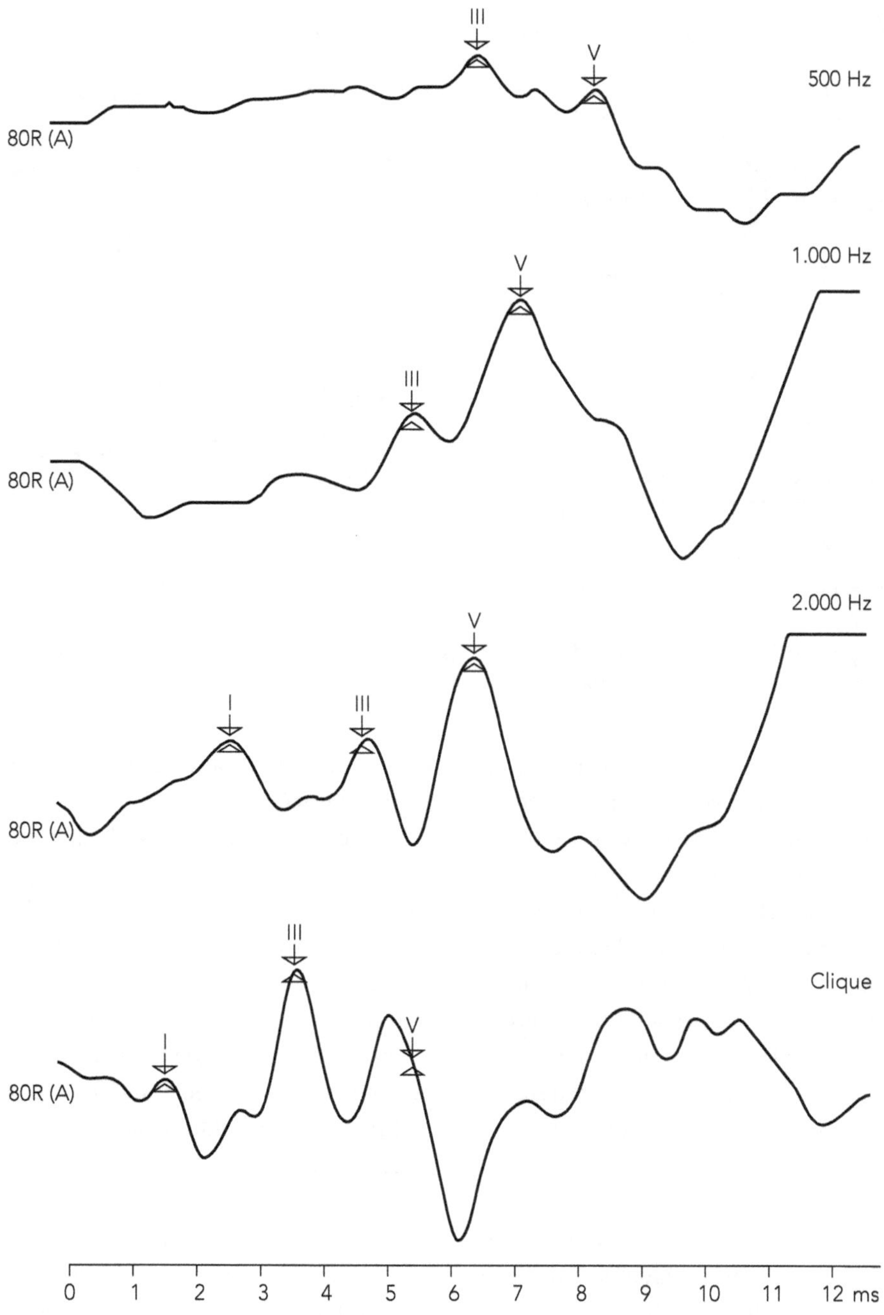

Latências absolutas a 80 dB NA em adulto audiologicamente normal

Estímulo	I	III	V
TB 500 Hz	–	6,80	8,65
TB 1.000 Hz	–	5,60	7,30
TB 2.000 Hz	2,75	4,85	6,60
Clique	1,70	3,75	5,60

FIGURA 6 Ondas I, III e V do Peate, a 80 dB nNA, com estímulos clique e *tone burst – FE* em adulto audiologicamente normal, por via aérea. Equipamento Universal Smart Box (USB) da marca Intelligent Hearing Systems (IHS).

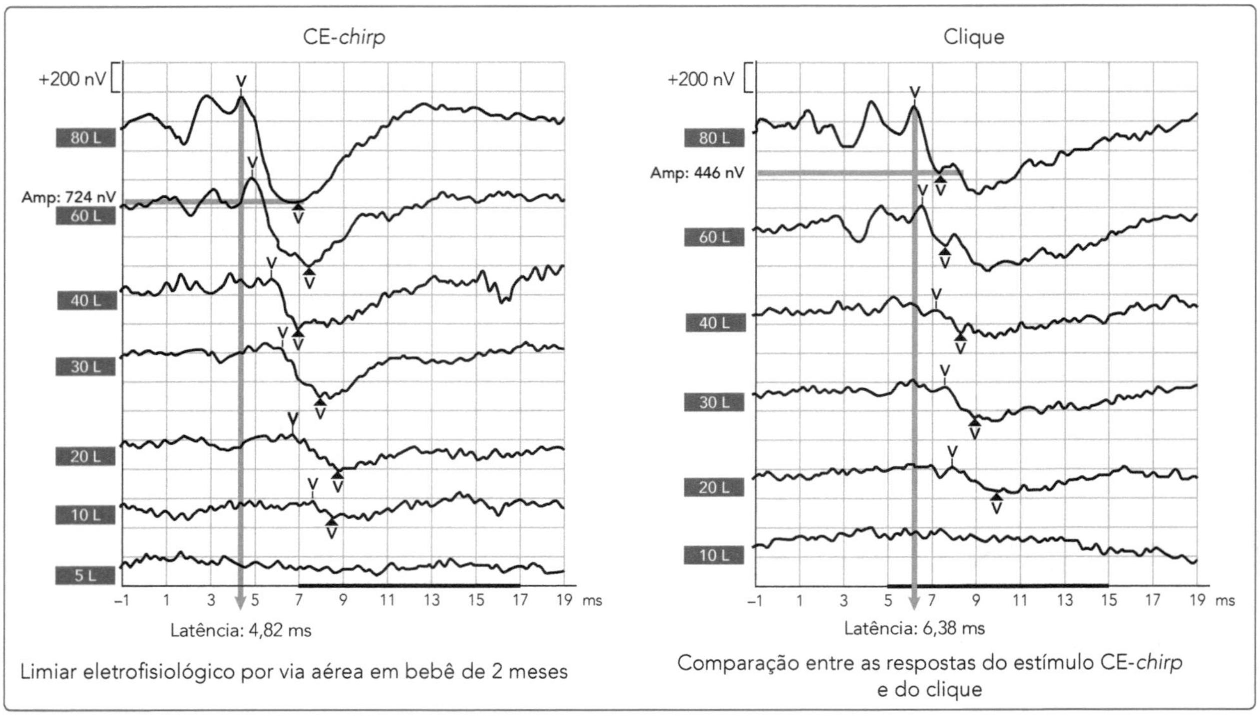

FIGURA 7 Comparação das latências e amplitudes das ondas do Peate com estímulo CE-*chirp* e *tone burst – FE*. Pesquisa de limiar eletrosidiológico em bebê audiologicamente normal, por via aérea. Equipamento Eclipse, marca Interacoustics.

direta das fibras neuronais aferentes, ativando mais rapidamente as estruturas do nervo auditivo e do tronco encefálico, o que geraria diminuição no tempo de aparecimento (latência) das ondas. Em intensidades menores, as células ciliadas externas (sistema de "baixa intensidade") serão responsáveis por viabilizar que o estímulo sonoro estimule as células ciliadas internas, deflagrando assim a transdução do estímulo para as fibras neuronais aferentes. Dessa forma, a latência das ondas torna-se mais prolongada em intensidades menores, pois o sistema "baixa intensidade" necessita de tempo para interagir com o sistema de "alta intensidade".[33]

Polaridade do estímulo acústico

A polaridade de um estímulo acústico refere-se à fase em que a onda sonora é apresentada pelo transdutor (fones supra-aurais ou de inserção), podendo ser positiva ou negativa. Denomina-se polaridade condensada aquela em que a fase de início é positiva e rarefeita aquela em que é negativa. A polaridade do estímulo pode ser condensada, rarefeita ou, ainda, alternada. A polaridade rarefeita produz a movimentação da membrana basilar da cóclea no sentido que desencadeia a despolarização das células ciliadas, e assim essa polaridade produz respostas levemente mais precoces e com maior amplitude do que com o estímulo condensado.[41] Vale ressaltar que a utilização da polaridade rarefeita vem sendo amplamente utilizada na prática clínica, entretanto as polaridades condensadas e alternadas também são opções válidas.

A coleta do Peate utilizando duas polaridades opostas (rarefeita x condensada) em traçados diferentes, com a mesma intensidade, é uma estratégia indicada para casos em que a resposta obtida com uma das polaridades seja duvidosa. Por exemplo, em caso de interferência por artefato elétrico ou microfonismo coclear, a mudança de polaridade do estímulo gera um traçado com picos opostos ao obtido pelo estímulo inicial, ou seja, visualizam-se traçados quase espelhados (Figura 8). Essa técnica permite validar a presença das ondas ou confirmar a ausência da resposta eletrofisiológica.

Velocidade de apresentação do estímulo acústico

A velocidade de apresentação do estímulo acústico, devido ao fenômeno da adaptação, tem relação com a latência e a amplitude das respostas do Peate, ou seja, quanto maior a velocidade de apresentação, maior a latência e menor a amplitude das ondas. Segundo Durrant e Ferraro,[9] velocidades de 10 estímulos/segundo são suficientes para atingir a definição máxima das ondas, embora velocidades de até 20 estímulos/segundo possam ser utilizadas sem provocar muita alteração. Os autores ressaltam que o uso de velocidades maiores pode ser útil em alguns casos, como em crianças muito pequenas, no entanto pequenas alterações na latência podem ser encontradas.

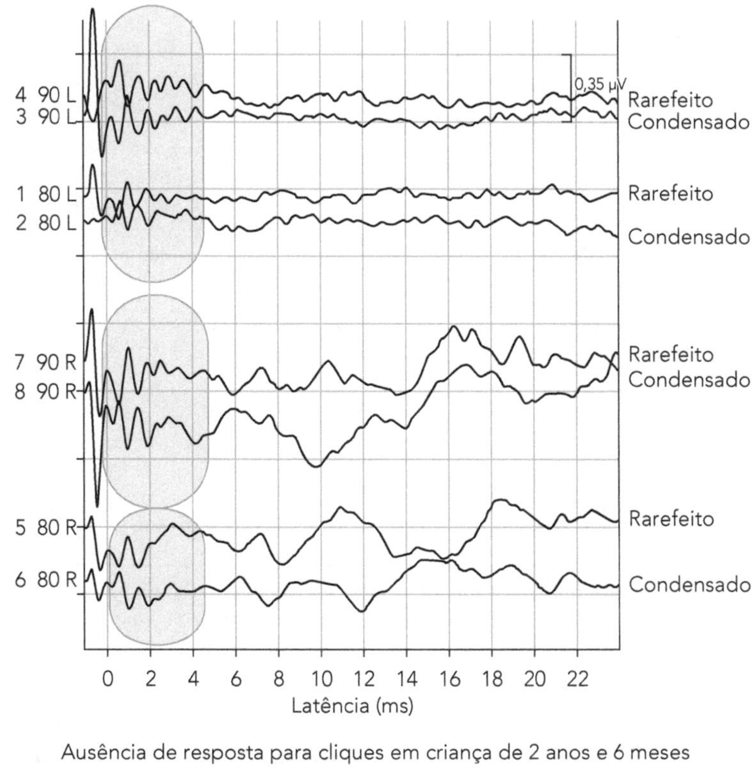

FIGURA 8 Inversão das ondas do Peate a 80 e 90 dB nNA com estímulos rarefeito e condensado em caso de ausência de resposta neural. Exame realizado com estímulo clique, por via aérea (fone de inserção), em criança de 2 anos e 6 meses em sono natural. Equipamento Integrity V500, marca Vivosonic.

Cabe ressaltar que velocidades de apresentação do estímulo muito altas podem causar alterações nos parâmetros de medidas do Peate (latência, amplitude e morfologia). Tais alterações podem ser decorrentes do período refratário, pois a unidade neuronal necessita de um período de recuperação para que possa ser ativada novamente, e, se o estímulo acústico ocorrer em tempo menor do que esse período, a célula neuronal não é capaz de transmiti-lo.[39] Sendo assim, se a estimulação tiver um intervalo interestímulos muito pequeno, mais estímulos serão apresentados por segundo e, portanto, menos neurônios estarão disponíveis para responder à estimulação.

Procedimentos para realização do Peate

A avaliação deve ser realizada preferencialmente em uma sala com tratamento acústico e elétrico, devendo o paciente ser acomodado de maneira confortável em uma poltrona reclinável ou uma maca.

O posicionamento dos eletrodos é outro item de grande importância na captação do Peate. Deve-se respeitar as normas propostas pelo *International Electrode System* (IES) 10-20[42] para sua correta utilização. Uma das formas utilizadas para a montagem define as mastoides direita e esquerda (M2 e M1, respectivamente), ou ainda os lóbulos das orelhas direita e esquerda (A2 e A1, respectivamente), como eletrodos-referência (negativos), a fronte (Fpz) como eletrodo "terra" (G) e a fronte (Fz) ou vértex (Cz) como eletrodo ativo (positivo). A Figura 9 ilustra o posicionamento de três eletrodos para o caso de equipamento de um canal, ou quatro eletrodos, para equipamento de dois canais. A Figura 10, por sua vez, ilustra a colocação dos eletrodos no pré-amplificador para utilização de equipamento de dois canais.

O uso de pasta abrasiva para limpar a pele do paciente nas posições predeterminadas, e da pasta eletrolítica, é indicado, uma vez que proporciona melhor condutividade elétrica. A fixação dos eletrodos deve ser feita com esparadrapo. Vale ressaltar que, após a colocação dos eletrodos, é necessária a verificação de seus valores de impedância (grau de conexão do eletrodo com a pele), que devem situar-se abaixo de 5 quilo-ohms (kOhms), e a diferença entre eles não pode ser maior que 2 kOhms.

Para a realização do Peate é necessário o uso de um protocolo padronizado para que os parâmetros da avaliação se-

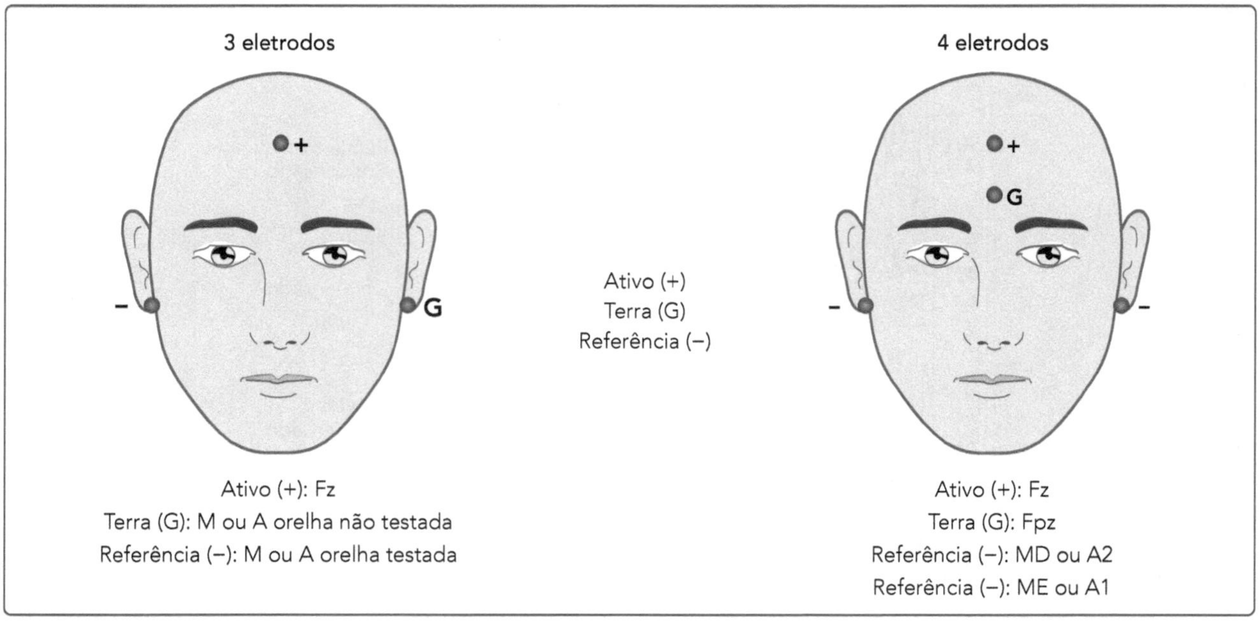

FIGURA 9 Figura ilustrativa do posicionamento de três ou quatro eletrodos.
A: lóbulo da orelha; A1: lóbulo da orelha esquerda; A2: lóbulo da orelha direita; M: mastoide; MD: mastoide direita; ME: mastoide esquerda.

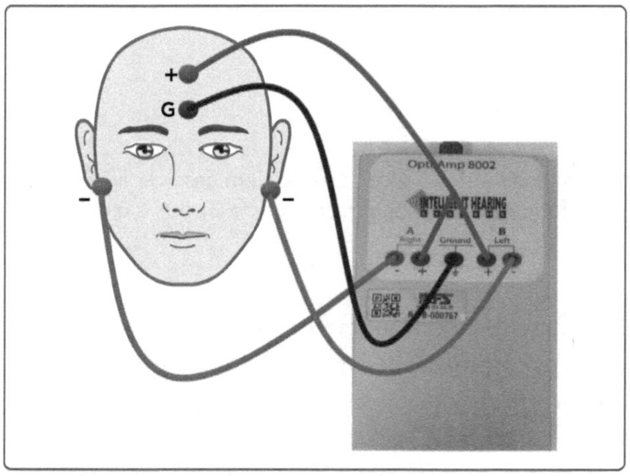

FIGURA 10 Figura ilustrativa da montagem de quatro eletrodos em equipamento de dois canais. Na figura o pré-amplificador utilizado é do Equipamento Universal Smart Box (USB), da marca Intelligent Hearing Systems (IHS).

jam controlados. Além do protocolo bem estruturado, é necessário tomar algumas medidas para minimizar a interferência de artefatos elétricos e musculares (como o uso de estabilizador de voltagem, o reposicionamento do paciente e, se necessário, a modificação dos filtros passa-alto e/ou passa-baixo), bem como das condições gerais de realização do exame.

Outro fator importante é a reprodutibilidade do traçado, ou seja, ao sobrepor dois traçados obtidos com os mesmos parâmetros, é preciso que eles sejam similares para haver a confirmação da geração das ondas e, consequentemente, da presença de respostas no tronco encefálico.

Ainda, outros parâmetros de medida que devem ser levados em consideração durante a realização e análise do Peate são a relação sinal-ruído (*signal-noise-ratio* – SNR) e o ruído residual (*residual noise* – RN). Utilizando o protocolo sugerido pelo BCEHP,[37] uma SNR maior do que 1,0 indica presença de respostas, e o RN inferior ou igual a 0,11 (em pelo menos dois traçados com os mesmos parâmetros) auxiliaria na interpretação da ausência de resposta. Cabe ressaltar que esses parâmetros de medida são utilizados para *auxiliar* na interpretação do traçado, e a observação visual, e confirmação pela reprodução, é o método principal para determinação de presença ou ausência de resposta.

Os Quadros 1 e 2 demonstram os protocolos utilizados pelo Laboratório de Investigação Fonoaudiológica em Potenciais Evocados Auditivos da Faculdade de Medicina da Universidade de São Paulo para a realização do Peate em adultos e crianças.

Devemos ressaltar que, para a realização do Peate, é importante que o indivíduo permaneça quieto, sem movimentar o corpo (especialmente as regiões de cabeça, pescoço e ombros). Nos casos em que não é possível realizar o exame com o indivíduo acordado, pode ser usada sedação, porque a geração das ondas do Peate não depende do estado de alerta do paciente nem sofre influência do uso de sedativos e anestésicos. O exame pode, também, ser realizado durante o sono natural, procedimento bastante utilizado em crianças e neonatos.

CONSIDERAÇÕES FINAIS

No campo da eletrofisiologia da audição, o potencial evocado auditivo de tronco encefálico é, sem dúvida, o

QUADRO 1 Parâmetros utilizados para obtenção do Peate em adultos, crianças e neonatos com o estímulo clique

Peate clique	Via aérea		Via óssea	
	Criança e adulto	Neonato	Criança e adulto	Neonato
Polaridade	Rarefeita ou condensada	Rarefeita ou condensada	Alternada	Alternada
Duração do estímulo	100 mcs	100 mcs	100 mcs	100 mcs
Taxa de repetição	19,1/s	27,7/s	19,1/s	27,7/s
Janela de análise	10 ms	25 ms	10 ms	25 ms
Filtro	100-1.500 Hz ou 100-3.000 Hz	30-3.000 Hz ou 100-3.000 Hz	100-1.500 Hz ou 100-3.000 Hz	30-3.000 Hz ou 100-3.000 Hz
Total de estímulos	1.024-2.048	1.024-2.048	1.024-2.048	1.024-2.048
Tipo de apresentação	Monoaural	Monoaural	Monoaural	Monoaural
Transdutor	Fone de inserção ou supra-aural	Fone de inserção	Vibrador ósseo	Vibrador ósseo

QUADRO 2 Parâmetros utilizados para obtenção do Peate em adultos, crianças e neonatos, por frequência específica

Peate *tone burst*	Frequências – via aérea			
	500 Hz	1.000 Hz	2.000 Hz	4.000 Hz
Polaridade	Condensada ou rarefeita	Condensada ou rarefeita	Condensada ou rarefeita	Condensada ou rarefeita
Duração do estímulo	8.000 mcs	4.000 mcs	2.000 mcs	1.000 mcs
Ciclos	4.00	4.00	4.00	4.00
Envelope	Blakman	Blakman	Blakman	Blakman
Taxa de repetição	27,7/s	27,7/s	27,7/s	27,7/s
Janela de análise	25 ms	25 ms	25 ms	25 ms
Filtros	30-1.500 Hz	30-3.000 Hz	30-3.000 Hz	30-3.000 Hz
Total de estímulos	1.024-2.048	1.024-2.048	1.024-2.048	1.024-2.048
Tipo de apresentação	Monoaural	Monoaural	Monoaural	Monoaural
Transdutor	Fone de inserção ou supra-aural	Fone de inserção ou supra-aural	Fone de inserção ou supra-aural	Fone de inserção ou supra-aural

procedimento mais utilizado clinicamente. Para que a análise e a interpretação de seus resultados sejam realizadas adequadamente, torna-se imprescindível a atuação de profissionais altamente especializados.

Embora o Peate seja considerado um instrumento objetivo para avaliar a audição, tendo como principais aplicações clínicas a pesquisa da integridade da via auditiva no tronco encefálico e a do limiar eletrofisiológico, não tem como finalidade substituir os procedimentos audiológicos de rotina, e sim complementá-los. Assim, tanto os métodos objetivos quanto os subjetivos devem ser aplicados e analisados conjuntamente. Essa somatória de informações a respeito do funcionamento da via auditiva proporcionará um diagnóstico audiológico mais preciso e, consequentemente, um melhor prognóstico para o paciente.

REFERÊNCIAS BIBLIOGRÁFICAS

1. Junqueira CAO, Frizzo ACF. Potenciais evocados auditivos e curta, média e longa latência. In: Aquino AMCM (org.). Processamento auditivo: eletrofisiologia e psicoacústica. São Paulo: Lovise; 2002. p.63-85.
2. Davis PA. The electrical response of the human brain to auditory stimuli. Am J Physiol. 1939;126:475-6.
3. Picton TW, Hillyard SA, Krauz HI, Galambos R. Human auditory evoked potentials. I. Evaluation of components. Electroencephalogr. Clin. Neurophysiol. 1974;36:179-90.

4. Kraus N, Kileny P, McGee T. Potenciais auditivos evocados de média latência (MLR). In: Katz J (org.). Tratado de audiologia clínica. 4.ed. Barueri: Manole; 1999. p.384- 402.
5. Ruth RA, Lambert PR. Auditory evoked potentials. Otolaryngol Clin North Am. 1991;24(2):349-70.
6. Möller AR, Janneta P, Bennett M, Möller MB. Intracranially recorded responses from human auditory nerve: new insights into the origin of brainstem evoked potentials. Electroencephalogr Clin Neurophysiol. 1981;52:18-27.
7. Musiek FE, Borenstein SP, Hall III JW, Schwaber MK. Audiometria de tronco encefálico (ABR): neurodiagnóstico e aplicações intraoperatórias. In: Katz J (org.). Tratado de audiologia clínica. 4.ed. Barueri: Manole; 1999. p.349-71.
8. Musiek FE, Johnson GD, Gollegly KM, Josey AF, Glasscock ME III. The auditory brain stem response interaural latency difference (ILD) in patients with brain stem lesions. Ear and Hearing. 1989;10:131-4.
9. Durrant JD, Ferraro JA. Potenciais auditivos evocados de curta latência: eletrococleografia e audiometria de tronco encefálico. In: Musiek FE, Rintelmann WF. Perspectivas atuais em avaliação auditiva. Barueri: Manole; 2001. p.193-238.
10. Manual do equipamento BIO-LOGIC – Evoked Potential User Manual; 1993.
11. Eggermont JJ. On the rate of maturation of sensory evoked potentials. Electroencephalogr Clin Neurophysiol. 1988;70(4):293-305.
12. Isaac ML. Estudo da maturação das vias auditivas por meio dos potenciais auditivos evocados de tronco cerebral em crianças pré-termo e a termo até os 18 meses de idade. [Tese – Doutoramento em Puericultura e Pediatria]. Ribeirão Preto: Faculdade de Medicina da Universidade de São Paulo; 1999.
13. Hall III JW. ABR Analysis and interpretation. In: Hall III JW. New handbook of auditory evoked responses. Boston: Pearson Allyn & Bacon; 2007. p.212-57.
14. Sleifer P, Costa SS, Cóser PL, Goldani MZ, Dornelles C, Weiss K. Auditory brainstem response in premature and full-term children. Int J Pediatr Otorhinolaryngol. 2007;71(9):1449-56.
15. Matas CG. Medidas eletrofisiológicas da audição: audiometria de tronco cerebral. In: Carvallo RMM (org.). Fonoaudiologia: informação para a formação procedimentos em audiologia. Rio de Janeiro: Guanabara Koogan; 2003. p.43-57.
16. Angrisani RA, Diniz EMA, Guinsburg R, Ferraro AA, Azevedo MF, Matas CG. Study on hearing maturation in children. CoDAS. 2014;26(4):294-301.
17. Davis H. United States – Japan seminars on auditory responses from the brain stem. Laryngoscope. 1979;89:1336-9.
18. Russo NM, Nicol TG, Zecker SG, Hayes EA, Kraus N. Auditory training neural timing in the human brainstem. Behav Brain Res. 2005;156:95-103.
19. Musiek FE, Kibbe K, Rackliffe L, Weider DJ. The auditory brainstem response I-V amplitude ratio in normal, cochlear, and retrocochlear ears. Ear Hear. 1984;5:52-5.
20. Selters WA, Brackmann DE. Acoustic tumor detection with brain stem electric response audiometry. Arch Otolaryngol. 1977;103:181-7.
21. Musiek FE, Shinn JB, Jirsa RE. The auditory brainstem response in auditory nerve and brainstem dysfunction. In: Burkard RF, Don M, Eggermont JJ (eds.). Auditory evoked potentials: basic principles and clinical application. Baltimore, CA: Lippincott Williams & Wilkins; 2007. p. 291-312.
22. Musiek FE, Gonzalez JE, Barn JA. Auditory brainstem response: differential diagnosis. In: Katz J, et al. Handbook of clinical audiology. 7.ed. Philadelphia: Wolters Kluwer Health; 2015. p.231-48.
23. Hall JW III. eHandbook of auditory evoked responses: principles, procedures & protocols. Kindle Direct Publishing; 2015.
24. Musiek FE, Kibbe-Michal K, Josey AF. Selected auditory brainstem response indices in patients with cochlear and eighth nerve lesions matched for hearing loss. International ERA Study Group Symposium; 1987.
25. Musiek FE, Josey AF, Glasscock ME. Auditory brainstem response in patients with acoustic neuromas: wave presence and absence. Arch Otolaryngol Head Neck Surg. 1986;112(2):186-9.
26. Musiek FE, McCormick CA, Hurley RM. Hit and false-alarm rates of selected ABR indices in differentiating cochlear disorders from acoustic tumors. Am J Audiol. 1996;5(1):90-6.
27. Musiek FE, Kibbe K. Auditory brainstem response wave IV-V abnormalities from the ear opposite large cerebellopontine lesions. Am J Otol. 1986;7(4):253-7.
28. Bush ML, Jones RO, Shinn JB. Auditory brainstem response threshold differences in patients with vestibular schwannoma: a new diagnostic index. Ear Nose Throat J. 2008;87(8):458-62.
29. Hood LJ. Auditory neuropathy: what is it and what can we do about it? The Hearing Journal. 1998;51(8):10-8.
30. Corley VM, Crabbe LS. Auditory neuropathy and a mitochondrial disorder in a child: case study. J Am Acad Audiol. 1999;10:484-8.
31. Eggermont J, Don M, Brackmann D. Electrocochleography and auditory brainstem electric responses in patients with pontine angle tumors. Ann Otol Rhinol Laryngol. 1980;89:1-19.
32. Hood LJ. Auditory brainstem response: estimation of hearing sensitivity. In: Katz J, et al. Handbook of clinical audiology. 7.ed. Philadelphia: Wolters Kluwer Health; 2015. p.249-66.
33. Castro JR NP, Figueiredo MS. Audiometria eletrofisiológica. In: Lopes Filho O. Tratado de fonoaudiologia. São Paulo: Roca, 1997. p.201-19.
34. Gorga MP, Reiland JK, Beauchaine KA. Auditory brainstem response in a case of high-frequency conductive hearing loss. J Speech Hear Disord. 1985;50:346-50.
35. Dau T, Wegner O, Mellert V, Kollmeier B. Auditory brainstem responses with optimized chirp signals compensating basilar-membrane dispersion. J Acoust Soc Am. 2000;107(3):1530-40.
36. Elberling C, Don M, Cebulla M, Stürzebecher E. Auditory steady-state responses to chirp stimuli based on cochlear traveling wave delay. J Acoust Soc Am. 2007;122(5):2772-85.
37. British Columbia Early Hearing Program (BCEHP). Audiology Assessment Protocol. 2012. Version 4.1. Disponível em: http://www.phsa.ca/NR/rdonlyres/AFBFBDCB-CC8B-4625-8CEF-1D-C7B7D88006/72330/BCEHPAudiologyAssessmentProtocol.pdf. Acesso em: 27 dez. 2021.
38. Toma MMT, Matas CG. Audiometria de tronco encefálico (ABR): o uso do mascaramento na avaliação de indivíduos portadores de perda auditiva unilateral. Rev Bras Otorrinolaringo. 2003;69(3):356-62.
39. Hall III JW. Introduction to auditory evoked response measurement. In: Hall III JW. New handbook of auditory evoked responses. Boston: Pearson Allyn & Bacon; 2007. p.58-108.
40. Hall III JW. Application of ABR in objective assessment of infant hearing. Audiology Online [internet]. 2013.
41. Stockard JJ, Stockard JE, Westmoreland B, Corfits J. Brainstem auditory-evoked responses: normal variation as a function of stimulus and subject characteristics. Arch Neurol. 1979;36:823-31.
42. Jasper HA. The ten-twenty system of the International Federation. Electroencephalogr Clin Neurophysiol. 1958;10:371-5.

16

POTENCIAL EVOCADO AUDITIVO DE MÉDIA LATÊNCIA

Ilka do Amaral Soares
Lilian Ferreira Muniz

INTRODUÇÃO

Os potenciais evocados auditivos de média latência (PEAML) foram inicialmente descritos por Geisler, Frishkopf e Rosenblith em 1958, e seu registro apresentava uma onda negativa, por volta de 20 ms (milissegundos), além de um pico positivo, por volta de 30 ms. Só mais tarde, porém, foram descritos outros picos (positivos e negativos), incluídos como componentes desse potencial.[1]

O PEAML refere-se às mudanças elétricas ocorridas na via auditiva central após uma estimulação acústica, com uma latência pós-estímulo de 10-80 ms.[1-4]

Se considerarmos o tempo de resposta, há uma diversidade de procedimentos que podem ser classificados como PEAML. Podemos citar a análise da resposta da musculatura pós-auricular (PAM), o potencial evocado miogênico vestibular (VEMP), o potencial evocado auditivo de estado estável (PEAEE) e o *frequency following response* (FFR). *(Para maiores informações sobre o assunto, consultar os Capítulos 18, "Potencial evocado auditivo de estado estável", 19, "Frequency Following Response", 22, "Avaliação vestibular: vectoeletronistagmografia", 23, "Potencial miogênico evocado vestibular e Vídeo Head Impulse Test: avanço tecnológico na avaliação vestibular", e 24, "Avaliação vestibular na criança".)*

Neste capítulo, por razões didáticas, vamos abordar especificamente o PEAML, que avalia as respostas da via auditiva central usando o paradigma clínico típico ou clássico.

Em função de sua latência ser compatível com o tempo necessário para ativar o córtex auditivo, essas respostas representam a atividade dessa região, no entanto, houve especulações sobre o envolvimento em importante escala de atividades miogênicas nesses registros.[5] Com os avanços das pesquisas e estudos realizados com pacientes curarizados ou com paralisias induzidas, ficou claro o papel do PEAML na avaliação funcional do sistema auditivo central.[5]

Suas respostas são analisadas por meio da morfologia das ondas, suas latências (medidas em milissegundos) e amplitudes (medidas em microvolts), decorrentes da ativação cortical das áreas auditivas estimuladas. *(Para maiores informações sobre o assunto, consultar o Capítulo 2, "Sistema auditivo central".)*

As características dessa técnica, assim como suas aplicações clínicas, serão descritas ao longo do capítulo, evidenciando os parâmetros para seu registro, para suas análises e as possíveis variações que ocorrem no registro de crianças e adultos.

Goldstein e Rodman, em 1967, descreveram os picos do PEAML (Po, Na, Pa, Nb e Pb) de maneira que a letra P representa os picos positivos e a N os picos negativos. Essa nomenclatura é utilizada universalmente até os dias atuais.[6]

Os parâmetros utilizados em seu registro são essenciais para garantir uma resposta confiável, pois a latência e a amplitude podem variar dependendo do tipo de estímulo, da intensidade, do filtro e de outros fatores.[2,5]

A análise do PEAML é realizada comparando as respostas da interamplitude das ondas Na e Pa, entre os hemisférios e orelhas (direita e esquerda), para a determinação de normalidade.[7,8]

O PEAML apresenta uma boa sensibilidade quando comparado aos limiares auditivos comportamentais e reflete atividades corticais como reconhecimento, discriminação, figura-fundo, atenção seletiva, sequência auditiva e integração auditiva visual,[1] mostrando-se um método objetivo e confiável para avaliar a integridade da via auditiva central.[1,2,5,9]

Apesar de os estudos sobre PEAML terem sido mais frequentes a partir de 1990, quando pesquisadores de renome iniciaram investigações em humanos e em animais usando situações como casos com lesões corticais, doenças degenerativas, uso de medicamentos, para tentar entender a relação entre as anormalidades obtidas nos traçados e as alterações fisiológicas decorrentes dessas variáveis nesse campo, ainda há muito a ser desvendado.

COMPONENTES GERADORES DO PEAML

O PEAML apresenta suas respostas como ondas que ocorrem, geralmente, com latência entre 12-75 ms após o estímulo gerador, com ondas de voltagem positiva (P) e negativa (N), de maneira sequencial, respeitando a ordem alfabética, identificadas por letras minúsculas e estando assim representadas: Na, Pa, Nb, Pb e Nc.[1,4,6] As ondas primordialmente analisadas são as quatro primeiras, por apresentarem maior amplitude e estabilidade (Figura 1), além do fato de o Pb ser considerado um componente de maior variabilidade.[1]

Na descrição original, elaborada por Goldstein e Rodman em 1967, também foi descrita a onda Po; entretanto, por refletir basicamente respostas da atividade elétrica da musculatura pós-auricular, não é atualmente considerada um componente que represente o PEAML.[2]

Na execução da análise desse potencial, além do tempo (latência) das respostas visualizadas, as amplitudes de suas ondas e a reprodutibilidade de seus traçados também são analisadas. Esses dados fornecem importantes indícios sobre o funcionamento das estruturas auditivas talâmicas e do córtex auditivo, embora haja alguma discordância quanto aos locais específicos de seus componentes. É importante ressaltar que esses dois parâmetros podem variar em função de fatores como intensidade, filtragem, frequência, estado de vigília, taxa de estimulação, entre outros.

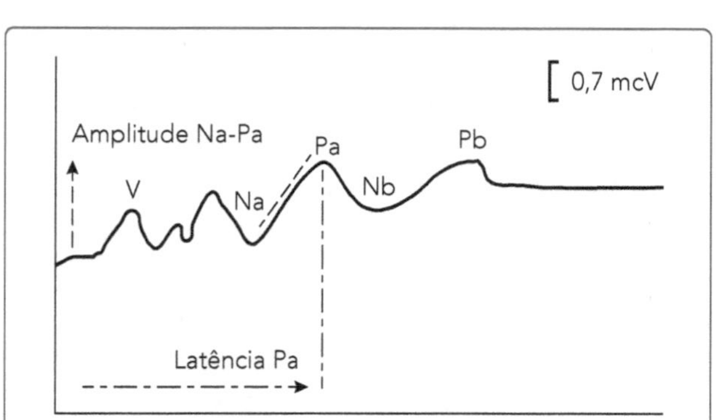

FIGURA 1 Ilustração representativa das ondas que compõem o PEAML.
PEAML: potenciais evocados auditivos de média latência.

Seus múltiplos geradores são rostrais aos locais dos geradores dos potenciais evocados auditivos de tronco encefálico (Peate), respostas de curta latência, permitindo a informação de uma região adicional do sistema auditivo, em porção mais superior,[4] representando assim uma interface entre as áreas primárias e não primárias.[1] Embora a maior parte dos pesquisadores acredite que esses potenciais são gerados a partir dessa área, há a suspeita de que outras áreas possam trazer contribuições, como é o caso do possível envolvimento do colículo inferior, estrutura do mesencéfalo, na formação do componente Na em humanos.[4] Esse componente é considerado a representação da atividade neural em nível talâmico.[10]

O tálamo é considerado uma parte importante da via auditiva que contribui para a formação do PEAML, sendo as estruturas mais caudais responsáveis pelos componentes mais precoces e as estruturas mais rostrais pelos componentes mais tardios. As funções auditivas do núcleo talâmico ainda não são totalmente compreendidas. Existe a suposição de que diferentes subdivisões (dorsal, medial e ventral) do corpo geniculado medial (CGM) contribuem de forma diferente para esse potencial. A resposta temporal estaria associada à maior participação do núcleo ventral do CGM.[4]

O córtex auditivo é apontado como o gerador primário do PEAML, no entanto, as áreas específicas que dão origem a diferentes ondas desse potencial variam muito na literatura.[4] A onda Pa reflete a atividade das radiações talamocorticais e do córtex auditivo primário,[10] e as áreas de associação parecem contribuir para a formação do componente Pb.[1] Os sítios geradores dessas respostas estão também relacionados a habilidades como discriminação, figura-fundo, atenção, memória e integração sensorial.[10]

A atenção tem se mostrado uma habilidade de interesse nessa área, e pesquisadores indagam seu papel nas respostas aos estímulos acústicos, em função do possível envolvimento do núcleo reticular na formação do PEAML. É possível que essa habilidade contribua de maneira secundária para a formação das ondas,[4] uma vez que as amplitudes se mostram maiores, principalmente para o Pa e Pb, quando a demanda atencional é exigida.[5,11] Esse fato pode indicar a participação de processos cerebrais na formação dessas ondas, bem como uma seletividade de informação vinda do córtex auditivo.[5]

O PEAML pode ser registrado em crianças e adultos, desde que sejam usadas as configurações de captação adequadas, e tendem a sofrer modificações nos parâmetros de latência e amplitude, inerentes ao processo de maturação do sistema nervoso auditivo central. *(Para maiores informações sobre o assunto, consultar o Capítulo 3, "Sistema auditivo nervoso central: plasticidade, privação sensorial e modalidade cruzada".)*

Em bebês e crianças pequenas o componente Pa pode aparecer com latência mais tardia, menor amplitude e pico mais amplo e, de maneira geral, o PEAML assemelha-se ao de adultos (Tabelas 1 e 2) por volta dos 8-10 anos; no entanto, o componente Pb amadurece mais lentamente e só atinge valores similares aos de adultos perto dos 15 anos.[4]

Em pessoas mais velhas, após os 60 anos, observam-se ondas com maiores amplitudes que as de adultos jovens. Especula-se que isso ocorra em função da diminuição de conexões inibitórias, mediadas pelo ácido gama-aminobutírico, do sistema auditivo que diminuem com o envelhecimento.[4]

CARACTERÍSTICAS DO ESTÍMULO E PARÂMETROS DE NORMALIDADE

A técnica que avalia as respostas do PEAML estabelece parâmetros com relação ao tipo de estímulo, taxa de estimulação, amostragem, filtragem, intensidade, derivação de eletrodos, impedância entre os eletrodos, polaridade, amplificação do sinal e, principalmente, o estado do paciente, todos monitorados em tempo real, por meio da tela de um computador acoplado a um sistema digital de gravação e somação da atividade auditiva de nosso sistema neural.

O paciente deve estar alerta durante toda a avaliação, e questões como idade, temperatura corporal, uso de medicações, alterações neurológicas e taxa de estimulação podem influenciar o registro do PEAML.[2]

O estímulo clique de 0,1 ms é o mais utilizado,[8,10] entretanto, o estímulo de frequência específica, *tone burst* de curta duração, o *chirp* e o *Blackman* (tipo envelope) também são indicados para avaliar o PEAML, uma vez que esses potenciais não sofrem tanta influência da sincronia neural quanto o Peate.[10] *(Para maiores informações sobre o assunto, consultar o Capítulo 15, "Potencial evocado auditivo de tronco encefálico".)*

Estudos afirmam que o estímulo *chirp* produz amplitudes maiores e morfologia mais robusta, pois foi projetado para compensar a dispersão da resposta na cóclea, relacionada ao atraso da onda viajante.[13,14]

A taxa de estimulação deve ser selecionada com cuidado para não causar a supressão das ondas, em função da habituação fisiológica, sobretudo de bebês e crianças.[8] As taxas de apresentação ideais para a captação das ondas Na e Pa devem estar abaixo de 11/s para a maioria das idades, exceto para crianças abaixo de 10 anos – nesse caso recomendam-se taxas abaixo de 5/s,[10] pois nessa faixa etária as estruturas neurais ainda estão em fase de amadurecimento.

TABELA 1 Valores médios para latências (ms) do PEAML, com estímulo clique a 70 dB nNA, em adultos jovens

Latência (ms)	Orelha esquerda		Orelha direita	
	A1C3	A1C4	A2C3	A2C4
Na	20,77	23,17	21,62	21,12
Pa	31,07	32,85	31,00	31,75
Nb	41,99	42,67	41,62	41,70

PEAML: potenciais evocados auditivos de média latência.
Fonte: Schochat, 2015;[1] Neves et al, 2007.[12]

TABELA 2 Valores médios para amplitude (mcv) do PEAML, com estímulo clique a 70 dB nNA, em adultos jovens

Amplitude (mcv)	Orelha esquerda		Orelha direita	
	A1C3	A1C4	A2C3	A2C4
NaPa	1,38	1,40	1,42	1,78
PaNb	1,27	1,21	1,36	1,33

PEAML: potenciais evocados auditivos de média latência.
Fonte: Schochat, 2015;[1] Neves et al, 2007.[12]

O número necessário de varreduras para o registro das ondas Na e Pa pode variar dependendo da relação entre o sinal e o ruído. A resposta pode surgir com apenas 50-100 sinais em níveis de elevada intensidade para um paciente com audição normal e intrinsecamente muito silencioso, porém o ideal é de 1.000 varreduras para cada registro.[2,4]

A intensidade do estímulo mais indicada pela literatura para a avaliação da integridade de via auditiva central é de 70 dBnNA, garantindo a amplitude da resposta, sem interferir na latência da onda Pa.[15] Entretanto, o uso de intensidades superiores pode proporcionar o aparecimento do reflexo pós-auricular, em que aparece um pico de amplitude elevada, que ocorre geralmente entre 12-20 ms após a estimulação.[10] Para minimizar essa interferência, pode-se ajustar a posição da cabeça a fim de relaxar a região cervical e posicionar os eletrodos nos lóbulos das orelhas para evitar a captação do reflexo pós-auricular. Outra opção seria mudar a polaridade do estímulo para alternada.[1]

O uso de filtros é essencial para o registro das ondas do PEAML, com o intuito de evitar o aparecimento de artefatos. As ondas Na e Pa concentram sua energia entre 30-40 Hz, portanto, filtros passa-baixa ou passa-alta amplos podem alterar seu registro e sua morfologia.[10] Os filtros descritos na literatura são: 10-200 Hz e 30-100 Hz, 1-100 Hz, 3-100 Hz,[8] porém o mais recomendado pela literatura são filtros passa-alta de 10 Hz e passa-baixa de 200 Hz.[10] A escolha dos filtros pode interferir diretamente na sensibilidade de visualização das ondas,[2] entretanto, alguns equipamentos trazem a opção de aplicar filtros após a gravação do exame, o que permite, por exemplo, verificar as ondas do Peate com o mesmo registro.

A Figura 2 mostra os parâmetros para a captação do PEAML realizado no equipamento Navigator Pro – Bio-Logic®, no qual podem ser observados os dados descritos anteriormente.

A preparação do paciente para a captação de respostas obedece ao que se preconiza para os demais potenciais evocados auditivos (PEA). Realiza-se a limpeza da pele por meio do uso de pasta esfoliante específica, e para a fixação dos eletrodos usa-se pasta de condutibilidade ou gel.

A fixação dos eletrodos deve favorecer a comparação dos valores das latências e das amplitudes registradas entre as medidas das orelhas e de cada hemisfério. A montagem ocorre com a fixação de dois eletrodos ativos na região temporoparietal, nas posições C3 e C4 (padronização do sistema internacional 10-20), o eletrodo neutro na posição Cz ou Fz e os eletrodos referência em cada lóbulo das orelhas, A1 e A2, como mostra a Figura 3.[1,2,8] Outro cuidado importante para o sucesso da avaliação é

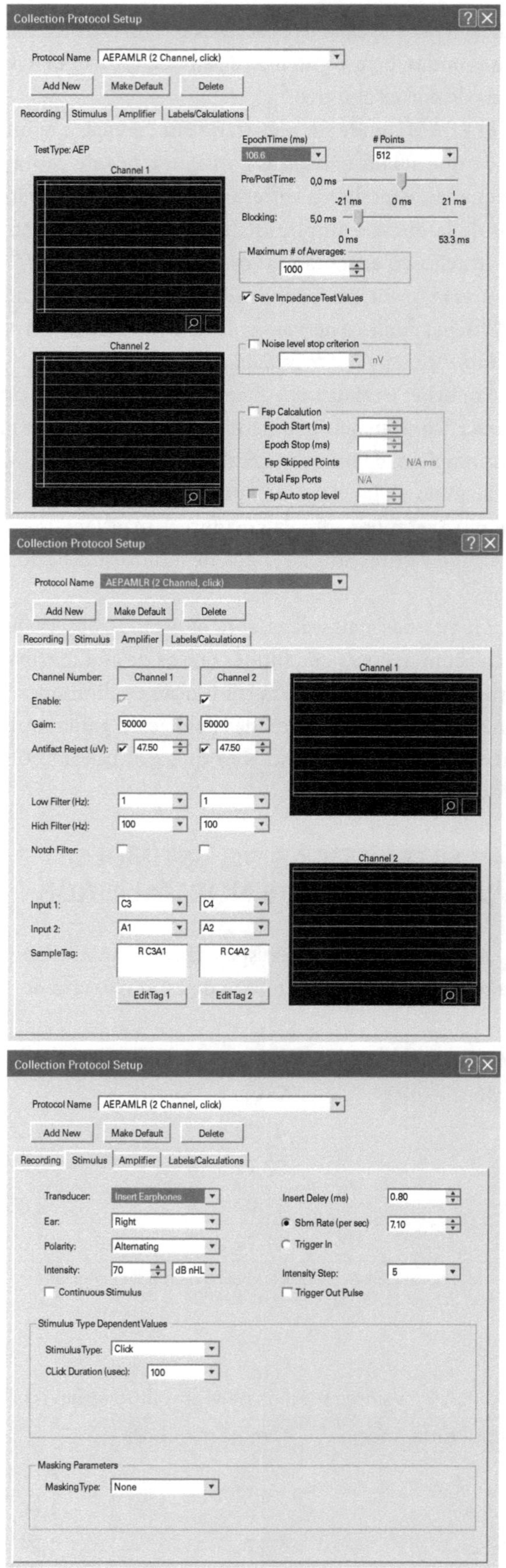

FIGURA 2 Demonstração dos parâmetros para o registro do PEAML no equipamento Navigator Pro – Bio-Logic®.

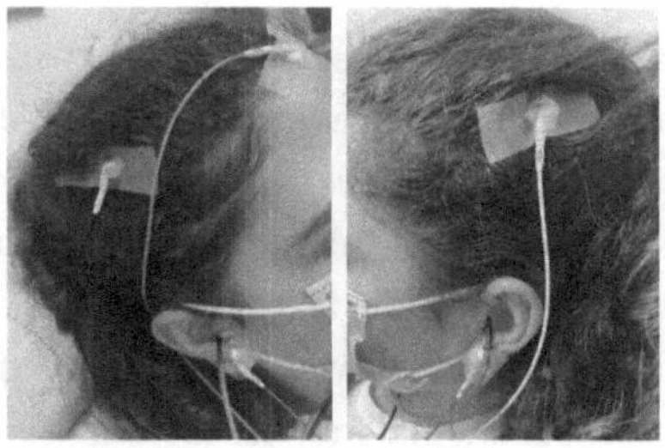

FIGURA 3 Disposição da derivação dos eletrodos utilizada para a captação do PEAML.
PEAML: potencial evocado auditivo de média latência.

com a impedância entre os eletrodos, que deve mostrar valores inferiores a 5 kilo-ohm.[2,4]

Todo esse cuidado possibilitará a avaliação das respostas nas derivações ipsilateral e contralateral da via auditiva. Ressalta-se que a amplitude pode sofrer mudanças de acordo com a forma da captação, ipsilateral ou contralateral, podendo sofrer um leve aumento no eletrodo contralateral ao estímulo.[4]

Diferentemente de outros potenciais, a polaridade utilizada para a captação do PEAML não é um fator crítico, por isso pode ser condensada, rarefeita ou alternada, entretanto a polaridade sugerida por Hall é a rarefeita.[2]

O estudo do PEAML pode ser analisado por meio da estimulação unilateral ou bilateral. Para adquirir o componente de interação binaural (BIC) é necessário somar as respostas obtidas com a estimulação unilateral (soma das respostas obtidas por orelha pós-estimulação) subtraída da resposta pós-estimulação binaural, avaliando dessa forma a binauralidade da via auditiva.[16] Porém, a forma de interação binaural representa uma diminuição da resposta binaural em comparação com o que seria esperado somando os potenciais evocados monoaurais.[17]

A função auditiva binaural pode ser analisada ao nível cortical devido ao fato de suas respostas serem geradas por estruturas mais rostrais. A vantagem da captação desse potencial de forma binaural é apresentar maior atividade a partir do tronco encefálico, com participação na geração da resposta dos núcleos do tronco encefálico e fibras associativas.[18]

O uso dos parâmetros técnicos para o registro do PEAML deve ser somado a parâmetros como o equipamento utilizado e a população estudada a fim de estabelecer o parâmetro de normalidade. No Brasil, o estudo de Neves et al.[12] avaliou 25 adultos, com idades entre 19-24 anos, universitários, de ambos os sexos e com limiares auditivos dentro do padrão de normalidade. O equipamento utilizado foi um eletroneuromiógrafo da marca Biologic, modelo Traveller-Express, estímulo tipo clique, intensidade de 70 dBnNA, com taxa de apresentação de 9,9/s, totalizando 1.000 cliques. Os resultados encontrados estão apresentados nas Tabelas 1 e 2.

Para analisar o PEAML é necessário também avaliar a variabilidade intrassujeito, como a comparação das amplitudes encontradas nos eletrodos C3 e C4 (hemisférios esquerdo e direito), podendo detectar diferenças causadas por lesões e disfunções próximas de um dos hemisférios, onde a amplitude será comprometida. Essa diferença é chamada de efeito de eletrodo. Entretanto, para ser considerada uma disfunção, a diferença da amplitude deve ser superior a 50%.[3,8]

Outra medida utilizada na avaliação desse potencial é o efeito de orelha, que ocorre quando a amplitude encontrada em uma orelha é menor 50% que a amplitude da orelha oposta.[3] Essa análise traz informações do caminho percorrido pelo som até o córtex auditivo, auxiliando principalmente nos casos de transtorno do processamento auditivo central (TPAC).[8] *(Para maiores informações sobre o assunto, consultar o Capítulo 20, "Avaliação do processamento auditivo central: testes comportamentais".)*

APLICAÇÕES CLÍNICAS DO PEAML

O PEAML tem se firmado como ferramenta útil com a evolução tecnológica e o aumento das evidências científicas. De maneira geral, os procedimentos dessa natureza podem ser usados como avaliação complementar da audição, em casos de difícil indução do sono, a exemplo do PAM que é uma resposta rápida, robusta, obtida com poucos estímulos e que pode ser registrado em nível de intensidade próximo ao do limiar auditivo, fornecendo informações sobre a função coclear.[5]

O músculo pós-auricular fica localizado atrás da linha média do pavilhão auricular, com origem na mastoide, ligado à região média posterior desse pavilhão é inervado pelo nervo facial, e tem como função trazer o pavilhão auricular para trás.[5] Os primeiros estudos com o compromisso de demonstrar a natureza dessa resposta em humanos foram descritos por Geisler et al. em 1958.[19]

Um pico negativo (N1) seguido de um pico positivo (P1) podem ser registrados em resposta a uma estimulação acústica, causados por respostas reflexas dos músculos do pescoço e do couro cabeludo. Essas respostas podem ser alteradas pela tensão muscular e eliminadas com o relaxamento da musculatura dessa região. O PAM é mediado através da cóclea e pode ser registrado usando sons com intensidades mais baixas, podendo ser usado como procedimento para avaliar a audição de maneira objetiva,[5] mais especificamente a função coclear, muito embora possa haver a participação de outras regiões (corticais), principalmente em intensidades mais baixas.[5]

Yoshi e Okuraira, em 1969,[20] avaliaram adultos com perda auditiva sensorioneural, usando de 200-500 estímulos cliques, na faixa de frequência de 20-500 Hz e uma janela de captação de 12-125 ms. Eles obtiveram respostas consistentes em intensidade de 85 dB SL, com latência para NI de 8-15 ms e para P1 de 13-20 ms. Com relação à intensidade, apareceram ondas em intensidade mínima de 0-20 dB acima do limiar auditivo. O principal problema dessa técnica é a variabilidade de respostas, e talvez por essa razão não seja usada para avaliação auditiva em larga escala.[5]

Por ser menos dependente da sincronia neural, o PEAML, eliciado por estímulos de baixa frequência (500 ou 1.000 Hz), pode contribuir para a avaliação da audição de maneira objetiva, no entanto, a questão maturacional limita seu uso a idades inferiores a 8 anos, e em casos de respostas ausentes ou alteradas faz-se necessário maior cuidado na análise.[21] Outro fator a considerar é a possibilidade da interferência das perdas auditivas sobre seus registros.[1]

Em geral, as amplitudes do PEAML são positivamente correlacionadas com a idade. Há um aumento relacionado à idade na amplitude e na latência, exceto para o compomente Na. Em adultos mais velhos com presbiacusia, o PEAML mostra grande variabilidade inter e intrassujeito e mostra também um aumento na latência de seus componentes. É possível observar aconcordância entre os limiares do PEAML e da audiometria tonal com tom puro, embora os limiares de PEAML tendam a ser maiores do que aqueles obtidos por meio da audiometria tonal liminar.[9]

Atualmente, o PEAML tem sido usado de maneira mais frequente na avaliação do sistema auditivo central, principalmente na avaliação do processamento auditivo central (PAC); no entanto, contribui também para a avaliação da plasticidade neural, na determinação de alterações em decorrência de lesões centrais, na monitoria da evolução do treinamento auditivo ou da intervenção com o uso de dispositivos eletrônicos de auxiliares da audição (implante coclear e dispositivos eletrônicos de amplificação sonora) e ainda na avaliação da maturação do sistema auditivo.

Um estudo realizado com 30 crianças, com idade que variou entre 8-14 anos, com transtorno do processamento auditivo central, teve como propósito estudar as características de latência e amplitude do PEAML, antes e após o treinamento auditivo. Essas crianças foram comparadas com 22 crianças que fizeram parte de um grupo controle, sem transtorno do processamento auditivo central e que também foram submetidas à mesma bateria de testes auditivos, no entanto, não realizaram treinamento auditivo. O grupo experimental foi submetido a 8 semanas de treinamento auditivo e depois teve sua audição reavaliada. Antes do treinamento auditivo, os resultados do PEAML para o grupo experimental mostraram amplitudes das ondas C3-A1 e C3-A2 mais baixas em comparação com o grupo controle. Após o treinamento auditivo, as amplitudes de onda do PEAML do grupo experimental aumentaram significativamente, de modo que não havia mais uma diferença significativa na amplitude entre os grupos. Os autores registraram com o uso do PEAML o progresso do grupo com o treinamento auditivo e mostraram que é possível fazer uso de medidas eletrofisiológicas para o diagnóstico e tratamento de transtornos do processamento auditivo central.[22]

Com o objetivo de comparar o resultado obtido em testes de ordenação e resolução auditiva temporal às latências e amplitudes obtidas nos registros dos PEAML e de longa latência (P300), foi realizado um estudo envolvendo crianças nascidas prematuras com indicador de risco para a perda auditiva (IRDA). As crianças envolvidas no estudo tinham idade entre 8-10 anos e foram comparadas a um grupo controle com audição normal sem IRDA e nascido a termo. Os autores ressaltaram, entre seus achados, as alterações de morfologia nas respostas do PEAML que foram encontradas no grupo de crianças prematuras.[23]

A habilidade de identificar pequenas mudanças no som ao longo do tempo desempenha um importante papel na percepção da fala e da música, e, para que sejamos capazes de desenvolver essa habilidade, é necessária uma boa resolução temporal. Sabendo que a taxa de intervalo de estimulação é o fator primordial para eliciar diferentes respostas e com a intenção de avaliar a habilidade auditiva de resolução temporal, Alhussainie et al., em 2017,[24] avaliaram 14 pessoas, com idade entre 21-31 anos, de ambos os sexos, com audição normal e sem histórico de doenças otológicas ou neurológicas. Os autores usaram como estímulo o ruído branco modulado com a inserção de pequenos intervalos de silêncio introduzidos por um gerador aleatório de sinal. Foram registrados simultaneamente os PEA de curta, média e longa latência com quatro taxas de intervalos (0,5, 1, 5 e 40 Hz). Todos os componentes principais mostraram-se presentes para a pesquisa com a utilização de 1 Hz, e o componente P1 (P50) apareceu como resultante do uso de filtro passa-baixo das ondas Pa e Pb. Em taxas mais altas, os componentes N1 e P2 desapareceram completamente, possivelmente em decorrência de fatores de adaptação, enquanto os componentes do PEA de curta latência e do PEAML foram todos identificados. O trabalho mostrou que é possível utilizar o PEAML para avaliar a resolução temporal de maneira objetiva e ainda de maneira simultânea à realização de outros PEA.

A discriminação auditiva está relacionada à habilidade de reconhecer e diferenciar sons e constitui-se em um componente essencial no que diz respeito ao uso correto da linguagem e à decodificação da leitura. O PEAML também pode ser útil na avaliação dessa habilidade auditiva. Alain et al., em 2013, trouxeram relato de alguns pacientes com dificuldade para distinguir notas musicais ou tons de diferentes frequências. Após serem submetidos a radiação no córtex auditivo direito, foram avaliados com o uso do PEAML e mostraram amplitudes reduzidas de seus componentes, especialmente a onda Pa que, em alguns casos, mostrou-se ausente.

A capacidade de integrar a informação obtida com a estimulação binaural pode ser acessada de maneira objetiva e evidenciará a atividade na região do tálamo e áreas corticais auditivas. Essa habilidade auditiva pode ser avaliada por meio da estimulação das orelhas individualmente (monoaurais), e posteriormente a estimulação é realizada utilizando as duas orelhas simultaneamente (binaural). Subtrai-se, então, do valor obtido na condição binaural o valor obtido com a soma dos valores captados nas condições monoaurais (direita e esquerda) e encontra-se o valor que representa o componente de interação binaural (BIC). O PEAML tem se mostrado uma boa técnica nesses casos por estar relacionado às estruturas corticais[25] e também por mostrar uma forte correlação com a técnicas comportamentais usadas para avaliar essa habilidade, como o *masking level difference* (MLD).[18]

A migrânea vestibular e a doença de Ménière são patologias que trazem como característica episódios de vertigem que podem durar algumas horas, e seu diagnóstico clínico ainda depende basicamente do relato do paciente ou do histórico médico. A diferenciação dessas duas doenças é uma tarefa árdua. Murofushi et al., em 2020,[26] utilizaram o PEAML, ou melhor, avaliaram a habituação aos estímulos auditivos repetitivos dos componentes dessa técnica, para diagnosticar a migrânea vestibular. Os autores compararam dois grupos das referidas patologias, cada um com 13 participantes, a um grupo controle composto por oito indivíduos saudáveis. Foi observado que as latências do grupo controle foram mais curtas, no entanto, não houve nenhum efeito significativo em função das repetições; por outro lado, as amplitudes dos componentes Na-Pa do grupo com doença de Ménière e do grupo controle mostraram habituação e diferiram de maneira significativa quando comparadas ao grupo com migrânea vestibular. Essa ausência de habituação foi considerada pelos autores uma medida precisa para o diagnóstico diferencial dessas duas patologias.

Uma revisão sistemática de literatura levantou publicações sobre PEAML em crianças e adolescentes brasileiros e encontrou inicialmente 1.315 estudos relacionados ao tema. Entre estes, oito enquadravam-se nos critérios de elegibilidade. Analisando os estudos incluídos, foi observado que dois deles envolviam a aplicabilidade do procedimento em autistas, um foi realizado em pessoas com problemas de aprendizagem escolar, um em portadores de transtorno do PAC, um envolvia sujeitos com desvio fonológico, dois caracterizavam indivíduos sem nenhum tipo de alteração e um caracterizava pessoas com fenilcetonúria. Os autores verificaram que não havia consenso, considerando a literatura consultada, quanto aos parâmetros de registro do PEAML em crianças e adolescentes brasileiros. Observaram, ainda, que a média de latência de Pa e a amplitude Na-Pa encontrada em crianças e adolescentes brasileiros normo-ouvintes, avaliados nos oito artigos dessa revisão, concordavam com os parâmetros de normalidade já estabelecidos internacionalmente.[10]

Outra revisão de literatura, incluindo artigos completos cujos participantes eram crianças submetidas ao exame de PEAML e artigos que compararam respostas de crianças e adultos, encontrou na literatura nacional e internacional 1.778 estudos, no entanto 21 correspondiam às exigências dos autores. Desse montante, seis trabalhos envolviam crianças saudáveis, quatro crianças com distúrbio de linguagem ou distúrbio específico de linguagem, quatro foram realizados com crianças usuárias de implante coclear e sete envolviam crianças com outras alterações. Os autores destacaram nos trabalhos envolvendo usuários de implante coclear que foi possível registrar a melhora das respostas do PEAML após um tempo de uso do dispositivo. Evidenciaram, também, a diminuição da latência e o aumento da amplitude dos registros após a intervenção nos casos de transtorno do processamento auditivo central. Ressaltaram, ainda, que encontraram trabalhos mostrando o uso dessa técnica em crianças nos primeiros meses de vida com respostas bem definidas, mesmo que ainda em processo de maturação cerebral.[21]

As evidências científicas, nacionais e internacionais, corroboram a aplicabilidade clínica desse PEA e mostram também que tem sido cada vez mais utilizado para avaliação da via auditiva central de crianças.[21] O acesso à literatura também pode ajudar a melhor compreender como é realizado, tornando-o mais acessível aos profissionais da área, no entanto, restam algumas questões a serem mais bem estudadas, como limites de normalidade nas diferentes idades e seus geradores.

CONSIDERAÇÕES FINAIS

O PEAML tem mostrado sua utilidade ao longo dos anos e se caracterizado como importante componente do conjunto dos PEA, muito embora ainda não esteja incluído na rotina clínica dos profissionais que trabalham com a investigação da função auditiva.

Ressaltam-se seu caráter objetivo e sua correlação com as técnicas comportamentais como pontos favoráveis a seu uso rotineiro, principalmente em populações que demonstram dificuldade em colaborar, mas que necessitam da avaliação do sistema auditivo periférico e central.

Atualmente, o acesso a intervenções como o uso dos dispositivos eletrônicos de auxiliares da audição (implantáveis não implantáveis) tem sido viabilizado pelo Sistema Único de Saúde (SUS), bem como pela saúde suplementar, e observa-se maior disseminação do uso de treinamento auditivo acusticamente controlado (formal) ou informal. Esses fatores têm contribuído para que haja maior necessidade de segmento ou monitoria de mudanças no sistema auditivo central.

A realização da triagem auditiva, bem como da avaliação e do acompanhamento audiológico, cada vez mais cedo,[27] traz a necessidade de melhor compreender a relação entre os processos auditivos centrais que podem estar relacionados aos atrasos da aquisição da linguagem oral e, até mesmo, de melhor compreender os desvios de seu desenvolvimento típico, fazendo com que a melhor compreensão do processo de maturação do sistema auditivo central seja de grande utilidade.

Por essas e outras razões, considera-se inegável a contribuição desse procedimento para a obtenção de informações audiológicas/eletrofisiológicas que digam respeito às mudanças no sistema auditivo central.

É diante desse cenário de ampliação dos cuidados com a saúde auditiva e da simplificação da aplicação dos procedimentos alcançados com a evolução tecnológica que se espera que o PEAML seja cada vez mais utilizado.

REFERÊNCIAS BIBLIOGRÁFICAS

1. Schochat E. Potencial evocado auditivo de média latência. In: Tratado de audiologia. 2.ed. Rio de Janeiro: Grupo Editorial Nacional; 2015. p.135-9.
2. Hall JW. New handbook of auditory evoked response. Pearson: Boston; 2006.
3. Musiek FE, Lee WW. Potenciais auditivos de média latência. In: Musiek FE, Rintelmann WF. Perspectivas atuais em avaliação auditiva. Barueri: Manole; 2001. p.239-67.
4. Musiek F, Nagle S. The middle latency response: a review of findings in various central nervous system lesions. J Am Acad Audiol. 2018;29:855-67.
5. Picton TW. Human auditory evoked potentials. San Diego: Plural; 2011.
6. Goldstein R, Rodman LB. Early components of averaged responses to rapidly repeated auditory stimuli. Journal of Speech and Hearing Research. 1967;10:697-705.
7. Schochat E, Rabelo CM, Almeida RC. Sensitividade e especificidade do potencial de latência média. Rev Bras Otorrinolaringol. 2004;70(3):353-8.
8. Frizzo ACF. Potencial evocado auditivo de média latência: parâmetros técnicos. In: Menezes PL, Andrade KCL, Frizzo ACF, Carnaúba ATL, Lins OG. Tratado de eletrofisiologia para a audiologia. Ribeirão Preto: Book Toy; 2018. p.117-20.
9. Alain C, Roye A, Arnott SR. Middle- and long-latency auditory evoked potentials: what are they telling us on central auditory disorders? Disord Peripher Cent Audit Process Handb Clin Neurophysiol. 2013;177-99.
10. Castro ARR, Barreto SR, Mancini PC, Resende LM. Potencial evocado auditivo de média latência (PEAML) em crianças e adolescentes brasileiros: revisão sistemática. Audiol Commun Res. 2015;20(4):384-91.
11. Eisencraft T, Miranda MFD, Schochat E. Comparing middle latency response with and without music. Braz J Otorhinolaryngology. 2006;72(4):465-9.
12. Neves IF, Gonçalves IC, Leite RA, Magliaro FCL, Matas CG. Estudo das latências e amplitudes dos potenciais evocados auditivos de média latência em indivíduos audiologicamente normais. Rev Bras Otorrinolaringol. 2007;73(1):75-80.
13. Dau T, Wegner O, Mellert V, Kollmeier B. Auditory brainstem responses with optimized chirp signals compensating basilar-membrane dispersion. J Acoust Soc Am. 2000;107(3).
14. Alemi R, Lehmann A. Middle latency responses to optimized chirps in adult cochlear implant users. J Am Acad Audiol. 2019;30:396-405.
15. Tucker DA, Ruth RA. Effects of age, signal level, and signal rate on the auditory middle latency response. J Am Acad Audiol. 1996 Apr;7(2):83-91.
16. Fowler CG, Horn JH. Frequency dependence of binaural interaction in the auditory brainstem and middle latency responses. American Journal of Audiology. 2012;21(2):190-8.
17. McPherson DL, Starr A. Binaural interaction in auditory evoked potentials: brainstem, middle- and long-latency components. Hearing Research. 1993;66(1):91-8.
18. Roup CM, Leigh ED. Individual differences in behavioral and electrophysiological measures of binaural processing across the adult life span. J Am Acad Audiolo. 2015;24:204-15.
19. Geislerl CD, Frishkopf S, Rosenblith WA. Extracranial response to acoustic clicks in man. Science. 1958;128:1210-1.
20. Yoshie N, Okudaira T. Myogenic evoked potential responses to clicks in man. Acta Oto-Laryngologica. 1969;67(Supp 252);89-103.
21. Romero ACL, Oliveira ACS, Regaçone SF, Frizzo ACF. Uso do potencial evocado auditivo de média latência em populações infantis: uma revisão integrativa. Rev Cefac. 2016 Jan-Feb;18(1):226-31.
22. Schochat E, Musiek FE, Alonso R, Ogata J. Effect of auditory training on the middle latency response in children with (central) auditory processing disorder. Braz J Med Biol Res. 2010;43(8):777-85.

23. Durante AS, Mariano S, Pachi PR. Auditory processing abilities in prematurely born children. Early Human Development. 2018;120;26-30.
24. Alhussaini K, Bohorquez J, Delgado RE, Ozcan O. Auditory brainstem, middle and late latency responses to short gaps in noise at different presentation rates. International Journal of Audiology. 2018 Jun;47(6):399-406.
25. Rosa BC. Componente de interação binaural nos potenciais evocados auditivos em indivíduos pós-AVC isquêmico. [Dissertação]. Universidade de São Paulo. Bauru: Faculdade de Odontologia de Bauru; 2019.
26. Mirofushi T, Goto F, Tsubota M. Vestibular migraine patients show lack of habituation in auditory middle latency responses to repetitive stimuli: comparison with Meniere's disease patients. Frontiers in Neurology. 2020;11:24.
27. JCIH. Position Statement: Principles and Guidelines for Early Hearing Detection and Intervention Programs. The Journal of Early Hearing Detection and Intervention. 2019;4(2).

17

POTENCIAL EVOCADO AUDITIVO DE LONGA LATÊNCIA – P300

Ana Cláudia Mirândola Barbosa Reis
Ana Cláudia Figueiredo Frizzo

INTRODUÇÃO

Os potenciais evocados auditivos de longa latência (Peall) constituem uma das técnicas neurofisiológicas com maior utilidade na investigação cognitiva. Dentre os diversos potenciais evocados auditivos de longa latência, o P300* tem sido o mais utilizado em pesquisa e na prática clínica por sua contribuição para o estudo das funções cognitivas e de atenção. Esses potenciais são respostas bioelétricas da atividade do tálamo e do córtex que ocorrem em um intervalo entre 80-600 ms[1,2] (Figura 1).

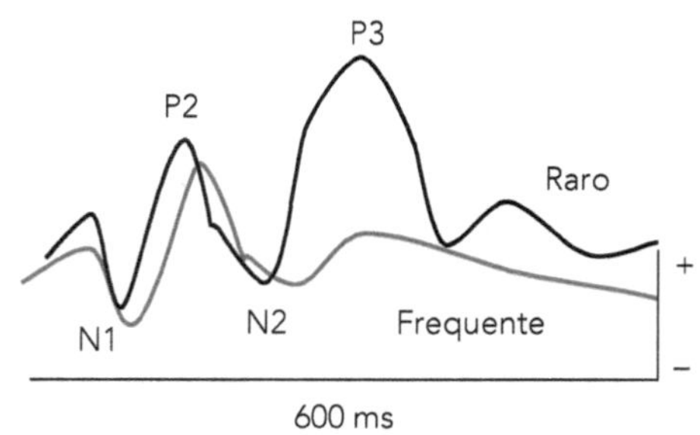

FIGURA 1 Registro do complexo do Peall-P300, exógeno (N1-P2-N2) e endógeno (P3).
Fonte: elaborada pelas autoras.

A medida do componente P3 tem sido empregada na avaliação do processamento auditivo, pois representa a possibilidade de analisar o sistema *in vivo* e de mostrar a qualidade do processamento da informação acústica enquanto o som é produzido.[3]

Descrito por Sutton et al. em 1965,[4] caracteriza-se por uma onda ampla e positiva que apresenta seu pico máximo por volta dos 300 ms, como resultado da resposta do paciente a um estímulo diferente (raro). Este aparece aleatoriamente durante a apresentação de uma série de estímulos frequentes, portanto se manifesta sobretudo em tarefas discriminativas, com estimulação auditiva, visual ou somatossensorial.

Tal procedimento tem sido enfatizado, nas pesquisas atuais, como um instrumento de investigação do processamento da informação (codificação, seleção, memória e tomada de decisão).

Pelas características desse potencial, encontramos na literatura denominações diferentes. As mais utilizadas são "potencial evocado auditivo de longa latência", quando relacionado ao tempo de surgimento após o estímulo,[1] "potencial evocado auditivo cortical", quando consideradas as áreas geradoras desse potencial,[5] ou ainda, e menos utilizado, "potencial cognitivo", por estar associado à função cognitiva (codificação, seleção, memória e tomada de decisão).[6]

A latência típica da onda P3 situa-se entre 300-500 ms, e sua amplitude pode variar entre 10-20 microvolts.[4,7,8] É uma onda mais facilmente detectável na região centroparietal do crânio (Pz e Cz), tendo como principais áreas geradoras desse potencial o córtex frontal, o centro-parietal e o hipocampo.[1]

* Neste capítulo as autoras optaram por utilizar o termo P300 ao se referirem ao teste e P3 ao componente identificado pela onda positiva por volta de 300 milissegundos.

Ao solicitar que a atenção se dirija para o estímulo, a onda P3 é facilmente obtida em tarefas apresentadas no paradigma *oddball*, ou seja, tarefas em que se apresentam estímulos com algumas diferenças entre si (intensidade, duração ou qualquer característica física), de modo que alguns estímulos sejam mais frequentes (80-90% dos ensaios) e outros sejam raros ou inesperados (10-20%), apresentados em uma ordem aleatória e imprevisível para o sujeito.

O paradigma *oddball* é utilizado no âmbito da investigação do potencial relacionado a evento, no qual apresentações de sequências de estímulos auditivos ou visuais frequentes são raramente interrompidos por um estímulo desviante. Foi empregado pela primeira vez por Squires, Squires e Hillyard (1975)[9] (Figura 2).

A onda P3 só ocorre se o sujeito está ativamente engajado na tarefa de detectar os alvos. Sua amplitude varia com a improbabilidade dos alvos, e sua latência varia de acordo com a dificuldade de discriminar o estímulo-alvo do estímulo-padrão.[10]

Existem duas convenções para a nomeação dos potenciais evocados auditivos. A primeira é numerar os picos de acordo com sua polaridade (P para positivo e N para negativo) e ordem de ocorrência (ou seja, 1, 2, 3 etc., ou a, b, c etc.). A segunda é nomeá-los de acordo com sua polaridade (P e N) e com sua latência aproximada em milissegundos. Os primeiros componentes do potencial evocado auditivo de longa latência que indicam o início do processamento auditivo cortical são P1, N1, P2 e N2. Já o componente P3 (positivo 3), também identificado como P300 em algumas publicações, ocorre geralmente após o complexo N1, P2 e N2. Portanto, a denominação P3 refere-se a um potencial positivo que ocorre ao redor de 300 ms após o início de um estímulo diferente (raro) e inesperado[1] (Figura 3).

O potencial é considerado exógeno quando produzido por eventos externos relacionados às características do

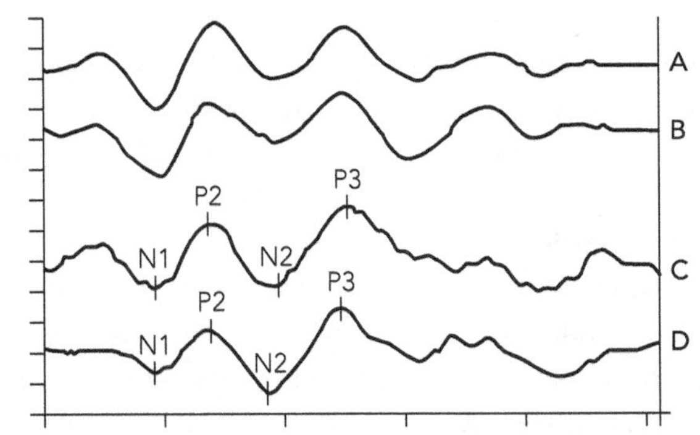

FIGURA 3 Registros do P300 (paradigma *oddball* típico): sequência de picos com polaridade negativa-positiva-negativa-positiva (N1-P2-N2-P3) acima e abaixo da linha de base. Traçados A e B: registro do estímulo frequente. Traçados C e D: registro do estímulo raro com as marcações dos potenciais exógenos e endógenos. Os traçados B e D são referentes ao segundo registro (replicação).
Fonte: elaborada pelas autoras.

estímulo que o provocaram e que são representados pelo complexo P1-N1-P2.

Os componentes P1-N1-P2 são chamados exógenos ou sensoriais por refletirem as características acústicas e temporais do estímulo, e, por isso, podem ser utilizados também na determinação de limiares auditivos pela investigação da resposta auditiva. Esse complexo P1-N1-P2 traz informações da chegada do estímulo auditivo ao córtex e início do processamento cortical e mostra se o sinal sonoro foi recebido adequadamente no nível do córtex auditivo. Nesse sentido, torna-se um instrumento de avaliação da sensibilidade auditiva funcional e mais completa.[6]

Os possíveis geradores desses componentes abrangem áreas do córtex auditivo primário (lobo temporal superior), secundário e sistema límbico com interferência do processo maturacional. Em crianças, a onda N2 apresenta maior negatividade nas pequenas e torna-se estável a partir de 5 anos de idade.[1]

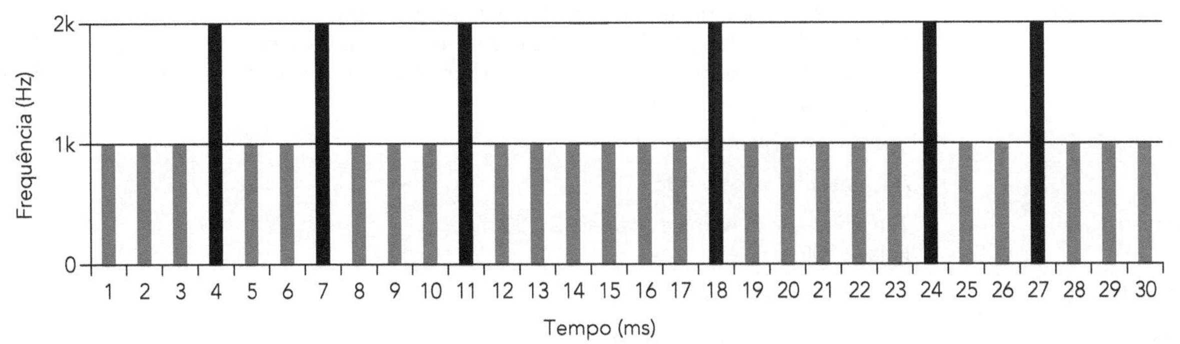

FIGURA 2 Exemplo do paradigma *oddball*, estímulos frequentes em 1.000 Hz e estímulos infrequentes (raros) em 2.000 Hz.
Fonte: elaborada pelas autoras.

Em crianças com dislexia é possível encontrar as latências dos componentes N1 e P2 aumentadas, indicando um déficit de sincronização geral, um dos possíveis causadores da patologia, e diminuição da amplitude de N1, que pode estar relacionada a fatores atencionais ou a dissintonia do sistema atencional auditivo.[11]

Já o potencial endógeno, componente P3, é constituído por uma onda positiva com latência aproximada de 300 ms, terceiro pico de voltagem positiva pós-estímulo, e envolve a realização de uma tarefa cognitiva. No entanto, pode ser registrado em indivíduos normais entre 250-400 ms, e, em alguns casos, pode não ser necessariamente o terceiro maior componente do complexo de ondas.[2]

Tal potencial reflete essencialmente a atividade de áreas auditivas corticais responsáveis pelas habilidades de atenção, discriminação, integração e memória.[2,6] O hipocampo, o córtex auditivo e o córtex frontal[2,10] são as áreas cerebrais que mais contribuem para a geração do P300. O neocórtex lateral do lobo parietal inferior tem sido descrito na literatura como local crítico, que corresponde às habilidades de orientação e atenção para as tarefas de eventos relevantes. Assim, sua geração envolveria a ativação conjunta e integrada do lobo parietal inferior com áreas pré-frontais medial e lateral nos processos de atenção, das áreas paralímbicas heteromodais e do hipocampo nos processos de memória, além do córtex auditivo, envolvido nos processos de discriminação e associação auditivo-linguística.[12]

Portanto, o P3 é um potencial endógeno gerado voluntariamente, de forma ativa, durante um desempenho de tarefa específica, diferentemente dos potenciais exógenos (N1, P2 e N2), que aparecem de forma passiva e reflexa, desde que o indivíduo escute um estímulo apropriado.[6]

A literatura da área descreve a existência de dois componentes do P3 (duplo pico), os subcomponentes P3a e P3b. O P3a é considerado um componente precoce que pode ser observado aproximadamente em 240 ms, ocorrendo automaticamente em resposta às grandes diferenças dos estímulos, esteja ou não o indivíduo prestando atenção ativamente à sequência de estímulos. Em geral, tal componente tem sido correlacionado com os processos precoces de alerta e se torna mais robusto com a baixa previsibilidade de ocorrência do estímulo raro, por isso não é observado em todos os sujeitos. Lesões do lobo frontal ou do hipocampo estão associadas a anormalidades no componente P3a, o que favorece sua aplicabilidade clínica em pacientes com distúrbios neurológicos e psíquicos.[13]

O P3b, mais tardio e em geral com menor amplitude, é observado em média em 350 ms e ocorre apenas quando o indivíduo está discriminando ativamente os estímulos.[1,2,14,15]

(Para maiores informações sobre o assunto, consultar os Capítulos 2, "Sistema auditivo central" e 3 "Sistema auditivo nervoso central: plasticidade, privação sensorial e modalidade cruzada".)

AQUISIÇÃO DO PEALL

O Quadro 1 apresenta o conjunto de parâmetros de estímulo e de aquisição do Peall.

PARÂMETROS DO ESTÍMULO

A aquisição do Peall ocorre em resposta a um estímulo sonoro e está relacionada a suas características acústicas. O sistema nervoso auditivo é responsável pelo processa-

QUADRO 1 Parâmetros do estímulo e aquisição do Peall

Parâmetros	
Estímulo	
Tipo	▪ Sons isolados ou complexos. ▪ Não verbais: *tone burst* (tons em diferentes frequências). ▪ Verbais: sílabas /ba/, /da/, /ga/, vogais /a/, /i/ e /u/ ou palavras – estudos de percepção de fala. Empregados em diferentes paradigmas (*oddball* 85/80% frequente, 15/20% raro, *acoustic change complex* etc.).
Estimulação	Monoaural ou binaural
Rate	0,7-1,1 estímulos/segundo
Duração	▪ Tom: *rise/fall*: 5-10 ms e *plateau*: 20-50 ms. ▪ Fala: ±200 ms.
Intensidade	Nível confortável – 30-40 dB NS
Transdutor	▪ Fones de inserção – ouvintes. ▪ Campo livre* – usuários de AASI ou IC.

(continua)

QUADRO 1 Parâmetros do estímulo e aquisição do Peall (*continuação*)

Parâmetros	
Estímulo	
Polaridade	Alternada
Aquisição	
Eletrodos	▪ 1 canal: linha mediana Cz (+), A1 e A2 (–). ▪ Multicanal: linha mediana Cz, Pz, Pz, Oz (+), A1 e A2 (–) e temporal (T3/T4, C3/C4 (+), A1 e A2 (–).
Impedância dos eletrodos	≤ 5 k ohms (diferença não > 2 k ohms entre as entradas positivas e negativas)
Filtro	0,1-30 Hz, 1-30 Hz
Filtro Notch (60 Hz)	Desligado
Amplificação do sinal	50.000 mcV
Janela de tempo	Até 500-1.000 ms
Amostragem	▪ 200-250 – devem ser replicadas a fim de assegurar que as respostas sejam consistentes. ▪ Eliminar artefato – piscada ou movimento ocular – solicitar fixação ocular (aceitável até 10% do total dos registros somados).
Estado do paciente	▪ Peac e MMN: alerta e desperto e sem demanda de tarefa. ▪ P300: atento e submetido a tarefa ativa.
Medidas	▪ Complexo P1-N1-P2-N2 (50-250 ms), MMN (180-200 ms). ▪ P300 (280-340 ms).[1,8]

* Obrigatória a calibração – Resolução CFFa n. 553/2019.
dB NS: decibel nível de sensação; AASI: aparelho de amplificação sonora individual; IC: implante coclear; k: quilo; MMN: *Mismatch negativity*; PEAC: potencial evocado auditivo cortical.

mento das informações acústicas, assim a aquisição e a análise do Peall viabilizam a investigação da qualidade desse processamento e seu resultado final no córtex.

Estímulos sonoros isolados são opções de estímulo viável para a aquisição do Peall quando se deseja, por exemplo, detectar a presença dos componentes neurais precoces (P1/P2) em resposta à reabilitação auditiva compatível com o sucesso no processamento da informação no córtex auditivo pós-tratamento. Estímulos sonoros isolados não verbais (tom *burst* 1 k Hz) ou verbais (sílaba /da/) também são utilizados na pesquisa do limiar mínimo auditivo em programas de triagem auditiva neonatal.[6]

Dois ou mais estímulos sonoros verbais ou não verbais, acusticamente complexos, com discrepâncias sutis e variações de frequência, intensidade, duração, entre outros, também podem ser utilizados no registro do Peall.[16]

Para o registro do P300, por exemplo, dois estímulos que variam em frequência e duração (1 k e 2 k Hz) podem ser utilizados. O uso de tons de frequências mais próximas (1,5 k e 2 k Hz) resulta em diminuição da amplitude e em aumento da latência.[17]

Estímulos complexos de fala natural ou sintetizada têm sido empregados em pares de sílabas que diferem entre si pelos componentes do início da sílaba ou ponto de articulação, como /da/ x /ta/ e /da/ x /ba/, algumas vezes empregados em um paradigma denominado *oddball* que prevê uma tarefa de discriminação auditiva.[3]

A habilidade de discriminação auditiva pode ser analisada em um complexo chamado de *acoustic change complex* (ACC), que reflete a percepção das mudanças acústicas de um som complexo em uma janela de tempo de até 1.000 ms, o que caracteriza um Peall. O complexo N1-P2 é visualizado duas ou mais vezes no registro, a primeira quando se dá o início do som e depois outras vezes, a cada mudança acústica de um som para outro, em meio aos intervalos breves e variáveis de silêncio entre os sons próprios dos intervalos entre os estímulos.[6,18] Variações no complexo N1-P2-N2 ocorrem no período entre 80-240 ms e são respostas automáticas e involuntárias do córtex auditivo em função da complexidade do estímulo e da capacidade do sujeito avaliado de perceber as diferenças acústicas desse estímulo complexo, especialmente os estímulos linguísticos.[19] Tais estímulos são hoje bastante úteis na avaliação eletrofisiológica, importantes para o estudo da percepção da fala e a observação do processamento linguístico em populações com problemas de fala e linguagem e em usuários de dispositivos eletrônicos auxiliares de audição.[20-22]

Destaca-se ainda o uso mais recente de estímulo complexo de ruído mascarante utilizado durante, antes ou após a apresentação do estímulo. Tal estimulação tem sido empregada em pesquisas na busca do desenvolvimento de novas propostas de investigação da percepção de fala de pacientes com distúrbios auditivos, usuários ou não de dispositivos de amplificação sonora.[18,23]

Considerando que o P300 auditivo é eliciado de modo consciente diante de uma tarefa de discriminação entre dois estímulos sonoros com diferenças mínimas entre si, o sujeito avaliado deve responder e realizar a tarefa proposta pelo avaliador, por exemplo, contar mentalmente, levantar o dedo quando identificar o estímulo raro, nomear o estímulo,[16] dirigindo sua atenção ao som-alvo, chamado de raro ou desviante, que ocorre em menor número entre os estímulos-padrão – o que é denominado paradigma *oddball*.[2] Durante essa estimulação, o esquema mental do sujeito avaliado é modificado para incorporar uma nova informação acústica com características distintas do estímulo-padrão.[4] Como resultado, observa-se a formação de uma onda positiva ocorrendo em média em 300 ms pós-estímulo, com amplitude variando entre 10-20 microvolts.[2,5] Em alguns pacientes, o processo pode gerar a duplicação do componente P3, registrando P3a de forma automática e involuntária[24,25] e o componente P3b, que depende da tarefa e da expectativa e reconhecimento do estímulo,[26,27] como mencionado anteriormente.

No mínimo 20 estímulos raros são necessários para a aquisição do Peall. Os estímulos raros devem corresponder a 15-20% do total dos estímulos apresentados aleatoriamente, e a estimulação não deve exceder 250 varreduras, para evitar a habituação.[2,28] Durante a realização do teste é necessário o controle da identificação dos estímulos por parte do avaliador. Considera-se um exame apto para análise quando o sujeito avaliado é capaz de identificar ao menos 90% dos estímulos raros.[8,16,29]

A medida do Peall pode ser obtida com estimulação monoaural ou binaural. A observação do potencial originado da estimulação por orelha representa a atividade cortical auditiva da via auditiva aferente e do córtex auditivo. Já quando a estimulação é apresentada em ambas as orelhas o sistema auditivo é estimulado em ambos os lados e representa a informação integrada processada mais rapidamente no córtex, e por isso com latência mais curta e maior amplitude em pacientes normo-ouvintes.[7] *(Para maiores informações sobre o assunto, consultar o Capítulo 2, "Sistema auditivo central".)*

Em termos gerais, a mudança da taxa de apresentação do estímulo por segundo produz pouca interferência na latência de um potencial evocado sensorial tardio[4]. Mudanças nos padrões morfológicos e na amplitude são observadas em função da diminuição da taxa de estimulação dentro de um intervalo interestímulo de até 10 ms.[4,30] A taxa de estimulação recomendada fica em torno de 0,5-1,1 estímulos/segundo.[2] No caso da aquisição do P300,[4] a amplitude do P3 diminui com o aumento da taxa de estimulação acima desses valores. Além disso, intervalos interestímulos superiores a 2 estímulos/segundo podem eliminar o efeito da probabilidade sobre a amplitude das respostas e resultar em diminuição.[15]

Variações na intensidade do estímulo empregado na avaliação podem produzir mudanças significativas no Peall. O aumento da intensidade implica diminuição da latência e aumento da amplitude; no entanto, um padrão não linear de aumento de amplitude da resposta pode ser observado associado a variações maiores de latência de resposta com a intensidade mais próxima do limiar. E um efeito menor quando a intensidade é usada por volta de 40 dB acima do limiar.[28] O maior aumento de amplitude ocorre em torno de 30 dB NS acima do limiar e estabiliza ao redor de 75 dB[2]. O aumento da intensidade além desses valores é sugerido na realização do P300 em pacientes com perda de audição para garantir a realização da tarefa.[15,31]

Não são observadas diferenças na latência dos componentes do Peall em função do tipo de transdutor empregado na estimulação.[32] No entanto, diferenças discretas na amplitude podem ocorrer especialmente no complexo de ondas P1-N1-P2-N2 em função da perda de energia sonora quando a caixa acústica é usada e o som é gerado em campo sonoro, o que faz da calibração uma demanda essencial para garantir a precisão dos parâmetros do estímulo. *(Para maiores informações sobre o assunto, consultar o Capítulo 5, "Metrologia e padrões de medição em audiologia".)*

A polaridade ideal para a aquisição do Peall é a alternada, o que favorece a rejeição de ruído em função da análise diferencial do amplificador, imprimindo maior qualidade ao registro dos potenciais.[33]

PARÂMETROS DE AQUISIÇÃO

Um sistema analógico de captação, amplificação e rejeição do ruído, seguido de um sistema digital de somação de um sinal bioelétrico, é necessário para a aquisição do Peall e a análise da resposta cortical auditiva.

Para o registro das respostas, os eletrodos são dispositivos condutores da potência da atividade bioelétrica auditiva que, conectados ao pré-amplificador analógico, estabelecem a ligação entre o equipamento e o paciente.[4]

A limpeza cuidadosa prévia da pele ou couro cabeludo com pasta ou gel abrasivo é recomendada para a devida captação da atividade cortical auditiva. A impedância (medida da resistência da pele ao fluxo de corrente aérea) deve permanecer entre 1-5 kilo-ohms,[2,8] sem diferenças superiores a 2 kilo-ohms para evitar interferências negativas na análise diferencial do pré-amplificador.

Eletrodos não descartáveis de ouro, prata ou cobre geram boa condução, especialmente se fixados com eletrodos Transpore®, que aderem melhor à pele e ao couro cabeludo, além de serem de fácil higienização e mais duráveis. Há necessidade do uso de pasta eletrolítica condutora, facilitadora dessa condução.[1]

Eletrodos menores e descartáveis precisam ser utilizados em bebês devido ao tamanho reduzido do crânio, lóbulos e conduto e à maior facilidade de posicionamento e manuseio nessa população.[2]

A gravação simultânea de diversas disposições de eletrodos exige a ativação de um número maior de canais de registro, em geral inviável nos equipamentos clínicos disponíveis no Brasil. Quando possível, viabiliza a confirmação das respostas e garante maior confiabilidade à pesquisa, além do topodiagnóstico de lesões corticais auditivas devido à possibilidade da medida em diferentes posições do crânio.[6]

Para o registro da resposta elétrica bipolar, positiva e negativa, faz-se necessário o uso de dois eletrodos, um positivo (ativo) e outro negativo (referência), que serão conectados à caixa do pré-amplificador e permitirão o registro de um sinal de onda de deflexão acima e abaixo da linha de base. Recomenda-se a colocação do eletrodo de superfície o mais próximo possível do gerador neural presumido.[6]

A disposição dos eletrodos é realizada de acordo com o Sistema Internacional 10/20.[34] Por convenção desse sistema, os eletrodos pares são posicionados à direita, os ímpares à esquerda e os eletrodos denominados "z" na linha média da cabeça. A posição de cada eletrodo é determinada pela interseção de duas linhas, que resultam de uma sequência de três medidas, muito importantes, pois determinam a fixação dos eletrodos. A medida anteroposterior é a primeira medida a se estabelecer, é a linha imaginária entre o násion e o ínion, e fornece os pontos localizados na linha média (z), tais como Fpz (frontopolar) a 10% do násion, Fz (frontal) a 20% do Fpz, Cz (vértex, central) a 20% do Fz, Pz (parietal) a 20% do Cz e Oz (occipital) a 10% do ínion (Figura 4).

Os eletrodos não invertidos (negativos) são em geral posicionados nas mastoides esquerda e direita (M1/M2) ou nos lóbulos esquerdo e direito (A1/A2), ligados ou não por meio do *jumper* entre as entradas negativas (M1/M2, A1/A2). O eletrodo terra é comumente posicionado na fronte (Fpz) ou entre os olhos e acima do nariz (násion).[35]

O tipo de montagem dos eletrodos na cabeça do sujeito depende do objetivo da investigação. Basicamente, pode-se utilizar apenas um canal de registro, nesse caso, com derivação unilateral e vertical quando se deseja apenas detectar a ausência ou presença dos componentes do Peall como o P300 (Figura 5). A disposição do eletrodo não invertido do lado esquerdo (CzA1) é uma boa escolha em função do fato de que o processamento das informações

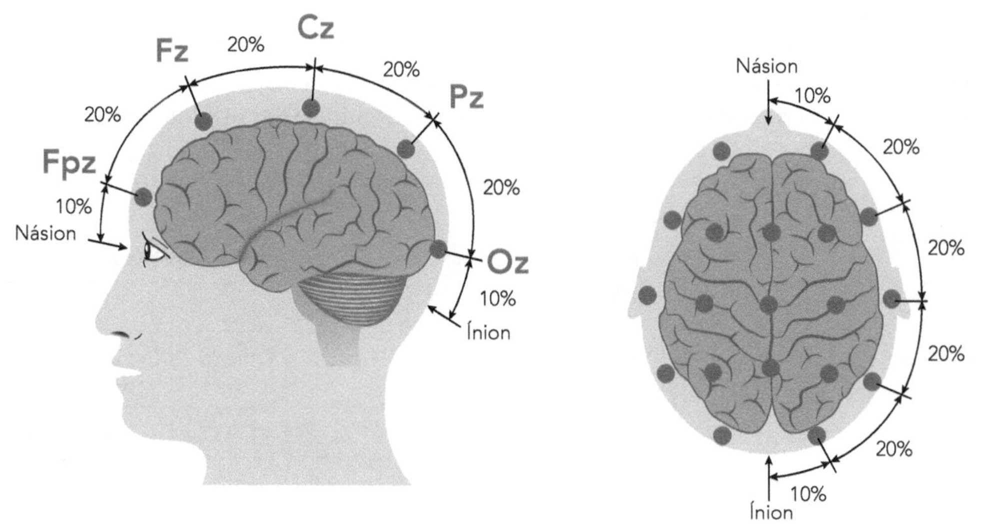

FIGURA 4 Visão lateral esquerda com disposição dos eletrodos em linha média e transversais, conforme o Sistema Internacional 10-20.

Cz: eletrodo central da linha média; Fpz: eletrodo fronto-polar da linha média; Fz: eletrodo frontal da linha média; Oz: eletrodo occipital da linha média; Pz: eletrodo parietal da linha média.

Fonte: adaptada de Jasper, 1958.[34]

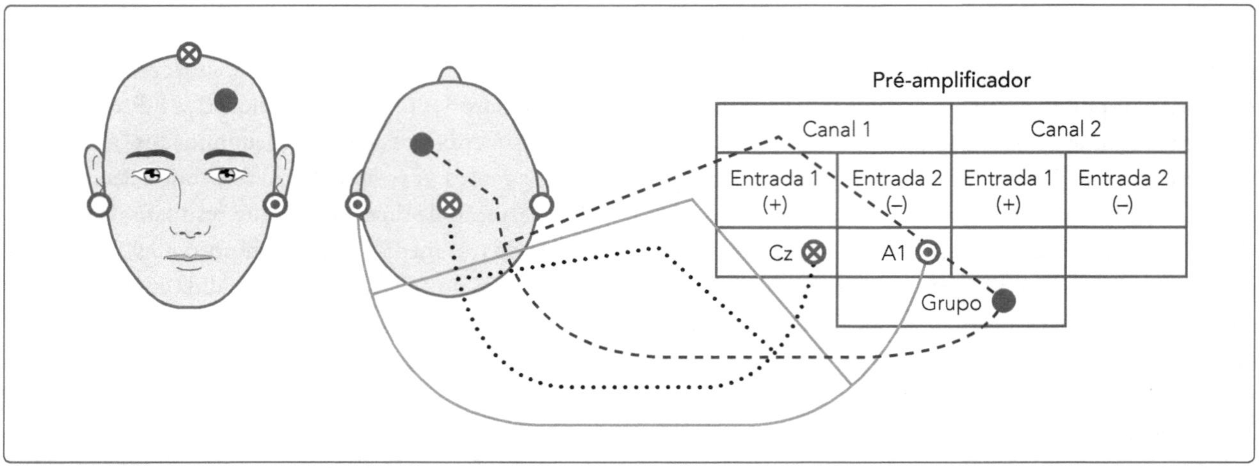

FIGURA 5 Derivação CzA1, utilizando apenas um canal, terra em Fpz.
Fonte: elaborada pelas autoras.

auditivas ocorre no hemisfério esquerdo, especialmente quando a estimulação monoaural direita é utilizada.

Já com um equipamento de dois canais temos uma diversidade de montagens possíveis. O registro simultâneo e bilateral, por exemplo, em Cz e Fz (entrada 1) – positivos, com *jumper* em A1A2 (entrada 2) – negativos, registra as derivações Cz-A1, Fz-A1, Cz-A2 e Fz-A2; alternadamente, como no exemplo a seguir, eletrodos posicionados em Cz e Fz, *jumper* nas entradas positivas (Figura 6) e o terra na orelha oposta (A1 e A2). Essa disposição é uma boa opção quando se deseja realizar dois registros de linha mediana com origem neural próximas, Cz e Fz, uma alternativa interessante para que se tenham dois registros muito semelhantes para comparação.

A filtragem digital, por métodos numéricos, não causa distorção nas formas de onda e é uma solução para a melhora do sinal e a morfologia das ondas.[2] O objetivo da filtragem é melhorar a relação do sinal por meio da redução de energia de um sinal elétrico em uma faixa específica de frequência. Existem filtros denominados passa-alto que incluem a energia em sinais com frequências mais altas e suprimem a energia de sinais abaixo da frequência de interceptação. Já o filtro denominado passa-baixo funciona de modo oposto, liberando a energia de sinais com frequências mais graves e reduzindo a energia de sinais de frequências altas. A filtragem é um recurso essencial para a boa qualidade do registro, mas não é capaz de separar totalmente o sinal do ruído, devido à superposição espectral entre eles. A filtragem utilizada para o registro do Peall é a de frequências baixas. Comumente são usados filtros entre 0,1-30 Hz[2] ou entre 1-30 Hz.[35]

O aumento do tamanho do sinal elétrico é denominado ganho e representa um recurso fundamental, considerando que a magnitude das respostas elétricas auditivas é relati-

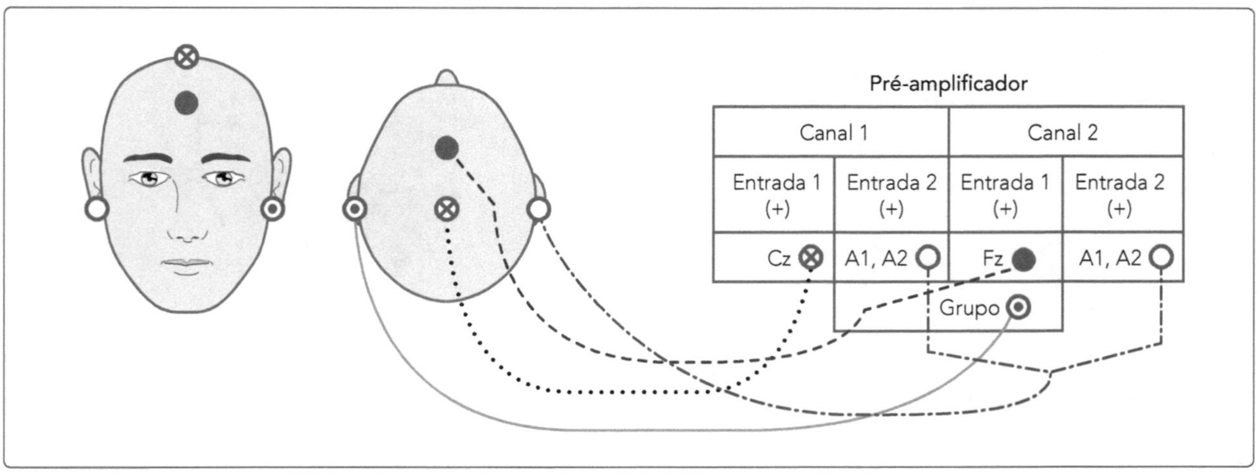

FIGURA 6 Derivação Cz e Fz/A1 e A2, terra na orelha oposta.
Fonte: elaborada pelas autoras.

vamente baixa. A medida do Peall demanda uma amplificação em torno de 50 mil vezes. A sensibilidade do registro ou determinação da extensão máxima de entrada do sinal elétrico é essencial para que os sinais elétricos indesejáveis sejam rejeitados da somação. Para o P300 recomenda-se o uso de 25-50 mcV^2 de ganho ou amplificação, que em geral garantem a sensibilidade ou rejeição de sinal em torno de 47,5 mcV e asseguram a boa visualização dos componentes neurais sensoriais auditivos. Na prática clínica, obter o registro do Peall com ganho de 100 mil vezes pode gerar um sinal bioelétrico de melhor qualidade mas demanda aterramento exclusivo, livre de interferências, uma vez que aumenta a chance de entrada de artefatos.

A janela de tempo de registro do exame determina o tempo de análise da resposta elétrica auditiva em milissegundos. No caso do Peall, por ser um potencial evocado de longa latência, a janela de tempo do exame pode chegar a 1.000 ms. No entanto, os principais componentes neurais relativos ao processamento da informação auditiva são registrados em uma janela de 50-300 ms.[2]

Em relação à amostragem, o número de varreduras mediadas fica em torno de 200-250 estímulos para que a habituação fisiológica à estimulação seja evitada.[2,28]

Os artefatos devem ser evitados, e consideramos que o avaliador deve controlar para não ultrapassar 10% do número total de estímulos, a fim de evitar a inviabilidade da análise do registro ou mesmo um registro com baixa qualidade de análise.[36]

As Figuras 7, 8 e 9 apresentam exemplos de interferências indesejáveis no registro do Peall, bem como a sugestão para evitá-los.

Outro importante controle da qualidade do registro do exame é a observação do valor de ruído residual em relação ao cálculo das médias e ao número de varreduras. Um

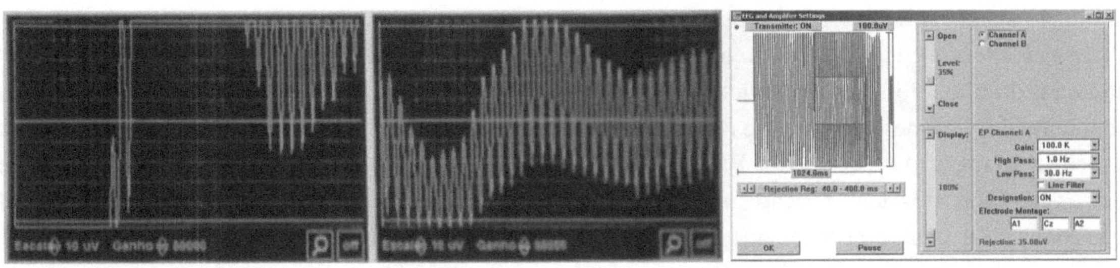

FIGURA 7 Artefato: eletrodo solto, quebrado ou com mau contato. Sugestão: recolocar ou trocar o eletrodo, se for o caso, e checar a impedância novamente.
Fonte: elaborada pelas autoras.

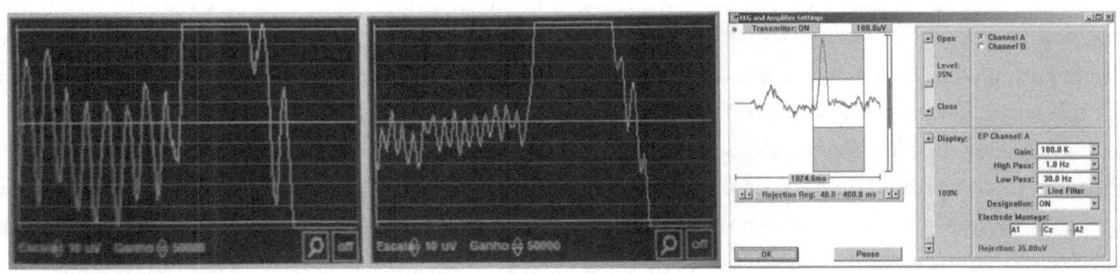

FIGURA 8 Artefato: atividade muscular/ocular-piscada. Sugestão: verificar o posicionamento do pescoço, a tensão muscular de ombro, testa, mastigação, fixar o olhar em um ponto.
Fonte: elaborada pelas autoras.

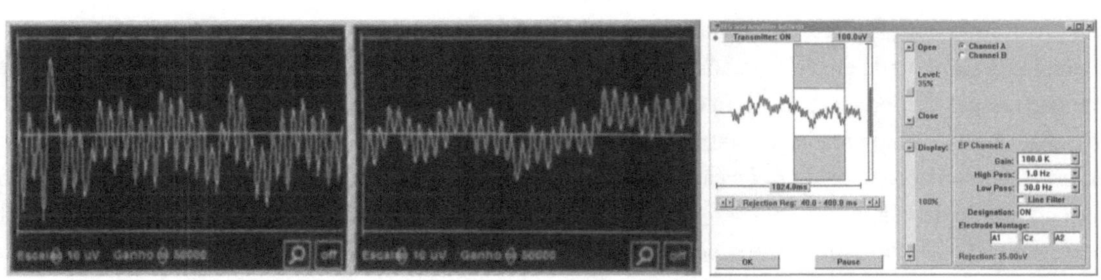

FIGURA 9 Artefato: elétrico. Sugestão: verificar o aterramento, desligar outros equipamentos na sala, contato dos cabos e conectores elétricos do equipamento, principalmente referentes ao pré-amplificador.
Fonte: elaborada pelas autoras.

ruído residual de até 40 nV pode garantir a observação de respostas com amplitude de pico em torno de 200 nV ou 0,2 mcV (o que tem sido também uma recomendação para a medida do Peate), com 90% de confiabilidade de a amplitude desses picos ser uma atividade neural. A vantagem de utilizar um valor residual fixo previamente estabelecido é que seu uso aumenta a chance de obter reprodutibilidade de respostas entre um teste e outro, o que garante uma resposta confiável e pode até reduzir o tempo de teste.[32] Além disso, atualmente, cálculos estatísticos da relação sinal/ruído de uma gravação vêm sendo empregados nos equipamentos e sistemas de potenciais evocados, como o cálculo FSP do Biologic® Navigator Pro e o FMP do Interacoutics® Eclipse Ep 25, que determinam indicadores que atribuem confiabilidade às medidas.[37]

Movimentos oculares aleatórios ou rápidos podem contaminar a resposta do P300, por isso o indivíduo deve se concentrar em uma tarefa durante o teste[38] e o avaliador deve monitorar a qualidade do registro e os movimentos oculares do avaliado, solicitando a fixação ocular, principalmente quando não puder monitorá-lo por meio do posicionamento de eletrodos próximos aos olhos.[10,39]

Em relação ao registro do complexo P1-N1-P2 e do MMN, é passivo e a resposta em relação ao estímulo auditivo é automática e involuntária. Quanto ao estado do paciente, é necessário que ele esteja relaxado, porém desperto.[6] Por isso, durante o exame um vídeo mudo é apresentado para manter o estado de vigília do paciente, e podem ser importantes recursos de entretenimento para bebês e crianças.[1]

Na literatura, a atenção aparece como uma das habilidades que mais afetam o registro do P300, além de vários outros estados de consciência, alerta e condições psicológicas.[1,2] O componente P3 robusto, com maior amplitude e de menor latência, ocorre na condição de atenção. Não podemos deixar de considerar que o fator atenção é praticamente inseparável dos fatores relacionados aos estímulos.

Estudos demonstram que o P300 foi eliciado durante os estágios pré-sono e sono,[40] apresentando amplitude diminuída e latência aumentada em relação aos valores obtidos durante o estágio de alerta. Concluíram que somente durante o estágio 1 e o de sono paradoxal foram observados complementos eletrofisiológicos da detecção do desvio comparável ao estado de vigília.

Kraus e McGee[8] e McPherson[1] estabeleceram valores-referência para os componentes exógenos e endógenos do Peall que facilitam a identificação das medidas (Tabela 1).

TABELA 1 Latência e amplitude[1,8] dos componentes do Peall – P300

Componentes		Latência (ms)	Amplitude (mcV)
Exógenos	P1/P55	55-80	5-7
	N1/N100	80-250	5-10
	P2/P200	145-200	3-6
Endógenos	N2/N200	180-400	3-6
	P3/P300	220-380	8-15

Fonte: McPherson, 1986; Kraus, Mcgee, 2002.[1,8]

O registro do potencial evocado auditivo de longa latência mostra uma sequência de picos com polaridade positiva-negativa-positiva-negativa-positiva (P1-N1-P2-N2-P3) acima e abaixo da linha de base, respectivamente. Em termos gerais, as medidas de latência, para os adultos, encontram-se ao redor de: P1 em torno 50 ms seguido por uma deflexão negativa (N1), em torno 100 ms e outro pico positivo (P2) em torno de 180 ms. A presença do complexo P1-N1-P2 indica que o estímulo foi detectado no nível do córtex auditivo, e o registro é evidenciado em pacientes com audição normal e bom processamento. Os componentes N2, pico negativo próximo a 200 ms, e P3, pico positivo ao redor de 300 ms, relacionam-se ao processamento cognitivo, da atenção, memória e tomada de decisão.

Por fim, é importante enfatizar que esse conjunto de parâmetros de estímulo e de aquisição gera o complexo P1-N1-P2 e também o MMN e o P300. No entanto, o registro do complexo P1-N1-P2 e o MMN mostram as respostas do início do processamento auditivo e um processo automático e involuntário de decodificação das características acústicas, portanto precisa ser realizado sem tarefa. Por outro lado, o P300, relativo à codificação das informações auditivas e aos processos atencionais, de memória e tomada de decisão, está relacionado ao processamento cognitivo e precisa ser realizado com tarefa.

VARIÁVEIS DO EXAME

Os potenciais evocados auditivos, em especial o P300, são testes objetivos, entretanto vários fatores podem influenciar os achados, contribuindo para a variação de latência e amplitude do componente P3 e consequentemente resultando em interpretações equivocadas, tais como: sexo, idade, hora do dia em que foi realizado o exame, labilidade cognitiva, temperatura do corpo, estação do ano, ingestão de alimentos pouco tempo antes do exame e o tipo de personalidade. São fatores que podem contribuir para a variação de latência e amplitude do P300.[2,15]

Em relação à idade, muitos estudos apontam para uma variação nas medidas de latência e amplitude nas diferentes faixas etárias.[41,42] Esses estudos sugerem que a maturação é refletida pela variação de latência e amplitude dos componentes P1, N1, P2, indicando aumento da amplitude e diminuição da latência em crianças menores, variando com o amadurecimento. Apesar do aumento dos estudos, considerando as variáveis latência, amplitude e idade, dados normativos sobre a resposta do componente P3 em crianças ainda são escassos, principalmente em relação às crianças mais jovens e lactentes. Para essa população, trabalhos vêm sendo desenvolvidos com o registro do P3a – "resposta passiva do P300".[30] *(Para maiores informações sobre o assunto, consultar o Capítulo 3, "Sistema auditivo nervoso central: plasticidade, privação sensorial e modalidade cruzada".)*

Estudos nesse âmbito descrevem resposta do P3 (P3a), para os sons da fala (consoante-vogal, /ta/, /da/ e /ba/), em bebês acordados, apresentados no paradigma *oddball* habitual. Relatam que a resposta P3 pode ser registrada em recém-nascidos e que há uma mudança na morfologia da resposta com o desenvolvimento. O que começa como uma onda negativa no recém-nascido prematuro progressivamente se torna uma onda positiva, embora a morfologia possa variar em função do estímulo sonoro da fala, do curso de desenvolvimento e da localização dos eletrodos (mediana *versus* lateral temporal).[20] Os mesmos autores também observaram diferenças nos registros do P300 em lactentes com perda auditiva quando pesquisaram com e sem uso de aparelho de amplificação sonora.

Nota-se uma tendência ao uso do estímulo de fala ao realizar os Peall para adultos e crianças,[43-46] especialmente para avaliar o acesso aos sons da fala em usuários de dispositivos eletrônicos auxiliares à audição,[47] fornecendo evidência de que o sinal de fala atingiu o córtex e, portanto, é potencialmente audível para o indivíduo. Protocolo clínico para avaliação e ajustes desses dispositivos, por meio dos Peall, já são empregados em serviços especializados de reabilitação.[21]

Em crianças maiores, pode-se notar um número maior de estudos com P300 convencional no período de 6 anos (fase escolar) ao final da adolescência. Nota-se que nesse período há diminuição da latência, aumento da amplitude e melhora da morfologia do P300.[14,41,48,49] Há uma correlação significativa entre idade e maturação, com variação maior em termos de diminuição da latência até os 15 anos de idade, cerca de 20 ms/ano,[50,51] e aumento da latência com o envelhecimento, comportamento este também observado em estudos nacionais.[32]

Os efeitos do envelhecimento na resposta P300 talvez sejam o que mais tenha sido estudado nas últimas décadas.[8,52] Embora haja consenso na literatura quanto ao fato de que o envelhecimento afeta claramente as medidas de latência e amplitude do P300, há que considerar que também existe uma grande variabilidade (intrínseca: sexo, nível intelectual, tipo de tarefa etc.; extrínseca: parâmetros do estímulo e forma de captação do potencial, entre outros) entre os estudos no âmbito das conclusões específicas para diferentes faixas etárias.

Pesquisas sugerem que há aumento de latência por volta de 1 - 2 ms/ano; diminuição de amplitude com taxa em média de 0,2 microvolts/ano; e, ainda, parece existir uma relação entre a idade e a topografia do couro cabeludo na medição P3.[53,54] A melhor captação das mudanças das variáveis latência e amplitude do P3, quando relacionadas à idade, ocorrem com mais frequência nas relações de eletrodos nos giros central e parietal (Cz e Pz) do que para Fz e eletrodo lateral.[54]

Vale ressaltar que, com o aumento da idade, maior cuidado o clínico deve ter para o registro do P300, uma vez que variáveis como comprometimento das vias auditivas periférica e/ou central, limiar auditivo e índices de reconhecimento de fala são fatores comumente alterados com o envelhecimento, e essa alteração da sensibilidade auditiva pode ser um fator determinante na diminuição da ocorrência da resposta do P300 com a idade.[55] Portanto, são variáveis que devem ser controladas nos protocolos clínicos de potenciais evocados, quando da avaliação de sujeitos idosos e idosos jovens, incluindo na bateria de testes, pelo menos, a audiometria tonal e a logoaudiometria. *(Para maiores informações sobre o assunto, consultar o Capítulo 8, "Audiometria tonal liminar e de altas frequências".)*

Diferentemente da variável idade, o sexo parece não ser uma variável significativa na medição de latência e amplitude do P300.[6,55] Há, no entanto, alguns relatos de maior amplitude da onda P3 e menor latência para as mulheres com idade superior a 15 anos.[41,56] A partir da revisão da literatura, conclui-se que ainda há falta de clareza e consenso da influência do sexo sobre a resposta do P300.

Dadas as contribuições das diferentes regiões do cérebro para a resposta do P300, o estudo da dominância faz-se necessário. Registros contralaterais são maiores em amplitude do lado direito com o uso de estímulos não verbais e resultados simétricos em termos de latência.[2] Estudos referem que a amplitude do P300 foi maior para os indivíduos sinistros quando eletrodos posicionados em F, Fz e Fpz e maior para os sujeitos destros quando posicionados nas regiões corticais mais posteriores.[57]

A perda auditiva periférica pode afetar indiretamente a latência de P3, assim como o complexo N1-P2-N2 é frequentemente modificado quanto à latência, em condições de perda auditiva. Diferenças nos níveis dos limiares auditivos em duas frequências, comumente observadas em idosos, nas perdas auditivas descendentes, devem ser consideradas na interpretação do P3.[58]

O P300 não é influenciado pela perda auditiva, desde que o sujeito possa perceber o estímulo. Portanto, a perda auditiva periférica não impede a utilização dessa medida.[31] Entretanto, o P300 demonstra grande variabilidade na latência e na amplitude intersujeitos.[59]

A latência prolongada de P3 para um estímulo raro de 2.000 Hz ficou evidente em indivíduos idosos com déficits auditivos decorrentes da idade.[58]

Podemos considerar que as medidas de latência são indicadores sensíveis em sujeitos com perdas auditivas, podendo o grau da perda auditiva afetar as amplitudes e latências dos componentes dos PEA de maneira diferente. O limiar é o ponto no qual a perda auditiva produz uma mudança substancialmente maior na resposta para amplitude em comparação às latências.[59]

Estudos sugerem uma relação entre as características de resposta das variáveis latência e amplitude do P300 e a memória do sujeito.[60] A influência nos resultados obtidos de amplitude (maior) do P300 e de motivação do paciente durante a aplicação do teste é ocasionalmente citada, principalmente nos estudos envolvendo idosos[61] e populações com alterações clínicas, como pacientes com depressão[62] e esquizofrenia.[63]

Outro fator já estudado por Yasukouchi et al.[64] foi o efeito do trabalho noturno sob o P300, que apresentou modificações maiores em trabalhadores idosos do que em jovens. Portanto, além do fator atenção, a vigília parece exercer um papel importante sobre o P300. O aumento da latência e a diminuição da amplitude do P300 também foram observados nos estados de sonolência,[65] durante a privação do sono; alteração da temperatura corporal e fadiga.[66]

As diferenças individuais em relação à preferência de atividades matinais ou noturnas, tipos de comida, período do dia e estados induzidos pelo ambiente, tais como exercícios físicos,[67,68] fadiga e ingestão de drogas e álcool, também são fatores que podem produzir variações do registro do P300.[56,69]

A função cognitiva pode ser melhorada por meio de exercício físico regular. Em geral podemos observar melhora da resposta de amplitude, mas não de latência, quando investigada nessas condições.[67,68]

INDICAÇÕES CLÍNICAS

Tem-se evidenciado o aumento significativo de publicações utilizando as medidas do P300 e consequentemente se destaca o aumento de sua aplicação clínica. A literatura da área sobre potenciais relacionados a eventos é hoje expressiva, auxilia na construção teórica e fundamenta o uso clínico do teste. Nos últimos 10 anos, o P300 foi empregado em pesquisas científicas em diferentes populações fonoaudiológicas com distúrbio na aprendizagem escolar, usuários de implantes cocleares e aparelhos auditivos, quadros neurológicos, sindrômicos e neuropsiquiátricos maiores como esclerose múltipla, Alzheimer, doença de Parkinson, síndrome de Down, síndrome de Asperger, autismo e alcoolismo, visando ao estudo das funções cognitivas correlatas à linguagem. Esforços dos estudiosos da área também têm sido empenhados na normatização das medidas de latência e amplitude na população brasileira e na compreensão das variáveis circunstanciais que interferem nas medidas. Mais recentemente, o desenvolvimento de novas tecnologias vem possibilitando o uso de estímulos complexos e de equipamentos multicanais nas pesquisas, contribuindo para um avanço em termos de topodiagnóstico.

As medidas eletrofisiológicas possibilitam aos fonoaudiólogos a associação dos aspectos comportamentais aos neurofuncionais em condições de desenvolvimento típico e desviante, permitem observar fenômenos fisiológicos em tempo real no córtex e contribuem na complementação do diagnóstico e da terapêutica adequada. O futuro das pesquisas da área é promissor especialmente na área da psicologia cognitiva e na intersecção da audiologia com a neurociência.

CONSIDERAÇÕES FINAIS

A resposta P300 é uma medida eletrofisiológica do funcionamento cognitivo que pode ser gravada em centros clínicos equipados com instrumentação de respostas evocadas auditivas, o que inclui uma opção de *software* comum.

O registro do potencial cognitivo P300 é de relativamente fácil, aplicação exigindo apenas o equipamento com capacidade para a apresentação de dois ou mais tipos de estímulos com diferentes probabilidades de ocorrência.

Por ser uma medida eletrofisiológica do funcionamento cognitivo, requer do clínico conhecimento e experiência na área de atuação, uma vez que a elaboração do protocolo, bem como o estabelecimento dos parâmetros e a análise dos resultados, exige conhecimento especializado para evitar interpretações equivocadas.

A literatura sobre P300 tem expandido muito nas últimas décadas, mostrando-se um instrumento importante para auxiliar na compreensão do funcionamento do processamento auditivo central e das condições patológicas correlatas, fundamentais para a escolha de abordagens de intervenção adequadas, a prevenção e o tratamento de distúrbios nos âmbitos da linguagem falada ou escrita.

REFERÊNCIAS BIBLIOGRÁFICAS

1. McPherson DL. Late potentials of the auditory system. San Diego: Singular Publishing Group; 1996.
2. Hall J. New handbook of auditory evoked responses. Boston: Allyn & Bacon; 2006.
3. Prat JJB, Castro FZ, Belda RF, et al. Potenciales evocados auditivos. In: Suárez CC, Suárez Nieto, García GC, Algarra M, et al. Tratado de otorrinolaringología y cirugía de cabeza y cuello: otología. Buenos Aires: Medica Panamericana; 2007. p.1133-56.
4. Sutton S, Braren M, Zubim J. Evoked-potential correlates of stimulus uncertaintly. Science. 1965;150:1187-8.
5. Wunderlich JL, Cone-Wesson BK. Maturation of CAEP in infants and children: a review. Hearing Research. 2006;212:212-223.
6. Martin BA, Tremblay KL, Stapells DR. Principles and applications of cortical auditory evoked potentials. In: Burkard RF, Don M, Eggermont JJ. (orgs.). Auditory evoked potentials: basic principles and clinical application. Baltimore: Lippincott Williams & Wilkins; 2007. p.483-507.
7. Polich J. Normal variation of P300 from auditory stimuli. Eletroenceph Clin Neurophysiol. 1986;65:236-40.
8. Kraus N, Mcgee T. Potenciais auditivos evocados de longa latência. In: Katz J. Tratado de audiologia clínica. 4.ed. Barueri: Manole; 2002. p.403-20.
9. Squires KC, Hecox KE. Eletroencephalography evaluation of higher level auditory processing. Semin Hear, Europhisiol. 1983.
10. Picton TW, Ailan C, Woods DL, Scherg M, Valdes-Sosa P, Bosch-Bayard J, et al. Intracerebral sources of human auditory-evoked potentials. Audiol Neurotol. 1999;4:64-79.
11. Lippanen PH, Lyytinen H. Auditory event-related potentials in the study of developmental language-related disorders. Audiol Neuro Otol. 1997;(2):308-40.
12. Smith E, Halgren E, Sokolik M, Baudena P, Musolino A, Liegeois-Chauvel C, et al. The intracranial topography of the P300 event-related potential elicited during auditory oddball. Eletroencephalogr Cli Neurophysiol. 1990;76:235-48.
13. Polich J. Theoretical overview of P3a and P3b. In: Polich J. (ed.). Detection of change: event-related Potential and fMRI findings. Boston: Kluwer Academic Press; 2003. p.83-98.
14. Squires NK, Squires K, Hillyard S. Two varieties of long-latency positive waves evoked by unpredictable auditory stimuli in man. Electroencephalogr Clin Neurophysiol. 1975;38:387-401.
15. Polich J. P300 in clinical applications: meaning, method and measurement. Am J EEG Technol. 1991;31:201-31.
16. Picton W, Bentin S, Berg P, Donchin E, Hillyard SA, Johnson Jr R, et al. Guidelines for using human event-related potentials to study cognition: recording standards and publication criteria. Psychophysiol. 1974;37:127-52.
17. Polich J. P300 Clinical utility and control of variability. J Clin Neurophysiol. 1989;15(1):14-33.
18. He S, Grose JH, Buchman CA. Auditory discrimination: the relationship between psychophysical and electrophysiological measures. Int J Audiol. 2021;51(10):771-82.
19. Tremblay KL, Ross B, Inoue K, McClannahan K, Collet G. Is the auditory evoked P2 response a biomarker of learning. Frontiers Neurosci. 2014;8:28.
20. Kurtzberg D, Hilpert P, Kreuzer JA, Stone CL, Vaughan HGJ. Differential maturation of cortical potentials to speech sounds in normal full term and very low birthweight infants. Developmental Medicine - Child Neurology. 1984;26:466-75.
21. Punch S, Van Dun B, King A, Carter L, Pearce W. Clinical experience of using cortical auditory evoked potentials in the treatment of infant hearing loss in Australia. Semin Hear. 2016 Feb;37(1):36-52.
22. Calderaro VG, Amaral MAS, Luz BAB, Bernal SC, Hyppolito MA, Reis ACM. Behavioral and electrophysiological assessment of adults who underwent cochlear implantation after hearing aid experience. International Archives of Otorhinolaryngology. 2020;24:e58-e65.
23. Barlow N, Purdy S, Sharma M, Giles E, Narne V. The effect of short-term auditory training on speech in noise perception and cortical auditory evoked potentials in adults with cochlear implants. Semin Hear [Internet]. 2016 Feb 4;37(1):84-98.
24. Huettel SA, McCarthy G. What is odd in the oddball task? Prefrontal cortex is activated by dynamic changes in response strategy Neuropsychologia. 2004;42(3):379-86.
25. Cote K. Probing awareness during sleep with the auditory odd-ball paradigma. Inter J Psychophysiol. 2002;46:227-41.
26. Ferrari VJ. Detecting novelty and significance. J Cog Neuroscien. 2010:22(2):404-11.
27. Işoğlu-alkaç U, Kedzior K, Karamürsel S, Ermutlu N. Event-related potentials during auditory oddball, and combined auditory oddball-visual paradigms. Int J Neurosci. 2007;117(4):487-506.
28. Picton TW, Hillyard SA, Galambos. Habituation and attention in the auditory system. In: Keidel W, Neff W (eds.). Handbook of sensory physiology: the auditory system. Berlin: Springer; 1976. p.345-89.
29. Katayama J, Polich J. P300, probability, and the three-tone paradigm. Electroenceph Clin Neurophysiol. 1996;100:555-62.
30. Polich J, McIsaac HK. Comparison of auditory P300 habituation from active and passive conditions. Internacional Journal of Psychophysiology. 1994;17:25-34.
31. Reis ACMB, Iório MCM. P300 em sujeitos com perda auditiva. Pró-Fono. 2007;19(1):113-22.
32. Frizzo ACF, Junqueira CAA. Potenciais evocados auditivos de longa latência no processo maturacional. Acta AWHO. 2001;20(2):74-80.
33. Misulis KE. Descrição geral dos potenciais evocados. In: Misulis KE. Potencial evocado de Spehlmann: potenciais visuais, auditivo e somatossensitivo evocados no diagnóstico clínico. Rio de Janeiro: Revinter; 2003.
34. Jasper HH. The ten twenty electrode system of the international federation. Eletroencephalogr and Clinical Neurophysiol. 1958;10:371-5.
35. McPherson DL, Ballachanda BB, Kaf W. Middle and longa latency evoked potentials. In: Roeser RJ, Valente M, Dunn HH. Audiology: diagnosis. New York: Thieme; 2008. p.443-77.
36. Picton TW, Bentin S, Berg P, Donchin E, Hillyard SA, Johnson R, et al. Guidelines for using human event-related potentials to study cognition: recording standards and publication criteria. Psychophysiology. 2000;37(2):127-52.
37. Don M, Elberling C, Waring M. Objective detection of averaged auditory brainstem responses. Scand Audiol. 1984;13:219-28.

38. Harrison J, Buchwald J, Kaga K. Cat P300 present after primary auditory cortex ablation. Electroenceph Clin Neurophysiol. 1986;63:180-7.
39. Duarte JL, Alvarenga KF, Costa OA. Potencial cognitivo P300 realizado em campo livre: aplicabilidade do teste. Rev Bras Otorrinolaringol. 2004;70(6):781-6.
40. Bastuji H, Garcia-Larrea L, Franc C, Mauguiere F. Brain processing of stimulus deviance during slow-wave and paradoxical sleep: a study of human auditory evoked responses using the oddball paradigm. J Clin Neurophysiol. 1995;12:155-67.
41. Martin LJ, Barajas JJ, Fernadez R. Auditory P300 developmental in childhood. Scand Audiol. 1989;30(Suppl):105-9.
42. Polich J. Task difIiculty, probability and inter-stimulus interval as determinants of P300 from auditory stimuli. Electroencephalogr Clin Neurophysiol. 1987;68:311-20.
43. Purdy SC, Katsch R, Dillon H, Storey L, Sharma M, Agung K. Aided cortical auditory evoked potentials for hearing instrument evaluation in infants. A Sound Foundation through Early Amplification. 2005;8:115-27 [Google Scholar].
44. Agung K, Purdy SC, McMahon CM, Newall P. The use of cortical auditory evoked potentials to evaluate neural encoding of speech sounds in adults. J Am Acad Audiol. 2006;17(8):559-72.
45. Golding M, Purdy S, Sharma M, Dillon H. The effect of stimulus duration and inter-stimulus interval on cortical responses in infants. Aust N Z J Audiol. 2006;28(2):122-36.
46. Garinis AC, Cone-Wesson BK. Effects of stimulus level on cortical auditory event-related potentials evoked by speech. J Am Acad Audiol. 2007;18(2):107-16.
47. Souza PE, Tremblay KL. New perspectives on assessing amplification effects. Trends Amplif. 2006;10(3):119-43.
48. Squires KC, Hecox KE. Eletroencephalography evaluation of higher level auditory processing. Semin Hear, Europhisiol. 1983.
49. Polich J, Howard L, Starr A. Aging effects on the P300 component of the event-related potential from auditory stimuli: peak definition, variation and measurement. J Gerontol. 1985;40:721-926.
50. Picton TW, Durieux-Smith A. The practice of evoked potential audiometry. Otolaryngology Clinics of North America. 1978;11:263-82.
51. Pearce JW, Crowel DH, Tokioka A, Pacheco GP. Childhood developmental changes in the auditory P300. J Child Neurol. 1989;100-6.
52. Pfefferbaum A, Ford JM, Roth WT, Kopell BS. Age-related changes in auditory event-related potentials. Eletroencephalogr Clin Neurophisiol. 1980;49:266-76.
53. Vesco K, Bone RC, Ryan J, Polich J. P300 in young and elderly subjects: auditory frequency and intensity effects. Electroencephalogra Clin Neurophysiol. 1993;88:302-8.
54. Fjell AM, Walhovd KB. P300 and neuropsychological tests as measures of aging: scalp topography and cognitive changes. Brain Topogr. 2001;14:25-40.
55. Stenklev NC, Laukli E. Cortical cognitive potentials in elderly persons. J Am Acad Audiol. 2004;15(6):401-13.
56. Geisler M, Polich J. P300 and time of day: Circadian rhythms, food intake, and body temperature. Biol Psychol. 1990;31(2):117-36.
57. Alexandre J, Polich J. Handedness and P300 from auditory stimuli. Brain Cog. 1997;35:259-70.
58. Pollock VE, Schneider LS. Effectts of tone stimulus frequency on late positive component activity (P3) among normal elderly subjects. International of Neuroscience. 1989;45:127-32.
59. Oates PA, Kurtzberg D, Stapells DR. Effects of sensorineural hearing loss on cortical event-related potential and behavioral measures of speech-sound processing. Ear Hear. 2002;23(5):399-415.
60. Howard L, Polich J. P300 latency and memory span development. Developmental Psychol. 1995;21:283-9.
61. Verleger R, Kompf D, Neukater W. Event-related EEG potentials in mild dementia of Alzheimer type. Electroencephalogr Clin Neurophysiol. 1992;84:332-43.
62. Diner BC, Holcomb PJ, Dykman RA. P300 in major depressive disorder. Psychiatr Res. 1995;15:175-84.
63. Louza MR, Maurer K, Neuhauser B. Changes in P300 latency and amplitude in schizophrenic patients and healthy controls during the examination. Electromyogr Clin Neurophysiol. 1992;32(12):603-10.
64. Yasukouchi H, Wada S, Urasaki E, Yokota A. Effects of night work on the cognitive function in young and elderly subjects with specific reference to the auditory P300. J UOEH. 1995;17(4):229-46.
65. Koshino Y, Nishio M, Murata T, Omori M, Murata I, Sakamoto M, et al. The influence of light drowsiness on the latency and amplitude of P300. Clinical Electroencephalography. 1993;24;110-3.
66. Morris AM, So Y, Lee KA, Lash AA, Becker CE. The P300 event-related potential: the effects of sleep deprivation. J Occup Med. 1992;34(12):1143-52.
67. Dustman RE, Emmerson R, Shearer D. Physical activity, age, and cognitive-neuropsychological function. J Aging Phys Act. 1994;2:143-81.
68. Spirduso WW. Physical fitness, aging and psychomotor speed: a review. J Gerontol. 1980;35:850-65.
69. Polich J, Kok AB. Cognitive and biological determinants of P300: an integrative review. Biol Psychol. 1995;41:103-46.

18

POTENCIAL EVOCADO AUDITIVO DE ESTADO ESTÁVEL

Camila Maia Rabelo
Eliara Pinto Vieira Biaggio

INTRODUÇÃO

O potencial evocado auditivo de estado estável (Peaee), também denominado resposta auditiva de estado estável (Raee), é um teste eletrofisiológico que representa um potencial evocado auditivo (PEA) repetitivo, cujos componentes de frequência são constantes ao longo do tempo.[1,2] Este reflete a descarga sincrônica dos neurônios ao longo da via auditiva com resposta periódica, justamente na frequência de modulação do estímulo.[2-4]

O Peaee é um procedimento que exige uma refinada sincronia neural, bem como a integridade do sistema nervoso auditivo central (SNAC), para que a resolução temporal possa ocorrer adequadamente e a resposta seja captada. Esse teste eletrofisiológico avalia, entre outros aspectos, limiares auditivos, a sincronia neural e a locação de fase (*phaselocked*) do estímulo por meio de frequências moduladas.[5,6]

Pelo fato de ser gerado por estímulos apresentados com taxas de repetição muito rápidas, o SNAC necessita de uma sincronia neural bastante precisa e fidedigna em todo o seu trajeto, para que ele possa seguir a estrutura temporal do estímulo recebido. Isso está diretamente relacionado ao processamento temporal do SNAC.

A maneira como é gerado o torna único. Assim, neste capítulo serão abordadas as aplicações clínicas e informações práticas do Peaee, novas possibilidades de uso, bem como os avanços científicos desse PEA.

CONCEITOS BÁSICOS E BREVE FUNDAMENTAÇÃO TEÓRICA

Para gerar o Peaee, o estímulo acústico utilizado é construído a partir da modulação de amplitude de um tom puro (frequência portadora), que resulta em um sinal cujo espectro de frequência tem um componente na frequência portadora e dois outros componentes que correspondem à frequência portadora mais ou menos a frequência de modulação.[2,7]

Cabe destacar que o Peaee representa respostas eletrofisiológicas a tons modulados em amplitude e/ou frequência produzidas a partir da apresentação de um estímulo contínuo e estável ao longo do tempo, apresentado conforme um padrão de estimulação suficientemente rápido, que contribui para a superposição do estímulo.[1] Essa rápida velocidade de estimulação não permite que o SNAC volte à condição inicial, ocasionando assim um ciclo de respostas sobrepostas. Tal resposta neural contínua é denominada *estado estável*, e, por ser uma caraterística única, foi incluída na nomenclatura desse potencial. Vale recordar que, por exemplo, o potencial evocado auditivo de tronco encefálico (Peate) é resultante de uma resposta transiente, que cessa a cada nova apresentação do estímulo, totalmente diferente do Peaee.[2,3] Essa superposição ocasiona uma resposta periódica na frequência de modulação do estímulo apresentado, gerando o Peaee.[1,3,8] Ainda, reflete a descarga sincrônica dos neurônios no sistema auditivo com resposta periódica na frequência de modulação do estímulo, como já mencionado.[4]

Para compreender o modelo de transdução coclear dos estímulos do Peaee é importante relembrar que, quando um estímulo repetitivo é apresentado à cóclea, acontece maior vibração na região correspondente a sua frequência portadora, sem influência nas regiões relacionadas às frequências de modulação.[3] *(Para maiores informações sobre o assunto, consultar o Capítulo 1, "Estrutura e função do sistema auditivo periférico".)*

Sobre o padrão de modulação do estímulo ou frequência de modulação, que representa a taxa de repetição em que o estímulo é apresentado, é interessante destacar que diferentes frequências de modulação resultam em diferentes regiões neurais ativadas. Há um predomínio de determinadas regiões dependendo da modulação utilizada. Isso quer dizer que a frequência de modulação e os geradores neurais do Peaee estão relacionados,[2] e a escolha desse parâmetro de estimulação tem relação com o objetivo da realização do Peaee e sua aplicabilidade.[3]

Assim, a taxa de modulação menor ou igual a 20 Hz resultará em estímulos capazes de gerar respostas do córtex auditivoprimário e nas áreas de associação (representando assim um potencial evocado auditivo tardio). Quando a taxa de modulação está entre 20-60 Hz, representará respostas do mesencéfalo, tálamo e córtex auditivo primário (potencial evocado auditivo de média latência). Já quando a taxa de modulação é maior que 60 Hz as respostas obtidas representam as obtidas no tronco encefálico (Peate).[3]

Resumindo, pode-se dizer que, quanto menor (mais baixa) a frequência de modulação utilizada como parâmetro de avaliação, mais alto é o nível do SNAC que será avaliado. *(Para maiores informações sobre o assunto, consultar o Capítulo 2, "Sistema auditivo central".)*

O estudo pioneiro com esse potencial utilizou a frequência de modulação de 40 Hz, e assim o caracterizou como resposta de média latência.[9] Contudo, esse parâmetro de estímulo, por sofrer interferência do sono e do processo de maturação, não tem sido indicado para a pesquisa dos limiares eletrofisiológicos, principalmente para neonatos e lactentes. Estudos sugerem a utilização de frequências de modulação que variam entre 70-100 Hz, pois estas sofrem menor interferência do estado de sono-vigília ou do processo maturacional das vias auditivas centrais, e as fontes geradoras estão localizadas possivelmente no tronco encefálico.[3,5,8] Assim, com tais frequências de modulação, a presença de respostas do Peaee pode determinar a integridade da cóclea e do nervo vestibulococlear, sendo interessante, em especial, quando se busca mensurar os limiares eletrofisiológicos.[2,7]

A estimulação acústica capaz de proporcionar um Peaee está relacionada ao tipo de estímulo utilizado, por exemplo, tom contínuo modulado em amplitude (AM), tom contínuo modulado em frequência (FM), tom contínuo modulado em amplitude e frequência (AM e FM) e/ou pela repetição de um sinal transitório com frequência de modulação específica.[2,3,10] Os tons puros de curta duração apresentam um incremento rápido da amplitude e produzem maior sincronização dos neurônios. Por esse motivo, tais sinais tendem a produzir respostas maiores quando comparadas com as respostas geradas por outro tipo de estímulo.[10] Outros estímulos podem ser utilizados para o registro do Peaee, a citar os ruídos de banda larga modulados em amplitude,[5,10] e mais atualmente os estímulos *chirps* vêm sendo estudados também no Peaee.[11-13]

Além disso, pelo fato de esse potencial ser medido no domínio da frequência, diferentemente de outros potenciais, por exemplo, o Peate, que é avaliado no domínio do tempo, sua análise baseia-se na amplitude e na fase de resposta de cada frequência.[8,10]

Como já referenciado, o Peaee é uma resposta eletrofisiológica neural do sistema auditivo a tons modulados em frequência e amplitude, cujos estímulos são apresentados em taxas de repetição (ou modulação) suficientemente rápidas para ocasionar a superposição do estímulo.[5] Dessa forma, esse potencial exige não apenas uma sincronia neural precisa, mas também a habilidade do sistema auditivo de estar em fase (*phaselocked*) com o estímulo ao longo do tempo.[6] E essa resposta em fase é um dos pilares da detecção automática de respostas, que será discutida com mais detalhes a seguir.

O Peaee origina-se das respostas captadas e registradas por eletrodos de superfície fixados na cabeça do paciente, que, assim como a atividade eletroencefalográfica (EEG), são enviadas para um sistema computadorizado. Este, por meio de técnicas espectrais e procedimentos estatísticos, determina a presença ou ausência de resposta.[3,5] Tal característica possibilita uma avaliação objetiva da audição, especialmente nos casos de pacientes que não respondem à avaliação comportamental. Esse é um dos diferenciais desse PEA, a objetividade na análise das respostas, pois estas ocorrem de forma automática, e as respostas encontradas são convertidas para o domínio da frequência pelo *Fast Fourier Transformation* (FFT) (transformada rápida de *Fourier*) e por modelos estatísticos, que simplificadamente avaliam se a amplitude de resposta é significativamente maior que a amplitude do ruído adjacente.[5,8]

Para determinar objetivamente a presença ou ausência do Peaee, depois da digitalização dos sinais de entrada, que acontecem por um conversor analógico-digital, esse sinal é transformado para o domínio das frequências, por meio de algoritmos computacionais que executam FFT. O passo seguinte é o emprego de métodos estatísticos de análise, que são utilizados para avaliar a presença, ou a ausência, das respostas evocadas. As técnicas mais utilizadas no estudo Peaee para a detecção automática de respostas[3,5,7,8,10] são:

- Teste F (*Spectral F Test* – SFT): em linhas gerais, esse teste avalia se o valor da amplitude de modulação difere estaticamente dos valores das amplitudes do ruído.
- Teste T 2 Circular (T2 Circ): também é utilizado para medir o nível de ruído na frequência de resposta.
- Magnitude quadrática da coerência (*Magnitude Squared Coherence* – MSC): avalia o espectro da fase.
- Medida de sincronismo de fase (*Phase Synchronization Measure* – PSM): outro método que avalia o espectro da fase.

Cada fabricante dos equipamentos que registram os Peaee desenvolve *softwares* com modelos estatísticos específicos, que buscam precisão na detecção das respostas. Muitas vezes os pesquisadores também fazem escolhas por determinadas técnicas estatísticas, conforme seus objetivos. Mais detalhes sobre a detecção automática das respostas serão apresentados ao longo deste capítulo.

INFORMAÇÕES PRÁTICAS: ORIENTAÇÕES ANTES DO REGISTRO DO POTENCIAL EVOCADO AUDITIVO DE ESTADO ESTÁVEL

As orientações iniciais aos pacientes que serão examinados por meio do Peaee são importantes para a captação de respostas fidedignas. Dessa forma, deve-se orientar os pacientes a evitarem o uso de cremes hidrantes e/ou maquiagem antes do exame, que possam interferir na impedância dos eletrodos. É interessante investir no esclarecimento sobre o procedimento que será realizado, orientando o paciente e/ou família acerca da importância do estado de vigília durante o exame. Movimentações e ruídos corpóreos geram artefatos elétricos, que dificultam a visualização das respostas. Assim, o ideal é a realização do Peaee com o paciente dormindo ou muito relaxado, no caso dos adultos. Em recém-nascidos ou crianças pequenas sugere-se a realização do exame durante o sono pós-prandial. As medicações utilizadas pelos pacientes devem seguir as recomendações médicas, não sendo necessária a interrupção de uso. Recomenda-se a entrega dessas orientações por escrito e/ou enviadas via aplicativo de mensagem para *smartphones* e/ou por *e-mail* antes do exame.

É possível realizar esse potencial com o paciente sedado, mas nesses casos há necessidade de uma equipe multidisciplinar, na qual o médico é o responsável pela prescrição do sedativo e pelo monitoramento clínico do paciente durante o registro do Peaee.

Cabe ressaltar que os equipamentos possuem diferentes protocolos para cada estado de vigília (acordado ou dormindo), e a escolha do protocolo adequado é imprescindível para o melhor registro desse potencial.

PASSOS INICIAIS PARA O REGISTRO DO PEAEE

O primeiro passo é realizar a inspeção visual do meato acústico externo, pois é fundamental não haver excesso de cera e/ou a presença de qualquer corpo estranho, que possa obstruir a sonda e/ou interferir na apresentação do estímulo sonoro. No caso dos recém-nascidos a presença do vérnix deve ser descartada.

Quanto aos preparos iniciais para o registro do Peaee, a higienização da pele do paciente com pasta abrasiva de boa qualidade e gaze comum é fundamental para uma boa impedância e adequada captação das respostas. Alguns clínicos citam o uso de álcool 70 graus para a pré-higienização.

A seguir deve-se escolher os eletrodos de superfície, que podem ser descartáveis ou reutilizáveis de ouro, alumínio, platina ou prata. Sugere-se sempre utilizar os eletrodos recomendados pelo fabricante do equipamento. Além disso, é necessário ter os cabos dos eletrodos íntegros, pois rupturas completas ou incompletas podem causar funcionamento intermitente, gerando altos níveis de interferência.

Existem equipamentos com diferentes números de canais de registro, e o número de canais influencia na colocação dos eletrodos. Os mais usuais na clínica são os de um e dois canais, e as derivações utilizadas devem seguir as normas do International Electrode System 10-20.[14]

Nos equipamentos com um canal utilizam-se três eletrodos, assim dispostos: M1, Fz e M2: negativo na mastoide da orelha testada (M1), ativo na região central da fronte (Fz) e terra na mastoide da orelha não testada (M2).

Nos equipamentos com dois canais as derivações mais usuais são as seguintes: M1, M2, Fz (ativo) e Fpz (terra).

Recomenda-se testar ambas as orelhas simultaneamente, nos sistemas de dois canais. Essa apresentação dicótica de múltiplos estímulos permite o registro ipsilateral e contralateral, diminuindo o tempo de teste ao dobrar as chances de respostas. Para ilustrar essa montagem apresenta-se a Figura 1, elaborada pelas autoras deste capítulo.

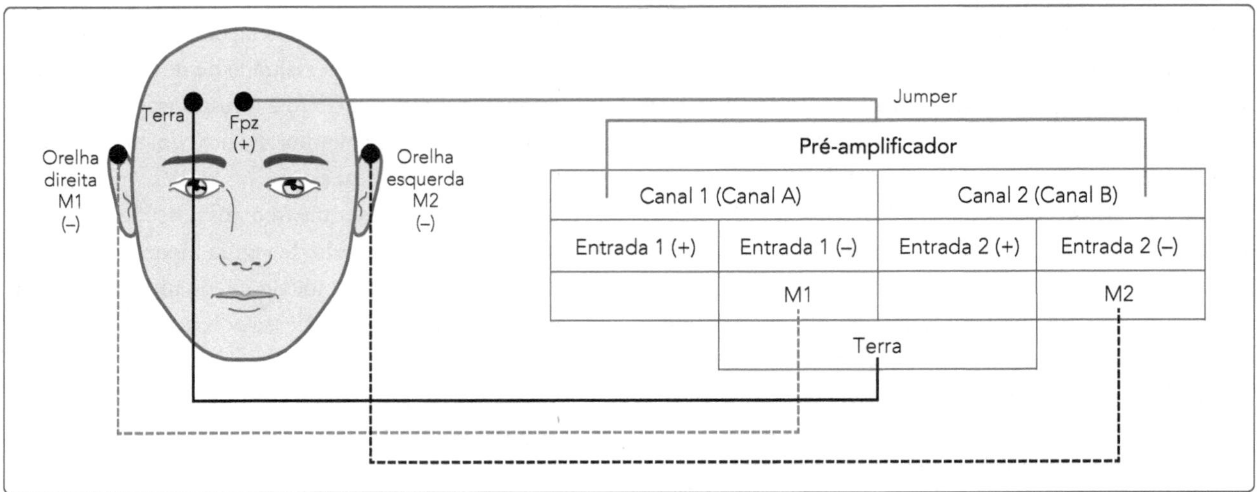

FIGURA 1 Posicionamento dos eletrodos para o registro simultâneo e bilateral do potencial evocado auditivo de estado estável em equipamentos de dois canais.
Fonte: elaborada pelas autoras.

Para melhor condição de testagem, idealmente o registro desse potencial deve ser feito em sala acusticamente tratada ou em cabine acústica, com o paciente acomodado confortavelmente em uma poltrona reclinável. Os recém-nascidos ou crianças pequenas podem ficar no colo do responsável.

O ambiente de testagem também deve estar eletricamente protegido. Considera-se que a instalação elétrica adequada é aquela que tem um aterramento exclusivo para o equipamento, seguindo as notas técnicas vigentes da Associação Brasileira de Normas Técnicas (ABNT). Ainda se sugere a utilização de estabilizador de voltagem junto ao equipamento de registro do Peaee. Além disso, cada ponto de tomada deve ter apenas um equipamento conectado, evitando o uso de adaptadores de tomadas. Todas essas medidas são importantes para evitar a oscilação da rede elétrica, tanto por questões de segurança para o paciente e para o próprio fonoaudiólogo quanto para minimizar os ruídos de 60 Hz da rede elétrica. Esse tipo de cuidado é necessário para o registro de qualquer um dos PEA.

A recomendação é iniciar o exame com condições ideais, nas quais os adultos devem estar bem relaxados ou em sono natural, e os recém-nascidos ou crianças pequenas em sono natural ou sedadas. Entretanto, independentemente da população avaliada, a atividade eletroencefalográfica deve ser monitorada, como já exposto. O registro começa apenas se a impedância dos eletrodos estiver abaixo de 5 quilo-ohm e sem diferença entre os canais. Idealmente, todos os canais de registro devem ter a mesma impedância, aliás a alternância de impedância entre os canais é um motivo de baixa qualidade no registro. E o monitoramento contínuo durante a aquisição desse potencial permite identificar a presença de artefatos, oriundos da rede elétrica ou por atividades musculares ou ainda por contato inadequado dos eletrodos com a pele. Ao identificar esses artefatos, imediatamente o exame deve ser cessado e medidas para atenuar tais artefatos devem ser tomadas, evitando altos níveis de ruído residual.

Tais cuidados são básicos para o menor número possível de artefatos e uma melhor condição do sinal em relação aos ruídos, o que proporciona registros confiáveis do Peaee. Tanto as respostas desse potencial captadas e registradas pelos eletrodos de superfície como o EEG são enviados para um *software* de análise, que, por meio de técnicas espectrais e testes estatísticos específicos, determina a presença ou não da resposta de forma objetiva, como já mencionado anteriormente.

Ainda sobre o ruído residual, cada sistema tem a recomendação do nível de ruído aceitável para a melhor obtenção de respostas, por exemplo, o *software* MASTER (*Multiple Auditory Steady-State Responses*) da Bio-Logic sugere que o nível de ruído deva ser inferior a 0,01 mcV (ou 11 nV) para a determinação de uma resposta. Já no *software Smart EP-ASSR*, da Intelligent Hearing Systems (IHS), o ruído deve ser menor que 0,05 mcV (50 nV). Porém, independentemente do sistema utilizado, quanto maior o número de promediações (número de estímulos apresentados), melhor a relação sinal/ruído e, consequentemente, melhor a precisão da estimativa dos limiares psicoacústicos.[12]

PARÂMETROS DE ANÁLISE E DETECÇÃO DAS RESPOSTAS DO PEAEE

Em relação aos parâmetros de análise e detecção das respostas, cabe pontuar que se utiliza um algoritmo específico, que analisa o sinal do registro do EEG, a magnitude e a fase da atividade cerebral correspondente à modulação de frequência do estímulo sonoro apresentado. Os fabricantes de equipamentos de Peaee podem oferecer diferentes testes estatísticos e implementar diferentes paradigmas de teste para assegurar a identificação precisa das respostas, mas a detecção de respostas baseadas em critérios estatísticos é o grande diferencial desse potencial.[5,10,12]

Para exemplificar, apresenta-se a seguir o método de detecção automática de respostas do equipamento *Smart EP-ASSR* (IHS), que utiliza os seguintes parâmetros:

- *Fast Fourier Transformation* (FFT): responsável por fazer a conversão das respostas para o domínio da frequência.
- Coerência de fase: avalia a variabilidade da fase da resposta disposta em um gráfico polar. Quando a resposta estiver presente haverá um relacionamento de fase consistente. Se não houver resposta ao estímulo sonoro apresentado, o relacionamento de fase será aleatório. O ruído elétrico também se distribuirá aleatoriamente. Ainda nesse gráfico polar, o ângulo é a fase (resposta medida) e o vetor representa a amplitude de resposta das diferentes frequências portadoras.
- Teste estatístico F: analisa a amplitude de resposta na frequência de modulação em relação à amplitude de resposta nas frequências circunvizinhas. A resposta estará presente quando a proporção do sinal e ruído for ≥ 6,13 dB (p = 0,05) na frequência correspondente e a 5 Hz de cada lado. Além disso, o sinal (amplitude de resposta) deve ser > 0,00125 mcV e o ruído < 0,05 mcV.

A Figura 2 é uma representação gráfica adaptada da janela de análise do equipamento *Smart EP-ASSR* (IHS). Nela é possível visualizar as informações correspondentes ao registro de dados ativos, assim como os dados espectrais e de fase. No gráfico polar o ângulo de cada vetor é a fase (resposta medida), já o seu comprimento representa a amplitude de resposta. O ângulo é proporcional à latência da resposta em relação ao estímulo, ou seja, o tempo que leva para o estímulo eliciar uma resposta do sistema nervoso auditivo. O ângulo é medido a partir da linha horizontal do lado direito marcada como zero grau. Cada vetor evidencia a resposta de uma frequência portadora. Outra informação possível de ser analisada nessa representação gráfica é o desvio de variabilidade de resposta, o diâmetro do círculo polar. O círculo cinza mais central é considerado uma área de amplitude muito baixa, na qual não se sabe o que é resposta e o que é ruído.

A Figura 2 apresenta o gráfico espectro de frequência-amplitude, no qual é possível visualizar a estimativa de ruído e de sinal em mcV (microvolts), dividindo a resposta em componentes de frequência. Os mesmos dados mostrados no gráfico anterior agora podem ser vistos de maneira diferente. Os componentes de frequência são mostrados como barras de cores diferentes: as barras cinza representam o nível de ruído, as amarelas representam as bandas laterais de resposta, as vermelhas são respostas da orelha direita e as azuis são respostas da esquerda.

Nessa tela do *software*, ao clicar em *show table*, é apresentada uma lista das frequências testadas com sua resposta calculada e valores de ruído. Os números entre parênteses são os valores do desvio padrão.

- *Frequency*: especifica a frequência do componente de estimulação, ou seja, as frequências portadoras.
- *Rate:* especifica a taxa de repetição para o estímulo, ou seja, as frequências moduladoras.
- *Response*: indica se houve uma resposta detectável.
- *Response amplitude*: energia total da resposta na taxa de repetição especificada.
- SNR: relação sinal-ruído da resposta na taxa de repetição especificada.
- *Response phase*: ângulo de fase da resposta na taxa de repetição especificada.
- *Noise amplitude*: energia total do ruído na taxa de repetição especificada.
- *Noise phase*: ângulo de fase do ruído na taxa de repetição especificada.
- *Side bin noise:* é a energia média do ruído correspondente aos cinco compartimentos laterais adjacentes antes e depois do compartimento de frequência do sinal esperado.
- *Side bins* SNR: é a relação sinal-ruído que relaciona o ruído médio calculado dos cinco compartimentos laterais adjacentes à resposta principal. Aqui é possível visualizar o "valor de p", calculado por meio do teste estático F, que sinaliza o nível de confiança do valor de resposta (aparece somente quando uma resposta é detectada).

O MASTER (*Multiple Auditory Steady-State Responses*) da Bio-Logic utiliza outras técnicas objetivas de detecção de resposta entre elas: a distribuição F, que avalia se a amplitude da resposta (obtida na frequência de modulação do estímulo) é significativamente maior do que a amplitude do espectro de frequência do ruído, e o teste T2, que avalia se a resposta é replicável. Também realiza a FFT para a conversão inicial do sinal.

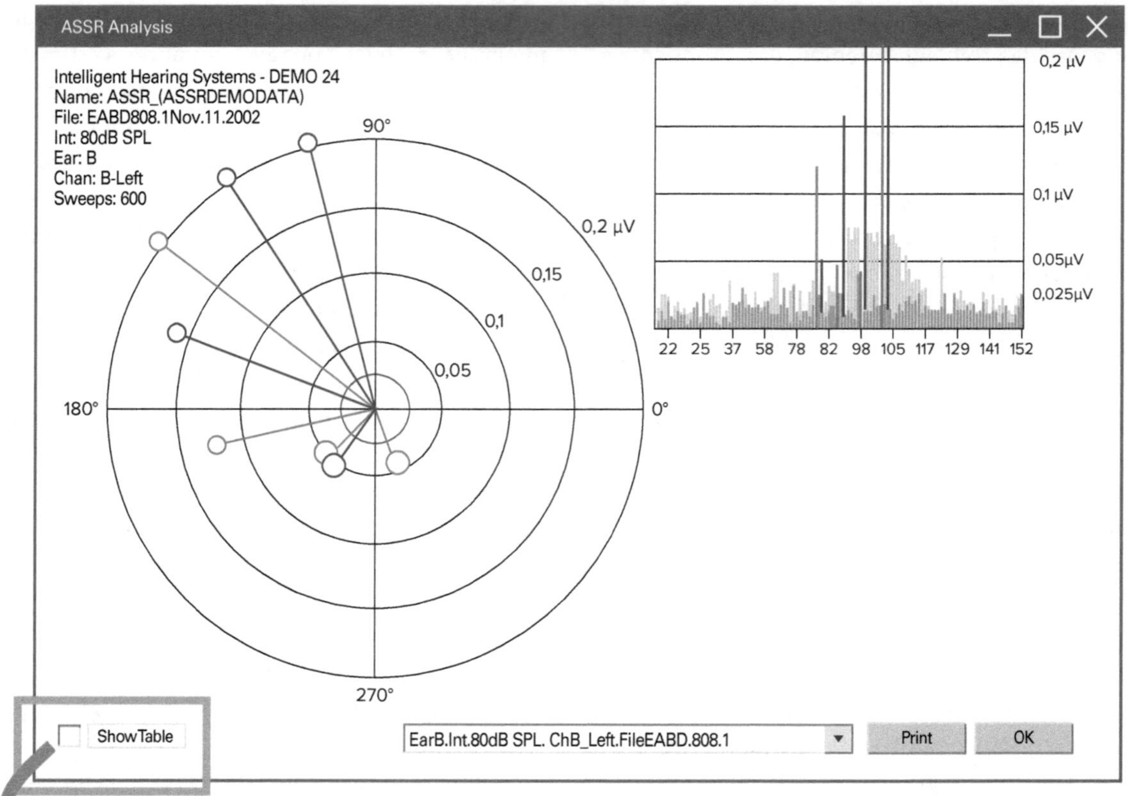

Frequency		Response		SNR		Noise Amplitude		Sidebins Noise	
Freq. (Hz):		**Resp**	**Signal (µV)**	**SNR (dB)**	**Phase (*)**	**Noise (µV):**	**Phase (*)**	**Sidebins (µV):**	**SNR (dB):**
1: 500	(79)	Yes	0.065 (0.062)	25.4	265.50 (94.0)	0.004 (0.106)	241.80 (97.8)	0.023 (0.009)	9.0 P<0.010
2: 1000	(87)	Yes	0.088 (0.059)	11.5	228.60 (50.5)	0.023 (0,104)	78.30 (88.2)	0.231 (0.008)	11.6 P<0.010
3: 2000	(95)	Yes	0.425 (0.258)	26.5	109.30 23.7)	0.020 (0.098)	19.90 (95.2)	0,018 (0.008)	27.2 P<0.010
4: 4000	(103)	Yes	0.279 (0.180)	29.7	152.40 (24.4)	0.009 (0.097)	40.00 (92.5)	0,016 (0.007)	25.0 P<0.010
	Rate		Response Amplitude		Response Phase		Noise Phase		SideBins SNR

FIGURA 2 Representação gráfica da janela de análise e tabela de dados das respostas do potencial evocado auditivo de estado estável no equipamento *Smart EP-ASSR* (*Intelligent Hearing Systems*).
Fonte: figura disponível no manual do equipamento – Manual Version 2.33 e adaptada pelas autoras.

AUDIOGRAMA ELETROFISIOLÓGICO DO PEAEE

Após o registro e análise do Peaee é possível apresentar um "audiograma eletrofisiológico", com respostas e não respostas (determinadas intensidades nas quais as frequências portadoras foram apresentadas e a resposta não foi evidenciada). Assim como no audiograma comportamental, as respostas da orelha direita são sempre plotadas em vermelho, enquanto as respostas da orelha esquerda são plotadas em azul. Os dados são originalmente exibidos em dB SPL (dB SPL – *decibel sound pressure level* / dB NPS – decibel nível de pressão sonora), no entanto é possível transformá-los em dB HL (*decibel hearing level* / dB NA

– Decibel Nível de Audição), utilizando fatores de correção disponíveis no próprio *software* (Figura 3).

A tabela de conversão pode ser ajustada pelo fonoaudiólogo, mas sugere-se essa tomada de decisão apenas por profissionais com maior experiência no registro do Peaee e baseada em pesquisas científicas realizadas preferencialmente no contexto deste profissional. Por exemplo, em um estudo nacional de destaque, os resultados dos Peaee foram transformados de dB NPS para NA de acordo com a norma ISO 389-2 para fones de inserção, com as correções de −6;−0;−3 e −6 dB para os tons de 500, 1.000, 2.000 e 4.000 Hz, respectivamente.[15] Esses ajustes podem ser feitos no *software* ou inseridos manualmente em relatórios.

O uso desse audiograma eletrofisiológico pode ser interessante para os fonoaudiólogos, médicos e até mesmo o paciente e seus familiares visualizarem de forma bem didática as respostas obtidas por meio do registro desse potencial.[13]

APLICAÇÕES CLÍNICAS DO POTENCIAL EVOCADO AUDITIVO DE ESTADO ESTÁVEL

Há tempo é sabido que as principais aplicações clínicas do Peaee são a avaliação dos limiares auditivos e sua utilização como método de diagnóstico para alterações auditivas e neurológicas.[16]

Em relação à utilização clínica desse potencial, seu uso para mensurar limiares eletrofisiológicos tem sido cada vez mais presente na prática clínica e divulgado cientificamente.[2,7,13,17,18] As principais vantagens estão relacionadas ao fato de o registro do Peaee ocorrer de modo automático, da especificidade de frequência alcançada e do uso de estímulos intensos o suficiente para a detecção de perdas severas e profundas, além de visualização de um audiograma eletrofisiológico. Em geral, as frequências portadoras escolhidas são 500, 1.000, 2.000 e 4.000 Hz, pois possibilitam a caracterização da configuração audiológica, mas os diferentes equipamentos podem oferecer diferentes frequências. Mais detalhes sobre essa aplicabilidade serão abordados a seguir.

Outra aplicabilidade do Peaee é a investigação da integridade do SNAC em indivíduos comprovadamente lesionados neurologicamente.[19] A aplicabilidade fundamenta-se na habilidade do sistema auditivo para responder em fase com o estímulo ao longo do tempo, mensurada de forma indireta no Peaee.[5,6,20]

Sendo assim, o Peaee pode ser utilizado para investigar a integridade do SNAC, pois exige deste uma refinada sin-

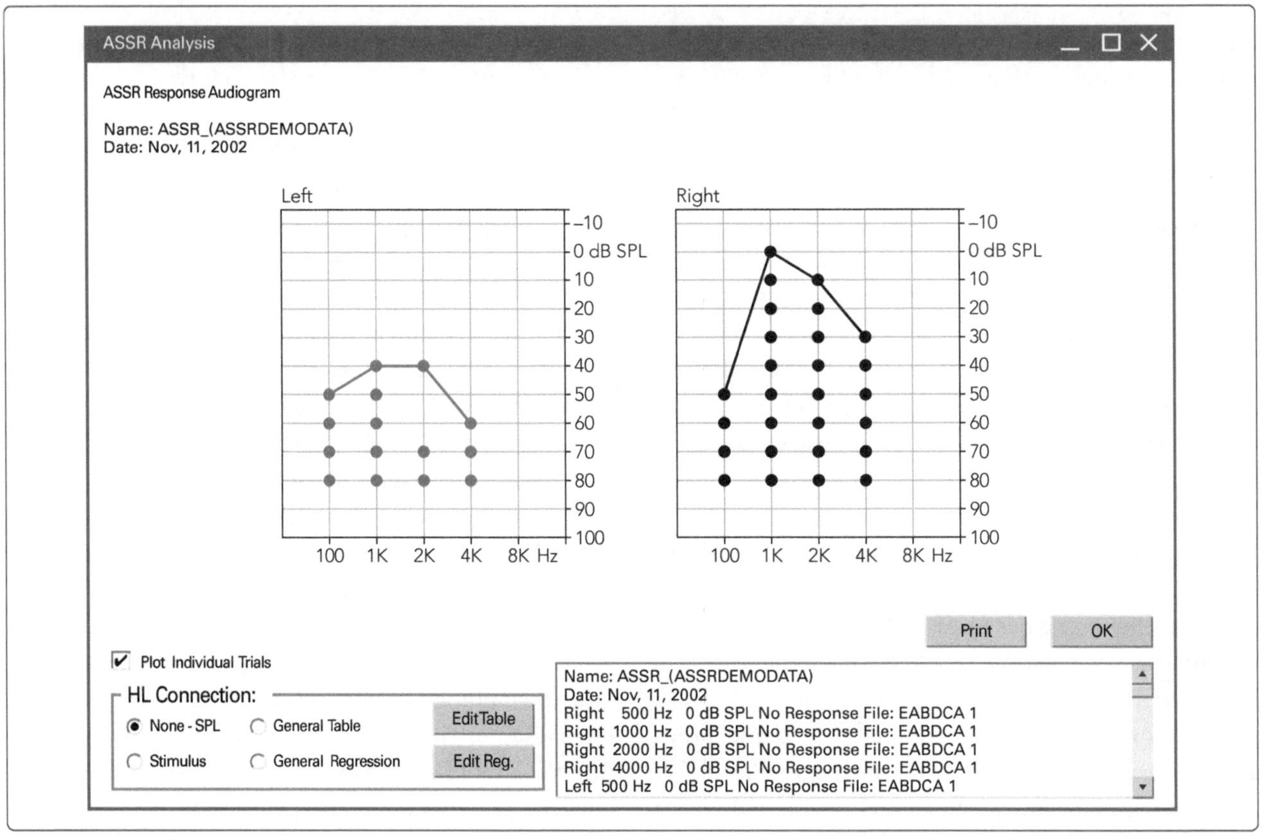

FIGURA 3 Representação gráfica do audiograma eletrofisiológico obtido por meio do potencial evocado auditivo de estado estável no equipamento *Smart EP-ASSR* (*Intelligent Hearing Systems*). As respostas da orelha direita estão representadas na cor cinza e as respostas da orelha esquerda na cor preta.

Fonte: figura disponível no manual do equipamento.

cronia neural, para que a resolução temporal possa ocorrer adequadamente e a resposta ser captada. Essa aplicabilidade será discutida com mais detalhes a seguir.

Pode-se destacar também a possibilidade do uso do Peaee como procedimento de triagem auditiva. Utilizar o Peaee para realizar um rastreio da audição de neonatos, bebês, crianças e até mesmo adultos ainda é recente.[21] Nos programas de triagem auditiva neonatal (TAN), nos quais as taxas de evasão podem comprometer o diagnóstico precoce da deficiência auditiva, sabe-se da necessidade de aprimoramento das avaliações eletrofisiológicas. Assim, o uso do Peaee pode ser uma alternativa, buscando procedimentos com bons índices de sensibilidade, especificidade e realizados em um curto espaço de tempo. Acrescenta-se que, considerando que a TAN precisa de procedimentos rápidos, a escolha por estímulos com amplo espectro de frequência, por exemplo, o ruído branco e o *chirp*, que estimulam regiões mais abrangentes da membrana basilar, gerando respostas mais robustas em um tempo menor, seja uma opção adequada. Sobre o nível de apresentação dos estímulos, um estudo sugere que 50 dB NPS seria adequado no protocolo de TAN com Peaee com ruído branco, pois permitiria assim a diferenciação entre audição normal e perda auditiva.[22] Ressalta-se que novos estudos que definam os parâmetros ideais (estímulos adequados, determinação dos níveis de apresentação dos estímulos, por exemplo) e protocolo de aplicação são necessários para que o Peaee seja amplamente utilizado na prática clínica como procedimento de triagem. *(Para maiores informações sobre o assunto, consultar o Capítulo 6, "Triagem auditiva neonatal universal: história, princípios e tecnologia".)*

Outra aplicabilidade é a investigação dos casos de neuropatia auditiva. Apesar de a maioria dos estudos descrever a possibilidade de uso do Peaee para mensurar os limares auditivos nesses casos, existe ainda possibilidade de registrar o microfonismo coclear (MC) por meio desse potencial.[23] A neuropatia auditiva é um distúrbio auditivo que pode acometer bebês, crianças e adultos, caracterizado por função neural anormal no nível do oitavo nervo, com funcionamento adequado das células ciliadas externas, relatada pela primeira vez na década de 1990.[24] Nota-se presença de emissões otoacústicas (EOA) e MC, indícios de um funcionamento adequado das células ciliadas da cóclea, porém com alterações evidentes no Peate, o que indica alteração nas vias auditivas até o tronco encefálico.[24,25] O MC é visualizado antes da onda I no Peate, quando se faz a inversão de polaridade do estímulo clique, ao realizar o protocolo neurológico do potencial de curta latência.[25] É possível visualizá-lo também por meio da eletrococleografia (EcoG). Entretanto, tanto o Peate quanto a EcoG são procedimentos que dependem da interpretação de um examinador experiente. Assim, o uso do Peaee como técnica objetiva de registro e análise do MC mostrou-se uma alternativa possível,[23] porém essa aplicabilidade do Peaee ainda é observada só em pesquisas científicas. Um estudo desenvolveu uma técnica de registro do MC de estado estável (MCEE). Os pesquisadores realizaram o registro convencional do Peaee, associado a registros com presença de mascaramento (ruído branco ipsilateral) e ao menos um registro com fone clipado, com as frequências portadoras de 500, 1.000, 2.000 e 4.000 Hz, combinadas, com diferentes frequências moduladoras em diferentes níveis de apresentação dos estímulos.[23] Para pontuar a presença do MCEE foi analisada a amplitude das respostas. Esse estudo evidenciou que o MC é uma resposta periférica, especificamente de membranas das células ciliadas, e que essa técnica pode ser promissora. Segundo os pesquisadores, o registro do MCEE pode ser realizado nas intensidades de 60-80 dB NPS. As frequências portadoras ideais para seu registro são 500, 1.000, 2.000 e 4.000 Hz, combinadas. A frequência moduladora ideal para seu registro é de 95 Hz. Entretanto, novos estudos são necessários para ratificar tal técnica e possibilitar seu uso no diagnóstico diferencial da neuropatia auditiva, além do uso já amplamente divulgado para estimativa dos limiares auditivos.

PESQUISA DOS LIMIARES ELETROFISIOLÓGICOS COM O POTENCIAL EVOCADO AUDITIVO DE ESTADO ESTÁVEL

O Peaee é promissor na avaliação audiológica, com o objetivo de mensuração dos limiares eletrofisiológicos, por ser uma medida objetiva e confiável. Tal potencial pode ser facilmente registrado e apresenta boa correlação com os resultados de avaliações comportamentais da audição, permitindo estimar os limiares auditivos por frequência com relativa precisão, em especial para pacientes que não respondem à avaliação comportamental.[2,4,5,7,8,12,13,15,17,18]

Como já exposto no item "Passos iniciais para o registro do Peaee", nesse potencial é possível uma apresentação de múltiplas frequências e simultaneidade entre as orelhas (apresentação dicótica), e para tanto, as duas orelhas são estimuladas ao mesmo tempo nas diferentes frequências portadoras com frequências de modulação distintas. Esse padrão é necessário para que não ocorram interferências nas respostas, e a recomendação mais usual é a utilização de frequências portadoras em diferentes modulações.[10] O exemplo de modulação do equipamento *Smart EP-ASSR* (IHS) é o seguinte: na orelha direita a frequência portadora de 500 Hz é modulada em 79 Hz, 1.000 Hz em 87 Hz, 2.000 Hz em 95 Hz e 4.000 Hz em 103 Hz e na orelha esquerda 500 Hz em 77 Hz, 1.000 Hz em 85 Hz, 2.000 Hz em 93 Hz e 4.000 Hz em 101 Hz. Dessa forma, é possível apresentar as quatro frequências portadoras nas duas orelhas simultaneamente. Entretanto, outras formas de apresentação também são utilizadas na rotina clínica, como apresentação monoaural de frequências portadoras únicas (estimulação simples) ou combinadas (estimulação múltipla). A técnica de apresentação dicótica de múltiplos estímulos (até oito estímulos, sendo quatro para cada orelha) parece ser de duas a três vezes mais rápida ao comparar-se com a apresentação única ou estimulação simples, na busca pelos limiares psicoacústicos.[5,10]

Esse procedimento de avaliação pode ser realizado com diferentes transdutores, fones, vibrador ósseo e alto-falantes, a depender do objetivo clínico e/ou de pesquisa.[7,17,26-28]

O uso dos fones de inserção permite a estimativa dos limiares auditivos por frequência em cada uma das orelhas avaliadas, pois, como referenciado anteriormente, inúmeros estudos apontam correlação entre os limiares comportamentais e eletrofisiológicos e recomendam a utilização desse potencial.[2,4,5,7,8,12,13,15,17,18]

Quando o registro do Peaee é realizado por via óssea é possível mensurar a presença e a extensão do comprometimento condutivo e/ou misto. Geralmente se posiciona o vibrador ósseo no osso temporal ou na mastoide.[26] A maior limitação do uso desse tipo de transdutor é o nível máximo de apresentação dos estímulos sonoros, que é em torno de 40 dB NA. Quando se utilizam estímulos mais intensos, muitos artefatos elétricos podem ser gerados e a análise fidedigna das respostas fica comprometida.[26] Entretanto, o registro desse potencial com esse tipo de transdutor é possível até mesmo em bebês, e o *gap* aéreo-ósseo observado é em torno de 20 dB nas crianças com comprometimento condutivo.[29]

Já quando o Peaee é realizado com alto-falantes, permite a avaliação de dispositivos eletrônicos de auxiliares da audição, seja com o uso de dispositivos eletrônicos de amplificação sonora e/ou implantes cocleares, de forma objetiva, em especial em crianças e/ou sujeitos não colaborativos. Na população pediátrica é fundamental uma verificação criteriosa dos parâmetros eletroacústicos dos dispositivos eletrônicos de amplificação sonora de forma objetiva, pois as crianças em geral não expressam suas preferências, desconfortos e benefícios como um adulto faria. Assim, realizar a pesquisa dos níveis mínimos de resposta, por meio do Peaee, com dispositivos eletrônicos de amplificação sonora em campo sonoro, com o objetivo de avaliar a audibilidade de sons fracos, verificando se o ganho prescrito para esses sons foi atingido, no caso dos dispositivos eletrônicos de amplificação sonora não lineares, pode ser uma excelente opção de avaliação.[27,28,30] Essa verificação pode complementar as avaliações tradicionais já realizadas por meio de mensurações com microfone-sonda e medidas baseadas em registros obtidos com o acoplador de 2 mL.[27] Ainda cabe acrescentar que os estímulos utilizados no Peaee, estímulos contínuos modulados em amplitude e fase, não sofrem distorção ao serem transmitidos através de alto-falantes.[27] Além disso, a técnica para a pesquisa dos níveis mínimos de resposta em campo sonoro por meio do Peaee pode ser realizada com os pacientes com e sem o uso dos dispositivos eletrônicos de amplificação sonora (ganho funcional), respeitando os mesmos critérios de avaliação utilizados na avaliação comportamental nessas condições. Cabe apontar que, assim como no procedimento comportamental de verificação da amplificação sonora, é essencial a calibração do sinal e o correto posicionamento do paciente em relação ao alto-falante, para que sejam obtidas medidas precisas, válidas e confiáveis.[27,30] *(Para maiores informações sobre o assunto, consultar o Capítulo 34, Verificação e avaliação de resultados no processo de seleção e adaptação de dispositivos eletrônicos de amplificação sonora.)*

INVESTIGAÇÃO DA INTEGRIDADE DO SNAC EM INDIVÍDUOS LESIONADOS NEUROLOGICAMENTE COM O POTENCIAL EVOCADO AUDITIVO DE ESTADO ESTÁVEL

Estudos em pacientes com comprometimento neurológico envolvendo o Peaee mostraram que esses pacientes apresentaram respostas semelhantes aos indivíduos com perdas auditivas. Os resultados nesse grupo de indivíduos mostraram que houve pouca correlação entre os limiares tonais e os resultados do Peaee, e isso pode ser atribuído a um problema no substrato neural. Indivíduos com lesões neurológicas podem aparentar ter uma perda auditiva maior do que realmente apresentam, considerando os limiares encontrados no Peaee. Os limiares de indivíduos com acometimentos neurológicos são comumente mais elevados e incompatíveis, na maioria das vezes com seus limiares tonais reais.[6,25]

Essa incompatibilidade seria decorrente de uma inabilidade do sistema para responder em fase com o estímulo, ou seja, alterações neurológicas afetariam o processamento temporal do estímulo e, consequentemente, o indivíduo apresentaria uma coerência de fase pobre e limiares do Peaee mais altos que os esperados, considerando os limiares tonais apresentados por ele. Sendo assim, a pobre correlação entre os limiares comportamentais e eletrofisiológicos, obtidos com o Peaee, observada em indivíduos com alteração neurológica, pode ser resultado de uma alteração na capacidade dos neurônios para responder em fase com o estímulo, podendo estar relacionada a um processamento temporal alterado. Se esse for o caso, um déficit no processamento temporal poderia resultar em uma falha na sincronia e em uma inabilidade do sistema em responder em fase (*phaselocked*) com o estímulo.[2,6,19]

O aumento de limiar também pode ser causado por distúrbios de alguns neurotransmissores do tronco encefálico, bem como outras estruturas subcorticais. O desequilíbrio nos neurotransmissores pode estar relacionado à produção de convulsões, e esse desequilíbrio pode se estender até níveis corticais e subcorticais, provocando uma ausência de sincronia nas vias auditivas centrais.[31]

Os disparos tornam-se menos sincrônicos em alguns locais importantes do SNAC, como o córtex auditivo primário, e o sistema torna-se menos hábil para gerar respostas em fase com o estímulo recebido. Um trabalho clássico investigou a integração temporal por meio do Peaee e da habilidade de detecção de *gap* e mostrou que intervalos de silêncio (*gap*) superiores a 3 ms provocaram uma diminuição da amplitude da resposta do Peaee, e que a amplitude se restabelece após 200 ms do segundo tom apresentado.[32] Além disso, em frequências mais altas, o desempenho diminui e somente *gaps* mais longos causam mudanças de resposta no potencial. Já nas frequências mais baixas (p. ex., 500 Hz com modulação de 40 Hz) a amplitude do Peaee aumenta e o desempenho na detecção de *gap* aumenta quando o primeiro tom que antecede o *gap* possui duração maior, por exemplo, de 200 ms. Sendo assim, os pesquisadores afirmam que a integração temporal, revelada pela melhora no desempenho de detecção de *gap* após o aumento da duração do estímulo, aponta para um processamento central da estrutura temporal do som.[32]

Inúmeros estudos compararam os limiares comportamentais aos estimados pelo Peaee, e alguns deles avaliaram pacientes com lesão de SNAC. Um desses estudos comparou os limiares comportamentais aos estimados para determinar a sensibilidade e a especificidade desse potencial na detecção de lesões do SNAC.[6] Os limiares do Peaee foram obtidos nas frequências de 500 e 2.000 Hz com velocidade de modulação de 46 Hz (frequência de modulação comparável ao potencial evocado auditivo de média latência – PEAML). As comparações intragrupos e intergrupos mostraram forte correlação entre seus limiares comportamentais e os estimados pelo Peaee no grupo de indivíduos com audição normal. Contrariamente a esse fato, o grupo com lesão demonstrou uma correlação pobre entre os mesmos limiares. Além disso, os indivíduos com comprometimentos neurológicos mostraram limiares mais elevados, que foram em média 24 dB maiores que os comportamentais na frequência de 2 kHz. A sensibilidade do Peaee, em sua habilidade de detecção de lesões do SNAC no tronco encefálico, e em níveis subcorticais e corticais, foi de 64%, considerando um desvio padrão, e de 45% para dois desvios padrão. Segundo os autores, os resultados obtidos no estudo sugerem que os indivíduos com lesão neurológica podem parecer indivíduos com perdas auditivas, ou podem aparentar ter uma perda auditiva maior do que realmente apresentam, considerando os limiares encontrados no Peaee. A especificidade do teste foi excelente, particularmente para dois desvios padrão (91%). Quando apenas um desvio padrão foi utilizado, houve uma queda na especificidade para 81%. No geral, a eficiência do teste foi boa tanto para um desvio padrão (68%) como para dois desvios padrão (73%).[6]

A sensibilidade e a especificidade do Peaee estudada em indivíduos com esclerose mesial temporal (EMT) utilizando uma frequência de modulação de 46 Hz (comparável ao PEAML) revelou que a sensibilidade geral do Peaee foi menor do que sua especificidade geral. Os limiares estimados (limiares eletrofisiológicos do Peaee) foram significativamente maiores no grupo de esclerose mesial temporal do que no grupo normal. Além disso, a diferença entre os limiares do Peaee e os da audiometria comportamental também foram maiores no grupo com EMT quando comparado ao grupo sem alterações neurológicas.[19]

Isso nos mostra que o Peaee é um procedimento muito bom em detectar possíveis alterações nas vias centrais, pois a diferença entre os limiares tonais e os estimados pelo Peaee poderá ser muito útil no diagnóstico diferencial e na confirmação do diagnóstico neurológico.[19]

EXEMPLO DE PROTOCOLO DO POTENCIAL EVOCADO AUDITIVO DE ESTADO ESTÁVEL

Os parâmetros do Peaee para a estimativa dos limiares auditivos apresentados a seguir são do equipamento *Smart EP* módulo ASSR, da marca Intelligent Hearing Systems (IHS), mas servem como modelo para os demais equipamentos, considerando ajustes indicados por cada fabricante e as demandas clínicas do fonoaudiólogo.

O objetivo do Quadro 1 é oferecer para os fonoaudiólogos clínicos um modelo de protocolo do Peaee, com base na literatura,[2,4-5,7,8,10,12,13,17,18] que servirá para a estimativa dos limiares auditivos.

Algumas colocações de ordem clínica devem ser pontuadas sobre esse modelo de protocolo do Peaee, entre elas:

- O uso de estímulos *chirp* de frequência específica também pode ser uma excelente opção.
- A escolha destas quatro frequências portadoras tem o objetivo de identificar a configuração do *status* audiológico do sujeito avaliado, mas o fonoaudiólogo pode acrescentar ou diminuir alguma frequência conforme a necessidade clínica.
- O filtro de linha deve estar desligado, pois pode reduzir a intensidade da resposta. Sugere-se que seja usado apenas em casos extremos de ruído na linha elétrica.
- Sobre a detecção automática de resposta, independentemente do modelo estatístico do equipamento utilizado, sugere-se que, além das análises estatísticas utilizadas, o fonoaudiólogo inclua a manutenção da resposta por duas varreduras consecutivas como critério de presença da resposta.

POTENCIAL EVOCADO AUDITIVO DE ESTADO ESTÁVEL PARA ESTIMATIVA DOS LIMIARES AUDITIVOS

Antes de apresentar os dados da literatura nessa temática, cabe destacar que existem diferenças entre os limiares eletrofisiológicos e os comportamentais, que são inerentes à técnica de promediação para a obtenção de respostas em meio ao ruído nos procedimentos de PEA.[4] Além disso, deve-se considerar que o Peaee e os procedimentos comportamentais como audiometria de reforço visual e audiometria tonal liminar, apesar de serem utilizados com o mesmo objetivo (mensuração dos limiares auditivos), são medidas distintas. As respostas obtidas por meio do Peaee representam basicamente a integridade dos geradores neurais específicos. Já as respostas obtidas por meio dos procedimentos comportamentais dependem de uma resposta condicionada ou consciente do paciente e representam as respostas de toda a via auditiva e até mesmo a resposta de outras áreas do sistema nervoso central e periférico.

Os limiares obtidos por meio do Peaee, em geral, são superiores aos limiares comportamentais, independentemente do transdutor, estímulo e fatores relacionados ao paciente.[3,4,7,15,18,29] Esses limiares eletrofisiológicos são de 10-15 dB mais elevados em relação aos limiares comportamentais.[7,9] Uma possível explicação para esse achado é a distância entre os sítios geradores e os eletrodos de superfície para captação da resposta (potencial de campo distante), pois tem-se uma menor amplitude de resposta que necessita ser extraída do ruído de fundo.[4] Entretanto, essas diferenças podem ser consideradas insignificantes na rotina clínica.[13]

A estimativa dos limiares auditivos por meio do Peaee é possível, pois vários estudos foram publicados eviden-

QUADRO 1 Parâmetros para o registro e análise do potencial evocado auditivo de estado estável: estimativa dos limiares auditivos

Parâmetros	
▪ Orelha estimulada. ▪ Modo de apresentação. ▪ Tipo de estimulação. ▪ Tipo de transdutor.	▪ OD/OE. ▪ Binaural ou monoaural. ▪ Múltipla ou simples. ▪ Fone de inserção (ER-3A).
Estímulo	*Tonepips* (tons breves de curta duração)
Frequências portadoras	500, 1.000, 2.000 e 4.000 Hz
Frequências moduladoras	Orelha esquerda – 77 Hz, 85 Hz, 93 Hz e 101 Hz; Orelha direita – 79 Hz, 87 Hz, 95 Hz e 103 Hz;
Intensidade de apresentação	Descendente de 10-10 dB e ascendente de 5-5 dB
Número de estímulos (promediações)	Até 400 para cada intensidade, com varreduras a cada 20
Filtro	▪ Passa-alta de 30 Hz. ▪ Passa-baixa de 300 Hz.
Filtro de linha (*notch filter*)	Desligado
Ganho de amplificador	Amplificação de 100.000 vezes
Impedância	Abaixo de 3 KΩ
Detecção das respostas	Teste F

KΩ – quilo-ohm; OD: orelha direita; OE: orelha esquerda.

ciando correlação entre os limiares comportamentais e os limiares eletrofisiológicos.[4,7,15,17,28] Tal correlação foi comprovada por meio de testes estatísticos específicos. Para exemplificar essa afirmação, elaborou-se o Quadro 2. Este descreve alguns estudos, com diferentes grupos amostrais e diferentes transdutores, que utilizaram testes de correlação entre os dados obtidos no Peaee e nas avaliações comportamentais, consideradas padrão-ouro para a mensuração de limiares auditivos. Os estudos estão apresentados em ordem de publicação.

Quanto aos coeficientes de correlação apresentados no Quadro 2, devem ser analisados de maneira geral da seguinte forma: valores abaixo de 0,50 são correlações mais fracas; de 0,50 até 0,70 correlações moderadas; e acima de 0,70 são fortes ou muito fortes. Quanto mais perto de 1, mais fortes são as correlações, isto é, nesse caso mais próximos são os limiares eletrofisiológicos e comportamentais.

Apesar da correlação entre os limiares ser evidente entre 500-4.000 Hz, em geral os limiares das frequências de 1.000 e 2.000 Hz são os que apresentam as correlações mais fortes.[2,4,5,12,13,17]

Essa concordância entre as respostas obtidas por meio do Peaee e por meio da avaliação auditiva comportamental reforça a aplicabilidade do exame eletrofisiológico, em especial em crianças que não realizam audiometria de reforço visual e/ou audiometria lúdica, favorecendo o diagnóstico e a reabilitação auditiva mais precocemente.[5,7,8,12,13,15,17,18]

Sempre cabe destacar que a maior aplicabilidade prática desse potencial está justamente na estimativa de limiares auditivos de bebês, crianças muito pequenas, pacientes com déficits intelectuais e pacientes com debilidades motoras acentuadas, por exemplo. Dificilmente esses pacientes responderiam de forma confiável a uma avaliação comportamental da audição, logo a indicação da realização do Peaee dentro de uma bateria de exames auditivos é uma tomada de decisão adequada. Dessa forma, o Peaee deve fazer parte da lista de procedimentos para a mensuração do *status* audiológico do paciente que está em processo de investigação audiológica, junto com as medidas de imitância acústica, registro e análise das emissões otoacústicas e potencial evocado auditivo de tronco encefálico – frequência específica (Peate-FE).

ESTIMATIVA DE LIMIARES AUDITIVOS ELETROFISIOLÓGICOS NO PEAEE EM PACIENTES COM AUDIÇÃO NORMAL

Muitos estudos apontam a possibilidade da estimativa dos limiares, por meio do Peaee, como já referido neste capítulo. Entretanto, um ponto que merece reflexão é a divergência entre os achados e a falta de um consenso quanto aos critérios de "normalidade" do Peaee na clínica. Tal fato ocorre porque as pesquisas que geram tais estudos usam estímulos diferentes (p. ex., único *versus* múltiplo), análises distintas (p. ex., critérios sinal-ruído e ruído), técnicas distintas, diferentes transdutores, entre outros. Assim, é necessário fazer inferências sobre esses dados analisando as questões estatísticas, nas quais os limiares médios e medianos são de interesse, porém não estabelecem diretamente o critério de normalidade. Considerando os conceitos de média, mediana e desvio padrão dos dados publicados, um autor clássico sugeriu como critério para normalidade do Peaee, em crianças pequenas, aproximadamente 60 dB NA para 500 Hz e aproximadamente 50 dB NA para 1.000-4.000 Hz.[8]

Outros autores também apresentaram limiares obtidos em bebês e crianças pequenas com audição normal, sendo esses limiares médios entre 26-45 dB NA[7] ou ainda limiares em torno de 24-34 dB NA para as frequências usualmente utilizadas na avaliação audiológica,[25] limiares eletrofisiológicos estes mensurados por via área com fones de inserção.

No Quadro 3 é possível verificar algumas diferenças, em decibéis, entre os limiares eletrofisiológicos (Peaee) e os limiares obtidos por meio de procedimentos comportamentais de avaliação auditiva em pacientes com audição normal. São estudos apresentados em ordem cronológica de publicação e com diferentes grupos amostrais que contemplam grande parte do ciclo vital.

Cabe pontuar que, nos estudos listados no Quadro 3, cada autor elegeu o procedimento adequado para a mensuração dos limiares auditivos comportamentais, por via área, considerando a idade e o desenvolvimento neuropsicomotor do grupo amostral em questão.

E, ainda, os valores descritos como a diferença entre os procedimentos podem ser subtraídos aos limiares obtidos no Peaee para a estimativa dos limiares comportamentais.

Ainda na população com audição normal, sobre os limiares ósseos, um importante estudo internacional[26] apontou valores mensurados por meio do Peaee, para três grupos amostrais: bebês pré-termo (29 bebês com idade média de 34,5 semanas), bebês pós-termo recrutados na comunidade (14 bebês com idade média de 17 semanas) e adultos (10 adultos com média de idade de 25 anos – amostra de um trabalho anterior dos mesmos autores). Os autores evidenciaram como limiares ósseos normais de bebês pré-termo: 30-40 dB NA em 500-1.000 Hz e 50 dB NA em 2.000-4.000 Hz. Já para os bebês pós-termo: 10-30 dB NA em 500-1.000

QUADRO 2 Estudos de correlação entre limiares auditivos por meio do Peaee e avaliação comportamental da audição

Estudo	Método Peaee	Transdutor/equipamento	Grupo amostral	Coeficientes de correlação
Lins et al. (1996)[7]	▪ Estimulação múltipla. ▪ AM 75-110 Hz. ▪ FP: 0,5 K, 1 K, 2 K e 4 KHz.	▪ Fone supra-aural. ▪ *MASTER.*	▪ 10 adolescentes (13-17 anos). ▪ Perda auditiva moderada.	0,72; 0,70; 0,76 e 0,91
Perez-Abalo et al. (2001)[4]	▪ Estimulação múltipla. ▪ AM 95% – 77-105 Hz. ▪ FP: 0,5 K, 1 K, 2 K e 4 KHz.	▪ Fone supra-aural. ▪ *AUDIX.*	▪ 43 crianças e adolescentes (6-15 anos). ▪ Perda auditiva moderada a severa.	0,70; 0,78; 0,82 e 0,77
Duarte et al. (2008)[17]	▪ Estimulação simples: perdas mais acentuadas (66-69 Hz). ▪ Estimulação múltipla: perdas menos acentuadas (82-98 Hz). ▪ AM 100% e FM 20%. ▪ FP: 0,5 K, 1 K, 2 K e 4 KHz.	▪ Fone de inserção. ▪ *MASTER.*	▪ 48 sujeitos (7-30 anos). ▪ Perda auditiva de diferentes graus.	OD: 0,88; 0,93; 0,93 e 0,88. OE: 0,82; 0,87; 0,90 e 0,90.
Rodrigues e Lewis (2010)[16]	▪ Estimulação múltipla. ▪ AM: 77, 85, 93 e 101 Hz na OE e 79, 87, 95 e 103 Hz na OD. ▪ FP: 0,5 K, 1 K, 2 K e 4 KHz.	▪ Fone de inserção. ▪ *Smart EP ASSR.*	▪ 14 crianças (4-36 meses). ▪ Perda auditiva de diferentes graus.	0,90; 0,93; 0,93 e 0,89
Vieira (2011)[27]	▪ Estimulação múltipla. ▪ AM: 77, 85, 93 e 101 Hz na OE e 79, 87, 95 e 103 Hz na OD. ▪ FP: 0,5 K, 1 K, 2 K e 4 KHz.	▪ Alto-falantes. ▪ *Smart EP ASSR.*	▪ 30 crianças (8 meses a 9 anos). ▪ Perda auditiva de diferentes graus.	0,48; 0,72; 0,84; 0,70

AM: modulação em amplitude; FM: frequência moduladora; FP: frequência portadora; OD: orelha direita; OE: orelha esquerda.

QUADRO 3 Estudos das diferenças entre os limiares eletrofisiológicos e comportamentais da via aérea: diferentes grupos amostrais com audição normal

Estudo	Método de registro de Peaee	Transdutor/ equipamento	Grupo amostral	Diferença média em dB (± desvio padrão)			
				500 Hz	1 KHz	2 KHz	4 KHz
Lins et al. (1996)[7]	▪ Estimulação múltipla. ▪ AM 75-110 Hz. ▪ FP: 0,5 K, 1 K, 2 K e 4 KHz.	▪ Fone supra-aural. ▪ *MASTER.*	10 adultos (23-37 anos)	14 ± 11	12 ± 11	11 ± 8	13 ± 11
Perez-Abalo et al. (2001)[4]	▪ Estimulação múltipla. ▪ AM 95% – 77-105 Hz. ▪ FP: 0,5 K, 1 K, 2 K e 4 KHz.	▪ Fone supra-aural. ▪ *AUDIX.*	40 adultos (18-25 anos)	12,03 ± 11,08	12,90 ± 10	10,02 ± 11,10	12,29 ± 10,08
Rance et al. (2005)[33]	▪ Estimulação múltipla. ▪ AM 74-95 Hz. ▪ FP: 0,5 K, 1 K, 2 K e 4 KHz.	▪ Fone supra-aural ou de inserção. ▪ *ERA Systems or GSI Audera®.*	285 bebês (1-3 meses)	30,4 ± 6,7	31,0 ± 6,8	22,4 ± 6,7	27,5 ± 7,5
Hosseinabadi, Jafarzadeh (2015)[34]	▪ Estimulação múltipla. ▪ AM: 80-90 Hz. ▪ FP: 0,5 K, 1 K, 2 K e 4 KHz.	▪ Fone de inserção. ▪ *Eclipse EP25.*	10 adultos (19-56 anos)	20,0 ± 6,3	20,4 ± 6,8	16,8 ± 9,2	20,0 ± 8,7
Luiz, Garcia, Azevedo (2016)[18]	▪ Estimulação múltipla. ▪ AM: 77, 85, 93 e 101 Hz na OE e 79, 87, 95 e 103 Hz na OD. ▪ FP: 0,5 K, 1 K, 2 K e 4 KHz.	▪ Fone de inserção. ▪ *Smart EP ASSR.*	15 crianças (6-15 anos)	▪ OD 1 ± 7,9. ▪ OE −0,3 ± 6,2.	▪ 6,3 ± 7,5. ▪ 11,6 ±6,5.	▪ 9,3 ± 7,7. ▪ 9 ± 7,5.	▪ 6,4 ± 7,8. ▪ 4 ± 11,1.

AM: modulação em amplitude; FM: frequência moduladora; FP: frequência portadora; OD: orelha direita; OE: orelha esquerda.

Hz e 30-40 dB NA em 2.000-4.000 Hz. E para os adultos: 21 dB NA (±9,9) para a frequência de 500 Hz, 25 dB NA (±12,7) para 1.000 Hz, 18 dB NA (±7,9) para 2.000 Hz e 16 dB NA (±10,8) para 4.000 Hz.

Os autores apontam que os limiares do Peaee com estímulos de condução óssea em bebês e adultos são diferentes, provavelmente em consequência das mudanças com a maturação óssea do crânio.

Outros exemplos de valores mensurados de via óssea por meio do Peaee são de um estudo nacional, que registrou limiares de 18,8 dB NA (±2,2) para a frequência de 500 Hz, 20 dB NA para 1.000, 2.000 e 4.000 Hz em 30 crianças com audição normal (do nascimento a 6 meses de idade).[29]

Observam-se na literatura mais estudos de Peaee por via óssea em bebês, pois, como já referenciado várias vezes ao longo deste capítulo, nessa população em especial tem-se interesse em realizar o diagnóstico diferencial das perdas auditivas para a melhor conduta. Assim sendo, realizar o Peaee por via óssea é imprescindível para a conclusão diagnóstica, quando as medidas comportamentais ainda não são confiáveis.

ESTIMATIVA DE LIMIARES AUDITIVOS ELETROFISIOLÓGICOS NO PEAEE EM PACIENTES COM PERDA AUDITIVA

Ao comparar os limiares eletrofisiológicos (Peaee) e os comportamentais (obtidos por meio da técnica de audiometria adequada ao desenvolvimento neuropsicomotor e idade do paciente) em sujeitos com perda auditiva neurossensorial, observa-se forte correlação entre ambos os procedimentos, como já exemplificado inclusive no Quadro 2.[4,7,15,17,28]

A diferença média (± desvio padrão) entre os limiares comportamentais obtidos por meio da audiometria tonal e os limiares eletrofisiológicos do Peaee foi de 30 dB (±12) nos casos de perda auditiva de grau leve e 11 dB (±2,9) nos casos de perda auditiva de grau moderado. Ao considerar todos os graus de perda auditiva, a diferença é ainda menor nos graus mais acentuados, pois cabe pontuar que, quanto maior for o grau da perda auditiva, mais forte será a correlação entre os limiares eletrofisiológicos (Peaee) e os comportamentais.[7,17,33]

Essa maior sensibilidade do Peaee na detecção de limiares em perdas auditivas, especialmente as perdas auditivas de grau até moderado, nos quais há o envolvimento de perdas de células ciliadas externas, em relação ao grupo com audição normal tem sido explicada pelo fenômeno do recrutamento. Dessa forma, a presença do recrutamento reflete no aumento anormal da amplitude da resposta em intensidades acima do limiar, resultando em uma resposta do Peaee mais facilmente detectável.[7,18]

Mais uma vez se reforça que há concordância entre as respostas dos Peaee e das diferentes técnicas de avaliação auditiva comportamental, em especial com crianças com perdas auditivas, em diversos estudos.[4,18,33] Esse dado serve para destacar que por meio do Peaee é possível a estimativa confiável dos limiares auditivos para o processo de seleção e adaptação de dispositivos eletrônicos de amplificação sonora em crianças, especialmente quando ainda não é possível realizar a audiometria de reforço visual (ARV), por exemplo (avaliação auditiva padrão-ouro a partir de 6 meses de idade).[15]

Para finalizar, em relação às perdas auditivas condutivas, um estudo nacional evidenciou que é possível identificar o *gap* aéreo-ósseo em torno de 20 dB nas crianças com comprometimento condutivo, por meio do Peaee (quando este for realizado por via área e óssea).[29]

ESTIMATIVA DE LIMIARES AUDITIVOS ELETROFISIOLÓGICOS NO PEAEE EM CAMPO SONORO EM PACIENTES COM PERDA AUDITIVA USUÁRIOS DE DISPOSITIVOS ELETRÔNICOS DE AMPLIFICAÇÃO SONORA

O objetivo do diagnóstico audiológico é definir limiares auditivos confiáveis para o estabelecimento da conduta clínica mais adequada, inclusive para o melhor ajuste das características da amplificação sonora, nos casos de pacientes com perdas auditivas. Esse foi o foco do capítulo até então, no qual se discutiram as especificidades do Peaee no diagnóstico audiológico. Entretanto, com o Peaee também é possível fazer a avaliação do benefício da protetização, de forma objetiva.[27-29]

A principal aplicabilidade do uso do Peaee em campo sonoro é a estimativa dos limiares auditivos com dispositivos eletrônicos de amplificação sonora para bebês, crianças pequenas e pacientes não colaborativos. Mas também é possível a mensuração dos limiares eletrofisiológicos na condição com e sem a amplificação sonora. Cabe pontuar que há diferenças entre as respostas comportamentais e as eletrofisiológicas em campo sonoro. Em geral, diferentes estudos mostram os limiares do Peaee piores em comparação aos comportamentais.[27,28] Tais diferenças também já foram evidenciadas nos limiares obtidos com outros transdutores.[3,7,10]

Outro ponto favorável ao uso do Peaee em campo sonoro para mensurar o benefício da amplificação sonora estaria relacionado à construção dos estímulos utilizados nesse procedimento. No início do capítulo fez-se uma explicação em detalhes sobre os estímulos utilizados nesse PEA, e cabe relembrar que o Peaee é evocado por um estímulo contínuo modulado em amplitude e frequência. Em geral esse tipo de estímulo não sofre distorção considerável ao ser transmitido através do campo sonoro.[27,10] Contudo, o aumento na intensidade de apresentação dos estímulos pode gerar certa distorção no campo sonoro, sendo uma limitação para avaliar pacientes com perdas auditivas mais severas.[27]

Em relação ao tempo desse PEA com esse tipo de transdutor, o tempo da realização da pesquisa das respostas Peaee em campo sonoro evidenciado em um estudo nacional foi em média de 33,5 minutos, sendo que o tempo mínimo foi de 10 minutos e o máximo foi de 70 minutos, em crianças com perda auditiva.[27] A duração do exame Peaee é influenciada pelo grau da perda auditiva e pela experiência do examinador.

Talvez a maior contribuição do Peaee em campo sonoro seja a observação das primeiras evidências de benefício com o uso da amplificação, mesmo antes de respostas comportamentais confiáveis em bebês.[27]

Entretanto, essa possibilidade de obtenção de uma estimativa da audição em campo sonoro com a amplificação não diminui a importância da aplicação da avaliação comportamental, quando esta for possível. A utilização dos PEA é muito útil tanto para a conclusão do diagnóstico como para a avaliação do benefício da amplificação, em especial nas crianças, embora a audiometria comportamental se mantenha como padrão ouro na avaliação infantil de bebês acima de 6 meses. Antes dessa faixa etária, o Peate-FE ainda é considerado a técnica ideal para a estimativa dos limiares auditivos. O Peaee é um recurso complementar nesse processo de diagnóstico audiológico, e talvez com novas pesquisas assuma o protagonismo nos próximos anos.

AVANÇOS CIENTÍFICOS COM O USO DO PEAEE E PESQUISAS FUTURAS

Novos algoritmos de detecção de resposta do Peaee, que, por exemplo, realizam a avaliação de amplitude e fase em até 12 harmônicos de modulação, já estão disponíveis em diferentes fabricantes. Essa nova geração de Peaee, combinada com estratégias tradicionalmente utilizadas para o diagnóstico eletrofisiológico da audição, pode reduzir substancialmente os tempos para a obtenção dos limiares audiométricos.[12]

Um exemplo dessa nova tecnologia está disponível no equipamento Eclipse, fabricado pela Interacoustics, no qual o mecanismo de detecção dupla avalia tanto a fase como a magnitude da resposta a partir de 12 harmônicas mais altas da taxa de modulação fundamental. O fabricante afirma que essa tecnologia pode reduzir o tempo de teste em até 50%, quando comparado aos tradicionais sistemas de Peaee e com excelente sensibilidade, pois é capaz de detectar limiares em níveis menores do que os obtidos por meio do Peate frequência específica (Peate-FE) em bebês e crianças com audição normal.[12] Além disso, nesse equipamento o estímulo utilizado é o *Narrow Band CE-Chirp*®, capaz de gerar amplas RAEE, o que favorece a detecção das respostas.

A captação dos limiares eletrofisiológicos por via aérea e por via óssea simultaneamente é outro assunto interessante, que com a realização de novas pesquisas pode ser algo benéfico ao diagnóstico audiológico, pois o tornaria mais preciso e talvez em um espaço de tempo menor.

Finalmente, realizar o Peaee com estímulos complexos, como os estímulos verbais, assim como já é visto em outros PEA, poderia representar uma alternativa para avaliação de pacientes com alterações de linguagem e/ou transtornos do processamento auditivo central (TPAC). Para tanto, abre-se o caminho para novos estudos.

REFERÊNCIAS BIBLIOGRÁFICAS

1. Regan MP, Regan D. Nonlinear terms produced by passing amplitude modulated sinusoids through a hair cell transduction function. Biol Cybern. 1993;69:439-46.
2. Cone-Wesson B, Dowell RC, Tomlim D, Rance G, Ming WJ. The auditory steady state response: comparisons with the auditory brainstem response. J Am Acad Audiol. 2002;13:173-87.
3. Lins OG, Picton PP, Picton TW, Champagne SC, Durieuxsmith A. Auditory steady-state responses to tones amplitude-modulated at 80 to 110 Hz. J. Acoust Soc Am. 1995;97:3051-63.
4. Perez-Abalo MC, Savio G, Torres A, Martín V, Rodríguez E, Galán L. Steady-state responses to multiple amplitude-modulated tones: an optimized method to test frequency-specific thresholds in hearing-im paired children and normal-hearing subjects. Ear Hear. 2001;22(3):200-11.
5. Picton TW, John MS, Dimitrijevic A, Purcell D. Human auditory steady-state responses: respuestas auditivas de estado estable en humanos. Int J Audiol. 2003;42(4):177-219.
6. Shinn JB, Musiek FE. The auditory steady state response in individuals with neurological insult of the central auditory nervous system. J Am Acad Audiol. 2007;18:826-45.
7. Lins OG, Picton TW, Boucher BL, Durieux-Smith A, Champagne SC, Moran LM, et al. Frequency-specific audiometry using steady--state response. Ear Hear. 1996:1796(2):81-96.

8. Stappells DR, Herdman A, Small AS, Dimitrijevic A, Hatton J. Current status of the auditory steady-state responses for estimating an infant's audiogram. In: Seewald RC, Bamford JM (eds.). A sound foundation through early amplification. Chicago: Phonak; 2005. p.43-59.
9. Galambos R, Makeig S, Talmachoff PJ. A 40 Hz auditory potencial recorded from human scalp. Psychology. 1981;78(4):2643-7.
10. Korczak P, Smart J, Delgado R, M Strobel T, Bradford C. Auditory steady-state responses. J Am Acad Audiol. 2012;23(3):146-70.
11. Elberling C, Don M, Cebulla M, Stürzebecher E. Auditory steady-state responses to chirp stimuli based on cochlear traveling wave delay. J Acoust Soc Am. 2007;122:2772-85.
12. Sininger YS, Hunter LL, Roush PA, Windmill S, Hayes D, Uhler KM. Protocol for rapid, accurate, electrophysiologic, auditory assessment of infants and toddlers. J Am Acad Audiol. 2020;31(6):455-468.
13. Ehrmann-Müller D, Shehata-Dieler W, Alzoubi A, Hagen R, Cebulla M. Using ASSR with narrow-band chirps to evaluate hearing in children and adults. Eur Arch Otorhinolaryngol. 2021;278(1):49-56.
14. Jasper HA. The tem-twenty system of the International Federation. Electroenceph Clin Neurophysiol. 1958;10:371-5.
15. Rodrigues GRI, Lewis DR. Potenciais evocados auditivos de estado estável em crianças com perdas auditivas cocleares. Pró-Fono. 2010;22(1):37-42.
16. Rickard FW, Clark GM. Steady-state evoked potencials to amplitude-modulated tones. In: Rickard HN, Barber C. Evoked potentials 2. Boston: Bullerworth Publishers; 1984.
17. Duarte JL, Alvarenga KF, Garcia TM, Costa Filho OA, Lins OG. A resposta auditiva de estado estável na avaliação auditiva: aplicação clínica. Pró-Fono. 2008;20(2):105-10.
18. Luiz CBL, Garcia MV, Azevedo MF. Potencial evocado auditivo de estado estável em crianças e adolescentes. CoDAS. 2016;28(3):199-204.
19. Rabelo CM, Schochat E. Sensitivity and specificity of auditory steady-state response testing. Clinics (São Paulo). 2011;66(1):87-93.
20. Lins OG. Audiometria fisiológica tonal utilizando respostas de estado estável auditivas do tronco cerebral. [Tese]. São Paulo: Universidade Federal de São Paulo; 2002.
21. Mahon ER, Santos TS, Lins OG. Triagem auditiva por meio das respostas evocadas auditivas de estado estável. In: Menezes PL, Andrade KCL, Frizzo ACF, Carnaúba ATL, Lins OG. Tratado de eletrofisiologia para audiologia. Ribeirão Preto: Booktoy. 2018. Cap.22, p.219-28.
22. Pinto DG, Griz SMS, Lins OG. Potencial evocado auditivo de estado estável com estímulo de ruído branco modulado em amplitude em triagem auditiva neonatal. Revista CEFAC. 2011;14(3):383-9.
23. Soares IA, Menezes PL, Lins OG. Avaliação do microfonismo coclear de estado estável. In: Menezes PL, Andrade KCL, Frizzo ACF, Carnaúba ATL, Lins OG. Tratado de eletrofisiologia para audiologia. Ribeirão Preto: Booktoy. 2018. Cap.25, p.253-68.
24. Colucci DA. Updates on auditory neuropathy spectrum disorder. The Hearing Journal. 2020;73(6):32-4.
25. Rance GB, David E, Cone-Wesson B, Shepherd RK, Dowell RC, King AM, et al. Clinical findings for a group of infants and young children with auditory neuropathy. Ear Hear. 1999;20(3):238.
26. Small SA, Stapells DR. Multiple auditory steady-state response thresholds to bone-conduction stimuli in young infants with normal hearing. Ear Hear. 2006;27(3):219-28.
27. Stroebel D, Swanepoel D, Groenewald E. Aid auditory steady-state responses in infants. Int J Audiol. 2007;46(6):287-92
28. Vieira EP. Mutações genéticas da deficiência auditiva: avaliação comportamental e eletrofisiológica da audição sem e com prótese auditiva em crianças [tese de doutorado]. São Paulo: Universidade Federal de São Paulo; 2011.
29. Garcia MV, Azevedo MF, Biaggio EPV, Didoné DD, Testa JRG. Potencial evocado auditivo de estado estável por via aérea e via óssea em crianças de zero a seis meses sem e com comprometimento condutivo. Rev CEFAC. 2014;16(3):699-706.
30. Bucuvic EC, Iorio MCM, Andrade NA, Vieira EP. Aplicabilidade da resposta auditiva de estado estável em campo livre na avaliação de bebês e crianças usuárias de próteses auditivas. Distúrb Comum. 2009;21(3):293-302.
31. Soliman S, Mostafa M, Kamal N, Raafat M, Hazzaa N. Auditory evoked potentials in epileptic patients. Ear Hear. 1993;14(4):235-41.
32. Ross B, Pantev C. Auditory steady-state response reveal amplitude modulation gap detection thresholds. J Acoust Soc Am. 2004;115(5):2193-206.
33. Rance G, Roper R, Symons L, Moody LJ, Poulis C, Dourlay M, et al. Hearing threshold estimation in infants using auditory steady-state responses. J Am Acad Audiol. 2005;16(5):291-300.
34. Hosseinabadi R, Jafarzadeh S. Auditory steady-state response thresholds in adults with conductive and mild to moderate sensorineural hearing loss. Iran Red Crescent Med J. 2014;17(1):e18029.

19

FREQUENCY FOLLOWING RESPONSE

Eliane Schochat
Caroline Nunes Rocha Muniz

INTRODUÇÃO

Descrito em seres humanos nos anos 1970,[1] o potencial evocado auditivo *frequency following response* (FFR) foi primeiramente utilizado como um exame complementar à audiometria, evocado principalmente por estímulos simples, como tons puros e *tone burst*. Por volta de 1980, Greenberg publicou o resultado de ondas do FFR para vogais[2] e para tons complexos.[3] Inicialmente se acreditava que o FFR poderia ser usado para avaliar os limiares auditivos em bebês e crianças. Entretanto, o FFR é mais robusto para tons de baixa frequência,[4] limitando sua utilidade à avaliação auditiva em limiares de frequências altas.

Somente na década de 1990 Galbraith et al.[5] começaram a utilizar o FFR para estímulos complexos, incluindo a fala, para investigar funções que iriam além da busca de limiares auditivos. Desde então, diversos pesquisadores têm publicado descobertas demonstrando que as propriedades de codificação neural no tronco encefálico para sons complexos estão muito além do que já conhecíamos sobre seu papel na audição periférica. Com a combinação de um estímulo que contém características transientes e sustentadas (p. ex., sílabas consoante-vogal) e situações desafiadoras de escuta (p. ex., um sinal acústico com ruído competitivo), os modos de utilizar o FFR foram trazendo para a eletrofisiologia elementos mais próximos de ambientes reais e desafiadores do cotidiano de um ser humano.[6]

Dessa forma, os conhecimentos acumulados até o momento permitem afirmar que as respostas neurais captadas no tronco encefálico por meio do FFR podem fornecer informações sobre habilidades atencionais, alfabetização, linguagem e experiência musical.

FREQUENCY FOLLOWING RESPONSE

O termo "*frequency following response*", ou FFR, pode ser traduzido como "resposta que segue a frequência", ou seja, a resposta neural que reproduz ou imita a frequência.

O FFR é uma resposta neurofisiológica que reflete a sincronia da atividade neural para a codificação de características acústicas de um estímulo sonoro, com grande precisão.[7,8]

Diferentemente de outros potenciais evocados auditivos que permitem a identificação de ondas neurais, as quais se apresentam como representações abstratas das atividades neurais para a representação de estímulos sonoros, as ondas geradas pelo FFR refletem a atividade neural de *phase-locked* na codificação do som no tronco encefálico. O termo "*phase-locking*" se refere ao disparo dos neurônios em uma fase particular dentro do ciclo do estímulo, ou seja, em sincronia de fase[9] (Figura 1).

Dessa forma, a onda neural gerada pelo FFR reproduz, fisicamente, o estímulo sonoro eliciador (Figura 2).

O FFR é um potencial evocado auditivo gravado por eletrodos de superfície e é gerado por um conjunto de estruturas subcorticais (principalmente colículo inferior) e corticais ao longo do sistema auditivo.[10] *(Para maiores in-*

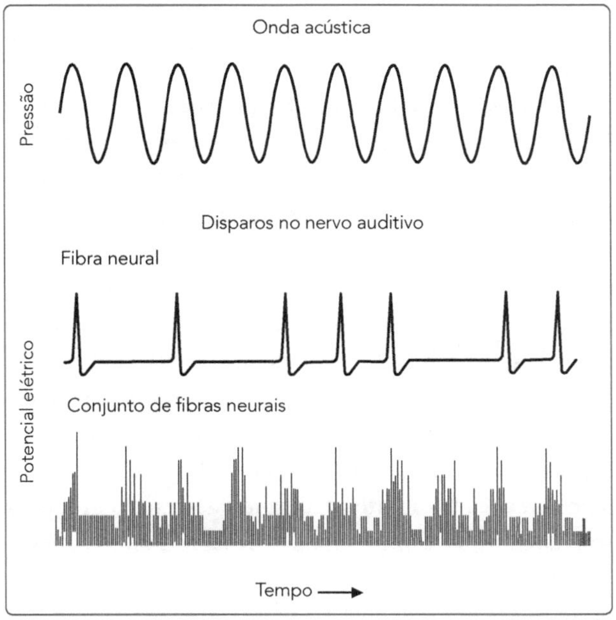

FIGURA 1 Ilustração da capacidade de sintonia de fase (*phase-locking*) entre o estímulo e a resposta neural. A resposta neural segue os picos positivos do estímulo, disparando somente quando os estereocílios se movimentam para uma direção.
Fonte: Plack, 2005.[9]

formações sobre o assunto, consultar o Capítulo 2, "Sistema auditivo central".)

Somando todas as características descritas e, ainda, por se tratar de uma medida objetiva, o FFR é uma medida bastante promissora no estudo do processamento neural auditivo.

Uma vantagem do FFR em relação a outros potenciais evocados auditivos, especialmente os potenciais evocados auditivos relacionados a eventos, é o fato de que ele pode ser gravado em animais e seus resultados comparados aos de seres humanos, como foi feito no estudo de Sergeyenko et al.[11] Em seus estudos com animais com perda de fibras do nervo auditivo, os pesquisadores demonstraram que essa alteração refletiu na amplitude da onda da porção inferior do tronco encefálico em animais idosos. O mesmo achado foi observado em humanos, demonstrando uma relação bastante promissora para estudos futuros translacionais.

Nas últimas décadas, muitos pesquisadores têm demonstrado a utilização do FFR para avaliar populações clínicas, incluindo alterações de aprendizado,[12] alterações de leitura,[13,14] alterações de linguagem,[15-17] autismo,[18] crianças com alterações na percepção de fala com ruído,[19] transtorno do processamento auditivo,[16,17] e o envelhecimento.[20]

O CONSENSO SOBRE A NOMENCLATURA/TERMO FFR*

O potencial eletrofisiológico abordado neste capítulo, os registros dessa resposta neural, das componentes geradas e as diferentes formas de análise são relativamente novos. Atualmente o chamamos de FFR, mas já foi chamado de outros nomes, com base nos entendimentos vigentes em cada época.

O FFR passou por uma crise de identidade terminológica até o presente consenso da atual terminologia. Há muitos termos diferentes que foram utilizados para se referir ao FFR: cABR (*complex auditory brainstem response*) – potenciais evocados auditivos de tronco encefálico para sons complexos;[21] EFR (*envelope following response*) – resposta que segue o envelope;[22] AMFR (*amplitude-modulation following response*) – resposta que segue a modulação de amplitude; sABR (*speech-evoked auditory brainstem response*) – potenciais evocados auditivos de tronco encefálico para sons de fala;[23] e SSSR (*subcortical steady-state*

* Para os leitores interessados em se aprofundar no assunto, algumas terminologias foram mantidas na língua inglesa a fim de facilitar a busca dos descritores em bases de dados internacionais.

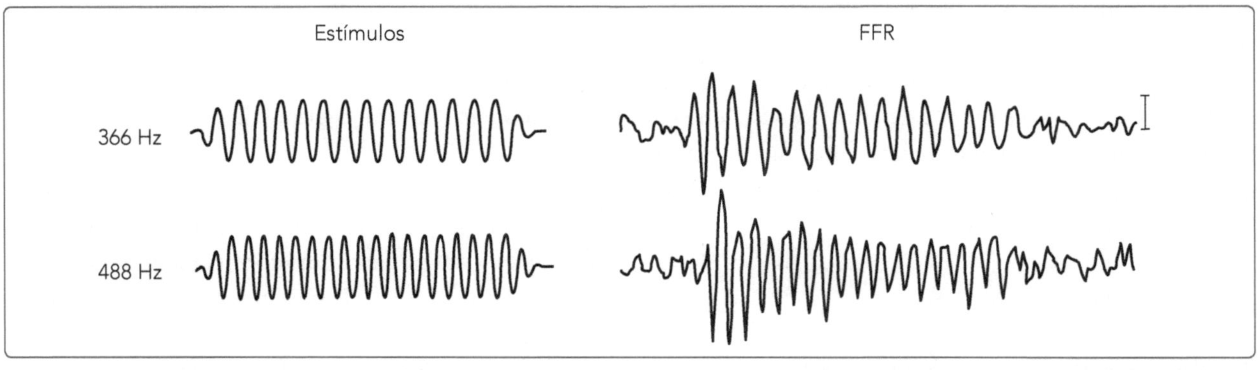

FIGURA 2 Traçados do FFR para os estímulos acústicos de 366 e 488 Hz, demonstrando a fidelidade da resposta neural em relação ao estímulo acústico.
FFR: *Frequency Following Response.*
Fonte: adaptada de Greenberg et al., 1987.[3]

response) – resposta de estado estável subcortical; *music-evoked* ABR – potenciais evocados auditivos de tronco encefálico para tons musicais.[24]

A utilização do termo "ABR" (em português, Peate) e de suas derivações (cABR, sABR, p. ex.) fornecia uma vantagem relacionada à compreensão da descrição técnica desse potencial. FFR são similares aos Peate em diversas variáveis. Um exemplo são as similaridades relacionadas aos parâmetros de protocolo (montagem de eletrodo, filtros, entre outros). Assim, em virtude das semelhanças na descrição técnica, inicialmente esse potencial foi descrito como um Peate. *(Para maiores informações sobre o assunto, consultar o Capítulo 15, "Potencial evocado auditivo de tronco encefálico".)*

Entretanto, o termo Peate subestima a aprimorada resposta neurobiológica fornecida pelo FFR, uma vez que apenas as variáveis latência e amplitude são mais frequentemente analisadas no Peate. Além disso, o termo "tronco encefálico" do Peate pode gerar confusões e conclusões inadequadas em razão da localização anatômica com a qual esse termo poderia se associar. Isso porque as ondas neurais geradas pelo FFR parecem receber uma forte contribuição do colículo inferior, um centro de conexões de fibras aferentes e eferentes no mesencéfalo.[25] Além disso, o sistema auditivo é integrado com outros sistemas, permitindo a modulação corticofugal da informação por meio da via eferente, e o FFR parece refletir essa interatividade.[26] Finalmente, recentes pesquisas têm sugerido a contribuição cortical do FFR.[10,27]

Ou seja, o termo inicialmente introduzido por Kraus et al.[21] como cABR (em português, Peate para estímulos complexos) foi especialmente problemático, já que o termo Peate sugere o envolvimento apenas de processos aferentes em níveis inferiores da via auditiva, quando, de fato, a atividade revelada pelo FFR é primorosamente sintonizada e reajustada pela convergência de influências aferentes e eferentes. Além disso, em muitos casos, o Peate para cliques aparece normal em indivíduos com alterações no FFR, os quais revelaram algum distúrbio de comunicação.[12-13]

A vantagem da utilização do termo FFR é associada ao próprio conceito de que se trata de uma "resposta que segue a frequência" do estímulo, ou seja, uma resposta neural mais enriquecida sobre as codificações neurais de diferentes ingredientes do estímulo evocador.

COMPONENTES DO FFR

Como mencionado anteriormente, a fidelidade da resposta neural gerada por meio do FFR ao estímulo evocador permite a avaliação da precisão da codificação dos componentes da fala importantes para a comunicação diária – tempo, *pitch* e timbre.

A professora doutora Nina Kraus (diretora do Auditory Neuroscience Laboratory – Northwestern University), atualmente uma das principais pesquisadoras na área do FFR com estímulos complexos, utiliza uma analogia bastante didática para explicar as respostas geradas pelo FFR: pense no FFR como uma mesa de som analógica. Cada componente do FFR (assim como cada um dos botões da mesa de som) contribui distintamente e traz informações importantes sobre o processamento do som. E é justamente essa capacidade de captar e analisar o processamento do som detalhadamente que distingue o FFR de outros potenciais evocados auditivos. Quando geramos o FFR para sons complexos, como estímulos de fala ou música, devemos considerar três características mais abrangentes, ou principais: tempo (*timing*), frequência fundamental (*pitch*) e harmônicos (timbre).

Tempo (*timing*)

Assim como no Peate para cliques, o tempo (ou latência) das ondas obtidas no FFR é uma métrica informativa. Mas, pela quantidade de "riqueza" do estímulo evocador, e consequentemente da resposta que ele é capaz de gerar, o FFR permite uma variedade de técnicas de processamento que vão além do escopo das análises clinicamente providas pelas latências do Peate.

As deflexões de amplitude no sinal acústico atuam como marcos que são refletidos na resposta neural (Figura 1). Esses picos, que ocorrem em um momento específico no sinal acústico, devem ocorrer em um momento correspondente na resposta neural.

Geralmente as ondas geradas pelo FFR estão relacionadas a dois aspectos:

1. Ondas que refletem as mudanças no estímulo, como início (*onset*), término (*offset*) ou transição (p. ex, a transição do *onset* para a porção estável do estímulo consoante-vogal).
2. Ondas que refletem a periodicidade do estímulo.

Pode-se avaliar a latência relativa das ondas dentro de uma resposta (Figura 3) ou de ondas entre duas respostas (p. ex., para o mesmo estímulo apresentado em silêncio x ruído de fundo). Além de observar a latência das ondas no domínio do tempo, podem-se observar diferenças na fase das frequências evocadas dentro da resposta.

Um aspecto importante no domínio do tempo é a velocidade com que um ou mais componentes da resposta

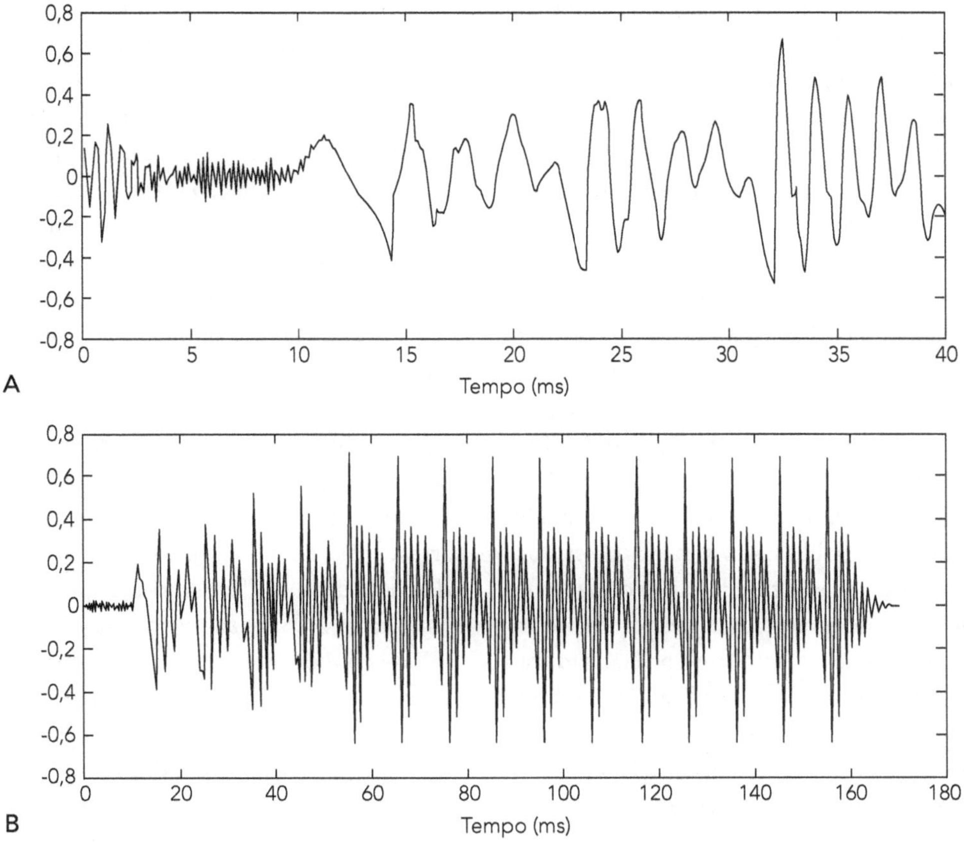

FIGURA 3 A: estímulo /da/ de 40 ms. B: estímulo /da/ de 170 ms.

neural ocorrem. Nessas respostas neurais do FFR são identificados os picos das ondas (deflexões positivas ou negativas) com latências que devem estar associadas e correlacionadas ao estímulo eliciador. Há um pequeno atraso entre a transmissão neural e o estímulo eliciador, que normalmente é de ~7-9 ms, em virtude do tempo em que o estímulo viaja da orelha até o mesencéfalo. Assim, se o início do estímulo (ou seja, o *onset*) ocorre em um tempo t = 0 ms, a resposta neural ocorrerá em um t = 8 ms.[28]

Esses picos das ondas podem ser marcados manualmente por um *expert*, diante da reprodução das ondas (as quais são submédias da resposta neural final), tanto nas ondas geradas por estímulos curtos (p. ex., sílaba de 40 ms) como para estímulos longos que possuem dezenas de picos (p. ex., sons complexos de 170 ms). Também há a possibilidade da análise automática para a detecção desses picos de ondas por meio da utilização de algoritmos desenvolvidos em *softwares* de computação numérica de análise e visualização de dados (p. ex., MATLAB – The Mathworks, Natick, MA).

Ainda sobre a marcação manual das ondas, há diversas publicações que podem auxiliar nesse processo.[21,23,29] Mas para isso é necessário checar se o protocolo utilizado é o mesmo da bibliografia consultada, incluindo tipo de estímulo, taxa de apresentação e o próprio equipamento utilizado para a coleta.

A resposta neural para o *onset* do estímulo evocador, tanto o número de picos quanto a morfologia da onda gerada pelo FFR, é estímulo-dependente. Dessa forma, os parâmetros de gravação ou as características do estímulo acústico evocador podem afetar a morfologia, as latências ou a magnitude dos picos no FFR. O FFR realizado na forma binaural pode aumentar a magnitude da resposta, e, em alguns casos, as latências se tornam mais precoces em comparação à forma monoaural. Os estudos que utilizam o FFR na forma monoaural utilizam a intensidade de ~80 dBnNA. Já para a forma binaural, ~70-75 dB NPS.[28]

Assim como no Peate, a taxa de estimulação também pode afetar as latências das ondas do FFR: quanto mais rápida a taxa de estimulação, mais tardias são as latências das ondas.[30]

O grupo de pesquisadores liderados pela professora doutora Nina Kraus desenvolveu uma nomenclatura particular para as ondas geradas pelo FFR evocadas pelo estímulo de 40 ms da sílaba /da/. As ondas foram nomeadas como "V", "A", "C", "D", "E", "F", "O" (Figura 4).[12,23]

Como descrito previamente por Skoe e Kraus,[21] a onda "V" é uma deflexão de amplitude positiva correspondendo ao *onset* do estímulo e que ocorre ~7-8 ms depois do estímulo *onset*. A onda "A" é uma deflexão negativa que ocorre imediatamente após a onda "V". A onda "C" reflete a transição do *onset* da consoante para o *onset* da vogal. As ondas "D", "E" e "F" são deflexões negativas que correspondem à sonoridade do som de fala. São espaçadas por ~8 ms entre si (ou seja, correspondendo ao período da frequência fundamental do estímulo evocado), e as latências correspondem a ~22, ~31 e ~39 ms, respectivamente. A onda "O" é uma deflexão de amplitude negativa que corresponde ao *offset* do som, e ocorre em uma latência de aproximadamente 48 ms. Skoe et al.[29] publicaram os valores observados em indivíduos normais de um grande banco de dados do próprio laboratório, obtidos em anos de pesquisa, utilizando o FFR evocado pela sílaba /da/ (40 ms), no equipamento Navigator Pro AEP System (Natus Medical, Inc), usando a montagem de eletrodos semelhante ao Peate (Fpz, A1 e A2, com o eletrodo ativo em Cz) (Tabela 1 e Figura 5).

Várias medidas estão disponíveis para analisar os picos. Além da medida de latência absoluta dos picos das ondas, também é possível comparar a latência absoluta entre os traçados dos FFR para diferentes estímulos (p. ex., acordes diferentes, ou sílabas diferentes) ou para o mesmo som em diferentes condições de gravação, como o /da/ apresentado em silêncio ou na presença de ruído de fundo. Como o ruído atrasa a latência das ondas do FFR, podemos olhar para o tamanho desses efeitos degradativos calculando as mudanças de latência para picos de FFR específicos.

Medida de *cross-phaseogram* é a análise utilizando um gráfico que sobrepõe as ondas e "cruza" as diferenças das fases das ondas. Em outras palavras, é uma medida da latência relativa entre a resposta neural do FFR eliciado por dois estímulos diferentes. Essa análise mede a diferença entre as fases específicas para as frequências entre duas respostas neurais. Em razão da disposição tonotópica na membrana basilar na cóclea, com a máxima excitação de altas frequências acontecendo na base e baixas frequências no ápice, quando um som de alta frequência entra na orelha, seu pico de excitação máximo ocorre em questão de milissegundos mais precoces (mais rápido) em comparação a sons com frequências mais baixas.[31]

Essa informação temporal é mantida na via auditiva, uma vez que as fibras do nervo auditivo que inervam a extremidade basal da cóclea disparam primeiro e, posteriormente, as fibras da região apical. É por causa desse arranjo tonotópico que um *tone burst* de alta frequência eliciará a latência onda V do Peate mais precoce em comparação à latência obtida em *tone burst* de frequências mais baixas.[32] *(Para maiores informações sobre o assunto, consultar os Capítulos 1, "Estrutura e função do sistema auditivo periférico", e 2, "Sistema auditivo central".)*

Esse conhecimento foi aplicado para a investigação da diferenciação subcortical de sons de fala por meio da utilização do FFR evocado por sons de fala com contrastes mínimos. Grande parte dos estudos tem utilizado as sílabas sintetizadas /ba/, /da/ e /ga/. Essas sílabas têm sido sintetizadas com diferença somente na trajetória do segundo formante (F_2). Enquanto o F2 da sílaba /ga/ possui frequência mais alta em comparação ao F2 da sílaba /da/ e /ba/, o F2 da sílaba /da/ possui frequência mais alta em comparação ao F2 da sílaba /ba/. A porção sustentada da vogal permanece a mesma entre as sílabas.[33,34] Esses estudos ainda apresentam diferenças manifestadas, sob o domínio temporal, tanto para as ondas relacionadas ao envelope quanto para as estruturas finas da onda neural do FFR.

Nas ondas geradas pelo FFR evocado por esses estímulos é possível observar uma fase específica para cada um dos estímulos. Dessa forma, é possível verificar diferença de latências entre as ondas evocadas pelo estímulo /ga/ e

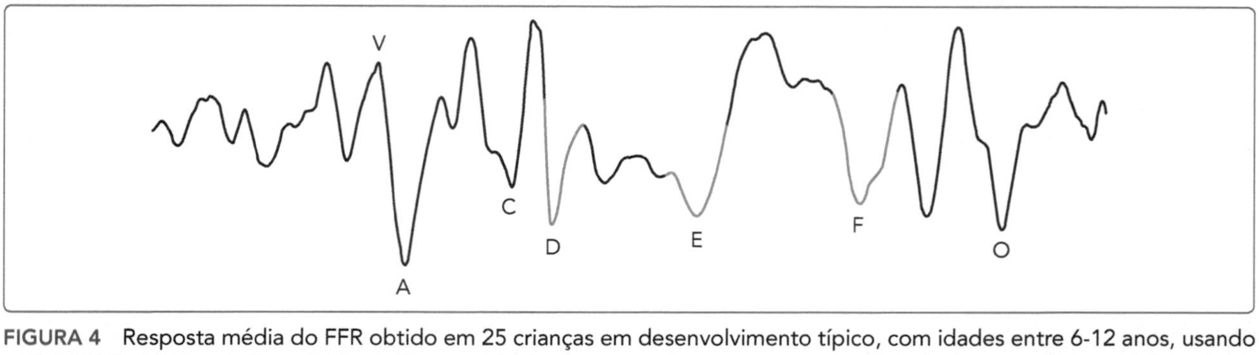

FIGURA 4 Resposta média do FFR obtido em 25 crianças em desenvolvimento típico, com idades entre 6-12 anos, usando o BioMARK – Navigator Pro – Biologic System. No destaque em cinza encontra-se o período que corresponde à frequência fundamental do estímulo evocado /da/ de 40 ms.

TABELA 1 Latências (ms) do Peate para cliques e do FFR para o /da/ (40 ms) – equipamento Navigator Pro – Biologic System – em função da idade

Grupo (idade)	N	Clique-V			V			A			D			E			F			O		
		Média	DP	Detecção	Média	DP	Detecção	Média	DP	Detecção	Média	DP	Detecção	Média	DP	Detecção	Média	DP	Detecção	Média	DP	Detecção
0-1	23	6,32	0,35	100%	7,22	0,42	86,9	8,22	0,43	86,96	23,14	0,66	91,3	31,51	0,49	91,3	39,91	0,45	82,61	49,64	1,32	65,22
3-5	53	5,64	0,18	100	6,59	0,26	100	7,56	0,35	100	22,36	0,38	88,67	30,9	0,37	98,11	39,34	0,32	100	48,14	0,42	90,57
5-8	26	5,53	0,23	100	6,45	0,21	100	7,39	0,28	100	22,16	0,28	100	30,82	0,45	100	39,23	0,27	100	47,88	0,31	84,62
8-11	40	5,6	0,23	100	6,45	0,25	100	7,37	0,36	95	22,27	0,56	95	30,79	0,44	100	39,34	0,52	100	48,1	0,48	92,5
11-13	49	5,65	0,17	100	6,56	0,23	100	7,53	0,34	100	22,45	0,6	91,84	30,82	0,46	98	39,4	0,42	100	48,08	0,29	98
14-17	105	5,72	0,2	100	6,62	0,27	100	7,59	0,33	100	22,53	0,54	93,33	31,07	0,54	97,14	39,5	0,43	98,1	48,15	0,45	95,28
17-21	54	5,69	0,21	100	6,58	0,23	100	7,53	0,31	96,3	22,41	0,4	92,6	31,02	0,44	94,44	39,5	0,46	98,15	48,26	0,34	98,15
21-30	143	5,71	0,22	100	6,65	0,26	100	7,6	0,34	100	22,6	0,67	95,8	31,12	0,71	100	39,61	0,62	99,3	48,33	0,73	97,9
30-40	32	5,68	0,19	100	6,61	0,33	100	7,53	0,43	100	22,52	0,56	96,88	31,09	0,5	96,88	39,54	0,42	96,88	48,21	0,46	93,75
40-50	11	5,89	0,23	100	6,67	0,19	90,9	7,64	0,29	100	22,84	0,71	90,9	31,26	0,3	100	39,49	0,22	100	48,3	0,65	90,9
50-60	26	5,99	0,26	100	6,86	0,32	88,46	7,89	0,44	92,31	23,08	0,71	76,92	31,57	0,7	96,15	39,92	0,77	92,31	48,72	1	88,46
60-72	24	5,94	0,33	100	6,92	0,38	91,67	7,89	0,46	91,67	23,05	0,61	83,33	31,37	0,55	83,33	39,68	0,46	83,33	48,84	0,59	100

Detecção: porcentagem de detecção das ondas para cada faixa etária; DP: desvio padrão; média: média dos valores de latência (ms); N: número de indivíduos; Peate: potencial evocado auditivo de tronco encefálico.
Fonte: adaptada de Skoe et. al., 2015.[29]

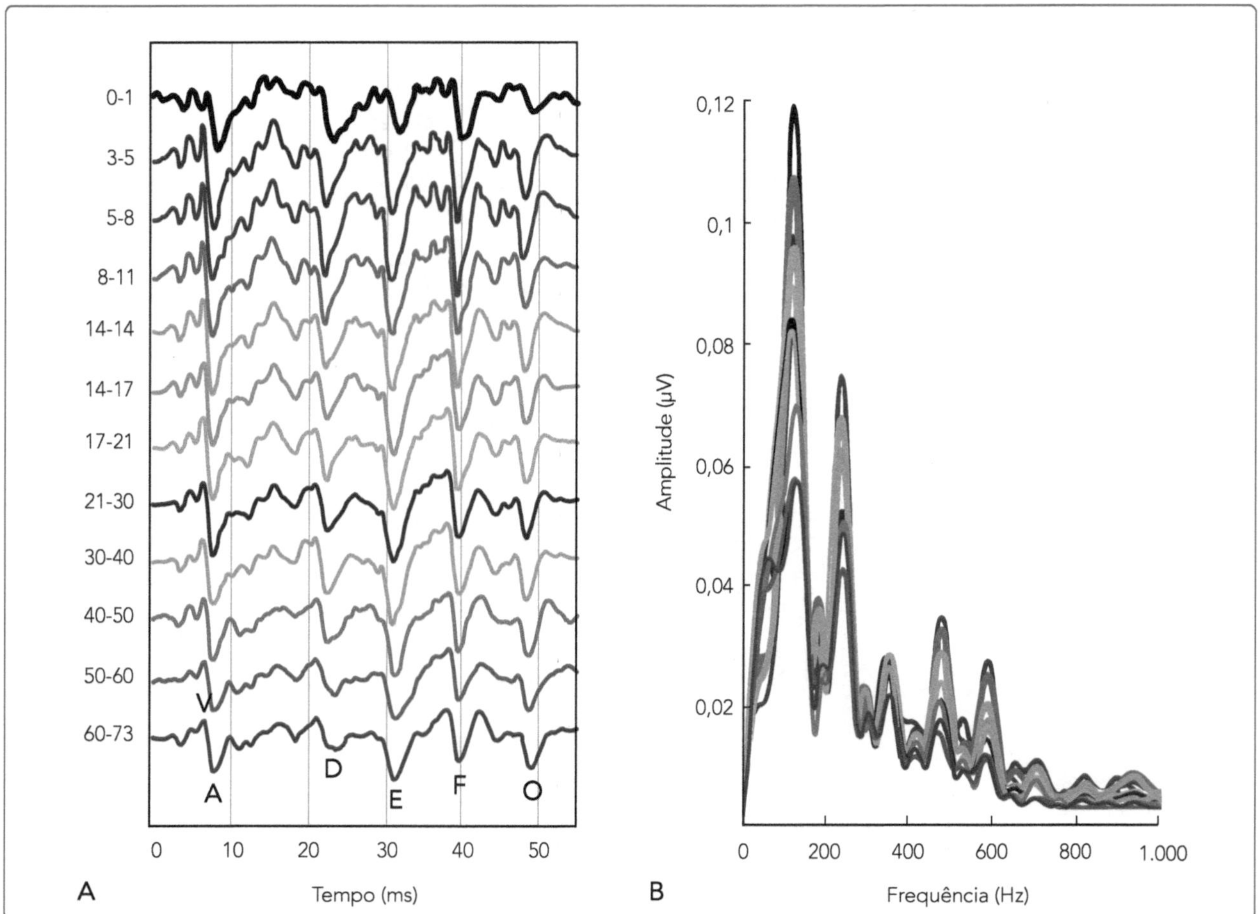

FIGURA 5 Representação do FFR com estímulo de fala (/da/ – 40 ms) sob (A) domínio do tempo e (B) domínio da frequência para cada faixa etária representada por cores diferentes.
Fonte: Skoe et al., 2015.[29]

as ondas evocadas pelo estímulo /ba/. Para investigar essas diferenças de fase, as informações podem ser plotadas em um gráfico para auxiliar no entendimento dessas diferenciações subcorticais (*cross-phaseogram*) (Figura 6) (para mais detalhes, ver os trabalhos de Johnson et al.[34] e Hornickel et al.[33]).

Frequência fundamental

A frequência fundamental (F_0), por definição, é a frequência mais baixa de uma onda periódica e, portanto, corresponde à periodicidade do som, ou à taxa de repetição do envelope de som.

Para um som de fala, isso corresponde à taxa na qual as pregas vocais vibram. Na música, a frequência fundamental é a frequência do tom mais baixo percebido de determinada nota. A resposta neural relacionada à codificação neural de F_0 é bastante rica. Há vários métodos para extrair informações sobre a fase, a força da codificação e a periodicidade de F_0. O método mais utilizado para extrair essas informações é a transformada de Fourier. A transformada de Fourier (desenvolvida por Jean-Baptiste Joseph Fourier em 1822) é uma transformação matemática que decompõe a função temporal em frequência. Em outras palavras, a transformada de Fourier decompõe a função temporal da onda neural para uma representação sob o domínio de frequência.

As principais frequências no espectro, como a frequência fundamental (F_0) do estímulo e seus harmônicos, são identificadas, e sua magnitude é medida (Figura 7).

A porção sustentada do FFR evocado pelo estímulo /da/ (40 ms) acontece por volta de 19,5-44,2 ms. Essa janela compreende as latências observadas para os picos D, E e F. A transformada de Fourier é aplicada nessa porção da resposta neural. A amplitude do FFR foi medida para três faixas de frequência que englobam a frequência fundamental (F0: 75-175 Hz) e os harmônicos: F_1 (F_1: 175-750 Hz) e frequências altas (HF: 750-1.050). O primeiro formante do estímulo (F_1) e as frequências mais altas (HF) estão dentro dos limites da sincronia de fase (*phase-locking*) do colículo inferior (~1.200 Hz).[35] O HF corresponde à transição entre o primeiro e o segundo formantes do estímulo e será abordado no próximo tópico (Figura 7).

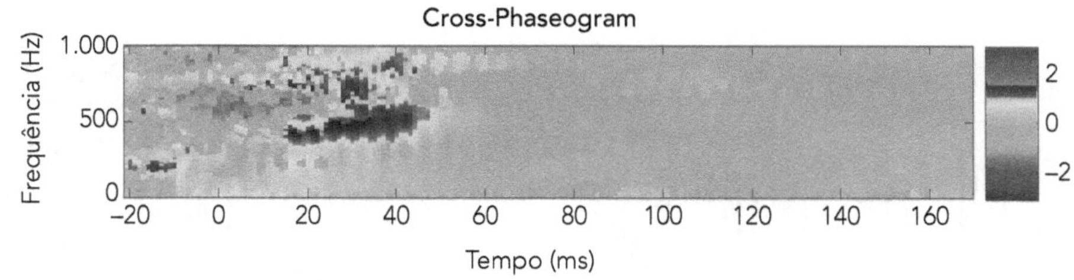

FIGURA 6 Cross-phaseogram entre as ondas /ga/ e /ba/. Na região de transição (~20-60 ms), a diferença de fase da resposta neural derivada dos estímulos /ga/ e /ba/ está indicada pela cor preta. Já na região de estado estacionário (60-120 ms), na qual os formantes dos estímulos são exatamente os mesmos, as respostas das duas sílabas estão em fase, conforme indicado em cinza-médio.

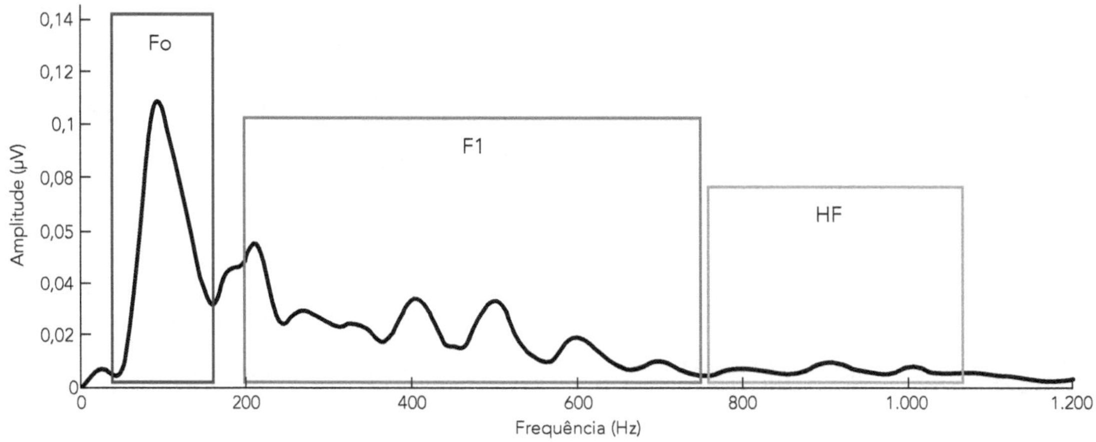

FIGURA 7 Uma representação no domínio da frequência do FFR foi gerada usando a transformada de Fourier. Como uma medida de *phase-locking*, as amplitudes espectrais são calculadas ao longo de uma faixa de frequências: F0 (103-125 Hz), primeiro formante F1 (175-750 Hz) e frequências altas HF (750- 1.050 Hz). A representação no domínio do tempo desta resposta é plotada na Figura 4.

No caso de resposta a um estímulo com F_0 dinâmica (como acontece nas línguas tonais), os traçados referentes à frequência do estímulo e da resposta neural são passíveis de serem analisados na forma de onda por meio de várias técnicas, incluindo autocorrelação, transformada de Fourier e análise de espectro[36] (Figura 8).

Um achado consistente na literatura sobre FFR é que a codificação da fala para o F_0 é indicativa da capacidade de escuta no ruído em normo-ouvintes, a qual é refletida na amplitude dos componentes F_0 da fala.[20] Da mesma forma, falantes bilíngues têm codificação F_0 particularmente forte para o estímulo de fala,[28] e a força do *phase-locking* para F_0 no FFR para estímulos de fala de uma língua estrangeira mostra-se relacionada com a capacidade de aprender essa língua.[37] Outro achado relacionado ao F_0 é o aumento da magnitude dessa variável no FFR em idosos com comprometimento cognitivo leve, sugerindo uma supercompensação no processamento sensorial para compensar as ineficiências do processamento cognitivo.[38]

A relação fisiológico-comportamental entre a codificação F_0 e a compreensão de fala no ruído é verificada em populações clínicas que se caracterizam pela dificuldade de entender a fala no ruído. Por exemplo, pessoas que sofreram concussões relacionadas a esportes frequentemente possuem queixas relacionadas a dificuldades com o processamento auditivo,[39] e estudos mostram que F_0 obtido pelo FFR com estímulo de fala está realmente diminuído, mesmo após a concussão ter sido considerada resolvida.[40]

Harmônicos

Harmônicos são múltiplos inteiros da frequência fundamental, constituindo um dos ingredientes do timbre e

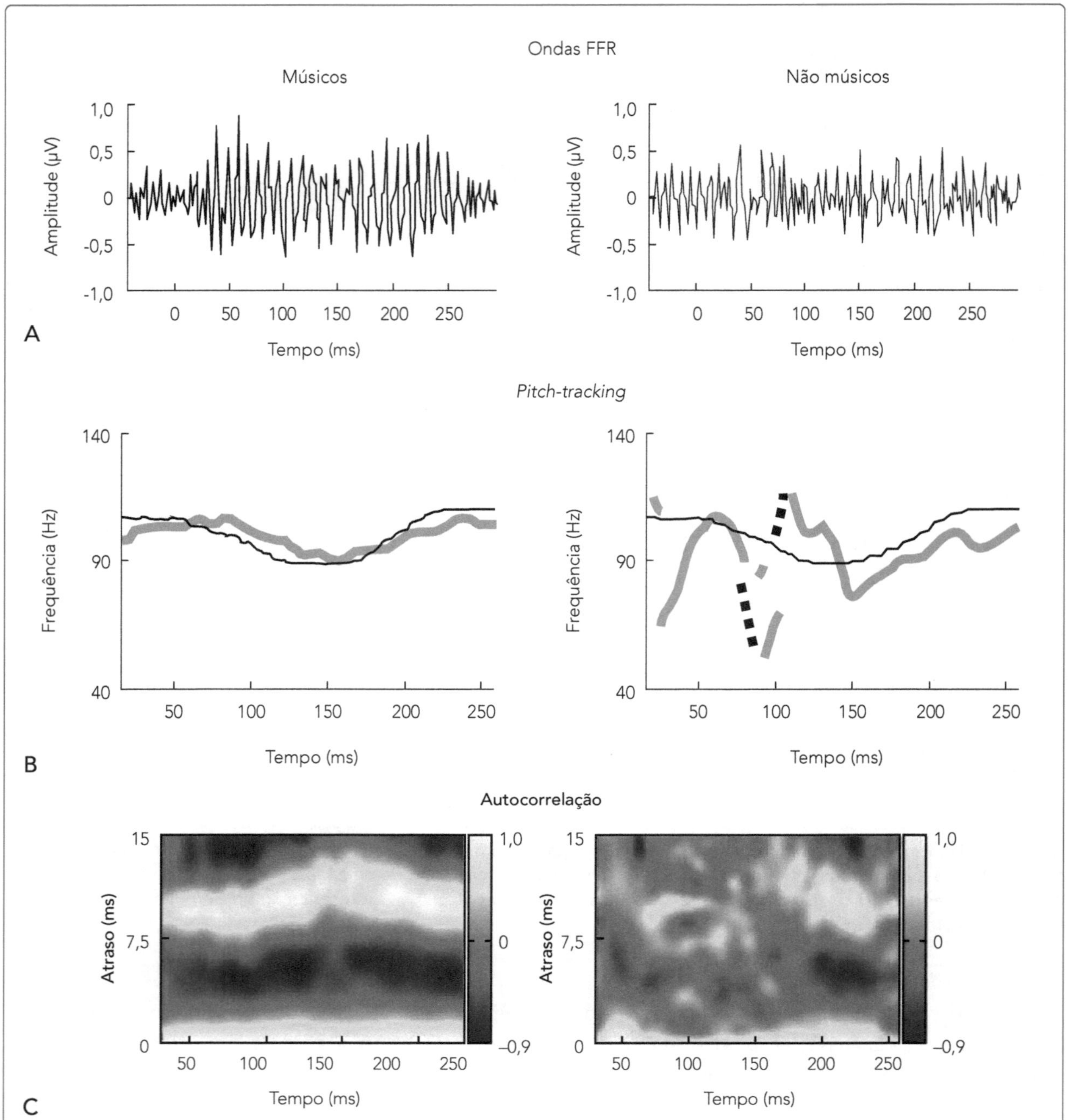

FIGURA 8 FFR eliciado por um estímulo com um contorno de *pitch* dinâmico. A: onda neural gerada pelo FFR. B: trajetória (linha cinza) da forma de análise *pitch tracking* da mesma resposta neural. Em preto, a linha representa a trajetória indicada pelo estímulo com o contorno de F0. C: autocorrelação (*autocorrelograms*) da onda neural do FFR. As cores indicam o grau de correlação, com as cores claras indicando maiores correlações. Para músicos (painel à esquerda), as bandas mais claras seguem com mais precisão o contorno do *pitch* (F0) do estímulo. Em contraste, a correlação do não músico (painel direito) é mais difusa, e as regiões altamente correlacionadas não estão localizadas no período de F0 do estímulo.
Fonte: traduzida de Wong et al., 2007.[36]

contribuindo para a identificação de sons de fala específicos e de instrumentos.

As estruturas neurais em nível subcortical desempenham um importante papel para decifrar as informações referentes à estrutura harmônica. Os harmônicos e os formantes da fala possuem frequências mais altas que F_0, e o *phase locking* neural é mais claro e mais robusto em frequências mais baixas.

Normalmente, todos os harmônicos presentes no estímulo acústico estão presentes no FFR, pelo menos até cerca de 1,2 e 1,3 kHz (Chandrasekaran e Kraus, 2010), dentro dos limites da sincronia de fase (*phase-locking*) do colículo inferior (~1.200 Hz).[35]

Em um estímulo de fala, certos harmônicos, também chamados formantes, são de particular importância fonética, sendo um tanto independentes de F_0 do som da fala. Formantes são harmônicos maiores em amplitude do que os harmônicos circundantes, tanto no estímulo quanto no FFR. Por exemplo, o primeiro formante de /a/ corresponde a um pico local em ~700-750 Hz, enquanto /i/ terá um primeiro formante na faixa de 250-300 Hz, independentemente de F_0.

Considerando as três faixas de frequência, da frequência fundamental (F_0) e harmônicos (F1 e HF), é possível encontrar as seguintes nomenclaturas: baixo (*low*), médio (*mid*) e alto (*high*), respectivamente. Essas informações são extraídas do FFR e analisadas por meio da transformada de Fourier.

Considerando a codificação neural para as estruturas dos harmônicos, estudos têm demonstrado que, do ponto de vista clínico ou diagnóstico, não é a capacidade de diferenciar as particularidades do estímulo, mas sim a força de codificação desses harmônicos que é relevante para identificar o estímulo de fala.[28] Existe um padrão que surge em leitores precários. Entre outros sinais de degradação da resposta, os indivíduos com dislexia ou que apresentam desempenho insatisfatório em medidas padronizadas de leitura exibem codificação reduzida para os harmônicos em frequências correspondentes às frequências de formantes.[13] Por outro lado, o enriquecimento auditivo por meio de treinamento musical potencializa a representação harmônica dos formantes da fala no FFR.[41]

Há ainda outros métodos que fornecem informações da resposta neural do FFR na codificação das "estruturas temporais finas" e do envelope temporal do estímulo complexo. A autocorrelação também é uma análise possível para calcular a correlação entre o estímulo e a resposta neural (*pitch-tracking* – Figura 7). Outras análises são mais relacionadas à qualidade da resposta neural: consistência da onda (relacionada ao *phase-locking*) entre cada ponto de "tempo-frequência" e fatores intrínsecos da resposta neural (relacionada à fidelidade ou força de codificação). Para mais detalhes dessas outras análises, ver Skoe e Kraus[21] e Krizman e Kraus.[28]

PROTOCOLO E ESTÍMULOS MAIS UTILIZADOS

Com a quantidade de publicações relevantes na literatura, o estímulo consoante-vogal /da/ de 40 ms é um dos mais utilizados na obtenção do FFR em diferentes populações clínicas. Esse estímulo possui uma consoante plosiva inicial seguida por uma transição consoante-vogal (CV), características que fazem dele uma amostra acústica interessante, uma vez que possui importantes eventos fonéticos e é rico em elementos acústicos. Além disso, a inclusão da transição CV permite a avaliação de uma região mais perceptualmente vulnerável da sílaba de fala. A ideia por trás de um estímulo curto (40 ms) consiste em viabilizar a aplicação clínica desse potencial, permitindo que a coleta (em situações ideais) aconteça em menos de 20 minutos.

O FFR pode ser gravado ou captado, em sua forma mais simples, usando um eletroencefalograma (EEG) de um canal, com taxa de amostragem > 2.000 Hz e filtros abertos, pois os sujeitos são apresentados para um grande número de repetições (500+) de um estímulo auditivo como um tom complexo ou sílaba de fala. Para o estímulo curto de 40 ms /da/, os filtros mais utilizados são 100-3.000 Hz. Para obter ondas mais robustas e replicáveis, são sugeridos pela literatura aproximadamente 2.000-3.000 estímulos por segundo, para cada traçado obtido. O estímulo de fala geralmente é apresentado em polaridade alternada com uma taxa de 10,9 estímulos por segundo. São realizadas, no mínimo, duas varreduras com ondas geradas por 2.000-3.000 estímulos, e uma média ponderada é realizada a partir dessas duas ondas gravadas. A onda final resultante dessa média ponderada (total de 4.000-6.000 estímulos) é então analisada, tanto no domínio temporal quanto no espectral.

Geralmente os FFR são evocados com estímulos com frequência fundamental acima de 80 Hz. Embora a sincronia de fase entre frequência e descargas neurais ocorra no cérebro em frequências muito mais baixas, por exemplo, ~2-4 Hz,[42] resta saber se, para essas frequências mais baixas, os mecanismos neurais são os mesmos ou não. As montagens de eletrodo mais comumente usadas são lóbulos das orelhas (ou mastoides), vértice (Cz) ou linha do cabelo (~FCz). Assim, Cz é o eletrodo ativo, o lóbulo ipsilateral o eletrodo-referência e o lóbulo da orelha contralateral ou Fpz é usado como terra. Para a pesquisa que pretender gravar potenciais subcorticais e corticais simultaneamente, o FFR pode ser captado por meio de uma touca de eletrodos.

Na maioria dos estudos, até o momento, o estímulo tem uma frequência fundamental entre 80-500 Hz. A duração do estímulo fica geralmente entre 40-250 ms, representando uma troca entre a validade e a conveniência, já que um grande número de repetições do estímulo é necessário para a geração da resposta neural. Apesar disso, a estimulação com sentenças longas tem sido usada.

Os fones de inserção são usados para evitar artefatos de estímulo eletromagnético, e a estimulação geralmente é supralimiar (70-80 dB NPS). Os estímulos podem ser apresentados monoauralmente ou binauralmente. Eles são frequentemente apresentados em polaridade alternada, o que permite a análise tanto das respostas espectrais quanto do envelope da onda neural.

As abordagens experimentais devem ser combinadas e apropriadas aos objetivos, levando em consideração as "perguntas da pesquisa", bem como suas restrições. Para pesquisas que dizem respeito à função à contribuição de estruturas específicas ou à localização de diferenças individuais, métodos que fornecem separação espaçotemporal são necessários (p. ex., MEG – magnetoencefalografia). Para questões de pesquisa relacionadas à identificação de biomarcadores, relação com o desempenho comportamental ou rastreamento de mudanças longitudinais, equipamentos mais simples podem ser usados e são uma boa opção. O FFR obtido por EEG de um canal provou repetidamente seu valor como medida sensível da fidelidade com a qual o sistema auditivo como um todo preserva informações sonoras úteis.[21] Abordagens que fazem uso de informações de mais de um canal ou estímulo também são possíveis. Por exemplo, resultados de vários estudos medindo FFR para uma faixa de frequência sugeriram contribuições corticais dependentes de frequência, gerando assim hipóteses para estudos futuros com metodologia de localização mais definitiva.[43]

APLICAÇÕES CLÍNICAS

O FFR tem um escopo clínico diferente do Peate evocado por cliques. Enquanto o Peate para cliques reflete fatores associados à sensibilidade auditiva – como perda auditiva e neuropatia auditiva –, o FFR pode revelar outros transtornos e alterações associadas ao processamento neural das características acústicas de um som.[12,13,23,33] Para alterações desse processamento, o Peate clique é normal, entretanto o FFR normalmente apresenta resultados alterados. Um exemplo são atletas que sofreram concussão, apresentaram Peate normal e demonstraram prejuízos no FFR, com sensibilidade de 95% e especificidade de 90%.[39]

Embora o uso do FFR ainda não esteja disponível na prática clínica, já que não consta da tabela da Agência Nacional de Saúde (ANS), nem do Sistema Único de Saúde (SUS) ou da agência americana que controla o uso de procedimentos na saúde – Food and Drug Administration (FDA), essa situação deve mudar rapidamente, pois os estudos com populações clínicas têm se mostrado muito promissores. A seguir descreveremos estudos que consagram essa afirmação.

Conforme já referido, esse potencial tem sido utilizado em diversas populações clínicas, por exemplo: alterações auditivas periféricas e centrais, distúrbios de leitura e escrita, transtorno do espectro autista, alterações auditivas em idosos, distúrbios do neurodesenvolvimento de fala e linguagem, entre outras. Tem sido utilizado também em indivíduos normais, o que possibilita o aprimoramento do estudo desse complexo sistema nervoso central que é o sistema auditivo em termos de integridade, plasticidade e respostas comportamentais.

Não é escopo deste capítulo exaurir nem citar todas as pesquisas feitas utilizando esse potencial, porém algumas delas cabe relatar pelo ineditismo e pela inequívoca associação com a prática clínica do audiologista.

Abrams et al.[44] investigaram a correspondência entre a codificação da fala no tronco encefálico e os padrões de assimetria cortical para o processamento da fala – ou seja, a preferência das áreas auditivas do hemisfério esquerdo para o processamento de sinais acústicos rápidos. Realizaram FFR e PEA para estímulo complexo em 67 crianças com desenvolvimento típico e com alteração de aprendizagem. Observaram fortes correlações entre as latências das respostas do tronco encefálico (TE) ao início (ondas V e A) e ao final (onda O) do estímulo com as medidas de assimetria cortical. Os autores sugerem que déficits nas latências de resposta do TE para estímulos de fala têm impacto negativo no processamento de sinais acústicos rápidos por estruturas especializadas do córtex.

Ribas-Prats et al.[45] realizaram um estudo com 46 neonatos normais e nascidos a termo com o objetivo de realizar a padronização do FFR nessa população. Registraram o FFR das sílabas /da/ e /ga/ e analisaram sete parâmetros no domínio do tempo e da frequência. Os autores afirmam que encontraram respostas robustas e semelhantes entre os recém-nascidos, permitindo assim a construção de um banco de dados. Além disso, o estudo corrobora a possibilidade de registro do FFR em neonatos, que pode auxiliar na detecção precoce de comprometimentos de fala/linguagem e escrita.

Musacchia et al.[46] também estudaram o Peate e o FFR em recém-nascidos com e sem hiperbilirrubinemia e concluíram que recém-nascidos normais tinham amplitude maior que aqueles com hiperbilirrubinemia, porém a amplitude dos recém-nascidos afetados ficava igual à dos normais após tratamento com fototerapia. Não encontraram diferenças significantes para o Peate nem com relação à latência nem com relação à amplitude. Concluíram que o FFR pode ser útil para avaliar a neurotoxicidade que a hiperbilirrubinemia causa ao sistema auditivo.

Um estudo de revisão sistemática[47] oferece suporte ao fato de que o FFR pode refletir as características temporais e de frequência da fala identificáveis nos primeiros dias após o nascimento. A alta qualidade das evidências demonstradas nos estudos analisados dá suporte à utilização do FFR em neonatos, a fim de se identificar um possível biomarcador de transmissão da fala e representação em redes subcorticais. Apesar dessa conclusão, os autores referem ser necessários mais estudos com recém-nascidos para que se possa utilizar o FFR como medida diagnóstica precisa nessa população.

Pinto e Martinelli[48] avaliaram 21 neonatos com resultados normais na TANU e sem risco auditivo (de acordo com o Joint Committee on Infant Hearing) utilizando o FFR com a sílaba /da/. Observaram 100% de ocorrência de resposta para a porção transiente, e, para as ondas C, D, E, F e O, observaram presença entre 53,12-96,87%. Ainda, encontraram maior variabilidade para a amplitude do que para a frequência, a qual apresentou grande similaridade entre os neonatos.

King et al.[12] foram os primeiros a publicar os achados do FFR usando a sílaba de fala /da/ em crianças com alteração de aprendizado e reportaram alterações na codificação dos sons da fala e no processamento auditivo nessa população.

Crianças com transtorno no desenvolvimento da linguagem (TDL) apresentam respostas piores e/ou atípicas em relação às de crianças com desenvolvimento típico (DT) no desempenho comportamental e dos PEA, tanto na discriminação de sons simples quanto na de sons complexos,[49] com dificuldades substancialmente maiores na presença de ruído competitivo. Isso sugere que alterações quanto à atenuação do ruído também trazem consequências importantes para o desenvolvimento fonológico normal.

Basu et al.[15] estudaram, em crianças com idades entre 4-11 anos diagnosticadas com TDL, os componentes do Peate e do FFR para varreduras tonais (partindo de frequências baixas para altas, e partindo de frequências altas para baixas), a fim de investigar a codificação de mudanças acústicas do som no nível do tronco encefálico. As crianças do estudo mostraram maior dificuldade em acompanhar as mudanças de frequência, particularmente quando apresentadas em velocidades maiores de estimulação. Segundo os autores, esses resultados parecem sugerir que as crianças com distúrbio específico de linguagem - DEL (atualmente chamado TDL) apresentam falha no padrão temporal da atividade neural necessária para codificar mudanças rápidas de frequência, e suscetibilidade aumentada a fatores de dessincronização associados às altas taxas de estimulação.

Na tentativa de determinar quais relações funcionais podem ser observadas entre a atividade do tronco encefálico e a atividade cortical, Wible et al.[50] realizaram FFR em ambos os níveis do sistema, em crianças normais e com problemas de aprendizagem baseados na linguagem. Encontraram nas crianças em desenvolvimento típico forte correlação entre as respostas do tronco encefálico e as respostas corticais. Já no grupo das crianças com problemas de aprendizagem não foi observada correlação significativa. Os autores concluíram que a relação comprometida entre o processamento de estímulos complexos no nível do tronco encefálico e no nível do córtex pode ser considerada um indicador de mecanismos fisiológicos alterados, os quais podem subjazer à percepção anormal da fala e, consequentemente, comprometer o desenvolvimento das habilidades de linguagem.

Ao investigar a relação das respostas do tronco encefálico para sons complexos como a fala e para sons simples, Song et al.[51] captaram o Peate e o FFR de 234 crianças entre 8-12 anos, em desenvolvimento típico e com distúrbio de aprendizagem, para ambos os estímulos (sílaba sintetizada /da/ e clique). Observaram correlação moderada entre a latência da onda V do clique e a latência das ondas V e A do estímulo complexo, quando estas últimas estavam dentro da normalidade. Quando as respostas para o estímulo complexo estavam degradadas, a correlação entre as ondas do clique e as ondas do estímulo complexo foi substancialmente reduzida. Os autores concluíram que a codificação de um estímulo breve e de amplo espectro, como o clique, é independente da codificação de estímulos mais longos, temporal e harmonicamente mais complexos. Sendo assim, as autoras sugerem que as respostas do tronco encefálico para ambos os estímulos proveem informações objetivas e complementares sobre a codificação do som no sistema auditivo.

Em 2002, King et al.[12] publicaram um estudo que comparava as respostas do FFR em crianças normais e em crianças com distúrbios de aprendizagem. Os autores observaram respostas para clique normais e sem diferenças entre os grupos, enquanto para o estímulo complexo (sílaba sintetizada /da/) observaram respostas atrasadas do grupo com distúrbio de aprendizagem em relação ao grupo normal. Concluíram que a sincronia das respostas nos neurônios do TE, para estímulos complexos como a fala, difere entre crianças normais e algumas crianças com distúrbio de aprendizagem.

Wible et al.[52] investigaram como o TE representa elementos dos sons da fala, em crianças com problemas de aprendizagem, comparadas com crianças com DT, estressando o sistema com altas taxas de estimulação. Encontraram respostas do interpico VA alteradas, com achatamento do *slope* (relação entre a duração e a amplitude do complexo VA). Levando em consideração que alterações na latência sugerem diferenças na velocidade de condução do estímulo, e que alterações na amplitude sugerem diferenças na sincronia da resposta dos geradores, os autores concluíram que essas diferenças tenham origem neural e central.

Banai et al.[13] compararam o desempenho de 63 crianças em avaliações psicoeducacionais (habilidades de leitura e de consciência fonológica) com suas respostas do FFR. Observaram um *continuum* de respostas em que os piores leitores apresentaram maiores atrasos na latência das ondas, e os melhores leitores apresentaram latências mais adiantadas das ondas. Os autores sugerem, então, que o desenvolvimento das habilidades de leitura depende da integridade dos mecanismos auditivos subcorticais (*bottom-up*) e da relação existente entre as funções cognitivas e a sintonia do TE para os sons da fala, representado pela influência que o sistema corticofugal exerce nas funções subcorticais (*top-down*).

Hornickel e Kraus[14] afirmam que aprender a ler pode ser fácil para a maioria das crianças, mas outras têm dificuldade em traduzir a linguagem verbal para a forma escrita. Leitores precários muitas vezes têm uma série de déficits auditivos, linguagem e atenção, incluindo representação neural anormal da fala e inconsistências em tarefas psicoacústicas. As autoras levantaram a hipótese de que essa constelação de déficits associados aos distúrbios de leitura pode estar relacionada ao sistema auditivo, que não responde ao som de forma consistente, e essa inconsistência afeta a habilidade de relacionar fonologia e ortografia durante a leitura. Seus estudos demonstram que leitores precários têm respostas de FFR mais variáveis que bons leitores, e, portanto, a variabilidade neural pode ser um fator biológico subjacente a esses déficits encontrados em leitores precários.

White-Schwoch et al.[53] afirmam, em seu estudo com 112 crianças com idade entre 3-14 anos, que utilizando o FFR é possível construir um modelo de código neural que ajuda a predizer a *performance* de crianças em vários testes de prontidão para alfabetização, e mais, que esse mesmo modelo pode prever como será a alfabetização dessas crianças. De maneira pragmática, esses achados podem ser úteis na identificação precoce de crianças com potencial para desenvolver distúrbio de aprendizagem.

Filippini e Schochat[54] estudaram as respostas do FFR (sílaba natural /da/) em indivíduos com transtorno do processamento auditivo (TPA) e em DT. Embora não tenham notado diferenças significativas com relação ao estímulo clique, observaram respostas para o estímulo complexo com latências de ondas aumentadas, assim como algumas amplitudes diminuídas, nas respostas de indivíduos com TPA em relação ao grupo controle de indivíduos com DT. As autoras concluíram que os indivíduos com TPA apresentavam possíveis alterações quanto à sincronia e quanto à velocidade dos impulsos neurais no processamento de estímulos complexos, o que poderia levar a alterações na percepção da fala.

Anderson et al.[19] compararam as respostas do FFR entre crianças com desempenho ruim em um teste comportamental de fala no ruído e aquelas que tiveram bom desempenho no mesmo teste. Observaram que, em condição de silêncio, as respostas eram equivalentes; porém, na presença de ruído, o grupo com pior desempenho apresentou respostas atrasadas nos componentes do FFR relacionados à transição dos formantes (*onset*), mas não à porção sustentada do estímulo. Os autores concluem que esses dados evidenciam que a sincronia neural é corrompida pelo ruído de fundo, e que as maiores alterações nesses indivíduos estão associadas com a inabilidade de perceber a fala em situações desafiadoras de escuta.

Rocha-Muniz et al.[16] investigaram diferenças no FFR em crianças com TPA (n = 18), TDL (n = 21) e DT (n = 18) com idades entre 6-12 anos. O FFR foi obtido utilizando cinco formantes da sílaba sintetizada /da/. Foram definidas três dimensões a serem analisadas: tempo, harmônicos e *pitch*. A análise comparativa entre os três grupos revelou uma codificação anormal das características acústicas da fala em crianças com TDL e TPA, embora as diferenças tenham sido mais pronunciadas para o grupo com TDL e com TPA. Enquanto crianças com TPA apresentaram dificuldades maiores em distinguir estímulos com base em aspectos temporais, as crianças com TDL apresentaram maiores dificuldades em perceber diferenças em harmônicos, que são muito importantes para a identificação dos sons da fala, o que sugere que a representação ineficaz de componentes cruciais para a percepção da fala pode contribuir para as dificuldades encontradas no processamento de linguagem nessas crianças. Além disso, os achados podem indicar que os processos neurais diferem entre crianças com TDL e TPA.

Rocha-Muniz et al.[55] estudaram 27 crianças com idades entre 7-15 anos com alteração no FFR; destas, 23 também apresentaram alteração de processamento auditivo verificado utilizando testes comportamentais. Com base nessa amostra, foi possível concluir que 85,15% de crianças com FFR alterado teriam também avaliação comportamental do processamento auditivo alterada. As autoras sugerem que o FFR pode ser utilizado na prática clínica como uma ferramenta importante no diagnóstico do transtorno do processamento auditivo, uma vez que nesse estudo uma alteração do FFR quase sempre representou, também, uma alteração nos resultados da avaliação comportamental do processamento auditivo, viabilizando, assim, obter informações acerca da percepção dos sons da fala em crianças menores de 7 anos ou de difícil avaliação comportamental.

Enfim, estudos que analisam os PEA corticais para estímulos complexos como a fala[6] têm demonstrado diferenças nas respostas entre crianças com DT e crianças com alterações de aprendizado. Respostas corticais mais robustas podem ser associadas a um melhor desempenho comportamental de percepção e discriminação e, ainda, com respostas mais adequadas do tronco encefálico para sons complexos.

Crianças com desvios de desenvolvimento tipicamente caracterizados como tendo transtorno do espectro autista (TEA) parecem apresentar alterações no sistema neural auditivo, e, em geral, esses estudos concluíram que crianças com TEA têm desempenho diferente de seus pares sem esse transtorno, que podem de maneira geral ser caracterizados por uma lentidão no processamento da informação auditiva, especialmente se essa informação for sons de fala. Embora seja essencial compreender o processamento auditivo cortical, é necessário compreender também a codificação em nível sensorial mais inferior, que tem um papel muito importante para a decodificação em níveis superiores. Antes que as regiões corticais possam perceber e armazenar informações auditivas, as regiões subcorticais devem codificar o sinal de forma eficiente e consistente,[25] o que o FFR mede com excelente precisão.

Estudos usando o FFR evocado pela fala encontraram que crianças com TEA em idade escolar têm menor consistência de resposta, *pitch* mais pobre (rastreamento de *pitch*) e latências mais longas quando comparadas a seus pares.[56]

Um estudo utilizando FFR em crianças mais novas (3-6 anos) com TEA[57] analisou o desenvolvimento longitudinal da latência e componentes da amplitude do FFR. O estudo concluiu que o desenvolvimento do processamento auditivo pode diferir em crianças com TEA em comparação às crianças com desenvolvimento típico.

Russo et al.[18] também investigaram as respostas do tronco encefálico para a fala em sujeitos portadores de distúrbios do espectro autista, no silêncio e na presença de ruído. Encontraram ondas com latências atrasadas, tanto à resposta *onset* quanto à resposta FFR, em ambas as condições de apresentação do estímulo. Os autores observaram fortes correlações entre as alterações encontradas no Peate com estímulo complexo com o desempenho cognitivo dos sujeitos, e concluíram que as alterações fisiológicas subcorticais podem subjazer aos problemas de comunicação e socialização das crianças portadoras de distúrbios do espectro autista.

Alguns outros estudos foram realizados com essa população, entretanto todos relatam serem necessários mais estudos para que se possa concluir se o FFR pode ser uma ferramenta útil para auxiliar no diagnóstico de TEA.[58]

Finalmente, os estudos relacionados a idosos também vêm auxiliando muito nossa compreensão do que ocorre no sistema nervoso auditivo de pessoas idosas com e sem perdas auditivas relacionadas à idade, quando em situação de escuta.

Anderson e Kraus[59] publicaram uma revisão de estudos sobre o FFR no silêncio e com ruído *babble*. Afirmaram que crianças e adultos mais velhos com percepção rebaixada de fala no ruído (testes HINT e QuickSIN) têm defasagens na representação espectrotemporal da fala em níveis subcorticais, incluindo os espectros de baixa frequência (magnitude) e as latências dos picos da resposta transiente. Importante lembrar que a codificação subcortical robusta do tom é importante para ouvir fala no ruído em adultos jovens e mais velhos.

Estudos demonstram que a representação neural de F_0 e harmônicos no tronco encefálico se relacionam com a percepção de fala no ruído ao longo da vida (desde crianças até idosos). Indivíduos com percepção precária de fala no ruído são mais vulneráveis a apresentarem uma sincronia neural precária na porção subcortical, o que provavelmente levará a problemas na resolução temporal, habilidade extremamente necessária para uma precisa percepção da fala.

Anderson et al.[20] estudaram idosos pareados por perfil audiométrico, sexo e idade (60-73 anos). Por meio desse estudo, os autores demonstraram que os idosos com boa percepção de fala no ruído tiveram uma representação neural mais robusta, obtida por meio do FFR, com amplitudes de F_0 maiores em comparação com os idosos com percepção precária de fala no ruído.[20]

Estudos também demonstram a convergência de vias aferentes e eferentes no colículo inferior, o que nos leva a crer que o FFR é um método eficaz para avaliar os efeitos do processamento sensorial (*bottom-up*) e das funções superiores (*top-down*) nessa estrutura.[8,10,20,27]

A percepção de F_0 é importante para a identificação correta dos sons da fala e para a separação de cada um dos estímulos ouvidos, o que nos permite separar a fala do ruído. Portanto, maior representação de F_0 nas respostas subcorticais parece estar associada a melhor desempenho na capacidade de ouvir em ambientes ruidosos.

O FFR fornece evidências de declínios na precisão temporal e espectral relacionados à idade, fornecendo uma explicação fisiológica para as dificuldades de percepção de fala no ruído. Em idosos, o tempo neural atrasado na região correspondente à transição do formante (porção transiente) mas com latência relacionada à porção sustentada inalterada pode contribuir ainda mais para a dificuldade dos idosos em ouvir fala no ruído.

CONSIDERAÇÕES FINAIS

Existe a necessidade de estabelecer uma avaliação objetiva com medidas biológicas/fisiológicas para que se possa avaliar com maior fidedignidade um sistema tão complexo como o auditivo. Essa avaliação precisa excluir fatores individuais como fadiga, atenção, memória e cognição em geral, além de comorbidades, e oferecer possibilidades de avaliar indivíduos que por qualquer razão não consigam responder às avaliações comportamentais já amplamente consagradas.

Neste capítulo tentamos demonstrar o grande potencial do FFR para suprir esse *gap* da prática clínica em audiologia. Embora vários passos já tenham sido dados nesse sentido, acreditamos que o FFR vai somar muito aos procedimentos já existentes e consagrados na prática clínica.

Os estudos apresentados neste capítulo sobre o FFR mostram que essa resposta fornece uma descrição mais detalhada de como o sistema nervoso auditivo central realiza o processamento acústico do som em comparação aos outros potenciais auditivos.

Também foi ilustrado como o *pitch*, os harmônicos e o tempo podem ser estudados utilizando o FFR. Em resumo, este capítulo revela como o FFR pode fornecer uma avaliação objetiva para melhorar o monitoramento e a compreensão dos mecanismos envolvidos nos processos auditivos.[20]

De acordo com os mesmos autores, o FFR pode nos ajudar a entender, do ponto de vista biológico, como ouvimos os sons. Neste capítulo descrevemos nossas estratégias de análise e fornecemos diretrizes sobre as aplicações clínicas. Estamos otimistas e acreditamos que o FFR pode nos ajudar a descobrir como nosso cérebro realiza o trabalho de reconstruir o mundo sonoro.[20]

REFERÊNCIAS BIBLIOGRÁFICAS

1. Moushegian G, Rupert AL, Stillman RD. Laboratory note: scalp-recorded early responses in man to frequencies in the speech range. Electroencephalogr Clin Neurophysiol. 1973;35(6):665-7.
2. Greenberg S. WPP, no. 52: Temporal neural coding of pitch and vowel quality. Working Papers in Phonetics. Department of Linguistics, UCLA, 1980. Disponível em: https://escholarship.org/uc/item/0vp3920c. Acesso em: 5 fev. 2022.
3. Greenberg S, Marsh JT, Brown WS, Smith JC. Neural temporal coding of low pitch. I. Human frequency-following responses to complex tones. Hearing Research. 1987;25(2):91-114.
4. Gardi J, Salamy A, Mendelson T. Scalp-recorded frequency-following responses in neonates. Audiology. 1979;18(6):494-506.
5. Galbraith GC, Arbagey PW, Branski R, Comerci N, Rector PM. Intelligible speech encoded in the human brain stem frequency-following response. Neuroreport. 1995;6(17):2363-7.
6. Cunningham J, Nicol T, Zecker SG, Bradlow A, Kraus N. Neurobiologic responses to speech in noise in children with learning problems: deficits and strategies for improvement. Clinical Neurophysiology. 2001;112(5):758-67.
7. Kraus N, Anderson S, White-Schwoch T. The frequency-following response: a window into human communication. In: Kraus N, et al. (eds.). Springer handbook of auditory research. 2017;61:1-15.
8. Krizman J, Kraus N. Analyzing the FFR: a tutorial for decoding the richness of auditory function. Hear Res. 2019;382:107779.
9. Plack CJ. The sense of hearing. London: Lawrence Erlbaum; 2005.
10. Coffey EB, Herholz SC, Chepesiuk AM, Baillet S, Zatorre RJ. Cortical contributions to the auditory frequency-following response revealed by MEG. Nat Commun. 2016;7:11070.
11. Sergeyenko Y, Lall K, Liberman MC, Kujawa SG. Age-related cochlear synaptopathy: an early-onset contributor to auditory functional decline. J Neurosci. 2013;33(34):13686-94.
12. King C, Warrier CM, Hayes E, Kraus N. Deficits in auditory brainstem pathway encoding of speech sounds in children with learning problems. Neurosci Lett. 2002;319(2):111-5.
13. Banai K, Hornickel J, Skoe E, Nicol T, Zecker S, Kraus N. Reading and subcortical auditory function. Cereb Cortex. 2009;19(11):2699-707.
14. Hornickel J, Kraus N. Unstable representation of sound: a biological marker of dyslexia. J Neurosci. 2013;33(8):3500-4.
15. Basu M, Krishnan A, Weber-Fox C. Brainstem correlates of temporal auditory processing in children with specific language impairment. Dev Sci. 2010;13(1):77-91.
16. Rocha-Muniz CN, Befi-Lopes DM, Schochat E. Investigation of auditory processing disorder and language impairment using the speech-evoked auditory brainstem response. Hear Res. 2012;294(1-2):143-52.
17. Filippini R, Befi-Lopes DM, Schochat E. Efficacy of auditory training using the auditory brainstem response to complex sounds: auditory processing disorder and specific language impairment. Folia Phoniatr Logop. 2012;64(5):217-26.
18. Russo NM, Nicol T, Trommer B, Zecker S, Kraus N. Brainstem transcription of speech is disrupted in children with autism spectrum disorders. Developmental Science. 2009;12(4):557-67.
19. Anderson S, Skoe E, Chandrasekaran B, Zecker S, Kraus N. Brainstem correlates of speech-in-noise perception in children. Hear Res. 2010;270(1-2):151-7.
20. Anderson S, Parbery-Clark A, Yi HG, Kraus N. A neural basis of speech-in-noise perception in older adults. Ear Hear. 2011;32(6):750-7.

21. Skoe E, Kraus N. Auditory brain stem response to complex sounds: a tutorial. Ear Hear. 2010;31(3):302-24.
22. Aiken SJ, Picton TW. Envelope and spectral frequency-following responses to vowel sounds. Hear Res. 2008;245(1-2):35-47.
23. Russo N, Nicol T, Musacchia G, Kraus N. Brainstem responses to speech syllables. Clinical Neurophysiology. 2004;115(9):2021-30.
24. Musacchia G, Strait D, Kraus N. Relationships between behavior, brainstem and cortical encoding of seen and heard speech in musicians and non-musicians. Hear Res. 2008;241(1-2):34-42.
25. Chandrasekaran B, Kraus N. The scalp-recorded brainstem response to speech: neural origins and plasticity. Psychophysiology. 2010;47(2):236-46.
26. Kraus N, White-Schwoch T. Unraveling the biology of auditory learning: a cognitive-sensorimotor-reward framework. Trends Cogn Sci. 2015;19(11):642-54.
27. Coffey E, Nicol T, White-Schwoch T, Chandrasekaran B, Krizman J, Skoe E, et al. Evolving perspectives on the sources of the frequency--following response. Nature Communications. 2019;10:5036.
28. Krizman J, Kraus N. Analyzing the FFR: a tutorial for decoding the richness of auditory function. Hearing Research. 2019;382:107779.
29. Skoe E, Krizman J, Anderson S, Kraus N. Stability and plasticity of auditory brainstem function across the lifespan. Cerebral Cortex. 2015;25(6):1415-26.
30. Krizman J, Skoe E, Kraus N. Stimulus rate and subcortical auditory processing of speech. Audiology Neurotology. 2010;15:332-42.
31. Aiken SJ, Picton TW. Human cortical responses to the speech envelope. Ear Hear. 2008;29(2):139-57.
32. Gorga MP, Kaminski JR, Beauchaine KA, Jesteadt W. Auditory brainstem responses to tone bursts in normally hearing subjects. J Speech Hear Res. 1988;31(1):87-97.
33. Hornickel J, Skoe E, Nicol T, Zecker S, Kraus N. Subcortical differentiation of voiced stop consonants relates to reading and speech in noise perception. Proceedings of the National Academy of Science. 2009;106(31):13022-7.
34. Johnson KL, Nicol TG, Zecker SG, Bradlow AR, Skoe E, Kraus N. Brainstem encoding of voiced consonant-vowel stop syllables. Clinical Neurophysiology. 2008;119:2623-35.
35. Langner G, Schreiner CE. Periodicity coding in the inferior colliculus of the cat. I. Neuronal mechanisms. J Neurophysiol. 1988;60(6):1799-822.
36. Wong PCM, Skoe E, Russo NM, Dees T, Kraus N. Musical experience shapes human brainstem encoding of linguistic pitch patterns. Nature Neuroscience. 2007;10:420-2.
37. Omote A, Jasmin K, Tierney A. Successful non-native speech perception is linked to frequency following response phase consistency. Cortex. 2017;93:146-54.
38. Bidelman GM, Lowther JE, Tak SH, Alain C. Mild cognitive impairment is characterized by deficient brainstem and cortical representations of speech. J Neurosci. 2017;37(13):3610-20.
39. Gallun FJ, Lewis MS, Folmer RL, Diedesch AC, Kubli LR, McDermott DJ, et al. Implications of blast exposure for central auditory function: a review. J Rehabil Res Dev. 2012;49(7):1059-74.
40. Kraus N, Lindley T, Colegrove D, Krizman J, Otto-Meyer S, Thompson E, et al. The neural legacy of a single concussion. Neuroscience Letters. 2017;646:21-3.
41. Strait DL, Kraus N. Biological impact of auditory expertise across the life span: musicians as a model of auditory learning. Hear Res. 2014;308:109-21.
42. Nozaradan S. Exploring how musical rhythm entrains brain activity with electroencephalogram frequency-tagging. Philos Trans R Soc. 2014; 369(1658):20130393.
43. Tichko P, Skoe E. Frequency-dependent fine structure in the frequency-following response: the byproduct of multiple generators. Hear Res. 2017;348:1-15.
44. Abrams DA, Nicol T, Zecker SG, Kraus N. Auditory brainstem timing predicts cerebral asymmetry for speech. The Journal of Neuroscience. 2006;26(43):11131-7.
45. Ribas-Prats T, Almeida L, Costa-Faidella J, Plana M, Corral MJ, Gómez-Roig MD, et al. The frequency-following response (FFR) to speech stimuli: a normative dataset in healthy newborns. Hear Res. 2019;371:28-39.
46. Musacchia G, Hu J, Bhutani VK, Wong RJ, Tong ML, Han S, et al. Frequency-following response among neonates with progressive moderate hyperbilirubinemia. J Perinatol. 2020;40(2):203-11.
47. Richard C, Neel ML, Jeanvoine A, Connell SM, Gehred A, Maitre NL. Characteristics of the frequency-following response to speech in neonates and potential applicability in clinical practice: a systematic review. J Speech Lang Hear Res. 2020;63(5):1618-35.
48. Pinto ESM, Martinelli MC. Brainstem auditory evoked potentials with speech stimulus in neonates. Braz J Otorhinolaryngol. 2020;86(2):191-200.
49. Bishop DV, Hardiman M, Uwer R, von Suchodoletz W. Atypical long-latency auditory event-related potentials in a subset of children with specific language impairment. Dev Sci. 2007;10(5):576-87.
50. Wible B, Nicol T, Kraus N. Correlation between brainstem and cortical auditory processes in normal and language-impaired children. Brain. 2005;128(2):417-23.
51. Song JH, Banai K, Kraus N. Brainstem timing deficits in children with learning impairment may result from corticofugal origins. Audiol Neurootol. 2008;13(5):335-44.
52. Wible B, Nicol T, Kraus N. Atypical brainstem representation of onset and formant structure of speech sounds in children with language-based learning problems. Biol Psychol. 2004;67(3):299-317.
53. White-Schwoch T, Woodruff Carr K, Thompson EC, Anderson S, Nicol T, Bradlow AR, et al. Auditory processing in noise: a preschool biomarker for literacy. PLoS Biol. 2015;13(7):e1002196.
54. Filippini R, Schochat E. Brainstem evoked auditory potentials with speech stimulus in the auditory processing disorder. Braz J Otorhinolaryngol. 2009;75(3):449-55.
55. Rocha-Muniz CN, Filippini R, Neves-Lobo IF, Rabelo CM, Morais AA, Murphy CF, et al. Can speech-evoked auditory brainstem response become a useful tool in clinical practice? Codas. 2016;28(1):77-80.
56. Russo NM, Bradlow AR, Skoe E, Trommer BL, Nicol T, Zecker S, et al. Deficient brainstem encoding of pitch in children with autism spectrum disorders. Clinical Neurophysiology. 2008;119(8):1720-31.
57. Chen J, Liang C, Wei Z, Cui Z, Kong X, Dong C, et al. Atypical longitudinal development of speech-evoked auditory brainstem response in preschool children with autism spectrum disorders. Autism Research. 2019;12(7):1022-31.
58. Santos M, Marques C, Pinto AN, Fernandes R, Coutinho MB, Almeida e Sousa C. Autism spectrum disorders and the amplitude of auditory brainstem response Wave I. Autism Research. 2017;10(7):1300-5.
59. Anderson S, Kraus N. Sensory-cognitive interaction in the neural encoding of speech in noise: a review. Journal of the American Academy of Audiology. 2010;21:575-85.

20

AVALIAÇÃO DO PROCESSAMENTO AUDITIVO CENTRAL: TESTES COMPORTAMENTAIS

Silvana Frota
Liliane Desgualdo Pereira
Maria Francisca Colella-Santos

INTRODUÇÃO

Já na década de 1950, questões relacionadas ao processamento da informação auditiva despertaram o interesse de inúmeros cientistas. Porém, foi no início dos anos 1970 — motivado por descobertas de novos conhecimentos sobre as estruturas e o funcionamento do sistema nervoso auditivo central (SNAC) e pela criação de inúmeros testes comportamentais para avaliar as funções centrais da audição — que a avaliação do processamento auditivo tomou um grande impulso.

A avaliação do processamento auditivo central (PAC) pode ser feita por meio de testes auditivos comportamentais e eletrofisiológicos. Testes comportamentais avaliam diversas habilidades auditivas. Testes eletrofisiológicos avaliam a resposta do sistema auditivo por meio de medidas elétricas.

No Brasil, apenas na década de 1990 observamos o início da popularização e aplicação dos testes comportamentais em diferentes populações. A publicação do livro *Processamento auditivo central*: manual de avaliação, de Liliane Desgualdo Pereira e Eliane Schochat, em 1997, contribuiu significativamente para essa divulgação e uniformização em nosso país, auxiliando no diagnóstico e na terapêutica fonoaudiológica.

O conhecimento prévio da aplicação, análise e valores normativos de cada teste comportamental, assim como da anatomia e fisiologia do SNAC, é fundamental. A avaliação comportamental do PAC envolve inúmeros fatores e variáveis que devem ser analisados cuidadosamente antes da escolha dos procedimentos que comporão a bateria de testes. Fatores como idade, estado da audição periférica, nível de desenvolvimento linguístico e de fala, comorbidades, motivação e cansaço devem nortear a escolha e a ordem da apresentação dos testes.[1] Vale ressaltar que, durante a execução, é importante a monitorização constante da atenção do indivíduo avaliado. Testes mais difíceis ou que exijam mais esforço mental devem ser realizados em primeiro lugar, e posteriormente aqueles que exigem menos esforço mental. Também são recomendáveis intervalos frequentes, devendo-se, sempre que possível, realizá-los em duas sessões.

Os indivíduos que apresentam comorbidades envolvendo problemas comportamentais e usam medicamentos para as atividades da vida diária devem realizar os testes sob o efeito do medicamento,[2] sem necessidade de suspendê-lo.

TESTES COMPORTAMENTAIS

Os testes comportamentais usados para avaliar o PAC diferenciam-se por apresentarem tipos de estímulos diferentes (verbais e não verbais) e pela forma de apresentação nas orelhas (binaural ou monoaural). Cada teste foi idealizado com a proposta de avaliar um mecanismo auditivo (subprocesso) e uma habilidade auditiva e, consequentemente, áreas e funções diferentes do SNAC. Assim, a avaliação do PAC não é um processo único que possa ser prontamente identificado e acessado usando um único teste; é necessário um conjunto deles para que o objetivo seja atingido.

Nenhum teste administrado de forma isolada é suficiente para explorar o SNAC, devido a sua complexidade.[3] O fonoaudiólogo deve optar pela inclusão de vários procedimentos para avaliar todos os mecanismos auditivos (subprocessos), as habilidades possíveis necessárias e a eficiência do processamento neural em níveis diferentes dentro do SNAC. *(Para maiores informações sobre o assunto, consultar o Capítulo 2, "Sistema auditivo central".)*

Caso haja alterações, deve-se permitir quantificar e qualificar esse distúrbio. Se o conjunto de testes não incluir a pesquisa de uma habilidade auditiva específica – e esta for a deficitária –, então o diagnóstico do transtorno do processamento auditivo central (TPAC) ficará comprometido.

Em alguns casos de crianças portadoras de comorbidades distintas, escolher e selecionar um teste para cada habilidade e categoria, mesmo que adequados para cada faixa etária, não necessariamente vai resultar em uma bateria mais válida e eficaz. É importante que, além da escolha correta, o avaliador considere as características dos testes para determinar as individualidades de cada paciente avaliado e estabelecer uma rotina personalizada.[1,3] Lembrar que testes comportamentais do PAC são procedimentos cujo efeito de desatenção piora o desempenho. Assim, recomenda-se repetir o teste caso haja dúvida nesse sentido, ou seja, quanto à atenção focada.

Os testes de processamento auditivo são classificados em categorias diferentes, segundo a forma como os sinais são apresentados nas orelhas, as características das tarefas auditivas solicitadas e o método ou abordagem empregados. A proposta mais utilizada para a subdivisão desses procedimentos comportamentais em grupos ou categorias são: testes monoaurais de baixa redundância, testes dicóticos, testes de ordenação e sequência temporal, testes de resolução temporal e testes de interação binaural.

Portanto, para investigar a função auditiva central é necessário um conjunto de procedimentos que avaliem os processos de localização sonora, reconhecimento de um padrão sonoro, aspectos acústicos relacionados ao tempo (resolução temporal), à frequência e à ordenação temporal, bem como o desempenho diante de sinais acústicos competitivos e distorcidos.

A avaliação por meio de testes comportamentais deve ser feita em cabine acústica, utilizando estímulos verbal e não verbal gravados, apresentados via fones de ouvido e computador acoplados a um audiômetro. É um conjunto de testes auditivos que contém várias tarefas desafiadoras do sistema nervoso central. A resposta solicitada ao indivíduo que está sendo submetido a essa avaliação é a de repetir o que ouviu ou apontar figuras ou frases escritas. Importante lembrar de fazer a calibração do estímulo acústico antes da realização dos testes comportamentais do PAC, garantindo, assim, o correto nível de pressão sonora dos estímulos apresentados a cada uma das orelhas.

Como realizar o diagnóstico do PAC utilizando esses testes comportamentais? Quais e quantos testes devem ser adotados para possibilitar fazer um diagnóstico fidedigno e abrangente? Essas questões têm mobilizado profissionais da área e criado fóruns de discussão sobre o assunto, porém ainda não existe um consenso estabelecido. Em 2000, recomendações realizadas por profissionais da área foram publicadas nos EUA[4] sugerindo no mínimo um teste que avaliasse a escuta dicótica, um de ordenação temporal e uma tarefa de resolução temporal. Porém, outro autor,[5] acreditando que essa bateria não seria ampla o suficiente para avaliar as diferentes habilidades auditivas e, consequentemente, todos os níveis de funcionamento do SNAC, acrescentou às recomendações anteriores a realização de pelo menos um teste monoaural de baixa redundância, um de interação binaural e dois de escuta dicótica – sendo um para avaliar a atenção dirigida e outro a integração binaural.[5]

Em publicação recente, foi sugerido que, para a avaliação comportamental do PAC, o protocolo mínimo deve ser definido para as idades de 7 e 8 anos e para crianças acima de 9 anos, contendo, pelo menos, um teste de cada categoria citada anteriormente.[6] No entanto, é importante acompanhar o desenvolvimento das habilidades auditivas das crianças menores de 7 anos, principalmente aquelas com histórico de otite média.[7] A avaliação comportamental adequada pode ser usada para monitorar o desempenho auditivo, e no caso de alteração, há indicação de treinamento auditivo para estimulação das habilidades auditivas. *(Para maiores informações sobre o assunto, consultar o Capítulo 46, "Treinamento auditivo acusticamente controlado".)*

Neste capítulo, descreveremos os testes comportamentais de PAC, por categoria, enfatizando suas características e citando os testes mais utilizados clinicamente.

TESTES MONOAURAIS DE BAIXA REDUNDÂNCIA

São aqueles testes cujos estímulos de fala são apresentados de forma monoaural, degradada, por meio da modificação das características de frequência, tempo ou intensidade de um sinal não distorcido ou com outra mensagem competitiva.

Essa categoria é rotineiramente incorporada a outras baterias de exames comportamentais de PAC, pois é de fácil execução e interpretação. Queixas relacionadas a dificuldades de ouvir em ambientes ruidosos e de realizar fechamentos auditivos podem ser encontradas em indivíduos com alterações nesses testes.

Dentre os testes monoaurais de baixa redundância, alguns são citados a seguir.

Teste de Fala Filtrada (TFF) ou *Low-Pass Filtered Speech Test* (LPFST)

É o teste monoaural de baixa redundância mais antigo. Sua primeira versão foi desenvolvida nos EUA por Bocca et al., em 1954, e consistia em 25 palavras monossílabas acusticamente distorcidas.[8] Atualmente, existem inúmeras versões do LPFST na língua inglesa, que se diferenciam pelo conteúdo linguístico e pela forma de distorção das palavras.[8]

No Brasil é utilizado esse mesmo número de monossílabos, cuja distorção de frequência acústica foi elaborada de acordo com a faixa do locutor, com frequência fundamental de voz de 178 Hz. O corte foi feito em 400 Hz para a condição de passa-baixa, com uma atenuação progressiva de 400-800 Hz de até 24 dB, quando todas as frequências sonoras subsequentes tiveram a atenuação de 24 dB.[9] A intensidade recomendada para a realização do teste é 50 dB NS, tomando como referência a média tonal dos limiares aéreos de 500, 1.000 e 2.000 Hz. A tarefa solicitada ao paciente é repetir as palavras ouvidas. O teste tem se mostrado fidedigno para medir a habilidade de fechamento auditivo.[9]

Teste de Fala no Ruído ou *Speech in Noise Test*

O Teste de Fala no Ruído (TFR) ou *Speech in Noise Test* (SNT) consiste na apresentação simultânea de 25 monossílabos e de ruído branco na mesma orelha. No Brasil, o teste é realizado com os mesmos recursos, também de forma ipsilateral.

O material de fala apresentado no TFR não tem degradação, porém a introdução do ruído de forma monótica (ipsilateral) diminui as redundâncias extrínsecas do sinal, proporcionando um efeito semelhante à degradação.[10] A intensidade recomendada para a apresentação da lista de palavras é 50 dB NS, e para a apresentação do ruído branco, 45 dB NS, proporcionando uma relação sinal/ruído de +5 dB. A relação sinal/ruído (S/R) utilizada no teste pode ser variada de 0 a +10, porém é necessário observar valores normativos da efetividade do equipamento em uso, para adequada seleção sinal/ruído.[11] A tarefa solicitada ao paciente é repetir as palavras ouvidas. No teste de TFR, a habilidade auditiva avaliada é o fechamento auditivo.

Teste de Inteligibilidade de Sentenças Sintéticas (*Synthethic Sentence Identification – SSI*) com mensagem competitiva ipsilateral (MCI)

Desenvolvido por Speaks e Jerger, em 1974,[12] e adaptado para o português por Almeida e Caetano, em 1988,[13] o teste oferece como estímulo auditivo material linguístico com 10 sentenças sintéticas, apresentadas simultaneamente à mensagem linguística competitiva, sob a forma de história, na mesma orelha, ou seja, de forma monótica.

Solicita-se que o indivíduo aponte a sentença (representada pelo código gráfico) correspondente ao que foi escutado. É recomendável utilizar 40 dB NS para a intensidade da apresentação da mensagem principal. A apresentação da mensagem competitiva pode ser igual, 10 ou 15 dB acima da intensidade selecionada para a mensagem principal (relação 0, −10 e −15 respectivamente). Assim, se a mensagem principal for apresentada a 40 dB NS, é possível introduzir a mensagem competitiva a 40, 50 ou 55 dB NS.[12-14]

Para a análise das respostas, é importante observar valores normativos para cada relação sinal/ruído utilizada. Atraso de linguagem ou velocidade de leitura inadequada pode resultar em artefatos que impossibilitem o exame. Portanto, é importante lembrar que esse teste só deve ser realizado em indivíduos considerados bons leitores. Por meio do teste SSI com MCI é possível pesquisar a habilidade auditiva de figura-fundo para sons verbais.[14]

Testes de Inteligibilidade de Fala Pediátrica (*Pediatrics Speech Intelligibility – PSI*) com mensagem competitiva ipsilateral (MCI)

Adaptado por Jerger a partir dos testes SSI,[15] visando às populações pediátricas, foi também traduzido para o português.[16] O Teste de Inteligibilidade de Fala Pediátrica (PSI) pode ser usado em crianças com 5 anos de idade ou mais ou em casos de crianças com dificuldade de leitura.

Oferece como estímulo auditivo material linguístico com 10 frases ou 10 palavras, simultaneamente a uma mensagem linguística competitiva, sob a forma de história, na mesma orelha. Solicita-se que a criança aponte a gravura correspondente à frase (ação) ou palavra que foi escutada.[17] Nesse teste, a habilidade auditiva avaliada é figura-fundo para sons verbais (frases e palavras).[17]

No Teste PSI com MCI, assim como no SSI com MCI, é recomendável utilizar 40 dB NS para a intensidade da apresentação da mensagem principal. Para a apresentação da mensagem competitiva e para a análise do teste PSI, utilizamos os mesmos critérios (relação sinal/ruído de 0, −10 e −15 dB) já descritos no item do teste SSI com MCI.[16,17]

As características dos testes monoaurais de baixa redundância encontram-se no Quadro 1.

TESTES DICÓTICOS

Os testes dicóticos são muito importantes para avaliar o PAC. São constituídos por estímulos verbais ou não verbais diferentes, apresentados às duas orelhas simultaneamente ou de maneira sobreposta.

Os estímulos de fala podem ser sílabas com a combinação de consoante e vogal, dígitos, palavras, frases ou histórias.[18,19] Alguns dos testes dicóticos exigem que os indivíduos avaliados dividam sua atenção, ou seja, repitam estímulos ouvidos nas duas orelhas (integração binaural). Outras vezes, a tarefa solicitada é dirigir ou focar a atenção (atenção direcionada) na orelha-alvo (direita ou esquerda) e repetir apenas o estímulo conforme solicitado (separação binaural).[19]

Fatores como alinhamento temporal dos estímulos verbais (alinhamento mais similar dificulta a tarefa dicótica) e conteúdo linguístico podem interferir nos resultados dos testes e devem ser considerados. Quanto maiores o alinhamento temporal e a dificuldade do conteúdo, mais árduo é o teste.[19] Mediante a apresentação da fala, de forma dicótica, as vias aferentes ipsilaterais mais fracas dentro do SNAC tendem a ser suprimidas e os impulsos neurais viajam pelas vias contralaterais para alcançar as áreas de recepção auditiva no cérebro.[20]

Outro fator importante para a análise dos testes dicóticos em crianças é que, ao utilizarmos conteúdos linguísticos como estímulos, temos vantagem da orelha direita. Conforme a criança amadurece, a vantagem da orelha direita vai diminuir até alcançar valores adultos.[21] *(Para maiores informações sobre o assunto, consultar os Capítulos 2, "Sistema auditivo central", e 3, "Sistema auditivo nervoso central: plasticidade, privação sensorial e modalidade cruzada".)*

Dentre os testes dicóticos mais utilizados, alguns são citados a seguir.

Teste Dicótico de Dissílabos Alternados ou *Staggered Spondaic Word*

O Teste Dicótico de Dissílabos Alternados ou *Staggered Spondaic Word* (SSW) foi desenvolvido e estudado por Katz, nos EUA, na década de 1960, utilizando palavras espondaicas,[22] e adaptado para português brasileiro em 1996.[23]

Consiste na apresentação de 4 palavras dissílabas, a 50 dB NS, apresentadas de forma dicótica. São 40 grupos de 4 palavras, totalizando 160 estímulos verbais. As segundas e terceiras palavras são apresentadas a ambas as orelhas, configurando um alinhamento incompleto, isto é, o tempo de apresentação das palavras é diferente. A última sílaba da segunda palavra é apresentada simultaneamente à primeira sílaba da terceira palavra, na orelha oposta. Assim, a segunda palavra é apresentada milissegundos antes da terceira.

QUADRO 1 Características dos testes monoaurais de baixa redundância

Teste	Subprocessos ou habilidades auditivas	Estímulo principal	Estímulo competitivo	Nível de apresentação do estímulo principal	Nível de apresentação do estímulo competitivo
FF	Fechamento	25 palavras monossílabas degradadas acusticamente	–	50 dB NS	–
FR	Fechamento	25 palavras monossílabas	Ruído branco	50 dB NS	45 dB NS (relação S/R + 5 dB)
SSI – MCI	Figura-fundo para sons verbais	Sentenças sintéticas representadas por código gráfico	História	40 dB NS	40, 50 e 65 dB NS (relação S/R de 0, −10 e −15 dB)
PSI – MCI	Figura-fundo para sons verbais	Palavras ou frases representadas por gravuras	História	40 dB NS	40, 50 e 65 dB NS (relação S/R de 0, −10 e −15 dB)

FF: fala filtrada; FR: fala com ruído; PSI – MCI: Testes de Inteligibilidade de Fala Pediátrica com Mensagem Competitiva Ipsilateral; S/R: sinal/ruído; SSI – MCI: Teste de Inteligibilidade de Sentenças Sintéticas com Mensagem Competitiva Ipsilateral.

As primeiras e últimas palavras de cada grupo são apresentadas sem competição. Solicita-se que o indivíduo repita as 4 palavras ouvidas, de acordo com a ordem de apresentação. A análise e a interpretação dos resultados são realizadas considerando os aspectos quantitativos e qualitativos. Os aspectos quantitativos são organizados com base na porcentagem de acertos, que, nas condições competitivas (direita competitiva e esquerda competitiva), podem servir de referência para estabelecer o grau de alteração do processamento auditivo em crianças com 9 anos ou mais. É possível observar em indivíduos saudáveis os efeitos na neuromaturação, indicados pela vantagem da orelha direita sobre a esquerda, que aparece apenas em crianças entre 6-8 anos. Os aspectos qualitativos são determinados apoiando-se nas tendências de respostas: efeitos de ordem e auditivo, inversões e padrão tipo A.[22,24]

Pela análise do teste SSW é possível determinar que a habilidade auditiva avaliada é de integração binaural para sons verbais, por meio de escuta dicótica. Observando o item qualitativo de inversões, podemos inferir sobre a capacidade do indivíduo de repetir os sons na mesma sequência apresentada e, assim, avaliar a capacidade de ordenar os sons segundo esse aspecto.

Teste Dicótico de Dígitos

O TDD é realizado por meio da apresentação simultânea de 2 pares de dígitos, sendo um de cada par apresentado em cada orelha.

Em versão utilizada em países da língua inglesa, foram utilizadas as palavras correspondentes aos números de 1 a 10, sendo excluído o número 7 por ser dissílabo.[2] Na versão utilizada no Brasil, foram incluídos os dígitos representados por palavras dissílabas: 4, 5, 7, 8 e 9. O teste é composto por 4 listas de 20 itens, sendo cada uma formada por 4 algarismos.[22] A apresentação é realizada por 2 pares a 50 dB NS, em cada orelha simultaneamente, ou seja, em tarefa dicótica.

O TDD pode ser aplicado em duas etapas: em uma, o indivíduo é orientado a repetir oralmente os 4 números, independentemente da ordem de apresentação (etapa denominada *integração binaural*), e na outra, é orientado a repetir oralmente apenas o que for solicitado da orelha indicada — direita ou esquerda (etapa denominada *separação binaural*).

No Brasil, com o intuito de tornar a execução dos testes mais rápida, tem sido adotada a prática de realizar apenas a etapa de integração binaural, e o teste pode ser utilizado a partir de 5 anos de idade.[24]

O teste dicótico de dígitos possibilita avaliar a habilidade auditiva de integração binaural para sons verbais por meio da tarefa de escuta dicótica.[24]

Teste Dicótico Consoante Vogal

No TDCV, 6 segmentos de consoante vogal são apresentados de simultaneamente, sendo uma sílaba em cada orelha. Embora esse teste tenha conteúdo linguístico simples, apresenta grande proximidade acústica de alinhamento.[3]

No Brasil, o TDCV consiste na apresentação simultânea de pares de sílabas diferentes (pa, ta, ca, ba, da, ga), uma em cada orelha, realizando uma atividade de separação binaural. Em cada lista são formados 12 pares de sílabas balanceadas para serem apresentadas com a mesma ocorrência às orelhas direita e esquerda.

O TDCV pode ser realizado em duas etapas, denominadas, respectivamente, *atenção livre* e *atenção direcionada* para a orelha direita ou a esquerda.[25] Na etapa de atenção livre, avaliamos a possível assimetria perceptual para estímulos linguísticos, observada pela seleção preferencial dos estímulos por uma das orelhas, havendo predomínio em uma delas. Na etapa de escuta direcionada, estudamos a capacidade de direcionar a atenção para as orelhas direita e/ou esquerda, ou seja, modificar a assimetria perceptual. A resposta esperada é a repetição de uma das sílabas integrantes do par apresentado de forma dicótica, de acordo com a etapa do teste.[25] No TDCV existe a possibilidade de verificar a vantagem da orelha direita nas diferentes faixas etárias.[25] Recomenda-se verificar previamente se o indivíduo é destro ou canhoto, pois os resultados de referência são diferentes dependendo da lateralidade do indivíduo. O Teste DCV possibilita avaliar a habilidade auditiva de separação binaural para sons verbais, por meio da tarefa de escuta dicótica.[23]

Teste de Inteligibilidade de Sentenças Sintéticas (*Synthethic Sentence Identification – SSI*) com mensagem competitiva contralateral (MCC) e Teste de Inteligibilidade de Fala Pediátrica (*Pediatrics Speech Intelligibility – PSI*) com mensagem competitiva contralateral (MCC)

A variação dos testes SSI e PSI com MCC — com a forma apresentada anteriormente, quando descritos os testes SSI e PSI com MCI — está no fato de que, quando a apresentação é dicótica, a mensagem linguística competitiva é apresentada na orelha oposta ao estímulo principal.

Sugere-se 40 dB NS de intensidade para a apresentação da mensagem principal, sendo a competitiva até 40 dB maior que a mensagem principal (relação sinal/ruído de 0 e −40).[17] Assim, se a mensagem principal for apresentada a 50 dB NA na orelha direita, recomenda-se realizar o teste com a mensagem competitiva a 50 e a 90 dB NA na orelha oposta. A indicação é que se realizem os testes SSI e PSI com MCC, nas relações sinal ruído 0 e −40 dB, apenas quando as respostas com apresentação monoaural apresentarem escores muitos baixos. Para a análise das respostas, é importante observar valores normativos para cada intensidade competitiva.[15] A habilidade auditiva avaliada nos testes SSI e PSI com MCC é de figura-fundo para sons verbais (frases e palavras)[15] na tarefa de separação binaural.

Teste Dicótico não Verbal

Desenvolvido no Brasil,[26] o TDNV tem como objetivo avaliar o processamento auditivo para sons não verbais — barulhos de trovão, sino de igreja, porta batendo, gato miando, cachorro latindo e galo cacarejando — em tarefas com escuta dicótica. Esses sons foram combinados entre si e sincronizados de modo a formar 12 pares de apresentação. O teste é realizado em duas etapas, a primeira denominada *atenção livre* e a segunda, *escuta direcionada à direita e à esquerda*. Na etapa de atenção livre, o TDNV pode ser usado desde os 7 anos de idade; na etapa de atenção direcionada, a partir de 9 anos.

Na primeira etapa, o indivíduo seleciona aleatoriamente um dos estímulos apresentados em uma das orelhas e aponta a gravura correspondente ao barulho selecionado. Na etapa seguinte, o indivíduo seleciona os estímulos da orelha-alvo (direita ou esquerda). A intensidade recomendada para a apresentação dos estímulos é 50 dB NS, mantendo a relação zero entre os níveis sonoros das orelhas.[24] Além do cuidado com a instrução ao paciente, é necessário se o indivíduo é destro ou canhoto, pois os resultados de referência são diferentes no TDNV, dependendo da lateralidade do indivíduo.

A habilidade auditiva avaliada é a separação binaural, e pode refletir em dificuldades de perceber os aspectos suprassegmentais da fala. Alterações encontradas para sons não verbais apresentados à orelha direita sugerem disfunção nos centros de associação do hemisfério esquerdo; à orelha esquerda, sugerem disfunção no hemisfério direito.[26]

As características dos testes dicóticos encontram-se no Quadro 2.

TESTES DE ORDENAÇÃO E SEQUÊNCIA TEMPORAL

A habilidade de ordenação e sequência temporal faz parte do processamento temporal, definido como processamento do estímulo acústico ao longo do tempo. É dividida nas habilidades auditivas de ordenação e sequenciação temporal, resolução temporal, discriminação, integração temporal e mascaramento temporal.[1]

Atualmente, apenas as habilidades de ordenação e resolução são incluídas rotineiramente na bateria de testes comportamentais, pois ainda não existem disponibilidade e normatização para permitir o estudo das demais habilidades.

O processamento temporal é fundamental para a compreensão da fala no silêncio e em ambientes ruidosos.[27] Na

QUADRO 2 Características dos principais testes dicóticos

Testes	Subprocessos ou habilidades auditivas	Tipo do estímulo principal	Tipo do estímulo competitivo	Nível de apresentação do estímulo principal	Nível de apresentação do estímulo competitivo
SSW	Integração binaural	Verbal: palavras dissílabas	Verbal: palavras dissílabas	50 dB NS	50 dB NS
TDD	Integração binaural	Verbal: dígitos	Verbal: dígitos	50 dB NS	50 dB NS
TDCV	Separação binaural	Verbal: sílabas	Verbal: sílabas	50 dB NS	50 dB NS
SSI e PSI MCC	Figura-fundo	Sentenças sintéticas representadas por código gráfico e gravuras	História	40 dB NS	40 ou 80 dB NS (relação S/R 0, −40 dB)
TDNV	Separação binaural	Sons não verbais	Sons não verbais	50 dB NS	50 dB NS

MCC: mensagem competitiva contralateral; PSI: Teste de Sentenças Pediátricas; S/R: sinal/ruído; SSI: Teste de Inteligibilidade de Sentenças Sintéticas; SSW: *Staggered Spondaic Word*; TDD: Teste Dicótico de Dígitos; TDCV: Teste Dicótico Consoante Vogal; TDNV: Teste Dicótico Não Verbal.

percepção da fala, desempenha um papel importante na discriminação de pistas sutis, como a sonorização e a ordenação temporal dos fonemas nas palavras.[27] Os testes de ordenação e sequência temporal envolvem habilidades de sequencialização de frequência ou de duração dos sons e reconhecimento do modelo do contorno acústico ao longo do tempo.

Quando realizamos os testes de ordenação temporal, podemos solicitar que o indivíduo reproduza a sequência ouvida de duas maneiras: rotulação linguística ou murmúrio. A rotulação linguística ocorre quando o indivíduo nomeia o padrão auditivo escutado. Se a solicitação for para o indivíduo nomear linguisticamente os modelos percebidos, será necessário o envolvimento de conhecimentos de linguagem para acessar esse significado. O murmúrio funciona quando o indivíduo reproduz musicalmente o padrão auditivo escutado e não tem o envolvimento da linguagem. Assim, o desempenho no teste de ordenação temporal, na resposta por murmúrio, é sensível ao comprometimento do córtex auditivo do hemisfério direito (responsável pelo contorno acústico).[28] Se os referidos testes utilizarem uma resposta verbal (resposta de rotulação), serão sensíveis a lesões ou disfunções do hemisfério esquerdo, responsável pela linguagem, e/ou das vias inter-hemisféricas.[28,29]

Para a análise correta do que foi ouvido nos eventos acústicos, além do reconhecimento das diferenças espectrais e do acesso ao significado, é necessária a percepção de sua ordenação temporal.[29] Assim, aspectos linguísticos cognitivos (memória e atenção), de maturação, do modo e da apresentação da resposta podem influenciar no resultado dos testes.

Dentre os testes de ordenação e sequência temporal, podemos citar o Teste de Padrão de Frequência (TPF) e o Teste de Padrão de Duração (TPD). Em ambos, a porcentagem de acertos pode ser obtida para cada orelha ou pesquisada em um índice binaural único.[2] Pesquisas realizadas com testes de ordenação temporal têm indicado não existir vantagem de uma orelha sobre a outra.[30] O TPF e o TPD sofrem influência da maturação do SNAC,[2] portanto é importante ficar atento a valores normativos por faixa etária.

Na prática, existem questionamentos sobre a realização dos testes. Sinteticamente, pergunta-se: será necessária a realização de ambos os testes de ordenação temporal? Existem diferenças nos mecanismos fisiológicos e nas habilidades avaliadas em cada teste?

O reconhecimento consciente da frequência sonora em sequência ocorre no córtex auditivo primário no lobo temporal, em ambos os hemisférios cerebrais, chegando inicialmente ao lado contralateral ao da orelha estimulada.[31] Quando são solicitadas respostas verbais do sujeito, elas são processadas no hemisfério esquerdo pelas áreas da linguagem. Assim, para o processamento da sequência de frequências, é necessária a interação inter-hemisférica, ou seja, a transferência de informação entre os hemisférios, através do corpo caloso. Por outro lado, para o reconhecimento das sequências de duração, o processamento ocorre diretamente no hemisfério esquerdo.[32]

Assim, os testes TPF e TPD, mesmo que aparentemente, parecem estar avaliando parâmetros e estruturas do SNAC semelhantes. É provável que ambos avaliem processos subjacentes diferentes.[11] Dessa forma, tem sido recomendado utilizar ambos os testes para avaliar a função auditiva central, sempre que houver suspeita de envolvimento cerebral.[11]

Teste de Padrão de Frequência

O TPF foi desenvolvido por Pinheiro e Ptacek, em 1971,[33] e adaptado por Musiek, em 1994.[30] É um dos testes mais utilizados para avaliar a ordenação temporal, constituído por sequências compostas por 3 tons, sendo 2 na mesma frequência, e o terceiro em uma frequência diferente. A versão mais utilizada[33] consiste na apresentação de tons de 880 Hz (baixo) e 1.122 Hz (alto), com duração de 150 ms e intervalos de 200 ms entre eles. Cada estímulo possui 10 ms de tempo de ataque e queda (*rise-fall*). Os tons são apresentados em grupos de 3, com 6 sequências possíveis (AAB, BAB, BAA, ABA, ABB, AAB). A proposta é apresentar 30 estímulos em um nível de intensidade de 50 dB NS.

Outra versão do TPF é comercializada pela Auditec of St. Louis.[34] Nessa versão encontramos variações referentes às características acústicas: duração, frequências e intervalos entre os estímulos. O objetivo dessas variações é avaliar, com grau de dificuldade diferente, populações de crianças entre 6-9 anos e as demais faixas etárias.

No Brasil foi desenvolvida uma versão cujo estímulo provém de uma flauta transversal.[35] O teste de Padrão de Frequência Melódico é constituído por tons musicais de frequências baixa (440 Hz) e alta (494 Hz), com duração fixa. A intenção é expor 10 sequências compostas por 3 estímulos e outras 10 com 4 estímulos, apresentados monoauralmente, em um nível de intensidade de 50 dB NS.

As características das versões do TPF estão descritas no Quadro 3.

QUADRO 3 Parâmetros das diferentes versões do Teste do Padrão de Frequência

Teste de Padrão de Frequência	Tom grave	Tom agudo	Duração dos estímulos	Intervalo entre os tons	Intervalo entre os estímulos
Musiek	880 Hz	1.122 Hz	150 ms	200 ms	7 segundos
Auditec, versão adulto St. Louis	880 Hz	1.430 Hz	200 ms	150 ms	7 segundos
Auditec, versão infantil St. Louis	880 HZ	1.430 Hz	500 ms	300 ms	10 segundos
Taborga/padrão melódico	440 Hz	490 Hz	110 ms	100 ms	6 segundos

Teste de Padrão de Duração

Desenvolvido por Musiek et al.,[32] o TPD é constituído de tons puros longos (500 ms) e curtos (250 ms), com intervalo de 300 ms entre os tons, sendo a frequência mantida constante em 1.000 Hz. Cada tom possui 10 ms de tempo de ataque e queda (*rise-fall*). Em cada sequência, 2 dos 3 tons têm a mesma duração, apresentados em 6 possibilidades (LLC, LCL, LCC, CLL, CLC e CCL).[32] Os estímulos são apresentados monoauralmente a 50 dB NS.

No Brasil, foi desenvolvida, assim como no TPF, uma versão cujo estímulo também se origina de uma flauta transversal.[35] É composto por tons musicais longos (2.000 ms) e curtos (500 ms) com frequência fixa de 440 Hz. São aplicados em 10 sequências de 3 estímulos e 10 sequências de 4 estímulos.

As características dos TPD estão descritas no Quadro 4.

Nas diferentes versões do TPF e do TPD disponíveis no mercado, é importante lembrar que os parâmetros acústicos são distintos, o que ocasiona maior ou menor facilidade no desempenho dessa tarefa. Os fatores maior ou menor diferença entre as frequências ou duração dos estímulos e intervalo de silêncio entre os estímulos podem influenciar na complexidade da tarefa.

Testes de Resolução Temporal

Os Testes de Resolução Temporal (RT) referem-se à habilidade de detectar mudanças nos estímulos ao longo do tempo, por exemplo, perceber *gaps* curtos entre dois estímulos.[36] A capacidade de resolução temporal preservada é fundamental para discriminar a fala, pois esta se relaciona com a percepção do momento inicial de sonorização (*voice onset time*), ou seja, com a duração do intervalo de silêncio desde o vozeamento até a explosão do ruído e o tempo da vogal seguinte.[37]

A RT pode ser avaliada por meio de dois principais procedimentos comportamentais: Teste de Detecção de Intervalos Aleatórios ou *Random Gap Detection Test* (RGDT) e *Gaps in Noise* (GIN).

Teste de Detecção de Intervalos Aleatórios ou *Random Gap Detection Test*

É uma adaptação do *Auditory Fusion Teste-Revised* (AFT-R) *Assessment*[38] desenvolvida por Keith, em 2000. Consiste na apresentação de pares de tons puros, nas frequências 500, 1.000, 2.000 e 4.000 Hz, havendo entre os dois tons um intervalo, ou *gap*, que varia entre 2-40 ms.

O objetivo é estabelecer o limiar de detecção de *gaps*. Entre as apresentações, pode haver *gaps* de 2, 5, 10, 15, 20, 25, 30 ou 40 ms. Esse intervalo, ou *gap*, pode aumentar ou diminuir, aleatoriamente, de uma apresentação para a outra. O limiar de *gap* para cada frequência pesquisada é o menor intervalo em que o indivíduo percebe dois estímulos. Para o resultado final do teste, calcula-se a média dos limiares de *gap* das frequências de 500, 1.000, 2.000 e 4.000 Hz.

A tarefa solicitada para esse teste é indicar com um dedo ou dois se o paciente ouviu um ou dois tons, respectivamente. Recomenda-se realizar o teste na condição binaural, em intensidade de 50 dB NS.[38]

Nesse teste, a habilidade auditiva avaliada é a resolução temporal.

QUADRO 4 Parâmetros das diferentes versões do Teste de Padrão de Duração

Teste de Padrão de Duração	Tom longo	Tom curto	Intervalo entre os tons	Intervalo entre os estímulos	Frequência
Musiek	500 ms	250 ms	300 ms	7 segundos	1.000 Hz
Auditec – St. Louis	500 ms	250 ms	300 ms	6 segundos	1.000 Hz
Taborga/padrão melódico	2.000 ms	500 ms	200 ms	6 segundos	440 Hz

Gaps in Noise

Desenvolvido por Musiek et al.,[39] o *Gap in Noise* (GIN) tem por objetivo determinar o limiar de detecção de *gap*.

O teste é composto por 4 faixas, cada uma consistindo em diversos segmentos de 6 segundos de ruído branco (*white noise*), com 5 segundos de intervalo entre eles. Inseridos nos estímulos de ruído branco, existem *gaps* em posições diferentes e com distintas durações. Os *gaps* podem ser de 2, 3, 4, 5, 6, 10, 12, 15 e 20 ms. Nos segmentos de ruído pode haver 1, 2, 3 ou nenhum *gap* inserido. Cada *gap* aparece 6 vezes em cada faixa, com um total de 60 *gaps*. A instrução dada é apertar o botão de resposta toda vez que ouvir um intervalo de silêncio, ou seja, um *gap*. Quando o indivíduo aperta o botão equivocadamente, é considerado falso-positivo. Consideram-se aceitáveis até dois falso-positivos. Quando ocorrem mais de dois falso-positivos em cada orelha, os subsequentes devem ser considerados erros, e subtraídos do total de *gaps* percebidos pela orelha.[39]

Considera-se limiar de *gap* o menor percebido em pelo menos 67% das apresentações, ou seja, 4 das 6 apresentações.[40] Recomenda-se realizar o teste GIN com intensidade de 50 dB NS. Nesse teste, assim como no RGDT, a habilidade auditiva avaliada é a resolução temporal.

As características dos testes de processamento temporal (ordenação e resolução) encontram-se no Quadro 5.

TESTES DE INTERAÇÃO BINAURAL

Os Testes de Interação Binaural avaliam a capacidade do SNAC de processar informações diferentes, porém complementares, apresentadas nas duas orelhas e de unificá-las em um evento perceptual.[41] Assim, esses testes necessitam da interação das duas orelhas para sintetizar (realizar o fechamento auditivo) os sinais de fala dicóticos que estão separados por diferenças espectrais de tempo, frequência ou intensidade entre as duas orelhas.[41]

QUADRO 5 Características dos Testes de Ordenação e Resolução Temporal

Testes	Subprocessos ou habilidades auditivas	Tipo de estímulo	Nível de apresentação do estímulo
TPF	Ordenação temporal	Tom puro	50 dB NS
TPD	Ordenação temporal	Tom puro	50 dB NS
RGDT	Resolução temporal	Tom puro	50 dB NS
GIN	Resolução temporal	Ruído branco	50 dB NS

GIN: *Gaps in Noise*; RGDT: *Random Gap Detection Test*; TPD: Teste Padrão de Duração; TPF: Teste Padrão de Frequência.

A American Speech-Language-Hearing Association (ASHA)[1] considera a interação binaural um dos mecanismos auditivos principais, por isso recomenda que pelo menos um teste seja incluído na bateria de testes comportamentais.

Ouvir com ambas as orelhas promove melhor desempenho em comparação com os resultados da escuta com apenas uma delas. Isso ocorre devido à interação binaural. Evidências científicas indicam que a habilidade de localizar a direção da fonte sonora, perceber a fala com ruído de fundo e com a presença de outras mensagens linguísticas competitivas apresenta melhores *performances* quando a escuta é binaural.[41]

A explicação para a vantagem da audição binaural reside na organização aferente do SNAC. O processamento inicial ocorre em áreas baixas do tronco encefálico (complexo olivar superior) e, subsequentemente, segue para níveis mais altos das vias auditivas centrais.[41] Queixas auditivas referentes a dificuldades de localizar a direção da fonte sonora, perceber a fala em ambientes ruidosos ou perceber a fala em ambientes onde haja muitas pessoas falando ao mesmo tempo podem estar associadas ao comprometimento das funções normais de integração binaural.[41]

A interação binaural é avaliada por meio de dois principais procedimentos comportamentais: o *Teste de Fusão Binaural* (TFB) e o *Teste de Diferença de Nível de Mascaramento* (MLD).

Teste de Fusão Binaural

Consiste na apresentação de fala filtrada em ambas as orelhas. Existem inúmeras versões do TFB, porém normalmente os estímulos utilizados são selecionados por dois filtros de bandas de frequências distintos, ou seja, um estímulo de fala passa-baixo é apresentado em uma orelha e outro, de fala passa-alto, na orelha oposta.[11]

No Brasil, o teste consiste na apresentação de 25 palavras monossílabas, na qual a banda passa-alta teve um corte na frequência sonora de 2.500 Hz, com atenuações progressivas de até 24 dB. Nas frequências sonoras mais baixas, até 800 Hz, as demais frequências ficam constantemente atenuadas em 24 dB, e a banda passa-baixo tem um corte na frequência sonora de 400 Hz, com atenuação progressiva de 400-800 Hz, de até 24 dB. Assim, as demais frequências ficam constantemente atenuadas em 24 dB.[9] Tem sido recomendado aplicar o teste na intensidade de 50 dB NS, e a tarefa solicitada ao paciente é repetir as palavras ouvidas.

Esse teste avalia a habilidade do fechamento auditivo por meio do processo de interação binaural.

Limiar diferencial de mascaramento ou *Masking Level Difference*

Primeiramente descrito por Hirch, o MLD pode utilizar estímulo de tom puro ou de fala.[42] O diferencial do nível de mascaramento é um fenômeno psicoacústico no qual a detecção ou o reconhecimento de um sinal mono ou binaural apresentado é melhorado na presença de um ruído binaural competitivo. Essa melhora resulta do uso do sistema auditivo de um evento binaural bem sutil e das diferenças dos níveis de amplitude de fase entre sinais apresentados simultaneamente ou sinais mascarados.

O MLD representa vantagem na detecção ou reconhecimento da fase binaural alterada (condição antifásica), em referência à fase de condição não alterada (condição homofásica). Ouvintes com normalidade do SNAC demonstram a liberação de um mascaramento, sob as condições de MLD;[42] entretanto, quando há alterações no sistema auditivo, isso não ocorre. Mesmo o MLD sendo um processo central de interação das duas orelhas (subtalâmico), pode ser afetado pelo sistema auditivo periférico.[4]

A versão do MLD que utiliza tons puros consiste na apresentação de um tom pulsátil, em geral em 500 Hz, em ambas as orelhas, ao mesmo tempo que um ruído mascarador de banda estreita é apresentado a 40 dB NA.[43] Busca-se estabelecer o limiar diferencial da frequência de 500 Hz, utilizando passos de 1 dB, entre três condições diferentes do teste: ruído e tom puro apresentados na mesma fase; ruído em fase invertida em uma das orelhas e tom puro em fase nas duas orelhas; tom puro em fase invertida em uma das orelhas e ruído em fase em ambas as orelhas. Orienta-se o indivíduo a avisar quando não mais ouvir o estímulo apresentado.[43]

Está disponível uma versão do MLD produzida por Richard Wilson e comercializada pela Auditec of St. Louis. Essa versão consiste na apresentação de 33 segmentos de ruído de banda estreita em uma orelha por pelo menos 3 segundos na presença ou não de tom puro de 500 Hz. São utilizadas três condições distintas: (1) tom puro e ruído de banda estreita em fase nas duas orelhas (condição sinal/ruído homofásica – SoNo), (2) ruído em fase invertida em uma das orelhas e o tom puro em fase nas duas orelhas (condição sinal/ruído antifásica – SπNo) e (3) ruído sem a presença de tom puro (*no tone* – NT). A tarefa é indicar se ouviu ou não o tom, que aparece simultaneamente ao ruído, levantando a mão em caso positivo.

O teste é realizado na condição binaural, e a intensidade para apresentação é de 50 dB NA.[5,27] É anotada e somada a quantidade de vezes em que o indivíduo sinalizou ter ouvido o tom para cada uma das condições. Em seguida o número de vezes é convertido em dB a partir de um quadro disponível no manual do teste. O resultado final é a diferença em dB entre os escores nas condições SoNo e SπNo. Em indivíduos com função normal de tronco encefálico, o limiar na condição antifásica é melhor do que na homofásica, sendo essa melhora considerada representativa do "*masking release*", que é originado nesse nível do SNAC, onde acontece primeiramente a integração da informação vinda das duas orelhas.[44]

Essa versão comercial do teste MLD tem sido estudada desde 2003 e se mostrado eficaz para identificar problemas na habilidade de interação binaural. Dentre suas vantagens podemos destacar ser um teste não linguístico, que pode ser usado em indivíduos com transtornos de linguagem, além de ser de fácil compreensão e aplicação.[1,6,45]

Listening in Spatialized Noise-Sentences

Um procedimento comportamental adicional que pode ser aplicado para avaliar a habilidade de interação binaural do sistema auditivo é o *Listening in Spatialized Noise-Sentences* (LiSN-S). Esse teste foi desenvolvido na Austrália, com o objetivo de avaliar o processamento espacial de indivíduos com queixas relacionadas ao TPAC.[46-48] É um teste de fala no ruído, aplicado por meio de um *software* computacional especial, via fone de ouvido, que produz um ambiente auditivo virtual tridimensional. O efeito tridimensional é alcançado pelo processamento do estímulo de fala pela função de transferência anatômica (HRTF, do inglês *head-related transfer function*).[46] Utiliza-se um protocolo de resposta de repetição simples para obter o limiar de reconhecimento de fala (LRF), definido como a relação sinal/ruído que produz 50% de inteligibilidade para frases apresentadas juntamente com estímulos de fala competitivos, nesse caso, histórias infantis. As frases, ou estímulo-alvo, foram gravadas por uma única mulher. A história infantil foi gravada pela mesma mulher que gravou as frases-alvo, mas também por duas outras falantes do sexo feminino. As frases e a mensagem competitiva são apresentadas nas duas orelhas simultaneamente. Pelo uso de HRTF adequadas, as frases-alvo são processadas de forma a serem percebidas como vindo sempre diretamente da frente do ouvinte (0 grau azimute), enquanto a mensagem competitiva é processada para serem percebidas vindas de 0 grau azimute ou vindas de ±90 grau azimute simultaneamente. A fala competitiva varia também quanto à identidade vocal do falante que emite a história em relação às frases-alvo. Há apresentação da história competitiva com a mesma voz da frase-alvo, mas também com vozes diferentes. Dessa forma, ocorre uma variação de apresentação da fala competitiva em relação à frase-alvo, considerando a localização espacial e a identidade vocal do falante, o que resulta em quatro condições de escuta:

- **1ª condição:** mesma voz para a frase e a história infantil, e esta parece vir da posição 0 grau azimute (MV0° ou LRF poucas pistas). Nessa condição, nenhuma pista espacial ou vocal é fornecida.
- **2ª condição:** mesma voz para a frase e a história infantil, e esta parece vir da posição ±90 graus (MV ±90°). Nessa condição, a pista fornecida é a espacial.
- **3ª condição:** a voz da mensagem competitiva é diferente da voz da frase-alvo, e a história parece vir a 0 grau azimute (VD 0°). Nessa condição, apenas a pista vocal é fornecida.
- **4ª condição:** a voz da mensagem competitiva é diferente da voz da frase-alvo, e a história parece vir a ±90 graus (VD ±90° ou LRF muitas pistas). Nessa condição, são fornecidas tanto a pista vocal como a espacial.

O desempenho no LiSN-S é avaliado pelo LRF poucas pistas e LRF muitas pistas e por três medidas de vantagem: espacial, do falante (*pitch*) e total. Essas medidas são calculadas pela vantagem em dB obtida pelo ouvinte no uso das pistas ("espacial", "do falante" ou "ambas") incorporadas à mensagem competitiva, para distinguir as frases-alvo da mensagem competitiva, quando comparadas com a condição de base, MV-0°, em que poucas pistas são fornecidas. Assim, a vantagem espacial é calculada pela diferença do LRF, em dB, na condição MV-0° e MV-90°. A vantagem do falante é o ganho em dB quando comparadas as condições MV-0° eVD-0°, e a vantagem total é calculada pela diferença entre o LRF na condição MV-0° e DV-90°.[46] O uso de diferentes resultados para avaliar o desempenho no LiSN-S minimiza a influência de alterações de linguagem, aprendizagem e comunicação no resultado do teste.[46]

Estudos revelaram que o LiSN-S é um teste rápido e eficiente, que pode ser aplicado clinicamente em crianças acima de 6 anos para avaliar os vários processos utilizados para entender a fala em ambiente ruidoso.[46] Além disso, é uma ferramenta potencialmente válida para monitorar o processamento espacial de crianças ao longo do tempo, e possibilita detectar melhora no desempenho em crianças com diagnóstico de TPAC após um período de reabilitação (uso de frequência modulada [FM] ou treinamento auditivo).[47] Concluíram também que o LiSN-S é um teste sensível para avaliar o processamento espacial, pois os resultados obtidos mostraram que crianças com TPAC apresentam alteração no mecanismo normalmente utilizado para suprimir estímulos competitivos.[48] O LiSN-S foi estudado em adolescentes e idosos até 60 anos.[49]

O LiSN-S é um teste de avaliação que tem se mostrado sensível em crianças com TPAC e em outras populações com processamento de interação binaural prejudicado.[50,51] Crianças com histórico de otite média têm risco de apresentar déficit auditivo funcional a longo prazo relacionado à habilidade de processamento espacial, avaliado pelo LiSN-S.[52]

No Brasil está sendo desenvolvida uma pesquisa financiada pela Fundação de Amparo à Pesquisa do Estado de São Paulo (Fapesp), coordenada por Maria Francisca Colella-Santos, em parceria com um dos autores do LiSN-S, Professor Harvey Dillon. O objetivo é desenvolver o banco de dados em português para o teste LiSN-S, elaborar o *software* que possibilitará realizar todos os ajustes necessários dos estímulos para aplicação do teste, além do cômputo dos resultados nas várias condições previstas. O estudo pretende também analisar os resultados obtidos em crianças normais no teste e reteste e em crianças com histórico de otite média e estabelecer os critérios de normalidade para crianças de 6-11 anos.

Houve um atraso no desenvolvimento dessa pesquisa, devido à interrupção das atividades presenciais em decorrência da pandemia do coronavírus, iniciada em 2020. Assim, o material de fala foi elaborado e ocorreu a gravação e a edição das frases e histórias infantis. O *software* e a interface gráfica foram desenvolvidos em Matlab usando a ferramenta App Designer. A partir dessa etapa concluída, seguimos com a seleção de escolares com desenvolvimento típico e audiologicamente normais para avaliar a inteligibilidade das frases. Os resultados obtidos estão sendo analisados, e o próximo passo será aplicar o teste finalizado para obter critérios de normalidade.

TRIAGEM DO PROCESSAMENTO AUDITIVO

No Brasil, além dos testes descritos, existem procedimentos dióticos que podem ser utilizados, como a avaliação simplificada do PAC,[53] que consiste nos testes de Localização Sonora em 5 Direções, de Memória Sequencial para Sons Verbais e Não Verbais. O Teste de Localização Sonora é realizado em 5 direções (acima, abaixo, lado direito, lado esquerdo e atrás), com instrumentos musicais de espectro de frequência aguda, que devem ser percutidos longe de paredes duras para evitar a reverberação. O Teste de Memória Sequencial para sons verbais utiliza as sílabas pa, ta, ca e fa apresentadas em 3 sequências diferentes em crianças com 7 anos ou mais. Para crianças menores utilizam-se 3 sílabas (pa, ta, ca). O Teste de Memória Sequencial Não Verbal utiliza sons de 4 instrumentos musicais (guizo, sino, coco e agogô) percutidos em 3 sequências diferentes[23,53] para crianças com 7 anos ou mais. Para crianças menores utilizam-se 3 sons (guizo, sino e coco). Deve-se ter o cuidado de utilizar objetos sonoros com traços acústicos bem diferentes entre si. Quando esses três procedimentos dióticos descritos são utilizados em crianças de 4-6 anos de idade, apresentam sensibilidade de identificação de alteração do PAC de 80%; porém, quando aplicados em faixa etária superior a 6 anos, a sensibilidade decresce para 50%.[23,53] Essa Avaliação Simplificada do Processamento Auditivo (ASPA) foi estudada em relação à inteligência não verbal em 302 escolares do ensino fundamental de uma escola pública matriculados na 1ª, 2ª e 3ª séries, e apontou que crianças que fracassaram na ASPA mostraram uma tendência de piora no desempenho em vocabulário, compreensão auditiva, consciência fonológica, leitura e compreensão de textos em relação às bem-sucedidas nessa avaliação simplificada.[54] Tem sido recomendado, para triagem do processamento auditivo, o uso de testes e questionários, denominado abordagem híbrida.[55] Assim, a ASPA associada a questionários, respondidos por pais e/ou professores, pode ser usada como triagem do PAC.

A Escala de Funcionamento Auditivo (SAB,[55] conforme a denominação em inglês, *Scale of Auditory Behaviors*) tem se mostrado um questionário eficiente para identificar crianças com possíveis alterações no comportamento auditivo. Apresenta em seu conteúdo um questionário com 12 questões que fornecem dados de dificuldades comportamentais apresentadas no cotidiano do sujeito e que englobam os comportamentos auditivos que podem ser observados e mensurados (Anexo).

Com sua aplicação, busca-se estabelecer algumas evidências relevantes que possam indicar sinais de déficits em relação a padrões particulares de comportamento. Nas perguntas são obtidas informações sobre condutas relacionadas diretamente com situações do dia a dia, bem como a compreensão de instruções verbais, qualidade da atenção, discriminação da fala, capacidade de se organizar nas tarefas diárias e compreensão leitora, de modo a buscar sinais observáveis de disfunção.

No Brasil foi desenvolvida uma bateria de triagem denominada "AudBility" pelas fonoaudiólogas Ingryd Gielow e Diana Faria. Contempla as tarefas auditivas de localização sonora, escuta dicótica, figura-fundo, fechamento auditivo, resolução e ordenação temporal e um questionário de autopercepção baseado no instrumento SAB. É constituída por dois módulos/protocolos distintos, um com figuras ilustrativas e que não exige domínio da leitura e escrita, para ser aplicado em crianças menores de 9 anos ou que ainda não apresentam total domínio da escrita, e outro módulo para crianças maiores de 9 anos com tarefas envolvendo palavras escritas. Além disso, é composta por 6 versões do questionário de autopercepção para serem respondidas pela criança, pais ou professores.

Recomenda-se sua aplicação no ambiente escolar em sala silenciosa por meio de um computador conectado à internet e acoplado ao fone de ouvido com cancelamento de ruído. O mixador de volume do computador deve ser fixado em 50%. As tarefas são apresentadas de modo interativo e os dados são armazenados automaticamente.

A aplicação do AudBility deve ser realizada em sala silenciosa no ambiente escolar, por meio de um computador *desktop* LG acoplado ao fone de ouvido com cancelamento de ruído modelo Panasonic RP-HC720. O protocolo recomendado, assim como os pontos de corte para cada tarefa e o questionário de autopercepção, podem ser verificados nos estudos de Amaral et al.[56] e Carvalho et al.[57]

Aplicar procedimentos de triagem auditiva que selecionam as crianças em idade escolar com alterações periféricas e centrais é um avanço na audiologia, pois essas crianças poderão enfrentar muitos desafios no ambiente escolar. Quanto antes o escolar for encaminhado para o diagnóstico diferencial, mais precocemente poderá receber as devidas intervenções e minimizar suas dificuldades.

SÍNTESE CONCEITUAL DA AVALIAÇÃO DO PROCESSAMENTO AUDITIVO POR MEIO DE TESTES COMPORTAMENTAIS SEGUNDO UM AGRUPAMENTO POR MECANISMO FISIOLÓGICO ENVOLVIDO

Na descrição dos testes comportamentais do PAC foi mostrado que cada teste possibilita a avaliação de determinada habilidade auditiva, pois aciona diferentes mecanismos fisiológicos no SNAC, conforme mostra o Quadro 6.

No Brasil, o material gravado que permite avaliar diversas habilidades do processamento auditivo atualmente vem sen-

QUADRO 6 Testes comportamentais do processamento auditivo: mecanismo fisiológico e habilidades

Agrupamento	Mecanismo fisiológico	Habilidade auditiva	Teste comportamental
Interação binaural	Discriminação da direção da fonte sonora – localização	Localização	Teste de Localização em 5 Direções
	Interação das informações vindas das duas orelhas	Fechamento	Fusão Binaural
	Melhor detecção de um sinal (tom puro) quando há um ruído binaural competitivo	Detecção ou reconhecimento de um sinal acústico mascarado	MLD
Atenção seletiva	Reconhecimento de sons fisicamente distorcidos recebidos em uma orelha por vez. Monoaural	Fechamento	Teste de Fala com ruído branco
			▪ Teste de Fala Filtrada ▪ Teste de Fala Comprimida
	Reconhecimento de sons verbais em escuta monótica – separação binaural	Figura-fundo para sons verbais e associação de estímulos auditivos e verbais	▪ SSI – MCI ▪ PSI – MCI
	Reconhecimento de sons verbais em escuta dicótica	▪ Integração binaural ▪ Separação binaural	▪ TDCV – etapa de separação binaural ▪ SSW – integração binaural ▪ TDD – integração binaural
	Reconhecimento de sons não verbais em escuta dicótica – separação binaural	Figura-fundo para sons não verbais	TDNV – atenção livre e etapa de escuta direcionada
	Reconhecimento de sons verbais em escuta dicótica – separação binaural	Figura-fundo para sons verbais e associação de estímulos auditivos e verbais	▪ SSI – MCC ▪ PSI – MCC
Processamento temporal	Discriminação de sons em sequência	Ordenação temporal	MSV
			MSNV
			TPF
			TPD
			SSW (inversões)
	Discriminação do intervalo entre estímulos	Resolução temporal	RGDT
			GIN

GIN: *Gaps in Noise*; MCC: mensagem competitiva contralateral; MCI: mensagem competitiva ipsilateral; MLD: Teste de Diferença de Nível de Mascaramento; MSV: Memória Sequencial para Sons Verbais; MSNV: Memória Sequencial para Sons Não Verbais; MSV: Memória Sequencial para Sons Verbais; PSI: *Pediatric Speech Intelligibility*; RGDT: *Random Gap Detection Test*; SSI: Teste de Inteligibilidade de Sentenças Sintéticas; SSW: *Staggered Spondaic Word*; TDCV: Teste Dicótico Consoante Vogal; TDD: Teste Dicótico de Dígitos; TDNV: Teste Dicótico Não Verbal; TPD: Teste de Padrão de Duração; TPF: Teste de Padrão de Frequência.

do disponibilizado pela Editora Pró-Fono, possibilitando avaliar a maioria dos processos importantes para o diagnóstico de TPAC.[58] Também é importante lembrar e respeitar os valores normativos para cada teste e para cada faixa etária.

Avaliação comportamental do processamento auditivo central e treinamento auditivo

Conforme descrito anteriormente, os princípios básicos da avaliação do processamento auditivo dizem respeito a verificar a separação/integração binaural; o funcionamento das vias contralaterais, orelha direita ou esquerda em escuta dicótica; o processamento temporal e a dominância hemisférica para a linguagem. As respostas obtidas nos testes comportamentais servem de base para o planejamento da terapia fonoaudiológica.

Deve-se ter cuidado com as armadilhas que acabam gerando avaliações inadequadas e resultados falsos de TPAC. Portanto, devemos estar atentos não só no momento da realização dos testes, mas também no treinamento das habilidades auditivas alteradas.

Não é recomendado o uso dos mesmos testes comportamentais utilizados na avaliação do PAC para Treinamento Auditivo Acusticamente Controlado (TAAC). No entanto, ao ser realizado um treinamento acusticamente controlado com alguns dos testes comportamentais que se utilizam para o diagnóstico, estes não poderão mais ser usados para avaliar a evolução da habilidade. Assim, recomenda-se que se utilizem procedimentos distintos na avaliação e na reavaliação após o TAAC.

Sabe-se que o processo de reabilitação realizado deve ter ênfase na estimulação auditiva e de linguagem, devendo-se levar em conta mudanças no ambiente acústico, o desenvolvimento de habilidades auditivas e de linguagem e o processo de comunicação no meio ambiente. Assim, o tratamento funciona mediante parcerias entre família, escola, o indivíduo com TPAC e os profissionais da saúde que cuidam desse indivíduo. Para esse tratamento do TPAC é preciso considerar:

- O ambiente acústico em que essas pessoas estão inseridas, proporcionando condições favoráveis para o desenvolvimento das habilidades da audição e da linguagem. A inteligibilidade da fala em um ambiente é influenciada pelo nível (intensidade) da voz do falante, pela articulação deste e pela reverberação e ruído do ambiente.
- O desenvolvimento das habilidades auditivas (treinamento auditivo – verbal) do indivíduo com TPAC pode ser realizado de duas formas distintas e/ou combinadas:
  - Lúdica, com o terapeuta, com os pais ou na própria escola.
  - Acusticamente controlado, com o uso de recursos tecnológicos que possibilitam controlar todas as variáveis – frequência, intensidade e duração dos estímulos verbais e não verbais – e sua apresentação em uma orelha ou em ambas em escuta dicótica. É importante também controlar o ruído do ambiente, o que se torna mais fácil quando realizado em uma cabine acústica.
- No desenvolvimento das habilidades de linguagem do indivíduo com TPAC, o processo de reabilitação deve envolver também a organização do conhecimento sobre fonologia, sintaxe e semântica, mecanismos inerentes ao processo de linguagem. É importante considerar que o tratamento de um TPAC deve desenvolver a linguagem, um trabalho desenvolvido em equipe multidisciplinar, da qual participam médicos (neurologistas, pediatras, otorrinolaringologistas), psicopedagogos, psicólogos, fonoaudiólogos, família e escola.[1]

Outra questão interessante diz respeito à presença de educação musical, que tem um efeito significativo no aprimoramento das habilidades auditivas.[59] Existem evidências de que o processamento temporal é influenciado pelo treinamento auditivo com música e pode auxiliar o idoso a conservar por mais tempo as habilidades auditivas envolvidas nesse mecanismo.[60] *(Para maiores informações sobre o assunto, consultar o Capítulo 46, "Treinamento auditivo acusticamente controlado".)*

CONSIDERAÇÕES FINAIS

O processamento da informação auditiva é realizado por uma rede de neurônios complexa do SNAC. Inúmeros mecanismos auditivos e habilidades são necessários para que ocorra o processamento de um sinal auditivo normal e eficaz. Assim, testes diferentes (monoaural de baixa redundância, dicótico, ordenação e resolução temporal e interação binaural) devem ser utilizados conjuntamente, a fim de avaliar todo o funcionamento do SNAC e suas competências auditivas subjacentes.

Acreditamos que apenas uma avaliação comportamental ampla permite quantificar e qualificar corretamente as disfunções nos diversos mecanismos do SNAC e oferecer informações importantes para o planejamento e gerenciamento do tratamento.

Os estudos sobre o PAC no Brasil encontram-se bem adiantados e têm acompanhado a literatura internacional especializada. Essa avaliação vem auxiliando crianças, adolescentes, adultos e idosos a melhorarem seu processamento acústico e, com isso, criando condições para que se desenvolvam os aspectos do processamento fonológico e linguístico por meio da audição.

REFERÊNCIAS BIBLIOGRÁFICAS

1. ASHA – American Speech-Language-Hearing Association. (Central) Auditory processing disorders. 2005. Disponível em: http://www.asha.org/members/deskref-journals/deskref/default. Acesso em: 3 out. 2010.
2. Baran JA. Test battery considerations. In: Musiek F, Chermak GD. Handbook of (central) auditory processing disorder: auditory neuroscience and diagnosis. San Diego: Plural; 2007. p.163-92.
3. Bellis TJ. Overview of central tests. In: Bellis TJ. Assessment and management of central auditory processing disorders in the educational setting from science to practice. 2. ed. Clifton Park, NY: Delmar Thomson Learning; 2003. p.193-230.
4. Jerger J, Musiek F. Repor on consensus conference on the diagnosis of auditory processing disorders in school aged children. J Am Acad Audiol. 2002;(11):467-74.
5. Bellis TJ. Comprehensive central auditory assessment. In: Bellis TJ. Assessment and management of central auditory processing disorders in the educational setting from science to pratice. 2.ed. Clifton Park, NY: Delmar Thomson Learning; 2003. p.231-66.
6. Conselho Federal de Fonoaudiologia. Avaliação e intervenção no processamento auditivo central [internet]. 2020. Disponível em: https://

www.fonoaudiologia.org.br/wpcontent/uploads/2020/10/CFFa_Guia_Orientacao_Avaliacao_Intervencao_PAC.pdf. Acesso em: 1 mar. 2021.
7. Colella-Santos MF, Donadon C, Sanfins M, Borges LR. Otitis media: long-term effect on central auditory nervous system. Bio Med Research International. 2019;2019, Article ID 8930904.
8. Krishnamurti S. Monoaural low-redundancy speech test. In: Musiek FE, Chermak GD. Handbook of (central) auditory processing disorder. San Diego: Plural; 2007. p.163-92.
9. Pereira LD, Schochat E. Baixa redundância: fala filtrada e fusão biaural. In: Pereira LD, Schochat E. Processamento auditivo central: manual de avaliação. São Paulo: Lovise; 1997. p.103-11.
10. Schochat E, Pereira LD. Fala com ruído. In: Processamento auditivo central: manual de avaliação. São Paulo: Lovise; 1997. p.99-102.
11. Baran JA, Musiek FE. Avaliação comportamental do sistema nervoso auditivo central. In: Musiek FE, Rintelman WF. Perspectivas atuais em avaliação auditiva. Barueri: Manole; 2001. p.371-410.
12. Speaks C, Jerger J. Method for measurement of speech identification. J Speech Hear. 1964;8:185-94.
13. Almeida CIR, Caetano MHU. Avaliação da ajuda auditiva por sentenças sintéticas. Rev Bras Otorrinol. 1988;54:77-9.
14. Kalil DM, Zilliotto KN, Almeida CIR. SSI em português. In: Pereira LD, Schochat E. Processamento auditivo central: manual de avaliação. São Paulo: Lovise; 1997. p.129-38.
15. Jerger J, Jerger S. Auditory findings in brainstem disorders. Archives of Otorhinolaringology. 1974;(9):342-50.
16. Almeida CIR, Caetano MHU. Logoaudiometria usando sentenças sintéticas. Revista Brasileira de Otorrinolaringologia. 1988;54:68-72.
17. Zilliotto KN, Kalil DM, Almeida CIR. SSI em português. In: Pereira LD, Schochat E. Processamento auditivo central: manual de avaliação. São Paulo: Lovise; 1997. p.113-28.
18. Keith RW, Anderson J. Dichotic listening tests. In: Musiek FE, Chermak GD. Handbook of (central) auditory processing disorder. San Diego: Plural; 2007. p.207-30.
19. Bellis TJ. Mechanisms of selected auditory and related processes. In: Bellis TJ. Assessment and management of central auditory processing disorders in the educational setting from science to pratice. 2.ed. Clifton Park, NY: Delmar Thomson Learning; 2003. p.51-102.
20. Kimura D. Cerebral dominance and the perception of verbal stimuli. Canadian J Psychology. 1961;15:166-71.
21. Kimura D. Functional asymmetry of the brain in dichotic listening. J Cortex. 1967;22:163-201.
22. Katz J. The use of staggered spondaic words for assessing the integrity of the central auditory nervous system. J Auditory Research. 1962; 2:327-37.
23. Pereira L. Avaliação do processamento auditivo central. In: Lopes Filho O (org.). Tratado de fonoaudiologia. São Paulo: Tecmedd; 2005. p.111-30.
24. Santos FMC, Pereira LD. Escuta com dígitos. In: Pereira LD, Schochat E. Processamento auditivo central: manual de avaliação. São Paulo: Lovise; 1997. p.147-50.
25. Tedesco MLF. Consoante vogal de escuta direcionada. In: Pereira LD, Schochat E. Processamento auditivo central: manual de avaliação. São Paulo: Lovise; 1997. p.139-46.
26. Ortiz KO, Pereira LD. Não verbal de escuta direcionada. In: Pereira LD, Schochat E. Processamento auditivo central: manual de avaliação. São Paulo: Lovise; 1997. p.151-8.
27. Rawool VWA. A temporal processing primer, part 1: defining key concepts in temporal processing. hearing review. 2006;16:30-4.
28. Rawool VWA. Temporal processing in the auditory system. In: Geffner D, Ross-Swain D (org.). Auditory processing disorders. San Diego: Plural; 2007. p.117-38.
29. Shunn JB. Temporal processing and temporal patterning test. In: Musiek F, Chermak GD. Handbook of (central) auditory processing disorder: auditory neuroscience and diagnosis. San Diego: Plural; 2007. p.231-56.
30. Musiek F. Frequency (pitch) and duration pattern tests. J Am Audiol. 1994;(5):265-8.
31. Musiek F, Pinheiro ML. Frequency patterns in cochlear, brainstem and cerebral lesion. Audiology. 1987;26:76-89.
32. Musiek F, Baran J, Pinheiro ML. Duration pattern recognition in normal subjects and patients with cerebral and cochlear lesions. Audiology. 1990;29:304-13.
33. Ptacek PH, Pinheiro M. Pattern reversal in auditory perception. J Acousti Soc Am. 1971;49(2):493-9.
34. Auditec Evaluation Manual of Pitch Pattern Sequence and Duration Pattern Sequence. St Louis, 1997. p.16.
35. Taborga LMB. Processos temporais auditivos em músicos de Petrópolis. [Monografia]. Rio de Janeiro: Universidade Católica de Petrópolis/Unifesp; 1999.
36. Pinheiro ML, Musiek F. Assessment of central dysfunction: foundations and clinical correlates. Baltimore: Williams Wilkins; 1985.
37. Eggermont JJ. Neural responses in primary auditory cortex mimic psychophysical, across-frequency-channel, gap-detection thresholds. J Neurophysical. 2000;84(3):1453-63.
38. Keith RW. Randon Gap Detection Test. St Louis: Auditec; 2000.
39. Musiek FE, Zaidan EP, Baran JA, Shinn JB, Jirsa RE. Assessing temporal processes in adult with LD: the GIN test. In: Convention of American Academy of Audiology. 2004. Salt Lake City, Annais. Salt Lake City: AAA. p.203.
40. Musiek FE, Shinn JB, Jirsa R, Bamiou DE, Baran JA, Zaida E. The GIN (gaps-in-noise) test performance in subjects with confirmed central auditory nervous system involvement. Ear and Hearing. 2005;26:608-18.
41. Bamiou DE. Measures of binaural interaction. In: Musiek F, Chermak GD. Handbook of (central) auditory processing disorder: auditory neuroscience and diagnosis. San Diego: Plural; 2007. p.257-86.
42. Hurley RM, Fulton SE. Psychoacoustic considerations and implications for the diagnosis of (C) APD. In: Musiek F, Chermak GD. Handbook of (central) auditory processing disorder: auditory neuroscience and diagnosis. San Diego: Plural; 2007. p.13-51.
43. Santos-Momensohn S, Branco-Barreiro FCA. Avaliação e intervenção no transtorno de processamento auditivo. In: Ferreira LP, Befi-Lopes D, Limongi SCO. Tratado de fonoaudiologia. São Paulo: Roca; 2004. p.553-68.
44. Porter HL. Masking level differences and binaural intelligibility level differences in children with down syndrome. [Dissertation]. Nashville, Tennessee: Graduate School of Vanderbilt University. Hearing and Speech Sciences. 2012.
45. Wilson RH, Moncrieff DW, Townsend EA, Pillion AL. Development of a 500-Hz masking-level difference protocol for clinic use. American Academy of Audiology. J Am Acad Audiol. 2003;14(1):1-8.
46. Cameron S, Dillon H. Development of the listening in spatialized noise – sentences test (LiSN-S). Ear Hear. 2007;28(2):196-211.
47. Cameron S, Dillon H. The listening in spatialized noise – sentences test (LiSN-S): test-retest reliability study. Int J Audiol. 2007;46:145-53.
48. Cameron S, Dillon H. The listening in spatialized noise – sentences test: comparison to prototype LiSN test and results from children with either a suspected (central) auditory processing disorder or a confirmed language disorder. J Am Acad Audiol. 2008;19(5):377-91.
49. Cameron S, Glyde H, Dillon H. Listening in spatialized noise – sentences test (LiSN-S): normative and retest reliability data for adolescents and adults up to 60 years of age. J Am Acad Audiol. 2011;22:697-709.

50. Rance G, Ryan MM, Bayliss K, Gill K, O'Sullivan C, Whitechurch M. Auditory function in children with Charchot-Marie-Tooth disease. Brain. 2012;135(Pt5):1412-22.
51. Rance G, Ryan MM, Carew P. Binaural speech processing in individuals with auditory neuropathy. Neuroscience. 2012;226-35.
52. Tomlin D, Rance G. Long-term hearing deficits after childhood middle ear disease. Ear Hear. 2014;35(6):e233-e242.
53. Pereira L. Processamento auditivo central: abordagem passo a passo. In: Processamento auditivo central: manual de avaliação. São Paulo: Lovise; 1997. p.50-5.
54. Capovilla FC, Salido LFM. Avaliando a ASPA: normatização e efeito de inteligência não verbal sobre a localização de fonte sonora e memória sequencial de sons verbais e não verbais. In: Capovilla FC (org.). Transtornos de aprendizagem e progressos em avaliação e intervenção preventiva e remediativa. São Paulo: Memnon; 2010.
55. Schow RL, Seikel A. Screening for (central) auditory processing disorder. In: Musiek FE, Chermak GD. Handbook of (central) auditory processing disorder: auditory neuroscience and diagnosis. San Diego: Plural; 2007. v. 1. p.137-61.
56. Amaral MIR, Carvalho NG, Colella-Santos MF. Computer-based central auditory processing screening for school aged children (audBility): an initial investigation. CoDAS. 2019;31:1-11.
57. Carvalho NG, Amaral MIR, Colella-Santos MF. AudBility: effectiveness of an online central auditory processing screening program. PLoS ONE. 2021;16(8):e0256593.
58. Pereira LD, Schochat, E. Testes auditivos comportamentais para avaliação do processamento auditivo central. São Paulo: Pró-Fono; 2011.
59. Monteiro IAB. Resolução temporal em idosos com e sem educação musical. [Iniciação Científica apresentada como Trabalho de Conclusão de Curso de Graduação em Fonoaudiologia]. São Paulo: Unifesp – Escola Paulista de Medicina; 2010.
60. Freire KGM. Treinamento auditivo musical: uma proposta para idosos usuários de próteses auditivas. [Tese de Doutorado em Ciências]. São Paulo: Unifesp; 2009.

ANEXO – ESCALA SAB[55]

Esta escala pode ser analisada classificando-se as questões em quatro subáreas: atenção seletiva (questões 1, 2, 3, 4, 5 e 7), atenção focada (questões 8, 10 e 11), capacidade de organização (questão 12) e compreensão leitora e desempenho acadêmico (questões 6 e 9). Os valores encontrados no estudo original com a análise do questionário para crianças foram a média de 46,1 escores para os pais e de 45,3 para os professores.

Escala de funcionamento auditivo ou Escala SAB

Orientação: Por favor, meça proporcionalmente cada item, circulando o número que melhor representa o comportamento da criança que você está medindo. No topo da coluna dos números, é possível verificar o termo para cada frequência que está sendo observada. Por favor, considere esses termos cuidadosamente quando for medir cada possibilidade de comportamento. Uma criança pode ou não mostrar um ou mais desses comportamentos. Uma medida alta em uma ou mais áreas não indicará nenhum padrão particular de funcionamento. Se você não conseguir decidir sobre uma pontuação para determinado item, use seu melhor julgamento.

Data: ____/_____/______.

Nome:

Idade atual: ________ Data de nascimento: ___ /___/ ___

Ciclo escolar:

Escola:

Professor(a):

Itens do comportamento	Frequente	Quase sempre	Algumas vezes	Esporádico	Nunca
1. Dificuldade de escutar ou entender em ambiente ruidoso.	1	2	3	4	5
2. Não entender bem quando alguém fala rápido ou "abafado".	1	2	3	4	5
3. Dificuldade de seguir instruções orais.	1	2	3	4	5
4. Dificuldade na identificação e discriminação dos sons de fala.	1	2	3	4	5
5. Inconsistência de respostas para informações auditivas.	1	2	3	4	5
6. Pouca habilidade de leitura.	1	2	3	4	5
7. Pede para repetir as coisas.	1	2	3	4	5
8. Facilmente distraído.	1	2	3	4	5
9. Dificuldades acadêmicas ou de aprendizado.	1	2	3	4	5
10. Período de atenção curto.	1	2	3	4	5
11. Sonha durante o dia, desatento.	1	2	3	4	5
12. Desorganizado.	1	2	3	4	5

Escore: _______ (soma dos itens circulados)

Média e desvio padrão da Escala de Funcionamento Auditivo.[23] Desvio padrão recomendado: –1,5.

21

USO DE QUESTIONÁRIOS NA AUDIOLOGIA

Márcia Salgado Machado
Sthella Zanchetta

INTRODUÇÃO

O conceito clássico do mundo contemporâneo do termo saúde, "um estado de completo bem-estar físico, mental e social e não apenas a ausência da doença ou enfermidade", de 1947, é entendido atualmente como caráter multidimensional e mensurável.[1] Para sinalizar a abrangência de eventos decorridos a partir do momento em que determinada condição afeta física ou mentalmente o indivíduo, a Organização Mundial da Saúde (OMS),[1] em 1980, propôs os termos "*impairment*", "*disability*" e "*handicap*". O *impairment* refere-se à condição e/ou doença diagnosticada; o *disability* refere-se à dificuldade que o sujeito acometido pela enfermidade enfrenta para realizar suas atividades diárias em função dessa doença ou condição, e o *handicap* traduziria a desvantagem do sujeito em função da sua enfermidade e sua dificuldade, em seu dia a dia.

A OMS continuou com propostas que dimensionassem o conceito de saúde, e em 2001 lançou a classificação internacional de funcionalidade, incapacidade e saúde (CIF).[2] Sua utilização é complementar à classificação internacional de doenças e é considerada um marco teórico para a área da reabilitação. Dentro do presente contexto sobre saúde, este capítulo abordará as ferramentas disponíveis na língua portuguesa na área do diagnóstico audiológico e vestibular para mensurar as dificuldades, o *handicap* e as manifestações decorrentes dos distúrbios da audição e equilíbrio.

Se a saúde extrapola o domínio físico do corpo, é necessário conhecer o impacto de determinada condição sob a perspectiva do sujeito acometido por ela, e um dos caminhos para essa informação é o autorrelato.[1,3] Do termo em inglês, o *Patient-Reported Outcome Measures* (PROM) é uma ferramenta útil, cada vez mais utilizada nas diversas áreas da saúde, e seu uso é um dos indicadores de qualidade da assistência prestada ao sujeito.[4,5]

Os PROM são inventários, *checklist* e questionários que investigam e mensuram a ocorrência de aspectos relacionados às dificuldades, ao *handicap* e à qualidade de vida.[4,5] É importante enfatizar que a ação de mensuração implica uma escala que pertence a determinada variável (domínio). Observe o exemplo do AIADH-pt,[6] um dos seus cinco domínios é a inteligibilidade de fala no ruído, e para sua mensuração ou escala são possíveis as respostas "quase nunca", "às vezes", "quase sempre" e "sempre", e cada uma delas corresponde a determinada pontuação. As seleções dos questionamentos, dos domínios e da escala de mensuração devem ser avaliadas separadamente, assim como o inventário como um todo, e dessa avaliação se obtém ou não a recomendação para seu uso.[3] O profissional clínico deve estar atento a esses critérios no momento da escolha do questionário.

As medidas psicométricas que o instrumento oferece são diretamente proporcionais às medidas obtidas no momento de sua *validação*. Todo instrumento, seja no momento de sua construção, seja no momento de sua tradução e adaptação cultural, deve obrigatoriamente ser *validado*. Somente assim é possível saber se ele atende ao propósito para que foi criado, em outras palavras, saber o que estamos medindo. As medidas essenciais são a confiabilidade (análise de constructo) e a reprodutibilidade.

A avaliação da função auditiva exige do profissional audiologista a *expertise* na área, que deve ser atualizada de forma constante. Contudo, a mensuração das respostas auditivas adequadas a cada caso (psicoacústicas, eletroacústicas e/ou eletrofisiológicas) pode não ser suficiente, embora seja essencial para a condução da avaliação diagnóstica, uma vez que o profissional não considere o autorrelato do sujeito em avaliação.[7]

DIRETRIZES DE BOAS PRÁTICAS PARA TRADUÇÃO E ADAPTAÇÃO DE INSTRUMENTOS

As traduções e adaptações de testes têm avançado rapidamente nas últimas três décadas[5] em virtude do interesse na psicologia intercultural e em estudos comparativos internacionais em grande escala.[8] Além disso, é crescente o interesse da audiologia pela tradução e pela validação de instrumentos para o português brasileiro.

Tradicionalmente, os processos de tradução e adaptação de instrumentos são amplamente utilizados na psicologia. No entanto, vários estudos têm sido desenvolvidos no intuito de traduzir e validar instrumentos para uso na audiologia (apresentados na seção posterior) demonstrando uma nova perspectiva na área e um novo ramo de estudos aos audiologistas. Portanto, é necessário um aprofundamento no tema, especialmente em relação aos conceitos básicos e às recomendações de boas práticas.

Nesse contexto, cabe esclarecer que a tradução de um instrumento é apenas uma parte do processo, o qual envolve a escolha do idioma para transformar um teste de uma língua e cultura para outra, preservando seu significado linguístico. Por outro lado, a adaptação envolve um processo mais amplo, que deve ser constituído por várias atividades, tais como: analisar se um teste pode ou não medir o mesmo constructo do primeiro idioma; gerenciar os processos de tradução e retrotradução; modificar o formato do teste; verificar a equivalência do teste no segundo idioma e cultura e, ainda, realizar os estudos de validade (análise do item, estudo de confiabilidade e validade de pontuação do teste).[8] Apesar de trabalhoso, esse processo de adaptação permite que o pesquisador compare os dados obtidos em amostras distintas oriundos de contextos diversos, possibilitando uma avaliação mais equânime, e é por isso que vem sendo cada vez mais utilizado pelos pesquisadores.[9]

A International Test Comission publica edições periódicas contendo Diretrizes para Tradução e Adaptação de Testes. No entanto, apesar de fornecerem orientações relevantes a respeito do desenvolvimento e avaliação de testes para uso em diversos idiomas, a maioria dos estudos não adota suas recomendações.[10,11] Em 2017, uma segunda edição foi publicada contendo 18 recomendações divididas em 6 sessões,[8] as quais são apresentadas a seguir:

1. **Diretrizes de pré-condição:** etapa na qual as decisões devem ser tomadas antes que o processo de tradução e validação se inicie (autorização do titular dos direitos de propriedade intelectual do instrumento, avaliação por especialistas do constructo medido, uso de métodos qualitativos e especialistas para avaliar diferenças culturais e linguísticas específicas).
2. **Diretrizes de desenvolvimento do teste:** verificação das questões linguísticas, psicológicas e culturais nas populações almejadas; escolha dos tradutores; compilação dos dados dos revisores; análise das instruções do teste e do conteúdo do item; avaliação do formato dos itens, das escalas de classificação, das categorias de pontuação e da forma de administração.
3. **Diretrizes de confirmação:** análises empíricas de validade realizadas em amostras representativas que apresentem características adequadas ao uso pretendido do teste e uso de equações e análise de dados adequados.
4. **Diretrizes de administração:** análise da clareza na instrução do teste, mecanismo de resposta, tempo permitido, conhecimento do objetivo do teste e forma de pontuação.
5. **Diretrizes de escalas de pontuação e interpretação:** interpretar os testes com base no nível de evidência da validade obtida para que não sejam interpretados de forma exagerada.
6. **Diretrizes de documentação:** elaborar um manual técnico contendo todas as evidências qualitativas e quantitativas vinculadas ao processo de adaptação.

Sabe-se que vários instrumentos vêm sendo apenas traduzidos ou, ainda, validados de forma intuitiva.[10] No entanto, trata-se de um processo longo, rigoroso e minucioso que deve ser planejado de acordo com diretrizes bem estabelecidas. Por isso, urge orientar os pesquisadores que desejam iniciar um processo de tradução e validação a adotarem as recomendações de boas práticas recomendadas pelos comitês específicos.

QUESTIONÁRIOS NA LÍNGUA PORTUGUESA

A seguir são apresentados os instrumentos que foram traduzidos e adaptados para o português brasileiro e que estão disponíveis em publicações de acesso livre. Além da descrição dos instrumentos em sua versão original, são apresentados os estudos realizados pelos profissionais responsáveis pela versão na língua portuguesa.

Hearing Handicap Inventory for Elderly

O *Hearing Handicap Inventory for Elderly* (HHIE)[12] foi traduzido e adaptado para o português brasileiro por Wieselberg,[13] cujo estudo também analisou a efetividade do instrumento para identificar os efeitos auditivos e não auditivos em idosos com perda auditiva. Em 2007, Carvalho e Iorio[14] estudaram a concordância entre o teste e o reteste na aplicação do questionário, sendo observada concordância apenas na técnica papel e lápis.

A ferramenta visa quantificar os efeitos emocionais e sociais da perda auditiva em idosos, fornecendo uma visão completa da capacidade auditiva funcional do idoso.[15]

O HHIE é composto por 25 questões simples e diretas divididas em escala social (12 perguntas) e escala emocional (13 perguntas). Para cada pergunta, o sujeito deve optar por uma das seguintes respostas: "sim" (4 pontos), "às vezes" (2 pontos) e "não" (0 ponto). No estudo de Wieselberg,[13] verificou-se que 89% dos idosos demonstraram algum grau de *handicap*, independentemente do grau da perda auditiva e da faixa etária apresentada.

O inventário é também apresentado nos *Capítulos 34, "Verificação e avaliação de resultados no processo de seleção e adaptação de dispositivos eletrônicos de amplificação sonora", e 45, "Reabilitação auditiva em adultos e idosos"*. O HHIE adaptado por Wieselberg[13] pode ser acessado no trabalho de Carvalho e Iório[14] no endereço eletrônico https://revistas.pucsp.br/index.php/dic/article/view/11891/8608.

Hearing Handicap Inventory for Adults

O *Hearing Handicap Inventory for Adults* (HHIA)[7] é uma versão modificada do HHIE destinada a adultos com idade inferior a 65 anos, que foi traduzida e adaptada para o português brasileiro.[16] As propriedades psicométricas do instrumento, bem como a análise de facilidade de leitura e aplicação, foram investigadas em adultos normo-ouvintes e com perda auditiva, demonstrando a conservação de validade e confiabilidade em relação à versão original.[17]

Trata-se de um instrumento destinado à descrição das reações dos adultos à deficiência auditiva.[15] Tem sido usado na prática audiológica para quantificar o *handicap* da população, para avaliar os benefícios do uso de próteses auditivas e, ainda, para monitorar programas de reabilitação.[17]

O HHIA, a exemplo do HHIE, é constituído por 25 questões divididas em escala social (12 perguntas) e escala emocional (13 perguntas). Para cada questão, o sujeito deve optar por uma das seguintes respostas: "sim" (4 pontos), "às vezes" (2 pontos) e "não" (0 ponto). A pontuação é dada pela soma dos pontos obtidos em cada escala e pontuação total, podendo variar de 0-100 (escore total), de 0-48 (escore da escala social) e de 0-52 (escore da escala emocional). Aiello, Lima e Ferrari[17] obtiveram os seguintes escores médios no grupo de adultos com deficiência auditiva: 52,2 ± 26,6 (total), 25,9 ± 12,1 (social) e 26,3 ± 15,3 (emocional).

O inventário adaptado por Almeida[16] pode ser acessado no trabalho de Aiello, Lima e Ferrari[17] no endereço eletrônico https://doi.org/10.1590/S1808-86942011000400005.

Hearing Handicap Inventory for the Elderly Screening Version e *Hearing Handicap Inventory for Adults Screening Version*

O *Hearing Handicap Inventory for the Elderly Screening Version* (HHIE-S)[18] e o *Hearing Handicap Inventory for Adults Screening Version* (HHIA-S) são versões reduzidas do HHIE e do HHIA, respectivamente.

O HHIE-S e o HHIA-S permitem uma compreensão mais abrangente das condições auditivas dos sujeitos, além de serem de fácil compreensão e de aplicação rápida em adultos e idosos.[19] No entanto, não são considerados bons instrumentos para triagem auditiva em idosos com queixas auditivas em razão da baixa sensibilidade.[19] Por outro lado, o HHIE-S é considerado um bom instrumento na identificação de perdas auditivas em idosos sem queixas obrigatoriamente referentes à audição.[20]

Os questionários são constituídos por 10 questões (5 de escala emocional e 5 de escala social). As opções de respostas incluem: "sim" (4 pontos), "às vezes" (2 pontos) ou "não" (nenhum ponto) para cada pergunta. O escore pode variar entre zero (nenhum *handicap*) e 40 (*handicap* máximo). Além disso, os sujeitos podem ser classificados da seguinte forma: sem percepção de *handicap* (0-8 pontos), percepção leve a moderada de *handicap* (10-23 pontos) e percepção significativa de *handicap* (24-40 pontos).[20] As questões do HHIA que compõem o HHIA-S são E2, E5, E8, E14 e E20, referentes à escala emocional, e S7, S9, S11, S15 e S21, da escala social. A orientação quanto à sequência de apresentação das questões é E2, E5, S7, E8, S9,

S11, E14, S15, E20 e S21, segundo a versão original em língua inglesa.[21] Não foi encontrada pelas autoras do presente capítulo a disponibilização *on-line* do HHIA-S.

O HHIE-S adaptado por Rosis, Souza e Iório[20] pode ser acessado gratuitamente nos endereços eletrônicos https://doi.org/10.1590/S1516-80342009000300009 e https://repositorio.unifesp.br/handle/11600/4830.

Amsterdam Inventory for Auditory Disability and Handicap to Brazilian Portuguese

O *Amsterdam Inventory for Auditory Disability and Handicap (AIADH-pt)* foi desenvolvido por Kramer et al.[22] para a população adulta visando caracterizar as dificuldades na realização de atividades da vida diária, em função do aspecto auditivo. O inventário é composto por 30 questões que abrangem 5 habilidades auditivas: detecção, localização, discriminação/reconhecimento e inteligibilidade de fala, no silêncio e no ruído. As possibilidades de resposta são "quase nunca", "às vezes", "quase sempre" e "sempre", com pontuações de 0, 1, 2 e 3 pontos, respectivamente. A versão AIADH-pt foi desenvolvida por Zanchetta et al.,[6] que realizaram a tradução, adaptação e avaliação do constructo, confiabilidade e reprodutibilidade.

O inventário pode ser acessado no endereço eletrônico https://www.scielo.br/j/bjorl/a/hhGq43VLhKcCwfHxKDF9ygD/?format=pdf&lang=pt.

Falls Efficacy Scale – Internacional em idosos brasileiros

O inventário *Falls Efficacy Scale - Internacional* (FES-I-Brasil) foi proposto inicialmente por Tinetti, Richman e Powell;[23] a versão como conhecida atualmente na língua inglesa foi apresentada, modificada e validada por Yardley et al.[24] É um instrumento com boa repercussão internacional entre muitas especialidades profissionais que atuam com a população idosa, mas não somente, e/ou com queixa de tontura. O instrumento investiga o risco de queda, da própria altura, na população idosa durante atividades de rotina diária. É composto por 16 questões, ou seja, 16 ações presentes no dia a dia (p. ex., tomando banho, se vestindo), nas quais o entrevistado responde se tem ou não preocupação em cair. Uma vez que exista a preocupação, deve ela ser dimensionada como "pouco", "muito" ou "extremamente" preocupado. A versão nacional foi desenvolvida por Camargos et al.,[25] que também avaliaram o instrumento em relação à confiabilidade intraexaminadores, consistência interna e validade.

A escala pode ser acessada no endereço eletrônico https://www.scielo.br/j/rbfis/a/G6DXXwm9TS4zvFpyWxwnQPs/?lang=pt.

Versão brasileira do *Dizziness Handicap Inventory*

O *Dizziness Handicap Inventory* (DHI), desenvolvido por Jacobson e Newman,[26] é composto por 25 questões/perguntas que buscam caracterizar o impacto da tontura na vida diária, na população adulta e/ou idosa, estando distribuídas em 3 dimensões ou aspectos, físico, funcional e emocional. As respostas solicitadas são "não" (zero ponto), "sim" (4 pontos) ou "às vezes" (2 pontos). A versão para a língua portuguesa brasileira foi realizada por Castro et al.,[27] que avaliaram a reprodutibilidade entre avaliadores do instrumento.

Para mais informações a respeito do DHI, consultar os *Capítulos 22, "Avaliação vestibular: vectoeletronistagmografia"*, e 48, *"Reabilitação vestibular"*. O inventário pode ser acessado no endereço: https://www.scielo.br/j/pfono/a/ktWPnBSgRG75TFRSnSJrv6p/?format=pdf&lang=pt.

Brazilian Tinnitus Handicap Inventory ou Questionário de Gravidade do Zumbido

O *Tinnitus Handicap Inventory* (THI) foi desenvolvido por Newman, Jacobson e Spitzer,[28] destinado a adultos com sintoma de zumbido. A proposta, segundo os autores, foi verificar o impacto do sintoma na vida do sujeito sob os aspectos emocional, funcional (atividades do dia a dia) e catastrófico (sensações negativas, p. ex., desespero). São ao todo 25 questões com as possibilidades de resposta "não" (zero ponto), "sim" (4 pontos) ou "às vezes" (2 pontos). O mesmo THI possui duas propostas para o português brasileiro. Embora tenham poucas diferenças na estruturação sintática das questões, o aspecto semântico é o mesmo entre os dois e com o instrumento original. A versão de Ferreira et al.[29] foi denominada *Brazilian Tinnitus Handicap Inventory*; consta da tradução a adaptação cultural e a avaliação da reprodutibilidade inter e entre avaliadores. A segunda versão, por questão cronológica, foi elaborada por Dias, Cordeiro e Corrente[30] e nomeada como Questionário de Gravidade do Zumbido; consta da tradução adaptação cultural e a avaliação dos aspectos de reprodutibilidade e consistência interna.

O THI versão de Ferreira et al. é apresentado no *Capítulo 9, "Testes audiológicos complementares para a investigação do zumbido, alterações cocleares e retrococleares"*.

A versão de Dias, Cordeiro e Corrente pode ser acessada no endereço eletrônico https://www.scielo.br/j/rsp/a/yQv8szTkcYFbG5qKsCM8JTj/?format=pdf&lang=pt.

Tinnitus and Hearing Survey: adaptação cultural para o português brasileiro

O *Tinnitus and Hearing Survey* (THS) foi desenvolvido por Henry et al.[31] para a população adulta com zumbido, com o objetivo de identificar o impacto do sintoma sobre aspectos da vida diária e diferenciar o quanto esse impacto é decorrente do zumbido ou da perda auditiva. Ao todo são 9 questões, 4 relacionadas ao zumbido, 4 à perda auditiva e 1 à intolerância a sons. As alternativas de respostas são "não" (zero ponto) ou "sim". Se há impacto, quando presente deve ser mensurada sua magnitude como pequena, moderada, grande e muito grande, respectivamente, 1, 2, 3 e 4 pontos. O instrumento para o português brasileiro foi realizado por Scheffer e Mondelli.[32] Os autores realizaram a tradução, a adaptação e a avaliação dos aspectos de consistência interna e reprodutibilidade.

O questionário pode ser obtido no endereço eletrônico https://www.sciencedirect.com/science/article/pii/S1808869419300783?via%3Dihub#upi0005.

Tinnitus Functional Index Questionnaire

O *Tinnitus Functional Index Questionnaire* (TFI) foi desenvolvido originalmente por Meikle et al.[33] com o objetivo de avaliar o impacto, mas também o "efeito" da intervenção sobre o sintoma. A proposta abrange oito domínios: irritabilidade, senso de controle, cognição, sono, audição, relaxamento, qualidade de vida e emocional.

Contudo, o estudo conduzido por Meikle et al.[33] foi do tipo observacional, o que não permitiu a validação do instrumento como ferramenta para os benefícios da intervenção. Em 2016, Henry et al.[34] conduziram então um ensaio clínico, controlado e randomizado, e identificaram que o TFI é sensível para os dois aspectos de sua proposta, entretanto adicionaram uma nova possibilidade de interpretar o escore: < 25 pontos – comprometimento leve, mas sem necessidade de intervenção; 25-50 pontos – comprometimento significante e possivelmente precisa de intervenção; > 50 pontos – comprometimento severo com necessidade de intervenção mais "agressiva" (tradução livre das presentes autoras, do inglês *aggressive interventions*). O instrumento estudado por Henry et al.[34] foi traduzido e adaptado para o português brasileiro por Rosa et al.,[35] que também avaliaram a reprodutibilidade e a consistência interna.

O questionário na íntegra deve ser solicitado à *Thieme Journals – International Archives of Otorhinolaryngology* pelo endereço https://www.thieme-connect.com/products/ejournals/abstract/10.1055/s-0041-1730347.

Speech, Spatial and Qualities of Hearing Scale

O *Speech, Spatial and Qualities of Hearing Scale* (SSQ) foi proposto por Gatehouse e Noble[36] e investiga o desempenho comunicativo por meio de 49 questionamentos em situações diversas de escuta, as quais são agrupadas em 3 partes, ou domínios, a saber: audição para fala (14 questões), audição espacial (17 questões) e qualidades da audição (18 questões). A resposta do sujeito entrevistado deve ser mensurada numericamente entre zero e 10, sendo o zero correspondente a ser incapaz de realizar a atividade de escuta e o 10 perfeitamente capaz de realizar a atividade.

A tradução, a adaptação e a validação foram feitas por Gonsalez e Almeida,[37] sendo a validação referente ao constructo e à consistência interna. O instrumento é destinado à população adulta, sem limite de idade, com perda auditiva.

A escala pode ser obtida no endereço eletrônico https://www.scielo.br/j/acr/a/QbNM7P3C59qxbnshYfyj4fp/?format=pdf&lang=pt.

Questionário *Fisher's Auditory Problems Checklist for Auditory Processing Evaluation*

O *Fisher's Auditory Problems Checklist*[38] foi desenvolvido para coletar informações a respeito da percepção de alterações no processamento auditivo central (PAC) em crianças. No Brasil, o Questionário *Auditory Problems Checklist for Auditory Processing Evaluation* (QFISHER) foi traduzido e separado por subáreas na ocasião de um estudo de monitoramento do comportamento auditivo em sujeitos com diagnóstico de transtorno do PAC que realizaram treinamento auditivo.[39]

Originalmente, foi considerado um instrumento destinado à triagem do PAC.[38,39] No entanto, também demonstrou ser uma boa ferramenta para o monitoramento do comportamento auditivo durante a intervenção para treinamento auditivo de adolescentes de 12-15 anos.[40] Em 2004, Minardi et al.[41] aplicaram o questionário com 25 itens em crianças com e sem fissura labiopalatina e observaram resultados característicos de transtorno do PAC nos sujeitos fissurados.

O instrumento traduzido foi modificado para 24 questões sobre o comportamento auditivo, nas quais os pais e/ou professores devem assinalar um "X" nas queixas percebidas em três momentos (antes, durante e após a intervenção). A pontuação é representada por 1 ponto a cada questão assinalada, perfazendo uma pontuação total (QFISHER-T) de 24 pontos. A divisão por subáreas foi pontuada da seguinte forma: 9 pontos para aspectos auditivos (QFISHER-audição), 5 pontos para atenção (QFISHER- atenção), 3 pontos para memória (QFISHER-memória), 4 pontos para linguagem (QFISHER-linguagem) e 3 pontos para desempenho escolar (QFISHER-desempenho escolar). Constatou-se redução estatisticamente significativa das dificuldades da vida diária dos adolescentes monitorados pelo QFISHER após o treinamento auditivo.[40]

A versão de Cibian e Pereira[39] pode ser obtida no endereço eletrônico http://www.audicaonacrianca.com/index.php/noticias/19-vamos-usar-questionarios-para-monitorar-o-disturbio-do-processamento-auditivo-central.

Escala de *Performance* Auditiva em Crianças

O *Children's Auditory Performance Scale* (CHAPS)[42] foi traduzido e adaptado culturalmente para o português brasileiro em 1997 por Feniman e apresentado na íntegra por Manoel et al.,[43] entretanto não há informações a respeito da validação. Recentemente uma nova versão de adaptação do instrumento foi feita por Donadon et al.,[44] sendo denominado "Escala de *Performance* Auditiva em Crianças (EPAC)", até o presente momento não disponibilizada.

O questionário é destinado à triagem do PAC em crianças e adolescentes de 7-14 anos. É constituído por 6 tarefas auditivas (no ruído, no silêncio, em condição ideal, múltiplas informações, memória auditiva/sequencialização e atenção auditiva estendida), são apresentadas em 36 itens. Os pais devem julgar se a criança tem mais ou menos dificuldade que outras crianças em cada item, circulando o número correspondente à sua percepção da seguinte forma: +1 (menos dificuldade), 0 (mesmo grau de dificuldade), −1 (um pouco mais de dificuldade), −2 (mais dificuldade), −3 (muito mais dificuldade), −4 (significativamente mais dificuldade) e −5 (não consegue realizar a tarefa). As autoras apresentam as médias e desvios padrão obtidos em cada tarefa auditiva, bem como o escore final médio para crianças sem queixas (0,01 ± 0,95).[44]

A versão de Manoel et al. (2010) pode ser acessada na íntegra no endereço eletrônico http://arquivosdeorl.org.br/conteudo/pdfForl/14-03-03.pdf.

Escala de Funcionamento Auditivo

O *Scale of Auditory Behaviors* (SAB)[45] foi traduzido e adaptado ao português europeu por Cristiane Nunes, sendo denominado "Escala de Funcionamento Auditivo".[46,47] Mede as dificuldades auditivas comportamentais demonstradas no cotidiano do indivíduo, no intuito de verificar pistas de déficits relacionados a padrões específicos de comportamento. O público-alvo para o instrumento em português envolve crianças de 10-13 anos falantes da língua portuguesa, sendo também recomendado para uso na triagem do PAC.[47]

Esse questionário é formado por 12 perguntas referentes a comportamentos auditivos que podem ser respondidas pelos pais e/ou professores do sujeito avaliado. Os itens podem ser assinalados da seguinte forma: "frequente" (1 ponto), "quase sempre" (2 pontos), "algumas vezes" (3 pontos), "esporádico" (4 pontos) e "nunca" (5 pontos). O escore final é dado pela soma da pontuação atribuída, podendo variar de 12-60 pontos. A maioria das crianças com desempenho inferior a 46 pontos demonstra alteração em um ou mais testes do PAC. Por esse motivo, as autoras sugerem que os sujeitos com escore inferior a 46 pontos sejam encaminhados para avaliação diagnóstica (risco para transtorno do PAC). Além disso, o fato de crianças com um ou mais testes alterados de PAC demonstrarem escore inferior a 35 pontos fez as autoras recomendarem o encaminhamento desses casos para avaliação e treinamento das habilidades auditivas.[47]

Em 2019, Amaral, Carvalho e Colella-Santos[48] desenvolveram um Programa *on-line* de triagem do processamento auditivo central em escolares (audBility), o qual inclui uma versão adaptada da Escala de Funcionamento Auditivo (SAB).[47] As autoras modificaram as sentenças para questões diretas com linguagem mais acessível, bem como adicionaram uma situação de exemplo antes de cada pergunta para facilitar o entendimento. As perguntas foram apresentadas na tela do computador e a pesquisadora responsável, após realizar a leitura das perguntas juntamente com a criança, clicou na resposta selecionada.

A apresentação final do questionário modificado foi ampliada para três versões, as quais podem ser respondidas pela criança, pelos pais e pelos professores. Para fins de pontuação/escore do questionário, as autoras aderiram à pontuação proposta no instrumento original e obtiveram um escore médio de 44,75 ± 6,3 pontos (ponto de corte de 38,45 pontos). Apesar de a pontuação ter sido semelhante aos dados da literatura, as autoras recomendam a realização de novos estudos em crianças brasileiras para validação e realização de dados normativos em virtude das modificações realizadas.

A escala SAB é apresentada no *Capítulo 20, "Avaliação do processamento auditivo central: testes comportamentais"*.

Questionário dos Domínios de Processamento Auditivo

O *Auditory Processing Domains Questionnaries* (APDQ)[49] foi proposto como uma ferramenta de triagem para alterações do PAC. Recentemente, Dias et al.[50] (prelo) analisaram medidas de confiabilidade e validade interna do instrumento traduzido previamente por Yokoyama, Dias e Pereira.[51]

Trata-se de um instrumento proposto para crianças e adolescentes de 7-17 anos. O APDQ inclui 52 questões que envolvem aspectos relacionados a habilidades auditivas, linguagem e atenção. Os responsáveis devem responder a cada item de acordo com sua frequência (quase sempre, frequentemente, às vezes, raramente). A análise da pontuação obtida no instrumento traduzido para o português será apresentada no estudo de Dias et al.,[50] cujos autores observaram qualidade adequada em termos de tradução, validade interna e confiabilidade em todos os itens.

Em função do estudo realizado pelas autoras para a escrita deste capítulo, foi constatada a existência de vários trabalhos com novas ferramentas, mas que no momento ainda não foram concluídos. Assim, é necessário que o clínico fique atualizado quanto às novas propostas que estão sendo finalizadas.

O questionário pode ser acessado na íntegra no endereço eletrônico https://repositorio.unifesp.br/handle/11600/60087.

REFERÊNCIAS BIBLIOGRÁFICAS

1. World Health Organization. International Classification of Impairments, Disabilities, and Handicaps. 1980. Geneva. Published in accordance with resolution WHA29.35 of the Twenty-ninth World Health Assembly May 1976.
2. Organização Mundial da Saúde. Classificação Internacional de Funcionalidade, Incapacidade e Saúde. Disponível em: https://apps.who.int/iris/bitstream/handle/10665/42407/9788531407840_por.pdf?sequence=111&isAllowed=y. Acesso em: 15 set. 2021.
3. Dawson J, Doll H, Fitzpatrick R, Jenkinson C, Carr AJ. The routine use of patient reported outcome measures in healthcare settings. BMJ. 2010;18:340-c186.
4. Brédart A, Marrel A, Abetz-Webb L, Lasch K, Acquadro C. Interviewing to develop Patient-Reported Outcome (PRO) measures for clinical research: eliciting patients' experience. Health Qual Life Outcomes. 2014;5:12-15.
5. Nelson EC, Eftimovska E, Lind C, Hager A, Wasson JH, Lindblad S. Patient reported outcome measures in practice. BMJ. 2015;10:350-g7818.
6. Zanchetta S, Simões HO, Lunardelo PP, Canavezi MO, Reis ACM, Massuda ET. Cross-cultural adaptation of the Amsterdam inventory for auditory disability and handicap to Brazilian Portuguese. Braz J Otorhinolaryngol. 2020;86(1):3-13.
7. Newman CW, Weinstein BE, Jacobson GP, Hug GA. The Hearing Handicap Inventory for Adults: psychometric adequacy and audiometric correlates. Ear Hear. 1990;11(6):430-3.
8. International Test Commission (2017). The ITC Guidelines for Translating and Adapting Tests (second edition). Disponível em: www.InTestCom.org. Acesso em: 6 set. 2021.
9. Borsa JC, Damásio BF, Bandeira DR. Adaptação e validação de instrumentos psicológicos entre culturas: algumas considerações. Paidéia. 2012 Dec; 22(53):423-32.
10. Rios J, Sireci S. Guidelines versus practices in cross-lingual assessment: a disconcerting disconnect. International Journal of Testing. 2014;14(4):289-312.
11. Hernández A, Hidalgo MD, Hambleton RK, Gómez-Benito J. International Test Commission guidelines for test adaptation: a criterion checklist. Psicothema. 2020;32(3):390-8.
12. Ventry IM, Weinstein BE. The hearing handicap inventory for the elderly: a new tool. Ear Hear. 1982;3(3):128-34.
13. Wieselberg MB. A autoavaliação do handicap em indivíduos idosos portadores de deficiência auditiva: o uso do HHIE. [Dissertação]. São Paulo: Pontifícia Universidade Católica de São Paulo; 1997.
14. Carvalho RM, Iório MCM. Eficácia da aplicação do questionário de handicap em idosos deficientes auditivos. Distúrbios da Comunicação. 2007;19(2):163-72.
15. Sestren E, Jacob LCB, Callefe LG, Alvarenga KF. Avaliação da autopercepção do handicap auditivo em idosos. Distúrbios da Comunicação. 2002;14(1):103-20.
16. Almeida K. Avaliação objetiva e subjetiva do benefício de próteses auditivas em adultos. [Tese]. São Paulo: Universidade Federal de São Paulo – Escola Paulista de Medicina; 1998.
17. Aiello CP, Lima II, Ferrari DV. Validity and reliability of the hearing handicap inventory for adults. Braz J Otorhinolaryngol. 2011;77(4):432-8.
18. Ventry IM, Weinstein BE. Identification of elderly people with hearing problems. ASHA. 1983;25(7):37-42.
19. Menegotto IM, Soldera CLC, Anderle P, Anhaia TC. Correlação entre perda auditiva e resultados dos questionários Hearing Handicap Inventory for the Adults – Screening Version HHIA-S e Hearing Handicap Inventory for the Elderly – Screening Version – HHIE-S. Arq Int Otorrinolaringol. 2011;15(3):319-26.
20. Rosis ACA, Souza MRF, Iorio MCM. Questionário Hearing Handicap Inventory for theElderly – Screening version (HHIE-S): estudo da sensibilidade e especificidade. Rev Soc Bras Fonoaudiol. 2009;14(3):339-45.
21. Newman CW, Weinstein BE, Jacobson GP, Hug GA. Test-Retest Reliability of the Hearing Handicap Inventory for Adults. Ear and Hearing. 1991;12(5):355-7.
22. Kramer SE, Kapteyn TS, Festen JM, Tobi H. The relationships betweenself-reported hearing disability and measures of auditory disability. Audiology. 1996;35(5):277-87.
23. Tinetti ME, Richman D, Powell L. Falls efficacy as a measure of fear of falling. J Gerontol. 1990;45(6):239-43.
24. Yardley L, Beyer N, Hauer K, Kempen G, Piot-Ziegler C, Todd C. Falls efficacy scale international (FES-I). Preventionof Falls Network Europe [periódico na internet]. Disponível em: http://www.profane.eu.org. Acesso em: 12 set. 2021.
25. Camargos FFO, Dias RC, Dias JMD, Freire MTF. Rev Bras Fisioter. 2010;14(3):237-43.

26. Jacobson GP, Newman CW. The development of the Dizziness Handicap Inventory. Arch Otolaryngol Head Neck Surg. 1990;116(4):424-7.
27. Castro ASO, Gazzola JM, Natour J, Ganança FF. Versão brasileira do Dizziness Handicap Inventory. Pró-Fono Revista de Atualização Científica. 2007;19(1):97-104.
28. Newman CW, Jacobson GP, Spitzer JB. The development of the Tinnitus Handicap Inventory. Arch Otolaryngol Head Neck Surg. 1996;122(2):143-8.
29. Ferreira PEA, Cunha F, Onishi ET, Branco-Barreiro FCA, Ganança FF. Tinnitus Handicap Inventory: adaptação cultural para o português brasileiro. Pró-Fono Revista de Atualização Científica. 2005;17(3):303-10.
30. Dias A, Cordeiro R, Corrente JE. Incômodo causado pelo zumbido medido pelo Questionário de Gravidade do Zumbido. Rev Saúde Pública. 2006;40(4):706-11
31. Henry J, Griest S, Zaugg T, Thielman E, Kaelin C, Galvez G, et al. Tinnitus and hearing survey: a screening tool to differentiate bothersome tinnitus from hearing difficulties. Am J Audiol. 2015;24:66-77.
32. Scheffer AR, Mondelli MFCG. Tinnitus and hearing survey: adaptação cultural para o português brasileiro. Braz J Otorhinolaryngol. 2021;87(1):28-34.
33. Meikle MB, Henry JA, Griest SE, Stewart BJ, Abrams HB, McArdle R, et al. The Tinnitus Functional Index: development of a new clinical measure for chronic, intrusive tinnitus. Ear Hear. 2012;33(2):153-76.
34. Henry JA, Griest S, Thielman E, McMillan G, Kaelin C, Carlson KF. Tinnitus Functional Index: development, validation, outcomes research, and clinical application. Hear Res. 2016;334:58-64.
35. Rosa MRD, Doi MY, Branco-Barreiro FCA, Simonetti P, Oiticica J, Marchiori LLM. Translation, cultural adaptation and validation to Brazilian Portuguese of the Tinnitus Functional Index Questionnaire. Int Arch Otorhinolaryngol. 2021.
36. Gatehouse S, Noble W. The Speech, Spatial and Qualities of Hearing Scale (SSQ). Int J Audiol. 2004;43:85-99.
37. Gonsalez ECM, Almeida K. Adaptação cultural do questionário Speech, Spatial and Qualities of Hearing Scale (SSQ) para o português brasileiro. Audiol, Commun Res. 2015;20:215-24.
38. Fisher LI. Fisher's Auditory Problems Checklist. Bemidji, MN: Life Products; 1976.
39. Cibian AP, Pereira LD. Use of questionnaires in the monitoring of auditory training results. Distúrbios Comun. 2015;27:466-78.
40. Strange AK, Zalewski TR, Waibel-Duncan MK. Exploring the usefulness of Fisher's Auditory Problems Checklist as a screening tool in relationship to the Buffalo Model Diagnostic Central Auditory Processing Test Battery. J Educaudiol. 2009;15:44-52.
41. Minardi CGC, Souza ACF, Paranhos Netto M, Ulhôa FM, Cruz MS, Campos CF, et al. Questionário Fisher e fissuras palatinas. Revista da Sociedade Brasileira de Fonoaudiologia. 2004;9(3):164-7.
42. Smoski WJ, Brunt MA, Tannahill JC. Listening characteristics of children with central auditory processing disorders. Lang Speech Hear Serv Sch. 1992;23:145-52.
43. Manoel RR, Feniman MR, Buffa MJMB, Maximino LL, Lauris JRP, Freitas JAS. Escuta de crianças com fissura labiopalatina na escola. Arq Int Otorrinolaringol. 2010;14(3):280-7.
44. Donadon C, Pinto SNFR, Couto CM, Colella-Santos MF. Questionnaire children's auditory performance scale: translation and adaptation into Brazilian Portuguese. [Monografia]. Campinas: Programa de Pós-Graduacão Lato Sensu da Faculdade de Ciências Médicas, Universidade Estadual de Campinas; 2015.
45. Schow RL, Seikel A. Screening for (central) auditory processing disorder. In: Musiek FE, Chermak GD. Handbook of (central) auditory processing disorder: auditory neuroscience and diagnosis. V.1. São Diego: Plural; 2007. p.137-59.
46. Pereira LD. Introdução ao processamento auditivo. In: Bevilacqua MC, et al (org.). Tratado de audiologia. São Paulo: Santos; 2013. p.281-91.
47. Nunes CL, Pereira LD, Carvalho GS. Scale of Auditory Behaviors e testes auditivos comportamentais para avaliação do processamento auditivo em crianças falantes do português europeu. CoDAS. 2013;25(3):209-15.
48. Amaral MIR, Carvalho NG, Colella-Santos MF. Programa online de triagem do processamento auditivo central em escolares (audBility): investigação inicial. CoDAS. 2019;31(2):e20180157.
49. O'Hara B, Mealings KT. Developing the auditory processing domains questionnaries (APDQ): a differential screening tool for auditory processing disorder. Int J Audiol. 2018;57(10):764-75.
50. Dias KZ, Pinheiro MMC, Yokoyama CH, Braga Jr J, Pereira LD, O'Hara B. The Auditory Processing Domains Questionaire (APDQ): Brazilian-Portuguese version. Braz J of Otorhinolaryngol (prelo).
51. Yokoyama CH, Dias KZ, Pereira LD. The auditory processing domains questionnaire (APDQ): Portuguese version. [Monografia]. São Paulo: Universidade Federal de São Paulo, Departamento de Fonoaudiologia, Curso de Especialização em Audiologia; 2015.

22

AVALIAÇÃO VESTIBULAR: VECTOELETRONISTAGMOGRAFIA

Renata Coelho Scharlach
Rita Mor

INTRODUÇÃO

A principal função do sistema de equilíbrio corporal é garantir ao homem a possibilidade de interagir e manter contato com o ambiente de maneira segura e eficiente. À medida que o homem se movimenta, informações são coletadas pelos sistemas sensoriais visual, proprioceptivo e vestibular, encaminhadas ao tronco encefálico, onde são integradas, e, finalmente, ao córtex para percepção e processamento.[1]

Três componentes constituem o sistema vestibular do homem: o sistema sensorial periférico, um processador central e um mecanismo de resposta motora. O sistema sensorial periférico é composto por um conjunto de sensores de movimento, as células ciliadas presentes na crista ampular e nas máculas utricular e sacular. Essas células transduzem o deslocamento provocado pelo movimento cefálico em uma descarga neural. O processador central, por sua vez, é composto pelo complexo nuclear vestibular, sendo este o principal processador das informações vestibulares e, pelo cerebelo, considerado um processador adaptativo, uma vez que monitora o desempenho vestibular e, se necessário, reajusta o processamento central. Tanto nos núcleos vestibulares quanto no cerebelo as informações sensoriais vestibulares são processadas em conjunto com as aferências proprioceptivas e visuais, objetivando determinar a orientação cefálica. Por fim, as respostas vestibulares centrais são encaminhadas aos músculos extraoculares e à medula espinal, resultando em dois importantes reflexos, respectivamente: o reflexo vestíbulo-ocular (RVO) e o reflexo vestibulo espinal (RVE).[2]

O RVO tem como objetivo manter a visão nítida durante a movimentação cefálica. Isso é alcançado por meio de movimentos oculares, conjugados e no mesmo plano do movimento cefálico. Já o RVE desencadeia movimentos corpóreos de compensação visando à estabilidade cefálica e postural com o intuito de evitar quedas.[2]

AVALIAÇÃO VESTIBULAR

A avaliação vestibular é compreendida por uma série de procedimentos que permitem avaliar a função do equilíbrio relacionada com o sistema vestibular periférico e central e suas inter-relações: vestíbulo-oculomotora, vestibulocerebelar, vestibuloespinhal e vestibuloproprioceptiva cervical.[3] O fonoaudiólogo é o profissional capaz de avaliar o funcionamento da orelha, tanto em sua porção do labirinto anterior, a cóclea, como na do posterior, com os canais semicirculares, sáculo e utrículo, além de suas conexões com o sistema nervoso central (SNC).

Cada vez mais métodos de avaliação do equilíbrio corporal têm sido desenvolvidos, propiciando informações mais precisas, atuando para um diagnóstico e tratamento dos distúrbios vestibulares mais eficazes. Entre os diferentes métodos de avaliação destacam-se: a eletronistagmografia (ENG) e a vectoeletronistagmografia (VENG) analógica ou computadorizada e a videonistagmografia infravermelha (VNG).[4,5] Pode-se utilizar também a posturografia computadorizada estática ou dinâmica para avaliar a correta integração sensorial das informações visuais, somatossensoriais e vestibulares no tronco encefálico para manutenção do equilíbrio corporal. O valor desse teste está em sua capacidade de localizar precocemente o sistema responsável pelo distúrbio com grande sensibilidade e especificidade.[6] Além desses, destacam-se os potenciais evocados miogênicos vestibulares (VEMP)[4,5] e o Teste de Impulso Cefálico (HIT/vHIT). *(Para maiores informações sobre o assunto, consultar o Capítulo 23, "Potencial miogênico evocado vestibular e Video Head Impulse Test: avanço tecnológico na avaliação vestibular".)*

Complementando os testes que auxiliam no diagnóstico das disfunções vestibulares, pode-se ainda citar o teste de agitação cefálica que avalia a função do canal semicircular (CSC) lateral em média frequência (em torno de 2 Hz). O resultado alterado é definido pela presença de nistagmo[7] e pelo teste vibratório de estimulação vestibular, que consiste na aplicação de um dispositivo gerador de vibração durante 10 segundos sobre a mastoide na frequência de 60 Hz. É esperada ausência de nistagmo em indivíduos normais, porque ambos os labirintos agiriam simultaneamente, anulando-se um ao outro.[8]

A indicação para a realização do exame vestibular não se atém apenas aos indivíduos com queixas de tontura, desequilíbrio corporal, zumbido e perda auditiva sensorioneural. Também têm indicação pacientes com alterações neurológicas, com suspeita de comprometimento de fossa posterior (tronco encefálico e cerebelo), crianças com mau rendimento escolar, distúrbios de leitura e escrita, atraso do desenvolvimento motor, enjoos sem causa aparente, cinetose, migrânea, quedas, entre outras.[3,4] *(Para maiores informações sobre o assunto, consultar o Capítulo 24, "Avaliação vestibular na criança".)*

Antes de iniciar a avaliação vestibular propriamente dita, o fonoaudiólogo deve obter uma minuciosa história clínica. A descrição da origem da tontura, duração, intensidade, frequência, caracterização (rotatória ou não rotatória), fatores e posições de cabeça e corpo desencadeantes e/ou de piora podem fornecer pistas sobre qual sistema está mais acometido na manutenção do equilíbrio corporal. Cabe ao fonoaudiólogo também uma investigação mais aprofundada sobre outros sintomas. Estes, muitas vezes, poderão orientá-lo para disfunções vestibulares de origem periférica ou central.[5]

A associação da tontura com alterações psicológicas como ataques de pânico, agorafobia, ansiedade ou hiperventilação deve ser considerada, por isso cabe ao fonoaudiólogo manter uma situação de conforto e segurança para o paciente com essas alterações.

Muitas vezes os pacientes se informam de maneira equivocada sobre como será o exame. O avaliador deve mostrar segurança e empatia diante desses pacientes. Explicar tudo o que irá acontecer no exame, antecipar-se ao medo e ao receio do paciente é uma importante estratégia para diminuir a ansiedade que o exame pode trazer. Desenvolva uma conversa harmônica, calma com o paciente, explique o exame de maneira honesta e tranquilizadora, principalmente nos testes de olhos fechados, sem utilizar linguagem enganosa ("você não vai sentir nada") ou ameaçadora ("se não acabar o exame, o médico não conseguirá tratar você").

Instrumentos que forneçam dados sobre as restrições de participação decorrentes do quadro vertiginoso que acomete o paciente podem ser utilizados durante a anamnese. O questionário *Dizziness Handicap Inventory* (DHI) é um instrumento utilizado em diversos países, tendo sido traduzido e validado para o português brasileiro em 2007.[9] É constituído por 25 questões distribuídas em 3 subescalas (emocional, física e funcional) e traz informações sobre o impacto da tontura na qualidade de vida do paciente. Quanto mais alta a pontuação no questionário, maior é o impacto.[9] Também é possível usar a escala visual analógica (EVA) para mensurar o grau da tontura: zero corresponde à ausência de tontura e 10 à maior tontura que já sentiu. *(Para maiores informações sobre o assunto, consultar o Capítulo 21, "Uso de questionários na audiologia".)*

Avaliação não instrumentalizada

No Fórum do Encontro Internacional de Audiologia (EIA) 2020 foi discutida uma recomendação sobre a avaliação não instrumentalizada e sua importância para uma investigação mais precisa, além de conferir maior confiança às conclusões de achados periféricos e centrais obtidas nos testes que compõem a VENG.[10]

É imprescindível que o profissional seja bem treinado e tenha prática, pois, nessa avaliação, movimentos oculares mínimos e importantes para auxiliar no topodiagnóstico podem ser observados e muitas vezes não serão registrados nas avaliações instrumentalizadas. Há vários testes disponíveis que podem ser utilizados como complemento ao restante da avaliação. Cabe ao profissional analisar quais utilizar. Entre os vários propostos pelo Fórum, destacam-se:

1. Testes para avaliar a oculomotricidade: avaliação da integridade da musculatura extrínseca dos olhos; pesquisa do nistagmo espontâneo de olhos abertos; pes-

quisa do nistagmo semiespontâneo (nistagmo direcional); teste de cobertura (*cover test*); pesquisa do rastreio pendular; pesquisa do nistagmo optocinético; pesquisa dos movimentos sacádicos.

2. Testes para avaliar o sistema vestibular: provas do nistagmo posicional; teste de agitação cefálica em cerca de 2 Hz (*Head Shaking Test*); *Head Tilt Reaction / Ocular Tilt Reaction*.
3. Testes para avaliar o sistema oculomotor e vestibular: HIT (teste do impulso cefálico clínico); acuidade visual dinâmica; supressão do RVO.
4. Testes para avaliação do equilíbrio estático dinâmico: avalia o RVE; teste de Romberg; teste de Romberg-Barré; prova de Unterberg-Fukuda; teste de marcha.

O fonoaudiólogo deve elencar alguns dos testes referidos para compor uma bateria mínima de avaliação não instrumentalizada que fará parte de sua rotina clínica e, quando necessário, selecionar testes específicos que contribuirão para o melhor entendimento do caso. A autora deste capítulo sugere:

- Avaliação da integridade da musculatura extrínseca dos olhos.
- Pesquisa do nistagmo espontâneo e semiespontâneo (direcional).
- Provas do nistagmo posicional.
- Provas de equilíbrio estático/dinâmico.
- Provas cerebelares.

Registro dos movimentos oculares

Como descrito anteriormente, o RVO é um reflexo que tem o objetivo de desencadear movimentos oculares para compensar a rotação da cabeça, garantindo a visão clara durante a locomoção. Trata-se da medida mais acessível da função vestibular, sendo um dos movimentos oculares resultantes o nistagmo.

O nistagmo é considerado um movimento ocular bifásico composto por duas componentes de direção oposta que se sucedem alternadamente. O nistagmo de origem vestibular apresenta uma componente lenta e uma componente rápida.[3] Pode ser fisiológico ou não fisiológico, resultante de uma alteração do labirinto posterior, do nervo vestibular ou das conexões vestibulares centrais.[4]

A componente lenta tem origem vestibular e acompanha o deslocamento da endolinfa no CSC estimulado pela movimentação da cabeça, sendo esta a responsável pela unidade de medida do nistagmo, ou seja, a velocidade angular da componente lenta (VACL). Já a componente rápida tem origem no SNC, na formação reticular, e se refere ao movimento de correção dos olhos. É a parte mais visível do nistagmo, indicando sua direção[11] (Figura 1).

Eletronistagmografia

A eletronistagmografia (ENG) surgiu como ferramenta diagnóstica para investigar o sistema vestibular, a partir da captação da descarga negativa da retina contra a córnea. Movimentos dos olhos podem ser registrados por esse mecanismo bipolar, por meio de equipamentos que amplificam a variação desse potencial elétrico. Na ENG de um canal, o potencial elétrico é captado por três eletrodos, sendo dois posicionados nas laterais externas dos olhos direito e esquerdo e o terceiro na parte frontal. Nessa técnica somente movimentos horizontais são registrados.[12] Existem também equipamentos de dois, três ou quatro canais, que permitem o registro também dos movimentos verticais e dos olhos separados[3,4,13] (Figura 2).

Vectoeletronistagmografia

Em 1972 foi introduzido um novo método de registro e análise, com quatro eletrodos, chamado por Padovan e Pansini de vectoeletronistagmografia (VENG), que permitiu melhor acurácia dos movimentos horizontais e verticais, o reconhecimento de movimentos oculares oblíquos,

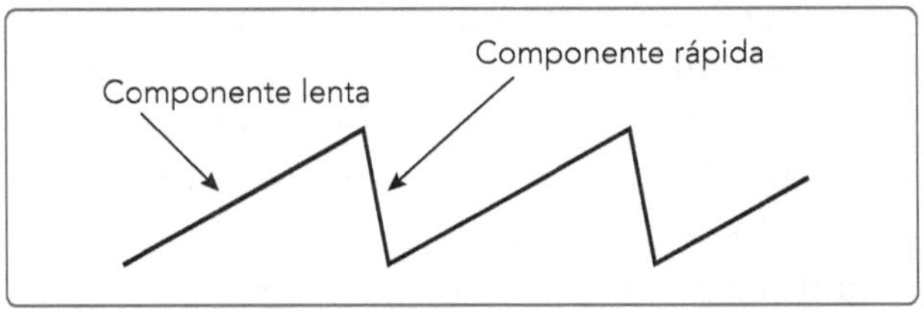

FIGURA 1 Representação gráfica das componentes lenta e rápida do nistagmo vestibular.
Fonte: elaboração das autoras.

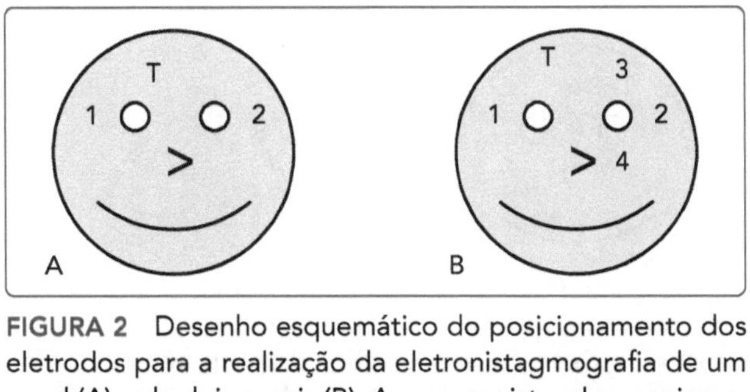

FIGURA 2 Desenho esquemático do posicionamento dos eletrodos para a realização da eletronistagmografia de um canal (A) e de dois canais (B). A: para registro dos movimentos horizontais (eletrodos 1 e 2) e eletrodo terra (T). B: para registro dos movimentos horizontais (eletrodos 1 e 2) e dos movimentos verticais do olho esquerdo (eletrodos 3 e 4) e eletrodo terra (T).
Fonte: elaboração das autoras.

além de garantir a diferenciação entre movimentos oculares e nistagmos.[14]

Nessa técnica são utilizados um eletrodo terra (referência) e três ativos, sendo um deles posicionado no canto externo do olho direito (eletrodo 1), outro no canto externo do olho esquerdo (eletrodo 2) e o terceiro na linha média da fronte (eletrodo 6). Os eletrodos devem ser posicionados configurando um triângulo isósceles. Essa disposição dos eletrodos permite o registro em três canais:[11,15] canal I – derivação entre o eletrodo 1 e 2; canal II – derivação entre os eletrodos 2 e 6; e canal III – derivação entre os eletrodos 6 e 1 (Figura 3).

Eletronistagmografia/vectoeletronistagmografia computadorizada

Com o avanço da tecnologia digital, surgiu a possibilidade da realização dos exames de ENG/VENG computadorizados, atuando para melhor interpretação dos resultados da avaliação vestibular. Algumas vantagens dos métodos computadorizados em relação aos analógicos são:

- Facilidade de realizar o exame, analisar os registros e armazenar os dados.
- Comparação automática dos resultados obtidos em cada registro com padrão de normalidade disponível na memória do equipamento.
- Possibilidade de análise automática da VACL e de todos os cálculos necessários ao longo da avaliação.
- Maior sensibilidade para a identificação de sinais de alterações vestibulares periféricas e centrais.
- Possibilidade de registro dos estímulos visuais apresentados ao paciente e de sua comparação com os registros dos movimentos oculares realizados por ele.

Novos parâmetros de análise foram incorporados à VENG computadorizada, principalmente nas provas oculomotoras, tornando o exame mais sensível para a detecção de alterações centrais, quando comparado aos métodos analógicos de registro.[4,5]

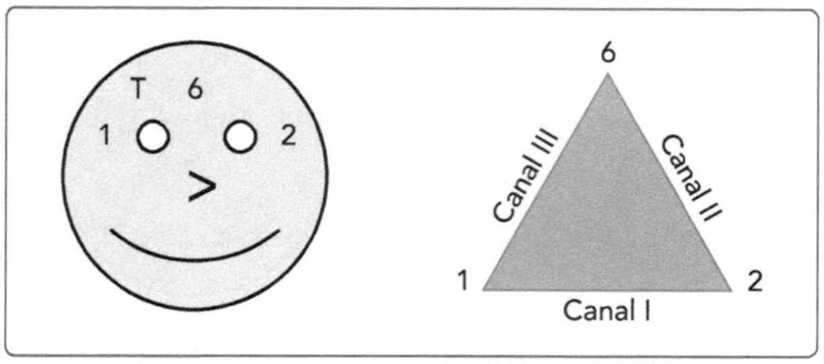

FIGURA 3 Desenho esquemático do posicionamento dos eletrodos para a realização da vectoeletronistagmografia de três canais. Eletrodo 1 – região periorbitária direita; eletrodo 2 – região periorbitária esquerda; eletrodo 6 – linha média da fronte, configurando um triângulo isósceles.
T: eletrodo referência (terra).
Fonte: elaboração das autoras.

Videonistagmografia

A videonistagmografia (VNG) consiste em um sistema computadorizado de registro e gravação dos movimentos oculares que dispensa o uso de eletrodos, empregando câmeras infravermelhas especializadas que exploram as propriedades reflexivas da superfície da córnea para calcular a posição da pupila e o ângulo do olhar.[16] Essas câmeras são invisíveis ao olho humano, não induzem a contração da pupila e permitem a fixação ocular mesmo na escuridão.[17]

Esse sistema tem sido desenvolvido por muitas empresas, por causa da confiabilidade, precisão, conforto do paciente e facilidade de uso.[17] Permite a gravação de movimentos oculares horizontais, verticais e torsionais e o registro e mensuração dos movimentos horizontais, verticais com os olhos abertos e na escuridão (sem fixação ocular).[18]

Uma vantagem importante da VNG em relação aos métodos descritos anteriormente refere-se ao fato de ser útil na avaliação do nistagmo posicional.[4]

Foram descritos anteriormente neste capítulo diferentes métodos de registro ocular. Na realidade brasileira, a VENG computadorizada ainda é o método mais utilizado pelos fonoaudiólogos para a realização da avaliação do sistema vestibular. Assim, todas as considerações realizadas sobre o exame vestibular a partir deste momento serão feitas com base na realização do exame por meio deste método de registro ocular (VENG).

Preparo do paciente para a realização do exame

Durante muito tempo solicitavam-se ao paciente 48 horas de suspensão de cafeína, porém um estudo concluiu que a ingestão de doses moderadas (3 xícaras/dia) pode ser permitida, com restrição para a última ingestão, até 6 horas antes do exame (meia-vida da cafeína). Portanto, se o paciente ingerir uma dose de café 6 horas antes, isso não trará prejuízo para seu exame.[19]

Por outro lado, deixar de fumar por 48 horas se torna uma tarefa difícil para pacientes com esse vício. A conduta menos sacrificante nesses casos é solicitar abstinência de 3 horas antes do exame, pois o nistagmo pode ser induzido pelo tabaco com um tempo de até 90 segundos com duração de 10-20 minutos após a inalação, e o nistagmo encontrado, mesmo em indivíduos hígidos, sem tontura, é o vertical para cima. Caso se encontre esse nistagmo, é necessário descrever que o paciente é fumante, pois pode ser um achado pelo uso da nicotina e não por um achado central.[20]

O uso de medicação não essencial (tranquilizantes, anti-histamínicos, antivertiginosos, sedativos) deve ser suspenso 48 horas antes da realização do exame.[4] No entanto, a autora deste capítulo recomenda que a utilização ou não dessas medicações para a realização da avaliação fica a critério médico. Além disso, recomenda-se cautela com a suspensão de medicamentos de uso contínuo, que muitas vezes o paciente realiza por critério próprio, por confundir as orientações oferecidas. A suspensão desses medicamentos (diuréticos, anti-hipertensivos, antidiabéticos, anticonvulsivantes, ansiolíticos, antidepressivos etc.) pode dificultar a realização do exame, pois pode trazer mal-estar e prejuízo à saúde do paciente.

Caso seja notada qualquer inconsistência no exame, deve ser considerada a possibilidade de repeti-lo sem o uso de qualquer uma dessas substâncias. Recomenda-se que no relatório do exame sempre estejam descritas as condições nas quais ele foi realizado.

A dieta de 3 horas de jejum alimentício é aconselhável, uma vez que o exame pode ser altamente estimulante para os labirintos e o paciente pode ter sintomas neurovegetativos importantes (sudorese, náuseas e até mesmo vômitos).[4] Porém, recomenda-se cuidado com indivíduos com diabetes, que podem passar mal pelo jejum prolongado. Nesses casos, deve-se solicitar alimentação leve e jejum de 2 horas somente.

Sugere-se não usar maquiagem próxima aos olhos e lentes de contato no dia do exame.[4]

Colocação dos eletrodos

Para a realização da ENG/VENG analógica ou computadorizada é necessário o preparo da pele. Inicialmente deve-se providenciar a limpeza da pele na região periorbitária e na fronte, mais especificamente no local onde os eletrodos ativos e referência serão colocados. A limpeza da pele pode ser realizada com álcool ou gel abrasivo para reduzir a impedância, melhorar a condutividade e o registro dos movimentos oculares. Deve-se evitar o excesso desses produtos para que não ocorra irritação da pele, dos olhos, lacrimejamento ou piscadas excessivas durante o exame, comprometendo o registro.

Na sequência os eletrodos devem ser fixados à pele de acordo com o tipo de exame que será realizado (ENG/VENG), utilizando-se uma fita microporosa de fácil remoção e a pasta condutora, que não só auxilia na fixação dos eletrodos como, principalmente, permite a aquisição adequada dos potenciais elétricos gerados em decorrência dos movimentos oculares realizados. Importante que se observe a correta colocação dos eletrodos ativos, pois qualquer inadequação pode causar um registro errôneo do movimento ocular realizado pelo paciente.[11]

Para a análise do registro dos movimentos oculares tanto na ENG quanto na VENG, por convenção (segundo as normas da Convenção Internacional de Amsterdam – 1953 – e do Segundo Simpósio Internacional de Genebra – 1960), foi definido que no canal horizontal (I), um movimento dos olhos para a direita corresponderá a um movimento do registro para cima, e quando o olhar se desviar para a esquerda o registro será para baixo (Figura 4). Com relação aos canais verticais (II e III), um deslocamento do olhar para cima corresponderá a um registro para cima, e um deslocamento do olhar para baixo gerará um registro para baixo[13] (Figura 5).

Na VENG, a análise conjunta dos três canais de registro indicará a direção e o sentido do nistagmo:

- Movimento horizontal: registro nítido nos três canais, nos canais I e II se observará a mesma direção, e no canal III direção oposta. A direção do movimento hori-

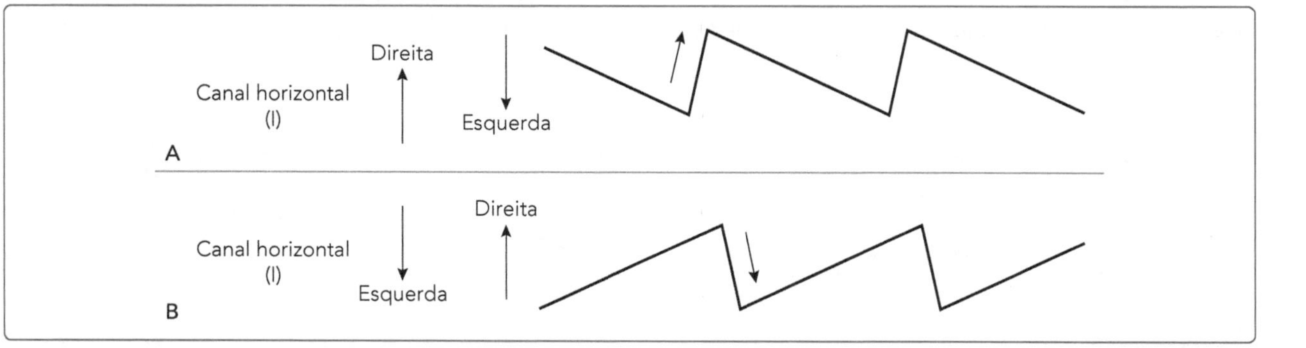

FIGURA 4 Representação gráfica do movimento ocular no canal horizontal. A: componente rápida subindo, nistagmo horizontal para a direita. B: componente rápida descendo, nistagmo horizontal para a esquerda.
Fonte: elaboração das autoras.

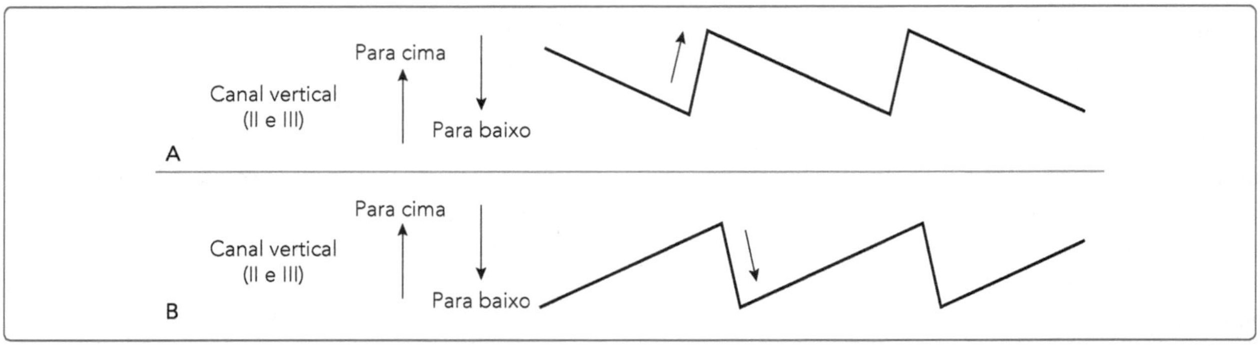

FIGURA 5 Representação gráfica do movimento ocular nos canais verticais. A: componente rápida subindo, nistagmo vertical para cima. B: componente rápida descendo, nistagmo vertical para baixo.
Fonte: elaboração das autoras.

zontal será dada pelo canal I. Se o registro da componente rápida for para cima, isso significa que o nistagmo é para a direita, enquanto um registro para baixo corresponde a um nistagmo para a esquerda[11] (Figura 6A).

- Movimento vertical: registro desprezível ou ausente no canal I e registros com a mesma direção nos canais II e III. O nistagmo será vertical para cima se o registro da componente rápida nos dois canais também for para cima, e o nistagmo vertical para baixo será representado por um registro da componente rápida para baixo em ambos os canais (Figura 6B).
- Movimento oblíquo: esse movimento ocular possui tanto um componente horizontal quanto vertical. Nesse caso serão observados registros nos canais I e II ou I e III. O canal I é responsável por dar informações sobre a direção direita e esquerda, e os canais II ou III sobre a direção para cima ou para baixo (Figura 6C).

Quanto ao local para a realização do exame, deve-se procurar um ambiente bem arejado e que mantenha sempre uma temperatura confortável. Sintomas neurovegetativos, como náuseas e vômitos, podem ser exacerbados se o ambiente estiver mais quente. O equipamento deve estar instalado em local distante de outros equipamentos que possam gerar energia eletromagnética e eletrostática, capazes de interferir no registro dos movimentos oculares.[13] Olhar especial também deve ser dado aos aspectos elétricos e à luminosidade.

A magnitude do potencial córneo retinal é influenciada pela luminosidade, sendo esta duas vezes menor em um ambiente com baixa luminosidade do que em um ambiente com maior claridade. Além disso, o potencial requer um tempo para se estabilizar quando há mudança de luminosidade. Recomenda-se que, caso ocorram mudanças na iluminação durante o exame, seja respeitado o tempo de até 12 minutos para a estabilização do potencial e que uma nova calibração seja realizada na nova condição.[17] Sendo assim, sugere-se que o fonoaudiólogo evite mudanças de luminosidade durante a avaliação.

Etapas da vectoeletronistagmografia computadorizada

Antes de proceder ao exame da VENG propriamente dito, é importante a realização da avaliação não instrumentalizada conforme sugerido anteriormente.

A observação dos movimentos oculares a olho nu é indispensável, pois em alguns casos centrais é possível observar movimentos não conjugados do olhar, o que, se possível, demandaria o registro com olhos separados.

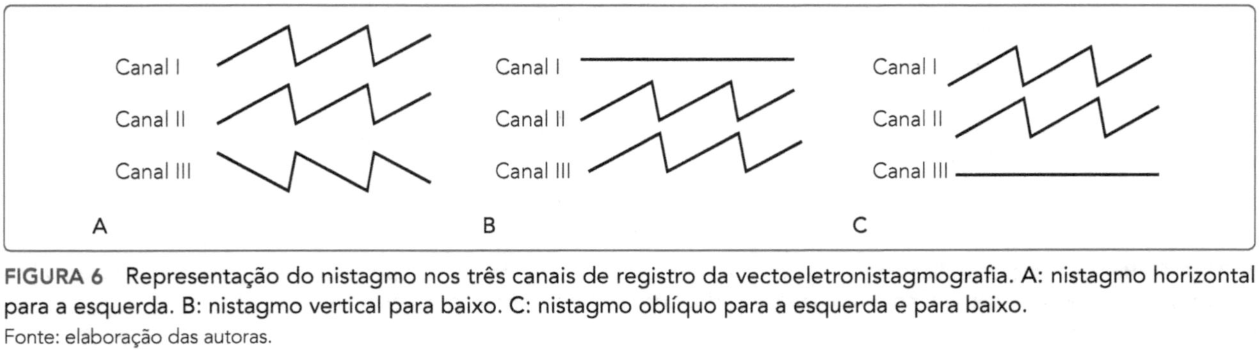

FIGURA 6 Representação do nistagmo nos três canais de registro da vectoeletronistagmografia. A: nistagmo horizontal para a esquerda. B: nistagmo vertical para baixo. C: nistagmo oblíquo para a esquerda e para baixo.
Fonte: elaboração das autoras.

Na sequência dar-se-á início à VENG, iniciando pela avaliação do sistema oculomotor, na qual serão realizadas provas para avaliar a estabilização do olhar (pesquisa do nistagmo espontâneo e do nistagmo semiespontâneo), a produção de sacadas (provas de movimentos sacádicos fixos e aleatórios), movimentos de perseguição (prova de rastreio pendular) e, por fim, é avaliado o sistema optocinético (pesquisa do nistagmo optocinético). Na sequência são realizadas as provas para avaliar a função vestibular: prova rotatória pendular decrescente e prova calórica.

Prova do nistagmo posicional

As provas do nistagmo posicional são provas diagnósticas da vertigem posicional paroxística benigna (VPPB), sendo esta a alteração vestibular mais frequente.[21,22]

Essa avaliação deve ser realizada antes da colocação dos eletrodos. A identificação do nistagmo posicional pode ser realizada a olho nu sob iluminação ambiente, mas o uso de lentes de Frenzel ou de câmeras de vídeo adaptadas às máscaras especiais ajuda a identificar e caracterizar melhor o nistagmo.[11,21]

Existem diferentes manobras de pesquisa que desencadearão nistagmo e/ou vertigem na avaliação do nistagmo posicional, de acordo com a suspeita do canal acometido.[21] Para a avaliação dos canais semicirculares verticais (posterior e anterior) utilizam-se as manobras diagnósticas de *Dix-Hallpike* (considerada padrão-ouro) ou *Side Lying Maneuver*. Para a avaliação dos canais laterais, a manobra realizada é a *Head Roll Maneuver*. É importante sempre realizar as manobras diagnósticas tanto para os canais verticais quanto para os laterais, pois mais de um canal pode estar acometido.[23] De qualquer forma, sugere-se iniciar pelo lado em que o paciente refere maior queixa durante a anamnese.

Antes de iniciar as manobras é importante que o paciente seja orientado sobre como o procedimento será realizado. O paciente deve colaborar para o deslocamento de seu corpo e cabeça, e ser informado de que poderá vir a sentir vertigem e/ou náuseas. É preciso reforçar a necessidade de que ele permaneça com os olhos abertos durante toda a avaliação, independentemente de sentir vertigem.

Para que sejam obtidos os resultados esperados, a pesquisa deve ser realizada sobre uma maca, observando-se a posição adequada da cabeça do paciente em todas as manobras de pesquisa. Durante todas as mudanças de posição, conduzidas pelo avaliador, deve-se manter a região cervical menos sujeita a possíveis deslocamentos abruptos da cabeça. Nessa condição, as mãos do avaliador devem manter o pescoço do paciente imobilizado, principalmente durante a hiperextensão. Deve-se analisar com cautela a necessidade e a possibilidade de realizar as manobras em pacientes com restrições motoras, problemas de coluna cervical e vascular.

A manobra de *Dix-Hallpike* consiste em colocar o paciente sentado sobre a maca com as pernas sobre ela. O avaliador virará a cabeça do paciente 45 graus para o lado a ser avaliado e o deitará em supino com a cabeça pendente para fora da maca em 30 graus.[24] O paciente ficará nessa posição por pelo menos 30 segundos com o intuito de verificar a ocorrência de nistagmo e vertigem. Caso nada seja observado, o paciente deve retornar à posição sentada, mantendo a cabeça a 45 graus. Somente depois de sentado voltar a cabeça para a frente. Na sequência, repetir a manobra para o outro lado.

Se durante a posição supina for observada a presença de nistagmo, é importante que o avaliador analise os seguintes parâmetros deste: latência, direção e duração.[21] Além disso, não se pode esquecer de verificar se há a inversão do nistagmo quando o paciente é colocado na posição sentada.

Outra manobra usada para avaliar canais verticais é a *Syde Lying Maneuver*. Nela, o paciente deve se sentar no centro da maca com as pernas para fora. O avaliador deve virar e manter a cabeça do paciente 45 graus para o lado oposto a ser avaliado e colocá-lo em decúbito lateral para o lado da orelha que se deseja avaliar, apoiando a nuca do paciente sobre a maca e pedindo que vire o nariz para o teto.[11] O paciente deverá ficar nessa posição por pelo menos 30 segundos. Caso não sejam observados nistagmo e/ou vertigem, o paciente deve voltar à posição sentada e o mesmo procedimento deve ser realizado para o outro lado. Se for observada a presença de nistagmo, o paciente deve permanecer na mesma posição até que se extinga. Ao colocá-lo na posição sentada, observar se houve a inversão do nistagmo.

Para a *Head Roll Maneuver*, o paciente deve ficar em decúbito dorsal com a cabeça flexionada 30 graus para a frente com o intuito de posicionar os canais laterais no melhor eixo (verticalizado). O avaliador deve virar a cabeça do paciente 90 graus para o lado com maior queixa, mantê-la por pelo menos 30 segundos, verificar a ocorrência ou não de nistagmo e/ou vertigem e em seguida retornar a cabeça para a posição inicial, aguardar em torno de 3 segundos e girá-la para o outro lado. O paciente deve ser orientado a não fazer resistência contra o movimento realizado.[24]

Caso seja visualizada a presença de nistagmo, o avaliador deve caracterizá-lo quanto à sua latência, tipo, duração e intensidade, comparando os lados direito e esquerdo.

Enquanto nos casos de VPPB de canais verticais a duração do nistagmo caracterizará o substrato fisiopatológico (ductolitíase e cupulolitíase), na VPPB de canais laterais o substrato do nistagmo será definido por sua intensidade e sintoma.

Em alguns casos não é possível definir o lado acometido em virtude da dificuldade em estabelecer a intensidade do nistagmo. Nesses casos, sugere-se a realização do Teste *Bow & Lean*.[24] A realização desse teste pode aumentar a identificação correta do lado afetado. Uma das causas para o baixo índice de sucesso no tratamento da VPPB de canais laterais está relacionada às falhas na identificação do canal alterado.[25] No entanto, vale ressaltar que, em virtude da dificuldade para observar a direção do nistagmo em razão das posições da cabeça durante o teste, este deve ser realizado, sempre que possível, com o uso dos óculos de Frenzel ou de outro sistema que proporcione a gravação dos movimentos oculares.[24]

O Teste *Bow & Lean* consiste em colocar o paciente sentado sobre a maca e pedir que incline a cabeça 90 graus para a frente (posição *bow*) e depois 45 graus para trás (posição *lean*). Nos casos de VPPB de canal lateral por ductolitíase, na posição *bow*, a direção do nistagmo observada equivale ao lado do canal acometido; na posição *lean*, a direção do nistagmo equivale à direção oposta ao canal acometido. Já nos casos de cupulolitíase, o lado acometido pela VPPB é o lado oposto à direção do nistagmo observado na posição *bow* e o mesmo lado da direção do nistagmo verificado na posição *lean*.[25]

Provas para avaliar o sistema oculomotor

Calibração dos movimentos oculares (movimento sacádico fixo)

Após a colocação dos eletrodos e antes de iniciar a avaliação propriamente dita é necessário realizar a calibração dos movimentos oculares, com o intuito de assegurar que os testes, assim como suas medidas, sejam realizados em iguais condições, permitindo também a medida da VACL do nistagmo da maneira mais precisa possível. Esta é realizada por meio de sacadas fixas, tendo como objetivo garantir que cada grau de deslocamento dos olhos corresponda a 1 mm de movimento no registro.

Para garantir um registro adequado e também se certificar sobre a correspondência entre o movimento dos olhos e a distância dos alvos, é importante que o avaliador conheça o equipamento que está usando. Recomenda-se a distância de 1 m para eliminar a convergência.[26] De qualquer forma, o avaliador deve ficar atento às recomendações dos fabricantes. Tanto na ENG quanto na VENG o deslocamento dos alvos se dará nos eixos horizontal e vertical.

A calibração é realizada por meio dos movimentos sacádicos fixos. Para essa etapa inicial da avaliação, solicita-se ao paciente que permaneça com a cabeça imóvel e acompanhe com os olhos o deslocamento de um ponto luminoso à sua direita e esquerda. O deslocamento do ponto é feito tanto no eixo horizontal quanto no vertical, de maneira a proporcionar que o paciente faça um desvio do olhar de 10 graus ao acompanhar a luz de um ponto a outro. Para o canal I, cada grau de desvio do olhar do paciente equivale a 1 mm no registro do movimento ocular; para os canais II e III, cada grau de desvio de olhar equivale a 0,5 mm.

Alguns equipamentos digitais fazem o ajuste automático para garantir as relações mencionadas, enquanto em outros o avaliador realiza os ajustes manualmente.[11]

É preciso orientar o paciente a evitar piscadas ao longo das provas e desviar o olhar assim que o ponto luminoso mudar, evitando antecipar o movimento a ser realizado. Essas orientações são importantes para que não se comprometa a análise do parâmetro de latência, principalmente quando o paciente adianta o movimento. Na etapa de calibração (movimento sacádico fixo) é muito frequente que isso ocorra, pois a mudança do alvo é previsível.

O avaliador deve estar muito atento à compreensão da instrução pelo paciente quando realizar as avaliações, pois dificuldades ou registros inadequados para realizar as provas podem ser decorrentes de instruções não muito claras. É recomendado que provas oculares com registros irregulares ou com análise dos parâmetros alterados sejam repetidas e que as instruções sejam reforçadas e, quando necessário, reestruturadas para adequar a mensagem à realidade de compreensão do paciente.

Movimentos sacádicos aleatórios

Quando um alvo é detectado na periferia do campo visual, o sistema oculomotor move rapidamente o olho e coloca a imagem de interesse na fóvea. Esse movimento ocular é conhecido como sacada.[27] O sistema de controle dos movimentos sacádicos é responsável por produzir movimentos conjugados dos olhos extremamente rápidos e precisos para posicionar a fóvea em diferentes posições. Esse é o movimento mais rápido dos olhos, e sua velocidade dependerá da distância que deverá percorrer para atingir o alvo. Pode ser um movimento reflexo ou voluntário.[27]

Para a avaliação do movimento sacádico aleatório/randomizado, um ponto luminoso será apresentado de forma aleatória, ou seja, em diferentes intervalos de tempo e de amplitude de deslocamento definidos pelo programa de execução do exame. O paciente é orientado a manter a cabeça imóvel e a movimentar apenas os olhos em direção ao alvo. O equipamento, ao registrar o movimento ocular do paciente, compara-o com o padrão de deslocamento do ponto luminoso. Pode ser realizado tanto no eixo horizontal quanto no vertical. A avaliação dos movimentos sacádicos aleatórios aumenta a sensibilidade para detectar alterações quando comparada ao movimento sacádico fixo.[16]

Na VENG computadorizada é possível realizar não só uma análise qualitativa do registro (regular/irregular) como uma análise quantitativa, ou seja, podem-se analisar os parâmetros de latência, precisão e velocidade.

No parâmetro *precisão* avalia-se a prevalência de sacadas que são maiores (hipermetria) ou menores (hipometria) do que o deslocamento do alvo.[28]

A *latência* dos movimentos sacádicos fixos ou randomizados refere-se à diferença de tempo entre o início da apresentação do estímulo visual (alvo) e o início da sacada para acompanhar o alvo. Em indivíduos normais a latência média está em torno de 200 ms.[28] Importante que o paciente seja bem orientado no início da prova para que não adiante ou atrase o movimento em relação ao estímulo apresentado. A adequada orientação pode evitar repetições, diminuindo o tempo de teste e o desgaste do paciente.

A *velocidade* refere-se à velocidade máxima atingida pelos olhos do paciente durante a realização dos movimentos sacádicos. As sacadas têm, normalmente, picos de velocidade que variam entre 50-700°/segundo, sendo uma função importante do deslocamento ocular.[28]

Pesquisa do nistagmo espontâneo

Nessa etapa avalia-se a função de fixação do olhar para manter a fóvea imóvel em um alvo na posição cêntrica.[16]

O nistagmo espontâneo (NE) é pesquisado com o paciente olhando para um ponto à sua frente, com a cabeça imóvel e sem movimentar o tronco. Essa pesquisa é realizada tanto de olhos abertos quanto fechados. Inicialmente, solicita-se ao paciente que fixe o olhar em um ponto à sua frente. Deve-se registrar por 30 segundos. Na sequência, pede-se ao paciente que feche os olhos e imagine o ponto na mesma posição. Nessa condição o registro deve ser realizado por pelo menos 30 segundos. Caso seja observado algum nistagmo, sugere-se que o tempo de registro seja aumentado para sua melhor caracterização. Para ser considerado presente, é necessário que sejam identificados pelos menos três batimentos de mesma direção e amplitude semelhante.[11]

O trecho do registro a ser escolhido para fazer a medida da VACL deve conter nistagmos de morfologia e amplitudes semelhantes e que estejam na mesma linha de base.[11] Recomenda-se a mensuração de mais de um nistagmo para que se obtenha uma média de suas amplitudes.

O córtex, por meio das vias eferentes, gera uma ação inibitória nas respostas vestibulares, levando à diminuição ou abolição do nistagmo. Com o intuito de evitar ou diminuir esse efeito de inibição cortical, deve-se manter o paciente mentalmente ativo durante a pesquisa do nistagmo espontâneo de olhos fechados.[11] Para tanto, pode-se conversar, solicitar cálculos mentais, nomeação de frutas, cores, nomes etc. Caso seja observada interferência no registro do exame em função de piscadas enquanto fala ou do movimento da musculatura facial, sugere-se solicitar ao paciente que apenas pense nas respostas, sem a necessidade de verbalizá-las.[11]

Em decorrência do efeito inibidor da fixação ocular (EIFO), espera-se que não seja observada a presença de NE de olhos abertos. Em indivíduos hígidos pode ser encontrado nistagmo horizontal de olhos fechados com VACL máxima de 6°/segundo.[4,5] O NE é causado por uma assimetria nas vias vestibulares periféricas ou centrais. Quando a intensidade excede o limite normal, na maioria das vezes é causado por lesão vestibular periférica.[29]

Pesquisa do nistagmo semiespontâneo ou direcional

Nessa etapa, avalia-se a função de fixação do olhar para manter a fóvea imóvel em um alvo na posição excêntrica, ou seja, desviada.[16]

A avaliação é realizada apenas de olhos abertos, e o paciente é orientado a fixar o olhar em um ponto apresentado à direita, depois à esquerda, acima e abaixo. A posição desses pontos deve promover um desvio do olhar do paciente em torno de 30 graus. Desvios extremos dos olhos podem ocasionar nistagmos fisiológicos. O avaliador deve observar a presença ou não de nistagmo. Reforçar com o paciente a necessidade de evitar as piscadas. Registrar por pelo menos 20 segundos.

Nos casos em que a presença do nistagmo for verificada em uma ou mais direções, sugere-se que a prova seja repetida com o intuito de observar a consistência da resposta.[16]

Prova de rastreio pendular

O movimento de perseguição dos olhos é um sistema voluntário de controle oculomotor que possibilita ao observador manter a fóvea focada em um alvo que se movimenta lentamente (< 30°/segundo).[27] O principal objetivo desse sistema é manter a imagem estabilizada na fóvea quando o alvo está em movimento e a cabeça está estável.[27]

Esse movimento é avaliado por meio da prova de rastreio pendular. Nessa etapa da avaliação, um ponto luminoso percorrerá a barra realizando um movimento sinusoidal, com deslocamento de 30 graus para a direita e 30 graus para a esquerda. O paciente deve ser orientado a manter a atenção no ponto durante todo o exame e acompanhá-lo na mesma velocidade de deslocamento, evitando piscar e mantendo a cabeça fixa. Pode ser realizado em velocidade constante ou em diferentes velocidades que se modificam ao longo do exame de forma crescente (0,2-0,8 Hz).[16] Recomenda-se o uso de diferentes velocidades, possibilitando uma análise do desempenho em função da velocidade.

Vale lembrar que o desempenho no teste reduz conforme aumenta a idade.[16] Assim, devem-se analisar com cautela os resultados, pois reduções do ganho da velocidade podem ser decorrentes do processo normal de envelhecimento e não ser consideradas uma alteração. Quando forem detectadas alterações no exame, sugere-se que a prova seja repetida.

Nessa prova, o parâmetro de análise quantitativa é o ganho da velocidade. Trata-se da relação entre a velocidade do olho e a velocidade do alvo em determinado espaço de tempo. Descreve-se quão próximo os olhos conseguem acompanhar o movimento do alvo. Quando o olho tem a mesma velocidade de deslocamento do alvo, o ganho será de 1.[16] O ganho é considerado normal de 0,9 a 1.[30]

Outro parâmetro de análise é a assimetria, ou seja, a diferença do ganho da velocidade entre o movimento do olho para a direita e o movimento do olho para a esquerda. O terceiro parâmetro está relacionado à fase. É uma medida de quanto o olho está atrasado ou à frente do alvo. Se o paciente foi bem orientado sobre o procedimento e o compreendeu, é esperado que seu movimento ocular ocorra em fase com o alvo ou minimamente atrasado.[16,31]

Nistagmo optocinético

O sistema optocinético tem como principal função estabilizar objetos de interesse quando a cabeça está em movimento. Nesse sentido, para se obter um nistagmo optocinético real o estímulo visual deve preencher 90% ou mais do campo visual do paciente durante a avaliação. Esse patamar não é normalmente alcançado pelos pontos luminosos que são apresentados na barra ou por sistemas semelhantes encontrados nos sistemas de VENG atualmente.[16]

Com esses sistemas o que se obtém, na verdade, são respostas volitivas e não reflexas, ativadas principalmente pelo sistema de perseguição dos olhos.[16] Nessa prova, pontos luminosos se deslocarão para a direita e depois para a esquerda e o paciente deverá olhar para o ponto que passará pelo centro, não devendo acompanhá-lo, ou seja, deverá apenas olhar para o ponto que está à sua frente.[11] Quando o ponto luminoso se deslocar da direita para a esquerda, observar-se-á nistagmo para a direita, e, quando for da esquerda para a direita, o nistagmo desencadeado será para a esquerda.[6,11]

Dificuldades na realização dessa prova podem aparecer, levando o paciente a não produzir o nistagmo adequadamente em ambas as direções. Considerando que tanto o rastreio pendular quanto o nistagmo optocinético usam a mesma via nervosa final,[4] sugere-se que, nos casos em que o rastreio pendular foi bem executado, não há necessidade de várias repetições do nistagmo optocinético.

Como na prova do rastreio pendular, um dos parâmetros de análise dessa prova é o ganho. Outro parâmetro é a assimetria de respostas entre os nistagmos desencadeados para a direita e para a esquerda. Para tanto, deve-se definir a VACL média para os nistagmos da direita e da esquerda e aplicar a fórmula de Jong Kees. O índice de assimetria (preponderância direcional do nistagmo - PDN) pode ser de até 16%.[6,11]

$$\text{PDN} = \frac{\text{VACL média do nistagmo maior} - \text{VACL média do nistagmo menor}}{\text{VACL média do nistagmo maior} + \text{VACL média do nistagmo menor}} \times 100$$

PDN: preponderância direcional do nistagmo; VACL: velocidade angular da componente lenta.

Especial atenção deve ser dada à escolha da velocidade do estímulo visual, que terá de ser a mesma para os dois lados.

Provas vestibulares

Prova rotatória pendular decrescente – nistagmo per-rotatório

As cadeiras rotatórias, tanto as de aceleração constante quanto as de aceleração sinusoidal, têm várias utilidades clínicas, porém os serviços que realizam o exame otoneurológico utilizam, em sua maioria, cadeiras pendulares com barras de torção ou cadeiras pendulares com molas.

Em nosso meio, o estímulo mais utilizado é o pendular com estímulo sinusoidal.[6] A grande vantagem dessa prova é avaliar a função dos dois labirintos em frequências similares à da rotação cefálica entre 0,01-1 Hz, sendo, portanto, um estímulo mais fisiológico.

Para a realização da prova rotatória pendular decrescente (PRPD), o paciente deve adotar determinadas posições da cabeça de modo a estimular sempre os dois canais semicirculares (CSC), que formam um par sinérgico, ou seja, os laterais (a cabeça do paciente é fletida 30 graus de modo a horizontalizar os canais) e os verticais (cabeça do paciente 60 graus para trás e 45 para a direita – posição ideal para a pesquisa dos CSC anterior direito e posterior esquerdo e, 60 graus para trás e 45 para a esquerda – posição ideal para a pesquisa dos CSC anterior esquerdo e posterior direito).

Antes do início de cada uma delas, ou seja, a cada posição de cabeça adotada pelo paciente, é importante o registro do NE com olhos fechados (NE pré-PRPD ou pré-rotatório), pois sua presença pode alterar as respostas ao teste que é realizado com os olhos fechados, aumentando a frequência ou a VACL do nistagmo que bate na mesma direção. Habitualmente, o primeiro par sinérgico pesquisado é o formado pelos CSC laterais e, na sequência, os pares sinérgicos formados pelos CSC verticais.

Após posicionar adequadamente a cabeça do paciente e pesquisar o NE pré-PRPD, a cadeira é liberada para percorrer uma excursão de 180 graus e, a partir daí, pendula livremente em sentido horário e anti-horário, com amplitudes que vão decrescendo gradativamente até sua parada. O nistagmo registrado, portanto, é per-rotatório. A resposta para os CSC laterais é horizontal, e para os verticais é essencialmente oblíqua.

Essa prova é muito suscetível à inibição cortical dos movimentos oculares, portanto o paciente deve se manter mentalmente ocupado durante toda a sua realização.[11]

Enquanto a cadeira pendula em sentido horário e anti-horário, observam-se nistagmos para a direita e a esquerda a depender do sentido da cadeira. Quando a cadeira parar será feita a análise, tanto em relação à VACL quanto ao número de nistagmos em vários semiperíodos, sendo, de preferência, três períodos completos. O cálculo percentual desse valor se faz por meio da fórmula de Jongkees, a mesma descrita no item sobre o nistagmo optocinético. A prova é considerada simétrica quando a diferença não ultrapassa 30% em equipamentos digitais.[11]

São dois os principais objetivos dessa prova:

1. Identificar ou confirmar uma hipofunção vestibular, principalmente em casos de hipofunção vestibular bilateral, detectada à prova calórica.
2. Fazer o controle da compensação vestibular em casos de hipofunção vestibular unilateral.

A PRPD apresenta algumas vantagens. Além disso, pode também corroborar não só a hipótese diagnóstica de disfunção vestibular periférica, mas também central.

Vantagens:

1. É bem suportada por crianças pequenas.
2. A intensidade do estímulo não é afetada por características físicas.
3. Por ser um estímulo fisiológico, é mais bem tolerada do que a prova calórica.
4. Pode-se testar o controle cerebelar no EIFO pedindo ao paciente que, durante o movimento da cadeira, mantenha o olhar em um alvo fixo (p. ex., seu dedo), impedindo assim o aparecimento de nistagmo.
5. A presença de respostas simétricas para as fortes acelerações (ao início da prova) e assimétricas para as fracas caracteriza o recrutamento vestibular, que é considerado disfunção vestibular periférica.

Nas disfunções centrais:

6. Presença de recrutamento vestibular: quando a resposta obtida à prova calórica é maior do que a obtida à PRPD, que possui uma frequência mais alta de estimulação.[32]
7. Presença do sinal precoce de Eagleton ou Aubry: quando há presença de resposta na pesquisa para CSC laterais e ausência na pesquisa para CSC verticais.[11]

Prova calórica – nistagmo pós-calórico

Em 1905, Robert Barany observou que a irrigação do conduto auditivo externo com água, acima ou abaixo da temperatura corporal, provocava o aparecimento de nistagmo. A partir dessa descoberta, a prova calórica foi sendo utilizada como instrumento no diagnóstico das disfunções vestibulares.[11] No início, sem equipamentos que pudessem registrar e medir esse nistagmo, os profissionais irrigavam o conduto auditivo externo e cronometravam o tempo de duração do nistagmo pós-calórico, comparando a resposta das duas orelhas. Atualmente a tecnologia à disposição no mercado permite visualizar e medir o nistagmo com muita precisão.

O princípio da prova calórica consiste em provocar mudanças na temperatura do conduto auditivo externo, o que, ao alcançar o ducto do CSC lateral (o mais próximo à parede do conduto), modificará a densidade da endolinfa nele contida, gerando correntes de convecção. O paciente deve adotar a posição I de Brunnings – posição supina com a cabeça elevada 30 graus, alinhada ao plano da gravidade. Dessa forma, as correntes criadas pela mudança da temperatura (ampulípeta para a temperatura quente e ampulífuga para a fria) terão impacto direto na ampola do CSC lateral. Para compreensão da direção do nistagmo pós-calórico deve-se lembrar de que, nos CSC laterais, o cinocílio está mais próximo ao utrículo e de que seu deslocamento nesse sentido é responsável pela geração de um potencial bioelétrico excitatório; o deslocamento em sentido contrário gera um potencial inibitório.

Portanto, a prova calórica quente determina o aparecimento de uma resposta excitatória com nistagmo batendo na direção da orelha estimulada, enquanto a prova fria determina o aparecimento de uma corrente inibitória com nistagmo batendo para o lado contrário ao da orelha estimulada.[11]

Há vários tipos de condutores do estímulo calórico, porém, em nosso meio, os mais utilizados são água ou ar, cujas propriedades são significativamente diferentes. O estimulador a água algumas vezes provoca reações desagradáveis no paciente e não pode ser utilizado em casos de perfuração da membrana timpânica. Já a exigência técnica da prova com ar é maior, e algumas diferenças podem afetar as características do ar, modificando, assim, a amplitude da resposta pós-calórica: o modelo e o diâmetro da ponta do irrigador, o quanto ele é inserido no meato acústico externo, o direcionamento e o fluxo do ar, a temperatura ambiente, entre outras. Por outro lado, permite seu uso em pacientes com perfuração da membrana timpânica. A partir dessa constatação, houve um aumento de solicitações da prova em indivíduos com esse tipo de alteração.

Ocorre que, quando uma orelha com perfuração da membrana timpânica é estimulada, pode determinar o aparecimento da estimulação paradoxal da prova calórica quente, em virtude da presença de líquido na cavidade aberta, resultando em resposta para o lado oposto ao esperado.[33] Cabe lembrar que o princípio da prova consiste em comparar as respostas a estímulos iguais em orelhas morfologicamente semelhantes.

Pesquisadores compararam as respostas entre essas duas formas de estimulação e concluíram que ambas são aceitáveis e que a escolha sobre qual tipo usar fica a cargo de cada serviço, desde que observadas as vantagens e desvantagens citadas.[34,35]

O profissional que solicita a prova calórica deve realizar uma otoscopia cuidadosa, uma vez que a presença de cerume, líquido na orelha média, perfuração da membrana timpânica ou qualquer outra alteração da orelha externa e/ou média pode impedir ou modificar o resultado do teste.[36] Ao fonoaudiólogo cabe uma inspeção do conduto auditivo externo antes do início do teste, qualquer que seja a forma de condução do estímulo calórico, inclusive para que o irrigador seja colocado na melhor posição dentro do conduto. Na sequência, o paciente deve adotar a posição I de Brunnings, e antes do início das estimulações calóricas será realizada uma nova pesquisa de nistagmo espontâneo (NE pré-calórico), pois sua presença pode determinar uma preponderância direcional do nistagmo para o mesmo sentido do pré-calórico.

A técnica do exame prevê duas estimulações, uma quente e uma fria, em cada orelha. Não há, no entanto, qualquer recomendação estabelecida em relação à orelha ou temperatura para início do teste. Após a primeira, as que se seguem devem provocar nistagmo batendo em direção contrária (p. ex., se a primeira for à orelha direita com a temperatura quente, a próxima será à orelha esquerda com a temperatura quente, seguida pelas estimulações frias da orelha esquerda e finalizando com a da orelha direita). Deve-se observar um tempo de espera de aproximadamente 3-5 minutos entre elas, para estimulação a ar e a água, respectivamente.

Habitualmente, a prova com água utiliza temperaturas de 44 e 30ºC (7 graus acima e abaixo da temperatura corporal), tempo de estimulação de 40 segundos com um volume de 250 mL. O ar utiliza temperaturas de 50 e 24ºC (13 graus acima e abaixo da temperatura corporal), e a estimulação dura 60 segundos com um fluxo de 8 L/minuto. Na ausência de resposta nessas temperaturas em uma ou ambas as orelhas, deve-se usar uma temperatura mais baixa e, portanto, mais estimulante: 18ºC para a água e 12°C para o ar.

A resposta começa a aparecer em geral no meio da irrigação, no entanto a análise por meio da VACL deve ser realizada no trecho onde se observa a máxima culminância da resposta pós-calórica, no qual o nistagmo é mais robusto e ocorre, na maioria das vezes, 20-30 segundos após o término da irrigação. Para garantir maior fidedignidade na análise do nistagmo, devem-se medir pelo menos três ou quatro morfologicamente semelhantes, preferencialmente sequenciais, e fazer a média das medidas.[11]

Os cuidados que devem ser observados durante o registro são a desinibição cortical, ou seja, manter o paciente mentalmente ocupado, e o momento adequado para a realização da pesquisa do EIFO, que deve ocorrer antes do desaparecimento da resposta. Nesta, observa-se o controle do cerebelo na diminuição ou até no desaparecimento do nistagmo à fixação ocular. Em indivíduos normais, as respostas com olhos abertos devem ser pelo menos 40% menores do que aquelas com os olhos fechados.[4]

Após a obtenção das médias das medidas às quatro estimulações, passamos então à análise quantitativa, que considera valores absolutos e relativos. As alterações funcionais observam valores que serão descritos a seguir.

A prova que utiliza a água na condução do estímulo calórico leva em conta os seguintes valores absolutos:

- Hiper-reflexia: quando a VACL excede 50°/segundo em qualquer uma das provas realizadas.
- Hiporreflexia: quando a VACL é inferior a 3°/segundo também em qualquer uma das estimulações.[4]

Quando esses valores não forem encontrados, segue-se então à análise relativa por meio da fórmula de Jongkees, que considera valores percentuais, para comparação da resposta nistágmica obtida na mesma orelha ou para a mesma direção da resposta às duas estimulações. Com o uso de equipamentos digitais, tem se tornado o modo mais comum de registrar e analisar a prova.

Kamran Barin,[36] analisando vários estudos realizados até então, concluiu que 20% é o valor máximo para a comparação entre as orelhas e que qualquer valor acima deste constitui uma preponderância labiríntica (PL); para a comparação da direção do nistagmo, estabeleceu 27%; qualquer valor acima constitui uma preponderância direcional do nistagmo (PDN).

A prova que utiliza o ar na condução do estímulo calórico considera os seguintes parâmetros: valores relativos à fórmula de Jongkees, PL acima de 19% e PDN acima de 17%. O valor absoluto considera:

- Hiporreflexia unilateral quando a soma dos valores da VACL das provas quente e fria de uma orelha é menor que 5°/segundo.
- Hiporreflexia bilateral quando a soma dos valores da VACL às quatro estimulações é menor que 12°/segundo.
- Hiper-reflexia unilateral quando a soma dos valores da VACL das provas quente e fria de uma orelha é maior que 62°/segundo.
- Hiper-reflexia bilateral quando a soma da VACL das quatro estimulações é maior que 122°/segundo.[37]

Laudo do exame vestibular (VENG)

Para a conclusão e apresentação do laudo, o Conselho Regional de Fonoaudiologia 2ª Região promoveu um Consenso do II Fórum sobre atuação Fonoaudiológica em 26 de outubro de 2017, e neste ficou estabelecido que cabe ao fonoaudiólogo observar o Código de Ética da Fonoaudiologia e descrever os achados do exame que o auxiliarão a fundamentar o laudo. O dicionário de português define laudo como um texto que contém um parecer técnico, uma opinião especializada sobre determinado assunto. Não cabe, portanto, fazer qualquer hipótese diagnóstica.

O laudo considera, principalmente, os testes posicionais e as etapas da VENG. Caso o fonoaudiólogo tenha realizado alguma avaliação complementar ou não instrumentalizada, deverá descrever quais e os achados de cada uma delas.

Em relação às provas posicionais, deve-se descrever com o máximo de detalhes o que foi observado na pesquisa; essa descrição será muito importante no diagnóstico e tratamento da vertigem posicional paroxística benigna.

Avaliações dos sistemas motor ocular e vestibular podem resultar em disfunções periféricas do sistema vestibular sem alteração dos movimentos oculares, ou revelar achados centrais no sistema motor ocular sem qualquer disfunção no sistema vestibular.[38]

Portanto, no que se refere à análise dos movimentos oculares, alguns *softwares* à disposição hoje no mercado oferecem gráficos nos quais é possível realizar uma análise mais acurada de cada um dos testes, permitindo a avaliação em relação à velocidade, precisão e latência dos movimentos sacádicos com alvos com deslocamento fixo ou aleatório e o ganho nos movimentos de perseguição.

Alterações discretas ou moderadas na latência, precisão e/ou velocidade dos movimentos sacádicos podem ser encontradas nas vestibulopatias periféricas agudas (no final da crise). Nas vestibulopatias periféricas crônicas, alterações discretas na latência, precisão e/ou velocidade podem ser registradas, enquanto nas desordens vestibulares centrais, sejam elas agudas ou crônicas, alterações discretas, moderadas ou severas podem ser observadas nos parâmetros de latência, precisão e velocidade, assim como hipermetrias ou hipometrias.[39]

Alguns serviços costumam ainda considerar o aspecto qualitativo na análise dos movimentos sacádicos, optando por considerá-lo regular, quando os movimentos oculares se assemelham ao padrão de deslocamento do estímulo visual estabelecido pelos equipamentos digitais, e irregular quando não há qualquer semelhança.

Anormalidades no sistema de perseguição podem indicar alterações periférica ou central, mas também podem ser decorrentes do uso de medicação, desatenção e falta de cooperação.[16]

Nos casos de alteração periférica aguda, pode-se encontrar uma alteração leve ou moderada do ganho. Nas alterações periféricas crônicas, podem ser observadas alterações leves do ganho. Por fim, nas lesões centrais, alterações leve, moderada ou severa no ganho podem ser encontradas, assim como abolição unilateral ou bilateral.[39]

Além da análise quantitativa do movimento de perseguição dos olhos, uma análise qualitativa do traçado pode ser realizada pelo avaliador. Em indivíduos normais ou nas alterações vestibulares periféricas, podem-se encontrar registros sinusoidais suaves perfeitos (rastreio do tipo I) ou com um movimento de reentrância em qualquer lado da curva (tipo II). Nas alterações centrais, além dos tipos I e II, registros com movimentos sacádicos substituindo os movimentos de perseguição (tipo III) e registros que mostram uma movimentação desorganizada dos olhos, um traçado anárquico (tipo IV), podem ser principalmente observados.[3,13]

Quanto à pesquisa do nistagmo optocinético, é considerado central, caso o cálculo percentual à fórmula de Jongkees ultrapasse o valor de 16%, desde que o paciente não apresente nistagmo de olhos abertos.[11]

Na fase aguda das vestibulopatias periféricas, pode ser observada a presença de NE (horizontal, horizonto-rotatório, rotatório, oblíquo) de olhos fechados e abertos, desde que com menor amplitude com os olhos abertos. Nas alterações periféricas crônicas, apenas nistagmo horizontal de olhos fechados pode ser encontrado. Por fim, nas desordens vestibulares centrais, podem estar presentes nistagmos horizontais, horizonto-rotatório, rotatório, oblíquo ou vertical, podendo ainda ser alternante, dissociado, de rebote, com ou sem diminuição da amplitude com os olhos abertos.[39] Cabe lembrar que algumas das alterações centrais citadas (p. ex., o nistagmo alternante) são qualitativas e não quantitativas.

Nos indivíduos normais, o nistagmo semiespontâneo (NSE) ou direcional (ND) não estará presente. Nos casos de vestibulopatias periféricas na fase aguda, pode estar presente desde que na mesma direção do nistagmo espontâneo de olhos abertos e intensificado. Nas alterações centrais, pode ser unidirecional, bidirecional ou multidirecional.[4]

As provas vestibulares observam a seguinte descrição no laudo:

- Prova rotatória pendular decrescente: simétrica ou assimétrica. Nessa condição, citar sempre o lado da preponderância direcional e a posição de cabeça na qual ocorreu. Descrever também qualquer outra alteração que tiver sido observada (p. ex., ausência de resposta, recrutamento, entre outras).
- A prova calórica segue este critério:
  - Normorreflexia e simetria, desde que não tenha sido observada nenhuma alteração em valores absolutos ou relativos.
  - Hipofunção vestibular uni ou bilateral.
  - Hiper-reflexia ou preponderância direcional do nistagmo. Em qualquer uma dessas conclusões, deve-se obedecer e citar o critério de referência adotado.

Vários autores, citados por Kamran Barin,[36] concluíram que a hipofunção bilateral, a hiper-reflexia ou a preponderância direcional do nistagmo podem ser encontradas tanto em pacientes com disfunções periféricas quanto no SNC. Sendo assim, o termo "periférica" deixou de fazer parte do laudo. Exemplo: "hipofunção vestibular bilateral" ou "disfunção vestibular deficitária bilateral". Em casos de hiper-reflexia ou PDN, apenas "disfunção vestibular".

Na prova calórica, podem ser observadas algumas alterações que caracterizam disfunções em SNC. As principais são:

- Nistagmo invertido: como já observado, esse evento pode ocorrer em perfurações de membrana timpânica à prova quente e não é considerado central. Também pode aparecer induzido por estimulação calórica em uma orelha sem função vestibular, o que pode provocar nistagmo em direção oposta à esperada. Nesse caso, e ainda com a temperatura que foi utilizada no estímulo calórico, deve-se posicionar a cabeça do paciente 120 graus para a frente (posição V de Brunnings).[40] Nessa posição, o CSC lateral fica verticalizado com a ampola para baixo, invertendo a direção da corrente endolinfática. Se o nistagmo observado for o espontâneo latente, não haverá reversão da direção do nistagmo e não será considerado central; em caso contrário, será considerado.
- Nistagmo pervertido: a presença de nistagmo vertical ao invés do horizontal, uma vez que a resposta esperada à estimulação do CSC lateral deve ser horizontal.
- Ausência do EIFO.

Vale acrescentar que alguns profissionais consideram o aparecimento dos sinais centrais acima citados como patognomônicos, apenas quando presente nas quatro estimulações. O fonoaudiólogo, muitas vezes, depara-se com alguma dessas situações em apenas uma ou duas provas. Nesses casos, deve-se descrever o achado e deixar a critério médico a decisão de considerá-lo central.

Apesar de ainda ser a maneira mais utilizada em nosso meio para avaliar a função vestibular, é necessário considerar que a prova calórica apresenta uma série de limitações:

- As diferenças anatômicas de conduto auditivo externo do próprio paciente tornam impossível comparar as respostas entre as orelhas.
- A condução do estímulo gerado nos CSC laterais até a entrada das fibras no tronco encefálico se dá pelo ramo vestibular superior do VIII par, portanto, não é possível avaliar a resposta do restante do sistema vestibular (demais CSC e órgãos otolíticos), uma vez que são inervados pelo ramo vestibular inferior.
- Os órgãos vestibulares fisiologicamente são sensíveis a estímulos que variam entre 0,001-8 Hz, e o estímulo calórico gera uma estimulação de frequência extremamente baixa, entre 0,002-0,004 Hz.[41]

Mesmo assim, a despeito dessas limitações, deve-se lembrar de que a prova calórica é o único teste com capacidade para avaliar cada labirinto e suas vias de condução do estímulo separadamente, fornecendo informações importantes para o topodiagnóstico das tonturas, sobretudo na identificação de vestibulopatias unilaterais.[33]

CONSIDERAÇÕES FINAIS

A avaliação funcional do sistema vestibular realizada por meio da ENG/VENG não permite a realização do diagnóstico etiológico, uma vez que este depende da história clínica do paciente e muitas vezes de outros exames subsidiários.[4]

O objetivo deste capítulo foi apresentar cada uma das etapas mais utilizadas na avaliação vestibular convencional, realizada em praticamente todos os serviços que fazem o exame otoneurológico. O conhecimento dessas etapas e o bom desempenho ao realizá-las é a porta de entrada para a compreensão dos demais testes usados para avaliar a função vestibular, que estão descritos neste tratado. Esperamos que a leitura preencha a curiosidade e incentive o leitor na busca por mais conhecimento.

REFERÊNCIAS BIBLIOGRÁFICAS

1. Desmond AL. Function and dysfunction of the vestibular system. In: Desmond AL. Vestibular function: evaluation and treatment. New York: Thieme; 2004. p.21-43.
2. Hain TC, Ramaswamy TS, Hillman MA. Anatomia e fisiologia do sistema vestibular normal. In: Herdman SJ. Reabilitação vestibular. 2.ed. Barueri: Manole; 2002. p.3-24.
3. Ganança MM, Mangabeira Albernaz PL. Labirintologia: guia prático. São Paulo: Editamed; [s.d.].
4. Caovilla HH, Ganança MM, Munhoz MSL, Silva MLG. Equilibriometria clínica. São Paulo: Atheneu; 1999.
5. Branco-Barreiro FCA, Scharlach RC, Ganança CF, Caovilla HH, Dorigueto RS. Avaliação funcional do sistema vestibular. In: Onishi ET, Kasse CA, Branco-Barreiro FCA, Doná F. Avaliação e reabilitação do equilíbrio corporal: abordagem interdisciplinar. São Paulo: Ektor Onishi; 2013. p.35-45.
6. Gonçalves DU, Ganança FF, Bottino MA, Greters ME, Ganança MM, Mezzalira R, et al. Testes vestibulares funcionais. In: Gonçalves DU, Ganança FF, Bottino MA, Greters ME, Ganança MM, Mezzalira R, et al. Otoneurologia clínica. Rio de Janeiro: Revinter; 2014. p.53-96.
7. Gonçalves DU, Ganança FF, Bottino MA, Greters ME, Ganança MM, Mezzalira R, et al. Exame físico. In: Gonçalves DU, Ganança FF, Bottino MA, Greters ME, Ganança MM, Mezzalira R, et al. Otoneurologia clínica. Rio de Janeiro: Revinter; 2014. p.37-49.
8. Robles ML, Garrigues HP, Krstulovic C. Teste vibratório de estimulação vestibular. In: Zuma e Maia FC, Mangabeira Albernaz PL, Carmona S. Otoneurologia atual. Rio de Janeiro: Revinter; 2014. p.133-9.
9. Castro ASO, Gazzola JM, Natour J, Ganança FF. Versão brasileira do Dizziness Handicap Inventory. Pró-Fono. 2007;19(1):97-104.
10. Academia Brasileira de Audiologia. O auxílio dos testes não instrumentados na avaliação da função vestibular. São Paulo, 35º Encontro Internacional de Audiologia. ABA; 2020. Disponível em: http://www.audiologiabrasil.org.br/35eia/forum/avaliacao-audiologico-vestibular.pdf. Acesso em: 5 fev. 2022.
11. Mor R, Fragoso M. Vestibulometria na prática fonoaudiológica. São José dos Campos: Pulso Editorial; 2012.
12. Jongkees LB, Philipszoon AJ. Electronystagmography. Acta Otolaryngol Suppl. 1964;189(Suppl 189):1+.
13. Barber HO, Stockwell CW. Manual of electronystagmography. Saint Louis: Mosby; 1976.
14. Padovan I, Pansini M. New possibilities of analysis in electronystagmography. Acta Otolaryng. 1972;73(2):121-5.
15. Mangabeira Albernaz PL, Ganança MM, Caovilla HH, Ito YI, Castro HD. Atlas de vectoelectronistagmografia. São Paulo: Ache; 1984.
16. Mc Caslin DL. Eye movement examination. In: Mc Caslin DL. Electronystagmography and videonystagmography. San Diego: Plural; 2013. p.73-103.
17. Jacobson GP, Shepard NT, Mc Caslin DL, Piker EG, Dundas A. Eye movement recording techniques. In: Jacobson GP, Shepard NT. Balance function assessment and management. 2.ed. San Diego: Plural; 2016. p.99-115.
18. Ganança MM, Caovilla HH, Ganança FF. Electronystagmography versus videonystagmography. Braz J Otorhinolaryngol. 2010;76(3):399-403.
19. Felipe L, Simões LC, Gonçalves DU, Mancini PC. Avaliação do efeito da cafeína no teste vestibular. Braz J Otorhinolaryngol. 2005;71(6):758-62.
20. Sibony PA, Evinger C, Manning KA. Tobacco-induced primary-position upbeat nystagmus. Ann Neurol. 1987;21(1):53-8.
21. von Brevern M, Bertholon P, Brandt T, Fife T, Imai T, Nuti D, et al. Benign paroxysmal positional vertigo: diagnostic criteria consensus document of the Committee for the Classification of Vestibular Disorders of the Barany Society. Acta Otorrinolaringol Esp. 2017;68(6):349-60.
22. Kim JS, Zee DS. Benign paroxysmal positional vertigo. N Engl J Med. 2014;370(12):1138-47.
23. Nakayama M, Epley JM. BPPV and variants: improved treatment results with automated, nystagmus-based repositioning. Otolaryngol Head NeckSurg. 2005;133(1):107-12.
24. Maranhão Filho P, Maranhão ET. VPPB. Vertigem posicional paroxística benigna & reflexos vestibulares: testes e manobras à beira do leito. Rio de Janeiro: Revinter; 2017.
25. Choung YH, Shin YR, Kahng H, Park K, Choi SJ. Bow and lean test to determine the affected ear of horizontal canal benign paroxysmal positional vertigo. Laryngoscope. 2006;116(10):1776-81.
26. Van der Stappen A, Wuyts FL, Van de Heyning PH. Computerized electronystagmography: normative data revisited. Acta Otolaryngol. 2000;120:724-30.
27. McCaslin DL. Neural control of eye movement. In: McCaslin DL. Electronystagmography and videonystagmography. San Diego: Plural; 2013. p.1-13.
28. Hain TC. Background and technique of ocular motility testing. In: Jacobson GP, Newman CW, Kartush JM. Handbook of balance function testing. San Diego: Singular; 1997. p.83-100.
29. Barin K. Interpretação dos testes de função vestibular: tendências futuras. In: Zuma e Maia FC, Mangabeira Albernaz PL, Carmona S. Otoneurologia atual. Rio de Janeiro: Revinter; 2014. p.199-231.
30. Yacovino DA. Neurociência dos movimentos oculares no envelhecimento e nas doenças neurológicas. In: Zuma e Maia FC, Mangabeira Albernaz PL, Carmona S. Otoneurologia atual. Rio de Janeiro: Revinter; 2014. p.53-68.

31. Shepard NT, Schubert MC. Background and technique of ocular motility testing. In: Jacobson GP, Shepard NT. Balance function assessment and management. San Diego: Plural; 2016. p.209-23.
32. Mangabeira Albernaz PL. Cadeira rotatória. In: Zuma e Maia FC, Mangabeira Albernaz PL, Carmona S. Otoneurologia atual. Rio de Janeiro: Revinter; 2014. p.167-74.
33. Nishino LK, Granato L. Air calorictest in canal walldownmastoidectomy. Braz J Otorhinolaryngol. 2012;78(3):19-23.
34. Jacobson GP, Newman CW. Background and technique of caloric testing. In: Jacobson GP, Newman CW, Kartush JM. Handbook of balance testing function. St. Louis: Mosby; 1993. p.156-92.
35. Anderson S. Caloric irrigators: air, open- loop water and closed-loop water. Br J Audiol. 1995;29(2):117-28.
36. Kamran B. Background and technique of caloric testing. In: Jacobson GP, Shepard NT. Balance function assessment and management. San Diego: Plural; 2008. p.196-252.
37. Albertino S, Bittar RSM, Bottino MA, Ganança MM, Gonçalves DU, Greters ME, et al. Air calorictestreferencevalues. Braz J Otorhinolaryngol. 2012;78(3):2.
38. Bronstein A, Lempert T. Diagnóstico e tratamento: uma abordagem prática. Rio de Janeiro: Revinter; 2010.
39. Munhoz MSL, Ganança MM, Silva MLG, Caovilla HH, Cabete CF, Frazza MM, et al. Diagnostic concepts and algorithms. In: Ganança MM, Munhoz MSL, Caovilla HH, Silva MLG. Managing vertigo. Hannover: Solvay Pharmaceuticals; 2006. p.13-53.
40. Norré ME. The position V of Brunnings in caloric tests. ORL. 1974;36:85-93.
41. Gonçalves DU, Felipe L, Lima TMA. Interpretation and use of caloric test. Braz J Otorhinolaryngol. 2008;74(3):440-6.

23

POTENCIAL MIOGÊNICO EVOCADO VESTIBULAR E *VIDEO HEAD IMPULSE TEST*: AVANÇO TECNOLÓGICO NA AVALIAÇÃO VESTIBULAR

Aline Cabral de Oliveira
Valdete Alves Valentins dos Santos Filha

INTRODUÇÃO

Com os recentes avanços tecnológicos, possibilitou-se realizar um topodiagnóstico mais preciso dos distúrbios relacionados ao equilíbrio. Atualmente, pode-se fazer uso de ferramentas que avaliam especificamente regiões vestibulares periféricas e centrais, que, somadas a uma avaliação clínica adequada, possibilitam diagnósticos mais precisos e terapêuticas mais assertivas.

Dentre esses recursos diagnósticos, têm-se os potenciais evocados vestibulares, denominados potencial miogênico evocado vestibular, do inglês *Vestibular Evoked Myogenic Potential* (VEMP), e *Video Head Impulse Test* (vHIT), que serão abordados neste capítulo.

O VEMP é um potencial muscular de curta latência, desencadeado por estímulos sonoros de forte intensidade, por vibração ou por estímulos elétricos,[1] que pode ser gravado no músculo esternocleidomastoideo (ECM), denominado VEMP cervical (abreviado para cVEMP)[2] ou na musculatura extraocular, nomeado VEMP ocular (abreviado para oVEMP).[3]

Os VEMP são usados clinicamente para análise da função otólita – sáculo e utrículo. Os cVEMP foram descritos primeiro por Colebatch et al.,[4] que relataram um reflexo muscular inibitório ipsilateral evocado por cliques, dependentes da função vestibular, e não auditiva. Os oVEMP são reflexos contralaterais, excitatórios, e foram descritos uma década após o cVEMP.[3,5]

O cVEMP avalia a via vestibular descendente, por meio do reflexo vestibulossacular ipsilateral, e o oVEMP avalia as vias vestibulares ascendentes, com a captação do reflexo vestibuloutricular.[6] A via do reflexo vestibulossacular inicia-se na mácula sacular, segue pelo nervo vestibular inferior e atinge os núcleos vestibulares.[7] O núcleo vestibular lateral recebe respostas provenientes da estimulação da via ipsilateral, enquanto as informações provenientes do lado oposto (via contralateral) atingem os núcleos vestibulares superior e medial e caminham pelo trato vestibuloespinhal lateral e medial e seguem para os núcleos motores cervicais com a finalidade de atingir o XI par (nervo acessório), que é *input* para o músculo ECM.[8] O reflexo vestíbulo-ocular (RVO) também se origina no sistema vestibular, termina nos núcleos motores do músculo oblíquo inferior e apresenta uma via contralateral de estimulação.[9]

Rosengren, Welgampola e Colebatch[10] relataram que a via neural do oVEMP, através do RVO, acontece por meio da ativação do nervo vestibular, do núcleo vestibular até o fascículo longitudinal medial, onde em algum momento ocorre a decussação, terminando nos núcleos oculomotores, nos nervos oculares e, por fim, nos músculos oculares.

Já o vHIT compõe uma avaliação otoneurológica rápida (5-10 minutos),[11] objetiva e minimamente invasiva, evitando desconforto aos avaliados, que utiliza o estímulo fisiológico natural proveniente da movimentação cefálica em alta frequência (2,5 Hz)[12] e amplitude reduzida, em um curto espaço de tempo.[12-14] É considerado o único teste prático, capaz de avaliar a função dos canais semicirculares (CSC) verticais,[15,16] além dos CSC laterais, até então avaliados pela prova calórica (PCAL),[17] considerada padrão-ouro para avaliar a função vestibular em baixa frequência (0,003 Hz).[12]

O vHIT tem sido usado amplamente para quantificar a função do RVO em todos os planos dos CSC, por meio do estudo do ganho do RVO e da identificação das sacadas corretivas encobertas (*covert*) e evidentes (*overt*).[12,18,19] Ressalte-se o fato de que as sacadas corretivas encobertas não são visualizadas a olho nu na realização do *Head Impulse Test* (HIT),[15] uma vez que ocorrem durante o movimento da cabeça.

Os CSC desempenham funções importantes na percepção do movimento angular de cabeça, que transmite aos músculos oculares extrínsecos estímulos necessários para produzir um movimento compensatório do olho, na direção oposta ao deslocamento cefálico, garantindo a estabilização da imagem na retina, mecanismo este denominado RVO.[11,20-22] Esse é um dos reflexos mais rápidos do corpo humano, formado por apenas três neurônios: gânglio vestibular, núcleo vestibular e núcleos motores oculares.[23]

O vHIT teve o primeiro relato em Paris pela Sociedade Báràny, em 2004; sendo então descrito em detalhes por Ulmer e Chays, em 2005.[24] Somente em 2009 foi lançado com o propósito de avaliar objetiva e quantitativamente o HIT.[12] O HIT foi descrito pela primeira vez por Halmagyi e Curthoys, em 1988,[25] considerado o método efetivo para avaliar RVO de cada CSC separadamente, pela observação direta do olho do paciente.[18]

A utilização do vHIT é um avanço em relação à técnica de observação denominado bobina de busca escleral, que consiste em uma lente de contato inserida no olho, conectada a um campo magnético (sistema eletromagnético), e foi projetada para avaliar de forma efetiva os movimentos oculares em relação aos movimentos de cabeça em três dimensões, durante o HIT, permitindo o registro do RVO durante impulsos de cabeça[13,23,25] (Figura 1).

Apesar de menos suscetível a artefato,[13] a bobina de busca escleral é um procedimento complexo, incômodo, invasivo, o que limita o tempo de avaliação, tornando o exame caro e nada funcional para uso clínico.[19,25,26]

Nas próximas seções serão detalhados os procedimentos, análise e interpretação das respostas e aplicações clínicas para a realização e o registro dos exames de VEMP e, posteriormente, para o exame de vHIT.

POTENCIAIS MIOGÊNICOS EVOCADOS VESTIBULARES (VEMP)

Procedimentos para a realização e registro dos exames

Os exames de VEMP podem ser realizados em equipamentos próprios para registro dos potenciais evocados auditivos, sendo utilizados estímulos sonoros de forte intensidade para ativação dos órgãos otolíticos (sáculo e utrículo), por via aérea (VA) ou por via óssea (VO).[3,27] Rosengren et al.[28] sugerem iniciar a testagem dos VEMP pelo cVEMP e, em seguida, o oVEMP.

Estímulos por VA são os clinicamente mais utilizados para a captação do cVEMP, por serem mais específicos na estimulação de respostas saculares que os estímulos por VO ou galvânicos. Rosengren et al.[5] utilizaram estímulos por VO para eliciar as respostas do oVEMP, contudo estímulos por condução aérea também são eficazes na produção desse potencial.[3]

Clinicamente, para captação do cVEMP e do oVEMP, são mais utilizados estímulos do tipo *tone bursts*[29] na frequência de 500 Hz,[30] em fortes intensidades. Para o cVEMP sugere-se estímulos iguais ou superiores a 90 dB nNA;[27] para os oVEMP podem ser utilizadas intensidades iguais a 80/90 dB nNA por VA.[31] Deve ser respeitado o limite de exposição máximo para a realização desse exame, que está em torno de 114 dB dBNPS.[32]

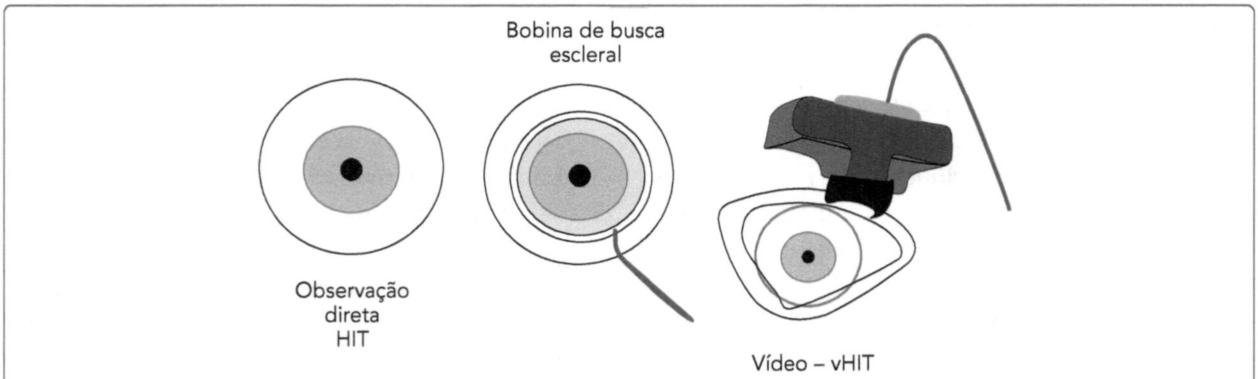

FIGURA 1 Avanço do método de observação do olho na avaliação do RVO.
HIT: *Head Impulse Test*; RVO: reflexo vestíbulo-ocular.
Fonte: adaptada de https://www.youtube.com/watch?v=qnj9iPdKxGI

Em sujeitos idosos, pela mudança na tonotopia dos órgãos otolíticos, estímulos de altas frequências produzem maiores amplitudes de respostas para oVEMP e cVEMP.[33,34] Assim sendo, nos casos de ausência de VEMP em 500 Hz, na população idosa, deve-se proceder com o registro em 1.000 Hz.[34]

Pode haver ainda mudança na tonotopia desses reflexos, diante de algumas patologias da orelha interna, como na doença de Ménière (DM), em que se observam melhores respostas para estímulos de 1 kHz que de 500 Hz.[33,35-37]

Para o registro das ondas do cVEMP devem ser utilizadas em torno de 100 promediações, na taxa de apresentação de 5 estímulos por segundo.[38] Para o oVEMP são utilizados 100-250 estímulos, em taxas de apresentação que variam entre 3-5 estímulos por segundo.[31] Antes da estimulação sonora, deve-se proceder à limpeza da pele do paciente e à colocação dos eletrodos de superfície. Considera-se impedância menor que 5.000 Ω (5 kΩ) para cVEMP e menor que 7.000 Ω para oVEMP.[29]

Clinicamente, a captação do cVEMP é realizada com eletrodos ativos na metade superior do músculo esternocleidomastoideo, ipsilateral à estimulação.[29] O eletrodo de referência deve ser colocado na borda superior do esterno, enquanto o eletrodo terra geralmente é posicionado na linha média frontal.[29] No registro do oVEMP, o eletrodo referência é posicionado 1-2 cm abaixo do ativo, no rosto, e o eletrodo terra deve ser colocado na fronte.[39] Podemos visualizar, nas Figuras 2 e 3, exemplos de posicionamento de eletrodos para a captação do cVEMP e do oVEMP, respectivamente.

Para a realização do cVEMP, o paciente é orientado a virar a cabeça contralateral ao estímulo, e, no oVEMP, a manter os olhos em posição superomedial,[5,30] uma vez que essa direção proporciona que a porção ventral do músculo oblíquo inferior fique mais próxima da superfície da pele.

No registro do cVEMP, deve-se realizar o monitoramento da atividade eletromiográfica, com mínimo de 80 mV para uma atividade do músculo ECM satisfatória, mas isso varia a depender do método usado para ativar o músculo e da técnica de registro usada.[40]

Para o cVEMP, utilizam-se filtros passa-banda entre 20-2.000 Hz, os quais devem ser configurados para incluir, relativamente, baixas frequências presentes na atividade miogênica.[41] Já para o oVEMP, esses filtros variam entre 5-500 Hz,[30] entre 1-1.000 Hz[39] e entre 5-300 Hz.[5]

No Quadro 1 são sugeridos alguns parâmetros para a realização dos exames de cVEMP e oVEMP.

O cVEMP é composto por dois componentes, denominados p13 e n23, decorrentes de uma atividade eletromiográfica inibitória resultante do reflexo vestibulocervical.[4,41] O oVEMP consiste em uma forma de onda bifásica, em que o primeiro pico tem uma deflexão negativa (N) na latência de 10 milissegundos (N1), seguida de um pico positivo com uma latência média de 15 milissegundos, denominado P1.[3] Essas ondas podem ser visualizadas, esquematicamente, nas Figura 4 e 5.

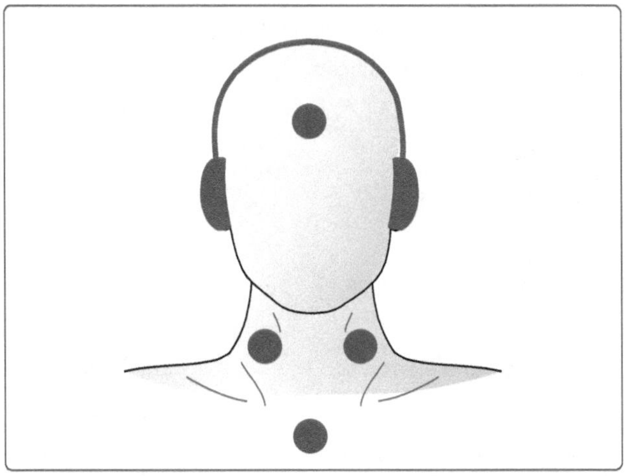

FIGURA 2 Configuração dos eletrodos para a captação do cVEMP.
cVEMP: potencial miogênico evocado vestibular cervical.

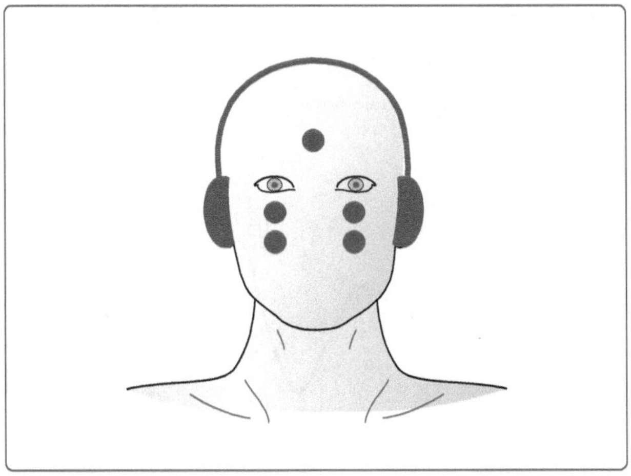

FIGURA 3 Configuração dos eletrodos para a captação do oVEMP.
oVEMP: potencial miogênico evocado vestibular ocular.

Análise e interpretação das respostas do cVEMP e do oVEMP

O cVEMP pode estar ausente em torno de 5-15% de sujeitos com mais de 60 anos.[34] Esse percentual depende dos métodos de estimulação e captação e pode ser maior com o aumento da idade.[28]

Os parâmetros utilizados na análise das respostas do cVEMP são latência, amplitude e limiar das ondas p13 e n23.[41] A latência é o parâmetro clínico mais utilizado na

QUADRO 1 Protocolos de estimulação e captação dos exames de cVEMP e oVEMP

Parâmetros de estimulação	cVEMP	oVEMP
Tipo de estímulo	*Tone burst*	*Tone burst*
Frequência	500 Hz	500 Hz
Intensidade	≥ 90 dB NA	70-95 dB nNA[7]
Taxa	5 Hz	5 Hz
Parâmetros de captação		
Localização dos eletrodos	Ativo: metade superior do m. ECM	Ativo: m. oblíquo inferior
	Referência: manúbrio do esterno	Referência: 2 cm abaixo do ativo
	Terra: fronte	Terra: fronte
Impedância entre os eletrodos	< 5.000 Ω (preferível)	< 7.000 Ω (preferível)
Filtro passa-banda	20-2.000 Hz	5-500 Hz[5] 1-1.000 Hz[27] 5-300 Hz[6]
Janela de captação	50 ms	50 ms
Quantidade de estímulos	100 estímulos	100-250 estímulos

ECM: músculo esternocleidomastóideo; cVEMP: potencial miogênico evocado vestibular cervical; oVEMP: potencial miogênico evocado vestibular ocular.
Fonte: Protocolo utilizado no Ambulatório de Audiologia da Universidade Federal de Sergipe.

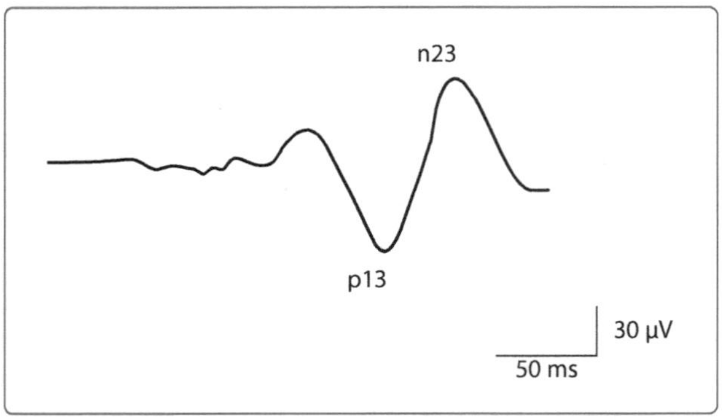

FIGURA 4 Desenho esquemático das ondas do cVEMP.
cVEMP: potencial miogênico evocado vestibular cervical.

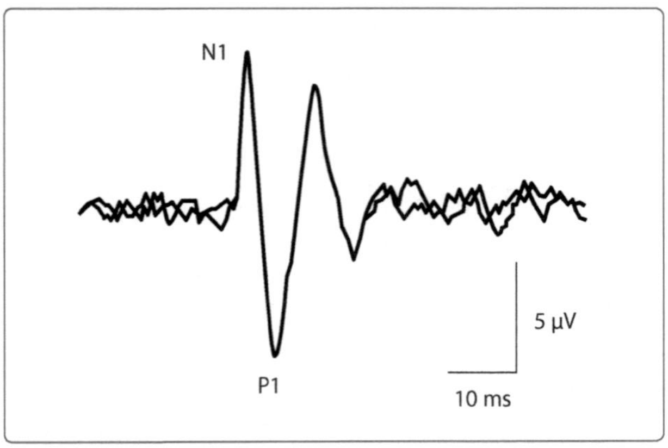

FIGURA 5 Desenho esquemático das ondas do oVEMP.
oVEMP: potencial miogênico evocado vestibular ocular.

análise das respostas desses potenciais,[8] independentemente da intensidade do estímulo, do nível de tensão eletromiográfica e da idade, e apresenta alta reprodutibilidade.[29] Contudo, é necessário cautela ao interpretar atrasos na latência, pois também podem ser causados por fatores técnicos, como a colocação do eletrodo, por exemplo.[28]

Murofushi[1] sugere que o valor de latência de P1 não deve ultrapassar 17,7 ms quando considerados estímulos *tone burst* de 500 Hz (por VA) e intensidade de 125 dB NPS. Na interpretação do oVEMP, deve-se considerar valores de latência de N10 de até 13,6 ms (*tone burst* de 500 Hz por VA e intensidade 95 dB NPS).

Para análise do parâmetro amplitude de cVEMP, deve-se utilizar o cálculo da razão de amplitude (R%), expresso em porcentagem, calculado por meio da equação 1. Esse índice demonstra a subtração da amplitude das respostas do músculo direito pelas do músculo esquerdo, em módulo, dividida pela soma da amplitude dessas respostas, multiplicadas por 100.[8] A amplitude de cada lado do músculo (direito ou esquerdo) deve ser calculada pela amplitude interpico p13-n23.[38]

$$R(\%) = \left[\frac{|AE - AD|}{|AE - AD|}\right] \cdot 100 \tag{1}$$

Em que A = amplitude de VEMP; e E e D em referência aos lados esquerdo e direito.

Esse cálculo avalia a simetria entre as respostas dos lados direito e esquerdo do cVEMP. Para a interpretação do cálculo da razão de amplitude em sujeitos adultos normais, com menos de 60 anos, considera-se normal uma R% ≤ 34, e uma R% > 34 está relacionada com disfunção sacular.[38] Já Murofushi[1] considera que 41,6% é o valor-limite para a normalidade de R%, enquanto Papathanasius[2] determina que esse valor seja de até 50%, mais aceito clinicamente.

Nas análises do oVEMP, para Nguyen et al.,[42] deve-se utilizar apenas o cálculo de razão de assimetria, do inglês *asymmetry ratio* (AR), baseando-se nos valores de N10. Assim, denominou-se esse cálculo n10AR, para o qual se deve utilizar a equação 2, em que a amplitude de N10 deve ser calculada como a amplitude a partir da linha de base para o pico da resposta N10.

$$n10AR(\%) = \left[\frac{|An10Maior - An10Menor|}{|An10Maior + An10Menor|} \right] \cdot 100 \qquad (2)$$

Em que An10 = amplitude da onda N10 do oVEMP; An10Maior em referência ao lado com maior amplitude e An10Menor em referência ao lado com menor amplitude.

Os valores de n10 AR devem variar entre 0,52-34,05%. Para pacientes com alteração vestibular unilateral, a média de n10AR foi significativamente maior, sendo igual a 75,03%, com desvio-padrão igual a 16%.[43,44]

Além das análises de latência e amplitude, deve-se ainda realizar a captação do limiar, definido como a menor intensidade de estímulo necessária para evocar uma resposta de VEMP. Para cVEMP, com estímulos *tone burst* de 500 Hz (por VA) e intensidade de 125 dB NPS limiares menores que 95 dB NPS são considerados anormais, e, para oVEMP, os limiares máximos encontrados devem ser de até 105 dB NPS. Na suspeita de síndrome da deiscência do canal semicircular superior (SDCSS), deve-se realizar pesquisa de limiar dos VEMP, pois esse parâmetro normalmente se encontra reduzido.[1,45]

Dessa forma, na interpretação dos VEMP, ausência de respostas, valores prolongados de latência, respostas com limiares anormais e assimetria de amplitude interaural são consideradas respostas alteradas.[1]

Aplicações clínicas dos exames de VEMP

Os VEMP vêm sendo cada vez mais utilizados na testagem da função otolítica em pacientes com vertigem ou desequilíbrio, como auxiliares no diagnóstico, prognóstico e/ou monitoramento da DM, da neurite vestibular (NV), do Schwannoma vestibular (SV), da SDCSS e da vertigem postural paroxística benigna (VPPB).[1,28] Os VEMP devem estar preservados na ataxia cerebelar, na neuropatia e na síndrome da arreflexia vestibular (Canvas).[46]

Pode-se encontrar diferentes achados nos resultados do cVEMP, em decorrência dos diferentes estágios patológicos do sáculo na evolução da DM. Assim, nos estágios precoces, pode-se observar amplitudes aumentadas, em decorrência de uma hipersensibilidade do sáculo causada pela dilatação sacular. E, nos estágios tardios, as amplitudes podem estar atenuadas, como resultado da dilatação do sáculo e da atrofia do epitélio sensorial, ou ausentes, na presença de um colapso no epitélio sensorial da membrana sacular. Dessa forma, o cVEMP pode ser útil no diagnóstico precoce e no monitoramento dos estágios da DM.[47] Com relação aos achados do oVEMP, na DM pode-se verificar menores taxas de respostas, amplitudes diminuídas e limiares mais elevados que indivíduos sem essa doença.[48]

A NV é caracterizada clinicamente por um episódio de vertigem prolongada associada a hipofunção vestibular periférica unilateral e pode afetar todo o nervo vestibular ou cada divisão do nervo vestibular separadamente.[49] O cVEMP é eficaz para o diagnóstico da NV inferior e o oVEMP para a NV superior, sendo a amplitude o parâmetro mais sensível nesses casos. A prevalência de alterações do oVEMP acontece em torno de 70% dos pacientes em comparação com os 40% do cVEMP.[50,51]

No caso dos schwannomas vestibulares, a ocorrência de alterações nos VEMP é proporcional à dimensão da condição, ou seja, quanto maior o schwannoma, maior a chance de o exame apresentar resultado alterado.[28]

Na SDCSS, o cVEMP apresenta ondas com limiares diminuídos (em torno de 70 dB NAn) e amplitudes aumentadas no lado afetado, apesar de morfologia normal,[4] e o oVEMP apresenta-se com menores limiares e maiores amplitudes que os encontrados no cVEMP, nessa população.[52] Dessa forma, cVEMP e oVEMP mostram-se com respostas alteradas de hiperatividade, como nenhum outro distúrbio vestibular, no mesmo grau.[53]

Estudo recente[54] demonstrou que o uso de estímulos *tone burst* de 4 kHz, para registro do oVEMP, são mais efetivos na detecção de casos de SDCSS. Observou-se correlação de alterações nas amplitudes desse potencial com casos sintomáticos de SDCSS, em detrimento dos casos assintomáticos de SCSS.

Zuniga et al.[55] observaram que as amplitudes do oVEMP são mais sensíveis e específicas que os limiares do cVEMP para o diagnóstico da SDCSS, e os resultados dos limiares do cVEMP mostraram sensibilidade e especificidade entre

80-100% para o diagnóstico de SCDS, enquanto as amplitudes oVEMP apresentaram sensibilidade e especificidade maiores que 90%.

Enquanto as amplitudes e limiares dos VEMP são afetados significativamente, em pacientes com SDCSS a latência e a morfologia não são, o que indica que o sistema vestibular central não é afetado nesse transtorno. Fife et al.[53] recomendaram que os limiares e as amplitudes do cVEMP devem ser utilizados no diagnóstico da SDCSS. Os VEMP podem auxiliar na confirmação dessa condição, considerando a correlação fisiológica dos resultados alterados com os sintomas clínicos e os achados da tomografia computadorizada do osso temporal.[53]

Os VEMP não são necessários para o diagnóstico da VPPB; contudo, podem inferir, possivelmente, a presença de VPPB secundária a outros distúrbios vestibulares,[28] como a disfunção otolítica entre as orelhas afetada e não afetada. Esse achado pode ser detectado pelo aumento na razão de assimetria de amplitude no oVEMP e pode auxiliar no prognóstico dessa doença otológica, uma vez que disfunções utriculares podem estar associadas a maior recorrência da VPPB.[56]

VIDEO HEAD IMPULSE TEST (VHIT)

Procedimentos para a realização do vHIT

Para a realização do vHIT, o paciente deve estar sentado em uma cadeira não rotatória, e instruído a manter o olhar fixo no ponto localizado à sua frente, ajustado ao nível dos olhos, a aproximadamente 1 m (realizado com o ICS-Impulse da Otometrics)[15,16,18,57] ou 1,5 m (realizado com o EyeSeeCam da Interacoustics),[16,18,58] enquanto o examinador se posiciona atrás do paciente e, manualmente, aplica uma sequência de curtos e rápidos movimentos cefálicos – 10 a 20 impulsos para cada lado,[16,57] de maneira imprevisível (em relação à direção e ao tempo) e aleatória, de baixa amplitude (10-20°), alta aceleração (1.000-2.500°/s^2) e velocidade (100-250°/s para CSC verticais e 150-250°/s para CSC horizontais), por alguns minutos. Primeiramente, para a esquerda ou a direita, no plano horizontal, para estimular os CSC horizontais, e, posteriormente, no plano vertical, para estimular os CSC verticais (Figura 6).[15,16,19,57,58]

Os movimentos oculares decorrentes da estimulação são captados e registrados por meio de uma câmera acoplada em óculos, que devem ficar bem ajustados à cabeça. Inicialmente é realizada uma calibração padrão do sinal de posição do olho,[15,16,19,57,58] sendo o sistema A (EyeSeeCam da Interacoustics) calibrações separadas (primeiro dos CSCs laterais e em seguida dos CSCs verticais), e o sistema B (ICS-Impulse da Otometrics), o que permite a calibração de todos os seis CSC.[15,16]

Em geral, para o vHIT horizontal, as mãos do avaliador são posicionadas em cima da cabeça do paciente, ou em cada lado do rosto, na linha da mandíbula. Dessa forma, o paciente é menos propenso a antecipar a direção do impulso da cabeça quando a posição da cabeça inicial está na linha média com os impulsos direcionados lateralmente.[19] Cuidado para não tocar na alça ou cabo dos óculos, objetivando evitar qualquer movimento não intencional destes. Assim, orienta-se posicionar os polegares na mastoide e outros dedos na mandíbula.[16,19,59]

Para avaliação dos pares sinérgicos dos canais verticais, primeiramente a cabeça do paciente é deslocada para a direita do plano mediano da cabeça (LARP – *left anterior and right posterior* SCC/AEPD – CSC anterior esquerdo e CSC

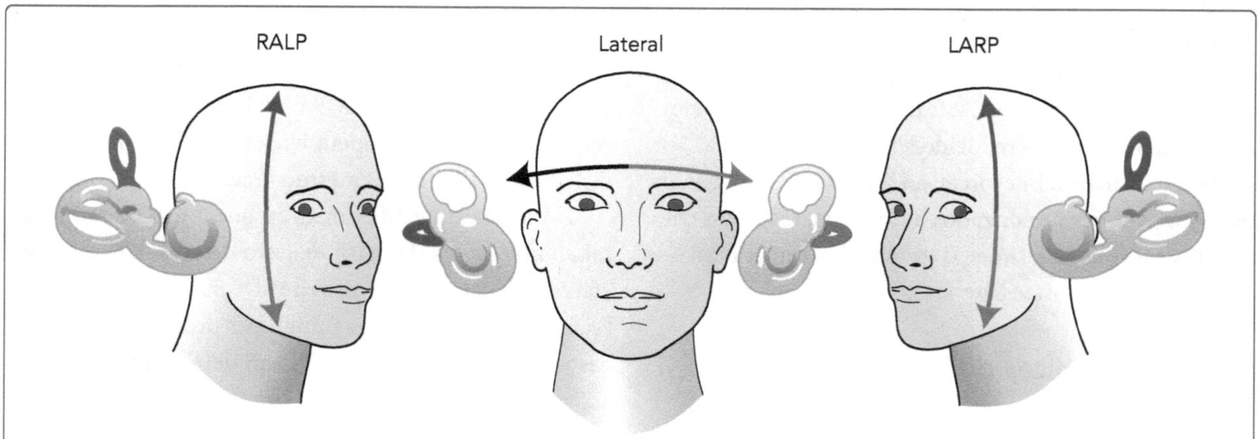

FIGURA 6 Ilustração das orientações da cabeça e dos olhos durante o vHIT.
LARP: *left anterior and right posterior*; RALP: *right anterior and left posterior*; vHIT: *Video Head Impulse Test*.
Fonte: captura de tela do aplicativo gratuito para iPhone (AVOR) desenvolvido pelo Dr. Hamish G. MacDougall, Laboratório de Pesquisa Vestibular, Escola de Psicologia, Universidade de Sydney, Sydney, NSW, Austrália.

posterior direito), ou à esquerda (RALP – *right anterior and left posterior* SCC / ADPE – CSC anterior direito e CSC posterior esquerdo), aproximadamente 30-45 graus em relação ao alvo fixado ao centro[15,60] (Figura 6). O examinador posiciona a mão dominante sobre o topo da cabeça e a mão não dominante sob o queixo, movimenta a cabeça para a frente e para baixo (estimula o CSC anterior) e movimenta a cabeça para trás (estimula o CSC posterior).[15,16,60]

O *software* rastreia e analisa o movimento dos olhos relativo ao movimento da cabeça, permitindo identificar sacadas compensatórias/corretivas durante (encobertas) e após (evidentes) o movimento cefálico. Além disso, permite quantificar, de forma objetiva e não invasiva, o ganho do RVO para cada CSC, individualmente.[12,61]

Para o correto cálculo do ganho do RVO, após a conclusão do teste, muitas vezes é necessário remover manualmente o ruído adicional e/ou artefatos que o *software* não detectou e não removeu automaticamente, constatando assim as ondas consideradas "aceitas".[16,19,59,61]

Existem vários fabricantes de sistemas vHIT. Alguns dos sistemas vHIT incluem o ICS Impulse e EyeSeeCam, além do Sinapsis vHIT, e VHIT Ulmer, Firefly MV, Point Gray Research Inc e Vorteque, Micromedical.[18] Os dois primeiros são os mais difundidos, bastante semelhantes em *design*, fornecem um par de óculos de proteção leve, que contém uma câmera de alta velocidade para o registro dos movimentos dos olhos e um sensor que mede a velocidade da cabeça,[13,16,22] sendo o EyeSeeCam (Sistema A – Figura 7) binocular e o ICS Impulse (Sistema B – Figura 8) monocular.[16,18]

Alguns fatores podem influenciar na obtenção das respostas do vHIT, necessitando claramente da colaboração do paciente, e que o examinador esteja familiarizado, em especial, com o ruído potencial e/ou artefatos.[60] Dessa forma, cuidados são imprescindíveis. Na Figura 9 todos os registros foram aceitos durante a avaliação.[59]

É importante interagir com o paciente durante todo o exame.[60] Deve-se orientar a não mover a cabeça no decorrer deste, mantendo os músculos do pescoço relaxados,[15,16] e evitar piscar os olhos durante o impulso da cabeça.[59,60] Para otimização do exame, todos os movimentos da cabeça devem ser aplicados pelo examinador (o impulso passivo da cabeça é mais sensível para identificar o déficit do RVO, em vez de impulso ativo).[62,63] Se necessário, oferecer uma pausa entre os impulsos individuais da cabeça para superar esse problema.

Importante apresentar acuidade visual que permita a fixação em um ponto à distância de 1-1,5 m. Determinar se ambos os olhos são igualmente adequados para registrar os movimentos oculares, decidir qual olho é ideal para registrar tais movimentos (se eles não forem igualmente bons). Nem todos os equipamentos vHIT têm a opção de registrar os movimentos do olho esquerdo (uso do sistema A) ou direito (uso do sistema A e B); prestar atenção especial à área ao redor dos olhos, e tomar as devidas precauções se o paciente tiver uma ou as duas pálpebras caídas.[16]

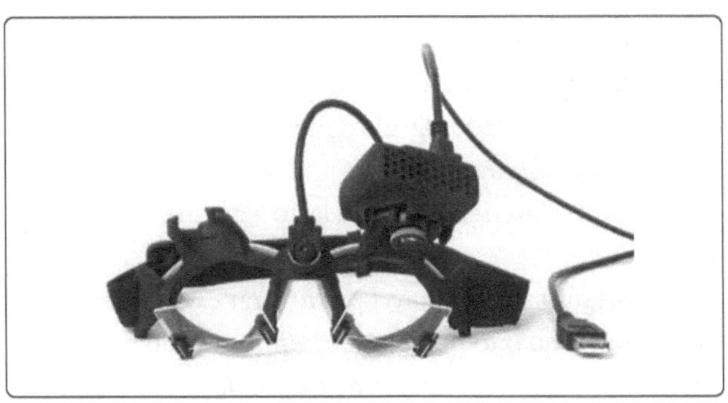

FIGURA 7 EyeSeeCam da Interacoustics.

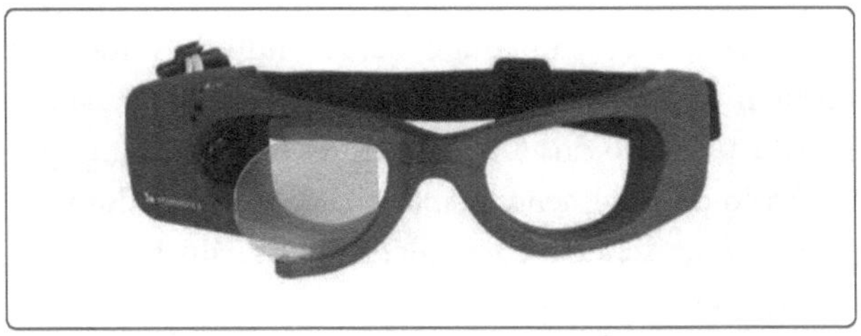

FIGURA 8 ICS-Impulse da Otometrics.

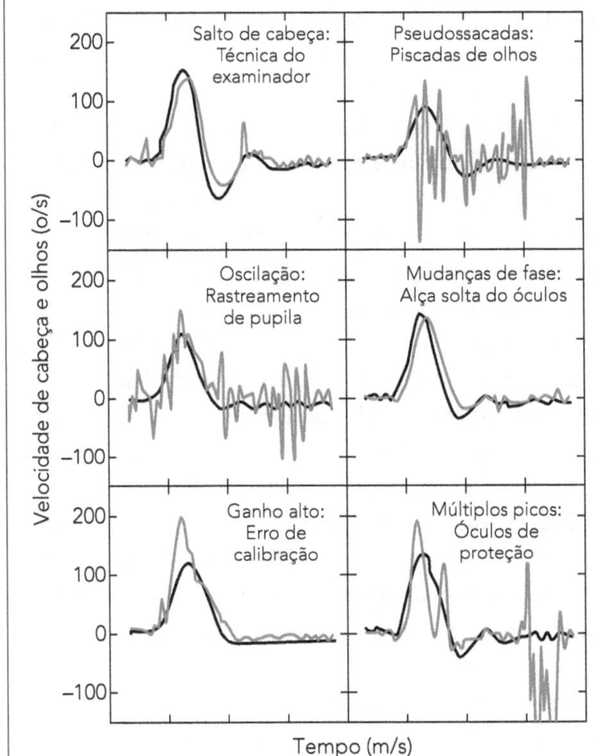

FIGURA 9 Possíveis tipos de artefatos.

O artefato da pálpebra obscurecendo brevemente a imagem da pupila é observado com mais frequência durante a avaliação dos CSC anteriores (caracterizado por um traço de movimento ocular bifásico) do que dos CSC posteriores,[13] sendo recomendado que as pálpebras sejam presas com fita adesiva.[11]

Os movimentos oculares devem ser avaliados, realizando-se um exame de movimento ocular grosseiro (nos planos horizontal e vertical) para descartar qualquer paralisia muscular do olho,[59,60] bem como observar se há algum nistagmo espontâneo ou induzido pelo olhar que possam comprometer o exame.[16]

O tamanho das pupilas deve ser avaliado em uma sala bem iluminada (minimiza o tamanho da pupila), observando-se a configuração daquelas. Além disso, deve-se observar se os cílios são muito longos e remover qualquer maquiagem, que pode interferir no rastreamento da pupila.[16]

Esses fatores podem causar artefatos de gravação não detectados pelo *software*, podendo influenciar negativamente a confiabilidade dos resultados da avaliação. O treinamento dos examinadores é, portanto, imprescindível para minimizar a influência negativa dessas variáveis a fim de propiciar o bom registro do exame.[16]

Especialmente em crianças muito pequenas, com relativamente pouca atenção,[16] deve-se considerar o número de impulsos necessários para alcançar resultados confiáveis, reduzindo a dois no caso de traços livres de artefatos; o tempo para avaliação é mais longo (aproximadamente 20 minutos para o vHIT horizontal); mais ensaios são necessários para obter um número fixo de respostas válidas; calibração adaptada; além da dificuldade em obter impulso de cabeça a velocidade maior que 100°/s; e limitação para ajustar adequadamente os óculos de proteção.[24,61,64]

O vHIT é contraindicado em pacientes com história de cirurgia no pescoço ou hérnia cervical, porque os impulsos da cabeça aplicados podem piorar essas condições, além de restringir o movimento passivo de cabeça durante o exame. Além disso, paralisia dos músculos oculares, estrabismo ou malformação na pupila podem comprometer os resultados do vHIT, mesmo se a função vestibular estiver normal; uma calibração imprecisa ou errada pode influenciar muito na obtenção de resultados confiáveis.[16]

Análise e interpretação das respostas do vHIT

O equipamento vHIT apresenta sensores que detectam e medem os movimentos da cabeça e dos olhos. Para cada movimento realizado pelo examinador (impulso), são geradas duas sinusoides representadas em um gráfico, resultantes desses movimentos. Em sujeitos normais, espera-se que os gráficos sejam iguais, o que resulta no chamado ganho igual a 1. Quando o movimento dos olhos é menor que o movimento realizado pela cabeça, tem-se um ganho abaixo de 1 e um movimento compensatório dos olhos (sacada corretiva) é realizado para levar os olhos de volta ao alvo.[15]

Para auxiliar na análise, a velocidade dos olhos pode ser exibida invertida (Figura 10) e sobreposta (Figura 11) à velocidade da cabeça.[60]

Dessa forma, o vHIT é classificado como normal, atípico ou patológico, com base no valor médio do ganho, e na presença/ausência de sacadas patológicas.[16]

O ganho do RVO é a medida que ilustra até que ponto os movimentos dos olhos (produzido pelo RVO) compensam os movimentos da cabeça, considerado o principal parâmetro de resultado do vHIT. São utilizados diferentes métodos de cálculo de ganho pelos dispositivos disponíveis comercialmente.[16]

O valor médio do ganho do RVO é calculado automaticamente, usando o *software* do dispositivo, dividindo a velocidade do olho (°/s) pela velocidade máxima da cabeça (°/s).[16,61] Na análise do vHIT os valores são considerados normais quando o ganho do RVO está entre 0,8-1,20 para os canais laterais; 0,7-1,20 para os verticais, e a assimetria entre os pares sinérgicos é menor que 20%. A anormalidade pode ser indicada por um ganho do RVO reduzido (função do RVO comprometida, indicativa de hipofunção vestibular) e/ou presença de sacadas corretivas.[16,22]

Se os valores médios do ganho do RVO obtidos para os CSCs horizontal e/ou vertical forem mais elevados que o esperado (> 1,20), recomenda-se executar todas as etapas da avaliação novamente. Altos valores podem não representar verdadeiramente uma alteração vestibular (p. ex., DM),[18] mas podem indicar também: a realização incorreta do exame; a possibilidade de deslizamento dos óculos; calibração deficiente; excessiva proximidade do alvo; ou que o paciente não cooperou totalmente durante a avaliação.[16,18]

O valor do ganho do RVO também é influenciado pela velocidade da cabeça, nesse caso inversamente proporcional (maior velocidade significa menor ganho). Quanto ao uso de óculos do teste, a constatação de ganhos mais elevados requer atenção para o lado em que a câmera é posicionada.[18]

É, portanto, aconselhável padronizar essas variáveis na clínica, tanto quanto possível. Se nenhum dado normativo estiver disponível, os valores de ganho absoluto abaixo de 0,8 podem ser considerados patológicos.[16]

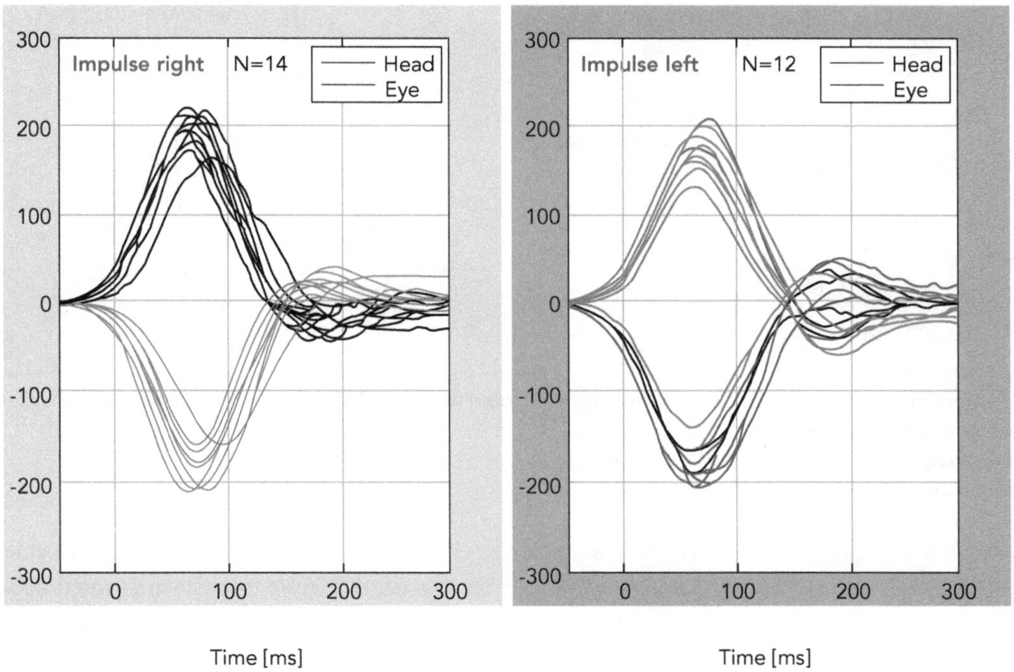

FIGURA 10 EyeSeeCam da Interacoustics.
Fonte: Hougaard e Abrahamsen, 2019.[16]

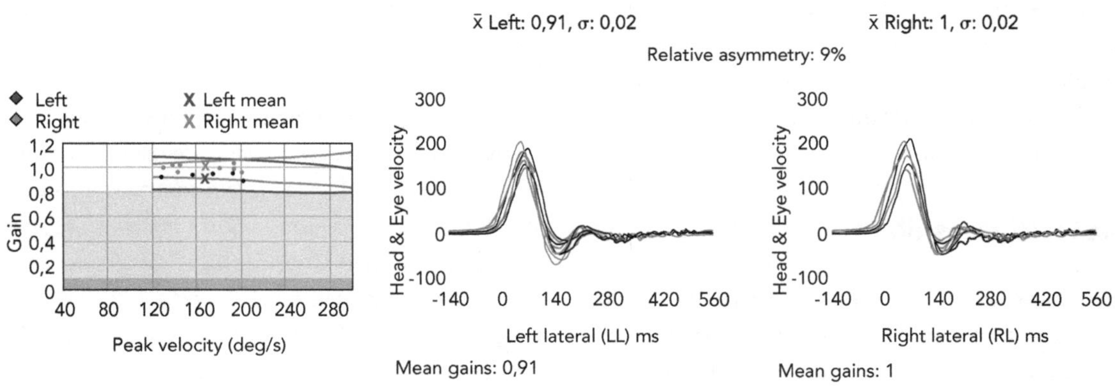

FIGURA 11 ICS-Impulse da Otometrics.
Fonte: Hougaard e Abrahamsen, 2019.[16]

Além do ganho, as sacadas corretivas (patológicas) podem ser outro sinal capaz de revelar alterações no RVO.[65] Estas podem ser de dois tipos: encobertas (*covert*), quando ocorrem durante a rotação da cabeça, e evidentes (*overt*), após a rotação[12,19] (Figura 12).

Os principais parâmetros para a análise das sacadas corretivas são frequência ou percentual de ocorrência, latência, velocidade, direção e amplitude.[16,65]

A frequência é o número de sacadas presentes para cada CSC. As sacadas devem ocorrer em mais de 50% do número total de impulsos cefálicos. A *latência* é utilizada para classificar as sacadas como encobertas e evidentes. As *encobertas* acontecem em uma velocidade média entre 70-100 ms, enquanto as *evidentes* em uma velocidade maior que 100 ms. A *velocidade* deve ter um pico de velocidade da cabeça de, no mínimo, 50%. A *direção* deve estar na mesma direção do RVO. Se as sacadas são representadas na direção oposta, atentar para a possibilidade de presença de nistagmo espontâneo. A *amplitude* das sacadas, durante a avaliação específica dos canais laterias, é considerada alterada quando revelado um valor maior que 100º/s, independentemente do ganho do RVO obtido, ou sacadas as-

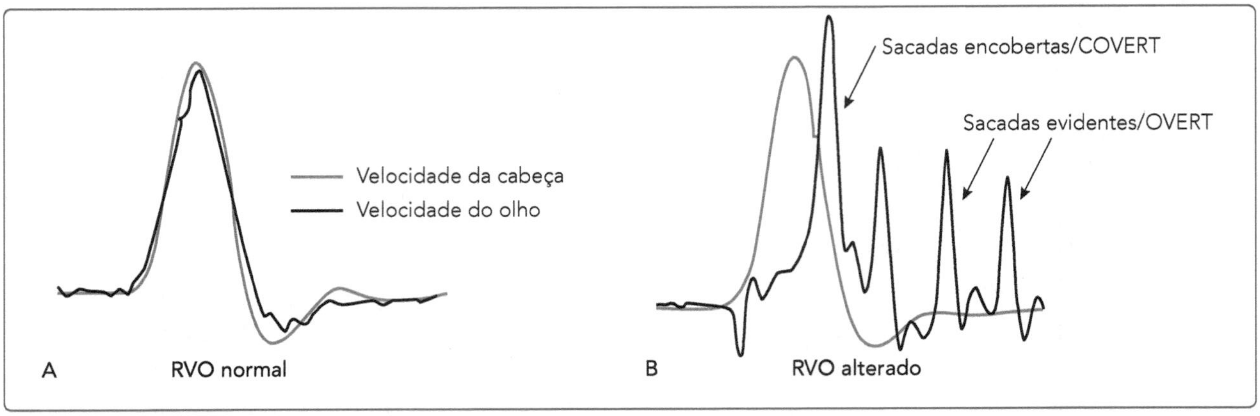

FIGURA 12 A: velocidade de cabeça e de olhos em vHIT normal. B: vHIT alterado com a presença de sacadas corretivas encobertas (covert) e evidentes (overt).
RVO: reflexo vestíbulo-ocular; vHIT: *Video Head Impulse Test*.
Fonte: Welgampola et al., 2019.[60]

simétricas bilateralmente, com diferença entre canais maior ou igual a 40°/s.

O efeito da idade no ganho do RVO é evidenciado de maneira inversamente proporcional: quanto maior a idade, menor o ganho.[19-20] Isso pode ser explicado por perda de células ciliadas e fibras nervosas vestibulares, que ocorre com o aumento da idade.[59] Além disso, maior frequência de sacadas corretivas foi observada com o aumento da idade.[19]

Destarte, recomenda-se que os laboratórios obtenham seus próprios dados normativos, uma vez que o ganho é influenciado pelo tipo de sistema vHIT (monocular *versus* binocular), a velocidade máxima da cabeça e o algoritmo usado para calcular o ganho.[20,60]

Aplicações clínicas do vHIT

A introdução do vHIT, há pouco mais de 10 anos, despertou o interesse clínico em determinar se o vHIT horizontal poderia substituir a PCAL, considerando que ambos são exames que avaliam a função dos CSC horizontais.[58]

O HIT e a PCAL refletem a atividade de células ciliadas tipo I e tipo II, respectivamente. As fibras nervosas do tipo I, localizadas no centro da cúpula ampular (CA) (com fibras aferentes irregulares), têm um alto ganho em respostas de alta frequência, enquanto as do tipo II, localizadas na periferia da CA (com fibras aferentes regulares), têm um alto ganho em respostas de baixa frequência.[66] Diferenças no resultado podem ser atribuídas ao tipo de disfunção de célula ciliada que está sendo estimulada. Um ou ambos os tipos de células podem estar comprometidos, dependendo da doença e de suas condições.[58]

A inclusão rotineira do vHIT na bateria de exame vestibular e o desempenho deste, antes da prova calórica, têm o potencial de diminuir o tempo de exame, diminuir os custos, aumentar a participação do paciente e diminuir a carga geral de teste imposta em uma proporção relativamente substancial de pacientes encaminhados para avaliação vestibular.[67]

Recomenda-se iniciar a avaliação pelo vHIT, em suspeita de disfunção vestibular, principalmente no período inicial da doença, quando ainda não ocorreu a compensação vestibular.[67] Se os resultados de vHIT se apresentarem alterados, a PCAL não será obrigatória. No entanto, em caso de resultado normal no vHIT, a realização da PCAL é aconselhável.[68]

A PCAL provavelmente será mais útil que o vHIT em algumas patologias vestibulares de origem periférica, em particular a DM,[21,69] e de origem central, como a migrânea vestibular (MV).[69] *(Para maiores informações sobre o assunto, consultar o Capítulo 22, "Avaliação vestibular: vectoeletronistagmografia".)*

Em estudo realizado por Blödow et al.,[69] a DM revelou uma prevalência maior de assimetria em PCAL (67%) que o vHIT (37%), enquanto a MV foi associada com prevalência de assimetria de 22% e 9% na PCAL e vHIT, respectivamente. Nos pacientes com MV, sugerindo que sua fisiopatologia é de origem central, e assim está associada a hipofunções vestibulares no nível de tronco encefálico. Os resultados do vHIT podem complementar outros testes vestibulares, facilitando um conjunto mais completo de diagnósticos dessa doença.[60]

Em 45% dos casos de pacientes com DM, os resultados obtidos no vHIT frequentemente indicam função CSC horizontal normal na presença de respostas calóricas reduzidas (hipofunção vestibular).[12] Essa discrepância se justifica pela diferença de estímulos utilizados para ativar o CSC horizontal em cada exame, sendo as células de baixa frequência altamente comprometidas na PCAL.[69,70]

Uma explicação alternativa é que o mecanismo hidrostático, que impulsiona as respostas calóricas, é alterado em pacientes com DM, reduzindo a PCAL; em contrapartida, mudanças mínimas no RVO acontecem quando ativado pelos estímulos de impulso cefálico de alta aceleração usados para vHIT.[21,71]

A prevalência de alterações no vHIT em pacientes com SV, não tratado, varia entre 33-62%,[72] aumentando para 90% após procedimento cirúrgico.[73] Estudiosos, ao analisarem os parâmetros de anormalidade do vHIT (ganho do RVO reduzido, sacadas encobertas e evidentes), constataram 90% de vHIT alterado em comparação com a resposta alterada na PCAL (62%) nos casos de SV.[73]

No pós-operatório de SV, constatou-se uma diminuição do ganho do RVO horizontal ipsilateral, permanecendo reduzido durante 5 dias; o contralateral retornou à linha de base pré-operatório no 4º dia. As sacadas corretivas foram exclusivamente evidentes com uma latência média de aproximadamente 193 ms, no 1º-3º dia pós-operatório, diminuindo a latência para 134 ms (sacadas encobertas) no 5º dia.[59]

Estudiosos constataram uma correlação significativa da PCAL com o tamanho do tumor e o nível de audição, mas não do vHIT, indicando este ser um teste complementar à PCAL.[72] Em contrapartida, Alabib e Saliba[18] apontaram que tumores maiores tendem a estar associados a um ganho do RVO reduzido no vHIT. Pacientes com SV e perda auditiva apresentaram ganho do RVO reduzido do lado acometido para os três CSC, com prevalência de 61,7, 36,2 e 56,5% para os CSC lateral, anterior e posterior, respectivamente.

Em pacientes com VPPB, o vHIT mostrou resultados normais. Como se trata de uma doença de origem mecânica, não compromete o ganho do RVO.[60,74]

A sensibilidade do vHIT para a NV aumenta até 86,7% e especificidade de 100%, enquanto a PCAL é de 40 e 65%, respectivamente.[68]

A NV compromete principalmente a divisão superior do nervo vestibular em 85% dos casos e do nervo vestibular inferior em 15%.[75] Em pacientes com NV, geralmente o ganho do RVO dos CSC horizontal e anterior estão reduzidos unilateralmente, e as sacadas corretivas estão presentes. No entanto, a função do CSC posterior se apresenta normal.[19]

Quando o vHIT é usado em conjunto com o VEMP, é possível diferenciar o comprometimento entre os ramos superior e inferior do nervo vestibular, ou ambos.[76]

É crescente o interesse do uso de vHIT no diagnóstico diferencial das disfunções vestibulares periféricas agudas (como a NV) das centrais, decorrentes de patologias que comprometem o sistema nervoso central (SNC), como o acidente vascular cerebral (AVC) cerebelar ou de tronco encefálico.[60]

Mantokoudis et al.[59] relataram que o uso do vHIT sozinho resultou em sensibilidade de 88%, e especificidade de 92% para pacientes com AVC da artéria cerebelar posteroinferior; no entanto, o uso de ganho do RVO, por si só, aumentou o risco de classificação incorreta dos pacientes com AVC da artéria cerebelar anteroinferior, caso em que uma disfunção vestibular aguda central está associada a um vHIT positivo. Os autores mostraram que a sensibilidade do vHIT (88%) é superior à da ressonância magnética, nas primeiras 48 horas, para diferenciar lesões periféricas (ganho do RVO reduzido) de lesões centrais (ganho de RVO normal). A presença de zumbido, perda auditiva (não evidente nos casos de NV); a presença de nistagmo central (nistagmo horizontal bidirecional evocado pelo olhar ou nistagmo vertical ou torcional espontâneo); a redução bilateral de ganhos do RVO e menores sacadas corretivas no vHIT são algumas características atípicas que podem levantar suspeitas de uma causa central.[69]

Apesar de o vHIT ainda não ser indicado, rotineiramente, na avaliação de pacientes com patologias centrais, investigações do RVO nessa população são necessárias, uma vez que comprometimento desse reflexo é evidenciado quando as vias vestibulares centrais são acometidas.[77-82]

CONSIDERAÇÕES FINAIS

Os exames de VEMP têm sido cada vez mais utilizados, nos centros clínicos de todo o mundo, na testagem da função otolítica em pacientes com vertigem ou desequilíbrio.

Juntamente com os VEMP, o vHIT integra a avaliação dos órgãos vestibulares periféricos, com contribuição clínica na análise da função dos 6 canais semicirculares, individualmente, de forma rápida, objetiva e indolor. A prova calórica continua sendo uma ferramenta valiosa na avaliação dos canais semicirculares laterais. Esses exames são complementares, visto que avaliam grupos de células diferentes e em frequências distintas; no entanto, com o advento do vHIT, iniciar a avaliação nas suspeitas de disfunção vestibular por esse procedimento é uma recomendação.

Dessa forma, o diagnóstico adequado dos distúrbios do equilíbrio depende de uma boa avaliação clínica, para melhor determinação dos exames necessários, a fim de analisar o comprometimento funcional do sistema vestibular periférico e/ou central, e assim determinar a melhor terapêutica.

REFERÊNCIAS BIBLIOGRÁFICAS

1. Murofushi T. Vestibular evoked myogenic potential. World J Otorhinolaryngol. 2014;4(2):6-11.
2. Papathanasiou ES, Murofushi T, Akin FW, Colebatch JG. International guidelines for the clinical application of cervical vestibular evoked myogenic potentials: an expert consensus report. Clin Neurophysiol. 2014;125(4):658-66.
3. Todd NP, Rosengren SM, Aw ST, Colebatch JG. Ocular vestibular evoked myogenic potentials (oVEMPs) produced by air- and bone-conducted sound. Clin Neurophysiol. 2007;118(2):381-90.
4. Colebatch JG, Halmagyi GM, Skuse NF. Myogenic potentials generated by a click-evoked vestibulocollic reflex. J Neurol Neurosurg Psychiatry. 1994;57(2):190-7.
5. Rosengren SM, Todd NP, Colebatch JG. Vestibular-evoked extraocular potentials produced by stimulation with bone-conducted sound. Clin Neurophysiol. 2005;116(8):1938-48.
6. Govender S, Dennis DL, Colebatch JG. Vestibular evoked myogenic potentials (VEMPs) evoked by air- and bone-conducted stimuli in vestibular neuritis. Clin. Neurophysiol. 2015;126(10):2004-13.
7. Halmagyi G, Curtíos I. Pruebas de función otolítica. Rev Med Univ Navarra. 2003;47(4):29-37.
8. Burkard RF, Eggermont JJ, Don M. Auditory evoked potentials: basic principles and clinical application. Philadelphia: Lippincott Williams & Wilkins; 2007.
9. Todd NP, Rosengren SM, Colebatch JG. Ocular vestibular evoked myogenic potentials (OVEMPs) produced by impulsive transmastoid accelerations. Clin Neurophysiol. 2008;119(7):1638-51.
10. Rosengren S, Welgampola M, Colebatch J. Vestibular evoked myogenic potentials: past, present and future. Clin Neurophysiol. 2010;121(5):636-51.
11. Halmagyi GM, Chen L, MacDougall HG, Weber KP, McGarvie LA, Curthoys IS. The video head impulse test. Front Neurol. 2017;8(258):1-23.
12. MacDougall HG, Weber KP, McGarvie LA, Halmagyi GM, Curthoys IS. The video head impulse test: diagnostic accuracy in peripheral vestibulopathy. Neurology. 2009;73(14):1134-41.
13. Macdougall HG, Mcgarvie LA. Application of the vídeo head impulse test to detect vertical semicircular canal dysfunction. Otol Neurotol. 2013;34(6):974-9.
14. Agrawal Y, Schubert MC. Evaluation of quantitative head impulse testing using search coils versus video-oculography in older individuals. Otol Neurotol. 2014;35(2):283-8.
15. Chawla A, Abdurahiman R, Chokkalingam V. The Video Head Impulse Test: our experience in 45 cases. Indian J Otolaryngol Head Neck Surg. 2018;70(4):498-504.
16. Hougaard DD, Abrahamsen ER. Functional testing of all six semicircular canals with Video Head Impulse Test Systems. J Vis Exp. 2019;18(146):59012.
17. Lopez C, Blanke O. Nobel Prize centenary: Robert Barany and the vestibular system. Curr Biol. 2014;24(21):R1026-28.
18. Alhabib SF, Saliba I. Video head impulse test: a review of the literature. Eur Arch Otorhinolaryngol. 2017;274(3):1215-22.
19. Riska KM, Murnane OD. The Video Head Impulse Test. Dizziness and Vertigo Across the Lifespan. 2019;105-117.
20. Burgess AM, Weber KP, Curthoys IS. The Video Head Impulse Test (vHIT) of semicircular canal function: age-dependent normative values of VOR gain in healthy subjects. Front Neurol. 2015;8(6):154.
21. Rambold HA. Economic management of vertigo/dizziness disease in a county hospital: video-head-impulse test vs. caloric irrigation. Eur Arch Otorhinolaryngol. 2015;272(10):2621-8.
22. Cleworth TW, Carpenter MG, Honegger F, Allum JHJ. Differences in head impulse test results due to analysis techniques. J Vestib Res. 2017;27(2-3):163-72.
23. Cremer PD, Halmagyi GM, Aw ST, Curthoys IS, McGarvie LA, Todd MJ, et al. Semicircular canal plane head impulses detect absent function of individual semicircular canals. Brain. 1998;121:699-716.
24. Ulmer E, Chays A. Head impulse test: an analytical device. Ann Otolaryngol Chir Cervicofac. 2005;122(2):84-90.
25. Halmagyi GM, Curthoys IS. A clinical sign of canal paresis. Arch Neurol. 1988;45(7):737-9.
26. Imai T, Sekine K. Comparando a precisão da vídeo-oculografia e o sistema de bobina de busca escleral no olho humano análise de movimento. Auris Nasus Larynx. 2005;32:3-9.
27. Ito K, Karino S, Murofushi T. Effect of head position on vestibular evoked myogenic potencials with toneburst stimuli. Acta Oto-Laryngol. 2007;127(1):57-61.
28. Rosengren SM, Colebatch JG, Young AS, Govender S, Welgampola MS. Vestibular evoked myogenic potentials in practice: methods, pitfalls and clinical applications. Clin Neurophysiol Pract. 2019;26;(4):47-68.
29. Basta D, Todt I, Ernst A. Normative data for P1/N1: latencies of vestibular evoked myogenic potencials induced by air- or bone-conducted tone bursts. Clin Neurophysiol. 2005;116(9):2216-9.
30. Chihara Y, Iwasaki S, Ushio M, Murofushi T. Vestibular-evoked extraocular potentials by air-conducted sound: another clinical test for vestibular function. Clin Neurophysiol. 2007;118(12):2745-51.
31. Park HJ, Lee IS, Shin JE, Lee YJ, Park MS. Frequency-tuning characteristics of cervical and ocular vestibular evoked myogenic potentials induced by air-conducted tone bursts. Clin Neurophysiol. 2010;121(1):85-9.
32. Dennis DL, Govender S, Chen P, Todd NP, Colebatch JG. Differing response properties of cervical and ocular vestibular evoked myogenic potentials evoked by air-conducted stimulation. Clin Neurophysiol. 2014;125(6):1238-47.
33. Taylor RL, Bradshaw AP, Halmagyi GM, Welgampola MS. Tuning characteristics of ocular and cervical vestibular evoked myogenic potentials in intact and dehiscent ears. Audiol Neurootol. 2012;17(4):207-18.
34. Piker EG, Jacobson GP, Burkard RF, McCaslin DL, Hood LJ. Effects of age on the tuning of the cVEMP and oVEMP. Ear Hear. 2013;34(6):e65-73.
35. Rauch SD, Zhou G, Kujawa SG, Guinan JJ, Herrmann BS. Vestibular evoked myogenic potentials show altered tuning in patients with Ménière's disease. Otol Neurotol. 2004;25(3):333-8.
36. Sandhu JS, Low R, Rea PA, Saunders NC. Altered frequency dynamics of cervical and ocular vestibular evoked myogenic potentials in patients with Ménière's disease. Otol Neurotol. 2012;33(3):444-9.
37. Winters SM, Berg IT, Grolman W, Klis SF. Ocular vestibular evoked myogenic potentials: frequency tuning to air-conducted acoustic stimuli in healthy subjects and Ménière's disease. Audiol Neurootol. 2012;17(1):12-9.
38. Murofushi T, Matsuzaki M, Wu C. Short tone burst-evoked myogenic potencials on the sternocleidomastoid muscle: are these potentials also of vestibular origin? Arch Otolaryngol Head Neck Surg. 1999;125(6):660-4.
39. Wang SJ, Jaw FS, Young YH. Ocular vestibular-evoked myogenic potentials elicited from monaural versus binaural acoustic stimulations. Clin Neurophysiol. 2009;120(2):420-3.
40. Rosengren SM. Effects of muscle contraction on cervical vestibular evoked myogenic potentials in normal subjects. Clin Neurophysiol. 2015;126(11):2198-206.
41. Hall JW. New handbook for auditory evoked responses. Boston: Pearson Education; 2006.

42. Nguyen KD, Welgampola MS, Carey JP. Test-retest reliability and age-related characteristics of the ocular and cervical vestibular evoked myogenic potential tests. Otol Neurotol. 2010;31(5):793-802.
43. Iwasaki S, McGarvie LA, Halmagyi GM, Burgess AM, Kim J, Colebatch JG, et al. Head taps evoke a crossed vestibulo-ocular reflex. Neurology. 2007;68(15):1227-9.
44. Iwasaki S, Smulders YE, Burgess AM, McGarvie LA, Macdougall HG, Halmagyi GM, et al. Ocular vestibular evoked myogenic potentials in response to bone-conducted vibration of the midline forehead at Fz: a new indicator of unilateral otolithic loss. Audiol Neurootol. 2008;13(6):396-404.
45. Welgampola MS, Oluwaseun AM, Minor L, Carey J. Vestibular-evoked myogenic potential thresholds normalize on plugging superior canal dehiscence. Neurology. 2008;70(6):464-72.
46. Rust H, Peters N, Allum JHJ, Wagner B, Honegger F, Baumann T. VEMPs in a patient with cerebellar ataxia, neuropathy and vestibular areflexia (Canvas). J Neurol Sci. 2017;15(378):9-11.
47. Young Y, Huang T, Cheng P. Assessing the stage of Menière's disease using vestibular evoked myogenic potentials. Arch Otolaryngol Head Neck Surg. 2003;129(8):815-8.
48. Winters SM, Campschroer T, Grolman W, Klis SF. Ocular vestibular evoked myogenic potentials in response to air-conducted sound in Ménière's disease. Otol Neurotol. 2011;32(8):1273-80.
49. Strupp M, Brandt T. Vestibular neuritis. Semin Neurol. 2009;29:509-19.
50. Taylor RL, McGarvie LA, Reid N, Young AS, Halmagyi GM, Welgampola MS. Vestibular neuritis affects both superior and inferior vestibular nerves. Neurology. 2016;87(16):1704-12.
51. Chihara Y, Iwasaki S, Murofushi T, Yagi M, Inoue A, Fujimoto C, et al. Clinical characteristics of inferior vestibular neuritis. Acta Otolaryngol. 2012;132(12):1288-94.
52. Rosengren SM, Halmagyi GM, Colebatch JG. Vestibular hypersensitivity to sound in superior canal dehiscence: large, evoked responses in the legs produce little postural sway. Clin Neurophysiol. 2008;119(7):1674-82.
53. Fife TD, Colebatch JG, Kerber KA, Brantberg K, Strupp M, Lee H, et al. Practice guideline: cervical and ocular vestibular evoked myogenic potential testing: Report of the Guideline Development, Dissemination, and Implementation Subcommittee of the American Academy of Neurology. Neurology. 2017;89(22):2288-96.
54. Tran ED, Swanson A, Sharon JD, Vaisbuch Y, Blevins NH, Fitzgerald MB, et al. Ocular vestibular-evoked myogenic potential amplitudes elicited at 4 kHz optimize detection of superior semicircular canal dehiscence. Front Neurol. 2020;25(11):879.
55. Zuniga MG, Janky KL, Nguyen KD, Welgampola MS, Carey JP. Ocular versus cervical VEMPs in the diagnosis of superior semicircular canal dehiscence syndrome. Otol Neurotol. 2013;34(1):121-6.
56. Oya R, Imai T, Takenaka Y, Sato T, Oshima K, Ohta Y, Inohara H. Clinical significance of cervical and ocular vestibular evoked myogenic potentials in benign paroxysmal positional vertigo: a meta-analysis. Eur Arch Otorhinolaryngol. 2019;276(12):3257-65.
57. Li Z, Wang H, Wang H, Yu D. Quantitative Analysis of Saccade Gain in Video Head Impulse Testing. Otolaryngology – Head and Neck Surgery. 2020;163(4):799-805.
58. Shugyo M, Ito T, Shiozaki T, Nishikawa D, Ohyama H, Fujita H, et al. Comparison of the video head impulse test results with caloric test in patients with Meniere's disease and other vestibular disorders. Acta Otolaryngol. 2020;140(9):728-35.
59. Mantokoudis G, Tehrani AS, Wozniak A, Eibenberger K, Kattah JC, Guede CI, et al. VOR gain by head impulse video-oculography differentiates acute vestibular neuritis from stroke. Otol Neurotol. 2015;36(3):457-65.
60. Welgampolaa MS, Taylora RL, Halmagyia MG. Video Head Impulse Testing. Lea J, Pothier D (eds.). Vestibular disorders. Adv Otorhinolaryngol Basel Karger. 2019;82:56-66.
61. CurthoysI S, Manzari L. Clinical application of the head impulse test of semicircular canal function. Hear Balance Commun. 2017;15(3):113-26.
62. Black RA, Halmagyi GM, Thurtell MJ, Todd MJ, Curthoys IS. The active head-impulse test in unilateral peripheral vestibulopathy. Arch Neurol. 2005;62(2):290-3.
63. Haggerty SE, King WM. The interaction of pre-programmed eye movements with the vestibulo-ocular reflex. Front Syst Neurosci. 2018;9(12):4.
64. Hamilton SS, Zhou G, Brodsky JR. Video head impulse testing (VHIT) in the pediatric population. Int J Pediatr Otorhinolaryngol. 2015;79(8):1283-7.
65. Abrahamsen ER, Christensen AE, Hougaard DD. Intra- and interexaminer variability of two separate Video Head Impulse Test Systems assessing all six semicircular canals. Otol Neurotol. 2018;39(2):e113-e122.
66. Hullar TE, Della Santina CC, Hirvonen T, Lasker DM, Carey JP, Minor LB. Responses of irregularly discharging chinchilla semicircular canal vestibular-nerve afferents during high-frequency head rotations. J Neurophysiol. 2005;93(5):2777-86.
67. Altunay ZO, Ozkarakas H. Comparison of the efficacy of Video Head Impulse and Bi-Thermal Caloric Tests in vertigo. Ear Nose Throat J. 2020;26:145561320962597.
68. Bartolomeo M, Biboulet R, Pierre G, Mondain M, Uziel A, Venail F. Value of the video head impulse test in assessing vestibular deficits following vestibular neuritis. Eur Arch Otorhinolaryngol. 2014;271(4):681-8.
69. Blödow A, Heinze M, Bloching MB, von Brevern M, Radtke A, Lempert T. Caloric stimulation and video-head impulse testing in Ménière's disease and vestibular migraine. Acta Otolaryngol. 2014;134(12):1239-44.
70. Merchant SN, Velázquez-Villaseñor L, Tsuji K, Glynn RJ, Wall C 3rd, Rauch SD. Temporal bone studies of the human peripheral vestibular system: normative vestibular hair cell data. Ann Otol Rhinol Laryngol Suppl. 2000;181:3-13.
71. McGarvie LA, Curthoys IS, MacDougall HG, Halmagyi GM. What does the dissociation between the results of video head impulse versus caloric testing reveal about the vestibular dysfunction in Ménière's disease? Acta Otolaryngol. 2015;135(9):859-65.
72. Blödow A, Blödow J, Bloching MB, Helbig R, Walther LE. Horizontal VOR function shows frequency dynamics in vestibular schwannoma. Eur Arch Otorhinolaryngol. 2015;272(9):2143-8.
73. Batuecas-Caletrio A, Santacruz-Ruiz S, Muñoz-Herrera A, Perez-Fernandez N. The vestibulo-ocular reflex and subjective balance after vestibular schwannoma surgery. Laryngoscope. 2014;124(6):1431-5.
74. Halmagyi GM, Macdougall H. Video head impulse test diagnoses vestibulotoxicity. Otolaryngol Head Neck Surg. 2012;147(2):95.
75. Kim JS, Kim HJ. Inferior vestibular neuritis. J Neurol. 2012;259(8):1553-60.
76. Magliulo G, Gagliardi S, Ciniglio Appiani M, Iannella G, Re M. Vestibular neurolabyrinthitis: a follow-up study with cervical and ocular vestibular evoked myogenic potentials and the video head impulse test. Ann Otol Rhinol Laryngol. 2014;123(3):162-73.
77. Barona-Lleo L, Zulueta-Santos C, Murie-Fernandez M, Pérez-Fernández N. Recent onset disequilibrium mimicking acute vestibulopathy in early multiple sclerosis. Am J Otolaryngol. 2014;35(4):529-34.

78. Zuma e Maia F, Luis L. Inferior peduncle lesion presenting with bilaterally impaired vestibular responses to horizontal and posterior head impulses. Laryngoscope. 2015;125(10):2386-7.
79. Luis L, Costa J, Muñoz E, de Carvalho M, Carmona S, Schneider E, et al. Vestibulo-ocular reflex dynamics with head-impulses discriminates spinocerebellar ataxias types 1, 2 and 3 and Friedreich ataxia. J Vestib Res. 2016;26(3):327-34.
80. Almutairi A, Christy JB, Vogtle L. Vestibular and oculomotor function in children with cerebral palsy: a scoping review. Semin Hear. 2018;39(3):288-304.
81. Garg H, Dibble LE, Schubert MC, Sibthorp J, Foreman KB, Gappmaier E. Gaze stability, dynamic balance and participation deficits in people with multiple sclerosis at fall-risk. Anat Rec (Hoboken). 2018;301(11):1852-60.
82. Hougaard DD, Hestoy DH, Højland AT, Gaihede M, Petersen MB. Audiological and vestibular findings in subjects with melas syndrome. J Int Adv Otol. 2019;15(2): 296-303.

24

AVALIAÇÃO VESTIBULAR NA CRIANÇA

Yara Aparecida Bohlsen
Maria da Glória Canto de Sousa

INTRODUÇÃO

A disfunção vestibular ou vestibulopatia nas crianças é mais comum do que se pensa, mas sua etiologia é diferente da dos adultos. Na população infantil apresenta um comprometimento mensurável no que diz respeito ao comportamento motor, que é controlado pelo sistema vestibular, como controle postural, oculomotor e orientação espacial.

A vestibulopatia é uma afecção que provoca uma série de sinais e sintomas, tais como falta de equilíbrio, dificuldade de andar no escuro, alterações na postura corporal e na coordenação motora, tontura, vertigem, náusea e vômito, acometendo crianças e adolescentes[1,2] e interferindo no comportamento psicológico e no rendimento escolar.[3] Os pacientes podem, ainda, desenvolver hábitos e posturas durante a escrita, por exemplo, apresentar posições cefálicas anormais durante o ato de escrever, distorcer o tamanho e o peso do próprio corpo e dos objetos à sua volta.[4]

A inabilidade com movimentos de coordenação e a ausência de percepção da posição espacial pela criança parecem explicar alguns transtornos de aprendizagem.[4] A inaptidão para realizar certos exercícios físicos e a prática de esportes nas vestibulopatias na infância serve de alerta aos professores, pais e familiares. Além dos sinais e sintomas citados, os distúrbios de linguagem também devem ser valorizados,[5] uma vez que são influenciados por dificuldades motoras, de aprendizagem e pelas habilidades de leitura.

Para que se obtenha um diagnóstico de vestibulopatia na população infantil, é importante compreender e reconhecer não só os vários quadros clínicos mas também saber como avaliar para tratar a criança. Nesse sentido, atrasos na aquisição das habilidades motoras e incapacidade de aprendizagem são evidentes nas crianças com disfunção vestibular, motivo pelo qual se presume a importância de estudar o envolvimento do déficit vestibular no começo da vida, permitindo selecionar e interpretar testes para uma adequada intervenção infantil.[6]

Neste capítulo será abordada a tontura na população pediátrica e sua repercussão no aprendizado, com vistas a apresentar um panorama do impacto da tontura na vida escolar, além de orientar sobre como proceder em uma avaliação vestibular infantil, o que é de extrema importância no manejo da semiologia e da qualidade de vida dessa população.

DESENVOLVIMENTO DO SISTEMA VESTIBULAR

O sistema vestibular funcional integra os sistemas vestíbulo-ocular e vestibuloespinal, sendo cada qual representado por tarefas e método de testes distintos. O sistema vestíbulo-ocular se encarrega de estabilizar a visão, pela acuidade e pelo desenvolvimento da capacidade espacial visual e perceptiva, enquanto o sistema vestibuloespinal é responsável pelos reflexos labirínticos que ajudam no controle do tônus muscular, necessários para os primeiros marcos da aquisição motora, a exemplo de rolar, ficar de pé e sentar-se. Nessa perspectiva, é sabido que indivíduos com déficit no sistema vestibular desde o nascimento ou o início da vida apresentam dificuldades na capacidade motora e/ou visuoespacial, ou ambas.[6]

Em função da dificuldade de relato de queixa de vertigem ou tontura na infância, uma possível presença de comprometimento vestibular deixa de ser investigada, permanecendo essa condição sem intervenção adequada. Invariavelmente esse fato decorre de as crianças não conseguirem, muitas vezes, descrever seus sintomas, ou mesmo pelo fato de os pais acharem que elas são "normais".[6]

Do ponto de vista da neuroplasticidade, é importante destacar que o momento da lesão influencia na recuperação neural e comportamental, sendo as mudanças do substrato neural das crianças pequenas diferentes das dos adultos, do ponto de vista funcional.[6]

Pesquisadores referem que a experiência de uma dada postura é crítica para o desenvolvimento do controle postural; que entre 3-6 anos surge a função somatossensitiva do controle postural; e que nas crianças maiores, e com menos de 7 anos e meio, a função dos sistemas visual e vestibular ainda é imatura. Essa afirmativa sugere que o amadurecimento dos sistemas sensoriais individuais e os mecanismos de integração sensorial contribuem para o controle postural.[7]

O início do controle postural ocorre a partir dos 6 anos nas crianças do sexo masculino, e dos 5 anos, nas do sexo feminino, o que requer certa atenção, uma vez que o desenvolvimento do controle postural é importante para o desenvolvimento psicossocial da criança.[8]

Segundo Riach e Starke, assim como os adultos, as crianças conseguem diminuir as oscilações com a fixação visual. Crianças com idades entre 3-5 anos apresentam números elevados de sacadas durante a tentativa de fixação visual quando comparadas às crianças maiores e aos adultos. Tais investigadores ponderam que o aumento no nível de sacadas se dá em função da incapacidade de fixação visual ou mesmo da tentativa de melhorar sua estabilidade.[9]

Os distúrbios oculomotores podem influenciar a compreensão da leitura, a percepção espacial, a sucessão e a progressão do campo visual em movimento. A imaturidade motora provoca dificuldade na organização da atividade simbólica e no reconhecimento automático das letras, bem como de seus conjuntos significativos.[10]

O amadurecimento funcional dos sistemas visual e vestibular continua até os 15 anos com as seguintes observações:

- Apesar de a eficácia do sistema visual no controle postural ser menos madura do que o sistema proprioceptivo antes dos 7 anos e meio, ela é uma fonte dominante de informações para a posição ortostática.
- No primeiro ano de vida os mecanismos vestíbulo-oculares estão intactos e maduros.
- O mecanismo vestibuloespinal continua se desenvolvendo até os 15 anos.
- O desenvolvimento da capacidade de integração sensorial, exigida para o controle postural, ocorre entre 7-15 anos.

O déficit de qualquer sistema na capacidade de processamento central irá impedir o desenvolvimento, além do fato de que a descoberta de que a contribuição funcional do sistema vestibular, para o controle oculomotor, amadurece no período de um ano. Isso implica dizer que a eficácia do controle postural não é igual à dos adultos até a fase da adolescência, indicando que os dois sistemas, motor e vestibular, amadurecem em ritmos diferentes e funcionam separadamente.[6]

VESTIBULOPATIA NA INFÂNCIA

As vestibulopatias na infância são um tema controverso, entretanto vêm ganhando cada vez mais destaque. Sua prevalência varia entre 5-18%,[11] podendo estar subestimada, uma vez que a forma como ela é relatada pelas crianças é muito diferente da dos adultos, podendo ir desde a vertigem rotatória até queixas de alterações da visão, cefaleias, atraso motor ou dificuldades na aprendizagem.[12]

A doença vestibular na população pediátrica tem assumido cada vez mais notória importância.[13] O reconhecimento dos diferentes sinais e sintomas nos pacientes em idade pediátrica é primordial para o adequado diagnóstico e tratamento. Nesse sentido, destaca-se algum desconhecimento por parte dos profissionais, sobretudo da comunidade médica, acerca das vestibulopatias nessa idade.[12]

Estudo indica que a vertigem na criança não é rara, entretanto, geralmente não é levada ao conhecimento do otorrinolaringologista, por se entender sua natureza transitória, sua sintomatologia vaga e pelo equívoco de associá-la a determinadas condições comportamentais.[1]

Nos bebês e crianças pequenas, a vertigem pode cursar com outros sinais e sintomas somáticos, por exemplo, ficar no canto do berço, cair no chão e chorar, vomitar e cobrir a cabeça com as mãos.[14]

Diferentes são as etiologias nas vestibulopatias infantis, pois as disfunções vestibulares periféricas na infância apresentam incidência similar à dos adultos.[5] A maioria das causas é benigna e tratável,[11] a exemplo de otite média com efusão, enxaqueca vestibular, traumatismo cranioencefálico,[12,15] vertigem recorrente da infância, cinetose, labirintites, vertigem posicional, insuficiência vertebrobasilar, neurites, fístula labiríntica, doença de Ménière, entre outras.[16] Embora a otite média com efusão seja descrita na literatura como a principal causa de disfunção vestibular nessa faixa etária, existem outras causas que devem ser consideradas.[12] Ressalta-se que as crianças com histórico de otites médias em fase pré-escolar também experimentam quadros de disfunção vestibular e atraso no desenvolvimento neuropsicomotor.[6]

A vertigem recorrente da infância traz um quadro clínico que se caracteriza pela presença de crises vertiginosas súbitas acompanhadas de mal-estar, palidez, náuseas, êmese ou nistagmo horizonto-rotatório, deixando as crianças muito assustadas durante as crises. Esse tipo de afecção é muito comum na faixa etária entre 2-12 anos. As crianças frequentemente apresentam cinetose e comumente atraso na aquisição de linguagem ou mau rendimento na escola.[1]

A cinetose, conhecida também como mal de movimento, é caracterizada pelo aparecimento de mal-estar, náuseas, sonolência, êmese, fraqueza e/ou tontura em determinadas posições do corpo, sobretudo na exposição a certos estímulos visuais. As manifestações podem ser desencadeadas a partir de alguns meios de transporte, como o aéreo, o aquático ou o terrestre, além de brinquedos em movimento, tais como gira-gira, balanço, gangorra, e ainda atrações de parques como roda-gigante, carrossel, montanha-russa, simuladores de voo, entre outros. A intensidade das manifestações clínicas é muito variável e vai depender da sensibilidade individual, das características do estímulo e do estado emocional.

A cinetose resulta da combinação de dois componentes diferentes: incongruência das informações sensoriais, que em dado momento convergem em nível central, e liberação excessiva de acetilcolina nos núcleos vestibulares, produzindo certa confusão ou perda da orientação espacial. Em crianças menores esses sintomas são mais exacerbados, podendo aparecer na forma de transtorno postural e de cefaleia. À medida que o sistema vestibular amadurece, o transtorno postural diminui em gravidade, aumentando os sintomas neurovegetativos.[17]

Do ponto de vista social e emocional, as repercussões das tonturas na infância são deletérias, uma vez que podem influenciar o desenvolvimento acadêmico, o sono, desencadear o isolamento afetivo e fobias.[18] A experiência clínica demonstra entre essas repercussões, com maior frequência, queixas dos pais quanto às alterações do sono – como terror noturno em crianças menores de 5 anos, bem como enurese noturna, provavelmente pelo medo da tontura ao levantar-se da cama –, além das dificuldades escolares nas crianças maiores.

Questionários têm sido utilizados como principal método de coleta de dados para estimar a prevalência da tontura.[19]

Existe uma variabilidade de instrumentos que avaliam a vertigem e/ou tontura e suas consequências incapacitantes na qualidade de vida, entretanto poucos são destinados à população infantojuvenil. Nesse sentido, o *Dizziness Handicap Inventory Child and Adolescent* (DHI/CA) e o *Dizziness Handicap Inventory Child and Adolescent Short Form* (DHI-CA/SF) vêm trazer a possibilidade de avaliar os sintomas e seu impacto na qualidade de vida das crianças e adolescentes nos domínios físico, funcional e emocional. Ambos foram elaborados a partir da adaptação do *Dizziness Handicap Inventory* (DHI).[20,21] *(Para maiores informações sobre o assunto, consultar o Capítulo 21, "Uso de questionários na audiologia".)*

Formigoni[22] elencou os sinais e sintomas mais comuns na infância relacionados às alterações vestibulares, tais como:

- Sintomas até os 3 anos: a criança chora menos no berço; ocorrência do fenômeno de cabeça pendente; distúrbios do sono; náuseas e vômitos intensos; medo de altura; atraso no desenvolvimento motor e de linguagem; dificuldade em se manter em pé, hipotonia e medo do escuro.
- Sintomas após os 3 anos: distúrbios do sono; tonturas, náuseas e vômitos; cefaleias; medo de altura; alterações do comportamento (inquietação, desconcentração e distração); crises de pânico; cinetose; atraso escolar; dificuldades em realizar exercícios corporais de equilíbrio.

TONTURA E APRENDIZADO ESCOLAR

É sabido que "danos no sistema vestibular no nascimento ou na primeira infância podem impactar significativamente o desenvolvimento de uma criança".[23] Nessa perspectiva, a disfunção vestibular em crianças gera prejuízos no desenvolvimento motor, equilíbrio e habilidades de leitura, ou seja, atraso de desenvolvimento motor e da linguagem escrita ou falada.

A incapacidade de aprendizagem e o atraso no desenvolvimento da habilidade de marcha e equilíbrio nas crianças com vestibulopatia já são bem documentados, sobretudo naquelas mais novas e com comprometimento coclear ou evidência de hipofunção vestibular.[6]

A aprendizagem e o desenvolvimento cognitivo da criança estão associados à exploração do mundo ao seu redor. Tomando como referência a atividade motora, ela assume particular relevância, uma vez que está associada à conscientização de si mesma, à percepção do corpo e dos objetos, de espaço e tempo.[24]

É importante que as alterações de coordenação motora fina, como também a relação entre as alterações percepto-visomotoras e o desempenho da leitura nas crianças, sejam compreendidas quando da avaliação e do diagnóstico vestibular infantil.[25,26]

Na rotina clínica são observadas crianças com dificuldades atencionais tanto visuais quanto auditivas, possivelmente pela dificuldade de acompanhar a professora, em seu campo visual, na sala de aula, de fazer cópias, de transcrever lições escritas na lousa, de ler as lições do livro, escrever e concentrar-se. Isso porque essas atividades exigem integridade das funções oculomotoras e das interligações vestibulares.[27]

A maioria dos exames complementares de diagnóstico utilizados em adultos se aplica às avaliações em crianças. Entretanto, são necessárias adaptações quanto à sua execução, assim como dos valores de normalidade.[28,29] Apesar da evolução tecnológica nos meios diagnósticos, a história clínica e o exame objetivo são o ponto de partida fundamental para estabelecer uma hipótese diagnóstica. Importante ressaltar que as hipóteses de diagnóstico nas crianças são diferentes das dos adultos, pois existem doenças que são exclusivas dessa idade.[19,30-32]

Ressalta-se que as crianças têm uma capacidade excepcional de compensar o déficit vestibular, o que pode diminuir a ocorrência de sintomas significativos, enquanto um adulto seria mais sintomático para uma doença igualmente grave. Essa capacidade pôde inclusive ser observada na experiência clínica das autoras, durante as sessões de reabilitação vestibular em crianças.

AVALIAÇÃO DO EQUILÍBRIO NA CRIANÇA

Como foi citado anteriormente, as crianças que apresentam tontura têm dificuldade em relatá-la em razão da variedade de sintomas[11,33] e da presença das sensações neurovegetativas, o que não torna fácil o diagnóstico.[4,16] Outras vezes, a criança é submetida, inicialmente, a outros tipos de avaliações e tratamentos em virtude da inter-relação que existe entre as disfunções vestibulares e as dificuldades motoras, ou ainda os distúrbios de aprendizagem e as alterações de comportamento.

A evolução tecnológica permitiu significativos avanços nos meios diagnósticos, o que fez com que a avaliação instrumentalizada tenha sido ofertada no mercado entre o rol de ferramentas diagnósticas. Entretanto, aliado a isso, é imprescindível que o diagnóstico ainda se baseie, principalmente, na história do paciente e no exame físico. Nessa perspectiva, esse é o ponto de partida fundamental para estabelecer uma hipótese diagnóstica na idade pediátrica, que é diferente da do adulto.

Os testes a serem selecionados dependerão da colaboração da criança – sendo difícil realizá-los antes dos 5 anos –, entretanto a sensibilidade, a experiência e o conhecimento do examinador são os diferenciais para uma avaliação adequada, sendo possível avaliar crianças em idades menores.

Os testes da função labiríntica em bebês[22] podem ser divididos em específicos e inespecíficos de estimulação labiríntica. Os inespecíficos avaliam as alterações das funções relacionadas com reflexos de equilíbrio no bebê desde o nascimento e incluem reflexo de rotação brusca de cabeça em decúbito dorsal, reflexo tônico-cervical e reflexo de Moro. As respostas reflexas alteradas ou ausentes merecem ser investigadas, pois podem indicar entre suas possíveis causas uma disfunção labiríntica. Já os testes específicos de estimulação labiríntica são: teste de aceleração vertical; teste dos olhos de boneca; estimulações rotatórias de 360 graus; prova rotatória pendular decrescente (PRPD); e estimulação com água a 25°C com aplicação da água no meato acústico externo. A seguir é descrito cada um dos testes.

- No teste de aceleração vertical, o examinador apoia a criança em seus braços, em decúbito dorsal horizontal, e faz uma rápida flexão dos joelhos, provocando um rápido deslocamento da criança no sentido vertical para baixo. É esperado que a criança tenha uma reação de abertura dos braços, seguida de pronação e supinação das mãos.
- No teste dos olhos de boneca, o examinador segura a criança, na altura das axilas, na posição vertical, e faz uma rotação de 90 graus, observando se ocorre movimento ocular no sentido oposto ao movimento corporal, com posterior movimento dos olhos para o sentido oposto. A resposta é esperada até a segunda semana de vida em bebês nascidos a termo e até 3 meses quando prematuros.
- As estimulações rotatórias de 360 graus também são um teste específico, no qual o examinador, com o bebê no colo, de frente para ele, dá dez voltas em 20 segundos. Um assistente deve cronometrar a duração do nistagmo no sentido horário (H) e anti-horário (AH). É

esperado que haja simetria nas respostas. Serão consideradas como simetria de respostas as diferenças até 30% entre os sentidos de rotação.

- A prova rotatória pendular decrescente (PRPD) registra o nistagmo por meio da eletronistagmografia (ENG). Nessa prova, colocam-se óculos escuros no bebê para evitar a luminosidade. Deve-se observar a simetria, por meio da frequência nistágmica nos dois sentidos (H e AH).
- Pode ser realizada, ainda, a estimulação com água a 25°C no meato acústico externo do bebê por meio de uma seringa durante 30 segundos, registrando a resposta do nistagmo, com ENG, com a criança de olhos fechados, nas duas orelhas. É esperada a simetria das respostas, que poderão ser de baixa frequência e amplitude elevada. Alterações de morfologia no nistagmo poderão ser observadas também.

Formigoni[22] e Kimoto[34] relataram que após os 4 anos já é possível realizar as provas vestibulares semelhantes às do adulto. A experiência da prática clínica das autoras demonstra essa possibilidade em algumas crianças a partir dos 3 anos. Para tanto, é preciso ter muita paciência e criatividade, a fim de manter a atenção da criança em cada prova do exame. Observa-se que a preocupação dos pais com a irrigação da orelha na prova calórica, por exemplo, muitas vezes deixa a criança mais ansiosa, não permitindo o término do procedimento. É importante sempre contextualizar as provas relacionando-as a brincadeiras, o que sempre é bem recebido pelas crianças, permitindo, assim, finalizar as provas.

Alguns cuidados devem ser tomados quando da avaliação vestibular na criança, principalmente durante o registro eletronistagmográfico. Além de paciente e cuidadoso, o examinador deve ser experiente na realização do exame tanto em crianças sem queixas vestibulares como em adultos. Deve ser objetivo e perspicaz na realização das provas durante o exame. Brincar com a criança é sempre uma escolha assertiva. Os pais podem acompanhar a criança, no caso de ela se sentir mais segura e confortável. É aconselhável utilizar estimulação calórica a ar, e lembrar que a latência e a velocidade estão aumentadas em virtude da imaturidade do sistema vestibular em função da idade.[34-36]

Os procedimentos utilizados na avaliação vestibular da criança maior, com cerca de 12 anos seguem o protocolo do adulto[36,37] e são realizados conforme a capacidade de compreensão da criança em cada etapa de avaliação. *(Para maiores informações sobre o assunto, consultar o Capítulo 22, "Avaliação vestibular: vectoeletronistagmografia".)*

Anteriormente à execução do exame, os pais devem ser informados quanto às orientações prévias a serem cumpridas pela criança. Essas orientações consistem em não usar por 72 horas medicamentos para cefaleia, tontura, calmantes, relaxantes, refrigerantes à base de cola, energéticos e, por 24 horas, chá, café, chocolate e refrigerante, a fim de evitar possíveis interferências nos movimentos oculares e provas vestibulares, alterando o resultado do exame.[36] No dia do exame, fazer uma refeição leve, mantendo um jejum de 2 horas, para evitar mal-estar após as estimulações. É importante que os pais e a criança fiquem tranquilos, entretanto é imprescindível dar uma breve explicação sobre as etapas do exame. Dependendo da idade da criança, é conveniente que a audiometria e a imitanciometria sejam realizadas previamente ao dia do exame. Esses e os demais exames, tais como emissões otoacústicas, potenciais evocados auditivos do tronco encefálico e potencial miogênico evocado vestibular, realizados anteriormente pela criança, devem ser solicitados pelo examinador.

Na entrevista inicial, os pais são inquiridos sobre questões referentes à gestação, parto, desenvolvimento neuropsicomotor, sinais e sintomas relacionados à audição, cefaleia e equilíbrio corporal, antecedentes mórbidos e familiares e doenças atuais associadas. Como a sintomatologia vestibular infantil muitas vezes não é clara, algumas informações sobre a criança devem ser questionadas com mais detalhes, como as brincadeiras de que ela mais gosta, os tipos de brinquedos que utiliza e os que evita, se tem dificuldade para enxergar as letras na lousa, postura para escrita, se tem algum problema ortopédico e/ou visual, se já sofreu alguma queda e em qual situação, se sente mal-estar em veículos quando em movimento, entre outras. Após a coleta dessas informações, o profissional responsável deverá questionar sobre o cumprimento das orientações prévias por parte da criança a ser avaliada. Há que considerar os aspectos relacionados ao comportamento auditivo da criança, uma vez que, quando da existência de perda auditiva sensorioneural (PASN), não só a função vestibular como também a do equilíbrio encontram-se em subgrupos etiológicos bem heterogêneos. Em geral, as crianças com PASN têm uma habilidade de equilíbrio mais comprometida que seus pares com audição normal.[38]

Durante o exame físico de crianças é preciso ganhar sua confiança antes de iniciar o exame, o que pode ajudar e contribuir para a pesquisa de sinais e sintomas. O exame físico deve começar pela observação do paciente e pela avaliação de sua aparência geral, nível de angústia e manutenção da postura.

Os testes de integração sensorial, tais como Romberg com olhos fechados e abertos e o teste *index*-nariz – realizado também com olhos abertos e fechados –, podem representar o monitoramento do *status* neurológico.[6]

A prova de autorrotação cefálica é fácil de ser realizada, permitindo evidenciar alteração funcional do reflexo vestíbulo-ocular horizontal e vertical. Os testes clínicos são úteis para identificar uma possível hipofunção vestibular.[39] Para avaliação do sistema vestíbulo-ocular, é possível realizar a pesquisa de nistagmo após agitação cefálica e a prova pós-rotatória. Na tentativa de isolar e testar o sistema vestíbulo-ocular são comumente utilizadas a prova calória e a pesquisa do nistagmo per-rotatório.

De acordo com a literatura,[12,17] várias são as provas e testes clínicos utilizados na população pediátrica para o diagnóstico funcional vestibular. São eles:

- Pesquisa de nistagmo espontâneo com lentes de Frenzel.
- Teste do impulso cefálico (TIC).
- Teste de impulso cefálico com vídeo ou *Video Head Impulse Test* (vHIT).
- Oculomotricidade: rastreio ocular e optocinético (à vectoelectronistagmografia – VENG).
- Pesquisa de nistagmo posicional: manobra de Dix-Hallpike e Supino *Head Roll Test.*
- Vertical Visual Subjetiva (VVS).
- Teste de Acuidade Visual Dinâmica.
- Posturografia Dinâmica Computadorizada.
- Testes calóricos e rotacionais (à VENG).
- Teste de Unterberger: para avaliar o equilíbrio dinâmico.
- Teste de Romberg, Romberg-Barré e Fournier: para avaliar o equilíbrio estático. São realizados por meio do teste de apoio unipodal, avaliando o equilíbrio em quatro posições diferentes: apoio com a perna direita com os olhos abertos e fechados e apoio com a perna esquerda com os olhos abertos e fechados.
- Potencial miogênico evocado vestibular (*Vestibular Evoked Miogenic Potential* - VEMP): para avaliação da função otolítica.

A avaliação do equilíbrio e da qualidade de vida, por meio de escalas, também é medida que contribui para o diagnóstico e o prognóstico para a reabilitação vestibular. A seguir estão elencadas algumas escalas:

- Versão brasileira da *Pediatric Balance Scale* (BERG): avaliação do equilíbrio.
- Escala *Balance Error Scoring Systems*: avaliação do equilíbrio.
- Escala de Equilíbrio e Mobilidade de Tinetti; velocidade da marcha com o teste *Timed Up and Go* (TUG).
- Escala Pediátrica de Equilíbrio (EEP): avaliação do equilíbrio dinâmico.
- Escala Visual Analógica (EVA): avaliação do grau de intensidade da tontura.
- Teste de Proficiência Motora de Bruininks-Oseretsky (BOT-2): avaliação do equilíbrio.
- DHI/CA: avaliação do impacto da tontura na qualidade de vida da criança e adolescente.
- DHI-CA/SF: avaliação do impacto da tontura na qualidade de vida da criança e adolescente.

Pediatric Reach Test (PRT): avaliação do equilíbrio. *(Para maiores informações sobre o assunto, consultar os Capítulos 8, "Audiometria tonal liminar e de altas frequências", 12, "Medidas de imitância acústica: timpanometria e reflexos acústicos", 15, "Potencial evocado auditivo de tronco encefálico", 22, "Avaliação vestibular: vectoeletronistagmografia", e 23, "Potencial miogênico evocado vestibular e Video Head Impulse Test: avanço tecnológico na avaliação vestibular".)*

Testes da função vestibular na criança acima de 5 anos

Neste item daremos ênfase à vestibulometria com o uso de equipamentos digitais.

Segundo a Interamerican Association of Pediatric Otorhinolaryngology (IAPO), o exame da criança com tontura se dá a partir da realização de algumas provas. Faz-se necessária, primeiramente, a realização da avaliação audiológica básica, que compreende o audiograma tonal liminar com ou sem reforço visual, dependendo da idade da criança, ou de grau de desenvolvimento, medidas de imitância acústica, além dos testes objetivos, como potencial auditivo evocado de tronco encefálico.[38] A bateria de testes inclui, ainda, o teste-padrão do *equilíbrio estático e dinâmico*, por meio dos testes de Romberg, Untenberger e da marcha pé ante pé feita em linha reta com o calcanhar de um pé tocando os dedos do outro, inicialmente com os olhos abertos e depois fechados; de olhos abertos avalia-se a função cerebelar; de olhos fechados o paciente tende a desviar ou "cair" para o lado da lesão vestibular periférica. Auxilia muito, em crianças, tornar a execução dos testes divertida, utilizando jogos tais como saltar e chutar uma bola de futebol, para acessar melhor a função do equilíbrio. A coordenação dos movimentos deve ser avaliada observando-se a criança enquanto anda ou corre, bem como sua postura. A dismetria pode ser demonstrada pelos testes de dedo-nariz e calcanhar-tíbia.[1]

Nistagmo de posição

A pesquisa do nistagmo de posição na criança deve seguir o mesmo procedimento do adulto.[35,36] É interessante iniciar por essa prova, pelo fato de ter uma velocidade mais lenta, não assustando a criança. A utilização da lente ou vídeo de Frenzel poderá auxiliar em crianças maiores, geralmente acima de 7 anos, em que a circunferência cefálica é maior e fica mais fácil de fixar os óculos na cabeça. É muito importante antecipar para a criança as posições às quais será submetida, para que não ocorram surpresas desagradáveis, como o medo de cair da maca durante a avaliação.

A pesquisa do nistagmo posicional pode ser realizada por meio da manobra de Dix-Hallpike[40] e/ou pela manobra de deitar-se em decúbito lateral ou *side-lying test*,[41] para observação do acometimento dos canais semicirculares verticais. Para avaliação dos canais semicirculares horizontais, é realizada a manobra de girar a cabeça (Supino *Head Roll Test*).[38] A avaliação dos resultados obtidos nessa prova deve ser a mesma da aplicação em adultos.

Estudo recente realizado em 203 crianças mostra a importância de realizar essas manobras em crianças, pois se obteve 49% de resultados compatíveis com vertigem posicional paroxística benigna (VPPB) primária ou associada a outras disfunções vestibulares.[42]

Vectoeletronistagmografia digital

A análise de cada etapa do exame deverá seguir os valores de referência para crianças, relacionados à marca do equipamento utilizado durante a avaliação. Pelo fato de ainda não se terem parâmetros de referência para crianças brasileiras em uma população significativa para padronização, é aconselhável seguir os resultados obtidos nos "grupos controle" das pesquisas científicas realizadas em nosso meio.[3,32,35,42] Cabe ressaltar a importância de realizar pesquisas com provas instrumentalizadas em crianças em nosso país, para que se possam valorizar as medidas quantitativas com maior segurança e precisão.

Deve-se observar se a criança possui alguma alteração ocular que possa interferir nos parâmetros de medida.

Nas provas com os olhos fechados é importante manter uma conversação, fazer perguntas ou brincadeiras verbais adequadas à faixa etária e interessantes para a criança, a fim de propiciar a desinibição cortical e de diminuir a ansiedade ou resistência. Algumas crianças têm de permanecer com os olhos fechados, principalmente as menores de 5 anos.

Importância da avaliação dos movimentos oculares sacádicos na criança

Anormalidades no controle voluntário da sacada têm sido observadas em muitas desordens do desenvolvimento, tais como a dislexia, dificuldades de aprendizagem, hiperatividade e déficit de atenção.[27,43-50]

O movimento ocular necessário para uma leitura exige movimentos alternados das sacadas e períodos de fixação dos olhos. Inicia-se com uma sacada que percorre 8-10 palavras mescladas com períodos de fixação ocular e finaliza com uma longa sacada para reiniciar uma nova linha. Acompanhar a professora, em seu campo visual, na sala de aula, fazer cópias, transcrever lições escritas na lousa, ler as lições do livro, escrever e concentrar-se são atividades que exigem integridade das funções oculomotoras e das interligações vestibulares.[46]

Pesquisadores analisaram os parâmetros dos movimentos oculares sacádicos, na VENG digital, em 60 crianças com transtorno do processamento auditivo central (TPAC), com ou sem disfunção da habilidade de resolução temporal. Verificaram que crianças com disfunção dessa habilidade diferem das crianças sem essa disfunção quanto à precisão das sacadas, tanto fixas como randomizadas, podendo, assim, interferir na atividade de leitura e escrita dessas crianças. A prevalência de alterações das sacadas fixas e randomizadas à VENG digital em crianças com TPAC justifica a inclusão sistemática da avaliação desses movimentos oculares no atendimento fonoaudiológico.[27,51]

Ventura et al.[45] compararam os parâmetros da oculomotricidade na VENG digital, encontrados em crianças com queixas de distúrbios de aprendizagem, especificamente de leitura e escrita, com crianças sem queixas. Foi observada diferença entre os grupos nos parâmetros de velocidade dos movimentos sacádicos randomizados, o que pode sugerir uma possível ineficiência do controle do SNC sobre os movimentos rápidos dos olhos.

Calibração dos movimentos oculares por meio dos movimentos sacádicos fixos

Algumas crianças necessitam de treinamento prévio para a execução adequada dessa prova. Pela experiência clínica das autoras, não tem sido difícil a aplicação das provas oculomotoras com os equipamentos digitais em crianças, pois estas associam as luzes aos jogos em celulares e *videogames*.

Um estudo realizado com crianças brasileiras revelou diferenças significantes nos movimentos sacádicos, quanto à latência, quando comparados aos limites de referência em adultos.[32]

Movimentos oculares sacádicos aleatórios

Os movimentos sacádicos são registrados ao acompanhamento visual de um alvo que se move com padrão fixo e randomizado. Os parâmetros de avaliação nessa prova são as medidas de latência, velocidade e precisão das sacadas.

O sistema sacádico de movimentação ocular tem como objetivo posicionar a imagem de um alvo sobre a fóvea. As sacadas são movimentos de refixação dos olhos, tendo velocidades de até 500°/s. A velocidade é diretamente proporcional ao tamanho da sacada, porém nem sempre está sob controle voluntário. Algumas delas são automáticas ou reflexas, por exemplo, em resposta a um som ou alvo visual inesperado, e outras podem ser voluntárias, em resposta a comandos externos, por exemplo, "olhar para a direita ou a esquerda". A produção de sacadas lentas pode indicar lesões na formação reticular do tronco encefálico, ou da musculatura ocular. A precisão alterada das sacadas (hipo ou hipermetria) sugere afecção cerebelar.[44] Alterações da velocidade sacádica poderiam ser atribuídas à função anormal dos neurônios de descarga na formação reticular pontina. O cerebelo parece ter uma função específica no controle da precisão da sacada. Quanto à latência, sua alteração poderia refletir anormalidade em qualquer local da via visual aferente ou da via eferente geradora do movimento ocular sacádico.[45]

Com a introdução da VENG digital na avaliação da função vestibular, novos parâmetros de medida (latência, velocidade e precisão) dos movimentos oculares sacádicos foram introduzidos na análise desse tipo de registro. Torna-se, assim, necessária a realização de pesquisas que forneçam parâmetros de referência dessas medidas, com indivíduos em diferentes faixas etárias, por serem achados úteis na confirmação de lesões aparentes e na detecção de desordens subclínicas do sistema nervoso central (SNC), uma vez que os achados periféricos se dão por exclusão.

Nistagmo espontâneo

O surgimento do nistagmo, nessa prova, deve ser analisado de forma semelhante ao do adulto.

Nistagmo direcional ou semiespontâneo

Na presença do nistagmo direcional, é importante identificar se ele é unidirecional, bidirecional ou multidirecional. Assim como no adulto, as características desse nistagmo podem sugerir alterações periféricas na fase aguda da crise vertiginosa, ou central na fase crônica. Na criança é muito importante chamar a atenção para que ela fixe o olhar no estímulo visual, pois a tendência a dispersar o foco de atenção é maior que no adulto.

Rastreio pendular

Essa prova avalia o sistema visual de perseguição, que envolve a fóvea e vias corticais e subcorticais.[36]

Nas provas de movimentos oculares persecutórios (rastreio e optocinético) é importante certificar-se de que a criança está atenta ao movimento do estímulo visual ou se está olhando em outras direções.

Nistagmo optocinético

Nessa prova, a presença de assimetria entre os sentidos H e AH, deve ser considerada a possibilidade de crise labiríntica ou nistagmo congênito.

Segundo pesquisadores, houve um ganho menor no rastreio pendular com perseguição lenta, e um ganho maior no nistagmo optocinético – nas crianças hígidas – quando comparadas aos padrões de referência em adultos.[32]

Nistagmo per-rotatório ou prova rotatória pendular decrescente

A execução do procedimento na prova rotatória pendular decrescente (PRPD) é semelhante à do adulto. Essa prova é de fundamental importância na criança, pois avalia se há simetria de respostas dos labirintos. Observar o posicionamento da cabeça da criança durante o registro é muito importante, pois as crianças tendem a elevar a cabeça e abrir os olhos. O mau posicionamento da cabeça pode fazer com que os canais semicirculares (CSC) verticais sejam influenciados pela resposta dos horizontais.

Essa prova avalia se o sistema vestibular periférico está em compensação labiríntica, pela análise de simetria de respostas entre os diferentes CSC, por meio da frequência nistágmica ou da medida da velocidade angular da componente lenta (VACL). A ausência de resposta dos CSC verticais com a presença dos horizontais pode sugerir comprometimento central, que deverá ser minuciosamente investigado. É aconselhável realizar o registro de sintomas neurovegetativos apresentados pela criança durante a estimulação.

É de fundamental importância explicar para a criança que ela terá a sensação de girar por um tempo breve. É necessário manter a conversação durante e após a estimulação, e pode-se associar a sensação provocada a alguma brincadeira compatível com sua idade, como o gira-gira ou brinquedos que existem nos parques de diversão.

Nistagmo pós-calórico (prova calórica)

A prova calórica avalia cada labirinto separadamente, podendo fornecer, em alguns resultados, informações sobre a orelha acometida, o tipo de disfunção e sugerir, em certos casos, o tipo de lesão (se periférica ou central).[36,52]

É fundamental que a criança se mantenha na posição ideal de estimulação, posição I de Brünnings, a fim de se estimularem corretamente os CSC horizontais. A explicação da prova de forma adaptada à idade da criança antes da estimulação é fundamental para que ela aceite o estímulo calórico. As atividades mentais de conversação com a criança durante o registro pós-estimulatório devem ser voltadas para sua área de interesse e o contexto em que está inserida, para que se possam obter respostas sem inibição cortical.

Como na PRPD, deve-se realizar o registro do nistagmo pré-calórico, para que se possa analisar posteriormente a possível influência deste no resultado do exame.

Essa prova pode ser realizada com água ou ar, porém a experiência clínica dos profissionais executantes demonstra que a irrigação a ar nas crianças é mais bem tolerada do que a água, por provocar reações neurovegetativas menos frequentes.[3,35,37,52] No Brasil existem alguns estudos com estimulação a ar em crianças nas temperaturas de 42 e 18ºC,[35,36,45] porém não foram verificadas publicações com as temperaturas de 50 e 24ºC. A literatura recomenda um intervalo de 3 minutos após a estimulação em cada orelha.[35,36,45] A avaliação dos resultados obtidos deverá seguir os parâmetros referenciais de adultos. Como ressaltado anteriormente, as medidas da VACL e dos cálculos de simetria de respostas devem seguir parâmetros encontrados para crianças até 12 anos referidos na literatura.[35,36,45] Após essa idade, espera-se que as respostas aos estímulos sejam semelhantes às encontradas nos adultos.

Nistagmo pós-rotatório ou prova de Báràny

O nistagmo pós-rotatório não faz parte da rotina de avaliação em crianças, exceto em casos de esclarecimento de topodiagnóstico entre lesão de tronco encefálico alto ou baixo.

Após a realização da avaliação da função vestibular, os sintomas apresentados pela criança e os resultados obtidos em cada etapa, em conjunto com a avaliação audiológica da criança, devem ser analisados para identificar disfunções auditivas e/ou vestibulares.

O teste de organização sensorial e o teste calórico são os mais difíceis, especialmente em crianças menores. Entretanto, ambos os testes provaram ser de muito valor na avaliação de crianças com tontura. Já a cadeira giratória, que é um teste de fácil execução e bem tolerado pelas crianças, só elucida os estágios iniciais dos casos de distúrbios vestibulares. Vale ressaltar que esse teste não fornece tantos dados quando a doença está em processo mais crônico. O VEMP é fácil de realizar, mas seus resultados não são específicos. Dentre todos os testes, o posicional é o teste mais facilmente realizado.[17] *(Para maiores informações sobre o assunto, consultar o Capítulo 22, "Avaliação vestibular: vectoeletronistagmografia".)*

Videonistagmografia

A videonistagmografia, que, em geral, substituiu a eletronistagmografia, emprega óculos infravermelhos para registrar os movimentos oculares em uma série de condições clínicas.

O nistagmo espontâneo e posicional, o teste ocular motor, o teste calórico e o teste rotacional costumam estar incluídos na bateria de testes. Só o teste calórico dá informações definitivas sobre a condição de cada labirinto individualmente. É importante ressaltar que em crianças esse instrumento ainda apresenta dificuldades em sua execução, tanto pela dificuldade de fixação visual que elas apresentam, provocando movimentos palpebrais frequentes, como pela adaptação da câmera à criança, já descrita no nistagmo de posição.

Teste rotacional

No teste rotacional os dois labirintos são estimulados simultaneamente. É um teste fisiológico para avaliar o reflexo vestíbulo-ocular, sendo esse movimento de rotação um estímulo natural para os CSC. As principais vantagens na avaliação das crianças são proporcionar menos náusea do que na prova calórica e a possibilidade de sentar a criança no colo dos pais durante o teste. Esse teste gera três parâmetros, a saber:

- Medida de ganho, magnitude da resposta (velocidade ocular) com relação ao estímulo.
- Medida de fase, tempo entre a resposta e o estímulo.
- Medida de assimetria, diferença entre os labirintos, isto é, preponderância direcional.

Teste de impulso cefálico com vídeo ou *Video Head Impulse Test*

Diferentemente da prova calórica, o *Video Head Impulse Test* (vHIT) consegue avaliar a função de todos os canais semicirculares, por meio da análise do reflexo vestíbulo-ocular (RVO), de forma individual e em frequência fisiológica (3-5 Hz). Não necessita de jejum anteriormente à sua realização. O vHIT fornece respostas sobre o ganho dos CSC e da aceleração angular da cabeça, em frequência fisiológica, por meio de impulsos cefálicos rápidos e de curta duração. A velocidade é calculada por um acelerômetro, registrada e sintetizada em um resumo da velocidade angular.[53] Trata-se de um exame de rápida realização, no qual se consegue orientar, posicionar os óculos e executar os impulsos cefálicos dos 6 CSC por no máximo 15 minutos.[51]

De acordo com Raineri,[54] as pesquisas do vHIT em crianças ainda são escassas. Em seu estudo foram observadas dificuldades na realização do vHIT no que diz respeito aos aspectos físicos em relação à postura, ao tamanho e à manutenção do posicionamento da cabeça e dos olhos, sendo também indispensável a maior cautela e agilidade em razão do tempo de atenção reduzido da criança. Entretanto, esses aspectos podem ser minimizados, o que possibilita novas perspectivas para a avaliação otoneurológica infantil. Entre as dificuldades, cita ainda registros com piscadas, movimentação ocular e dificuldade de manter a fixação ocular, mesmo utilizando recursos lúdicos. A autora[54] do estudo relatou que, para calibração dos movimentos oculares, houve dificuldade pelas crianças de menor faixa etária.

Pelo fato de o diâmetro cefálico das crianças ser menor que o dos adultos, as autoras recomendam utilizar, como estratégia para acomodação dos óculos, uma espuma para melhor posicionamento destes no rosto da criança. *(Para maiores informações sobre o assunto, consultar o Capítulo 23, "Potencial miogênico evocado vestibular e Video Head Impulse Test: avanço tecnológico na avaliação vestibular".)*

Posturografia por plataforma dinâmica computadorizada

A posturografia por plataforma dinâmica computadorizada é um teste fisiológico dos sistemas vestibuloespinal e motor que avalia o equilíbrio e a postura pela modificação dos estímulos aferentes visuais, proprioceptivos e vestibulares sob 6 condições sensoriais denominadas teste de organização sensorial (TOS). É a forma mais confiável de avaliar o equilíbrio geral dos pacientes com perda vestibular propensos a quedas nas condições avaliadas. O subteste de TOS da posturografia dinâmica computadorizada (PDC) tem sido estudado para avaliar o equilíbrio funcional que mede as contribuições relativas ao sistema visual, proprioceptivo e vestibular em crianças.[17] No Brasil ainda não existe parâmetro de normalidade.

Potencial miogênico evocado vestibular

Mais recentemente, a avaliação da via vestibulocólica já está sendo utilizada em outros países por meio dos potenciais evocados vestibulares cervicais miogênicos (*cervical vestibular evoked myogenic potentials* – cVEMP).[38] Os resultados do VEMP na população infantil brasileira não estão sistematizados, estando ainda em fase de pesquisa.

Os potenciais miogênicos evocados vestibulares (*Vestibular Evoked Miogenic Potential* – VEMP) referem-se à atividade elétrica registrada nos músculos do pescoço ou do olho em resposta a cliques ou vibrações. Os VEMP são medidas bem toleradas e realizadas com sucesso no rastreamento da função vestibular em crianças pré-escolares e pré-adolescentes. Podem ser usados em crianças de 3-11 anos mas com latências mais curtas do que as dos adultos.[17,55] *(Para maiores informações sobre o assunto, consultar o Capítulo 23, Potencial miogênico evocado vestibular e Vídeo Head Impulse Test: avanço tecnológico na avaliação vestibular)*

Após a descrição dos testes de avaliação da função vestibular na criança, foi possível observar que o teste de organização sensorial e o teste calórico são os mais difíceis de serem realizados, especialmente em crianças menores. Entretanto, ambos os testes provaram ser de muito valor na avaliação de crianças com tontura. Já a PRPD, que é um teste de fácil execução e bem tolerado pelas crianças, só elucida os estágios iniciais de assimetria labiríntica nos casos de distúrbios das funções vestibulares. Vale ressaltar que esse teste não fornece tantos dados quando a doença está em processo mais crônico. O VEMP é fácil de realizar, mas seus resultados não são específicos por não apresentarem, ainda, os parâmetros de referência para as crianças em nosso país. Dentre todos os testes, o nistagmo posicional é o mais facilmente realizado.[17]

CONSIDERAÇÕES FINAIS

A avaliação da função vestibular na criança tem sido cada vez mais solicitada pelos profissionais da saúde, mais especificamente os otorrinolaringologistas, por colaborar no esclarecimento do diagnóstico de algumas doenças da infância, bem como por auxiliar nas orientações aos pais e professores para maior compreensão do tratamento das dificuldades escolares e dos distúrbios de aprendizagem. Ela é possível de ser realizada desde a mais tenra idade, por meio da observação de respostas reflexas do bebê, e a partir dos 5 anos, por meio da vestibulometria.

O examinador deve ter experiência e criatividade para adequar a avaliação à faixa etária e ao centro de interesse da criança. Muitos parâmetros da avaliação ainda não estão definidos para a população infantil brasileira, e a análise dos resultados deve ser criteriosa e cuidadosamente referenciada de acordo com o equipamento utilizado.

A avaliação vestibular infantil se apresenta como um importante instrumento para o diagnóstico de diversas alterações no desenvolvimento da criança, em virtude da estreita relação entre as alterações vestibulares na infância e os distúrbios de equilíbrio motor, de aprendizagem, comportamentais, alterações de fala e linguagem, entre outros.

REFERÊNCIAS BIBLIOGRÁFICAS

1. Cohen MS, Casselbrant ML. Distúrbios do equilíbrio nas crianças. In: Cohen MS, Casselbrant ML. X Manual de otorrinolaringologia pediátrica da IAPO. 2012. Disponível em: http://www.iapo.org.br/manuals/x_manual_iapo_pt_26.pdf. Acesso em: 2 ago. 2021.
2. Deus LHR, Ganança CF, Ganança FF, Ganança MM, Caovilla HH. Sintomas otoneurológicos em crianças e adolescentes com distúrbios de linguagem. Acta ORL. 2008;26:118-23.
3. Franco ES, Panhoca I. Sintomas vestibulares em crianças com queixa de dificuldades escolares. Rev Soc Bras Fonoaudiol. 2008;13:362-8.
4. Mc Hugh HE. Auditory and vestibular disorders in children. Laryngoscope. 1962;72:555-65.
5. Pereira AC, Saes SO. Labirintopatia: atuação fonoaudiológica. Edusc; 2006. p.13-4.
6. Herdman SJ. Reabilitação vestibular. 2.ed. Barueri: Manole; 2002. p.540-60.
7. Foudriat BA, Di Fabio RP, Anderson JH. Sensory organization of balance responses in children 3-6 years of age: a normative study with diagnostic implications. Int J Pediatr Otorhinolaryngol. 1993;27:225.
8. Fujiwara K, Kiyota T, Mammadova A, Yaguchi C. Age-related changes and sex differences in postural control adaptability in children during periodic floor oscillation with eyes closed. J Physiol Anthropol. 2011;30(5):187-94.
9. Riach CL, Starke JL. Visual fixation and postural sway. J Motor Beh. 1989;21:265.
10. Fonseca V. Psicomotricidade. 2.ed. São Paulo: Martins Fontes; 1988.
11. Syed MI, Rutka JA, Sharma A, Cushing SL. The "dizzy child": a 12-minute consultation. Clin Otolaryngol. 2014;39(4):228-34.
12. Lima AF, Moreira FC, Menezes AS, Costa IE, Azevedo C, Vilarinho S, et al. Vestibular disorders in the pediatric age: retrospective analysis and review of the literature. Acta Med Port. 2021;34(6):428-34.
13. Jahn K, Langhagen T, Heinen F. Vertigo and dizziness in children. Curr Opin Neurol. 2015;28(1):78-82.
14. Morrison G. Vertigem na infância. In: VIII Manual de otorrinolaringologia pediátrica da IAPO. Disponível em: https://cdn.gn1.link/iapo/manuals/viii_manual_br_30.pdf. Acesso em: 2 ago. 2021.
15. Karatoprak E, Sözen G, Yilmaz K. How often do neurological disorders lead to dizziness in childhood? Turk Arch Pediatr. 2021;56(3):249-53.
16. Bittar RSM, Ganança FF. Decifrando a tontura. 2.ed. São Paulo: Segmento Farma; 2010.
17. Farid AS, Shabana MI, El-Kosht M, El-Fouly H, Hamdi M. Difficulties encountered during vestibular testing of pediatric patients (aged 6-12 Years). Med J Cairo Univ. 2012;80(2):17-24.
18. Santos RMR, Medeiros IRT, Bittar RSM. Aspectos emocionais da criança portadora de vestibulopatias: achados preliminares baseados em desenhos e histórias. @rqOtorrinolaringol. 2003;7(4):278-82.
19. Gioacchini FM, Alicandri-Ciufelli M, Kaleci S, Magliulo G, Re M. Prevalence and diagnosis of vestibular disorders in children: a review. Int J Pediatr Otorhinolaryngol. 2014;78:718-24.
20. Sousa MGC, Cruz O, Santos AN, Ganança C, Almeida L, Sena EP. Adaptação brasileira do Dizziness Handicap Inventory para a população infantil: confiabilidade dos resultados. Audiol Commun Res. 2015;20:327-35.
21. Sousa MGC, Ganança CF, Lobo LS, Almeida M, Sena EP. Propriedades psicométricas do Dizziness Handicap Inventory-child/adolescente – versão reduzida. Audiol Commun Res. 2017;22:e1817.
22. Formigoni LG. A avaliação vestibular na criança. In: Ganança MM. Vertigem tem cura? São Paulo: Lemos; 1998. p.117-26.
23. Silva CI. Função vestibular e equilíbrio corporal de crianças e adolescentes com perda auditiva neurossensorial: revisão de escopo. [TCC]. São Paulo: Universidade Federal de São Paulo – Escola Paulista de Medicina; 2021.
24. Rosa Neto F, Santos APM, Xavier RFC, Amaro KN. Importance of motor assessment in school children: analysis of the reliability of the motor development scale. Rev Bras Cineantropom. Desempenho Hum. 2010;12(6):422-6.
25. Shawitz SE. Dyslexia. N Engl J Med. 1998;338(5):307-12.
26. Shaywitz BA, Shaywitz SE, Pugh KR, Mencl WE, Fullbright RK, Skudlarski P, et al. Disruption of posterior brain systems for reading in children with developmental dyslexia. Biol Psychiatry. 2002;52(2):101-10.
27. Mathes PG, Denton CA. The prevention and identification of reading disability. Semin Pediatr Neurol. 2002;9(3):185-91.
28. Dhondt C, Dhooge I, Maes L. Vestibular assessment in the pediatric population. Laryngoscope. 2019;129:490-3.
29. Kuhn JJ, Lavender VH, Hunter LL, McGuire SE, Meinzen-Derr J, Keith RW, et al. Ocular vestibular evoked myogenic potentials: normative findings in children. J Am Acad Audiol. 2018;29:443-50.
30. O'Reilly RC, Greywoode J, Morlet T, Miller F, Henley J, Church C, et al. Comprehensive vestibular and balance testing in the dizzy pediatric population. Otolaryngol Head Neck Surg. 2011;144:142-8.
31. Devaraja K. Vertigo in children: a narrative review of the various causes and their management. Int J Pediatr Otorhinolaryngol. 2018;111:32-8.
32. Mezzarila R, Neves LC, Maudonnet OAQ, Bilécki MMC, Ávila FG. Oculomotricidade na infância: o padrão de normalidade é o mesmo do adulto? Rev Bras Otorrinolaringol. 2005;71(5):680-5.
33. Miyahara M, Hirayama M, Yuta A, Takeuchi K, Inoki T. Too young to talk of vertigo? Lancet. 2009;373(9662):516.
34. Kimoto Y, Almeida VS, Maia RA. Eletronistagmografia em crianças. Rev Bras Otorrinolaringol. 1988;54:80-7.
35. Bohlsen YA. Da disfunção vestíbulo-oculomotora em crianças com migrânea sem aura à vestibulometria com vectoeletronistagmografia digital [Tese]. São Paulo: Unifesp; 2002.
36. Ibrahim CSMN. Da vestibulometria na cinetose infantil com ou sem sintomas fora de veículos em movimento [Dissertação]. São Paulo: Unifesp; 2003.
37. Caovilla HH, Ganança CF. Avaliação do equilíbrio corporal: conceituação e aplicação clínica. In: Bevilacqua MC, et al. (org.). Tratado de audiologia. São Paulo: Santos; 2011. p.317-30.
38. Cushing SL, Papsin BC. Disfunção vestibular em crianças com perda auditiva sensório-neural. In: Cushing SL, Papsin BC. XII Manual de otorrinolaringologia pediátrica da IAPO. 2014. Disponível em: https://cdn.gn1.link/iapo/imageBank/xii_manual_portugues_capitulo_29.pdf. Acesso em: 16 set. 2021.
39. Meirelles RC. Vertigem na infância. Revista Hospital Universitário Pedro Ernesto. 2015;14(1).
40. Dix MR, Hallpike CS. Pathology, symptomatology and diagnosis of certain disorders of the vestibular system. Ann Otol Rhinollaryngol. 1952;61(4):987-1016.
41. Cohen HS. Side-lying an alternative to the Dix-Hallpike test of the posterior canal. Otol Neurotol. 2004;25(2):130-4.
42. Gedik-Soyuyuce O, Gence-Gumus Z, Ozdilek A, Ada M, Korkut N. Vestibular disorders in children: a retrospective analysis of vestibular function test findings. Int J Pediatr Otorhinolaryngol. 2021;146:110751.
43. Campos Netto AAT, Colafemina JF. Movimentos sacádicos em indivíduos com alterações cerebelares. Braz J Otorhinolaryngol. 2010;76(1):51-8.

44. Baloh RW, Halmagyi GM. Disorders of the vestibular system. New York: Oxford University; 1996.
45. Ventura DFP, Granato L, Mitre EI, Mor R. Parâmetros de oculomotricidade à nistagmografia digital em crianças com e sem distúrbios de aprendizagem. Braz J Otorhinolaryngol. 2009;75(5):733-7.
46. Lennerstrand G, Ygge J, Jacobsson C. Control of binocular eye movements in problems in dyslexic and normal children. Vision Res. 1994;34:345-58.
47. Eden GF, Stein JF, Wood HM, Wood FB. Differences in eye movements and reading normals and dyslexics. Ann N Y Acad Sci. 1993;682:231-9.
48. Santos MTM, Behlau MS, Caovilla HH. Crianças com distúrbios de leitura e escrita: movimentos oculares na leitura à nistagmografia computadorizada. Rev Bras Med Otorrinolaringol. 1995;2(2):100-7.
49. Tuma VC, Ganança CF, Ganança MM, Caovilla HH. Avaliação oculomotora em pacientes com disfunção vestibular periférica. Braz J Otorhinolaryngol. 2006;72(3):407-13.
50. Busis SN. Dizziness in children. ENG report. ICS Med. 1985:1-2.
51. Marchesin VC, Caovilla HH, Ganança MM. Dos movimentos oculares sacádicos em crianças com desordens do processamento auditivo. Acta ORL. 2005;23(2):7-12.
52. Mor R, Fragoso M. Vestibulometria na prática fonoaudiológica. São José dos Campos: Pulso Editorial; 2012.
53. Ribeiro MBN. Teste do impulso cefálico (v-HIT) em indivíduos com e sem diabetes mellitus tipo 1 [Dissertação]. Belo Horizonte: Universidade Federal de Minas Gerais, Programa de Pós-Graduação em Ciências Fonoaudiológicas; 2019.
54. Raineri GG. Reflexo vestíbulo-ocular em crianças hígidas: aplicabilidade do video Head Impulse Test [Dissertação]. Bauru: Universidade de São Paulo, Faculdade de Odontologia de Bauru; 2019.
55. Fuemmeler E, Rodriguez AI, Thomas M, Creutz T, Fitzpatrick D, Janky KL. Vestibular evoked myogenic potential (VEMP) test-retest reliability in children. Otol Neurotol. 2020;41(8):1052-9.

SEÇÃO III

SAÚDE COLETIVA E DO TRABALHADOR

25

RUÍDO, EFEITOS SOBRE A SAÚDE E ESTRATÉGIAS DE PROTEÇÃO

Alessandra Giannella Samelli
Ana Claudia Fiorini

AMBIENTE, PAISAGEM SONORA E SAÚDE DA POPULAÇÃO

As interações entre a saúde humana e os fatores do meio ambiente (físicos, químicos, biológicos e psicossociais) desencadeiam diferentes tipos de investigações científicas, além de ressaltarem a importância de políticas públicas para proteção da atual e das futuras gerações. Os riscos ambientais exercem o papel de fatores condicionantes e influenciadores de diferentes agravos à saúde da população. Entre os fatores ambientais físicos, destaca-se a poluição sonora ou ruído ambiental, segunda causa de poluição no mundo.[1]

Há que considerar que – em menor ou maior frequência – todas as pessoas estão expostas a algum tipo de ruído durante as atividades do cotidiano, incluindo nesse contexto os locais de moradia, de trabalho e de lazer. Assim, cabe questionar se a percepção humana, em diferentes ambientes acústicos, é convergente com as respostas fisiológicas e, até mesmo, psicológicas provocadas por tais exposições.

A Organização Mundial da Saúde (OMS),[1] em 2011, publicou uma recomendação intitulada "Carga global da doença relacionada a ruído ambiental: quantificação de anos de vida saudáveis perdidos na Europa". Com o objetivo de oferecer apoio técnico e científico, apresenta análises sintetizadas das evidências da relação entre ruído e efeitos específicos na saúde, incluindo doenças cardiovasculares, prejuízo cognitivo, distúrbios do sono e zumbido. A carga ambiental da doença é calculada com base na relação dose (exposição) e resposta, distribuição da exposição, prevalência da doença e peso da deficiência. Dessa forma, é possível calcular a carga da doença em termos de anos de vida ajustada por incapacidade (anos de vida saudável perdidos). Dos efeitos avaliados, os que mais implicaram anos de vida perdidos foram, respectivamente, distúrbios do sono, incômodo/perturbação e doenças isquêmicas do coração. Os resultados, para o continente europeu, indicaram que pelo menos 1 milhão de anos de vida saudável são perdidos anualmente em decorrência da exposição a ruído. A utilização desse método de análise indica que medidas de controle do risco devem ser adotadas o mais rápido possível, com finalidade de proteção da saúde.

Considerando que a exposição ao ruído, mesmo em níveis não tão elevados, pode estar relacionada a diferentes efeitos na saúde da população, as pesquisas passaram a ter como foco avaliar não somente aspectos quantitativos, mas, principalmente, os qualitativos voltados às diferentes percepções e sensibilidade aos sons.

O termo "paisagem sonora" ("*soundscape*" na língua inglesa) é definido como a percepção humana em um ambiente acústico, enfatizando o envolvimento de respostas fisiológicas e psicológicas.[2] Historicamente, o termo "*soundscape*" (paisagem sonora) surgiu em 1977, quando um grupo de pesquisadores canadenses – liderados por Murray Schafer – iniciou discussões que culminaram em críticas aos modelos de avaliação de ruído ambiental, que utilizavam apenas medidas quantitativas dos sons. Na ocasião, os modelos vigentes pareciam desconsiderar os diversos aspectos humanos envolvidos na percepção dos sons ambientais. Dessa forma, os pesquisadores indicaram a importância de uma abordagem qualitativa que enfatize os fenômenos relacionados à percepção dos sons em cada contexto vivenciado pela pessoa.[3] Surge assim um importante foco de investigações científicas para a engenharia, a arquitetura e as ciências da saúde. Nesse sentido, considera-se "paisagem sonora" ("*soundscape*") uma área de pesquisa sobre os ambientes sonoros, com ênfase nos fenômenos perceptivos e no contexto em que estão inseridos.

A investigação das relações entre diferentes percepções de sons e ruídos e as possíveis alterações no desempenho de atividades cotidianas, incluindo trabalho, estudo e lazer,[4] pode contribuir gerando subsídios para ações de promoção e proteção à saúde da população.

SAÚDE EM FOCO

A exposição a ruído pode desencadear diferentes agravos à saúde humana. Historicamente, os efeitos auditivos foram os principais focos de pesquisas científicas, principalmente em razão das frequentes exposições ocupacionais. Entretanto, com o aumento dos índices de poluição sonora, principalmente em grandes centros urbanos, outros efeitos adversos tornaram-se focos de investigações.

A partir do reconhecimento do ruído como um importante problema ambiental que afeta um grande número de pessoas, a OMS (OMS-WHO) passou a publicar diretrizes para enfrentamento dessa questão. Ainda em 2003, reafirmou que os efeitos do ruído na saúde abrangem acometimentos físicos (patológicos), como a perda auditiva induzida por ruído (Pair), as mudanças temporárias nos limiares auditivos e o trauma acústico; fisiológicos, como o aumento da pressão sanguínea; sensoriais, como a otalgia, desconforto e zumbido; além de interferência na comunicação oral, distúrbios do sono, incômodo, fadiga, dores de cabeça e irritabilidade.[5] Assim, este capítulo passa a apresentar o estado da arte dos seguintes temas:

- Efeitos não auditivos.
- Efeitos auditivos.
- Agentes otoprotetores.
- Dispositivos de proteção auditiva no ambiente de trabalho.

EFEITOS NÃO AUDITIVOS

Embora os estudos sobre os efeitos não auditivos do ruído sejam limitados, algumas pesquisas sugerem que o ruído pode ter efeitos negativos sobre aprendizagem e desempenho cognitivo, risco de diabetes e obesidade, depressão e ansiedade, incômodo e sentimentos associados, incluindo raiva e agitação, estresse, sono, entre outros.[6-11]

O ruído torna-se um perigo para o bem-estar físico, mental e social de indivíduos que trabalham em ambientes ruidosos, especialmente para aqueles que são mais vulneráveis. Estudos vêm mostrando que a exposição crônica ao ruído aumenta a deterioração da função cerebral, que pode levar a doenças neurodegenerativas. Isso porque o ruído provoca estresse oxidativo em diversas regiões do cérebro. O ruído ativa também o eixo hipotálamo-pituitária-adrenal e a secreção de corticosteroide pelas glândulas suprarrenais, que cruza a barreira hematoencefálica, interagindo com os neurônios e as células neurogliais e alterando as funções neuroanatômicas e neurofisiológicas do cérebro. Há também um aumento no nível de acetilcolina e glutamato na presença do ruído, causando alterações neuroquímicas e morfológicas, incluindo a densidade dendrítica. O estresse resultante do ruído também já foi relacionado a dano ao hipocampo em estudo animal.[11-14]

O incômodo (do inglês: *annoyance*) com o ruído pode ser definido como uma reação adversa individual ao ruído. O incômodo é um conceito multifacetado, que inclui efeitos comportamentais imediatos (como perturbação e interferência nas atividades pretendidas) e aspectos avaliativos como desagrado e irritação. Muitas vezes esses aspectos comportamentais e avaliativos são confundidos.[15]

O incômodo diante do ruído pode ser caracterizado como uma sensação negativa e experiência subjetiva que diferentes indivíduos podem apresentar. O incômodo pode levar a diversas respostas negativas, tais como: ansiedade, agitação, decepção, depressão, distração, exaustão, insatisfação, raiva. Ressalta-se ainda que está relacionado às atitudes que o indivíduo possui em relação à fonte sonora e características pessoais, tais como a sensibilidade.[16,17]

Além dos aspectos avaliativos gerados pelo incômodo, sabe-se que o ruído pode induzir efeitos cardiovasculares e metabólicos agudos, tanto diretamente, por meio de conexões subcorticais, quanto indiretamente, por projeções via córtex auditivo. Os principais efeitos incluem secreção de hormônios do estresse e elevação da pressão arterial causada por vasoconstrição. Esses efeitos podem ser observados também durante o sono, e, embora os mecanismos fisiopatológicos para esses efeitos crônicos do ruído sobre os sistemas cardiovascular e metabólico não sejam totalmente compreendidos, existem várias vias etiológicas plausíveis.[8,11,18]

Os efeitos fisiológicos do ruído são geralmente induzidos por dois sistemas diferentes: o eixo simpático-adrenal-medular (SAM) e o eixo hipotálamo-pituitária-adrenal (HPA). O eixo SAM causa uma reação em cadeia em virtude dos estressores, que atuam no sistema nervoso central, levando à secreção de adrenalina e noradrenalina. Esse mecanismo prepara o corpo para "lutar ou fugir" e, assim, mobilizar energia para músculos, coração e cérebro, reduzindo o fluxo sanguíneo para os órgãos internos.[11,18] Já a resposta endócrina do eixo HPA origina-se no hipotálamo e, na reação em cadeia, dará origem, entre outros, à produção do cortisol pelas glândulas suprarrenais. As principais funções do eixo HPA incluem a manutenção das funções metabólicas, a modulação da função imunológica e a preservação do ritmo cardiovascular, que preparam o corpo para "descanso/recuperação". A hiperatividade do eixo HPA, comumente observada em situações de estresse crônico, vem acompanhada de sentimentos de angústia, ansiedade e depressão. Além disso, as respostas do sistema nervoso autônomo ao estresse incluem mudanças cardiovasculares, eletrodérmicas e pupilares, que são mensuráveis por meio de equipamentos ou exames específicos, em virtude da atividade desses dois eixos.[11,18,19]

Os mecanismos patogênicos que delineiam a lacuna entre os efeitos agudos e crônicos do ruído não são totalmente compreendidos. No entanto, acredita-se que os efeitos biológicos agudos do ruído, mediados pela ativação dos eixos SAM e HPA, podem estar envolvidos nessa relação. Como eles aparecem no início da cadeia dos distúrbios fisiológicos induzidos pelo ruído, os hormônios do estresse têm sido utilizados para estudar os mecanismos biológicos e os efeitos do ruído em adultos. Os estudos vêm mostrando que esses hormônios se apresentam aumentados quando os níveis de exposição ao ruído ambiental estão elevados.[11,18]

Da mesma forma, outros estudos vêm mostrando que, por meio da mediação do sistema nervoso ou sob a influência dos hormônios do estresse, os fatores hemodinâmicos (pressão arterial, frequência cardíaca e vasoconstrição) apresentam-se alterados em decorrência da exposição ao ruído.[11,18]

Para chegar a esses resultados, muitos estudos vêm avaliando a atividade simpática e/ou parassimpática do sistema nervoso autônomo pós-exposição ao ruído, por meio da condutância da pele ou da bioimpedância torácica. Para mensurar a excitação fisiológica gerada pelo ruído, referidos estudos observaram maior condutância da pele e/ou aumento da frequência cardíaca/pressão sanguínea decorrentes da exposição ao ruído.[6,15,20,21]

Vários estudos vêm sugerindo que os efeitos biológicos agudos causados pelo ruído, induzidos pelo sistema nervoso autônomo, não desaparecem com o tempo, e, quando esses efeitos são vivenciados por um longo período, podem aumentar o risco de doenças crônicas.[11,18] Sendo assim, as pesquisas sobre os efeitos não auditivos devem ser ampliadas, principalmente utilizando medidas objetivas que possam contribuir para o avanço do conhecimento na área.

EFEITOS AUDITIVOS

Além do trauma acústico, o ruído pode resultar em dois principais tipos de danos auditivos, dependendo do nível sonoro e da duração da exposição:[22,23] perda auditiva temporária (ou mudança temporária de limiar, que retornaria ao nível pré-exposição ao longo do tempo, após algumas horas – 24-48); mudança permanente de limiar (ou perda auditiva permanente, neurossensorial, de início nas frequências altas, decorrente de contínuas ou repetidas exposições ao ruído), denominada perda auditiva induzida por ruído (Pair). Deve-se considerar que o grau da perda auditiva, as frequências acometidas e a simetria da perda auditiva dependem da extensão da lesão, das estruturas acometidas, da suscetibilidade individual (incluindo a genética e a presença de doenças crônicas/metabólicas), dos hábitos, bem como da exposição concomitante a outros agentes otoagressores.[9,22,24,25] *(Para maiores informações sobre o assunto, consultar o Capítulo 26, "Agentes químicos no ambiente de trabalho: efeitos sobre o sistema auditivo".)*

A Pair resulta de danos a vários tipos de células da cóclea, particularmente às células ciliadas externas basais. Os danos podem ocorrer por meio de diversos mecanismos – mecânicos, isquêmicos e/ou metabólicos.[9,22,23,26]

A Pair é uma doença complexa que resulta da interação de fatores genéticos e ambientais, mas é ditada principalmente pela extensão do dano biológico causado pela exposição ao ruído.[22] Em geral, os danos ao órgão de Corti podem resultar de dois mecanismos: dano mecânico (causado geralmente pela exposição única a níveis de pressão sonora muito elevados) ou dano metabólico (causado pela exposição a níveis de pressão sonora moderados por um período mais prolongado).[22,23]

Sendo assim, a Pair de início gradual é produzida por processos metabólicos. Inicialmente, a exposição ao ruído causa vasoconstrição dos vasos sanguíneos cocleares e edema da estria vascular, diminuindo o fluxo sanguíneo para a orelha interna, que pode alterar a função das células ciliadas e o potencial endococlear. Com o tempo, essas alterações podem levar à morte de células da orelha interna.[9] *(Para maiores informações sobre o assunto, consultar o Capítulo 1, "Estrutura e função do sistema auditivo periférico".)*

No entanto, é o estresse oxidativo metabólico o principal causador dos danos cocleares decorrentes da exposição ao ruído. As espécies reativas de oxigênio (ERO), que são um subproduto normal da respiração celular, quando presentes em níveis aumentados, causam danos ao DNA, lipídeos e proteínas, resultando em morte celular e na perda auditiva permanente.

Agentes otoagressores como o ruído ou ototóxicos provocam aumento nos níveis das ERO na cóclea. Esse aumento ocorre imediatamente após a exposição ao ruído e antes de quaisquer outros sinais de dano coclear observáveis.[9,22-24,26] A exposição a níveis de pressão sonora elevados também produz aumento do cálcio livre nas células ciliadas externas, o que pode desencadear morte celular via apoptose ou necrose, independentemente da formação de ERO.[22,23]

As alterações mencionadas, decorrentes dos danos mecânicos, isquêmicos e/ou metabólicos, explicariam principalmente as perdas auditivas permanentes. As pesquisas com animais verificaram também que a exposição ao ruído tinha efeito sobre as sinapses entre as células ciliadas internas e as fibras do nervo coclear, já que estimulava em demasia as células pós-sinápticas, causando edema dos corpos celulares e dendritos, em virtude da excitotoxicidade glutamatérgica. Embora esse efeito fosse proeminente durante as 24-48 horas pós-exposição, tendia a desaparecer ao longo do tempo.[22,27-31]

Dessa forma, com base nas observações de que o edema sináptico após a exposição ao ruído, acompanhado da mudança temporária do limiar, poderia se recuperar com o passar do tempo,[27,28] a hipótese de que as perdas auditivas temporárias não trariam maiores consequências para o sistema auditivo se manteve. No entanto, nenhum dos estudos na época, em virtude das limitações técnicas imuno-histoquímicas, foi capaz de contabilizar as sinapses nas orelhas recuperadas das perdas auditivas temporárias.[31]

Assim, até aquela época se acreditava que as células ciliadas externas eram os elementos mais vulneráveis da orelha interna. No entanto, estudos recentes mudaram esse paradigma, evidenciando que as sinapses existentes entre as células ciliadas internas e as fibras do nervo coclear podem degenerar antes mesmo das células ciliadas da cóclea. Essa degeneração neural primária não afetaria os limiares auditivos, e por esse motivo vem sendo denominada sinaptopatia ou perda auditiva oculta.[31,32]

Uma recente pesquisa que produziu perda auditiva temporária em camundongos observou excitotoxicidade glutamatérgica, com consequente lesão dos terminais aferentes das células ciliadas, sugerindo que a regulação positiva do glutamato em resposta ao ruído moderado e a excitotoxicidade do glutamato podem estar relacionadas à patogênese da perda auditiva oculta induzida por ruído e à sinaptopatia. Os autores também verificaram o aumento de outros metabólitos após exposição ao ruído, sugerindo aumento de estresse oxidativo.[33]

Estudos prévios com animais já haviam descrito a sinaptopatia induzida por ruído. Os primeiros a descreverem tais alterações foram Kujawa e Liberman.[29,30] Após a exposição dos animais ao ruído, 40-50% das sinapses entre as células ciliadas internas e os neurônios do gânglio espiral foram perdidas, apesar da recuperação completa dos limiares auditivos (mensurados pelo potencial evocado auditivo de tronco encefálico – Peate) e sem perda de células ciliadas, com recuperação total das emissões otoacústicas, embora existisse significativa diminuição no crescimento supraliminar da amplitude da onda I do Peate. Além disso, houve redução dos dendritos pós-sinápticos e o desemparelhamento das estruturas pré e pós-sinápticas.[31]

Os resultados pós-exposição ao ruído verificados nos estudos mencionados, ou seja, limiares auditivos dentro da normalidade no silêncio, apesar da perda de até 50% das sinapses; e a significativa diminuição da onda I do Peate, são decorrentes da própria fisiologia do sistema auditivo. Existem diferentes fibras que fazem sinapse em lados opostos das células ciliadas internas[31] (Quadro 1).

Provavelmente pelas diferenças fisiológicas/metabólicas verificadas entre as fibras, as alterações provocadas pelo ruído afetam prioritariamente as sinapses do lado modiolar, ou seja, as fibras com baixas/médias taxas de disparo

QUADRO 1 Principais características das fibras do nervo coclear, segundo taxas de disparo espontâneo

Parâmetros	Fibras com altas taxas de disparo espontâneo	Fibras com baixas/médias taxas de disparo espontâneo
Disparos espontâneos	> 18-20 disparos/segundo	< 18-20 disparos/segundo
Número	60%	40%
Local	Pilar	Modiolar
Tamanho	Mais largas	Mais finas
Mitocôndrias	Maior número	Menor número
Ribbon synapse (sinapse em fita)	Menores	Maiores
Receptores de glutamato	Maiores	Menores
Limiar	Mais baixo	Mais alto

Fonte: elaborado pelas autoras.

espontâneo, que possuem limiares mais altos.[31] Essas fibras com baixas/médias taxas de disparo são particularmente importantes para a codificação de estímulos transientes na presença de ruído de fundo, quando as respostas das fibras com altas taxas de disparo estão saturadas.[31,34,35] Por isso, mesmo com uma redução expressiva das sinapses, observada nos estudos citados,[29,30] os limiares auditivos comportamentais e eletrofisiológicos (no silêncio) não seriam afetados, já que a sinaptopatia é específica para as fibras com baixas/médias taxas de disparo.[31]

Cabe ressaltar que a sinaptopatia induzida por ruído foi verificada em diversos estudos com animais, após os primeiros estudos de Kujawa e Liberman.[29,30] Da mesma forma, uma série de estudos transversais buscando investigar a sinaptopatia em humanos vem sendo realizada, porém com resultados ainda inconclusivos. A possível confirmação dos resultados obtidos em animais para os seres humanos poderia influenciar significativamente toda a abordagem dos programas de conservação auditiva (PCA) ou programas de prevenção de perdas auditivas (PPPA) para trabalhadores expostos a ruído. Entretanto, ainda são necessários novos estudos longitudinais a respeito do assunto para esclarecer tais lacunas.[25,32]

AGENTES OTOPROTETORES

A partir dos avanços no conhecimento da fisiopatologia da Pair que identificaram o protagonismo do estresse oxidativo e o fato de as mortes das células ciliadas serem tipicamente por apoptose, o uso de agentes farmacológicos passou a ser objeto de pesquisas para investigar possibilidades de prevenção e tratamento. As pesquisas pré-clínicas com modelos animais (principalmente com roedores) passaram a seguir diferentes protocolos nas terapias com drogas otoprotetoras, a saber: agentes profiláticos (administrados antes da exposição a ruído), de resgate (administrados após a exposição, mas antes de ocorrerem perdas) e de recuperação (após a ocorrência de alterações auditivas).

Há mais de duas décadas é possível observar o crescimento de estudos com modelos animais para avaliar a eficácia de fármacos com ação otoprotetora na prevenção e no tratamento de Pair, de perdas auditivas relacionadas à idade (Pari) e de perdas induzidas por drogas ototóxicas. *(Para maiores informações sobre o assunto, consultar o Capítulo 52, "Ototoxicidade".)*

Estudos com animais têm sido usados para obter informações sobre o risco de Pair e o potencial de prevenção de determinadas drogas (N-acetilcisteína, D-metionina, compostos de Ebselen e outros) em modelos pré-clínicos, principalmente focando a diminuição do estresse oxidativo descoberto por Henderson et al.[36] Segundo Halliwell e Gutteridge,[37] antioxidante pode ser definido como "qualquer substância que atrasa, evita ou remove o dano oxidativo a uma molécula-alvo". Apesar de muitos resultados benéficos, os modelos de lesão traumática aguda comumente usados em testes pré-clínicos são fundamentalmente diferentes das exposições repetitivas e crônicas vivenciadas por muitas populações humanas. Ainda é importante ressaltar que padrões de lesão observados em humanos não são exatamente os mesmos em animais, e os diversos protocolos usados nas investigações dificultam as comparações entre as drogas.[38,39]

Mesmo considerando que muitos estudos com modelos animais comprovaram a eficácia de alguns fármacos, ainda são necessárias pesquisas com seres humanos para verificar a eficácia de tais terapias na prevenção de perdas auditivas. Gupta et al.[40] realizaram uma revisão sistemática para explorar e determinar a eficácia dos agentes farmacológicos para a prevenção da Pair em seres humanos. Os critérios de seleção para inclusão dos artigos foram: população sem nenhuma evidência de Pair anterior, intervenção com agente farmacológico fornecido aos indivíduos antes das exposições ao ruído, comparação da intervenção farmacológica com intervenção placebo e resultado baseado na eficácia audiométrica. De um total de 637 artigos, foram selecionados 11 estudos que totalizaram uma amostra de 701 pacientes. O nível médio de exposição ao ruído variou entre 90-164 dB, e a duração da exposição ao ruído variou de 10 minutos a 2 meses. Em geral, as medições foram desde imediatamente até 10 dias após a exposição final ao ruído, e a faixa de frequência variou entre 0,5-20 kHz. Vários agentes farmacológicos foram estudados, incluindo ácido alfa-lipoico (antioxidante e redutor de radical livre), oxigênio ambiente, betacaroteno, carbogênio (95% de oxigênio, 5% de dióxido de carbono), Ebselen (nova glutationa peroxidase 1), Mg-aspartato, N-acetilcisteína (NAC) e vitaminas C, E e B12. As vias de administração foram principalmente orais ou inalação, com exceção da vitamina intramuscular B12. Os agentes farmacológicos foram geralmente bem tolerados, com uma pequena minoria de estudos relatando complicações como dor de cabeça, sonolência, otalgia, zumbido, aumento da micção e sintomas gastrointestinais (indigestão, vômito, diarreia e outros). Não ocorreu nenhum evento adverso grave ou com risco de vida. Dos 11 selecionados, 7 artigos demonstraram resultados estatisticamente significantes para as variáveis audiométricas. Esses resultados incluíram diferenças gerais nas ocorrências de mudanças permanentes e temporárias dos limiares audiométricos entre placebo/grupos de controle *versus* grupos de intervenção em vários intervalos de frequências. As intervenções que produziram melhores resultados incluíram administrações de Mg-aspartato, carbogênio, vitamina B12 e ácido alfa-lipoico. Os agentes que não produziram resultados significativos foram o NAC e a combinação de betacaroteno, vitaminas C e E e Mg. O significado clínico desses fármacos ainda necessita de outros estudos, e somente a partir de futuros ensaios clínicos poderemos elucidar sua potencial contribuição na geração de diretrizes de práticas clínicas na prevenção da Pair.

Projetos de ensaios clínicos e estudos translacionais são fundamentais para promover o desenvolvimento de drogas otoprotetoras que possam diminuir a prevalência, o impacto e o custo das perdas auditivas induzidas por ruído.

DISPOSITIVOS DE PROTEÇÃO AUDITIVA NO AMBIENTE DE TRABALHO

No que se refere ao ruído no ambiente de trabalho, as estratégias mais efetivas contra a Pair seriam a eliminação ou redução do ruído na fonte ou a remoção do trabalhador do ambiente ruidoso (por meio de medidas de controle de engenharia e administrativas, respectivamente). Muitos países implementaram leis e normas para minimização do risco para Pair. No entanto, a Pair continua a figurar entre as doenças mais prevalentes relacionadas ao trabalho, e sua eliminação é um desafio de longo prazo, que deve atingir níveis individuais, organizacionais e populacionais. Além disso, as medidas de controle precisam de avaliações baseadas em evidências que possam fornecer informações para a formulação de políticas públicas contextualizadas e a implementação de PCA efetivos.[9,24,25]

Quando as medidas de controle de engenharia e administrativas não são suficientes para reduzir o risco para limites não prejudiciais à saúde, o uso de dispositivos de proteção auditiva (DPA) é uma medida alternativa necessária. A proteção auditiva individual é um nível secundário de proteção que, quando utilizado adequadamente, ou seja, de forma correta e consistente, pode ser eficaz na prevenção da Pair.[9,24,41,42]

Contudo, estudos prévios evidenciam que os DPA podem não fornecer o nível de atenuação anunciado pelo fabricante, e suficiente para a proteção, se os trabalhadores não forem instruídos adequadamente sobre seu uso. O conforto durante o uso do DPA, o isolamento comunicativo e o aumento do perigo causado pela inabilidade em ouvir sons de alerta são fatores importantes e que influenciam no uso constante do DPA, em sua colocação adequada e, assim, no efeito do uso pessoal do DPA.[9,24,42,43]

Assim, a educação continuada dos trabalhadores para o uso consistente e adequado do DPA nos locais de trabalho ruidosos e a implementação de diferentes estratégias de intervenção são necessários para promover o uso efetivo do DPA.[24,42]

O aumento da disponibilidade de sistemas de ensaio de atenuação pessoal para protetores auditivos (do inglês: *hearing protector fit-testing* ou *field attenuation estimation system*) tornou possível determinar o nível de atenuação pessoal (NAP) alcançado para os trabalhadores individualmente, durante o uso do DPA, considerando as diferenças anatomofisiológicas de cada um, aumentando assim a probabilidade de que as exposições sejam reduzidas a níveis seguros.[9,42,43]

Basicamente, podem ser utilizadas duas tecnologias para os ensaios de atenuação pessoal:[44,45]

1. Subjetiva: *real-ear attenuation at threshold* (REAT), na qual os limiares auditivos com o auxílio de caixas acústicas são mensurados sem e com os DPA, sendo a diferença entre eles, por banda de frequência, correspondente ao NAP do dispositivo. Outro método de avaliação semelhante ao REAT, por ser subjetivo, é o balanceamento de *loudness*. No entanto, em vez de medir o limiar, é solicitado ao indivíduo indicar quando os sinais de teste são percebidos como balanceados nas orelhas direita e esquerda (uma com e a outra sem o DPA). O processo é repetido na orelha contralateral. A intensidade em que o som foi elevado até o rebalanceamento das duas orelhas é indicativo do NAP.
2. Objetiva: *microphone-in-real-ear* (MIRE), na qual a medição é realizada por meio de dois microfones (um posicionado dentro do meato acústico externo – próximo ao tímpano – e o outro próximo ou no pavilhão auricular, externamente). A diferença entre as duas medidas (externa e interna ao DPA) corresponde ao NAP.

Os ensaios de vedação permitem informações mais reais sobre a atenuação fornecida pelos DPA, considerando as características anatomofisiológicas de cada indivíduo, bem como são importantes ferramentas de treinamento para colocação adequada do DPA. Além disso, podem auxiliar no processo de seleção dos DPA, permitindo que aspectos como o conforto referido pelo indivíduo e o NAP mensurado sejam considerados simultaneamente no processo, o que fortalecerá todas as etapas do PCA.[45]

Em suma, o ruído ocupacional representa uma preocupação significativa para a saúde pública. As leis e normas atualmente em vigor não são suficientes para a proteção dos trabalhadores contra a Pair; alguns dos efeitos adversos à saúde, inclusive, podem estar subestimados. As pesquisas mais recentes sugerem que as exposições ao ruído, mesmo em níveis moderados, podem contribuir para uma série de outras consequências auditivas e não auditivas que podem passar despercebidas nos atuais PCA. Dessa forma, novas evidências são necessárias para que as lacunas sejam preenchidas, incluindo a caracterização das consequências auditivas e não auditivas associadas ao ruído ocupacional, métodos para detecção precoce dos sinais de danos auditivos, riscos associados a fontes combinadas de exposição ao ruído (ou seja, incluindo lazer, meio ambiente e ocupacional), estabelecimento de relações dose-resposta entre várias condições de ruído e consequências auditivas e não auditivas.[10]

REFERÊNCIAS BIBLIOGRÁFICAS

1. WHO (World Health Organization). Burden of disease from environmental noise. European Commission, 2011. Disponível em: http://www.euro.who.int/__data/assets/pdf_file/0008/136466/e94888.pdf. Acesso em: 7 fev. 2022.
2. International Organization for Standardization. ISO 12913-1:2014 Acoustics: Soundscape. Part 1: Definition and conceptual framework; ISO: Geneva, Switzerland; 2014.
3. Schafer RM. A afinação do mundo. [S.l.]: [s.n.]; 1977.
4. Paiva-Vianna KM, Cardoso MRA, Rodrigues RC. Noise pollution and annoyance: an urban soundscapes study. Noise & Heath. 2015;76(17):125-33.
5. Mathers CD, Bernard C, Iburg KM, Inoue M, Fat DM, Shibuya K, et al. Global burden of disease in 2002: data sources, methods and results. Geneva: World Health Organization; 2003. Global Programme on Evidence for Health Policy Discussion Paper No. 54. Disponível em: https://www.who.int/healthinfo/paper54.pdf. Acesso em: 07 fev. 2022.
6. Trimmel M, Atzlsdorfer J, Tupy N, Trimmel K. Effects of low intensity noise from aircraft or from neighbourhood on cognitive learning and electrophysiological stress responses. Int J Hyg Environ Health. 2012 Nov;215(6):547-54.
7. Basner M, Babisch W, Davis A, Brink M, Clark C, Janssen S, et al. Auditory and non-auditory effects of noise on health. Lancet. 2014;383:1325-32.
8. Beutel ME, Jünger C, Klein EM, Wild P, Lackner K, Blettner M, et al. Noise annoyance is associated with depression and anxiety in the general population: the contribution of aircraft noise. PloS One. 2016;11(5):e0155357.
9. Themann CL, Masterson EA. Occupational noise exposure: a review of its effects, epidemiology, and impact with recommendations for reducing its burden. J Acoust Soc Am. 2019 Nov;146(5):3879.
10. Sheppard A, Ralli M, Gilardi A, Salvi R. Occupational noise: auditory and non-auditory consequences. International Journal of Environmental Research and Public Health. 2020;17(23):8963.
11. Münzel T, Sørensen M, Daiber A. Transportation noise pollution and cardiovascular disease. Nature Reviews Cardiology. 2021;1-18.
12. Wang S, Yu Y, Feng Y, Zou F, Zhang X, Huang J, et al. Protective effect of the orienting on noise-induced cognitive impairments in mice. Behav Brain Res. 2016;296:290-300.
13. Loganathan S, Srinivasan S, Wankhar W, Chodhary AK, Rathinasamy S. Noise exposure effect on selective inflammatory markers of Wistar Albino rats immune organs and role of Scoparia dulcis. J Biol Active Prod Nat. 2017;7(4):294-310.
14. Arjunan A, Rajan R. Noise and brain. Physiology & Behavior. 2020; 227:113136.
15. Ellermeier W, Kattner F, Klippenstein E, Kreis M, Marquis-Favre C. Short-term noise annoyance and electrodermal response as a function of sound-pressure level, cognitive task load, and noise sensitivity. Noise Health. 2020;22(105):46-55.
16. Lekaviciute J, Kephalopoulos S. Usefulness of strategic noise maps as exposure data for estimating the environmental burden of disease from environmental noise. In: Hellmuth T, Classen T, Kim R, Kephalopoulos S (eds.). Methodological guidance for estimating the burden of disease from environmental noise. World Health Organization Regional Office for Europe – Joint Research Centre. Copenhagen; 2012. Disponível em: http://www.euro.who.int/__data/assets/pdf_file/0008/179117/Methodological-guidance-for-estimating-the-burden-of-disease-from--environmental-noise-ver-2.pdf. Acesso em: 25 set. 2021.
17. Fiorini AC. Efeitos não auditivos do ruído. In: Boechat EM, Menezes PL, Couto CM, Frizzo ACF, Scharlach RC, Anastasio ART. Tratado de audiologia. 2.ed. ampl. e rev. Rio de Janeiro: Koogan; 2015. p.201-6.
18. Eriksson C, Pershagen G, Nilsson M. Biological mechanisms related to cardiovascular and metabolic effects by environmental noise. World Health Organization. Regional Office for Europe; 2018.
19. Mackersie CL, MacPhee IX, Heldt EW. Effects of hearing loss on heart rate variability and skin conductance measured during sentence recognition in noise. Ear and Hearing. 2015;36(1):145-54.
20. Stansfeld SA. Noise, noise sensitivity and psychiatric disorder: epidemiological and psychophysiological studies. Psychological Medicine. Monograph Supplement. 1992 Jan;(Suppl 22):1-44.
21. Holube I, Haeder K, Imbery C, Weber R. Subjective listening effort and electrodermal activity in listening situations with reverberation and noise. Trends Hear. 2016;20:2331216516667734.
22. Le TN, Straatman LV, Lea J, Westerberg B. Current insights in noise-induced hearing loss: a literature review of the underlying mechanism, pathophysiology, asymmetry, and management options. Journal of Otolaryngology-Head & Neck Surgery. 2017;46(1):1-15.
23. Kurabi A, Keithley EM, Housley GD, Ryan AF, Wong ACY. Cellular mechanisms of noise-induced hearing loss. Hearing Research. 2017;349:129-37.
24. Chen KH, Su SB, Chen KT. An overview of occupational noise-induced hearing loss among workers: epidemiology, pathogenesis, and preventive measures. Environ Health Prev Med. 2020 Oct 31;25(1):65.
25. Sliwinska-Kowalska M. New trends in the prevention of occupational noise-induced hearing loss. International Journal of Occupational Medicine and Environmental Health. 2020;33(6):841-8.
26. Fetoni AR, Rolesi R, Paciello F, Eramo SLM, Grassi C, Troiani D, et al. Styrene enhances the noise induced oxidative stress in the cochlea and affects differently mechanosensory and supporting cells. Free Radic Biol Med. 2016 Dec;101:211-25.
27. Robertson D. Functional significance of dendritic swelling after loud sounds in the guinea pig cochlea. Hear Res. 1983;9:263-78.
28. Pujol R, Puel JL, D'Aldin CG, Eybalin M. Physiopathology of the glutaminergic synapses in the cochlea. Acta Oto-laryngologica Supplementum. 1990;476:32-6.
29. Kujawa SG, Liberman MC. Acceleration of age-related hearing loss by early noise exposure: evidence of a misspent youth. J Neurosci. 2006;26:2115-23.
30. Kujawa SG, Liberman MC. Adding insult to injury: cochlear nerve degeneration after "temporary" noise-induced hearing loss. J Neurosci. 2009;29:14077-85.

31. Kujawa SG, Liberman MC. Synaptopathy in the noise-exposed and aging cochlea: primary neural degeneration in acquired sensorineural hearing loss. Hearing Research. 2015;330(Pt B):191-9.
32. Kobel M, Le Prell CG, Liu J, Hawks JW, Bao J. Noise-induced cochlear synaptopathy: past findings and future studies. Hearing Research. 2017;349:148-54.
33. Ji L, Lee HJ, Wan G, Wang GP, Zhang L, Sajjakulnukit P, et al. Auditory metabolomics, an approach to identify acute molecular effects of noise trauma. Sci Rep. 2019;9:9273.
34. Schalk TB, Sachs MB. Nonlinearities in auditory-nerve fiber responses to bandlimited noise. J Acoust Soc Am. 1980;67:903-13.
35. Costalupes JA, Young ED, Gibson DJ. Effects of continuous noise backgrounds on rate response of auditory nerve fibers in cat. J Neurophysiol. 1984;51:1326-44.
36. Henderson D, Bielefeld EC, Harris KC, Hu BH. The role of oxidative stress in noise-induced hearing loss. Ear Hear. 2006;27:1-19.
37. Halliwell B, Gutteridge J. Free radicals in biology and medicine. Oxford: Oxford University Press; 2015.
38. Bielefeld EC, Harrison RT, Riley DeBacker J. Pharmaceutical otoprotection strategies to prevent impulse noise-induced hearing loss. J Acoust Soc Am. 2019 Nov;146(5):3790.
39. Le Prell CG, Hammill TL, Murphy WJ. Noise-induced hearing loss: translating risk from animal models to real-world environments. J Acoust Soc Am. 2019 Nov;146(5):3646.
40. Gupta A, Koochakzadeh S, Nguyen SA, Brennan EA, Meyer TA, Lambert PR. Pharmacological prevention of noise-induced hearing loss: a systematic review. Otol Neurotol. 2021 Jan;42(1):2-9.
41. Groenewold MR, Masterson EA, Themann CL, Davis RR. Do hearing protectors protect hearing? Am J Ind Med. 2014;57:1001-10.
42. Takada MM, Rocha CH, Neves-Lobo IF, Moreira RR, Samelli AG. Training in the proper use of earplugs: an objective evaluation. Work. 2020;65(2):401-7.
43. Samelli AG, Gomes RF, Chammas TV, Silva Bárbara G, Moreira RR, Fiorini AC. The study of attenuation levels and the comfort of earplugs. Noise Health. 2018;20:112-9.
44. Schulz TY. Individual fit-testing of earplugs: a review of uses. Noise Health. 2011;13(51):152-62.
45. Samelli AG, Fiorini AC. Ações de proteção para prevenção de perdas auditivas relacionadas ao trabalho. In: Boechat EM, Menezes PL, Couto CM, Frizzo ACF, Scharlach RC, Anastasio ART. Tratado de audiologia. 2.ed. ampl. e rev. Rio de Janeiro: Guanabara Koogan; 2015. p.201-6.

26

AGENTES QUÍMICOS NO AMBIENTE DE TRABALHO: EFEITOS SOBRE O SISTEMA AUDITIVO

Simone Mariotti Roggia
Fernanda Zucki
Thais Catalani Morata

INTRODUÇÃO

Os agentes químicos são definidos como substâncias, compostos ou produtos capazes de atingir o organismo via absorção (pele), ingestão (sistema digestivo) ou inalação (sistema respiratório).[1] Ensaios clínicos e experimentais demonstram o impacto que a exposição a agentes químicos pode causar sobre a saúde e a qualidade de vida dos indivíduos,[2,3] caracterizando-se como um importante problema de saúde pública, na medida em que interfere diretamente na tríade *saúde-trabalho-ambiente.*

De acordo com a literatura, os efeitos ototóxicos de agentes químicos no ambiente de trabalho, como solventes, combustíveis, metais, asfixiantes e pesticidas, foram constatados com base na comparação da prevalência de perda auditiva entre grupos expostos e não expostos a agentes químicos, e na comparação entre resultados de diferentes testes audiológicos. Associadas a isso, são observadas alterações de função auditiva, como a diminuição da capacidade de compreensão da fala, especialmente na presença de ruído de fundo.[4]

Os efeitos dos agentes químicos sobre o sistema auditivo são diversos e diretamente dependentes das propriedades químicas do agente e da característica da exposição. Eles variam conforme a frequência, intensidade e duração da exposição, a presença de outros agentes de risco no ambiente de trabalho, bem como fatores como idade, suscetibilidade genética, condições de comorbidade e consumo de álcool, entre outros.[5]

Até a década de 1980, a atenção dos programas de pesquisa estava basicamente voltada para a perda auditiva induzida por ruído (Pair). *(Para maiores informações sobre o assunto, consultar o Capítulo 25, "Ruído, efeitos sobre a saúde e estratégias de proteção".)*

Esse cenário começou a se modificar diante de relatos de ocorrência de perda auditiva após intoxicações agudas, envenenamentos, bem como da observação de que tais efeitos são mais comuns e, às vezes, mais graves, em trabalhadores expostos a agentes químicos.[6] Além disso, estudos sobre neurotoxicidade de agentes químicos passaram a indicar os danos causados às porções mais centrais do sistema auditivo.[2,7]

Considera-se que o atraso no reconhecimento do risco dos agentes químicos à audição possa ter sofrido influência das características muito semelhantes entre as alterações auditivas causadas pelo ruído e pelos agentes químicos.[6] Graças ao notório avanço ocorrido nos últimos anos na compreensão dos efeitos de substâncias químicas ocupacionais no sistema auditivo[2] é que, atualmente, há um consenso acerca do papel nocivo que a exposição ocupacional a agentes químicos pode representar à audição.[8]

Apesar dos avanços na área, a avaliação dos efeitos deletérios dos agentes químicos em seres humanos permanece sendo uma tarefa complexa, dada a dificuldade de reproduzir as características dos ambientes de trabalho em estudos experimentais, o fato de as exposições raramente serem específicas, bem como a comum combinação de agentes, que possuem diferentes estruturas químicas e concentrações.[9] Assim, é necessário consolidar o conhecimento que se tem acerca do local da disfunção/lesão, dos mecanismos fisiopatológicos, da bateria de testes sensível para a identificação precoce da alteração auditiva, na medida em que fatores como o tipo de contaminante, as interações com outros agentes tóxicos, a concentração e o tempo de exposição refletem na extensão do problema.

OS EFEITOS DOS AGENTES QUÍMICOS AO SISTEMA AUDITIVO

Os químicos ototóxicos relacionados ao trabalho são citados no Relatório sobre a Audição da Organização Mundial da Saúde (OMS)[5] como fatores causais de perda auditiva no decorrer da vida. Desse modo, indivíduos expostos a agentes químicos no ambiente de trabalho são incluídos entre os que estão sob maior risco para perda auditiva.[5]

A exposição a um agente ototóxico pode variar em quantidade, taxa e duração. Desse modo, é importante considerar as características da exposição, segundo frequência, intensidade e duração. Os efeitos ototóxicos podem ser imediatos ou retardados, bem como podem depender de um acúmulo da substância dentro das estruturas do sistema auditivo-vestibular, podendo continuar a se desenvolver além do tempo de exposição.[3]

Os agentes químicos conhecidos por seu potencial risco para a audição são: solventes orgânicos (p. ex., estireno, tolueno, n-hexano, misturas de solventes), metais pesados (p. ex., chumbo, mercúrio, arsênio e cádmio), asfixiantes e pesticidas.[10] A literatura documenta os efeitos ototóxicos de agentes químicos, como solventes, combustíveis, metais, asfixiantes e pesticidas, após exposições no local de trabalho.[4] A Occupational Safety and Health Administration (OSHA) e o National Institute for Occupational Safety and Health (NIOSH) ressaltam que, quando informações específicas sobre ototoxicidade não estão disponíveis, as informações sobre a toxicidade geral, a nefrotoxicidade e a neurotoxicidade do agente químico podem fornecer pistas sobre a potencial ototoxicidade. Isso porque a maioria dos agentes químicos que afetam o sistema auditivo também é neurotóxica e/ou nefrotóxica. A nefrotoxicidade geralmente está associada ao dano oxidativo resultante da geração de radicais livres, e estes por sua vez estão associados à ototoxicidade de vários agentes.[1] *(Para maiores informações sobre o assunto, consultar o Capítulo 52, "Ototoxicidade".)*

As substâncias químicas capazes de causar danos ao sistema auditivo podem ser absorvidas por meio de inalação, ingestão ou absorção cutânea.[1] Vários mecanismos diferentes podem ocorrer, resultando em um distúrbio auditivo.[6] Os efeitos podem ser bilaterais ou unilaterais; simétricos ou assimétricos; permanentes ou temporários; estáveis, progressivos ou reversíveis.[3]

Alguns autores ressaltam que determinadas substâncias químicas provocam efeitos ototóxicos e/ou neurotóxicos.[7] Conceitos mais amplos definem a ototoxicidade como o resultado dos efeitos tóxicos sobre a audição.[6] Por outro lado, conceitos recentes sugerem que a ototoxicidade engloba a cocleotoxicidade (toxicidade específica da cóclea), a vestibulotoxicidade (toxicidade específica das extremidades do órgão vestibular) e a neurotoxicidade (toxicidade específica do sistema neural, incluindo os nervos periféricos e o cérebro).[3]

Os mecanismos de ação das substâncias ototóxicas podem acometer o órgão inteiro, células específicas dentro do órgão, componentes de células específicas ou vias bioquímicas individuais, podendo acarretar tanto prejuízos funcionais como danos nessas estruturas.[2] Essas substâncias podem afetar as estruturas e/ou as funções da orelha interna (sistemas auditivo e vestibular), bem como as vias auditivas neurais conectadas.[8] Os efeitos podem ser exclusivamente auditivos, vestibulares ou podem comprometer ambos os sistemas. Quando as regiões cerebrais do sistema auditivo-vestibular estão comprometidas, os efeitos podem se manifestar em combinação com outras queixas neurocognitivas.[3]

Substâncias cocleotóxicas podem atingir diferentes estruturas cocleares, incluindo as células sensoriais auditivas (células ciliadas), a camada celular produtora de fluido na parede externa do ducto coclear (estria vascular) e as células ganglionares espirais; na maioria dos casos, as células ciliadas da cóclea são seu alvo primário.[8] Uma hipótese é que os danos às células ciliadas sejam causados pela formação de radicais livres, as chamadas *reactive oxygen species* (ROS) ou espécies reativas de oxigênio (ERO).[6] A cocleotoxicidade pode ocasionar zumbido, perda auditiva, assim como impactos correspondentes na comunicação.[3]

Substâncias vestibulotóxicas podem causar tanto a destruição das células ciliadas de órgãos terminais periféricos como danos neurológicos aos centros do equilíbrio no cérebro.[11] Dependendo do tipo de ototóxico, podem ocorrer apoptose e necrose das células ciliadas, bem como danos aos terminais aferentes.[12] A vestibulotoxicidade pode ocasionar vertigem, tontura, desequilíbrio e oscilopsia.[3] Embora as toxinas vestibulares possam causar perda vestibular ou hipofunção unilateral ou bilateral, a maioria das disfunções é bilateral, tendo em vista a natureza sistemática dessas toxinas.[11]

Substâncias neurotóxicas podem ocasionar produção excessiva de ERO e/ou inibição do sistema antioxidante nas mitocôndrias, podendo causar estresse oxidativo no sistema nervoso, danificar a estrutura mitocondrial e induzir apoptose, que desempenha um papel importante na neurodegeneração.[13] A neurotoxicidade pode acarretar neuropatias periféricas,[14] disfunções auditivas centrais,[7] assim como pode afetar o processamento e ser um mecanismo para a geração do zumbido.[3] Além disso, é comum que ocorra o envolvimento de vários sistemas.[14]

As alterações do sistema auditivo podem variar de acordo com o tipo de agente químico a que o trabalhador está exposto. Serão descritas a seguir as alterações ocasionadas pelos agentes químicos, especialmente pelos solventes, dada sua ampla utilização nos ambientes de trabalho, bem como a quantidade de estudos acerca de seus efeitos no sistema auditivo.

Solventes

Solventes são líquidos utilizados para dissolver outras substâncias. Em sua maioria são incolores à temperatura ambiente, volatilizam-se facilmente e apresentam odores fortes mesmo em pequenas quantidades. Os solventes orgânicos são amplamente usados em todo o mundo, e muitos processos industriais diferentes exigem seu uso. Os principais solventes utilizados no meio industrial são o tolueno, o estireno, o xileno, o etilbenzeno e o tricloroetileno.[7] O tipo mais comum de exposição a solventes orgânicos na indústria é a exposição a misturas de solventes (geralmente compostas de xilenos, tolueno, benzeno, etil benzeno, metil-etil-cetona, metil-isobutil-cetona, tricloroetileno e n-hexano), mas também podem ser encontradas, com menor frequência, exposições isoladas a estireno, tolueno e n-hexano.[10]

Além de serem encontrados no ambiente industrial, os solventes também estão presentes em atividades que envolvem combustíveis (p. ex., frentistas de postos de gasolina e trabalhadores de manutenção de aeronaves). A gasolina, por exemplo, é uma mistura complexa de diversos hidrocarbonetos, entre eles os compostos aromáticos benzeno, tolueno, etilbenzeno e xileno (BTEX) e outros alquilbenzenos.[15] O combustível à base de querosene JP-8, comumente utilizado em jatos militares, contém vários componentes que podem prejudicar a audição.[4]

A principal rota de exposição aos solventes é o sistema respiratório, tendo em vista sua volatilidade. A partir do momento em que os vapores entram nos pulmões, eles se difundem pelas membranas respiratórias e penetram na corrente sanguínea. Entretanto, solventes líquidos também são rapidamente absorvidos por meio da pele, em virtude da sua natureza altamente lipofílica. Seguindo a absorção, os solventes orgânicos são metabolizados principalmente no fígado ou se acumulam nos tecidos ricos em lipídios.[16]

Considerando que a cóclea é um órgão altamente vascularizado, que contém grande quantidade de tecidos ricos em lipídios, ela acaba sendo um alvo preferencial para os solventes. Acredita-se que os solventes migram dos vasos sanguíneos da estria vascular para as células sensoriais do órgão de Corti por meio desses tecidos ricos em lipídios (as células de Hensen e as células de Deiters do sulco externo),[16] atingindo as células ciliadas externas.[10] Como os solventes orgânicos são substâncias tóxicas lipofílicas, eles danificam as membranas celulares, causando morte celular por apoptose. O estresse oxidativo desempenha um papel importante na patogênese da perda auditiva induzida por solvente orgânico.[10]

As células ciliadas do sistema vestibular são os alvos preferenciais dos solventes, apesar da possibilidade de os neurônios ganglionares vestibulares também serem afetados.[12] Em uma revisão da literatura que investigou a relação entre exposição química neurotóxica e ruído com lesões traumáticas no local de trabalho, foram encontradas evidências de que a exposição a solventes provavelmente está relacionada a acidentes ou a outras consequências para a saúde, como distúrbios do equilíbrio.[17]

Outra importante alteração que pode ocorrer em virtude dos efeitos tóxicos dos solventes se dá no desencadeamento do reflexo da orelha média, que não depende apenas de sua lipofilicidade, mas de interações específicas com alvos neuronais, que parecem ser governadas pela estrutura química do componente. Além disso, os efeitos sobre o reflexo da orelha média são independentes dos efeitos tóxicos nas células ciliadas, tendo em vista que alguns solventes que apresentam efeitos cocleotóxicos não afetam o funcionamento do reflexo da orelha média e vice-versa.[18]

No que diz respeito ao comprometimento do sistema nervoso central, também em virtude de sua natureza lipofílica, os solventes podem se acumular no tecido cortical com alto conteúdo lipídico, por exemplo, as estruturas mielinizadas, e a exposição de longo prazo pode levar à atrofia da substância branca.[19] Foram encontrados também resultados sugestivos de desmielinização do corpo caloso em indivíduos com exposições de longa duração a solventes no ambiente de trabalho, evidenciados por desempenhos inferiores da orelha esquerda em testes de escuta dicótica.[20]

O risco de perda auditiva decorrente da exposição ocupacional a solventes orgânicos depende principalmente do tempo de exposição, da composição da mistura de solventes orgânicos e da coexposição a ruído.[10] Em uma revisão sistemática com metanálise, feita com resultados obtidos em estudos epidemiológicos, foram encontradas evidências de aumento do risco de desenvolvimento de perda auditiva para trabalhadores expostos à mistura de solventes orgânicos com o aumento do nível ou da duração da exposição. Além disso, constatou-se que a exposição simultânea a ruído e a mistura de solventes orgânicos produz um risco maior de desenvolver perda auditiva em relação a qualquer um dos agentes de forma isolada, e essa associação foi estatisticamente significativa.[21]

A European Agency for Safety and Health at Work (EU OSHA, 2009)[22] ressaltou que na exposição combinada a ruído e solventes orgânicos podem ser observados efeitos interativos, mas que eles dependem dos parâmetros do ruído, assim como das concentrações dos solventes. Salientou ainda que, em caso de exposições concomitantes, os solventes podem exacerbar os prejuízos induzidos pelo ruído, até mesmo se a intensidade do ruído estiver abaixo dos limites permissíveis.

Outras classes de agentes químicos

Conforme já mencionado neste capítulo, a ação deletéria dos agentes químicos sobre o sistema auditivo não é exclusividade da categoria dos solventes, estendendo-se aos metais, aos asfixiantes e aos pesticidas.

Entre a categoria dos metais, destacam-se o chumbo e o mercúrio, cuja natureza neurotóxica é reconhecida.[2] Estudos experimentais com animais, bem como estudos epidemiológicos envolvendo trabalhadores expostos ao chumbo, sugerem seu efeito ototóxico causado por um mecanismo neurotóxico. Igualmente, os compostos de mercúrio demonstram induzir efeitos prejudiciais à audição tanto em animais (cloreto de metilmercúrio e sulfeto de mercúrio) quanto em humanos. Alguns estudos não confirmaram o efeito desses metais na audição,[23] entretanto, dadas as evidências de estudos em humanos, o chumbo e o mercúrio parecem ser ototóxicos.[8] Uma revisão de literatura que investigou os efeitos auditivos adversos em humanos da exposição a metais pesados com e sem coexposição a ruído verificou resultados contraditórios desses efeitos para o arsênio, o chumbo e o mercúrio, bem como para a possível interação entre exposição a metais pesados e ao ruído. Todos os estudos da revisão constataram que a exposição ao cádmio e às misturas de metais pesados induz disfunção auditiva. Dos estudos que investigam os efeitos auditivos adversos de metais pesados em humanos, a maioria contemplava a exposição ao chumbo, com alguns sugerindo a disfunção auditiva periférica e central induzida por esse metal.[24]

Diferentemente das demais classes de agentes químicos incluídos neste capítulo, os pesticidas são substâncias produzidas com o objetivo de serem tóxicas ou letais. A caracterização dos riscos que eles representam à saúde de populações expostas é, em grande parte, baseada em estudos com animais, pela dificuldade de obter histórico de exposição aos pesticidas, assim como ao ruído. Os riscos na administração dos agrotóxicos estão associados ao seu manuseio e à sua aplicação, e a descontaminação das roupas impregnadas com esses agentes é difícil, gerando um acúmulo da substância no organismo. Em relação à ototoxicidade, foram encontrados achados sugestivos de alterações tanto no sistema auditivo periférico como no central, além do sistema vestibular.[25] *(Para maiores informações sobre o assunto, consultar o Capítulo 52, "Ototoxicidade".)*

Com relação à classe dos asfixiantes, à qual pertencem monóxido de carbono, cianeto de hidrogênio e seus sais, a fumaça de tabaco, há o reconhecimento de sua natureza ototóxica.[1] O monóxido de carbono é liberado no ambiente por fontes naturais, mas principalmente por atividades humanas, como produto da combustão incompleta (queima de lenha, carvão vegetal e mineral; gasolina; querosene; óleo diesel ou gás). As fontes emissoras de monóxido de carbono mais frequentes e que lançam maior concentração do gás na atmosfera (milhões de toneladas) são as queimadas, que ocorrem em florestas do mundo todo, e o gás emitido do escapamento dos veículos. O monóxido de carbono, assim como os solventes, pode ser facilmente encontrado nos ambientes de trabalho. Em estudos com animais só foram observados efeitos auditivos do monóxido de carbono como potencializador dos efeitos do ruído. Com humanos, as evidências sugerem que a exposição ao monóxido de carbono está associada a efeitos auditivos mesmo quando a exposição a ruído não atinge níveis considerados de risco (a partir de 85 dBA).[2]

O Quadro 1 apresenta um resumo dos principais agentes químicos encontrados no ambiente ocupacional, bem como de seus efeitos sobre o sistema auditivo.

CARACTERÍSTICAS AUDIOLÓGICAS DAS ALTERAÇÕES AUDITIVAS ASSOCIADAS A EXPOSIÇÕES A AGENTES QUÍMICOS

A perda auditiva induzida por agentes químicos[7] pode variar de grau moderado a severo, assim como a Pair.

QUADRO 1 Substâncias químicas com propriedades ototóxicas, sua interação com o ruído e possíveis fontes de exposição

Categoria do agente químico	Substância	Interação com o ruído – efeito	Utilização em processos de trabalho/possíveis fontes de exposição	Ação no sistema auditivo
Solventes	Estireno	Sinergismo	▪ Fabricação de borracha sintética, produtos de poliéster reforçado com fibra de vidro. ▪ Parte de ceras para pisos, polidores, tintas, adesivos, produtos de limpeza de metais e vernizes.	Ototóxica/neurotóxica
	Tolueno	Sinergismo	▪ Componente para secagem e endurecimento de tintas, diluentes, adesivos, colas, esmaltes e componentes de gasolina. ▪ Produção, manuseio e utilização de tolueno e de produtos contendo tolueno, p. ex., trabalhadores de laboratórios químicos, misturadores de gasolina, trabalhadores de laca, fabricantes de tintas e diluentes, trabalhadores petroquímicos, trabalhadores de manutenção, pintores e impressores. ▪ Um dos 50 produtos químicos industriais mais comumente produzidos.	Ototóxica/neurotóxica
	Xileno	Nenhum dado	▪ Presente na gasolina, no combustível de motores e aviação, indústrias de tintas, impressão, borracha e couro. ▪ Amplamente utilizado como solvente em tintas, vernizes, desengraxantes, plásticos, diluentes de tinta e pesticidas. ▪ Também usado em laboratórios médicos, na preparação de espécimes de tecido para exames histológicos.	Ototóxica/neurotóxica
	TCE	Sinergismo	▪ Desengordurante em operações de limpeza de metais; na limpeza de têxteis; removedor de tinta, solvente adesivo, ingrediente em tintas/vernizes e na fabricação de produtos químicos orgânicos.	Ototóxica/possível neurotóxica
	Etilbenzeno	Aditivo/ sinergismo	▪ Incomum no ambiente de trabalho industrial. ▪ Como parte dos xilenos mistos, é comum em misturas de solventes (tintas, vernizes, borracha/ indústrias de manufatura química). ▪ Um dos componentes da gasolina.	Ototóxica/neurotóxica
	Clorobenzeno	Nenhum dado	▪ Matéria-prima em síntese química, como solvente e detergente.	Ototóxica/neurotóxica
	n-Hexano	Nenhum dado	▪ Produção de pneus, em colas para a fabricação de produtos de couro e têxteis, como matéria-prima na produção de outros produtos químicos e como aditivo à gasolina.	Ototóxica/neurotóxica
	n-Heptano	Nenhum dado	▪ Anestésico, solvente, síntese orgânica, preparação de reagentes de laboratório.	Ototóxica/neurotóxica
	Dissulfeto de carbono	Potenciação	▪ Fabricação de rayon de celulose regenerada (pelo processo de viscose) e celofane, tetracloreto, vulcanização e fabricação de borracha e acessórios de borracha, produção de resinas, xantatos, tiocianatos, adesivos de madeira compensada, agentes de flotação, solventes e aplicações de solução de fiação, conversão e processamento de hidrocarbonetos, limpeza de poços de petróleo, branqueamento de metais preciosos em galvanoplastia, remoção de ferrugem de metais, remoção e recuperação de metais e outros elementos de águas residuais e outros meios, no refino de vaselina e parafina e na extração de óleo de ossos, azeitonas e trapos.	Ototóxica/neurotóxica

(continua)

QUADRO 1 Substâncias químicas com propriedades ototóxicas, sua interação com o ruído e possíveis fontes de exposição (*continuação*)

Categoria do agente químico	Substância	Interação com o ruído – efeito	Utilização em processos de trabalho / possíveis fontes de exposição	Ação no sistema auditivo
Metais	Chumbo	Nenhum dado	▪ Fabricação de baterias de automóveis, chapas, tubos e folhas, em mineração e em ambientes poluídos. ▪ Esses trabalhadores podem levar a poeira de chumbo para suas casas, contaminando familiares.	Ototóxica/neurotóxica
	Mercúrio	Nenhum dado	▪ Minas e refinarias de mercúrio, fabricação de produtos químicos, fabricação de lâmpadas fluorescentes, campos odontológicos/de saúde, usinas de combustível fóssil e fundição de metal.	Ototóxica/neurotóxica
	TMT	Nenhum dado	▪ Produção de plásticos na indústria química e como biocidas em tintas antivegetativas de fundo de barcos.	Ototóxica
Asfixiantes	Monóxido de carbono	Potenciação	▪ Contaminante comum. ▪ Produto da combustão incompleta de combustíveis, carvão, óleo e madeira, também presente no escapamento de motores a gasolina e na fumaça do tabaco. ▪ Forjamento, fusão, vazamento e soldagem de metais, em operações agrícolas, combate a incêndio, saneamento e tratamento de água.	Ototóxica/possível neurotóxica
	Cianeto de hidrogênio	Potenciação	▪ Produção de plástico de resina acrílica e outros produtos químicos orgânicos, têmpera de aço, tingimento, explosivos e gravura. ▪ Presente no escapamento de veículos, na fumaça do tabaco e na fumaça da queima de plásticos contendo nitrogênio.	Ototóxica/possível neurotóxica
	Acrilonitrila	Potenciação	▪ Utilizado na produção de outros agentes químicos, como plásticos, borracha sintética e fibras acrílicas.	Ototóxica/neurotóxica
Pesticidas		Sinergismo	▪ Herbicidas, inseticidas, fungicidas e fumigantes. ▪ As pessoas podem ser expostas a pesticidas na agricultura, mas também por meio da contaminação de alimentos, ar, água potável e poeira.	Ototóxica/neurotóxica
Bifenilos policlorados		Nenhum dado	▪ Reparação e manutenção de transformadores de bifenilos policlorados, acidentes, incêndios ou derrames envolvendo transformadores de bifenilos policlorados e computadores e instrumentos mais antigos, e eliminação de materiais de bifenilos policlorados. ▪ Materiais de calafetagem, selantes elásticos e isolamento térmico também são conhecidos por conter bifenilos policlorados.	Ototóxica/neurotóxica

TCE: tricloroetileno; TMT: trimetil estanho.
Fonte: adaptado de Morata, 2010.[6]

Além disso, o entalhe audiométrico nas frequências altas, característico da Pair, também está frequentemente presente após exposições prolongadas a agentes químicos, apesar de alguns relatos indicarem que faixas de frequências mais amplas são afetadas quando comparadas às afetadas pelo ruído.[2] Em geral, as frequências altas são as mais comprometidas, o que sugere comprometimento na porção basal da cóclea.[26]

Deve-se ressaltar, no entanto, que nem sempre os danos ocasionados pelos agentes químicos causam uma perda auditiva que pode ser observada na audiometria tonal liminar (ATL) convencional. Um dos motivos pelos quais isso pode ocorrer está relacionado ao fato de que os agentes químicos podem ocasionar alterações funcionais. Os déficits funcionais têm sua base em mudanças anatômicas no nível celular, que podem não se tornar aparentes até que dano suficiente tenha sido causado pelo agente ototóxico.[3] Outro motivo pelo qual os efeitos dos agentes químicos ao sistema auditivo podem não ser observados na ATL convencional está relacionado ao fato de comprometimentos auditivos retrococleares e/ou centrais não necessariamente ocasionarem alterações nos limiares auditivos. O tempo necessário para que uma exposição química cause perda auditiva depende do ototóxico específico e das características da exposição.[6]

Foram constatadas evidências de alterações no sistema auditivo de indivíduos expostos a solventes que apresentavam limiares auditivos dentro dos padrões da normalidade na ATL convencional. Essas evidências foram verificadas por meio do uso da audiometria de altas frequências,[27,28] pesquisa das emissões otoacústicas evocadas (EOE),[26,29] bem como comparando-se limiares auditivos da ATL convencional entre sujeitos expostos e não expostos a solventes.[26,27,30] Químicos como os solventes orgânicos, metais e asfixiantes apresentam efeitos neurotóxicos, tanto sobre o sistema nervoso central quanto sobre o periférico.[2] Sinais audiológicos de neurotoxicidade podem ou não englobar limiares auditivos alterados, mas incluem dificuldades na discriminação dos sons, tais como a fala, principalmente em condições de escuta adversas.[7] *(Para maiores informações sobre o assunto, consultar os Capítulos 8, "Audiometria tonal liminar e de altas frequências", 13, "Mecanismos fisiológicos subjacentes à geração de emissões otoacústicas: protocolos clínicos", e 20, "Avaliação do processamento auditivo central: testes comportamentais".)*

É importante ressaltar também que, mesmo nos casos em que a ATL já está comprometida, as dificuldades auditivas dos trabalhadores expostos a agentes químicos podem ser maiores do que daqueles expostos apenas a ruído.[8] As disfunções no sistema nervoso auditivo central evidenciadas em indivíduos expostos a agentes químicos em seus ambientes de trabalho sugerem que a perda auditiva ocasionada por esses agentes pode afetar a vida dos trabalhadores mais extensivamente do que a Pair, tendo em vista que os sons são percebidos não apenas como fracos, mas também como distorcidos, e o reconhecimento de fala pode também estar comprometido.[8] Considerando que os agentes químicos podem afetar os nervos ou núcleos do sistema nervoso central, vias cerebrais ou o próprio cérebro, pode ocorrer desde a necessidade do aumento da intensidade para os estímulos sonoros serem ouvidos, perda da clareza da informação acústica, até dificuldades nas habilidades auditivas de discriminação dos sons da fala (em especial na presença de ruído competitivo); resolução de frequência; resolução temporal e resolução espacial, o que pode aumentar o risco de acidentes de trabalho em virtude da dificuldade de ouvir os colegas, sons ambientais ou alarmes.[1]

AVALIAÇÃO AUDITIVA EM INDIVÍDUOS EXPOSTOS OCUPACIONALMENTE A AGENTES QUÍMICOS

Tendo em vista que a exposição a agentes químicos pode ocasionar efeitos ao sistema auditivo que podem não ser detectados apenas com o uso da ATL convencional, o uso de uma bateria de testes audiológicos mais ampla tem sido sugerido por diversos autores.[4,8,26,42] Embora ainda não exista consenso em relação a quais testes audiológicos devem ser incluídos nessa bateria de testes, a escolha destes deve levar em conta o tipo de alteração que se pretende detectar, a sensibilidade e a especificidade de cada teste, bem como sua aplicabilidade no ambiente de trabalho.

É importante ressaltar que a determinação da presença ou ausência do evento adverso no sistema auditivo dependerá do teste selecionado e dos parâmetros de seu uso.[3] A seguir serão descritas as vantagens e desvantagens do uso dos diferentes tipos de exames audiológicos para a detecção dos efeitos dos agentes químicos no sistema auditivo.

Apesar de a ATL continuar sendo o teste clínico mais amplamente utilizado para medir a extensão da perda auditiva temporária e permanente, ela tem se mostrado insuficiente para examinar a perda auditiva decorrente da exposição a agentes ototóxicos, tendo em vista que não possibilita o diagnóstico da origem do problema (isto é, coclear *vs.* retrococlear). Além disso, em casos de comprometimento do sistema nervoso auditivo central, os limiares auditivos podem estar dentro dos padrões da normalidade na ATL, mesmo assim a pessoa pode apresentar dificuldade na compreensão da fala, especialmente em situações de escuta difíceis.[8] Desse modo, apesar de a ATL não fornecer uma imagem completa das dificuldades auditivas do paciente,[4] ela permanece sendo um bom instrumento para o monitoramento dos limiares auditivos de trabalhadores expostos a agentes químicos no ambiente de trabalho. Destaca-se, contudo, a necessidade de atrelar a realização da ATL às queixas auditivas do trabalhador, visando à adequada identificação das alterações auditivas.[26]

Em se tratando da detecção precoce de alterações nos limiares auditivos, a audiometria de altas frequências aparece como um instrumento promissor. Embora esse exame ainda não seja amplamente utilizado na rotina clínica, seu valor diagnóstico está se consolidando a cada dia, tendo sido evidenciada, inclusive, uma relação entre limiares elevados na audiometria de altas frequências e desempenhos ruins de fala no ruído.[31] *(Para maiores informações sobre o assunto, consultar o Capítulo 8, "Audiometria tonal liminar e de altas frequências".)*

Outro exame amplamente utilizado no contexto clínico e que tem se mostrado útil na identificação de alterações retrococleares em indivíduos expostos a agentes químicos é a pesquisa do reflexo acústico. Limiares do reflexo acústico elevados ou ausentes foram encontrados em trabalhadores expostos à gasolina que apresentavam limiares auditivos dentro dos padrões da normalidade na ATL,[26,27,32] o que pode sugerir maior sensibilidade do teste em relação à ATL para a detecção dos efeitos dos solventes no sistema auditivo. Além disso, a pesquisa do reflexo acústico pode ser útil na diferenciação dos efeitos do ruído e dos agentes químicos no sistema auditivo,[26] tendo em vista que, em geral, o ruído não ocasiona alterações auditivas retrococleares. *(Para maiores informações sobre o assunto, consultar o Capítulo 12, "Medidas de imitância acústica: timpanometria e reflexos acústicos".)*

As EOE também têm se mostrado úteis na detecção precoce das disfunções e/ou alterações cocleares que podem ser decorrentes da exposição a agentes químicos,[26,29,33] bem como no monitoramento do funcionamento coclear de sujeitos expostos a agentes químicos.[34] Além disso, o exame das EOE é objetivo, rápido, não invasivo, de fácil aplicação clínica[35] e pode estar disponível em equipamentos portáteis, que facilitam sua utilização em muitos sujeitos, tais como no ambiente ocupacional. *(Para maiores informações sobre o assunto, consultar o Capítulo 13, "Mecanismos fisiológicos subjacentes à geração de emissões otoacústicas: protocolos clínicos".)*

As EOE (em especial as emissões otoacústicas evocadas – produto de distorção – EOEPD) são consideradas um índice altamente sensível de mudanças iniciais, mesmo sutis, no funcionamento das células ciliadas externas em decorrência dos efeitos tóxicos das substâncias químicas.[36] A correlação negativa significante entre as amplitudes das EOEPD e a concentração de metabólitos específicos de diferentes solventes orgânicos sugere que aquelas possam ser usadas para a detecção precoce de danos auditivos, funcionando como um biomarcador da disfuncionalidade da orelha interna associada à exposição a solventes orgânicos.[33]

Outro exame que tem se mostrado útil para a detecção dos efeitos dos agentes químicos no sistema auditivo é o potencial evocado auditivo de tronco encefálico (Peate). Apesar de ser um exame mais demorado e, portanto, mais difícil de ser aplicado no contexto ocupacional, o Peate pode trazer contribuições importantes na avaliação de trabalhadores expostos a agentes químicos. Resultados alterados no Peate, sugestivos de comprometimento do nervo auditivo e/ou da via auditiva no tronco encefálico, foram constatados em indivíduos expostos à gasolina,[26,36] bem como em indivíduos expostos ao xileno,[37] ou a misturas de solventes.[38] Resultados alterados no Peate, sugestivos de comprometimento auditivo coclear, foram evidenciados em trabalhadores expostos a estireno.[34] Desse modo, o Peate pode ser útil na diferenciação entre efeitos cocleotóxicos ou neurotóxicos decorrentes da exposição aos agentes químicos. *(Para maiores informações sobre o assunto, consultar o Capítulo 15, "Potencial evocado auditivo de tronco encefálico".)*

Além disso, a medida da amplitude das ondas do Peate talvez possa auxiliar na diferenciação entre os efeitos do ruído e dos agentes químicos no sistema auditivo,[26] tendo em vista que o ruído pode ocasionar a diminuição da amplitude da onda I[39] e os agentes químicos parecem afetar apenas a amplitude das ondas III e/ou V.[26,40]

Em se tratando da avaliação comportamental do processamento auditivo central (PAC) de trabalhadores expostos a agentes químicos, os estudos apresentam uma variedade de testes comportamentais, sendo, na maioria deles, evidenciadas alterações mesmo em sujeitos com limiares auditivos dentro dos padrões da normalidade.[20,29] O teste dicótico de dígitos é um dos mais utilizados nos estudos realizados até o presente momento. Apesar disso, ressalta-se a necessidade de ampliar as pesquisas visando estabelecer efetivamente a importância do uso desse teste para a triagem de disfunções auditivas induzidas, por exemplo, por solventes.[20] *(Para maiores informações sobre o assunto, consultar o Capítulo 20, "Avaliação do processamento auditivo central: testes comportamentais".)*

Além dos testes comportamentais para avaliação do PAC, a literatura aponta que questionários de *handicap*, tais como o AIADH (*Amsterdam Inventory for Auditory Disability and Handicap*), validado para o português por Zanchetta et al.,[41] podem ser úteis na detecção dos efeitos dos agentes químicos sobre o sistema nervoso auditivo central.[29] *(Para maiores informações sobre o assunto, consultar o Capítulo 21, "Uso de questionários na audiologia".)*

Dada a variedade de testes existentes para a avaliação do PAC, considera-se necessária a realização de mais pesquisas no intuito de determinar a sensibilidade dos testes comportamentais para a detecção precoce dos efeitos dos agentes químicos no sistema auditivo. Ademais, a escolha do(s) teste(s) a ser(em) utilizado(s) deve considerar também a viabilidade de aplicação no contexto ocupacional. Nesse sentido, verifica-se a importância da realização de pesquisas nas quais sejam utilizados testes eletrofisiológicos e comportamentais, visando à obtenção de uma avaliação mais abrangente do sistema nervoso auditivo central.[42]

LEGISLAÇÃO TRABALHISTA E ACOMPANHAMENTO DA AUDIÇÃO

Em se tratando do cenário trabalhista brasileiro relacionado à audição, o ano de 2020 pode ser considerado o primeiro passo de um processo de reflexão acerca da magnitude das implicações para a audição do trabalhador, que vai além da exposição a ruído. Foram publicadas pelo Ministério da Economia / Secretaria Especial de Previdência e Trabalho a Portaria n. 6.734,[43] que aprovou a nova redação da Norma Regulamentadora (NR) n. 7 – Programa de Controle Médico de Saúde Ocupacional (PCMSO), e a Portaria n. 6.735,[44] que aprovou a nova redação da Norma Regulamentadora (NR) n. 9, que dispõe sobre a avaliação e controle das exposições ocupacionais a agentes físicos, químicos e biológicos.

O atual Anexo II da NR 7, que trata do controle médico ocupacional da exposição a níveis de pressão sonora elevados, em seu item 7, passa a sinalizar que devem ser motivo de especial atenção empregados expostos a substâncias ototóxicas e/ou vibração, de forma isolada ou simultânea à exposição a ruído potencialmente nocivo à audição; o item 9, que trata dos casos de desencadeamento ou agravamento de perda auditiva induzida por níveis de pressão sonora elevados (PAINPSE), determina que programas que visem à conservação auditiva e à prevenção da progressão da perda auditiva levem em consideração, inclusive, a exposição à vibração e a agentes ototóxicos ocupacionais.[43] *(Para maiores informações sobre o assunto, consultar os Capítulos 25, "Ruído, efeitos sobre a saúde e estratégias de proteção", e 27, "Saúde ambiental e ações em vigilância na saúde do trabalhador exposto a agentes otoagressores".)*

Apesar dessas atualizações, a legislação trabalhista brasileira permanece sem contemplar o monitoramento auditivo de trabalhadores expostos exclusivamente a agentes químicos.

No extenso universo dos agentes químicos, o Decreto n. 6.042/2007[45] reconhece como agentes etiológicos ou fatores de risco de natureza ocupacional para a perda auditiva, capazes de ocasionar hipoacusia ototóxica, apenas os homólogos do benzeno otoneurotóxicos (tolueno e xileno) e os solventes orgânicos otoneurotóxicos. Segundo o documento, as exposições a esses agentes devem ser consideradas ao se examinar uma perda auditiva e as condições do ambiente de trabalho, contudo, o decreto apenas reconhece o nexo causal, não estabelecendo condições de prevenção.

Internacionalmente, há mais de quatro décadas, a Organização Internacional do Trabalho, a OMS e o Programa das Nações Unidas para o Meio Ambiente iniciaram um processo de estabelecimento de uma gestão química eficiente. Para tanto, desenvolveram o Programa Internacional de Segurança Química (International Programme on Chemical Safety – ICPS), além dos Cartões Internacionais de Segurança Química (International Chemical Safety Cards – ICSC).[46] Esses cartões, apesar de não refletirem, em alguns casos, os requisitos detalhados a serem incluídos em uma legislação nacional, reconhecem como substâncias com propriedades ototóxicas o bromato de tolueno, o xileno e o potássio, sendo o tolueno e o xileno na condição de coexposição a ruído. Outros agentes químicos de caráter ototóxico, incluindo estireno e etilbenzeno, não possuem indicação de ototoxicidade nos ICSC.

A União Europeia, por meio de suas diretivas, busca promover uma uniformidade para os países integrantes no que concerne à temática dos agentes químicos no ambiente de trabalho. Destacam-se a Diretiva n. 2003/10/CE,[47] que diz respeito às exigências de segurança mínima na saúde de trabalhadores expostos a riscos, bem como à necessidade de o empregador atentar para trabalhadores expostos simultaneamente a agentes químicos e ruído (17ª Diretiva especial na acepção do artigo 16º da Diretiva n. 89/391/CEE), e a Diretiva n. 98/24/CE,[48] relacionada à proteção da saúde e segurança dos trabalhadores expostos a agentes químicos durante o trabalho (14ª Diretiva, na acepção do n. 1 do artigo 16º da Diretiva n. 89/391/CEE).[47]

As recomendações norte-americanas, estabelecidas por meio do NIOSH, apresentam semelhanças com as da União

Europeia.[49] A American Conference of Governmental Industrial Hygienists (ACGIH), visando alertar profissionais da área da saúde do trabalhador e higiene industrial acerca da ototoxicidade dos agentes químicos, destacou a importância da execução e revisão cuidadosa dos audiogramas periódicos de trabalhadores expostos a ruído e agentes químicos simultaneamente.[50] A ACGIH considera utilizar o termo *OTO* para destacar o potencial de um agente químico causar deficiência auditiva isoladamente ou em combinação com ruído, mesmo com níveis abaixo de 85 dBA. O termo seria aplicado para agentes que demonstraram evidências, a partir de estudos em animais e humanos, da ocorrência de efeitos adversos para estruturas e função auditivas, manifestadas enquanto mudança permanente dos limiares auditivos e/ou dificuldade de processamento dos sons. Tem ainda como propósito destacar a importância das ações preventivas por meio dos programas médicos e de conservação auditiva.[51] Em 2019, o termo OTO foi incorporado ao solvente estireno.[52]

A OSHA e o NIOSH recomendam que as indústrias mantenham as exposições a determinada substância abaixo de seu limite de exposição ocupacional ou do limite de tolerância. Contudo, os efeitos sinérgicos da exposição combinada de ototóxicos e ruído podem resultar em perda auditiva mesmo que as exposições estejam abaixo desses limites. Nesse sentido, permanece a preocupação de que, na ocorrência da perda auditiva nessa condição específica, o agente ototóxico não seja reconhecido como fator causal, juntamente com a exposição a ruído. A ATL é um importante instrumento de identificação de alterações auditivas, porém não diferencia se a causa é o ruído ou agentes químicos.[1]

Diante da complexidade do tema, constata-se a dificuldade de estabelecer os parâmetros e os detalhes sobre a implementação de recomendações voltadas à saúde auditiva de trabalhadores expostos a agentes químicos, o que reforça a necessidade do aprofundamento de estudos clínicos e epidemiológicos capazes de refletir na (re)estruturação de políticas públicas voltadas à saúde desse trabalhador.

CONSIDERAÇÕES FINAIS

O presente capítulo buscou apresentar o atual cenário da exposição ocupacional a agentes químicos e seu considerável impacto sobre a saúde de trabalhadores, especialmente a auditiva, tanto no sistema auditivo periférico quanto no central. Considera-se relevante que, em âmbito ocupacional, os profissionais de saúde busquem correlacionar as informações existentes sobre a ototoxicidade dos agentes químicos e as queixas auditivas dos trabalhadores a eles expostos, referindo-os ao diagnóstico clínico.

Profissionais na clínica devem obter informações sobre exposições no trabalho e levá-las em consideração na tomada de decisão quanto aos testes a serem utilizados. Nesse sentido, reforça-se a necessidade de aprofundamento de pesquisas, bem como de difundir os conhecimentos destas entre a comunidade clínica, científica, de saúde pública e de saúde no trabalho, assim como para os indivíduos expostos a tais riscos.

REFERÊNCIAS BIBLIOGRÁFICAS

1. Occupational Safety and Health Administration (OSHA); National Institute for Occupational Safety and Health (NIOSH). Como prevenir a perda auditiva causada por produtos químicos (ototoxicidade) e exposição a ruído. 2018. Publicação DHHS (NIOSH) n. 2018-124. Boletim Informativo de Segurança e Saúde – SIHB. 2018 Aug 3. Disponível em: https://www.cdc.gov/niosh/docs/2018-124/2018-124port.html. Acesso em: 7 fev. 2022.
2. Johnson AC, Morata TC. 142. Occupational exposure to chemicals and hearing impairment. The Nordic Expert Group for Criteria Documentation of Health Risks from Chemicals. Nordic Expert Group. Gothenburg. Arbete och Hälsa. 2010;44(4):1-177.
3. Watts KL. Ototoxicity: visualized in concept maps. Semin Hear. 2019 May;40(2):177-87.
4. Morata TC, Hungerford M, Konrad-Martin D. Potential risks to hearing functions of service members from exposure to jet fuels. Am J Audiol. 2021 Oct 11;30(3S):922-7.
5. World Health Organization (WHO). World report on hearing. Geneva: World Health Organization; 2021. Licence: CC BY-NC-SA 3.0 IGO. Disponível em: https://www.who.int/publications/i/item/world-report-on-hearing. Acesso em: 15 jul. 2021.
6. Morata TC. Interactions between noise and chemicals found in the workplace. In: Chasin M (org.). The consumer handbook on hearing loss and noise. Sedona: Auricle Ink Publishers; 2010. p.92-102.
7. Fuente A, McPherson B. Occupational chemical-induced hearing loss. In: Naz S (org.). Hearing loss. Intech Open; 2012. p.171-90. Disponível em: http://www.intechopen.com/books/hearing-loss/occupational-chemical-induced-hearing-loss. Acesso em: 7 fev. 2022.
8. Campo P, Morata TC, Hong O. Chemical exposure and hearing loss. Dis Mon. 2013 Apr;59(4):119-38.
9. Loukzadeh Z, Shojaoddiny-Ardekani A, Mehrparvar AH, Yazdi Z, Mollasadeghi A. Effect of exposure to a mixture of organic solvents on hearing thresholds in petrochemical industry workers. Iran J Otorhinolaryngol. 2014 Oct;26(77):235-43.
10. Sliwinska-Kowalska M. Hearing. Handb Clin Neurol. 2015;131:341-63.
11. Gans RE, Rauterkus G. Vestibular toxicity: causes, evaluation protocols, intervention, and management. Semin Hear. 2019 May;40(2):144-53.
12. Sedó-Cabezón L, Boadas-Vaello P, Soler-Martín C, Llorens J. Vestibular damage in chronic ototoxicity: a mini-review. Neurotoxicology. 2014 Jul;43:21-7.
13. Cheng H, Yang B, Ke T, Li S, Yang X, Aschner M, et al. Mechanisms of metal-induced mitochondrial dysfunction in neurological disorders. Toxics. 2021 Jun 17;9(6):142.

14. Toledano M. Toxin-induced neuropathies. Neurol Clin. 2020 Nov;38(4):749-63.
15. Valente D, Costa-Amaral IC, Carvalho LVB, Santos MVC, Castro VS, Rodrigues DRF, et al. Utilização de biomarcadores de genotoxicidade e expressão gênica na avaliação de trabalhadores de postos de combustíveis expostos a vapores de gasolina. Rev Bras Saúde Ocup. 2017;42(Supl 1):e2s.
16. Pouyatos B, Fechter LD. Industrial chemicals and solvents affecting the auditory system. In: Campbell KC (ed.). Pharmacology and ototoxicity for audiologists. Clifton Park, NY: Thomson Delmar Learning; 2007. p.197-210.
17. Estill CF, Rice CH, Morata T, Bhattacharya A. Noise and neurotoxic chemical exposure relationship to workplace traumatic injuries: a review. J Safety Res. 2017 Feb;60:35-42.
18. Wathier L, Venet T, Bonfanti E, Nunge H, Cosnier F, Parietti-Winkler C, et al. Measuring the middle-ear reflex: a quantitative method to assess effects of industrial solvents on central auditory pathways. Neurotoxicology. 2019 Sep;74:58-66.
19. Yücel M, Takagi M, Walterfang M, Lubman DI. Toluene misuse and long-term harms: a systematic review of the neuropsychological and neuroimaging literature. Neurosci Biobehav Rev. 2008 Jul;32(5):910-26.
20. Landry SP, Fuente A. Dichotic listening deficit associated with solvent exposure. Otol Neurotol. 2017 Jul;38(6):e68-e74.
21. Hormozi M, Ansari-Moghaddam A, Mirzaei R, Dehghan Haghighi J, Eftekharian F. The risk of hearing loss associated with occupational exposure to organic solvents mixture with and without concurrent noise exposure: a systematic review and meta-analysis. Int J Occup Med Environ Health. 2017 Jun 19;30(4):521-35.
22. EU OSHA: European Agency for Safety and Health at Work. Combined exposure to noise and ototoxic substances. [2009]. Disponível em: http://osha.europa.eu/en/publications/literature_reviews/combined-exposure-to-noise-and-ototoxic-substances. Acesso em: 8 set. 2021.
23. Carlson K, Basu N, Fobil JN, Neitzel RL. Metal exposures, noise exposures, and audiometry from e-waste workers in Agbogbloshie, Ghana. Int J Environ Res Public Health. 2021;18:9639.
24. Castellanos MJ, Fuente A. The adverse effects of heavy metals with and without noise exposure on the human peripheral and central auditory system: a literature review. Int J Environ Res Public Health. 2016 Dec 9;13(12):1223.
25. Lacerda ABM, Lobato DCB, Alcarás PAS. Avaliação audiológica para trabalhadores expostos a agentes químicos com ênfase nos pesticidas. In: Lopes AC, Gonçalves CGO, Andrade WTL (org.). Fonoaudiologia e saúde auditiva do trabalhador. Ribeirão Preto: Book Toy; 2019. p.133-57.
26. Roggia SM, de França AG, Morata TC, Krieg E, Earl BR. Auditory system dysfunction in Brazilian gasoline station workers. Int J Audiol. 2019 Aug;58(8):484-96.
27. Tochetto TM, Quevedo LS, Siqueira MA. Condição auditiva dos frentistas. Revista Cefac. 2013;15(5):1137-47.
28. Gordon JS, Griest SE, Thielman EJ, Carlson KF, Helt WJ, Lewis MS, et al. Audiologic characteristics in a sample of recently-separated military veterans: The noise outcomes in service members epidemiology study (Noise Study). Hear Res. 2017 Jun;349:21-30.
29. Fuente A, McPherson B, Hickson L. Auditory dysfunction associated with solvent exposure. BMC Public Health. 2013 Jan 16;13:39.
30. Fuente A, McPherson B, Hormazabal X. Self-reported hearing performance in workers exposed to solvents. Rev Saude Publica. 2013 Feb;47(1):86-93.
31. Yeend I, Beach EF, Sharma M. Working memory and extended high-frequency hearing in adults: diagnostic predictors of speech-in-noise perception. Ear Hear. 2019 May/Jun;40(3):458-67.
32. Zucki F, Corteletti LCBJ, Tsunemi MH, Munhoz GS, Quadros IA, Alvarenga KF. Characterization of hearing profile of gas station attendants. Audiol Commun Res. 2017; 22:e1759.
33. Sisto R, Cerini L, Sanjust F, Carbonari D, Gherardi M, Gordiani A, et al. Distortion product otoacoustic emission sensitivity to different solvents in a population of industrial painters. Int J Audiol. 2020 Jun;59(6):443-54.
34. Sliwinska-Kowalska M, Fuente A, Zamyslowska-Szmytke E. Cochlear dysfunction is associated with styrene exposure in humans. PLoS One. 2020 Jan 21;15(1):e0227978.
35. Dhar S, Hall JW. Otoacoustic emissions: principles, procedures and protocols. 2.ed. San Diego: Plural Publishing; 2018.
36. Quevedo LS, Tochetto T, Siqueira MA, Machado MS. Auditory brainstem response in gas station attendants. Braz J Otorhinolaryngol. 2012 Dec;78(6):63-8.
37. Fuente A, McPherson B, Cardemil F. Xylene-induced auditory dysfunction in humans. Ear Hear. 2013 Sep;34(5):651-60.
38. Juárez-Pérez CA, Torres-Valenzuela A, Haro-García LC, Borja-Aburto VH, Aguilar-Madrid G. Ototoxicity effects of low exposure to solvent mixture among paint manufacturing workers. Int J Audiol. 2014 Jun;53(6):370-6.
39. Stamper GC, Johnson TA. Auditory function in normal-hearing, noise-exposed human ears. Ear Hear. 2015 Mar-Apr;36(2):172-84.
40. Guthrie OW, Wong BA, McInturf SM, Reboulet JE, Ortiz PA, Mattie DR. Inhalation of hydrocarbon jet fuel suppress central auditory nervous system function. J Toxicol Environ Health A. 2015;78(18):1154-69.
41. Zanchetta S, Simões HO, Lunardelo PP, Canavezi MO, Reis ACMB, Massuda ET. Cross-cultural adaptation of the Amsterdam inventory for auditory disability and handicap to Brazilian Portuguese. Braz J Otorhinolaryngol. 2020 Jan-Feb;86(1):3-13.
42. Warner R, Fuente A, Hickson L. Jet fuel, noise, and the central auditory nervous system: a literature review. Mil Med. 2015 Sep;180(9):950-5.
43. Brasil. Ministério da Economia/Secretaria Especial de Previdência e Trabalho (SEPRT). Portaria n. 6.734, de 9 de março de 2020. Aprova a nova redação da Norma Regulamentadora n. 07 – Programa de Controle Médico de Saúde Ocupacional – PCMSO. Diário Oficial da União, 13 mar 2020. Seção 1.
44. Brasil. Ministério da Economia/Secretaria Especial de Previdência e Trabalho (SEPRT). Portaria n. 6.735, de 10 de março de 2020. Aprova a nova redação da Norma Regulamentadora n. 09 – Avaliação e Controle das Exposições Ocupacionais a Agentes Físicos, Químicos e Biológicos. Diário Oficial da União, 12 mar. 2020. Seção 1.
45. Brasil. Ministério da Previdência Social. Decreto n. 6.042. Altera o regulamento da Previdência Social, aprovado pelo Decreto n. 3.048, de 6 de maio de 1999, disciplina a aplicação, acompanhamento e avaliação do fator acidentário de prevenção – FAP e do nexo técnico epidemiológico, e dá outras providências. Diário Oficial da União, 12 fev. 2007.
46. World Health Organization (WHO). International Programme on Chemical Safety – IPCS. 1980. Disponível em: https://www.who.int/ipcs/en/. Acesso em: 10 set. 2021.
47. EU. Directive 2003/10/EC of the European Parliament and of the Council of 6 February 2003 on the minimum health and safety requirements regarding the exposure of workers to the risks arising from physical agents (noise). Official Journal L 042, 2003. Disponível em: https://publications.europa.eu/en/publication-detail/-/

publication/c59ca9d3-c81a-4e0a-9e69-b9a4fdf70326/language-en. Acesso em: 11 set. 2021.
48. EU. Directive 98/24/CE do Conselho de 7 de Abril de 1998. Relativa à proteção da segurança e da saúde dos trabalhadores contra os riscos ligados à exposição a agentes químicos no trabalho. Disponível em: https://eur-lex.europa.eu/LexUriServ/LexUriServ.do?uri=CONSLEG:1998L0024:20070628:PT:PDF. Acesso em: 9 maio 2019.
49. National Institute for Occupational Safety and Health (NIOSH). Criteria for a recommended standard. Occupational exposure to noise. Revised Criteria. Cincinnati, OH: USDHHS, PHS, CDC, NIOSH, publication n. 98-126;1998.
50. American Conference of Governmental Industrial Hygienists (ACGIH). TLVs and BEIs. Threshold limit values for chemical substances and physical agents. ACGIH;1998.
51. American Conference of Governmental Industrial Hygienists (ACGIH). Documentation for the 2018 TLVs and BEIs notice of intended change, audible sound. Cincinnati, OH: ACGIH; 2018. p.74.
52. American Conference of Governmental Industrial Hygienists (ACGIH). 2019 TLVs and BEIs. Threshold limit values for chemical substances and physical agents. A Cincinnati, OH: ACGIH; 2019

TERMO DE USO

Os achados e conclusões deste capítulo são dos autores e não representam necessariamente a posição oficial do Instituto Nacional de Segurança e Saúde Ocupacional (NIOSH), Centros de Controle e Prevenção de Doenças (CDC). A menção a qualquer empresa ou produto não constitui endosso por parte das agências NIOSH e CDC.

27

SAÚDE AMBIENTAL E AÇÕES EM VIGILÂNCIA NA SAÚDE DO TRABALHADOR EXPOSTO A AGENTES OTOAGRESSORES

Cláudia Giglio de Oliveira Gonçalves
Andréa Cintra Lopes

INTRODUÇÃO

O fonoaudiólogo vem desenvolvendo práticas junto aos trabalhadores expostos a agentes otoagressores há algumas décadas. A literatura evidencia os efeitos adversos desses agentes sobre a audição e o equilíbrio nos locais de trabalho, assim como é cada vez mais preciso o diagnóstico audiológico das perdas auditivas relacionadas ao trabalho e as ações preventivas ganham mais espaço.[1-3]

Concomitantemente a esses avanços na área da fonoaudiologia, aprofundam-se as reflexões sobre a compreensão em relação à vigilância em saúde do trabalhador, fazendo com que a fonoaudiologia incorpore tais ações à sua prática com trabalhadores. E, se as perdas auditivas relacionadas ao trabalho, principalmente a perda auditiva induzida por ruído (Pair), reconhecida como doença ocupacional desde 1999,[4] fazem parte do cotidiano do fonoaudiólogo, as discussões referentes à saúde auditiva do trabalhador não estão esgotadas.

Em relação ao diagnóstico audiológico, há importantes desafios que remetem à necessidade de atualizar protocolos na avaliação audiológica, tanto em relação à perda auditiva oculta, reconhecida como sinaptopatia, que atinge o trabalhador antes mesmo de a alteração audiológica ser identificada pela audiometria tonal liminar ou pela avaliação por emissões otoacústicas evocadas, quanto em relação à exposição por agentes químicos ototóxicos, que afeta o sistema auditivo periférico e central. Além disso, destaca-se a importância da ampliação e da potencialização das ações de vigilância em saúde do trabalhador na garantia da notificação da perda auditiva relacionada ao trabalho aos órgãos competentes. *(Para maiores informações sobre o assunto, consultar os Capítulos 25, "Ruído, efeitos sobre a saúde e estratégias de proteção", e 26, "Agentes químicos no ambiente de trabalho: efeitos sobre o sistema auditivo".)*

Todos esses desafios no contexto da área da saúde do trabalhador envolvem uma arena de conflitos e de entendimentos entre as empresas, os trabalhadores e os serviços de saúde. Portanto, cabe ao fonoaudiólogo compreender as relações entre empregadores e trabalhadores e seu impacto na saúde destes, atuando na prevenção e promoção da saúde.[5,6]

O fonoaudiólogo que atua nessa área deve favorecer uma ação/intervenção transformadora dos processos de trabalho para que estes não gerem alterações na audição e no equilíbrio dos trabalhadores. Assim, o conhecimento sobre o ambiente de trabalho, exposições ocupacionais que envolvam agentes de risco e questões organizacionais, juntamente com a situação audiológica dos trabalhadores, devem embasar medidas de controle em nível individual e coletivo. O objetivo é proteger a audição e o equilíbrio desse trabalhador com mudanças nas condições e, nos processos e ambientes de trabalho, partindo de ações imediatas de proteção individual até ações definitivas, de caráter coletivo.[7]

Este capítulo apresenta um panorama dessas questões, possibilitando contribuir com as práticas e reflexões do fonoaudiólogo que atua em saúde do trabalhador. Importante enfatizar que a promoção da saúde e a preservação da audição e do equilíbrio dos trabalhadores visa garantir a audição como um importante canal de comunicação efetiva, dessa forma contribuindo para a qualidade de vida no trabalho e fora dele.

ENTENDENDO A VIGILÂNCIA EM SAÚDE DO TRABALHADOR E O PAPEL DO FONOAUDIÓLOGO

A Política Nacional de Vigilância em Saúde (PNVS),[8] instituída em julho de 2018 por meio da Resolução n. 588 do Conselho Nacional de Saúde (CNS), define vigilância em saúde (VS) como um "processo contínuo e sistemático de coleta, consolidação, análise de dados e disseminação de informações sobre eventos relacionados à saúde, visando o planejamento e a implementação de medidas de saúde pública, incluindo a regulação, intervenção e atuação em condicionantes e determinantes da saúde, para a proteção e promoção da saúde da população, prevenção e controle de riscos, agravos e doenças".

A vigilância em saúde do trabalhador (Visat), então, é pautada nos princípios do Sistema Único de Saúde (SUS), em consonância com a Promoção da Saúde e o Sistema Nacional de Vigilância em Saúde, mantendo estreita integração com as demais vigilâncias, sobretudo com a Sanitária, Epidemiológica e Saúde Ambiental, assim como com as redes assistenciais. Assim, são princípios da Visat, de acordo com as diretrizes de implantação da vigilância em saúde do trabalhador no SUS (referência): universalidade, equidade, integralidade das ações, integração interinstitucional, pluri-institucionalidade, integração intrainstitucional, responsabilidade sanitária, direito do trabalhador ao conhecimento e à participação, controle e participação social, comunicação/publicização, hierarquização e descentralização, interdisciplinaridade, princípio da precaução e caráter transformador.[8]

Legislações federais, estaduais e municipais formam o arcabouço jurídico da Visat, o que é fundamental para o estabelecimento das atribuições nas várias instâncias de governo e para o ordenamento do setor público e privado.

A VS engloba a coleta, análise e interpretação sistemática de dados em saúde para o planejamento, implementação e avaliação das atividades em saúde pública. Os dados obtidos pela vigilância devem ser disseminados, permitindo a implementação de ações efetivas para a prevenção da doença. Os mecanismos de vigilância incluem a notificação compulsória de algumas doenças, como as relacionadas ao trabalho.[9]

A VS se divide em áreas específicas, com atribuições particulares e interligadas entre si, como a vigilância epidemiológica (Vigep), a vigilância sanitária (Visa), a vigilância em saúde ambiental (Vigiam) e a vigilância em saúde do trabalhador (Visat), que são atividades transversais e essenciais ao processo da VS. Assim, os objetivos da vigilância epidemiológica são amplos, envolvendo desde sistemas de alerta precoce para uma resposta imediata a doenças transmissíveis até respostas planejadas nos casos de doenças crônicas (como a Pair), que geralmente têm um longo intervalo entre a exposição e a ocorrência da doença. A Vigep é baseada em um sistema alimentado rotineiramente por casos suspeitos e acompanhados para confirmação da suspeita diagnóstica para a disseminação e com o uso dos dados para prevenção e controle.

Dessa maneira, os estudos epidemiológicos sobre o efeito de fatores ambientais frequentemente lidam com indicadores que podem ser medidos quantitativamente. As relações de dose-efeito e dose-resposta são também importantes na epidemiologia em saúde do trabalhador, uma vez que fornecem informação essencial para o estabelecimento de padrões de segurança. A relação dose-efeito, por exemplo, pode ser usada para decidir qual efeito é mais importante prevenir.[9]

Nesse sentido, a exposição a agentes de risco possui duas dimensões: nível (ou intensidade, quando se referir aos níveis de pressão sonora) e duração. Alguns fatores ambientais causam efeitos agudos sobre a saúde, imediatamente após o início da exposição (como trauma acústico, efeitos não auditivos ou intoxicações químicas); outros produzem efeitos cumulativos (a Pair ou perda auditiva por agentes químicos). Para tais agentes de risco, o nível e a duração da exposição pregressa são essenciais. Destaca-se que um tipo especial de análise epidemiológica, que desempenha papel importante na saúde dos trabalhadores, é a epidemiologia dos acidentes; porém, os fatores ambientais associados geralmente são mais difíceis de serem identificados e quantificados do que aqueles que causam, por exemplo, intoxicações químicas.[10]

Assim sendo, a epidemiologia contribui significativamente para a saúde do trabalhador. Segundo autores,[11] a epidemiologia é uma ciência que estuda o processo saúde-doença em coletividades humanas, analisando sua distribuição e fatores determinantes em saúde coletiva. Além disso, propõe medidas específicas de prevenção e de controle ou erradicação de doenças, fornecendo indicadores para o planejamento, administração e avaliação das ações em saúde. Assim, além de descrever o estado de saúde de grupos populacionais, incluindo o de trabalhadores, esse conhecimento irá definir as políticas públicas em saúde, permitindo analisar a melhor utilização de recursos pela identificação de programas curativos e preventivos prioritários à população.[12]

Ainda, de acordo com Rouquayrol,[11] para a epidemiologia em saúde do trabalhador a ênfase está no estudo de populações com exposições muito particulares. Várias medidas da ocorrência de doenças são baseadas nos conceitos fundamentais de incidência e prevalência. A incidência indica o número de casos novos ocorridos em certo período de tempo em uma população específica, enquanto a prevalência refere-se ao número de casos (novos e velhos) encontrados em uma população definida em determinado ponto no tempo.

Diante dessas considerações, o olhar da vigilância em ambientes e processos de trabalho tem seu foco na prevenção e controle de situações que possam favorecer a disseminação dos diferentes riscos presentes nos ambientes de trabalho. Planejar a saúde é, então, um dos grandes desafios para prevenir doenças e estabelecer prioridades de intervenções.

A Visat atua na perspectiva da identificação e análise de um conjunto de fatores e situações de risco presentes nos ambientes e processos de trabalho que podem produzir doenças e agravos à saúde dos trabalhadores. É fundamental que a Visat possa, por meio de mecanismos de investigação, análise e intervenção sobre os processos, os ambientes, as organizações e as relações de trabalho, promover a saúde dos trabalhadores e a prevenção de acidentes e de doenças relacionadas ao cenário, adequando a rede de saúde para acompanhamento desses casos. A Visat é um processo que articula ações de controle de saúde, no sentido da promoção, proteção e atenção à saúde do trabalhador, objetivando a investigação e a intervenção na relação do processo de trabalho com a saúde. Podemos dizer que vigilância é ação.[13] Assim, a Visat é uma área de promoção da saúde que, entre outros processos, abrange a preservação da saúde dos trabalhadores, pela eliminação ou redução dos fatores que levam aos danos à saúde.[14]

Assim, o foco das ações da Visat seriam os trabalhadores e seus ambientes de trabalho, em um cenário no qual as necessidades de produção são configuradas pelos empregadores. Isso significa que saber lidar com os conflitos entre as exigências de produção e as condições de trabalho e saúde dos trabalhadores faz parte das tarefas dos profissionais da saúde. Incluímos entre esses profissionais os fonoaudiólogos, pois o alcance de suas ações em relação à audição e ao equilíbrio dos trabalhadores depende de como mediar tais conflitos e conscientizar empregados e empregadores da importância da prevenção.

No processo de Visat estão envolvidas ações dos Serviços Especializados em Engenharia de Segurança e em Medicina do Trabalho – SESMT nas próprias empresas e, em instância geral, ações dos serviços de saúde pública, vinculados direta ou indiretamente ao SUS, orientados pelas políticas públicas que amparam os trabalhadores. O fonoaudiólogo que atua em saúde do trabalhador pode estar vinculado tanto aos SESMT das empresas como, nos serviços públicos, na atenção básica (AB), nos centros de referência em saúde do trabalhador (Cerest), nos centros de especialidades, nos hospitais públicos, entre outros. Assim, o fonoaudiólogo deverá acompanhar os fatores que podem constituir risco para a audição (foco deste capítulo) e sugerir a implementação de medidas de controle de tais fatores para a preservação da audição dos trabalhadores.

O modelo de Visat tem como característica fundamental ser intersetorial e participativo. Suas ações devem ser coordenadas pelas instâncias de gestão do SUS e articuladas pela Rede Nacional de Atenção Integral à Saúde do Trabalhador (Renast), no princípio da estruturação da atenção integral à saúde dos trabalhadores em rede. A Renast visa promover ações para melhorar as condições de trabalho e a qualidade de vida do trabalhador por meio de prevenção e vigilância. Assim, realiza estudos na área de saúde do trabalhador, busca e sistematiza as informações em saúde, realizando inspeções em conjunto nos ambientes de trabalho e promovendo capacitação de profissionais para execução de ações de saúde do trabalhador no SUS.[12] A Renast é, portanto, uma rede nacional de informação e práticas de saúde, organizada com o propósito de implementar ações assistenciais, de vigilância e de promoção, qualificando a atenção à saúde já exercida pelo SUS. Estrutura-se a partir de centros de referência em saúde do trabalhador (Cerest), serviços de saúde de retaguarda de média e alta complexidade e municípios-sentinela organizados em torno de dado território, estabelecendo os fluxos de atenção aos trabalhadores em todos os níveis, de modo articulado com as Vigilâncias Sanitária, Epidemiológica e Ambiental.[12]

De acordo com as Diretrizes de Implantação da Vigilância em Saúde do Trabalhador no SUS, as atribuições da Visat na rede de assistência estão assim distribuídas:

1. Cabe à atenção primária em saúde:

A. identificar o perfil de saúde dos trabalhadores e dos processos produtivos no território de abrangência;

B. identificar e notificar situações de risco e os agravos relacionadas ao trabalho;

C. estabelecer articulação com as instâncias de referência específicas de Visat para a promoção da saúde do trabalhador;
D. desenvolver ações de educação em saúde, particularmente nas situações em que forem identificados riscos relacionados ao trabalho.

Cabe à média e alta complexidade - urgências e emergências, serviços hospitalares e de especialidades:

A. notificar agravos relacionados ao trabalho;
B. estabelecer articulação com as instâncias de referência e contrarreferência.

Dessa forma, o fonoaudiólogo que atua nos serviços públicos pode acolher e atuar com o usuário trabalhador, conforme o nível de complexidade em que está inserido.

A Resolução do Conselho Federal de Fonoaudiologia (CFFa) n. 428/2013[15] dispõe sobre a atuação do fonoaudiólogo na saúde do trabalhador, salientando a ação de Vigilância em Saúde do Trabalhador, entendida como a atuação contínua e sistemática, no sentido de detectar, conhecer, pesquisar e analisar os fatores determinantes e condicionantes dos agravos à saúde relacionados aos processos e ambientes de trabalho, para intervir sobre estes, visando a sua prevenção.

Então, a ação do fonoaudiólogo, esteja ele no serviço público ou no privado, será de conhecer a realidade das perdas auditivas relacionadas ao trabalho, identificando os fatores de riscos nesses ambientes e seus impactos nos sistemas auditivo e vestibular e na saúde geral dos trabalhadores (pelo diagnóstico audiológico e por entrevista/anamnese). A partir daí, poderá orientar medidas de controle dos fatores de riscos e de prevenção das perdas auditivas e de efeitos não auditivos por ações educativas, garantindo a qualidade de vida do trabalhador pela manutenção de sua comunicação efetiva.[6] Não basta, então, a realização da audiometria tonal liminar: o fonoaudiólogo em saúde do trabalhador precisa ir além e realizar a vigilância em saúde.

Nos serviços privados, o desenvolvimento de programas de preservação auditiva (também conhecidos como programas de conservação auditiva ou programas de prevenção de perdas auditivas) contempla a atuação necessária do fonoaudiólogo junto aos trabalhadores. Segundo a Resolução CFFa n. 469/2015,[16] o fonoaudiólogo tem a competência necessária para implantar, monitorar, assessorar, supervisionar e coordenar o programa de prevenção de perdas auditivas (PPPA).

OS FATORES DE RISCOS PARA OS SISTEMAS AUDITIVO E VESTIBULAR, EFEITOS E IDENTIFICAÇÃO: ATUAL "ESTADO DA ARTE"

O risco mais comum nos ambientes de trabalho que pode gerar danos à saúde geral e à audição são os níveis de pressão sonora elevados (NPSE). O comprometimento pela exposição aos NPSE pode envolver o indivíduo física, mental e socialmente, a depender de fatores como: tipos de ruído, espectro sonoro, intensidade sonora, tempo de exposição e suscetibilidade individual. A literatura é robusta em relação aos efeitos sobre a saúde; são citados: dificuldades na comunicação, na manutenção da atenção, na concentração e memória, aumento do estresse e fadiga, efeitos sobre o sono, zumbido, dificuldade de percepção de fala no ruído, intolerância a sons fortes e diplacusia.[17] (*Para maiores informações sobre o assunto, consultar o Capítulo 25, "Ruído, efeitos sobre a saúde e estratégias de proteção".)*

Também ocorrem efeitos não auditivos, que podem ser divididos em três categorias:[18]

- Primários: aqueles que ocorrem de forma aguda, pela exposição aos NPSE, como a interferência na compreensão de fala e a insônia.
- Secundários: efeitos mediados pelos primários (nervosismo e irritabilidade, alteração do bem-estar geral e baixo desempenho produtivo).
- Terciários: efeitos de longo prazo (hipertensão, problemas cardiocirculatórios, alterações hormonais, problemas no sistema digestivo, entre outros). (*Para maiores informações sobre o assunto, consultar o Capítulo 25, "Ruído, efeitos sobre a saúde e estratégias de proteção".)*

Efeitos psicossociais são relatados em trabalhadores com Pair, uma vez que as dificuldades em ouvir sons ambientais e de comunicação estão presentes e se agravam conforme a perda auditiva evolui. As dificuldades em ouvir sons ambientais comprometem a percepção da movimentação de pessoas ao redor, sons de alerta e avisos, gerando tensão e insegurança ao trabalhador com Pair. Em relação aos sons de comunicação, a Pair dificulta a compreensão da fala, uma vez que afeta principalmente as frequências altas, levando a prejuízo das relações interpessoais, sensação de insucesso e frustração nas comunicações interpessoais, podendo levar ao isolamento social do trabalhador e depressão. O fonoaudiólogo precisa conhecer esses impactos na qualidade de vida do trabalhador com Pair para orientá-lo e auxiliá-lo em seu processo de reabilitação.[19]

O dano causado por NPSE sobre o sistema auditivo vem sendo estudado há algumas décadas.

Como características da lesão auditiva por NPSE, ocorrem outras alterações como recrutamento auditivo, dificultando o reconhecimento dos sons, principalmente de compreensão da fala, e também dificuldades na localização sonora. Atualmente, autores sugerem a possibilidade de lesão central no sistema auditivo, ou seja, os NPSE podem danificar a extensão das vias auditivas, desde a membrana timpânica (como nos traumas acústicos) até as regiões do sistema nervoso auditivo central.

No entanto, além dos NPSE, outros agentes de risco presentes nos ambientes de trabalho também afetam o sistema auditivo e o equilíbrio e já ganham espaço entre os profissionais da saúde dos trabalhadores. Em 2020, a Portaria SEPRT n. 6.734[20] aprovou a nova redação da NR 7 (PCMSO), revogando a Portaria n. 19/1998, que caracteriza os agentes otoagressores presentes no ambiente de trabalho. A ototoxicidade por agentes químicos, por exemplo, afeta as funções auditiva e vestibular dos trabalhadores expostos, gerando impactos negativos para a qualidade de vida. Fatores como o tipo de agente químico, suas interações com outros riscos, a dose e a duração da exposição e a suscetibilidade individual definem a fisiopatologia e a extensão do dano ao sistema auditivo. Os contaminantes químicos podem afetar o sistema auditivo periférico e central, assim como o equilíbrio, com sintomas como dificuldade na compreensão dos sons de fala na presença do ruído, zumbido e tontura.[21-23] *(Para maiores informações sobre o assunto, consultar o Capítulo 26, "Agentes químicos no ambiente de trabalho: efeitos sobre o sistema auditivo".)*

Porém, o diagnóstico das alterações nos sistemas auditivo e vestibular relacionadas à exposição a contaminantes químicos vai além da realização da audiometria tonal liminar, sendo outros exames audiológicos importantes. A avaliação audiológica complementar tem sido indicada, principalmente nos casos de perda auditiva oculta/sinaptopatia, diagnóstico precoce ou exposição a agentes contaminantes químicos, uma vez que a audiometria tonal liminar unicamente não é suficiente. *(Para maiores informações sobre o assunto, consultar os Capítulos 25, "Ruído, efeitos sobre a saúde e estratégias de proteção", e 26, "Agentes químicos no ambiente de trabalho: efeitos sobre o sistema auditivo".)*

Assim, é importante a utilização de exames complementares, como a audiometria de altas frequências,[24-26] e medidas de imitância acústica e de reflexos acústicos, emissões otoacústicas evocadas, avaliação do processamento auditivo central e potenciais evocados auditivos, que podem contribuir para o diagnóstico diferencial, o diagnóstico precoce e o monitoramento audiológico em face da exposição aos agentes químicos.[27]

Autores nacionais apresentaram uma importante revisão sobre os testes utilizados para avaliar o efeito auditivo relacionado à exposição aos agentes químicos e relataram que não há consenso sobre o protocolo de avaliação audiológica ideal para os trabalhadores expostos a esses agentes, embora recomendem que, antes de selecionar algum teste, informações específicas sejam obtidas sobre cada agente, a fim de selecionar a bateria de testes apropriada.[28]

AÇÕES PREVENTIVAS EM SAÚDE DOS TRABALHADORES EXPOSTOS A AGENTES OTOAGRESSORES

A Pair é uma doença ocupacional irreversível que atinge cerca de 7% da população, portanto sua prevenção deve ser considerada prioritária. Embora os atuais programas de conservação da audição (PCA) tenham evidenciado muitos benefícios, a incidência da Pair ainda é elevada, atingindo 18% dos trabalhadores expostos. Já a exposição a agentes químicos ototóxicos é calculada em 9 milhões de trabalhadores nos EUA.[29]

Tanto a exposição aos NPSE como a exposição aos agentes químicos ototóxicos, que podem causar perdas auditivas irreversíveis, são preveníveis. Porém, as ações para a prevenção ainda são um desafio aos profissionais da saúde do trabalhador, incluindo o fonoaudiólogo.[30]

A promoção da saúde dos trabalhadores é um direito assegurado pela Constituição Federal. Segundo determina seu art. 200, incisos II e VIII, compete ao Sistema Único de Saúde (SUS), sobretudo em matéria de saúde do trabalhador: "executar as ações de vigilância sanitária e epidemiológica, bem como as de saúde do trabalhador", e "colaborar na proteção do meio ambiente, nele compreendido o do trabalho.

Além disso, de acordo com a legislação trabalhista vigente, toda empresa, pública ou privada, deve implantar o programa de conservação da audição (PCA, de acordo com o programa de gerenciamento de risco – PGR, descrito na Norma Regulamentadora n. 1 (NR 1) e estar articulada com as demais normas regulamentadoras, além de estar harmonizada com normas internacionais, como a ISO 45001 (Sistema de Gestão de Saúde e Segurança Ocupacional).

De acordo com o PGR, no inventário de riscos serão consolidados dados da identificação dos perigos e das avaliações dos riscos ocupacionais, mediante:

1. Caracterização dos processos e ambientes de trabalho e das atividades.
2. Descrição de perigos e de possíveis lesões ou agravos à saúde dos trabalhadores, com a identificação das fontes ou circunstâncias, descrição de riscos gerados pelos perigos, com a indicação dos grupos de trabalhadores sujeitos a esses riscos, e descrição de medidas de prevenção implementadas.
3. Análise de dados preliminares ou do monitoramento das exposições a agentes físicos, químicos e biológicos e os resultados da avaliação de ergonomia nos termos da NR 17.
4. Avaliação dos riscos, incluindo a classificação para fins de elaboração do plano de ação.
5. Critérios adotados para avaliação dos riscos e tomada de decisão.

Na segunda etapa do PGR, o chamado plano de ação, devem ser indicadas as medidas de prevenção a serem introduzidas, aprimoradas ou mantidas, definindo seu cronograma, forma de acompanhamento e aferição de resultados. O PGR deve contemplar ou estar integrado com planos, programas e outros documentos previstos na legislação de segurança e saúde no trabalho. A avaliação de risco deverá ser revista a cada dois anos ou quando da ocorrência das seguintes situações:

1. Após a implementação das medidas de prevenção, para avaliação de riscos residuais.
2. Após inovações e modificações nas tecnologias, ambientes, processos, condições, procedimentos e organização do trabalho que impliquem novos riscos ou modifiquem os existentes.
3. Quando identificadas inadequações, insuficiências ou ineficácias das medidas de prevenção.
4. Na ocorrência de acidentes ou doenças relacionadas ao trabalho.
5. Quando houver mudança nos requisitos legais aplicáveis. No caso das organizações que possuírem certificações em sistemas de gestão de SST, o prazo poderá ser de até três anos.

Segundo o CFFa, na Resolução n. 469,[16] cabe ao fonoaudiólogo implantar, monitorar, assessorar, supervisionar e coordenar o PPPA. A resolução estabelece, ainda, as etapas mínimas do programa, a saber: gerenciamento das medidas de controle (de engenharia e administrativas) de riscos à audição; análise de documentação dos programas de prevenção existentes na empresa (Programa de Prevenção de Riscos Ambientais – PPRA, Programa de Controle Médico de Saúde Ocupacional – PCMSO, Laudo Técnico das Condições Ambientais do Trabalho – LTCAT e PCA); monitoramento e avaliação da exposição a agentes otoagressivos, além da adoção de medidas de controle; gerenciamento audiológico (controle epidemiológico); seleção, indicação, adaptação e acompanhamento do uso de equipamentos de proteção individual (EPI); treinamento, orientação e motivação dos trabalhadores; análise do histórico clínico e ocupacional dos trabalhadores; confecção, conservação e atualização dos registros ocupacionais; avaliação da eficácia e da eficiência do programa.

Segundo Gonçalves,[6] a implantação do PCA/PPPA (denominada pela autora "Programa de Preservação Auditiva – PPA") é justificada pela probabilidade da ocorrência de alterações auditivas ou outros problemas de saúde em trabalhadores diante da presença, no ambiente de trabalho, de agentes otoagressores, como: ruído, vibrações, alguns produtos químicos, entre outros. O desenvolvimento do programa contempla três eixos principais: (1) diagnóstico e ações sobre o ambiente e condições de trabalho; (2) gerenciamento da audição e (3) desenvolvimento de ações educativas que possibilitem ao trabalhador refletir sobre suas condições para buscar soluções. Os resultados esperados com a implantação do programa são: implantação das medidas de controle de ruído (coletivas e individuais) eficazes, diminuição ano a ano dos casos de desencadeamento e agravamento de Pair até que se atinja a estabilidade auditiva e as mudanças de comportamentos, tanto nos trabalhadores como nos responsáveis pela empresa, para que assumam sua parcela da responsabilidade pela saúde. É importante a notificação dos casos de perdas auditivas originadas no trabalho (Pair) aos órgãos oficiais (como o Sistema de Informação de Agravos de Notificação – Sinan) e a avaliação do programa desenvolvido.

O Sinan recebe as notificações de casos de doenças e agravos que fazem parte da Lista Nacional de Doenças de Notificação Compulsória, como é o caso da Pair. O fluxograma da notificação pode apresentar algumas características próprias em cada município, portanto é importante conhecer como está estruturada a notificação da Pair no seu município a partir do encaminhamento da FIN – Ficha Individual de Notificação até os serviços responsáveis pela informação e/ou vigilância epidemiológica dos municípios, que, por sua vez, comunicam às Secretarias Estaduais da Saúde, responsáveis pela investigação dos casos notificados. A FIN pode ser acessada no *site* no SUS (http://portalsinan.saude.gov.br/images/DRT/DRT_PAIR.pdf), e também se encontram no *site* as informações sobre seu preenchimento adequado.

Apesar de estar prevista em lei a notificação dos casos de Pair mesmo na suspeita, por parte do serviço de saúde público e privado, ainda não ocorre sistematicamente no país. A notificação é incipiente diante dos casos de Pair existentes, por isso é importante que todos os fonoaudiólogos notifiquem as perdas auditivas relacionadas ao trabalho. Tanto o serviço público como o privado devem realizar a notificação ao Sinan.

Um PCA completo, então, não se limita à avaliação auditiva, mas propõe ações que contribuam para a promoção de mudanças no ambiente de trabalho e nas atitudes dos trabalhadores e suas chefias, visando a uma ação preventiva. É possível atingir o objetivo de prevenção das perdas auditivas em trabalhadores se os requisitos mínimos forem cumpridos na organização de um programa. Para que os riscos ao sistema auditivo sejam minimizados é necessária a implantação de medidas de prevenção coletiva, como ações sobre a fonte emissora do agente agressivo e sobre sua propagação, e, também, o incentivo ao uso adequado de equipamentos individuais de proteção, como os protetores auditivos, até que essas medidas coletivas sejam implantadas.[31] *(Para maiores informações sobre o assunto, consultar os Capítulos 25, "Ruído, efeitos sobre a saúde e estratégias de proteção", e 26, "Agentes químicos no ambiente de trabalho: efeitos sobre o sistema auditivo".)*

CONSIDERAÇÕES FINAIS

O conhecimento na área de prevenção das perdas auditivas relacionadas ao trabalho oferece diferentes ferramentas, estratégias e intervenções fundamentais para a vigilância em saúde, focando a audição e o equilíbrio, decorrentes de diferentes riscos ocupacionais. Reduz-se, dessa forma, a incidência de perdas auditivas relacionadas ao trabalho e os custos sociais associados.

A Visat compreende essas diferentes ferramentas, estratégias, intervenções e práticas que envolvem a vigilância epidemiológica, assim como compreende ações de vigilância sanitária. Sua ação é contínua e sistemática, ao longo do tempo, no sentido de detectar, conhecer, pesquisar e analisar os fatores determinantes e condicionantes dos agravos à saúde relacionados aos processos e ambientes de trabalho, em seus aspectos social, tecnológico, organizacional e epidemiológico, com a finalidade de planejar, executar e avaliar intervenções sobre esses aspectos, de forma a eliminá-los ou controlá-los. Cabe também à atenção primária à saúde o desenvolvimento de ações de Visat, em seu âmbito de atuação e complexidade.

No entanto, promover a saúde dos trabalhadores ainda é um desafio no Brasil, em função dos diferentes vínculos de trabalho, assim como de situações como o trabalho formal, o informal e o terceirizado. Além disso, os ambientes de trabalho são desafios à vigilância, principalmente aqueles onde os níveis de pressão sonora excedem o nível de ação (80 dBA por 8 horas) e aqueles onde os agentes químicos estão em concentração que exceda os valores permitidos. Sem mencionar as questões da organização do trabalho, que podem aumentar a exposição com horas extras e jornadas duplas.

A Visat, como um componente do Sistema Nacional de Vigilância em Saúde, definido na Portaria GM/MS n. 3.252/2009, visa à promoção da saúde e à redução de doenças e acidentes de trabalho por meio da integração de ações que intervenham nos agravos e seus determinantes, decorrentes dos modelos de desenvolvimento e processo produtivos. É estruturante e essencial ao modelo de atenção integral em saúde do trabalhador, que se constitui de saberes e práticas sanitárias, articulados intra e intersetorialmente.

Procure saber se seu município tem os serviços de vigilância em saúde do trabalhador implantados.

REFERÊNCIAS BIBLIOGRÁFICAS

1. Masterson E, Bushnell P, Christa L, Morata T. Hearing impairment among noise-exposed workers — United States, 2003-2012. Morbidity And Mortality Weekly Report. 2016;65(15):389-94.
2. Alcarás PAS, Zeigelboim BS, Corazza MCA, Lüders D, Marques JM, Lacerda ABM. Findings on the central auditory functions of endemic disease control agents. Int J Environ Res Public Health. 2021;18:7051.
3. Tikka C, Verbeek JH, Kateman E, Morata TC, Dreschler WA, Ferrite S. Interventions to prevent occupational noise-induced hearing loss. Cochrane Database Syst Rev. 2017;7(7):CD006396.
4. Brasil. Portaria n. 1.339, de 18 de novembro de 1999. Lista de doenças relacionadas ao trabalho, a ser adotada como referência dos agravos originados no processo de trabalho no Sistema Único de Saúde, para uso clínico e epidemiológico.
5. Minayo-Gomez C, Thedim-Costa SMF. A construção do campo da saúde do trabalhador: percurso e dilemas. Cadernos de Saúde Pública. 1997;13(Suppl 2):S21-S32.
6. Gonçalves CGO. Construindo um programa de preservação auditiva: principais aspectos e etapas da estruturação. In: Lopes AC, Gonçalves CGO, Andrade WTL. Fonoaudiologia e saúde auditiva do trabalhador. Ribeirão Preto: Book Toy; 2019. p.45-56.
7. Fundacentro. Guia de diretrizes e parâmetros mínimos para a elaboração e a gestão do PCA [internet]. 2018. Disponível em: http://www.fundacentro.gov.br/biblioteca/biblioteca-digital/publicacao/detalhe/2018/9/guia-de-diretrizes-e-parametros-minimos-para-a-elaboracao-e-a-gestao-do-pca. Acesso em: 28 dez. 2021.
8. Brasil. Ministério da Saúde. Conselho Nacional de Saúde. Resolução MS/CNS n. 588, de 12 de julho de 2018. Política Nacional de Vigi-

lância em Saúde (PNVS). Diário Oficial da União, 13 ago. 2018. Disponível em: http://www.conselho.saude.gov.br/resolucoes/2018/Reso588.pdf. Acesso em: 28 dez. 2021.

9. Bonita R, Beaglehole R, Kjellström T. Epidemiologia básica. 2.ed. São Paulo: Santos; 2010.
10. Saliba TM. Manual prático de higiene ocupacional e PPRA: avaliação e controle dos riscos ambientais. São Paulo: LTr; 2005.
11. Rouquayrol MZ, Filho NA. Epidemiologia e saúde. Rio de Janeiro: Medsi; 1999.
12. Leão LHC, Vasconcellos LCF. Rede Nacional de Atenção Integral à Saúde do Trabalhador (Renast): reflexões sobre a estrutura de rede. Epidemiol Serv Saúde [internet]. 2011;20(1):85-100. Disponível em: http://scielo.iec.gov.br/scielo.php?script=sci_arttext&pid=S1679-49742011000100010&lng=pt. Acesso em: 28 dez. 2021.
13. Machado JMH. Processo de vigilância em saúde do trabalhador. Cad Saúde Pública. 1997;13(Supl 2):33-45.
14. Machado JMH. A propósito da vigilância em saúde do trabalhador. Ciência & Saúde Coletiva. 2005;10(4):987-92.
15. Fonoaudiologia. Resolução do CFFa n. 428, de 2013. Dispõe sobre a atuação do fonoaudiólogo na saúde do trabalhador e dá outras providências.
16. Fonoaudiologia. Resolução CFFa n. 469 de 10 de julho de 2015. Dispõe sobre a competência do fonoaudiólogo para implantar, monitorar, assessorar, supervisionar e coordenar o Programa de Prevenção de Perdas Auditivas (PPPA).
17. Onishi ET, Coelho CCB, Oiticica J, Figueiredo RR, Guimarães RCC, Sanchez TG, et al. Zumbido e intolerância a sons: evidência e experiência de um grupo brasileiro. Braz J Otorhinolaryngol [internet]. 2018;84(2):135-49. Disponível em: http://www.scielo.br/scielo.php?script=sci_arttext&pid=S1808-86942018000200135&lng=en. Acesso em: 28 dez. 2021.
18. Griefahn B. Noise-induced extraaural effects. Acoustical Science and Technology. 2000;21(6):307-17.
19. Hetu R. The stigma attached to hearing impairment. Scandin Audiol Suppl. 1996;43:12-24.
20. Brasil. Portaria SEPRT n. 6.730, de 9 de março de 2020. Diário Oficial da União, 12 mar. 2020. Disponível em: https://enit.trabalho.gov.br/portal/images/Arquivos_SST/SST_NR/NR-01-atualizada-020.pdf. Acesso em: 17 mar. 2021.
21. Bozza A, Lopes A. Efeito sinérgico da exposição do ruído e agentes químicos no sistema auditivo de trabalhadores de um posto de abastecimento de combustíveis. RPSO. 2016;1(1):1-7.
22. Prestes S, Mathias F, Lopes A. Prevalência de dores musculares e análise da qualidade de vida e saúde auditiva em trabalhadores de postos de combustíveis. RPSO. 2021;12:1-8.
23. Morata TC, Hungerford M, Konrad-Martin D. Potential risks to hearing functions of service members from exposure to jet fuels. AJA. 2021;18:1-6. Disponível em: https://pubs.asha.org/doi/full/10.1044/2021_AJA-20-00226. Acesso em: 28 dez. 2021.
24. Lopes AC, Munhoz GS, Bozza A. Audiometria tonal liminar e de altas frequências. In: Boéchat ED. Tratado de audiologia 2.ed. Rio de Janeiro: Guanabara Koogan; 2015. p.57-66.
25. Lopes AC, Godoy JB. Considerações metodológicas para a investigação dos limiares de frequências ultra-altas em indivíduos expostos ao ruído ocupacional. Salusvita. 2006;25(2):149-60.
26. Lopes AC, Faria FV, Monteiro LP, Melo ADP, Alvarenga KF, Feniman MR. Investigação dos limiares de audibilidade das altas frequências em crianças com histórico de intoxicação por chumbo. Disturb Comun. 2008;20(2):229-39.
27. Śliwińska-Kowalska M. Preventive hearing tests in workers exposed to noise and organic solvents. Med Pr. 2020;71(4):493-505. Disponível em: https://pubmed.ncbi.nlm.nih.gov/32667291/. Acesso em: 28 dez. 2021.
28. Lacerda ABM, Lobato DCB, Alcarás PAS. Avaliação audiológica para trabalhadores expostos a agentes químicos com ênfase nos pesticidas. In: Lopes AC, Gonçalves CGO, Andrade WTL (orgs.). Fonoaudiologia e saúde auditiva do trabalhador. Ribeirão Preto: Booktoy; 2019. p.133-60.
29. Meike D, Morata TC. Awarding and promoting excellence in hearing loss prevention. IJA. 2012;51(Suppl 1):63-70.
30. Gonçalves CGO, Santos FR, Schmidt L, Marques JM. Programa de preservação auditiva: como atuam os fonoaudiólogos da área da saúde do trabalhador. Cefac. 2020;22(5):e8520. Disponível em: https://www.scielo.br/j/rcefac/a/szqj47rn5tGFXwjFwmTCGsx/?format=pdf&lang=pt. Acesso em: 28 dez. 2021.
31. Gonçalves CGO, Fontoura FP. Intervenções educativas voltadas à prevenção de perda auditiva no trabalho: uma revisão integrativa. Rev Bras Saúde Ocup. 2019;4391;e5s. Disponível em: https://www.scielo.br/j/rbso/a/pDjdxncQXJjMbmKTrYwJjHj/?lang=pt&format=pdf. Acesso em: 28 dez. 2021.

28

SAÚDE AUDITIVA NO CONTEXTO DA EDUCAÇÃO: PRÁTICAS VOLTADAS À PROMOÇÃO E À PREVENÇÃO

Adriana Bender Moreira de Lacerda
Ana Claudia Vieira Cardoso

INTRODUÇÃO

Nas últimas décadas, a atenção à saúde dos escolares vem se tornando prioridade em muitos países, inclusive no Brasil.[1-4] Os profissionais da área, por meio de estudos epidemiológicos, sugerem a necessidade de implementação e desenvolvimento de programas que favoreçam a promoção da saúde e a prevenção de doenças. As políticas públicas voltadas à saúde de crianças e adolescentes são executadas em todas as esferas de governo do território nacional,[1-4] assim como as políticas públicas relacionadas à saúde auditiva dos brasileiros[5,6] foram implementadas em todos os níveis de atenção (primária, secundária e terciária). *(Para maiores informações sobre o assunto, consultar os Capítulos 30, "Políticas públicas: atenção à saúde auditiva no Sistema Único de Saúde", e 31, "Saúde auditiva nas redes de atenção e ações do fonoaudiólogo".)*

No entanto, apesar de todos os esforços, as projeções apontam um aumento exponencial da prevalência da perda auditiva (PA) nos próximos anos nas diversas localidades do mundo.[7]

A fonoaudiologia, fundamentando seus estudos em pressupostos sociológicos, reflete sua dialética na prática da promoção da saúde e da prevenção dos transtornos da comunicação.[8] Na busca de uma prática voltada para o coletivo, o fonoaudiólogo realizações programáticas direcionadas à promoção e à prevenção da saúde, por meio de programas que visam à saúde auditiva, promovendo qualidade de vida e intervenção precoce. Entre as práticas fonoaudiológicas, um modelo de prevenção que se destaca é a triagem auditiva (TA) em escolares.

A TA é um procedimento simples e rápido que se aplica a muitos indivíduos e que busca identificar precocemente aqueles que têm alta probabilidade de apresentar PA, seja por alterações condutiva, neurossensorial e/ou mista, e necessitam de um diagnóstico audiológico.[9]

A Organização Mundial da Saúde (OMS)[9] descreveu as responsabilidades básicas a serem atendidas pelo programa de TA como:

- Consciência da importância do diagnóstico precoce, quando há suspeita de PA, especialmente nas séries iniciais.
- Observação cuidadosa dos alunos em busca de sinais de dificuldade para ouvir.
- Organização e realização de um levantamento de dados audiométricos.
- Um programa de aconselhamento e acompanhamento para ajudar as crianças com dificuldade de audição a obterem exame diagnóstico, tratamento necessário e adaptação ao ambiente escolar.

Todavia, a atuação fonoaudiológica junto a escolares não deve se restringir unicamente à TA. Visando à identificação precoce da PA, outros aspectos, como as práticas educativas em saúde auditiva e em relação ao ambiente escolar, devem ser consideradas.

No Relatório Mundial sobre Audição lançado pela OMS[7] são apresentadas as estratégias de intervenção para cuidados auditivos, representadas pela sigla "H.E.A.R.I.N.G.", com o intuito de direcionar os países para os esforços de prevenção e a melhoria da prestação de serviços clínicos em nível individual e coletivo no curso da vida. Quatro estratégias estão representadas pelas letras "H", "E" "N" e "G" na sigla mencionada e se relacionam com a temática deste capítulo. A primeira letra refere-se à triagem auditiva e à intervenção (*Hearing Screening and Intervention*); a segunda, à prevenção e ao gerenciamento de doenças de ouvido (*Ear Disease Prevention and Management*); a terceira refere-se à redução do ruído (*Noise Reduction*), e a quarta faz referência a um maior engajamento comunitário (*Greater Community Engagement*), com vistas a modificar comportamentos e atitudes em relação à PA e suas causas.

Ressalta-se que o engajamento comunitário inclui uma estratégia de comunicação multifacetada que gera maior consciência e envolvimento da comunidade para promover práticas de cuidados auditivos saudáveis, escuta segura, bem como a identificação e a intervenção precoces da PA.[7]

Nesse mesmo relatório é recomendada a conexão entre os serviços de saúde auditiva e os programas de TA escolar para garantir o acesso aos cuidados necessários e ao acompanhamento dos escolares.[7] Como exemplo, pode-se citar um programa de TA escolar que foi implementado entre março e junho de 2008 em áreas rurais e pequenas cidades do leste da Polônia, alcançando mais de 92 mil crianças de 7-12 anos que ajudou a identificar crianças com PA.[10]

Em 2010, o programa foi expandido e implementado na parte ocidental do país, como parte do "exame de órgãos sensoriais", que incluía exames de otorrinolaringologia, audição e visão. Mais de 71 mil alunos da primeira série foram examinados em 4.041 escolas, dos quais quase 14% foram identificados com PA e encaminhados para cuidados e tratamentos adicionais. Particularmente preocupante foi o fato de que mais de 58% dos pais daqueles identificados com PA não haviam percebido que existia um problema auditivo nos seus filhos; 27% das crianças nunca tinham feito uma TA, exceto a triagem neonatal, e 41% não estavam recebendo nenhum cuidado especializado para tratar de sua PA. Sem a triagem, é provável que a maioria daqueles com PA teria permanecido sem identificação.

Nesse contexto, este capítulo tem como objetivo apresentar uma revisão do referencial teórico sobre o assunto e a proposta de um programa de promoção da saúde auditiva e de prevenção da perda auditiva em escolares (PPPAE), baseado em experiências adquiridas tanto na prática clínica como na docência universitária por meio de pesquisas científicas. O programa englobaria o ambiente escolar, o perfil auditivo e as práticas educativas em saúde auditiva com vistas à preservação da audição dos escolares.

REFERENCIAL TEÓRICO

Políticas públicas voltadas à saúde auditiva de crianças e adolescentes

Serão apresentadas nesta seção várias iniciativas do governo federal voltadas à saúde de crianças e adolescentes, assim como os programas relacionados à promoção da saúde dos escolares brasileiros.

No âmbito federal, em 28 de setembro de 2004, conforme a Portaria n. 2.073/GM,[5] o Ministro de Estado da Saúde instituiu a Política Nacional de Atenção à Saúde Auditiva, a ser implantada em todas as unidades federadas de forma articulada entre o Ministério da Saúde e as Secretarias de Estado e Municipais.[11,12] Em 2 de agosto de 2010 foi promulgada a Lei n. 12.303,[6] que dispõe sobre a obrigatoriedade de realização do exame de emissões otoacústicas evocadas, em todos os hospitais e maternidades, nas crianças nascidas em suas dependências. O programa de TA neonatal é sem dúvida o programa de triagem de maior visibilidade em nível nacional, apesar de ser recomendada sua realização nas demais faixas etárias.[9] *(Para maiores informações sobre o assunto, consultar o Capítulo 30, "Políticas públicas: atenção à saúde auditiva no Sistema Único de Saúde".)*

A Agência Nacional de Saúde Suplementar (ANS),[13] desde 2004, tem como foco a regulação e a reorganização do modelo de atenção à saúde praticado no setor. A partir de então, as operadoras de planos de saúde têm sido estimuladas a desenvolver Programas de Promoção da Saúde e Prevenção de Riscos e Doenças. Nesse caminho, a ANS buscou parcerias com as sociedades de especialidades médicas e conselhos de profissionais de saúde na elaboração de um Manual Técnico de promoção da saúde e prevenção de riscos e doenças da saúde suplementar. Nesse Manual se observa, no item "Desenvolvimento de ações de promoção da saúde, prevenção, tratamento e reabilitação dos agravos à saúde do adolescente", o eixo "Estratégias de ação", no qual se expõem as diretrizes a respeito da orientação quanto aos cuidados com a audição voltadas ao adolescente (exposição a sons em volume alto – uso de equipamentos eletrônicos).[13]

No segundo semestre de 2008, o Ministério da Saúde, fortalecido pelo programa intitulado "Campanha de Vacinação para a Eliminação da Rubéola no Brasil", promoveu a maior campanha nacional de vacinação contra a rubéola já realizada no mundo, ao imunizar mais de 67 milhões de pessoas. A meta foi ultrapassada e alcançou 95,79% da população-alvo. Devido ao sucesso da mobilização, o Brasil entregou, em 3 de março de 2009, o relatório da Campanha Nacional da Vacinação contra a Rubéola[14] para a OMS e a Organização Pan-Americana da Saúde (Opas). O documento foi utilizado para a análise da eliminação da doença e da síndrome da rubéola congênita no Brasil, assim como para a certificação de país livre dessa doença.

No contexto escolar, os programas federais relacionados à promoção da saúde na escola, como o das Escolas Promotoras de Saúde[15] e o Programa Saúde na Escola (PSE),[16] amparado pelas equipes de saúde da família, podem contribuir para o acesso do fonoaudiólogo à escola, visando à implementação e ao bom desenvolvimento do PPPAE.

As Escolas Promotoras de Saúde têm sido reconhecidas como um veículo estratégico para promover o desenvolvimento positivo e comportamentos saudáveis como atividade física, condicionamento físico, recreação e brincadeiras, nutrição equilibrada, prevenção do uso do tabaco e prevenção da violência, entre outros temas. Apesar de o conceito de Escolas Promotoras de Saúde ter sido articulado pela OMS, Organização das Nações Unidas para a Educação, a Ciência e a Cultura (Unesco) e Fundo das Nações Unidas para a Infância (Unicef) em 1992, poucos países implementaram com sucesso Escolas Promotoras de Saúde em escala.[17] O Brasil está entre os países que possuem o programa.[15]

O PSE[16] faz parte de uma política intersetorial da Saúde e da Educação. Instituído no Brasil em 2007 pelo Decreto n. 6.286 de 5 de dezembro, visa a contribuir para a formação integral dos estudantes por meio de ações de promoção, prevenção e atenção à saúde, com vistas ao enfrentamento das vulnerabilidades que comprometem o pleno desenvolvimento de crianças e jovens da rede pública de ensino. Para alcançar seus propósitos o PSE foi constituído por cinco componentes:

1. Avaliação das condições de saúde das crianças, adolescentes e jovens que estão na escola pública.
2. Promoção da saúde e de atividades de prevenção.
3. Educação permanente e capacitação dos profissionais da educação e da saúde e de jovens.
4. Monitoramento e avaliação da saúde dos estudantes.
5. Monitoramento e avaliação do Programa. *(Para maiores informações sobre o assunto, consultar os Capítulos 29, "Fonoaudiologia, vulnerabilidade e construção de redes intersetoriais", 30, "Políticas públicas: atenção à saúde auditiva no Sistema Único de Saúde", e 31, "Saúde auditiva nas redes de atenção e ações do fonoaudiólogo".)*

Contudo, discute-se a respeito da implementação efetiva de ações de promoção, prevenção e atenção à saúde no PSE e da distribuição desigual das atividades no Brasil.[18]

Já em 2009, em resposta à instituição do PSE, foi implantado no Brasil o Sistema Nacional de Monitoramento da Saúde Escolar, com o objetivo de integrar as redes de educação básica e de atenção básica à saúde nos territórios de responsabilidade das equipes de saúde da família.[19] Para esse monitoramento realizou-se a Pesquisa Nacional de Saúde do Escolar (PeNSE), envolvendo escolares adolescentes, desde 2009, em parceria com o Instituto Brasileiro de Geografia e Estatística (IBGE) e com o apoio do Ministério da Educação (MEC). O objetivo da pesquisa é subsidiar o monitoramento de fatores de risco e proteção à saúde em escolares do Brasil, além de identificar questões prioritárias para o desenvolvimento de políticas públicas voltadas para a promoção da saúde em escolares, em especial o PSE.

A PeNSE é um importante instrumento para o levantamento de dados que visa subsidiar ações e políticas de saúde e, assim, dar sustentabilidade ao sistema de vigilância para escolares. Com base em seus resultados, os profissionais relacionados aos setores de saúde e de educação ganharam outros parâmetros para a orientação e a avaliação das políticas destinadas aos adolescentes e escolares.

Em suas três edições, nos anos de 2009, 2012 e 2015, o questionário da pesquisa abordou os quatro fatores de risco em comum para as doenças crônicas não transmissíveis (DCNT) (tabagismo, sedentarismo, alimentação inadequada e consumo de álcool) e os seguintes temas: aspectos socioeconômicos; contexto social e familiar; experimentação e consumo de drogas; saúde sexual e reprodutiva; violência, segurança e acidentes; percepção da imagem corporal.[20-22] Nas edições de 2012 e 2015 foram obtidas informações sobre características do ambiente escolar aos quais os adolescentes incluídos na pesquisa estavam expostos.

Os resultados das primeiras pesquisas demonstraram um quadro preocupante, com problemas como consumo de álcool e drogas, violência, *bullying*, atividade sexual precoce, sedentarismo e alimentação inadequada,[20] não contemplando e/ou não abordando com a mesma importância as questões auditivas nesse grupo populacional.

Tamanha era a "invisibilidade" da situação auditiva nessa pesquisa que o PSE, em seus anos iniciais, teve suas ações focadas principalmente em questões de prevenção e redução do consumo de álcool e de outras drogas, promoção da saúde sexual, controle do tabagismo e redução da morbimortalidade por acidentes e violências, avaliação da saúde e higiene bucal e atualização e controle do calendário vacinal, ampliando, aos poucos, suas atividades. Mais recentemente se desenvolveram ações nas áreas de avaliação nutricional (obesidade infantil) e promoção da alimentação saudável e atividade física, avaliações psicológicas, oftalmológicas e auditivas, além da promoção da cultura no âmbito escolar.

Foi apenas no ano de 2017,[23] quando da aprovação da Portaria Interministerial n. 1.055, de 25 de abril, que seu Capítulo III indicou a ampliação das ações a serem realizadas no âmbito do PSE, incluindo, em seu art. 10, inciso X, a promoção da saúde auditiva, para além da simples "identificação de educandos com possíveis sinais de alteração" ou "avaliação auditiva", como antes descrito no Decreto n. 6.286, de 5 de dezembro de 2007, em seu art. 4º, inciso VI, reconhecendo-se, então, os problemas de saúde auditiva também como questão de saúde pública.

A perda auditiva em escolares, suas causas e consequências

A audição é fundamental para o desenvolvimento integral da criança. Quando não tratadas, as doenças relacionadas ao sistema auditivo podem levar à PA e, em alguns casos, a complicações que ameaçam a qualidade de vida. A PA nos anos de formação de uma criança pode ter consequências substanciais no desenvolvimento da fala e da linguagem e no processo de aprendizagem. A identificação precoce de problemas auditivos, e sua conexão com os cuidados, é fundamental para evitar impacto em longo prazo na aprendizagem, na cognição, no rendimento escolar e no desenvolvimento social.[7] Além disso, para a OMS,[7] a dificuldade auditiva gera uma sobrecarga tanto social como econômica nos indivíduos, familiares e sociedade, e por essa razão sua prevenção é essencial.

Segundo a OMS,[7] atualmente 1,5 bilhão de pessoas, ou seja, 20% da população global, têm PA, e a maioria apresenta PA de grau leve. No entanto, estima-se que uma porção substancial da população, 430 milhões, tenham PA de grau moderado ou de maior severidade, e a maior parte dessa população vive em países em desenvolvimento. Muitas das causas que levam à PA podem ser evitadas por meio de estratégias de saúde pública e de intervenções clínicas implementadas ao longo da vida.[7]

Um estudo[24] que investigou a literatura científica sobre a prevalência da deficiência auditiva em crianças e adolescentes em idade escolar, e seus fatores associados, demonstrou que a prevalência da PA variou entre 0,88-46,70% e que os principais fatores otológicos e não otológicos associados foram: as infecções de orelha média e das vias aéreas, a icterícia neonatal e pós-natal, o acúmulo de cerume, o histórico familiar, a suspeita dos pais, o uso de fones de ouvido, a idade e a renda.

Ainda, uma alta ocorrência de PA em escolares foi detectada por meio da TA em várias regiões brasileiras.[25-30] Os resultados dos estudos sugerem que o nível sociocultural dos escolares, a faixa etária, a época do ano e as variações climáticas podem aumentar a prevalência das falhas na TA.[25-30] Esses dados reforçam a importância de implementar intervenções fonoaudiológicas voltadas à promoção da saúde auditiva e à prevenção da PA nessa população.

Segundo a OMS, a prevenção da PA é essencial desde os períodos pré-natais e perinatais até a idade avançada. Em crianças, quase 60% das causas de perdas auditivas são evitáveis, ou seja, podem ser prevenidas por meio da implementação de medidas de saúde pública;[7,31] além disso, os avanços na tecnologia fornecem ferramentas que possibilitam a identificação da PA em qualquer idade. Para facilitar esse processo, é importante implementar programas que tenham como alvo, por exemplo, as crianças em idade escolar.[7]

Protocolos para triagem auditiva escolar

Embora a TA neonatal universal tenha possibilitado a identificação e a reabilitação precoce da PA congênita, crianças que apresentam PA de grau mínimo ao nascimento, PA progressiva ou que se desenvolve mais tarde na infância muitas vezes permanecem sem diagnóstico e intervenção.[9] Por exemplo, crianças com PA progressiva normalmente passam na TA neonatal, e consequentemente essa perda apenas será identificada por meio de avaliação audiométrica ou por TA no ambiente escolar.[9] Dessa forma, programas sistemáticos de TA na escola podem cumprir um importante papel na intervenção precoce de PA na infância e minimizar suas consequências.[32]

Programas de TA do escolar (pré-escolar) devem ser estruturados de modo a viabilizar o diagnóstico imediato e as intervenções adequadas para as crianças que falharam nos procedimentos de triagem, além de promover ações educativas voltadas para práticas auditivas saudáveis e para a manutenção da audição ao longo da vida.[9]

Experiências positivas com relação ao impacto geral dos programas de saúde escolar foram relatadas por uma série de agências internacionais, como OMS, Unicef, 88

World Report on Hearing Unesco e Banco Mundial,[33] que juntos desenvolveram uma parceria: *Focusing Resources on Effective School Health* (FRESH).

Programas de triagem sistemáticos, acompanhados de cuidados apropriados, possibilitam a identificação e a intervenção oportunas de doenças otológicas comuns e são especialmente úteis em localidades onde existe alta prevalência dessas condições de PA. Ademais, representam uma oportunidade para reduzir o impacto econômico e de saúde da PA infantil.[17]

Com relação aos procedimentos utilizados na TA, existe uma diversidade de protocolos, de testes utilizados e de níveis de audição empregados como critério de referência. Uma revisão de literatura publicada recentemente destacou a necessidade urgente de protocolos de TA escolar padronizados globalmente, que melhorariam a robustez e o impacto potencial dessa intervenção.[34]

Diversos procedimentos estão disponíveis para facilitar a TA no ambiente escolar, entre eles a avaliação audiométrica, que tem se mostrado um instrumento preciso para avaliar a audição dessa população.[35] No entanto, a aplicação desse instrumento é limitada nos locais com poucos recursos ou em áreas remotas em razão de diversos fatores, incluindo o alto custo do equipamento, a necessidade de treinamento intensivo sobre os princípios da avaliação para os profissionais que irão realizar a TA, critérios de referência, falhas relacionadas ao monitoramento do ruído ambiental e ao gerenciamento dos dados.[36,37]

Além da avaliação audiométrica, outros procedimentos são comumente utilizados em programas de TA em escolares, especificamente: otoscopia tradicional e por meio de aplicativos de *smartphones*, timpanometria e emissões otoacústicas evocadas.

Outras opções tecnológicas surgiram recentemente para facilitar a realização da TA no ambiente escolar, e entre elas se destacam: aplicativos para dispositivos móveis, TA automatizada, audiometria sem cabine e teleaudiologia.[9]

O uso da teleaudiologia para a TA escolar é recomendado nas áreas onde os recursos humanos são limitados. A TA pode ser realizada por meio de serviços de teleaudiologia nos quais profissionais de saúde qualificados realizam a triagem no local, conectando-se com outros profissionais em local remoto. Ao revisar imagens e resultados dos testes, esses profissionais orientarão quanto ao provável diagnóstico e ao encaminhamento para tratamento. A conexão remota pode ocorrer em tempo real ou a análise dos exames e imagens pode ser armazenada para uma revisão posterior do profissional, que fornecerá uma devolutiva, o mais breve possível, a fim de possibilitar uma intervenção precoce.[9] *(Para maiores informações sobre o assunto, consultar o Capítulo 51, "Teleaudiologia")*

O Quadro 1 apresenta exemplos de protocolos de triagem auditiva recomendados por instituições internacionais.

Sugere-se que a TA seja realizada no ambiente escolar para favorecer o acesso das crianças,[38,39] porém ela precisa ocorrer em um local silencioso, onde os níveis de ruído tenham sido previamente verificados. É indispensável que a equipe responsável assegure que o ruído, durante a realização da triagem, não exceda os níveis máximos permitidos para os fones de ouvido e o nível de triagem selecionados, e que a triagem seja interrompida nos momentos em que houver aumento transitório no nível de ruído ambiental. A medição dos níveis de ruído pode ser efetuada por meio de um medidor de nível de pressão sonora, se disponível, ou por aplicativos de celular validados. Quando não for possível a medição com o uso desses dispositivos, a equipe pode atestar a adequação do local considerando sua percepção auditiva baseada em seus níveis de audição no local.[9]

Práticas de educação em saúde auditiva

Globalmente, mais de 90% das crianças em idade escolar encontram-se matriculadas no ensino fundamental, e mais de 80% no ensino médio, onde, dependendo do programa pedagógico, passam em média 1/3 de seu tempo. Isso torna as escolas um cenário único para intervenções preventivas. Os anos escolares constituem um período importante para estabelecer comportamentos saudáveis que contribuirão para uma vida inteira de promoção da saúde. No entanto, os desafios permanecem, e as estimativas globais sugerem que as crianças em idade escolar têm necessidades educacionais específicas em relação à promoção, prevenção e serviços de saúde.[17]

O conceito de educação em saúde está ancorado na concepção de promoção da saúde e de saúde ampliada, que trata dos processos que abrangem a participação de toda a população no contexto de sua vida cotidiana e não apenas das pessoas sob risco de adoecer.[40] A educação em saúde é um processo inerente a todas as práticas de saúde e que exige uma relação próxima entre os profissionais de saúde, a população e a produção coletiva do conhecimento, com vistas à conscientização individual e coletiva da sociedade e à melhora da qualidade de vida da população assistida.[40]

Apesar disso, existem poucos relatos de práticas de educação em saúde auditiva dos escolares na literatura, conforme evidenciado por uma revisão nacional que encontrou

QUADRO 1 Distribuição das principais características dos protocolos de triagem auditiva segundo procedimentos, equipamentos, métodos de testagem, critérios de avaliação e população

Protocolo	Procedimentos	Equipamentos	Método de testagem	Critérios de análise	População
AAA (2011)[38]	Otoscopia	Otoscópio	Visualização da membrana timpânica e inspeção do canal auditivo externo.	Presença de otorreia, corpo estranho, rolha de cerume, infecção ou anormalidades estruturais do pavilhão, canal ou membrana timpânica.	Pré-escolares e escolares
	ATL	Audiômetro	Varredura, com fones, nas frequências de 1, 2 e 4 kHz em 20 dB NA, em ambas as orelhas separadamente. Apresentação de pelo menos dois estímulos por frequência.	▪ **Passa:** presença de resposta em 20 dB em todas as frequências testadas, em ambas as orelhas. ▪ **Falha:** ausência de resposta em uma das frequências testadas em uma das orelhas.	Pré-escolares (acima dos 3 anos) e escolares
	ATL (TA para perdas auditivas em alta frequência)	Audiômetro	Incluir a frequência de 6 kHz na intensidade de 20 dB NA; OU Varredura, com fones, nas frequências de 0,5, 1, 2, 4 e 8 kHz em 15 dB NA, em ambas as orelhas separadamente.	▪ **Passa:** presença de resposta em 20 dB em todas as frequências testadas, em ambas as orelhas. ▪ **Falha:** ausência de resposta em uma das frequências testadas em uma das orelhas.	Escolares do 5° ano do ensino fundamental
	Timpanometria	Imitanciômetro (226 Hz)	Colocar a sonda no canal auditivo externo e variar a pressão; o timpanograma será gerado. Avaliar ambas as orelhas separadamente.	▪ Amplitude timpanométrica 250 daPa (–255 a –400 daPa). ▪ Complacência estática < 0,2 mmhos. ▪ Pico de pressão negativo (entre –200 e –400 daPa).	Pré-escolares e escolares
	EOA – transiente	Emissões otoacústicas	Colocar a sonda no canal auditivo externo e manter o nível de estímulo em 80 dB NPS.	Reprodutibilidade da onda, amplitude da emissão e relação sinal/ruído.	Pré-escolares, crianças com atraso no desenvolvimento ou com necessidades especiais
	EOA – produto de distorção	Emissões otoacústicas	Colocar a sonda no canal auditivo externo e manter o nível de estímulo em 65 dB NPS ou abaixo para maximizar a resposta.	Amplitude mínima da emissão e relação sinal/ruído.	Pré-escolares, crianças com atraso no desenvolvimento ou com necessidades especiais
ASHA (2021)[39]	Otoscopia	Otoscópio	Visualização da membrana timpânica e inspeção do canal auditivo externo.	Presença de otorreia, corpo estranho, rolha de cerume, infecção ou anormalidades estruturais do pavilhão, canal ou membrana timpânica.	Pré-escolares e escolares

(continua)

QUADRO 1 Distribuição das principais características dos protocolos de triagem auditiva segundo procedimentos, equipamentos, métodos de testagem, critérios de avaliação e população (*continuação*)

Protocolo	Procedimentos	Equipamentos	Método de testagem	Critérios de análise	População
ASHA (2021)[39]	ATL	Audiômetro	▪ Varredura, com fones, nas frequências de 1, 2 e 4 kHz em 20 dB NA, em ambas as orelhas separadamente. ▪ Apresentação de pelo menos dois estímulos por frequência para assegurar a confiabilidade. ▪ No protocolo pode-se adicionar a frequência de 0,5 kHz em 25 dB NA. ▪ No protocolo pode-se adicionar a frequência de 6 kHz em 20 dB NA, quando se avaliam os escolares mais velhos.	**Passa:** presença de resposta em 20 dB em todas as frequências testadas, em ambas as orelhas. **Falha:** ausência de resposta em uma das frequências testadas em uma das orelhas. **Impossibilidade de triar:** por falta de cooperação ou inabilidade de ser condicionado para executar a tarefa.	Pré-escolares e escolares
	Timpanometria	Imitanciômetro (226 Hz)	Colocar a sonda no canal auditivo externo e variar a pressão; o timpanograma será criado. Avaliar ambas as orelhas separadamente.	Amplitude timpanométrica > 250 daPa para crianças de 3-12 anos, > 275 daPa para crianças com idade inferior a 3 anos. OU Complacência estática < 0,2 mmhos. **Impossibilidade de triar:** por falta de cooperação e/ ou outros fatores.	Pré-escolares e escolares
	EOA – transiente	Emissões otoacústicas automáticas	Estímulos do tipo clique ou *tone burst* são utilizados para estimular em um nível de 80 dB NPS.	EOA automáticos irão analisar as emissões e fornecer um resultado de "passa" ou "falha".	Crianças difíceis de testar utilizando ATL
	EOA – produto de distorção	Emissões otoacústicas automáticas	Tons puros são usados como estímulo.	EOA automáticos irão analisar as emissões e fornecer um resultado de "passa" ou "falha".	Crianças difíceis de testar utilizando ATL
OMS (2021)[9]	Exame visual da orelha e otoscopia	Otoscópio de baixo custo	As orelhas são avaliadas individualmente.	Presença de otorreia, identificação visual de anomalias não detectadas anteriormente, rolha de cera e corpo estranho.	Pré-escolares e escolares
	ATL	Audiômetro	Varredura em três frequências (1, 2 e 4 kHz) em um nível fixo de 20/25/30/35 dB NA.	**Passa:** presença de resposta no nível fixado em dB em todas as frequências testadas, em ambas as orelhas. **Falha:** ausência de resposta em uma das frequências testadas em uma das orelhas.	Pré-escolares e escolares

(*continua*)

QUADRO 1 Distribuição das principais características dos protocolos de triagem auditiva segundo procedimentos, equipamentos, métodos de testagem, critérios de avaliação e população (*continuação*)

Protocolo	Procedimentos	Equipamentos	Método de testagem	Critérios de análise	População
OMS (2021)[9]	TA digital	Audiômetro automático	Varredura nas frequências de 2 e 4 kHz em 25 dB NA e em 30 dB NA em 1 kHz.	**Passa:** presença de resposta no nível fixado em dB em todas as frequências testadas, em ambas as orelhas. **Falha:** ausência de resposta em uma das frequências testadas em uma das orelhas.	Pré-escolares e escolares
		Teste dicótico de dígitos triplo no ruído no aplicativo da OMS	Ambas as orelhas testadas juntas. O aplicativo do *smartphone* deve ser calibrado para referendar a relação sinal/ruído correspondente ao limiar auditivo alvo 20/25/30/35 dB NA.	Limiar de reconhecimento de fala específico para cada grupo etário correspondente ao limiar auditivo alvo 20/25/30/35 dB NA.	Escolares a partir dos 9 anos
	Imitanciometria	Imitanciômetro (226 Hz)	Colocar a sonda no canal auditivo externo e variar a pressão; o timpanograma será criado. Cada orelha é avaliada separadamente.	**Passa:** curva do tipo A. **Falha:** curva do tipo B ou tipo C.	Pré-escolares e escolares

AAA: American Academy of Audiology; ASHA: American Speech and Hearing Association; ATL: audiometria tonal limiar; daPa: decapascals; dB NA: decibel nível de audição; dB NPS: decibel nível de pressão sonora; EOA: emissão otoacústica; OMS: Organização Mundial da Saúde; TA: triagem auditiva.

apenas 20 artigos publicados nas últimas duas décadas na temática, não apresentando relações com o PSE.[41]

Entre os modelos teóricos de educação em saúde, o modelo teórico tradicional, que utiliza como estratégia educativa as palestras teóricas, com frequência deslocada da realidade ou generalizada, com pouca interação e sem valorizar o conhecimento prévio da população e a compreensão dos conteúdos abordados, deve ser revisto, pois não é suficiente para modificar o comportamento na medida desejada. É preciso buscar outros modelos, abordagens e estratégias que ajudem os escolares a exercer na prática aquilo que foi ensinado na teoria. Estratégias que possam influenciar suas atitudes e opiniões a ponto de voltar sua atenção para a preservação auditiva, de modo a aceitá-las quando esses programas são executados. Entre as estratégias utilizadas para interiorizar conceitos de práticas saudáveis nos escolares, recomendam-se estratégias com abordagens participativas ou comportamentais.[42]

A abordagem problematizadora é exemplo de metodologia ativa participativa e consiste na valorização do participante na transformação de suas atitudes, bem como na transformação social, sendo capaz de desenvolver soluções originais e criativas quando identificam e analisam criticamente determinado problema de saúde. Essa abordagem possibilita ao escolar o direito de ter informações de modo a estabelecer a participação ativa nas ações de saúde, ou seja, de ser também um dos protagonistas na sociedade, o que contribui para uma sociedade mais democrática e favorece o desenvolvimento das potencialidades dos indivíduos e das coletividades.[42] Além disso, contribui para o desenvolvimento da autonomia dos sujeitos na relação e ação com o próprio corpo e com os serviços de saúde, bem como e favorece a autoestima e a motivação. Entretanto, na fonoaudiologia a abordagem problematizadora é ainda pouco adotada na educação em saúde auditiva.[43]

Já a abordagem comportamental é usada, por exemplo, no programa *Dangerous Decibels®*, baseado em uma concepção da promoção de saúde centrada em ações sobre o comportamento dos indivíduos e mudanças de estilo de vida e ancorado na teoria social cognitiva de Bandura (1986), tendo como uma de suas características o enfoque comportamental, expresso por meio de ações de saúde que visam à transformação de hábitos e estilos de vida dos indivíduos, considerando o ambiente familiar, bem como o contexto cultural em que vivem.[42]

Para conscientizar os escolares sobre a importância da promoção da saúde auditiva e a prevenção da PA, algumas iniciativas já vêm sendo desenvolvidas em ambiente escolar.[42] Atualmente, destaca-se a importância de práticas educativas em saúde auditiva, baseadas no comportamento relacionado às atitudes e aos hábitos auditivos de crianças e adolescentes.[7] Desse modo, pode-se atuar mais objetiva e diretamente na orientação, conscientização e prevenção dos prejuízos decorrentes da exposição ao ruído ambiental e atividades de lazer, visando prevenir a perda auditiva induzida por níveis de pressão sonora elevados (PAINPSE) em escolares.

Nos EUA existem vários programas educativos. Já foi realizada a inclusão dos temas relacionados aos efeitos do som intenso na audição nos currículos escolares e a realização da TA anual nas escolas em muitos estados americanos.[44] No Brasil, o Dia Internacional de Conscientização dos Efeitos do Ruído[45] e o programa *Dangerous Decibels®* Brasil (DDB)[46] são exemplos de iniciativas que visam à prevenção da PAINPSE.

O programa *Dangerous Decibels®* Brasil[46] foi instituído no Brasil em 2015, quando a Academia Brasileira de Audiologia (ABA) passou a integrar a rede de parcerias internacionais do programa *Dangerous Decibels®*. O objetivo principal é facilitar a implantação do programa no país, a fim de promover a saúde auditiva da população brasileira.

O DDB, tendo como base a versão do *Dangerous Decibels®* americano, é um programa de promoção de saúde auditiva voltado a crianças e jovens cujo objetivo principal é a prevenção de perdas auditivas e do zumbido provocado por exposição a sons intensos. O programa usa estratégias educativas lúdicas para informar as crianças e os jovens sobre os efeitos dos sons intensos na audição, tendo sido validado para a língua portuguesa brasileira[47] e dispondo de mais de cem profissionais capacitados para sua realização no Brasil. Atualmente, três teses de doutorado usando os fundamentos do programa DDB foram defendidas[48-50] e três estão em andamento.[51-53]

O uso de questionários pré e pós-ação educativa é sugerido para avaliar a eficácia da prática educativa. Por exemplo, o programa *Dangerous Decibels®*[54] contempla três questionários (A, B e C) para avaliar o conhecimento dos escolares sobre o ruído e seus efeitos. É sugerido que o questionário A seja aplicado antes da ação educativa; o questionário B, imediatamente após a ação; e o questionário C, 3 meses após a ação educativa para que se possa avaliar a continuidade das ações.

O uso da tecnologia na saúde auditiva e na escuta segura ainda não foi estudado sistematicamente, mas, com base em resultados de outras pesquisas na área da saúde, há possibilidades promissoras de utilização da tecnologia – por exemplo, aplicativos de *smartphone*, mensagens de texto, computadores e a internet para mudar as práticas e comportamentos de escuta.[55]

A *Mobile Health* (mHealth) é uma ferramenta tecnológica portátil, entregue via mensagem de texto, mídia social e aplicativos (*apps*) baixados em telefones celulares e *tablets*, que fornece cuidados ou serviços de saúde. Por sua acessibilidade e versatilidade, seria uma opção interessante para a complementação das intervenções em sala de aula.[55] Por exemplo, os mHealths poderiam ser integrados em qualquer programa para promover a saúde auditiva nas escolas, a fim de permitir a educação em saúde auditiva, a medição de ruído ou a TA. Os resultados de pesquisas da área sugerem a utilização da tecnologia nesse contexto.[55]

Diante do exposto, recomenda-se a implementação de práticas educativas participativas ou comportamentais em saúde auditiva no contexto escolar, com base na articulação da teoria com atividades práticas interativas, como estratégia facilitadora para construir conhecimento a partir da ação e da conscientização.

PROGRAMA DE PROMOÇÃO DE SAÚDE E PREVENÇÃO DE PERDA AUDITIVA EM ESCOLARES

O PPPAE visa:

1. Fomentar a promoção da saúde auditiva e da qualidade de vida na comunidade estudantil e favorecer as melhorias no ambiente escolar, tornando-o mais saudável.
2. Prevenir ou identificar precocemente os problemas auditivos que poderão interferir no desenvolvimento cognitivo global e nas relações interpessoais, além de ocasionar ou justificar dificuldades na aprendizagem formal, imediata ou futura, pela estreita relação das alterações de audição com problemas de linguagem e/ou escolaridade.

O PPPAE possui fluxo contínuo e está estruturado em três etapas:

1. Ambiente escolar.
2. Perfil auditivo.
3. Práticas educativas voltadas à promoção da saúde auditiva e à prevenção da PA.

Esse programa é indicado para escolares, seja da rede pública ou privada, que cursam diferentes níveis de ensino (educação infantil, ensino fundamental e ensino médio).

O primeiro contato com a escola é realizado com o diretor e/ou equipe pedagógica. O ideal é que no primeiro encontro sejam discutidas as estratégias de planejamento para a execução do PPPAE.

Para tanto, é necessário que o fonoaudiólogo apresente o projeto contendo, no mínimo, os seguintes itens:

1. Justificativa e objetivo do PPPAE.
2. Estratégias para intervenção fonoaudiológica voltadas à promoção da saúde e à prevenção da PA utilizadas na execução do PPPAE.
3. Responsabilidades da escola (fornecer a lista de alunos, o local para análise do perfil auditivo e para as ações educativas/preventivas, a mobília, as professoras auxiliares, a distribuição dos formulários de triagem, entre outras).
4. Responsabilidades do fonoaudiólogo (fornecer os materiais e equipamentos que serão utilizados na TA e nas práticas educativas/preventivas, preparar os formulários utilizados, dar instruções e treinamento para todos os envolvidos, entre outras).
5. Resultados esperados.
6. Avaliação e relatório do programa.

Um PPPAE deve levar em conta alguns aspectos, como a motivação da direção, dos professores e dos familiares (pais ou responsáveis), a situação social e cultural da escola e de seus alunos e a existência de integração entre o trabalho escolar e a família.

A seguir será apresentada uma diretriz para a implantação do PPPAE. Lembrando que os sistemas escolares podem variar em organização e tamanho e que o programa poderá ser adaptado de acordo com cada situação.

Primeira etapa: análise do ambiente escolar

Após a apresentação do projeto, é recomendado o reconhecimento do ambiente escolar. Essa etapa é fundamental para o sucesso de PPPAE. Aqui o fonoaudiólogo estabelece contato com professores, funcionários e familiares e visita às dependências da escola com o objetivo de:

1. Analisar as condições sociodemográficas e ambientais da escola.
2. Avaliar os riscos para a audição dos escolares.
3. Obter informações sobre o projeto pedagógico e atividades curriculares e extracurriculares.
4. Definir o local onde será realizada a TA e as práticas educativas/preventivas.
5. Começar a estruturar o calendário para a implementação do PPPAE.

Caso possível, é aconselhável uma reunião com professores e familiares para apresentação do PPPAE e esclarecimentos de dúvidas ou questionamentos. Esse encontro pode ser realizado no momento das reuniões semestrais ou no horário disponibilizado pela direção da escola.

Quanto à análise das condições sociodemográficas, recomenda-se consultar os dados de saúde e educação dos escolares, assim como o reconhecimento do território em que a escola está inserida. Essa informação será útil para se avaliarem os riscos relacionados à audição e os fatores determinantes à saúde auditiva para a melhoria da qualidade de vida do escolar.

Quanto ao ambiente escolar, um importante fator a ser considerado no PPPAE é o ruído ambiental. A investigação dos níveis de ruído produzidos no ambiente escolar, no período em que o professor e os escolares desenvolvem suas atividades, permite a análise entre a exposição sonora ambiental e as possíveis alterações vocais, auditivas e de saúde, além de baixo rendimento escolar, nessa população.

Recomenda-se avaliar o ruído de acordo com as recomendações da Associação Brasileira de Normas Técnicas – NBR 10151.[56] Os locais indicados para avaliação seriam: sala de aula, biblioteca, pátio externo, quadra esportiva, entre outros espaços julgados necessários. Os níveis de ruído avaliados poderão ser comparados com os sugeridos pela NBR 10152 para conforto acústico[57] e ser usados para definir o local para a TA. A avaliação do ruído pode ser realizada com um medidor de nível de pressão sonora ou com aplicativos móveis, por exemplo, o *app* do NIOSH.[54]

As informações sobre o projeto pedagógico e atividades curriculares e extracurriculares serão úteis para identificar se já existem atividades relacionadas à promoção de saúde e à prevenção de problemas de saúde.

Segunda etapa: análise do perfil auditivo

Definida a data para a análise do perfil auditivo dos escolares, o fonoaudiólogo deve solicitar à escola uma lista de todos os alunos para que possa enviar aos pais ou responsáveis a carta de apresentação do programa, o termo de consentimento (Quadro 2) para a participação da criança e/ou adolescente na TA e o formulário de anamnese (Quadro 3) que deverá ser preenchido. Essa lista de alunos poderá ser aproveitada no dia da TA e nas ações educativas/preventivas, para controle de presença.

Os documentos serão enviados na agenda escolar do aluno com duas semanas de antecedência em relação à data agendada para a realização da TA. É de responsabilidade dos professores o controle no envio dos documentos e no recebimento das respostas (autorização – Quadro 2 – e anamnese – Quadro 3), de preferência uma semana antes do dia agendado para a TA, para que o fonoaudiólogo possa analisar as respostas.

Nos dias que antecedem a TA, é recomendado visitar novamente a escola, para recolher a autorização e a anamnese, assim como para a montagem da cabine acústica portátil e a organização dos equipamentos necessários (mesas, cadeiras, tomadas, material impresso, otoscópio, audiômetro, imitanciômetro, olivas, gaze, material de higiene e limpeza, entre outros). É importante verificar a voltagem de energia e as condições acústicas da sala, principalmente se a TA for realizada sem a cabine. Entretanto, mesmo fazendo uso desta, a sala deve seguir as recomendações do Conselho Federal de Fonoaudiologia (CFFa) previstas na Resolução n. 554/19,[58] que dispõe sobre os

QUADRO 2 Modelo sugerido para o termo de consentimento para a participação da criança e/ou adolescente na triagem auditiva escolar

TRIAGEM AUDITIVA ESCOLAR – TERMO DE CONSENTIMENTO

Aos Pais ou Responsáveis,

A audição é essencial para o desenvolvimento da fala, da linguagem e do aprendizado do escolar. Seu filho(a) terá a oportunidade de realizar, na própria escola, uma triagem auditiva. Trata-se de um procedimento simples, rápido, seguro e indolor que visa identificar precocemente a perda auditiva. A triagem auditiva será realizada no dia XX/XX/XXXX, no horário normal de aula. Caso haja interesse, favor assinar a carta de autorização e responder ao questionário em anexo, devolvendo-o se possível antes do dia da triagem auditiva. Qualquer dúvida, favor entrar em contato com o fonoaudiólogo responsável: XX, pelo telefone XX ou *e-mail* XXX.

Eu, ______________________________, autorizo meu filho, ______________________________, a realizar a triagem auditiva escolar nos dias e condições informados acima.

____

Assinatura dos pais ou responsáveis

QUADRO 3 Apresentação dos aspectos a serem considerados na elaboração da anamnese para os escolares

Aspectos de linguagem	Quando o seu filho começou a falar?; Como é a comunicação dele?; Entende ordens e conversas?; Apresenta alterações de fala?; Tem dificuldade para falar?; É compreendido por estranhos?; Tem problemas de memória?; Tem problemas de atenção?; Já se submeteu a avaliação e/ou tratamento de fala e linguagem?, entre outros.
Aspectos auditivos	A audição do seu filho já foi avaliada?; Já foi submetido a alguma cirurgia de ouvido?; Teve três ou mais infecções de ouvido (dor, vazamento) durante seu primeiro ano de vida?; Já foi constatada a presença de líquido no ouvido que durou 3 meses ou mais?; Já teve perfuração timpânica?; Já foi colocado tubo de ventilação (carretel) no ouvido?; Está com tubo de ventilação?; Já teve: acúmulo de cerume; varíola, pneumonia, meningite, sarampo; caxumba, resfriado crônico, asma, alergia, epilepsia, encefalite, ronco noturno, rinite, sinusite, alergia respiratória, adenoide, outras?; Seu filho(a) escuta bem?; Alguém na família tem dificuldade para ouvir? Quem?
Hábitos	Assiste à TV e ouve rádio em qual volume?; Usa fones de ouvido? Qual volume?; Quantas horas por dia?; Frequenta locais de lazer ruidosos? Quais?; Atividades esportivas ruidosas? Quais?; *Hobbies* ruidosos? Quais?
Serviços associados	Tratamento neurológico?; Tratamento otorrinolaringológico, tratamento fonoaudiológico, entre outros?
Outras informações	Outras informações que nos possam servir sobre seu filho(a), por favor, especifique. P. ex., problemas ou intercorrências pré, peri e pós-natal.

Níveis de Pressão Sonora (NPS) das cabines e salas de testes audiológicos.

Os NPS ambientais devem ser mantidos sob um controle rigoroso durante todo o período em que a TA está sendo realizada. É recomendado que os NPS não ultrapassem 49,5 dB para a frequência de 1.000 Hz, 54,5 dB para 2.000 Hz e 62 dB para 4.000 Hz.[59] Caso, no momento da TA, esses valores sejam ultrapassados, a triagem deve ser interrompida e retomada quando os NPS estiverem nos níveis recomendados. Para monitorar os NPS, um medidor de NPS portátil ou aplicativos móveis[54] podem ser usados.

Recomenda-se que, independentemente do uso da cabine acústica, a calibração biológica dos audiômetros e a calibração dos aparelhos de imitância acústica sejam realizadas diariamente, ou quando o fonoaudiólogo julgar conveniente.

Os procedimentos para a análise do perfil auditivo poderão ser baseados na Resolução do CFFa n. 621, de 28 de maio de 2021,[60] que dispõe sobre a atuação do fonoaudiólogo em face da TA escolar ou outras recomendações internacionais, desde que reconhecidas em território nacional.

Quanto aos profissionais envolvidos, estes poderão variar de acordo com a idade e o número de crianças testadas. Recomenda-se, para crianças com idade inferior a 5 anos, que, além do fonoaudiólogo responsável pelo exame, outro profissional participe do teste para fins de condicionamento. Pode ser outro fonoaudiólogo ou um membro da própria escola, por exemplo, professores auxiliares, monitores, estagiários etc.

As informações sobre os procedimentos e as estratégias de condicionamento para a triagem podem variar de acordo com a idade dos escolares. É aconselhável a utilização de condicionamento lúdico para crianças com idade entre 3-5 anos, que frequentam a educação infantil. Nesse condicionamento, é muito importante que o fonoaudiólogo seja criativo para obter respostas adequadas e fidedignas em um curto espaço de tempo. Os escolares com idade acima de 6 anos respondem bem ao tom puro levantando uma das mãos ou apertando o dispositivo de resposta.

Cada professor fornece a lista de alunos das classes a serem avaliadas, e cada aluno fornece ao fonoaudiólogo sua ficha de acompanhamento para o preenchimento dos resultados. Os critérios utilizados para a análise dos resultados da TA poderão ser o Passa/Falha.[9,38,39,60]

Inicialmente, os alunos serão submetidos à meatoscopia a fim de se verificarem as condições no meato acústico externo (MAE). Nessa etapa, passa no exame o escolar em que não for detectada obstrução no MAE. No entanto, mesmo com obstrução total ou parcial, o aluno não será excluído das próximas etapas da TA.

Logo após, os alunos poderão, por exemplo, ser submetidos à TA por tom puro, por varredura em cabine acústica ou em uma sala silenciosa da própria escola. A TA por via aérea (VA) poderá ser realizada nas frequências de 1.000, 2.000 e 4.000 Hertz (Hz),[9,38,39] além das frequências de 3.000 e 6.000 Hz para crianças do ensino fundamental II e para adolescentes do ensino médio, a fim de identificar precocemente os primeiros sinais de possíveis efeitos da exposição ambiental a níveis de pressão sonora elevada (brinquedos, estéreo pessoal, atividades de lazer, entre outras).[9,38,39,60] Passará na TA o escolar que apresentar limiares auditivos iguais ou inferiores a 20 dB NA (decibel nível de audição) em ambas as orelhas.[38,39]

No entanto, quando possível, autores recomendam que a análise do perfil auditivo por VA seja realizada por meio da pesquisa de limiar auditivo.[60]

Posteriormente, os alunos poderão ser submetidos à triagem de imitância acústica (TIA) utilizando as medidas de imitância (pressão e complacência) e a varredura do reflexo ipsilateral em 1.000 e 2.000 Hz. Passará na TIA o escolar que apresentar curva timpanométrica do tipo A e reflexo acústico presente em 100 dB NA (decibel nível de audição) nas duas frequências testadas em ambas as orelhas.[39]

Ao final da análise do perfil auditivo, os professores receberão o formulário de registro (Quadro 4) e as cartas para serem encaminhadas aos familiares de cada aluno que passar em todos os procedimentos (Quadro 5). Já os familiares de cada aluno que falhar serão orientados a procurar um serviço especializado (audiologia e otologia), para diagnóstico e tratamento adequados (Quadro 6).

Idealmente, os escolares da rede pública de ensino deverão ser encaminhados automaticamente a uma unidade básica de saúde próxima à escola ou ao território onde reside o escolar. Essas ações deverão ser articuladas previamente com o sistema de saúde pública do município ou do estado, com o objetivo não apenas de identificar pre-

QUADRO 4 Modelo de formulário para registro da triagem auditiva escolar

REGISTRO DA TRIAGEM AUDITIVA ESCOLAR

Nome: ______________________________ Idade:________

Série: ______________

Avaliação ( ) Reavaliação ( ) P= Passou F= Falhou

Meatoscopia	Passou	Falhou
OD		
OE		

Triagem auditiva			
Tom puro	1.000 Hz	2.000 Hz	4.000 Hz
			OD
			OE

Reflexo acústico ipsilateral	1.000 Hz	2.000 Hz
		OD
		OE

*** 3.000 e 6.000 Hz (para escolares acima de 10 anos)**

Imitanciometria	OD	OE
Pressão		
Volume de orelha média		

Desempenho do escolar: ( ) Muito bom ( ) Bom ( ) Regular

Resultado: ( ) Passou ( ) Falhou

Data:______________ Fonoaudiólogo:______________________________

Obs.: A criança que apresentar quaisquer problemas na avaliação será submetida a uma reavaliação no prazo de 15 dias.

QUADRO 5 Modelo de carta para os pais ou responsáveis dos alunos que passaram na triagem auditiva escolar

RESULTADOS DA TRIAGEM AUDITIVA

Seu filho foi submetido à triagem auditiva na escola e os resultados obtidos foram satisfatórios, indicando que ele ***passou na triagem auditiva***.
Apesar disso, vale a pena alertar que a audição pode mudar a qualquer momento, por isso é importante estar sempre atento, comunicar o professor e consultar o fonoaudiólogo e/ou um médico sempre que suspeitarem de que seu filho está apresentando alguma dificuldade para ouvir.
Caso tenha alguma dúvida com relação aos resultados da triagem auditiva ou sobre o Programa de Promoção da Saúde e Prevenção da Perda Auditiva em Escolares, entre em contato com o fonoaudiólogo XXXX, pelo telefone: XXXXXX.

Cidade, _______, _________________ de 20___.

____
Fonoaudiólogo

QUADRO 6 Modelo de carta para os pais ou responsáveis dos alunos que falharam na triagem auditiva escolar e/ou de imitância acústica

RESULTADOS DA TRIAGEM AUDITIVA

Seu filho foi submetido à triagem auditiva na escola e os resultados mostram que ele **falhou na triagem auditiva**.
Apesar de a triagem auditiva não ser um exame conclusivo, é recomendado que ele seja submetido a uma avaliação auditiva completa para determinar a extensão exata da perda auditiva caso ela seja comprovada.
A maioria das dificuldades encontradas em escolares não é permanente, e muitas vezes existe tratamento. No entanto, a perda auditiva pode afetar o processo de aprendizagem, por isso a avaliação e os cuidados com a audição devem ser realizados.
Caso tenha alguma dúvida com relação aos resultados da triagem auditiva ou ao Programa de Promoção da Saúde e Prevenção da Perda Auditiva em Escolares, entre em contato com o fonoaudiólogo XXXX, pelo telefone: XXXXXX.

Encaminhamentos sugeridos:

( ) Exame otológico
( ) Avaliação auditiva convencional

	Procedimentos	Passou	Falhou
Meatoscopia			
Triagem auditiva – tom puro			
Triagem de imitância acústica			

Cidade, _________________, __________________________ de 20______.

____
Fonoaudiólogo

cocemente a PA, mas também de dar continuidade ao processo de avaliação e, caso necessário, proporcionar viabilidade ao tratamento e/ou reabilitação.

De forma semelhante, os alunos da rede privada de ensino também poderão utilizar as unidades básicas de saúde do município ou agendar consulta com o profissional de confiança. Recomenda-se também o acompanhamento auditivo desses escolares mesmo após o término da TA. Para que isso ocorra, é necessário que o fonoaudiólogo solicite os resultados das avaliações auditiva e otológica do escolar.

O relatório final para a escola deve conter, no mínimo, as seguintes informações:

1. Resultado da análise do perfil auditivo (individual e coletivo).
2. Encaminhamentos solicitados.
3. Resultados da avaliação otológica e auditiva realizada.

Terceira etapa: práticas educativas voltadas à promoção da saúde auditiva e à prevenção da perda auditiva

Para uma atuação mais eficiente em promoção da saúde auditiva e prevenção da PA, é importante conhecer as características dos escolares, devendo-se levar em consideração a situação socioeconômica e cultural, origem, hábitos e costumes da população. Sem essas informações é impossível realizar ações efetivas para atender às suas necessidades, e, assim, contribuir para a melhoria da qualidade de vida, na perspectiva da saúde integral dos escolares· Para esse fim, sugere-se o uso de questionários ou anamnese ou grupos focais.

Nessa perspectiva, deve-se considerar a importância das escolas como espaço para atuação do profissional de saúde, visando à promoção de saúde e prevenção da PA. A escola é considerada um espaço privilegiado para a captação dos escolares porque agrega grande parte de crianças e adolescentes da comunidade, e é na escola que eles passam a maior parte do seu tempo, sendo um espaço de socialização, formação e informação. *(para maiores informações sobre o assunto, consultar os Capítulos 29, "Fonoaudiologia, vulnerabilidade e construção de redes intersetoriais", 30, "Políticas públicas: atenção à saúde auditiva no Sistema Único de Saúde", e 31 "Saúde auditiva nas redes de atenção e ações do fonoaudiólogo".)*

As práticas educativas desenvolvidas em escolas ou com foco nos alunos, professores, familiares e comunidade são escassas e devem ser implementadas para fomentar a promoção de saúde auditiva voltada ao autocuidado, à ajuda mútua e à criação de ambientes saudáveis e diferenciados, com ênfase na participação de estudantes, de pais e do quadro de funcionários da escola. A informação sobre os fatores de risco endógenos e exógenos para a PA e os cuidados para a preservação da audição são recomendados.

Essa comunidade deve ser encorajada a programar estratégias para reduzir os riscos para a PA e criar hábitos saudáveis, dando continuidade às práticas educativas do programa durante o ano letivo. Para tanto, o professor poderá utilizar algumas disciplinas para desenvolver estratégias de promoção da saúde auditiva ou incluir a temática nos projetos existentes na escola.

Os temas sugeridos para as práticas educativas são: funcionamento normal da audição, informação sobre os fatores de riscos à audição (incluindo a exposição a NPS elevados), conscientização dos escolares e professores sobre o impacto da PA na qualidade de vida, orientação sobre a proteção específica e a prevenção da PA, implementação de modificações necessárias no ambiente escolar, familiar e comunitário para a preservação auditiva e para facilitar, entre outras coisas, a aprendizagem, as condições de trabalho e o relacionamento humano.

Nesse contexto, sugerem-se, para crianças da educação infantil e do primeiro ano do ensino fundamental, práticas educativas lúdicas[60] na forma de oficinas com apresentação de fantoches, teatro, confecção de cartazes, cartilhas, entre outras atividades, que possam ser compartilhadas com toda a comunidade estudantil, com a família e a comunidade. Já para crianças maiores e adolescentes, as ações educativas mais eficazes são as oficinas realizadas de acordo com os interesses do grupo.[61,62] Essas ações deverão proporcionar aos escolares uma reflexão sobre como preservar a audição, sobre os impactos dos problemas auditivos na saúde e na qualidade de vida; sensibilizar os adolescentes sobre os principais fatores de risco; alertá-los sobre as dificuldades que um trabalhador enfrenta para ingressar no mercado de trabalho quando já possui PA; incentivar e capacitar escolares para serem promotores de saúde na própria escola e na comunidade. Para essas oficinas, o número de crianças deve ser reduzido a fim de que o grupo tenha participação ativa, e o tempo deve ser limitado a 45 minutos.[61,62]

Espera-se que, com a implementação dessas práticas educativas, ocorra maior conscientização dos escolares, familiares, professores, funcionários e comunidade, fomentando a valorização da importância da audição na qualidade de vida. A avaliação dessa etapa do PPPAE é fortemente recomendada.

O Quadro 7 sintetiza o modelo de Programa de Promoção de Saúde e Prevenção de Perda Auditiva em Escolares (PPPAE) visando à promoção de saúde auditiva e à prevenção da PA em escolares.

Deve-se reconhecer que o programa PPPAE proposto utiliza estratégias voltadas tanto à prevenção quanto à promoção. Porém, à medida que o PPPAE se desenvolve, essas estratégias são complementares no enfoque ao processo saúde-doença.

CONSIDERAÇÕES FINAIS

O fonoaudiólogo desempenha um papel fundamental e indispensável na implementação de programas de promoção da saúde auditiva e de prevenção da PA, seja nos serviços

QUADRO 7 Modelo de Programa de Promoção de Saúde e Prevenção de Perda Auditiva em Escolares (PPPAE), segundo análise do ambiente, do perfil auditivo e ações educativas preventivas

Análise do ambiente	Análise do perfil auditivo	Ações educativas preventivas
▪ Situação socioeconômica, cultural e origem. ▪ Ambiente escolar. ▪ Estilo de vida: hábitos e comportamento. ▪ Fatores de risco endógenos e exógenos para PA.	▪ TA para maiores de 3 anos: otoscopia, tom puro, imitanciometria e pesquisa do reflexo acústico ▪ TA para menores de 3 anos: otoscopia, EOA, imitanciometria e pesquisa do reflexo acústico. ▪ TA para escolares acima de 10 anos recomenda-se avaliar as frequências de 3.000 e 6.000 Hz além das frequências recomendadas. ▪ Teleaudiologia é também recomendada em áreas de difícil acesso.	Recomendam-se práticas educativas participativas em saúde auditiva: ▪ Feira de saúde auditiva. ▪ Gincanas e criação de jogos relacionados com a temática. ▪ Peças de teatro, fantoches, música. ▪ Confecção de cartilhas educativas para os familiares e a comunidade. ▪ Avaliação dos níveis de ruído ambiental na escola e na comunidade, nas atividades de lazer etc.

EOA: emissão otoacústica; PA: perda auditiva; TA: triagem auditiva.

da rede pública ou privada, podendo auxiliar no desenvolvimento de campanhas públicas de sensibilização ao risco e da importância da saúde auditiva na qualidade de vida.

Recomenda-se a implantação de PPPAE em todas as regiões do país, visando prevenir ou identificar precocemente a PA e seus efeitos deletérios na qualidade de vida dos escolares. Aconselha-se, ainda, promover a saúde auditiva em crianças, professores, familiares e comunidade, além de viabilizar mudanças positivas no ambiente escolar, tornando-o mais saudável.

Nas escolas onde o PPPAE já foi desenvolvido, o fonoaudiólogo poderá sugerir ao professor a abordagem, em seu plano de ensino, da questão da promoção da saúde e da prevenção da PA. Assim, durante todo o ano letivo haverá envolvimento de toda a comunidade escolar, minimizando os riscos e criando hábitos auditivos saudáveis.

REFERÊNCIAS BIBLIOGRÁFICAS

1. Brasil. Ministério da Saúde. Agenda de compromissos para a saúde integral da criança e redução da mortalidade infantil. Brasília; 2004.
2. Brasil. Ministério da Saúde. Secretaria de Atenção à Saúde. Saúde integral de adolescentes e jovens: orientações para a organização de serviços de saúde. Brasília: Editora do Ministério da Saúde; 2005.
3. Brasil. Ministério da Saúde. Secretaria de Atenção à Saúde. Departamento de Ações Programáticas Estratégicas. Saúde do adolescente: competências e habilidades. Brasília: Editora do Ministério da Saúde; 2008.
4. Brasil. Ministério da Saúde. Diretrizes nacionais para a atenção integral à saúde de adolescentes e jovens na promoção, proteção e recuperação da saúde. Brasília; 2010.
5. Brasil. Ministério da Saúde. Política Nacional de Atenção à Saúde Auditiva. Portaria n. 2073/GM, de 28 de setembro de 2004.
6. Brasil. Ministério da Saúde. Obrigatoriedade de realização do exame denominado de Emissões Otoacústicas Evocadas. Lei 12.303 de 2 de agosto de 2010.
7. Organização Mundial da Saúde (OMS). World Report on Hearing. Genebra: World Health Organization; 2021. Licence: CC BY-NC-SA 3.0 IGO.
8. Penteado RZ, Servilha EAM. Fonoaudiologia em saúde pública/coletiva: compreendendo prevenção e o paradigma da promoção da saúde. Rev Distúrbios da Comunicação. 2004;16(1):107-16.
9. Organização Mundial da Saúde (OMS). Hearing screening: considerations for implementation. Geneva: World Health Organization; 2021. Licence: CC BY-NC-SA 3.0 IGO.
10. Skarżyński PH, Kochanek K, Skarżyński H, Senderski A, Wysocki J, Szkiełkowska A, et al. Hearing screening program in school-age children in Western Poland. J Int Advanced Otol. 2011;7(2):194.
11. Brasil. Ministério da Saúde. Secretaria da Saúde. Portaria 587, de 7 de outubro de 2004. Disponível em: http://dtr2001.saude.gov.br/sas/PORTARIAS/Port2004/PT-587.htm. Acesso em: 28 out. 2010.
12. Brasil. Ministério da Saúde. Secretaria da Saúde. Portaria 589, de 8 de outubro de 2004. Disponível em: http://dtr2001.saude.gov.br/sas/PORTARIAS/Port2004/PT-589.htm. Acesso em: 28 out. 2010.
13. Brasil. Manual técnico de promoção e prevenção de risco e doenças da saúde suplementar. Disponível em: http://www.ans.gov.br/portal/upload/biblioteca/Manual_Promoprev.pdf. Acesso em: 29 out. 2014.
14. Brasil. Relatório da Campanha Nacional da Vacinação contra a Rubéola. Disponível em: http://www.ensp.fiocruz.br/portal-ensp/informe/site/materia/detalhe/15518. Acesso em: 29 out. 2014.
15. Brasil. Ministério da Saúde. Escolas promotoras de saúde: experiências do Brasil. Ministério da Saúde, Organização Pan-Americana da Saúde. Brasília, 2006.
16. Brasil. Decreto n. 6.286, de 5 de dezembro de 2007. Dispõe sobre o Programa de Saúde na Escola e dá outras providências. Diário Oficial da República Federativa do Brasil, Brasília, DF, 5 dez. 2007. Disponível em: http://www.planalto.gov.br/ccivil_03/_ato2007-2010/2007/decreto/d6286.htm. Acesso em: 10 jan. 2017.
17. Organização Mundial da Saúde (OMS). What is a health promoting school? World Health Organization; 2020. Disponível em: https://www.who.int/health-promoting-schools/overview/en/. Acesso em: 20 nov. 2020.
18. Cavalcanti PB, Lucena CMF, Lucena PLC. Programa Saúde na Escola: interpelações sobre ações de educação e saúde no Brasil/Program Health in the School: interpellations on action of educa-

tion and health in Brazil. Textos & Contextos (Porto Alegre). 2015;14(2):387-402.
19. Brasil. Ministério da Saúde. Secretaria de Políticas de Saúde. A promoção da saúde no contexto escolar. Informe técnico institucional. Revista de Saúde Pública. 2002;36(4):533-5.
20. Instituto Brasileiro de Geografia e Estatística (IBGE). Pesquisa Nacional de Saúde do Escolar (PeNSE) 2009. Rio de Janeiro: IBGE; 2009. Disponível em: http://www.ibge.gov.br/ home/estatistica/populacao/pense/default.shtm. Acesso em: 25 abr. 2018.
21. Instituto Brasileiro de Geografia e Estatística (IBGE). Pesquisa Nacional de Saúde do Escolar 2012. Rio de Janeiro: IBGE; 2013.
22. Instituto Brasileiro de Geografia e Estatística (IBGE). Pesquisa Nacional de Saúde do Escolar 2015. Rio de Janeiro: IBGE; 2016.
23. Brasil. Portaria Interministerial n. 1.055, de 25 de abril de 2017. Redefine as regras e os critérios para adesão ao PSE. Diário Oficial da República Federativa do Brasil, Brasília, DF, 25 abr. 2017. Disponível em: http://www.cosemsrn.org.br/wp-content/uploads/2017/04/portint1055.pdf. Acesso em: 20 jul. 2017
24. Silva Nunes AD, Silva CRL, Balen SA, Souza DLB, Barbosa IR. Prevalence of hearing impairment and associated factors in school-aged children and adolescents: a systematic review. Braz J Otorhinolaryngol. 2019;85(2):244-53.
25. Samelli AG, Rabelo CM, Vespasiano AP. Development of a low cost screening tool to identify and classify hearing loss in children: a proposal for developing countries. Clinics (São Paulo). 2011;66:1943-8.
26. Gondim LM, Balen SA, Zimmermann KJ, Pagnossin DF, Fialho IM, Roggia SM. Study of the prevalence of impaired hearing and its determinants in the city of Itajaí, Santa Catarina State, Brazil. Braz J Otorhinolaryngol. 2012;78:27-34.
27. Lacerda ABM, Gonçalves CGO, Lacerda G, Lobato DCB, Santos L, Moreira AC, et al. Childhood hearing health: educating for prevention of hearing loss. Int Arch Otorhinolaryngol. 2015;19(1):16-21.
28. Klas R, Lacerda A. The audiometric findings among Curitiba and Metropolitan Area students. International Archives of Otorhinolaryngology. 2014;18(2):165-71.
29. Cardoso YMP, Puerari VR, Freitas CN, Zimmer D, Bonamigo AW, Reis RA, et al. Triagem auditiva no município de Porto Alegre: resultados de um estudo piloto. Rev CEFAC. 2014 Nov--Dez;16(6):1878-87.
30. Nunes ADS, Balen SA, Souza DLB, Barbosa IR. Prevalence of hearing loss and associated factors in school-age individuals in an urban area of Northeast Brazil. Int Arch Otorhinolaryngol. 2020;24(3):330-7.
31. Organização Mundial da Saúde (OMS). World Health Organization. Childhood hearing loss: strategies for prevention and care. Geneva: World Health Organization; 2016. Disponível em: https://apps.who.int/iris/handle/10665/204632. Acesso em: 15 set. 2021.
32. Hall JW. Effective and efficient preschool hearing screening: essential for successful early hearing detection and intervention. The Journal of Early Hearing Detection and Intervention JEHDI. 2016;1(1):2-12.
33. Unicef. Focusing resources on effective school health: Unicef; 2012. Disponível em: https://www.unicef.org/lifeskills/index_7262.html. Acesso em: nov. 2020.
34. Yong M, Panth N, McMahon C, Thorne P, Emmett SD. How the world's children hear: a narrative review of school hearing screening programs globally. OTO Open. 2020;4(2):2473974X20923580.
35. Bissell S. A slap: child discipline or child abuse? Unicef; 2015. Disponível em: https://blogs.unicef.org/blog/a-slap-child-discipline-or-child-abuse/. Acesso em: 15 set. 2021.
36. Le Prell CG, Gagnon PM, Bennett DC, Ohlemiller KK. Nutrient-enhanced diet reduces noise-induced damage to the inner ear and hearing loss. Transl Res. 2011;158(1):38-53.
37. Pichora-Fuller MK, Mick P, Reed M (eds.). Hearing, cognition, and healthy aging: social and public health implications of the links between age-related declines in hearing and cognition. Semin Hear; 2015 Aug;36(3):122-39.
38. American Academy of Audiology (AAA). American Academy of Audiology Clinical Practice Guidelines: Childhood Hearing Screening, 2011. Disponível em: https://audiology-web.s3.amazonaws.com/migrated/ ChildhoodScreeningGuidelines.pdf_5399751c9ec216.42663963.pdf. Acesso em: 15 set. 2021.
39. American Speech-Language-Hearing Association (ASHA). Childhood hearing screening, 2021. Disponível em: https://www.asha.org/practice-portal/professional-issues/childhood-hearing-screening/. Acesso em: 18 set. 2021.
40. Machado MFAS, Monteiro EML, Queiroz DT, Vieira NFC, Barroso MGT. Integralidade, formação de saúde, educação em saúde e as propostas do SUS: uma revisão conceitual. Ciênc Saúde Coletiva. 2007;12(2):335-42.
41. Silva IV, Colella-Santos MF. Estudo da audição em escolares: uma revisão de literatura nacional. XXVII Congresso virtual de Iniciação Científica da Unicamp. 2020. Disponível em: https://www.prp.unicamp.br/inscricao-congresso/resumos/2020P17271A35086O3179.pdf. Acesso em: 15 set. 2021.
42. Lacerda ABM, França DMVR. Práticas educativas em saúde e saúde auditiva. In: Lacerda ABM, França DMVR (orgs.). Práticas educativas na prevenção da perda auditiva. In: Lacerda ABM, França DMVRF. Práticas educativas en saúde auditiva nos contextos educacional, ambiental e ocupacional. Ponta Grossa, PR: Editora Atena; 2021. p.1-12.
43. Soares VNM, Lacerda ABM. Atividades grupais e o protagonismo juvenil em saúde do escolar no âmbito da fonoaudiologia. In: Berberian AP, Santana AP (orgs.). Fonoaudiologia em contextos grupais: referenciais teóricos e práticos. Curitiba: Plexus; 2012. p.183-201.
44. Fausti SA, Wilmington DJ, Helt PV, Helt WJ, Konrad-Martin D. Hearing health and care: the need for improved hearing loss prevention and hearing conservation practices. JRRD. 2005;42(4):45-62.
45. Kuniyoshi I, D'Andrea Fonseca W, Paul S. Dia Internacional de Conscientização sobre o ruído – INAD Brasil. In: Lacerda ABM, França DMVR (orgs.). Práticas educativas na prevenção da perda auditiva. Ponta Grossa: Atena (no prelo).
46. Programa Dangerous Decibels Brasil (DDB). Academia Brasileira de Audiologia. Disponível em: https://www.audiologiabrasil.org.br/ddbrasil/9_quem-somos. Acesso em: 15 set. 2021.
47. Knobel KAB, Lima MCMP. Effectiveness of the Brazilian version of the Dangerous Decibels(®) educational program. Int J Audiol. 2014;53(Suppl 2):S 35-42.
48. Gomide DD. Educação em saúde: produção de um documentário transmídia sobre saúde auditiva dos adolescentes [Tese – Doutorado em Fonoaudiologia, Área de Concentração Processos e Distúrbios da Comunicação]. Bauru: Universidade de São Paulo, Faculdade de Odontologia de Bauru; 2019.
49. Piccino MTRFI. Programa de intervenção em saúde auditiva baseado nos princípios da Educação Interativa em escolares [Tese – Doutorado em Fonoaudiologia, Área de Concentração Processos e Distúrbios da Comunicação]. Bauru: Universidade de São Paulo, Faculdade de Odontologia de Bauru; 2019.

50. Gomes RF. Estudo do efeito do programa Dangerous Decibels em escolares do ensino fundamental, seus familiares e rede de colegas [Tese]. São Paulo: Faculdade de Medicina; 2020.
51. Bramati LA. Efetividade do programa Dangerous Decibels® Brasil para trabalhadores. [Tese – Doutorado em Distúrbios da Comunicação]. Curitiba: Universidade Tuiuti do Paraná; 2018-2022 (em andamento).
52. Gondim LM. Sexo, drogas e cadê o Rock'n'roll?? O programa Dangerous Decibels® Brasil como estratégia de promoção da saúde auditiva no programa saúde na escola. [Tese – Doutorado em Distúrbios da Comunicação]. Curitiba: Universidade Tuiuti do Paraná; 2018-2022 (em andamento).
53. Lopes F. O protagonismo juvenil em ações de saúde auditiva na escola: implementação do programa Dangerous Decibels® Brasil na escola secundária [Tese – Doutorado em Distúrbios da Comunicação]. Curitiba: Universidade Tuiuti do Paraná; 2018-2022 (em andamento).
54. Dangerous Decibels do Oregon Hearing Research Center. Disponível em: http://www.dangerousdecibels.org/about-us/. Acesso em: 15 set. 2021.
55. Lacerda ABM, Lévesque E, Gondim L. Uso da mhealth no programa de promoção da saúde auditiva de escolares: uma revisão integrativa. In: Fundamentos científicos e prática clínica em fonoaudiologia. Ponta Grossa: Atena Editora; 2020.
56. Associação Brasileira de Normas Técnicas (ABNT) – NBR 10151. Acústica – avaliação do ruído em áreas habitadas, visando o conforto da comunidade – procedimento. Disponível em: http://www.semace.ce.gov.br/wpcontent/uploads/2012/01/Avalia%C3%A7%-C3%A3o+do+Ru%C3%ADdo+em+%C3%81reas+Habitadas.pdf. Acesso em: 1 out. 2014.
57. Associação Brasileira de Normas Técnicas (ABNT) – NBR 10152. Níveis de ruído para conforto acústico. Rio de Janeiro, 1987.
58. Conselho Federal de Fonoaudiologia. Resolução n. 554, de 21 de outubro de 2019. Disponível em: https://www.fonoaudiologia.org.br/resolucoes/resolucoes_html/CFFa_N_554_19.htm. Acesso em: 19 set. 2021.
59. American National Standards Institute. Acoustical performance criteria, design requirements, and guidelines for schools (ANSI S12.60-2002). Disponível em: https://webstore.ansi.org/Standards/ASA/ANSIS12602002. Acesso em: 10 fev. 2022.
60. Conselho Federal de Fonoaudiologia. Resolução n. 621, de 28 de maio de 2021. Disponível em: https://www.fonoaudiologia.org.br/resolucoes/resolucoes_html/CFFa_N_621_21.htm. Acesso em: 17 set. 2021.
61. Lacerda ABM, Gonçalves CGO. Audição e ambiente escolar: proposta para o desenvolvimento de programas preventivos. In: Surdez: a importância do diagnóstico para o desenvolvimento do surdo. Rio de Janeiro: Walk; 2013. v.1.
62. Lacerda ABM, Soares VMN, Gonçalves CGO, Lopes FC, Testoni R. Oficinas educativas como estratégia de promoção da saúde auditiva do adolescente: estudo exploratório. Audiology – Communication Research. 2013;18:85-92.

29

FONOAUDIOLOGIA, VULNERABILIDADE E CONSTRUÇÃO DE REDES INTERSETORIAIS

Maria Cecília Bonini Trenche
Selma Anequini Costa
Cristiana Magni

> [...] teoria sem a prática vira "verbalismo", assim como a prática sem teoria vira ativismo. No entanto, quando se une a prática com a teoria tem-se a práxis, a ação criadora e modificadora da realidade. (Paulo Freire, educador, 1921-1997)

INTRODUÇÃO

Este capítulo aborda dois conceitos – vulnerabilidade e intersetorialidade – que são essenciais para a atuação no Sistema Único de Saúde (SUS) por contribuírem para a qualificação do cuidado e de pesquisas no campo da saúde. A reflexão sobre esses conceitos pode promover a transformação das práticas de cuidado em saúde na perspectiva da equidade e da integralidade, pois aponta a necessidade de os profissionais da saúde observarem, refletirem e intervirem nos aspectos socioculturais da produção da saúde dos indivíduos e coletividades de modo inovador.

Nas últimas décadas, a implementação de políticas públicas no país favoreceu a inserção da fonoaudiologia no âmbito do SUS. Em especial, notam-se as políticas que fortaleceram a Atenção Básica, com a criação dos Núcleos de Apoio à Saúde da Família (Nasf)[1] e aquelas que sedimentaram a constituição da Rede de Atenção Especializada à Pessoa com Deficiência.

O Ministério da Saúde, em 2004, deu um passo importante na busca pela equidade no atendimento à pessoa com deficiência auditiva, instituindo a Política Nacional de Atenção à Saúde Auditiva (Pnasa).[2] Assim, ampliou a oferta de serviços de diagnóstico, dispensação e acompanhamento dos indivíduos que fazem uso de dispositivos eletrônicos de amplificação sonora pelo SUS e possibilitou aos profissionais a organização da linha de cuidado da pessoa com deficiência auditiva.

Entre 2011 e 2013, o Ministério da Saúde implementou as Redes de Atenção à Saúde (RAS)[3] para favorecer o acesso, a integralidade e a continuidade do cuidado em saúde. Em relação à pessoa com deficiência, uma lógica diferenciada na produção do cuidado veio expressa com mais força por meio do Plano Nacional dos Direitos da Pessoa com Deficiência – Viver sem Limite.[4] Em atenção à complexidade e especificidade das demandas das pessoas com deficiência (PcD), esse plano, alinhado à perspectiva intersetorial, veio articular diversas áreas de conhecimento e setores sob a coordenação da Secretaria dos Direitos Humanos, com vistas à inclusão social das PcD.

Nos termos da Convenção Internacional sobre os Direitos das Pessoas com Deficiência e seu Protocolo Facultativo,[5] o Viver sem Limite promoveu a integração e a articulação de políticas, programas e ações interministeriais e o exercício pleno e equitativo dos direitos das PcD, com ações estratégicas em torno de quatro eixos temáticos – educação, saúde, inclusão social e acessibilidade. No eixo saúde, foi criada em 2012 a Rede de Cuidados da Pessoa com Deficiência (RCPD) no âmbito do SUS, pela Portaria n. 793.[6] Ela se estruturou com base em três pilares da Rede de Atenção à Saúde: a Atenção Básica (AB), a Atenção Especializada em Reabilitação (AER) e a Atenção Hospitalar (AH) e de Urgência e Emergência (UE).

Assim como a criação dos Nasf, a implantação dos Centros Especializados em Reabilitação (CER) no cenário nacional trouxe forte impacto à ampliação do campo de trabalho do fonoaudiólogo, vindo ao encontro do movimento pelo direito da população a promoção, prevenção, proteção à saúde e reabilitação. *(Para maiores informações sobre o assunto, consultar os Capítulos 30, "Políticas públicas: atenção à saúde auditiva no Sistema Único de Saúde", e 31, "Saúde auditiva nas redes de atenção e ações do fonoaudiólogo".)*

Estas, entre outras políticas que serão mencionadas ao longo do capítulo, trouxeram para a área da fonoaudiologia a qualificação da formação profissional e a reflexão sobre suas práticas perante demandas que surgem a partir do modelo assistencial implantado pelo SUS.

No Brasil, a Constituição de 1988[7] tornou universal o direito à saúde e a Lei n. 8.080/1990[8] criou o SUS. Neste ponto, vale a pena relembrarmos o conceito de saúde pela Organização Mundial de Saúde (OMS), divulgado na carta de princípios de 22 de julho de 1946:[9] "Saúde é o estado do mais completo bem-estar físico, mental e social, e não apenas a ausência de enfermidade". Isso tece uma estreita relação com os serviços, com base nos princípios doutrinários da universalidade, integralidade e equidade, fundamentados na compreensão de que o processo saúde-doença é fenômeno de múltiplas determinações.

O princípio da integralidade exigiu um modelo de atenção à saúde não mais voltado exclusivamente à cura de doenças, mas ao atendimento às necessidades de saúde e qualidade de vida da população. Um modelo que fosse capaz de abranger práticas fundamentadas em um conceito ampliado de saúde, que resultasse das condições de alimentação, habitação, educação, renda, meio ambiente, trabalho, transporte, emprego, lazer, liberdade, acesso e posse da terra e acesso a serviços de saúde. E que, portanto, relacionasse saúde e condições de vida e considerasse a influência de fatores sociais, econômicos, culturais, étnicos/raciais, psicológicos e comportamentais – demandando, assim, atuação sobre determinantes sociais de saúde e fatores de risco na população.[10]

Embasado no conceito de justiça e igualdade, o princípio da equidade exigiu que as ações de saúde passassem a reconhecer essas diferenças de condições da saúde e o direito à diversidade, pois, conforme Buss,[10] a compreensão das influências desses fatores na condição de saúde permite enxergar possibilidades de atuação para a diminuição de iniquidades.

O modelo de cuidado em saúde implementado pelo SUS tem, desse modo, demandado a transformação dos serviços de saúde na busca por atender esses (aqui mais destacados) e os demais princípios igualmente importantes. E, para compor práticas aliadas a essa nova concepção do cuidado em saúde, fez-se necessário um reposicionamento dos processos de trabalho. A atuação em equipe multiprofissional, a prática da interdisciplinaridade, a constituição de rede de cuidados em saúde e de redes intersetoriais tornaram-se premissas do cuidado integral à saúde, no qual a ação profissional centra-se nas condições de vida, vulnerabilidades, potencialidades, com um olhar ampliado e escuta qualificada para além do adoecimento.

As profissões que surgiram a partir do desenvolvimento do modelo biomédico, entre elas a fonoaudiologia, foram desafiadas a repensarem suas práticas, antes focadas na reabilitação estrita à técnica de sua especialidade. Como já foi descrito, o modelo biopsicossocial implementado pelo SUS não está voltado às patologias ou doenças; seu enfoque é dirigido pela premência de se olhar para os sujeitos em sua integralidade. E, por conseguinte, compreender os determinantes sociais de sua condição de saúde, por meio de intervenções tanto no plano individual quanto no coletivo que possam melhorar a saúde e o bem-estar, promover o desenvolvimento e alcançar as metas de saúde.[11] A integralidade e a equidade requerem ação sobre os determinantes sociais da saúde na perspectiva dos diferentes ciclos de vida, com ações intra e intersetores e a articulação dessas abordagens.

Desse modo, o cuidado em saúde requer que o profissional conheça as necessidades e contextos que vulnerabilizam a população, por meio de práticas que modifiquem e produzam saúde e incentivem o autocuidado, a capacidade de buscar apoio e o aumento dos fatores de proteção diante de possíveis riscos. Além disso, é importante que promova, quando for o caso, o acesso a recursos para a reabilitação, a partir de um olhar cuidadoso de cada profissional em um processo de apreensão da singularidade, do contexto, do universo cultural e dos modos específicos de viver do outro, mobilizando seus saberes e modos de agir.

À medida que a fonoaudiologia se aproxima de problemáticas relativas à saúde pública, torna-se fundamental a reflexão sobre conceitos que orientam suas políticas e práticas. Desse modo, o objetivo do capítulo é discutir os conceitos de vulnerabilidade e intersetorialidade, em processo de construção por diferentes áreas e campos de atuação, e que interface fazem com o contexto da prática fonoaudiológica, mais especificamente na interface da audiologia com a saúde coletiva.

OS CONCEITOS DE VULNERABILIDADE E O CUIDADO EM SAÚDE

O conceito de vulnerabilidade se aplica a diferentes campos temáticos, mas está intrinsecamente relacionado à saúde e à resolução de seus problemas. Existem várias concepções de vulnerabilidade que produzem diferentes modalidades de intervenção em saúde.

Ainda em torno de uma indefinição conceitual, muito relacionada à noção de risco e sendo considerada inerente ao ser humano, em conformidade com a matriz bioética, a vulnerabilidade se relaciona ao estado de ser/estar em perigo ou exposto a potenciais danos em razão de uma fragilidade atrelada à existência individual.[12] Entretanto, poderá ser verificado, no decorrer deste texto, que o conceito de vulnerabilidade vai além dos aspectos pessoais e biológicos, com importante ampliação de seu significado.

No campo da saúde, nos anos de 1980, a evolução rápida da epidemia da síndrome da imunodeficiência adquirida no país, as mudanças no perfil da população infectada pelo vírus e as variáveis socioeconômicas demonstraram a fragilidade de alguns conceitos que tentavam compreender o processo de adoecimento e suas relações. Segundo Ayres et al.,[13] houve uma evolução desses conceitos até se chegar ao conceito ampliado de "vulnerabilidade". Inicialmente, o termo "fator de risco" era utilizado e remetia a uma associação probabilística com estudos estatísticos para o levantamento de fatores ou indicadores de risco para o desenvolvimento de determinada doença. Em seguida, o termo "grupos de risco" passou a ser utilizado, e os sujeitos eram agrupados pelo tipo de risco – o que levava a limitações nas ações de prevenção, pois não identificava a suscetibilidade de pessoas que não se encaixavam nesse grupo. Surge, então, a designação "comportamento de risco", que, apesar de expandir o conceito e de fazer a correlação entre epidemiologia e ciências como a educação e a psicologia, focava o comportamento individual – o que tendia à culpabilização dos sujeitos acometidos. O conceito de vulnerabilidade vem preencher essa lacuna por ampliar o olhar para "além do sujeito", apontando que a mudança de comportamento não dependia apenas de informação, fatores pessoais e vontade de mudar.

A partir disso, sem desconsiderar a dimensão individual na condição de vulnerabilidade das pessoas acometidas pelo *Human Immunodeficiency Virus* (HIV), ressaltou-se sua inter-relação com determinantes macrossociais, sociais e institucionais por meio de seus limites imprecisos e permeáveis. Foi possível perceber que a suscetibilidade de contágio, no caso do HIV, estava relacionada a fatores econômicos, sociais e culturais, e não apenas ao comportamento individual utilizado para definir o risco (homossexuais, jovens usuários de drogas e outros). Esse raciocínio propiciou uma compreensão mais ampliada e, portanto, menos reducionista do problema, demonstrando que, quando se fala de sujeitos em situação de vulnerabilidade, o cuidado transcende as questões do âmbito biológico. Era preciso ir além da doença e ter um olhar para as condições de vida, compreender esse conceito na perspectiva da equidade e da integralidade. Estas favorecem um enfoque mais contextualizado e atento aos aspectos sociais para práticas de prevenção, promoção, recuperação e proteção da saúde.

Ayres et al.[13] trazem importantes discussões e ampliação do conceito de vulnerabilidade e descrevem suas dimensões, que vão além dos aspectos biológicos, classificando-as em: individual, social e programática ou institucional. A dimensão individual traz questões relacionadas aos valores, interesses, crenças, conhecimento, situação física e emocional. Já a dimensão social remete a aspectos como normas e crenças religiosas, estigma e discriminação, emprego, liberdade de pensamento e expressão. Por fim, a dimensão programática ou institucional traz questões de acesso aos serviços, equidade, integralidade, políticas de saúde e enfoque multidisciplinar.

O conceito compartilhado pelas áreas da saúde e da assistência social é também o de que o sujeito, com suas diversas dimensões de vulnerabilidade, não necessariamente sofrerá danos.[14] Sua condição é de um ser mais suscetível, por enfrentar desvantagens (físicas, econômicas, socioculturais, de acesso a serviços) para alcançar patamares mais elevados de qualidade de vida. Mas, ainda que tenha por condição inerente à vulnerabilidade, o ser humano pode possuir, ou ser apoiado a criar, capacidades necessárias para a mudança de sua condição.[14]

No passado, profissionais da saúde, baseados no modelo biomédico, estruturaram suas práticas centrando-se no conceito negativo de saúde – nas doenças, patologias e deficiências – e no objetivo de curar e reabilitar. Com o advento do SUS e seus princípios de universalidade, equidade, integralidade e participação social, as práticas se voltaram à concepção positiva e ampliada do conceito de saúde, que enfatiza os recursos sociais e pessoais, bem como as capacidades físicas, abrangendo, desse modo, ações de promoção da saúde, prevenção de danos ou agravos à saúde, recuperação da saúde, reabilitação e, inclusive, cuidados paliativos.

Atualmente, profissionais que embasam suas práticas no conceito de vulnerabilidade evitam a clássica naturalização do processo saúde-doença,[15] reduzida a um fenômeno estritamente biológico, físico e individual. O conceito de vulnerabilidade resulta da composição do individual com o coletivo.[13] Suas ações não enfatizam apenas o lado da fragilidade, das doenças, das deficiências, mas consideram a capacidade de enfrentamento e superação dos problemas/agravos de saúde.[14]

No mundo contemporâneo, as construções de corpo, de vida saudável e dos modos e estilos de vida considerados benéficos ou prejudiciais são permeadas pela noção de risco. A capacidade de reagir a danos e agravos à saúde, assim como a eventos que tornam o ser humano mais vulnerável, não depende somente de condições físicas ou subjetivas para lidar com a diversidade, como também propõe um conceito muito em voga em nossa sociedade, que é o de ser resiliente ou ter resiliência. Essa condição é tida como decorrente da habilidade e capacidade individual de enfrentar eventos, no entanto ela está relacionada ao acesso às condições objetivas e materiais de vida que propiciam o usufruto de direitos.[14] Dessa forma, vulnerabilidade e capacidade são duas faces de um único processo, porque na primeira reside o germe para seu próprio enfrentamento.

Toma-se como exemplo uma criança com deficiência auditiva que não teve diagnóstico e reabilitação em tempo oportuno. Se ela não tiver acesso ao direito de habilitação, reabilitação e tecnologias assistivas (dispositivos eletrônicos de amplificação sonora ou implante coclear) ou convivência com surdos que utilizam a Língua Brasileira de Sinais, enfrentará inúmeras situações de vulnerabilidade para alcançar o direito de se desenvolver, sobretudo em relação a comunicação, cognição e socialização. Conforme o art. 11 do Estatuto da Criança e do Adolescente (Lei n. 8.069/1990,[16] alterada pela Lei n. 13.257/2016),[17] deve ser "assegurado acesso integral às linhas de cuidado voltadas à saúde da criança e do adolescente, por intermédio do Sistema Único de Saúde", e deve ser "observado o princípio da equidade no acesso a ações e serviços para promoção, proteção e recuperação da saúde". Devem ser atendidos "sem discriminação ou segregação, em suas necessidades gerais de saúde e específicas de habilitação e reabilitação". A Lei n. 13.257/2016, que dispõe sobre Políticas Públicas na Primeira Infância,[17] prevê que o poder público faça o provimento de medicamentos, órteses, próteses e outras tecnologias assistivas necessárias ao tratamento, habilitação ou reabilitação de crianças e adolescentes, conforme linhas de cuidado organizadas para atender a suas necessidades específicas.

Compreende-se que a vulnerabilização de crianças ou adolescentes com deficiência auditiva acontece em sua relação com as inúmeras barreiras que encontram para desenvolver-se, constituir linguagem, frequentar escola, incluir-se em grupos sociais e na própria família, dentre outras. A falta de acesso a direitos torna sua condição mais complexa, e o atendimento a suas necessidades implica outras dimensões que extrapolam a recuperação da função auditiva.

Estudo[18] realizado com enfermeiros da Estratégia de Saúde da Família aponta questões relacionadas à dimensão programática ou institucional da vulnerabilidade, como orçamentárias, institucionais, administrativas e assistenciais, e as relaciona a dificuldades em garantir o cuidado em saúde e ações de promoção do desenvolvimento infantil.

Carmo e Guizardi[14] ressaltam que "olhar para a integralidade dos sujeitos em situação de vulnerabilidade nada mais faz do que se alinhar à constatação de que estes sujeitos possuem demandas e necessidades de diversas ordens, possuem capacidades e se encontram em um estado de suscetibilidade a um risco devido à vivência em contextos de desigualdade e injustiça social".

Othero e Ayres[19] ouviram pessoas com deficiência física, auditiva e visual, congênita e adquirida, usuárias do SUS, e identificaram várias necessidades de saúde que vão além do acesso aos serviços de saúde, da reabilitação e da dispensação de equipamentos e dispositivos de tecnologia assistiva. Dizem respeito a oportunidades de trabalho, educação, lazer, convivência e circulação social; apoio psicossocial; atenção a aspectos gerais de saúde; autonomia e independência; informação/orientação sobre direitos e cidadania; prevenção/diagnóstico precoces para redução de agravos e reabilitação; reconhecimento e garantia de direitos; (re)encontro com atividades significativas; validação e ajuda na construção de estratégias próprias de enfrentamento e vínculo com os profissionais de saúde.[19]

As necessidades identificadas no estudo de Othero e Ayres[19] não só incluem aspectos específicos da assistência em saúde como englobam outras dimensões, mostrando a importância de ações integrais e intersetoriais. Por outro lado, ressaltam o que Ayres[20] adverte quando diz que é preciso sempre questionar as vulnerabilidades ("de quem?"; "a quê?"; "quando?"; "onde?") para não naturalizar a questão. Para o autor, a vulnerabilidade é sempre relacional, por isso ele alerta que é mais adequado pensar em relações de vulnerabilização do que em pessoas ou populações vulneráveis. No cuidado em saúde, é preciso ter escuta a essas pessoas para que se possa conhecer as relações de vulnerabilização que estão em questão em cada caso ou contexto e, assim, poder trabalhar sobre elas.

O conceito de vulnerabilidade, conforme aponta o autor, aplica-se a todo um conjunto de relações sociais que demandam dos profissionais de saúde a reflexão sobre mudanças que precisam ocorrer na direção de várias relações, tais como as raciais, as de gênero e as relações entre cidadãos e imigrantes. Acrescentamos a estas as relações da sociedade com as PcD, ou melhor, ao modo como ela dá (in)visibilidade à existência delas e de suas necessidades e potencialidades.

Ayres[20] afirma, ainda, que o objeto de ação em saúde não é o indivíduo ou a população, e acrescentamos, ainda, que não se restringe ao problema específico demandado, mas se constrói com esses sujeitos e a partir deles, e envolve outras dimensões da vida.

Acompanhando o autor, profissionais/serviços e usuários/populações, com base em experiências e saberes diversos, cada qual com suas próprias sabedorias, práticas e instrumentais,[20] "constituem-se como sujeitos das ações de saúde, pela compreensão dos desafios práticos que os põem uns diante dos outros e pela necessidade de responderem com autonomia e responsabilidade mútua, segundo as possibilidades configuradas no contexto deste encontro".

Para alguns autores, como Carmo e Guizardi,[14] as diferentes ações profissionais no âmbito das políticas de saúde podem tanto reduzir quanto reforçar vulnerabilidades.

No que se refere, por exemplo, às etiologias das perdas auditivas na infância, é preciso olhar para as dimensões da vulnerabilidade e realizar propostas de ações que visem à prevenção. Sabe-se que as perdas auditivas na criança podem se dar por fatores pré, peri e pós-natais, e o controle das etiologias pré e perinatais é uma problemática bastante complexa. Muitas questões estão ligadas à saúde da mulher, em especial da gestante, e aos cuidados no momento do parto.

A qualidade do pré-natal é de extrema importância e está diretamente ligada ao acesso precoce, já no momento do teste para gravidez, à realização de testes rápidos para doenças preveníveis, aos exames de rotina com rápida intervenção perante resultados alterados, à imunização da mulher/gestante e à instituição do pré-natal do homem, fator de extrema importância no controle das doenças sexualmente transmissíveis.[21] É importante destacar a frequência das consultas e os cuidados especiais no terceiro trimestre, que podem evitar o parto prematuro por doenças evitáveis, como infecção urinária e pré-eclâmpsia, além do cuidado no final do terceiro trimestre para evitar partos pós-termo, que podem levar à asfixia perinatal, importante causa de perda auditiva neurossensorial em crianças.

As etiologias genéticas são mais difíceis de serem controladas, mas merecem destaque a consanguinidade e as síndromes genéticas relacionadas às perdas auditivas, que também demandam intervenção de forma preventiva. Nas ocorrências pós-natais, a meningite aponta como importante causa, e algumas são imunopreveníveis.[22]

É preciso, então, olhar para as dimensões pessoais, sociais e programáticas ou institucionais da vulnerabilidade. As equipes de saúde precisam rever seu modo de relação, por exemplo, com a gestante. Destaca-se que, a despeito de todos os esforços para prevenção da sífilis, o coeficiente de incidência da sífilis congênita não tem diminuído. Questiona-se, então, por se tratar de doença sexualmente transmissível, o que a instituição tem feito para que essas gestantes e parceiros possam ter o que Ayres et al.[13] denomina "transformações que possam levar à emancipação das situações de vulnerabilidade". Os processos de trabalho precisam ser revistos. Deve-se, ainda, enfatizar a extrema importância da notificação compulsória das doenças que podem levar a sequelas auditivas na infância, pois é preciso informação que direcione a ação e os estudos epidemiológicos que embasam as políticas públicas e a priorização do cuidado. São de notificação compulsória algumas doenças, na gestação, que podem levar a infecções congênitas, como a rubéola, a sífilis, a toxoplasmose e o Zika vírus. A criança exposta ao HIV também está incluída.

O fonoaudiólogo deve estar inserido nessa problemática como parte das equipes de saúde e deve trabalhar inserido nos objetivos das políticas públicas vigentes, como a Política Nacional de Atenção à Saúde da Mulher (PNASM)[23] e a Política Nacional de Atenção Integral à Saúde da Criança (PNAISC),[24] que abrange e organiza todo o cuidado, especialmente na primeira infância.

É importante destacar que essa noção ampliada de vulnerabilidade, considerando todas as suas dimensões, remete ao importante e fundamental princípio do SUS: a equidade. O art. 196 da Constituição Federal[7] estabelece que "A saúde é direito de todos e dever do Estado, garantido mediante políticas sociais e econômicas que visem à redução do risco de doença e de outros agravos *e ao acesso universal e igualitário* às ações e serviços para a promoção, proteção e recuperação". Assim, esse conceito ampliado do direito à saúde traz à tona o princípio da equidade, que tem relação direta com os conceitos de igualdade e de justiça social.

Segundo aponta o Ministério da Saúde, as Políticas de Promoção à Equidade em Saúde[25] "são formadas por um conjunto de programas e ações governamentais de saúde, no âmbito do SUS, pensados para promover o respeito à diversidade e garantir o atendimento integral a populações em situação de vulnerabilidade e desigualdade social". Enfatiza, ainda, a importância da atenção básica com ações intersetoriais de promoção da equidade em saúde, acolhendo e articulando as demandas de grupos em situação de iniquidade no acesso e na assistência à saúde.

Com essa visão mais ampliada, as práticas de saúde no SUS superam a discussão técnica das políticas de saúde e aprofundam a reflexão sobre modos de vida no cotidiano da sociedade e seu impacto sobre a qualidade de vida. Dimenstein e Neto[26] destacam "a necessidade de acolher as vulnerabilidades e dependências mútuas, não para estigmatizar e incapacitar sujeitos e grupos, mas instigar processos de enfrentamento e transformação".

Problemas complexos implicam conhecimentos advindos de diversos campos de saber. Por isso, a interdisciplinaridade e a intersetorialidade podem iluminar políticas, projetos, programas e ações, que, indo ao encontro dos princípios de integralidade, equidade e participação social, podem diminuir iniquidades.

EQUIDADE, INTEGRALIDADE E INTERSETORIALIDADE

Conforme ressaltado, o conceito ampliado de saúde trouxe a esses profissionais a reflexão sobre a complexidade dos problemas de saúde e seus determinantes e sobre a importância dos direitos sociais como suporte para a melhoria da condição de saúde e da qualidade de vida da população. Afinal, a precarização do acesso à garantia de direitos e proteção social pode ser geradora de contexto de vulnerabilização.[14,20,26]

A participação das equipes da Estratégia Saúde da Família (ESF), do Nasf ou as atuais equipes da Atenção Básica (eAB) na assistência à população em seus territórios mostra que, por meio da conjunção dos saberes, é possível proporcionar atendimento resolutivo e humanizado a indivíduos, famílias e comunidade se a interdisciplinaridade fizer parte estrutural do cotidiano do trabalho em saúde.

Grande parcela da sociedade brasileira vive em condições precárias, e essas equipes de saúde, em sua maioria, têm suas práticas voltadas para populações em constante processo de vulnerabilização. Suas necessidades de saúde extrapolam o campo da saúde e muitas vezes dificultam ou impedem a manutenção das condições de saúde. São contextos que desafiam a equidade e a integralidade das ações de saúde. Essas equipes mostram grande capilaridade e capacidade de acompanhamento da população em situação de vulnerabilidade, e esse trabalho pode ser potencializado com políticas e ações intersetoriais.

A Atenção Primária à Saúde (APS), como primeiro nível da atenção, tem desenvolvido ações de saúde na perspectiva da promoção, prevenção, proteção, diagnóstico, tratamento, redução de danos, reabilitação e manutenção da saúde.

A Política Nacional de Promoção da Saúde[27] considera a promoção uma das estratégias de produção de saúde. É um modo de pensar e de operar articulado às demais políticas e tecnologias desenvolvidas no sistema de saúde que possibilitam a construção eficaz de respostas às necessidades sociais em saúde.

A promoção da saúde, conforme a Carta de Ottawa,[28] é o "processo de capacitação da comunidade para atuar na melhoria de sua qualidade de vida e saúde, incluindo uma maior participação no controle deste processo, para atingir um estado de completo bem-estar físico, mental e social".

Ela representa um grande desafio no cuidado em contextos como o brasileiro, que se caracteriza por um desenvolvimento social e econômico excludente, relações injustas e condições precárias de vida.

Segundo Peduzzi,[29] "o modo com que organizamos e oferecemos serviços de saúde à população pode transformar as práticas dominantes, fragmentadas e excludentes, e conferir maior integralidade, equidade e dignidade ao cuidado de saúde". A autora ressalta que a relação entre as necessidades e o modo de organização dos serviços confirma o potencial de mudança implementada no SUS na estratégia de saúde da família.

As políticas setoriais têm apresentado eficiência, efetividade e eficácia aquém do esperado no que se refere ao atendimento das demandas da população e aos recursos disponibilizados para sua execução.[30]

O Plano Nacional de Promoção da Saúde traz, entre outras diretrizes, o estímulo à cooperação, a articulação e a cooperação intrassetorial e intersetorial e a formação da Rede de Atenção à Saúde.

O enfrentamento de problemas sociais complexos demanda políticas e ações que ultrapassem a competência de uma só área. Nesse cenário, a intersetorialidade tem se apresentado como eixo valorizado para o enfrentamento dos complexos problemas sociais contemporâneos por meio da articulação entre instituições públicas e privadas e entre essas e a sociedade civil.[31]

O termo "intersetorialidade" é usado em diferentes áreas do conhecimento e apresenta imprecisão teórica. De acordo com Cavalcanti, Dantas e Carvalho,[32] pode ser concebido como estratégia, processo, abordagem ou paradigma, conforme a área a que se vincule.

Uma concepção de intersetorialidade bem aceita no campo da saúde é a apresentada por Inojosa:[33] "a articulação de saberes e experiências com vistas ao planejamento, para a realização e a avaliação de políticas, programas e projetos, com o objetivo de alcançar resultados sinérgicos em situações complexas".

Para a autora, práticas intersetoriais transcendem a lógica do mero trabalho em conjunto, pois pressupõem a troca de saberes em ação interdisciplinar e a atuação sinérgica em torno de um objetivo comum. Requer habilidades e competências que tradicionalmente não estão previstas ou estimuladas nos processos de trabalho ou nos serviços, tampouco são consideradas durante a formação profissional.

Para Inojosa,[33] a intersetorialidade resulta de um trabalho processual e complementar de projetos, e não apenas de um conjunto de projetos que se comunicam em determinada etapa de sua implementação. Nesse sentido, a comunicação é vista como uma ferramenta essencial para esclarecimentos, correção de distorções e alinhamentos, e deve ser favorecida em qualquer etapa do processo, sobretudo em relação à participação de usuários e outros segmentos da sociedade civil.

A marca da intersetorialidade como indutora de superação da fragmentação nas políticas sociais orienta-se pelas ideias de colaboração e complementaridade. A construção de redes intersetoriais mostra também um movimento pessoal de profissionais, uma estratégia organizativa que aposta na articulação de setores que, a despeito de suas diferentes atividades, reúnem-se em torno de motivações coletivas e produtivas para todos.

Segundo Gonçalves e Guará,[34] o termo "rede" está associado a uma imagem utilizada para qualificar sistemas, estruturas ou modos de organização empresarial ou governamental que se caracterizam por reunir elementos com similaridade de produtos ou serviços que mantêm alguma ligação entre si, mesmo que se localizem em diferentes pontos de um território ou país. Os autores alertam que nem tudo que assim nomeamos é necessariamente uma rede e ressaltam que construir redes significa "apostar em relações humanas articuladas entre pessoas e grupos que, no debate das diferenças, possam ajustar intenções mais coletivas e produtivas para todos". Trata-se de uma prática que se fundamenta no olhar atento às necessidades da população e no acionamento articulado de conhecimentos de diferentes políticas para o atendimento de demandas complexas trazidas pela população.

A intersetorialidade contribui para a criação e o reconhecimento de saberes resultantes da integração entre as áreas setoriais. Sposati[35] vê a intersetorialidade não só como um campo de aprendizagem dos agentes institucionais, mas também como caminho ou processo estruturador da construção de novas respostas, novas demandas para cada uma das políticas públicas.

Pesquisas que abordam o conceito de intersetorialidade ainda são escassas, mas foi possível trazer para este capítulo alguns relatos que apontam parcerias entre profissionais da fonoaudiologia, do campo da audiologia e outras áreas do saber, que, alinhadas à perspectiva da promoção da saúde e prevenção de agravos, apontam o trabalho profícuo da rede intersetorial.

São experiências em que os vínculos foram constituídos de modo horizontal, interdependente e complementar, conforme a característica desse tipo de rede. A partir de contatos planejados entre os integrantes dessas parcerias, objetivos comuns foram definidos, e, por meio dos projetos, observa-se a difusão de conhecimentos orientadores de condutas e ações integradas

Um dos exemplos da importância do trabalho intersetorial é a histórica luta pela inclusão educacional e social da pessoa com deficiência auditiva/surda. Os fonoaudiólogos trazem experiências de atuação no setor da educação, vinculados à Secretaria de Educação municipal ou estadual, em trabalho com equipes pedagógicas, no qual acolhem situações paralisantes e potencializam a realização do trabalho de inclusão de crianças com deficiência auditiva ou surdas na educação, no objetivo de que sejam acolhidas nas diferentes dimensões do trabalho educacional (linguístico, afetivo, intelectual, social). Essas experiências são fundamentadas geralmente na interdisciplinaridade, mas não podem ser consideradas intersetoriais porque não envolvem a articulação de setores.

Akerman et al.[36] constataram a falta de teorias que consagrem o tema da intersetorialidade como categoria de pesquisa e avaliação e apontam algumas direções para a abordagem do tema. Em busca de uma "base teórica para uma práxis intersetorial menos empírica e mais ancorada em pesquisas avaliativas", surge um roteiro exploratório a partir de perguntas: "o quê?"; "como?"; "com quem?"; "para quê?"; "por quê?". As respostas a essas perguntas redundaram em um conceito operacional caracterizado pelos autores[36] como "um modo de gestão (o quê) desenvolvido por meio de processo sistemático de (como) articulação, planejamento e cooperação entre os distintos (com quem) setores da sociedade e entre as diversas políticas públicas para atuar sobre (para quê) os determinantes sociais".

Os autores apontam que a decisão política de integração e articulação de setores pode ter um fundamento político e outro técnico. Este é o caso da experiência relatada a seguir.

Trata-se de um estudo piloto multicêntrico nacional[37] que embasou as políticas voltadas para garantir acessibilidade à comunicação a estudantes com deficiência auditiva por meio do acesso ao dispositivo assistivo conhecido como sistema de frequência modulada (FM), fornecido a crianças com mais de 5 anos matriculadas em escolas regulares, usuárias de aparelhos de amplificação sonora individual (AASI) e/ou implante coclear (IC) (Portaria n. 1.274).[38] O projeto de cunho intersetorial promoveu a formação dos professores para a operacionalização do uso do recurso tecnológico, o sistema de FM em sala de aula, por meio de um curso a distância denominado "O uso do sistema de FM no ambiente escolar", ofertado em 2016 a professores da educação básica do Rio Grande do Norte como experiência a ser posteriormente realizada em todo o território nacional.[37]

O curso propiciou a aproximação das Redes de Saúde e Educação e a otimização do uso do Sistema de FM como ferramenta de facilitação do processo de ensino e aprendizagem do aluno com deficiência auditiva oralizado. A iniciativa da Universidade Federal do Rio Grande do Norte foi ao encontro de uma necessidade de capacitação de professores prevista pela Secretaria Estadual de Educação. Ela possibilitou que professores de sala regular, em conjunto com o Atendimento Educacional Especializado – AEE, e equipes formadas por fonoaudiólogos discutam a questão da acessibilidade da comunicação em sala de aula. Dessa experiência resultou também um *e-book* sobre as atividades desenvolvidas no curso. Fica evidente o uso da intersetorialidade como dispositivo para alcançar um propósito ético-político (garantir a acessibilidade da comunicação em sala de aula e o respeito à diversidade) e para trabalhar sobre determinantes que produzem iniquidades. *(Para maiores informações sobre o assunto, consultar o Capítulo 31, "Saúde auditiva nas redes de atenção e ações do fonoaudiólogo".)*

O Programa Saúde na Escola (PSE), instituído pelo Decreto n. 6.286/2007,[39] é outra experiência que vem ao encontro da produção de referências para a atuação do fonoaudiólogo em um programa fundamentado na prática da intersetorialidade com gestão compartilhada entre Saúde e Educação. Ele propõe ações de promoção de saúde, prevenção de doenças, agravos e atenção à saúde direcionadas aos estudantes (crianças, adolescentes, jovens e adultos) da educação básica da rede pública de ensino.[39] A base do PSE é a articulação entre a escola e a APS com vistas a promover saúde e educação integral. Entre os objetivos desse programa está o de fortalecer o enfrentamento das vulnerabilidades no campo da saúde que possam comprometer o pleno desenvolvimento escolar.

As ações em saúde previstas no âmbito do PSE devem ser desenvolvidas articuladamente entre as equipes de Saúde da Família, com a participação das equipes multidisciplinares/Nasf que atuam na Atenção Básica, com a rede de educação pública básica e em conformidade com os princípios e diretrizes do SUS. O PSE descreve o planejamento de 12 ações, entre elas a "promoção da saúde auditiva e identificação de educandos com possíveis sinais de alteração", tendo em vista a importância da função auditiva no desenvolvimento infantil e no desempenho escolar dos estudantes.

Essa política tem propiciado que fonoaudiólogos, integrando equipes multiprofissionais que atuam na Atenção Básica, dialoguem com equipes pedagógicas de escolas com o objetivo de melhorar a qualidade da saúde e da educação.

Há nesse diálogo a necessidade de desenvolver em tais experiências uma comunicação efetiva que forneça aos professores respostas a suas dúvidas em relação a diferentes questões. Entre elas, como assegurar que a acuidade auditiva não é um determinante que possa estar prejudicando o desempenho acadêmico do aluno em sala de aula? *(Para maiores informações sobre o assunto, consultar o Capítulo 28, "Saúde auditiva no contexto da educação: práticas voltadas à promoção e à prevenção".)*

Vale destacar, também, como exemplo de intersetorialidade, o material[40] elaborado em uma parceria entre a Secretaria de Estado de Saúde de Minas Gerais, a Secretaria de Estado de Educação de Minas Gerais, a Universidade Federal de Minas Gerais, a Pontifícia Universidade Católica de Minas Gerais, a Universidade Clermont Auvergne e o Conselho Regional de Fonoaudiologia 6ª Região. O material está estruturado na forma de uma cartilha que orienta ações de promoção da saúde auditiva no ambiente escolar. Compõem o material informações sobre saúde auditiva, orientações para a aplicação de um questionário de triagem auditiva e três questionários com questões sobre desenvolvimento da audição e linguagem das crianças em três faixas etárias: 12 a 18 meses – Questionário 1 (Q1); 19 a 36 meses – Questionário 2 (Q2) e 37 a 48 meses – Questionário 3 (Q3). A cartilha fornece parâmetros para que equipes da Atenção Primária à Saúde (Unidade Básica de Saúde), responsável pelo acompanhamento de saúde de seu território de atuação, compartilhem responsabilidades e conhecimentos com os profissionais da educação.

Ações informativas e de orientação aos professores para a identificação precoce de problemas auditivos fazem interface com práticas intersetoriais, pois ensejam possíveis encontros e práticas de articulação e podem funcionar como mecanismo de integração entre políticas, no caso, entre Saúde e Educação.

Cabe, entretanto, ressaltar o que Akerman et al.[36] trazem sobre a irreprodutibilidade das ações, pois não há como replicá-las. Em outras palavras, não há como congelar práticas intersetoriais focalizando apenas sua face técnica. Cada situação-problema ou cada território demanda respostas diferenciadas da articulação de setores, por seus contextos e características específicas. É importante que sejam práticas embasadas na realidade vivida, que considerem as experiências do grupo envolvido e reflitam a prática (que se espera ser transformada) a partir de construtos teóricos, éticos e políticos.

Sebastião[41] propõe práticas de promoção e proteção da saúde auditiva a partir da Educação Permanente (EP) junto a professores que fazem a inclusão de crianças com necessidades educacionais especiais, mediante a utilização de técnicas participativas que sensibilizam e permitem aprendizado útil e consciente, e não apenas a retenção momentânea de informações. Na EP, professores refletem sobre situações de comunicação em sala de aula, considerando inclusive a contribuição dos alunos ouvintes, que, quando orientados, podem potencializar a comunicação da criança com deficiência auditiva no espaço escolar.

Essas experiências mostram que a formação de um professor, ou melhor, de qualquer profissional da área da educação e da saúde, na direção da atenção às necessidades educacionais de crianças com deficiência auditiva demanda processos de constituição subjetiva, que respondem pela produção e recriação de tecnologias de trabalho. Como espaço coletivo, a educação permanente busca, além de difundir informações, ampliar a capacidade de análise e intervenção dos profissionais nos contextos educacionais. Para tanto, ela envolve discussão e tomada de decisão.

Alguns fonoaudiólogos, por meio de recursos de ensino a distância, também têm promovido a formação de educadores de crianças com necessidades educacionais especiais, possibilitando que recursos e instrumentos importantes para a prática pedagógica cheguem a lugares distantes.

Balieiro e Barzaghi[42] atuaram junto às equipes de educadores com Auxiliares de Desenvolvimento Infantil (ADI) que trabalham em Centros de Educação Infantil no Programa ADI-Magistério do Município de São Paulo, desenvolvendo um módulo sobre crianças com necessidades educacionais especiais, abrangendo 3.700 profissionais em exercício. As autoras ofereceram assessoria técnica, trabalhando conceitos e sugerindo cuidados importantes para a organização do trabalho pedagógico na implantação da política de inclusão nesse nível de escolaridade. O trabalho envolveu discussões sobre como a escola, respeitando a singularidade da criança, pode contribuir para seu desenvolvimento. Os professores, após a realização de estudos e de diferentes atividades voltadas à reflexão de suas práticas, elaboraram textos escritos orientadores de práticas inclusivas que, uma vez publicados, serviram para a formação de outros profissionais. A produção textual dos educadores expressa o compromisso com o coletivo.

As experiências relatadas mostram que as práticas intersetoriais podem ser realizadas de modo presencial ou a distância, em função dos objetivos comuns e contextos específicos. Além disso, para organizar ou articular equipes de diferentes setores, é necessário haver diálogo entre os setores de modo a provocar novos conhecimentos em todos os profissionais para que ocorram transformações de fato.[43]

Segundo Ceccim e Feuerwerker,[44] outro desafio é a formação para o trabalho na área da saúde. Seu objetivo deveria ser a "transformação das práticas profissionais e da própria organização do trabalho", de modo a estruturar-se com base na "problematização do processo de trabalho e sua capacidade de dar acolhimento e cuidado às várias dimensões e necessidades de saúde das pessoas, dos coletivos e das populações". Isso significa preparar os futuros profissionais para uma atuação sobre as múltiplas determinações dos problemas de saúde e para a compreensão e intervenção sobre sua complexidade.

Nesse sentido, a intersetorialidade deve ser um componente da formação dos profissionais da saúde para o desenvolvimento de práticas integrais à saúde.

A recente experiência apresentada a seguir, ocorrida no contexto da formação profissional como atividade extensionista, foi motivada pela situação emergencial durante a pandemia da Covid-19. Embora não esteja diretamente relacionada ao campo da audiologia, essa experiência traz à formação de estudantes de um curso de Fonoaudiologia a importância da articulação dos setores de Educação, Saúde e Assistência Social para a proteção da população idosa.

Envelhecer no Brasil, diante de tantas desigualdades e das diversas dimensões da vulnerabilidade que se apresentam na terceira idade, é um desafio. O parágrafo único do art. 8º da Política Nacional do Idoso (1994)[45] determina: "Os ministérios das áreas de saúde, educação, trabalho, previdência social, cultura, esporte e lazer devem elaborar proposta orçamentária, no âmbito de suas competências, visando ao financiamento de programas nacionais compatíveis com a política nacional do idoso".

Durante a pandemia da Covid-19, a prefeitura de Irati, no Paraná, implementou uma iniciativa intitulada "Disque-apoio à pessoa idosa", com o objetivo de apoiar pessoas idosas na realização de atividades diárias, principalmente fazer compras, para diminuir sua exposição a ambientes de maior circulação de pessoas. A proposta estava em concordância com o Plano de Contingência da Política de Assistência Social para atuação na emergência em saúde pública da Covid-19, que compõe um conjunto de normativas federais, estaduais e municipais para a adoção de medidas de atendimento às populações vulneráveis, mitigando os impactos gerados pela pandemia. A ação foi divulgada por meio de mídias sociais, e a procura pelo atendimento foi realizada por meio de telefonemas, que eram direcionados a uma central de atendimento para agendar atendimentos presenciais. Essa iniciativa também teve consonância com o exposto na Política de Assistência Social, compreendido como um "serviço que promove apoio e proteção à população atingida por situações de emergência e calamidade pública, com a oferta de alojamentos provisórios, atenções e provisões materiais, conforme as necessidades detectadas".[46]

O "Disque-apoio à pessoa idosa" recebeu uma média de 150 ligações entre os meses de março e julho de 2020. Entretanto, menos de 50% das ligações correspondeu ao objetivo inicial do projeto; dezenas delas solicitaram vacinas, recebimento de aposentadoria, inserção no cadastro da Companhia de Habitação do Paraná e regularização fundiária, além de discursos permeados pela angústia de estarem sendo pressionados pelos familiares para "ficarem em casa". Esse canal de comunicação foi considerado uma oportunidade para exteriorizar os sentimentos vivenciados, tais como solidão, descrédito, medo e a percepção de ser um peso social, tudo isso potencializado pela condição imposta pelo afastamento social, como refere Rocha, Musial e Magni.[47]

Com essa demanda reconfigurada a partir do Serviço "Disque-apoio à pessoa idosa", o Departamento da Política da Pessoa Idosa (DPPI) solicitou parcerias a profissionais docentes da Universidade Estadual do Centro-Oeste, com a articulação intersetorial de três laboratórios de pesquisa: o Laboratório de Estudos da Linguagem, o Laboratório de Psicanálise e o Laboratório de Estudos do Envelhecimento Humano. Interdisciplinarmente com a Secretaria Municipal de Assistência Social de Irati, eles priorizaram ações entre as áreas da Psicologia, da Fonoaudiologia e do Serviço Social, produzindo reflexões sobre a formação dos estudantes e profissionais que atuam nos serviços. Entenderam que acolher é também escutar e produzir novas ressignificações no discurso social e um novo posicionamento subjetivo do idoso, segundo Marcolino-Galli.[48]

Esse projeto promoveu um mapeamento da situação de vulnerabilidade e aproximou a população do serviço de assistência social, ultrapassando o contexto da pandemia e reforçando a importância do acolhimento por "busca ativa", do trabalho em equipe e das ações intersetoriais, o que favorece a formação de profissionais voltados para o cuidado interdisciplinar.

CONSIDERAÇÕES FINAIS

A intersetorialidade tem sido abordada em diferentes políticas e por diversas áreas do conhecimento como modo eficaz para o enfrentamento mais articulado de problemas sociais complexos. No campo da saúde, está muito relacionada aos princípios de equidade e integralidade. Na revisão da literatura, foram encontradas mais referências de citação do termo "intersetorialidade" em políticas públicas voltadas para a inclusão social, porém raras análises ou avaliações sobre experiências concretas.

A intersetorialidade é considerada uma forma inovadora de organização e gestão do sistema de saúde e, na saúde, uma prática que possibilita agir sobre os determinantes de saúde a favor da qualidade de vida.

Em relação à fonoaudiologia, observam-se algumas experiências baseadas em práticas intersetoriais realizadas por fonoaudiólogos que atuam no SUS, sobretudo na Atenção Básica, e experiências extensionistas de universidades. No entanto, pouquíssimas experiências são objeto de análise e avaliação e chegam a ser publicadas.

As políticas relacionadas a pessoas com deficiência e ao Programa Saúde na Escola apontam a intersetorialidade como um caminho para a promoção, prevenção, proteção, reabilitação e inclusão. Entretanto, os problemas para sua operacionalização são grandes. Assim como o trabalho interdisciplinar entre as equipes multiprofissionais da Atenção Básica demandou mudanças na/da formação dos profissionais e no redesenho dos processos de trabalho, é preciso que mudanças em prol da intersetorialidade sejam induzidas por políticas públicas ou inseridas na rotina de gestores e trabalhadores.

É importante registrar que os profissionais da saúde, incluindo os fonoaudiólogos, devem adotar um olhar mais ampliado para o sujeito que se apresenta com uma queixa, considerar em sua atuação todas as dimensões da vulnerabilidade e planejar como podem adotar ações intersetoriais, se necessárias, para melhor atender aos princípios do SUS de equidade e integralidade e oferecer de fato resolutividade para quem busca ajuda.

Cabe também salientar que experiências promotoras da equidade e da integralidade desenvolvidas dentro da linha de cuidado da pessoa com deficiência auditiva precisam ser divulgadas, ressaltando o compromisso social da área.

REFERÊNCIAS BIBLIOGRÁFICAS

1. Brasil. Ministério da Saúde. Portaria de Consolidação n. 2, 2017 (origem Portaria n. 154, de 24 de janeiro de 2008). Cria os Núcleos de Apoio à Saúde da Família – NASF. Disponível em: https://bvsms.saude.gov.br/bvs/saudelegis/gm/2017/prc0002_03_10_2017.html. Acesso em: 22 set. 2021.
2. Brasil. Ministério da Saúde. Portaria de Consolidação n. 2, 2017 (origem Portaria n. 2.073, de 28 de setembro de 2004). Institui a Política Nacional de Atenção à Saúde Auditiva. Disponível em: https://bvsms.saude.gov.br/bvs/saudelegis/gm/2017/prc0002_03_10_2017.html. Acesso em: 22 set. 2021.
3. Brasil. Ministério da Saúde. Secretaria de Atenção à Saúde. Implantação das Redes de Atenção à Saúde e outras estratégias da SAS. Brasília, 2014. Disponível em: https://bvsms.saude.gov.br/bvs/publicacoes/implantacao_redes_atencao_saudesas.pdf. Acesso em: 20 set. 2021.
4. Brasil. Ministério da Saúde. Portaria de Consolidação n. 3, 2017 (Origem Decreto n. 7.612, de 17 de novembro de 2011). Institui o Plano Nacional dos Direitos da Pessoa com Deficiência – Plano Viver sem Limite. Secretaria Nacional de Promoção dos Direitos da Pessoa com Deficiência. Viver sem Limite. Plano Nacional dos Direitos da Pessoa com Deficiência. Disponível em: https://bvsms.saude.gov.br/bvs/saudelegis/gm/2017/prc0002_03_10_2017.html#ANEXOXIII. Acesso em: 20 set. 2021.
5. Brasil. Decreto n. 6.949, de 25 de agosto de 2009. Dispõe sobre a Convenção Internacional sobre os Direitos das Pessoas com Deficiência e seu Protocolo Facultativo, assinados em Nova York, em 30 de março de 2007. Disponível em: http://www.planalto.gov.br/ccivil_03/_ato2007-2010/2009/decreto/d6949.html. Acesso em: 1 dez. 2021.
6. Brasil. Ministério da Saúde. Portaria de Consolidação n. 3, 2017 (Origem Portaria n. 793, de 24 de abril de 2012). Institui a Rede de Cuidados à Pessoa com Deficiência no âmbito do Sistema Único de Saúde. Disponível em: https://bvsms.saude.gov.br/bvs/saudelegis/gm/2017/prc0003_03_10_2017.html. Acesso em: 20 set. 2021.
7. Brasil. Constituição (1988). Constituição da República Federativa do Brasil. Brasília, DF: Senado Federal; 1988. Disponível em: https://legislacao.presidencia.gov.br/atos/?tipo=CON&numero=&ano=1988&ato=b79QTWE1EeFpWTb1a. Acesso em: 19 set. 2021.
8. Brasil. Lei n. 8.080, de 19 de setembro de 1990. Dispõe sobre as condições para a promoção, proteção e recuperação da saúde, a organização e o funcionamento dos serviços correspondentes e dá outras providências. Disponível em: http://www.planalto.gov.br/ccivil_03/leis/l8080.htm. Acesso em: 18 set. 2021.
9. Brasil. Decreto n. 26.042, de 17 de dezembro de 1948. Promulga os Atos firmados em Nova York a 22 de julho de 1946, por ocasião da Conferência Internacional de Saúde. Disponível em: https://www2.camara.leg.br/legin/fed/decret/1940-1949/decreto-26042-17-dezembro-1948-455751-publicacaooriginal-1-pe.html. Acesso em: 19 set. 2021.
10. Buss PM, Pellegrini Filho A. A saúde e seus determinantes sociais. Physis. 2007;17(1):77-93.
11. Carvalho AI. Determinantes sociais, econômicos e ambientais da saúde. In: Fundação Oswaldo Cruz. A saúde no Brasil em 2030: diretrizes para a prospecção estratégica do sistema de saúde brasileiro. Rio de Janeiro: Fiocruz; 2012.
12. Morais IM. Vulnerabilidade do doente versus autonomia individual. Rev Bras Saúde Matern Infant [periódicos na internet] 2010;10(Supl 2). Disponível em: https://doi.org/10.1590/S0080-62342009000600031. Acesso em: 10 set. 2021.
13. Ayres J, Calazans GJ, Saletti Filho HC, França Jr I. Risco, vulnerabilidade e práticas de prevenção e promoção da saúde. In: Campos G, Minayo MCS, Akerman M, Drumond Jr M, Carvalho YM. Tratado de saúde coletiva. São Paulo: Fiocruz; 2006. p.375-417.
14. Carmo ME, Guizardi FL. O conceito de vulnerabilidade e seus sentidos para as políticas públicas de saúde e assistência social. Cad. Saúde Pública. 2018;34(3):e00101417.
15. Bertolozzi MR, Nichiata LYI, Takahashi RF, Ciosak SI, Hino P, Do Val LF, et al. Os conceitos de vulnerabilidade e adesão na saúde coletiva. Rev Esc Enferm USP [periódicos na internet]. 2009:4(Supl 2). Disponível em: https://www.scielo.br/j/reeusp/a/DNNmfp9NW-tbLcs5WsDwncrM/?lang=pt#. Acesso em: 15 out. 2021.
16. Brasil. Lei n. 8.069, de 13 de julho de 1990. Dispõe sobre o Estatuto da Criança e do Adolescente e dá outras providências. Disponível em: http://www.planalto.gov.br/ccivil_03/leis/l8069.htm. Acesso em: 20 set. 2021.
17. Brasil. Lei n. 13.257, de 8 de março de 2016. Dispõe sobre as políticas públicas para a primeira infância e altera a Lei n. 8.069, de 13 de julho de 1990 (Estatuto da Criança e do Adolescente), o Decreto-lei n. 3.689, de 3 de outubro de 1941 (Código de Processo Penal), a Consolidação das Leis do Trabalho (CLT), aprovada pelo Decreto-lei n. 5.452, de 1º de maio de 1943, a Lei n. 11.770, de 9 de setembro de 2008, e a Lei n. 12.662, de 5 de junho de 2012. Disponível em: http://www.planalto.gov.br/ccivil_03/_ato2015-2018/2016/lei/l13257.htm. Acesso em: 20 set. 2021.
18. Silva DI, Veríssimo MLR, Mazza VA. Vulnerabilidade no desenvolvimento infantil: influência das políticas públicas e programas de saúde. Journal of Human Growth and Development. 2015;25(1):11-8.
19. Othero MB, Ayres JRCM. Healthcare needs of people with disabilities: subjects' perspectives through their life histories. Interface – Comunic Saude Educ. 2012;16(40):219-33.
20. Ayres R. Uma concepção hermenêutica de saúde. Physis – Rev Saúde Coletiva. 2007;17(1):43-62.
21. Brasil. Ministério da Saúde. Secretaria de Vigilância em Saúde. Departamento de Doenças de Condições Crônicas e Infecções Sexualmente Transmissíveis. Protocolo Clínico e Diretrizes Terapêuticas para Atenção Integral às Pessoas com Infecções Sexualmente Transmissíveis (IST). Brasília: Ministério da Saúde, 2020. Disponível em: http://www.aids.gov.br/pt-br/pub/2015/protocolo-clinico-e-diretrizes-terapeuticas-para-atencao-integral-pessoas-com-infeccoes. Acesso em: 20 out. 2021.
22. Joint Committee on Infant Hearing. Year 2019 position statement: principles and guidelines for early hearing detection and intervention programs. The Journal of Early Hearing Detection and Intervention. 2019;4(2). Disponível em: https://digitalcommons.usu.edu/cgi/viewcontent.cgi?article=1104&context=jehdi. Acesso em: 20 out. 2021.
23. Brasil. Ministério da Saúde. Política Nacional de Atenção Integral à Saúde da Mulher: princípios e diretrizes / Ministério da Saúde, Secretaria de Atenção à Saúde, Departamento de Ações Programáticas Estratégicas. Brasília 2004; Série C. Projetos, Programas e Relatórios. Disponível em: https://bvsms.saude.gov.br/bvs/publicacoes/politica_nac_atencao_mulher.pdf. Acesso em: 20 set. 2021.
24. Brasil. Ministério da Saúde. Portaria de Consolidação n. 2, 2017 (Origem Portaria n. 1.130 de 5 de agosto de 2015. Institui a Política Nacional de Atenção Integral à Saúde da Criança (PNAISC) no âmbito do Sistema Único de Saúde (SUS). Disponível em: https://bvsms.saude.gov.br/bvs/saudelegis/gm/2015/prt1130_05_08_2015.html. Acesso em: 18 set. 2021.
25. Brasil. Ministério da Saúde. Secretaria de Atenção Primária à Saúde. Políticas de Promoção à Equidade em Saúde. Disponível em: https://aps.saude.gov.br/ape/equidade. Acesso em: 18 set. 2021.
26. Dimenstein M, Neto MC. Abordagens conceituais da vulnerabilidade no âmbito da saúde e assistência social. Pesquisa e Práticas Psicossociais. 2020;15(1):1-17.

27. Brasil. Ministério da Saúde. Portaria de Consolidação n. 2, 2017 (origem: Portaria n. 2.446/2014, que redefine a Política Nacional de Promoção da Saúde). Disponível em: https://bvsms.saude.gov.br/bvs/saudelegis/gm/2017/prc0002_03_10_2017.html. Acesso em: 20 set. 2021.
28. Brasil. Ministério da Saúde. Conferência Internacional sobre Promoção da Saúde (Carta de Ottawa). 1986. Disponível em: https://bvsms.saude.gov.br/bvs/publicacoes/carta_ottawa.pdf. Acesso em: 16 set. 2021.
29. Peduzzi M. O enfermeiro no Programa de Saúde da Família. São Paulo; 2001 (mimeog.). p.3.
30. Nascimento S. Reflexões sobre a intersetorialidade entre as políticas públicas. Serv Soc. 2010;101:95-120.
31. Rezende M, Baptista TWF, Amâncio Filho A. O legado da construção do sistema de proteção social brasileiro para a intersetorialidade. Trabalho Educação Saúde. 2015;13(2):301-22.
32. Cavalcanti PB, Dantas ACS, Carvalho RN. Contornos e sinergias entre a política de saúde e o adolescente privado de liberdade: intersetorialidade como desafio. Revista Textos & Contextos [periódicos na internet]. 2011;10(2):399-410. Disponível em: http://revistaseletronicas.pucrs.br/ojs/index.php/fass/article/viewArticle/9346. Acesso em: 18 set. 2021.
33. Inojosa RM. Sinergia em políticas e serviços públicos: desenvolvimento social com intersetorialidade. Cadernos Fundap PUC/SP [periódicos na internet]. 2001;22:102-10. Disponível em: http://www.pucsp.br/prosaude/downloads/bibliografia/sinergia_politicas_servico. Acesso em: 18 set. 2021.
34. Gonçalves AS, Guará IMFR. Redes de proteção social na comunidade. In: Guará IMFR. Redes de proteção social. São Paulo: Associação Fazendo História: NECA; Associação dos Pesquisadores de Núcleos de Estudos e Pesquisas sobre a Criança e o Adolescente; 2010.
35. Sposati A. Gestão pública intersetorial: sim ou não? Comentários de experiência. Serviço Social & Sociedade. 2006;85:133-41.
36. Akerman M, Sá RF, Moyse S, Rezende R, Rocha D. Intersetorialidade? IntersetorialidadeS? Ciência & Saúde Coletiva [periódicos na internet]. 2014;19(11). Disponível em: https://www.scielo.br/j/csc/a/LnRqYzQZ63Hr5G4Hb7WPQLD/?lang=pt&format=pdf. Acesso em: 18 set. 2021.
37. Balen AS, Brazorotto JS. Uso do sistema de FM no ambiente escolar [recurso didático eletrônico]. Natal: SEDIS UFRN; 2019. Disponível em: https://www.audiologiabrasil.org.br/portal2018/pdf/aba-ebook-sistema_fm_amb_escolar.pdf. Acesso em: 18 set. 2021.
38. Brasil. Portaria n. 1.274, de 25 de junho de 2013. Inclui o Procedimento de Sistema de Frequência Modulada Pessoal (FM) na Tabela de Procedimentos, Medicamentos, Órteses, Próteses e Materiais Especiais (OPM) do Sistema Único de Saúde. Disponível em: https://bvsms.saude.gov.br/bvs/saudelegis/gm/2013/prt1274_25_06_2013.html. Acesso em: 20 set. 2021.
39. Brasil. Decreto n. 6.286, de 5 de dezembro de 2007. Institui o Programa Saúde na Escola – PSE, e dá outras providências. Disponível em: http://www.planalto.gov.br/ccivil_03/_ato2007-2010/2007/decreto/d6286.htm. Acesso em: 20 set. 2021.
40. Conselho Regional de Fonoaudiologia 6ª Região. Saúde Auditiva no Ambiente Escolar. Material elaborado em parceria entre Secretaria de Estado de Saúde de Minas Gerais, Secretaria de Estado de Educação de Minas Gerais, Universidade Federal de Minas Gerais, Pontifícia Universidade Católica de Minas Gerais Universidade Clermont Auvergne e Conselho Regional de Fonoaudiologia 6ª Região. 2018. Disponível em: http://www.crefono6.org.br/arquivos/site/campanhas/cartilha-versao-2021.pdf. Acesso em: 21 set. 2021.
41. Sebastião LT. Escolas de educação infantil: uma proposta de atuação educativa com professores, com enfoque na audição. In: Giroto CRM (org.). Perspectivas atuais da fonoaudiologia na escola. São Paulo: Plexus; 1999.
42. Balieiro CR, Barzaghi L. A sociedade e a pessoa com deficiência. In: ADI Magistério Organização do trabalho pedagógico, módulo Educação Especial. Fundação Carlos Alberto Vanzolini/Prefeitura do Município de São Paulo; 2003.
43. Trenche MCB, Sebastião LT, Nascimento EM. Fonoaudiologia: interface saúde e Educação. In: Marchesan IQ, Silva HJ, Tomé MC (org.). Tratado das especialidades em fonoaudiologia. Rio de Janeiro: Roca; 2014. p.415-9.
44. Ceccim RB, Feuerwerker LCM. O quadrilátero da formação para a área da saúde: ensino, gestão, atenção e controle social. Physis Revista Saúde Coletiva. 2004;14(1):41-65.
45. Brasil. Lei n. 8.842, de 4 janeiro de 1994. Dispõe sobre a política nacional do idoso, cria o Conselho Nacional do Idoso e dá outras providências. Disponível em: http://www.planalto.gov.br/ccivil_03/leis/l8842.htm. Acesso em: 20 set. 2021.
46. Brasil. Ministério do Desenvolvimento Social e Combate à Fome. Secretaria Nacional de Assistência Social. Política Nacional de Assistência Social (PNAS). Brasília, 2005. Disponível em: https://www.mds.gov.br/webarquivos/publicacao/assistencia_social/Normativas/PNAS2004.pdf. Acesso em: 12 set. 2021.
47. Rocha F, Musial D, Magni C. O estado da morte e a pandemia do covid-19: desdobramentos de um serviço de apoio à pessoas idosas no município de Irati-PR. Revista Kairos-Gerontologia. 2020;23(28):627-45.
48. Marcolino-Galli JF. Relatório Final do Projeto de Extensão Serviço de escuta aos idosos em isolamento social no contexto da pandemia. Irati (PR): Universidade Estadual do Centro-Oeste. Agosto de 2021, Protocolo 5.530/2020.

30

POLÍTICAS PÚBLICAS: ATENÇÃO À SAÚDE AUDITIVA NO SISTEMA ÚNICO DE SAÚDE

Carla Valença Daher
Gabriela Cintra Januário

SISTEMA ÚNICO DE SAÚDE

A saúde como direito de todos e dever do Estado foi garantida no Brasil em 1988 pela Constituição Federal (CF/88). Por meio da implantação de políticas sociais e econômicas, o Estado deve buscar a redução do risco de doenças e de outros agravos, bem como o acesso universal e igualitário às ações e serviços para promoção, proteção e recuperação da saúde individual e coletiva. Nasce então o Sistema Único de Saúde (SUS), constituído por ações e serviços públicos de saúde que integram uma rede regionalizada e hierarquizada, organizada segundo diretrizes de descentralização, integralidade e participação da comunidade.[1]

Na mesma Constituição, as especificidades necessárias ao cuidado à pessoa com deficiência foram estabelecidas em seu art. 23, inciso II: "é competência comum da União, dos Estados, do Distrito Federal e dos Municípios: [...] cuidar da saúde e assistência públicas, da proteção e garantia das pessoas portadoras de deficiências". Um ano depois, com o objetivo de garantir o pleno exercício dos direitos individuais e sociais das pessoas com deficiência e sua efetiva integração social, foi publicada a Lei n. 7.853, de 1989,[2] que assegura no campo da saúde:

A. a promoção de ações preventivas, como as referentes ao planejamento familiar, ao aconselhamento genético, ao acompanhamento da gravidez, do parto e do puerpério, à nutrição da mulher e da criança, à identificação e ao controle da gestante e do feto de alto risco, à imunização, às doenças do metabolismo e seu diagnóstico e ao encaminhamento precoce de outras doenças causadoras de deficiência;
B. o desenvolvimento de programas especiais de prevenção de acidente do trabalho e de trânsito, e de tratamento adequado a suas vítimas;
C. a criação de uma rede de serviços especializados em reabilitação e habilitação;
D. a garantia de acesso das pessoas portadoras de deficiência aos estabelecimentos de saúde públicos e privados, e de seu adequado tratamento neles, sob normas técnicas e padrões de conduta apropriados;
E. a garantia de atendimento domiciliar de saúde ao deficiente grave não internado;
F. o desenvolvimento de programas de saúde voltados para as pessoas portadoras de deficiência, desenvolvidos com a participação da sociedade e que lhes ensejem a integração social.

Em 1990 foi publicada a Lei n. 8.080,[3] a Lei Orgânica da Saúde, que regulamenta as ações e serviços de saúde no território nacional e reafirma a saúde como direito fundamental do ser humano. Entendem-se a alimentação, a moradia, o saneamento básico, o meio ambiente, o trabalho, a renda, a educação, a atividade física, o transporte, o lazer e o acesso aos bens e serviços essenciais como determinantes da saúde individual e coletiva. De acordo com Dahlgren e Whitehead,[4] existe uma inter-relação entre esses determinantes sociais e as características individuais como idade, sexo e fatores hereditários, que são condicionantes para o bem-estar físico, mental e social do indivíduo. Nessa perspectiva, para garantia da saúde, tornam-se necessárias ações intersetoriais para investimento em políticas públicas que proporcionem melhores condições de educação, trabalho, lazer, mobilidade e moradia. As ações intersetoriais ganham ainda mais importância para a pessoa com deficiência ao se considerarem as inúmeras barreiras enfrentadas para o alcance de sua plena funcionalidade individual. *(Para maiores informações sobre o assunto, consultar o Capítulo 29, "Fonoaudiologia, vulnerabilidade e construção de redes intersetoriais".)*

A partir da identificação dos fatores condicionantes e determinantes da saúde e das necessidades de saúde da população, são objetivos do SUS a formulação de políticas de saúde e a assistência às pessoas por meio de ações de promoção, proteção e recuperação da saúde, com a realização integrada das ações assistenciais e das atividades preventivas.[3]

De acordo com o art. 6º da Lei n. 8.080, são campos de atuação do SUS:

I. a execução de ações de vigilância sanitária, de vigilância epidemiológica, de saúde do trabalhador e de assistência terapêutica integral, inclusive farmacêutica;
II. a participação na formulação da política e na execução de ações de saneamento básico;
III. a ordenação da formação de recursos humanos na área de saúde;
IV. a vigilância nutricional e a orientação alimentar;
V. a colaboração na proteção do meio ambiente, nele compreendido o do trabalho;
VI. a formulação da política de medicamentos, equipamentos, imunobiológicos e outros insumos de interesse para a saúde e a participação na sua produção;
VII. o controle e a fiscalização de serviços, produtos e substâncias de interesse para a saúde;
VIII. a fiscalização e a inspeção de alimentos, água e bebidas para consumo humano;
IX. a participação no controle e na fiscalização da produção, transporte, guarda e utilização de substâncias e produtos psicoativos, tóxicos e radioativos;
X. o incremento, em sua área de atuação, do desenvolvimento científico e tecnológico;
XI. a formulação e execução da política de sangue e seus derivados.

A CF/88, e posteriormente a Emenda Constitucional n. 29, de 2000, define que o financiamento do SUS é de responsabilidade compartilhada entre a União, estados, Distrito Federal e municípios.[1,5] Extrapolando a responsabilização pelo financiamento, há a necessidade de gestão compartilhada, solidária e cooperativa entre as três esferas do SUS para que haja o compromisso pela redução das desigualdades regionais e promoção da equidade social. São atribuições dessas três esferas: controle, avaliação e fiscalização das ações e serviços da saúde; organização e coordenação de sistemas de informação de saúde; elaboração de normas técnicas e estabelecimento de padrões de qualidade e parâmetros de custo; participação em formulação de políticas e ações de saneamento básico e proteção do meio ambiente; elaboração de normas técnico-científicas de promoção, proteção e recuperação da saúde.[3] Como atribuições específicas de cada esfera, destacam-se:

- União (Ministério da Saúde): coordenar o sistema de saúde, formular políticas e diretrizes nacionais, fomentar programas, fiscalizar a execução de recursos federais.
- Estados e Distrito Federal (Secretarias Estaduais de Saúde): organizar as regiões de saúde, acompanhar, controlar e avaliar as redes hierarquizadas do SUS, planejar e regular no âmbito estadual, apoiar técnica e financeiramente as ações dos municípios.
- Municípios (Secretarias Municipais de Saúde): administrar os serviços de saúde, garantir acesso ao sistema, executar ações de saúde.

Em 2011, esse compromisso interfederativo foi reafirmado com a publicação do Decreto n. 7.508,[6] que regulamenta a Lei n. 8.080, e as Comissões Intergestores Tripartite (CIT), as Comissões Intergestores Bipartite (CIB) e as Comissões Intergestores Regional (CIR) foram reconhecidas como instâncias de pactuação consensual entre os entes federativos para definição das regras da gestão compartilhada do SUS. É nesses espaços que as políticas públicas de saúde são pactuadas e consolidadas como diretrizes.

SAÚDE DA PESSOA COM DEFICIÊNCIA AUDITIVA NO SISTEMA ÚNICO DE SAÚDE

Na medida em que a organização e a qualificação do SUS vêm ocorrendo ao longo dos anos, respaldadas por publicações de normativas, a assistência à saúde da pessoa com deficiência também vem ganhando cada vez mais destaque e visibilidade.

A Política Nacional de Saúde da Pessoa Portadora de Deficiência foi regulamentada em 2002[7] para orientar as ações do SUS voltadas a essa população. A partir dessa regulamentação foi assegurada a atenção integral à saúde da pessoa com deficiência em todos os níveis de complexidade, garantindo acesso universal e igualitário, aplicando-se também às instituições privadas que participem de forma complementar do SUS ou que recebam recursos públicos para sua manutenção. O principal objetivo dessa Política é "a reabilitação da pessoa portadora de deficiência, a proteção à sua saúde e a prevenção dos agravos que determinem o aparecimento de deficiências, mediante o desenvolvimento de um conjunto de ações articuladas entre os diversos setores da sociedade e a efetiva participação da sociedade".

De acordo com a Lei Brasileira de Inclusão (LBI), a Lei n. 13.146, de 2015,[8] pessoa com deficiência é "aquela que tem impedimento de longo prazo de natureza física, mental, intelectual ou sensorial, o qual, em interação com uma ou mais barreiras, pode obstruir sua participação plena e efetiva na sociedade em igualdade de condições com as demais pessoas". Para fins de benefícios sociais no Brasil, pessoa com deficiência auditiva é aquela com perda auditiva bilateral de 41 decibéis (dB) ou mais, nas frequências de 500, 1.000, 2.000 e 3.000 Hz.[8] Ainda de acordo com a LBI, para a definição de deficiência auditiva devem-se considerar: "I – os impedimentos nas funções e nas estruturas do corpo; II – os fatores socioambientais, psicológicos e pessoais; III – a limitação no desempenho de atividades; e IV – a restrição de participação".

Segundo a Organização Mundial da Saúde (OMS), em 2019, mais de 466 milhões de pessoas têm surdez incapacitante, representando 6,1% da população mundial, com maior frequência entre os homens (56%). Desse total, 34 milhões são crianças (7%). Ainda de acordo com a OMS, são necessárias medidas para que não haja crescimento desse número nos próximos anos.[9]

Dados mais recentes da OMS, publicados em seu primeiro Relatório Mundial sobre Audição (2021), preveem que 1 em cada 4 pessoas terão problemas auditivos até 2050, e que pelo menos 700 milhões delas necessitarão de acesso a cuidados auditivos em serviços de reabilitação. O Relatório aponta ainda a necessidade de intensificação de intervenções de ações de prevenção e tratamento das perdas auditivas, uma vez que os cuidados com a audição têm se mostrado cada vez mais eficazes com relação aos custos. Estima-se que para cada 1 dólar investido pelo governo o retorno esperado pode ser quase 16 dólares.[10]

No Brasil, a Pesquisa Nacional de Saúde (PNS) de 2013 revelou que 1,1% da população possuía deficiência auditiva, representando 2,3 milhões de pessoas. Dessas, 20,6% relataram grau intenso ou muito intenso de limitações ou impossibilidade de realizar as atividades habituais e 8,4% frequentavam algum serviço de reabilitação.[11] A PNS de 2019 apontou a existência de 31 mil crianças entre 2-9 anos com deficiência auditiva. À medida que as idades avançam, a quantidade de pessoas com limitações auditivas aumenta: 1,5 milhão de pessoas com 60 anos ou mais (4,3%) tinham deficiência auditiva.[12]

Para o cumprimento do atendimento integral à saúde da pessoa com deficiência, as três esferas de gestão do SUS vêm publicando, ao longo desses anos, normativos técnicos com o objetivo de atingir, na prática, as diretrizes e os princípios do SUS, entre eles os relacionados à reabilitação das pessoas com deficiência auditiva.

PRINCÍPIOS E DIRETRIZES DO SISTEMA ÚNICO DE SAÚDE

Os princípios e diretrizes do SUS podem ser considerados os pilares desse sistema, firmados desde a CF/88. Representam valores e estratégias que devem se aplicar a qualquer política, ação ou serviço de saúde que integra o SUS. Metodologicamente, podem ser divididos em princípios doutrinários (universalidade, integralidade e equidade) e organizativos (regionalização, hierarquização, descentralização e controle social). Os primeiros representam a base ideológica de um sistema que visa à garantia da saúde como direito fundamental do ser humano; os princípios organizativos embasam efetivamente a forma de organização do SUS.

Universalidade

O acesso aos serviços e ações de saúde do SUS deve ser garantido a todo ser humano, sem qualquer tipo de distinção, restrição ou discriminação. De acordo com Paim e Silva,[13] o princípio da universalidade, assim como a equidade, está relacionado à noção de igualdade e justiça. A saúde é um direito comum a todas as pessoas e visa à manutenção da vida individual e da sociedade.

O acesso ao dispositivo eletrônico de amplificação sonora individual, anteriormente denominado aparelho de amplificação sonora individual (AASI), integrado à linha de cuidados da saúde auditiva, é um direito de qualquer cidadão que se enquadre nos critérios clínicos, independentemente de sua condição social, raça, crença, orientação sexual ou local de nascimento. Esse é um exemplo de iniciativa que decorre da perspectiva de se pensar a saúde como um direito universal.

Equidade

A equidade não deve ser entendida como sinônimo de igualdade e sim um contraponto para a desigualdade. O SUS deve reconhecer as diferenças nas condições de saúde das pessoas submetidas a diferentes determinantes sociais, considerando que o direito à saúde deve atender à diversidade. Assim, o investimento de recursos e ações deve ser disponibilizado de forma justa, sem preconceitos ou privilégios, de acordo com as necessidades dos indivíduos e da coletividade em cada território e região nacionais.

Na perspectiva da saúde auditiva, e tendo em vista que as ações de saúde também são organizadas de acordo com a disponibilidade financeira, é razoável, por exemplo, priorizar o acesso ao implante coclear (IC) para as crianças com perdas auditivas severas ou profundas identificadas em tempo para um bom prognóstico de habilitação auditiva.

O SUS, ao ser universal, pressiona em termos de qualidade, na medida em que deve ser utilizado por todas as classes sociais, incluindo as classes menos vulneráveis, com maior poder de barganha e interferência no campo político. Assim, a implantação de serviços de saúde universais pode ser uma estratégia para garantir às classes mais vulneráveis o acesso a serviços de melhor qualidade e, portanto, para exercitar a equidade.[13]

Integralidade

O acesso à saúde deve ser garantido por um conjunto articulado e contínuo das ações e serviços preventivos e curativos, individuais e coletivos exigidos para cada caso, em todos os níveis de complexidade do sistema.[3]

A atenção deve ser focada nas necessidades do indivíduo, da família e da comunidade e não baseada na disponibilidade de serviços ou em doenças. Como oficializou a CF/88, o Estado deve oferecer "atendimento integral, com prioridade para as atividades preventivas, sem prejuízo dos serviços assistenciais".

Na linha de cuidado da saúde auditiva, a integralidade pode ser exemplificada pelas ações para redução das perdas auditivas induzidas por níveis de pressão sonora elevados, que abarcam: estratégias de informação e conscientização individual e coletiva, tanto na perspectiva do lazer quanto na do trabalho; monitoramento auditivo dos grupos de risco; diagnóstico de perdas auditivas; reabilitação para recuperação da funcionalidade e qualidade de vida; e ações intersetoriais para garantia de legislações trabalhistas. *(Para maiores informações sobre o assunto, consultar os Capítulos 25, "Ruído, efeitos sobre a saúde e estratégias de proteção", e 27, "Saúde ambiental e ações em vigilância na saúde do trabalhador exposto a agentes otoagressores".)*

Expandindo as perspectivas, a integralidade também pode ser compreendida como forma de atuação profissional, abrangendo as dimensões biológica, psicológica e social; como atendimento contínuo nos três níveis de complexidade e como articulação de políticas públicas intersetoriais que incidam sobre as condições de vida, sobre os determinantes da saúde e sobre os riscos de adoecimento.[13]

Descentralização

A descentralização é uma diretriz organizacional do SUS que atribui o poder e a responsabilidade sobre as políticas públicas distribuídos entre União, estados, Distrito Federal e municípios, com foco na municipalização. Com transferência de responsabilidades da gestão e de recursos para o município, objetiva-se a prestação de serviços com mais eficiência e qualidade, de acordo com as necessidades da população. Segundo Paim et al.,[13] nos últimos anos, a municipalização vem promovendo a ampliação de serviços e do acesso à Atenção Primária à Saúde, melhorando diversos indicadores de saúde.

Regionalização

O Brasil possui 5.568 municípios, sendo 75% de pequeno porte. A implantação de serviços especializados em reabilitação auditiva em todos os municípios brasileiros, ou mesmo na metade deles, seria inviável financeiramente e contrária aos princípios de economia de escala e escopo e de curva de qualidade.

De forma complementar à descentralização, a regionalização objetiva a organização dos territórios em regiões geográficas que contemplem a oferta de ações e serviços de saúde de acordo com sua densidade tecnológica. Assim, as instâncias bipartites entre estados e seus municípios devem definir essas regiões de saúde e seus respectivos fluxos assistenciais considerando aspectos demográficos, geográficos, sociais, econômicos e culturais, entre outros.

A regionalização é, portanto, uma estratégia de promoção da equidade, considerando, por exemplo, que municípios de pequeno porte, em geral, possuem menos recursos e menor capacidade de gestão do SUS no âmbito municipal quando comparados a municípios maiores, gerando desigualdade na oferta e no acesso a serviços de saúde.

Estudos sinalizam que ainda existe uma heterogeneidade no acesso geográfico e na distribuição dos serviços de reabilitação da Rede de Cuidados à Pessoa com Deficiência, com vazios assistenciais ou insuficiência de serviços em algumas regiões de saúde, o que remete à iniquidade e reforça a necessidade de investir em uma regionalização com integração e articulação entre os serviços.[14,15] *(Para maiores informações sobre o assunto, consultar o Capítulo 31, "Saúde auditiva nas redes de atenção e ações do fonoaudiólogo".)*

Participação social

A participação da comunidade na formulação de políticas públicas de saúde e na fiscalização e controle das ações do Estado é também um princípio organizativo do SUS. Esse controle social é concretizado e institucionalizado principalmente pelos Conselhos e Conferências de Saúde nas três esferas de governo, buscando que atores sociais participem dos processos decisórios e influenciem na organização do SUS. Na perspectiva da saúde auditiva, a participação dos conselhos nacional, estaduais e municipais da pessoa com deficiência possibilita que as políticas públicas estejam mais próximas das necessidades dessa população.

NÍVEIS DE COMPLEXIDADE DO SISTEMA ÚNICO DE SAÚDE E SAÚDE AUDITIVA

Para garantia dos princípios do SUS, em especial da integralidade, a organização do sistema ocorre de forma hierárquica entre as ações e serviços de saúde, por níveis de complexidade. Nesse modelo, norteado pelo princípio da regionalização, as ações básicas de saúde, de baixa densidade tecnológica e alta demanda da população devem ocorrer no âmbito dos municípios, e os atendimentos e procedimentos mais complexos e de maior custo devem ser ofertados no âmbito dos territórios.

Dessa forma, o atendimento integral no âmbito do SUS acontece em níveis de complexidade que proporcionam desde ações de promoção da saúde até consultas especializadas, cirurgias e procedimentos de alta complexidade e alto custo, passando então pelos três níveis de atenção: Atenção Primária à Saúde (APS), atenção especializada e atenção hospitalar.[16]

Atenção Primária à Saúde

A Atenção Primária à Saúde (APS) é o primeiro nível de atenção, considerada "porta de entrada" do SUS. Na APS são realizadas consultas, exames e procedimentos menos complexos como vacinação, pré-natal, puericultura, curativos, que em geral ocorrem nas Unidades Básicas de Saúde. É nesse nível de complexidade que acontece grande parte das ações de promoção, prevenção e proteção da saúde individual e da comunidade.

A linha de cuidados da saúde auditiva, assim como outras linhas de cuidado, é coordenada pela APS. São exemplos de ações da saúde auditiva na APS:

- Prevenção de doenças e agravos nas gestantes, evitando o comprometimento do desenvolvimento auditivo do feto, como a vacinação contra rubéola e o controle da toxoplasmose congênita.
- Busca ativa dos neonatos que não realizaram a triagem auditiva neonatal (TAN) antes da alta da maternidade e encaminhamento para realização da TAN ambulatorial.
- Vigilância do desenvolvimento da audição e da linguagem, utilizando como ferramenta o monitoramento dos marcos do desenvolvimento infantil da Caderneta de Saúde da Criança.
- Ações junto ao Programa Saúde na Escola visando à promoção da saúde auditiva no ambiente escolar e à identificação de perdas auditivas nas crianças a tempo para intervenção com bom prognóstico.
- Ações de proteção à saúde auditiva e prevenção de deficiências, como conscientização sobre os malefícios da exposição a níveis intensos de pressão sonora.
- Acolhimento de crianças, jovens, adultos e idosos com queixa, risco ou suspeita de perda auditiva e encaminhamento para diagnóstico e reabilitação na atenção especializada.
- Cuidado compartilhado com serviços de outros níveis de atenção, visando à (re)habilitação de pessoas com perda auditiva.

Atenção especializada

A atenção especializada é o nível de atenção no qual ocorrem consultas e procedimentos de média complexidade para o tratamento de casos crônicos e agudos, conduzido por especialistas. A saúde auditiva tem grande atuação na atenção especializada. É nesse nível de complexidade do SUS que ocorrem os exames para triagem e diagnóstico audiológico, avaliação de equipe multiprofissional, seleção, adaptação e fornecimento de dispositivo eletrônico de amplificação sonora individual, reabilitação auditiva e acompanhamento audiológico de pessoas com deficiência.

Diferentemente da APS, que tem a "porta aberta", ou seja, onde não há necessidade de agendamento para a maioria de seus procedimentos, o acesso à atenção especializada deve ser regulado pela gestão de acordo com critérios de estratificação de risco, com definição de cotas para os municípios e territórios de acordo com a necessidade epidemiológica.

A atuação dos profissionais da atenção especializada deve ocorrer de forma integrada com os outros níveis de complexidade visando ao cuidado compartilhado e à integralidade da atenção.

Atenção hospitalar

É no nível da atenção hospitalar que ocorrem os procedimentos de maior complexidade e alto custo. No SUS esses procedimentos são realizados em hospitais de grande porte providos de alta densidade tecnológica. Entre os procedimentos de saúde auditiva de alta complexidade destacam-se as cirurgias otológicas, como o implante coclear, a cirurgia para prótese auditiva ancorada no osso, a timpanotomia e a estapedectomia.

Assim como na atenção especializada, o acesso à atenção hospitalar deve ser regulado, preferencialmente com o auxílio de sistemas de informação estaduais que permitam a otimização das vagas e a equidade do acesso de acordo com critérios de risco. Exemplificando, adultos com perda auditiva pós-lingual, severa a profunda, causada por meningite devem ser priorizados para a cirurgia de implante coclear, considerando o risco de ossificação da cóclea, o que impediria a realização desse procedimento no futuro.

Redes de Atenção à Saúde

Com o objetivo de promover a integração sistêmica das ações e serviços de saúde dos três níveis de complexidade do SUS, em 2010 o Ministério da Saúde estabeleceu diretrizes para a organização de Redes de Atenção à Saúde (RAS). Essas redes são conceituadas como arranjos organizativos de diferentes densidades tecnológicas, integrados por meio de sistemas de apoio técnico, logístico e de gestão, que buscam garantir a integralidade do cuidado.[17]

Ressalta-se que todos os pontos de atenção à saúde são igualmente importantes para que se cumpram os objetivos da rede de atenção à saúde e se diferenciam, apenas, pelas distintas densidades tecnológicas que os caracterizam.

Segundo Mendes,[18] essas redes são "organizações horizontais de serviços de saúde, como o centro de comunicação na Atenção Primária à Saúde, que permite prestar uma assistência contínua a determinada população, no tempo certo, no lugar certo, com o custo certo e com a qualidade certa – e que se responsabiliza pelos resultados sanitários e econômicos relativos a essa população".

No âmbito do SUS, a linha de cuidado da saúde auditiva está organizada na Rede de Cuidados à Pessoa com Deficiência.[19] *(Para maiores informações sobre o assunto, consultar o Capítulo 31, "Saúde auditiva nas redes de atenção e ações do fonoaudiólogo".)*

A REABILITAÇÃO AUDITIVA NO SISTEMA ÚNICO DE SAÚDE

A reabilitação auditiva é um processo terapêutico que tem como objetivo favorecer o uso da audição residual visando recuperar ou maximizar a capacidade auditiva.

A instituição da Política Nacional de Atenção à Saúde Auditiva (Pnasa) em 2004 foi um grande marco para a audiologia do Brasil. Por meio da publicação da Portaria GM/MS n. 2.073, as ações de saúde auditiva foram organizadas em uma rede de serviços regionalizada e hierarquizada, que estabelece uma linha de cuidados globais e integrados no atendimento das principais causas da deficiência auditiva, com o intuito de reduzir o dano da deficiência auditiva na população.[20]

Segundo Daher e Pisaneschi,[21] em 2010, o atendimento na rede de serviços do SUS, anterior à Pnasa, estava centrado na adaptação de dispositivos eletrônicos de amplificação sonora individual, sem a oferta dos demais segmentos assistenciais (diagnóstico audiológico, acompanhamentos pós-concessão do aparelho auditivo e terapias fonoaudiológicas), imprescindíveis para a integralidade do cuidado em saúde auditiva, principalmente nos casos das crianças. Existiam 138 estabelecimentos credenciados pelos gestores estaduais para ofertar esse cuidado em 22 unidades da Federação (UF), sendo a maior concentração nas capitais das regiões Sul e Sudeste do país. Esses serviços executavam, em sua grande maioria, apenas ações diagnósticas e de seleção/concessão de dispositivos eletrônicos de amplificação sonora individual, em detrimento de ações de reabilitação e acompanhamento, demonstrando a fragmentação do cuidado.[21]

A Pnasa, além de instituir uma linha de cuidados globais e integrados no atendimento às pessoas com deficiência auditiva, estabeleceu como principais diretrizes: a prevenção das principais causas de perda auditiva; a promoção da qualidade de vida das pessoas com deficiência auditiva; a organização de uma linha de cuidados de atenção integral à saúde auditiva, com definição de critérios de avaliação e monitoramento dos serviços de reabilitação auditiva;

o aprimoramento da coleta, análise e organização dos resultados das ações decorrentes dessa Política e a disseminação de informações; e a qualificação da assistência mediante a educação permanente dos profissionais envolvidos de acordo com os princípios da integralidade e da humanização. A Pnasa estabeleceu ainda que compete às três esferas de governo a regulação, o controle e a avaliação das ações de atenção à saúde da pessoa com deficiência auditiva, conforme as atribuições estabelecidas nas respectivas condições de gestão.

Para a organização, implantação e operacionalização dessa Política nos estados, foram também instituídas em 2004 a Portaria SAS/MS n. 587, que normatizou a organização e a implantação das Redes Estaduais de Atenção à Saúde Auditiva, e a Portaria SAS/MS n. 589, que objetivou a organização e a operacionalização dos serviços na atenção especializada. A Portaria SAS/MS n. 587/2004 definiu ainda a criação de um Plano de Prevenção, Tratamento e Reabilitação Auditiva que deve fazer parte integrante dos Planos Municipais de Saúde e dos Planos Diretores de Regionalização dos Estados e do Distrito Federal, de acordo com os princípios e diretrizes de universalidade, equidade, regionalização, hierarquização e integralidade da atenção à saúde.

As Redes Estaduais de Atenção à Saúde Auditiva foram estruturadas com serviços públicos de saúde e, na insuficiência ou inexistência destes, complementadas por serviços filantrópicos e/ou privados. Além disso, para a elaboração e implantação da rede de atenção à saúde auditiva, os gestores estaduais deveriam utilizar alguns critérios para organização dos serviços, como: população a ser atendida; necessidade de cobertura assistencial; nível de complexidade; distribuição geográfica; capacidade técnica e operacional; série histórica de atendimentos realizados e mecanismos de acesso com os fluxos de referência e contrarreferência.

Esses Serviços de Atenção à Saúde Auditiva (Sasa) são serviços especializados para realizar triagem e monitoramento da audição de neonatos, pré-escolares e escolares; diagnóstico de perda auditiva em crianças, jovens, adultos e idosos; tratamento clínico em otorrinolaringologia; concessão de dispositivos eletrônicos de amplificação sonora individual; acompanhamentos e terapias fonoaudiológicas, respeitando as especificidades na avaliação exigidas para cada um desses segmentos e proporcionando o desenvolvimento das habilidades auditivas e de linguagem do usuário.

De forma complementar, coube também às Secretarias de Estado de Saúde e às Secretarias Municipais de Saúde a identificação e a pactuação de unidades descentralizadas para a execução de terapia fonoaudiológica e outros procedimentos de reabilitação, na busca pela facilitação do acesso ao usuário e pela integralidade do cuidado.

Nesse período, a forma de registro das ações executadas pelos Sasa foi reorganizada. Esses registros são importantes para a organização e o financiamento dos serviços, bem como para sua regulação e monitoramento. As ações de saúde no SUS, não apenas de saúde auditiva, são organizadas em procedimentos oficializados na Tabela Unificada. As ações podem ser categorizadas em procedimentos com finalidade diagnóstica, procedimentos de concessão e reposição de dispositivos eletrônicos de amplificação sonora individual, procedimentos de reabilitação, de acompanhamento e procedimentos hospitalares, referentes à reabilitação com o implante coclear.

A Pnasa beneficiou muitas pessoas com deficiência auditiva que deixavam de frequentar a escola, o trabalho e as atividades sociais para que, a partir do diagnóstico de perda auditiva e após a reabilitação auditiva, exercessem seu papel na sociedade.

Assim como as demais políticas de saúde, o financiamento da Pnasa é tripartite, ou seja, de responsabilidade das três esferas de governo. O montante federal é repassado para estados ou municípios, que por sua vez o repassam aos serviços de acordo com a produção de procedimentos, respeitando os limites financeiros estabelecidos em portarias. Esse repasse permite maior organização e regulação dos estados e municípios, proporcionando maior ajuste do financiamento de acordo com suas necessidades de saúde.

REDE DE CUIDADOS À PESSOA COM DEFICIÊNCIA

Outro marco importante, não apenas para a pessoa com deficiência auditiva, mas para toda pessoa com deficiência, foi a instituição do Plano Nacional dos Direitos da Pessoa com Deficiência – Plano Viver sem Limites em 2011.[22] Esse Plano ressaltou o compromisso do Brasil com as prerrogativas da Convenção sobre os Direitos das Pessoas com Deficiência da Organização das Nações Unidas (ONU), reafirmando a saúde como direito de todos e dever do Estado e reiterando que as pessoas com deficiência devem ter acesso a todos os bens e serviços da saúde, sem discriminação.

Esse Plano foi construído com a participação do Conselho Nacional dos Direitos da Pessoa com Deficiência (Conade) e de mais de 15 ministérios e envolveu todos os entes federados com ações nas áreas da educação, inclusão social, acessibilidade e atenção à saúde.

Nesse contexto, no campo da saúde, foi instituída em 2012 a Rede de Cuidados à Pessoa com Deficiência (RCPD) por meio da Portaria GM/MS n. 793, atualmente disponível na Portaria de Consolidação n. 3/GM/MS, de 2017.[19] O objetivo da RCPD é a ampliação do acesso e a qualificação do atendimento às pessoas com deficiência temporária ou permanente; progressiva, regressiva ou estável; intermitente ou contínua no âmbito do SUS. Objetiva também promover cuidados em saúde, especialmente dos trabalhos de reabilitação auditiva, física, intelectual, visual, ostomia e múltiplas deficiências, bem como desenvolver ações de prevenção e de identificação precoce de deficiências nas fases pré, peri e pós-natal, infância, adolescência e vida adulta, entre eles os idosos.

Essa rede de cuidados é formada por componentes nos três níveis de atenção, que se articulam entre si, de forma a garantir a integralidade do cuidado e o acesso regulado a cada serviço.

Na APS o cuidado à saúde da pessoa com deficiência é ofertado nas Unidades Básicas de Saúde (UBS), com o apoio dos profissionais de reabilitação vinculados às equipes de Atenção Primária (eAP) ou aos Núcleos Ampliados de Saúde da Família e Atenção Básica (Nasf-AB), quando houver. Nesse nível de atenção há também a assistência odontológica prestada nas UBS.

É na atenção especializada que ocorre a maior parte das ações de saúde auditiva: avaliação diagnóstica especializada, exames audiológicos, concessão, adaptação e reposição de dispositivos eletrônicos de amplificação sonora individual e sistema de frequência modulada, reabilitação e acompanhamento. Essas ações, que anteriormente eram executadas em sua maioria pelos Sasa, passam a ser executadas também nos Centros Especializados em Reabilitação (CER). A diferença, além da estrutura de financiamento e de gestão, é que os Sasa atuam apenas na modalidade de reabilitação auditiva e os CER atuam em ao menos duas modalidades de reabilitação, entre auditiva, visual, intelectual e física/atenção ao paciente ostomizado. Nesse nível de atenção, a assistência odontológica às pessoas com deficiência é prestada nos Centros de Especialidades Odontológicas.

Por fim, a atenção hospitalar, urgência e emergência é o componente responsável pelo acolhimento, classificação de risco e cuidado nas situações de urgência e emergência das pessoas com deficiência, com ampliação e qualificação de acesso em hospitais de reabilitação. É nesse nível de atenção que ocorrem também as cirurgias otológicas, incluindo o implante coclear.

Torna-se importante ressaltar que os procedimentos de triagem auditiva neonatal, estratégia para identificação de perdas auditivas em tempo hábil para habilitação da linguagem oral, são procedimentos da atenção especializada que podem ser executados por pontos de atenção de qualquer nível de complexidade do SUS, a depender da organização da gestão dos municípios e territórios. *(Para maiores informações sobre o assunto, consultar o Capítulo 6, "Triagem auditiva neonatal universal: história, princípios e tecnologia".)*

ATENÇÃO ESPECIALIZADA ÀS PESSOAS COM DEFICIÊNCIA AUDITIVA

A reabilitação auditiva, por meio do implante coclear ou da prótese ancorada no osso, é uma das ações mais complexas da saúde auditiva. Abrange procedimentos de saúde ofertados pelo SUS no âmbito hospitalar desde 1993 (Portaria SAS/MS n. 126), e no âmbito ambulatorial desde 2000 (Portaria SAS/MS n. 432).

A Atenção Especializada às Pessoas com Deficiência Auditiva foi instituída em 2014[19] e é integrada à Rede de Cuidados à Pessoa com Deficiência. O objetivo é proporcionar a integralidade do cuidado aos usuários com indicação para a realização do implante coclear (unilateral e bilateral) e para a prótese auditiva ancorada no osso (unilateral e bilateral), desde diagnóstico clínico, cirurgia, acompanhamentos periódicos e habilitação e/ou reabilitação auditiva, conforme estabelecido nas Diretrizes Gerais para a Atenção Especializada às Pessoas com Deficiência Auditiva no Sistema Único de Saúde.

De acordo com as Diretrizes, os cuidados dessa atenção devem ser estruturados em modalidade ambulatorial, com avaliações clínicas e audiológicas, acompanhamentos e reabilitação fonoaudiológica, e na modalidade hospitalar, com a realização de cirurgias e acompanhamentos pré e pós-operatório. Nesse documento também são definidos os critérios de indicação do implante coclear, entre eles:

- Perda auditiva neurossensorial de grau severo e/ou profundo bilateral.
- Perda pré-lingual ou bom desempenho em testes de reconhecimento de fala e em avaliações de linguagem.
- Adequação psicológica, motivação e expectativa adequada do paciente e da família para o uso do dispositivo.
- Acesso à terapia fonoaudiológica com condições adequadas para reabilitação auditiva no município ou na região de residência.

Considerando esses critérios, torna-se clara a necessidade de uma rede de cuidados organizada que proporcione diagnósticos audiológico e de linguagem precisos e de qualidade, avaliação multiprofissional e articulação entre os serviços para integralidade da assistência. Na ausência de acesso a uma reabilitação efetiva próxima à residência do usuário, por exemplo, o implante coclear poderia ser contraindicado.

A instituição da Atenção Especializada às Pessoas com Deficiência Auditiva teve um papel importante na ampliação da integralidade da assistência, uma vez que aumenta as ações de saúde auditiva cobertas pelo SUS. Considerando a Pnasa, a RCPD e a Atenção Especializada às Pessoas com Deficiência Auditiva, essas ações são descritas em 94 procedimentos (clínicos, cirúrgicos, acompanhamentos, manutenções e reabilitação), conforme o Quadro 1.

TRIAGEM AUDITIVA NEONATAL

A Organização Mundial da Saúde recomenda a realização da TAN por meio de testes eletrofisiológicos em todos os nascidos vivos. Embora mais frequente em crian-

QUADRO 1 Grupo de procedimentos Saúde Auditiva 2021

Grupo de procedimentos	Subgrupo	Total
Órteses e próteses auditivas (OPM auditivas)	Dispensação – molde	1
	▪ Manutenção ▪ Troca processador IC	1
	Manutenção dispositivo eletrônico de amplificação sonora individual	1
	Manutenção IC secundários	14
	OPM dispositivo eletrônico de amplificação sonora individual	14
	OPM FM	1
	OPM IC	2
	OPM PAAO	4
Procedimentos cirúrgicos	Procedimento cirúrgico IC	3
	Procedimento cirúrgico PAAO	2
	Procedimento cirúrgico PAAO 1°	1
	Procedimento cirúrgico PAAO 2°	1
	Procedimento cirúrgico reimplantação PAAO	1
	Procedimento cirúrgico revisão IC	1
	Procedimento cirúrgico revisão PAAO	1
Procedimentos clínicos	Acompanhamento paciente dispositivo eletrônico de amplificação sonora individual	1
	Acompanhamento paciente IC	2
	Acompanhamento paciente PAAO	1
	Avaliação da deficiência auditiva	2
	Exame triagem	2
	Exame triagem escolar	1
	Exames audiológicos	17
	Manutenção IC principal	1
	OPM dispositivo eletrônico de amplificação sonora individual reposição	14
	Procedimento diagnóstico IC	1
	Procedimento diagnóstico PAAO	1
	Reavaliação da deficiência auditiva	2
	Terapia fonoaudiológica	1
Total geral		**94**

IC: implante coclear; PAAO: prótese auditiva ancorada no osso.
Fonte: http://sigtap.datasus.gov.br/tabela-unificada/app/sec/inicio.jsp; acesso em: 12 jul. 2021.

ças com indicador de risco, a deficiência auditiva pode ocorrer em qualquer neonato, impactando negativamente o desenvolvimento linguístico e cognitivo do indivíduo, bem como seu desempenho acadêmico e social.[23]

No Brasil, a obrigatoriedade para realização da TAN foi definida em 2010 pela Lei federal n. 12.303,[24] o que ampliou significativamente sua implantação no país. No entanto, a ausência de uma política federal definindo diretrizes para a implantação de serviços de referência, definindo financiamento e instituindo sistema de informação unificado, dificulta a consolidação da TAN enquanto programa nacional. Em 2012, o Ministério da Saúde publicou as Diretrizes de Atenção da Triagem Auditiva Neonatal,[25] que vêm norteando estados, municípios e instituições na organização e implantação de seus programas de triagem auditiva neonatal.

A TAN deve ser realizada preferencialmente na maternidade, antes da alta hospitalar, objetivando maior cobertura na população. Serviços ambulatoriais na atenção especializada também devem ser estruturados para a realização desse procedimento nos neonatos que não tiveram acesso à TAN na maternidade.

Para que a reabilitação auditiva ocorra em tempo hábil para um bom prognóstico de desenvolvimento da linguagem oral, a triagem deve ocorrer nos primeiros 30 dias de vida, o diagnóstico nos 3 primeiros meses e o início da intervenção nos 6 primeiros meses de vida.[26,27]

Na maioria das redes de atenção do SUS os procedimentos de triagem, de diagnóstico e de reabilitação não são realizados no mesmo serviço. Em geral, a TAN é realizada nas maternidades, o diagnóstico e a adaptação de dispositivos eletrônicos de amplificação sonora individual nos Serviços de Atenção à Saúde Auditiva (Sasa) ou nos Centros Especializados em Reabilitação (CER), e a reabilitação é realizada em serviços de reabilitação descentralizados. Tal organização, somada à necessidade de agilidade no início da intervenção, reforça a importância do cuidado compartilhado entre os serviços e de uma rede integrada e articulada. Para tanto, torna-se fundamental a participação da esfera estadual na gestão da Rede de Cuidados à Pessoa com Deficiência. *(Para maiores informações sobre o assunto, consultar os Capítulos 6, "Triagem auditiva neonatal universal: história, princípios e tecnologia", e 31, "Saúde auditiva nas redes de atenção e ações do fonoaudiólogo".)*

ACOMPANHAMENTOS E TERAPIAS FONOAUDIOLÓGICAS

Preconizados no cuidado e parte efetiva da reabilitação auditiva, os acompanhamentos periódicos e as terapias fonoaudiológicas proporcionam um melhor desenvolvimento das habilidades auditivas dos usuários, aumentando as possibilidades de independência e inclusão social. É a partir dessas etapas que ocorrem o monitoramento da deficiência auditiva, as adequações e programações dos dispositivos eletrônicos e a estimulação do desenvolvimento da linguagem oral de forma geral.

Muitos pacientes acreditam que as terapias fonoaudiológicas não são necessárias, principalmente nos casos de surdez pós-lingual, no entanto a terapia auxilia no desenvolvimento das habilidades auditivas que estiverem defasadas em decorrência do período de privação sensorial.

Os pacientes e seus familiares devem ser muito bem orientados quanto às expectativas em face dos dispositivos eletrônicos, e é importante reforçar sempre que eles não vão torná-los ouvintes de uma hora para outra, como muitos gostariam. Os pacientes continuam enfrentando as dificuldades de uma pessoa surda, no entanto estas serão reduzidas pelo uso da tecnologia.

A atuação do fonoaudiólogo na reabilitação auditiva é um determinante do sucesso na vida do deficiente auditivo, uma vez que o paciente e a família dependem das informações e orientações dadas por ele, com abordagens terapêuticas centradas no paciente como um todo, levando sempre em consideração o período de instalação da deficiência auditiva.

Vale lembrar que o desconhecimento por parte dos profissionais e dos gestores de saúde referentes à atuação e à necessidade do fonoaudiólogo na rede de serviços do SUS dificultam seu dimensionamento de acordo com as necessidades reais da população e, consequentemente, a oferta e o acesso às terapias necessárias para reabilitação auditiva dos usuários.[28] *(Para maiores informações sobre o assunto, consultar as seções 4 e 5, que tratam dos dispositivos eletrônicos auxiliares da audição e da reabilitação e da intervenção nas alterações auditivas.)*

SAÚDE AUDITIVA NO PROGRAMA SAÚDE NA ESCOLA

O Programa Saúde na Escola (PSE) é um programa intersetorial instituído pelo Decreto presidencial n. 6.286, de 05/12/2007.[27] O Programa tem como base a articulação entre escola e APS objetivando a integração da saúde e da educação para o desenvolvimento da cidadania e a qualificação das políticas públicas brasileiras no âmbito da saúde e da educação, com foco nas ações de prevenção, promoção e atenção à saúde. Por meio da adesão ao PSE, municípios e escolas assumem o compromisso de planejar intersetorialmente a realização de ações com os educandos, dentro ou fora da escola, entre elas a "promoção da saúde auditiva e identificação de educandos com possíveis sinais de alteração". Essas ações devem ser planejadas e pactuadas considerando o contexto social e a capacidade operativa em saúde do escolar e em APS, além dos indicadores de saúde e de educação, especialmente os que refletem o acesso e a permanência na escola, o adoecimento e morte, a violência, a gravidez na adolescência, o uso de álcool e outras drogas, as ocorrências policiais na escola ou envolvendo educandos devidamente matriculados.

A ação de saúde auditiva no âmbito do PSE consiste na formação de rede intersetorial com integração entre os setores de educação e saúde, capacitação de educadores e comunidade, observação dos aspectos que envolvem a audição, linguagem e fala como indicadores do desenvolvimento infantil e aplicação de instrumentos de triagem para detecção de possíveis sinais de alterações auditivas. *Para maiores informações sobre o assunto, consultar os Capítulos 28, "Saúde auditiva no contexto da educação: práticas voltadas à promoção e à prevenção", e 29, "Fonoaudiologia, vulnerabilidade e construção de redes intersetoriais".)*

LINHA DE CUIDADOS EM SAÚDE AUDITIVA NO SISTEMA ÚNICO DE SAÚDE

A organização da linha de cuidados em saúde auditiva em Redes de Atenção à Saúde (Figura 1) considera a reabilitação auditiva relacionada a um processo terapêutico que objetiva o favorecimento do uso da audição residual, visando à recuperação ou à maximização da capacidade auditiva.

Deve garantir o cuidado integral, oferecendo acesso aos recursos tecnológicos, o acompanhamento terapêutico necessário para a adequada estimulação auditiva, a promoção do desenvolvimento da linguagem e da interação do usuário em seu meio social.

Nas crianças, tem por objetivo promover a aquisição e o desenvolvimento da linguagem e, de maneira geral, desenvolver capacidades, habilidades, recursos pessoais, de modo a possibilitar a independência e a participação social das pessoas com deficiência auditiva em face da diversidade de condições e necessidades.

Importante lembrar que as linhas de cuidados apresentam a organização do sistema de saúde para garantir um cuidado integrado e continuado, com o objetivo de atender às necessidades de saúde do usuário do SUS. As políticas públicas de saúde não são baseadas em doenças, como comumente se imagina, tendo em vista que os meios diagnósticos e terapêuticos são comuns a outras patologias, e todo o cuidado em formato de redes regionalizadas e integradas de atenção à saúde oferece condições estruturalmente mais adequadas para a efetivação da integralidade da atenção. Porém, essas políticas não devem se restringir apenas às RAS, devendo ser incluídos outros setores relacionados aos determinantes do processo saúde-doença visando à intersetorialidade. *(Para maiores informações sobre o assunto, consultar os Capítulos 29, "Fonoaudiologia, vulnerabilidade e construção de redes intersetoriais", e 31, "Saúde auditiva nas redes de atenção e ações do fonoaudiólogo".)*

SAÚDE AUDITIVA EM NÚMEROS: HISTÓRICO E EVOLUÇÃO

Desde a implementação da Pnasa, em 2004, até o ano de 2011 foram habilitados 155 serviços, em quase todas as unidades da Federação, com exceção de Roraima, que per-

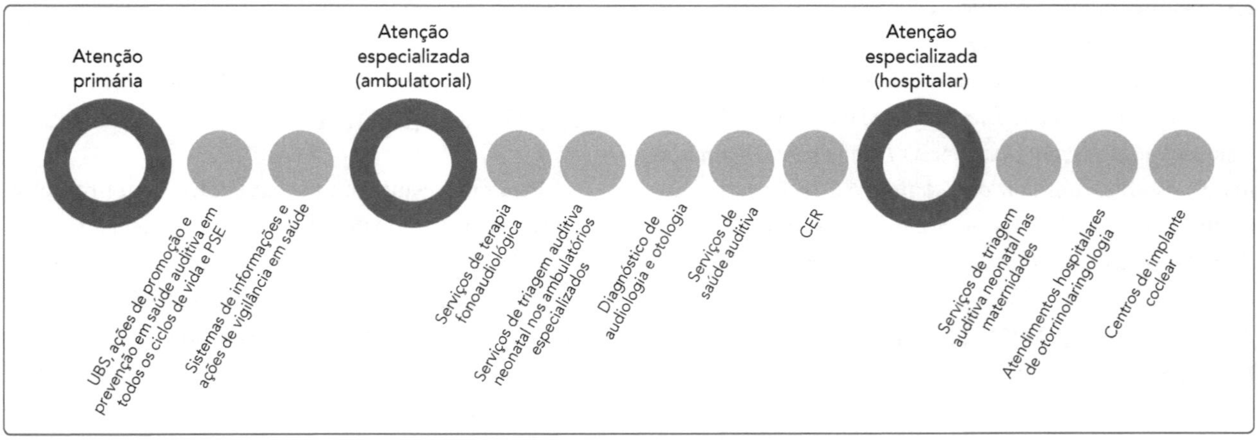

FIGURA 1 A linha de cuidado em saúde auditiva no Sistema Único de Saúde.
CER: Centros Especializadas de Reabilitação; PSE: Programa Saúde na Escola.
Fonte: elaborada pelas autoras.

siste com o vazio assistencial até o momento. Com a instituição da RCPD, em 2012, houve um crescimento de aproximadamente 55% no quantitativo de serviços no país, com maior percentual na região Norte (150%), em especial no estado do Pará, saindo de dois para sete serviços (250%).

Com relação aos serviços de implante coclear, durante o período de janeiro de 2004 a maio de 2021, houve um crescimento de 22,2% no número de serviços implementados no país, com maior percentual na região Nordeste (28,8%), seguida da região Sudeste (25,0%), e da região Sul (20%). Não houve ampliação de serviços nas regiões Centro-Oeste e Norte, conforme a Tabela 1 e a Figura 2.

Em 2020, estudo demonstrou a existência de serviços de implante coclear em todas as regiões do país. No entanto, esse serviço não está presente em muitos estados, como Acre, Alagoas, Amazonas, Amapá, Maranhão, Mato Grosso, Mato Grosso do Sul, Paraíba, Rondônia e Roraima. Nesses casos o atendimento deve ser articulado entre os estados do país, por meio do Tratamento Fora do Domicílio (TFD). Segundo os autores, a "existência de lacunas assistenciais é uma realidade observada não só nessa área, mas na maioria das especialidades que exigem serviços de alta complexidade, pois esses serviços envolvem procedimentos caracterizados por alta tecnologia e altos custos, necessidade de infraestrutura física específica e mão de obra especializada, que não estão disponíveis em todas as regiões do país".[29]

Como consequência do aumento de serviços, houve também um aumento considerável do número de procedimentos de saúde auditiva realizados, bem como do valor do recurso financeiro investido. Observa-se uma leve queda no valor investido nos anos de 2005 e 2006, sem reflexo na produção dos procedimentos. Esse fato é justificado pela redução do valor da prótese de implante coclear no ano de 2005, e dos dispositivos eletrônicos de amplificação sonora individuais em 2006 e pela ampliação do teto financeiro dos serviços, após estudo econômico realizado pelo Ministério da Saúde. A queda do valor investido e dos procedimentos realizados nos anos de 2020 e 2021 é justificada pela pandemia da Covid-19, que resultou na suspensão temporária de várias ações de saúde. Ressalta-se que o valor apresentado nesse levantamento não corresponde à redução do repasse efetuado pelo gestor federal a estados, municípios e Distrito Federal, e sim à sua capacidade de execução no período de pandemia (Figura 3 A e B).

Se considerarmos a produção de procedimentos de saúde auditiva dos últimos dez anos (2011-2020) e os agregarmos em grupos de procedimentos, observamos que foram concedidas 2.090.835 órteses e próteses auditivas (dispositivos eletrônicos de amplificação sonora individual, FM, IC e PAAO). Esse quantitativo corresponde a apenas 4,06% do total de procedimentos realizados (51.543.206), mas reflete 61,13% do total do investimento empregado na saúde auditiva (R$ 1.981.347.225,35), conforme detalhado na Tabela 2.

Ao analisar a distribuição percentual dos grupos de procedimentos por faixa etária, observamos que 95,3% dos dispositivos eletrônicos de amplificação sonora individual foram adaptados em pessoas acima de 13 anos, 55,3% dos implantes cocleares em menores de 12 anos e 77,7% das cirurgias de próteses auditivas ancoradas no osso em maiores de 13 anos. Com relação às terapias fonoaudiológicas e aos acompanhamentos, 58,3% foram realizados em menores de 12 anos, e 91,6% em maiores de 13 anos, respectivamente, conforme a Tabela 3 e a Figura 4.

CONSIDERAÇÕES FINAIS

Este capítulo permitiu expor um panorama da saúde auditiva no território nacional tomando como base marcos legais (portarias e decretos), bases de dados quantitativos de procedimentos envolvendo a área (produção), além, é claro, de uma análise do contexto pelas autoras, que possuem vasta experiência na gestão nas esferas federal e estadual.

O maior objetivo foi disseminar informações a respeito da saúde auditiva no Sistema Único de Saúde, considerando as ações que foram realizadas ao longo desses anos desde que o país, com mais de 200 milhões de habitantes, assumiu o desafio de ter um sistema de saúde universal, público e gratuito. O Brasil é um dos poucos países em desenvolvimento que buscam ofertar o cuidado integral às pessoas com deficiência auditiva, com ações de prevenção e promoção da saúde, diagnóstico, concessão de dispositivos auditivos, acompanhamento, manutenção desses dispositivos e terapias fonoaudiológicas, perpassando por diversos pontos de atenção da Rede de Atenção à Saúde.

Como gestoras, o grande desafio é continuar buscando melhorias na saúde auditiva tanto no âmbito nacional quanto no local, objetivando o fortalecimento e a integralidade do cuidado, conforme princípios e diretrizes do SUS.

TABELA 1 Quantitativo de serviços de saúde auditiva (ambulatorial e hospitalar) habilitados, por região e UF, 2000-2021 (até maio)

Região	Estado	Pnasa	RCPD	% crescimento implantação de serviços	CENTRO IC	AE SAÚDE AUDITIVA	% crescimento implantação de serviços
		2004-2011	2012-2021 (até maio)		2004-2014	2015-2021 (até maio)	
		Sasa	CER com reabilitação auditiva		Centro de Implante Coclear	Atenção Especializada Saúde Auditiva	
Centro-Oeste	Distrito Federal	2	2	–	1	1	–
	Goiás	4	4	–	1	1	–
	Mato Grosso	1	3	200%	–	–	–
	Mato Grosso do Sul	3	4	33,3%	–	–	–
Centro-Oeste total		10	13	30%	2	2	–
Nordeste	Alagoas	3	9	200%	–	–	–
	Bahia	9	10	11,1%	1	–	–
	Ceará	8	8	–	1	2	100%
	Maranhão	3	3	–	–	–	–
	Paraíba	4	8	100%	–	–	–
	Pernambuco	5	7	40%	2	2	–
	Piauí	4	6	50%	1	1	–
	Rio Grande do Norte	5	10	100%	1	1	–
	Sergipe	1	2	100%	1	2	100%
Nordeste total		42	63	50%	7	9	28,6%
Norte	Acre	–	1	100%	–	–	–
	Amapá	1	2	100%	–	–	–
	Amazonas	2	2	–	–	–	–
	Pará	2	7	250%	1	1	–
	Rondônia	2	5	150%	–	–	–
	Roraima	–	–	–	–	–	–
	Tocantins	1	3	200%	–	–	–
Norte total		8	20	150%	1	1	–

(continua)

TABELA 1 Quantitativo de serviços de saúde auditiva (ambulatorial e hospitalar) habilitados, por região e UF, 2000-2021 (até maio) (*continuação*)

Região	Estado	Pnasa	RCPD	% crescimento implantação de serviços	CENTRO IC	AE SAÚDE AUDITIVA	% crescimento implantação de serviços
		2004-2011	2012-2021 (até maio)		2004-2014	2015-2021 (até maio)	
		Sasa	CER com reabilitação auditiva		Centro de Implante Coclear	Atenção Especializada Saúde Auditiva	
Sudeste	Espírito Santo	2	4	100%	–	1	–
	Minas Gerais	16	21	31,3%	4	5	25%
	Rio de Janeiro	12	18	50%	1	1	–
	São Paulo	32	55	71,9%	7	8	14,3%
Sudeste total		62	98	58,1%	12	15	25%
Sul	Paraná	18	21	16,7%	3	4	33,3%
	Rio Grande do Sul	9	19	111,1%	1	1	–
	Santa Catarina	6	7	16,7%	1	1	–
Sul total		33	47	42,4%	5	6	20%
Total geral		**155**	**241**	**55,5%**	**27**	**33**	**22,2%**

AE: atenção especializada; CER: Centros Especializados de Reabilitação; IC: implante coclear; Pnasa: Política Nacional de Atenção à Saúde Auditiva; RCPD: Rede de Cuidados à Pessoa com Deficiência; Sasa: Serviços de Atenção à Saúde Auditiva.
Fonte: adaptada de http://tabnet.datasus.gov.br/cgi/menu_tabnet_php.htm#; acesso em: jul. 2021.

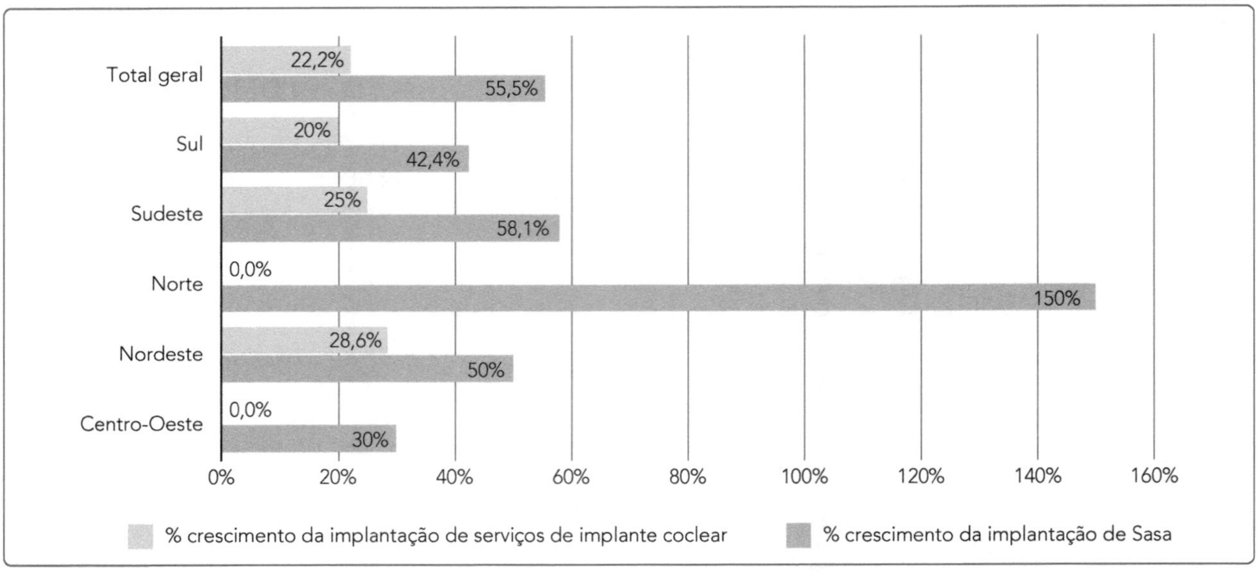

FIGURA 2 Percentual de crescimento da Rede de Saúde Auditiva 2004-2021 (até maio).
Sasa: Serviços de Atenção à Saúde Auditiva.
Fonte: adaptada de http://tabnet.datasus.gov.br/cgi/menu_tabnet_php.htm#; acesso em: jul. 2021.

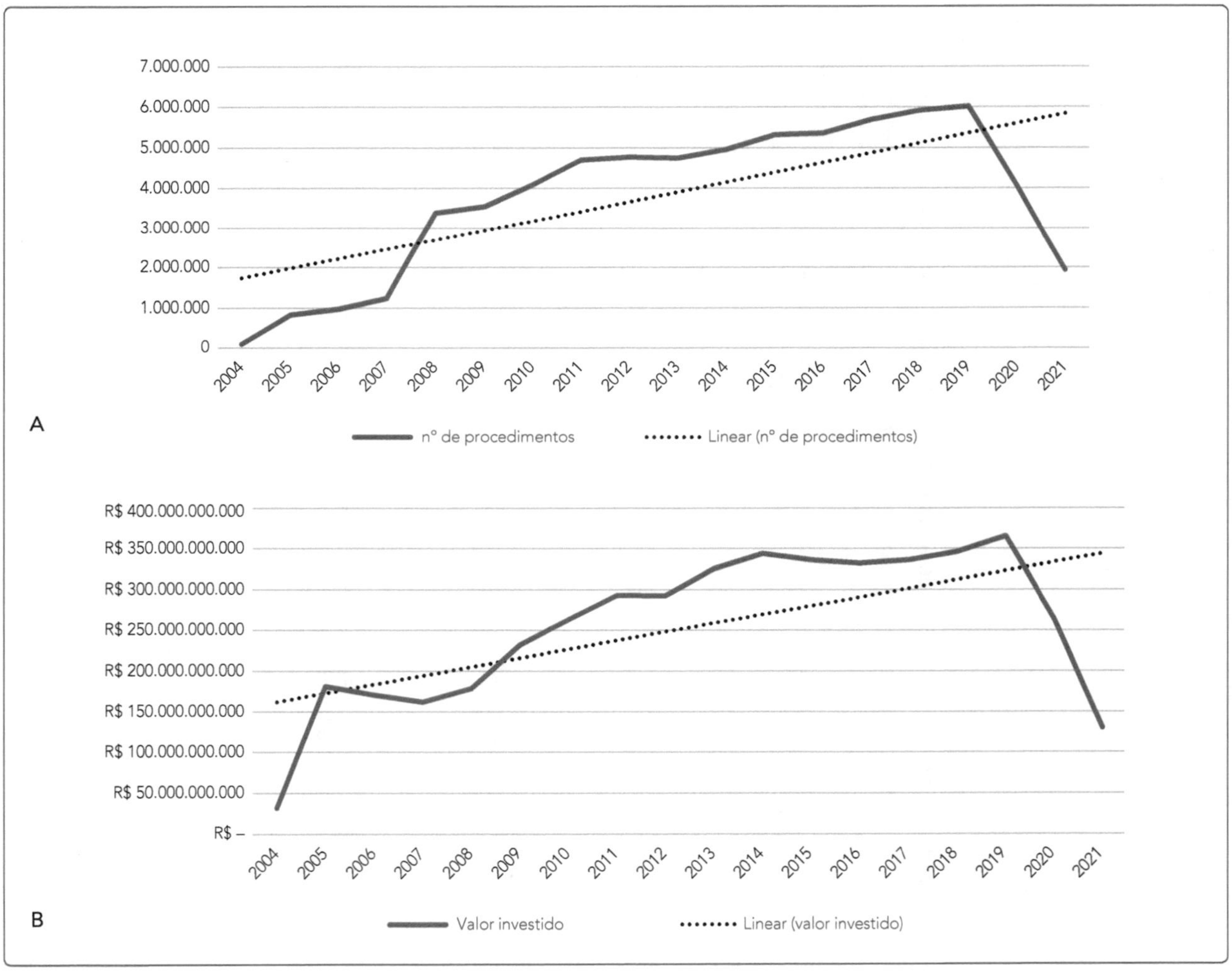

FIGURA 3 (A) Número de procedimentos de saúde auditiva 2004-2021(até maio). (B) Valor investido de saúde auditiva 2004-2021 (até maio).
Fonte: adaptada de http://tabnet.datasus.gov.br/cgi/menu_tabnet_php.htm#; acesso em: jul. 2021.

TABELA 2 Produção da saúde auditiva no Brasil (2011-2020)

Grupo de procedimentos	Nº de procedimentos	Valor investido	% procedimentos	% valor
Acompanhamentos	1.759.036	R$ 41.119.822,94	3,41%	1,27%
Avaliação	1.855.025	R$ 54.209.642,42	3,60%	1,67%
Dispensação – molde	636.496	R$ 5.569.340,00	1,23%	0,17%
Exames	38.077.286	R$ 1.051.913.274,67	73,87%	32,45%
Manutenção dispositivo eletrônico de amplificação sonora individual*	91.044	R$ –	0,18%	0,00%
Manutenção IC	1.098	R$ 17.549.696,34	0,00%	0,54%
OPM – dispositivo eletrônico de amplificação sonora individual	**2.061.538**	**R$ 1.515.421.175,00**	**4%**	**46,75%**
OPM – IC	**8.319**	**R$ 364.623.017,85**	**0,02%**	**11,25%**
OPM PAAO	**336**	**R$ 8.414.032,50**	**0,00%**	**0,26%**
OPM sistema FM	**20.642**	**R$ 92.889.000,00**	**0,04%**	**2,87%**
Procedimento cirúrgico IC	8.078	R$ 12.327.827,32	0,02%	0,38%
Procedimento cirúrgico PAAO	301	R$ 335.906,84	0,00%	0,01%
Terapia fonoaudiológica	7.024.007	R$ 76.930.646,19	13,63%	2,37%
Total geral	**51.543.206**	**R$ 3.241.303.382,07**	**100%**	**100%**

* O valor para manutenção da OPM dispositivo eletrônico de amplificação sonora individual está incorporado ao custeio dos serviços da rede.
FM: sistema de frequência modulada; IC: implante coclear; OPM: órtese, prótese e materiais especiais; PAAO: prótese auditiva ancorada no osso.
Fonte: adaptada de http://tabnet.datasus.gov.br/cgi/menu_tabnet_php.htm#; acesso em: jul. 2021.

TABELA 3 Produção da saúde auditiva no Brasil 2011-2020, por faixa etária e por grupo de procedimentos

Grupo de procedimentos	Faixa etária de 0-4 anos completos	Faixa etária de 5-7 anos completos	Faixa etária de 8-12 anos completos	Faixa etária de 13 anos ou mais	Total geral
Acompanhamentos	36.069	38.782	72.473	1.611.712	1.759.036
Avaliação	161.046	51.847	74.586	1.567.546	1.855.025
Dispensação – molde	14.941	14.996	33.704	572.855	636.496
Exames	1.212.886	368.766	600.042	35.895.592	38.077.286
Manutenção dispositivo eletrônico de amplificação sonora individual	903	924	2.449	86.768	91.044
Manutenção IC	9	44	382	663	1.098
OPM – dispositivo eletrônico de amplificação sonora individual	30.834	22.617	47.378	1.960.709	2.061.538
OPM – IC	3.334	898	513	3.574	8.319
OPM PAAO	–	31	52	253	336
OPM sistema FM	–	4.954	8.754	6.934	20.642
Procedimento cirúrgico IC	3.063	893	508	3.614	8.078
Procedimento cirúrgico PAAO	–	25	42	234	301
Terapia fonoaudiológica	1.256.645	1.293.502	1.546.892	2.926.968	7.024.007
Total geral	**2.719.730**	**1.798.279**	**2.387.775**	**44.637.422**	**51.543.206**

FM: sistema de frequência modulada; IC: implante coclear; OPM: órtese, prótese e materiais especiais; PAAO: prótese auditiva ancorada no osso.
Fonte: adaptada de http://tabnet.datasus.gov.br/cgi/menu_tabnet_php.htm#; acesso em: jul. 2021.

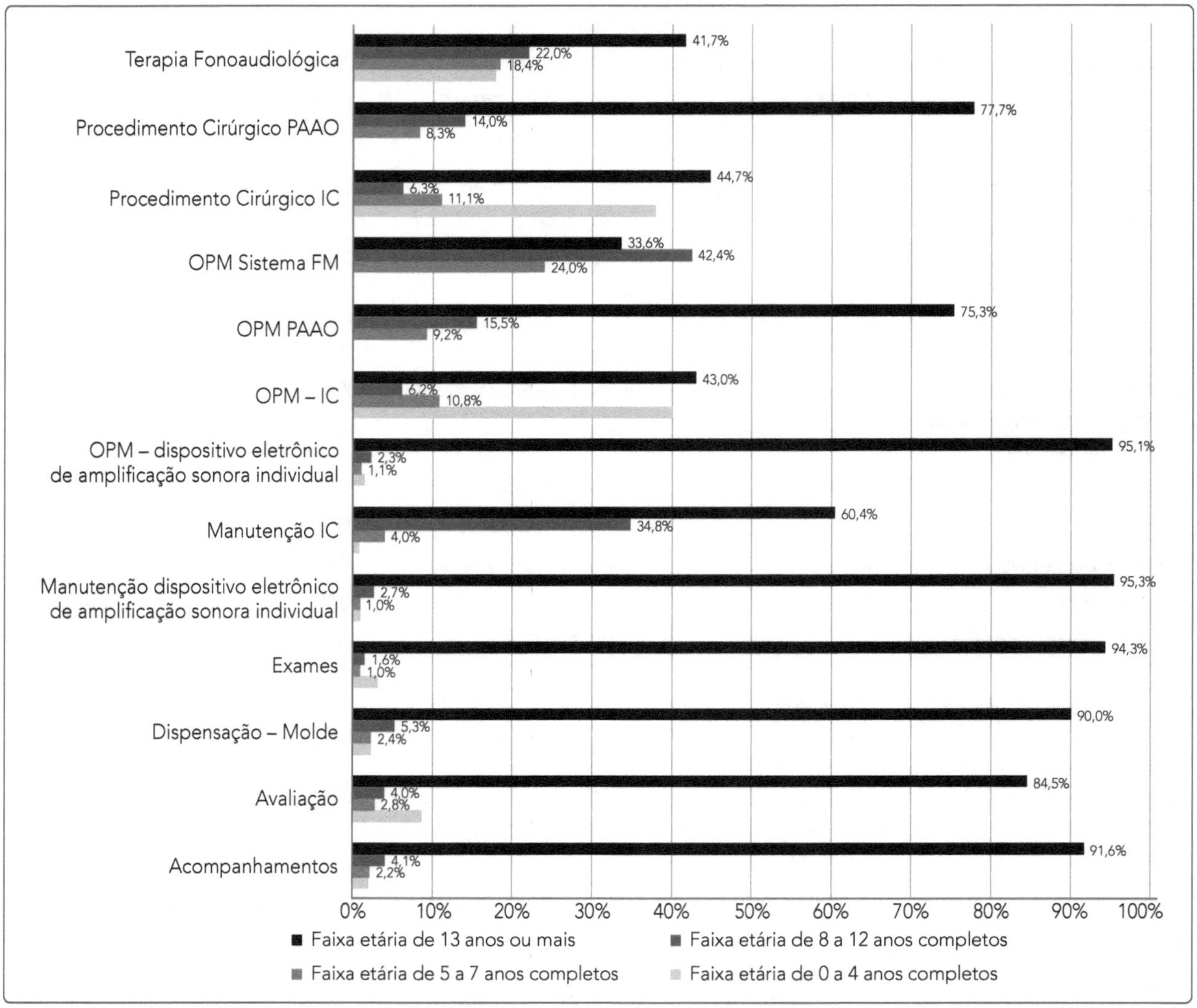

FIGURA 4 **Produção da saúde auditiva no Brasil 2011-2020, por faixa etária e por grupo de procedimentos.**
FM: sistema de frequência modulada; IC: implante coclear; OPM: órtese, prótese e materiais especiais; PAAO: prótese auditiva ancorada no osso.
Fonte: adaptada de http://tabnet.datasus.gov.br/cgi/menu_tabnet_php.htm#; acesso em: jul. 2021.

REFERÊNCIAS BIBLIOGRÁFICAS

1. Brasil. Presidência da República. Constituição da República Federativa do Brasil [internet]. 1988. Disponível em: http://www.planalto.gov.br/ccivil_03/constituicao/constituicaocompilado.htm. Acesso em: 7 jan. 2022.
2. Brasil. Presidência da República. Lei n. 7.853/89. Dispõe sobre o apoio às pessoas portadoras de deficiência, e dá outras providências [internet]. 1989. Disponível em: http://www.planalto.gov.br/ccivil_03/constituicao/constituicao.htm. Acesso em: 7 jan. 2022.
3. Brasil. Presidência da Republica. Lei n. 8.080, de 19 de setembro de 1990. Dispõe sobre as condições para a promoção, proteção e recuperação da saúde, a organização e o funcionamento dos serviços correspondentes e dá outras providências. Diário Oficial da União [internet]. 1988. Disponível em: http://www.planalto.gov.br/ccivil_03/leis/l8080.htm. Acesso em: 7 jan. 2022.
4. Dahlgren G & MW. Policies and strategies to promote social equity in health. Background document to WHO – Strategy paper for Europe. Arbetsrapp. Stockholm: Institute for Future Studies, editor; 2007.
5. Presidência da República. Emenda Constitucional n. 29, de 13 de setembro de 2000 [internet]. 2000. Disponível em: http://www.planalto.gov.br/ccivil_03/constituicao/emendas/emc/emc29.htm. Acesso em: 7 jan. 2022.
6. Brasil. Presidência da República. Decreto n. 7.508, de 28 de junho de 2011 [internet]. 2011. Disponível em: http://www.planalto.gov.br/ccivil_03/_ato2011-2014/2011/decreto/d7508.htm. Acesso em: 7 jan. 2022.
7. Portaria n. 1.060/GM de 5 de junho de 2002. Política Nacional de Saúde da Pessoa Portadora de Deficiência. Ministério da Saúde. 2002.
8. Brasil. Presidência da República. Lei n. 13.146, de 6 de julho de 2015. Lei Brasileira de Inclusão (LBI) [internet]. 2015. Disponível em: http://www.planalto.gov.br/ccivil_03/_ato2015-2018/2015/lei/l13146.htm. Acesso em: 7 jan. 2022.
9. World Health Organization (WHO). Deafness and hearing loss: prevalence [internet]. Genebra; 2020. Disponível em: https://www.who.int/health-topics/hearing-loss#tab=tab_2. Acesso em: 7 jan. 2022.
10. World Health Organization (WHO). World Report on Hearing (WRH) [internet]. 2021. Disponível em: https://www.who.int/teams/noncommunicable-diseases/sensory-functions-disability-and-reha-

bilitation/highlighting-priorities-for-ear-and-hearing-care. Acesso em: 7 jan. 2022.

11. Instituto Brasileiro de Geografia e Estatística (IBGE). Ciclos de vida. Revista de Ciência Elementar. 2015.
12. Instituto Brasileiro de Geografia e Estatística (IBGE). Pesquisa Nacional de Saúde (PNS). Dados de pessoa com deficiência, ano 2019 [Internet]. 2021. Disponível em: https://agenciadenoticias.ibge.gov.br/agencia-sala-de-imprensa/2013-agencia-de-noticias/releases/31445-pns-2019-pais-tem-17-3-milhoes-de-pessoas-com-algum-tipo-de-deficiencia. Acesso em: 7 jan. 2022.
13. Paim JS, Silva LMV. Universalidade, integralidade, equidade e SUS. Bol do Inst Saúde. 2010;12:109-14.
14. Santos MFN, Friche AAL, Lemos SMA. Atenção à pessoa com deficiência: composição das equipes e distribuição geográfica do componente especializado em reabilitação. CoDAS [Internet]. 2021;33(1). Disponível em: http://www.scielo.br/scielo.php?script=sci_arttext&pid=S2317-17822021000100303&tlng=pt. Acesso em: 7 jan. 2022.
15. Maciel FJ, Friche AA de L, Januário GC, Santos MFN, Reis RA, Oliveira Neto R de, et al. Análise espacial da atenção especializada na Rede de Cuidados à Pessoa com Deficiência: o caso de Minas Gerais. CoDAS [Internet]. 2020;32(3). Disponível em: http://www.scielo.br/scielo.php?script=sci_arttext&pid=S2317-17822020000300301&tlng=pt. Acesso em: 7 jan. 2022.
16. Dahlgren G, Whitehead M. lth. Background document to WHO – Strategy paper for Europe. Stockholm: Institute for Future Studies; 1991.
17. Brasil. Ministério da Saúde. Portaria GM/MS n. 4.279, de 30 de dezembro de 2010. Estabelece diretrizes para a organização da Rede de Atenção à Saúde no âmbito do Sistema Único de Saúde (SUS). 2010.
18. Mendes EV. As redes de atenção à saúde. Cien Saude Colet [Internet]. 2010 Aug;15(5):2297-305. Disponível em: http://www.scielo.br/scielo.php?script=sci_arttext&pid=S1413=81232010000500005-&lng=pt&tlng-pt. Acesso em: 7 jan. 2022.
19. Brasil. Ministério da Saúde. Portaria de Consolidação n. 3/GM/MS, de 28 de setembro de 2017 [Internet]. 2017. Disponível em: https://bvsms.saude.gov.br/bvs/saudelegis/gm/2017/prc0003_03_10_2017.html. Acesso em: 7 jan. 2022.
20. Brasil. Ministério da Saúde. Portaria GM/MS n. 2.073, de 28 de setembro de 2004. Institui a Política Nacional de Atenção à Saúde Auditiva [Internet]. 2004. Disponível em: http://bvsms.saude.gov.br/bvs/saudelegis/gm/2004/prt2073_28_09_2004.html. Acesso em: 7 jan. 2022.
21. Daher CV, Pisaneschi E. A Política Nacional de Atenção à Saúde Auditiva: a Atenção Especializada às Pessoas com Deficiência Auditiva no SUS. In: Pulso (ed.). Saúde auditiva no Brasil: políticas, serviços e sistemas. São José dos Campos: Pulso Editorial; 2010. p.15-30.
22. Brasil. Presidência da República. Decreto n. 7.612, de 17 de novembro de 2011. Institui o Plano Nacional dos Direitos da Pessoa com Deficiência – Plano Viver sem Limite [internet]. 2011. Disponível em: http://www.planalto.gov.br/ccivil_03/_ato2011-2014/2011/decreto/d7612.htm#:~:text=DECRETO Nº 7.612%2C DE 17,Deficiência - Plano Viver sem Limite. Acesso em: 7 jan. 2022.
23. World Health Organization (WHO). Hearing screening: considerations for implementation. World Health Organization. 2021.
24. Brasil. Presidência da República. Lei n. 12.303, de 2 de agosto de 2010. Dispõe sobre a obrigatoriedade de realização do exame denominado Emissões Otoacústicas Evocadas [internet]. 2010. Disponível em: http://www.planalto.gov.br/ccivil_03/_Ato2007-2010/2010/Lei/L12303.htm. Acesso em: 7 jan. 2022.
25. Brasil. Ministério da Saúde. Diretrizes de Atenção da Triagem Auditiva Neonatal [Internet]. 2012. p. 32. Disponível em: http://bvsms.saude.gov.br/bvs/publicacoes/diretrizes_atencao_triagem_auditiva_neonatal.pdf. Acesso em: 7 jan. 2022.
26. JCIH. Year 2007 Position Statement: Principles and Guidelines for Early Hearing Detection and Intervention Programs. Pediatrics [internet]. 2007 Oct 1;120(4):898-921. Disponível em: http://pediatrics.aappublications.org/cgi/doi/10.1542/peds.2007-2333. Acesso em: 7 jan. 2022.
27. Yoshinaga-Itano C, Sedey AL, Wiggin M, Chung W. Early hearing detection and vocabulary of children with hearing loss. Pediatrics [internet]. 2017 Aug;140(2):e20162964. Disponível em: http://pediatrics.aappublications.org/lookup/doi/10.1542/peds.2016-2964. Acesso em: 7 jan. 2022.
28. Daher CV. Análise da assistência dos beneficiados com a cirurgia de implante coclear pelo Sistema Único de Saúde (SUS), nos últimos 10 anos. [Dissertação]. Curso de Pós-Graduação em Ciências da Saúde. Faculdade de Ciências da Saúde da Universidade de Brasília; 2020. Disponível em: https://repositorio.unb.br/bitstream/10482/41446/1/2020_CarlaValençaDaher.pdf. Acesso em: 7 jan. 2022.
29. Daher CV, Bahmad F. Cochlear implants in a low-income country: Brazilian public health system (SUS) – a longitudinal analysis since the beginning. Braz J Otorhinolaryngol. 2021;87(3):245-6.

31

SAÚDE AUDITIVA NAS REDES DE ATENÇÃO E AÇÕES DO FONOAUDIÓLOGO

Stela Maris Aguiar Lemos
Roberta Alvarenga Reis

REDES DE ATENÇÃO EM SAÚDE NO BRASIL

O direito à saúde dos cidadãos brasileiros está definido pela Constituição Federal (CF) de 1988 e pelas Leis Orgânicas da Saúde n. 8.080/90 e n. 8.142/90. É sistematicamente organizado por meio de diferentes instrumentos legais (portarias e decretos), que determinam ajustes à realidade e necessidades de saúde da população, consolidados ao longo dos 31 anos de existência do Sistema Único de Saúde (SUS).[1] *(Para maiores informações sobre o assunto, consultar o Capítulo 30, "Políticas públicas: atenção à saúde auditiva no Sistema Único de Saúde".)*

Diante de cenários tão desiguais como tem o Brasil, o conceito de Redes de Atenção à Saúde (RAS) já consta na CF, Seção II – Da Saúde, art. 198, mas as diretrizes para sua organização foram publicadas pelo Ministério da Saúde em 30 de dezembro de 2010, por meio da Portaria n. 4.279, que foi revogada em 28 de setembro de 2017, pela Portaria de Consolidação n. 3, que trata das normas sobre as redes temáticas, de serviço e de pesquisa do SUS.[2] O intuito da RAS é superar desafios identificados, como a fragmentação e a oferta inadequada das ações e serviços do SUS para atenção a um perfil epidemiológico que coexiste com a tripla carga de doenças, com predomínio de doenças crônicas, assim como ampliar a efetividade e a eficiência da gestão do cuidado aos usuários.[3]

Esse processo foi bastante discutido e aprovado entre diferentes áreas e instâncias da gestão em saúde, fundamentado em experiências prévias e na legislação vigente. É preconizado o respeito aos princípios do SUS, com destaque à regionalização e à Atenção Primária em Saúde (APS), como uma das portas de entrada do sistema, centro de comunicação, coordenadora do cuidado integral multi/interprofissional e ordenadora da rede. No arcabouço legal, foram considerados principalmente o Pacto pela Saúde, a Política Nacional de Atenção Básica (PNAB) e a Política Nacional de Promoção à Saúde (PNPS), como subsídios para a organização das redes.[4]

Dessa forma, a RAS configura-se em um conjunto de ações e serviços de saúde integrados sistemicamente, organizados em diferentes densidades tecnológicas e pontos de atenção em relações horizontais que, articulados com a APS, permitem o acesso, a equidade, a eficácia clínica e sanitária, com respostas custo-efetivas às necessidades de saúde da população.[2,3,5]

Os pontos de atenção em saúde representam o espaço de oferta dos serviços que compõem a RAS, todos igualmente importantes, desde o domicílio até o hospital. A Figura 1, utilizada em material informativo do Ministério da Saúde, ilustra os pontos de atenção da Rede de Cuidados à Pessoa com Deficiência e intersetorial, relacionados à assistência social e à educação.

A operacionalização da RAS ocorre por meio da interação de três elementos constitutivos: a população adscrita a determinado território (Região de Saúde), o modelo de atenção à saúde, que organiza seu funcionamento para atender a condições agudas e crônicas, e a estrutura operacional propriamente dita.[2,3]

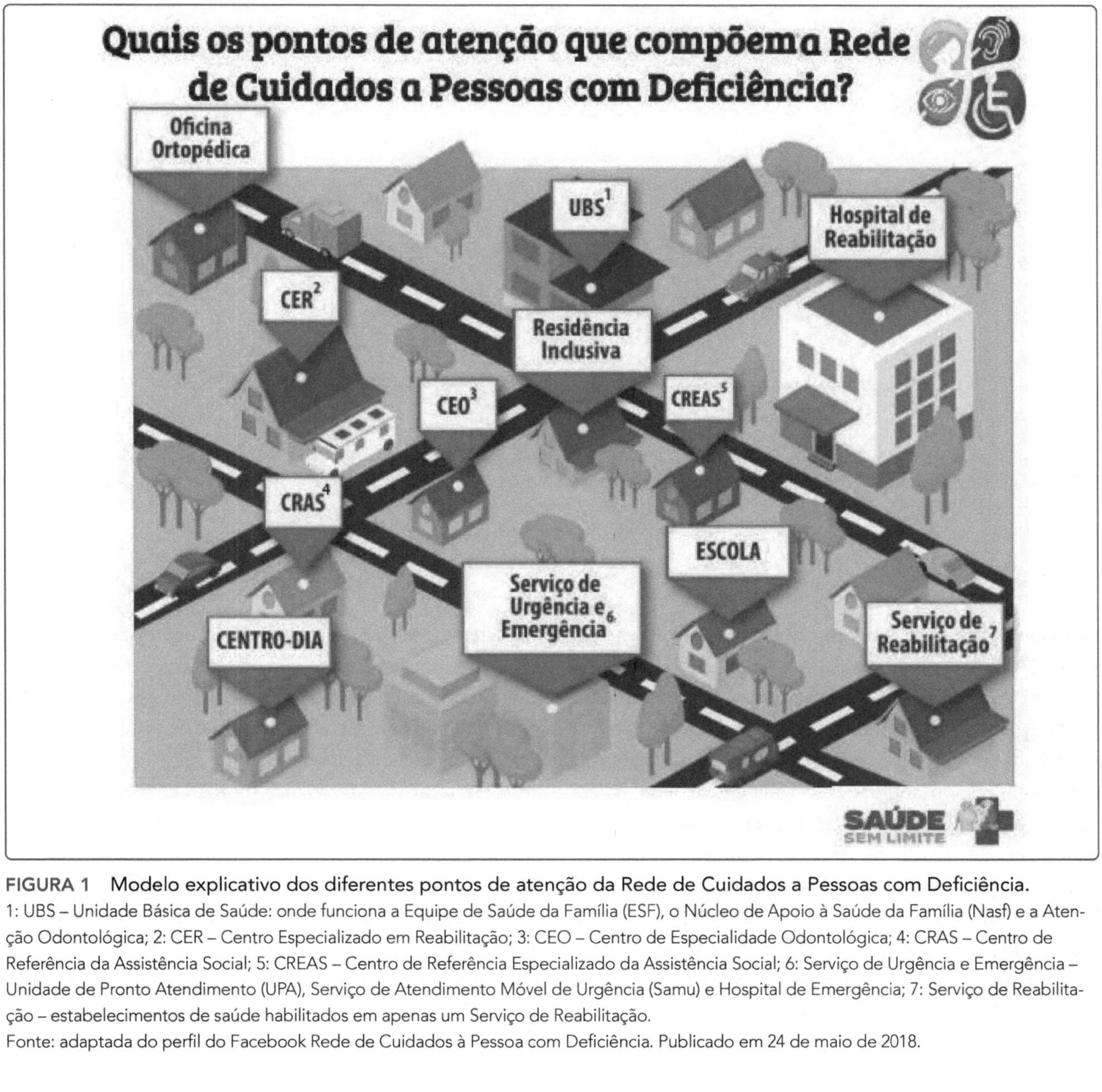

FIGURA 1 Modelo explicativo dos diferentes pontos de atenção da Rede de Cuidados a Pessoas com Deficiência.
1: UBS – Unidade Básica de Saúde: onde funciona a Equipe de Saúde da Família (ESF), o Núcleo de Apoio à Saúde da Família (Nasf) e a Atenção Odontológica; 2: CER – Centro Especializado em Reabilitação; 3: CEO – Centro de Especialidade Odontológica; 4: CRAS – Centro de Referência da Assistência Social; 5: CREAS – Centro de Referência Especializado da Assistência Social; 6: Serviço de Urgência e Emergência – Unidade de Pronto Atendimento (UPA), Serviço de Atendimento Móvel de Urgência (Samu) e Hospital de Emergência; 7: Serviço de Reabilitação – estabelecimentos de saúde habilitados em apenas um Serviço de Reabilitação.
Fonte: adaptada do perfil do Facebook Rede de Cuidados à Pessoa com Deficiência. Publicado em 24 de maio de 2018.

A territorialização define a população adscrita aos serviços ofertados no território, que é a essência e a razão da RAS. Conhecer a população e suas necessidades facilita a organização da demanda, a identificação das condições de saúde, as vulnerabilidades da comunidade local e a oferta assistencial, em uma perspectiva biopsicossocial.[2,3,5] *(Para maiores informações sobre o assunto, consultar o Capítulo 29, "Fonoaudiologia, vulnerabilidade e construção de redes intersetoriais".)*

Uma Região de Saúde não é determinada apenas por uma estrutura geográfica e populacional, mas também pela pactuação intra e inter-regional de diretrizes, a partir do grau de risco e da necessidade que facilitam o acesso aos serviços existentes.[2,6] Deve conter, no mínimo, ações e serviços de urgência e emergência, atenção psicossocial, atenção ambulatorial especializada, atenção hospitalar, vigilância em saúde e APS, sendo esta última a ordenadora de uma rede poliárquica, e, por conta disso, articula-se como um centro de comunicação, conforme representado na Figura 2.

Dessa forma, a assistência pode acontecer até mesmo em municípios diferentes, organizados por uma regionalização que permita o acesso a todos os níveis de atenção em saúde preconizados, por meio de referências que busquem a qualidade da atenção integral e a economia de escala para o uso racional dos recursos com otimização de resultados.[2,3]

Esse conceito considera as identidades socioeconômicas e culturais, a infraestrutura de transporte que permita a mobilidade dos usuários, garanta um tempo-resposta ade-

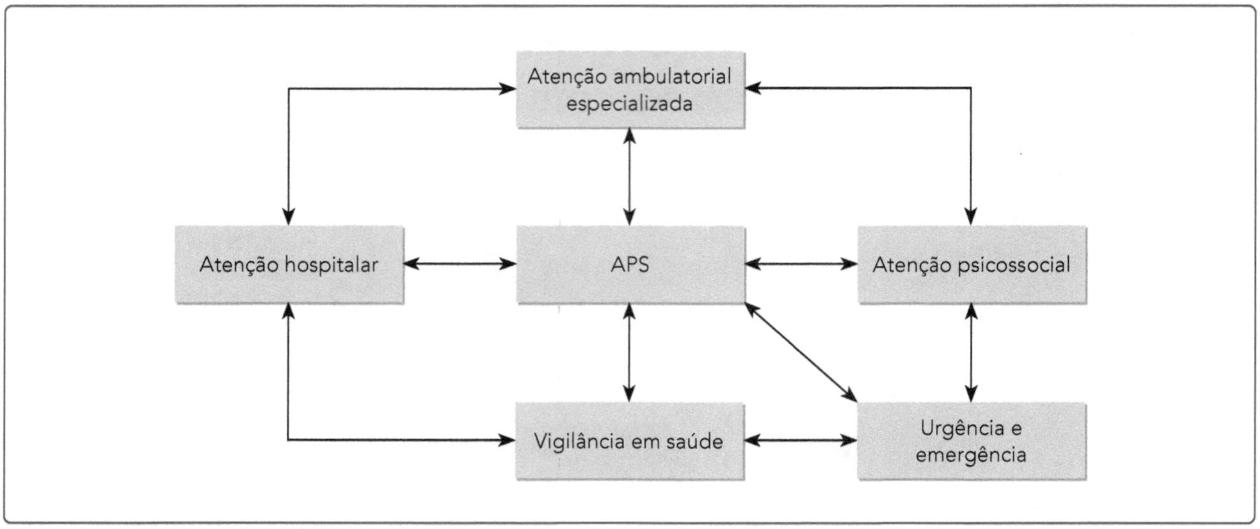

FIGURA 2 Representação poliárquica de ações e serviços mínimos que compõem a Rede de Atenção à Saúde.
APS: Atenção Primária em Saúde.
Fonte: adaptada pelas autoras de Mendes, 2011;[3] Brasil (2017).[2]

quado às necessidades identificadas no território e tenha viabilidade operacional sustentável. O Contrato Organizativo da Ação Pública da Saúde (Coaps) é o instrumento jurídico para registro da integração das ações entre o Ministério da Saúde, Secretarias Estaduais e Municipais, que definem as responsabilidades de cada ente federativo, em gestão compartilhada.[2,7] Esse documento determina a organização e a execução de serviços, os indicadores, as metas, a avaliação, o financiamento e o controle orçamentário. Para estes últimos também estão comprometidos os prestadores de serviços, sejam terceirizados, parcerias público-privadas e/ou quaisquer envolvidos na assistência complementar, inclusive as instituições de ensino superior que realizam a formação em serviço de seus estudantes.[2,6]

A estrutura operacional se subdivide em três sistemas, o de apoio, o logístico e o de governança, para a integração da APS e dos demais pontos de atenção à saúde, e está sintetizada na Figura 3. A APS é, em geral, o primeiro contato das pessoas com o sistema de saúde e deve ser resolutiva da maioria dos problemas de saúde da população adscrita.[6]

O sistema de apoio diagnóstico e terapêutico (SADT), a assistência farmacêutica, a teleassistência e o sistema de informação em saúde (SIS) atendem a todos os níveis de atenção. São exemplos de SIS o de Nascidos Vivos (Sinasc), o de Informações Ambulatoriais (SIA) e Hospitalares (SIH) e o de Agravos de Notificação Compulsória (Sinan).

Os sistemas logísticos estão ligados às tecnologias da informação que permitam a identificação do usuário (Cartão Nacional do SUS), o registro do prontuário eletrônico, os sistemas de transporte para tratamento fora do domicílio, a regulação do acesso aos serviços e a organização dos fluxos de informações, produtos e pessoas na RAS (referência e contrarreferência, matriciamento e outras estratégias organizacionais).[3]

O sistema de governança da RAS envolve diferentes atores, entes federativos, estratégias e procedimentos que fazem a gestão compartilhada de todas as demais estruturas operacionais. Deve estimular maior interdependência da estrutura operacional para que sejam obtidos melhores resultados sanitários e econômicos.[3,7]

A governança da RAS é feita pelas Comissões Intergestores (CI), que estão em todos os âmbitos da gestão. A CI Tripartite no federal, a CI Bipartite no estadual e a CI Regional nas regiões de saúde.[3,7]

O modelo de atenção à saúde da RAS é, portanto, integrado, com estratificação de riscos e voltado para os determinantes sociais da saúde.[5] O projeto terapêutico singular (PTS) considera as possibilidades, valores e preferências dos usuários e é desenvolvido colaborativamente por uma equipe interprofissional. O planejamento das ações ocorre a partir das necessidades da população adscrita, que é ativa e corresponsável pelo cuidado de si, de seus familiares e da comunidade, com participação social organizada em conselhos de saúde.[3,7]

As principais RAS vigentes no Brasil em 2021 são a Rede Cegonha, a Rede de Urgência e Emergência (RUE), a Rede de Atenção Psicossocial (RAPS), a Rede de Atenção à Saúde das Pessoas com Doenças Crônicas (RASPDC) e a Rede de Cuidados à Pessoa com Deficiência (RCPD).[2]

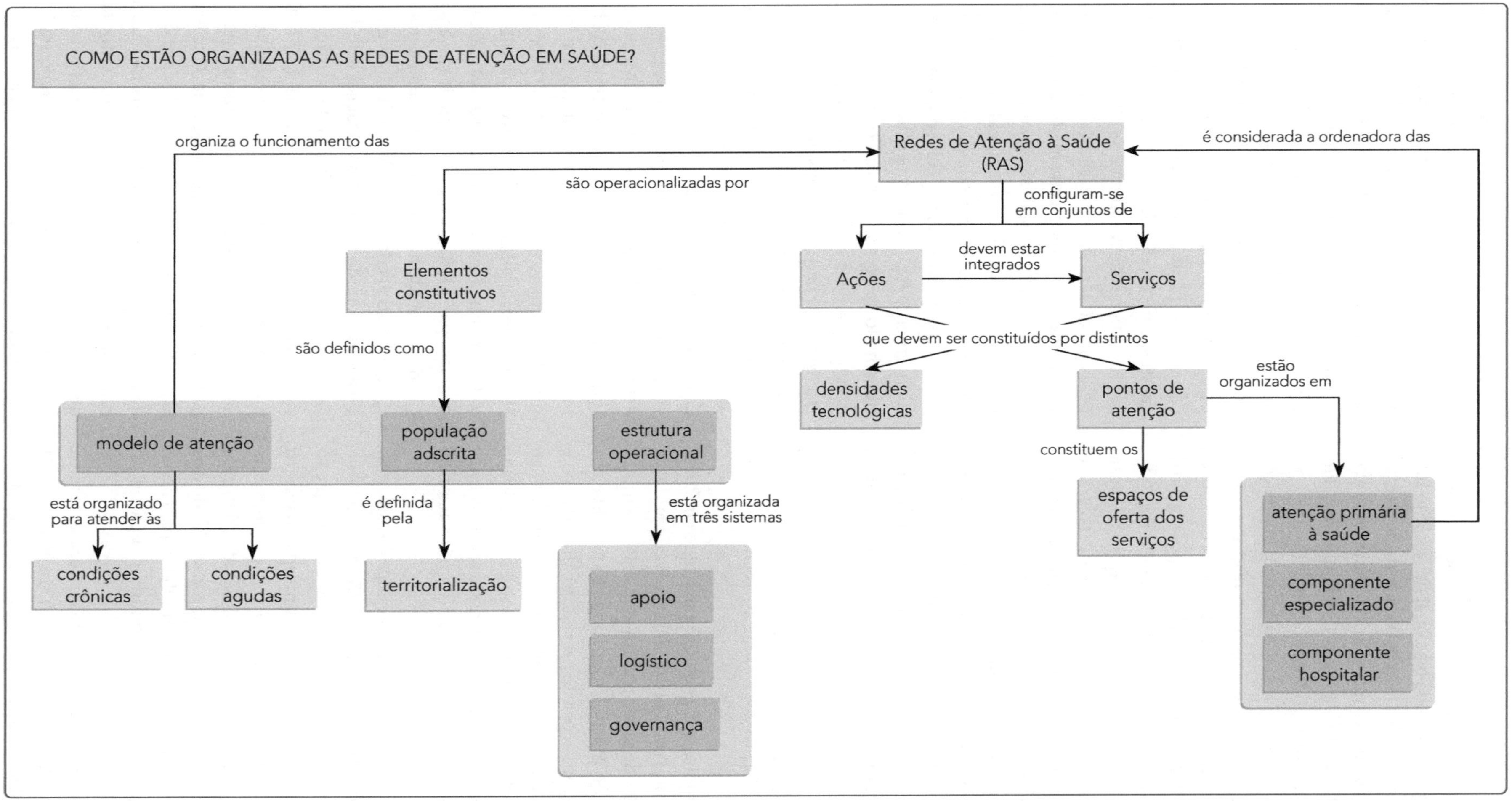

FIGURA 3 Mapa conceitual da organização da Rede de Atenção à Saúde.
Fonte: elaborada pelas autoras.

A Portaria de Consolidação n. 3 também trata de outras redes, como as de pesquisa e de serviços. Desta última será abordada neste capítulo a Rede Nacional de Atenção Integral à Saúde do Trabalhador (Renast) em virtude da atuação do fonoaudiólogo em Centros de Referência em Saúde do Trabalhador (Cerest) e da importância que esse tema tem para a saúde auditiva nas RAS.

Embora sejam voltadas para cuidados com populações específicas e tenham objetivos e eixos norteadores de prevenção, promoção e assistência a determinadas condições, é importante ressaltar que as RAS recebem a população de diferentes pontos de atenção da Rede de Saúde Regional, que podem, inclusive, conectar serviços e ações de outras RAS e intersetoriais.[2] Contudo, o maior eixo de integração das RAS é sempre a APS, que ordena e organiza fluxos assistenciais e a produção do cuidado qualificado, por meio do acolhimento e da classificação de risco.[2,3,5]

Diante desse cenário, é objetivo deste capítulo apresentar as ações desenvolvidas por fonoaudiólogos relacionadas à saúde auditiva, bem como a sua estrutura nos diferentes componentes e pontos de atenção da RAS, considerando a RCPD como a principal delas.

AUDIÇÃO NA PERSPECTIVA DA SAÚDE PÚBLICA

O relatório mundial sobre audição publicado em 2021[8] reafirma o compromisso de considerar a saúde auditiva uma das prioridades de saúde pública global. Para garantir o desafio do cuidado integral, o documento descreve objetivos que congregam ações de prevenção, diagnóstico e reabilitação das perdas auditivas em todos os ciclos de vida. Contudo, um eixo que estrutura o relatório é a necessidade de políticas públicas que garantam acesso, serviços integrados e qualidade de assistência nos sistemas nacionais de saúde.

O desafio dos sistemas nacionais de saúde é vasto, pois a Organização Mundial da Saúde (OMS) estimou que cerca de 466 milhões de pessoas (6,1% da população mundial) apresentavam perda auditiva incapacitante em 2018. A OMS alerta que a estimativa de pessoas com perda auditiva incapacitante é de 630 milhões até 2030 e de mais de 900 milhões até 2050.[8] Assim, a capacidade dos sistemas nacionais de saúde deve ser ampliada para atender às necessidades crescentes, sobretudo em países de baixa e média renda.[9,10]

A perda auditiva é considerada a terceira causa de anos vividos com incapacidade (*years lived with disability* – YLD) para todas as idades. Além das perdas ao nascimento, a prevalência de perda auditiva em crianças e adolescentes é menor, mas 60% de suas causas podem ser prevenidas. Há um aumento da prevalência a partir dos 50 anos (62,1%), as perdas moderadas representam 34,8% e, em muitos casos, há perdas auditivas atribuídas à exposição ao ruído em ambiente de trabalho.[10] O crescimento significativo do impacto é percebido ao longo da vida e é a principal causa de YLD para pessoas acima dos 70 anos.[10] Não há diferenças significativas nos YLD de 1990 para 2015, embora sejam percebidas diferenças nas prevalências, o que reforça a necessidade de planejamento de ações de promoção da saúde auditiva e prevenção de agravos em todo o ciclo de vida.

A OMS também estima que 50% das alterações auditivas encontradas sejam passíveis de prevenção, decorrentes de doenças infecciosas, otite média e, em especial, aquelas relacionadas à exposição sistemática ao ruído excessivo.[9] Incentiva, assim, o desenvolvimento de ações de promoção de saúde e sensibilização quanto aos efeitos dos níveis elevados de pressão sonora para a população em geral, particularmente em jovens que utilizam fones de ouvido e trabalhadores expostos ao ruído.[10,11] Além dos efeitos auditivos, que são bastante variados em relação ao tipo e à intensidade, é necessário considerar as manifestações como o zumbido e as não auditivas provocadas pela exposição sistemática ao ruído. *(Para maiores informações sobre o assunto, consultar o Capítulo 25, "Ruído, efeitos sobre a saúde e estratégias de proteção".)*

Esse impacto é mais sentido e crescente nos países em desenvolvimento, em que a perda auditiva permanece como uma "incapacidade invisível", por conta da limitação de investimentos em prevenção, identificação, acesso a dispositivos eletrônicos auxiliares de audição e (re)habilitação.[8-10] Tal situação mobilizou instituições e especialistas do mundo todo para a análise de dados relevantes, baseados em evidências epidemiológicas e custo-efetivas, para a constituição de uma rede de cuidados centrada na pessoa.

No Brasil, os dados do Censo 2010 foram revisados e ajustados segundo critérios de incapacidade definidos pelo Grupo de Washington (GW) de Estatísticas sobre Deficiência em 6,7% da população, ou seja, 12,7 milhões.[12] Esse mesmo documento aponta que a Pesquisa Nacional de Saúde (PNS) mensurou impedimentos e refere que 1,1% da população apresenta algum tipo de deficiência auditiva (2,2 milhões de pessoas), 9% adquirida por doença ou acidente e 0,2% congênita, ou seja, aproximadamente 200 mil brasileiros apresentam comprometimentos auditivos ao nascimento. Desse modo, a prevalência encontrada é mais semelhante nos dois estudos e deve representar a população em maior risco de restrição de participação e a interferência de fatores ambientais. *(Para maiores informações sobre o assunto, consultar o Capítulo 54, "Classificação Internacional de Funcionalidade, Incapacidade e Saúde (CIF)".)*

SAÚDE AUDITIVA NO CONTEXTO DA REDE DE ATENÇÃO À SAÚDE

O cuidado integral em todas as fases de vida é um direito e um dos grandes objetivos do SUS, que tem como um dos princípios doutrinários a integralidade nos serviços e ações de saúde. Nesse sentido, a saúde auditiva está incorporada às Redes de Atenção à Saúde e tem ações e estratégias na Atenção Primária e nos componentes assistenciais (especializado e hospitalar).

Cabe destacar que o Plano Nacional dos Direitos da Pessoa com Deficiência – Plano Viver sem Limite,[13] ao priorizar recursos técnicos, tecnológicos e financeiros para a implementação de uma política pública baseada em intersetorialidade, inclusão social, acessibilidade e integralidade, constituiu um marco importante para a transformação do cuidado em saúde para as pessoas com deficiência, incluindo nesse rol as pessoas com deficiência auditiva. *(Para maiores informações sobre o assunto, consultar o Capítulo 30, "Políticas públicas: atenção à saúde auditiva no Sistema Único de Saúde".)*

A construção de um modelo assistencial integral foi o norteador da implantação da Rede de Cuidados à Pessoa com Deficiência (RCPD), composta pelos pontos da Atenção Primária, o componente especializado (serviços especializados em reabilitação, centros especializados em odontologia) e o componente hospitalar.

Uma questão fundamental no debate é a Atenção Primária à Saúde (APS), que ordena a assistência e garante que o território pautado nas condições de saúde e nas necessidades da população seja instrumento de acesso e resolutividade.[3,6,14] Esse ponto mostra que ações de saúde auditiva devem estar presentes na APS em consonância com ações de monitoramento e vigilância do crescimento e desenvolvimento,[15] interlocução com os demais pontos de atenção à integração Nasf-ESF (Núcleo de apoio à saúde da família - equipe de saúde da família)[16] e compartilhamento de casos com os demais componentes assistenciais.[17] Outra estratégia fundamental é a instrumentalização de gestores e equipe de saúde da família para o fomento de ações em saúde auditiva e a implantação de programas de monitoramento da saúde auditiva materno-infantil na atenção primária.[15]

O fluxo assistencial estabelecido pela APS tem seu seguimento no componente especializado responsável por avaliação, diagnóstico e reabilitação. Desse modo, ao receber o usuário referenciado pela APS, o serviço especializado ou o centro de referência em reabilitação deve assumir a gestão do processo diagnóstico e de reabilitação. Contudo, tal responsabilidade não exclui devolutivas e o estabelecimento de contrarreferência com a APS, ou seja, é preciso manter a articulação com o território de origem do usuário.[3]

No caso da saúde auditiva, no componente especializado encontram-se tanto os serviços especializados em atendimento a pessoas com deficiência auditiva como Centro Especializados em Reabilitação (CER), que atendem duas, três ou quatro modalidades de deficiência, ou seja, centros que congregam deficiência auditiva, intelectual, física e visual em um mesmo espaço. No componente especializado convergem exames (audiometria, emissões otoacústicas [EOA], potencial evocado auditivo de tronco encefálico [Peate], entre outros), adaptação de dispositivos eletrônicos de amplificação sonora (DEAS) e reabilitação auditiva para todos os ciclos de vida.

A Atenção Hospitalar e de Urgência e Emergência, como componente da RCPD, deve ser considerada fundamental e tem papel na articulação com os demais pontos de atenção, entre eles os CER e a própria APS.[18,19] No componente hospitalar concentram-se desde as ações de Triagem Auditiva Neonatal (TAN) até a participação nas cirurgias de maior complexidade para implante coclear e, mais recentemente, as próteses ósseas ancoradas.

AÇÕES DO FONOAUDIÓLOGO NOS COMPONENTES DA REDE DE ATENÇÃO À SAÚDE DA PESSOA COM DEFICIÊNCIA

Ao mencionar o processo de trabalho do fonoaudiólogo nos componentes das redes de atenção, é preciso considerar a articulação do processo de trabalho com políticas públicas e indicadores de saúde. Na Figura 4 estão representadas as ações do fonoaudiólogo na RAS.

O fonoaudiólogo deve atuar desde a Atenção Primária, estabelecendo um olhar generalista e com foco na população adscrita e no território de saúde. Neste capítulo a ênfase será dada às atividades de saúde auditiva, contudo vale lembrar que a integralidade do cuidado deve ser garantida em cada ação desenvolvida.

Desse modo, na Atenção Primária o fonoaudiólogo deve, com base no diagnóstico situacional, planejar, promover e avaliar ações direcionadas a todos os ciclos de vida, às condições de saúde vinculadas ao atendimento na APS e ordenar os fluxos assistenciais. Entre as ações específicas de acom-

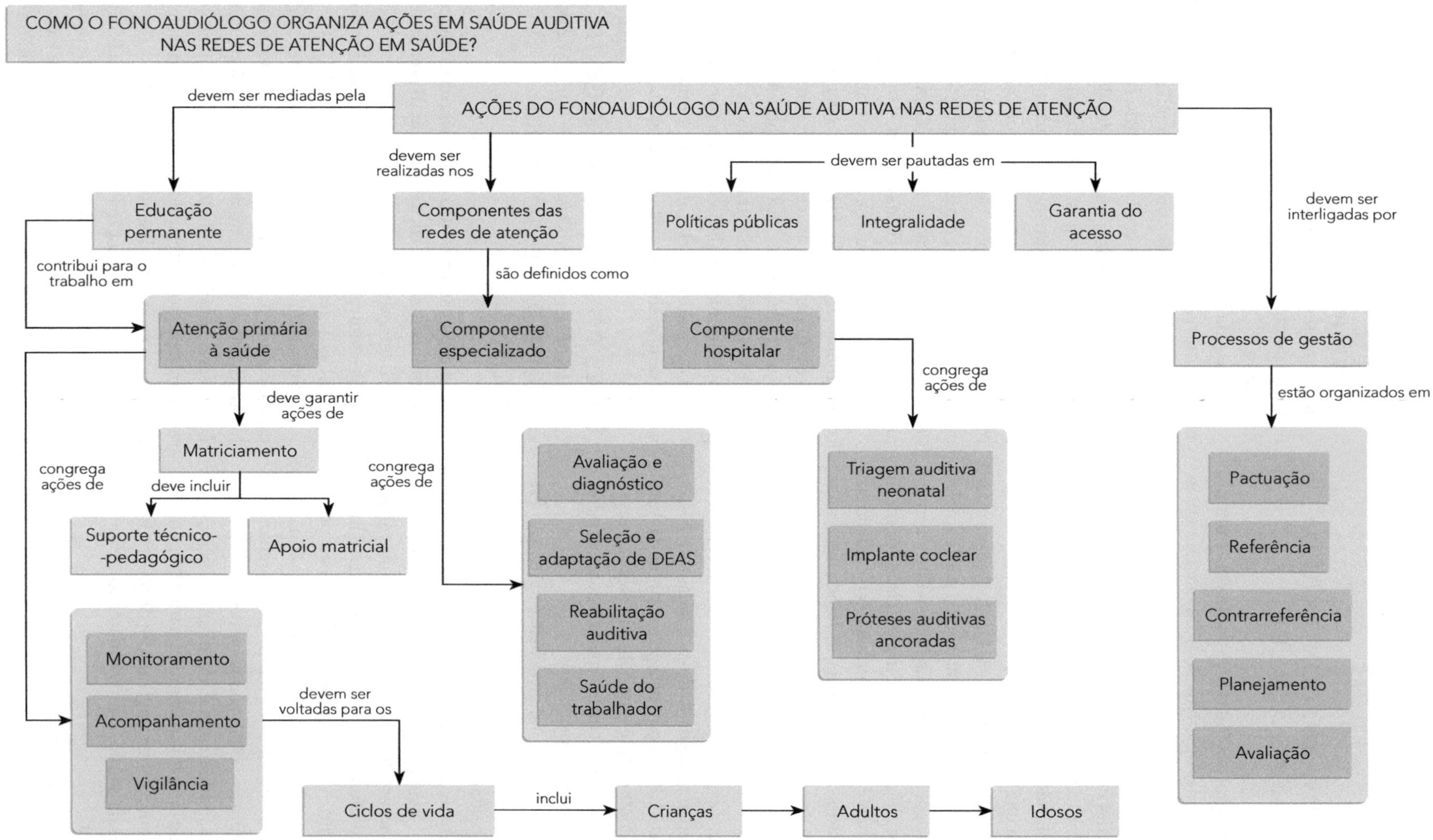

FIGURA 4 Mapa conceitual das ações em saúde auditiva pelo fonoaudiólogo nas Redes de Atenção à Saúde.

DEAS: dispositivos eletrônicos de amplificação sonora.

Fonte: elaborada pelas autoras.

panhamento da saúde auditiva, vale destacar a integração de ações da triagem auditiva neonatal com a vigilância e o monitoramento do desenvolvimento infantil. Embora a triagem auditiva não seja realizada na APS, as crianças são responsabilidade da unidade básica de saúde. Desse modo, é preciso entender se o fluxo, o agendamento e o acompanhamento (teste e reteste) estão ocorrendo de maneira consonante com a política vigente. *(Para maiores informações sobre o assunto, consultar o Capítulo 6, "Triagem auditiva neonatal universal: história, princípios e tecnologia".)*

No Brasil há estudos[15,19] que mostram ações e propostas de atuação desde o momento do pré-natal até o acompanhamento nas consultas de puericultura. Na abordagem das mães no pré-natal é importante informar sobre a importância da triagem auditiva neonatal e da audição no processo de desenvolvimento infantil. Assim, desde rodas de conversas até ações que garantam o letramento em saúde sobre a temática, são fundamentais planos e ações de promoção da saúde auditiva e o monitoramento de riscos e agravos em todos os ciclos de vida.

No momento da puericultura é importante verificar o resultado da triagem auditiva neonatal e as condutas determinadas pela equipe que realizou a avaliação e as orientações do Comitê Multiprofissional em Saúde Auditiva (Comusa).[20] Ainda, na puericultura é necessário verificar o registro do resultado na Caderneta de Saúde da Criança.

Essa é uma ferramenta auxiliar da família para acompanhar e monitorar os marcos do desenvolvimento infantil, pois traz elementos fundamentais esperados até os 10 anos. Dessa forma, constitui um importante registro e fonte de informações, em linguagem bastante acessível para sinais que requeiram maior atenção por parte da família e dos profissionais de saúde.

A Caderneta de Saúde alerta para cuidados com a audição no período escolar, que também é parte de uma política interministerial da saúde e da educação, o Programa Saúde na Escola (PSE). Instituído para contribuir na formação integral de estudantes da rede pública de ação básica, deve ser desenvolvido em parceria entre a escola e a unidade de saúde. *(Para maiores informações sobre o assunto, consultar o Capítulo 28, "Saúde auditiva no contexto da educação – práticas voltadas à promoção e à prevenção".)*

Para o desenvolvimento de ações de promoção e educação em saúde a pré-escolares, escolares, professores e familiares em relação aos cuidados com a audição e que fiquem alertas a sinais de alterações, há recomendações com atividades educacionais relativas à audição, ruído e surdez.

A avaliação auditiva não é obrigatória para essa modalidade desde 2015, provavelmente por não haver a definição de uma estratégia custo-efetiva para essa atividade. Contudo, pode ser realizada triagem auditiva escolar pelo fonoaudiólogo, por meio de diferentes protocolos ou da observação do comportamento auditivo. Estudo de revisão sistemática[21] apontou uma heterogeneidade nos estudos, com achados variados na prevalência de deficiência auditiva entre 0,88-46,70% em crianças e adolescentes em idade escolar. Os fatores associados mais relatados foram infecções de orelha média e vias aéreas superiores, icterícia neonatal e pós-natal, acúmulo de cerúmen no conduto auditivo, histórico familiar, suspeita dos pais, uso de fones de ouvido, idade e renda.

Recomenda-se o monitoramento do desenvolvimento infantojuvenil e das ações desenvolvidas para prevenção, promoção e atenção à saúde com registro no Sistema de Informações em Saúde da Atenção Básica (Sisab). O planejamento pode ser estruturado com apoio dos dados da Pesquisa Nacional de Saúde do Escolar (PeNSE).[22]

A saúde auditiva do adulto e do idoso na APS também deve constar do plano de trabalho das equipes de saúde. No caso do adulto, é preciso atentar e promover ações de monitoramento da audição e atenção aos riscos para perdas auditivas induzidas desde a poluição sonora até o ruído presente em ambientes ocupacionais. No caso do idoso, além dos riscos ambientais, é preciso atenção especial à presbiacusia ou perda auditiva relacionada à idade, além da necessidade de monitoramento da audição durante o processo de envelhecimento.

Para que a saúde auditiva esteja em foco na APS em todos os ciclos de vida, é necessário que sejam desenvolvidas ações voltadas à população e alinhadas ao processo de trabalho da equipe de saúde. Nessa medida, o matriciamento pode oferecer suporte técnico-pedagógico em áreas específicas para as equipes responsáveis, inserindo o desenvolvimento de ações em saúde auditiva. Assim, o apoio matricial pode incluir essa temática na elaboração de dispositivos de cuidado em um projeto terapêutico singular.[23]

É possível o desenvolvimento de ações de educação permanente em saúde sobre o cuidado às pessoas com deficiência no contexto da Atenção Primária pautadas na reflexão crítica sobre as práticas e qualificação de ações em saúde para essa população.[24] Assim, o processo de trabalho, a articulação para o cuidado integral e a garantia de boas práticas na trajetória assistencial na RCPD podem contribuir para a qualidade de vida de pessoas com deficiência auditiva.

Na RCPD o trabalho assistencial do fonoaudiólogo segue no próximo componente, o especializado. Nesse contexto, é preciso estar em consonância com as disposições gerais da portaria que institui a Rede de Cuidados à Pessoa com Deficiência no âmbito do Sistema Único de Saúde, na qual consta a garantia de acesso e qualidade dos serviços, ofertando cuidado integral e assistência multiprofissional sob a lógica interdisciplinar nas deficiências físicas, intelectual, auditiva e visual. Assim, as ações desenvolvidas nos Centros de Reabilitação ou em ambulatórios especializados devem estar voltadas para diagnóstico, reabilitação e adaptação de DEAS.

Vale destacar que nos Centros de Reabilitação o fonoaudiólogo está vinculado a equipes e, portanto, deve desenvolver ações que transitem entre a especialidade e a construção coletiva de planos de intervenção pautados na condição de saúde e nos modelos integrativos de abordagem de usuários do serviço.

A RCPD é pautada no modelo biopsicossocial de saúde e na Classificação Internacional de Funcionalidade, Incapacidade e Saúde,[25] que compreendem a condição de saúde de maneira customizada para as condições de vida de cada sujeito e, consequentemente, de maneira integrada e multidirecional. Assim, funcionalidade e incapacidade devem ser analisadas em cada contexto e na complexidade singular da interação entre a pessoa, os processos de vida e trabalho e o acesso ao sistema de saúde. *(Para maiores informações sobre o assunto, consultar o Capítulo 54, "Classificação Internacional de Funcionalidade, Incapacidade e Saúde (CIF)".)*

Na conjunção entre diagnóstico e processo de adaptação do DEAS para pessoas com deficiência auditiva é preciso lembrar que podem ser desenvolvidas distintas intervenções que envolvem a tomada de decisão de usuários, pais e profissionais envolvidos em todo o processo de reabilitação.[26] Desse modo, a adoção do modelo biopsicossocial e a formação profissional em consonância com as políticas públicas garantem um olhar mais ampliado sobre condições de saúde e ações interdisciplinares e intersetoriais integradas na produção do cuidado pelo fonoaudiólogo.

No caso da população adulta trabalhadora, há uma rede de serviços de saúde instituída em 2002, a Rede Nacional de Atenção Integral à Saúde do Trabalhador (Renast). Ela se distribui pelo território nacional por meio dos Centros de Referência em Saúde do Trabalhador (Cerest). O propósito dessa rede é a promoção da saúde, a assistência, a vigilância das exposições ocupacionais e a prevenção de agravos relacionados com o trabalho.[2] *(Para maiores informações sobre o assunto, consultar o Capítulo 27, "Saúde ambiental e ações em vigilância na saúde do trabalhador exposto a agentes otoagressores".)*

O fonoaudiólogo é um dos profissionais previstos nas equipes do Cerest, embora essa participação não seja obrigatória. Estudo realizado em 25 unidades da Federação (exceto Acre e Amapá) apontou que, no ano de 2014, 76 Cerest contavam com fonoaudiólogo na equipe, representando 48% dos serviços estudados, a maior proporção na região Sudeste.[27] As modalidades predominantes foram ações de vigilância em saúde geral ou específica em audição e voz, diagnóstico e atendimento clínico.

Embora dados epidemiológicos apontem a grande prevalência de perdas auditivas induzidas por ruído (Pair) ou por níveis de pressão sonora elevados (PAINPSE), a participação do fonoaudiólogo nesse cenário poderia ser maior e envolver ações de promoção da saúde auditiva.

No componente hospitalar, o fonoaudiólogo atua principalmente na interface com a atenção materno-infantil. Como nos demais pontos da rede, o trabalho integral envolve todos os aspectos relativos ao nascimento e ao puerpério, mas a triagem auditiva neonatal (TAN) é a ação que mais se articula com o propósito dessa análise. *(Para maiores informações sobre o assunto, consultar o Capítulo 6, "Triagem auditiva neonatal universal: história, princípios e tecnologia".)*

Segundo documentos nacionais, a deficiência auditiva é uma das alterações mais frequentes em recém-nascidos, com incidência de um a seis para cada mil nascidos vivos (1 a 6:1000). Para crianças que necessitam de cuidados intensivos, a prevalência passa a ser de um a quatro para cem nascidos vivos (1 a 4:100) e apresenta alta prevalência entre outras doenças identificadas ao nascimento (30:10.000).[28] Há dificuldade para a mensuração acurada dessas informações, e os resultados encontram-se acima das estimativas apresentadas em recente revisão sistemática com metanálise que apontou achados de 1:100, em análise de estudos realizados apenas em países altamente desenvolvidos.[29] De qualquer forma, a prevalência, bastante alta, é confirmada.

A TAN é prevista para ocorrer na maternidade, embora em alguns locais também aconteça em ambulatório, em especial para retestagem e seguimento, por meio da realização de EOA associada ou não ao Peate, conforme diretrizes estabelecidas.[28] A cobertura estimada, calculada a partir da análise de dados secundários, identificou um aumento de 7,1% em 2008 para 21,8% em 2011,[30] mas dados oficiais do *site* do Ministério da Saúde sinalizam cobertura acima de 30% nos últimos anos, exceto 2020, que ficou um pouco abaixo, provavelmente em razão da pandemia.

Não há uma linha de cuidado específica para a saúde auditiva, mas há ações que podem ser identificadas na linha de cuidado materno-infantil, tanto no hospital como na APS (TAN, registro na caderneta, busca ativa de faltosos), relacionadas à Rede Cegonha. É importante estabelecer o contato do hospital e do CER com a APS e ações intersetoriais, não apenas com o PSE, mas também que se articule com a inclusão escolar e adaptações que possam ser necessárias para estudantes com perdas auditivas, usuários de DEAS, sistema frequência modulada (FM), implante coclear (IC) e outros dispositivos eletrônicos auxiliares de audição.

AÇÕES E COMPETÊNCIAS DO FONOAUDIÓLOGO PARA ALÉM DA ASSISTÊNCIA

Além da realização dos exames, fonoaudiólogos do serviço e da gestão, em parceria com pesquisadores, estão envolvidos em estudos relacionados à avaliação da qualidade dos serviços por meio da proposição de indicadores,[31] que podem auxiliar os gestores na organização das ações em serviços de saúde auditiva e na regulação do acesso com equidade.

O fonoaudiólogo é o profissional indicado para o estabelecimento de normas, protocolos e fluxos a serem adotados para orientar o acesso às ações e serviços de saúde auditiva, definir competências e responsabilidades de cada ponto de atenção da RCPD. Dessa forma, pode-se ajustar a oferta de serviços às necessidades de saúde da população, com definição de prioridades de acesso aos diferentes níveis assistenciais das Regiões de Saúde.

Um ponto fundamental no cuidado em saúde é a interlocução entre os pontos de atenção à saúde garantida pela pactuação da abrangência assistencial dos serviços e organização dos fluxos assistenciais de referência e contrarreferência que impactam diretamente a constituição e resolutividade das redes de atenção.[32] Assim, é preciso compreender que cuidado integral e garantia de acesso nem sempre são sinônimos de alta especialização e densidade tecnológica, pois as ações em saúde devem ser ordenadas em uma lógica assistencial intersetorial.

Vale destacar ainda que um desafio importante das redes de atenção é a assistência à saúde às pessoas surdas, usuárias de língua de sinais, pois barreiras de comunicação comprometem a garantia da integralidade e do acesso aos serviços de saúde.[33] É preciso investir na formação de intérpretes de língua de sinais, para atuar nos diversos pontos da rede de atenção e incentivar a aprendizagem da Língua Brasileira de Sinais (Libras) por profissionais de saúde que atuam no SUS.[33]

Muitos são os desafios para o desenvolvimento e a efetivação de uma linha de cuidado para a saúde auditiva em território nacional. Em alguns momentos as ações perpassam diferentes RAS que precisam estar articuladas, assim como os níveis de atenção em saúde. O SUS prevê a complementação da assistência pelos setores privado e filantrópico e, muitas vezes, depende dessa parceria para manter a oferta de ações e serviços, que envolvem tecnologias com custos consideráveis.

O desenvolvimento de estudos que trazem relatos de boas práticas assistenciais e gerenciais auxilia a organização, a avaliação e o monitoramento da RAS, oferecem visibilidade e transparência para a gestão e melhores evidências clínicas disponíveis.

REFERÊNCIAS BIBLIOGRÁFICAS

1. Brasil. Ministério da Saúde. Portaria de Consolidação n. 1. Consolidação das normas sobre os direitos e deveres dos usuários da saúde, a organização e o funcionamento do Sistema Único de Saúde [internet]. 2017a Sept 28. Disponível em: https://bvsms.saude.gov.br/bvs/saudelegis/gm/2017/prc0001_03_10_2017.html#ART51. Acesso em: 18 set. 2021.
2. Brasil. Ministério da Saúde. Portaria de consolidação n. 3. Consolidação das normas sobre as redes no Sistema Único de Saúde [internet]. 2017c Sept 28. Disponível em: https://bvsms.saude.gov.br/bvs/saudelegis/gm/2017/prc0003_03_10_2017.html. Acesso em: 18 set. 2021.
3. Mendes EV. As redes de atenção à saúde. 2.ed. Brasília: Organização Pan-Americana de Saúde; 2011. Disponível em: https://bvsms.saude.gov.br/bvs/publicacoes/redes_de_atencao_saude.pdf. Acesso em: 18 set. 2021.
4. Brasil. Ministério da Saúde. Portaria de consolidação n. 2. Consolidação das normas sobre as políticas nacionais de saúde do Sistema Único de Saúde [internet]. 2017b Sept 28. Disponível em: https://bvsms.saude.gov.br/bvs/saudelegis/gm/2017/prc0002_03_10_2017.html#ANEXOXTITIV. Acesso em: 18 set. 2021.
5. Lemos SMA, Januário GC, Paiva-Vianna KM. Redes de Atenção à Saúde e fonoaudiologia. In: Marchesan IQ, Silva HJ, Tomé MC (orgs.). Tratado das especialidades em fonoaudiologia. São Paulo: Roca; 2014. p.710-7.
6. Santos L, Campos GWS. SUS Brasil: a região de saúde como caminho. Saúde Soc. 2015;24(2):438-46.
7. Albuquerque MVA, Viana ALA. Perspectivas de região e redes na política de saúde brasileira. Saúde Debate. 2015;39(Spec No):28-38. Disponível em: https://www.scielo.br/j/sdeb/a/75FZRG9JnnVB7qdqtHTyYPC/?format=pdfdoi: 10.5935/0103-1104.2015S005390. Acesso em: 18 set. 2021.
8. World Health Organization. World report on hearing [internet]. Geneva: WHO; 2021. Disponível em: https://www.who.int/publications/i/item/world-report-on-hearing. Acesso em: 18 set. 2021.
9. World Health Organization. Addressing the rising prevalence of hearing loss [internet]. [Geneva]: WHO; 2018. Disponível em: https://apps.who.int/iris/bitstream/handle/10665/260336/9789241550260-eng.pdf. Acesso em: 18 set. 2021.
10. Haile LM, Kamenov K, Briant PS, Orji AU, Steinmetz JD, Abdoli A, et al. Hearing loss prevalence and years lived with disability, 1990-

2019: findings from the Global Burden of Disease Study 2019. The Lancet. 2021;397(10278):996-1009.

11. Kateman E, Verbeek JH, Morata T, Coolsma B, Dreschler W, Sorgdrager B. Interventions to prevent occupational noise-induced hearing loss. Cochrane Database Syst Rev. 2017;7:CD006396.
12. Botelho L, Porciúncula K. Os desafios para produção de indicadores sobre pessoa com deficiência: ontem, hoje e amanhã. In: Simões A, Athias L, Botelho L (orgs.). Panorama Nacional e Internacional da Produção de Indicadores Sociais: grupos populacionais específicos e uso do tempo [internet]. Rio de Janeiro: IBGE, Coordenação de População e Indicadores Sociais; 2018. Disponível em: https://biblioteca.ibge.gov.br/visualizacao/livros/liv101562.pdf. Acesso em: 19 set. 2021.
13. Brasil. Casa Civil. Decreto n. 7.612, de 17 de novembro de 2011. Institui o Plano Nacional dos Direitos da Pessoa com Deficiência – Plano Viver sem Limite [internet]. Diário Oficial da União, 2011. Disponível em: http://www.planalto.gov.br/CCIVIL_03/_Ato2011-2014/2011/Decreto/D7612.htm. Acesso em: 20 set. 2021.
14. Faria RM. O território e as redes de atenção à saúde: intercambiamentos necessários para a integração das ações do Sistema Único de Saúde (SUS) no Brasil. Boletim de Geografia. 2014;32(2):173-91.
15. Wagner J, Bonamigo AW, Oliveira FD, Machado MS. Monitoramento da audição e da linguagem na atenção primária à saúde: projeto piloto. Ciênc Saúde Colet. 2017;22(11):3599-606.
16. Viégas LHT, Meira TC, Santos BS, Mise YF, Arce VAR, Ferrite S. Speech, language and hearing services in primary health care in Brazil: an analysis of provision and an estimate of shortage, 2005-2015. Rev Cefac. 2018;20(3):353-62.
17. Silva JFP, Teixeira CF, Lima MLLT, Nascimento CMB, Sousa FOS, Griz SMS. Redes de atenção à saúde: o papel da equipe de saúde da família na perda auditiva infantil. Rev Cefac. 2017;19(4):484-92.
18. Machado WCA, Pereira JDS, Schoeller SD, Júlio LC, Martins MMFPDS, Figueiredo NMAD. Integralidade na rede de cuidados da pessoa com deficiência. Texto Contexto Enferm. 2018;27(3):e4480016.
19. Sabbag JC, Lacerda ABM. Rastreamento e monitoramento da triagem auditiva neonatal em Unidade de Estratégia de Saúde da Família: estudo-piloto. CoDAS. 2017;29(4):e20160102.
20. Lewis DR, Marone SAM, Mendes BCA, Cruz OLM, Nobrega M. Multiprofessional committee on auditory health: Comusa. Braz J Otorhinolaryngol. 2010;76(1):121-8.
21. Nunes ADS, Silva CRL, Balen SA, Souza DLB, Barbosa IR. Prevalence of hearing impairment and associated factors in school-age children and adolescents: a systematic review. Braz J Otorhinolaryngol. 2018;85(2):244-53.
22. Instituto Brasileiro de Geografia e Estatística (IBGE). Coordenação de População e Indicadores Sociais. Pesquisa Nacional de Saúde do Escolar: 2019. Rio de Janeiro: IBGE, 2021. Disponível em: https://biblioteca.ibge.gov.br/index.php/biblioteca-catalogo?view=detalhes&id=2101852. Acesso em: 27 out. 2021.
23. Medeiros RHAD. Uma noção de matriciamento que merece ser resgatada para o encontro colaborativo entre equipes de saúde e serviços no SUS. Physis. 2015;25(4):1165-84.
24. Oliveira MMC, Santos JMA, Peixoto MVS, Carvalho S. Educação permanente em saúde e os cuidados à pessoa com deficiência: olhares teóricos, políticos e práticos. Revista Baiana de Saúde Pública. 2018;42(4):700-11.
25. Organização Mundial de Saúde (OMS). CIF: a Classificação Internacional de Funcionalidade, Incapacidade e Saúde. São Paulo: Edusp; 2020.
26. Soleman C, Bousquat A. Políticas de saúde e concepções de surdez e de deficiência auditiva no SUS: um monólogo?. Cadernos de Saúde Pública. 2021;37(8):e00206620.
27. Gusmão AC, Meira TC, Santos FCCN, Ferrite S. A fonoaudiologia nos Centros de Referência em Saúde do Trabalhador no Brasil. Rev Cefac. 2018;20(6):723-33.
28. Brasil. Ministério da Saúde. Secretaria de Atenção à Saúde. Departamento de Ações Programáticas Estratégicas. Diretrizes de Atenção da Triagem Auditiva Neonatal / Ministério da Saúde, Secretaria de Atenção à Saúde, Departamento de Ações Programáticas Estratégicas e Departamento de Atenção Especializada. Brasília: Ministério da Saúde; 2012.
29. Butcher E, Dezateux C, Cortina-Borja M, Knowles RL. Prevalence of permanent childhood hearing loss detected at the universal newborn hearing screen: systematic review and meta-analysis. PLoS ONE. 2019;14(7):e0219600.
30. Cruz LRL, Ferrite S. Cobertura estimada da triagem auditiva neonatal para usuários do Sistema Único de Saúde, Brasil, 2008-2011. Rev Bras Saude Mater Infant. 2014;14(4):401-11.
31. Januário GC, Lemos SMA, Friche AAL, Alves CRL Quality indicators in a newborn hearing screening service. Braz J Otorhinolaryngol. 2015;81(3):255-63.
32. Ferreira JBB, Mishima SM, Santos JS, Forster AC, Ferraz CA. O complexo regulador da assistência à saúde na perspectiva de seus sujeitos operadores. Interface – Comunic., Saude, Educ. 2010;14(33):345-58.
33. Nóbrega JD, Munguba MC, Pontes RJS. Atenção à saúde e surdez: desafios para implantação da rede de cuidados à pessoa com deficiência. Rev Bras Promoç Saúde. 2017;30(3):1-10.

SEÇÃO IV

DISPOSITIVOS ELETRÔNICOS DE AMPLIFICAÇÃO SONORA, IMPLANTE COCLEAR E PRÓTESES AUDITIVAS IMPLANTÁVEIS

32

SELEÇÃO DAS CARACTERÍSTICAS DOS DISPOSITIVOS ELETRÔNICOS DE AMPLIFICAÇÃO SONORA

Margarita A. Bernal Wieselberg
Káris Ester Dong Creste

INTRODUÇÃO

A adaptação de dispositivos eletrônicos de amplificação sonora é um recurso fundamental, parte de um extenso processo de tratamento na reabilitação da pessoa com deficiência auditiva. Esse processo está constituído por várias etapas, ao longo das quais cabe ao fonoaudiólogo a tomada de decisão sobre inúmeros aspectos que incluem desde a compreensão das necessidades auditivas e não auditivas desse candidato, a seleção de características técnicas e eletroacústicas do dispositivo de amplificação, a realização de procedimentos e testes que garantam a boa adaptação, o conforto e a compensação das necessidades da pessoa com deficiência auditiva, dentre outras.

Com o propósito de promover orientações e ações mais uniformizadas na adaptação desses dispositivos, a Academia Americana de Audiologia[1] publicou um conjunto de recomendações clínicas (*Practice Guidelines*). Para tanto, foi instituída uma força-tarefa constituída por um grupo de profissionais audiologistas notáveis que, com base em evidências científicas, teve a missão de debater, documentar e oferecer condutas com diretrizes de boas práticas. Nelas, o fonoaudiólogo pode buscar orientação e direcionamento sobre etapas e procedimentos de forma a facilitar a tomada de decisões e a elaboração de um plano de tratamento a ser seguido ao longo do processo de reabilitação audiológica. Como resultado, vislumbrava-se alcançar menor incerteza e variabilidade de resultados, maior adesão ao tratamento e sucesso na reabilitação audiológica com o dispositivo eletrônico de amplificação sonora. Desde então, esse documento de recomendações tem sido revisto, aceito e chancelado pela maioria das sociedades científicas, órgãos reguladores e profissionais no mundo.[1-3]

As diretrizes de boas práticas na reabilitação audiológica, por meio da adaptação dos dispositivos eletrônicos de amplificação sonora, sugerem que determinadas etapas sejam seguidas, cada uma delineada com recomendações, procedimentos e/ou testes específicos. Tais etapas incluem: a avaliação do candidato; a seleção das características eletroacústicas e físicas do dispositivo; a verificação física e do desempenho eletroacústico real desses dispositivos; a validação (ou avaliação dos resultados) do uso da amplificação fora do ambiente clínico e, por fim, mas não por último, procedimentos de orientação e aconselhamento, que devem permear todo o processo. *(Para maiores informações sobre o assunto, consultar os Capítulos 34, "Verificação e avaliação de resultados no processo de seleção e adaptação de dispositivos eletrônicos de amplificação sonora", e 45, "Reabilitação auditiva em adultos e idosos".)*

Cabe ainda esclarecer que existem diretrizes de boas práticas voltadas para a população adulta[1] e outra específica para a população pediátrica.[4] Este capítulo abordará aquelas voltadas à pessoa adulta. Os cuidados voltados à reabilitação da população pediátrica serão abordados em outros capítulos deste mesmo Tratado. *(Para maiores informações sobre o assunto, consultar o Capítulo 44, "Intervenção fonoaudiológica na reabilitação auditiva infantil")*

Para dar início ao capítulo, fica estabelecido que todo e qualquer indivíduo que manifeste dificuldades auditivas e/ou de comunicação, independentemente do grau da perda auditiva, poderá ser considerado um candidato em potencial a um programa de reabilitação audiológica com adaptação dos dispositivos eletrônicos de amplificação sonora.

A base da avaliação da audição, a audiometria tonal liminar por via aérea e óssea, nosso "padrão ouro", é o exame que propicia informações preliminares quanto à candidatura ao uso do dispositivo eletrônico de amplificação sonora. No entanto, quando incompleta ou interpretada de forma isolada, pouco revela sobre outras importantes questões que envolvem necessidades auditivas, não auditivas e comunicativas, expectativas, prognóstico, problemas relacionados à distorção dos sons e desconfortos auditivos. *(Para maiores informações sobre o assunto, consultar o Capítulo 8, "Audiometria tonal liminar e de altas frequências".)*

A avaliação audiométrica deve ser vista em sua totalidade, enriquecida com a pesquisa dos níveis de desconforto para sons de forte intensidade, interpretada conjuntamente com os resultados da logoaudiometria. A compreensão do conjunto de informações fornecidas pelas medidas da imitância acústica, sobre as condições do sistema tímpano-ossicular e a identificação da presença (ou não) de reflexos acústicos é capaz de sinalizar pistas um pouco mais claras sobre a necessidade de cuidados na compensação da audibilidade que envolvam o campo dinâmico da audição, assim como possíveis problemas relacionados à distorção ou desconforto diante de sons de forte intensidade. Mas isso não é tudo. *(Para maiores informações sobre o assunto, consultar os Capítulos 10, "Avaliação logoaudiométrica na rotina clínica", e 12, "Medidas de imitância acústica: timpanometria e reflexos acústicos".)*

A entrevista (ou anamnese) realizada com o candidato deve levar em consideração a importância de estabelecer e dimensionar questões tais como:[5]

- Histórico pregresso audiológico: doenças e cirurgias otológicas, histórico familiar, progressão da perda auditiva, tempo de privação auditiva, exposição ao ruído ou a medicamentos ototóxicos, experiência anterior com os dispositivos eletrônicos de amplificação sonora, queixa de zumbido.
- Necessidades auditivas: questão relacionada a grau, tipo, configuração, simetria ou lateralidade da perda auditiva, limitações em atividades, restrição em participação em atividades de rotina diária.
- Necessidades não auditivas: saúde geral e outras intercorrências clínicas que possam intervir no sucesso da amplificação, atividades profissionais ou sociais, destreza manual, comprometimentos motores, visuais e cognitivos, contexto afetivo e social, motivação, características de personalidade, possibilidades financeiras na aquisição e manutenção do dispositivo eletrônico de amplificação sonora, necessidade ou não de assistência, de orientação e aconselhamento ao paciente e/ou familiares envolvidos.

Para fazer um planejamento terapêutico e propor metas, por vezes se fazem necessárias (ou oportunas) avaliações clínicas adicionais, tais como testes específicos de avaliação da compreensão de fala,[6] de habilidades específicas ou do transtorno do processamento auditivo central, indícios de declínio cognitivo ou depressão. Podem se fazer igualmente necessários encaminhamentos para avaliações específicas e/ou diagnósticos com outros profissionais.

O profissional precisa levar em conta atitudes de empatia, o que pressupõe a habilidade de se colocar no lugar do paciente e, sem julgamento, procurar entender suas dificuldades, restrições, limitações, expectativas e necessidades em face de sua deficiência auditiva e do processo de reabilitação audiológica com o uso do dispositivo. A consolidação de sentimentos de empatia na relação terapeuta-paciente em muito vem se mostrando um facilitador na adesão ao tratamento.[7]

A partir das informações colhidas nessa etapa de avaliações, já é possível delinear necessidades, expectativas e dificuldades específicas, dimensionar o problema, prever procedimentos e a extensão da reabilitação auditiva, antecipar possibilidades e limitações do tratamento, planejar seleções técnicas, assim como reunir um arcabouço de informações a serem abordadas ao longo de todo o processo, com orientações e aconselhamentos pertinentes que, de forma integrada, em muito irão colaborar na adesão ao tratamento e em seu sucesso.

Dessa forma, o objetivo deste capítulo é apresentar, sob luz das evidências científicas, os principais alicerces que envolvem a etapa de seleção das características dos dispositivos de amplificação sonora.

ASPECTOS TÉCNICOS DE SELEÇÃO

A finalidade dos dispositivos eletrônicos de amplificação sonora é melhorar a audibilidade do sinal sonoro, em especial o da fala, promovendo algumas modificações de modo a tentar compensar a perda da audibilidade causada pela deficiência auditiva, garantindo conforto físico e sonoro.[8] A seleção das características físicas e eletroacústicas desses dispositivos depende de uma série de aspectos clínicos e técnicos. Pressupõe-se que o fonoaudiólogo tenha conhecimento sobre as características físicas, eletroacústicas, tipo de amplificação, funcionalidades dos algoritmos disponíveis, equipamentos auxiliares e conectividade.

Neste capítulo de aspectos técnicos dos dispositivos, serão abordados os componentes físicos e básicos de funcionamento, características eletroacústicas e do processamento do sinal. A seleção dos dispositivos eletrônicos de amplificação sonora propriamente dita demandará do fonoaudiólogo a tomada de decisões assertivas sobre os aspectos técnicos dos dispositivos, dentro das questões audiológicas, pessoais e contextuais do candidato ao uso da amplificação.

Componentes eletrônicos e físicos

Os dispositivos eletrônicos de amplificação sonora possuem componentes básicos para seu funcionamento: microfone, amplificador e receptor ou vibrador ósseo. A fonte de energia para todo o sistema funcionar é a pilha. De maneira simples, o funcionamento do sistema é realizado pela captação do som pelo microfone (transdutor de entrada), que transforma o sinal sonoro em sinal elétrico equivalente, que chegará ao amplificador – responsável por tornar o sinal mais intenso – e na sequência é enviado ao receptor ou vibrador ósseo, no qual haverá a transdução do sinal elétrico amplificado em sinal sonoro ou vibração, que, finalmente, é enviado para a membrana timpânica (condução aérea) ou mastoide (condução óssea) do usuário.[8]

Microfone

O microfone capta o sinal acústico e o transforma em sinal elétrico equivalente; por assim fazer, podemos chamá-lo de transdutor (transformação de um tipo de energia em outro) de entrada. Atualmente, os microfones são de eletreto, possuem resposta em frequência ampla e plana, pouca sensibilidade a vibrações e variações de temperatura. Contudo, os microfones de eletreto são sensíveis à umidade, assim como todos os outros componentes dos dispositivos, por isso é recomendável que se use a prática diária de desumidificadores por sílica ou elétricos. O funcionamento dos microfones ocorre pela vibração de duas placas (diafragma e placa paralela fixa) e pela diminuição da distância entre elas, alterando o equilíbrio elétrico que existia entre ambas e formando uma corrente elétrica correspondente à onda sonora que foi captada.[9,10]

Os microfones são, tradicionalmente, classificados quanto à sua direcionalidade em omnidirecionais e direcionais.[11,12] Os microfones omnidirecionais respondem igualmente a todos os ângulos da fonte sonora. Os microfones direcionais respondem de modos diferentes de acordo com a direção da fonte sonora. Foram projetados para melhorar a relação sinal-ruído com base na localização espacial do sinal de interesse em relação aos sinais indesejados; dessa forma, ainda podem fornecer reconhecimento de fala aprimorado em uma variedade de ambientes ruidosos quando comparados à amplificação omnidirecional. Para entender a resposta direcional dos microfones é preciso conhecer sua polaridade, ou seja, sua resposta em frequência medida para diferentes direções da fonte sonora. A resposta polar dos microfones omnidirecionais é de 360 graus, pois ele é igualmente sensível aos sinais vindos de todos os ângulos, compondo um círculo completo a 0 dB em qualquer frequência. De acordo com sua polaridade, os microfones direcionais fixos podem ter respostas cardioides (atenuação máxima para incidência de 180 graus, rejeitando completamente os sons vindo de trás), hipercardioide e supercardioide (atenuação máxima nos ângulos de 120 e 240 graus, respectivamente, com aumento da sensibilidade do microfone para os sons de 180 graus) ou bidirecional (atenuação máxima em 90 e 270 graus, ou seja, os sons que vêm das laterais não são captados).[13]

Na maioria dos dispositivos com microfones direcionais, existe a opção de selecionar o modo direcional fixo automático, em que se observa uma mudança de microfone no modo omnidirecional para direcional, ativada automaticamente quando há ruído de fundo. Alguns sistemas possuem o microfone direcional adaptativo, que oferece a seleção manual de diferentes padrões polares, dependendo do ambiente; alguns de tecnologia mais avançada oferecem o microfone direcional adaptativo automático, em que o aparelho reconhece o ambiente e ativa o microfone direcional automaticamente, alterando os padrões polares em resposta ao ambiente de escuta espacialmente dinâmico (p. ex., fonte de ruído em movimento) e modificando o atraso de tempo interno entre os microfones.[14]

Amplificador

O amplificador é responsável por intensificar e modificar o estímulo elétrico transduzido pelo microfone. Os circuitos de amplificação dos dispositivos eletrônicos de amplificação sonora podem diferir quanto a seu processamento, a depender de o sistema ser analógico ou digital.[8,9]

Os dispositivos eletrônicos de amplificação sonora analógicos fazem a transdução do sinal acústico em um sinal elétrico equivalente ou análogo. Os amplificadores usados nesse tipo de sistema podem ser do tipo A, B, D ou H, selecionados de acordo com a perda auditiva e o consumo de energia. Nos dispositivos digitalmente programáveis, o sinal acústico é convertido em sinal elétrico análogo, no entanto, a porção digital do circuito (memória) é usada para programar as características da resposta em frequência e os filtros de compressão. A programação é toda realizada em uma unidade externa, armazenada e transferida a uma memória digital contida no sistema. Os digitais, que compõem atualmente a quase totalidade dos dispositivos disponíveis no mercado, trouxeram uma evolução importante na miniaturização de seus componentes, menor consumo de pilha, menor ruído interno, possibilidade de reprodutibilidade, utilização de diversos algoritmos, maior estabilidade e programabilidade do sinal sonoro. O sistema de amplificação do sinal digital contém um microfone que capta o som e o transforma em sinal elétrico equivalente, assim como ocorre nos sistemas analógicos. Esse sinal é digitalizado em um código numérico binário em um conversor analógico/digital (A/D), processado a partir de regras determinadas em programas específicos, enviados para um microprocessador que fará uma série de filtragens e manipulações matemáticas a fim de amplificar o sinal, reconvertido em sinal elétrico em um conversor digital/analógico. Esse sinal sonoro modificado é enviado ao receptor de saída para que, então, possa ser liberado ao usuário.[15,16]

Receptor

O receptor capta o sinal elétrico amplificado e o transforma em sinal acústico, sendo considerado um transdutor de saída do dispositivo eletrônico de amplificação sonora. Todos os receptores utilizados nos dispositivos são magnéticos, podendo variar se vão compor os dispositivos em sua porção interna (intra-aurais e retroauriculares) ou externa (como em retroauriculares de tubo fino).[9]

A potência do dispositivo é atribuída ao receptor e afeta diretamente a saída máxima e a largura de banda dos sons amplificados. Em geral, quanto maior (fisicamente) for o receptor, maiores serão a saída máxima e sua faixa de adaptação.[17]

O vibrador ósseo também é um transdutor de saída com a função de transformar o sinal elétrico amplificado em vibrações, tal como o receptor. Se o vibrador estiver em contato com o crânio, as vibrações serão transmitidas e percebidas como o som por meio dos mecanismos de audição por via óssea.[8]

Pilhas

As pilhas, fonte de energia, são responsáveis pelo funcionamento dos dispositivos eletrônicos de amplificação sonora. As pilhas utilizadas atualmente, em sua maioria, são as de zinco-ar, que possuem maior durabilidade, menor custo e seu consumo se inicia após a retirada de um selo adesivo que recobre a pilha. A tensão das pilhas (entre 1,25-1,5 V) permanece constante durante toda a sua vida útil, evitando que haja variação da estabilidade ao longo do uso. A referência dos tamanhos e de cor das pilhas utilizadas hoje em dia são padronizadas mundialmente: 10 (amarela), 312 (marrom), 13 (laranja) e 675 (azul). Cada dispositivo tem um tamanho de pilha determinado, e, de maneira geral, quanto menor a pilha, mais rápido será seu consumo.[18]

Controles manuais

Os controles manuais nos dispositivos eletrônicos de amplificação sonora permitem que o usuário tenha autonomia para ajustar a intensidade de volume, seja para aumentar ou diminuir, de acordo com sua necessidade em diferentes ambientes acústicos. Hoje, com o sincronismo dos dispositivos bilaterais, mudanças de programa ou mudanças de volume realizadas em um dos aparelhos refletirão no outro, para que se mantenham os níveis iguais. Um ou dois botões podem ser configurados com várias funções.[19]

Vale ressaltar que ultimamente os controles manuais não se encontram em todo tipo de dispositivo. Isso acontece por não haver espaço físico em dispositivos muito pequenos e, também, pela dispensabilidade a partir da incorporação dos sistemas de compressão, que possuem controle de adaptação automática da intensidade aos estímulos sonoros, mas existe uma pequena porcentagem de usuários que demonstram preferir ter o controle manual em seu dispositivo.[19]

Quando não há a opção diretamente no dispositivo ou o indivíduo não possui destreza manual para operá-lo, existem sistemas de chaves, controles externos ou sem fio que podem ser usados como controle remoto ao se conectarem aos dispositivos de amplificação sonora quando em diferentes situações auditivas. Existe também a possibilidade de recursos tecnologicamente mais avançados, tais como receber sinais de áudio via Bluetooth® por meio de *smartphones*, da televisão, tocadores de MP3 e outros dispositivos.[20]

DISPOSITIVOS ELETRÔNICOS DE AMPLIFICAÇÃO SONORA QUANTO AO LOCAL DE USO

Os dispositivos eletrônicos de amplificação sonora podem ser classificados quanto a seu local de uso, de acordo com a localização de seu corpo físico e componentes. Atualmente, os dispositivos retroauriculares e intra-aurais formam os dois grupos, com seus subtipos, que mais ganharam espaço no mercado devido ao avanço tecnológico.

Dispositivos eletrônicos de amplificação sonora retroauriculares

Os dispositivos de amplificação retroauriculares apresentam tamanhos e *designs* diferentes, podendo ser adaptados para todos os graus, tipos, configurações de perdas auditivas e faixas etárias. São utilizados atrás do pavilhão auricular e possuem todos os componentes acomodados dentro de uma pequena caixa (corpo do aparelho) de onde sai um gancho acoplado a um tubo plástico com diâmetro interno de 1,93 mm, que é inserido ao molde auricular.[15,17]

Nos últimos anos, com o desenvolvimento de inúmeros algoritmos e recursos tecnológicos, o mercado passou a disponibilizar dispositivos retroauriculares integrados a um tubo fino flexível que variam entre 0,8-1,2 mm de diâmetro interno, adaptados ao meato acústico externo (MAE) por meio de moldes auriculares personalizados ou olivas de silicone pré-fabricados. Essa possibilidade passou a ser comercialmente conhecida como minirretroauricular de tubo fino. Na evolução tecnológica que seguiu anos depois, ao retirar o receptor de dentro do corpo do dispositivo e alojá-lo dentro do MAE, permitiu-se diminuir ainda mais seu tamanho físico e oferecer vantagens acústicas e estéticas, abrindo novas possibilidades na adaptação e aceitação do dispositivo, então denominado minirretro com receptor no canal.[17,21,22]

Dispositivos eletrônicos de amplificação sonora intra-aurais

Os dispositivos de amplificação intra-aurais são adaptados na orelha externa. Todos os componentes encontram-se envoltos por uma caixa personalizada, ou seja, é necessário que se faça uma pré-moldagem do MAE do indivíduo para confeccionar e montar o dispositivo. Quando este ocupa a área completa da concha, o dispositivo é chamado de intra-auricular do tipo concha; no entanto, se o preenchimento for somente parcial, será chamado de meia concha, e esses modelos permitem maior ganho acústico, maior possibilidade de ventilação e de controles internos.

Os dispositivos que se localizam dentro do MAE, com sua aparência discreta na concha, são chamados intracanal; já aqueles que são colocados inteiramente no MAE, ocupando uma porção mais profunda, são conhecidos como dispositivos eletrônicos de amplificação sonora microcanal, que apresentam algumas vantagens, como menor distorção, menor retroalimentação acústica, facilidade de remoção e aceitação estética. Os dispositivos invisíveis ou peritimpânicos são aqueles posicionados profundamente, com um mínimo contato na porção cartilaginosa do MAE, mas fazendo contato mais profundamente em sua porção óssea, produzindo maior ganho nas frequências altas e reduzindo o efeito de oclusão.[8]

Dispositivos eletrônicos de amplificação sonora por condução óssea

Em situações em que a condução aérea do som amplificado não for possível ou indicada, a condução óssea pode ser uma alternativa para a condução do som amplificado. Em lugar do receptor, é acoplado um vibrador ósseo, que precisa ter uma força constante em contato com a pele para transmitir a energia ao crânio. Com o avanço dos estudos e da tecnologia, os dispositivos por condução óssea também tiveram sua evolução, como a implantação transcutânea e percutânea. O sistema transcutâneo possui uma unidade interna implantável, que se comunica com a parte externa por meio da atração dos ímãs. Esse tipo de sistema demonstrou menores complicações de infecção de pele e maior capacidade de amplificação. No sistema percutâneo, é realizada a implantação cirúrgica de um pino de titânio cuja função é transmitir a vibração do dispositivo diretamente no osso do crânio para se propagar até a cóclea.[23,24] *(Para maiores informações sobre o assunto, consultar o Capítulo 38, "Próteses auditivas cirurgicamente implantáveis".)*

Moldes auriculares

Moldes auriculares são peças individualmente confeccionadas, utilizadas no MAE, com a função primária de conduzir o som amplificado até alcançar a membrana timpânica. Outras funções, igualmente importantes, se aplicam a:

- Promover a boa retenção do dispositivo (ou do receptor) na orelha do usuário.
- Funcionar como elemento de transmissão acústica entre o receptor do dispositivo e a membrana timpânica.

- Garantir uma vedação acústica satisfatória.
- Quando pertinente, modificar acusticamente o sinal produzido pelo dispositivo.[25]

Os moldes auriculares utilizados conjuntamente com os dispositivos retroauriculares podem ser confeccionados com diferentes materiais:

1. De acrílico: fisicamente de maior rigidez, amplamente utilizado, de maior resistência e durabilidade. Permite diferentes modificações estéticas e/ou acústicas.

2. De silicone: material poroso de borracha hipoalergênica muito flexível, resistente e confortável. Se, por um lado, não é ideal para a confecção de modificações acústicas, é especialmente indicado para dispositivos potentes que necessitem de vedação acústica mais eficiente e para usuários com necessidades específicas de conforto, tais como bebês, crianças pequenas e idosos.[15]

Além da seleção de diferentes materiais, os moldes auriculares podem também ser confeccionados em diferentes estilos ou características. O molde auricular denominado invisível é o molde padrão, bastante popular, e pode receber modificações físicas, a depender das necessidades acústicas e/ou estéticas, atendendo às características de maior a menor vedação do MAE, conforme descrito a seguir: tipo invisível concha (com ou sem hélix), concha escavada, meia concha, dupla haste, haste única (ou simples) e canal.[15] A conexão entre o dispositivo e o molde é realizada por meio de um tubo plástico de diâmetro padrão, em geral de 1,93 mm.[17]

As caixas ou cápsulas que acomodam os componentes internos dos modelos intra-aurais são também denominadas, genericamente, moldes. Via de regra, são sempre confeccionadas em material rígido, tipo acrílico, e passam pelas mesmas etapas de pré-moldagem que os moldes auriculares destinados aos dispositivos retroauriculares, diferindo, consideravelmente, na etapa de manufatura e montagem de seus circuitos.[15]

Ainda é possível prever nessas peças alterações físicas capazes de provocar modificações acústicas no sinal amplificado:

1. Ventilação: consiste em uma das modificações mais frequentemente realizadas tanto nos moldes auriculares de dispositivos retroauriculares como nos intra-aurais. Trata-se da perfuração de um orifício no molde auricular que corre em paralelo ao canal de condução do som, podendo variar seu diâmetro entre 1-3 mm, a depender do objetivo a ser alcançado, desde um simples arejamento do MAE à atenuação da amplificação de frequências baixas, promovendo a redução da sensação do efeito de oclusão.
2. Inserção de atenuadores (ou filtro acústico): tem o propósito de atenuar a resposta das frequências médias e passou a ser utilizado, com mais frequência, não mais no molde, mas no gancho do dispositivo.
3. Efeito corneta: tem o propósito de enfatizar a amplificação das frequências altas.[15]

A popularização dos dispositivos do tipo minirretro com tubo fino e com receptor no canal trouxe a disponibilização de uma nova categoria de moldes ou acoplamento acústico pré-fabricado: as olivas ou tulipas. Fabricadas em material flexível plástico, são disponibilizadas em diferentes tamanhos (p. ex., P, M e G) e em diferentes graus de ventilação e/ou vedação (p. ex., aberto, fechado, duplo fechado). Adicionalmente, para esse tipo de dispositivo ainda é possível oferecer a confecção de moldes personalizados – micromoldes – em material acrílico, com diâmetros de ventilação personalizados, proporcionando variadas combinações e possibilidades, de modo a atender às necessidades específicas do usuário.[17]

A seleção dos moldes deve atender às necessidades audiológicas, anatômicas e etárias. Deve-se garantir uma adaptação técnica satisfatória com conforto, esteticamente aceitável e de fácil manuseio pelo usuário ou responsável. Moldes auriculares são parte importante no processo de seleção e adaptação da amplificação. Se essa etapa não for devidamente cumprida, pode colocar em risco o sucesso da utilização do dispositivo e de todo o processo de reabilitação audiológica.

CARACTERÍSTICAS ELETROACÚSTICAS

As principais características eletroacústicas na seleção dos dispositivos eletrônicos de amplificação sonora são o ganho acústico, a saída máxima e a resposta em frequências. A mensuração dessas características pode ser realizada por meio de dispositivos padronizados, tais como os acopladores. Constituídos originalmente por uma peça de metal e uma cavidade cilíndrica com volume interno de 2 mL, foram desenvolvidos com o propósito de simular o volume médio existente na orelha externa após a inserção do molde auricular.[26] A fundamentação básica utilizada na mensuração dessas características parte do princípio de que, com seus controles posicionados no máximo, um sinal acústico é aplicado ao microfone do instrumento. Na sequência, este é devidamente amplificado e/ou modificado, encaminhado ao receptor e, ao passar pelo dispositivo (p. ex., acoplador 2 mL), é devidamente analisado para que sejam disponibilizadas suas informações acústicas em forma numérica ou em um gráfico descritivo.[8]

Importante ressaltar que, ainda que largamente utilizados na clínica e na indústria como método confiável de comparação, fornecem valores médios aproximados, mas que não refletem com precisão o desempenho de um dispositivo eletrônico de amplificação sonora de uma orelha humana com suas variadas características. Outros métodos de medição, tais como o *simulador de ouvido*, são igualmente utilizados na medição das características eletroacústicas, no entanto, importante estar atento aos diferentes objetivos específicos de cada procedimento ou equipamento, em especial se o propósito for o de comparação entre os dispositivos.[8]

Ganho acústico

O ganho acústico do dispositivo eletrônico de amplificação sonora é a diferença, em decibéis, entre o nível de entrada e o nível de saída em uma frequência em particular. Na seleção do dispositivo, o ganho está relacionado com o grau de perda auditiva do usuário. Quanto maior a perda auditiva, maior deverá ser o ganho acústico do dispositivo, por isso está intimamente ligada ao tipo de amplificador e às regulagens que foram realizadas. O principal objetivo é garantir que os sons ambientais, em especial os de fala, sejam audíveis sem serem excessivamente intensos ou desconfortáveis.[8]

O ganho pode ser modificado pelo controle de volume, pelo controle de ganho, pelo sistema de compressão ou expansão ou até mesmo pelo molde auricular, o que influenciará na resposta divergente com os dados das fichas técnicas estabelecidas em condições ideais de laboratório.[8]

Saída máxima

A saída máxima é o maior nível de pressão sonora que o dispositivo eletrônico de amplificação sonora é capaz de produzir, sendo sua medida em decibel nível de pressão sonora (dB NPS). Está diretamente relacionada à saturação do sistema, ao controle do nível de desconforto auditivo imposto pela sensação de intensidade e à redução do campo dinâmico da audição do indivíduo. Dessa maneira, a saída máxima deve sempre ser verificada e ajustada de forma que seu nível de intensidade seja sempre inferior ao de desconforto medido (ou estimado).

O controle da saída máxima no sistema pode ocorrer pelo corte de picos, recurso que remove instantaneamente os picos das ondas sonoras que ultrapassam a intensidade máxima delimitada pelo dispositivo. Esse tipo de controle pode gerar distorção no sinal sonoro, não reproduzindo com fidelidade a informação amplificada. Foram extensamente utilizados em sistemas de amplificação linear ou por usuários com perdas auditivas severa e profunda.[9] Outro recurso acústico desenvolvido para controlar o sinal de saída máxima amplificado, amplamente utilizado no presente, consiste no sistema de limitação por compressão. Esse sistema foi desenvolvido para agir em face de sons de forte intensidade, a partir de um nível preestabelecido, largamente utilizado no controle da saída máxima, tanto nas amplificações do tipo linear como não linear. O sistema de limitação por compressão se mostra bastante eficiente, pois oferece uma distorção do som mais controlada do que aquela imposta pelo sistema de corte de picos.[9]

As fichas técnicas fornecem valores de saída máxima dos dispositivos eletrônicos de amplificação sonora, no entanto, é necessário ressaltar que são mensurados por meio de acopladores de 2 mL, enquanto a adaptação individual pode apresentar respostas variadas devido às características anatômicas e de impedância timpânica pessoais.[8]

Resposta de frequências

A resposta de frequências em um dispositivo de amplificação está relacionada às diferenças de ganho entre as frequências, isto é, à amplificação nas diferentes frequências processadas. A resposta de frequências de um dispositivo tem relação direta com a configuração audiométrica de cada indivíduo, pois o objetivo é tentar compensar a perda auditiva em função da frequência. Assim, haverá maior flexibilidade de amplificação no ajuste de frequências altas e baixas no dispositivo, e a qualidade do som pode ser ajustada com as preferências individuais do usuário.[8]

Por meio de gráficos em que o eixo x representa as diferentes frequências e o eixo y, valores de ganho acústico, é possível observar a resposta em cada frequência. É interessante perceber que há uma relação direta e indissociável entre a resposta em frequência e o ganho. As fichas técnicas de cada dispositivo eletrônico de amplificação sonora expressam os limites mínimos e máximos de cada frequência, permitindo que se tenha uma visão básica das características eletroacústicas.[8]

SELEÇÃO DAS CARACTERÍSTICAS FÍSICAS E ELETROACÚSTICAS DOS DISPOSITIVOS DE AMPLIFICAÇÃO

O objetivo da etapa de seleção das características da amplificação é o de escolher, de forma criteriosa, o dispositivo de amplificação mais adequado, tomando por base avaliações audiológicas completas, aliadas a história, expectativas, possibilidades e necessidades auditivas e não auditivas do candidato à amplificação. São inúmeros os aspectos que devem ser considerados.

No início deste capítulo, foi possível contextualizar e conceituar teoricamente as características físicas e eletroacústicas principais dos dispositivos de amplificação. Esse suporte se propõe a preparar o profissional para a tomada de inúmeras decisões essenciais que buscam uma amplificação satisfatória, tais como a decisão sobre características físicas e eletroacústicas, de acordo com as necessidades individuais. Outros aspectos decisórios são igualmente importantes, tais como: amplificação uni ou bilateral, tipo de dispositivo, pertinência de controles manuais, métodos prescritivos, forma de processamento de sinal, algoritmos, entre muitos outros.

Vale a pena ressaltar que a tecnologia dos sistemas de amplificação passou por um desenvolvimento impressionante nas últimas décadas. A pesquisa *MarkeTrak IX*[27] mostrou, finalmente, um aumento na satisfação dos usuários dos dispositivos de amplificação, com relação à qualidade sonora, com o funcionamento do dispositivo em ambientes adversos, a diminuição do ruído de fundo, a melhora na localização do som e a eficácia do gerenciamento de microfonia. Como resultado, foi possível observar maior adesão ao uso contínuo dos dispositivos, demandando que as escolhas do profissional responsável pela reabilitação audiológica sejam cada vez mais assertivas e criteriosas.[27]

Amplificação uni ou bilateral

A amplificação bilateral tem suas vantagens sob a adaptação unilateral. Sabe-se que a audição binaural é a mais natural, e a somação da audição das duas orelhas é essencial para detectar e localizar a fonte sonora, eliminando o efeito sombra da cabeça. Dessa forma, a protetização bilateral proporciona maior amplificação, melhor localização sonora, melhor discriminação no ruído, além de evitar o fenômeno da privação auditiva, em que há diminuição dos índices de reconhecimento de fala naquela orelha não protetizada e que deixa de receber estimulação sonora adequada.[28,29]

No entanto, a decisão pela amplificação unilateral pode ser necessária em casos em que se manifeste a interferência binaural, fenômeno no qual a amplificação gerada por um lado da prótese parece interferir negativamente no outro ou no resultado e o paciente manifesta melhor discriminação de fala, desempenho comunicativo e conforto utilizando apenas um dispositivo.[30,31] A opção pela adaptação unilateral também poderá ser necessária em casos de perdas auditivas muito assimétricas ou com alguma contraindicação médica, audiológica ou pessoal. Nesses casos, é possível que se tenha que decidir por qual orelha se dará a protetização, levando em consideração a maior área dinâmica de audição, o melhor reconhecimento de fala no silêncio e no ruído e/ou a preferência do paciente.[9]

Seleção do tipo de dispositivo

Na seleção quanto ao tipo de dispositivo de amplificação, devem ser levados em consideração inúmeros aspectos, tais como o grau, a simetria e a configuração audiométrica, a área dinâmica da audição, a idade do indivíduo, particularidades anatômicas do MAE tais como tamanho e formato, a presença ou não de outros comprometimentos, a destreza manual, o estilo de vida, a experiência anterior com amplificação, aspectos profissionais, necessidades comunicativas, estéticas, a preferência pessoal, entre outros.[5]

Os dispositivos eletrônicos de amplificação sonora disponíveis no mercado se apresentam, basicamente, em dois estilos: retroauriculares e intra-aurais. Nesses grupos, há os subtipos, sendo muitos os fatores que devem ser considerados quando selecionamos um modelo específico para que seja mais adequado para cada caso.

Os intra-aurais (intra-auriculares, intracanais e microcanais) podem ser adaptados a diferentes graus de perda auditiva, sendo possível atender até mesmo a perdas auditivas de grau severo. São esteticamente bem-aceitos, fáceis de serem inseridos e retirados da orelha e, se necessário, podem até ser utilizados ao dormir. Alguns fatores devem ser considerados nesse tipo de dispositivo, tais como a destreza manual do usuário no manuseio, na realização da manutenção, as possíveis contraindicações médicas quanto à oclusão do MAE e o favorecimento ao efeito de oclusão.[32]

Os retroauriculares são bastante versáteis, podem ser selecionados para perdas auditivas de grau leve a profundo, são apresentados em modelos de diversos tamanhos, oferecem maior facilidade de manuseio, utilizam pilhas de tamanho e durabilidade maiores e muitas possibilidades de controles e componentes. Esteticamente, podem oferecer, a princípio, uma desvantagem.[32]

Na evolução tecnológica dos dispositivos eletrônicos de amplificação sonora, os aparelhos intra-aurais eram a escolha primária por parte dos usuários dos dispositivos, mas, atualmente, os dispositivos minirretroauriculares, em especial o modelo de tubo fino com receptor no canal, tornaram-se os mais selecionados e comercializados, somando quase 80% do mercado nos EUA.[33] A miniaturização dos dispositivos eletrônicos de amplificação sonora e o avanço da tecnologia em qualidade eletrônica contribuíram, em grande parte, para a aceitação estética no uso da amplificação em adultos com perda auditiva por serem discretos, leves, muito pequenos, sem deixar, no entanto, de incorporar inovações tecnológicas.

Outra razão para que esses dispositivos tenham se tornado uma alternativa recorrente para as perdas auditivas, em geral, de configuração descendente (acentuada ou em rampa) com preservação em baixas frequências é seu apelo estético e o fato de serem uma excelente opção na utilização do recurso de adaptação aberta, capaz de reduzir ou eliminar o indesejado efeito de oclusão. Quando o efeito de oclusão se manifesta, o indivíduo que possui audição próxima ao normal em frequências baixas pode se queixar de autofonia e de desconforto aos sons produzidos durante a mastigação, a deglutição e a fala, amplificados pela condução óssea.[9,34,35]

Em perdas auditivas mais severas, que necessitam de dispositivos com maior ganho acústico em altas e baixas frequências, recomenda-se a utilização adicional, de moldes oclusivos para que não ocorra a microfonia. Se a opção for por modelos do tipo receptor no canal, o receptor poderá ser encapsulado, de maior potência, conjugado com a utilização de olivas fechadas ou moldes personalizados que promovem maior vedação acústica.

Métodos prescritivos de ganho e saída

Os métodos ou regras de prescrição foram desenvolvidos como alternativa às estratégias de seleção comparativa propostas.[36] Mas foi a partir da década de 1970 que os métodos prescritivos ganharam força, especialmente a partir de 1990, com o desenvolvimento de importantes recursos tecnológicos que imprimiram nos dispositivos eletrônicos de amplificação sonora maior complexidade e sofisticação.

Os métodos prescritivos buscam, a partir de diferentes pressupostos teóricos, proporcionar a melhor combinação de audibilidade, conforto e inteligibilidade de fala a determinado perfil audiométrico. Para seleção inicial, deve-se levar em conta os limiares, o tipo de perda auditiva e a resposta em frequências relacionadas à configuração audiométrica. O objetivo é fornecer uma meta de ganho e saída a ser atingida para melhor desempenho e uso efetivo do dispositivo.

Esses métodos foram desenvolvidos, primeiramente, para o dispositivo eletrônico de amplificação sonora de amplificação linear, que fornece ganho constante para todos os sinais até chegar ao limite de saturação (saída máxima) ou por corte de picos. Assim, um único valor de ganho era aplicado para a maioria dos sinais de entrada. Alguns exemplos dessas regras: meio ganho,[37] National Acoustic Laboratories (NAL),[38] método de Berger,[39] *Prescription of gain/output* (Pogo) I,[40] 1/3 do ganho,[41] NAL-revisada,[42] Pogo II / fórmula de saída máxima[43] e NAL-RP.[44]

Historicamente, em vista do avanço de pesquisas e de melhor compreensão sobre os mecanismos fisiológicos das perdas auditivas sensorioneurais, o interesse pelos dispositivos com amplificação não linear aumentou significativamente. A amplificação não linear pode ser definida como a possibilidade de oferecer um ganho variável a depender das diferentes intensidades dos sons de entrada, sejam eles fracos, médios ou intensos, bem como a relação entre eles, em diversas regiões de frequência. Dentre as regras prescritivas mais utilizadas e validadas na atualidade, podem ser citadas a NAL-NL2,[45] e a *Desired Sensation Level* (DSL) v5.[46] Ainda que esses dois métodos prescritivos gerem diferentes alvos prescritos, parecem atender às expectativas e necessidades auditivas dos usuários de amplificação.[47]

A regra prescritiva NAL, desenvolvida no National Acoustic Laboratories – Austrália, atualmente na versão mais recente, NAL-NL2,[45] defende como pressuposto que a inteligibilidade de fala seja maximizada para qualquer nível de entrada, com maior prescrição de ganho nas frequências baixas e altas e menor nas frequências médias. Leva em consideração dados dos usuários do dispositivo de amplificação com relação ao sexo, na medida em que pressupõe que indivíduos do sexo feminino utilizam menos ganho geral do que usuários do sexo masculino; variação de ganho em relação a usuários experientes e novos usuários; atribui versões ligeiramente diferentes para línguas tonais e não tonais; adultos recebem menor prescrição de ganho geral do que as crianças e, por fim, usuários com perda auditiva severa/profunda recebem razões de compressão mais baixas do que o previsto quando a compressão rápida é utilizada.[45,48]

A regra DSL, desenvolvida na University of Ontario – Canadá, está na versão mais recente, DSL v5.[46,49] Tem como premissa básica evitar o desconforto durante o uso da amplificação, deixando a sensação de intensidade mais próxima do normal e acomodando as diferentes necessidades auditivas nos ambientes de escuta silenciosa e com a presença de ruído.

Até recentemente, a DSL se apresentava como forte indicação na prescrição pediátrica, pois, entre outras, leva em consideração as variações de tamanho da orelha de bebês e crianças e de necessidades acústicas para percepção de fala. Em contrapartida, a prescrição para adultos e idosos tinha a forte tendência de ser realizada por meio da NAL-NL2. No presente, após algumas atualizações, foi possível observar que ambas as fórmulas prescritivas parecem convergir para uma diminuição significativa de suas diferenças nas prescrições de ganho e saída.[50-52]

Por fim, as fórmulas denominadas "proprietárias" atribuídas àquelas desenvolvidas pelos próprios fabricantes para a programação de seus dispositivos e disponibilizadas em seus respectivos *softwares* chama a atenção pela ausência de comprovação e validação e pela grande variabilidade de resultados, quando comparadas aos métodos validados.[53]

Existe um consenso inquestionável de que a utilização das regras prescritivas validadas fornece uma base sólida para um ajuste básico a ser utilizado como ponto de partida para o ajuste fino individual.[47,54] No entanto, observa-se que a disponibilização dessas mesmas regras pelos *softwares* dos fabricantes ("regras prescritivas genéricas") pode, inesperadamente, proporcionar respostas de frequência muito diferentes para uma mesma fórmula de prescrição.[54,55] Portanto, a utilização de medidas *in situ* se faz imprescindível e indispensável na verificação das características eletroacústicas almejadas.[54,56,57] *(Para maiores informações sobre as medidas de verificação com a utilização de mensuração* in situ, *consultar o Capítulo 34, "Verificação e avaliação de resultados no processo de seleção e adaptação de dispositivos eletrônicos de amplificação sonora".)*

Tipos de processamento do sinal

O sistema auditivo em seu funcionamento normal conta com a atuação das células ciliadas externas, importantes compressores naturais. Quando em contato com sons de forte intensidade, acionam um sistema especializado que entra em ação em um modo de proteção, controlando a amplificação na transmissão do sinal sonoro, e, em contraposição, incrementam e facilitam a transmissão dos sons de fraca intensidade. Quando existe uma lesão das células ciliadas externas e internas da cóclea, essa importante função perde a eficácia, provocando uma alteração da sensação de intensidade.[58]

Pessoas com perda auditiva sensorioneural frequentemente apresentam redução da área dinâmica da audição. Situada entre os níveis mínimos de audibilidade e os de máxima tolerabilidade para sons de forte intensidade, sua redução está diretamente relacionada à possível presença do fenômeno do recrutamento.

O sistema de amplificação deve ser ajustado ao tipo, grau e configuração da perda auditiva de forma a propiciar a compensação da audibilidade perdida sem provocar qualquer desconforto perante sons de forte intensidade. Esse delicado equilíbrio por vezes se mostra difícil de ser alcançado, em especial quando o indivíduo que faz uso de recursos de amplificação apresenta perda auditiva do tipo sensorioneural, redução da área dinâmica da audição e recrutamento.

Na tentativa de contornar o problema gerado pelo não funcionamento das células ciliadas externas, a tecnologia propiciou o desenvolvimento de sistemas eletroacústicos, denominados compressão. O termo "compressão" pode ser definido como a possibilidade funcional de o sistema eletrônico manipular o ganho do sinal sonoro de maneira seletiva. Esses sistemas de processamento do sinal foram desenvolvidos com o propósito de oferecer maior adequação e conforto auditivo ao usuário de amplificação.[59]

Os sistemas de compressão diferem quanto ao tipo, modo e momento de atuação, no tempo de acionamento e desativação, quanto à quantidade de ganho que será proporcionada ou controlada e a suas características intrínsecas de controle, que falam a respeito de suas características estáticas (limiar, razão e área de compressão) e dinâmicas (tempo de ataque e de recuperação).

Dentre os sistemas mais conhecidos e utilizados, pode-se citar:

1. Compressão de saída: muito utilizada no controle da amplificação de sons de forte intensidade. Possui características de limiar e razão de compressão altas com tempos de ataque e recuperação curtos. Indicada frequentemente em casos de área dinâmica reduzida, perdas auditivas condutivas, sensorioneural de grau severo a profundo e como controle adicional de outros sistemas de compressão.
2. Compressão de entrada: controlada pelo nível de intensidade captada pelo circuito, antes da atuação do amplificador. Possui características de limiar e razão de compressão mais baixos, com tempo de ataque e recuperação variáveis, podendo ser mais lentos e curtos. Extensamente indicada para indivíduos com perdas auditivas do tipo mista e sensorioneurais de graus leve a moderadamente severo.[60]

O desenvolvimento da tecnologia digital propiciou o aperfeiçoamento de um sistema de compressão de entrada largamente utilizado, denominado "compressão da área dinâmica ampla", mais conhecido como *Wide Dynamic Range Compression* (WDRC). Seu objetivo é adaptar os sons amplificados à área dinâmica reduzida do indivíduo com perda de audição, respeitando suas necessidades de audibilidade e suas limitações de desconforto em face dos sons de forte intensidade. Dessa forma, o sistema promove maior amplificação para sons de fraca intensidade e menor amplificação para os sons de forte intensidade, gerando manipulação inteligente e seletiva ao variar o ganho disponível a depender da intensidade do sinal captado pelo microfone na entrada do dispositivo. Acredita-se que esse controle automático de ganho melhore o desempenho do usuário em termos de audibilidade, conforto e reconhecimento de fala.[61,62]

Cabe ainda esclarecer que, quanto ao modo de amplificação do sinal de fala, os dispositivos de amplificação são, tecnicamente, classificados como lineares ou não lineares.

Na amplificação linear, toda e qualquer intensidade de sinal sonoro de entrada é amplificado com um valor constante de ganho. Pode ser descrita como tendo uma razão de 1:1 dB, na qual cada variação de 1 dB NPS (nível de pressão sonora) do sinal de entrada corresponde a uma variação de exatamente 1 dB NPS do sinal de saída, até o limite de saturação ou saída máxima do sistema. Nesse tipo de amplificação podem ser utilizados sistemas de compressão de saída, tipo Automatic Gain Control (AGC-O), como forma de limitação e controle da saída máxima. A amplificação linear pode beneficiar indivíduos com perdas auditivas condutivas, perdas sensorioneurais mais severas ou perdas auditivas pouco ou não recrutantes.[63]

A amplificação não linear tem como característica a variação do ganho, a depender do nível do sinal captado pelo microfone e que entra no sistema. Normalmente o ganho é maior para sons menos intensos e menor para sons mais intensos, resultando em uma variação menor de NPS de saída em comparação ao de entrada. Nesse tipo de amplificação são utilizados sistemas de compressão de entrada, tipo AGC-I, mais frequentemente o tipo WDRC. Igualmente, ao se fazer necessária a limitação dos níveis máximos de saída, podem ser utilizados conjuntamente os recursos de compressão por limitação de saída (AGC-O) ou, menos frequentemente, o recurso de corte de picos. A amplificação não linear pode beneficiar indivíduos com diferentes graus de perda auditiva, com perdas sensorioneurais de leve a moderadamente severas.[63]

Algoritmos de processamento digital do sinal

Na década de 1990, houve uma grande ruptura tecnológica com a introdução no mercado dos primeiros sistemas do dispositivo eletrônico de amplificação sonora totalmente digitais, proporcionando melhora significativa na qualidade do som amplificado. As vantagens da tecnologia digital sobre a analógica foram, por meio de inúmeras pesquisas clínicas, progressiva e inquestionavelmente se materializando ao longo dos anos.[64]

A tecnologia digital do processamento do sinal vai além da simples capacidade de amplificar o sinal sonoro com eficiência.

A possibilidade de ajustar seus parâmetros com base em algoritmos programados em sua memória expandiu suas possibilidades, precisão e flexibilidade. Um algoritmo é, na prática, uma fórmula matemática desenvolvida especificamente para determinado fim e que controla as operações no computador, que, nesse caso, é o dispositivo eletrônico de amplificação sonora. Nele, os algoritmos controlam e determinam inúmeros ajustes nas características de amplificação. Esses ajustes podem ser constantes (ou fixos), ativos ou adaptativos a depender da necessidade (ou estímulo), estando sua disponibilidade e eficiência sujeitas ao grau de tecnologia e/ou à capacidade do processador do dispositivo.[64]

De modo geral, a maioria dos dispositivos digitais disponíveis no mercado apresenta um conjunto similar de possibilidades de algoritmos de processamento do sinal, podendo, muitas vezes, por razões comerciais, apresentar diferentes nomes para uma mesma funcionalidade. Inversamente, a mesma funcionalidade pode ter diferentes formas de atuação ou eficiência, a depender da qualidade da solução matemática proposta pelo desenvolvedor, do nível da tecnologia ou da capacidade de seu processador.

Dessa forma, a seguir serão abordados alguns dos principais algoritmos de processamento do sinal presentes, atualmente, na maioria dos dispositivos, sem que haja a pretensão de ser específico, extenso ou completo.

Múltiplas memórias

A perspectiva de um dispositivo eletrônico de amplificação sonora ter mais do que uma memória abre a possibilidade de o sistema disponibilizar diferentes programas acústicos para acomodar os diversos ambientes sonoros. É preciso levar em consideração que diferentes ambientes acústicos trazem, intrinsecamente, propriedades acústicas muito distintas entre si. Considere que um usuário receba em seu dispositivo uma programação eletroacústica básica que seja aceitável na maioria das situações ou ambientes acústicos. É sensato pensar que esse mesmo usuário irá vivenciar, em sua rotina diária, ambientes e situações de grande variedade em termos de propriedades acústicas gerais. Dessa forma, pode ser de grande valia que o mesmo dispositivo eletrônico de amplificação sonora tenha a possibilidade de acomodar diferentes ajustes eletroacústicos, que leve em consideração especificidades de determinados ambientes sonoros, proporcionando ao usuário uma audição personalizada para cada uma dessas situações.[9]

A depender da tecnologia e sofisticação do processador digital do sinal, alguns dispositivos oferecem a possibilidade de programação de quatro ou mais ambientes ou situações acústicas diferentes (p. ex., fala no silêncio, fala no ruído, conforto no ruído, música, restaurante, telefone, entre outras). A estratégia para a mudança de um programa para outro também pode variar muito de acordo com a tecnologia ou as necessidades do usuário: mudança manual realizada pelo próprio usuário em um botão ou chave seletora localizada no corpo do dispositivo, por meio de um controle remoto externo. Atualmente, os mais modernos possibilitam essa mudança por meio de aplicativos no celular. Por fim, a mudança também pode ocorrer de modo inteligente e automático, sem que o usuário precise interagir, de acordo com a detecção de um sensor do próprio dispositivo.

Controle de microfonia (retroalimentação acústica ou *feedback*)

A microfonia pode ser definida como uma condição indesejada na qual uma parte do sinal sonoro já amplificado, por diferentes razões, escapa e, sendo novamente captada pelo microfone, é novamente amplificada em um movimento contínuo de retroalimentação até o ponto no qual se torna um sinal oscilatório sonoro, na forma de apito agudo, dominante no estágio da saída.[65] No entanto, ressalta-se que o estágio anterior a esse também é importante do ponto de vista da qualidade do som. Nele, os componentes de microfonia, ainda que não fortes o suficiente para induzir oscilação sustentada (suboscilatórios), podem igualmente afetar a resposta de frequência do dispositivo eletrônico de amplificação sonora.[66]

Nos sistemas analógicos, o controle da microfonia era realizado simplesmente com uma redução fixa da amplificação (ou ganho), de forma ampla ou específica nas frequências altas (geralmente entre 2.500-3.000 Hz). A redução do ganho nessas frequências proporciona uma desvantagem, na medida que pode comprometer importantes informações do sinal de fala.[65]

Nos sistemas com processamento digital do sinal, algoritmos de gerenciamento da microfonia são introduzidos e acionados por meio de técnicas sofisticadas que, muitas vezes, evitam a necessidade de redução de ganho enquanto reduzem o sinal de microfonia.

Existem vários tipos diferentes de algoritmos de redução de microfonia, e dois dos mais populares são a filtragem por entalhe (*notch filtering*) e o cancelamento (ou inversão) de fase. No primeiro, um sistema de monitoramento constante, ao detectar oscilações (e instabilidades) em determinada região de frequência, aciona um filtro de banda estreita com a finalidade de atenuar o ganho na região crítica onde foi detectada a microfonia. A segunda estratégia parte da premissa de que, ao detectar a microfonia, um filtro seja capaz de identificar e gerar um sinal de mesma frequência, fase e magnitude que, adicionado ao sistema de maneira inversa, provoque seu cancelamento na saída do dispositivo eletrônico de amplificação sonora.[67]

Esses algoritmos contribuíram não somente para evitar o desencadeamento de microfonia. Possibilitaram a utilização efetiva do ganho disponível, o uso mais seguro de diâmetros maiores de ventilação nos casos de efeito de oclusão, maior flexibilidade em face da necessidade de reposição por redução na vedação perfeita de moldes ou cápsulas e, por fim, contribuíram grandemente para a popularização e a maior eficiência dos dispositivos de adaptação aberta.[67]

Expansão

Na presença de audibilidade normal nas frequências graves ou em ambientes muito silenciosos, adicionados à utilização de compressão tipo WDRC, a amplificação de sons de fraca intensidade, tais como o ruído interno do dispositivo e os ruídos ambientais, pode se tornar indesejavelmente audível. Nesse contexto, a expansão é utilizada ao se propor a controlar a amplificação dos sons de entrada de fraca intensidade.[68]

Rebaixamento de frequências

Sua funcionalidade básica, em uma situação em que o usuário tem audição muito comprometida nas frequências altas, propõe-se a rebaixar os componentes de altas frequências do sinal sonoro para uma região de frequências mais baixas (ou menos agudas), na qual a pessoa tenha melhor área residual de audição. Duas das formas mais comuns de funcionamento implicam mudança ou transposição de frequências, na qual os componentes de alta frequência do sinal sonoro são remanejados para uma região de frequências mais baixas, ou compressão de frequência, na qual uma faixa de frequências mais altas é, de forma conjunta e proporcional, comprimida de maneira a ser alocada em uma região de audibilidade de frequências mais baixas.[69]

Múltiplos canais e bandas

Duas importantes propriedades dos dispositivos eletrônicos de amplificação sonora dizem respeito a "canais" e "bandas", que são, por sua vez, conceitos dos mais confundidos e incompreendidos pelos profissionais. Segundo Chung,[70] um "canal" pode ser definido como uma faixa de frequências específicas na qual atua a maioria dos recursos de processamento de sinal, tais como a compressão, a expansão, a redução de ruído digital, a supressão de microfonia e a direcionalidade. Uma "banda", segundo o mesmo autor, refere-se a um feixe de frequências utilizado para manipular, essencialmente, a quantidade de ganho invariante que opera, de forma independente, dentro de cada um dos canais. A depender do sistema e da tecnologia, determinado canal pode conter várias bandas de frequências. Alguns dispositivos podem ter o mesmo número de canais e bandas. Por vezes, a distinção equivocada entre canais e bandas se justifica na falta de um termo melhor para descrever a complexidade dos algoritmos de processamento de sinal implementados nas diferentes tecnologias dos dispositivos.[70]

No entanto, a questão central aqui reside na compreensão da possibilidade do dispositivo eletrônico de amplificação sonora estar: (1) limitado a processar (ou ajustar) o sinal sonoro e todas as suas complexidades como um bloco único (monocanal) ou (2) ter a possibilidade de processar (ou ajustar) o sinal sonoro desmembrado em faixas (ou blocos) de sistemas independentes em suas diferentes regiões de frequência (multicanal).[64]

Em um sistema monocanal, as regulagens de todas as características de amplificação, tais como ganho, saída máxima e compressão, são realizadas em toda a sua extensão de frequências de forma única, não sendo possíveis alterações específicas ou personalizadas para, por exemplo, os sons de frequências baixas, médias e/ou altas.[64]

Em um sistema multicanal, o sinal sonoro pode ser desmembrado em inúmeras faixas de frequência diferentes, de forma que características eletroacústicas tais como ganho, saída máxima, compressão e outros algoritmos possam ser ajustadas de maneira independente e personalizada, segundo as necessidades acústicas e de configuração da perda auditiva.[64]

Comunicação entre dispositivos e outros sistemas

A tecnologia de intercomunicação bilateral sem fio parte da possibilidade de os dispositivos de amplificação das orelhas esquerda e direita colaborarem um com o outro na troca de informações e na tomada de decisões. Além de apoiar a audição binaural natural, tais algoritmos possuem grande potencial para melhorar a inteligibilidade da fala na presença de ruído.[71]

Pode ser vista sob dois diferentes cenários: (1) de sincronização e (2) de *streaming* de áudio. Na sincronização podem ser observados três níveis diferentes de tecnologia. No nível mais básico, os controles de volume entre os instrumentos direito e esquerdo são simplesmente combinados. No nível seguinte, recursos de processamento de sinal, como redução de ruído e direcionalidade, são sincronizados entre os dois lados, contribuindo para uma experiência de som mais equilibrada para o usuário. No nível mais alto, as configurações de compressão, de redução de ruído e de direcionalidade nos instrumentos direito e esquerdo são otimizadas, combinadas e/ou sincronizadas de modo constante ao longo do tempo, com o objetivo de melhorar a resolução e a fidelidade espacial.[72] O *streaming* de áudio se baseia na conectividade entre o dispositivo eletrônico de amplificação sonora e os diferentes sistemas de áudio (tais como música, TV ou telefone), de forma a direcionar o sinal sonoro para um, outro ou ambos os dispositivos.

Entrada alternativa

Para que haja melhor aproveitamento sonoro do usuário, existem situações em que a entrada de áudio não é captada pelo microfone, e sim por uma bobina de indução eletromagnética, entrada direta de áudio e/ou modulação digital.

A bobina de indução eletromagnética ou bobina telefônica faz a captação do campo eletromagnético externo e o converte em sinal elétrico equivalente, que pode ser processado normalmente pelo dispositivo eletrônico de amplificação sonora. A principal vantagem desse tipo de transmissão sem fio é o fato de ele ser universal entre os fabricantes. Essa tecnologia é econômica e normalmente permite a conectividade entre o locutor e o ouvinte sem quaisquer componentes adicionais, porém pode haver interferência de sinal em salas adjacentes e variação na intensidade do sinal devido aos movimentos da cabeça.[73]

A entrada direta de áudio, como em sistemas FM, permite que o sinal do microfone do locutor seja transmitido por meio de uma frequência portadora para um receptor usado pelo ouvinte, conectados ao dispositivo eletrônico de amplificação sonora com uma sapata de áudio. A voz do locutor é captada por um microfone e usada para modular as frequências da onda portadora em um padrão que corresponde ao sinal original, por isso o receptor FM deve ser sintonizado no mesmo canal do transmissor. A melhora do reconhecimento de fala no ruído com esse sistema tem grande recomendação para o uso em ambientes educacionais.[73]

Com o avanço tecnológico, foi possível observar a facilitação da comunicação por meio de alguns acessórios, tais como nos microfones remotos. Esses dispositivos funcionam por sistemas de conectividade sem fio proprietários e operam na banda de frequência 2,4 GHz, funcionando apenas dentro da linha de produtos de um mesmo fabricante. Sistemas de conectividade sem fio via Bluetooth® podem ser utilizados em telefones celulares (*smartphones*) e, por meio de aplicativos, possibilitam o controle, além do volume e de programas acústicos, da integração de funcionalidades adicionais, tais como *streaming* de áudio direto, chamadas telefônicas, música, localização geográfica, monitoramento de atividade física e programação remota por um provedor.[74]

As tecnologias emergentes trazem novos benefícios e potenciais para a área de reabilitação auditiva, portanto é fundamental que os profissionais estejam afinados com protocolos disponíveis para que estes sejam oferecidos ao usuário de maneira eficiente, econômica e eficaz. *(Para maiores informações sobre o assunto, consultar o Capítulo 36, "Boas práticas na adaptação dos sistemas de microfone remoto".)*

Microfones direcionais

Há muito tempo já se sabe que os microfones direcionais proporcionam a tão almejada melhoria de inteligibilidade da fala em situações de ruído. Para tanto, com a ajuda do processamento digital do sinal, vêm sendo amplamente utilizados sob diferentes estratégias, como recursos na melhora da relação sinal/ruído no dispositivo eletrônico de amplificação sonora.[75]

Se, no passado, os profissionais precisavam optar entre modelos com ou sem microfone direcional, o passo seguinte foi permitir ao paciente selecionar, em seu próprio dispositivo eletrônico de amplificação sonora, a conveniência de acionar ou não esse recurso, a depender do benefício vivenciado em determinada situação comunicativa e/ou ambiental. Na sequência, a tecnologia ofereceu a possibilidade de microfones direcionais automatizados que, a partir de algoritmos e sensores na identificação da direcionalidade do som ou nível de ruído, eram capazes de selecionar e acionar de modo automático esse importante modo de funcionamento. Mais recentemente, a indústria apresentou a possibilidade de os microfones direcionais incorporados ao dispositivo funcionarem de modo adaptativo, isto é, de serem sensíveis ao ambiente, mudando suas características de feixes (ou resposta polar) de forma automática e adaptativa a depender da direcionalidade do estímulo sonoro principal (fala) ou em face do aumento do nível de ruído. Por fim, a incorporação desse recurso à tecnologia de intercomunicação bilateral sem fio entre os dispositivos eletrônicos de amplificação sonora proporcionou a possibilidade de os múltiplos microfones serem acionados de maneira sincronizada, combinada ou alternada a depender das informações ambientais detectadas, permitindo uma direcionalidade mais aperfeiçoada e eficiente.[72]

Redutores de ruído

Não seria um grande exagero afirmar que a maior parte das queixas da pessoa com deficiência auditiva que faz uso do dispositivo eletrônico de amplificação sonora está relacionada à compreensão da fala em ambientes ruidosos.

A possibilidade de desenvolver um algoritmo eficaz na melhora da inteligibilidade de fala em ambientes ruidosos tem sido um grande, senão o maior, desafio da indústria de todos os tempos. A pretensão da maioria dos algoritmos de redução de ruído consiste em reduzir a intensidade do sinal de ruído competitivo, sem comprometer o sinal de fala. O desafio principal de tal sistema, portanto, tem sido o de melhorar a inteligibilidade da fala, aumentar o conforto auditivo e a qualidade do som amplificado em ambientes ruidosos.[76]

Existem diferentes princípios teóricos que embasam esses algoritmos. A detecção de modulação é uma das abordagens utilizadas. Partindo da premissa de ser possível, em algumas situações e na presença de múltiplos canais, diferenciar os padrões temporais da fala (que apresentam características de maior modulação) daqueles do ruído (que possui menor modulação), o sistema procura reduzir o ganho no(s) canal(is) específico(s) onde é identificada menor modulação (em geral nas baixas frequências), portanto com predominância de ruído. Inversamente, procura preservar o ganho nos canais onde é detectada maior modulação e, portanto, maior probabilidade de o sinal de fala estar presente. No entanto, do ponto de vista funcional, torna-se uma tarefa impraticável para o processador filtrar (ou priorizar) o sinal principal de fala, quando o ruído competitivo é, na verdade, o de outras pessoas falando.[9] Igualmente, quanto mais flutuante é o ruído do ambiente, ou quanto mais fontes simultâneas existem, maior a dificuldade de atuação do processador ou filtro.

Inúmeras pesquisas[77-80] ainda buscam evidências científicas que esclareçam a real extensão e benefício desses algoritmos de redução de ruído na melhora da relação sinal/ruído. Em se tratando de estratégias que busquem de forma específica e efetiva essa melhora, a utilização de múltiplos microfones com direcionalidade controlada[80] e/ou de equipamentos de FM tem trazido maior consenso nas pesquisas.

Houben et al.[78] esclarecem que, se, infelizmente, a literatura internacional não traz evidências claras e diretas desses algoritmos sobre a melhora da inteligibilidade de fala em ambientes ruidosos, outros estudos apontam satisfatoriamente que, além de contar com a aprovação dos usuários, os algoritmos redutores de ruído possibilitam uma experiência de escuta mais relaxada e promovem uma redução importante no esforço e fadiga auditiva, o que, por si só, já garante um grande benefício na experiência auditiva do usuário.[76,77]

É possível que, em um futuro breve, novas tecnologias de algoritmos mais sofisticados de redução de ruído, associados aos múltiplos canais de microfones direcionais, compressão de frequência e sincronização bilateral, apontem para maiores evidências no impasse dessa tão almejada melhoria da relação sinal/ruído.[81]

Por fim, cabe aqui destacar essa importante atribuição na etapa de seleção dos recursos eletroacústicos, que reside na escolha dos algoritmos que serão necessários, desejados ou acionados, a depender das necessidades do paciente ou das possibilidades tecnológicas do dispositivo. Atualmente, a maioria dos dispositivos já sai da linha de produção com uma série de algoritmos muito úteis ao seu funcionamento. Outros são encontrados somente em modelos mais sofisticados. Ocasionalmente, o mesmo algoritmo é apresentado ao mercado com diferentes nomes comerciais, às vezes o mesmo nome apresenta sua funcionalidade por meio de diferentes estratégias operacionais. É imprescindível entender a diversidade de possibilidades nesse universo de estratégias algorítmicas, conhecer cada uma de suas funcionalidades, seu custo, benefícios e, a depender das necessidades do paciente, fazer as devidas escolhas.

CONSIDERAÇÕES FINAIS

A reabilitação audiológica é um processo que precisa estar profundamente atrelado às diretrizes de boas práticas. As recomendações sugerem procedimentos essenciais para tornar a tomada de decisões mais adequada, controlada e bem-sucedida na seleção e adaptação dos dispositivos eletrônicos de amplificação sonora. A partir de experiência clínica, de técnicas, da busca incessante de atualização e de conhecimentos baseados em evidências, com sensibilidade e empatia, é possível entender o universo de necessidades que poderão garantir à pessoa com deficiência auditiva que busca auxílio procedimentos clínicos competentes e responsáveis que levem a uma melhor qualidade de vida.

Nessa via de duas mãos, o paciente deve entender e compartilhar a responsabilidade de ser parceiro na busca da superação das dificuldades de comunicação.

Este capítulo teve como objetivo ampliar o conhecimento básico necessário para que o profissional responsável pela adaptação de dispositivo eletrônico de amplificação sonora faça suas escolhas de maneira consciencios a.

Nosso comprometimento é gigantesco, seja sob o ponto de vista humano ou técnico. É bem verdade que a tecnologia joga a nosso favor na melhoria contínua dos recursos e automatismos eletrônicos. No entanto, nossa responsabilidade clínica não é menor quando o *software*, por exemplo, ao programar automaticamente determinado dispositivo, apresenta sugestões (ou decisões) na seleção dos inúmeros recursos disponíveis. É preciso estar ciente das decisões por ele selecionadas, acionadas ou não, e endossar (ou não) essas escolhas. A seleção, a decisão e a responsabilidade final serão sempre do profissional no comando. Os profissionais de saúde auditiva têm a responsabilidade de discernir e diferenciar a ciência do *marketing* em seus esforços para aplicar princípios baseados em evidências em suas decisões clínicas.

REFERÊNCIAS BIBLIOGRÁFICAS

1. American Academy of Audiology (AAA). Guidelines for the audiologic management of adult hearing impairment (Valente M, ed.). 2006. Disponível em: https://www.audiology.org/publications/documents/positions/Adultrehab/.
2. American Speech Language Hearing Association (ASHA). Preferred Practice patterns for the profession of audiology. 2006. Disponível em: http://www.asha.org/uploadedFiles/PP2006-00274.pdf.
3. Academia Brasileira de Audiologia (ABA). Fórum de Amplificação do Encontro Internacional de Audiologia. Protocolo de adaptação de AASI em adultos. 2012.
4. American Academy of Audiology (AAA). American Academy of Audiology Clinical Practice Guidelines. 2013.
5. Almeida K. Seleção e adaptação de próteses auditivas em adultos. In: Tratado de fonoaudiologia. 2.ed. São Paulo: Roca; 2009. p.181-92.
6. Henriques MO, Costa MJ. Reconhecimento de sentenças no ruído, em campo livre, em indivíduos com e sem perda auditiva. Rev Cefac. 2011;13(6):1040-7.

7. Moreto G, Blasco P, Piñero A. Reflexiones sobre la deshumanización de la educación médica: empatía, emociones y posibles recursos pedagógicos para la educación afectiva del estudiante de medicina. Educ Med. 2018;19(3):172-7.
8. Menegotto IH, Almeida K, Iorio MCM. Características físicas e eletroacústicas das próteses auditivas. In: Almeida K, Iorio MCM. Próteses auditivas: fundamentos teóricos e aplicações clínicas. 2.ed. São Paulo: Lovise 4; 2003. p.55-94.
9. Dillon H. Hearing aids systems. In: Hearing aids. Thieme Boomerang Press; 2001.
10. Teixeira A, Garcez V. Aparelho de amplificação sonora individual: componentes e características eletroacústicas. In: Tratado de audiologia. 2.ed. Rio de Janeiro: Guanabara Koogan; 2015.
11. Preves DA. Directional microphone use in ITE hearing instruments. Hear Rev. 1997;4(7):21-2, 24-7.
12. Preves DA, Sammeth CA, Wynne MK. Field trial evaluations of a switched directional/omnidirectional in-the-ear hearing instrument. J Am Acad Audiol. 1999;10(5):273-84.
13. Ricketts TA. Directional hearing aids: then and now. J Rehabil Res Dev. 2005 Jul-Aug;42(4 Suppl 2):133-44.
14. Ricketts TA, Picou EM, Galster J. Directional microphone hearing aids in school environments: working toward optimization. Journal of Speech Language and Hearing Research. 2017;60(1):263.
15. Almeida K, Taguchi CK. Moldes auriculares: considerações estruturais e acústicas. In: Almeida K, Iório MCM. Próteses auditivas: fundamentos teóricos e aplicações clínicas. Lovise; 2003. p.189-215.
16. Yueh B. Digital hearing aids. archives of Otolaryngology–Head & Neck Surgery. 2000;126(11):1394.
17. Kuk F, Baekgaard L. Hearing aid selection and BTEs: choosing among various "open-ear" and "receiver-in-canal" options. Hear Rev. 2008;12:36-42.
18. Agnew J. Amplifiers and circuit algorithms for contemporary hearing aids. In: Valente M. Hearing aids: standards, options and limitations. New York: Thieme; 2002. p.101-42.
19. Banerjee S. Hearing aids in the real world: use of multi memory and volume controls. J Am Acad Audiol. 2011 Jun;22(6):359-74. .
20. Thibodeau LM. Between the listener and the talker: connectivity options. Semin Hear. 2020 Nov;41(4):247-53. Epub 2020 Dec 16.
21. Alworth LN, Plyler PN, Reber MB, Johnstone PM. The effects of receiver placement on probe microphone, performance, and subjective measures with open canal hearing instruments. J Am Acad Audiol. 2010 Apr;21(4):249-66.
22. Jespersen CT, Møller KN. Reliability of real ear insertion gain in behind-the-ear hearing aids with different coupling systems to the ear canal. Int J Audiol. 2013 Mar;52(3):169-76.
23. Reinfeldt S, Håkansson B, Taghavi H, Eeg-Olofsson M. New developments in bone-conduction hearing implants: a review. Med Devices (Auckl). 2015 Jan 16;8:79-93.
24. Ghossaini SN, Roehm PC. Osseointegrated auditory devices: bone--anchored hearing aid and Ponto. Otolaryngol Clin North Am. 2019 Apr;52(2):243-51.
25. Pirzanski C. Earmold acoustics and technology. In: Sandlin RE. Hearing aid amplification: technical and clinical considerations. San Diego: Singular Publishing; 2000. p.137-69.
26. Romanow FF. Methods for measuring the performance of hearing aids. J Acoust Soc Am. 1942;13:294-304.
27. Abrams H, Khim J. An introduction to MarkeTrak IX: a new baseline for the hearing. hearing review. 2015. Disponível em: http://www.hearingreview.com/2015/05/introduction-arketrak-ix-newbaseline-hearing-aid-market/.
28. Silman S, Gelfand SA, Silverman CA. Late-onset auditory deprivation: effects of monaural versus binaural hearing aids. The Journal of the Acoustical Society of America. 1984;76(5):1357-62. .
29. Simon HJ. Bilateral amplification and sound localization: then and now. J Rehabil Res Dev. 2005 Jul-Aug;42(4 Suppl 2):117-32.
30. Jerger J, Alford B, Lew H, Rivera V, Chmiel R. Dichotic listening, event-related potentials, and interhemispheric transfer in the elderly. Ear Hear. 1995 Oct;16(5):482-98.
31. Jerger J, Chmiel R. Factor analytic structure of auditory impairment in elderly persons. J Am Acad Audiol. 1997 Aug;8(4):269-76.
32. Campos CAH, Russo ICP, Almeida K. Indicação, seleção e adaptação de próteses auditivas: princípios gerais. In: Almeida K, Iório MCM. Próteses auditivas: fundamentos teóricos e aplicações clínicas. 2. ed. São Paulo: Lovise; 2003. p.35-54.
33. Picou EM. MarkeTrak 10 (MT10): survey results demonstrate high satisfaction with and benefits from hearing aids. Seminars in Hearing. 2020;41(1):21-36.
34. Kuk F, Keenan D, Sonne M, Ludvigsen C. Efficacy of an open-fit hearing aid. Hearing Review. 2005;12(2):26-32.
35. Mueller HG. A candid round table discussion on open-canal hearing aid fittings. Hear J. 2009;62(4):19-26.
36. Carhart R. Individual differences in hearing for speech. Ann Otol Rhinol Laryngol. 1946;55:233-66.
37. Lybarger SF (1944). Apud Libby ER. State-of-the-art of hearing aid selection procedures. Hear Instrum. 1985;36(1):30-8.
38. Byrne D, Tonisson W. Selecting the gain of hearing aids for persons with sensorineural hearing impairment. Scand Audiol. 1976;5(2):51-9.
39. Berger KW. Prescription of hearing aids. J Audiol Soc. 1976;2:71-8.
40. Mccandless GA, Lyregaard PE. Prescription of gain/output (Pogo) for hearing aids. Hear Instrum. 1986;34(1):16-20.
41. Libby ER. State-of-the-art of hearing aid selection procedures. Hear Instrum. 1985;36(1):30-8.
42. Byrne D, Dillon H. The National Acoustic Laboratories (NAL) new procedure for selecting the gain and frequency response of a hearing aid. Ear Hear. 1986;7(4):257-65.
43. Schwartz D, Ly Regaard PE, Lundth P. Hearing aid selection for severe to profound hearing loss. Hear J. 1988;41:13-7.
44. Byrne D, Parkinson A, Newall P. Hearing aid gain and frequency response requirements for the severely/profoundly hearing impaired. Ear Hear. 1990;11(1):40-9.
45. Keidser G, Dillon H, Flax M, Ching T, Brewer S. The NALNL2 prescription procedure. Audiol Res. 2011; 1, e24.
46. Scollie S, Seewald R, Cornelisse L, Moodie S, Bagatto M. The desired sensation level multistage input/output algorithm. Trends Amplif. 2005;9:159-97.
47. Mueller GH. Fitting hearing aids to adults using prescriptive methods: an evidence-based review of effectiveness. Journal of the American Academy of Audiology. 2005;16(7):448-60.
48. Keidser G, Dillon H, Carter L, O'Brien A. NAL-NL2 empirical adjustments. Trends Amplif. 2012;16:211-23.
49. Polonenko MJ, Scollie SD, Moodie S, Seewald RC, Laurnagaray D. Fit to targets, preferred listening levels, and self-reported outcomes for the DSL v5.0 a hearing aid prescription for adults. Int J Audiol. 2010;49:550-60.
50. Johnson EE, Dillon H. A comparison of gain for adults from generic hearing aid prescriptive methods: impacts on predicted loudness, frequency bandwidth, and speech intelligibility. Journal of the American Academy of Audiology. 2011;22(7):441-59.
51. Johnson E. Same or different: comparing the latest NAL and DSL prescriptive targets. Audiology Online. 2012. Disponível em: http://

www.audiologyonline.com/articles/20q-same-or-different-comparing-769.
52. Ching TY, Johnson EE, Hou S, Dillon H, Zhang V. A comparison of NAL and DSL prescriptive methods for paediatric hearing-aid fitting: predicted speech intelligibility and loudness. Int J Audiol. 2013;52:S29-S38.
53. Smeds K, Dahlquist M, Paludan-Müller C, Larsson J, Hertzman S, Båsjö S. Proprietary hearing aid gain prescriptions: changes over time. Hear Rev. 2015;22(5):16.
54. Sanders J, Stoody T, Weber J, Mueller HG. Manufacturers' NAL-NL2 fittings fail real-ear verification. Hear Rev. 2015;21(3):24-32.
55. Leavitt RJ, Flexer C. The importance of audibility in successful amplification of hearing loss. Hearing Review. 2012;19(13):20-3.
56. Kollmeier B, Kiessling J. Functionality of hearing aids: state-of-the-art and future model-based solutions. International Journal of Audiology. 2016.
57. Jorgensen LE. Verification and validation of hearing aids: opportunity not an obstacle. Journal of Otology. 2016;11(2):57-62.
58. Venema TH. Compression for clinicians. San Diego: Singular Publishing; 1998. p.153.
59. Lindley G. Normal aided functioning: pipe dream or possibility? Hear J. 2002;55(7):10-20.
60. Souza PE. Effects of compression on speech acoustics, intelligibility, and sound quality. Trends Amplific. 2002;6(4):131-60.
61. Jenstad LM, Seewald RC, Cornelisse LE, Shantz J. Comparison of linear gain and wide dynamic range compression hearing aid circuits: aided speech perception measures. Ear Hear. 1999;20(2):117-26.
62. Jenstad LM, Pumpford J, Seewald RC, Cornelisse LE. Comparison of linear gain and wide dynamic range compression hearing aid circuits II: aided loudness measures. Ear Hear. 2000;21(1):32-44.
63. Menegotto IH, Iorio MCM. Processamento dos sinais sonoros nas próteses auditivas: compressão. In: Almeida K, Iorio MCM. Próteses auditivas: fundamentos teóricos e aplicações clínicas. 2.ed. São Paulo: Lovise; 2003. p.335-55.
64. Edwards B. The future of hearing aid technology. Trends in Amplification. 2007 Mar;11(1):31-45.
65. Sandlin RE. Processamento digital de sinal nas próteses auditivas. In: Almeida K, Iório MCM. Próteses auditivas fundamentos teóricos e aplicações clínicas. São Paulo: Lovise; 2003. p.171-85.
66. Kuk F, Ludvigsen C, Kaulberg T. Understanding feedback and digital feedback cancellation strategies. Hearing Review. 2002;9(2):36-41.
67. Parsa V. Acoustic feedback and its reduction through digital signal processing. The Hearing Journal. 2006 Nov; v.59, issue 11.
68. Venema TH. The many faces of compression. In: Sandlin RE. Textbook of hearing aid amplification. 2.ed. San Diego: Singular Publishing; 2000. p.209-46.
69. Levitt H. A historical perspective on digital hearing aids: how digital technology has changed modern hearing aids. Trends in Amplification. 2007;11(1):7-24.
70. Chung K. Challenges and recent developments in hearing aids: Part II. Feedback and occlusion effect reduction strategies, laser shell manufacturing processes, and other signal processing technologies. Trends in Amplification. 2004;8(4):125-64.
71. Srinivasan S, Den Brinker AC. Rate-constrained beamforming in binaural hearing aids. EURASIP Journal on Advances in Signal Processing. 2009;1-9.
72. Sockalingam R, Holmberg M, Eneroth K, Shulte M. Binaural hearing aid communication shown to improve sound quality and localization. The Hearing Journal. 2009 Oct;62(issue 10):46-7.
73. Thibodeau LM. Between the listener and the talker: connectivity options. Semin Hear. 2020 Nov;41(4):247-53. Epub 2020 Dec 16.
74. Maidment DW, Amlani AM. Argumentum ad ignorantiam: smartphone-connected listening devices. Semin Hear. 2020 Nov;41(4):254-65. Epub 2020 Dec 16.
75. Bentler RA. Effectiveness of directional microphones and noise reduction schemes in hearing aids: a systematic review of the evidence. J Am Acad Audiol. 2005;16:473-84.
76. Mueller HG, Weber J, Hornsby BWY. The effects of digital noise reduction on the acceptance of background noise. Trends in Amplification. 2006;10.2:83-93.
77. Desjardins JL, Doherty KA. the effect of hearing aid noise reduction on listening effort in hearing-impaired adults. Ear and Hearing. 2014;(issue 6):600-10.
78. Houben R, van Doorn-Bierman M, Dreschler WA. Using response time to speech as a measure for listening effort. International Journal of Audiology. 2013;52(11):753-61.
79. Mueller HG, Ricketts TA. Digital noise reduction: much ado about something? The Hearing Journal. 2005 Jan 1;58(1):10-8.
80. Sarampalis A, Kalluri S, Edwards B, Hafter E. Objective measures of listening effort: effects of background noise and noise reduction. Journal of Speech, Language, and Hearing Research. 2009;52(5):1230-40.
81. Wagener KC, Vormann M, Latzel M, Mülder HE. Effect of hearing aid directionality and remote microphone on speech intelligibility in complex listening situations. Trends in Hearing. 2018;22: 2331216518804945.

33

AMPLIFICAÇÃO SONORA EM BEBÊS

Maria Angelina Nardi S. Martinez
Beatriz C. A. Mendes
Beatriz C. A. Caiuby Novaes

INTRODUÇÃO

A triagem auditiva neonatal universal (TANU) facilitou o acesso ao diagnóstico audiológico precoce e possibilitou o início da intervenção fonoaudiológica e médica ainda no período crítico de maturação e plasticidade funcional do sistema nervoso central (SNC), permitindo um prognóstico favorável em relação ao desenvolvimento global da criança. O processo de intervenção cada vez mais cedo, com bebês muito pequenos, desencadeou mudanças na prática clínica dos profissionais que trabalham com audiologia pediátrica, considerando as particularidades da clínica fonoaudiológica com bebês e protocolos baseados em evidência científica adequados e validados para essa população.[1]

A deficiência auditiva na infância gera dificuldade sensorial que dificulta ou impede o acesso aos sons de fala, o que compromete o desenvolvimento da linguagem oral da criança. O acesso aos sons de fala é possível com o uso de dispositivos eletrônicos de amplificação sonora ou implante coclear (IC), nos casos de perdas auditivas de grau severo ou profundo.

O processo de adaptação de dispositivos eletrônicos de amplificação sonora em bebês deve contemplar as mesmas quatro etapas distintas utilizadas com o adulto:

1. Avaliação: para definição das características individuais, determinação dos limiares auditivos por frequência e orelhas separadas, características anatômicas e acústicas de cada orelha isoladamente, bem como conhecimento das expectativas da família e necessidades individuais.
2. Seleção do dispositivo eletrônico: definição das características físicas (tipo, cor, gancho, travas e adaptações necessárias à adequação do dispositivo eletrônico de amplificação sonora à orelha do bebê) e eletroacústicas (ganho, saída, razão de compressão, recursos necessários, como rebaixamento de frequência, supressor de ruído, microfone e outros recursos disponíveis nas diferentes marcas) adequadas.
3. Verificação da amplificação: mensuração eletroacústica objetiva comparando a amplificação prescrita e a obtida com a programação do dispositivo eletrônico de amplificação sonora selecionado.
4. Validação ou avaliação dos resultados: avaliação longitudinal do efeito da amplificação na percepção de fala e na qualidade de vida. *(Para maiores informações sobre o assunto, consultar os Capítulos 32, "Seleção das características dos dispositivos de amplificação sonora", e 34, "Verificação e avaliação de resultados no processo de seleção e adaptação de dispositivos eletrônicos de amplificação sonora".)*

Cada uma dessas etapas será abordada a seguir, considerando que a adaptação de dispositivos eletrônicos de amplificação sonora em bebês difere em inúmeros aspectos da adaptação em adultos.[2] Todo o processo deve ser centrado na família, fornecendo suporte e informação para a superação do impacto do diagnóstico e a compreensão da deficiência auditiva, necessidades e possibilidades de seu filho. O dispositivo eletrônico de amplificação sonora torna visível a deficiência auditiva, que no bebê não seria notada, visto que não se tem a expectativa do desenvolvimento da fala em tão tenra idade. Assim, o fonoaudiólogo deve estar atento e acessível para atender às necessidades, dificuldades e questionamentos dos pais referentes aos recursos disponíveis, desenvolvimento e tratamentos necessários. Os primeiros meses de vida são determinantes no estabelecimento da relação mãe-bebê, e, nesse sentido, qualquer intervenção deve ser cuidadosa para não haver interferência em processos saudáveis em andamento. *(Para maiores informações sobre o assunto, consultar o Capítulo 42, "Aconselhamento e orientação familiar".)*

AVALIAÇÃO

Determinação dos limiares que serão utilizados na prescrição da amplificação

O diagnóstico audiológico é o ponto de partida para a adaptação adequada da amplificação sonora e o estabelecimento de metas terapêuticas baseadas em expectativas reais.

O diagnóstico só está completo quando o tipo, grau e configuração da perda auditiva estão determinados ou quando não existir qualquer dúvida quanto à normalidade da audição. No caso de confirmação de perda auditiva, o processo de intervenção é desencadeado, mas é importante lembrar que o diagnóstico nos primeiros meses de vida baseia-se em avaliação eletrofisiológica da audição e não fornece alguns dados importantes para a melhor adequação da amplificação sonora. Por exemplo, a resposta para 250 Hz, que possibilita as informações de prosódia e nasalidade e que não é medida no exame eletrofisiológico, podendo ter resíduos melhores do que as outras frequências avaliadas. Assim, recomenda-se que a avaliação audiológica seja realizada periodicamente para complementação das respostas para todas as frequências, monitoramento de alterações de orelha média e de progressão da perda auditiva visando possíveis ajustes na amplificação.[3]

A bateria de testes utilizada na avaliação audiológica infantil depende não só da idade da criança, mas, principalmente, do seu desenvolvimento neuropsicomotor. Assim, qualquer avaliação audiológica deve começar com uma entrevista detalhada realizada com a mãe, ou com o cuidador da criança, buscando caracterizar seu desenvolvimento motor, visual, social, cognitivo, linguístico, afetivo e auditivo. Quem convive com a criança pode fornecer informações valiosas quanto ao desenvolvimento da função auditiva, principalmente no que se refere à atribuição de significado e ao uso de indícios sonoros.[3]

A avaliação audiológica pediátrica deve utilizar um protocolo extenso de testes para avaliação de todo o sistema auditivo e permitir a determinação do tipo, grau e configuração da perda auditiva, incluindo o potencial evocado auditivo de tronco encefálico (Peate), emissões otoacústicas (EOA) e medidas de imitância acústica. Respostas com especificidade de orelha e de frequência são condições necessárias para o diagnóstico fidedigno. A escolha dos exames e dos estímulos deve fornecer as informações necessárias para orientar as primeiras condutas e subsidiar decisões quanto à amplificação e reabilitação antes dos 6 meses de vida do bebê. *(Para maiores informações sobre o assunto, consultar os Capítulos 6, "Triagem auditiva neonatal universal: história, princípios e tecnologia", 12, "Medidas de imitância acústica: timpanometria e reflexos acústicos", 13, "Mecanismos fisiológicos subjacentes à geração de emissões otoacústicas: protocolos clínicos", e 15, "Potencial evocado auditivo de tronco encefálico".)*

O diagnóstico audiológico nos primeiros meses de vida é baseado em respostas eletrofisiológicas por frequência específica e, portanto, em dB nNA. Apesar da forte correlação entre eles, os limiares eletrofisiológicos em crianças são, em geral, 5-30 dB mais elevados que os comportamentais obtidos na audiometria tonal. Essa diferença depende da idade, do transdutor utilizado (fone de inserção com ponta de espuma ou com o molde auricular da criança), da calibração, do estímulo e dos parâmetros utilizados. Alguns protocolos e equipamentos utilizados já incluem o fator de correção na calibração, outros não e requerem que sejam aplicados fatores de correção específicos antes da utilização dos valores obtidos como limiares auditivos do bebê.[4] Assim, é fundamental que sejam fornecidas as informações sobre os protocolos utilizados e as referências em que são baseados os fatores de correção para que sejam aplicados ou não aos limiares fornecidos pelo diagnóstico:

dB nNA – fator de correção = dB eNA
(dB nível de audição estimado)

A integração entre a equipe que realiza o diagnóstico e aquela que realiza a adaptação do dispositivo é determinante na precisão da prescrição, e as informações obtidas na bateria de exames proposta visam subsidiar decisões importantes, principalmente antes de o bebê ser capaz de realizar a Audiometria de Reforço Visual (VRA – *Visual Response Audiometry*). *(Para maiores informações sobre o assunto, consultar o Capítulo 7, "Avaliação audiológica na primeira infância (0 a 4 anos).")*

A reabilitação deve iniciar imediatamente após a conclusão do diagnóstico, com acolhimento aos sentimentos e questionamentos da família, orientação e impressão do pré-molde para a futura adaptação da amplificação sonora.

Impressão do pré-molde e confecção do molde auricular

A impressão do pré-molde deve ser feita imediatamente após a conclusão do diagnóstico quando há indicação de uso de dispositivos eletrônicos de amplificação sonora. Mãe e bebê ainda estão intimamente ligados, e a confecção do pré-molde, embora não invasivo, pode ser uma experiência desconfortável para os pais. Nesse sentido, alguns cuidados podem minimizar o impacto do momento; a confecção do molde é o primeiro momento de contato da família com o dispositivo eletrônico de amplificação sonora, e o foco de atenção são seus sentimentos e questionamentos.[1]

A. A confecção dos pré-moldes deve ser realizada por um fonoaudiólogo experiente após a indicação do otorrinolaringologista. Não deve haver cerúmen no meato acústico externo (MAE). Deve-se solicitar a limpeza do meato antes da impressão do pré-molde, pois será importante para a colocação do tampão bloqueador e fundamental para a mensuração da RECD (*real ear to coupler difference* – diferença individual entre a orelha e o acoplador de 2 cc).
B. Realizar meatoscopia para avaliação do comprimento do MAE e colocação correta do tampão bloqueador. Lembrar que o comprimento do MAE do bebê é cerca de 7-8 mm menor que o de um adulto (variando de 14 mm no primeiro mês de vida a 21 mm aos 2 anos de idade[2]). Fazer uma marca no prisma da lanterna no comprimento desejado de inserção do tampão bloqueador ajuda no posicionamento correto e seguro.
C. Ter certeza de que o diâmetro do MAE é suficiente para conter o tubo revestido pelo silicone do molde, para que a extremidade do tubo não seja deformada e/ou ocluída pela compressão do silicone, distorcendo e reduzindo a amplificação, principalmente das frequências altas.
D. A cartilagem do pavilhão e do MAE do bebê é muito mais flexível que a do adulto ou mesmo de crianças maiores. Assim, deve-se realizar a impressão do pré-molde com o dispositivo eletrônico de amplificação sonora retroauricular posicionado na orelha do bebê e injetar lentamente a massa de moldagem para que não não haja pressão excessiva, que pode deformar a parede cartilaginosa do MAE ou da concha.
E. O material do molde deve ser flexível para dar conforto ao bebê, que fica ainda muito tempo deitado. É recomendado o vinil ou silicone para maior segurança, conforto e características acústicas, com hélix para manutenção dos moldes no lugar. Nos primeiros meses de vida e de uso da amplificação, a troca de moldes deve ser mais frequente para acompanhar o crescimento do MAE. Nem sempre é possível estabelecer intervalos fixos. A observação constante feita pelo fonoaudiólogo na terapia e pelos pais é imprescindível. A troca de molde não deve acontecer apenas quando já houver microfonia, pois até que isso aconteça o bebê já ficou um período sem amplificação de frequências baixas, ou seja, o molde pequeno funciona como uma ventilação ou filtro passa-alto. No primeiro ano de vida, os moldes serão refeitos com frequência principalmente para as crianças com perdas auditivas severas e profundas.
F. O tubo plástico inserido no molde tende a encolher dentro do silicone, estreitando a luz da saída do som no meato; dependendo do clima, isso pode acontecer em apenas uma semana. As condições do tubo devem ser verificadas e o tubo trocado sempre que necessário. Para isso, o fonoaudiólogo responsável pela intervenção deve ter tubos disponíveis para troca. A primeira informação da fala com atribuição de significado pelo bebê é a entonação cuja informação acústica está em frequências baixas, até 500 Hz.[5]
G. Lembrar que a cada troca de molde nova RECD deve ser obtida e, consequentemente, novo ajuste dos dispositivos deve ser realizado.

Considerações sobre a acomodação dos moldes e dispositivos eletrônicos de amplificação sonora nas orelhas

O comprimento do tubo do molde deve sempre ser medido na orelha do bebê, visto que cada fabricante tem sua característica de gancho e o tubo não deve interferir no posicionamento do aparelho atrás da orelha. Algumas vezes é necessária a utilização de adesivo dupla face – especial para peruca ou fornecido pelos fabricantes – para manutenção do dispositivo junto à cabeça, aliviando o peso sobre a orelha. Travas para o compartimento ou substituição por gaveta de pilha especiais garantem que o bebê não tenha acesso à pilha. Um prendedor preso à roupa e ao dispositivo garante que, caso este seja retirado pelo bebê, permaneça pendurado na roupa.

Mensuração da *real ear to coupler difference*

Moodie et al., em 1994,[6] propuseram a RECD, que é a diferença, em função da frequência, entre a saída do dispositivo eletrônico de amplificação sonora medido na orelha externa e no acoplador de 2 cc. Essa medida tem o objetivo de adequar a amplificação levando em consideração efeitos produzidos pela cabeça, pavilhão auricular, tronco e principalmente a ressonância do MAE, que não estão presentes nas mensurações realizadas nos acopladores. Devido ao rápido crescimento do bebê, a ressonância da orelha externa vai mudando e, como consequência disso, a resposta de frequência também é alterada. A utilização da RECD na indicação do dispositivo em crianças pequenas e bebês possibilita um ajuste mais adequado da resposta de frequência de que a criança necessita. Essa medida é recomendada pela Academia Americana de Audiologia desde 2003.[7]

A realização da medida consiste em apresentar uma varredura de tons puros com a mesma energia sonora (60 dB NPS) por meio de um fone de inserção e medir com um equipamento com microfone-sonda o nível de pressão sonora resultante no MAE da criança com o molde auricular e, com o microfone de referência, no acoplador de 2 cc. A diferença entre essas duas medidas é a RECD.

- 1º passo – calibração do fone de inserção no acoplador de 2 cc: realizar a calibração do fone de inserção no acoplador de 2 cc. O fone de inserção deve ser conectado ao acoplador de 2 cc que está conectado ao microfone de referência. O estímulo utilizado para calibração é apresentado seguindo as normas do manual do equipamento. Essa mensuração já registra os valores de NPS encontrados para o acoplador.[2]
- 2º passo – preparação para mensuração do NPS na orelha da criança: realizar a meatotoscopia. Para a mensuração da RECD, o MAE deve estar livre de cerume para não afetar sua ressonância e não ocluir o microfone-sonda. Medir o comprimento do molde e marcar o comprimento do tubo-sonda para que fique posicionado corretamente, 4 mm mais profundo que o molde para que a ponta do tubo-sonda fique livre.[2]
- 3º passo – mensuração na orelha do bebê: deve-se conectar o fone de inserção ao tubo plástico do molde da criança, e o microfone-sonda deve ser posicionado no MAE.
- 4º passo – obter a RECD: subtrair o resultado da mensuração no acoplador do resultado da mensuração no MAE em cada frequência. O resultado da subtração é a RECD (Figura 1), ou seja, a diferença em NPS entre o nível de saída registrado no acoplador de 2 cc e o que resultará no MAE do bebê. Existem equipamentos que fazem isso automaticamente, apresentando o cálculo final.

A inclusão da mensuração da RECD na rotina clínica para adaptação da amplificação sonora requer apenas alguns minutos e garante a adequação do NPS desejado especificamente para cada bebê ou criança atendida. Campos,[8] avaliando crianças entre 3-24 meses, registrou o tempo médio de 2 minutos e 11 segundos para a mensuração de cada orelha e registrou os valores mínimos e máximos de RECD, variando de forma inversamente proporcional à idade, ou seja, quanto maior a idade, menor é a RECD, pois o meato da criança cresce e aproxima-se dos 2 cc de referência do acoplador (Tabela 1).

Nesse mesmo estudo,[8] na comparação entre os resultados medidos e os elementos do banco de dados de RECD do DSLv5 (*Desired Sensation Level version* 5), observou-se que houve diferenças de até 6 dB. Considerando que essas diferenças foram encontradas em um grupo de crianças nascidas a termo e com desenvolvimento ponderoestatural dentro da normalidade e sem qualquer malformação craniofacial, recomenda-se que seja feita a mensuração individual para cada

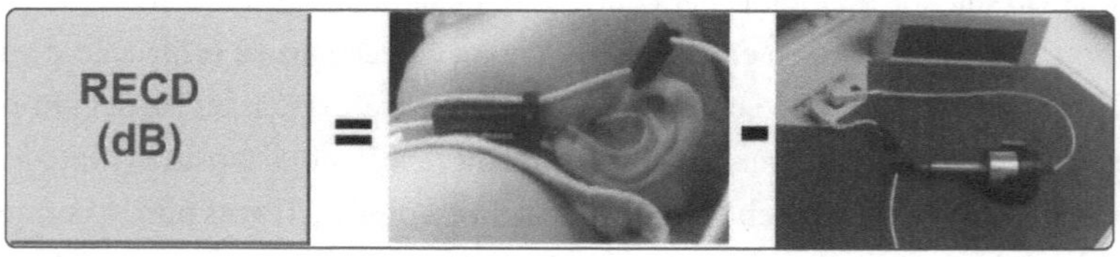

FIGURA 1 Medida da RECD.
Fonte: Maria Angelina Nardi S. Martinez (arquivo pessoal).
RECD: *real ear to coupler difference*.

TABELA 1 Valores mínimos e máximos de RECD de acordo com pesquisa de Campos

	200	500	1.000	2.000	3.000	4.000	Hz
Mínimo	0	0	1	1	2	2	dB NPS
Máximo	8	13	15	16	21	14	dB NPS

Fonte: Campos, 2006.[8]

bebê em vez de utilizar o banco de dados. Essas diferenças existem porque o banco de dados usa um valor médio para cada faixa etária variando de 6 em 6 meses.

SELEÇÃO DO DISPOSITIVO ELETRÔNICO

Já nos anos 1970, com a epidemia de rubéola nos EUA e a necessidade de adaptar dispositivos eletrônicos de amplificação sonora em um grande número de bebês, alguns pesquisadores começaram a se preocupar em desenvolver regras e métodos prescritivos que considerassem as particularidades dessa população infantil.

Foi então que o Dr. Richard Seewald e o Prof. Mark Ross, partindo do princípio de que a necessidade de amplificação da criança era diferente da do adulto, começaram a estudar as necessidades específicas das crianças pequenas e desenvolveram o método prescritivo DSL para ajuste pediátrico de dispositivos eletrônicos de amplificação sonora.

Segundo Seewald,[9] o objetivo do método era oferecer uma maneira sistemática e com base científica para o ajuste pediátrico de dispositivos eletrônicos de amplificação sonora que assegurasse a audibilidade da fala amplificada. Por essa razão, o algoritmo recebeu o nome de nível de sensação desejado (DSL).

O DSL parte do princípio de que a fala é a informação acústica mais importante que se quer amplificar e, portanto, estabelece seu espectro acústico como som de entrada que se deseja tornar audível e confortável, com base nas diferentes necessidades por idade de intensidade e de relação sinal-ruído para percepção dos sons da fala.

Para facilitar e permitir a comparação da informação técnica do fabricante com os resultados da verificação que são expressas em NPS, o método também passou a utilizar toda a informação audiológica e o espectro acústico da fala em NPS, criando, assim, o *SPLgram*, ou seja, o audiograma em NPS (nível de pressão sonora).[2]

Outra diferença importante do DSL é o fato de que o método prescritivo considera a diferença de tamanho da orelha do bebê e seu efeito no NPS resultante no meato acústico externo (a RECD) em relação às informações obtidas das fichas técnicas e *softwares* dos dispositivos de amplificação sonora, visto que todas as informações técnicas são obtidas segundo as normas ANSI S3.22 ou IEC usando o acoplador de 2 cc.

A lógica geral do método DSL consiste em usar um procedimento sistemático para proporcionar às crianças com perda auditiva um sinal de fala amplificado que é audível, confortável e sem distorções através da mais ampla gama de frequências relevantes possível.[2]

Em 1995, Cornelisse, Seewald e Jamieson[10] descreveram um algoritmo eletroacústico apropriado chamado DSL *input-output*, a fórmula DSL [i/o] v4.0. Essa versão computadorizada e genérica do método original do DSL permitiu fornecer alvos prescritivos para os aparelhos com amplificação não linear que tinham se tornado disponíveis.

Posteriormente, diversos fatores levaram o Dr. Richard Seewald e seu grupo de pesquisadores do National Centre of Audiology do Canadá a considerar um certo número de modificações no método DSL e no algoritmo do DSL [i/o]. Primeiramente, as crianças com perda auditiva passaram a ser identificadas no nascimento e a amplificação passou a ser fornecida a bebês com menos de 6 meses de idade. O desenvolvimento da audição e da linguagem desses bebês dependerá dos ajustes determinados pelo fonoaudiólogo durante seu primeiro ano de vida, o que aumenta a importância da pesquisa e do desenvolvimento continuados em um procedimento objetivo baseado em evidências científicas como o método do DSL. Em segundo lugar, as melhorias em procedimentos de avaliação como o Peate e os avanços significativos na tecnologia dos aparelhos de amplificação sonora fazem o desenvolvimento contínuo desejável e necessário.

A partir dessas considerações foi desenvolvida uma versão nova do método do DSL, o DSL v5.0, que leva em conta todas as variações de tamanho de orelha (RECD); método e transdutor usado na obtenção dos limiares audiológicos (Peate ou audiometria tonal, fone supra-aural ou fone de inserção ou ainda em campo livre); necessidades acústicas para percepção da fala (diferente conforme a idade, experiência e conhecimento linguístico); tipo de amplificação utilizada (linear ou não linear); tipo de estímulo utilizado na verificação da amplificação (tom puro ou fala). Assim, todas as variáveis envolvidas na determinação da amplificação ideal para cada criança ou adulto são controladas para que o fonoaudiólogo saiba exatamente o som amplificado gerado no MAE do bebê e qual a possibilidade de percepção de fala. Torna-se possível fazer uma adaptação segura do dispositivo eletrônico de amplificação sonora ou indicar outros dispositivos, como o implante coclear em bebês, e direcionar a terapia fonoaudiológica.[11-14]

A Academia Americana de Audiologia, em 2003,[7] já recomendava métodos prescritivos que favorecessem a audibilidade do espectro de fala e que considerassem diferenças de sons de entrada para avaliar crianças em sistemas de amplificação não linear como o DSL [i/o].

Esse método busca restaurar o padrão de sensação de intensidade do som ao usuário do dispositivo. O DSL [i/o] leva em consideração a variação da área dinâmica da audição, fazendo com que o som seja audível e não desconfortável. Se a área dinâmica for reduzida, é sugerida maior razão de compressão. Nesse método, o ganho é estabelecido para todos os níveis de entrada, pois os aparelhos não lineares possuem ganhos variáveis de acordo com a intensidade do som de entrada. Dessa maneira, todos os sons ficarão dentro da área dinâmica da audição. O som fraco deverá ficar próximo do limiar, o som forte próximo do UCL (*uncomfortable level* – nível de desconforto) e os sons médios próximo do MCL (*most comfortable level* – nível de maior conforto), que deve estar próximo da metade da área dinâmica da audição. Assim se tentará restaurar a sensação do som bem próxima do normal, preocupando-se sempre com a audibilidade dos sons. A fórmula utilizada leva em consideração os parâmetros psicoacústicos, incluindo limiar auditivo e de desconforto, e acústicos, incluindo o espectro acústico dos sons da fala e a variação de NPS ocasionada pela variação do tamanho do MAE para relacionar com a resposta de frequência dos dispositivos, podendo ser utilizada para prescrever ganho específico para cada frequência e saída máxima para ganho linear, e ganho variável em função do som de entrada e da compressão utilizada. Assim não ocorrerá a limitação das características eletroacústicas dos dispositivos utilizados. Essa fórmula não foi idealizada para determinados dispositivos e modelos, mas para suprir a necessidade de aplicabilidade da compressão WDRC – *wide dynamic range compression*.[14]

O *software* transforma para dB NPS os dados audiológicos que serão a linha de base para a prescrição da amplificação, por isso é fundamental que, ao preencher os dados, selecionemos que tipo de avaliação e transdutor foi utilizado para obtenção dos níveis mínimos de resposta utilizados, ou seja, se o limiar foi obtido na avaliação audiológica comportamental em dB NA ou na avaliação audiológica eletrofisiológica em dB nHL ou já aplicado o fator de correção (dB eHL). Assim, todas as medidas estarão na mesma unidade, formando o que é chamado de *SPLogram* (audiograma em NPS). Após as transformações, o limiar pode ser visto junto com as características eletroacústicas de ganho e saída estimadas para o dispositivo. O transdutor utilizado na avaliação audiológica – fone supra-aural, fone de inserção ou campo livre – também é considerado pelo *software*. Os autores recomendam o uso do fone de inserção na avaliação auditiva, medida do RECD individual de cada criança também com o fone de inserção acoplado no molde do bebê e medidas de verificação no acoplador de 2 cc. Consideram que medidas em campo livre e até mesmo com equipamentos com microfone-sonda sofrem grandes variações em crianças pequenas, e por

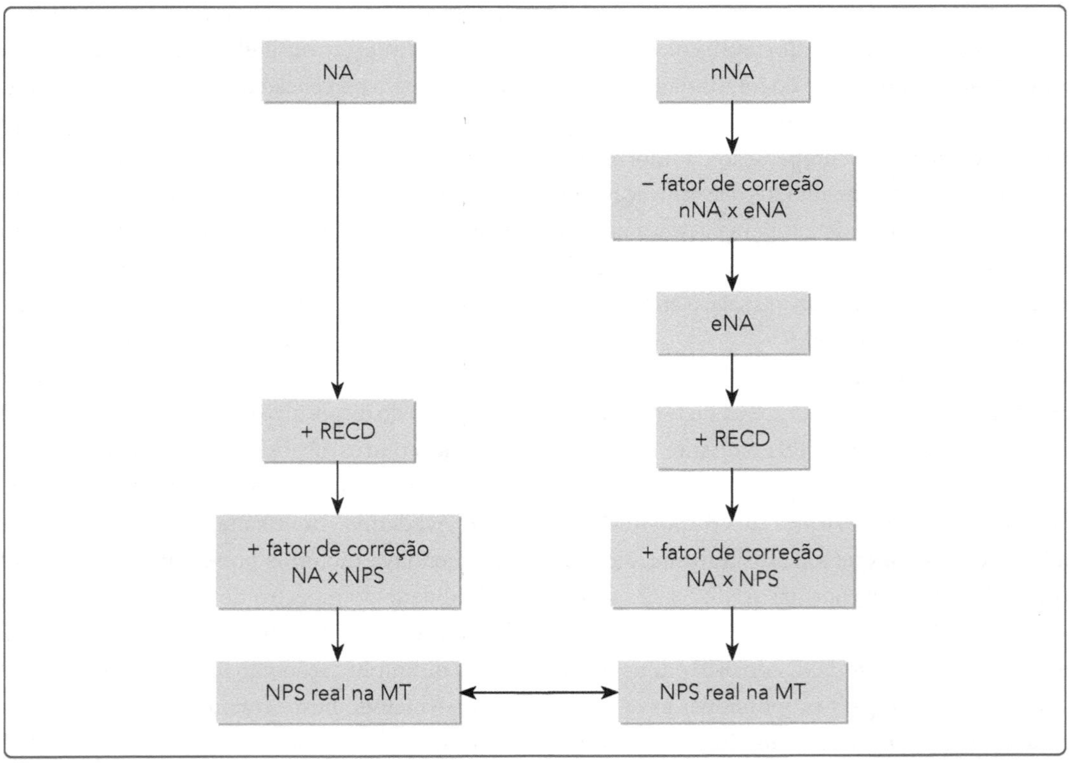

FIGURA 2 Fatores de correção para limiares auditivos (NA) e eletrofisiológicos (nNA).
dB eNA: decibel estimado nível de audição; dB NA: decibel nível de audição; dB nNA: decibel normatizado nível de audição; MT: membrana timpânica; NPS: nível de pressão sonora; RECD: *real ear to coupler difference*.

isso sugerem que sejam eliminadas no primeiro momento (Figura 2).

VERIFICAÇÃO DA AMPLIFICAÇÃO

Os procedimentos desenvolvidos para seleção e verificação dos dispositivos eletrônicos de amplificação sonora em adultos foram sendo adaptados e utilizados com as crianças.

Martin e Gravel[15] aplicaram um questionário em 172 audiologistas pediátricos, investigando sobre a medida de saída máxima que se deve usar em crianças com perda auditiva profunda. Na época, foi observado que não existia um consenso entre os profissionais, podendo os valores variar entre 115-135 dB NPS, medidas feitas em acopladores. Sabe-se que o NPS medido no meato acústico de uma criança pode estar entre 15-20 dB a mais que o medido em acoplador de 2 cc.[16] Consequentemente, essa saída máxima recomendada pelos audiologistas poderia estar entre 130-155 dB NPS em bebês.

Em 1994, a amplificação sonora infantil começou a ganhar mais destaque, pois o Joint Commitee of Infant Hearing (JCIH)[17] recomendou o diagnóstico da deficiência auditiva aos 3 meses e a indicação do dispositivo e reabilitação até os 6 meses de idade. Foi então que surgiram com mais força os questionamentos a respeito da adequação dos procedimentos que eram realizados com adultos e crianças maiores aos que eram realizados com os bebês.

No mesmo ano foi constituído o Pediatric Working Group,[18] que publicou em 1996 suas recomendações para a adaptação de dispositivos eletrônicos de amplificação sonora em crianças. Segundo esse grupo, o audiologista deveria ter experiência, conhecimento e equipamento para trabalhar com bebês. As medidas com o microfone-sonda já eram recomendadas pelo grupo para essa população.

O JCIH-2000[19] acrescentou que o objetivo da amplificação é fornecer ao bebê, de forma mais segura e confortável, o máximo de acesso ao estímulo da fala. Com esse intuito, a amplificação deveria combinar procedimentos prescritivos que incorporassem as mensurações *in situ*. E, por meio dessa técnica, garantir uma adaptação individualizada, de acordo com as características únicas daquele bebê considerado.

Em 2013 foi publicado o *American Academy of Audiology*[7] *Clinical Practice Guidelines: Pediatric Amplification*, que determinou que as medidas com microfone-sonda sejam utilizadas na verificação do dispositivo de amplificação sonora em bebês, excluindo qualquer possibilidade de realizar o ganho funcional. Recomenda a utilização de alvos de ganho, saída e compressão prescritos por fórmulas desenvolvidas de modo independente baseadas em evidências científicas como a DSL ou a National Acoustic Laboratories (NAL) e verificadas objetivamente com medidas eletroacústicas. Essas recomendações também foram enfatizadas pelo JCIH em 2019.[20]

A Academia Americana de Audiologia acrescentou nessa mesma época a regra prescritiva desenvolvida em 2011 pelo grupo australiano do Prof. Harvey Dillon a partir da regra que havia desenvolvido para adultos em 2001. A diferença principal entre ambas é que a DSL, desenvolvida em 1997, já voltada para a população pediátrica, baseia-se nos níveis de audição necessários para a audibilidade dos sons da fala usando as pesquisas de percepção de fala com essa população. Por outro lado, a NAL baseia-se nos níveis de maior conforto para fala. Nosso grupo tem usado a DSL desde suas primeiras versões, visto que trabalhamos especificamente na área da audiologia infantil. Entretanto, as pesquisas têm apontado boa correlação entre elas na avaliação longitudinal das crianças adaptadas com os dois métodos prescritivos.[21]

A seleção e a verificação dos dispositivos eletrônicos de amplificação sonora em crianças não devem ser baseadas em testes comportamentais, mas sim em procedimentos eletroacústicos, pois a variação em procedimentos comportamentais é considerada muito grande, não sendo um bom parâmetro para esses processos.[4]

O ganho funcional já havia sido excluído do processo de seleção e verificação do dispositivo de amplificação sonora, pois apresenta grandes limitações, principalmente na população pediátrica. É uma avaliação que apresenta grande variabilidade no teste-reteste, depende da experiência clínica do profissional, além de não utilizar medidas de conversão entre o dB NA e o dB NPS.[14] O ganho funcional tem uma atividade importante como recurso no aconselhamento da família, para que esta possa ter a percepção da diferença de audibilidade quando a criança está utilizando o dispositivo de amplificação sonora, sendo um fator de motivação para aumentar o tempo de uso diário que a criança faz dos dispositivos.

Apesar de todo o avanço tecnológico, a indicação do dispositivo de amplificação sonora em crianças menores de 1 ano de vida ainda é um grande desafio para os fonoaudiólogos. Esse desafio começa com a avaliação audiológica, passando pelo processo de seleção e verificação do dispositivo de amplificação sonora, culminando no objetivo maior, que será o benefício com a reabilitação.

A etapa de verificação é fundamental para nos certificarmos se a programação feita no aparelho de amplificação sonora gera o NPS necessário para tornar a fala audível e confortável na orelha do bebê.

Com o molde disponível, pode-se mensurar a RECD e liberar o bebê para ir para casa ou descansar enquanto o dispositivo é selecionado, programado e a verificação dos níveis de saída obtidos é realizada. Nessa etapa, o bebê não precisa estar presente, pois, com os valores da RECD, a verificação pode ser feita no acoplador de 2 cc e descontada a diferença (a RECD). Isso proporciona ao clínico tranquilidade e tempo para pesquisar o aparelho que oferece a amplificação mais próxima da prescrição do DSL v5, pois sabe que o bebê não está presente ou está brincando, sendo alimentado ou dormindo.

A verificação eletroacústica é importante, pois oferece com precisão os níveis de saída para diferentes sons de entrada (fracos = 50 dB NPS; médios = 65 dB NPS; fortes = 75 dB NPS). A medida no acoplador de 2 cc utilizando a correção da RECD permite realizar várias mensurações sem que a criança precise colaborar para a realização das medidas com microfone-sonda diretamente na sua orelha ou para a obtenção do ganho funcional com diferentes dispositivos e/ou programações, que não são recomendados. Também é mais confiável e precisa, pois não é realizada em campo livre como os outros dois procedimentos, eliminando os efeitos da calibração do campo, da distância e movimentação da criança.

Para a verificação, o fonoaudiólogo utilizará o computador com o *software* dos fabricantes de AASI, a interface (HIPRO, *Noahlinkwireless*), cabos, quando necessários para programação, e um equipamento de verificação eletroacústica (muitas vezes chamado de equipamento de ganho de inserção).

Os valores de saída para diferentes níveis de som de entrada prescritos pelo DSL a partir dos dados fornecidos (limiares tonais, transdutores utilizados na avaliação, idade da criança e valores de RECD) serão o alvo a ser alcançado na programação dos aparelhos.

Cada dispositivo de amplificação sonora é colocado na câmara anecoica do equipamento de verificação conectado ao acoplador de 2 cc e à interface para ser programado pelo seu *software* específico. A cada mudança de programação, novas curvas de saída com sons de entrada de 50, 65 e 75 dB NPS (utilizando estímulo de fala foneticamente balanceado) são realizadas e comparadas com os valores do alvo. Também é mensurada a saída máxima (MPO – *maximum power output*) do aparelho utilizando tom puro em 90 dB NPS, fazendo uma varredura de 250-6 kHz buscando atingir os alvos prescritos. Novos ajustes são realizados até que os alvos sejam atingidos (Figura 3).

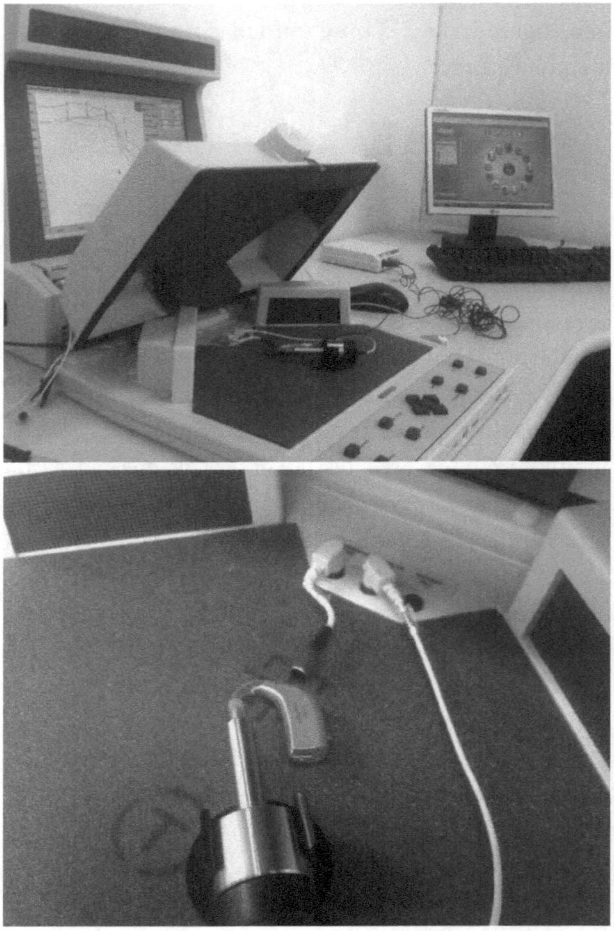

FIGURA 3 Equipamento com microfone-sonda, caixa de teste e acoplador para verificação da amplificação.
Fonte: Maria Angelina Nardi S. Martinez (arquivo pessoal).

No exemplo apresentado na Figura 4, pode-se observar que todos os alvos foram atingidos para os valores de saída máxima (MPO) e para os sons de fala apresentados em: 1. fraca intensidade (50 dB NPS); 2. média intensidade (65 dB NPS); e 3. forte intensidade (75 dB NPS), permitindo que 66, 83 e 82% do espectro acústico da fala seja inteligível (SII) para a criança nessas três diferentes intensidades, respectivamente. Utilizando os três níveis de entrada define-se a razão de compressão e a necessidade ou não de compressão de frequência e a partir de que frequência.

VALIDAÇÃO

A regra DSL v.5.0 prevê a audibilidade dos sons de fala possíveis de serem levados para a área dinâmica do bebê com qualidade, considerados os limiares auditivos, a regra prescritiva e as medidas *in situ* realizadas. Além da representação gráfica (Figura 4), a obtenção de valores de SII (*Speech Intelligibility Index* – Índice de Inteligibilidade de Fala – para entradas de 50, 65 e 75 dB) permite a constru-

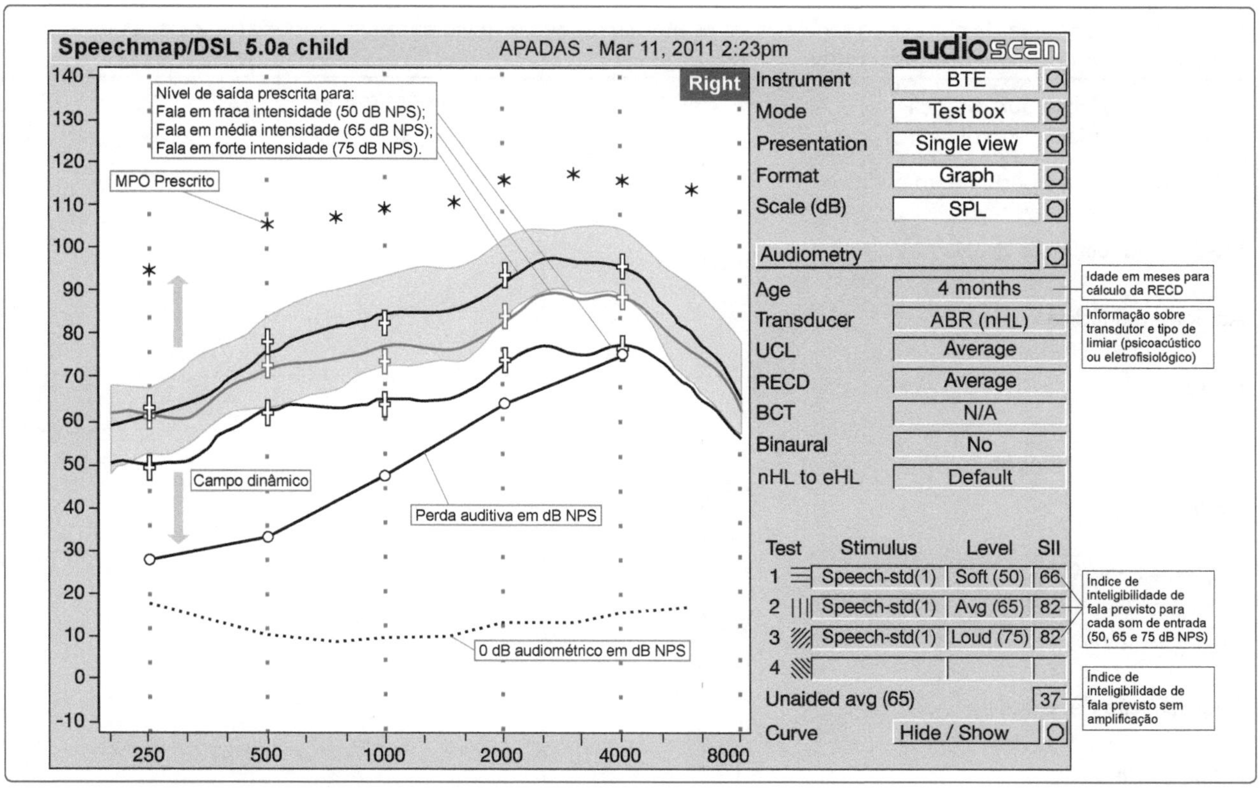

FIGURA 4 Verificação da amplificação utilizando sinal de fala calibrado.
RECD: *real ear to coupler difference*.
Fonte: Maria Angelina Nardi S. Martinez (arquivo pessoal).

ção de um conjunto de respostas esperadas em distância conversacional, de perto e em distâncias maiores.[22] Assim sendo, por hipótese, os comportamentos do bebê devem confirmar a audibilidade de sons prevista.

Em bebês e crianças, as diversas técnicas comportamentais e eletrofisiológicas utilizadas para obtenção de limiares auditivos estão sujeitas à imprecisão quando se considera aspectos maturacionais, cognitivos e atencionais. Nesse sentido, a etapa da validação – avaliação de compatibilidade de comportamentos esperados com observados – envolve observações que determinam se as respostas para os sons são compatíveis com a audibilidade para sons de fala determinada na verificação. O processo de validação pode ser realizado por meio da observação dos comportamentos esperados em situações clínicas preestabelecidas conforme os resultados obtidos nos valores de SII.[23]

Até essa etapa do processo, a capacidade auditiva é estimada e ainda não foi observada em funcionamento. Com as prováveis respostas para sons com diferentes características e intensidades, tem início a observação de comportamentos que evidenciem o acesso aos sons que devem ter se tornado audíveis. Enquanto as condições para determinação de limiares e outras medidas objetivas exigiam que o bebê estivesse sonolento ou dormindo, agora ele deve estar desperto, alimentado, posicionado de modo a favorecer o comportamento de resposta ao som. As respostas devem ser consistentes como aquelas previstas pelo SII, que reflete a presença de informação acústica dos fonemas do português na área dinâmica de audição da criança.

A observação de comportamento auditivo em bebês nos primeiros anos de vida é um desafio, considerando que as respostas dependem de habilidades motoras, cognitivas, afetivas, como também de seu estado geral no momento da avaliação. Assim sendo, algumas considerações devem ser feitas para o estabelecimento de condições que levem à maior fidedignidade no julgamento da presença de resposta para o estímulo sonoro.

Em nossa experiência, a teoria piagetiana tem subsidiado a determinação do enquadre na dependência da fase do desenvolvimento em que a criança se encontra.[24,25] O Quadro 1 esquematiza a correspondência entre as etapas do desenvolvimento sensório-motor, os exames audiológicos e os comportamentos esperados envolvendo esquemas auditivos, e pode ser uma referência na escolha da técnica mais indicada para obtenção de limiares.

No bebê com deficiência auditiva, a partir da adaptação dos dispositivos de amplificação sonora, o esquema ouvir passa a fazer parte das suas experiências sensoriais no am-

QUADRO 1 Esquema da correspondência entre as etapas do desenvolvimento sensório-motor, os exames audiológicos e os comportamentos esperados

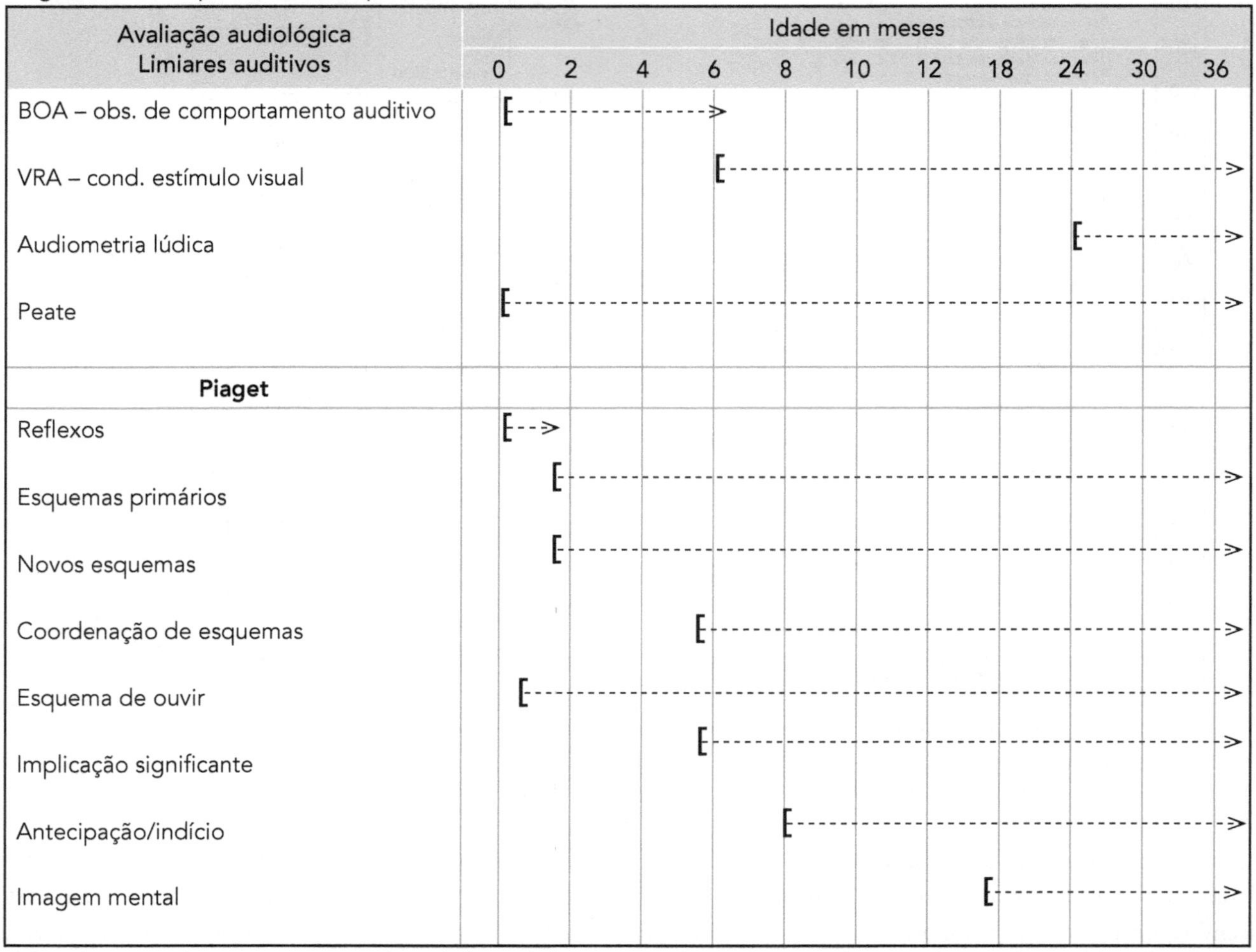

BOA: observação do comportamento auditivo (*behavioral observation audiometry*); VRA: audiometria de estímulo visual (*visual reinforcement audiometry*); Peate: potencial evocado auditivo de tronco encefálico.

biente e na relação com as pessoas que o cercam. É uma sensação desconhecida até então, pronta para ser incorporada e coordenada com o repertório de esquemas motores, visuais, táteis assimilados na sua experiência até então. Sendo um esquema novo, torna-se importante a apresentação do mundo sonoro (jogos, rimas, músicas, onomatopeias), *sempre no campo visual*, até que o ouvir seja incorporado como possibilidade à sua relação com o mundo. É importante lembrar que o comportamento de busca pela fonte sonora só será possível quando o ouvir estiver incorporado aos outros esquemas sensório-motores – nesse caso a coordenação de visão e audição.

Outro aspecto importante a ser considerado é *que bebês respondem melhor àquilo que é consistente e se repete*, portanto a manifestação e a manutenção das respostas auditivas vão depender do uso consistente do dispositivo de amplificação sonora todo o tempo em que estiver acordado.[26] Se o rosto da mãe com a boca articulando é sempre acompanhado da experiência de sua voz, a tendência do bebê é procurar o rosto quando ouvir a voz. Se, ao contrário, muitas vezes a mãe conversa com o bebê sem dispositivo de amplificação sonora, a confiança de que na presença da voz da mãe encontrará o rosto diminui sua certeza e a resposta torna-se inconsistente: *bebês tendem a não gastar energia com estímulos que não são consistentes*. Diferenças entre diferentes graus de perda são evidentes, já que, para bebês que não tinham audibilidade para sons de fala, será importante um período de utilização de dispositivo de amplificação sonora, com exposição aos jogos acústicos para que a avaliação possa ser realizada. Versolatto-Cavaunagh et al.[27] observaram que a obtenção de respostas esperadas para determinado bebê, principalmente aqueles com perdas auditivas severas ou profundas, dependeu do uso consistente do dispositivo de amplificação sonora nas semanas anteriores. A qualidade da resposta também melhorou conforme o uso consistente do dispositivo.

A literatura[28-31] sugere que em muitas situações do dia, entre o momento do banho e a hora de dormir, no carro, ao acordar, enquanto aguarda o banho, o dispositivo de amplificação sonora não é colocado. A importância da consistência do uso da amplificação refere não somente as conexões neurais em pleno desenvolvimento nesse período da vida do bebê como também a efetividade com que o esquema ouvir será incorporado ao repertório da criança e coordenado com outros esquemas. Os pais, muitas vezes, têm a sensação de que o dispositivo de amplificação sonora incomoda, assim como sapatos ou uma roupa apertada. Os dispositivos são, muitas vezes, os primeiros a serem retirados quando a criança manifesta comportamentos de desconforto. Appenzeller e Ambrose,[32] em levantamento com profissionais de reabilitação auditiva, encontraram que a maioria dos serviços usa questionamentos aos pais para determinar a consistência e as situações de uso do dispositivo de amplificação sonora, embora muitos utilizem o registro automático do uso de horas diárias dos dispositivos, quando disponíveis. A maioria concorda que tecnologias de registro objetivo do ambiente, como LENA (*Language Environment Analysis*), seriam úteis desde que utilizadas por pais e profissionais treinados.

O sistema LENA (LENA Foundation, Boulder, Colorado) é composto de um processador de fala digital utilizado no bolso da criança e um *software* para análise de dados. Pesquisas têm demonstrado que pode ser um sistema efetivo não só para estabelecer o tempo de uso do dispositivo como também as diferentes situações dialógicas em que a criança engaja ao longo do dia.[33,34]

O uso não consistente do dispositivo de amplificação sonora nas primeiras semanas da adaptação dificulta a observação do comportamento pelo adulto e pode adiar a valorização do estímulo auditivo nas experiências do seu cotidiano. Com pais menos motivados, a adesão da família ao uso consistente todo o tempo que a criança estiver acordada acaba ficando adiada, comprometendo todo o processo de adaptação. Visram et al.,[35] em estudo longitudinal com 66 bebês, observaram declínio significativo na utilização dos dispositivos de amplificação sonora, comparando ao primeiros 6 meses de adaptação com a média de uso diária de 7-21 meses de idade. Sugerem que estratégias devem ser desenvolvidas para aumentar a adesão e a consistência de uso de dispositivo de amplificação sonora.

Bebês preferem fazer uma coisa de cada vez. Se o bebê estiver ocupado, sugando a chupeta, olhando ou manipulando um objeto em sua mão, a coordenação visão e preensão ocupa sua atenção e ele pode não reagir ao estímulo sonoro. O estado geral e o posicionamento do bebê – no colo, no bebê conforto, estímulos no campo visual, estado geral, alimentado, descansado, com as mãos desocupadas, sem chupeta – têm implicações diretas na deflagração de resposta auditiva. Além disso, também pode haver um tempo de latência maior que o esperado para que a resposta seja observada. Em nossa experiência, se toda a observação for feita sem pressa, em "câmera lenta", o desempenho da criança terá mais chance de representar sua capacidade.

Na segunda ou terceira semana de uso consistente do dispositivo de amplificação sonora, tarefas de detecção de sons calibrados de fala em distâncias determinadas já permitem a avaliação e a confirmação ou não de quais sons de fala a criança tem acesso, em que intensidade e distância. Indiretamente, essa observação permite a validação dos limiares, quando as respostas obtidas correspondem àquelas esperadas segundo a audibilidade sugerida no processo de verificação, a partir de limiares determinados no processo de diagnóstico. Em perdas assimétricas, cada orelha deve ser avaliada separadamente.

Desde o processo de diagnóstico, os pais estão presentes em todos os exames e, portanto, acompanham as decisões e aguardam pelo momento em que os aparelhos serão adaptados. É importante alertá-los de que as respostas serão construídas ao longo das primeiras semanas com o dispositivo de amplificação sonora e que nos primeiros dias as respostas não serão evidentes, considerando-se a pouca ou nenhuma experiência do bebê com o estímulo auditivo. Orientações aos pais quanto à confirmação e apresentação da fonte sonora podem contribuir para o aparecimento mais cedo de respostas consistentes. As particularidades para diferentes índices de audibilidade e diferentes etapas de desenvolvimento devem ser compartilhadas com os pais visando nortear suas expectativas.[29]

Chamar o bebê pelo nome é uma das primeiras coisas que os pais experimentam quando os dispositivos de amplificação sonora estão ligados. No entanto, quando o bebê procura e acha o rosto do pai ou mãe, além do sorriso, deve também escutar seu nome novamente, *confirmando sua resposta*. Nas primeiras experiências, somente o sorriso pode não ser suficiente para a manutenção de resposta. Chamar novamente enquanto o bebê está com o olhar dirigido a quem chamou confirma que aquela informação acústica corresponde a uma pessoa sorridente que quer sua atenção. O adulto deve observar a mudança de direção do olhar do bebê para aferir sua reação a determinado estímulo, já que essa é a maior evidência da resposta auditiva. Só mais tarde, em torno de 2 anos, a criança irá ativamente escolher, ou distinguir aquilo que foi falado.

Após 1 ou 2 semanas, no caso de perdas leves e moderadas, e um pouco mais para perdas severas ou profundas, uma avaliação formal de detecção de sons de fala pode apresentar resultados mais consistentes e fidedignos, visto que o bebê tem cada vez mais certeza de que, se ouvir um som, existe uma imagem simultânea àquela experiência, produzida por alguma coisa ou alguém. Bebês de até 7 meses reagem buscando acomodar-se aos estímulos por contiguidade. Mais tarde, quando há imagem mental e as relações de causa e efeito, o processo é, de fato, de busca pelo que provocou o som.

Os questionários *Little Ears*[36,37] e IT-MAIS[38] podem ser úteis para avaliar as respostas do bebê a partir de informações trazidas pelos pais. O efeito indireto do preenchimento dos questionários é que orienta os pais quanto aos comportamentos a serem observados. No entanto, em alguns casos, a esperança de resoluções melhores pode nortear as respostas dos pais, chegando a resultados superestimados.

A utilização dos 6 sons propostos por Ling,[5] *a, i, u, sh, s, m*, gravados e apresentados por meio de sistema de som ou do audiômetro, aumenta a precisão das informações obtidas. No entanto, durante os retornos há oportunidades de apresentação dos sons em viva voz, que não devem ser desperdiçadas. Nos dois primeiros anos de vida, usar brinquedos associados a determinado som é um facilitador para essa avaliação, já que a criança irá direcionar seu olhar para o brinquedo correspondente. *(Para maiores informações sobre o assunto, consultar o Capítulo 43, "Avaliação da percepção da fala em indivíduos com deficiência auditiva")*

Se as respostas do bebê não forem compatíveis com aquelas previstas pela configuração do audiograma em nível de pressão sonora (*SPLogram*), uma verificação no número de horas diárias dos dispositivos de amplificação sonora deve ser realizada para confirmar o uso consistente dos dispositivos, assim como o estado dos moldes. Diferentes condições de orelha média podem interferir na audibilidade, e, quando possível, a realização da timpanometria é a conduta recomendada antes do questionamento dos limiares tonais quando as respostas estão aquém do esperado. Se o uso estiver consistente, e não explicar respostas observadas diferentes das esperadas, a revisão dos limiares utilizados no método prescritivo pode ser considerada e, se necessário, considerar a reavaliação dos limiares auditivos da criança.

Em se tratando de desenvolvimento de crianças pequenas, é fundamental a comunicação efetiva entre as equipes de diagnóstico e intervenção nos serviços de reabilitação auditiva. Para a precisão na proposta do plano terapêutico e encaminhamentos compatíveis com as características audiológicas de cada criança, é necessária constantemente a utilização do princípio de *cross-check* nos resultados dos procedimentos utilizados na avaliação audiológica, agrupando essas informações de tal modo que o profissional possa selecionar, organizar e compatibilizar de forma precisa os dados obtidos no processo de diagnóstico para determinação de limiares audiológicos. Essa precisão é fundamental no processo de prescrição do dispositivo e permite sua validação com base no comportamento auditivo da criança adaptada com os dispositivos de amplificação sonora.

REFERÊNCIAS BIBLIOGRÁFICAS

1. Novaes BCAC, Mendes BCA. Habilitação auditiva: intervenção em bebês e crianças pequenas. In: Pignatari SSN, Anselmo-Lima WT (orgs.). Tratado de otorrinolaringologia e cirurgia cervicofacial da ABORL-CCF. 3.ed. São Paulo: GEN; 2017. v.1. p.260-89.
2. Seewald RC, Scollie SD. An approach for ensuring accuracy in pediatric hearing instrument fitting. Trends Amplif. 2003;7(1):29-40.
3. Martinez MANS. Avaliação audiológica na criança. In: Fernandes FDM, Mendes BCA, Navas ALPGP (eds.). Tratado de fonoaudiologia. 2.ed. São Paulo: Roca; 2009. p.118-24.
4. Bagatto M, Scollie SD. Current approaches to the fitting of amplification to infants and young children. In: Seewald R, Tharpe AM. Comprehensive handbook of pediatric audiology. San Diego: Plural; 2011. p.527-52.
5. Ling D. The Six-Sound Text – Appendix E. In: Estabrooks W. Auditory-verbal therapy and pratice. 2.ed. Washington: Alexander Graham Bell Assoc Deaf; 2006. p.307-10.
6. Moodie KS, Seewald RC, Sinclair ST. Procedure for predicting real--ear hearing aid performance in young children. Am J Audiol. 1994;3:23-71.
7. American Academy of Audiology. Pediatric Amplification Protocol. 2003.
8. Campos FMA. Amplificação sonora em bebês: mensuração da diferença individual entre a orelha e o acoplador de 2cc (RECD). [Dissertação]. São Paulo: PUC-SP; 2006.
9. Seewald RC, Moodie S, Scollie S, Bagatto M. The DSL method for pediatric hearing instrument fitting historical perspective and current issues. Trends Ampli. 2005;9(4):145-57.
10. Cornelisse LE, Seewald RC, Jamieson DG. The input/output formula: a theoretical approach to the fitting of personal amplification devices. J Acoust Soc Am. 1995;97(3):1854-64.
11. Scollie SD, Seewald RC, Cornelisse L, Moodie S, Bagatto M, Laurnagaray D, et al. The desired sensation level multistage input/output algorithm. Trends Amplif. 2005;9(4):159-97.
12. Bagatto M, Moodie S, Scollie S, Seewald R, Moodie S, Pumford J, et al. Clinical protocols for hearing instrument fitting in the desired sensation level method. Trends Ampl. 2005;9(4):199-226.
13. Cornelisse LE, Seewald RC, Jamieson DG. The input/output formula: a theoretical approach to the fitting of personal amplification devices. Journal of Acoustical Society of America. 1994;97(3):1854-64.
14. Seewald RC, Moodie KS, Sinclair ST, Cornelisse LE. Traditional and theoretical approaches to selecting amplification for infants and young children. In: Bess FH, Gravel JA, Tharpe AM (eds.). Amplification for children with auditory deficits. Vanderbilt University Press; 1996. p.161-92.
15. Martin FN, Gravel KL. Pediatric audiology practices in the United States. Hearing Journal. 1989;42(8):33-48.

16. Feigin JA, Stelmachowicz PG, Gorga MP. Probe-tube microphone measures of ear canal sound pressure levels in infant and children. Ear Hear. 1989;10:254-8.
17. Joint Committee on Infant Hearing. 1994 Position statement. Audiology Today. 1994;6:6-7.
18. Pediatric Working Group of the Conference on Amplification for Children with Auditory Deficits. Amplification for infants and children with hearing loss. Am J Audiol. 1996;5:53-68.
19. Joint Committee on Infant Hearing – 2000 Position Statement: principles and guidelines for early hearing detection and intervention programs. AJA. 2000;9:9-29.
20. Joint Committee on Infant Hearing. Position Statement: principles and guidelines for Early Hearing Detection and Intervention Programs. JEHDI. 2019;4(2):1-44.
21. Ching TYC, Zhang VW, Johnson EE, Van Buynder P, Hou S, Burns L, et al. Hearing aid fitting and developmental outcomes of children fit according to either the NAL or DSL prescription: fit-to-target, audibility, speech and language abilities. Int J Audiol. 2018 May;57(-Supp 2):S41-S54.
22. American Academy of Audiology Task Force on Pediatric Amplification: American Academy of Audiology Clinical Practice Guidelines: Pediatric Amplification. Disponível em: https://audiology-web.s3.amazonaws.com/migrated/PediatricAmplificationGuidelines.pdf_539975b3e7e9f1.74471798.pdf. Acesso em: set. 2021.
23. Figueiredo RSL, Versolatto-Cavanaugh MC, Mendes BCA, Novaes BCAC. Índice de Inteligibilidade (SII) e variação da intensidade do sinal de fala em crianças com deficiência de audição. Audiology – Communication Research [online]. 2019;24:e1733. Disponível em: https://doi.org/10.1590/2317-6431-2016-1733.
24. Novaes BCAC, Ficker LB. Avaliação fonoaudiológica de bebês e crianças com deficiência auditiva: função semiótica e linguagem. In; Marchesan IQ, Justino H, Tomé MC (eds.). Tratado de especialidades em fonoaudiologia. São Paulo: Roca; 2014. p.1005-13.
25. Martinez MANS. Estudo sobre a relação entre cognição e linguagem no deficiente auditivo: o papel da imagem mental na integração psicossocial. [Tese]. São Paulo: Universidade de São Paulo; 1997.
26. Ambrose SE, Appenzeller M, Al-Salim S, Kaiser AP. Effects of an intervention designed to increase toddlers' hearing aid use. Journal of Deaf Studies and Deaf Education. 2019;1-13.
27. Versolatto-Cavanaugh MC, Mendes BCA, Novaes BCAC. Diagnóstico e reabilitação auditiva na infância. In: Pirana S, Fávero ML. Tratado de foniatria. Rio de Janeiro: Thieme Revinter; 2020. p.45-57.
28. Moeller MP, Hoover B, Peterson B, Stelmachowicz P. Consistency of hearing aid use in infants with early-identified hearing loss. Am J Audiol. 2009 Jun;18(1):14-23.
29. Habiro JSM, Novaes BCAC. Reabilitação auditiva na criança: adesão ao tratamento e ao uso do aparelho de amplificação sonora individual. Audiology – Communication Research. 2013;18(série 3):171-8.
30. Wiseman KB, Warner-Czyz AD. Inconsistent device use in pediatric cochlear implant users: prevalence and risk factors. Cochlear Implants International. 2018;19(3):131-41.
31. Walker EA, Spratford M, Moeller MP, Oleson J, Oua H, Roush P, et al. Predictors of hearing aid use time in children with mild-severe hearing loss. Language, Speech, and Hearing Services in the Schools. 2013;44(1):73-88.
32. Appenzeller MC, Ambrose SE. Using technology to monitor hearing device use and linguistic environments: early intervention providers' perspectives. J Hear Detect Interv. 2020:5(1):62-72.
33. Sacks C, Shay S, Repplinger L, Leffel KR, Sapolich SG, Suskind E, et al. Pilot testing of a parent-directed intervention (Project Aspire) for underserved children who are deaf or hard of hearing. Child Language Teaching and Therapy. 2014;30(1):91-102.
34. Suskind DL, Leffel KR, Hernandez MW, Sapolich SG, Suskind E, Kirkham E, et al. An exploratory study of "quantitative linguistic feedback": effect of LENA feedback on adult language production. Communication Disorders Quarterly. 2013;34(4):199-209.
35. Visram AS, Roughley AJ, Hudson CL, Purdy SC, Munro KJ. Longitudinal changes in hearing aid use and hearing aid management challenges in infants. Ear & Hearing. 2021;42:961-72.
36. Coninx F, Weichbold V, Tsiakpini L. LittlEARS® Auditory Questionnaire. Innsbruck, Austria: MED-EL: 2003.
37. Leandro FSM, Costa EC, Mendes BCA, Novaes BCA. C.LittlEars® – Questionário auditivo: adaptação semântica e cultural da versão em português brasileiro em pais de crianças com deficiência auditiva. Audiology – Communication Research. 2016;21:1-12.
38. Zimmerman-Phillips S, Osberger MJ, Robbins AM. Infant-Toddler: meaningful auditory integration scale (IT-MAIS). Sylmar, Advanced Bionics Corporation. 1997.

34

VERIFICAÇÃO E AVALIAÇÃO DE RESULTADOS NO PROCESSO DE SELEÇÃO E ADAPTAÇÃO DE DISPOSITIVOS ELETRÔNICOS DE AMPLIFICAÇÃO SONORA

Katia de Almeida
Isabela Hoffmeister Menegotto

INTRODUÇÃO

A reabilitação auditiva por meio de dispositivos de amplificação sonora em adultos deve ser centrada no paciente e ter foco em resultados.[1] Considera-se uma boa adaptação de dispositivos eletrônicos de amplificação a combinação de melhor audibilidade dos sons, inteligibilidade máxima de fala, sendo o sinal amplificado em níveis de sensação de intensidade desejados, sem desconforto perceptual, com boa qualidade sonora e consistência de desempenho independentemente das condições do ambiente.

Diretrizes de boas práticas para a seleção e a adaptação de dispositivos de amplificação sonora recomendam que determinadas etapas sejam seguidas para garantir o uso efetivo da amplificação. Tais etapas incluem: a avaliação do candidato; a seleção das características da amplificação; a verificação do desempenho e a adaptação dos dispositivos; orientação e aconselhamento ao usuário; e a avaliação dos resultados ou validação do uso da amplificação.[2] Entre essas, a verificação e a avaliação de resultados – componentes comuns em protocolos na área da saúde e naqueles que envolvem tecnologia – são etapas fundamentais para garantir o sucesso com o uso da amplificação.

O significado da palavra "verificação" no dicionário é definido como o ato ou efeito de verificar; exame ou conferência para determinação da verdade, precisão ou acurácia. Assim, para que os objetivos da adaptação dos dispositivos eletrônicos sejam obtidos é necessário que sejam realizadas medidas para verificar se as características selecionadas e o desempenho eletroacústico real do dispositivo de amplificação estão de acordo com as necessidades audiológicas do indivíduo, proporcionando amplificação sonora com qualidade e sem desconforto perceptual.

Já "validar" significa tornar ou declarar válido; provar; confirmar. Assim, a avaliação de resultados, ou validação, envolve o uso de medidas de benefício, de satisfação, bem como da redução das limitações em atividades comunicativas e restrições de participação atribuídas à perda auditiva derivada do uso do dispositivo de amplificação sonora.

Dessa forma, o objetivo deste capítulo é discutir, a partir das evidências científicas, os principais procedimentos utilizados na verificação das características da amplificação e na avaliação de resultados no processo de seleção de dispositivos eletrônicos de amplificação.

PROCEDIMENTOS DE VERIFICAÇÃO

No processo de seleção de dispositivos de amplificação sonora, a etapa de verificação engloba um conjunto de procedimentos que permitem garantir que o dispositivo esteja fisicamente bem adaptado, sem queixas de autofonia relacionadas ao efeito de oclusão e com o desempenho eletroacústico que o profissional acredite ser o melhor para o usuário em termos de amplificação.[2]

A adaptação física do molde auricular e/ou dispositivo deve ser verificada de modo a garantir a facilidade de manipulação, inserção e remoção do aparelho; o conforto subjetivo para que o dispositivo possa ser utilizado por longos períodos; e a amplificação sonora sem presença de microfonia. A verificação do desempenho do dispositivo de amplificação deve englobar a avaliação do ganho para os sinais fracos e médios da fala, bem como dos níveis de saída máxima produzidos. Além disso, em certas circunstâncias deve ser verificada a funcionalidade dos algoritmos de processamento de sinal utilizados, tais como rebaixamento de frequências, redução de ruído e microfone direcional.[3]

A verificação da adaptação dos dispositivos eletrônicos de amplificação sonora pode ser realizada por procedimentos eletroacústicos, que utilizam equipamentos com microfone-sonda diretamente na orelha do usuário ou de modo indireto por meio de um acoplador, ou por procedimentos comportamentais, que utilizam medidas obtidas em campo livre (Figura 1).

Testes em campo livre para pesquisa de limiares de audibilidade sem e com amplificação, e consequentemente do ganho acústico proporcionado, têm sido utilizados historicamente[5] como forma de verificação do ganho e da audibilidade dos sinais menos intensos. Entretanto, a despeito da sua utilidade, medidas em campo livre não fornecem as mesmas informações obtidas por mensurações com microfone-sonda, especialmente na avaliação da amplificação não linear.[6]

Medidas com microfone-sonda permitem uma avaliação objetiva dos níveis de pressão sonora gerados pelo dispositivo de amplificação diretamente na orelha do usuário, possibilitando avaliar não apenas o ganho e a saída do aparelho para diferentes sinais e intensidades de entrada, como também diversos aspectos do processamento do sinal. Medidas de audibilidade em campo livre com aparelho não servem a esse propósito, mas por outro lado fornecem informações referentes à condição funcional da audição do usuário com aparelho, informação que não é fornecida e não pode ser estimada a partir das medidas com microfone-sonda.

Cada um desses procedimentos tem sua utilidade no processo de verificação, uma vez que fornecem diferentes informações sobre a adequação da adaptação. Idealmente, os dois procedimentos deveriam ser utilizados no processo de verificação, mas, se apenas um deles puder ser realizado, a escolha deverá ser sempre pela utilização das mensurações com microfone-sonda, considerada o padrão-ouro[1] na verificação das características de amplificação dos dispositivos de amplificação sonora individual por via aérea.

Medidas em campo livre

A audiometria em campo livre vem sendo utilizada para a verificação do ganho acústico fornecido pelos dispositivos de amplificação sonora desde meados dos anos

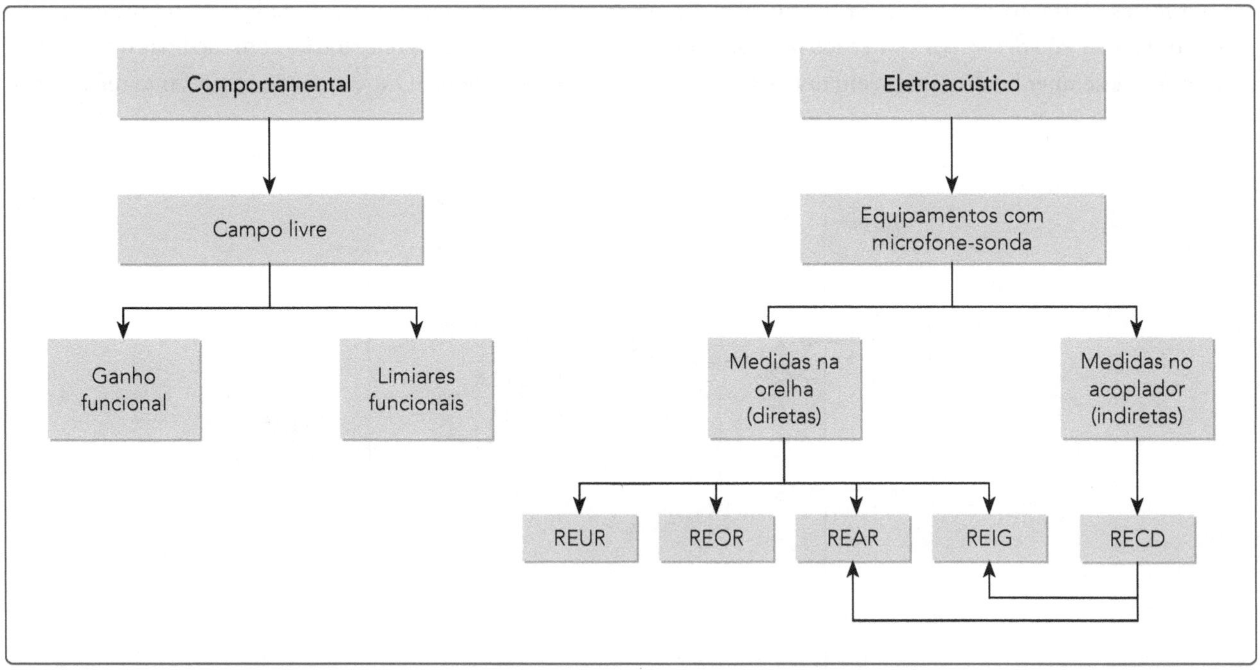

FIGURA 1 Procedimentos de verificação de desempenho dos dispositivos eletrônicos de amplificação sonora.
REUR: *real ear unaided response;* REOR: *real ear occluded response;* REAR: *real ear aided response;* REIG: *real ear insertion gain;* RECD: *real ear-to-coupler difference.*

1940,[5] usualmente pela comparação entre limiares de audibilidade obtidos para estímulos tonais sem e com amplificação, determinando o chamado *ganho funcional.*

Além do ganho funcional, os limiares de audibilidade com amplificação (ou limiares funcionais) também fornecem informações importantes no processo de verificação (Figura 2). O *limiar funcional* é a menor intensidade sonora (em cada frequência de teste) que o usuário é capaz de detectar com amplificação, ou o som mais fraco que o usuário é capaz de ouvir enquanto usa um dispositivo de amplificação com determinado ajuste. Ele é uma resposta perceptual do tipo "tudo ou nada" que requer participação subjetiva e algum nível de processamento auditivo do indivíduo.

Não há resposta funcional se a intensidade de estímulo somada ao ganho do dispositivo de amplificação não for suficiente para exceder o limiar de audibilidade do usuário. Assim, o limiar funcional é atrelado ao ajuste do ganho do aparelho para sons de fraca intensidade, ou seja, um maior ganho para sons fracos proporciona um limiar funcional mais baixo, e vice-versa. Em dispositivos com amplificação linear, o ganho funcional reflete a amplificação fornecida pelo dispositivo para os sons de média e forte intensidades, pois o ganho se mantém constante para sons fracos, médios e fortes. Já isso não ocorre com dispositivos não lineares, pois nesse caso os sons fracos recebem maior ganho que os sons médios, e estes, por sua vez, mais ganho que os sons fortes. Portanto, tanto o limiar funcional como o ganho funcional *não devem* ser utilizados para descrever ou prever o desempenho do usuário em níveis supralimiares,[7] por exemplo, intensidades normais de fala, para dispositivos com amplificação não linear.

Além disso, independentemente do tipo de amplificação – linear ou não linear –, o ganho ou os limiares funcionais não predizem a inteligibilidade de fala que será obtida com o uso da amplificação em nenhuma intensidade, seja no silêncio, seja no ruído. Também não indicam se a saída máxima está rebaixada, adequada ou muito elevada, ou mesmo como funcionam os algoritmos de processamento de sinal como redução de ruído, microfone direcional ou rebaixamento de frequências.

No entanto, a informação fornecida pelo limiar funcional – um índice da audibilidade – é crítica porque cada aspecto do processamento auditivo origina-se da capacidade de ouvir o estímulo sonoro. Sem audibilidade não há inteligibilidade. Limiares em campo livre com amplificação que se encontrem em torno de 20-30 dB NA na faixa de frequências de 250-6.000 Hz permitem a audibilidade dos sinais de fraca intensidade de fala, informação importante no processo de verificação caso não seja possível a realização de medidas com microfone-sonda.[6,8]

A escolha correta e a calibração do sinal, cabines acusticamente tratadas obedecendo aos padrões de calibração e a posição do indivíduo sob teste são elementos básicos para a obtenção de medidas precisas, válidas e confiáveis.[9] Porém, deve ser lembrado que o tempo consumido para a realização do teste é maior, menor número de frequências é avaliado e há maior variabilidade teste-reteste em medidas funcionais em comparação com medidas obtidas com microfone-sonda. Outra questão importante refere-se ao

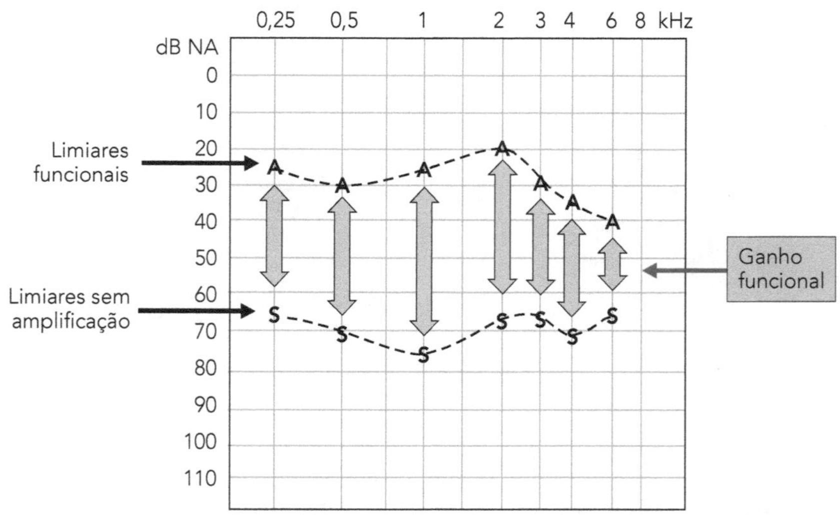

FIGURA 2 Limiares sem amplificação (S) e limiares com amplificação ou funcionais (A) obtidos no campo livre. O ganho funcional é calculado pela diferença em decibel entre as duas medidas.

fato de que as respostas em campo livre sempre refletem a audição da melhor orelha, o que pode limitar o valor dos resultados obtidos na orelha mais afetada em perdas auditivas assimétricas ou unilaterais. Além disso, os limiares obtidos são influenciados por questões próprias do usuário do dispositivo, orgânicas ou funcionais, o que faz com que medidas em campo livre avaliem mais o usuário com a amplificação do que as condições de funcionamento do dispositivo propriamente dito.

Finalmente, deve-se ressaltar que medidas em campo livre são a única alternativa viável no caso da verificação do ganho acústico fornecido por dispositivos de amplificação sonora adaptados por via óssea, próteses implantáveis de orelha média e implantes cocleares.

Medidas com equipamentos com microfone-sonda

Medidas com microfone-sonda são o método mais eficiente para verificação das características de amplificação de um dispositivo em suas condições de uso.[6,8] Conforme já comentado, essas medidas são consideradas o *padrão-ouro* por diversas sociedades científicas nacionais e internacionais para verificação do desempenho dos dispositivos de amplificação sonora. Há evidências[10] de que o uso de medidas com microfone-sonda para verificação, e consequente ajuste individualizado da amplificação, melhora o desempenho de reconhecimento de fala no silêncio e no ruído, na preferência do usuário e nas habilidades de escuta autorreportadas.

No processo de adaptação de dispositivos eletrônicos de amplificação é fundamental verificar se o ganho acústico ou a saída máxima prescritos foram obtidos, para garantir a audibilidade do sinal e os níveis de pressão sonora de saída na orelha do usuário. Além disso, é preciso avaliar o funcionamento dos algoritmos de processamento de sinal. O que se pensa que o aparelho está fornecendo de sinal amplificado pode ser muito diferente daquilo que se registra no meato acústico do usuário, ou seja, sem a verificação, o real pode estar muito distante do ideal. Assim, as medidas com microfone-sonda possibilitam a avaliação de modo simples e rápido dos níveis de pressão sonora gerados pelo dispositivo na orelha, do ganho acústico, da saída máxima, das características de entrada e saída (compressão), da direcionalidade do microfone, da redução de ruído, do rebaixamento de frequências e de outros algoritmos de processamento de sinal.

Infelizmente, muitos profissionais apenas assumem que a adaptação simulada apresentada pelos *softwares* dos fabricantes corresponde exatamente ao que está ocorrendo na orelha do usuário. Evidências demonstram que tal suposição é errônea, uma vez que nenhum *software* pode prever todas as variáveis individuais que afetam a adaptação em cada caso particular.[11,12] Aazh e Moore[12] compararam as regulagens obtidas via *software* do fabricante para uma regra prescritiva validada com as medidas obtidas na orelha e verificaram que em apenas 36% dos casos os ganhos na orelha correspondiam aos prescritos (com tolerância de ± 10 dB) na região de frequências de 250-4.000 Hz; após o ajuste personalizado, a concordância aumentava para 83%. Mais recentemente, outros autores[13] também estudaram a concordância entre a programação feita pelos *softwares* dos fabricantes e os resultados de pressão sonora efetivamente obtidos na orelha. Eles verificaram que, para o primeiro ajuste (ajuste automático pela regra prescrita), 74% das medidas estavam abaixo do prescrito para fala fraca (55 dB NPS) e 55% abaixo em pelo menos uma frequência entre 250-4.000 Hz para fala em intensidade média (65 dB NPS). Ou seja, é muito provável que um ajuste exclusivamente pela simulação realizada no *software* de programação do dispositivo, sem verificação e ajuste fino posterior, leve a uma subamplificação em relação aos parâmetros prescritos para determinado caso.

A verificação objetiva do desempenho dos dispositivos de amplificação deve ser realizada após a seleção dos parâmetros da amplificação, a partir da utilização de um método prescritivo validado (normalmente com base nos limiares audiométricos em conjunto ou não com níveis de desconforto individuais) e sempre que for necessário fazer o "ajuste fino" das características do sinal amplificado, para adequá-lo às necessidades auditivas e preferências individuais.[14] Sugere-se[15] que as respostas obtidas na orelha fiquem em uma faixa de ± 5 dB dos valores prescritos sempre que viável (em função de limitações impostas pela necessidade de saídas muito altas ou microfonia).

Medidas com microfone-sonda são realizadas, como o próprio nome diz, registrando-se o nível de pressão sonora no meato acústico externo por meio de um microfone conectado a um tubo-sonda. Para tanto, os equipamentos dispõem de uma unidade central, uma unidade microfônica, um compressor de alta resolução para gerar um campo sonoro equalizado e um monitor de vídeo, no qual as curvas obtidas podem ser observadas. O sistema produz um sinal em campo livre, e o microfone de referência assegura que o nível de pressão sonora no campo permaneça inalterado durante toda a mensuração. O microfone-sonda é acoplado a um tubo flexível de silicone, com diâmetro externo de 1,5 mm e interno de 0,5 mm, que capta o som no interior do meato próximo à membrana timpânica.[16]

O procedimento propriamente dito requer a inserção do tubo no meato acústico externo – em conjunto ou não com o dispositivo de amplificação – enquanto um sinal sonoro em diferentes intensidades é apresentado por meio de um alto-falante. Os registros obtidos são chamados de "respostas em orelha verdadeira", já que são obtidas diretamente nas orelhas dos usuários da amplificação, considerando que as respostas *in situ* podem ser também obtidas na orelha do KEMAR (*Knowles electronics manikin for acoustic research*), um manequim antropométrico para pesquisas acústicas.

As medidas do nível de pressão sonora próximas à membrana timpânica podem ser divididas em duas categorias distintas: medidas absolutas, que refletem o nível de pressão sonora global gerado pelo dispositivo de amplificação, denominadas medidas de "*resposta*", e medidas relativas, denominadas medidas de "*ganho*". As medidas de "resposta" são expressas em decibel nível de pressão sonora; as medidas de "ganho" derivam das medidas absolutas e, portanto, são expressas em decibel. Ambas as respostas são relevantes e requerem cuidados para sua obtenção.[4] A relação entre as duas medidas está exemplificada no Quadro 1.

As medidas mais realizadas são a resposta/ganho da orelha não ocluída (aberta), a resposta/ganho de oclusão, a resposta/ganho na orelha com amplificação e as correções acoplador - orelha real.[17]

Resposta da orelha não ocluída (REUR)/ganho da orelha não ocluída (REUG)

A REUR (*real ear unaided response*) é o nível de pressão sonora em função da frequência, obtida em um ponto específico do meato acústico externo não ocluído, para determinado campo sonoro.[4] A REUG (*real ear unaided gain*) é o valor do REUR subtraído do NPS usado para fazer a medida (sinal de entrada).

Essas medidas refletem a ressonância natural da orelha externa (pavilhão, concha e meato acústico externo) não ocluída, fornecendo uma amplificação média de até 19 dB na faixa de frequências entre 2.000-4.000 Hz, com um pico em 2.700 Hz para adultos.[18] Quando o conjunto molde auricular e dispositivo de amplificação é inserido no meato acústico externo, essa amplificação natural é perdida ou drasticamente modificada e, portanto, deve ser compensada na seleção das características da amplificação. A REUR é importante por servir de valor de referência para determinar o ganho de inserção (REIG – *real ear insertion gain*) ou para avaliar a abertura ou oclusão das adaptações (REOR).

Para registrar a REUR ou REUG o indivíduo deve estar posicionado adequadamente e instruído a não se mover durante a realização do teste. Com o tubo-sonda inserido no meato acústico externo, um sinal de entrada de banda larga (*pink noise*) ou varredura de tons puros a uma intensidade de 60-65 dB NPS (deve estar acima do nível de ruído ambiental e não provocar desconforto ao paciente) é selecionado e a resposta obtida na orelha, registrada (Figura 3).

Resposta de oclusão da orelha (REOR)/ganho de oclusão da orelha (REOG)

A REOR (*real ear occluded response*) é o nível de pressão sonora em função da frequência, obtida em um ponto

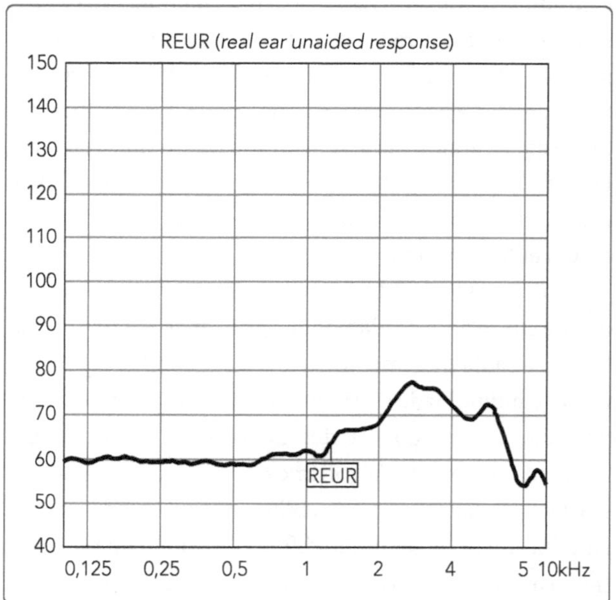

FIGURA 3 Resposta da orelha aberta para uma entrada de 60 dB NPS.

QUADRO 1 Exemplo da relação entre as medidas de Resposta (R) e de Ganho (G) para um sinal de entrada de 65 dB NPS

Frequência (Hz)	250	500	1.000	1.500	2.000	3.000	4.000	6.000
RESPOSTA (dB NPS)	65	66	68	75	82	80	77	70
– Entrada (dB NPS)	65	65	65	65	65	65	65	65
= GANHO (dB)	0	1	3	10	17	15	12	5

específico do meato acústico externo, para determinado campo sonoro, com o dispositivo de amplificação sonora desligado; a REOG (*real ear occluded gain*) é o registro do NPS subtraindo-se o sinal de entrada utilizado para obter a medida.[4] Quando o molde auricular e/ou dispositivo de amplificação é inserido no meato, a amplificação natural fornecida pelas estruturas da orelha externa é perdida ou drasticamente modificada. Isso ocorre em função da diminuição do volume residual e pela redução do diâmetro da abertura no meato acústico externo, e a extensão dessa modificação depende do grau de oclusão do meato acústico externo e, em certa extensão, da localização do microfone do dispositivo de amplificação. Em uma adaptação com molde auricular oclusivo, a REOG será negativa na maioria das frequências (Figura 4). Já em uma adaptação aberta em que o meato acústico externo está livre para permitir tanto a entrada de sons diretos do ambiente como o escape de frequências baixas para o meio externo, a REUG e a REOG tendem a ser similares, demonstrando a manutenção das características de ressonância da orelha externa.

Para registrar a REOR, após a obtenção da REUR, o dispositivo de amplificação desligado e acoplado ao molde auricular é adaptado à orelha do usuário, tomando-se o cuidado

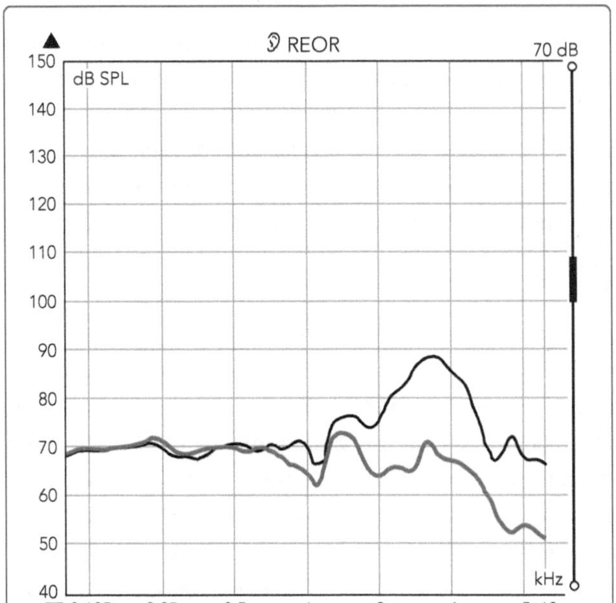

FIGURA 4 Medida da REOR (resposta da orelha não ocluída). O traço em preto representa a resposta obtida com a orelha aberta (REUR) para uma entrada de 70 dB NPS; o traço em cinza, o mesmo registro com a orelha ocluída pelo dispositivo de amplificação. Observe que nesse caso a ressonância da orelha é completamente perdida; em algumas frequências há inclusive redução da saída em relação à entrada (ganho negativo).

de não modificar a posição do tubo-sonda no meato acústico externo.[4] É importante salientar que essa medida não depende da REUR, apesar de ser realizada normalmente após esta, podendo ser feita de forma independente. O sinal sonoro é então apresentado, no mesmo nível de intensidade anteriormente escolhido para a REUR.[9] O modo de apresentação da resposta de oclusão no monitor é variável de acordo com o equipamento utilizado. Alguns modelos desenvolvem uma curva de NPS em função da frequência, obtida em um ponto específico do meato acústico externo, que vai representar a resposta de oclusão. Outros desenvolvem uma curva de ganho em decibel relativo ao nível de estímulo em função da frequência, tomando o zero como linha de referência, podendo-se assim visualizar a REOG. Em alguns casos, o ganho é negativo, o que representa uma perda.[9]

Resposta com aparelho de amplificação na orelha (REAR)/ganho com aparelho de amplificação na orelha (REAG)

A REAR (*real ear aided response*) é definida como o nível de pressão sonora no meato acústico externo obtido com o molde auricular inserido e o aparelho de amplificação ligado; quando a medida é registrada em decibel relativo ao sinal de entrada, tem-se a REAG (*real ear aided gain*).[4]

A REAR é a medida mais utilizada durante o processo de verificação, permitindo analisar se a amplificação torna o sinal de fala de fraca intensidade audível (50-55 dB NPS); a fala em nível de conversação confortável (65 dB NPS); a fala em intensidade forte (75 dB NPS) não desconfortável; e os sons fortes (85 ou 90 dB NPS) se encontram abaixo dos limiares de desconforto.[15] As aplicações clínicas da REAR incluem verificar as curvas de resposta em frequências para diferentes níveis de sinal de entrada; registrar a saída máxima dos dispositivos eletrônicos de amplificação sonora (RESR – *real ear saturation response*); avaliar o funcionamento da compressão, microfone direcional, redução de ruído, rebaixamento de frequências e outros algoritmos de processamento de sinal. O procedimento denominado "mapeamento de fala" também é derivado da REAR.

Para o registro da REAR, o dispositivo de amplificação ligado e acoplado ao molde auricular deve ser adaptado à orelha do usuário, deixando o tubo-sonda no assoalho do meato acústico externo com anel marcador aparente na região do *tragus*, para monitorar sua profundidade. Um sinal de fala é utilizado e diferentes intensidades de entrada permitem verificar a amplificação do sinal de fraca, média e forte intensidades (Figura 5) em comparação com um alvo calculado por um método prescritivo validado.

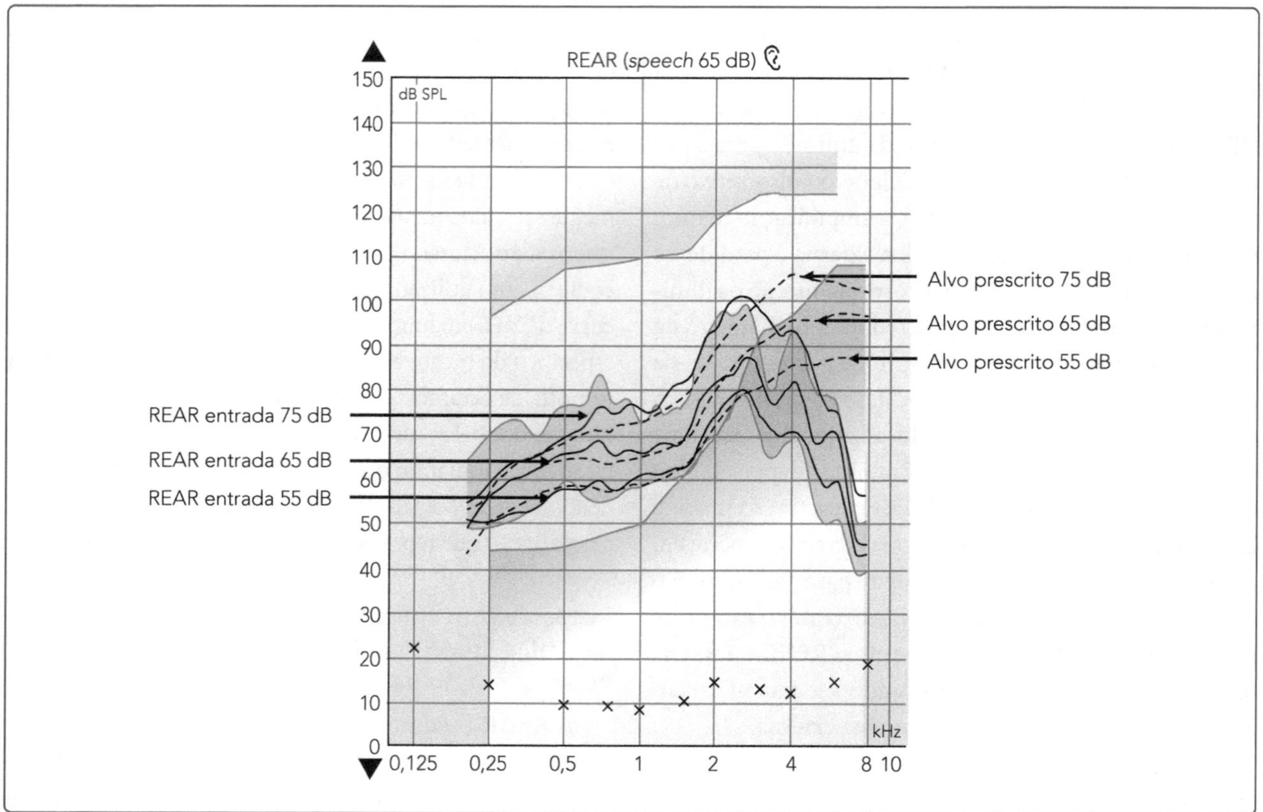

FIGURA 5 REAR para três intensidades de entrada em relação aos alvos prescritos.
REAR: resposta com aparelho de amplificação na orelha.

Ainda que subjetivamente seja possível avaliar o desconforto do usuário da amplificação a partir da exposição a sinais sonoros intensos no campo livre, é necessária a verificação dos níveis de pressão sonora de saída gerados pelo dispositivo ou a resposta de saturação na orelha externa – RESR (*real ear saturation response*). Essa medida é realizada pelo registro da REAR com uma intensidade de entrada de 85 ou 90 dB NPS, para uma varredura de tons puros modulados. Essa resposta fornece informações com relação à saída máxima, permite seu ajuste e registra os níveis máximos de pressão sonora de saída dos dispositivos de amplificação, os quais devem estar abaixo dos limiares de desconforto previamente estabelecidos, garantindo maior conforto ao usuário do dispositivo. Por outro lado, há o risco de a própria medida causar desconforto,[15] então existem argumentos em favor de que ela seja realizada em acoplador de 2 mL, quando essa for uma preocupação.

Ganho de inserção (REIG)

O *ganho de inserção* (REIG) é a diferença em decibel, em função da frequência, entre a resposta com e sem aparelho de amplificação (REAG – REUG = REIG) obtida no mesmo ponto de mensuração no meato acústico externo e para as mesmas condições em campo livre[4] (Figura 6).

No caso dos dispositivos com amplificação linear, é uma resposta eletroacústica objetiva, equivalente ao ganho funcional, mas isso não é verdadeiro para aparelhos com amplificação não linear, o que faz com que seja atualmente uma medida pouco utilizada.[15] Quando usado, seus resultados devem ser comparados com alvos prescritos de ganho (e não de saída).

Real ear-to-coupler difference (RECD)

A RECD é a diferença entre o nível de pressão sonora registrado no acoplador de 2 mL e aquele registrado no meato acústico externo.[4] É uma medida importante, uma vez que muitos alvos prescritivos são baseados em medidas de acopladores de 2 mL e ajustes devem ser feitos para compensar os picos ou vales causados pela ressonância da orelha externa do usuário. Uma vez medida a RECD, a relação entre acoplador e orelha é conhecida e ajustes podem ser feitos diretamente no acoplador, prevendo adequadamente os níveis de ganho e saída que serão obtidos na orelha. O procedimento exato para a obtenção da RECD é descrito no manual de cada equipamento.

A RECD é fundamental especialmente na seleção das características de amplificação em bebês e crianças pequenas, cujo volume do meato acústico externo é muito

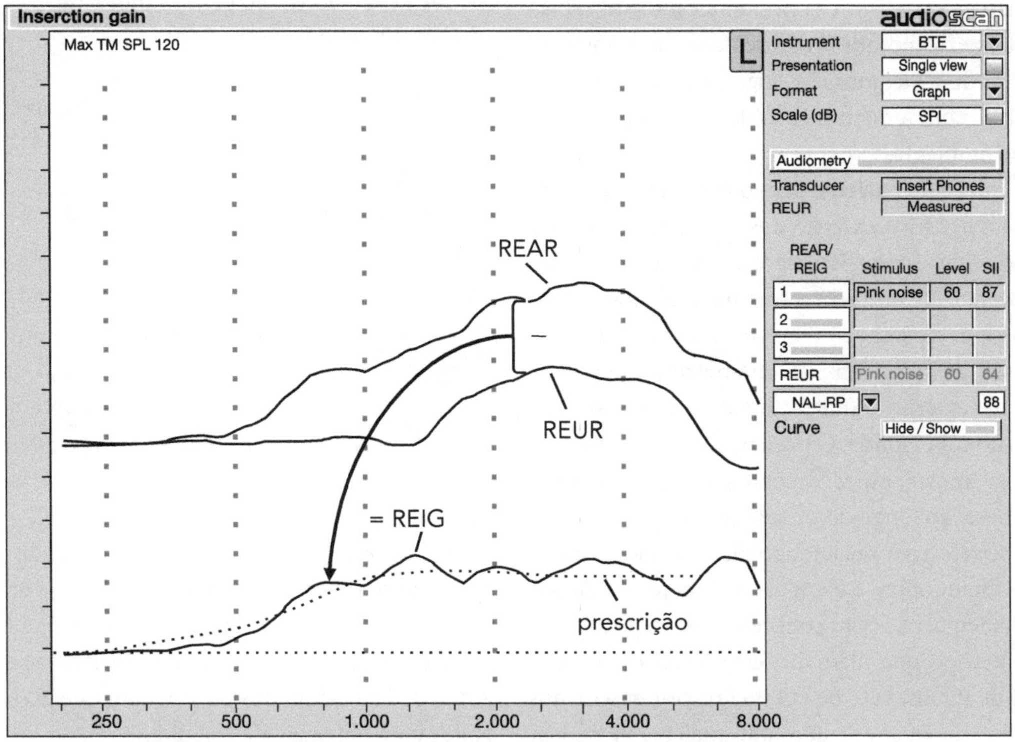

FIGURA 6 Relação entre o ganho de inserção (REIG) e as medidas de REAG e REUG.
Fonte: adaptada de Verifit® User Guide version 4.2 – Jun 2015, p.85.
REAR: resposta com aparelho de amplificação na orelha; REIG: ganho de inserção; REUR: resposta da orelha não ocluída.

inferior ao valor do acoplador. Essa população nem sempre colabora durante o tempo necessário para a realização de medidas e ajustes finos em diversas intensidades de entrada, então a possibilidade de realizar os ajustes com medidas no acoplador permite um processo mais eficiente e seguro.[19]

A medida da RECD é também valiosa para a população adulta, uma vez que o volume do meato acústico externo dessa população pode ser com bastante frequência diferente de 2 mL, especialmente em idosos. Em casos de dispositivos com ganhos muito elevados, a inserção do tubo-sonda juntamente com o aparelho pode gerar microfonia e inviabilizar a realização da REAR na orelha: nesses casos as medidas feitas no acoplador com RECD permitem a adequada verificação da amplificação.

Procedimentos na obtenção das medidas

Alguns procedimentos são comuns a todos os equipamentos e devem ser seguidos para obtenção de medidas confiáveis. A primeira delas é a calibração do tubo-sonda, cujo propósito é tornar o tubo-sonda acusticamente invisível. Isso é feito colocando-se a ponta do tubo próxima ao microfone de referência e gerando uma varredura de frequências. Detalhes da técnica utilizada para cada equipamento de mensuração *in situ* são fornecidos no manual do usuário. Esse procedimento deve ser repetido toda vez que o tubo-sonda for trocado. Um dos principais responsáveis por erros na calibração é a presença de cerume na ponta do tubo, por isso se deve verificar antes de cada medida se o tubo-sonda está totalmente desobstruído.

O equipamento com microfone-sonda monitora e ajusta os níveis de sinal ambiente para o controle do NPS que chega ao microfone do dispositivo de amplificação sonora, por isso o uso de ambientes tratados acusticamente não é mandatário. Existem dois tipos de equalização do campo livre: o método de pressão (concorrente ou armazenada), em que o microfone de referência do equipamento monitora e ajusta o NPS para manter a intensidade no campo livre; e por substituição, em que uma medida da intensidade do ruído ambiente é realizada antes de qualquer outra sem a presença do paciente.[4] Nas equalizações por pressão concorrente, o monitoramento é constante, compensando variações instantâneas na intensidade do ruído ambiente; no método por pressão armazenada, o microfone de referência é desligado após a equalização. Embora a equalização pelo método de pressão concorrente seja mais eficiente na maioria das medidas, as armazenadas ou por substituição são importantes na avaliação dos dispositivos em adaptação aberta, para evitar que o som amplificado escape pelo meato acústico externo, atinja o microfone de referência e reduza o NPS de teste, mas ela exige significativamente maior controle com a manutenção de um nível de ruído constante no ambiente.

Na preparação do paciente para o teste, a inspeção visual do meato acústico externo deve sempre preceder a introdução do tubo-sonda. Isso deve ser feito a fim de descartar a existência de problemas (cerume, exostoses e outros) que possam impedir ou dificultar a realização do teste, além de observar comprimento, diâmetro e direção do meato acústico externo, o que facilitará o adequado posicionamento do tubo-sonda. O paciente deve ser instruído a permanecer imóvel, especialmente não falar ou movimentar a cabeça, ao longo do procedimento.

No que se refere ao posicionamento do indivíduo, a distância da fonte sonora e o ângulo de incidência são aspectos fundamentais a serem considerados. Pequenas distâncias são úteis porque, além de permitirem a utilização de um nível de intensidade de entrada menor, são menos suscetíveis à interferência de ruído ambiental, porém podem ser pouco confortáveis para o paciente.[20] Assim, sugere-se uma distância de 50 cm do alto-falante quando se utiliza 0° azimute (indivíduo de frente para a caixa), mas menor variabilidade nas medidas é obtida quando o alto-falante é posicionado a 45° no plano horizontal.[20] No entanto, é importante que sejam seguidas as recomendações do fabricante do equipamento quanto ao posicionamento ideal do paciente durante a obtenção das medidas.

O posicionamento adequado do tubo-sonda no meato acústico externo é outro fator fundamental para a precisão das medidas. Alguns equipamentos possuem no tubo-sonda um anel marcador, que pode ser ajustado antes da colocação na orelha. Ao se utilizar o *tragus* como referência, o anel marcador deve ser posicionado a 30 mm da ponta do tubo-sonda, pois o comprimento médio do meato acústico externo de um adulto é de 25 mm e a distância média entre a entrada do meato acústico externo e o *tragus* é de 10 mm.[18] Esse procedimento não deve ser aplicado em casos em que houver a suspeita de meato acústico mais curto (Quadro 2). O comprimento do molde auricular pode também ser usado como referência: nesse caso o tubo-sonda deve ser colocado ao longo do molde ou do aparelho de forma que a ponta do tubo fique 3 mm além do seu término, posicionando então o anel marcador na porção externa inferior imediatamente antes da entrada do molde ou do dispositivo de amplificação no meato. Qualquer que seja a posição escolhida, ela deve ser mantida durante todas as demais medidas.

QUADRO 2 Sugestão de profundidade de inserção do tubo-sonda para diversos grupos

Grupo	Profundidade de inserção do tubo-sonda
Homens adultos	30 mm
Mulheres adultas	28 mm
Crianças acima de 5 anos	25 mm
Crianças entre 1-5 anos	20 mm
Bebês com menos de 12 meses	15 mm
Bebês entre 0-6 meses	5 mm além da ponta do molde

Fonte: adaptado de British Society of Audiology, 2018.[15]

O sinal de teste

Os equipamentos com microfone-sonda dispõem de vários tipos de estímulos sonoros: ruído de banda estreita (varredura de tons puros), ruídos de banda larga (ruído branco, ruído rosa, *speech noise*), sinais compostos de fala, sinais de fala calibrados ou gravados que podem ser utilizados para obtenção das medidas.

A escolha do estímulo de teste é extremamente importante, pois respostas diferentes podem ser obtidas dependendo do sinal empregado e dos algoritmos ativados no aparelho. Em princípio, qualquer estímulo sonoro pode ser usado para avaliar o ganho de um aparelho com amplificação linear, sem outros algoritmos, uma vez que nesse caso o ganho é independente da intensidade do sinal de entrada e não será alterado pelas características do sinal.

Por outro lado, dispositivos com amplificação não linear e com diversos algoritmos de modificação do sinal, cujo ganho é dependente da intensidade e do tipo do sinal de entrada, respondem de modo bastante diverso – em termos de amplificação – dependendo das características de intensidade, espectro e modulação do estímulo sonoro. Nesses dispositivos a escolha do sinal de teste é fundamental para verificar adequadamente seu funcionamento. O avanço do processamento digital do sinal sonoro pelos dispositivos de amplificação inviabilizou o uso de sinais tonais para avaliação do ganho acústico de dispositivos que processam de modo muito diferente o sinal tonal e a fala.

Para determinar como a fala é processada, é necessário utilizar um sinal com as características mais relevantes da fala natural, ou seja, com o espectro médio da fala, a modulação, a variação da frequência fundamental e de seus harmônicos, e a comodulação em diferentes bandas de frequências. Considerando que o motivo principal para usar um dispositivo de amplificação sonora é compreender a fala, tem-se como sinal ideal para avaliar as características avançadas de processamento digital de sinal a própria fala.[9]

Para verificação dos dispositivos de amplificação sonora é importante também que as medidas possam ser comparáveis entre si; portanto, é necessário haver estímulos padronizados que possam ser usados internacionalmente. Alguns desses sinais podem não parecer fala para quem os escuta, mas soam como fala para o aparelho, ajudando a prever como o dispositivo irá amplificar os sinais de fala. A maioria dos equipamentos com microfone-sonda incorpora em seus *softwares* estímulos capazes de fornecer uma resposta precisa sobre os efeitos que o processamento de sinal do dispositivo de amplificação sonora desempenha na amplificação da fala, como o ICRA e o ISTS, descritos a seguir.

O ICRA foi desenvolvido pelo International Collegium of Rehabilitative Audiology[21] e é um sinal de fala distorcido produzido a partir de uma gravação de falantes ingleses modificada por meio digital para tornar a fala propositadamente ininteligível. O sinal resultante tem muitas propriedades da fala humana, mas apresenta um som áspero e pouco natural.

O *International Speech Test Signal* – ISTS foi desenvolvido pela European Hearing Instrument Manufacturers Association[22] e consiste em segmentos de 500 ms de gravações de 6 falantes femininos lendo uma passagem em inglês americano, árabe, mandarim, francês, alemão e espanhol. Esses segmentos foram agregados com pausas e filtrados para atingir o espectro médio de fala feminina, que foi selecionada porque representa tanto as baixas frequências presentes nas vozes masculinas como as altas frequências presentes nas vozes das crianças. O ISTS tem duração de 60 segundos e foi composto em seções de 10-15 segundos. O tempo de 15 segundos permite que os algoritmos dos dispositivos eletrônicos sejam acionados e se ajustem ao sinal.

Além disso, atualmente há materiais de fala gravados por homens ou mulheres em diferentes idiomas, como na língua inglesa e em português brasileiro. O sinal de fala em português brasileiro foi desenvolvido por Garolla et al.,[23] produzido usando equipamentos e procedimentos padronizados, e gravado por uma falante feminina. O material é composto por um texto com sentenças simples totalizando 148 palavras com 15 segundos de duração.

Embora seja necessário o uso de sinais de fala na avaliação de sistemas de amplificação sonora não lineares, há algumas vantagens na utilização de tons modulados em alguns casos específicos, como na obtenção da REAR em 85 ou 90 dB NPS para verificação da saída máxima, pois a saturação de um dispositivo de amplificação sonora sempre será mais elevada para um sinal de tom puro do que para um estímulo de banda larga ou sinal de fala.[15]

Resumindo, muitas das características e algoritmos de processamento de sinal do dispositivo reagem de modo muito diferente ao estímulo de fala em comparação a ruídos de banda larga ou mesmo tons puros. Os sinais de fala fornecem uma visão mais real do funcionamento integrado das características de processamento de sinal digital, como múltiplos canais de compressão, expansão, redução de ruído, cancelamento de *feedback*, rebaixamento de frequências e outras.

Protocolo de teste

Muitas variáveis podem afetar as mensurações obtidas com os equipamentos com microfone-sonda. Portanto, na tentativa de minimizar os erros no registro dessas medidas, sugerimos o seguinte protocolo de teste,[16] que tem se mostrado apropriado para ser aplicado com grande parte das adaptações encontradas na clínica:

1. Realize as mensurações em salas tratadas acusticamente; se isso não for possível, diminua as superfícies refletoras próximas à área de teste.
2. Siga cuidadosamente as instruções do fabricante do equipamento, tanto para a equalização do campo livre (se necessária) quanto para a calibração do tubo-sonda.
3. Faça uma inspeção visual prévia do meato acústico externo.
4. Insira os limiares de audibilidade (via aérea e via óssea) do indivíduo e selecione um método prescritivo validado.
5. Posicione o paciente na distância do alto-falante e angulação sugeridos pelo fabricante do equipamento.
6. Instrua o paciente a olhar diretamente para o alto-falante e a não falar ou movimentar a cabeça durante a realização do teste.
7. Introduza o tubo-sonda no meato acústico externo e mantenha-o na mesma posição durante todas as mensurações.
8. Para o registro da REUR, utilize um sinal de entrada de 65 dB NPS.
9. Para verificar a abertura ou oclusão da adaptação, realize o registro da REOR para um sinal de entrada de 65 dB NPS.
10. Use intensidades de sinal de entrada de 55, 65 e 75 dB NPS para obtenção da REAR ou REAG de dispositivos com amplificação não linear.
11. Utilize um sinal de fala calibrado (ISTS) ou gravado para as medidas de REAR e REAG/REIG.

12. Utilize uma varredura de tons puros modulados em intensidade de 85 ou 90 dB NPS para o registro da RESR.
13. Esteja alerta para quaisquer artefatos, resultados estranhos ou incompatíveis nas curvas obtidas.

Mapeamento de fala amplificada

O *mapeamento de fala* ou Speechmap® é uma marca registrada de uma ferramenta desenvolvida pela empresa canadense Audioscan, em 1992. Foi inspirado no trabalho de Margo Skinner e David Pascoe no Central Institute for the Deaf (CID), que desenvolveram um método de adaptação baseado na amplificação de um sinal de fala calibrado no centro da área dinâmica da audição. Ele possibilita criar um mapa da fala amplificada dentro do campo dinâmico de audição do usuário do dispositivo eletrônico de amplificação, transcrito em um gráfico em NPS por frequência, sendo os sons fracos representados na base do gráfico e os fortes no topo.[24] O mapeamento de fala amplificada difere dos métodos que utilizam como alvo o ganho de inserção (REIG), pois apresenta metas de amplificação utilizando a área auditiva residual e não como uma linha de alvos isolados. Isso é extremamente importante para dispositivos eletrônicos de amplificação sonora não lineares cujo processamento é dependente do sinal.[25] Atualmente, todos os equipamentos de medidas com microfone-sonda realizam versões do mesmo teste, com outras denominações comerciais.

O mapeamento de fala é feito a partir da REAR para sinais de fala calibrados (p. ex., ISTS) em diversas intensidades de entrada (Figura 7), correspondentes à fala fraca (50/55 dB NPS), média (65 dB NPS) e forte (75 dB NPS).[9] Isso é colocado em um gráfico de frequência por intensidade que também demonstra a área inaudível (calculada a partir dos limiares de audibilidade) e a área de desconforto (estimada pela regra prescritiva ou calculada a partir dos limiares de desconforto individuais), determinando a área dinâmica da audição. O sinal de fala normalmente é apresentado com o LTASS (*long term average speech spectra* – espectro médio de fala de longa duração), demonstrando os picos e vales do sinal usado (Figura 8).

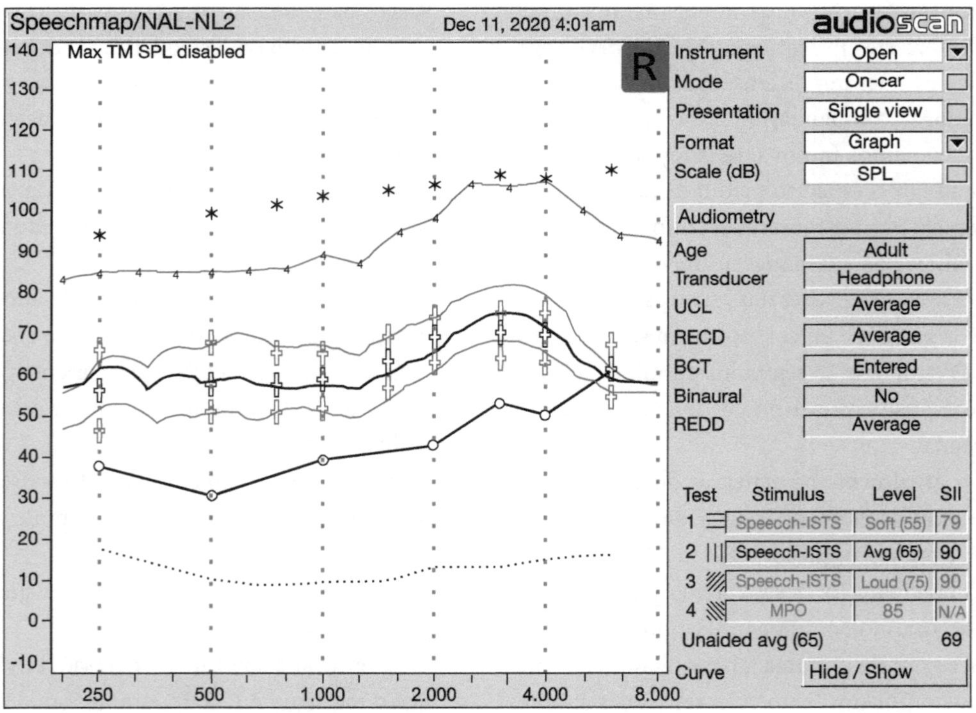

FIGURA 7 Mapeamento de fala. O gráfico mostra os limiares de audibilidade (círculos) e os níveis de desconforto (asteriscos), além dos alvos (cruzes) para fala de fraca (55 dB NPS), média (65 dB NPS) e forte (75 dB NPS) intensidades. A REAR obtida na orelha para as três intensidades de entrada (linhas contínuas) é mostrada em relação ao alvo, além do RESR (linha contínua superior). Observa-se que, enquanto a REAR na maior parte das frequências nas três intensidades de teste está dentro do esperado, para 250 Hz (para fala fraca e média) e por volta de 3.000 Hz a amplificação está acima do prescrito.
REAR: resposta com aparelho de amplificação na orelha; RESR: resposta de saturação na orelha externa.

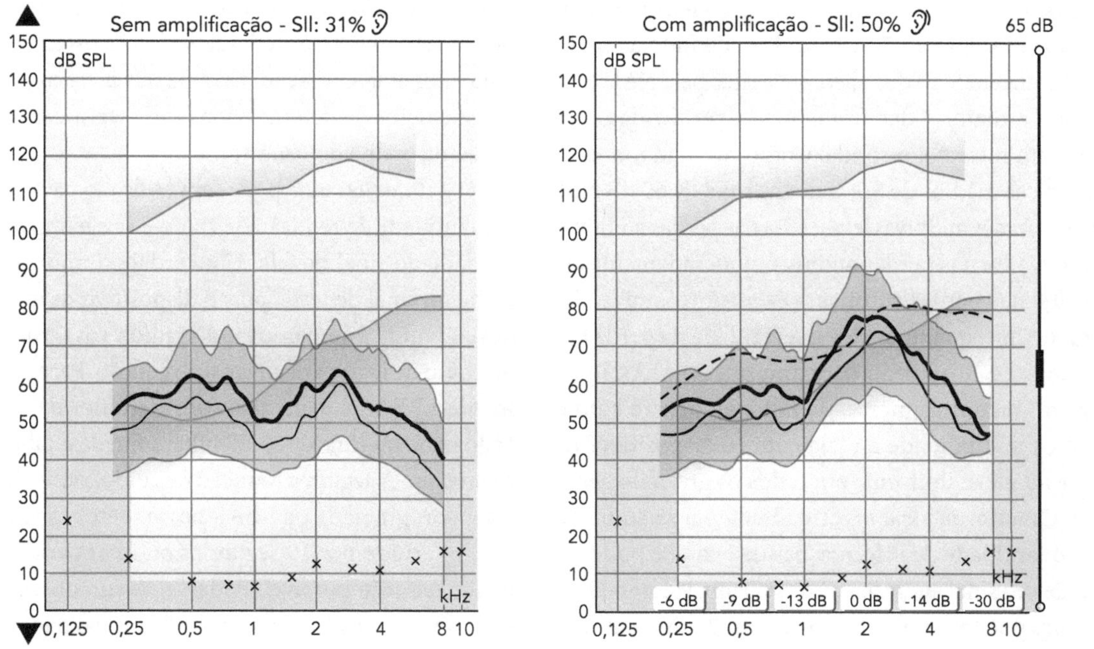

FIGURA 8 Verificação com análise do SII para uma entrada em intensidade de fala média. Em ambos os painéis as áreas hachuradas demonstram a área inaudível (determinada pelos limiares de audibilidade) e os níveis de desconforto. A área cinza-claro do gráfico mostra a área dinâmica de audição. No painel da esquerda, pode-se ver o LTASS da fala em relação à audição sem amplificação, o que gera um SII calculado de 31%. No painel da direita pode-se ver o mesmo LTASS após a amplificação, para uma entrada de 65 dB NPS, em relação ao alvo prescrito (linha tracejada). Para essa intensidade de entrada, um SII de 50% é obtido. Observe como o aparelho se encontra fornecendo amplificação adequada somente em 2.000 Hz: para as demais frequências, a amplificação encontra-se bastante abaixo do prescrito (6-14 dB na faixa até 4.000 Hz). Provavelmente, se a amplificação fosse ajustada para os alvos prescritos, o usuário teria uma melhora significativa de audibilidade dos sons da fala em intensidade média, com um aumento correspondente no SII.

SII: índice de inteligibilidade de fala; LTASS (*long term average speech spectra* – espectro médio de fala de longa duração).

Índice de inteligibilidade de fala

O índice de inteligibilidade de fala (do inglês, *speech intelligibility index* – SII), é uma medida calculada automaticamente pelos equipamentos de mensuração com microfone-sonda ou pelo *software* disponibilizado pela Acoustical Society of America.[4] Ele pode ser expresso em um número que pode ser uma proporção (entre 0 e 1) ou uma porcentagem (entre 0 e 100%), mais comum. O SII é calculado por uma fórmula que define em 20 bandas de frequência a quantidade de energia do sinal de fala disponível para o ouvinte, colocando mais peso nas frequências médias e altas, assumindo que essas regiões são as mais importantes para o reconhecimento de fala. Para fornecer uma condição de fala no ruído, o cálculo do SII, além das informações espectrais da fala, considera também o nível do ruído nas bandas de frequência específicas e o limiar de audição do indivíduo. A proporção de fala audível em certa região de frequência é multiplicada pela importância que exerce para a inteligibilidade de fala.[4,26]

O SII permite quantificar o impacto da perda auditiva na audibilidade da fala, sem e com dispositivo, e isso permite prever a audibilidade da fala em condições de teste específicas (Figura 8). No entanto, o SII é um índice de *audibilidade* e não inteligibilidade. Embora exista correlação entre a compreensão de fala e o SII (audibilidade), deve-se ter cautela ao usar essas comparações, pois o SII apenas indica a quantidade de sinal audível que pode ser aproveitado pelo sistema auditivo, sem levar em consideração outros fatores, por exemplo, a proficiência do ouvinte, a distância da fonte sonora ou condições adversas de escuta. Sabe-se que, com o aumento do SII, a compreensão da fala geralmente aumenta. Então, se o SII for zero, isso significa que nenhuma das informações de fala está audível para auxiliar na compreensão da fala, da mesma forma que um SII de 100% indica que toda a informação de fala é audível para um ouvinte.[27]

Outra questão importante é o fato de que diferentes métodos prescritivos resultam em SII diversos, dependendo também da configuração audiométrica do indivíduo. Nas perdas auditivas horizontais há mais similaridade entre SII do que nas configurações descendentes ou nas perdas auditivas mais severas, em que se observa maior variação no SII. Baker e Jenstad[28] avaliaram o SII com dispositivos eletrônicos de amplificação em adultos, quando as adaptações estavam em 5 dB dos alvos prescritos pela NAL-NL1 e DSL para a maioria das frequências, verificadas com medidas com microfone-sonda. Como resultado, encontraram índices médios de SII para um sinal de 65 dB NPS de 79% nas perdas auditivas leves, 63% nas perdas auditivas moderadas, 47% nas perdas auditiva moderadamente severas e 30% nas perdas auditivas severas/profundas, demonstrando que, quanto maior a severidade da perda auditiva, menor o SII obtido com amplificação. Assim, a melhora no reconhecimento de fala que ocorre com o aumento da audibilidade da fala com os dispositivos de amplificação não é uniforme em todos os graus de perda auditiva. Quanto maior a severidade da perda auditiva, menor a quantidade de informações de fala que pode ser extraída de um sinal audível. Por outro lado, valores de SII semelhantes podem resultar em níveis muito diferentes de compreensão de fala, dependendo de quais faixas de frequência são audíveis para o ouvinte.

Sabe-se que adultos, mesmo que não tenham audibilidade completa do sinal de fala, podem "preencher" as informações faltantes com o contexto. Letowski e Scharine[29] realizaram um estudo com o objetivo de verificar a quantidade de audibilidade necessária para obter determinados níveis de reconhecimento de fala. Os resultados demonstraram que um SII de 37% permitiria uma compreensão mínima em que o ouvinte necessitaria usar informação contextual para compreender cerca de 90% de sentenças de baixo contexto; se o ouvinte precisasse compreender 98% das sentenças e todos os dígitos, o SII deveria ser de pelo menos 57%; e para compreensão completa da fala, incluindo cada sílaba, o SII recomendado seria maior ou igual a 72%.

Finalizando, o SII com o dispositivo de amplificação é altamente relacionado à proximidade da REAR com os alvos prescritos. Portanto, não só é necessário escolher um método prescritivo validado que forneça adequada audibilidade do sinal de fala em nível de sensação de intensidade sem desconforto como também ajustar a REAR (ganho por frequência) na faixa de ± 5 dB dos alvos prescritos para a fala em média intensidade (65 dB NPS).

Verificação da efetividade dos algoritmos de processamento de sinal

A verificação dos algoritmos de processamento de sinal como redução de ruído, direcionalidade do microfone,[30] rebaixamento de frequências[31] e outras características da amplificação fornecem evidências importantes a respeito do funcionamento e efetividade desses sistemas. Os equipamentos atuais possuem ferramentas diversas para ilustrar os benefícios de determinadas características da amplificação na orelha do usuário.

O *redutor de ruído* pode ser verificado para determinar a quantidade de redução de ruído e se ele impacta a audibilidade do sinal de fala. Um cuidado importante é a escolha do sinal de teste, pois o dispositivo de amplificação deve identificá-lo como ruído (ruído rosa, ruído branco ou ruído de fala) para ativar sua redução. Para isso, inicialmente a REAR é registrada com o redutor de ruído desligado para um sinal de 75 dB NPS, a fim de estabelecer uma referência. A seguir, a redução de ruído é ativada na regulagem programada e a REAR novamente registrada – deixando o ruído por 10 segundos ou mais para assegurar a maior redução possível. Pode-se, assim, observar a diferença entre as duas curvas e verificar qual o tempo necessário para se obter a maior redução do ruído.[9] A utilização de dois tipos de sinais (um ruído e um sinal calibrado de fala) demonstra como o sistema opera em relação aos diferentes estímulos, observando o efeito de sua ativação no sinal de fala.

Um teste simples pode determinar se a *direcionalidade* do dispositivo funciona adequadamente. Recomenda-se que nesse tipo de verificação o microfone esteja em direcionalidade fixa. Nesse caso, a REAR para um sinal calibrado de fala (p. ex., ISTS) em intensidade moderada (70 dB NPS) com o indivíduo posicionado de frente para o alto-falante (0 grau azimute) e outra com o indivíduo de costas para o alto-falante (180 graus azimute) são registradas. Comparando-se as duas curvas, a separação entre elas demonstra a diferença de captação do microfone para os sons frontais em comparação aos traseiros, ou seja, a relação frente/atrás.[9]

Quanto ao *rebaixamento de frequências*, Glista e Scollie[31] desenvolveram um protocolo para auxiliar na adaptação ou ajuste fino de dispositivos de amplificação com esse tipo de algoritmo utilizando o mapeamento da fala e sinais de fala de banda de frequência específica. Ressaltaram que é necessário fazer a verificação com microfone-sonda com e sem rebaixamento de frequências habilitado para garantir que o dispositivo esteja atingindo os alvos prescritos e estabelecer a quantidade necessária de rebaixamento a ser utilizado. Esse procedimento é realizado *após* a verificação de rotina ter sido feita. Para isso, o equipamento com microfone-sonda deve possuir os sinais de banda específica /ʃ/ e /s/: eles são usados para determinar a audibilidade nas regiões de altas frequências. Se os sinais não são audíveis sem o rebaixamento de frequências, o rebaixamento é ativado e o sinal novamente apresentado, observando-se a mudança no espectro do sinal de fala. Se um ajuste em particular não tornar o sinal de altas frequências audíveis, o teste pode ser repetido à medida que ajustes finos são realizados, a fim de encontrar o ajuste que propicie a melhor audibilidade. Vale lembrar que, dependendo da severidade da perda auditiva, mesmo com uso desses algoritmos pode não ser possível tornar todas as bandas de fala audíveis para o usuário da amplificação.

AVALIAÇÃO DE RESULTADOS (VALIDAÇÃO) DA ADAPTAÇÃO DE DISPOSITIVOS ELETRÔNICOS DE AMPLIFICAÇÃO

O uso de dispositivos eletrônicos de amplificação por um indivíduo com perda de audição depende do impacto que a perda de audição tem, ou não, na vida desse indivíduo. São diversos fatores envolvidos, que englobam as mudanças nas estruturas ou funções auditivas (que em última instância geram a deficiência), a capacidade de realizar tarefas e desempenhar no mundo real, as características do ambiente físico, social e atitudinal em que o indivíduo está inserido e suas características psicológicas particulares.[32] Um esquema dessa relação pode ser encontrado na Figura 9.

Quando se busca uma intervenção em reabilitação, como no caso da perda auditiva, o objetivo sempre é ultrapassar as dificuldades que são geradas pela condição funcional alterada, reduzindo a limitação nas atividades e as dificuldades de participação social do indivíduo, levando a uma melhora da qualidade de vida. Uma vez que a intervenção é realizada (p. ex., pela adaptação de um dispositivo eletrônico para a audição), é fundamental que se analise a modificação que a intervenção gerou na redução das dificuldades do paciente/cliente, validando assim o procedimento realizado.

Avaliação de resultados não é feita no momento da seleção do aparelho, mas após um tempo de aclimatização perceptual e adaptação à amplificação. Ela também faz parte do processo de acompanhamento, pois há modificações na percepção do benefício ao longo do tempo.[33] O benefício de curto prazo normalmente é avaliado após 3 semanas do uso da amplificação, de médio prazo após 6 meses e de longo prazo após 1 ano da adaptação.[34]

A *validação* é, portanto, a *avaliação do resultado da estratégia de reabilitação*, em termos de redução das dificuldades (de audibilidade, nas atividades comunicativas, na participação social), de melhoria de qualidade de vida e da satisfação com o processo realizado. É um processo inteiramente baseado na percepção do cliente/usuário sobre esses aspectos e sobre o quanto os objetivos determinados para a intervenção foram atingidos. Além disso, a avaliação de resultados permite mostrar evidências da efetividade do tratamento àquele que o financia, seja o próprio paciente, seja o Estado, por meio de diferenças quantificáveis entre a situação pré e pós-tratamento. Nesse processo, cabe ao fonoaudiólogo selecionar as medidas mais adequadas e confiáveis para avaliar o benefício e a satisfação com o uso da amplificação.

Ao grau de modificação das condições funcionais gerado pela intervenção se dá o nome de *benefício*.[35] O benefício de determinada intervenção pode ser considerado

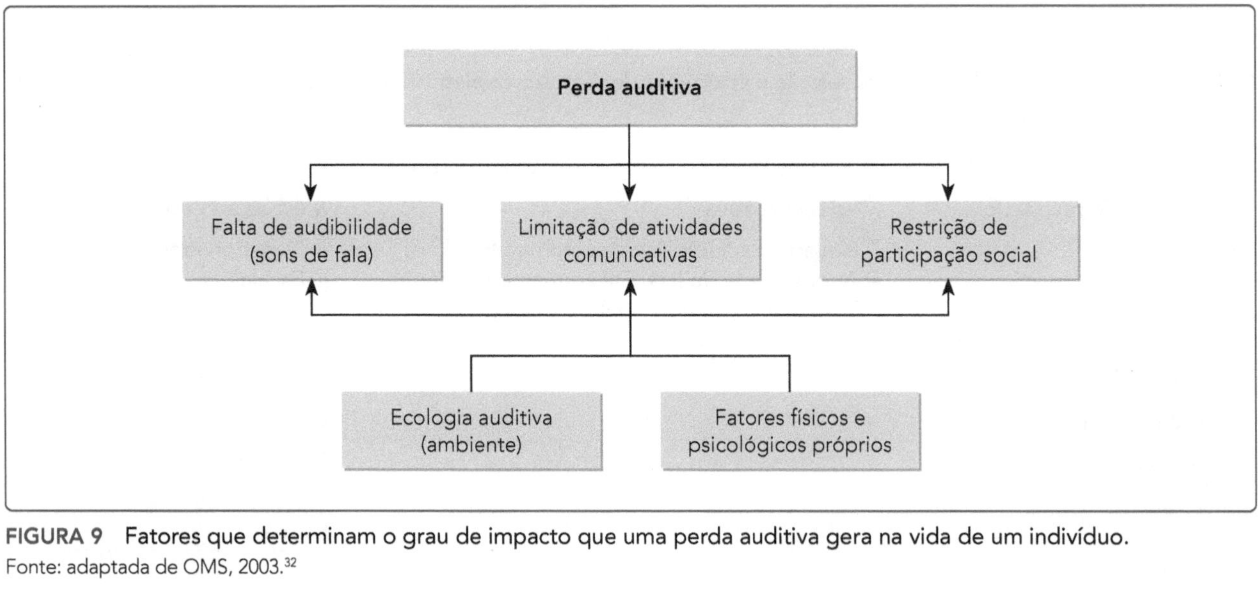

FIGURA 9 Fatores que determinam o grau de impacto que uma perda auditiva gera na vida de um indivíduo.
Fonte: adaptada de OMS, 2003.[32]

positivo, caso haja melhora das condições em determinado âmbito, ou *negativo*, caso as dificuldades se acentuem. O benefício, por sua vez, pode ser *objetivo*, quando se refere à melhora do desempenho funcional verificado em exames (melhora dos limiares de audibilidade e/ou do reconhecimento de fala no silêncio e/ou no ruído), ou *subjetivo*, relacionado à autopercepção das limitações em atividades comunicativas, das restrições na participação social ou na qualidade de vida, normalmente medido por meio de questionários padronizados. Além desses âmbitos de benefício, a *satisfação* e a *qualidade de vida* são outros domínios que devem ser investigados dentro do processo de validação. A Figura 10 mostra a relação entre essas dimensões.

Todas as dimensões precisam ser avaliadas de forma independente, uma vez que é fraca a relação entre a melhora de audibilidade e de reconhecimento de fala no silêncio ou no ruído e a redução das dificuldades em atividades ou nas restrições de participação social.[34,36-38] Além dos âmbitos mais comuns, também podem ser pesquisados resultados em outras dimensões específicas, como uso diário,[39] cognição[40] ou depressão.[41] Já a satisfação com a amplificação é um aspecto abrangente, só parcialmente relacionada a seu benefício objetivo ou subjetivo, que engloba também questões como qualidade de som, confiabilidade do equipamento, conforto, serviços profissionais e outros.[42] Finalmente, a qualidade de vida é uma questão significativamente mais ampla do que apenas auditiva, englobando aspectos relacionados à saúde geral, ao estado psicológico, ao nível de independência, crenças pessoais, relacionamentos e ambiente que o indivíduo frequenta.[43]

O Quadro 3 mostra as diferentes estratégias utilizadas para medidas de resultados.

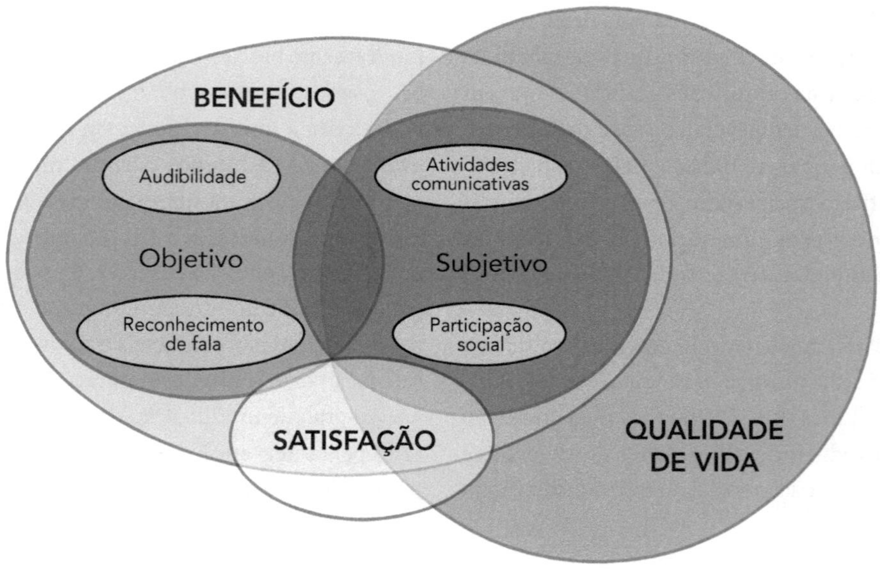

FIGURA 10 Dimensões de benefício na seleção e adaptação de dispositivos eletrônicos para a audição e suas inter-relações.

QUADRO 3 Dimensões da avaliação de resultados e estratégias de avaliação

Dimensões de resultado	Medida objetiva	Medida subjetiva
Audibilidade	▪ Limiares de audibilidade com amplificação. ▪ Audibilidade de fala (SII) com amplificação. ▪ Testes de reconhecimento de fala (sentenças no silêncio e no ruído).	▪ Questionários. ▪ Escalas.
Atividades comunicativas	–	Questionários
Participação social	–	Questionários
Qualidade de vida	–	Questionários
Satisfação	–	Questionários Escalas

SII: índice de inteligibilidade de fala.

Medidas de benefício objetivo

O benefício objetivo da adaptação de dispositivos eletrônicos de amplificação pode ser avaliado em termos tanto da melhora de audibilidade como de inteligibilidade obtida com o uso do dispositivo. Além disso, o tempo de uso pode dar uma indicação tanto do benefício quanto da satisfação com o uso da amplificação, uma vez que indivíduos menos satisfeitos ou com menor benefício tendem a usar por menos horas seus dispositivos.[44]

A *melhora de audibilidade* pode ser facilmente visualizada pela obtenção de limiares de audibilidade com amplificação em campo livre, com e sem o dispositivo. Na avaliação de benefício, o ideal é que as medidas sejam realizadas nas condições que o usuário efetivamente utiliza o sistema no dia a dia, seja de forma unilateral ou bilateral, com todos os algoritmos ligados. Nesse caso, a diferença entre os limiares com e sem dispositivos (ganho funcional) não é importante, mas sim a situação funcional final (limiares de audibilidade com amplificação) em comparação à situação funcional inicial (sem amplificação). Valem para essa pesquisa todas as ressalvas feitas a respeito de medidas de limiares de audibilidade em campo livre, como variabilidade inerente, necessidade de calibração e posicionamento adequados, limitações em função de ruído interno na cabine e outros.

A obtenção de limiares de audibilidade com amplificação também permite uma análise da audibilidade de fala provável, por meio do cálculo do *SII com amplificação* nas condições de uso do dispositivo (adaptação uni ou bilateral, algoritmos como rebaixamento de frequências ativados etc.). A ferramenta utilizada para esse cálculo é o audiograma *count-the-dots,*[45] no qual são inseridos os limiares de audibilidade, e uma contagem dos pontos restantes dentro da área de audibilidade indica a porcentagem de audibilidade de fala obtida pós-adaptação. Cabe lembrar, novamente, que a audibilidade de fala não necessariamente indica reconhecimento, mas um valor alto de SII indica que o usuário está tendo acesso às pistas de fala (que ele vai poder usar ou não para conseguir inteligibilidade).

Além disso, a pesquisa de limiares de audibilidade acontece em intensidades muito fracas, o que faz com que nos dispositivos de amplificação não lineares o ganho esteja próximo ao máximo, superior ao que ocorre em uma apresentação de sinal de fala a 65 dB NPS na medida com microfone-sonda. Assim, é possível que o SII calculado por esse método seja maior que o obtido para a fala em intensidade habitual, que é verificada nas medidas REAR.[26]

Para a avaliação objetiva do *reconhecimento de fala com amplificação*, são recomendados testes que utilizem sentenças,[38] em função da baixa reprodutibilidade e pouca relação com situações de vida real proporcionadas por testes com palavras.[46] Como são necessários no mínimo dois testes, pois o benefício é calculado pela comparação da situação sem amplificação com a situação com amplificação, é fundamental que seja utilizado um material gravado, pela grande variabilidade da apresentação a viva voz.[47] As avaliações podem ser realizadas buscando-se um índice de reconhecimento ou um limiar de reconhecimento de fala, no silêncio e no ruído; no caso da apresentação em ruído, normalmente o índice é dado pela relação sinal-ruído na qual o limiar é obtido.

No Brasil são validados, para esse fim, os testes Lista de Sentenças em Português (LSP-BR),[48] o HINT (*Hearing in Noise Test*) em português (*Brazilian HINT*)[49] e o *Phrases in Noise Test* (PINT),[50] este último específico para crianças. Para o uso como medida de resultado da amplificação, os testes são apresentados em campo livre, com os dispositivos nas condições de uso, e é feita uma comparação entre os resultados com e sem dispositivo ou com dispositivo em relação ao padrão de normalidade.

O teste *LSP-BR* é apresentado em uma mídia digital para ser lida em um dispositivo acoplado ao audiômetro, sendo composto por uma lista com 25 sentenças e 7 listas com 10 sentenças, além de um ruído com espectro de fala. Todas as listas são diferentes e o material pode ser usado para obtenção de limiares de reconhecimento de sentenças no silêncio (LRSS) ou no ruído (LRSR)[51] ou índice percentual de reconhecimento de sentenças (IPRS).[52,53]

O teste *HINT-Brasil* é apresentado por meio de um sistema próprio conectado a um computador, com caixas de som, se o objetivo for a avaliação de dispositivos de amplificação. Ele é composto por 12 listas de 20 sentenças simples, que são variadas em intensidade até a obtenção do limiar de reconhecimento no silêncio ou no ruído.[54]

O teste *PINT*, para crianças, é composto por 10 sentenças que determinam ordens simples, relacionadas a partes do corpo e a objetos disponíveis à criança, apresentadas simultaneamente a um ruído próprio, desenvolvido a partir do ruído de salas de aula. O estímulo pode ser obtido em meio digital[55] e é apresentado via audiômetro de dois canais, acoplado ao sistema de campo livre. A pesquisa pode ser feita no silêncio, em uma relação sinal/ruído de +15 dB ou em uma relação sinal/ruído variável. *(Para maiores informações sobre o assunto, consultar o Capítulo 43, "Avaliação da percepção da fala em indivíduos com deficiência auditiva".)*

Medidas de benefício subjetivo

O benefício subjetivo é avaliado pela autopercepção do indivíduo em relação às questões pesquisadas, normalmente por meio de escalas numéricas ou questionários padronizados. As medidas subjetivas são consideradas o *padrão-ouro* na avaliação de resultados, especialmente em adultos.[38] Elas podem ser usadas na comparação do indivíduo com ele mesmo (p. ex., pré e pós-adaptação) ou na comparação com dados conhecidos gerados pelo mesmo material em outros grupos.

Whitmer et al.[33] estimavam que em 2016 existiam mais de 130 questionários em língua inglesa desenvolvidos para avaliar diferentes aspectos de benefício da amplificação. No entanto, poucos são os que foram adaptados para o português brasileiro, e nem todos possuem dados psicométricos conhecidos nessa versão. Neste capítulo apenas alguns dos mais usados de acordo com a literatura produzida no Brasil serão citados; sugere-se que os instrumentos sejam obtidos diretamente em suas fontes de origem.

Escalas de classificação

As escalas visuais analógicas ou numéricas/de categorias são muito comuns em uma série de ciências e extensivamente usadas na saúde para escalonamento de condições clínicas. Essas escalas também são usadas na audiologia, muito frequentemente na avaliação da autopercepção de fatores relacionados ao zumbido. Com elas é possível quantificar a percepção do usuário a respeito de qualquer dimensão de benefício, satisfação ou qualidade de vida relacionadas à amplificação.[40,56]

Uma escala visual analógica é uma reta de tamanho conhecido com dois descritores nas pontas (p. ex., "nada satisfeito" - correspondendo ao ponto 0 – e "totalmente satisfeito" - correspondendo ao ponto 10 ou 100) em que o usuário deve marcar sua percepção equivalente no âmbito pesquisado. O grau de percepção é numericamente quantificado pela proporção da reta indicada pela marcação, na escala escolhida (0-10 ou 0-100).

Já uma escala numérica é composta por uma sequência de números (p. ex., de 0-5) em pontos equidistantes na qual o usuário sinaliza sua percepção em relação ao parâmetro pesquisado (p. ex., "0" indicando "nada satisfeito" e "5" indicando "totalmente satisfeito"). Algumas vezes os números são substituídos por descritores verbais, como pode ser visto no questionário QI-AASI, discutido a seguir. Nesse tipo de escala, os números são diretamente usados para quantificar a percepção do indivíduo a respeito do assunto.

O uso de escalas é muito simples, tanto para o audiologista como para o usuário, mas na avaliação de resultados da amplificação no Brasil não há escalas padronizadas com parâmetros psicométricos conhecidos (como reprodutibilidade, equivalência com outros testes ou significância clínica), por isso seus resultados devem ser interpretados em um contexto de comparação do indivíduo com ele mesmo ou como complemento de outras avaliações.

Questionários

O uso de questionários padronizados, com parâmetros psicométricos conhecidos e com a validade clínica reconhecida é a estratégia mais "segura" na avaliação de benefício subjetivo. Apesar do grande número de questionários disponíveis na literatura, nem todos tiveram sua adaptação linguística e cultural para a língua portuguesa brasileira e seus parâmetros psicométricos (nesse formato) estudados. Além disso, é importante analisar se os parâmetros foram pesquisados no modo entrevista ou autoaplicado, pois há maior variabilidade nessa estratégia de aplicação. Especialmente a reprodutibilidade é um dado importante na avaliação de resultados, pois, se há uma reaplicação para a comparação pré e pós-adaptação, somente variações superiores ao intervalo de 95% de confiança podem ser consideradas significativas.

A seguir são apresentados os questionários mais citados nas pesquisas produzidas no Brasil nos últimos anos.

HHIE/HHIA

O questionário *Hearing Handicap Inventory for the Elderly* (HHIE)[57] é um instrumento com 25 questões, direcionado à população idosa, que investiga situações sociais/situacionais e emocionais relacionadas às *restrições de participação social* derivadas da perda auditiva. A tradução brasileira foi apresentada em Wieselberg em 1997[58] e usada desde então.

As questões 1, 3, 6, 8, 10, 11, 13, 15, 16, 19, 21 e 23 do HHIE são relacionadas à subescala "social" e descrevem situações de interação nas quais o indivíduo pode ter dificuldade; as questões 2, 4, 5, 7, 9, 12, 14, 17, 18, 20, 22, 24 e 25 descrevem reações e sensações que o indivíduo tem ao ser confrontado com a dificuldade auditiva, e compõem a subescala "emocional".

Foi desenvolvida uma versão para adultos do mesmo questionário, o *Hearing Handicap Inventory for the Adults* (HHIA),[59] com três questões modificadas em relação ao HHIE a fim de incluir aspectos ocupacionais. Esse questionário também foi traduzido para o português brasileiro[35] e teve parâmetros psicométricos pesquisados nessa versão.[60]

Em qualquer um dos questionários, para cada situação relatada o indivíduo pode responder "sim" (4 pontos), "não" (0 ponto) ou "às vezes" (2 pontos): a restrição de participação total é dada pelo somatório total ou por âmbito (social ou emocional) dos pontos; quanto maior a pontuação, maior a restrição percebida. Newman et al.[61] consideram que entre 0-16 pontos não há percepção de restrição de participação; entre 18-42 pontos há uma percepção moderada, e acima de 42 pontos há uma percepção severa de restrição de participação.

Tanto o HHIE como o HHIA possuem versões reduzidas, com 10 questões (HHIE-S / HHIA-S), que demonstraram ter validade como instrumento de triagem.[57,62] *(Para maiores informações sobre o assunto, consultar o Capítulo 21, "Uso de questionários na audiologia".)*

IOI-HA/QI-AASI

O *International Outcome Inventory for Hearing Aids* (IOI-HA)[63] é um instrumento composto por 7 questões que avaliam os resultados da amplificação sob os aspectos:

- Questão 1: tempo de uso do aparelho de amplificação sonora individual (AASI).
- Questão 2: benefício.
- Questão 3: limitação residual de atividades.
- Questão 4: satisfação.
- Questão 5: restrição residual de participação.
- Questão 6: impacto em outras pessoas.
- Questão 7: qualidade de vida.

Eventualmente, pode ser usada uma oitava questão, em que o indivíduo classifica sua dificuldade auditiva prévia à adaptação do dispositivo de amplificação. Assim, o IOI-HA é um questionário *multidimensional*, no que se refere à avaliação de resultados, concebido para ser aplicado apenas na situação pós-adaptação (não há como comparar as situações pré e pós-adaptação). Uma oitava questão, a respeito da autopercepção do indivíduo sobre sua situação auditiva sem amplificação, é necessária em casos em que os dados são utilizados para comparações entre indivíduos.[64]

Esse questionário foi traduzido em 21 idiomas[65] e, na língua portuguesa brasileira, recebe o nome de Questionário Internacional – Aparelho de Amplificação Sonora Individual (QI-AASI), sendo seus parâmetros psicométricos encontrados em Gasparin, Menegotto e Cunha.[66] Cada questão oferece opção de cinco respostas, graduadas da esquerda para a direita, sendo a primeira opção referente a um pior desempenho, pontuada como "1", e a última opção associada a um melhor desempenho, pontuada como "5". O somatório total da pontuação indica o benefício total. O benefício também pode ser dividido em Fator 1 (soma das questões 1, 2, 4 e 7), que engloba as questões referentes à interação do indivíduo com seu dispositivo de amplificação, e Fator 2 (soma das questões 3, 5 e 6), que se relaciona à interação do indivíduo com outras pessoas.

SADL

O questionário *Satisfaction with Amplification in Daily Life* (SADL)[42] é um instrumento específico para obtenção de dados de *satisfação* com o uso da amplificação. O SADL foi adaptado culturalmente para o Brasil e teve seus parâmetros psicométricos pesquisados nesse formato.[67]

Como já foi mencionado, a satisfação é uma dimensão ampla, que envolve uma diversidade de aspectos relacionados ao uso da amplificação, da confiabilidade do equipamento e do serviço profissional fornecido, entre outros.

O SADL é, assim, composto por 15 questões, divididas em 4 subescalas: "efeitos positivos" (6 questões relacionadas ao benefício acústico e psicológico), "serviços e custos" (3 questões relativas à competência profissional, preço do produto e número de consertos), "fatores negativos" (3 questões sobre a amplificação de ruído ambiental, microfonia e o uso do telefone) e "imagem pessoal" (3 questões relativas à estética e ao estigma do uso do equipamento). Cada questão oferece 7 opções de resposta ("não"; "muito pouco"; "pouco"; "médio"; "às vezes"; "quase sempre"; "sempre"), sendo na maioria das questões a relação da resposta direta com a pontuação da questão e, em algumas, inversa.

SSQ

O *Speech, Spatial and Qualities of Hearing Scale* (SSQ)[68] é um questionário que avalia *limitações em atividades* de escuta em uma série de situações variadas. Como permite analisar situações em que a audição direcional é importante, é muito usado na avaliação de dispositivos para surdez unilateral. Esse questionário foi adaptado para o português brasileiro e teve seus parâmetros de confiabilidade estabelecidos nesse formato.[69,70]

O SSQ é composto por 49 questões, divididas em 3 grupos: "audição para fala", "audição espacial" e "qualidades da audição". Cada questão é respondida em uma escala visual analógica de 0-10, e os descritores para o ponto "0" e para o "10" se modificam de acordo com a questão. Em todos os casos, quanto maior a pontuação, menor a dificuldade experimentada pelo indivíduo na situação proposta.

Diferentes versões do questionário foram desenvolvidas com objetivos específicos, como o SSQ – B, para avaliar o benefício de novos usuários, e o SSQ – C, para avaliar o benefício comparativo entre dispositivos: ambas as versões possuem as mesmas questões, mas diferem nas instruções e no formulário de respostas em relação ao SSQ original,[69] apresentando possibilidades de respostas que indicam piora, sem modificação ou melhora no desempenho.

Como é um questionário muito longo, há a possibilidade de uso de versões reduzidas na prática clínica.[71,72] O SSQ-12, com 12 questões, possui uma versão para o português brasileiro.[73]

PEACH

O *Parents' Evaluation of Aural/Oral Performance of Children* (PEACH)[74] é um questionário destinado à avaliação do benefício de dispositivos eletrônicos para audição na população pediátrica, adaptado para a língua portuguesa brasileira.[75] Ele é composto por um questionário propriamente dito e um diário de observação para que os pais ou responsáveis possam responder, a partir de uma observação sistemática, sobre *atividades de escuta* e compreensão de fala da criança em diferentes ambientes e situações de vida diária.

O questionário propriamente dito é composto por 13 questões, sendo 2 genéricas (sobre a criança estar usando o dispositivo eletrônico e sobre ela ter desconforto a sons intensos), 6 perguntas sobre situações de escuta no silêncio e 5 sobre situações de escuta no ruído.

Para cada item do questionário são solicitados exemplos, no maior número possível, de situações em que o comportamento referido aconteceu. Cada questão tem, assim, uma escala de 5 pontos (de 0-4), distribuídos da seguinte forma:[75] 0 = nunca (a criança nunca apresenta determinado comportamento, não se dá nenhum exemplo); 1 = raramente (comportamento observado 25% das vezes / 1 ou 2 exemplos); 2 = algumas vezes (comportamento observado 50% das vezes / 3 ou 4 exemplos), 3 = frequentemente (comportamento observado 75% das vezes / 5 ou 6 exemplos) e 4 = sempre (comportamento observado mais do que 75% das vezes / mais de 6 exemplos).

Questionários de qualidade de vida

Existem vários questionários padronizados de *qualidade de vida*, alguns mais relacionados a pesquisas em outras áreas, tanto da saúde como das ciências sociais. Apesar da maior abrangência do conceito "qualidade de vida" e dos diversos âmbitos em que pode ser avaliada, há evidência de melhoria de qualidade de vida associada ao uso da amplificação em diversos estudos.[40,76]

O questionário de qualidade de vida mais usado nas pesquisas na área de audiologia no Brasil tem sido o WHOQOL – *Bref*.[77] Ele é uma redução do questionário WHOQOL que possui 26 questões divididas em quatro domínios: físico, psicológico, relações sociais e meio ambiente. São duas questões sobre qualidade de vida e satisfação com a saúde em geral e 24 avaliando cada uma das 24 facetas originais do WHOQOL. Cada questão pode ser pontuada de 1-5, algumas questões têm pontuação direta (maior número indica maior dificuldade), e outras, reversa (menor número indica maior dificuldade). Sua adaptação para o português brasileiro tem características psicométricas bem estabelecidas.[78]

Outro questionário utilizado em pesquisas recentes é o *Short Form Health Survey* (SF 36),[79] que possui uma tradução e validação em português brasileiro.[80] Ele é composto por 36 itens que contemplam 8 domínios: capacidade funcional (10 itens), aspectos físicos (4 itens), dor (2 itens), estado geral da saúde (5 itens), vitalidade (4 itens), aspectos sociais (2 itens), aspectos emocionais (3 itens), saúde mental (5 itens) e uma questão sobre a percepção da condição de saúde atual comparada com um ano antes. Para cada domínio, o indivíduo recebe uma pontuação de 0-100, sendo 100 o melhor escore.

APHAB

O *Abbreviated Profile of Hearing Aid Benefit* (APHAB)[81] é um questionário específico para avaliação de *dificuldades comunicativas* em diversas situações. A versão mais utilizada no Brasil foi inicialmente apresentada por Almeida.[35]

O APHAB possui 24 itens divididos em 4 subescalas: facilidade de comunicação, ruído competitivo, reverberação e desconforto a sons. Para cada questão são apresentadas 7 possibilidades de resposta:

A. "sempre" (99%).
B. "quase sempre" (87%).
C. "geralmente" (75%).
D. "50% das vezes".
E. "às vezes" (25%).
F. "raramente" (12%).
G. "nunca" (1%).

Também nesse questionário algumas questões são formuladas para que a pontuação seja direta (G indica o maior problema), e outras, formuladas de maneira reversa (G indica o menor problema).

Embora seja um questionário longo e de difícil interpretação para muitos usuários de dispositivos de amplificação, como suas questões se reportam a situações de escuta muito específicas ele fornece dados valiosos que colaboram, inclusive, no aperfeiçoamento das regulagens das características de funcionamento dos dispositivos.

Outros instrumentos

O *Client Oriented Scale of Improvement* (COSI)[82] não é propriamente um questionário, mas um formulário de análise do benefício percebido pelo usuário em situações particulares. Ele foi desenvolvido no *National Acoustics Laboratories* (NAL) na Austrália e é disponibilizado pelo próprio laboratório.

Nesse instrumento o usuário/cliente elege 5 situações ou problemas que gostaria de melhorar com o uso da amplificação, em ordem de importância. Essas situações ou problemas podem estar no âmbito da audibilidade, das atividades comunicativas ou da participação social, dependendo das dificuldades mais proeminentes percebidas. Assim, o COSI não é um instrumento padronizado e dificilmente é usado em pesquisas; por outro lado, seu perfil individualizado o torna muito útil na prática clínica.

Após a adaptação da amplificação, o usuário avalia o grau de mudança em relação à sua situação inicial naquele item (benefício relativo) e sua habilidade ou condição final. O grau de mudança é classificado em uma escala de 5 pontos: "pior", "sem mudança", "ligeiramente melhor", "melhor", "muito melhor". Na habilidade final (desempenho com amplificação), a pessoa deve referir se na situação especificada o usuário pode ouvir "dificilmente" (10%); "ocasionalmente" (25%); "metade do tempo" (50%); "a maior parte do tempo" (75%) ou "quase sempre" (100%). O formulário ainda coloca 16 categorias (p. ex., "conversar com um ou dois no silêncio") nas quais as situações escolhidas pelo usuário podem se encaixar.

A etapa de avaliação de resultados é uma conclusão natural de um processo bem conduzido de seleção e adaptação de dispositivos de amplificação para a audição. Ela depende de conhecimento teórico do fonoaudiólogo, mas também de habilidades de interlocução e empatia com o usuário do sistema, para que, além das ferramentas adequadas para avaliação de benefício e satisfação, os resultados possam ser interpretados dentro de seu contexto e eventuais modificações necessárias possam ser realizadas.

CONSIDERAÇÕES FINAIS

Diretrizes de boas práticas nacionais e internacionais recomendam o uso de procedimentos de verificação eletroacústica e avaliação de resultados no processo de seleção e adaptação de dispositivos eletrônicos de amplificação sonora, pois estes garantem que os objetivos da reabilitação auditiva sejam obtidos.

É necessário que medidas de verificação sejam realizadas para determinar se as características selecionadas e o desempenho eletroacústico real do dispositivo eletrônico estão de acordo com as necessidades audiológicas do indivíduo, proporcionando amplificação sonora com qualidade e sem desconforto físico ou perceptual. Esse processo deve responder a perguntas como: o dispositivo funciona como esperado? Atinge os alvos prescritos para amplificação do sinal? Torna a fala audível? Fornece uma amplificação confortável e segura?

Enquanto na verificação o foco é no desempenho eletroacústico do dispositivo eletrônico de amplificação, a avaliação de resultados é centrada no desempenho do usuário com a amplificação. A avaliação de resultados é a etapa por meio da qual se mede a extensão na qual os objetivos do tratamento foram atingidos – sob a perspectiva do usuário, ou seja, a validação de que as escolhas na seleção do dispositivo eletrônico de amplificação minimizaram o impacto das limitações em atividades comunicativas e das restrições de participação atribuídas à perda auditiva. Portanto, é fundamental que medidas de avaliação de uso, benefício (objetivo e subjetivo) ou satisfação sejam implementadas, uma vez que os resultados obtidos são as evidências de que a intervenção realizada foi efetiva.

Na prática clínica, é fundamental o uso de um protocolo formal embasado nas boas práticas que inclua as etapas de verificação e avaliação de resultados. A utilização do protocolo não substitui o olhar clínico nem a autonomia do profissional, que deve utilizá-lo de forma centrada em cada indivíduo. Da mesma forma, o fonoaudiólogo não deve negligenciar a necessidade de atualização constante e a busca pela disponibilidade dos equipamentos audiológicos que permitirão executar uma rotina com as melhores práticas disponíveis, propiciando um atendimento uniforme e, assim, garantindo maior qualidade ao cuidado do indivíduo com perda auditiva.

REFERÊNCIAS BIBLIOGRÁFICAS

1. Jorgensen LE. Verification and validation of hearing aids: opportunity not an obstacle. J Otol. 2016 Jun;11(2):57-62.
2. AAA. Guidelines for the audiologic management of adult hearing impairment; 2006 Disponível em: https://mk0audiologyotvgk5ps.kinstacdn.com/wp-content/uploads/2021/05/haguidelines.pdf_53994876e92e42.70908344.pdf. Acesso em: 4 set. 2021.
3. Kuk FK, Ludvigsen C. Reconsidering the concept of the aided threshold for nonlinear hearing aids. Trends Ampl. 2003 Summer;7:77-97.
4. IEC – International Eletrotechnical Commission. IEC 61669 – Electroacoustics – Measurement of real-ear acoustical performance characteristics of hearing aids. 2015.
5. Carhart R. Tests for selection of hearing aids. Laryngoscope. 1946 Dec;56(12):780-94.

6. Kuk FK, Ludvigsen C. Changing with the times: re-examining the aided threshold. 2003. Disponível em: https://www.hearingreview.com/practice-building/practice-management/changing-with-the-times-re--examining-the-aided-threshold. Acesso em: 4 set. 2021.
7. Hawkins DB, Cook JA. Hearing aid software predictive gain values: how accurate are they? Hear J. 2003;56(7):26-34.
8. Cox RM. Verification and what to do until your probe-mic system arrives. Hear J. 2009 Oct;62:10-14.
9. Mueller HG, Ricketts TA, Bentler R. Speech mapping and probe microphone measurements. San Diego: Plural; 2017.
10. Almufarrij I, Dillon H, Munro KJ. Does probe-tube verification of real-ear hearing aid amplification characteristics improve outcomes in adults? A systematic review and meta-analysis. Trends Hear. 2021 Jan-Dec;25:2331216521999563.
11. Aarts NL, Cafee CS. Manufacturer predicted and measured REAR values in adult hearing aid fitting: accuracy and clinical usefulness. Int J Audiol. 2005 May;44:293-301.
12. Aazh H, Moore BC. The value of routine real ear measurement of the gain of digital hearing aids. J Am Acad Audiol. 2007 Sep;18(8):653-64.
13. Sanders J, Stoody TM, Weber JE, Mueller HG. Manufacturers' NAL-NL2 Fittings Fail Real-ear Verification. Hear Rev. 2015 Mar;21(3):24-32.
14. Gilman S, Dirks D. Acoustics of ear canal measurement of eardrum SPL in simulators. J Acoust Soc Am. 1986 Sep;80:783-92.
15. BSA – British Society of Audiology. Guidance on the verification of hearing devices using probe microphone measurements. 2018. Disponível em: https://www.thebsa.org.uk/resources/guidance-on-the--verification-of-hearing-devices-using-probe-microphone-measurements/. Acesso em: 5 out. 2021.
16. Couto CM, Costa MJ, Almeida K. Mensurações com microfone sonda. In: Almeida K, Iorio M. Próteses auditivas: fundamentos teóricos e aplicações clínicas. São Paulo: Lovise; 2003. p.273-34.
17. Tecca JE. Clinical application of real ear probe tube measurement. In: Sandlin R. Handbook of hearing aid amplification: clinical considerations and fitting practices. Boston: College-Hill Press; 1990. p.255.
18. Burkhard MD, Sachs RM. Anthropometric manikin for acoustic research. J Acous Soc Am. 1975 Jul;58(1):214-22.
19. Ferrari DV, Campos PD, Paiva PMP. Real-ear to coupler difference: importance on the pediatric amplification. Distúrb Comun. 2014 Mar;2014;26(1):156-67.
20. Killion MC, Revit LJ. Insertion gain repeatability versus loudspeaker location: you want me to put my loudspeaker where? Ear Hear. 1987 Oct;8(5 Suppl):68S-73S.
21. Dreschler W, Verschuure H, Ludvigsen C, Westermann S. ICRA noises: artficial noise signals with speech-like spectraal and temporal properties for hearing instrument assessment – International Collegium for Rehabilitative Audiology (ICRA). Audiology. 2001;40(3):148-57.
22. Holube I, Fredelake S, Vlaming M, Kollmeier B. Development and analysis of an international speech test signal (ISTS). Int J Audiol. 2010 Dec;49(12):891-903.
23. Garolla LP, Scollie SD, Martinelli-Iorio MC. Development of the speech test signal in Brazilian Portuguese for real-ear measurement. Int J Audiol. 2013 Aug;52(8):572-6.
24. Moore BCJ. Speech mapping is a valuable tool for fitting and counseling patients. Hear J. 2006 Aug;59(8):26-30.
25. Audioscan. Audioscan Verifit® User's Guide 3.26. 2020. Disponível em: ttp://docs.audioscan.com/userguides/vf1manual.pdf. Acesso em: 4 out. 2021.
26. Scollie S. 20Q: Using the aided speech intelligibility index in hearing aid fittings. 2018. Disponível em: https://www.audiologyonline.com/articles/20q-aided-speech-intelligibility-index-23707. Acesso em: 4 set. 2021.
27. Hornsby BWY. The Speech Intelligibility Index: what is it and what's it good for? Hear J. 2004 Oct;57(10):10-7.
28. Baker S, Jenstad L. Matching real-ear targets for adult hearing aid fittings: NAL-NL1 and DSL v5.0 prescriptive formulae. Can J Speech Lang Pathol Audiol. 2017;41(2):227-35.
29. Letowski T, Scharine A. Correlational analysis of speech intelligibility tests and metrics for speech transmission. Technical Report. Aberdeen Proving Ground: U.S. Army, Army Research Laboratory; 2017. Report No.: ARl_TR-8277.
30. Stender T, Haastrup A. Recipes for verification success. Hear Rev. 2012 Mar;19(3):26-33.
31. Glista D, Scollie S. Modified verification approaches for frequency lowering devices. 2009. Disponível em: https://www.audiologyonline.com/articles/modified-verification-approaches-for-frequency-871. Acesso em: 19 ago. 2021.
32. Organização Mundial da Saúde (OMS). CIF – Classificação Internacional de Funcionalidade, Incapacidade e Saúde. São Paulo: Edusp; 2003.
33. Whitmer WM, Wright-Whyte KF, Holman JA, Akeroyd MA. Hearing aid validation. In: Popelka G, Moore B, Fay R, Popper A. Hearing aids. Heidelberg: Springer International Publishing; 2016. p.291-321.
34. Weinstein BE. Outcome measures in the hearing aid fitting/selection process. Trends Amplif. 1997 Dec;2(4):117-37.
35. Almeida K. Avaliação objetiva e subjetiva do benefício de próteses auditivas em adultos [Tese]. São Paulo: Universidade Federal de São Paulo – Escola Paulista de Medicina; 1998.
36. Wang X, Zheng Y, Gang L, Lu J, Yin Y. Objective and subjective outcomes in patients with hearing aids: a cross-sectional, comparative, associational study. Audiol Neurootol. 2021 Jul;1-9.
37. Kwak MY, Choi WR, Park JW, Hwang EJ, Ha YR, Chung JW, et al. Assessment of objective audiometry to predict subjective satisfaction in patients with hearing aids. Clin Exp Otorhinolaryngol. 2020 May;13(2):141-7.
38. Mendel LL. Subjective and objective measures of hearing aid outcome. 2009. Disponível em: https://www.audiologyonline.com/articles/subjective-and-objective-measures-hearing-891. Acesso em: 31 ago. 2021.
39. Plyler PN, Hausladen J, Capps M, Cox MA. Effect of Hearing aid technology level and individual characteristics on listener outcome measures. J Speech Lang Hear Res. 2021 Aug;64(8):3317-29.
40. Rocha LV, Martinelli MC. Cognition and benefit obtained with hearing aids: a study in elderly people. CoDAS. 2020 Feb;32(2):e20180259.
41. Marques T, Marques F, Miguéis A. Age-related hearing loss, depression and auditory amplification: a randomized clinical trial. Eur Arch Otorhinolaryngol. 2021 Apr 16; Epub ahead of print.
42. Cox RM, Alexander GC. Measuring satisfaction with amplification in daily life: the SADL scale. Ear Hear. 1999 Aug;20(4):306-20.
43. The WHOQOL Group. The World Health Organization quality of life assessment (WHOQOL): Position paper from the World Health Organization. Soc Sci Med. 1995 Nov;41(10):1403-9.
44. Houmøller SS, Wolff A, Möller S, Narne VK, Narayanan SK, Godballe C, et al. Prediction of successful hearing aid treatmentin first-time and experienced hearing aid users: using the International Outcome Inventory for Hearing Aids. Int J Audiol. 2022 Feb;61(2):119-29.
45. Killion MC, Mueller HG. Twenty years later: a new Count-The-Dots method. Hear J. 2010 Jan;63(1):10-2
46. Thornton AR, Raffin MJM. Speech-discrimination scores modeled as a binomial variable. J Speech Hear Res. 1978;21(3):507-18.

47. Lima NM, Momensohn-Santos T. Desempenho de adultos com perda auditiva na pesquisa do índice de reconhecimento de fala para material de fala gravado e a viva voz. Disturb Comun. 2016 Sep;28(3):523-9.
48. Costa MJ. Listas de sentenças em português: apresentação e estratégias de aplicação na audiologia. Santa Maria: Palotti; 1998.
49. Bevilacqua MC, Banhara MR, Costa EA, Vignoly AB, Alvarenga KF. The Brazilian Portuguese hearing in noise test. Int J Audiol. 2008 Jun;47(6):364-5.
50. Santos LG, Schafer EC, Thibodeau L, Jacob RTS. The Brazilian phrases in noise test (PINT Brazil). J Educ Pediatr Rehabil Audiol. 2017;23:1-8.
51. Henriques MO, Miranda EC, Costa MJ. Speech recognition thresholds in noisy areas: reference values for normal hearing adults. Rev Bras Otorrinolaringol. 2008 Apr;74(2):188-92.
52. Costa MJ, Santos SN, Lessa AH, Mezzomo CL. Proposal for implementing the Sentence Recognition Index in individuals with hearing disorders. CoDAS. 2015 Mar-Apr;27(2):148-54.
53. Santos SN, Petry T, Costa MJ. Índice percentual de reconhecimento de sentenças no silêncio e no ruído: efeitos da aclimatização no indivíduo avaliado sem as próteses auditivas. Rev CEFAC. 2010 Sep--Oct;12(5):733-40.
54. Mondelli MFCG, Almeida CCC. Speech perception: performance of individuals with hearing aids and a directional microphone. Audiol Commun Res. 2014 Apr;19(2):124-9.
55. Jacob RTS, Souza CO, Santos LG, Medina C. Pint Brasil. 2019. Disponível em: http://pintbrasil.fob.usp.br/. Acesso em: 27 ago. 2021.
56. Picinini TA, Weigert LL, Neves CZ, Teixeira AR. Restriction in social participation and satisfaction with hearing aids: a study on post-fitting. Audiol Commun Res. 2017;22:e1830.
57. Ventry IM, Weinstein BE. The hearing handicap inventory for the elderly: a new tool. Ear Hear. 1982 May-Jun;3(3):128-34.
58. Wieselberg MB. A auto-avaliação do handicap em idosos portadores de deficiência auditiva: o uso do H.H.I.E. São Paulo: Pontifícia Universidade Católica de São Paulo; 1997.
59. Newman CW, Weinstein BE, Jacobson GP, Hug GA. The hearing handicap inventory for adults: psychometric adequacy and audiometric correlates. Ear Hear. 1990 Dec;11(6):430-3.
60. Aiello CP, Lima II, Ferrari DV. Validity and reliability of the hearing handicap inventory for adults. Braz J Otorhinolaryngol. 2011 Aug;77(4):432-8.
61. Newman CW, Hug GA, Jacobson GP, Sandridge SA. Perceived hearing handicap of patients with unilateral or mild hearing loss. Ann Otol Rhinol Laryngol. 1997 Mar;106(3):210-4.
62. Servidoni AB, Conterno LO. Hearing loss in the elderly: is the hearing handicap inventory for the elderly – screening version effective in diagnosis when compared to the audiometric test? Int Arch Otorhinolaryngol. 2018;22(1):1-8.
63. Cox RM, Alexander GC. The International Outcome Inventory for Hearing Aids (IOI-HA): psychometric properties of the English version. Int J Audiol. 2002;41(1):30-5.
64. Cox RM, Alexander GC, Beyer CM. Norms for the international outcome inventory for hearing aids. J Am Acad Audiol. 2003 Oct;14(8):403-13.
65. Cox RM, Stephens D, Kramer SE. Translations of the International Outcome Inventory for Hearing Aids (IOI-HA). Int J Audiol. 2002;41:3-26.
66. Gasparin M, Menegotto IH, Cunha CS. Propriedades psicométricas do questionário internacional: aparelho de amplificação sonora individual. Rev Bras Otorrinol. 2010;76(1):85-90.
67. Mondelli MFCG, Magalhães FF, Lauris JRP. Cultural adaptation of the SADL (satisfaction with amplification in daily life) questionaire for Brazilian portuguese. Braz J Otorhinolaryngol. 2011;77(5):563-72.
68. Gatehouse S, Noble W. The speech, spatial and qualities of hearing scale (SSQ). Int J Audiol. 2004 Feb;43(2):85-99.
69. Pennini PTM, Almeida K. Speech, spatial and qualities of hearing scale in assessing the benefit in hearing aid users. CoDAS. 2021 May;33(2):e20190196.
70. Aguiar RGR, Almeida K, Miranda-Gonsalez EC. Test-retest reliability of the speech, spatial and qualities of hearing scale (SSQ) in Brazilian Portuguese. Int Arch Otorhinolaryngol. 2019;23:380-3.
71. Moulin A, Vergne J, Gallego S, Micheyl C. A new speech, spatial, and qualities of hearing scale short-form: factor, cluster, and comparative analyses. Ear Hear. 2019 Jul-Aug;40(4):938-50.
72. Noble W, Jensen NS, Naylor G, Bhullar N, Akeroyd MA. A short form of the Speech, Spatial and Qualities of Hearing Scale suitable for clinical use: the SSQ12. Int J Audiol. 2013 Jun;52(6):409-12.
73. Miranda-Gonzales EC, Almeida K. Hearing disability measured by the Speech, Spatial and Qualities of Hearing Scale (SSQ): pilot study of a short version in Brazilian Portuguese. Audiol Commun Res. 2017;22:e1709.
74. Ching TYC, Hill M. The Parents' evalwuation of aural/oral performance of children (Peach) scale: normative data. J Am Acad Audiol. 2007 Mar;18(3):220-35.
75. Levy CCAC, Rodrigues-Sato LCCB. Questionnaire validation: Peach on Brazilian Portuguese. CoDAS. 2016;28(3):205-11.
76. Souza VC, Lemos SMA. Participation restriction of adults and elderly users of an audiology clinic: association with auditory and social--environmental factors. CoDAS. 2021 Aug;33(6):e20200212.
77. The WHOQOL Group. Development of the World Health Organization WHOQOL-bref. Psychol Med. 1998 May;28(3):551-8.
78. Fleck MPA, Louzada S, Xavier M, Chachamovich E, Vieira G, Santos L, et al. Aplicação da versão em português do instrumento abreviado de avaliação da qualidade de vida "WHOQOL-bref". Rev Saude Publica. 2000 Abr;34(2):178-83.
79. Ware Jr JE, Sherbourne CD. The MOS 36-item short-form health survey (SF-36). I. Conceptual framework and item selection. Med Care. 1992 Jun;30(6)473-83.
80. Ciconelli RM, Ferraz MB, Santos W, Meinão I, Quaresma MR. Tradução para a língua portuguesa e validação do questionário genérico de avaliação de qualidade de vida SF 36 (Brasil SF 36). Rev Bras Reumatol. 1999 Mai-Jun;39(3):143-50.
81. Cox RM, Alexander GC. The abbreviated profile of hearing aid benefit. Ear Hear. 1995 Apr;16(2)176-86.
82. Dillon H, James A, Ginis J. The Client Oriented Scale of Improvement (COSI) and its relationship to several other measures of benefit and satisfaction provided by hearing aids. J Acad Am Audiol. 1997 Feb;8(1):27-43.

35

INTERVENÇÃO FONOAUDIOLÓGICA NA PERDA AUDITIVA UNILATERAL EM CRIANÇA

Altair Cadrobbi Pupo (Lila Pupo)
Luisa Barzaghi

INTRODUÇÃO

A perda auditiva unilateral (PAUn) em crianças é definida como qualquer grau de perda auditiva permanente em uma orelha (média de tons puros nas frequências 0,5, 1,0 e 2 kHz maior do que 15 dB NA), de qualquer etiologia, estando a outra orelha com audição normal.[1]

Até a implantação dos programas de triagem auditiva neonatal (TAN), as PAUn eram, em geral, diagnosticadas mais tardiamente, e acreditava-se que audição normal em uma das orelhas seria suficiente para que a criança apresentasse o desenvolvimento acadêmico semelhante ao das crianças com audição normal em ambas as orelhas. De forma geral, não havia indicação para uso de amplificação, sendo a principal recomendação após o diagnóstico o cuidado com o posicionamento do aluno em sala de aula.

A partir da década de 1980, a literatura aponta que crianças com perda de audição unilateral constituem um grupo que demanda acompanhamento, uma vez que parte delas apresentará dificuldades escolares, comportamentais e psicossociais.[2,3]

Os resultados de estudos publicados na década de 1990 evidenciaram que o diagnóstico nessa época era realizado nos primeiros anos da escolaridade, ou seja, entre os 5 anos e 6 meses e os 8 anos e 6 meses.[4,5] Esse cenário mudou radicalmente a partir da década de 2000, quando o diagnóstico começou a ocorrer no primeiro ano de vida, como resultado da TAN. No Brasil, após a aprovação da Lei n. 12.303,[6] de 2 de agosto de 2010, com a obrigatoriedade da TANU, a idade do diagnóstico das perdas unilaterais caiu drasticamente, da idade escolar para a primeira infância. *(Para maiores informações sobre o assunto, consultar o Capítulo 6, "Triagem auditiva neonatal: história, princípios e tecnologia".)*

Desde então, audiologistas brasileiros, assim como de outros países, deparam-se no cotidiano da clínica com diversos desafios relacionados ao manejo das perdas unilaterais na primeira infância. Estudos apontam que crianças com PAUn também podem experimentar dificuldades no desenvolvimento de fala e linguagem.[7-9]

Em 2005, uma importante publicação forneceu diretrizes para o atendimento de crianças com PAUn – *National Workshop on Mild and Unilateral Hearing Loss*, elaborado por The Early Hearing Detection and Intervention (EHDI) Program do Centers for Disease Control and Prevention (CDC) nos EUA em colaboração com o Marion Downs Hearing Center.[10] O objetivo desse *workshop* foi rever e discutir informações que facilitariam a elaboração de uma série de recomendações relacionadas à identificação, avaliação e intervenção adequada para bebês e crianças com PAUn e perdas mínimas.

Mais recentemente, em 2019, foi publicado o *Consensus practice parameter: audiological assessment and management of unilateral hearing loss in children*,[1] elaborado por um grupo de audiologistas de vários países com o objetivo de fazer recomendações para o tratamento/acompanhamento de crianças com PAUn e de propor as pesquisas necessárias em busca de evidências científicas robustas e respostas para as questões ainda não respondidas sobre a melhor intervenção terapêutica para o atendimento dessas crianças.

Apesar de todos os estudos realizados nos últimos anos, que abordaram as diversas questões relacionadas às perdas unilaterais na infância – identificação e diagnóstico no primeiro ano de vida; acompanhamento e necessidade de intervenção terapêutica; esforço e fadiga auditivos; uso de tecnologia (com a introdução de sistemas de microfones remotos e dispositivos como *Contralateral Routing of Signal* - CROS mais modernos) para facilitar a escuta em ambientes ruidosos; e indicação de implantes cocleares –, restam ainda diversas incertezas que permeiam a prática clínica. Destaca-se a discussão sobre o uso de dispositivos eletrônicos objetivando a estimulação da orelha afetada em tempo oportuno para evitar a privação sensorial unilateral e seus benefícios para a prevenção de possíveis dificuldades de linguagem e escolares; as dificuldades no monitoramento do desenvolvimento da linguagem e da audição; os critérios que determinam a necessidade da terapia fonoaudiológica, entre outras. Por outro lado, é consenso que o acompanhamento sistemático do desenvolvimento do bebê e da criança e que ações de prevenção dos agravos decorrentes dessas perdas auditivas, por meio de orientações a familiares, a professores e a agentes de saúde e educacionais, são de extrema importância para minimizar as possíveis interferências no desenvolvimento da criança.[11]

No Brasil, com a implantação da Política Nacional de Saúde Auditiva[12] a partir de 2004 e com a necessidade da organização e implantação da rede de saúde auditiva, especialmente no que diz respeito ao atendimento terapêutico fonoaudiológico das crianças com deficiência auditiva, todos os esforços estão sendo realizados para o desenvolvimento de evidências científicas que subsidiem o acompanhamento dessas crianças e balizem a qualidade da intervenção fonoaudiológica. *(Para maiores informações sobre o assunto, consultar o Capítulo 31, "Saúde auditiva nas redes de atenção e ações do fonoaudiólogo".)*

O objetivo deste capítulo é apresentar o estado da arte no que diz respeito ao atendimento dispensado a bebês e crianças diagnosticadas com PAUn, explicitando os avanços no conhecimento, o que já é consenso na comunidade científica no que se refere à intervenção, bem como os pontos ainda controversos encontrados na literatura.

Serão abordados aspectos relativos à etiologia, prevalência, impacto da perda auditiva unilateral e da privação sensorial unilateral no desenvolvimento da função auditiva, acompanhamento e intervenção fonoaudiológicos e uso de dispositivos eletrônicos para reabilitação auditiva.

ETIOLOGIA, PREVALÊNCIA E PROGRESSÃO DA PERDA

As etiologias da PAUn na infância variam muito, e, como nas perdas bilaterais, muitas são de causas desconhecidas. Elas podem ser condutivas, mistas e sensorioneurais.

Entre os casos condutivos, as etiologias mais frequentemente encontradas são as malformações de orelha externa e média, que representam 70-85% dos casos unilaterais.[13] Isso justifica a alta incidência de perdas unilaterais condutivas. Estudos apontam que, por razões desconhecidas, há predomínio das malformações na orelha direita e em crianças do sexo masculino.[9] As malformações de orelha externa geralmente estão associadas às malformações de orelha média, uma vez que têm a mesma origem embriológica. Porém, as malformações de orelha interna coexistem com as malformações da orelha externa apenas em 15-20% dos casos, o que pode ser justificado pelo fato de a orelha interna desenvolver-se separadamente em período gestacional anterior ao desenvolvimento das demais partes das orelhas.

A etiologia das perdas sensorioneurais compreende fatores genéticos, malformações da orelha interna, infecções, uso de ototóxicos, traumatismos e causas desconhecidas. Entre as perdas auditivas sensorioneurais unilaterais, há alta prevalência de malformações cocleares, mais de 50% desses casos de PAUn apresentam síndrome do aqueduto vestibular alargado (Sava) e displasia de Mondini.[14,15] Quanto às causas ambientais, destaca-se o citomegalovírus, responsável por 20-25% de todas as perdas auditivas congênitas e responsável por grande parte das perdas progressivas.[16] Outros fatores de risco, como permanência em unidade de terapia intensiva (UTI) neonatal, infecções intrauterinas, malformações craniofaciais, infecções pós-natais e síndromes, também são causas de PAUn.

Quanto às perdas neurais, as malformações do nervo auditivo são encontradas frequentemente em crianças com PAUn congênita. Estudo realizado com 148 crianças com PAUn, das quais 11 (7,4%) apresentavam características de perdas neurais com presença de emissões otoacústicas (EOA) e ausência do potencial evocado de tronco encefálico, revelou, por meio da ressonância magnética, que 8 pacientes tinham aplasia do nervo coclear.[17] Outro estudo com 80 sujeitos revelou que 33% de crianças com PAUn apresentavam alterações no nervo coclear.[14] Esses dados apontam para a importância da complementação do diagnóstico com recursos de exames por imagem nos casos de PAUn.

A prevalência da PAUn em recém-nascidos foi estimada em aproximadamente 6-7 em 1.000 nascimentos nos EUA (2013-2014) pelo Centers for Disease Control Early Hearing Detection and Intervention (CDC). Após o nascimento, a prevalência aumenta para 2,5-3% de crianças na idade escolar.[18] A diferença da prevalência entre recém-nascidos e crianças mais velhas pode indicar falhas no acompanhamento dos programas de triagem auditiva, uso de critérios diferentes na triagem realizada em hospitais e escolas ou o percentual de crianças com perdas flutuantes ou progressivas ou, ainda, adquiridas nos primeiros anos de vida.[19]

Deve-se destacar que não há garantia de que, nas perdas auditivas unilaterais, a orelha não afetada esteja livre de eventuais alterações futuras ou que outros comprometimentos associados poderão afetar ainda mais o desenvolvimento da criança. Alguns autores citam que a progressão da PAUn para perda bilateral é de 7,5-11% dos casos[14] e a progressão da perda auditiva da orelha afetada é de 32,4% dos casos. Entretanto, estudo[15] que investigou as características audiológicas de crianças com PAUn, em uma região do Canadá, revelou que 42,2% delas apresentaram deterioração da audição na orelha afetada e 17,4% desenvolveram perda bilateral.

IMPACTO DA PERDA AUDITIVA UNILATERAL

Certamente, as consequências da PAUn sobre o desenvolvimento infantil não se equiparam às dificuldades impostas pelas perdas auditivas bilaterais, especialmente considerando aquelas congênitas ou adquiridas na primeira infância. Entretanto, na ausência de estimulação binaural, a função auditiva será consideravelmente afetada, sobretudo no que se refere à localização da fonte sonora e ao reconhecimento de fala na presença de ruído, com implicações no desenvolvimento e manutenção das habilidades auditivas na criança.

O período crítico para o desenvolvimento da função auditiva ocorre na primeira infância, quando o sistema auditivo apresenta sua máxima plasticidade e declina após os 7 anos de vida. A falta de estimulação binaural, nessa faixa etária, nos casos de surdez unilateral congênita ou adquirida nos primeiros anos de vida, leva à privação auditiva unilateral. Como consequência, o desenvolvimento das habilidades que dependem da audição binaural será afetado. *(Para maiores informações sobre o assunto, consultar o Capítulo 3, "Sistema auditivo nervoso central: plasticidade, privação sensorial e modalidade cruzada".)*

A maturação ou atrofia do sistema auditivo central depende da exposição a estímulos auditivos.[20] É esperado que o sistema auditivo sofra uma reorganização, tanto após um tempo de estimulação reduzida quanto depois da introdução de estimulação auditiva, por exemplo, após o início do uso de dispositivos eletrônicos auxiliares da audição (DEAS) ou implante coclear (IC).[20] Os efeitos da privação sensorial podem ser observados nos casos com perdas auditivas assimétricas em que o uso da amplificação se restringe a uma orelha, quando, passado algum tempo, ocorre uma redução no índice percentual de reconhecimento de palavras na orelha sem dispositivos eletrônicos de amplificação sonora em relação ao lado com amplificação.[21] Por outro lado, quanto maior o tempo de uso de amplificação, melhor o desempenho em testes de reconhecimento de fala. Os resultados de um estudo envolvendo sujeitos adultos com perdas auditivas assimétricas revelaram que o desempenho no reconhecimento de fala da orelha pior declinava se esta não recebia amplificação. Entretanto, os resultados da percepção de fala se mantinham inalterados nas duas orelhas, no grupo com amplificação binaural.[22] Embora os estudos citados abordem a privação sensorial em perdas bilaterais, esses achados podem ser relevantes para compreender o que acontece com o sistema auditivo de crianças com PAUn.

Na última década ocorreram diversos avanços na pesquisa sobre a plasticidade neural decorrente tanto da PAUn como da restauração da estimulação auditiva na orelha afetada por meio de IC. Os resultados mais importantes demonstraram mudanças funcionais no cérebro e alterações na lateralização do processamento das informações auditivas. Do ponto de vista clínico, as evidências já obtidas nos estudos convergem para a urgência da restauração da informação auditiva na orelha afetada. Entretanto, a influência de fatores como a idade da criança na instalação da perda auditiva e o tempo de duração da privação auditiva unilateral ainda precisa ser mais bem compreendida. O desenvolvimento de IC compatíveis com a realização de ressonância magnética funcional do cérebro certamente favorecerá a pesquisa nesse campo.[23]

A demora em restaurar a audição no lado afetado e a diminuição do *input* auditivo podem levar à reorganização do córtex auditivo, resultando na degeneração do lado afetado e na compensação na via contralateral, com melhora do desempenho no lado com audição normal. Estudos que investigam os efeitos da privação sensorial unilateral sugerem que estes não são revertidos se a reabilitação auditiva for iniciada após o período crítico de desenvolvimento das vias auditivas na primeira infância.

Nesse sentido, a intervenção terapêutica deve ser iniciada o mais cedo possível.[20]

Entre as habilidades auditivas que são favorecidas pela audição binaural, pode-se destacar a localização. A audição binaural contribui para a habilidade de localizar a fonte sonora com base nas diferenças de tempo interaural (DTI) e de intensidade interaural (DII). Quando, por exemplo, a fonte sonora está localizada a 45 graus no lado direito do ouvinte, o caminho a ser percorrido pelo som até a orelha esquerda é mais longo do que até a orelha direita, e essa diferença de tempo e fase é suficiente para localizar a fonte sonora, principalmente para os sons de frequências abaixo de 800 Hz.[2]

As DII, resultantes do efeito de difração da cabeça (efeito sombra da cabeça), são mais evidentes auditivamente para sons de frequências acima de 1.500 Hz e também variam de acordo com a posição da fonte sonora em relação ao ouvinte. O efeito sombra da cabeça se refere à atenuação de aproximadamente 6,4 dB no nível do sinal, resultante do deslocamento do som de um lado da cabeça até o outro. A atenuação aumenta quando a frequência do sinal é superior a 2.000 Hz. A localização proporciona uma sensação de segurança em relação ao ambiente, favorecendo a mobilidade e a comunicação. As dificuldades em localizar a fonte sonora aumentam no plano horizontal em crianças com perda auditiva unilateral com o aumento do grau da perda auditiva.[20,24] *(Para maiores informações sobre o assunto, consultar o Capítulo 4, "Biofísica da audição, psicoacústica e bases para a audiologia".)*

O reconhecimento de sons, principalmente em ambientes ruidosos, é outro aspecto favorecido pela audição binaural. A habilidade auditiva de figura-fundo, ou seja, a capacidade de focar o sinal na presença de ruído de fundo, também depende das diferenças interaurais no envelope espectral. A habilidade do sistema auditivo central para extrair pistas espaciais a partir da análise das DTI e DII favorece a separação de sons competitivos como fala e ruído na audição binaural, também conhecido como efeito *squelch*.[25] O efeito *squelch* é a habilidade do sistema auditivo para utilizar a informação de ambas as orelhas quando a fala e o ruído competitivo estão espacialmente separados de forma que cada orelha recebe diferentes *inputs*. O efeito *squelch*, de forma diversa do efeito sombra da cabeça, não é um efeito puramente físico, mas requer processamento auditivo central, que faz a integração dos sinais advindos de cada orelha, resultando em um melhor sinal a ser recebido pelo córtex auditivo do que aquele resultante de um *input* unilateral.[26]

Vários estudos comparam o desempenho de crianças em testes de reconhecimento de fala, nos quais os estímulos de fala são apresentados de forma monoaural, diretamente no lado com audição normal (condição monoaural direta – MD), ou indiretamente, no lado afetado (condição monoaural indireta – MI). Nos dois casos o ruído é apresentado no lado oposto. Como esperado, o desempenho dos sujeitos é pior na condição MI, para todas as relações sinal/ruído (S/R). Além disso, crianças com perdas unilaterais precisam de relação S/R maior do que o grupo controle na condição MI.[5]

Outra vantagem da audição binaural é a somação binaural, que também resulta do processamento auditivo central. Esta se refere ao aumento da percepção do *loudness* quando o estímulo é recebido pelas duas orelhas simultaneamente. Em níveis de intensidade próximos ao limiar de audibilidade, a sensação de audição monoaural equivale a 3 dB a menos do que quando a audição é binaural. Em níveis superiores a 35 dB NS a sensação monoaural equivale a 6 dB a menos do que a audição binaural.[20]

Assim, pode-se dizer que as dificuldades em perceber a fala no ruído enfrentadas por crianças com PAUn podem ser em parte explicadas pela perda da informação binaural, uma vez que a percepção de fala na presença de ruído estará muito prejudicada.

Considerando todas as dificuldades experimentadas por crianças com PAUn, é de esperar que estas despendam muita energia tentando superar as dificuldades em perceber auditivamente a mensagem falada, reduzindo a atenção para outras informações sensoriais, causando perda de informação e aumento do "esforço auditivo", definido como o esforço necessário para ouvir e entender a fala em ambiente ruidoso.[27] Nesse sentido, crianças com PAUn têm risco aumentado para sentir fadiga relacionada ao ato de ouvir, sendo a magnitude da fadiga similar à experimentada por crianças com perda bilateral, quando comparadas com crianças sem perda auditiva. Problemas relacionados à fadiga são pouco percebidos pelos professores, sendo mais observados pelas próprias crianças e seus pais, sugerindo a necessidade de orientação para a equipe pedagógica, uma vez que esta pode estar pouco informada quanto aos efeitos adversos causados pela PAUn em crianças.[28]

INTERVENÇÃO FONOAUDIOLÓGICA

Há alguns anos, a intervenção fonoaudiológica nos casos de crianças com PAUn era principalmente de caráter "remediativo", em resposta às queixas de dificuldades acadêmicas, na idade escolar. Atualmente, com a identificação dos casos de PAUn, cabe ao fonoaudiólogo lidar com as necessidades das crianças diagnosticadas, orientar os pais e educadores e propor protocolos de avaliação e procedimentos terapêuticos para prevenir e intervir nos problemas de linguagem que podem decorrer das dificuldades impostas pelo prejuízo na audição binaural.

A literatura[3,5,18] mostra que crianças com PAUn são mais propensas a insucessos no desempenho escolar e enfrentam mais desafios do que seus pares com audição íntegra em ambas as orelhas. Lieu,[7] em estudo de revisão de literatura, no período de 1966 até 2003, sobre o efeito da perda auditiva unilateral no desenvolvimento de linguagem e sucesso educacional, revelou que crianças com perda auditiva unilateral apresentam maior risco de problemas de linguagem e, também, problemas educacionais do que as crianças com audição normal. Além disso, revelou que crianças com perda auditiva unilateral na orelha direita apresentam mais dificuldade de fala e aprendizado do que crianças com perda auditiva unilateral na orelha esquerda. José et al.,[9] em outro estudo de revisão da literatura de artigos publicados no período de 2001 a 2011 sobre alterações de linguagem e os testes usados para verificar os distúrbios da linguagem em crianças com PAUn, concluíram que poucas pesquisas foram realizadas nesse período, que em geral as crianças com PAUn apresentam pior desempenho nos testes de linguagem receptivos e expressivos e que, ainda, há necessidade de estudos mais específicos sobre o desenvolvimento de linguagem dessas crianças. Pupo et al.[29] avaliaram o desenvolvimento fonológico e do vocabulário de crianças com PAUn sensorioneurais e condutivas por malformação congênita de orelha externa e/ou média. Concluíram que 16,6% das crianças com PAUn sensorioneural e 14,2% com PAUn condutiva apresentaram desvios fonológicos e 33% dos sujeitos com perda sensorioneural apresentaram resultados abaixo do esperado para a faixa etária na prova de vocabulário.

Em estudo realizado em um Centro Especializado em Reabilitação II (CER II – Auditiva e Intelectual) em São Paulo, foram acompanhadas por cinco anos 25 crianças com perda unilateral. Dessas, 14 com perda condutiva permanente por malformações de orelha externa e/ou média, e 11 com perda auditiva sensorioneural unilateral. Entre a etiologia dos casos sensorioneurais, havia duas crianças com perda auditiva adquirida, por meningite, e nove congênitas, das quais seis desconhecidas, dois por causa genética e um caso por alargamento do aqueduto vestibular. No acompanhamento longitudinal, observou-se que, no grupo de crianças com perda condutiva permanente, sem outras alterações associadas, cinco (28,4%) apresentaram atraso no desenvolvimento da linguagem. No grupo sensorioneural (11 casos), três crianças (27,2%) apresentaram alterações no desenvolvimento da linguagem. Todas as crianças com alteração no desenvolvimento da linguagem foram encaminhadas para avaliação e terapia fonoaudiológica.[19] Nesse estudo, observou-se pouca adesão dos pais das crianças com PAUn sensorioneural ao programa de monitoramento, uma vez que as crianças não apresentam dificuldades evidentes aos familiares. Por outro lado, as famílias de crianças com perdas condutivas por malformação da orelha externa e/ou média têm uma demanda muito clara em relação às questões orgânicas da criança, requerendo atenção em relação a suas dificuldades de lidar com aspectos estéticos e funcionais, em geral associados à perda auditiva.

Os resultados das pesquisas[1-3,7] corroboram os estudos que consideram crianças com PAUn permanentes como um grupo de risco para alterações de fala e linguagem e dificuldades acadêmicas e, portanto, devem ser acompanhadas em seu desenvolvimento. Entre os aspectos fundamentais a serem contemplados no manejo dessas crianças, ressaltamos a necessidade de acompanhamento sistemático do desenvolvimento da criança desde a identificação da PAUn. Esse acompanhamento deve ser realizado por uma equipe multiprofissional e deve necessariamente incluir avaliação otorrinolaringológica e audiológica sistemáticas visando ao monitoramento auditivo. Outros profissionais podem ser recrutados de acordo com as demandas específicas de cada criança. A família deve ser orientada a procurar a equipe de saúde auditiva a qualquer sinal de alteração da audição na orelha já acometida ou na contralateral, seja decorrente de problemas na orelha média ou sinalizando uma possível progressão da perda da PAUn ou mesmo na orelha com audição normal, nos casos em que a perda auditiva se torna bilateral.[19]

O desenvolvimento da linguagem também deve ser acompanhado sistematicamente por meio de protocolos padronizados que serão balizadores da necessidade de introdução de terapia fonoaudiológica.

Paralelamente ao atendimento, o fonoaudiólogo deve orientar a escola sobre as necessidades específicas da criança, dos recursos tecnológicos disponíveis e dos cuidados com o ambiente acústico e o posicionamento da criança na sala de aula. Informações sobre a condição auditiva de cada criança devem ser claramente explicitadas, abordando os benefícios e limites da tecnologia usada. Um planejamento individualizado deve ser elaborado em conjunto com a equipe pedagógica, buscando garantir as melhores condições de aprendizagem.[11]

A família deve participar ativamente dos atendimentos para que receba o maior número de informações sobre a condição auditiva da criança e compreenda que, embora esta possa não apresentar muitas dificuldades de percepção auditiva no ambiente doméstico, a situação pode ser muito mais desafiadora na escola, ambiente em geral com mais ruído e acusticamente desfavorável para a criança com PAUn. O trabalho com as famílias, abordando as estratégias a serem utilizadas no dia a dia para uma melhor escuta, deve ser realizado de forma sistemática ao longo do atendimento da criança e se possível utilizar material impresso de orientação como o *Guia de orientação aos pais de crianças com PAUn.*[11]

O grupo de crianças com perda unilateral é diversificado, suas necessidades são específicas e mudam de acordo com a faixa etária e a demanda escolar. A intervenção deve considerar fatores como tipo de perda, grau da perda, etiologia (síndromes e malformações), aspectos familiares e características de linguagem e audição de cada criança.

O conhecimento sobre os impactos das PAUn e o reconhecimento da importância de melhorar a audibilidade por parte da família é crucial para a adesão ao uso dos DEAAS e a prevenção de futuros problemas.

A seleção e a adaptação de dispositivos eletrônicos para a reabilitação auditiva devem ser realizadas de acordo com o tipo e o grau de deficiência auditiva, a idade do acometimento e o tempo de privação sensorial. O restabelecimento da audibilidade na orelha afetada pela perda auditiva unilateral tem como objetivo reduzir os danos causados pela privação auditiva unilateral, sendo ponto relevante no atendimento da criança com PAUn.

Os dispositivos eletrônicos disponíveis que podem ser adaptados em crianças com PAUn caracterizam-se por: DEAS convencional, DEAS por sistema CROS, sistema de microfones remotos e dispositivos por condução óssea. Mais recentemente, tem sido indicada a cirurgia de IC, nos casos de perdas acentuadas na orelha afetada, embora ainda sejam necessárias maiores evidências sobre seus benefícios nas perdas unilaterais, especialmente quando realizada após o período crítico do desenvolvimento da função auditiva.[21]

Dispositivos eletrônicos para reabilitação auditiva

Embora se observe que algumas crianças com perda unilateral se beneficiam do uso da amplificação, poucas pesquisas investigam seus benefícios, e os poucos achados são baseados, em sua maioria, em informações subjetivas de pais e professores, sendo frequentemente controversos. Permanecem ainda, até nossos dias, questões quanto à determinação do tipo de dispositivo entre as opções disponíveis, sobre qual a melhor idade para iniciar a amplificação e como avaliar a magnitude das implicações da perda e os benefícios da intervenção em crianças com perda auditiva unilateral.

A questão principal que se coloca é saber se o uso de dispositivos eletrônicos por essas crianças reduz os riscos para as dificuldades de linguagem, escolares e problemas comportamentais a que estão potencialmente suscetíveis.

Dispositivos eletrônicos de amplificação sonora

Há poucas evidências clínicas que dão suporte à adaptação de DEAS em bebês com PAUn até 3 meses, faixa etária preconizada para crianças com perdas bilaterais.[30] Crianças com perdas unilaterais, apesar de estarem sendo diagnosticadas por volta dos 6 meses, têm iniciado a adaptação de DEAS mais tardiamente. O uso de amplificação nesses casos tem sido postergado por falta de diagnóstico da perda unilateral, por dificuldades na confirmação da perda, ou por opção dos pais que, por não observarem diferenças significativas no comportamento da criança, não colaboram com a adaptação do DEAS.[31]

Sabe-se que crianças com perdas bilaterais usam mais o DEAS do que aquelas com perdas auditivas unilaterais O grau da perda auditiva da orelha afetada é um fator determinante na adaptação do DEAS. Estudos[32,33] e a prática clínica mostram que crianças com perda de graus leve, moderado até moderadamente severo adaptam o DEAS com mais facilidade e sucesso, diferentemente daquelas com perdas severas e profundas.

Além do grau da perda auditiva, o período de aclimatização também parece ser um fator importante na adaptação do DEAS, o que sugere que essas crianças devem passar por um período de experiência com a amplificação, antes de poder usufruir de suas vantagens e melhorar sua qualidade de vida. McKay[33] adaptou DEAS em 28 crianças com PAUn, e observou, após 3 meses de uso da amplificação, melhoras significativas na compreensão de fala no ruído, constatadas tanto por meio de testes aplicados como a partir do relato dos pais que evidenciaram benefícios em relação às habilidades de audição em diversos ambientes acústicos.

Estudo[27] que avaliou o benefício e o uso do DEAS apresentou resultados que revelam que a maioria das crianças com PAUn não usa o DEAS ou o utiliza somente durante o período em que permanece na escola. Esses estudos avaliaram o benefício da amplificação por meio de questionários aplicados aos pais e professores. Atualmente, discute-se a necessidade de avaliar a adaptação do DEAS com base em medidas eletroacústicas e considerar o período de aclimatização.

Em função de todos esses aspectos citados, a recomendação do *Pediatric Amplification Protocol*[34] da Academia Americana de Audiologia enfatiza que o uso de amplificação em crianças com perdas unilaterais deve ser estudado caso a caso, levando em consideração aspectos cognitivos, audiológicos, comunicativos e familiares de cada criança.

Sistema CROS *(Contralateral Routing of Signal)*

Crianças com perda auditiva sensorioneural severa ou profunda ou aquelas com baixo desempenho no reconhecimento de vocábulos não são candidatas a um DEAS de condução aérea convencional. Uma das opções não cirúrgicas para esses casos é a utilização do sistema CROS, que permite que o sujeito tenha acesso aos sons originados do lado da orelha com perda auditiva. Consiste em um microfone adaptado na orelha afetada e um receptor adaptado na orelha com audição normal ou com a perda auditiva de menor grau, no caso de perdas bilaterais assimétricas. O microfone/transmissor capta o som e transmite para o receptor que está na orelha contralateral. Dessa forma, o usuário consegue escutar os sons que ocorrem no lado da perda auditiva. O sistema CROS pode ser útil em situações de silêncio, especialmente quando o som se origina no lado da orelha afetada. Entretanto, pode não ser adequado em situações de ruído, como em salas de aula, em virtude da introdução do ruído na orelha com audição normal por meio do microfone adaptado do lado da perda auditiva. Em função disso, esse sistema não tem sido indicado para crianças, uma vez que se acredita que crianças com PAUn não são capazes de monitorar a efetividade do sistema nas diversas situações de escuta do cotidiano, apesar de pesquisas mais recentes apontarem o benefício do sistema CROS.[35]

Dispositivos eletrônicos de amplificação por condução óssea (DEAS-CO)

Atualmente, há uma grande variedade de dispositivos eletrônicos de amplificação por condução óssea (DEAS-CO) para crianças com perda auditiva unilateral condutiva permanente, geralmente com malformações de orelha média e externa. Nesses casos, é importante inicialmente verificar as condições anatômicas da orelha externa malformada, de modo a avaliar a possibilidade da introdução do molde auricular e da sustentação do DEAS por condução aérea. Se não houver condições anatômicas para adaptação por via aérea, pode ser indicado um dispositivo por condução óssea.

Os DEAS convencionais com vibradores ósseos já foram muito utilizados no passado para oferecer informação auditiva para crianças com perdas auditivas condutivas decorrentes de malformações. Dell'Aringa e Castiquini[36] investigaram o uso de DEAS com vibrador ósseo em 20 crianças com malformações de orelha e perdas auditivas bilaterais e unilaterais. Concluíram que as crianças com malformação bilateral, além de permanecerem mais tempo com os DEAS, obtinham maior benefício com estes quando comparadas às crianças com perdas unilaterais decorrentes de malformações, que raramente os utilizavam.

Atualmente, há as próteses de condução óssea implantáveis, que podem ser de dois tipos: transcutâneo e percutâneo. Nos sistemas transcutâneos, a pele fica íntegra e as partes interna e externa se conectam por um sistema de ímãs (Bone Anchored Hearing Aid – BAHA®, Attract® e BoneBridge®). No sistema percutâneo, há um pino de titânio atravessando a pele (BAHA® e Ponto®). A grande vantagem das próteses de condução óssea implantáveis é que seu benefício pode ser avaliado antes de sua indicação cirúrgica, uma vez que o dispositivo pode ser acoplado ao osso temporal por meio de uma bandagem elástica (*softband*).[37] Além dessas próteses implantáveis, temos a opção de prótese por condução óssea não cirúrgica denominada ADHEAR® que é adaptada no osso temporal por meio de um adesivo descartável. *(Para maiores informações sobre o assunto, consultar o Capítulo 38, "Próteses auditivas cirurgicamente implantáveis".)*

Apesar de todo o desenvolvimento tecnológico e de todas as opções de dispositivos por condução óssea que podem ser adaptadas em crianças e adultos com PAUn, ainda não há evidência de seu benefício para esses sujeitos. Um estudo que avaliou a percepção de fala no silêncio e ruído em três condições sem uso da amplificação, com DEAS acoplado ao arco com vibrador ósseo e com uso do *softband* (faixa com vibrador), concluiu que houve discreta melhora na percepção da fala no silêncio com prótese por condução óssea adaptada com *softband* e nas situações de ruído frontal e lateral. Contudo, não é possível afirmar que a percepção da fala em indivíduos com malformação de orelha e perda auditiva unilateral teve melhora significativa após a adaptação com ambas as amplificações (DEAS convencional por via óssea e prótese com *softband*). São necessários mais estudos para afirmar a relevância das diversas adaptações de próteses em indivíduos com malformação de orelha e perda auditiva unilateral.[38]

Esses dispositivos por condução óssea têm sido indicados também para pessoas com perdas sensorioneurais unilaterais severas e profundas, do lado da orelha afetada, quando o uso de aparelhos convencionais é inviável. Essa prótese, que favorece a transmissão do som por condução óssea à orelha contralateral, era, inicialmente, indicada somente para pessoas com hipoacusia bilateral com malformações da orelha externa e média e em casos de otorreia crônica. Atualmente, seu uso se estende também para pessoas com perdas unilaterais severas.[39]

Em virtude de fatores relacionados à maturação anatômica, dispositivo osteoancorado no Brasil foi aprovado pela Agência Nacional de Vigilância Sanitária (Anvisa) em 2007, e pode ser implantado em crianças a partir de 5 anos. Com relação às crianças com PAUn sensorioneural severa e/ou profunda ainda não há estudos realizados, e para sua indicação há necessidade de evidências que comprovem seu benefício na redução dos riscos acadêmicos e de alterações da linguagem.

Sistemas de microfone remoto

Como já foi apontado anteriormente, é conhecida a dificuldade das crianças com perdas unilaterais para compreender a fala em ambientes ruidosos. Em função disso, tem-se sugerido o uso dos sistemas de microfones remotos (MR) como uma das principais tecnologias assistivas, que tem apresentado evidências de melhora das habilidades de reconhecimento da fala no silêncio e no ruído. *(Para maiores informações sobre o assunto, consultar o Capítulo 36, "Boas práticas na adaptação dos sistemas de microfone remoto".)*

O sistema de microfone remoto pode ser adaptado de várias formas em crianças com PAUn:

1. Com o receptor do MR acoplado ao DEAS na orelha afetada.
2. Com o receptor de MR retroauricular adaptado diretamente à orelha afetada para crianças que não utilizam DEAS.
3. Com o receptor de MR na orelha com audição normal, por meio de uma adaptação aberta nos casos de perda auditiva severa ou profunda na orelha afetada.
4. Com um sistema MR em campo livre.

Nesses casos, Anderson e Goldstein[40] afirmam que, apesar de receptores retroauriculares fornecerem melhor relação sinal/ruído comparados com o sistema em campo livre, há situações específicas que exigem esse tipo de adaptação, por exemplo, nos casos de crianças mais velhas que utilizam aparelho intracanal na orelha afetada.

As necessidades individuais da criança devem ser consideradas na escolha da melhor adaptação do sistema de MR. Devem ser levados em consideração a idade da criança, o grau e a configuração da perda auditiva da orelha afetada, se a criança usa DEAS na orelha com perda auditiva e a habilidade de discriminação de sons de fala nessa orelha. Essa decisão deve ser realizada pelo fonoaudiólogo em parceria com o professor e/ou coordenador da escola, pois são estes que possuem as informações sobre a acústica da sala de aula e a dinâmica da classe.

Alguns estudos[41,42] compararam os benefícios do sistema CROS com sistemas de microfones remotos, avaliando a habilidade de reconhecimento de fala de crianças com perdas sensorioneurais unilaterais moderadamente severas e profundas usando o sistema CROS e MR em várias condições de escuta. Nesses trabalhos, os melhores resultados foram obtidos com o uso do sistema MR em todas as condições de escuta.

No entanto, estudo[43] mais recente na tentativa de avançar essa discussão e de fazer recomendações com base em evidências mostrou o benefício de adaptar ambos, o sistema MR com o sistema CROS, em situações de escuta dinâmica, onde há muitos falantes em ambiente com ruído, como na sala de aula, com a possibilidade de melhorar a percepção da fala e a compreensão. Está evidente atualmente que o benefício de cada sistema depende da localização do falante em relação ao ouvinte e ao microfone. Especificamente, os sistemas MR podem melhorar o reconhecimento de fala quando o microfone remoto está perto de um falante (p. ex., o professor), mas podem prejudicar o reconhecimento de fala de outros falantes (colegas de classe). O sistema CROS pode melhorar o reconhecimento da fala para os falantes na condição monoaural indireta (falante do lado da orelha afetada), mas prejudicar o reconhecimento para falantes na condição monoaural direta (falante do lado da orelha com audição normal). O uso de sistemas MR oferecerá os maiores benefícios em situações com um único falante ou um microfone remoto *pass-around*, enquanto os sistemas CROS oferecerão os maiores benefícios em situações dinâmicas com vários falantes, especialmente se houver vários falantes na condição monoaural indireta. Nesses casos, a recomendação é utilizar ambos, o sistema de MR e o CROS, juntos, aproveitando os benefícios de cada sistema.

Implantes cocleares

A indicação de IC para pacientes com PAUn de grau severo ou profundo, também denominada surdez unilateral, vem ganhando espaço nos últimos anos, principalmente voltada para pacientes adultos. Como foi apontado anteriormente, ainda existem poucas evidências científicas sobre os benefícios de realizar IC em crianças pequenas, o que dificulta a tomada de decisão de profissionais da saúde e das famílias. Em julho de 2019, a agência reguladora americana Food and Drug Administration aprovou o IC para crianças com surdez unilateral de 5 anos ou mais.[44] Uma revisão sistemática sobre os resultados do IC em crianças com surdez unilateral, apesar de limitados em razão do número restrito de sujeitos e da heterogeneidade da população estudada, revelou melhora na percepção de fala no ruído e no silêncio, principalmente nos casos de perdas adquiridas e do menor tempo de privação auditiva.[44]

Quando há indicação, recomenda-se que a cirurgia do implante coclear seja realizada o mais cedo possível após o início da perda auditiva e não tendo decorrido mais de 4 anos. Após a cirurgia e ativação do dispositivo é necessária a realização de terapia fonoaudiológica para que a criança aprenda a integrar os sinais acústicos e elétricos.[44]

O Quadro 1 apresenta as principais tecnologias auditivas disponíveis para perda auditiva unilateral.

O uso de dispositivos eletrônicos para restauração do *input* auditivo em crianças com PAUn deve ser cuidadosamente orientado pela equipe de saúde auditiva, com base nas informações médicas e audiológicas, considerando o desempenho da criança nos diversos ambientes acústicos de seu cotidiano, especialmente em casa e na escola. Embora seja possível que a criança rejeite o uso da amplificação, uma vez que em alguns casos pode não fornecer benefícios, a opção pelo dispositivo deve ser compartilhada com a família, que tem papel decisivo na adesão a seu uso pela criança.

CONSIDERAÇÕES FINAIS

Muitas das considerações levantadas neste capítulo sugerem que os maiores objetivos na intervenção de crian-

QUADRO 1 Sumário das tecnologias auditivas disponíveis para perdas auditivas unilaterais

Dispositivos	Benefício	Desvantagem	Considerações
Dispositivos eletrônicos de amplificação sonora (convencional)	Melhoram a detecção do som na orelha afetada.	Sem benefícios em casos de perda auditiva sensorioneural profunda.	▪ Adequados nos casos com perda auditiva de leve a severa. ▪ Podem contribuir para a percepção da presença de sons nos casos com perda auditiva de grau severo e profundo.
Dispositivos por condução óssea	▪ Adequados para casos com microtia/atresia unilateral. ▪ Devem ser considerados como alternativa à adaptação CROS convencional.	▪ Não há protocolos para adaptação. ▪ A qualidade sonora é inferior ao sistema CROS para PAUn profunda.	A opção cirúrgica não é indicada para crianças abaixo de 5 anos em vários países.
CROS	▪ Melhora a detecção do sinal de fala apresentado do lado da orelha com perda auditiva, em situações de silêncio. ▪ Melhora a compreensão da fala no ruído, quando esta for o sinal proeminente no lado com perda auditiva.	▪ Reduz a inteligibilidade da fala quando o ruído é o sinal proeminente no lado com perda auditiva. ▪ Pouco provável que contribua para a localização da fonte sonora	▪ É necessário que o usuário tenha habilidade para realizar o manejo do equipamento de acordo com o ambiente acústico e, portanto, contraindicado para crianças pequenas. ▪ É necessário evitar a oclusão da orelha com audição normal, sendo fundamental que a dimensão do conduto permita ampla ventilação ou adaptação aberta. ▪ Não existem dados disponíveis sobre os resultados da adaptação de dispositivos de condução óssea não implantados em crianças com perda auditiva profunda. ▪ O sistema CROS transcraniano demanda o uso de um molde profundo que alcance a porção óssea do canal auditivo externo.

(continua)

QUADRO 1 Sumário das tecnologias auditivas disponíveis para perdas auditivas unilaterais (*continuação*)

Dispositivos	Benefício	Desvantagem	Considerações
IC	▪ Melhora o reconhecimento da fala no lado afetado. ▪ Melhora de forma geral o reconhecimento da fala no ruído ▪ Melhora a localização da fonte sonora em adultos e crianças.	▪ Há necessidade de intervenção cirúrgica. ▪ Pode privar de eventuais benefícios de futuros avanços relacionados à restauração da audição.	▪ São necessários dados audiológicos que demonstrem que a orelha a ser implantada não se beneficia de outras tecnologias auditivas não cirúrgicas. ▪ Os candidatos ao implante estão sujeitos a normas e critérios médicos.
SMR pessoal	▪ Melhora o acesso aos sons da fala quando distância e o ruído interferem na percepção auditiva. ▪ Tem como objetivo superar os efeitos de ruído e da reverberação.	▪ Cada sistema transmissor/microfone atende um único falante. São necessários múltiplos microfones para múltiplos falantes. ▪ É necessária a cooperação dos interlocutores. ▪ Algumas crianças podem apresentar dificuldades de aceitação por questões socioemocionais.	Decidir em qual orelha será feita a adaptação depende de muitos fatores, incluindo o grau da perda auditiva na orelha afetada e a possibilidade de adaptação aberta na orelha com audição normal.
Sistemas de distribuição de áudio em salas de aula	▪ Melhoram o acesso do sinal de fala. ▪ Disponibilizam a voz do falante por todo o espaço de aprendizagem por meio de um ou mais alto-falantes. ▪ Beneficiam todos os ouvintes no espaço de aprendizagem.	▪ Cada sistema transmissor/microfone atende um único falante. São necessários múltiplos microfones para múltiplos falantes. ▪ É necessária a cooperação dos interlocutores. ▪ Seu uso é limitado a alguns ambientes. ▪ Fornece menos benefício do que o SMR pessoal e o SMR acoplado a computadores de mesa.	▪ Melhoram a relação sinal/ruído, de acordo com a acústica da sala de aula. ▪ O sistema é mais efetivo quando a acústica da sala de aula é adequada.
SMR acoplados a computadores de mesa	▪ Melhoram o acesso para sons da fala. ▪ Reduzem os efeitos do ruído, da distância e da reverberação na compreensão da fala.	▪ Cada sistema transmissor/microfone atende um único falante. São necessários múltiplos microfones para múltiplos falantes. ▪ É necessária a cooperação dos interlocutores. ▪ Seu uso é limitado a alguns ambientes. ▪ Algumas crianças podem apresentar dificuldades de aceitação por questões socioemocionais.	

CROS: *Contralateral Routing of Signal*; IC: implante coclear; SMR: sistema de microfone remoto.
Fonte: reproduzido com autorização de SONOVA® – *Quick Practice Guideline, Tools and considerations for assessing and managing unilateral hearing loss in children* (May, 2018). Disponível em: https://www.phonakpro.com/content/dam/phonakpro/gc_hq/en/resources/evidence/white_paper/documents/technical_paper/quick_practice_guideline_btb_uhl.pdf.

ças com perda unilateral são: prevenir privação sensorial, evitando a intervenção tardia e a consequente reorganização dos mapas corticais; proporcionar estimulação por meio de dispositivos que comprovadamente tragam benefícios e sejam usados com regularidade; trazer o maior equilíbrio possível entre as orelhas de forma a permitir melhor desenvolvimento das habilidades auditivas que dependem da audição binaural.

Os profissionais envolvidos devem estar atentos e conscientes de que a conduta inicial deverá sempre tentar estimular o lado comprometido antes de qualquer outra alternativa. A orientação familiar e o aconselhamento são determinantes a fim de que os pais e cuidadores sintam-se confiantes para dar suporte à criança com perda unilateral. Da mesma forma, a escola deverá receber todas as informações relacionadas às dificuldades enfrentadas e estratégias para proporcionar melhores condições de aprendizado a essa população.

Serão ainda necessárias mais pesquisas para que se possa avançar no conhecimento acerca do impacto das PAUn na primeira infância e estabelecer as melhores estratégias de intervenção para essas crianças. É consenso na literatura que crianças com PAUn permanentes constituem um grupo com maior risco para problemas de percepção auditiva e de linguagem, e, consequentemente, acadêmicos. Nesse sentido, todos os autores concordam que é necessário acompanhar o desenvolvimento dessas crianças. Outro ponto de convergência nos estudos se refere às dificuldades de percepção de fala no ruído e aos benefícios do uso de sistemas de microfone remotos. Além disso, os estudos apontam para maior adesão da criança e de suas famílias ao uso de amplificação na orelha afetada quando a perda auditiva é leve a moderada.

Entre as questões ainda sem resposta, destaca-se a necessidade de melhor documentação dos benefícios dos dispositivos eletrônicos para reabilitação auditiva (DEAS, IC, sistema CROS ou sistema MR), de acordo com o grau de perda e a idade da criança, bem como o tempo de privação sensorial.

Finalizando, fica clara a necessidade de que protocolos de avaliação e acompanhamento continuem a ser desenvolvidos para documentar o desenvolvimento dos casos diagnosticados na primeira infância, para melhor compreender a prevalência e o impacto das PAUn, bem como e estabelecer critérios para a introdução de estratégias terapêuticas e educacionais, que diminuam os prejuízos e possíveis riscos causados pela perda auditiva unilateral.

REFERÊNCIAS BIBLIOGRÁFICAS

1. Bagatto M, DesGeorge J, King A, Kitterick P, Laurnagaray D, Lewis D, et al. Consensus practice parameter: audiological assessment and management of unilateral hearing loss in children. Inter J Audiology. 2019;58(12):805-15.
2. Bess FH, Tharpe AM. Unilateral hearing impairment in children. Pediatrics. 1984;74(2):206-16.
3. Bovo R, Martini A, Agnoletto M, Beghi A, Carmignoto D, Milani M. Auditory and academic performance of children with unilateral hearing loss. Scand Audiol Suppl. 1988;30:71-4.
4. Brookhouser PE, Worthington DW, Kelly WJ. Unilateral hearing loss in children. Laryngoscope Dec. 1991.101(12 Pt 1):1264-72.
5. Bess FH, Tharpe AM, Gibler AM. Auditory performance of children with unilateral sensorineural hearing loss. In: Bess FH. Children with unilateral hearing loss. Ear Hear Monographe. 1986;7(1):20-6.
6. Brasil. Lei n. 12.303, de 2 de agosto de 2010, que dispõe sobre a obrigatoriedade de realização do exame denominado Emissões Otoacústicas Evocadas. DOU 03/08/2010.
7. Lieu JEC, Tye-Murray N, Karzon RK, Piccinillo JF. Unilateral hearing loss is associated with worse speech-language scores in children. Pediatrics. 2010;125:e1348-e1355.
8. Borg E, Risberg A, McAllister B, Undemar BM, Edquist G, Reinholdson A-C, et al. Language development in hearing-impaired children: establishment of a reference material for a "Language test for hearing-impaired children", LATHIC. Int J Pediatr Otorhinolaryngol. 2002;65(1):15-26.
9. José MR, Mondelli MFCG, Feniman MR, Lopes-Herrera SA. Language Disorders in children with unilateral hearing loss: a systematic review. Int Arch Otorhinolaryngol. 2014 Apr/Jun;18(2):198-203.
10. National Workshop on Mild and Unilateral Hearing Loss: Workshop Proceedings. Breckenridge, CO: Centers for Disease Control and Prevention; 2005. p.30-1.
11. Ficker LB, Pupo AC, Bertero MC, Tetilla MR. Impacto das perdas auditivas unilaterais e temporárias na linguagem e no aprendizado. In: Favero ML, Pirana S (org.). Tratado de foniatria. Rio de Janeiro: Thieme Revinter; 2020. v.1. p.103-12.
12. Brasil. Portaria N. 2.073, de 28 de setembro de 2004, que institui a Política Nacional de Atenção à Saúde Auditiva. Disponível em: https://bvsms.saude.gov.br/bvs/saudelegis/gm/2004/prt2073_28_09_2004.html. Acesso em: 18 jan. 2022.
13. Fetterman BL, Luxford WM. The rehabilitation of conductive hearing impairment. Otolaryngol Clin North Am. 1997;30(5):783-801.
14. Paul A. Unilateral sensorineural hearing loss: medical context and etiology. Audiol Neurotol. 2017;22:83-8.
15. Fitzpatrick EM, Al-Essa RS, Whittingham J, Fitzpatrick J. Characteristics of children with unilateral hearing loss. Int J Audiol. 2017;56(11):819-28.
16. Fowler K. Congenital cytomegalovirus infection: audiologic outcome. Clin Infect Dis. 2013 Dec;57(Suppl 4):S182-4.
17. Laury AM, Casey M, McKay S, Germiller J. Etiology of unilateral neural hearing loss in children. Int J Pediatr Otorhinolaryngol. 2009;73:417-27.
18. Bess FH, Dodd-Murphy J, Parker RA. Children with minimal sensorineural hearing loss: prevalence, educacional performance and functional status. Ear Hear. 1998;9:339-54.
19. Pupo AC, Barzaghi L. Perdas de audição progressivas, leves e unilaterais: considerações sobre a intervenção fonoaudiológica. In: Tratado de fonoaudiologia. 2.ed. São Paulo: Roca; 2009. p.138-48.
20. Liu J, Zhou M, Xiaolin H, Wang N. Single-sided deafness and unilateral auditory deprivation in children: current challenge of impro-

ving sound localization ability. J Int Med Res. 2020 Jan;48(1):0300060519896912.

21. Gelfand SA, Silman S. Apparent auditory deprivation in children: implications of monaural vs binaural amplification. J Am Acad Audiol. 1993;4:313-8.
22. Silverman CA, Silman S, Emmer MB, Schoepflin JR, Lutolf JJ. Auditory deprivation in adults with asymmetric, sensorineural hearing impairment. J Am Acad Audiol. 2006;17:747-62.
23. Vanderauwera J, Hellemans E, Verhaert N. research insights on neural effects of auditory deprivation and restoration in unilateral hearing loss: a systematic review. J Clin Med. 2020 Mar 17;9(3):812.
24. Humes LE, Allen SR, Bess FH. Horizontal sound localization skills of unilaterally hearing-impaired children. Audiology. 1980;19:508-18.
25. Avan P, Giraudet F, Büki B. Importance of binaural hearing. Audiol Neurotol. 2015;20(Suppl 1):3-6.
26. Brown K, Balkany T. Benefits of bilateral cochlear implantation: a review. Current Opinion in Otolaryngology & Head and Neck Surgery. 2007;15(5):315-8.
27. Davis A, Reeve K, Hind S, Bamford J. Children with mild and unilateral hearing impairment: proceedings of the Second International Conference, a Sound Foundation Through Early Amplification. 2001;(chapter 14):179-86. Disponível em: https://www.audiologyonline.com/files/content/01000/01051/phonak-2001proceedings--20-chapter14.pdf. Acesso em: 13 fev. 2022.
28. Bess F, Davis H, Camarata S, Hornsby B. Listening-related fatigue in children with unilateral loss. Lang Speech Hear. 2020 Jan; Services in Schools. 51(1):84-97.
29. Pupo AC, Esturaro, GT Ficker LB, Trenche MCB. Unilateral hearing loss in children: phonological and vocabulary assessment. Audiology – Communication Research (ACR). 2016;21:1-8.
30. Joint Committee on Infant Hearing. Year 2019 Position Statement: Principles and Guidelines for Early Hearing Detection and Intervention Programs. The Journal of Early Hearing Detection and Intervention. 2019;4(2):13-44.
31. Fitzpatrick E, Whittingham J, Durieux-Smith A. Mild bilateral and unilateral hearing loss in childhood: a 20-year view of hearing characteristics, and audiologic practices before and after newborn hearing screening. Ear Hear. 2014;35(1):10-8.
32. Kiese-Himmel C. Unilateral sensorineural hearing impairment in childhood: analysis of 31 consecutive cases. Int J Audiol. 2002;41:57-63.
33. McKay S. To aid or not to aid: children with unilateral hearing loss. Retrieved on August 20, 2007. Disponível em: http://www.audiologyonline.com/. Acesso em: 18 jan. 2022.
34. American Academy of Audiology. Pediatric Amplification Protocol. Retrieved September 11, 2007. Disponível em: https://audiology-web.s3.amazonaws.com/migrated/PediatricAmplificationGuidelines.pdf_539975b3e7e9f1.74471798.pdf. Acesso em: 28 mar. 2022.
35. McKay S, Gravel J, Tharpe AM. Amplification considerations for children with minimal or mild bilateral hearing loss and unilateral hearing loss. Trends Amplif. 2008 Mar;12(1):43-54.
36. Dell'Aringa AHB, Castiquini EAT. Adaptação do aparelho de amplificação sonora individual por via óssea em crianças portadoras de malformação de orelha externa e média. Arq Int Otorrinolaringol. 2005 Apr/Jun;9(2):310-6.
37. Kogi TR. Portal Otorrinolaringologia. Disponível em: http://portalotorrinolaringologia.com.br/. Acesso em: 18 jan. 2022.
38. Matos IL, Ferreira MC, Mondeli MFCG. Análise da percepção da fala com uso de dispositivos de amplificação em indivíduos com malformação de orelha e perda auditiva unilateral. CoDAS 2020;32(4):e20190047.
39. Jardim I, Brito Neto R, Costa OA. Próteses auditivas cirurgicamente implantáveis de orelha média. In: Boéchat EM, Menezes PL, Couto CM, Frizzo ACF, Scharlach RC, Anastasio ART (orgs.). Tratado de audiologia. 2.ed. Rio de Janeiro: Guanabara Koogan; 2015. p.343-52.
40. Anderson K, Goldstein H. Speech perception benefits of FM and infrared devices to children with hearing aids in a typical classroom. Lang Speech Hear Services in Schools. 2004;35(2):169-84.
41. Kenworthy OT, Klee T, Tharpe AM. Speech recognition ability of children with unilateral sensorineural hearing loss as a function of amplification, speech stimuli and listening condition. Ear Hear. 1990;11:264-70.
42. Updike CD. Comparison of FM auditory trainers, CROS aids and personal amplification in unilaterally hearing impaired children. J Am Acad Audio. 1994;5:204-9.
43. Picou EM, Lewis D, Angley G, Tharpe AM. Rerouting hearing aid systems for overcoming simulated unilateral hearing in dynamic listening situations. Ear Hear. 2020 Jul/Aug;41(4):790-803.
44. Benchetrit L, Ronner EA, Anne S, Cohen MS. Cochlear implantation in Children with single sided deafness: a systematic review and meta-analysis. Otolaryngol Head Neck Surg. 2021(1):58-69.

36

BOAS PRÁTICAS NA ADAPTAÇÃO DE SISTEMAS DE MICROFONE REMOTO

Regina Tangerino de Souza Jacob
Érika Cristina Bucuvic

INTRODUÇÃO

Estudos prévios enfatizam a importância da avaliação da percepção de fala no ruído em indivíduos com deficiência auditiva, uma vez que esses indivíduos têm mais dificuldades em perceber a fala em um ambiente ruidoso,[1,2] sendo necessária uma relação sinal/ruído (S/R) de +15 dBa +20 dB para a recepção inteligível da fala. Indivíduos com audição típica precisam de uma relação sinal/ruído de +6 dB para a mesma tarefa.[3] *(Para maiores informações sobre o assunto, consultar o Capítulo 43, "Avaliação da percepção da fala em indivíduos com deficiência auditiva".)*

No processo de reabilitação auditiva, os sistemas de microfone remoto (SMR) são apontados como a ferramenta mais efetiva para favorecer a relação S/R, e sua adaptação em consultórios clínicos particulares já acontece há muitos anos, desde o final da década de 1960. Já nos Serviços de Saúde Auditiva credenciados no Sistema Único de Saúde (SUS), foi iniciada a partir da Portaria n. 1.274, de 25 de junho de 2013.[4] Por meio dessa portaria, indivíduos com perda auditiva adaptados com dispositivos eletrônicos auxiliares de audição e/ou implante coclear (IC), com idade entre 5-17 anos, matriculados no ensino fundamental I e II ou no ensino médio, com algum desempenho em avaliação de habilidades de reconhecimento de fala no silêncio ou em desenvolvimento da linguagem oral, e com índice percentual de reconhecimento de fala melhor que 30% no silêncio, podem ser beneficiados com a concessão do sistema de frequência modulada (FM). As crianças que não apresentam reconhecimento de fala, mas que manifestam limiar de detecção de voz (LDV) igual ou inferior a 40 dB NA com o uso do dispositivo eletrônico auxiliar de audição, também podem ser contempladas com o SMR.

A Portaria n. 3, de 19 de fevereiro de 2020, tornou pública a decisão de ampliar a indicação do sistema FM para pessoas com deficiência auditiva de qualquer idade matriculados em qualquer nível acadêmico.[5,6]

O QUE SÃO OS SISTEMAS DE MICROFONE REMOTO?

Os SMR são utilizados como complemento da adaptação dos dispositivos eletrônicos auxiliares da audição e prótese auditiva ancorada no osso (PAAO) com o objetivo de melhorar a compreensão do sinal/fala em ambientes ruidosos, reverberantes e quando a fonte sonora está distante.[7] São compostos por uma unidade transmissora (transmissor), que fica com o falante de interesse e envia o sinal para uma ou mais unidades receptoras (receptor), que ficam acopladas aos dispositivos eletrônicos do usuário (Figura 1).

Cada dispositivo eletrônico auxiliar da audição tem sua forma correta de adaptação ao SMR e pode precisar de adaptadores (sapata de áudio, acessório de conectividade, compartimento de bateria específico, entre outros) que permitem o acoplamento de um receptor universal e/ou específico. O receptor conhecido como "colar de indução", ou *neckloop*, só pode ser utilizado se, no dispositivo ele-

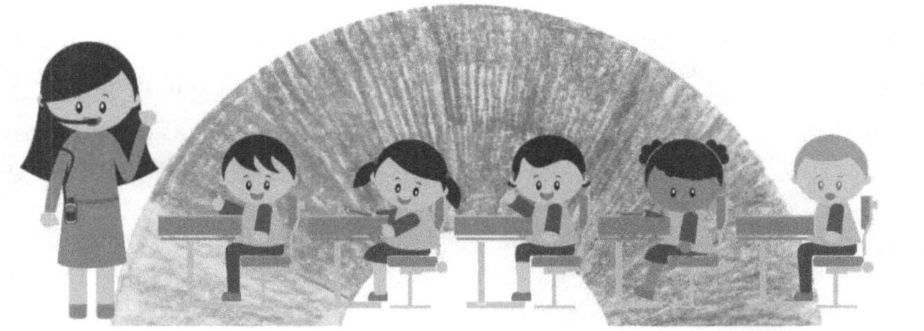

FIGURA 1 Professora utilizando o transmissor do sistema de microfone remoto e estudante com seus dispositivos eletrônicos de amplificação sonora e receptores.
Fonte: REMIC, 2021.[25]

trônico do paciente, for disponibilizada a bobina telefônica. Sugerimos consultar o fabricante de cada dispositivo para obter informações específicas. Alguns exemplos das formas de acoplamento podem ser visualizados no Quadro 1 e alguns modelos de transmissores na Figura 2.

Os SMR mais conhecidos são os sistemas de transmissão por FM, que estão sendo substituídos por sistemas de transmissão digital (DM), sendo os dois modos de transmissão comercializados no Brasil. Neste capítulo são nomeados como SMR.

A diferença entre os sistemas FM/DM e os demais microfones remotos disponíveis se dá principalmente pelo fato de esse ser um recurso de acessibilidade designado para funcionar de forma universal, ou seja, conectando-se a diferentes marcas e modelos de dispositivos auxiliares da audição. Esses sistemas foram desenvolvidos com o objetivo de uso no ambiente educacional. Em contrapartida, os SMR considerados como acessórios de conectividade para telefone e televisão, microfone de mesa, entre outros, são desenvolvidos para funcionarem exclusivamente com a marca do fabricante.[8-12]

Algumas características operacionais são exclusivas do sistema FM e não são oferecidas pelos MR considerados acessórios, por exemplo, microfone direcional adaptativo, redutor de ruído/otimizador da fala, ganho adaptativo e radiotransmissão digital adaptativa.[13-17]

COMO ADAPTO OS SMR?

Existe uma grande disparidade entre o tempo gasto na adaptação e avaliação dos dispositivos auxiliares da audição em comparação aos equipamentos auxiliares de audição, especialmente para a população pediátrica. Por exemplo, uma criança pode comparecer a três ou quatro consultas iniciais com um fonoaudiólogo com a finalidade de ajustar, verificar e validar a amplificação e, depois disso, em uma única consulta, o SMR ser adaptado sem que essa nova curva de resposta de frequências seja verificada eletroacusticamente.[18]

Além disso, o acoplamento da tecnologia sem fio aos dispositivos eletrônicos de amplificação sonora pode resultar em algumas alterações indesejáveis no ganho/saída dependendo dos arranjos de colar de indução e da entrada direta de áudio (DAI). Igualmente preocupante é a variabilidade na saída acústica que pode ocorrer entre as configurações de tecnologia sem fio. Essas descobertas levaram à conclusão de que a tecnologia assistiva auditiva requer mais do que uma verificação superficial. Consequentemente, tem havido esforços para desenvolver protocolos que possam ser usados pelos profissionais para avaliar e verificar a tecnologia sem fio para o indivíduo com perda auditiva.[18-22]

Na prática clínica, para a indicação do SMR é importante a avaliação do paciente com seus dispositivos eletrônicos. Alguns pontos são importantes, como:

- O paciente faz uso efetivo do seu dispositivo eletrônico?
- Está bem adaptado?
- Tem linguagem oral estabelecida ou em desenvolvimento?
- Como é a percepção auditiva da fala no silêncio?
- Qual o nível de escolaridade?
- Quais são suas atividades de vida diária?

Diante dos resultados positivos desses questionamentos, as etapas de adaptação clínica dos SMR são sintetizadas no Quadro 2.

ADAPTAÇÃO DO SMR EM CASOS ESPECIAIS

Existem modelos de SMR, como o Roger Focus, da Phonak (Figura 3), e o Amigo Star, da Oticon, desenvolvidos especificamente para indivíduos com audição periférica dentro dos padrões de normalidade ou com perdas

QUADRO 1 Exemplos de formas de adaptação do SMR para dispositivos auxiliares da audição

<table>
<tr><th>DAES</th><th>Receptores</th><th>Modo de funcionamento</th></tr>
<tr><td>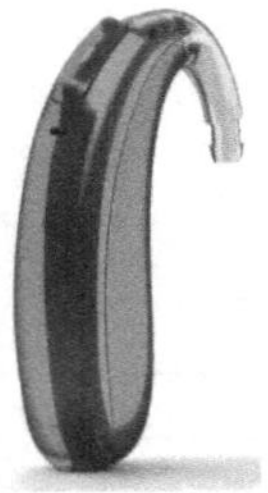</td><td>1. Específico
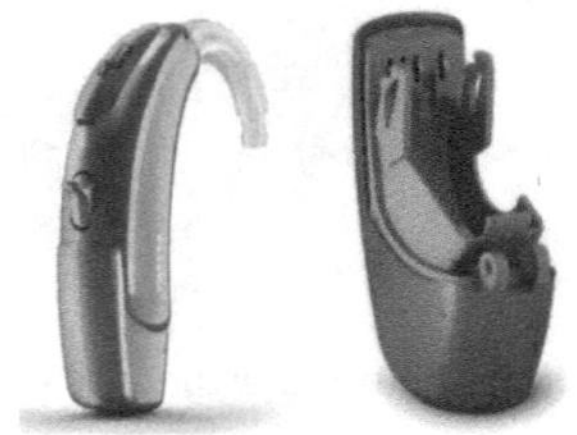</td><td>1. Utiliza apenas o receptor específico
Programa automático DAI / FM + MIC DAES</td></tr>
<tr><td></td><td>2. Universal via interface de instalação
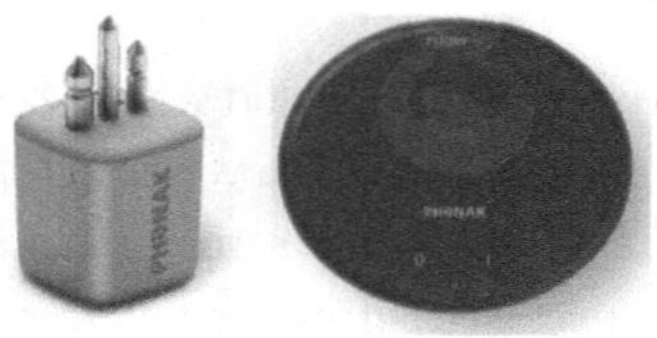</td><td>2. O receptor é instalado internamente no DEAS via interface bluetooth, não ficando nenhuma unidade externa</td></tr>
<tr><td></td><td>3. Universal via sapata
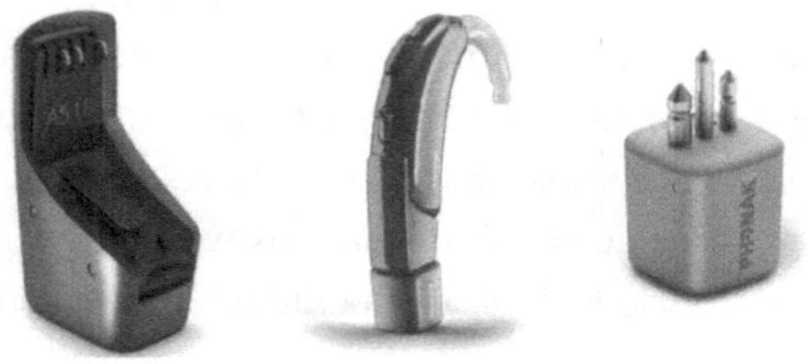</td><td>3. Sapata + receptor universal
Programa DAI /FM + MIC DEAS</td></tr>
<tr><td></td><td>4. Receptor colar (via bobina telefônica)
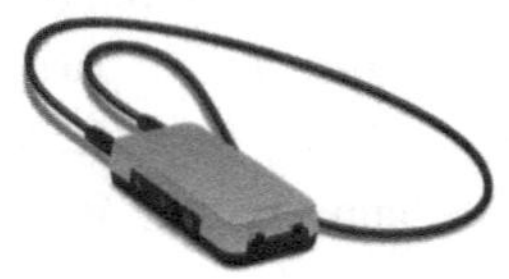</td><td>4. Receptor colar + programa de bobina telefônica MT ou T</td></tr>
<tr><td></td><td>5. Universal via streamer
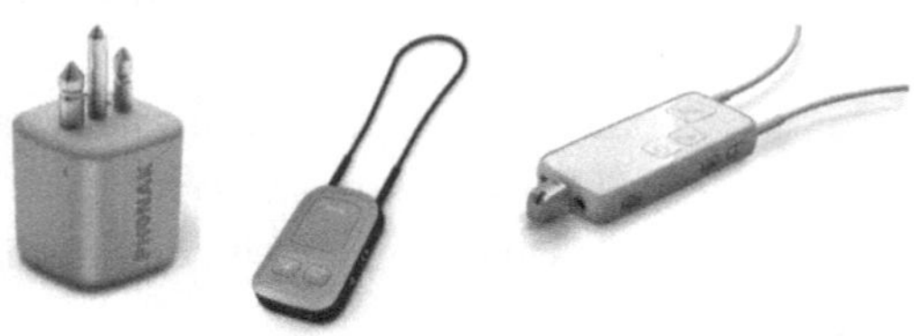</td><td>5. Streamer + receptor universal
Programa DAI/FM + MIC DEAS</td></tr>
<tr><td colspan="3">Exemplo de forma de adaptação do SMR para PAAO:
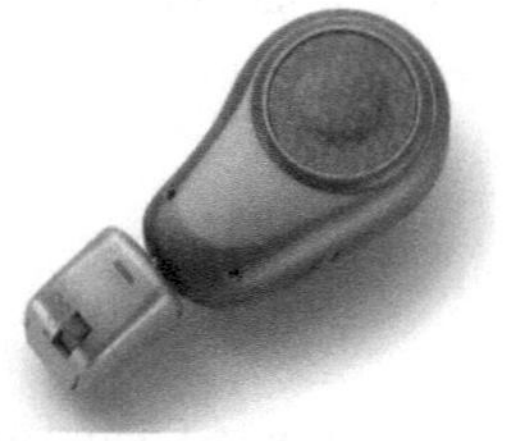</td></tr>
</table>

DAES: dispositivos auxiliares da audição; DAI: entrada direta de áudio; DEAS: dispositivo eletrônico de amplificação sonora; FM: frequência modulada; MT: microfone/telefone; PAAO: prótese auditiva ancorada no osso; SMR: sistemas de microfone remoto; T: telefone.
Fonte: imagens disponibilizadas pelas empresas Phonak e Oticon.

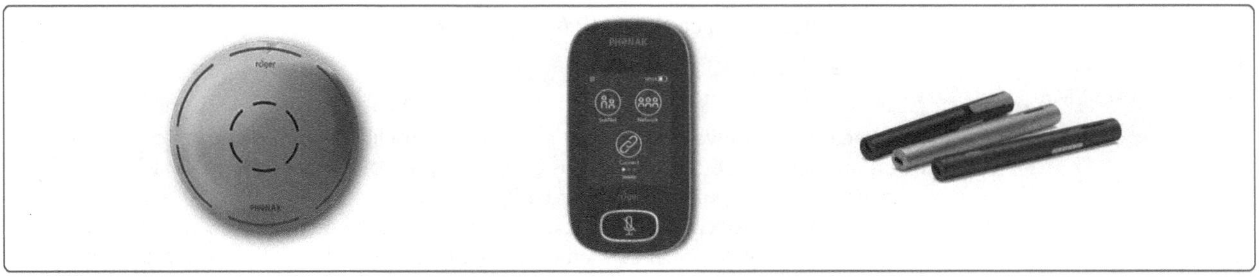

FIGURA 2 Exemplos de modelos de transmissores do SMR.
SMR: sistema de microfone remoto.
Fonte: imagens disponibilizadas pela empresa Phonak.

QUADRO 2 Síntese das etapas de adaptação clínica dos SMR

Etapas do processo de adaptação do SMR	Recomendações
1. Seleção do *kit* (receptor, transmissor e microfone)	▪ De acordo com o modelo e a marca do dispositivo eletrônico utilizados pelo paciente. ▪ Utilizar preferencialmente o recurso de entrada direta de áudio – *direct audio input* (DAI). Na ausência da DAI, utilizar o recurso de indução magnética (bobina telefônica) ou qualquer tipo de acessório de conectividade que permita a conexão do receptor do SMR (recomendações do relatório da Conitec 2013, n. 58[23]). ▪ Microfone do transmissor: de lapela ou acoplado ao transmissor.
2. Tipo e programação para a adaptação	Adequação do dispositivo eletrônico do paciente para o SMR funcionar adequadamente: ▪ Verificar se tem bobina telefônica ou entrada direta de áudio. ▪ Verificar a necessidade de sapata (receptor específico, receptor universal, colar de indução) ou acessório de conectividade. ▪ Sincronizar o canal (no caso de sistema FM). ▪ Ajustar o ganho do receptor do SMR. ▪ Verificar a compatibilidade com *tablet*, computador, *smartphone* (testar com música, com celular/*tablet* do paciente e no computador). Considerações para dispositivo eletrônico de amplificação sonora: ▪ Ajustar o ganho do receptor de acordo com os resultados da verificação eletroacústica. A transparência é atingida quando a entrada de 65 dB SPL para o microfone do FM produz um resultado igual à entrada de 65 dB SPL para o microfone do aparelho de amplificação sonora individual.[24-25] O *site* remic.fob.usp.br apresenta o tutorial de como realizar a medida de transparência.[25] ▪ Ajustar a relação do microfone do dispositivo e da DAI no *software* de programação. Como padrão a recomendação é o 0/0 dB ou 1:1, o que significa entrada do microfone do SMR igual à entrada de captação do microfone do dispositivo eletrônico. Assim, é possível manter a audibilidade da própria voz e também das outras pessoas ao redor.[24] Relações diferentes podem ser utilizadas para casos e ambientes especiais. Considerações para IC: ▪ Ganho do receptor específico para cada marca/modelo de processador de fala. ▪ Sensibilidade do microfone do processador de fala. ▪ Razão do *audio-mixing*. Como padrão, a recomendação é 1:1. Verificar informações com o fabricante. Considerações para PAAO: ▪ Embora crianças com aparelhos auditivos ancorados no osso se beneficiem de SMR, não há pesquisas para apoiar um arranjo específico.[24] Considerações para adaptação bimodal (uso de IC em uma orelha – estimulação elétrica – e de dispositivo de amplificação na outra orelha – estimulação acústica) estão descritas no Apêndice 1.

(continua)

QUADRO 2 Síntese das etapas de adaptação clínica dos SMR (*continuação*)

Etapas do processo de adaptação do SMR	Recomendações
3. Verificação	▪ Checagem auditiva do sinal por meio do estetoclipe para o dispositivo eletrônico de amplificação e dos acessórios de escuta para os processadores do IC e PAAO (fone de ouvido, tester – Apêndice 2). ▪ Avaliação eletroacústica do dispositivo eletrônico de amplificação sonora + SMR (transparência). Verificar se a empresa oferece modo de verificação no transmissor. ▪ Avaliação eletroacústica do IC + SMR (transparência). Utilizar acessórios e adaptadores de escuta da entrada do microfone do processador de áudio do IC. Verificar se a empresa oferece o modo de verificação no transmissor. Verificar com o fabricante do IC se ele oferece os acessórios e adaptadores para a verificação. ▪ TPF no silêncio e no ruído com o dispositivo. (*Para maiores informações sobre o assunto, consultar o Capítulo 43, "Avaliação da percepção da fala em indivíduos com deficiência auditiva"*.) ▪ Questionários: nessa etapa, podem ser aplicados os questionários descritos na seção "Acompanhamento", porém apenas com o uso dos dispositivos eletrônicos do paciente. Teste externo (família faz o papel do professor, experienciando o uso do SMR em diferentes ambientes ruidosos e distantes).
4. Adaptação e orientação	Orientação e aconselhamento: ▪ Família e paciente: habilidades de autoadvocacia (capacitá-los para se tornarem autoadvogados, defensores dos seus direitos). ▪ Orientações claras sobre o papel de cada um e as situações nas quais é importante o uso do SMR. ▪ Como se conectar em equipamentos eletrônicos, como TV, computador, *tablet*, celular, entre outros. ▪ Orientações sobre uso, cuidado, manuseio, benefícios e limitações. ▪ Treino de troca de canais (no caso de sistema FM). ▪ Testar com a família a qualidade do sinal SMR (estetoclipe). ▪ Carregamento diário do transmissor. ▪ Checagem diária do funcionamento. ▪ Entregar manual com resumo de todas as orientações para a família e a escola (os manuais estão disponíveis pelo fabricante, e os manuais de orientações gerais à família e à escola encontram-se disponíveis no *site* remic.fob.usp.br[25]). ▪ Escola: orientações sobre manipulação e uso adequado (quando colocar o transmissor no mudo).
5. Acompanhamento	Revisão do *kit* SMR: ▪ Verificar problemas no uso, frequência e situações de uso, autoavaliação e benefícios. Aplicação de questionários (disponíveis para *download* no *site* remic.fob.usp.br[25]): ▪ Avaliação do Sistema FM.[26] ▪ Questionário de participação da sala de aula (CPQ).[27] ▪ S.I.F.T.E.R.[28] ▪ LIFE-R.[29] ▪ Telegram.[30] ▪ *Checklist* de Autoadvocacia "Eu consigo".[31] ▪ *Checklists* de Autoadvocacia em Audiologia – Ensino Fundamental I, Ensino Fundamental II e Ensino Médio.[31]

FM: frequência modulada; IC: implante coclear; PAAO: prótese auditiva ancorada no osso; SMR: sistema de microfone remoto; TPF: Teste de Percepção da Fala.

auditivas unilaterais, mas com necessidades especiais de escuta, como transtorno do processamento auditivo central (TPAC), dificuldades de aprendizagem, déficits de atenção, transtorno do espectro autista e bilinguismo.[32-35]

Nos casos de perdas auditivas assimétricas com diferenças significativas de limiar e de percepção de fala entre as orelhas, a adaptação pode ser unilateral (melhor orelha) ou bilateral, se houver benefício também na pior orelha.

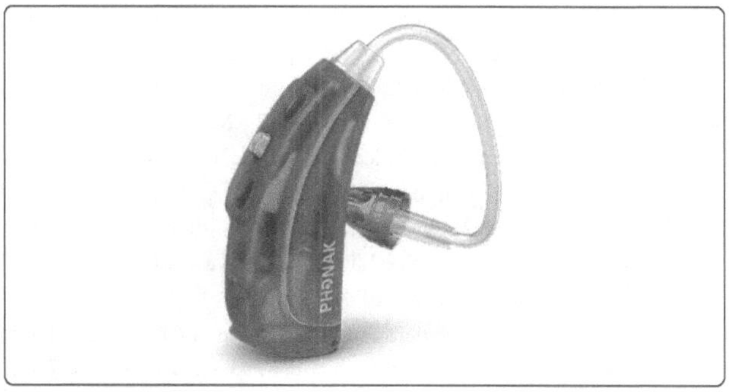

FIGURA 3 Roger Focus – Phonak.
Fonte: imagem disponibilizada pela empresa Phonak.

Nos usuários de IC unilateral ou bilateral, ou com estimulação bimodal, a adaptação bilateral do SMR deve ser priorizada, e a unilateral do SMR deve ser considerada de acordo com o desempenho do indivíduo em tarefas de percepção da fala no ruído.

CONSIDERAÇÕES FINAIS

Os benefícios do uso dos SMR para a melhora da percepção da fala no ruído já estão amplamente documentados pela literatura.[2,3,18,36-38] A diminuição do esforço de escuta do indivíduo com o SMR é outro diferencial na qualidade de vida do usuário dessa tecnologia assistiva,[39] bem como, no caso de crianças, a melhora na participação em sala de aula.[27]

O fonoaudiólogo deve sempre buscar a certificação de qualidade do serviço oferecido, seja em caráter público ou privado, em relação à adaptação do SMR, visando ao uso efetivo do dispositivo e a seu aproveitamento nas atividades diárias. Importante considerar também a qualidade do gasto de verbas públicas, visto que esse dispositivo faz parte da tabela de órteses e próteses ofertadas pelo SUS.

A tecnologia empregada no desenvolvimento dos SMR avança rapidamente e novos produtos e recursos continuam sendo introduzidos no mercado. Os fonoaudiólogos precisam defender a avaliação eletroacústica de todos os dispositivos de forma independente e constante a fim de verificar e avaliar a confiabilidade desses recursos avançados.

Porém, com isso em mente, o clínico, os cuidadores e usuários do SMR não podem esperar que as alterações na configuração do dispositivo resultarão sempre em melhoria no desempenho da percepção da fala. Essa é a etapa inicial do processo de seleção e adaptação dos equipamentos auxiliares de audição, mas não exclui a necessidade da avaliação da percepção da fala no ruído e da pesquisa de benefício e satisfação, aconselhamento e capacitação do usuário, dos cuidadores e dos professores sobre os benefícios e limitações dos SMR.

REFERÊNCIAS BIBLIOGRÁFICAS

1. Killion MC. Hearing aids: past, present, future: moving toward normal conversations in noise. Br J Audiol. 1997;31(3):141-8.
2. Lewis MS, Crandell CC, Valente M, Horn JE. Speech perception in noise: directional microphones versus frequency modulation (FM) systems. J Am Acad Audiol. 2004;15(6):426-39.
3. Hawkins DB, Yacullo WS. Signal-to-noise ratio advantage of binaural hearing aids and directional microphones under different levels of reverberation. J Speech Hear Disord. 1984;49(3):278-86.
4. BRASIL. Portaria n. 1.274, de 25 de junho de 2013. Inclui o Procedimento de Sistema de Frequência Modulada Pessoal (FM) na Tabela de Procedimentos, Medicamentos, Órteses, Próteses e Materiais Especiais (OPM) do Sistema Único de Saúde. Diário Oficial da União, Poder Legislativo, Brasil, DF, 25 jun. 2013.
5. Brasil. Conselho Nacional de Secretários de Saúde: Portaria n. 3, de 19 de fevereiro de 2020. Torna pública a decisão de ampliar o uso do Sistema de Frequência Modulada Pessoal para indivíduos com deficiência auditiva de qualquer idade matriculados em qualquer nível acadêmico, no âmbito do Sistema Único de Saúde – SUS. Diário Oficial da União, Poder Legislativo, Brasil, DF, 20 fev. 2020.
6. Brasil. Ministério da Saúde: Portaria n. 2.465, de 27 de setembro de 2021. Altera os Anexos I e II da Portaria n. 1.274/GM/MS, de 25 de junho de 2013, que inclui o Procedimento de Sistema de Frequência Modulada Pessoal (FM) na Tabela de Procedimentos, Medicamentos, Órteses, Próteses e Materiais Especiais (OPM) do Sistema Único de Saúde. Diário Oficial da União, Legislativo, Brasil, DF, 4 out. 2021.
7. Jacob RTS, Queiroz-Zattoni M. Sistemas de frequência modulada. In: Boéchat EM, et al. Tratado de audiologia. 2.ed. Rio de Janeiro: Guanabara Koogan; 2015. p.298-310.
8. Mondelli MFCG, Jacob RTS. Conectividade e dispositivos eletrônicos. In: Boéchat, EM et al. Tratado de audiologia. 2.ed. Rio de Janeiro: Guanabara Koogan; 2015. p.294-7.
9. Spangler C. Benefits of integrating wireless technology with hearing instruments. Semin Hear. 2014;35(3):246-56.
10. Groth J, Anthonsen A. Fewer wires, less complexity and more connections: the new challenge for wireless hearing instruments. Hear Rev. 2010;17:28-36.
11. Salehi H, Parsa V, Folkeard P. Electroacoustic assessment of wireless remote microphone systems. Audiol Res. 2018;8(1):204.
12. Wolfe J, Morais M, Schafer E, Mills E, Mülder HE, Goldbeck F, et al. Evaluation of speech recognition of cochlear implant recipients using a personal digital adaptive radio frequency system. J Am Acad Audiol. 2013;24(8):714-24.
13. Thibodeau L. Benefits of adaptive FM systems on speech recognition in noise for listeners who use hearing aids. Am J Audiol. 2010;19(1):36-45.
14. Thibodeau L. Comparison of speech recognition with adaptive digital and FM remote microphone hearing assistance technology by listeners who use hearing aids. Am J Audiol. 2014;23(2):201-10.
15. Paccioretti D. Bidding farewell to personal FM. Canadian Audiologist. 2016;3(5):1-4.
16. Eiten LR, Lewis DE. Verifying frequency-modulated system performance: it's the right thing to do. Semin Hear. 2010;31(3):233-40.
17. Dijkstra E, Mülder HE. The evolution of wireless systems in pediatric settings. In: Tharpe AM, Bagatto MA. Sound foundation through early amplification, proceedings of the 7th International Conference. Atlanta: Phonak; 2016.
18. Thibodeau L, Wallace S. Guidelines and standards for wireless technology for individuals with hearing loss. Semin Hear. 2014;35(3):159-67.

19. Thibodeau L. Electroacoustic performance of twenty direct-input hearing aids with two FM amplification systems. Lang Speech Hear Serv Sch. 1990;21:49-56.
20. Thibodeau LM, Saucedo KA. Consistency of electroacoustic characteristics across components of FM systems. J Speech Hear Res. 1991;34(3):628-35.
21. Symington L, De Conde Johnson C. Using electroacoustic FM verification measures to assess the cross-compatibility of FM system components. In: A Sound Foundation Through Early Amplification, 2010, Chicago. Anais. Chicago: Phonak; 2010.
22. Norrix LW, Camarota K, Harris FP, Dean J. The effects of FM and hearing aid microphone settings, FM gain, and ambient noise levels on SNR. J Am Acad Audiol. 2016;27(2):117-25.
23. Sistema de Frequência Modulada Pessoal – FM. Equipamento que possibilita a acessibilidade da criança e/ou jovem com deficiência auditiva na escola. Ministério da Saúde Departamento de Gestão e Incorporação de Tecnologias em Saúde da Secretaria de Ciência, Tecnologia e Insumos Estratégicos – DGITS/SCTIE. Comissão Nacional de Incorporação de Tecnologias no SUS (Conitec) – Relatório n. 58 – 2013. Disponível em: http://conitec.gov.br. Acesso em: 18 jan. 2022.
24. American Academy of Audiology Clinical Practice Guidelines: Remote Microphone Hearing Assistance Technologies for Children and Youth from Birth to 21 Years, 2008, 2011. Disponível em: http://www. audiology.org/resources/documentlibrary/Documents/HAT_Guidelines_ Supplement.pdf. Acesso em: 7 mar. 2022.
25. Faculdade de Odontologia de Bauru, Universidade de São Paulo (FOB-USP). REMIC. Bauru, 2021. Disponível em: http://remic.fob.usp.br/. Acesso em: 13 set. 2021.
26. Jacob RTS, Molina SV, Amorim RB, Bevilacqua MC, Lauris JRP, Moret ALM. FM listening evaluation for children: adaptação para a língua portuguesa. Rev Bras Educ Espec. 2010;16(3):359-74.
27. Jacob RTS, Alves TKM, Moret ALM, Morettin M, Santos LGD, Mondelli MFCG. Participação em sala de aula regular do aluno com deficiência auditiva: uso do sistema de frequência modulada (CPQ). CoDAS. 2014;26(4):308-14.
28. Grançο F. Adaptação cultural do questionário: screening instrument for targeting educational risk in secondary students (SIFTER). Bauru: Universidade de São Paulo; 2010.
29. Souza KT. Adaptação Cultural do Protocolo "Listening Inventory for Education – Revised (LIFE-R)" para o português brasileiro. [Monografia]. Natal: Universidade Federal do Rio Grande do Norte; 2012.
30. Jacob RTS, Lopes NBF, Cruz AD, Alves TKM, Santos LG, Angelo TCS, et al. Telegram: contribuição na indicação de tecnologia assistiva para indivíduos com deficiência auditiva. CoDAS. 2017;28:1-6.
31. Carneiro LA, Nery DA, Silva RLF, Silva RLF, Salimon A, Angelo TCS, et al. O empoderamento na reabilitação auditiva: tradução dos questionários de autoadvocacia. CoDAS. 2021;33(6):1-9.
32. Rance G, Chisari D, Saunders K, Rault JL. reducing listening-related stress in school-aged children with autism spectrum disorder. J Aut Dev Dis. 2017;47(7):2010-22.
33. Schafer E, GopalK, Mathews L, Thompson S, Kaiser K, McCullough S, et al. Effects of auditory training and remote microphone technology on the behavioral performance of children and young adults with autism spectrum disorder. J Am Acad Audiol. 2019;30(5):431-43.
34. Kristin N, Johnston AB, John NV, Kreisman JWH III, Crandell CC. Multiple benefits of personal FM system use by children with auditory processing disorder (APD). Int J Audiol. 2009;48(6):371-83.
35. Nelson J, Dunn A. Roger Focus II in children with unilateral hearing loss. Phonak Field Study News. 2021 May. Disponível em: https://www.phonakpro.com/content/dam/phonakpro/gc_hq/en/resources/evidence/field_studies/documents/PH_FSN_Roger_Focus_II_in_children_with_%20UHL_210x280_EN_V1.00.pdf/. Acesso em: 25 nov. 2021
36. Jacob RTS, Bevilacqua MC, Molina SV, Queiroz M, Hoshi LA, Lauris JRP, et al. LM. Sistema de frequência modulada em crianças com deficiência auditiva: avaliação de resultados. Revista da Sociedade Brasileira de Fonoaudiologia. 2012;(17):417-21.
37. Bertachini ALL, Pupo AC, Morettin M, Martinez MAN, Bevilacqua MC, Moret ALM, et al. Frequency modulation system and speech perception in the classroom: a systematic literature review. CoDAS. 2015;(27):292-300.
38. Wolfe J, Neumann S, Schafer E, Towler W, Miller S, Dunn A, et al. Evaluation of a dual adaptive remote microphone system. JEPRA. 2021;(25):1-13.
39. Cruz ADD, Gagné JP, Cruz WM, Isotani S, Gauthier-Cossette L, Jacob RTS. The effects of using hearing aids and a frequency modulated system on listening effort among adolescents with hearing loss. Int J Audiol. 2020;59(2):117-23.

APÊNDICES

APÊNDICE 1 Adaptadores bimodais para conexão de sistema de microfone remoto

Marca	Empresa parceira – DEA	IC	DEA	Receptor Roger – IC	Receptor Roger – DEA	Programação IC + DEA	IC/DEA aplicativo
Advanced Bionics (AB)	Phonak	Naída IC Q90 Naída Q70	Phonak Naída Link Phonak Naída Link CROSS	Roger 17 Integrado Via Roger Mylink – T-coil	Sapata Áudio-AS10 Roger10 Integrado Via Roger Mylink – T-coil	Sim. Quando o audiologista programa o Naída Link (DEAS) no *software*, o dispositivo assume a categoria tecnológica da IC. O Naída Link é uma plataforma aberta. Assim, o IC e o DEAS compartilham a mesma estrutura de programa, os mesmos algoritmos adaptativos e bimodais e sinal em tempo real. O IC fica responsável por controlar o DEAS.	Nome do APP: myNaída CI app O aplicativo myNaída CI controlará ambos (IC e DEA).
		Naída M IC Sky M IC	Naída Link M Sky Link M	Roger Direct é interno ao Naída M e Sky M IC	Roger Direct é interno ao Naída Link M Sky Link M	O mesmo que acima.	O mesmo que acima.

(continua)

APÊNDICE 1 Adaptadores bimodais para conexão de sistema de microfone remoto (*continuação*)

Marca	Empresa parceira – DEA	IC	DEA	Receptor Roger – IC	Receptor Roger – DEA	Programação IC + DEA	IC/DEA aplicativo
Cochlear	Resound	Nucleus 7 Kanso 2	ReSound ONE ReSound LiNX Quattro ReSound ENZO Q ReSound LiNX 3D ReSound ENZO 3D Disponível em: www.cochlear.com/US/Nucleus7 Compatibility.	Roger 20 integrado ao N7	Via Roger Mylink – T-coil Sapata Áudio + Roger X MiniMic + Roger X	Não. Compartilham dispositivos complementares (MiniMic) e são MFi. Apenas quando usam o *streamers* é que o som é compartilhado em ambos os lados (Minimic, *smartphone* – é preciso fazer o *download*); é a partir do *streamer* que a saída acessa ambos. No uso rotineiro, o DEAS processa o som e o IC processa o som, separadamente, e são programados em diferentes *softwares* pelo audiologista.	Nome do APP: ReSound Smart app O aplicativo ReSound Smart app controlará ambos (IC e DEAS).
MED-EL	Nenhuma	Sonnet 2 Rondo 2	"Universal"	Sonnet Roger 21 Integrado Via Roger Mylink – T-coil Rondo Mini Battery Pack + Roger X Via Roger Mylink – T-coil	Ver Roger Configurator	Não. No uso rotineiro o DEAS e o IC processam os sons separadamente, e são programados em diferentes *softwares* pelo fonoaudiólogo.	Nome do APP: AudioKey. O aplicativo AudioKey controlará somente o IC.

DEAS: dispositivo eletrônico de amplificação sonora; IC: implante coclear.

APÊNDICE 2 Verificadores de escuta para SMR e IC

Marca	IC	Verificador de escuta (*Checker*)
Advanced Bionics	Naída 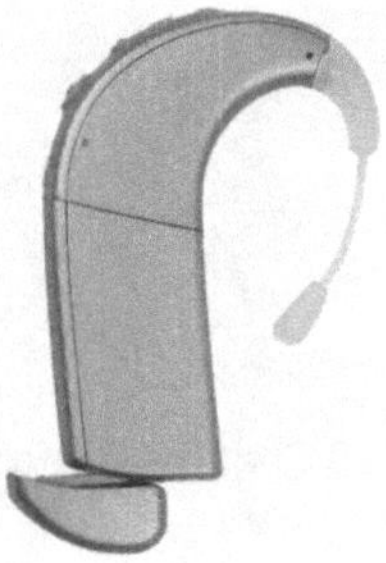	1. Advanced Bionics Naída CI Listening Check. Disponível em: https://advancedbionics.com/content/dam/advancedbionics/Documents/Global/en_ce/Products/Naida/Naida-CI-System-Check.pdf. 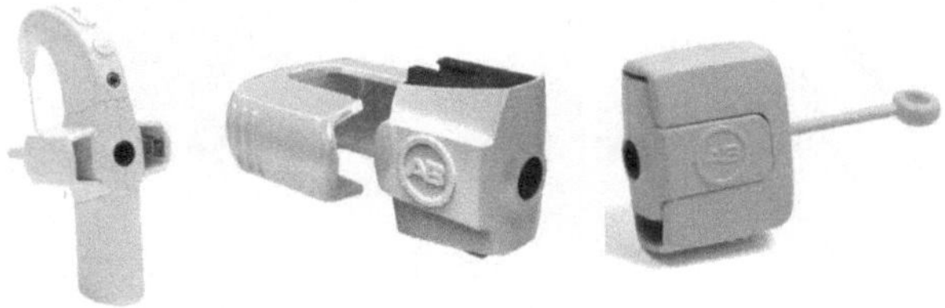 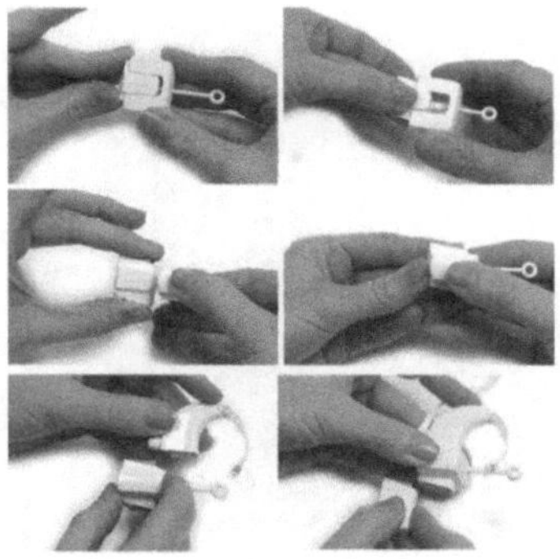 2. Phonak Receiver Audio Checker + Phonak Roger 17 Checker. 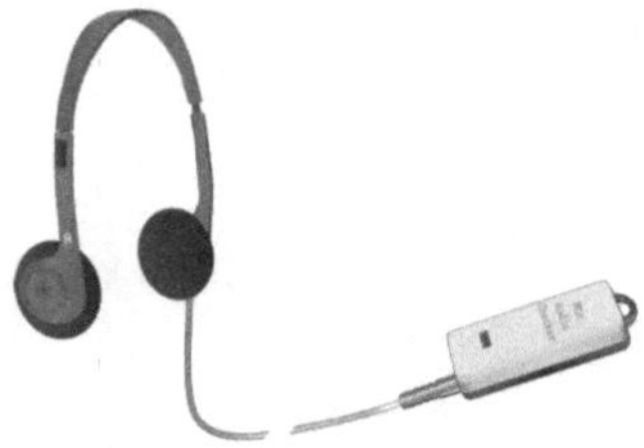 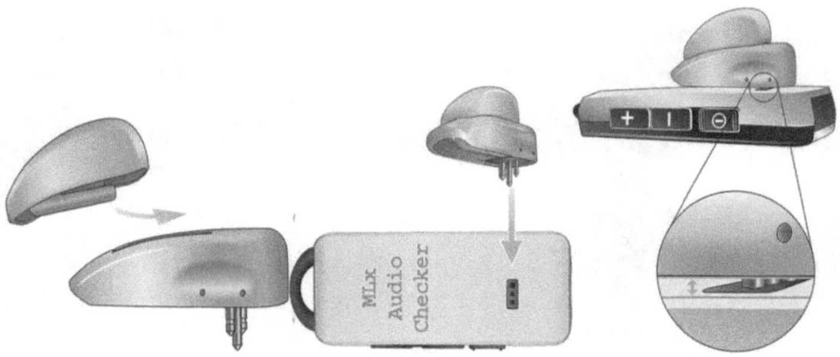

(continua)

APÊNDICE 2 Verificadores de escuta para SMR e IC (*continuação*)

Marca	IC	Verificador de escuta (*Checker*)
Cochlear	Nucleus 7 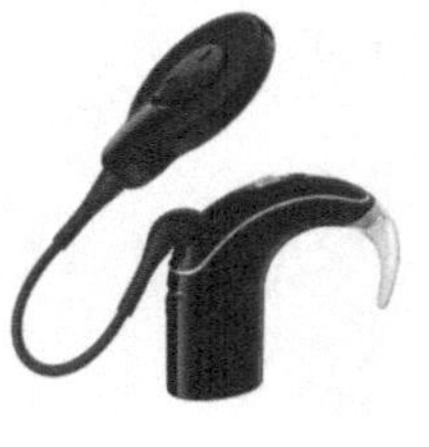	1. Cochlear Nucleus 7 CP1000 Monitor earphones and adaptor. 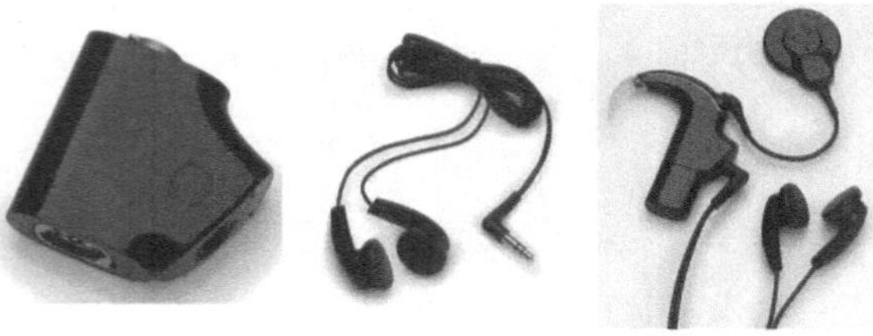 2. Phonak Receiver Audio Checker + Phonak Roger 20 Checker. Disponível em: https://youtu.be/6UYRbumROEo. 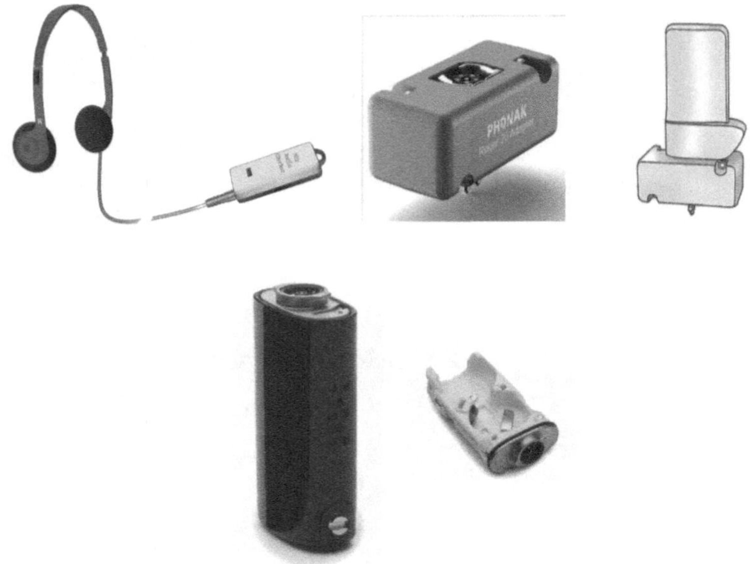
MED-EL	Sonnet 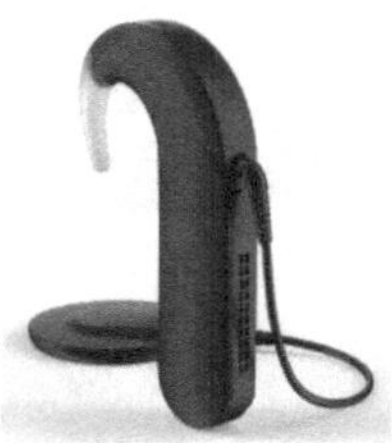	1. Sonnet Microphone Tester (SMT). 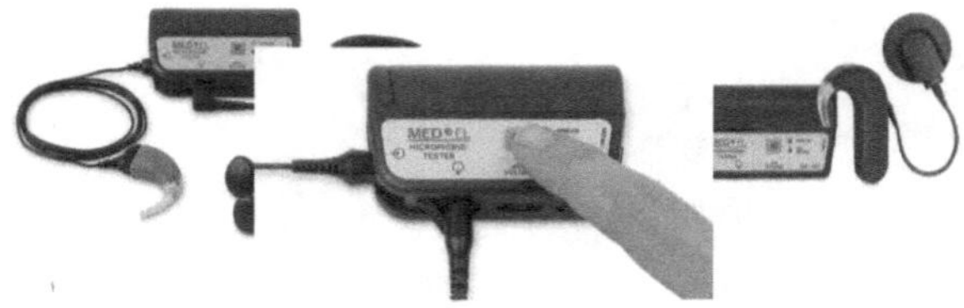 2. Phonak Receiver Audio Checker + Phonak Roger 21 Checker. Disponível em: https://www.youtube.com/watch?v=BEAh6OJzZD0. 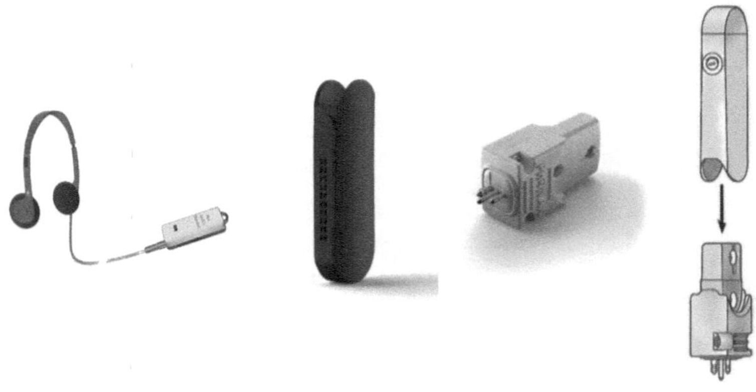

IC: implante coclear; SMR: sistema de microfone remoto.
Fonte: imagens cedidas pelas empresas.

37

COGNIÇÃO E QUALIDADE DE VIDA NO PROCESSO DE ADAPTAÇÃO DE DISPOSITIVOS ELETRÔNICOS DE AMPLIFICAÇÃO SONORA

Maria Cecília Martinelli
Elisiane Crestani de Miranda-Gonsalez

INTRODUÇÃO

A deficiência auditiva foi considerada uma doença severamente incapacitante por muitos séculos. A fim de minimizar seus efeitos, dispositivos eletrônicos vêm sendo desenvolvidos e aprimorados, sempre com vistas à melhor qualidade da comunicação do deficiente auditivo. Em quase todos os casos de perda auditiva há como melhorar a qualidade de vida do indivíduo, seja por meio de tratamento clínico, cirúrgico, uso de dispositivos eletrônicos de amplificação sonora ou implantes cocleares.

No entanto, mesmo sabendo dessa possibilidade, a perda auditiva é um problema de saúde pública. Segundo o Global Burden of Disease, a perda auditiva é a segunda doença crônica mais prevalente e a terceira maior causa de anos vividos com incapacidade.[1,2] O aumento expressivo da perda auditiva ocorre na população idosa, e estudos estimam que 65% da população com mais de 60 anos apresenta algum grau de perda auditiva.

A Organização Mundial da Saúde (OMS) aponta que 432 milhões de pessoas no mundo necessitam de reabilitação auditiva. De acordo com as projeções populacionais, a população mundial deverá atingir 10 bilhões em 2050, e estima-se que aproximadamente 2,5 bilhões de pessoas terão algum grau de perda auditiva, na orelha de melhor audição. No mundo, 1 trilhão de dólares são gastos por ano em função de perdas auditivas não tratadas.[3]

Dentre todas as privações sensoriais, a perda auditiva é a que produz o maior impacto no processo da comunicação. A perda auditiva altera a funcionalidade do corpo, limitando as atividades e restringindo a participação do deficiente auditivo em situações da vida diária. Assim sendo, as consequências negativas das deficiências auditivas adquiridas não estão limitadas à perda auditiva, pois também incluem limitação das atividades e restrição de participação em atividades. De acordo com OMS-CIF[4] (Organização Mundial da Saúde – Classificação Internacional de Funcionalidade), uma atividade é a execução de uma tarefa ou ação por um indivíduo, ou seja, a limitação de atividades refere-se a mudanças que ocorrem no indivíduo (p. ex., entender o que o caixa do supermercado fala). Participação refere-se ao envolvimento em atividades da vida diária, e entende-se que a restrição de participação é consequência das limitações de atividades em um aspecto mais amplo (p. ex., porque não escuta o caixa do supermercado, evita essa situação). Consequentemente, a limitação de atividades e a redução na participação de atividades podem impactar negativamente a qualidade de vida do indivíduo. Além disso, sabe-se que alguns aspectos não auditivos, como fatores ambientais e pessoais, podem impactar ainda mais o desempenho de um indivíduo com perda auditiva. *(Para maiores informações sobre o assunto, consultar o Capítulo 54, "Classificação Internacional de Funcionalidade, Incapacidade e Saúde (CIF)".)*

Dessa forma, o processo de avaliação do candidato à amplificação deve ser extremamente cuidadoso e abrangente. Para tal fim, recomenda-se que o processo de adaptação de dispositivos eletrônicos de amplificação sonora, que é parte do plano de tratamento e reabilitação do deficiente auditivo adulto, seja orientado pelas diretrizes para o gerenciamento da deficiência auditiva no adulto proposto pela American Academy of Audiology (AAA).[5] Essas diretrizes elencam quatro etapas nesse processo:

1. Avaliação e estabelecimento de metas.
2. Aspectos técnicos do tratamento.
3. Orientação, aconselhamento e acompanhamento.
4. Avaliação de resultados.

É importante destacar que, nessa diretriz, a avaliação e o estabelecimento de metas (etapa 1) para a elaboração de um plano de tratamento consistem na avaliação em três domínios:

1. Avaliação auditiva e diagnóstico.
2. Autopercepção das necessidades de comunicação e metas para o tratamento.
3. Avaliação das necessidades não auditivas.

Assim sendo, além da avaliação auditiva, é necessária a avaliação das necessidades de comunicação por meio de questionários de autoavaliação, por exemplo: *Hearing Handicap Inventory for the Adult* (HHIA), *Hearing Handicap Inventory for the Elderly* (HHIE), *Abbreviated Profile of Hearing Aid Benefit* (APHAB) e *Client Oriented Scale of Improvement* (COSI). Nessa etapa são avaliadas a limitação de atividades e a restrição de participação impostas pela deficiência auditiva. Os questionários APHAB e HHIA/HHIE, por exemplo, respectivamente, avaliam esses aspectos. *(Para maiores informações sobre o assunto, consultar o Capítulo 34, "Verificação e avaliação de resultados no processo de seleção e adaptação de dispositivos eletrônicos de amplificação sonora".)*

A partir dos resultados obtidos nessas avaliações, podem-se estabelecer as necessidades específicas e expectativas realistas para cada paciente. Metas são determinantes para quantificar os benefícios da amplificação. Somente a partir dessa avaliação inicial é possível a avaliação dos resultados (na etapa final do processo). Assim, os mesmos instrumentos utilizados na etapa de avaliação serão utilizados no final do processo (avaliação dos resultados) para quantificar a melhora após a intervenção.

Além dos aspectos já avaliados, é extremamente importante a avaliação das necessidades não auditivas, que podem afetar o prognóstico da intervenção e necessitar de maior atenção e aconselhamento. Os profissionais da área da saúde podem aplicar alguns instrumentos de triagem para avaliar a visão de perto, destreza manual, depressão, cognição, qualidade de vida, entre outros.

Este capítulo abordará mais profundamente as questões relativas à cognição e à qualidade de vida.

COGNIÇÃO

A perda auditiva relacionada ao envelhecimento (do inglês *age related hearing loss* – ARHL) é a causa mais prevalente de perda auditiva em adultos e tem impactos prejudiciais sobre o padrão de vida e o bem-estar psicológico das pessoas acometidas. A perda auditiva não tratada pode levar ao isolamento social, depressão, ansiedade e declínio cognitivo.[6]

Nos últimos anos muito se estudou sobre a possível associação da perda auditiva relacionada ao envelhecimento e à cognição. A primeira publicação sobre essa possível relação entre perda auditiva e cognição foi descrita em um artigo datado de 1989,[7] ou seja, há mais de 30 anos.

Durante um período relativamente longo após essa primeira publicação não foram realizados estudos que investigassem essa relação. No entanto, nos últimos 15 anos houve um aumento substancial de estudos investigatórios sobre essa associação, culminando com estudos epidemiológicos e clínicos que demonstraram que a perda auditiva está independentemente associada a 30-40% do aumento do declínio cognitivo tanto em testes cognitivos auditivos como em não auditivos.[8] Segundo alguns autores, a perda auditiva pode aumentar o risco para o desenvolvimento de demências.[9,10]

Com relação ao declínio cognitivo e à doença de Alzheimer, uma das maiores preocupações dos estudiosos é o aumento do número de casos de demência, bem como identificar meios de evitar esse aumento expressivo. Estudos apontaram que em 2015 havia 47 milhões de pessoas com demência no mundo, e esse número deve chegar a 150 milhões de pessoas em 2050. Essa condição afeta o indivíduo, que perde gradualmente suas habilidades, mas afeta também familiares e aqueles que convivem com ele.[11]

Sabe-se que 65% dos riscos para o desenvolvimento das demências não são modificáveis, e dentre eles pode-se citar a idade. Quanto mais idoso, maior o risco de desenvolver demência. Os 35% dos fatores modificáveis incluem a melhora da educação na infância, o exercício físico, a manutenção do engajamento social, reduzir ou parar de fumar, intervir nas perdas auditivas, controle da depressão, diabetes, hipertensão e obesidade.[11] É importante ressaltar que dentre esses 35% de riscos potencialmente modificáveis, a perda auditiva é o de maior percentual (9,2%).

Os estudos realizados pela Lancet Commission on Dementia and Care nas publicações de 2017 e 2020[6] apontam a perda auditiva periférica como um risco (dentre os 35, 40% modificáveis) para o desenvolvimento das demências

(9,2 e 8,7%, respectivamente). Assim, existe 9% de chance de redução do desenvolvimento das demências se houver intervenção, por meio da adaptação de dispositivos eletrônicos de amplificação sonora, o que leva à estimulação de linguagem e comunicação.

Esses estudos relatam ainda que a perda auditiva ocorre na meia-idade, o que remete à importância de avaliar a audição a partir dos 50 anos e de intervir quando necessário. Atualmente é fortemente recomendada a triagem auditiva em idosos pela Organização Mundial da Saúde (OMS),[3] e, considerando o relato dos estudos mencionados, sugere-se que essa triagem seja implementada nas Unidades Básicas de Saúde a partir dos 50 anos. Como instrumentos de triagem, podem ser recomendados testes subjetivos e objetivos. Dentre os subjetivos, pode-se destacar o HHIE versão *screening*,[12] com acurácia diagnóstica de 86,2%, sensibilidade de 89,1% e especificidade de 75%.[13] Assim, são extremamente importantes a identificação e a intervenção precoce nos casos de perda auditiva periférica em adultos/idosos. Iniciado o processo de reabilitação auditiva, os aspectos cognitivos devem ser considerados na elaboração do plano de tratamento. Conforme indicam as diretrizes da AAA,[5] é necessária a avaliação de aspectos não auditivos nesse processo. Todos os profissionais da área da saúde podem aplicar instrumentos de triagem, o que inclui a triagem cognitiva.

Com o objetivo de identificar os quadros de declínio cognitivo, foram propostos diferentes instrumentos de triagem cognitiva, como o Miniexame do Estado Mental (MEEM)[14] (Anexo 1), o *Cognitive Abilities Screening Instrument – Short Form* (CASI-S)[15] (Anexo 2), o *Montreal CognitiveAssessment* (MoCa) (Anexo 3),[16] a Triagem Cognitiva de 10 pontos (CS-10),[17] entre outros.

No Brasil existem inúmeros instrumentos para rastreio cognitivo validados, adaptados e normatizados à população brasileira para avaliação de idoso com suspeita de alteração cognitiva. No entanto, além das diversas vantagens entre os testes de rastreio cognitivo, existem também limitações características que, de certa forma, os restringem em determinado contexto. É necessária cautela na utilização desses instrumentos, sendo necessário escolher o instrumento que possa se adequar melhor à demanda específica do avaliado. O ideal é que o instrumento apresente acurácia, níveis de corte adequados por idade e/ou escolaridade e fidedignidade aceitável baseada em pesquisas empíricas.[18]

O MoCA foi descrito como uma boa ferramenta para detectar comprometimento cognitivo. É um instrumento que foi validado em 2005[16] no Canadá, como método de rastreio cognitivo, com o objetivo de contribuir para o diagnóstico de demência. Atualmente há mais de uma versão disponível do teste, incluindo a versão traduzida para o português brasileiro.[19] Esse instrumento avalia 8 domínios cognitivos, com o máximo de 30 pontos, sendo eles: habilidade visual-espacial/executiva (5 pontos), nomeação (3 pontos), atenção (6 pontos), linguagem (3 pontos), abstração (2 pontos), evocação tardia/memória (5 pontos) e orientação (6 pontos). O tempo de aplicação do MoCA é de aproximadamente 10 minutos. Como critério de normalidade, têm-se valores acima de 24 pontos; para pessoas com escolaridade igual ou abaixo de 12 anos, acrescenta-se um ponto ao resultado.

Cesar et al.[20] buscaram obter dados de acurácia do MoCA para idosos dentro de uma faixa educacional mais baixa, incluindo analfabetos. Os dados foram provenientes do estudo epidemiológico realizado no município de Tremembé, no estado de São Paulo. A versão brasileira do MoCA foi aplicada como parte da avaliação cognitiva em todos os participantes. Dos 630 participantes, 385 foram classificados como cognitivamente normais e incluídos no conjunto de dados normativos, 110 indivíduos foram diagnosticados com demência e 135 foram classificados como tendo comprometimento cognitivo sem demência. O teste MoCA não apresentou alta acurácia para detectar comprometimento cognitivo sem demência na população de baixa escolaridade. Os autores destacam que essa ferramenta poderia ser usada para detectar demência, especialmente em indivíduos com mais de 5 anos de escolaridade, se uma menor nota de corte fosse adotada.

O MEEM, instrumento elaborado por Folstein et al.,[14] foi traduzido e adaptado para o português em 1994.[21] A pontuação varia de 0-30 pontos, sendo 10 para orientação, três para memória imediata, 5 para atenção e cálculo, 3 para evocação e 9 para linguagem. Tal escore é altamente influenciado pelo grau de escolaridade, havendo diferentes notas de corte, dependendo da escolaridade do paciente, a saber: 13 pontos para analfabetos, 18 para escolaridade baixa e média (até 8 anos de ensino formal) e 26 para sujeitos com alta escolaridade (mais de 8 anos de instrução formal).

A Triagem Cognitiva CASI-S[15] é um instrumento de rastreio para demências, de rápida aplicação e composto de 4 subtestes que geram uma pontuação de 0-33:

1. Recordação imediata de 3 palavras, um substantivo concreto, um abstrato e uma cor (0-3 pontos, um por palavra recordada).
2. Orientação temporal (0-11 pontos, atribuídos de acordo com a acurácia da resposta).
3. Fluência semântica verbal (0-10 pontos, 1 ponto por palavra até o máximo de 10).

4. Recordação tardia das 3 palavras (0-9 pontos, atribuídos de acordo com o tipo de pista necessária para que recorde as 3 palavras).

Esse instrumento é adequado para uso em pessoas com nenhuma ou baixa escolaridade[22] e tem um ponto de corte menor ou igual a 23 pontos como indicativo de demência.

O teste 10-CS é um instrumento de rastreio breve para triar deficiências cognitivas.[17] Avalia a orientação temporal de três itens (data, mês, ano), fluência de categoria (nomeação de animais em 1 minuto) e recordação de três palavras (carro, vaso e tijolo). A cada questão correta atribuiu-se o valor de 1 ponto, sendo a pontuação para nomeação de animais de forma escalonada até 4 pontos, a saber: 0-5: 0 ponto; 6-8: 1 ponto; 9-11: 2 pontos; 12-14: 3 pontos e ≥ 15: 4 pontos. O teste é ajustado segundo o nível de escolaridade:

- Nenhuma educação formal (adicionar 2 pontos – para um máximo de 10).
- 1-3 anos de educação (adicionar 1 ponto – para um máximo de 10).

Os pontos de corte são:

- 0-5 pontos: provável deterioração cognitiva.
- 6-7 pontos: possível deterioração cognitiva.
- ≥ 8 pontos: exame normal.

Ghiringhelli[23] avaliou o efeito de diferentes tempos de estimulação acústica, por meio de dispositivos eletrônicos de amplificação sonora, sobre os sintomas depressivos, desempenho cognitivo e qualidade de vida em idosos. No estudo transversal foram formados três grupos de pesquisa pareados segundo idade e sexo com 19 idosos cada um, segundo o tempo de estimulação acústica:

- Grupo GSEA (sem estimulação acústica).
- Grupo G06M (novos usuários, com estimulação acústica até 6 meses).
- Grupo G18M (usuários, com estimulação acústica superior a 18 meses).

Os participantes foram avaliados quanto aos aspectos não auditivos: processos cognitivos, por meio da Triagem Cognitiva de 10 pontos (10-CS); sintomas depressivos, pela escala de depressão geriátrica (EDG); qualidade de vida, pela Versão Brasileira do Questionário de Qualidade de Vida "36 – *Item Short Form Survey*" (SF-36) e quanto aos aspectos auditivos: dificuldades autopercebidas de escuta, pela escala *Client-Oriented Scale of Improvement* (Cosi), e percentual de acesso aos sons de fala, por meio do *Speech Inteligibility Index* (SII).

Os idosos do grupo G06M foram adaptados com dispositivos eletrônicos de amplificação sonora, digitais de amplificação não linear, e a prescrição dos valores de ganho e saída foram calculados por meio do método prescritivo NAL/NL2. Esses idosos foram reavaliados 3-6 meses após o início do uso de próteses auditivas.

Os idosos do grupo GSEA e G18M foram submetidos ao protocolo de pesquisa uma única vez. No estudo transversal, considerando os três grupos, houve menor sintomatologia depressiva, melhor desempenho cognitivo e melhor qualidade de vida nos domínios estado geral de saúde e dor nos idosos com maior tempo de estimulação acústica. Houve correlação negativa média entre os sintomas depressivos e a qualidade de vida nos dois estudos.

QUALIDADE DE VIDA

Um dos questionários utilizados na avaliação da qualidade de vida é o Inventário de Qualidade de Vida SF-36 (*Medical Outcome Study 36 – Item Short Form Health Survey* – SF-36) (Anexo 4), que foi elaborado por Ware[24] e traduzido para a população brasileira por Ciconelli et al.[25] O SF-36 é um instrumento genérico válido para ser utilizado na avaliação da qualidade de vida do paciente, composto por 11 questões e 36 itens.

O questionário mede a qualidade de vida por meio da autoavaliação física e psicoemocional em 8 domínios:

1. Estado geral de saúde: percepção da saúde em geral, com 5 itens.
2. Capacidade funcional: avalia se há presença de limitação e qual sua extensão relacionada com a capacidade física, com 10 itens.
3. Dor: avalia se há presença, intensidade e se há interferência nas atividades da vida diária, com 2 itens.
4. Vitalidade: níveis de energia e fadiga, com 4 itens.
5. Saúde mental: questões sobre depressão, ansiedade, bem-estar psicológico e alterações no comportamento ou descontrole emocional, com 5 itens.
6. Aspectos físicos: limitações quanto ao tipo e quantidade de trabalho, com 4 itens.
7. Aspectos emocionais: aspectos emocionais como bem-estar do paciente, com 3 itens.
8. Aspectos sociais: integração do indivíduo em atividades sociais, com 2 itens.

A pontuação de cada domínio do questionário varia entre 0-100, sendo pior quanto mais próximo de zero e melhor quanto mais próximo de 100.

Os domínios podem ser classificados como componente físico e componente emocional. Os classificados como componente físico são: capacidade funcional, aspectos físicos e dor. Os classificados como componente mental são: saúde mental, aspectos emocionais e aspectos sociais. Dos oito domínios, três têm a mesma equivalência para os dois componentes, que são: vitalidade, estado de saúde geral e aspectos sociais.

Além do questionário SF-36, existem outros, por exemplo, o *World Health Organization Quality of Life* (WHOQOL) (Anexo 5), que foi elaborado por um grupo de pesquisadores da OMS para investigar a qualidade de vida, incluindo elementos positivos e negativos, e que define como qualidade de vida a percepção do indivíduo sobre sua posição na vida. É um conceito complexo, que envolve a saúde física, o estado psicológico, o nível de independência e as relações sociais. Esse questionário foi traduzido para o português pelo Grupo do Centro Brasileiro de Porto Alegre do Departamento de Psiquiatria e Medicina Legal da Universidade Federal do Rio Grande do Sul.[26]

No Brasil já existem pesquisas desenvolvidas com a aplicação do questionário WHOQOL, mais especificamente o WHOQOL-Bref,[27] com objetivo de avaliar a qualidade de vida do idoso. Esse questionário contém 26 questões distribuídas em 4 domínios: físico, psicológico, relações sociais e meio ambiente. Os domínios físico e psicológico incluem, respectivamente, os domínios nível de independência e espiritualidade da versão completa original. As respostas para as questões do WHOQOL-Bref são obtidas por meio de uma escala, na qual a pontuação pode variar entre 1-5, além de 2 questões sobre qualidade de vida geral, calculadas em conjunto, para gerar um único escore independente dos escores dos domínios, denominado "qualidade de vida geral".

Para o cálculo dos escores dos domínios, utiliza-se a sintaxe oferecida pelo WHOQOL para ser usada no programa de *software Statistical Package for Social Science* – SPSS (disponível em https://spss.softonic.com.br/). O programa permite verificar, recodificar e estabelecer os escores dos domínios e das questões de qualidade de vida geral.

Conforme recomendado pelas diretrizes da AAA, devem-se incluir, portanto, na avaliação de adultos e idosos com perda auditiva, instrumentos que investiguem as limitações e as restrições impostas pela deficiência auditiva a fim de estabelecer a funcionalidade do idoso. Além dessa avaliação da funcionalidade do adulto e do idoso com perda auditiva em atividades da vida diária que envolvem situações auditivas e de comunicação, é determinante a avaliação de aspectos não auditivos, o que inclui questionários genéricos que avaliem a qualidade de vida.

Luz et al.[28] estudaram a qualidade de vida de 54 idosos antes e após um período mínimo de 12 semanas e máximo de 16 semanas de uso de dispositivos eletrônicos de amplificação sonora, por meio do questionário WHOQOL-Bref. Os resultados obtidos revelaram que, após o uso mínimo de 12 semanas de amplificação sonora, os indivíduos reportaram melhor qualidade de vida em cada um dos aspectos avaliados pelo instrumento, a saber: domínio físico ($p < 0{,}001$), psicológico ($p < 0{,}001$), relações sociais ($p < 0{,}001$) e meio ambiente ($p < 0{,}001$).

Em estudo realizado por Magalhães e Iório,[29] no qual foi aplicado o questionário SF-36, investigou-se a qualidade de vida de idosos antes da intervenção e após 1 ano de uso de amplificação sonora. Esse estudo teve como objetivo estudar os efeitos da intervenção fonoaudiológica por meio de adaptação de dispositivos eletrônicos na qualidade de vida do idoso, segundo as variáveis sexo e faixa etária. Foram avaliados 50 idosos, sendo 23 do sexo feminino (46%) e 27 (54%) do sexo masculino, com idade igual ou superior a 60 anos. Os idosos foram distribuídos em dois grupos etários, sendo: Grupo 1 (G1): composto por 24 (48%) idosos, com idade variando entre 60-74 anos, e Grupo 2 (G2): composto por 26 (52%) idosos, com idade igual ou superior a 75 anos. Os idosos apresentavam perda auditiva neurossensorial bilateral simétrica de grau até severo e índice percentual de reconhecimento de fala (IPRF) com índice de acertos superior a 50%. Foram adaptados com dispositivos eletrônicos de amplificação sonora bilateralmente, não apresentavam evidências de outros comprometimentos e eram todos alfabetizados. O processo de adaptação ao uso dos dispositivos de amplificação, o acompanhamento e o aconselhamento ocorreram em um serviço de saúde auditiva de alta complexidade do estado de São Paulo. Para acompanhamento e aconselhamento dos pacientes foram marcadas reuniões periódicas, a cada 2 meses, totalizando 7 reuniões, com o objetivo de orientar os pacientes no processo de adaptação.

Além do questionário SF-36, foram aplicados os questionários HHIE e MEEM antes da intervenção e aproximadamente após 1 ano de uso das próteses auditivas. Após a análise dos resultados, as autoras concluíram que:

1. Há menor autopercepção das restrições de participação após a intervenção fonoaudiológica nos aspectos social e emocional no que tange ao questionário HHIE.
2. Os idosos do sexo masculino apresentaram maior autopercepção das restrições de participação, tanto no aspecto emocional quanto no social, no período anterior à intervenção fonoaudiológica.

3. Os idosos de maior faixa etária apresentaram maior autopercepção da restrição de participação no aspecto emocional antes da intervenção fonoaudiológica.
4. Os idosos apresentaram melhores resultados no teste MEEM, no período posterior à intervenção fonoaudiológica, independentemente da variável sexo e da faixa etária.
5. Houve melhora na qualidade de vida demonstrada nos aspectos: capacidade funcional, física, vitalidade, emocional, social e saúde mental do questionário SF-36 após a intervenção fonoaudiológica, independentemente do sexo e da faixa etária.

Além disso, Magalhães e Iório[29] verificaram que os valores médios dos escores obtidos no SF-36 no período pós-intervenção foram maiores que no período pré, considerando a população geral (N total), em 6 dos 8 aspectos avaliados, o que revelou melhora na qualidade de vida após a intervenção fonoaudiológica.

A análise da qualidade de vida por meio do SF-36 mostrou-se relevante junto à população de idosos deficientes auditivos, pois, apesar de esse inventário não incluir questões específicas sobre comunicação e audição, foi sensível na identificação de melhora na qualidade de vida decorrente do uso de amplificação. A melhora no aspecto vitalidade foi atribuída à maior disposição dos idosos para participar de atividades, uma vez que estão mais seguros e confiantes simplesmente por poder ouvir e entender a fala.

Zacare[30] também investigou a qualidade de vida de idosos antes e após 2 e 6 meses de uso de dispositivos eletrônicos de amplificação sonora. Esse estudo teve como objetivo avaliar o benefício com a amplificação e a qualidade de vida de idosos novos usuários de dispositivos com adaptação aberta. A pesquisa envolveu 43 idosos, com idades variando entre 60-85 anos. Os critérios para a seleção dos idosos foram: serem novos usuários de dispositivos eletrônicos de amplificação sonora, apresentar perda auditiva neurossensorial bilateral simétrica de configuração descendente com limiares tonais de até 30 dB NA nas frequências de 250, 500 e 1.000 Hz e até 70 dB NA nas demais frequências. Além disso, não deveriam apresentar evidências de outros comprometimentos de saúde associados à deficiência auditiva.

Todos os pacientes idosos foram submetidos à avaliação do benefício, que consistiu em índice percentual de reconhecimento de fala (IPRF) em campo livre com e sem os dispositivos eletrônicos de amplificação sonora, na aplicação dos questionários HHIE e do questionário internacional de avaliação de aparelho de amplificação sonora e individual – QI-AASI (do inglês IOI-HA – *International Outcome Inventory for Hearing Aids*). A qualidade de vida foi avaliada por meio do questionário SF-36. Os testes e questionários foram aplicados no dia da adaptação dos dispositivos eletrônicos de amplificação sonora e nos retornos de 2 meses e 6 meses do paciente.

A análise dos resultados revelou que houve melhora no IPRF, menor restrição de participação em atividades da vida diária e melhora em todas as dimensões avaliadas e no desempenho geral mensurado pelo QI-AASI após 2 e 6 meses de uso dos dispositivos eletrônicos de amplificação sonora.

Com relação ao estudo da qualidade de vida, a autora verificou que houve melhora nos aspectos: capacidade funcional, aspecto físico, saúde geral, vitalidade e aspecto emocional do questionário SF-36. Não houve melhora no domínio dor e aspecto social, após a adaptação dos dispositivos eletrônicos de amplificação sonora

Houve melhora significante em 70% dos aspectos avaliados por meio do inventário de qualidade de vida SF-36. A justificativa para essa melhora pode ser pelo fato de os idosos terem apresentado maior envolvimento em atividades diárias, melhor comunicação, menor restrição de participação com o uso de dispositivos eletrônicos de amplificação sonora, o que sem dúvida gera maior disposição para viver. Em relação ao domínio dor, era esperado que não houvesse diferença, já que não existe correlação direta com o uso de amplificação sonora. No aspecto social, houve diferenças quando comparados os três momentos em que o questionário foi aplicado, porém essas diferenças não foram significantes.[30]

Recentemente, Rocha e Martinelli[31] realizaram um estudo sobre o efeito da cognição no benefício obtido com o uso de dispositivos eletrônicos de amplificação sonora e na qualidade de vida de idosos. Foram avaliados 17 idosos com perda auditiva neurossensorial de grau moderado bilateral. Os idosos foram distribuídos em dois grupos segundo os resultados da triagem cognitiva 10-CS:G1, sem alteração, e G2, com resultado sugestivo de alteração cognitiva. Foram aplicados em todos os idosos o questionário de avaliação de restrição de participação – HHIE, a escala de depressão geriátrica – EDG, o questionário de qualidade de vida SF-36 e a avaliação do esforço de escuta por meio da escala visual analógica. Em seguida, os idosos receberam os dispositivos eletrônicos de amplificação sonora. Após 3 meses de uso efetivo da amplificação, o protocolo foi reaplicado.

O estudo dos resultados da triagem cognitiva CS-10 demonstrou que, após o uso da amplificação, alguns participantes do grupo com resultados sugestivos de alteração cognitiva apresentaram resultados compatíveis com a normalidade. Houve diferença significante entre as etapas de avaliação e reavaliação do grupo G2 ($p < 0,0001$). O mesmo não ocorreu para o grupo G1 ($p = 0,228$). Esse melhor resultado expressou que, entre outros fatores, o uso da amplificação pelo idoso pode auxiliar o indivíduo avaliado a realizar a tarefa com maior facilidade.

Os resultados da Escala de Depressão Geriátrica (EDG) revelaram que os sintomas depressivos diminuíram nos dois grupos após o uso da amplificação. No Questionário de Qualidade de Vida - SF-36 houve diferença estatisticamente significante entre as etapas de avaliação e reavaliação do questionário para os domínios capacidade funcional ($p = 0{,}020$), limitação dos aspectos físicos ($p = 0{,}005$), estado geral de saúde ($p = 0{,}018$), vitalidade ($p = 0{,}034$) e aspectos sociais ($p = 0{,}046$). Não houve diferença significante entre os grupos em todos os domínios ($p > 0{,}384$).[31]

Em todos os domínios, os resultados obtidos na reavaliação foram maiores do que na avaliação inicial (melhor qualidade de vida). Além disso, em todos os domínios do questionário SF-36, a média obtida na etapa de reavaliação foi superior à encontrada na avaliação inicial,[30] assim como demonstrado no estudo de Magalhães e Iório,[29] sendo possível mensurar a melhora na qualidade de vida, sob o efeito da intervenção fonoaudiológica.

As autoras[31] concluíram que houve melhora da qualidade de vida após 3 meses de uso de amplificação.

Confrontando os resultados obtidos nos estudos de Magalhães e Iório,[29] Zacare[30] e Rocha e Martinelli,[31] verificou-se que em 5-6 dos 8 aspectos investigados pelo questionário SF-36 houve melhora após a intervenção fonoaudiológica por meio da adaptação de dispositivos eletrônicos de amplificação sonora. Destes, apenas dois diferiram nas três pesquisas. Esses resultados são apresentados no Quadro 1.

CONSIDERAÇÕES FINAIS

O objetivo da identificação e intervenção precoce na deficiência auditiva adquirida no envelhecimento é manter o bem viver. É o chegar mais longe e melhor.

A adaptação de dispositivos eletrônicos de amplificação sonora em idosos requer envolvimento do paciente, familiar e profissional, uma vez que algumas comorbidades presentes no envelhecimento podem dificultar esse processo.

Vale ressaltar a importância de utilizar instrumentos padronizados na rotina clínica e da avaliação de resultados da intervenção para quantificar e verificar se as metas do tratamento foram atingidas. Validar as escolhas faz parte de todo o processo.

Como demonstrado, a limitação de atividades e a restrição de participação impostas pela deficiência auditiva comprometem a qualidade de vida do paciente idoso. A avaliação de resultados deve, portanto, incluir a avaliação das necessidades de comunicação e a avaliação da limitação e da restrição em atividades da vida diária. É importante também a avaliação da qualidade de vida.

Embora a deficiência auditiva comprometa a qualidade de vida, os instrumentos geralmente utilizados em sua avaliação não incluem questões específicas de audição e comunicação. Por esse fato se justifica que a avaliação da qualidade de vida esteja incluída na etapa de avaliação das necessidades não auditivas.

Avaliar a qualidade de vida antes e após o processo de intervenção pode revelar em que medida a deficiência auditiva compromete a qualidade de vida e em que medida a amplificação melhora essa condição. O tema "qualidade de vida" é amplamente discutido nacional e internacionalmente e deve ser alvo de investigação em pessoas que apresentam perda auditiva, visto que, com prejuízos comunicativos, o convívio familiar e social é comprometido, assim como a autonomia do idoso.

Sabendo da importância da audição no declínio cognitivo que ocorre no envelhecimento, é necessário incluir um instrumento de triagem cognitiva no protocolo de avaliação do idoso candidato ao uso de dispositivos eletrônicos de amplificação sonora. A inclusão de um ins-

QUADRO 1 Resultados do questionário SF-36 dos estudos de Magalhães e Iório; Zacare; Rocha e Martinelli

	Magalhães e Iório[29]	Zacare[30]	Rocha e Martinelli[31]
Melhor qualidade de vida	Capacidade funcional	Capacidade funcional	Capacidade funcional
	Aspectos físicos	Aspectos físicos	Aspectos físicos
	Aspectos emocionais	Aspectos emocionais	Vitalidade
	Vitalidade	Vitalidade	Saúde mental
	Saúde mental	Saúde mental	Aspecto social
	Saúde geral	Aspecto social	
Não há diferença	Dor	Dor	Dor
	Saúde geral	Saúde geral	Saúde geral
			Aspectos emocionais

trumento de rastreio da função cognitiva traz informações relevantes ao processo de seleção e adaptação ao uso de amplificação sonora, além de indicar a possível necessidade de encaminhamentos apropriados. A intervenção por meio da adaptação de dispositivos eletrônicos de amplificação sonora pode atenuar o declínio cognitivo e manter o idoso em uma situação de comunicação favorável, o que pode em alguma medida evitar o isolamento social e sintomas depressivos.

REFERÊNCIAS BIBLIOGRÁFICAS

1. Vos T, Abajobir A, Abate KH, Abbafati C, Abbas KM, Abd-Allah F, et al. Global, regional, and national incidence, prevalence, and years lived with disability for 328 diseases and injuries for 195 countries, 1990-2016: a systematic analysis for the Global Burden of Disease Study 2016. The Lancet. 2017;390(10100):1211-59.
2. Vos T, Allen C, Arora M, Barber RM, Bhutta ZA, Brown A, et al. Global, regional, and national incidence, prevalence, and years lived with disability for 310 diseases and injuries, 1990-2015: a systematic analysis for the Global Burden of Disease Study 2015. The Lancet. 2016;388(10053):1545-602.
3. World Health Organization. Forthcoming. World Report on Hearing. Geneva, 2021. Disponível em: https://apps.who.int/iris/bitstream/handle/10665/339913/9789240020481-eng.pdf?sequence=1.
4. ICF (Internacional Classification on Functioning, Disability and Health). Disponível em: http://www.who.int/standards/classifications/international-classification-of-functioning-disability-and-health. Acesso em: 24 jan. 2022.
5. American Academy of Audiology Task Force (AAA) Guidelines for the Audiological Management of Adult Hearing Impairment. Audiology Today. 2006;(8):5-18.
6. Livingston G, Sommerlad A, Orgeta V, Costafreda SG, Huntley J, Ames D et al. Dementia prevention, intervention, and care. The Lancet Commissions. 2017; 390(10113):2673:734. Disponível em: https://www.thelancet.com/journals/lancet/article/PIIS0140-6736(17)31363-6/fulltext. Acesso em: 24 jan. 2022.
7. Uhlmann RF, Larson EB, Rees TS, Koepsell TD, Duckert LG. Relationship of hearing impairment to dementia and cognitive dysfunction in older adults. JAMA. 1989;(13):1916-9.
8. Lin FR, Yaffe K, Xia J, Xue QL, Harris TB, Purchase-Helzner EL, et al. Hearing loss and cognitive decline among older adults. JAMA. 2013;173(4):293-9.
9. Gallacher J, Ilubaera YB, Bayer A, Fish M, Babisch W, Elwood P. Auditory threshold, phonologic demand, and incident dementia. Neurology. 2012;79:(15):1583-90.
10. Lin FR, Metter EJ, O'Brien RJ, Resnick SM, Zonderman AB, Ferrucci L. Hearing loss and incident dementia. Archives of Neurology. 2011;68(2):214-20.
11. Livingston G, Sommerlad A, Orgeta V, Huntley J, Ames D, Ballard C, et al. Dementia prevention, intervention, and care. J The Lancet. 2020;396:413-46.
12. Humes LE, Weinstein BE. The need for a universal hearing metric: is pure-tone average the answer? JAMA Otolaryngol Head Neck Surg. 2021 Jul 1;147(7):588-9.
13. Servidoni AB, Conterno LO. Hearing loss in the elderly: is the hearing handicap inventory for the elderly: screening version effective in diagnosis when compared to the audiometric test? Int Arch Otorhinolaryngol. 2018;22(1):1-8.
14. Folstein M, Folstein S, McHugh P. "Mini-mental state": a practical method for grading the cognitive state of patients for the clinician. J Psychiatr Res. 1975;12(3):189-98.
15. Teng EL, Larson EB, Lin KN, Graves AB, Liu HC. Screening for dementia: the cognitive abilities screening instrument – short version (CASI Short). Paper presented at the Annual Convention of the American Psychological Association. ClinNeuropsychol. 1998;12:256.
16. Nasreddine ZS, Phillips NA, Bédirian V, Charbonneau S, Whitehead V, Collin I, et al. The Montreal Cognitive Assessment, MoCA: a brief screening tool for mild cognitive impairment. J Am Geriatr Soc. 2005;53(4):695-9.
17. Apolinario D, Lichtenthaler DG, Magaldi RM, Soares AT, Busse AL, Amaral JR, et al. Using temporal orientation, category fluency, and word recall for detecting cognitive impairment: the 10-point cognitive screener (10-CS). Int J Geriatr Psychiatry. 2016;31(1):4-12.
18. Reis EM. Vantagens e limitações de alguns instrumentos de rastreio cognitivo usados no Brasil na avaliação da demência. Revista Científica Multidisciplinar Núcleo do Conhecimento. 2018;(6):22-48.
19. Sarmento ALR. Apresentação e aplicabilidade da versão brasileira da MoCA (Montreal Cognitive Assessment) para rastreio de comprometimento cognitivo leve. [Dissertação – Mestrado]. São Paulo: Universidade Federal de São Paulo (Unifesp); 2009.
20. Cesar KG, Yassuda MS, Porto FHG, Brucki SMD, Nitrini R. MoCA test: normative and diagnostic accuracy data for seniors with heterogeneous educational levels in Brazil. Arq Neuropsiquiatr. 2019;77:775-81.
21. Bertolucci PHF, Brucki SMD, Campacci S, Juliano Y. O miniexame do estado mental em uma população geral: impacto da escolaridade. Arq Neuropsiquiatr. 1994;52:1-7.
22. Rezende GP, CecatoJ, Martinelli JE. Cognitive abilities screening instrument-short form, mini-mental state examination and functional activities questionnaire in the illiterate elderly. Dementia & Neuropsychologia. 2019;7(4):410-5.
23. Ghiringhelli R. Efeito da estimulação acústica por meio de próteses auditivas nos sintomas depressivos, desempenho cognitivo e qualidade de vida em idosos com perda auditiva. [Tese]. São Paulo: Universidade Federal de São Paulo (Unifesp); 2018.
24. Ware JE, Snow KK, Kosinski M, Gandek B. SF-36 Health Survey: manual and interpretation guide. Boston: New England Medical Center; 1993.
25. Ciconelli RM, Ferraz MB, Santos W, Meinão I, Quaresma MR. Tradução para a língua portuguesa e validação do questionário genérico de avaliação de qualidade de vida SF-36 (Brasil SF-36). Rev Bras Reumatol. 1999;39(3):143-50.
26. Fleck MP. O instrumento de avaliação de qualidade de vida da Organização Mundial da Saúde (WHOQOL-100): características e perspectivas. Ciência & Saúde Coletiva. 2000;5:33-8.
27. Fleck MPA, Louzada S, Xavier M, Chamovich E, Vieira G, Santos L, et al. Aplicação da versão em português do instrumento abreviado de avaliação da qualidade de vida "WHOQOL-bref". Revista de Saúde Pública. 2000;34(2):178-83
28. Luz VB, Ghiringhelli R, Iório MCM. Restrições de participação e estado mental: estudo em novos usuários de próteses auditivas. Audiology – Communication Research (ACR). 2018;(23):e1884.
29. Magalhães R, Iório MCM. Qualidade de vida e restrição de participação: um estudo em idosos. Braz J Otorhinolaryngol (Impr.). 2011;77(5):628-38.
30. Zacare CC. Qualidade de vida e benefício com amplificação: um estudo em idosos novos usuários de próteses auditivas em adaptação aberta. [Tese]. São Paulo: Universidade Federal de São Paulo (Unifesp); 2010.
31. Rocha LV, Martinelli MC. Cognição e benefício obtido com o uso de próteses auditivas: um estudo em idosos. CoDAS. 2020;32(2):e20180259.

ANEXO 1

MINIEXAME DO ESTADO MENTAL
(Folstein, Folstein & McHugh, 1975)

Paciente: ____

Data da avaliação: ____/____/____ Avaliador:__________________________

ORIENTAÇÃO

- Dia da semana (1 ponto) ....( )
- Dia do mês (1 ponto) ....( )
- Mês (1 ponto)..( )
- Ano (1 ponto)..( )
- Hora aproximada (1 ponto)..( )
- Local específico (aposento ou setor) (1 ponto)..( )
- Instituição (residência, hospital, clínica) (1 ponto)..( )
- Bairro ou rua próxima (1 ponto)..( )
- Cidade (1 ponto)..( )
- Estado (1 ponto)..( )

MEMÓRIA IMEDIATA

- Fale 3 palavras não relacionadas. Posteriormente pergunte ao paciente pelas 3 palavras. Dê 1 ponto para cada resposta correta..( )
  Depois repita as palavras e certifique-se de que o paciente as aprendeu, pois mais adiante você irá perguntá-las novamente.

ATENÇÃO E CÁLCULO

- (100-7) sucessivos, 5 vezes sucessivamente
  (1 ponto para cada cálculo correto)..( )
  (alternativamente, soletrar MUNDO de trás para a frente)

EVOCAÇÃO

- Pergunte pelas 3 palavras ditas anteriormente
  (1 ponto por palavra)..( )

LINGUAGEM

- Nomear um relógio e uma caneta (2 pontos)..( )
- Repetir "nem aqui, nem ali, nem lá" (1 ponto)..( )
- Comando: "pegue este papel com a mão direita, dobre ao meio e coloque no chão" (3 pontos)..( )
- Ler e obedecer: "feche os olhos" (1 ponto)..( )
- Escrever uma frase (1 ponto)..( )
- Copiar um desenho (1 ponto)..( )

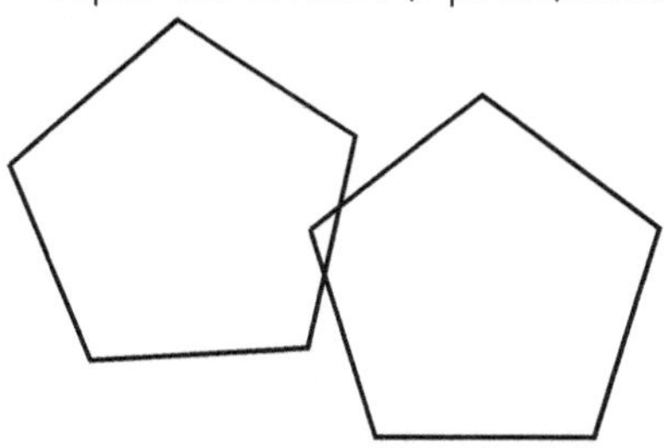

ESCORE (__/30)

ANEXO 2

CASI-S (Cognitive Abilities Screening Instrument – Short Form)
(Damasceno et al. Arq Neuropsiquiatr. 2005;63(2-B):416-21)

1. REGISTRO – Instrução: "*Eu vou examinar sua memória. Vou dizer três nomes para você repetir e gravar na memória para lembrar depois. Repita os nomes somente depois que eu tiver falado todos os três.*" (Diga com clareza os três nomes, aproximadamente 1 nome por 1,5 segundo. Use uma das três versões. Dê 1 ponto para cada nome repetido corretamente após sua primeira apresentação oral. Os nomes podem ser reapresentados até três vezes.)

	a	b	c	
	Escores			
Versão 1	Camisa	Marrom	Honestidade	0 1 2 3

2. ORIENTAÇÃO NO TEMPO

"Em que ano nós estamos?"	Ano correto	1	0 1 2 4
	Erra por 1 ano	2	
	Erra por 2 a 5 anos	1	
	Erra por 6 ou mais anos	0	
"Qual é o mês e o dia do mês em que estamos?"	Resposta correta	5	0 1 2 3 4 5
	Erra por 1 a 2 dias	4	
	Erra por 3 a 5 dias	3	
	Erra por 6 a 29 dias	2	
	Erra por 30 a 59 dias	1	
	Erra por 60 ou mais dias	0	
"Que dia da semana é hoje?"	Resposta correta = 1 ponto		0 1
"Que horário do dia é agora?"	Resposta exata ou com erro de até 60 minutos = 1 ponto		0 1

3. FLUÊNCIA VERBAL: "*Agora eu quero que você diga os nomes de todos os animais de quatro pernas que você conhece.* Você vai ter 30 segundos para dizer o máximo de nomes que lembrar. Pode começar." (Dê 1 ponto para cada resposta correta, até um máximo de 10 pontos.) *Escore* (0-10) ___________

4. EVOCAÇÃO: "*Você se lembra daqueles 3 nomes que eu pedi para você guardar na memória?*"

a	Evocação espontânea (sem ajuda)	3	0 1 2 3
	Se após "Um dos nomes era de uma coisa que usamos no corpo"	2	
	Se após "Um dos nomes era sapatos, camisa ou meias?"	1	
	Se mesmo com essas dicas continua incapaz de lembrar	0	
b	Evocação espontânea	3	0 1 2 3
	Se após "Uma das palavras era o nome de uma cor"	2	
	Se após "Um dos nomes era azul, preto ou marrom?"	1	
	Se mesmo com essas dicas continua incapaz de lembrar	0	
c	Evocação espontânea	3	0 1 2 3
	Se após "Um dos nomes se referia a uma boa qualidade pessoal"	2	
	Se após "Um dos nomes era honestidade, caridade ou modéstia"	1	
	Se mesmo com essas dicas continua incapaz de lembrar	0	

ESCORE TOTAL DO CASI-S (de 0 a um máximo de 33 pontos): ______________

ANEXO 3

Montreal Cognitive Assessment (MOCA) **Versão experimental em português**	Nome:	Data de nascimento:
	Escolaridade:	Data de avaliação:
	Sexo:	Idade: ______anos

Visuoespacial/executiva

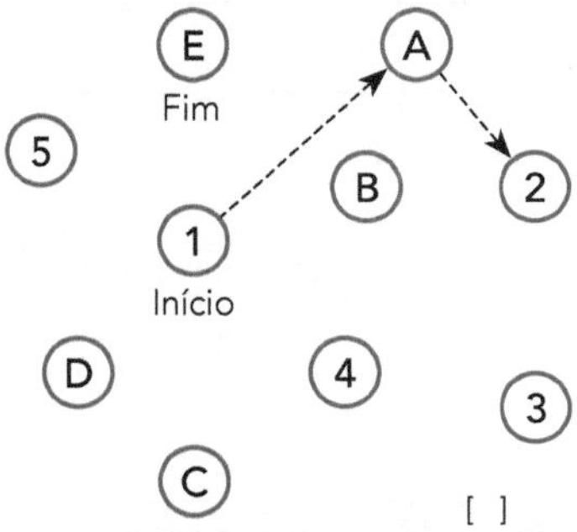

[ ]

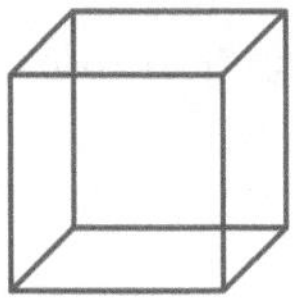

Copiar o cubo

[ ]

Desenhar um RELÓGIO (onze horas e dez minutos) (3 pontos)

[ ] Contorno [ ] Números [ ] Ponteiros

Pontos: ___/6

Nomeação

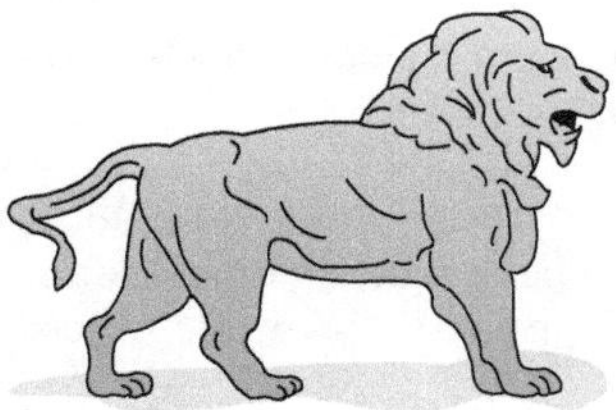

[ ]

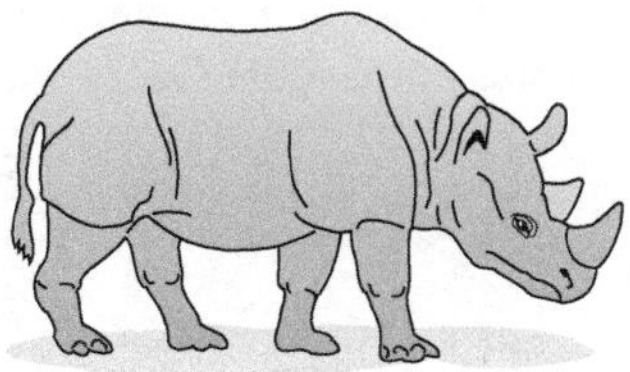

[ ]

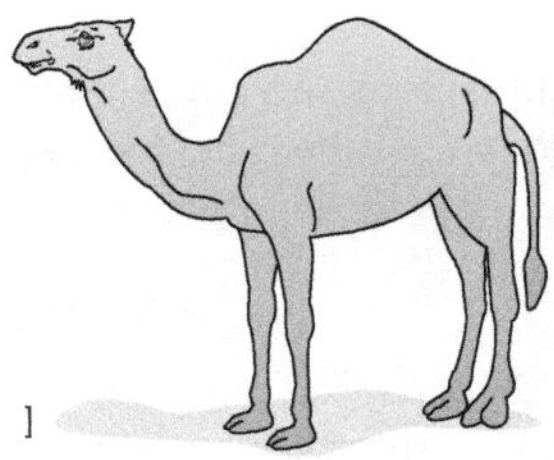

[ ]

___/3

Memória	Leia a lista de palavras. O sujeito deve repeti-las. Faça duas tentativas. Evocar após 5 minutos		Rosto	Veludo	Igreja	Margarida	Vermelho	Sem pontuação
		1ª tentativa						
		2ª tentativa						

Atenção	Leia a sequência de números (1 número por segundo)	O paciente deve repetir a sequência em ordem direta	[ ] 2 1 8 5 4	___/2
		O paciente deve repetir a sequência em ordem indireta	[ ] 7 4 2	

Leia a série de letras. O paciente deve bater com a mão (na mesa) cada vez que for dita a letra "A". Não se atribuem pontos se ≥ 2 erros
[ ] F B A C M N A A J K L B A F A K D E A A A J A M O F A A B — ___/1

Subtração de 7 começando pelo 100 [ ] 93 [ ] 86 [ ] 79 [ ] 72 [ ] 65 — ___/3
4 ou 5 subtrações corretas: 3 pontos; 2 ou 3 corretas: 2 pontos; 1 correta: 1 ponto; 0 correta: 0 ponto

Linguagem	Repetir: Eu somente sei que é João quem será ajudado hoje [ ]	O gato sempre se esconde embaixo do sofá quando o cachorro está na sala [ ]	___/2

Fluência verbal: dizer o maior número possível de palavras que comecem pela letra F (1 minuto) [ ]____ (N ≥ 11 palavras) — ___/1

Abstração	Semelhança p. ex., entre maçã e laranja = fruta	[ ] trem-bicicleta	[ ] relógio-régua	___/2

Evocação diferida	Deve recordar as palavras sem pistas	Rosto [ ]	Veludo [ ]	Igreja [ ]	Margarida [ ]	Vermelho [ ]	Pontuação apenas para evocação SEM PISTAS	___/5
Opcional	Pista de categoria							
	Pista de múltipla escolha							

Orientação	[ ] Dia do mês	[ ] Mês	[ ] Ano	[ ] Dia da semana	[ ] Lugar	[ ] Cidade	___/6

	Total Adicionar 1 ponto se o paciente tem ≤ 12 anos de escolaridade	___/30

Versão experimental brasileira: Ana Luisa Rosas Sarmento
Paulo Henrique Ferreira Bertolucci – José Roberto Wajman
(UNIFESP SP 2007)

ANEXO 4

Versão Brasileira do Questionário de Qualidade de Vida – SF-36

Nome: ____________________

Idade: __________ Sexo: ____________ Função exercida no trabalho: ____________________

Há quanto tempo exerce essa função: ____________________

1. Em geral você diria que sua saúde é:

Excelente	Muito boa	Boa	Ruim	Muito ruim
1	2	3	4	5

2. Comparada a um ano atrás, como você classificaria sua saúde em geral, agora?

Muito melhor	Um pouco melhor	Quase a mesma	Um pouco pior	Muito pior
1	2	3	4	5

3. Os seguintes itens são sobre atividades que você poderia fazer atualmente durante um dia comum. Devido à sua saúde, você teria dificuldade para fazer estas atividades? Neste caso, quando?

Atividades	Sim, dificulta muito	Sim, dificulta um pouco	Não, não dificulta de modo algum
a) Atividades rigorosas, que exigem muito esforço, tais como correr, levantar objetos pesados, participar em esportes árduos	1	2	3
b) Atividades moderadas, tais como mover uma mesa, passar aspirador de pó, jogar bola, varrer a casa	1	2	3
c) Levantar ou carregar mantimentos	1	2	3
d) Subir vários lances de escada	1	2	
e) Subir um lance de escada	1	2	3
f) Curvar-se, ajoelhar-se ou dobrar-se	1	2	3
g) Andar mais de 1 quilômetro	1	2	3
h) Andar vários quarteirões	1	2	3
i) Andar um quarteirão	1	2	3
j) Tomar banho ou vestir-se	1	2	3

4. Durante as últimas 4 semanas, você teve algum dos seguintes problemas com seu trabalho ou com alguma atividade regular, como consequência de sua saúde física?

	Sim	Não
a) Você diminuiu a quantidade de tempo que dedicava ao seu trabalho ou a outras atividades?	1	2
b) Realizou menos tarefas do que você gostaria?	1	2
c) Esteve limitado no seu tipo de trabalho ou a outras atividades?	1	2
d) Teve dificuldade de fazer seu trabalho ou outras atividades (p. ex., necessitou de um esforço extra)?	1	2

5. Durante as últimas 4 semanas, você teve algum dos seguintes problemas com seu trabalho ou outra atividade regular diária, como consequência de algum problema emocional (como se sentir deprimido ou ansioso)?

	Sim	Não
a) Você diminuiu a quantidade de tempo que dedicava ao seu trabalho ou a outras atividades?	1	2
b) Realizou menos tarefas do que você gostaria?	1	2
c) Não realizou ou fez qualquer das atividades com tanto cuidado como geralmente faz?	1	2

6. Durante as últimas 4 semanas, de que maneira sua saúde física ou problemas emocionais interferiram nas suas atividades sociais normais, em relação à família, amigos ou em grupo?

De forma nenhuma	Ligeiramente	Moderadamente	Bastante	Extremamente
1	2	3	4	5

7. Quanta dor no corpo você teve durante as últimas 4 semanas?

Nenhuma	Muito leve	Leve	Moderada	Grave	Muito grave
1	2	3	4	5	6

8. Durante as últimas 4 semanas, quanto a dor interferiu em seu trabalho normal (incluindo o trabalho dentro de casa)?

De maneira alguma	Um pouco	Moderadamente	Bastante	Extremamente
1	2	3	4	5

9. Estas questões são sobre como você se sente e como tudo tem acontecido com você durante as últimas 4 semanas. Para cada questão, por favor dê uma resposta que mais se aproxime da maneira como você se sente, em relação às últimas 4 semanas.

	Todo o tempo	A maior parte do tempo	Uma boa parte do tempo	Alguma parte do tempo	Uma pequena parte do tempo	Nunca
a) Quanto tempo você tem se sentido cheio de vigor, de vontade, de força?	1	2	3	4	5	6
b) Quanto tempo você tem se sentido uma pessoa muito nervosa?	1	2	3	4	5	6
c) Quanto tempo você tem se sentido tão deprimido que nada pode animá-lo?	1	2	3	4	5	6
d) Quanto tempo você tem se sentido calmo ou tranquilo?	1	2	3	4	5	6
e) Quanto tempo você tem se sentido com muita energia?	1	2	3	4	5	6
f) Quanto tempo você tem se sentido desanimado ou abatido?	1	2	3	4	5	6
g) Quanto tempo você tem se sentido esgotado?	1	2	3	4	5	6
h) Quanto tempo você tem se sentido uma pessoa feliz?	1	2	3	4	5	6
i) Quanto tempo você tem se sentido cansado?	1	2	3	4	5	6

10. Durante as últimas 4 semanas, quanto de seu tempo a sua saúde física ou problemas emocionais interferiram nas suas atividades sociais (como visitar amigos, parentes etc.)?

Todo o tempo	A maior parte do tempo	Alguma parte do tempo	Uma pequena parte do tempo	Nenhuma parte do tempo
1	2	3	4	5

11. Quão verdadeira ou falsa é cada uma das afirmações para você?

	Definitivamente verdadeira	A maioria das vezes verdadeira	Não sei	A maioria das vezes falsa	Definitivamente falsa
a) Eu costumo obedecer um pouco mais facilmente que as outras pessoas	1	2	3	4	5
b) Eu sou tão saudável quanto qualquer pessoa que eu conheço	1	2	3	4	5
c) Eu acho que a minha saúde vai piorar	1	2	3	4	5
d) Minha saúde é excelente	1	2	3	4	5

ANEXO 5 – QUESTIONÁRIO WHOQOL-BREF (OMS, 1998)

Instruções

Este questionário é sobre como você se sente a respeito de sua qualidade de vida, saúde e outras áreas de sua vida. **Por favor, responda a todas as questões.** Se você não tem certeza sobre que resposta dar em uma questão, por favor escolha entre as alternativas a que lhe parece mais apropriada. Esta, muitas vezes, poderá ser sua primeira escolha.

Por favor, tenha em mente seus valores, aspirações, prazeres e preocupações. Nós estamos perguntando o que você acha de sua vida, tomando como referência as **duas últimas semanas.** Por exemplo, pensando nas últimas duas semanas, uma questão poderia ser:

	Nada	Muito pouco	Médio	Muito	Completamente
Você recebe dos outros o apoio de que necessita?	1	2	3	4	5

Você deve circular o número que melhor corresponde a quanto você recebeu dos outros o apoio de que necessita nestas últimas duas semanas. Portanto, você deve circular o número 4 se recebeu "muito" apoio.

	Nada	Muito pouco	Médio	Muito	Completamente
Você recebe dos outros o apoio de que necessita?	1	2	3	4	5

Você deve circular o número 1 se não recebeu "nada" de apoio.

Por favor, leia cada questão, veja o que acha e circule o número que lhe pareça a melhor resposta.

		Muito ruim	Ruim	Nem ruim nem boa	Boa	Muito boa
1	Como você avaliaria sua qualidade de vida?	1	2	3	4	5
		Muito insatisfeito	Insatisfeito	Nem satisfeito nem insatisfeito	Satisfeito	Muito satisfeito
2	Quão satisfeito(a) você está com a sua saúde?	1	2	3	4	5

As questões seguintes são sobre **o quanto** você tem sentido algumas coisas nas últimas duas semanas.

		Nada	Muito pouco	Mais ou menos	Bastante	Extremamente
3	Em que medida você acha que sua dor (física) impede você de fazer o que você precisa?	1	2	3	4	5
4	Quanto você precisa de algum tratamento médico para levar sua vida diária?	1	2	3	4	5
5	Quanto você aproveita a vida?	1	2	3	4	5
6	Em que medida você acha que a sua vida tem sentido?	1	2	3	4	5
7	Quanto você consegue se concentrar?	1	2	3	4	5
8	Quão seguro(a) você se sente em sua vida diária?	1	2	3	4	5
9	Quão saudável é o seu ambiente físico (clima, barulho, poluição, atrativos)?	1	2	3	4	5

As questões seguintes perguntam sobre **quão completamente** você tem sentido ou é capaz de fazer certas coisas nestas últimas duas semanas.

		Nada	Muito pouco	Médio	Muito	Completamente
10	Você tem energia suficiente para seu dia a dia?	1	2	3	4	5
11	Você é capaz de aceitar sua aparência física?	1	2	3	4	5
12	Você tem dinheiro suficiente para satisfazer suas necessidades?	1	2	3	4	5
13	Quão disponíveis para você estão as informações de que precisa no seu dia a dia?	1	2	3	4	5
14	Em que medida você tem oportunidades de atividades de lazer?	1	2	3	4	5

As questões seguintes perguntam sobre **quão bem ou satisfeito** você se sentiu a respeito de vários aspectos de sua vida nas últimas duas semanas.

		Muito ruim	Ruim	Nem ruim nem bom	Bom	Muito bom
15	Quão bem é capaz de se locomover?	1	2	3	4	5

		Muito insatisfeito	Insatisfeito	Nem satisfeito nem insatisfeito	Satisfeito	Muito satisfeito
16	Quão satisfeito(a) você está com o seu sono?	1	2	3	4	5
17	Quão satisfeito(a) você está com sua capacidade de desempenhar as atividades do seu dia a dia?	1	2	3	4	5
18	Quão satisfeito(a) você está com sua capacidade para o trabalho?	1	2	3	4	5
19	Quão satisfeito(a) você está consigo mesmo?	1	2	3	4	5
20	Quão satisfeito(a) você está com suas relações pessoais (amigos, parentes, conhecidos, colegas)?	1	2	3	4	5
21	Quão satisfeito(a) você está com sua vida sexual?	1	2	3	4	5
22	Quão satisfeito(a) você está com o apoio que você recebe de seus amigos?	1	2	3	4	5
23	Quão satisfeito(a) você está com as condições do local onde mora?	1	2	3	4	5
24	Quão satisfeito(a) você está com seu acesso aos serviços de saúde?	1	2	3	4	5
25	Quão satisfeito(a) você está com seu meio de transporte?	1	2	3	4	5

As questões seguintes referem-se a **com que frequência** você sentiu ou experimentou certas coisas nas últimas duas semanas.

		Nunca	Algumas vezes	Frequentemente	Muito frequentemente	Sempre
26	Com que frequência você tem sentimentos negativos tais como mau humor, desespero, ansiedade, depressão?	1	2	3	4	5

Alguém o ajudou a preencher este questionário?..

Quanto tempo você levou para preencher este questionário?..

Você tem algum comentário sobre o questionário?

OBRIGADO PELA SUA COLABORAÇÃO

38

PRÓTESES AUDITIVAS CIRURGICAMENTE IMPLANTÁVEIS

Isabela de Souza Jardim
Rubens de Brito Neto

INTRODUÇÃO

A audição é o sentido humano com maior impacto nas relações humanas e com o ambiente em que vivemos. Sentido essencial ao desenvolvimento da linguagem oral e cognição desde os primeiros dias de vida. O Instituto Locomotiva e a Semana da Acessibilidade surda apontam que existem 10,7 milhões de pessoas com deficiência auditiva. Desse número, 2,3 milhões de pessoas têm perda auditiva severa, o mesmo número referido pela Pesquisa Nacional Saúde do Instituto Brasileiro de Geografia e Estatística de 2019.[1] Nove por cento nasceram com essa condição e 91% a adquiriram ao longo da vida, sendo que metade a adquiriu antes dos 50 anos. Do total pesquisado, 87% não usam o dispositivo eletrônico de amplificação sonora.[2] Para a Organização Mundial da Saúde (OMS), existem 499 milhões de deficientes auditivos no mundo, considerando-se que o número pode chegar a 900 milhões de pessoas com algum tipo de perda auditiva até 2050.[3]

Esses levantamentos são importantes para a elaboração de medidas nacionais e globais, leis e recomendações, uma vez que o conhecimento gera a promoção de ações importantes para a população e a criação de estratégias e ações preventivas ou de tratamento da perda auditiva. Como exemplo podemos mencionar a elaboração da Portaria MS n. 2.073 do Ministério da Saúde em 2004[4] e a recomendação feita pela OMS, que considera o século XXI como o século da comunicação, necessitando desse modo de ações específicas, incluindo a sugestão do tratamento e intervenção apropriados nos casos de perda auditiva.

Do ponto de vista da audiologia clínica, todo indivíduo portador de uma perda auditiva pode ser considerado candidato em potencial ao uso do dispositivo eletrônico de amplificação sonora.[5] Extremamente eficaz, esse dispositivo apresenta excelente relação custo-benefício quando comparado com outras próteses ou órteses[6] e abrange um amplo leque de indicações em perdas sensoriais, condutivas ou mistas de grau leve até profundo. Embora essa eficiência seja reconhecida, uma parcela significativa dos pacientes que possuem um dispositivo eletrônico de amplificação sonora não o usa. Dentre os diversos fatores responsáveis pela resistência ao uso, pode-se citar:[5,7]

1. Aspecto estético.
2. Estigmatização gerada pela associação entre uso de dispositivo eletrônico de audição e o envelhecimento.
3. Dificuldade do uso do dispositivo eletrônico de audição em situações comuns do dia a dia, como durante exercícios físicos, na praia ou em atividades aquáticas, impossibilidade de usar durante o sono, durante a atividade sexual, entre outras.
4. Dificuldade de manuseio.
5. Possibilidade de perda do dispositivo.
6. Necessidade de troca constante de bateria.
7. Manutenção com limpeza.

Além desses fatores, podemos mencionar algumas situações nas quais o dispositivo eletrônico de amplificação sonora de condução aérea não pode ser utilizado pela impossibilidade de colocação do molde, por exemplo: alterações anatômicas da orelha externa, congênita ou adquirida; atresia de orelha externa; cavidades radicais por colesteatoma; doenças dermatológicas (eczemas, dermatites).

Por outro lado, Indivíduos ativos que praticam atividades esportivas, profissionais que fazem uso de estetoscópio ou fones de ouvidos, ou mesmo a necessidade de perceber sons durante o sono ou mergulho em piscinas são exemplos de situações nas quais a prótese implantável de orelha média pode auxiliar.

Nos últimos anos, alternativas ao dispositivo eletrônico de amplificação sonora por condução óssea quando o uso do dispositivo eletrônico de amplificação sonora convencional não pode ser usado vêm sendo pesquisadas. O avanço tecnológico dos dispositivos eletrônicos auditivos cirurgicamente implantáveis tem sido constante e nos faz pensar no dinamismo e nas mudanças que ocorrem nessa área, possibilitando novas técnicas de intervenção audiológica que ofereçam inserção social, melhor comunicação, além do aumento de tempo de uso diário, conforto físico, minimização de complicações cirúrgicas e melhor compreensão de fala em diferentes ambientes acústicos. Da mesma forma, a evolução da técnica cirúrgica tem ocorrido paralelamente, permitindo a redução de complicações pós-cirúrgicas.[7]

DEFINIÇÃO DE PRÓTESE AUDITIVA IMPLANTÁVEL DE ORELHA MÉDIA

Implantes de orelha média ou *middle ear implants* (MEI) são dispositivos amplificadores eletrônicos que utilizam o funcionamento coclear que o indivíduo apresenta. Basicamente compostos por três itens – microfone, processador de áudio e transdutores receptores –, podem ser implantados total ou parcialmente.[7] A depender do tipo de dispositivo, o componente interno pode estar fixado na cadeia ossicular ou no osso com a finalidade de propagar a energia que deve chegar até a cóclea. Contudo, em algumas situações podem estimular a membrana timpânica ou mesmo os fluidos cocleares.[8]

A possibilidade de ampliação da magnitude dos movimentos do conjunto tímpano-ossicular é conhecida desde 1935,[9] quando se implantou partícula de ferro sobre a membrana timpânica, resultando em um campo magnético que ampliava seus movimentos quando estimulados por um microfone. Rutschmann, em 1959, descreveu a movimentação da cadeia ossicular por estimulação de magneto sobre a membrana timpânica.[10] Na década de 1970, estudos com componentes cirurgicamente implantáveis foram realizados com o propósito de restaurar audição. Apesar de os resultados desses estudos apresentarem poucas respostas, eles abriram novos estudos na área de dispositivos eletrônicos de amplificação sonora.

Os dispositivos implantáveis de orelha média e as próteses auditivas ancoradas no osso possuem diferentes tipos de transdutor que podem ser indicados para perda auditiva de grau leve a moderadamente severo. Cada sistema possui sua especificidade de indicação, contudo de modo geral abrangem perdas auditivas dos tipos sensorioneural, misto ou condutivo de uso uni ou bilateral.

Importante ressaltar que o dispositivo eletrônico de amplificação sonora por via aérea apresenta amplificação puramente eletroacústica. Já os dispositivos implantáveis podem diferenciar na forma de amplificação. Seus transdutores podem ser classificados como eletromecânicos, eletromagnéticos ou piezoelétricos.[7]

- Sistema piezoelétrico: esse sistema utiliza a propriedade dos materiais piezoelétricos de deformar com a passagem da corrente elétrica para movimentar o transdutor e então a cadeia ossicular. A grande vantagem desse material é a necessidade de pouca energia para obter o efeito de movimento desejado.[7] O dispositivo totalmente implantável Esteem, marca Envoy Medical, utiliza essa amplificação.[11]
- Sistema eletromagnético: sistema semi-implantável composto por componente interno e externo, a exemplo do dispositivo Vibrant Sound Bridge - MED-EL™. A bobina, do componente VORP, quando fixada na cadeia ossicular ou apoiada sobre as janelas oval ou redonda, movimenta-se ao receber campo magnético após o impulso em sinal elétrico passar por transdução e ser enviado por indução magnética. A grande desvantagem dos aparelhos eletromagnéticos é o alto consumo de energia.[12]

Considerações audiológicas sobre os dispositivos implantáveis

O serviço prestado no processo de seleção e adaptação ocorre antes e após a cirurgia.[7] Cada fase subdivide-se em quatro etapas: avaliação, seleção, adaptação e verificação, orientação e aconselhamento. O dispositivo totalmente implantável Esteem e o dispositivo semi-implantável Vibrant SoundBridge possuem a etapa intraoperatória na qual o profissional conduz testes de verificação do funcionamento do sistema para então o cirurgião concluir a cirurgia.[7,11,13,14] Serão descritos os principais aspectos de cada fase, pré e pós-operatória.[11,15-18]

Etapa pré-operatória

Nesta fase a avaliação deve conter as informações:

- Avaliação audiológica completa, observando os critérios de indicação para o dispositivo implantável a ser selecionado.
- Análise de exames eletrofisiológicos de audição para crianças pequenas ou indivíduos que não têm condições de realizar audiometria.
- Averiguação das peculiaridades do dispositivo a fim de favorecer o desempenho auditivo, benefício e satisfação ao uso.
- Seleção da potência do dispositivo.
- Orientação e aconselhamento em relação ao dispositivo e à intervenção audiológica nas diferentes etapas.

Etapa pós-operatória

Esta etapa é subdividida em ativação e acompanhamento:

1. Ativação:
   - Audiometria tonal, por via aérea e via óssea, e logoaudiometria para maiores de 3 anos de idade. Indivíduos abaixo dessa idade devem realizar audiometria com reforço visual, potencial evocado auditivo de tronco encefálico e estado-estável com pesquisa para limiares auditivos eletrofisiológicos por via aérea e via óssea.
   - Orientação e aconselhamento sobre o funcionamento, manuseio e manutenção do dispositivo quando o modelo escolhido tiver componente externo.
   - Programação e ajustes finos via *software*.
2. Acompanhamento realizado após a ativação:
   - Ajustes finos via *software*.
   - Verificação dos componentes do dispositivo.
   - Orientação e aconselhamento sobre o processo de adaptação.
   - Verificação e validação de resultados com medidas objetivas considerando o desempenho auditivo além do benefício e satisfação que deverão ser analisados por meio de questionários validados cientificamente para dispositivos eletrônicos de amplificação sonora por via aérea, por exemplo, o questionário para avaliação do benefício: *Client Oriented Scale of Improvement* (COSI™).[19]

TECNOLOGIAS DISPONÍVEIS NO MERCADO BRASILEIRO

Prótese auditiva ancorada no osso

Neste dispositivo eletrônico auditivo de amplificação eletromecânica, o som inicialmente entra pelo microfone e no processador externo ocorre a amplificação eletroacústica. Após esta energia ser amplificada pelo processador externo, ela atravessa do processador externo para o Abutment Dermalocke convertendo-se em vibração mecânica para chegar até a cóclea. Esse sistema não utiliza o meato acústico externo ou médio para passagem do som por meio aéreo. Von Békesy (1960) demonstrou que o estímulo vibratório se propaga por toda a membrana basilar, causando maior amplitude em um local específico. Contudo, o mecanismo coclear para conversão do som em estímulo neural é o mesmo por via aérea ou por via óssea.[20]

Esse sistema de amplificação descrito e utilizado desde a década de 1970 foi primeiramente desenvolvido para atender à perda condutiva ou mista bilateral.[21] Após alguns anos a indústria ampliou a indicação para perda auditiva sensorioneural profunda unilateral e pacientes com perda auditiva condutiva ou mista unilateral, por exemplo, nos casos de agenesia unilateral. Os conhecimentos adquiridos com implantes dentários propiciaram o desenvolvimento de um sistema de titânio implantável no osso temporal para condução óssea direta por meio dos ossos cranianos do paciente, penetrando a pele e o tecido ósseo. As vantagens e limitações já estão bem definidas no mercado.[22]

Define-se o processo de osteointegração como uma conexão funcional e estrutural direta entre o tecido ósseo e a superfície do implante, sem a presença de tecido fibroso envolvendo-os.[23] A osteointegração é um reflexo da cicatrização do endósteo, que consiste em um processo de formação de tampão e hematoma, migração de células osteogênicas e neoformação óssea. O processo de cicatrização ósseo adjacente ao implante deve ser idêntico ao fisiológico.

Durante todo esse processo, estruturas de orelha média e interna não sofrem interferências e mantêm-se inalteradas; portanto, perdas auditivas com limiares por via óssea dentro da normalidade e *gap* aéreo-ósseo maior que 30 dB NA se beneficiam mais do que aquelas que apresentam rebaixamento ósseo com comprometimento de estruturas internas. Nos casos de perda condutiva e mista o dispositivo direciona a energia mecânica diretamente para estruturas do sistema auditivo que, por meio de vibrações, desencadearão vibrações para amplificação do som (Figura 1).

Para casos de perda auditiva profunda unilateral, *single sided deafness* (SSD), o lado contralateral deverá estar dentro dos limites de normalidade para que haja melhor aproveitamento na amplificação transcraniana. Essa amplificação utiliza-se da dissipação da energia coletada pelo microfone do sistema convertido em mecânica e, então, dissipada pelo osso até a cóclea contralateral (Figura 2).

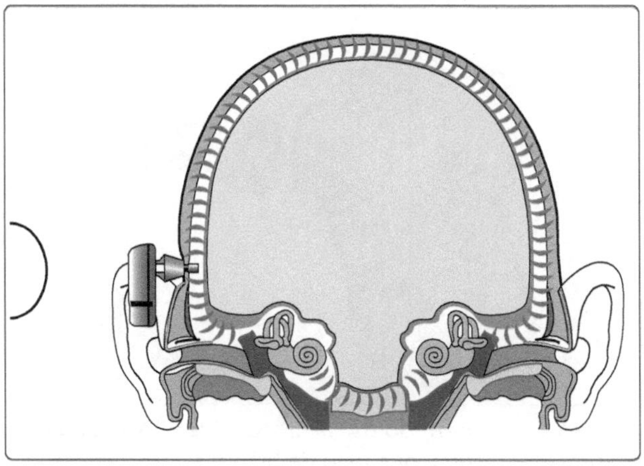

FIGURA 1 Ilustração do mecanismo de funcionamento do dispositivo em casos de perda auditiva condutiva ou mista bilateral.

Fonte: adaptada de Cochlear Corp cedida pela representante Politec Soluções Auditivas Ltda.

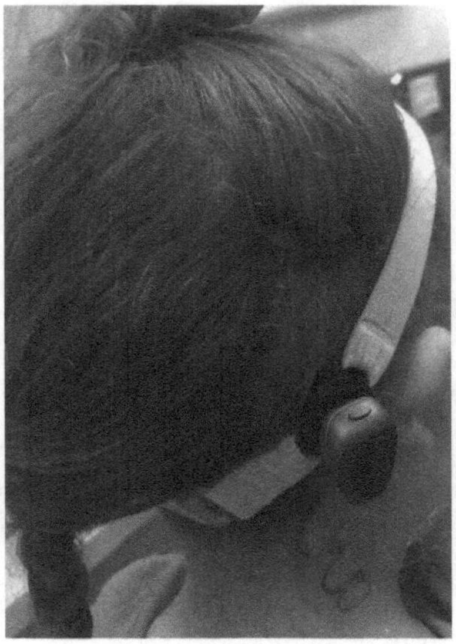

FIGURA 3 Uso de prótese auditiva ancorada no osso com faixa elástica.

Fonte: imagem autorizada pelo Ambulatório de Osteoancoradas – Disciplina ORL HCFMUSP-SP.

O uso da prótese auditiva ancorada no osso pode ser feito por meio de faixa elástica quando não cirúrgico (Figura 3) ou ancorado no osso por meio do pino de titânio ou ímã nos casos cirúrgicos (Figura 4). Estudos sobre verificação com o *skull simulator* estão sendo desenvolvidos para análise objetiva do som amplificado (Figura 5).

A implantação pode ocorrer de modo:

- Percutâneo: o corpo implantado (pino de titânio) atravessa a pele e a calota craniana. No Brasil estão disponíveis o BAHA, o Cochlear™ (Figura 6)[24] e o Ponto, marca Oticon Medical (Figura 7).[16]
- Transcutâneo: o componente interno é implantado por baixo da pele e o componente externo (processador) fica sob a pele. Os componentes, interno e externo, são mantidos pela conexão de seus ímãs com a pele entre eles. Nesse modo não há pele exposta.[17] Ao

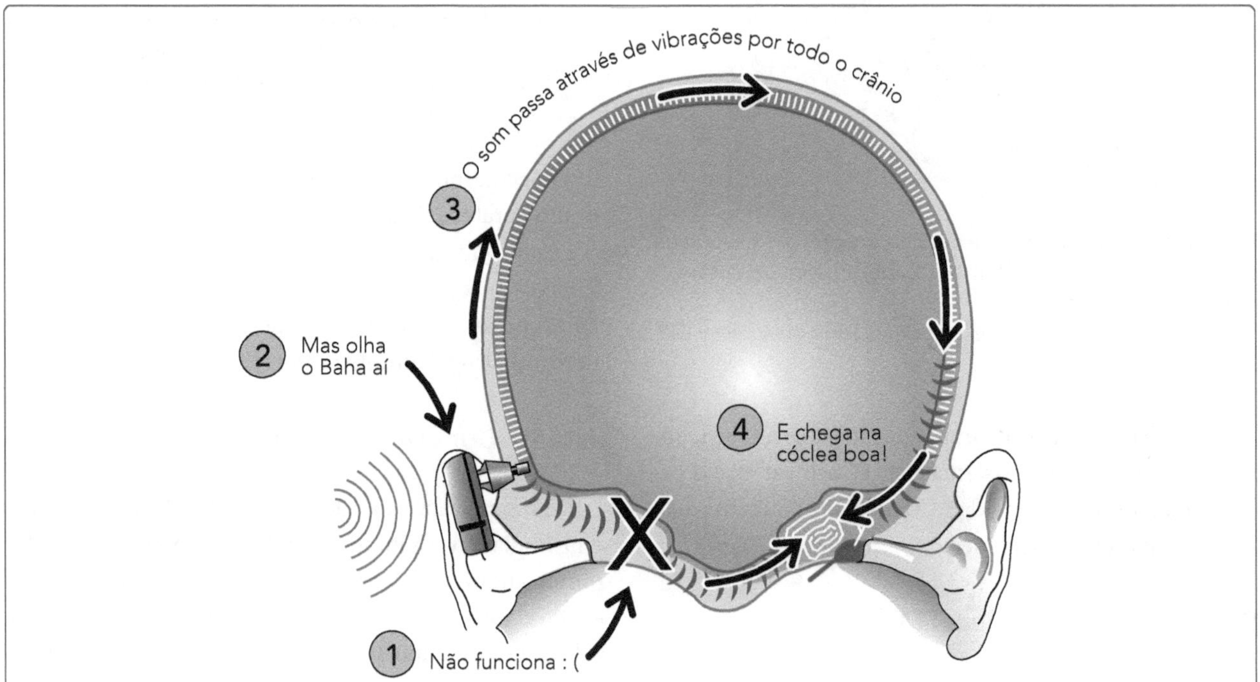

FIGURA 2 Ilustração do mecanismo de transmissão transcraniana para perda *single sided deafness*.

Fonte: adaptada de Cochlear Corp cedida pela representante Politec Soluções Auditivas Ltda.

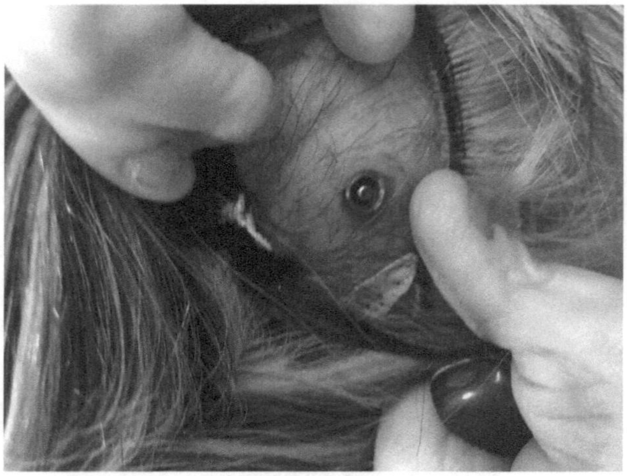

FIGURA 4 Pino de titânio ancorado no osso.
Fonte: imagem autorizada pelo Ambulatório de Osteoancoradas – Disciplina ORL HCFMUSP-SP.

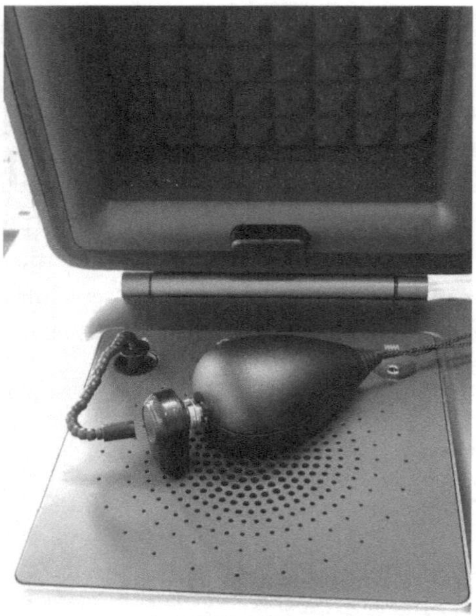

FIGURA 5 Equipamento de verificação com *skull simulator* acoplado com sistema Ponto 3 Super Power percutâneo, marca Oticon medical.
Fonte: imagem do acervo do Centro de Audiologia Audiocenter (SP).

considerar a forma de implantação transcutânea, podemos encontrar o sistema Osia (Cochlear™) e o sistema Samba Bonebridge (Med-El™).Cada modelo com suas especificidades.

Sistema Osia (CochlearTM)

O sistema Osia (Figura 8) é um implante ativo de condução óssea do tipo transcutâneo que utiliza a conexão de dois ímãs tendo a pele no meio intacta. O componente

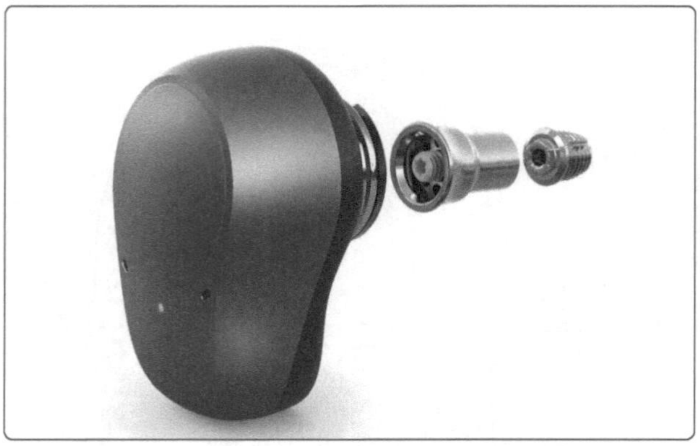

FIGURA 6 Imagem do BAHA 5® (CochlearTM) contendo processador, *abutment* e pino de titânio.
Fonte: imagem cedida pela empresa Politec Soluções Auditivas.

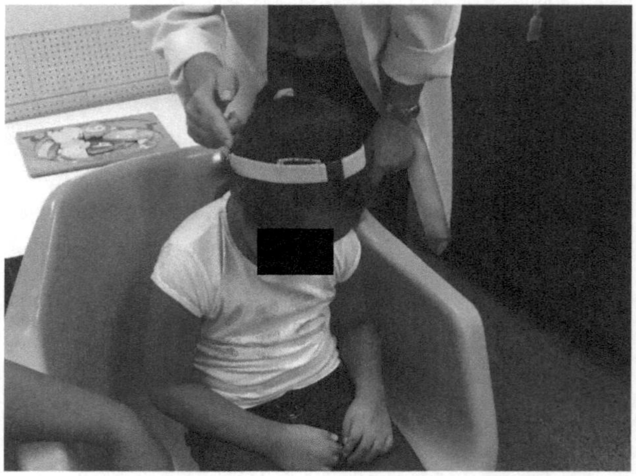

FIGURA 7 Imagem de pessoa usando o modelo Ponto®4 (Oticon MedicalTM) de implantação percutânea.
Fonte: imagem autorizada pelo Ambulatório de Osteoancoradas – Disciplina ORL HCFMUSP-SP.

vibrador interno é piezoelétrico e conectado diretamente por um parafuso de titânio que é ancorado e osteointegrado à calota craniana. A técnica cirúrgica combina procedimentos antes realizados no antigo BAHA *attract* no implante coclear.[25] A idade mínima cirúrgica aprovada pelo Food and Drug Administration (FDA) é de 5 anos.

Sistema Bonebridge® (Med-El)

Do mesmo fabricante do dispositivo eletrônico auditivo semi-implantável Vibrant Soundbridge, o dispositivo eletrônico auditivo eletromecânico Bonebridge é semi-implantável e possui dois componentes principais: uma unidade externa, composta de um processador de som, e uma unidade interna (implantável), chamada de implante de condução óssea (*bone conduction implant* – BCI) (Figura 9). Seu processador externo possui dois microfones, um pro-

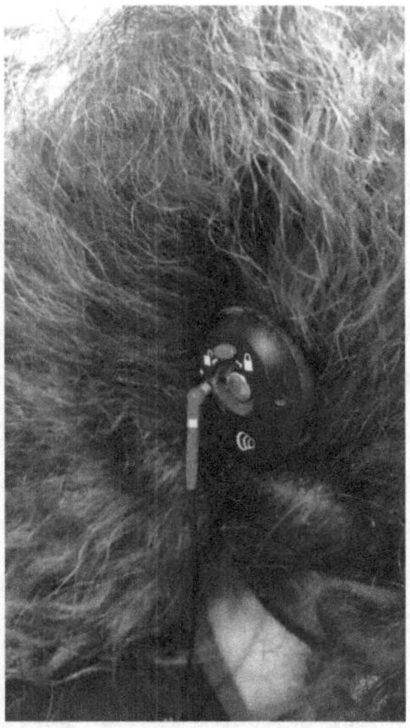

FIGURA 8 Ilustração do sistema *software* Osia System (CochlearTM) durante período de ativação.
Fonte: imagem do acervo do Ambulatório Osteoancorado do Departamento de ORL do Hospital das Clínicas da Faculdade de Medicina da Universidade de São Paulo.

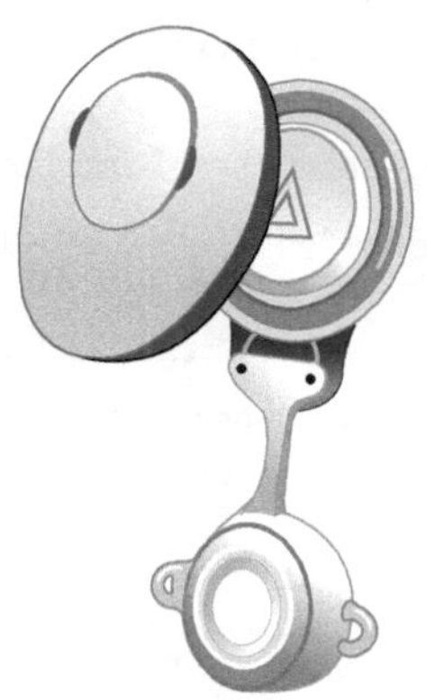

FIGURA 9 Imagem ilustrativa do sistema Bonebridge Samba® (Med-El), formado pelo processador de áudio e a parte implantável BCI (*bone conduction implant*).
Fonte: adaptada de Med-El Brasil.

cessador de sinal e espaço para colocação de bateria e ímã, permitindo sua fixação por meio de atração magnética. Já a parte implantável BCI é composta por um transdutor e uma bobina receptora eletrônica. O funcionamento desse dispositivo ocorre quando o microfone capta o som e é amplificado pela unidade externa. Esta envia a informação ao BCI para que o transdutor Floating Mass Transducer (FMT) aceite o sinal e gere a vibração, fazendo o osso vibrar e estimular o sistema auditivo.[26] Portanto, o resultado dependerá de fatores como espessura e consistência óssea, além dos achados audiológicos do candidato. Para sua implantação o paciente deve ter idade mínima de 5 anos, e a escolha do lado a ser implantado nos casos de uso unilateral ocorre a critério da equipe multiprofissional.

Indicações otológicas das próteses auditivas ancoradas no osso[15-17]

- Pacientes com otorreia crônica, nos quais o uso de dispositivo eletrônico auditivo agrava a infecção, causando problemas como de *feedback*, pouca qualidade sonora e desconforto – otite externa repetição, cavidade radical, otite média supurativa.
- Malformações craniofaciais com atresia ou hipogenesia de meato acústico externo (associadas ou não a microtia).[27]
- Perda condutiva devido a alterações da cadeia ossicular não passíveis de correção cirúrgica ou adaptação de dispositivo eletrônico de amplificação sonora.
- Surdez unilateral causada por ressecção de Schwannoma de VIII par, surdez súbita, ou de causa genética com o objetivo de tentar melhorar a localização da fonte sonora e a compreensão de fala em ambientes ruidosos.
- Uso imediato com o intuito de estimulação auditiva após o diagnóstico audiológico acoplado em faixa elástica apropriada e recomendada pelo fabricante quando não for possível a adaptação de um dispositivo eletrônico de amplificação sonora por via aérea ou em caso de não ter condição geral de saúde ou mesmo idade mínima para cirurgia.[28]

Contraindicações[15-17,29]

As contraindicações devem ser investigadas para o sucesso do tratamento e da intervenção auditiva.

- Malformação que possibilite falha de osteointegração pós-cirúrgica no caso de dispositivo eletrônico de audição que utilize a implantação do tipo percutâneo.
- Radiação.
- Doença psiquiátrica (contraindicação relativa).
- Expectativa irreal de resultado.

Indicações audiológicas das próteses auditivas ancoradas no osso

- Perda auditiva condutiva ou mista uni ou bilateral: limiares auditivos por via óssea iguais ou inferiores a 55 dB NA, preferencialmente *gap* aéreo-ósseo maior que 30 dB ou *gap* inferior, quando o uso de dispositivo eletrônico de amplificação sonora não for possível. Apresentar no índice percentual de reconhecimento de fala resultado igual ou superior a 64% para palavras monossilábicas (Figura 10).[30]

- Surdez neurossensorial unilateral (*single sided deafness* – SSD): perda auditiva sensorioneural completa e lado contralateral apresentando limiares auditivos por via aérea dentro dos limites de normalidade (Figura 11).[31]

Considerações audiológicas referentes aos dispositivos eletrônicos auditivos implantáveis ancorados no osso[12,15,16]

Etapa pré-operatória

- Avaliação dos limiares auditivos por via aérea e via óssea.
- Avaliação do desempenho funcional auditivo, por meio de testes de fala em campo livre com e sem o dispositivo acoplado em faixa elástica.
- Avaliação da possibilidade de o paciente manusear o dispositivo como lado de escolha, troca de bateria e limpeza.
- Avaliação do local em que o componente externo estará posicionado após a cirurgia de modo a obter melhor aproveitamento de ganho e posição do componente quando o usuário utilizar dispositivo eletrônico auditivo e óculos.
- Escolha do lado a ser implantado em caso de perda auditiva com limiares simétricos por via óssea quando possível o uso apenas unilateral.
- Oferta de teste domiciliar com o uso de faixa elástica.
- Escolha do dispositivo eletrônico auditivo considerando potência e tipo de implantação, percutâneo ou transcutâneo. Durante o ajuste, o dispositivo é programado individualmente por *software* e algoritmos digitais configurados individualmente. O sistema de conectividade sem com/sem fio pode ser selecionado e ativado como no caso de *streamer* TV e microfone remoto e/ou celular.

Etapa pós-operatória

Ativação: o tempo de ativação após cirurgia depende da técnica cirúrgica, da cicatrização da pele e varia de acordo com cada indivíduo e produto, portanto a ativação deve ocorrer após a liberação médica. Esse tempo pode variar dependendo da qualidade do osso, anormal ou imatura, de cada indivíduo.[32] O tempo de cicatrização em crianças costuma ser mais longo que em adultos.

Sistema Vibrant Soundbridge® (Med-El)

É o primeiro sistema semi-implantável eletromagnético aprovado para uso clínico no Brasil. É composto

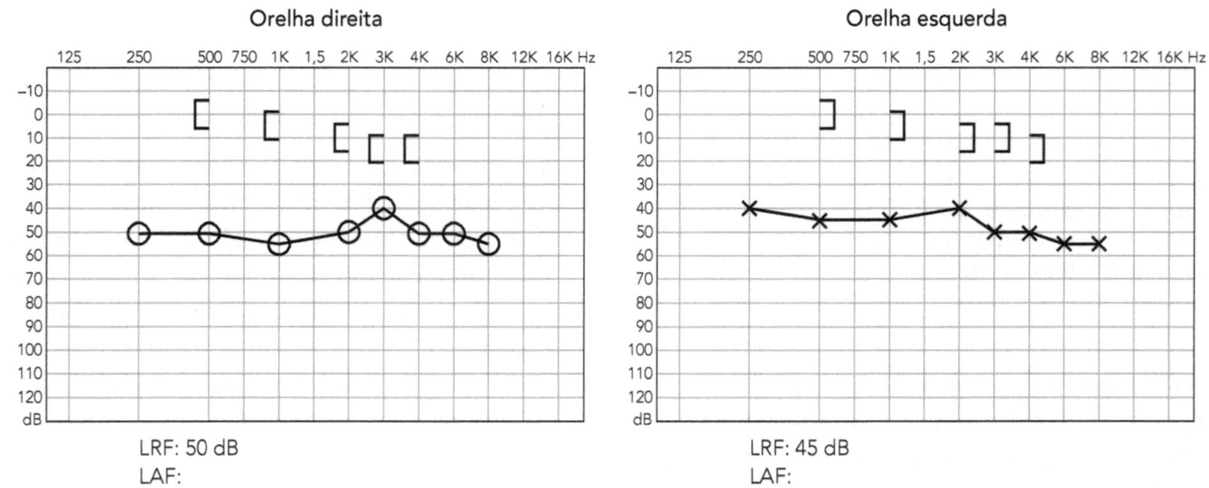

Índice percentual de reconhecimento da fala

	Intensidade	Monossílabos	Dissílabos
Palavras faladas	–	25	25
OD	90 dB	100%	
OE	85 dB	100%	

FIGURA 10 Perda auditiva condutiva de grau moderado bilateral. Limiares aéreo e ósseo com mascaramento *Narrow Band Noise* (NBN). Logoaudiometria com mascaramento *Speech Noise* (SN).
Fonte: adaptada de banco de dados do serviço do Centro de Audiologia Audiocenter (SP).

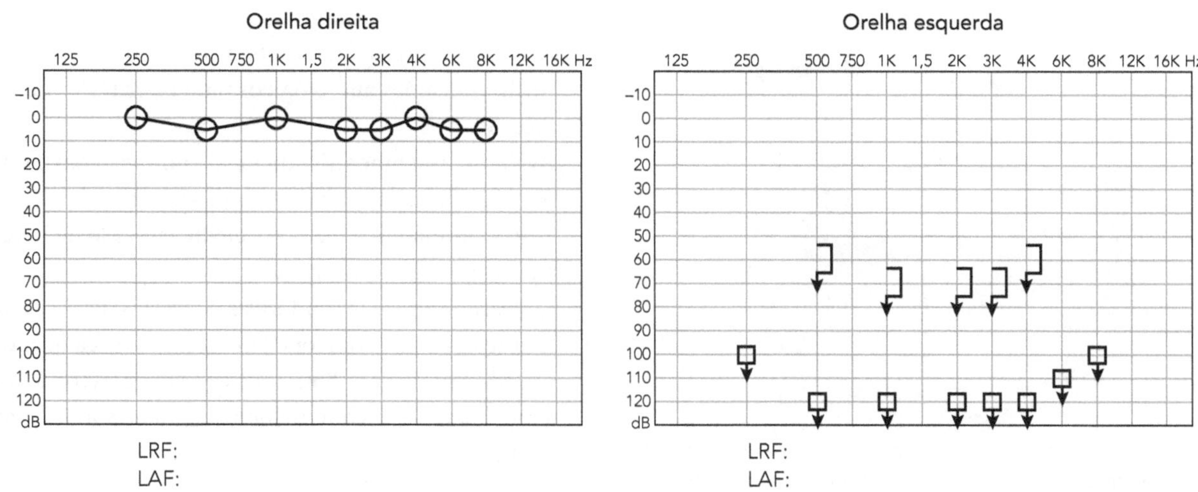

Índice percentual de reconhecimento da fala

	Intensidade	Monossílabos	Dissílabos
Palavras faladas	–	25	25
OD	45 dB	100%	
OE	100 dB	0%	0%

FIGURA 11 Perda auditiva unilateral (*Single Sided Deafness*). Limiar aéreo e ósseo com mascaramento tipo NBN (*Narrow Band Noise*) e logoaudiometria SN (*Speech Noise*) para teste de orelha esquerda.
Fonte: banco de dados do Centro de Audiologia Audiocenter (SP).

por duas partes: interna e externa. A unidade externa se compõe do microfone e do processador amplificador de fala, e a unidade interna (implantável) é constituída de uma bobina chamada *floating mass transducer* para vibração ossicular (Figura 12). Apresenta um modo de funcionamento interessante por sua simplicidade e eficácia: amplia a vibração ossicular de forma controlada e programada conforme a perda auditiva do paciente.[33] O som captado pelo microfone é processado, sendo então encaminhado à prótese vibratória implantada na orelha média, ramo longo da bigorna, ampliando a vibração do estribo.

Recentemente, modificações cirúrgicas para a implantação da prótese em situações em que não há cadeia ossicular íntegra foram estruturadas e se mostraram eficazes. A colocação da prótese sobre a janela redonda ou sobre próteses de reconstrução de cadeia ossicular (*Torp* ou *Porp*) são opções em pacientes com otites crônicas, atresia de meato acústico externo ou outras situações de descontinuidade da cadeia ossicular.[34] Para a implantação o paciente deve ter idade mínima de 5 anos. Nos casos de perda auditiva sensorioneural, a escolha deve ser em equipe com prévia verificação do dispositivo eletrônico auditivo por via aérea ou no lado que houver impedimento para o uso da prótese auditiva.

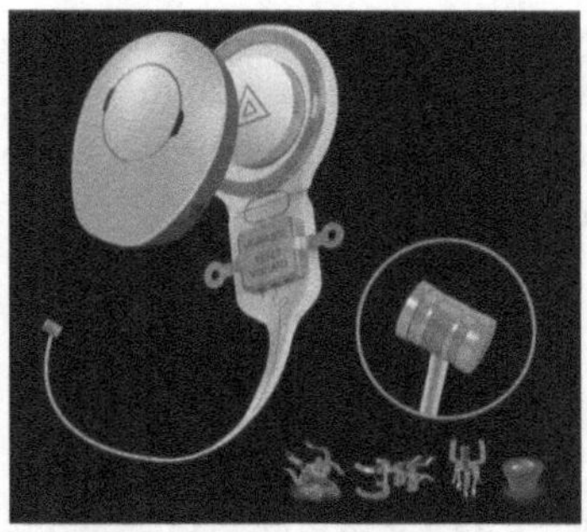

FIGURA 12 Imagem ilustrativa do sistema Samba Vibrant Soundbridge®: processador externo e unidade interna Vorp com ímã acoplador e o cabo com bobina FMT (*Floating Mass Transducer*).
Fonte: imagem cedida pela empresa Med-El Brasil.

Indicações audiológicas

A. Disacusias condutivas ou mistas:

- Perda auditiva condutiva ou mista: indivíduos com limiares auditivos por via óssea iguais ou inferiores a 55 dB NA (Figura 13).
- Pacientes com experiência prévia negativa com dispositivo eletrônico de amplificação sonora convencional ou sem condições médicas para utilizá-los.
- Índice percentual de reconhecimento de fala (IPRF) no lado a ser implantado igual ou superior a 64% para palavras monossilábicas.

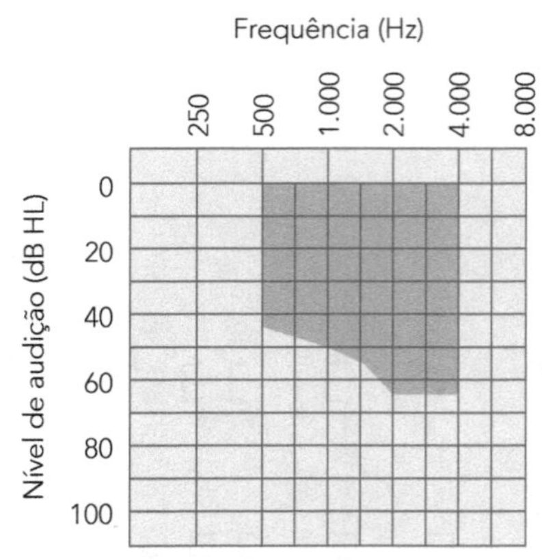

FIGURA 13 A área sombreada no audiograma mostra os limiares necessários à indicação do Samba Vibrant Soundbridge® em perda auditiva condutiva e mista.
Fonte: adaptada de Med-El Corp.

B. Perda auditiva sensorioneural

- Limiares auditivos dentro da área sombreada do audiograma (Figura 14).
- Perda auditiva sensorioneural estável sem flutuações do limiar ósseo maior que 15 dB nos últimos 2 anos.
- Índice de reconhecimento de fala com o mínimo de 50% de acertos na intensidade de 65 dB NPS ou menos em lista de palavras em campo livre utilizando o dispositivo de amplificação convencional.
- Pacientes com contraindicação médica para o uso do dispositivo eletrônico de amplificação sonora convencional, por via aérea.

Contraindicações

- Audição flutuante.
- Neuropatia e problemas retrococleares.
- Impedimento ao ato cirúrgico, por exemplo, ter condição de saúde geral possível para se submeter a cirurgia.

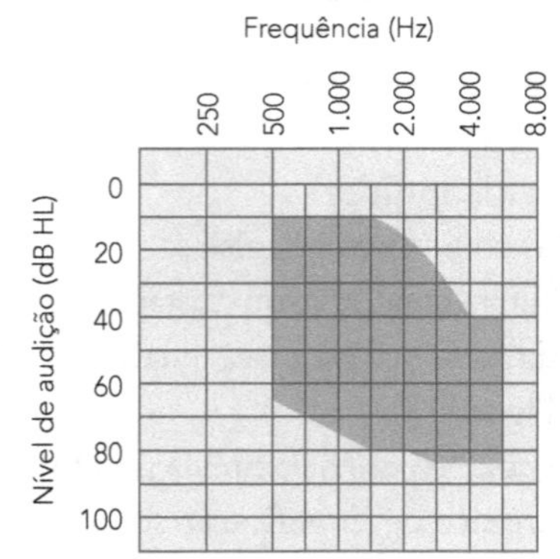

FIGURA 14 A área sombreada no audiograma mostra os limiares necessários à indicação do Vibrant Soundbridge® em perda auditiva sensorioneural.
Fonte: adaptada de Med-El Corp.

Considerações audiológicas

A avaliação pré-operatória tem como objetivos:

- Realizar exames audiológicos para os critérios de indicação.
- Avaliar o desempenho funcional auditivo, com e sem o uso de dispositivo auditivo por via aérea.
- Testes simuladores para o paciente em caso de perda auditiva do tipo sensorioneural.
- Em casos de perdas condutivas ou mistas deve-se realizar teste de fala com fone por vibração óssea quando a perda auditiva por limiares ósseos for simétrica para a escolha de lado com melhor qualidade sonora e reconhecimento de fala.

Ativação

- Para a ativação, o tempo médio sugerido é de 8 semanas após o ato cirúrgico, juntamente com a liberação médica.
- Avaliação audiológica pós-operatória.
- Escolha do ímã externo.
- Programação do dispositivo, que é feita pelo *software*.
- Orientação e aconselhamento ao paciente e familiares.

Maxum system – Otologyc

Esse dispositivo auditivo parcialmente implantável apresenta componente interno, implantado e externo. Sua amplificação é eletromagnética, sendo que o componente acoplado na ponte da cápsula externa transmite para bobina implantada na bigorna por meio da membrana timpânica intacta.[35]

Para o funcionamento do sistema faz-se necessária a cirurgia para implantação do componente interno que é fixado no ramo longo da bigorna, e previamente o preparo do componente externo que é feito por pré-moldagem do canal auditivo externo até a membrana timpânica. Esse componente externo é confeccionado em formato de um dispositivo intra ou microcanal contendo um microfone, amplificador e uma bobina de indução magnética.

O processo de amplificação ocorre quando o componente externo capta o som pelo microfone, passa pelo amplificador e pela bobina de indução que transmite para o componente interno implantado e aumenta a movimentação da cadeia ossicular (Figura 15). Esse sistema está disponível no mercado internacional e encontra-se em fase de pesquisa clínica no Brasil.

São candidatos indivíduos maiores de 18 anos, com anatomia normal avaliada pela otoscopia e tomografia computadorizada de ossos temporais.

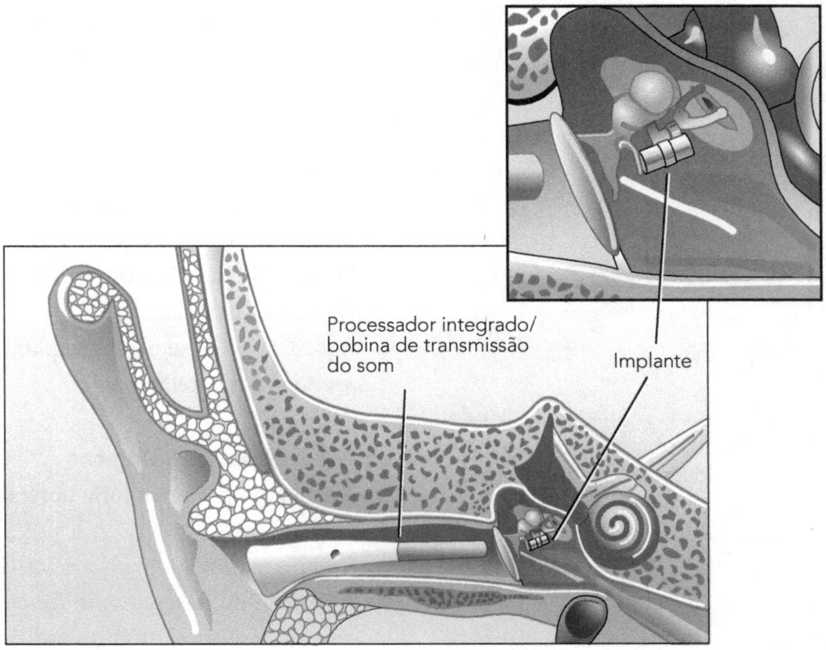

FIGURA 15 Dispositivo eletrônico auditivo Maxum.
Fonte: adaptada de Otologyc.

Critérios audiológicos[18]

- Perda auditiva tipo neurossensorial.
- Perda estável nos últimos 2 anos.
- Curva timpanométrica tipo A.
- Tuba auditiva totalmente permeável.
- IPRF melhor que 60% em monossilábicos.
- Diferença de 20% no Valor PB máximo na intensidade de 50 db NPS durante a avaliação de orelhas separadas.
- Uso mínimo de 4 horas/dia por 3 meses de dispositivos eletrônicos de amplificação sonora convencional para posterior avaliação dos critérios cirúrgicos.

Ativação

A ativação ocorrerá em média em 8 semanas da implantação seguidas por liberação médica:

- Programação do dispositivo que é feito pelo *software*.
- Orientação e aconselhamento ao paciente e familiares.
- Ajuste do eixo da bobina para ângulo do componente implantado.

Sistema Esteem® (Envoy Medical)

Prótese totalmente implantável, seu sistema não utiliza microfone como captador do som, o que diminui muito o gasto em energia. Assim, esse sistema não apresenta problemas relacionados ao próprio microfone implantável, como a filtragem de sons humorais e a especificidade à fonte sonora.[36]

Seu modo de funcionamento se baseia na utilização da própria membrana timpânica (MT) para a captação do som, similar à fisiologia natural. O acoplamento de um transdutor chamado *sensor*, piezoelétrico, é fixado no ramo longo da bigorna e capta o movimento (vibração) da MT. Esse sensor transmite a informação a um processador de som. O som, após amplificado, é transmitido ao segundo transdutor, chamado *driver*, que está acoplado à cabeça do estribo. A passagem da corrente elétrica no *driver* faz a movimentação da peça, e esta por sua vez movimenta o estribo, amplificando o sinal (Figura 16). As vantagens desse tipo de prótese são: não precisar carregar bateria, não ter microfone e a troca da bateria ocorrer a cada 4/5 anos dependendo das horas de uso diárias. Por outro lado, apresenta a desvantagem de ser necessária a desarticulação da cadeia ossicular por secção do ramo longo da bigorna durante a cirurgia, o que torna o processo não reversível à situação anterior em caso de falha do dispositivo ou necessidade de retirá-lo por qualquer razão ou rejeição; há também limitação para exames de imagem. Para sanar essa situação, a companhia fabricante desenvolveu a técnica utilizando prótese reconstrutora cadeia ossicular (*Torp*), que permite a reversão cirúrgica quando necessário.[37] Esse dispositivo é indicado para indivíduos com idade superior a 18 anos, e sugere-se como escolha para o lado de implantação o lado pior, além da recomendação do uso de dispositivo eletrônico auditivo por via aérea no lado contralateral, permitindo o uso de dois diferentes tipos de dispositivo eletrônico auditivo.[38]

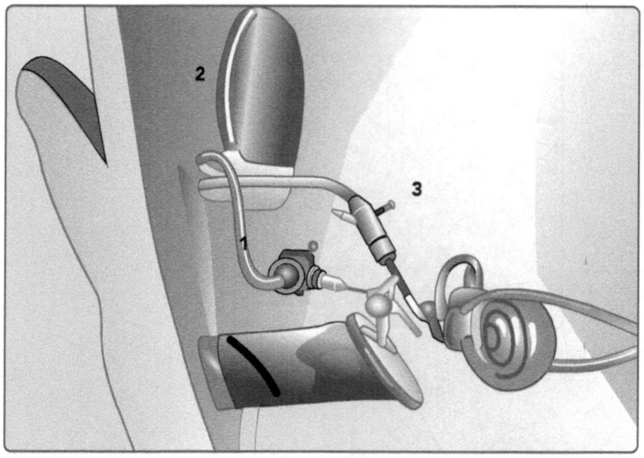

FIGURA 16 Imagem ilustrativa dos principais componentes do Esteem (Envoy Medical): 1) transdutor *sensor*; 2) processador; 3) transdutor *driver*.
Fonte: adaptada de e cedida por Envoy Medical Corp.

Indicação audiológica

- Perda auditiva neurossensorial moderada a severa bilateral (Figura 17).
- Curva timpanométrica tipo A e ausência de recrutamento objetivo de Metz.
- Perda auditiva estável nos últimos dois anos.
- IPRF igual ou superior a 60% para palavras monossilábicas.
- Ausência de zumbido com alto impacto de percepção.
- Experiência mínima e negativa prévia com o uso de dispositivo eletrônico auditivo por via aérea.
- Função tubária totalmente permeável.

Contraindicação[7,14]

- Percepção de zumbido incapacitante.
- Perda auditiva de origem retrococlear ou central.
- Perda auditiva mista ou condutiva.
- Disfunção tubária.
- Ausência de espaço para implantação dos transdutores dentro da orelha média.

Considerações audiológicas

A avaliação pré-operatória nesse dispositivo tem como objetivos:

- Exames audiológicos para os critérios de indicação.
- Avaliação do desempenho funcional auditivo, com e sem dispositivo eletrônico auditivo por via aérea.
- Experiência prévia mínima de 3 meses com dispositivo eletrônico auditivo por via aérea e verificação com medidas objetivas de ganho.

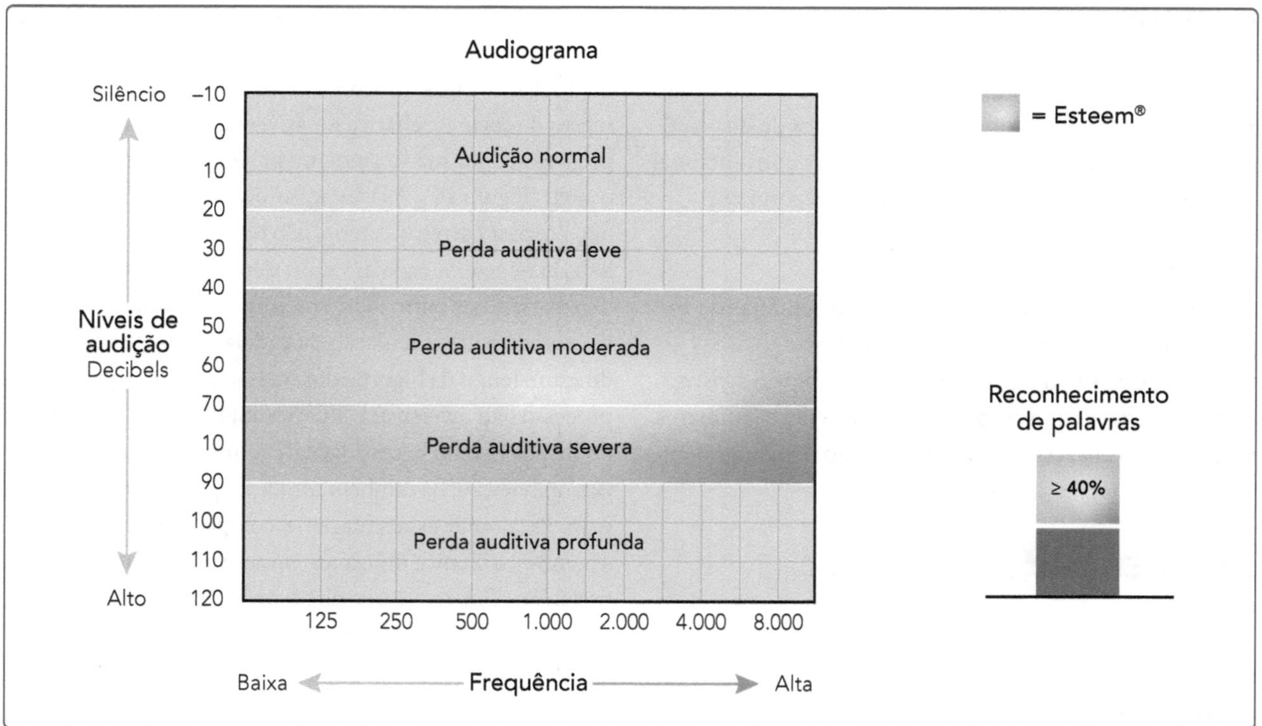

FIGURA 17 Audiograma demostrando a recomendação dos limiares auditivos por via aérea sugeridos para uso do dispositivo totalmente implantável Esteem.
Fonte: adaptada de Envoy Medical Corp.

Ativação

A ativação ocorre em média 12 semanas após o ato cirúrgico, juntamente com avaliação e liberação médica quanto à cicatrização.

Avaliação audiológica pós-operatória

- Programação, feita pelo *software* específico da empresa para ajustes de ganho necessários.
- Verificação do funcionamento dos componentes do dispositivo.
- Orientação e aconselhamento ao paciente e familiares.

CONSIDERAÇÕES FINAIS

A tecnologia digital tem permitido grandes avanços na área da saúde, disponibilizando diferentes opções para a intervenção audiológica. Por outro lado, alguns estudos longitudinais já demonstram a necessidade de acompanhamento individualizado e orientação clara. Atualmente encontramos dispositivos que atendem aos diferentes graus de perda auditiva (Figura 18), podendo ser usados uni ou bilateralmente. Quando bilateral, a cirurgia pode ser feita em um ou dois estágios, a critério médico. Contudo, uma avaliação global e criteriosa fornecerá informações da melhor conduta a seguir.

A indicação e a seleção devem ficar a critério da equipe multiprofissional e ser determinadas pelo médico cirurgião, que analisará as condições gerais e cirúrgicas de cada paciente. Em todas as opções torna-se fundamental uma criteriosa avaliação médica e audiológica, conjuntamente com a observação da expectativa e da qualidade de vida do candidato. Os avanços contínuos das pesquisas e tecnologias, aliados ao aprimoramento profissional, permitirão novos rumos e o direcionamento de condutas a favor do paciente.

REFERÊNCIAS BIBLIOGRÁFICAS

1. Agência Brasil. País tem 10,7 milhões de pessoas com deficiência auditiva, diz estudo [internet]. EBC: Rio de Janeiro; 2019. Disponível em: https://agenciabrasil.ebc.com.br/geral/noticia/2019-10/brasil-tem-107-milhoes-de-deficientes-auditivos-diz-estudo. Acesso em: 28 set. 2021.
2. Agência IBGE Notícias. PNS 2019: país tem 17,3 milhões de pessoas com algum tipo de deficiência [internet]. IBGE; 2021. Disponível em: https://censos.ibge.gov.br/agencia-sala-de-imprensa/2013-agencia-de-noticias/releases/31445-pns-2019-pais-tem-17-3-milhoes-de-pessoas-com-algum-tipo-de-deficiencia. Acesso em: 10 dez. 2021.
3. ONU News. OMS alerta que perda de audição pode afetar mais de 900 milhões até 2050.[internet]. Nações Unidas; 2020. Disponível em: https://news.un.org/pt/story/2020/03/1705931. Acesso em: 9 dez. 2021.
4. Portaria MS n. 2.073, de 28 setembro de 2004 [internet]. Disponível em: https://bvsms.saude.gov.br/bvs/saudelegis/gm/2004/prt2073_28_09_2004.html. Acesso em: 16 dez. 2021.
5. Campos CAH, Russo ICP, Almeida K. Indicação, seleção e adaptação de próteses auditivas: princípios gerais. Fundamentos teóricos & aplicações clínicas. 2.ed. São Paulo: Lovise; 2003.
6. Joore MA, Van Der Stel H, Peters HJ, Boas GM, Anteunis LJ. The cost-effectiveness of hearing-aid fitting in the Netherlands. Arch Otolaryngol Head Neck Surg. 2003 Mar;129(3):297-304.
7. Kochkin S. Why some consumers reject hearing aids but how you could love them. In: Carmen R. The consumer handbook. Hearing loss and hearing aids. 2.ed. Sedona, Arizona: Auricle Ink Publishers; 2004.
8. HyppolitoMA, Danieli F, Pauna HF, Amaral MSA. Próteses auditivas ancoradas no osso temporal. In: Bento RF, Lima Júnior LRP, Goffi-Gomez MVS, Penna Lima DVS, Brito R. Tratado de implante coclear e próteses auditivas implantáveis. 2.ed. Rio de Janeiro: Thieme Revinter; 2021.
9. Chasin M. Current trends in implantable hearing aids. Trends Amplif. 1997 Sep;2(3):84-107.
10. Cenjor Español C, Morera Pérez C, Ramos Macías A. Mecanismo de funcionamiento de los implantes de oído medio [How middle-ear implants work]. Acta Otorrinolaringol Esp. 2008 Nov;59(Suppl 1):7-9.
11. Jardim IS, Brito RN. Prótese auditivaa ncorada no osso. In: Levy CCAC. Manual de audiologia pediátrica. 2.ed. Barueri: Manole; 2021.
12. Rutschmann J. Magnetic audition: auditory stimulation by means of alternating magnetic fiealds acting on a permanent magnet fixed to the eardrum. IRE Transactions Med Electron. 1958;6:22-3.

Perda auditiva condutiva	Perda auditiva mista	Perda auditiva do tipo neurossensorial	*Single sided deafness*
Dispositivos eletrônicos de amplificação sonora convencionais (por via aérea) BAHA / Ponto Vibrant Soundbridge Bonebridge Osia	Dispositivos eletrônicos de amplificação sonora convencionais (por via aérea) BAHA / Ponto Vibrant Soundbridge Bonebridge Osia	Dispositivos eletrônicos de amplificação sonora convencionais (por via aérea) Vibrant Soundbridge Esteem Maxum	CROS BAHA / Ponto Bonebridge Osia

FIGURA 18 Diagrama mostrando possibilidades de dispositivos auditivos de acordo com o tipo de perda auditiva.

13. Miller DA, Sammeth CA. Middle ear implants: an alternative to conventional amplification. In: Valente M. Strategies for selecting and verifying hearing aid fittings. 2.ed. New York: Thieme; 2002. p.287-310.
14. Lourençone LFM, Matuella M, Brito R. Vibrant Soundbridge (VSB). In: Bento RF, Lima Júnior LRP, Goffi-Gomez MVS, Penna Lima DVS, Brito R. Tratado de implante coclear e próteses auditivas implantáveis. 2.ed. Rio de Janeiro: Thieme Revinter; 2021.
15. Bento RF, Pinna MH. Esteem. In: Bento RF, Lima Júnior LRP, Goffi-Gomez MVS, Penna Lima DVS, Brito R. Tratado de implante coclear e próteses auditivas implantáveis. 2.ed. Rio de Janeiro: Thieme Revinter; 2021.
16. Bento RF, Fonseca ACO, Ikari SI, Távora NM. Bone-Anchored Hearing Aid – BAHA. In: Bento RF, Lima Júnior LRP, Goffi-Gomez MVS, Penna Lima DVS, Brito R. Tratado de implante coclear e próteses auditivas implantáveis. 2.ed. Rio de Janeiro: Thieme Revinter; 2021.
17. Westerkull P. Ponto: sistema de implanteauditivo ancorado no osso. In: Bento RF, Lima Júnior LRP, Goffi-Gomez MVS, Penna Lima DVS, Brito R. Tratado de implante coclear e próteses auditivas implantáveis. Rio de Janeiro: Thieme Revinter; 2014. p.401-7.
18. Miranda BPCP, Miyashita DL, Grasso P, Sarasty ACB. Sistema de condução óssea MEDE-EL: Bonebridge e ADHEAR. In: Bento RF, Lima Júnior LRP, Goffi-Gomez MVS, Penna Lima DVS, Brito R. Tratado de implante coclear e próteses auditivas implantáveis. 2.ed. Rio de Janeiro: Thieme Revinter; 2021.
19. Bom Braga GO, Bom Braga W. Maxum. In: Bento RF, Lima Júnior LRP, Goffi-Gomez MVS, Penna Lima DVS, Brito R. Tratado de implante coclear e próteses auditivas implantáveis. 2.ed. Rio de Janeiro: Thieme Revinter; 2021.
20. Dillon H, James A, Ginis J. Client Oriented Scale of Improvement (COSI) and its relationship to several other measures of benefit and satisfaction provided by hearing aids. J Am Acad Audiol. 1997 Feb;8(1):27-43.
21. Lee JWY, Bance ML. Physiology of osteointegration. Otolaryngol Clin N Am. 2018(11):231-42
22. Tjellström A, Håkansson B, Granström G. Bone-anchored hearing aids: current status in adults and children. Otolaryngol Clin North Am. 2001 Apr;34(2):337-64.
23. Mudry A, Tjellström A. Historical background of bone conduction hearing devices and bone conduction hearing aids. Adv Otorhinolaryngol. 2011;71:1-9.
24. Tjellström A, Lindström J, Hallén O, Albrektsson T, Brånemark PI. Osseointegrated titanium implants in the temporal bone: a clinical study on bone-anchored hearing aids. Am J Otol. 1981 Apr;2(4):304-10.
25. Cochler™ [internet]. Disponível em: https://www.cochlear.com/. Acesso em: 8 dez. 2021.
26. OticonMedical™ [internet]. Disponível em: https://www.oticonmedical.com/Medical/%20OurProducts/Sound%20Processors/Models%20and%20features.aspx#.VIjw9tLF92o. Acesso em: 8 dez. 2021.
27. Goycoolea M, Ribalta G, Tocornal F, Levy R, Alarcón P, Bryman M, et al. Clinical performance of the Osia™ system, a new active osseointegrated implant system: results from a prospective clinical investigation. Acta Otolaryngol. 2020 Mar;140(3):212-9.
28. Barbara M, Perotti M, Gioia B, Volpini L, Monini S. Transcutaneous bone-conduction hearing device: audiological and surgical aspects in a first series of patients with mixed hearing loss. Acta Otolaryngol. 2013 Oct;133(10):1058-64.
29. Snik AF, Bosman AJ, Mylanus EA, Cremers CW. Candidacy for the bone-anchored hearing aid. Audiol Neurootol. 2004 Jul-Aug;9(4):190-6.
30. Pantelemon C, Necula V, Livint Popa L, Palade S, Strilciuc S, Muresanu DF. Assessment of cortical auditory function using electrophysiological and neuropsychological measurements in children with bone-anchored hearing aids. J Med Life. 2020 Jan-Mar;13(1):102-6.
31. Wazen JJ, Wycherly B, Daugherty J. Complications of bone-anchored hearing devices. Adv Otorhinolaryngol. 2011;71:63-72.
32. Kruyt IJ, Bakkum KHE, Caspers CJI, Hol MKS. The efficacy of bone-anchored hearing implant surgery in children: a systematic review. Int J Pediatr Otorhinolaryngol. 2020 May;132:109906.
33. Asha. Guidelines for the Audiologic Assessment of Children from Birth to 5 Years of Age [internet]. Disponível em: http://www.infanthearing.org/coordinator_orientation/section2/10_asha_guidelines.pdf. Acesso em: 18 jan. 2022.
34. Bento RF, Fonseca ACO, Ikari LS. Próteses auditivas de condução óssea. In: Bento RF, Lima Júnior LRP, Goffi-Gomez MVS, Penna Lima DVS, Brito R. Tratado de implante coclear e próteses auditivas implantáveis. Rio de Janeiro: Thieme Revinter; 2014. p.392.
35. Luetje CM, Brackman D, Balkany TJ, Maw J, Baker RS, Kelsall D, et al. Phase III clinical trial results with the Vibrant Soundbridge implantable middle ear hearing device: a prospective controlled multicenter study. Otolaryngol Head Neck Surg. 2002 Feb;126(2):97-107.
36. Colletti V, Soli SD, Carner M, Colletti L. Treatment of mixed hearing losses via implantation of a vibratory transducer on the round window. Int J Audiol. 2006 Oct;45(10):600-8. doi:10.1080/14992020600840903.
37. Hunter JB, Carlson ML, Glasscock ME 3rd. The ototronix MAXUM middle ear implant for severe high-frequency sensorineural hearing loss: preliminary results. Laryngoscope. 2016 Sep;126(9):2124-7.
38. Chen DA, Backous DD, Arriaga MA, Garvin R, Kobylek D, Littman T, et al. Phase 1 clinical trial results of the Envoy System: a totally implantable middle ear device for sensorineural hearing loss. Otolaryngol Head Neck Surg. 2004 Dec;131(6):904-16.

39

CONCEITUAÇÃO E INDICAÇÃO DO IMPLANTE COCLEAR

Adriane Lima Mortari Moret
Orozimbo Alves Costa
Natália Barreto Frederigue Lopes

INTRODUÇÃO

O mundo contemporâneo oferece ao ser humano toda a tecnologia desenvolvida durante os últimos séculos. Esse avanço na área das disciplinas da saúde é notório. Na audiologia, a tecnologia do implante coclear (IC) permitiu que pessoas com deficiência auditiva de grau severo e/ou profundo conseguissem ter eficiente acesso ao mundo sonoro. É a primeira vez na história da humanidade que podemos constatar um recurso tecnológico tão poderoso a serviço da comunicação humana por meio da linguagem falada e da via auditiva.

É notável o avanço tecnológico que possibilita o acesso à percepção auditiva dos sons da fala com altíssima qualidade, seja por meio da tecnologia digital dos dispositivos eletrônicos de amplificação sonora para perdas auditivas de grau leve, moderado e por vezes severo, ou por meio do IC, no caso das perdas auditivas de grau severo e/ou profundo.

O IC é um dispositivo eletrônico biomédico, biocompatível e durável, desenvolvido para realizar a função das células ciliadas que estão danificadas ou ausentes, transformando a energia sonora em baixos níveis de corrente elétrica, de modo a proporcionar a estimulação elétrica das fibras remanescentes do nervo auditivo.[1]

Todos os sistemas de IC são compostos por um componente interno e um componente externo. Basicamente, os componentes internos do IC consistem em um receptor estimulador posicionado cirurgicamente na região do osso temporal, acoplado a um feixe de eletrodos inserido na cóclea.[2] Os componentes usados externamente consistem em um processador de sinal, um microfone e uma antena transmissora em posição retroauricular. O estímulo acústico é captado pelo microfone e transmitido por um cabo ao processador de fala, o qual codifica os impulsos elétricos recebidos e envia a informação codificada para a antena transmissora. Um ímã é colocado em ambos os componentes, externo e interno (antena transmissora e receptor estimulador, respectivamente), de modo que os dois componentes, separados pela pele, possam ser conectados. O sinal codificado é transmitido através da pele (transcutânea) por radiofrequência. A informação é captada pelo receptor estimulador interno, que converte os códigos em sinais elétricos e libera os impulsos elétricos para os eletrodos intracocleares programados separadamente, de forma a transmitir impulsos elétricos para fibras nervosas específicas ao longo da cóclea. Após a interpretação da informação no cérebro, o usuário de IC poderá ser capaz de experimentar a sensação auditiva.[2]

Houve inúmeras atualizações na tecnologia dos implantes cocleares, com progressos altamente sofisticados dos sistemas de processamento de sinal digital.[3] No que se refere aos componentes externos atuais, o posicionamento retroauricular favoreceu o conforto e o uso mais estético para crianças e adultos. Para crianças muito pequenas há, ainda, a flexibilidade de uso de componentes presos ao corpo da criança por meio de acessórios apropriados. A tecnologia evoluiu para componentes externos resistentes à água e componentes de peça única, de forma a deixar a orelha livre e a trazer mais conforto para usuários de IC que necessitam também do uso de óculos. Apesar de todos os sistemas de IC apresentarem características básicas em comum, eles diferem na forma como esses recursos são implementados.

Nos componentes internos também existem avanços importantes.[4] Os feixes de eletrodos atuais, por exemplo, são mais flexíveis e mais macios, e favorecem maior conservação das estruturas anatômicas cocleares, importante aspecto a ser considerado mediante a necessidade de revisões cirúrgicas ou outras cirurgias na mesma pessoa e na mesma orelha, seja para atualização do componente interno, por falha eletrônica, ou ainda por complicações médicas. Diferenças de processamento de sinal incluem algoritmos e estratégias de codificação do sinal, como tipo e forma de onda, padrão de resolução temporal e taxa ou velocidade de estimulação. Os processadores de implantes cocleares são também equipados com memórias múltiplas, permitindo a utilização de diferentes programas.

Especialmente para crianças com deficiência auditiva pré-lingual de grau severo e/ou profundo, o IC tem se tornado prática clínica padrão. Essa prática nunca poderia ter se tornado realidade não fossem os resultados amplamente publicados apontando o impacto altamente benéfico do IC na percepção auditiva da fala e, por conseguinte, na aquisição da linguagem falada por meio da via auditiva.[5-8] Aliado à possibilidade da triagem auditiva neonatal e do diagnóstico da deficiência auditiva no primeiro ano de vida e, sobretudo, à terapia fonoaudiológica fundamentada pelo método aurioral desde a identificação da deficiência auditiva e ao longo de todo o processo terapêutico, é legítimo afirmar que o IC potencializou a aquisição da linguagem falada para as crianças. Nas crianças com deficiência auditiva pós-lingual, os benefícios já eram esperados devido à comprovação da efetividade do IC em adultos com deficiência auditiva pós-lingual. *(Para maiores informações sobre o assunto, consultar os Capítulos 6, "Triagem auditiva neonatal universal: história, princípios e tecnologia", e 44, "Intervenção fonoaudiológica na reabilitação auditiva infantil".)*

Além dos benefícios relatados para crianças e adultos quanto à percepção auditiva da fala e à aquisição da linguagem falada, é plausível afirmar que crianças e adultos usuários de IC podem usufruir também de benefícios como ouvir os sons do ambiente, a música, os sons de alerta e tantos outros sons que fazem parte da vida, e que proporcionam conhecimento, prazer, bem-estar e segurança.

HÁ QUANTO TEMPO OS IMPLANTES COCLEARES SÃO UMA OPÇÃO DE TRATAMENTO DAS DEFICIÊNCIAS AUDITIVAS SEVERAS E PROFUNDAS?

Desde a experiência do físico italiano Alessandro Volta, que em 1800 desencadeou uma estimulação com corrente elétrica em seus próprios meatos acústicos externos e descreveu uma sensação desagradável e perigosa, muitos experimentos foram realizados. Há relato de que os franceses André Djourno (físico) e Charles Eyriès (médico otologista), em 25 de fevereiro de 1957, foram os primeiros a colocarem um eletrodo intra-auricular em contato com um pequeno segmento do nervo auditivo.[9] A equipe francesa tentou restaurar a função do nervo facial de um paciente afetado por colesteatoma bilateral, o que o deixou também surdo, e usou um fio com corrente elétrica. A função do nervo facial não foi restaurada, mas o paciente experimentou sensações auditivas.[3]

Foi na década de 1960 que o neurocirurgião William F. House criou o primeiro IC e realizou a primeira cirurgia para implantação de um dispositivo de um único eletrodo, denominado IC monocanal. Ainda que algum sucesso na discriminação de frequência tenha sido observado, pouco benefício foi obtido na percepção auditiva. A biocompatibilidade do novo dispositivo eletrônico não obteve êxito, e foi necessária sua remoção.[9]

Alguns anos mais tarde, com o avanço de outras tecnologias, os estudos com implantes cocleares mais seguros foram continuados, resultando na criação de um dispositivo biocompatível. E, na década de 1970, o primeiro dispositivo coclear implantável foi disponibilizado no mercado.[3,9]

Dessa forma, há cerca de 60 anos os IC passaram a ser uma opção de tratamento para a surdez para a comunidade científica. E faz aproximadamente 40 anos que os IC deixaram de ser uma intervenção de pesquisa e de centros universitários para serem uma opção clínica no tratamento da deficiência auditiva,[10] quando os primeiros dispositivos de IC comerciais foram aprovados pela Food and Drug Administration (FDA), em meados da década de 1980.

A síntese do desenvolvimento histórico do IC está apresentada no Quadro 1.

Informações do órgão americano Food and Drug Administration (FDA) apresentam que, até dezembro de 2019, aproximadamente 736.900 dispositivos registrados foram implantados em todo o mundo[15] (estimativas fornecidas pela FDA, conforme relatado pelos fabricantes de implantes cocleares aprovados para o mercado dos EUA).

QUADRO 1 Síntese histórica dos momentos e ações cruciais no desenvolvimento do implante coclear

1800	Alessandro Volta estimulou suas orelhas usando corrente elétrica.[9]
1957	André Djourno e Charles Eyriès foram os primeiros a colocar um eletrodo intra-auricular em contato com um pequeno segmento do nervo auditivo, provocando sensações auditivas em paciente surdo por colesteatoma.[9]
1961	William House e John Doyle desenvolveram um eletrodo e o colocaram através da janela redonda em dois pacientes, provocando diferentes percepções auditivas de intensidade e tonalidade quando variava a taxa de estimulação.[9]
1972	William House desenvolveu e implantou o primeiro dispositivo monocanal 3M/House.[3]
1975	Na Europa, Kurt Burian, um professor austríaco de otorrinolaringologia, lançou sua própria pesquisa e desenvolvimento de um dispositivo multicanal. O trabalho foi continuado por sua aluna, Ingeborg Hochmair, e seu marido, Erwin Hochmair, em Innsbruck.[3]
1978	Graeme Clark implantou no primeiro adulto com deficiência auditiva pós-lingual o protótipo do receptor-estimulador multicanal, no Royal Victorian Eye And Ear Hospital, University of Melbourne.[9]
1980	No House Ear Institute, Los Angeles, o dispositivo monocanal 3M-House foi implantado na primeira criança.[11]
1982	Foi desenvolvido o primeiro receptor-estimulador multicanal Nucleus aprovado pela FDA para uso clínico em adultos.[3]
1982	As pesquisas realizadas em Innsbruck por Ingeborg Hochmair e Erwin Hochmair culminaram com o lançamento do IC MED-EL.[3]
1984	A FDA aprovou o IC monocanal 3M-House.[3]
1985	No Royal Victorian Eye And Ear Hospital, University of Melbourne, foi realizada a primeira cirurgia de IC usando o receptor-estimulador CI-22M Nucleus em criança.[12]
1990	A FDA aprovou o IC para crianças a partir de 24 meses.[13]
1998	A FDA aprovou o IC para crianças a partir de 18 meses.[13]
2000	A FDA aprovou o IC para crianças a partir de 12 meses.[13]
2020	A FDA aprovou a indicação do sistema de IC Nucleus 24 para crianças de 9-12 meses com perda auditiva sensorioneural profunda bilateral.[14]

FDA: Food and Drug Administration.
Fonte: elaborado pelos autores, 2021.

No Brasil, a disponibilidade dessa tecnologia também é uma realidade, tanto no sistema público de saúde como no sistema privado.

Em 1990 foi organizado o programa de IC do Centro de Pesquisas Audiológicas (CPA) do Hospital de Reabilitação de Anomalias Craniofaciais (HRAC) da Universidade de São Paulo (USP), *campus* Bauru, inicialmente com candidatos adultos. A primeira cirurgia de IC realizada em criança no CPA/HRAC/USP foi no ano de 1992. O programa pioneiro do HRAC/USP conta hoje com mais de 1.600 pacientes implantados e mais de 2.200 cirurgias realizadas. Anteriormente a essa iniciativa, apenas alguns implantes cocleares monocanais tinham sido realizados em caráter de pesquisa. No CPA-HRAC/USP o programa foi iniciado com a tecnologia dos implantes cocleares multicanais de última geração para a época.

Na mesma década de 1990, grandes avanços nacionais ocorreram nessa área, culminando com a Portaria n. 1.278/GM/MS, de 20 de outubro de 1999, do Ministério da Saúde.[16] Com certeza sua deliberação foi essencial para a estruturação do programa de IC no Sistema Único de Saúde (SUS). Em 18 de dezembro de 2014, essa portaria foi revogada e substituída pela Portaria n. 2.776 do Ministério da Saúde,[17] na qual estão aprovadas diretrizes gerais, ampliação e incorporação de novos procedimentos em IC e próteses auditivas de condução óssea para a Atenção Especializada às Pessoas com Deficiência Auditiva no Sistema Único de Saúde. A Portaria n. 2.776/GM/MS contempla o IC bilateral e estabelece procedimentos de manutenção dos dispositivos, estes até então inexistentes no sistema público.

Para melhor compreensão da dimensão desse tratamento disponível no SUS, de acordo com os dados do Datasus (Sistema de Cadastro Nacional de Estabelecimentos de Saúde [SCNES]), existem atualmente 33 serviços credenciados no sistema público para cirurgias de IC em todas as regiões do Brasil, com maior concentração na Região Sudeste, essa região oferece o tratamento com IC desde 1990.[18]

Em estudo sobre o perfil e o segmento assistencial dos beneficiados com a cirurgia de IC atendidos pelo SUS, a partir da produção registrada pelos serviços no período de dez anos (de 2009 a 2018), foram identificados 7.238 beneficiados que realizaram pelo menos uma cirurgia de IC no período citado.[18,19]

Certamente a intervenção com IC no Brasil se tornou uma prática clínica mais sistemática a partir da incorporação desse tratamento no SUS. Os candidatos ao IC contam, ainda, com serviços de IC privados e conveniados a planos de saúde particulares e empresariais, o que torna o número de serviços e de usuários de IC ainda maior.

Importante salientar que a Portaria n. 2.776/GM/MS, de 18 de dezembro de 2014,[17] apresenta, em suas diretrizes gerais, que todos os serviços públicos que se encontravam habilitados para a realização do IC segundo as regras da Portaria n. 1.278/GM/MS, de 20 de outubro de 1999,[16] tiveram que se adequar às normas atualizadas constantes na Portaria n. 2.776/GM/MS, de 18 de dezembro de 2014.

No setor privado também tem existido um grande avanço, e em 2010 a Agência Nacional de Saúde Suplementar (ANS) aceitou o IC como um procedimento cirúrgico obrigatório a ser realizado pelos planos de saúde e no ano de 2011 incorporou o IC bilateral.

Assim, constata-se pleno desenvolvimento da área de IC em nível nacional, sendo imperativa a formação de profissionais com conhecimento especializado para compor as equipes interdisciplinares em IC em todos os segmentos dessa intervenção.

QUEM SÃO OS CANDIDATOS QUE PODEM SE BENEFICIAR COM O USO DO IMPLANTE COCLEAR?

A literatura apresenta amplamente os critérios de seleção de candidatos e indicação do IC nas diferentes faixas etárias. É consenso na literatura nacional e internacional que a indicação do IC se constitui em um processo complexo e multidimensional, envolvendo critérios multifatoriais e a necessidade de avaliação dos candidatos em equipe interdisciplinar.[1,10]

Na perspectiva dos profissionais, o advento do IC pediátrico trouxe a promessa de percepção auditiva da fala e aquisição da linguagem falada, e isso de fato aconteceu. Os estudos atuais relatam cientificamente que a maioria das crianças que receberam o IC nos primeiros anos de vida alcançou níveis compatíveis de linguagem falada em idade equiparada a seus pares com audição normal.[20,21]

Um dos critérios de indicação do IC em crianças com deficiência auditiva pré-lingual mais estudados é a idade na implantação. Pesquisas realizadas mostram que a idade na cirurgia é um importante fator para se obterem benefícios com o IC. Quanto menor o tempo de privação sensorial auditiva, mais chance a criança implantada tem de obter melhor percepção auditiva da fala e desenvolvimento da linguagem falada.[20-22]

O período ideal para implantar uma criança com deficiência auditiva pré-lingual está dentro dos primeiros 3,5 anos de vida, quando as vias auditivas centrais apresentam plasticidade neuronal máxima. Há diminuição expressiva dessa plasticidade neuronal auditiva após os 7 anos.[23] Estudos apresentam, ainda, que crianças implantadas antes de 1 ano que estejam em programas terapêuticos com ênfase nas habilidades auditivas e na linguagem falada podem alcançar resultados significativamente melhores se comparadas às crianças que receberam IC entre 12-18 meses.[20,22,24-26]

É importante considerar a literatura contemporânea sobre a indicação do IC em bebês com menos de 12 meses. Estudos defendem que deve ocorrer revisão dos critérios da FDA para a indicação do IC em bebês, diante da segurança cirúrgica e de resultados positivos.[20,24-29]

A triagem auditiva neonatal possibilitou que crianças com perda auditiva congênita sejam diagnosticadas mais cedo, levando a uma intervenção mais precoce. Estudo sobre os benefícios do IC em bebês com menos de 12 meses inclui discussões acerca da segurança e eficácia da cirurgia, resultados de aquisição de fala e linguagem, achados audiológicos e limitações da idade.[20]

Sobre a segurança e a eficácia da cirurgia de IC em bebês, possíveis complicações podem ocorrer nessa faixa etária, mas não a ponto de impedir o procedimento cirúrgico, e algumas são muito similares às complicações na faixa etária de 12-18 meses.[27] As complicações podem decorrer do tamanho menor do crânio e da espessura do retalho cutâneo, que podem afetar o tempo de cicatrização e a exposição do dispositivo, de condições anatômicas que expõem mais superficialmente o nervo facial, do pequeno volume de sangue e do risco de perda de sangue, de complicações respiratórias ou relacionadas à anestesia.[29] Equipes pediátricas de IC devem ser experientes, tanto os cirurgiões como os anestesistas, e devem estar cientes dos riscos da implantação precoce, sendo um consenso que a decisão de realizar o IC deve ser individualizada para cada bebê, considerando seu histórico clínico.[20,25-29]

Autores indicam que os resultados de fala e linguagem se mostraram com algumas vantagens em bebês menores de 12 meses,[25] ainda que nessa faixa etária seja mais difícil testar os bebês e as avaliações sejam, na maioria das vezes, realizadas com inventários aplicados aos pais. Em longo prazo, crianças que foram implantadas antes de 12 meses tiveram níveis cognitivos mais altos e resultados de linguagem falada equiparados a seus pares de audição típica na fase escolar,[25] e escores mais altos de linguagem expressiva e receptiva.[26] Uma revisão sistemática sobre os benefícios do IC em bebês menores de 12 meses aponta que os resultados positivos alcançados nessa população podem levar a uma mudança nos critérios atuais da FDA, permitindo que os bebês alcancem seu potencial de fala e audição mais rapidamente.[26]

O Quadro 2 apresenta uma síntese dos critérios de seleção e de indicação do IC comumente seguidos no país. Desde o começo dos primeiros programas de IC no Brasil, defende-se a constituição de critérios multifatoriais de indicação, tanto para crianças como para adultos. Inicialmente, os critérios nacionais foram baseados nos critérios internacionais e, com o decorrer do tempo, também pautados na experiência clínica ao longo dos mais de 30 anos de atuação das primeiras equipes interdisciplinares em IC.

QUADRO 2 Síntese dos critérios de seleção e de indicação do implante coclear (IC)

Crianças
▪ Deficiência auditiva sensorioneural de grau severo e/ou profundo bilateral. ▪ Idade mínima de 6 meses para deficiência auditiva profunda ou 18 meses para deficiência auditiva de grau severo. ▪ Idade máxima preferencial de 36 meses para deficiência auditiva pré-lingual, considerando o período de maior plasticidade neuronal. ▪ Permeabilidade coclear para a inserção cirúrgica dos eletrodos. ▪ Limiares auditivos tonais iguais ou superiores a 70 dB NA a partir da frequência de 1.000 Hz. ▪ Benefício limitado das habilidades auditivas com o uso de dispositivos eletrônicos de amplificação sonora. ▪ Baixo índice de reconhecimento auditivo em testes de percepção da fala com amplificação. ▪ Comprometimentos de natureza intelectual ou emocional, múltiplas deficiências e casos especiais são avaliados, e a indicação do IC dependerá da gravidade dos comprometimentos adicionais, com análise cuidadosa do quanto esses comprometimentos podem reduzir a chance de a pessoa aproveitar ao máximo os benefícios do dispositivo, a fim de evitar seu não uso em longo prazo. ▪ Motivação da família para o uso do IC e para o desenvolvimento de atitudes de comunicação favoráveis pela criança. ▪ Expectativas familiares adequadas quanto ao resultado do IC. ▪ Participação da criança em terapia fonoaudiológica na cidade de origem.

(continua)

QUADRO 2 Síntese dos critérios de seleção e de indicação do implante coclear (IC)[17,30] *(continuação)*

Adultos
Melhores benefícios são encontrados quando: ▪ Deficiência auditiva sensorioneural de grau severo a profundo ou profundo pós-lingual bilateral. ▪ Surdez pré-lingual com código linguístico oral estabelecido. ▪ Ausência de benefício com dispositivos eletrônicos de amplificação sonora: limiares auditivos com dispositivos eletrônicos de amplificação sonora ≥ 60 dB NA nas frequências da fala, escore de percepção de fala ≤ 60% para sentenças em conjunto aberto na melhor orelha e ≤ 50% na orelha a ser implantada. ▪ Deficiência auditiva progressiva. ▪ Deficiência auditiva súbita, preferencialmente com tempo de surdez inferior à metade do tempo de vida sem deficiência auditiva. ▪ Adequação psicológica e motivação para o uso do IC.
Critérios de contraindicação
▪ Comprometimentos neurológicos graves associados à deficiência auditiva. ▪ Condições médicas ou psicológicas que levem à contraindicação da cirurgia. ▪ Deficiência auditiva causada por agenesia da cóclea, de nervo auditivo ou lesões centrais. ▪ Infecção ativa da orelha média. ▪ Expectativas irreais quanto aos benefícios, resultados e limitações do IC por parte da família ou do paciente.

Fonte: Brasil, 2014.[17,30]

Recomenda-se a leitura completa do detalhamento dos critérios de indicação do IC dispostos na Portaria GM/MS n. 2.776, de 18 de dezembro de 2014,[17] assim como a leitura do documento[30] *Diretrizes Gerais para a Atenção Especializada às Pessoas com Deficiência Auditiva no Sistema Único de Saúde (SUS).*

CONSIDERAÇÕES NA INDICAÇÃO DO IMPLANTE COCLEAR BILATERAL

Adultos e crianças usuários de IC unilateral apresentam habilidades auditivas de percepção da fala, com uso mínimo da leitura orofacial em situações de comunicação, e muitos alcançam a habilidade máxima de compreensão auditiva. Crianças adquirem a linguagem falada por meio da via auditiva usando IC unilateralmente,[21] e alcançam níveis satisfatórios de aprendizagem em escolas regulares junto a seus pares ouvintes.

No entanto, há uma variação quanto ao desempenho e ao sucesso com o uso do IC. Em parte, e não exclusivamente, isso pode ocorrer devido às dificuldades e desafios impostos aos usuários de IC na compreensão da fala em ambientes ruidosos. O ruído na situação de comunicação impõe aos usuários de IC maior esforço e a necessidade de encontrar mecanismos adicionais nas interações comunicativas para aumentar a compreensão da fala e exercer com melhor desempenho suas rotinas sociais, acadêmicas e profissionais. Para as crianças, em especial, as mesmas questões são aplicáveis em ambientes de aprendizagem, principalmente nas salas de aula, que são comumente ruidosas, com reverberação e com vários sons simultâneos concorrentes à voz do professor.

Além disso, a maioria dos usuários de IC relata que eles não podem localizar a posição e a origem das fontes sonoras, causando insegurança ou situações de simples constrangimento.

E, ainda, há os casos de crianças e adultos implantados unilateralmente com visão subnormal, que dependem da audição bilateral.

Mediante o exposto e enfatizando as dificuldades de percepção da fala nos ambientes ruidosos e na localização sonora, muitos investimentos clínicos, tecnológicos e científicos têm ocorrido. Destaca-se, nesse sentido, a indicação do IC bilateral para adultos e crianças.[31] A indicação do IC bilateral pode ocorrer sequencialmente, quando as cirurgias das duas orelhas ocorrem com intervalo de meses ou de anos entre elas, ou simultaneamente, quando as cirurgias das duas orelhas são realizadas no mesmo ato cirúrgico.

É fundamental que o fonoaudiólogo responsável pela avaliação audiológica infantil tenha experiência e habilidade na condução desse processo ao considerar a indicação bilateral do IC em crianças.[32] Faz-se necessário considerar que, embora o IC seja efetivo para a percepção dos sons da fala, ele não oferecerá todos os recursos e algoritmos que a alta tecnologia atual dos dispositivos eletrônicos de amplificação sonora oferece em perdas auditivas inferiores a 70 dB NA nas frequências altas.

Não há dúvidas de que a implantação coclear bilateral pode trazer benefícios adicionais aos que já estão consagrados pela implantação coclear unilateral, tanto para crianças[33,34] como para adultos. Baseados em estudos anteriores realizados com crianças com deficiência auditiva unilateral,[35] que evidenciam as dificuldades de reconhecimento da fala em ambientes ruidosos e dificuldades na localização dos sons, alguns autores mostram que o IC bilateral é importante para o desenvolvimento da função auditiva.[36-39] Evidências apontam que as crianças com IC bilateral mostraram ter melhor percepção de fala no ruído, memória auditiva e linguagem falada do que com IC unilateral e audição bimodal.[34] Em especial para crianças com deficiência auditiva pré-lingual, nos primeiros anos após a implantação bilateral, há uma tendência de o desempenho da linguagem falada tornar-se cada vez mais semelhante ao de seus pares com audição típica.[40] Isso poderá repercutir positivamente para um alicerce melhor para a educação e a inclusão social da criança ao longo de sua vida.

Importante considerar que a opção pelo termo "bilateral" em vez de "binaural" se deve ao fato de que o termo "bilateral" se refere a ter as duas orelhas funcionais. Já o termo "binaural" implica uma função adicional que assegura a existência de um mecanismo para coordenar as entradas que chegam às duas orelhas, de forma que o processamento auditivo central seja capaz de integrar e de utilizar a informação proveniente de ambas. No caso de pessoas usuárias de IC bilateral esses termos devem ser diferenciados, porque os dois processadores ligados em cada ouvido atuam de forma independente, ao contrário do sistema auditivo normal, no qual duas orelhas funcionam em sincronia. Evidências sugerem que a audição binaural pode ser alcançada com a realização do IC bilateral simultâneo ou sequencial com intervalo mínimo de tempo, considerando o período sensível de plasticidade neuronal.[37] Esforços devem ser empenhados para que as crianças possam receber o primeiro e o segundo IC no melhor período de plasticidade neuronal, que ocorre antes dos 4 anos incompletos.[41,42] A declaração quanto ao consenso sobre a indicação do IC para crianças, durante o Fórum Europeu de IC Pediátrico, apresentou que bebês e crianças comprovadamente com diagnóstico de deficiência auditiva e com indicação inequívoca de IC devem receber implantes cocleares bilaterais simultaneamente o mais rápido possível após o diagnóstico definitivo da deficiência auditiva para permitir o desenvolvimento auditivo ideal.[43]

No Brasil, a Portaria n. 2.776/GM/MS[17] preconiza nos serviços públicos que, para as crianças com 4 anos incompletos com perda auditiva sensorioneural severa bilateral ou severa em uma das orelhas, a implantação dos dispositivos deve ser obrigatoriamente sequencial. Para adolescentes e adultos com perda auditiva pós-lingual, a Portaria n. 2.776/GM/MS[17] preconiza que o IC bilateral deverá ser realizado sequencialmente, com intervalo mínimo de 1 ano de uso efetivo do implante.

Embora algumas recomendações e resoluções como as apresentadas estejam vigentes, ainda há discussões se o IC bilateral, quando indicado, deve ser realizado simultaneamente em um tempo cirúrgico ou se deve ser realizado em cirurgias sequenciais. Na implantação coclear bilateral sequencial ainda há a discussão se o intervalo de tempo entre a primeira e a segunda cirurgia exerce alguma influência sobre o resultado, e estudos apontam que o desenvolvimento de habilidades auditivas na segunda orelha implantada depende do intervalo de tempo entre as duas cirurgias, do uso do dispositivo eletrônico de amplificação sonora e do tempo de uso do segundo IC.[36,38] Recomenda-se o menor intervalo de tempo entre as cirurgias, e alguns autores defendem que seja preferencialmente menor que 18 meses,[38] mas os melhores resultados são encontrados quando o intervalo entre as cirurgias é ainda menor.[39]

As considerações mencionadas não significam que crianças mais velhas implantadas unilateralmente no período sensível de plasticidade neuronal não possam se beneficiar da implantação bilateral sequencial com intervalo mais longo.[44] Uma das questões fundamentais é o preparo das expectativas, tanto da criança como da família, uma vez que resultados mais limitados são esperados se comparados aos resultados das crianças implantadas bilateralmente antes dos 4 anos. Além disso, faz-se imprescindível avaliar se a criança apresenta linguagem oral estabelecida ou em desenvolvimento; no segundo caso, necessariamente, com a presença de indicadores favoráveis para o desenvolvimento de linguagem oral, uma vez que a aquisição da linguagem oral dessas crianças já era possível com a realização do IC unilateral nos primeiros anos de vida.[25]

No que se refere à indicação do IC bilateral para crianças com perda auditiva progressiva e/ou pós-lingual, não há limite de idade, e o critério quanto à percepção auditiva da fala preconizado na Portaria n. 2.776/GM/MS[17] apresenta que a criança deverá ter resultado igual ou menor que 50% de reconhecimento de sentenças em conjunto aberto com uso efetivo e contínuo do dispositivo eletrônico de amplificação sonora desde o diagnóstico da perda auditiva. E, ainda, que a criança esteja inserida no ensino regular com desempenho acadêmico compatível com sua faixa etária. Na Portaria n. 2.776/GM/MS,[17] as recomendações para adolescentes e adultos com perda auditiva pós-lingual seguem os mesmos critérios de percepção da fala mencionados para crianças com perda auditiva progressiva e/ou pós-lingual, mas acrescenta que nesses casos o IC bilateral deverá ser realizado sequencialmente, com intervalo mínimo de 1 ano de uso efetivo do implante.

Por fim, independentemente da idade e de a indicação do IC bilateral ser simultânea ou sequencial, são critérios de indicação preconizados na Portaria n. 2.776/GM/MS[17] a adequação psicológica e a motivação do paciente e de sua família (no caso de crianças) para o uso do IC bilateral, além do compromisso de zelar pelos componentes externos dos implantes cocleares e de realizar o processo de reabilitação fonoaudiológica. Especialmente em crianças, a terapia fonoaudiológica com ênfase nas habilidades auditivas e na aquisição da linguagem oral é fator decisivo na obtenção do melhor desempenho.

O QUE DETERMINA O SUCESSO DO IMPLANTE COCLEAR?

Sintetizando, vários aspectos interferem nos resultados obtidos com o IC, tanto em adultos como em crianças. Os aspectos mais relevantes comentados na literatura nacional e internacional são:

- O tempo de privação sensorial auditiva:
  - Quanto maior o tempo da deficiência auditiva, mais esforços deverão ser empregados para que o cérebro se ajuste à nova informação proveniente da estimulação elétrica das fibras do nervo auditivo, resultando em uma sensação de audição.
- A idade da instalação da deficiência auditiva:
  - Na deficiência auditiva pré-lingual, os resultados são melhores quando o IC é realizado nos primeiros anos de vida. Resultados excelentes podem também ser obtidos em crianças e em adultos com deficiência auditiva pós-lingual, ou seja, quando a linguagem oral já está estabelecida.
- O número de células ganglionares remanescentes:[45]
  - As alterações decorrentes da deficiência auditiva sensorioneural e a consequente privação sensorial incluem a redução significativa dos neurônios ganglionares espirais, e a desmielinização do corpo celular reduzem a atividade espontânea ao longo das vias auditivas. A estimulação elétrica dos eletrodos intracocleares pode promover a sobrevivência das células ganglionares.
  - A permeabilidade coclear para a inserção cirúrgica dos eletrodos (ausência de fibrose ou de ossificação) deve ser comprovada, antes da cirurgia. A realização de ressonância magnética e de tomografia computadorizada dos temporais possibilita a avaliação pré-cirúrgica da cóclea, dos canais semicirculares e da mastoide. Esse procedimento é obrigatório em todos os candidatos ao IC.
- O tempo de uso do IC.
- O desenvolvimento cognitivo, determinando a velocidade de aprendizagem da criança.

- A terapia fonoaudiológica especializada:[46]
  - Principalmente a criança com deficiência auditiva pré-lingual precisará de todo o incentivo dos pais e dos cuidadores, e sobretudo do fonoaudiólogo, para desenvolver as habilidades auditivas e a linguagem oral com o IC. A terapia fonoaudiológica aurioral é regida por princípios para que as habilidades auditivas da criança sejam o foco do processo terapêutico, conduzindo os pais para que todo o ambiente educacional da criança seja preparado e modificado para esse objetivo.
- O envolvimento familiar no processo terapêutico:
  - Essencialmente para a criança, a família é parte integrante do processo terapêutico. Os membros da família são o modelo linguístico primário da criança, e o desenvolvimento linguístico está relacionado à personalidade dos pais, à estrutura familiar e à qualidade de interação. É fundamental que os pais estejam preparados e capacitados a enriquecer a rotina da criança com situações que privilegiam a atitude de escuta, sempre permeadas com conteúdos linguísticos ricos, melodias prazerosas e uso de linguagem apropriada.
- O acompanhamento pós-cirúrgico pela equipe interdisciplinar, essencialmente pelo médico otologista e pelo fonoaudiólogo:
  - Tanto em crianças como em adultos será necessária a avaliação clínica médica periódica. As complicações cirúrgicas são raras, e a experiência dos cirurgiões tem sido determinante para sua não ocorrência. Existem poucas complicações não cirúrgicas, por exemplo, eventual falha do componente interno, mas, havendo ou não complicações, o médico otologista deverá acompanhar os pacientes no mínimo uma vez ao ano.
- A avaliação do funcionamento do IC deve ser feita periodicamente pelo fonoaudiólogo, em intervalos bimestrais ou trimestrais nos primeiros anos de uso do dispositivo, e em intervalos maiores no decorrer dos anos de uso do IC. O mapeamento e o balanceamento dos eletrodos, bem como a telemetria de respostas neurais são procedimentos necessários para a programação do processador de fala, e permitirão o melhor uso do IC.
- A manutenção constante do componente externo do IC (cabos, antena transmissora e processador de fala). *(Para maiores informações sobre o assunto, consultar os Capítulos 40, "Medidas objetivas em implante coclear", e 41, "Acompanhamento pós-cirúrgico de crianças e adultos usuários de implante coclear".)*

A INDICAÇÃO DO IMPLANTE COCLEAR EM CASOS ESPECIAIS

Com os implantes cocleares podem-se prever benefícios na habilitação e reabilitação auditivas de crianças e adultos com deficiência auditiva sensorioneural de grau severo e profundo, que não se beneficiam com os dispositivos eletrônicos de amplificação sonora. No momento atual ocorre a expansão dos critérios, e um número crescente de estudos revelou vários casos desafiadores[47-49] no que diz respeito aos aspectos cirúrgicos e não cirúrgicos.

Assim, atenção especial de uma equipe interdisciplinar em IC deve estar voltada para os casos especiais, ou seja, para os casos mais complexos nos quais os indicadores de bons resultados não são tão evidentes, e o prognóstico muitas vezes pode não ser animador.

Consideram-se casos especiais quando há a presença de:

- Cócleas ossificadas.
- Malformações cocleares.
- Hipoplasia do nervo auditivo.
- Espectro da neuropatia auditiva.
- Síndromes.
- Múltiplas deficiências.

Nesses casos devem ser consideradas as possibilidades cirúrgicas, as limitações decorrentes de cada problema, os possíveis resultados, a possibilidade de melhora na qualidade de vida e, sobretudo, as expectativas do paciente e/ou de sua família em relação aos benefícios alcançados. Indiscutivelmente, a reabilitação deverá ser ainda mais criteriosa, e técnicas específicas deverão ser utilizadas.

Devido aos desafios inerentes a cada caso especial, recomenda-se que a indicação e a realização do IC na presença de uma ou mais circunstâncias mencionadas sejam feitas por equipe com ampla experiência anterior em serviços de IC. A experiência do cirurgião, a experiência do fonoaudiólogo na orientação e no aconselhamento do paciente e de sua família e nos procedimentos pós-cirúrgicos, aliadas à experiência dos outros profissionais nas avaliações complementares, são decisivas para o sucesso da cirurgia e dos benefícios, ainda que limitados, com o uso do dispositivo.

O diagnóstico por imagem do osso temporal tem considerável poder para subsidiar o cirurgião com informações fundamentais sobre as condições cirúrgicas. A tomografia computadorizada de alta resolução provê uma imagem de varredura do osso temporal e fornece informações ao cirurgião sobre a anatomia cirúrgica, sobretudo sobre alterações cocleares importantes para o planejamento cirúrgico e o aconselhamento do paciente quanto às expectativas realistas dos resultados que o IC poderá oferecer. Embora a tomografia computadorizada seja um procedimento-padrão para a avaliação da maioria dos aspectos do osso temporal, ela tem limitações particularmente na avaliação da permeabilidade da cóclea. A aparência radiográfica da cóclea deve ser considerada à luz das informações clínicas. Dessa forma, a ressonância magnética também é utilizada para subsidiar o diagnóstico por imagem do osso temporal, provendo informações das estruturas de tecido mole, tais como as membranas labirínticas e as estruturas neurais, importante informação sobre a sobrevivência de elementos neurais necessários para a estimulação elétrica.

Em cócleas ossificadas, o grau de ossificação está intimamente relacionado com os resultados pós-cirúrgicos. As possíveis causas da ossificação coclear estão apresentadas a seguir:

- Meningite.
- Ototóxicos.
- Deficiência auditiva idiopática.
- Doença autoimune.
- Deficiência auditiva congênita.
- Trauma.
- Infecções virais.
- Otosclerose.
- Otite média crônica.

As possibilidades cirúrgicas na presença de ossificação vão desde a inserção parcial dos eletrodos, a inserção de eletrodos na escala vestibular até a utilização de modelos de componente interno com feixe de eletrodos mais curto. Deve-se considerar que, com a ossificação coclear, nos testes objetivos, os níveis máximos de estimulação podem não ser suficientes para desencadear o reflexo elétrico e as respostas neurais, e na programação do processador de fala talvez seja necessário usar pulso de maior duração, diminuir a velocidade de estimulação e/ou diminuir o número de canais ativos.

Similarmente, em casos de otosclerose, as dificuldades cirúrgicas podem ser semelhantes, com a mesma possibilidade de inserção parcial dos eletrodos na cóclea. Poderá haver necessidade de aumento da estimulação elétrica com a progressão da doença. Autores relataram em seu estudo casos de pacientes com otosclerose com estimulação do nervo facial, sendo necessário o desligamento de eletrodos que eventualmente possam estar originando a estimulação não auditiva.[50]

Entre os casos de maior desafio para as equipes interdisciplinares em IC, destaca-se também a síndrome de Charge. As características inerentes a essa síndrome incluem alterações auditivas, visuais e cardíacas, alterações no sistema nervoso central, além de atresia de coanas, atraso no desenvolvimento global e alterações de genitália. A perda auditiva sensorioneural de grau severo ou profundo pode estar presente em 34-38% dos casos. A realização da ressonância magnética e da tomografia computadorizada dos temporais é incisiva também nesses casos, devido à possibilidade de malformação do osso temporal. Na síndrome de Charge existe maior risco cirúrgico de lesão do nervo facial, e deve-se considerar que esse paciente terá necessidade de outras intervenções cirúrgicas ao longo da vida em razão da variedade de alterações presentes nessa síndrome. Quanto aos benefícios esperados, há descrição na literatura de resultados variados do desenvolvimento das habilidades auditivas e da linguagem oral,[51,52] sendo de especial valor a orientação familiar quanto aos riscos cirúrgicos e aos resultados pós-cirúrgicos.

A ênfase também é dada quanto à indicação do IC para pessoas com diagnóstico do espectro da neuropatia auditiva (ENA). Trata-se de indivíduos com distúrbios auditivos,[53,54] devido à disfunção nas sinapses das células ciliadas internas e no nervo auditivo e/ou no nervo auditivo em si.[53] Caracterizam-se clinicamente desde limiares auditivos tonais dentro da normalidade até perda auditiva bilateral de grau severo ou profundo[55,56] ou variável, em que há o acometimento do nervo auditivo, que gera uma dessincronia na condução nervosa.

O ENA pode ser constatado em pacientes com idades variadas.[55] O desafio na indicação do IC em casos diagnosticados com ENA não é desencadeado pelas mesmas preocupações anteriormente descritas, como a malformação e/ou a ossificação coclear, mas sobretudo pela precisão do topodiagnóstico e pela variedade de resultados quanto à percepção auditiva da fala. Sabe-se que o indivíduo com ENA apresenta o funcionamento das células ciliadas externas compatível com a normalidade, mas a função neural no nível do nervo vestibulococlear (VIII par craniano) alterada.[56] No entanto, a literatura aponta que 30% das pessoas com ENA podem apresentar comprometimento das células ciliadas externas e consequente supressão das emissões otoacústicas.[55] Nesses casos, a supressão das emissões otoacústicas não exclui o diagnóstico da ENA, sendo fundamental a presença do microfonismo coclear registrado nos potenciais evocados auditivos de tronco encefálico para o diagnóstico.[55] *(Para maiores informações sobre o assunto, consultar o Capítulo 15, "Potencial evocado auditivo de tronco encefálico".)*

A habilitação e a reabilitação auditivas nesses indivíduos são um desafio, pois a alteração no nervo auditivo leva ao comprometimento da percepção auditiva da fala, e os limiares tonais podem variar de normais até severamente prejudicados.[53] O IC indicado criteriosamente nos casos de ENA pode ser uma eficiente alternativa de tratamento para esses casos, e os resultados alcançados podem ser potencialmente melhores se consideradas as características dessa alteração nos procedimentos pós-cirúrgicos e na escolha e nos ajustes dos parâmetros de programação do dispositivo.

A hipoplasia do nervo auditivo também se constitui como uma condição adversa na indicação do IC.[57] A diminuição do número de fibras do nervo auditivo terá repercussões diretas no aproveitamento da estimulação elétrica proporcionada pelo IC, e os resultados são considerados heterogêneos. Diferentemente do ENA, a informação do diagnóstico por imagem será crucial na predição dos resultados, fundamentalmente as informações incididas da ressonância magnética.

Em casos de múltipla deficiência, a indicação do IC requer o conhecimento pleno das restrições impostas pelas circunstâncias clínicas e patológicas. Vários aspectos são ponderados quando, além da deficiência auditiva, outros comprometimentos estão presentes na pessoa candidata ao IC. Cada alteração adicional à surdez caracterizará um quadro clínico distinto, que influenciará o desempenho das habilidades auditivas e da linguagem oral receptiva e/ou expressiva. Os aspectos mais listados pelos pesquisadores internacionais sobre os benefícios do IC em crianças com múltipla deficiência foram a melhora na qualidade de vida, a possibilidade de comunicação por meio da linguagem oral, maior independência nas relações sociais e familiares e melhora no desempenho de tarefas e atos de vida diária de modo geral. Consideram, ainda, que os fatores mais importantes para que esses benefícios sejam alcançados é o envolvimento da família durante todo o processo e a regularidade da terapia fonoaudiológica e do acompanhamento após a cirurgia de IC.

Especificamente na paralisia cerebral,[58] definida como sequela de lesão encefálica, de base etiológica não evolutiva, com sinais e sintomas variáveis, pelo menos 12% das crianças apresentam perda auditiva de caráter sensorioneural,[59] e o IC vem sendo apresentado como uma alternativa de tratamento para esses casos. A paralisia cerebral caracteriza-se por ser o transtorno motor mais frequente na infância, podendo estar presentes alterações visual, mental, emocional e auditiva. Portanto, as condições multifatoriais dessa patologia se apresentam potencialmente como possíveis variáveis nos resultados pós-cirúrgicos. Estudo nacional com oito crianças com paralisia cerebral implantadas apontou que todas as crianças apresentaram evolução com o IC quanto aos aspectos de audição, linguagem e comunicação, porém com ritmos diferentes.[60] Em geral, a linguagem receptiva tende a ser melhor que a linguagem expressiva, importante aspecto na orientação aos pais, os quais geralmente esperam a expressão da linguagem oral com o uso do IC.

Considerações similares devem ser estimadas em casos de alterações de natureza cognitiva e/ou comportamentais, e sobretudo em casos de autismo.

Já em casos de deficiência visual associada à deficiência auditiva, o IC é altamente recomendado, sobretudo nos primeiros anos de vida ou nos casos de deficiência visual adquirida e progressiva. Assim, embora a múltipla deficiência não se constitua como contraindicação para o IC, ressalta-se o valor da composição da equipe de forma interdisciplinar para avaliação multifatorial e ponderação do estado de saúde geral atreladas à orientação e ao aconselhamento familiar quanto aos resultados e expectativas decorrentes desse processo.

CONSIDERAÇÕES DA INDICAÇÃO DO IMPLANTE COCLEAR NA PERDA AUDITIVA UNILATERAL

Na última década, em muitos países, vem crescendo a discussão sobre o IC como opção viável de tratamento para pessoas com perda auditiva unilateral de grau severo a profundo, já que crianças e adultos podem experimentar uma privação sensorial auditiva substancial e as crianças podem ser colocadas em risco de fracasso acadêmico, de fala, de linguagem e social e/ou comportamental.[61,62]

No caso de crianças com deficiência auditiva pré-lingual, é discutido que o impacto da perda auditiva pode não se tornar tão evidente nos primeiros anos de vida, até que as crianças estejam inseridas no ambiente escolar e comecem a apresentar dificuldades em decorrência da privação sensorial auditiva e do esforço auditivo decorrente da perda auditiva unilateral.

Ainda que haja maior compreensão das consequências da perda auditiva unilateral de grau severo a profundo, existem poucas evidências de intervenções eficazes que melhorem tais dificuldades.[63] É necessário considerar em que medida os resultados publicados até o momento podem prever prováveis benefícios com o IC nessa população. Por essa razão, recomenda-se que sejam estabelecidos critérios de indicação bem delineados, tais como para a deficiência auditiva bilateral sensorioneural.[64]

É de fundamental importância a realização de estudos consistentes sobre esse tema, a fim de consolidar protocolos de indicação do IC como alternativa viável para o tratamento da surdez unilateral em adultos e crianças.

Após a conferência internacional *Unilateral Hearing Loss in Children Conference*, na Filadélfia, EUA, em 2017, um comitê de especialistas publicou recomendações aos fonoaudiólogos clínicos sobre como individualizar o acompanhamento de crianças com perda auditiva unilateral de grau severo a profundo, seguindo um plano de cuidados. A abordagem descrita requer um processo personalizado e centrado na família. Os pontos de destaque envolvem a observação cuidadosa do desenvolvimento de fala-linguagem, psicossocial, das habilidades auditivas e o desenvolvimento acadêmico ou pré-acadêmico. Reporta-se, ainda, a necessidade de avaliações com o uso de tecnologias auditivas específicas para uma variedade de ambientes de escuta com o uso de protocolos padronizados, bem como avaliações médicas para determinação da etiologia da perda auditiva. O comitê endossa o uso das diretrizes internacionais na provisão da intervenção precoce da perda auditiva, incluindo a perda unilateral, e comenta que, mesmo com diferentes alternativas para o tratamento da surdez unilateral, somente o IC tem a possibilidade de restaurar a binauralidade, o que evidencia a importância e a necessidade de esforços para o estabelecimento de critérios de indicação fundamentados.[63]

Outras tecnologias disponíveis para a perda auditiva unilateral de grau severo a profundo são os dispositivos eletrônicos de amplificação sonora, a adaptação CROS (*contralateral routing of signal*), os dispositivos de condução óssea e os microfones remotos.

No Brasil, até o momento, o IC não é indicado para casos de surdez unilateral pelo Sistema Único de Saúde e não compõe o Rol de Procedimentos e Eventos em Saúde pela Agência Nacional de Saúde Suplementar. *(Para maiores informações sobre o assunto, consultar os Capítulos 35, "Intervenção fonoaudiológica na perda auditiva unilateral em criança", e 36, "Boas práticas na adaptação dos sistemas de microfone remoto".)*

CONSIDERAÇÕES FINAIS

O momento atual é de desafio às equipes interdisciplinares em IC no sentido de estudar os novos rumos do IC, em especial no que se refere à diminuição da idade, à indicação em casos mais complexos, à indicação na perda auditiva unilateral e, sobretudo, à estruturação dos serviços para receber os candidatos ao IC bilateral e atender às diretrizes pertinentes.

Estudos avançados em IC, tanto em crianças como em adultos, certamente auxiliarão as equipes e os órgãos governamentais a planejarem e a empregarem essa tecnologia a favor da qualidade de vida das pessoas com deficiência auditiva, assim como poderão contribuir para o aperfeiçoamento dos critérios de indicação do IC em diferentes populações, com expansão dos critérios de indicação progressivamente.

Esperançosamente, os desenvolvimentos futuros se concentrarão em melhores tecnologias dos eletrodos, aprimorando a interface com o nervo auditivo, e também no tratamento biológico acoplado aos eletrodos, nas cirurgias assistidas por robô, permitindo cirurgias de alta precisão e preservação confiável da audição, nas terapias biológicas por células-tronco transplantadas na orelha interna, entre outros avanços clínicos e tecnológicos que estão se movendo na direção do ouvido biônico, que visa restaurar a audição simulando o processo auditivo fisiológico com a ajuda da tecnologia.[1]

REFERÊNCIAS BIBLIOGRÁFICAS

1. Lenarz T. Cochlear implant-state of the art. Laryngo-Rhino-Otologie. 2017;96(n. S 01):S123-S151.
2. Naples JG, Ruckenstein MJ. Cochlear implant. Otolaryngologic Clinics of North America. 2020;53(1):87-102.
3. Hainarosie M, Zainea V, Hainarosie R. The evolution of cochlear implant technology and its clinical relevance. Journal of Medicine and Life. 2014;7(2):1.
4. Carlyon RP, Goehring T. Cochlear implant research and development in the twenty-first century: a critical update. Journal of the Association for Research in Otolaryngology. 2021;22(5):481-508.
5. Forli F, Arslan E, Bellelli S, Burdo S, Mancini P, Martini A, et al. Systematic review of the literature on the clinical effectiveness of the cochlear implant procedure in paediatric patients. ACTA Otorhinolaryngologica Italica. 2011;31(5):281.
6. Lammers MJW, van der Heidjen GJMG, Pourier VEC, Grolman W. Bilateral cochlear implantation in children: a systematic review and best-evidence synthesis. The Laryngoscope. 2014;124(7):1694-9.
7. Yoshinaga-Itano C, Sedey AL, Wiggin M, Mason CA. Language outcomes improved through early hearing detection and earlier cochlear implantation. Otology & Neurotology. 2018;39(10):1256-63.
8. Karltorp E, Eklöf M, Östlund E, Asp F, Tideholm B, Löfkvist U. Cochlear implants before 9 months of age led to more natural spoken language development without increased surgical risks. Acta Paediatrica. 2020;109(2):332-41.
9. Mudry A, Mills M. The early history of the cochlear implant. JAMA Otolaryngology – Head & Neck Surgery. 2013;139(5):446.
10. Costa OA, Bevilacqua MC, Martinho-Carvalho AC. (Re)habilitacão auditiva por IC. In: Lopes AC. Tratado de clínica médica. São Paulo: Roca; 2009. p.III:5135-6.
11. Eisenberg LS. The contributions of William F. House to the field of implantable auditory devices. Hearing Research. 2015;322:52-6.
12. Clark G. The multi-channel cochlear implant and the relief of severe-to-profound deafness. Cochlear Implants International. 2012;13(2):69-85.

13. Food and Drug Administration (FDA) [internet]. Cochlear Implants. c2021. Disponível em: https://www.fda.gov/medical-devices/implants-and-prosthetics/cochlear-implants. Acesso em: 14 dez. 2021.
14. Food and Drug Administration (FDA) [internet]. Nucleus 24 Cochlear Implant System – P970051/S172, c2021. Disponível em:https://www.fda.gov/medical-devices/recently-approved-devices/nucleus-24-cochlear-implant-system-p970051s172. Acesso em: 20 out. 2021.
15. National Institute of Deafness and Other Communication Disorder (NIH). [internet]. Cochlear implants. Disponível em: https://www.nidcd.nih.gov/health/cochlear-implants. Acesso em: 14 dez. 2021.
16. Brasil. Portaria n. 1.278, de 20/10/1999. Aprova, na forma de Anexo I, os Critérios de Indicação e Contraindicação de Implante Coclear. Diário Oficial da União, Poder Legislativo, Brasília, DF, 21 out. 1999.
17. Brasil. Portaria n. 2.776, de 18/12/2014. Aprova diretrizes gerais, amplia e incorpora procedimentos para a Atenção Especializada às Pessoas com Deficiência Auditiva no Sistema Único de Saúde (SUS). Diário Oficial da União, Poder Legislativo, Brasília, DF, 18 dez. 2014.
18. Daher CV, Bahmad Jr F. Cochlear implants in a low-income country: Brazilian public health system (SUS) – a longitudinal analysis since the beginning. Braz J Otorhinolaryngol. 2021;87:245-6.
19. Daher CV. Análise da assistência dos beneficiados com a cirurgia de IC pelo Sistema Único de Saúde (SUS), nos últimos 10 anos [Dissertação]. Brasília: Universidade de Brasília, Faculdade de Ciências da Saúde, Programa de Pós-Graduação em Ciências da Saúde; 2020.
20. McKinney S. Cochlear implantation in children under 12 months of age. Current Opinion in Otolaryngology & Head and Neck Surgery. 2017;25(5):400-4.
21. Sharma SD, Cushing SL, Papsin BC, Gordon KA. Hearing and speech benefits of cochlear implantation in children: a review of the literature. International Journal of Pediatric Otorhinolaryngology. 2020;133:109984.
22. Guo Q, Lyu J, Kong Y, Xu T, Dong R, Qi B, et al. The development of auditory performance and speech perception in CI children after long-period follow up. American Journal of Otolaryngology. 2020;41(4):102466.
23. Sharma A, Nash AA, Dorman M. Cortical development, plasticity and re-organization in children with cochlear implants. Journal of Communication Disorders. 2009;42:272-9.
24. Nicholas JG, Geers AE. Spoken language benefits of extending cochlear implant candidacy below 12 months of age. Otology & Neurotololy. 2013;34(3):532-8.
25. Dettman SJ, Dowell RC, Choo D, Arnott W, Abrahams Y, Davis A, et al. Long-term communication outcomes for children receiving cochlear implants younger than 12 months: a multicenter study. OtolNeurotol. 2016;37:e82-e95.
26. Bruijnzeel H, Ziylan F, Stegeman I, Topsakal V, Grolman W. A systematic review to define the speech and language benefit of early (< 12 months) pediatric cochlear implantation. Audiol Neurotol. 2016;21:113-26.
27. O'Connell BP, Holcomb MA, Morrison D, Meyer TA, White DR. Safety of cochlear implantation before 12 months of age: Medical University of South Carolina and Pediatric American College of Surgeons – National Surgical Quality improvement program outcomes. The Laryngoscope. 2016;126(3):707-12.
28. Adedoyin K, Ghedak A, Gezzer O, Mauricia D, Hung JK. Low surgical complication rates in cochlear implantation for young children less than 1 year of age. The Laryngoscope. 2017;127(3):720-4.
29. Kalejaiye A, Ansari G, Ortega G, Davidson M, Kim HJ. Low surgical complication rates in cochlear implantation for young children less than 1 year of age. The Laryngoscope. 2017;127(3):720-4.
30. Brasil. Portaria n. 2.776, de 18/12/2014. Diretrizes Gerais para a Atenção Especializada às Pessoas com Deficiência Auditiva no Sistema Único de Saúde (SUS). Brasília, DF, dez. 2014. Disponível em: https://bvsms.saude.gov.br/bvs/publicacoes/diretrizes_gerais_atencao_especializada_pessoas_deficiencia_auditiva_SUS.pdf. Acesso em: 18 jan. 2022.
31. Health Quality Ontario. Bilateral cochlear implantation: a health technology assessment. Ontario Health Technology Assessment Series. 2018;18.6:1.
32. Ramakers GGJ, Smulders YE, van Zon A, van Zanten GA, Grolman W, Stegeman I. Correlation between subjective and objective hearing tests after unilateral and bilateral cochlear implantation. BMC Ear, Nose and Throat Disorders. 2017;17(1):1-8.
33. McSweeny C, Cushing SL, Campos JL, Papsin BC, Gordon KA. Functional consequences of poor binaural hearing in development: evidence from children with unilateral hearing loss and children receiving bilateral cochlear implants. Trends in Hearing. 2021;25:23312165211051215.
34. Jacobs E, Goedegebure A, Smits C, Ariens-Meijer SA, Mylanus EA, Vermeulen AM. Benefits of simultaneous bilateral cochlear implantation on verbal reasoning skills in prelingually deaf children. Research in Developmental Disabilities. 2016;58:104-13.
35. Fitzpatrick EM, Gaboury I, Durieux-Smith A, Coyle D, Whittingham J, Nassrallah F. Auditory and language outcomes in children with unilateral hearing loss. Hearing Research. 2019;372:42-51.
36. Illg A, Giourgas A, Kral A, Büchner A, Lesinski-Schiedat A, Lenarz T. Speech comprehension in children and adolescents after sequential bilateral cochlear implantation with long interimplant interval. Otology & Neurotology. 2013;34(4):682-9.
37. Sturm JJ, Kuhlmen M, Alexiades G, Hoffman R, Kim AH. Comparison of speech performance in bimodal versus bilateral cochlear implant users. The Laryngoscope. 2021;131(4):E1322-E1327.
38. Simon F, Roman S, Truy E, Barone P, Belmin J, Blanchet C, et al. Guidelines (short version) of the French Society of Otorhinolaryngology (SFORL) on pediatric cochlear implant indications. European Annals of Otorhinolaryngology, Head and Neck Diseases. 2019;136(5):385-91.
39. Myhrum M, Strøm-Roum H, Heldahl MG, Rødvik AK, Eksveen B, Landsvik B, et al. Sequential bilateral cochlear implantation in children: outcome of the second implant and long-term use. Ear and Hearing. 2017;38(3):301-13.
40. Wie OB, Torkildsen JVK, Schauber S, Busch T, Litovsky R. Long-term language development in children with early simultaneous bilateral cochlear implants. Ear and Hearing. 2020;41(5):1294.
41. Sharma A, Tobey E, Dorman M, Bharadway S, Martin K, Gilley P, et al. Central auditory maturation and babbling development in infants with cochlear implants. Archives of Head and Neck Surgery. 2004;130:511-6.
42. Sharma A, Dorman M, Kral A. The influence of a sensitive period on central auditory development in children with unilateral and bilateral cochlear implants. Hearing Research. 2005;203:134-43.
43. Ramsden JD, Gordon K, Aschendorff A, Borucki L, Bunne M, Burdo S, et al. European Bilateral Pediatric Cochlear Implant Forum Consesus Statement. Otology & Neurotology. 2012;33(4):561-5.
44. Baron S, Blanchard M, Parodi M, Rouillon I, Loundon N. Sequential bilateral cochlear implants in children and adolescents: outcomes and prognostic factors. European Annals of Otorhinolaryngology, Head and Neck Diseases. 2019;136(2):69-73.
45. Fallon JB, Irvine DR, Shepherd RK. Cochlear implants and brain plasticity. Hearing. Research. 2008;238(1-2):110- 7.

46. Thomas ES, Zwolan TA. Communication mode and speech and language outcomes of Young Cochlear implant Recipients: a comparison of auditory-verbal, oral communication, and total communication. Otology & Neurotology. 2019;40(10):e975-e983.
47. Mesallam TA, Yousef M, Almasaad A. Auditory and language skills development after cochlear implantation in children with multiple disabilities. European Archives of Oto-Rhino-Laryngology. 2019;276(1):49-55.
48. Speaker RB, Robertson J, Simoes-Franklin C, Glynn F, Walshe P, Viani L. Quality of life outcomes in cochlear implantation of children with profound and multiple learning disability. Cochlear Implants International. 2018;19(3):162-6.
49. Micheletti S, Accorsi P, Giordano L, Calza S, Nassif N, Barezzani MG, et al. Cognitive improvement after cochlear implantation in deaf children with associated disabilities. Developmental Medicine & Child Neurology. 2020;62(12):1429-36.
50. Sainz M, García-Valdecasas J, Garófano M, Ballesteros JM. Otosclerosis: mid-term results of cochlear implantation. Audiology & Neurotology. 2007;12:401-6.
51. Lanson BG, Green JE, Roland Jr JT, Lalwani AK, Waltzman SB. Cochlear implantation in children with Charge syndrome: therapeutic decisions and outcomes. Laryngoscope. 2007;117:1260-6.
52. Amin N, Sethukumar P, Pai I, Rajput K, Nash R. Systematic review of cochlear implantation in Charge syndrome. Cochlear Implants International. 2019;20(5):266-80.
53. Guidelines for identification and management of infants and young children with auditory neuropathy spectrum disorder – NHS 2008. Disponível em: http://www.thechildrenshospital.org/pdf/Guidelines%20for%20Auditory%20Neuropathy%20-%20BDCCH.pdf. Acesso em: 18 jan. 2022.
54. Anastasio ART, Alvarenga KF, Costa OA. Eletrococleografia extratimpânica na neuropatia/dessincronia auditiva. Revista Brasileira de Otorrinolaringologia. 2008;74(1):132-6.
55. Rodrigues GRI, Fichino SN, Lewis DR. Presença de microfonismo coclear no Peate-clique: diagnóstico diferencial entre espectro da neuropatia auditiva e perdas auditivas cocleares descendentes em crianças. Revista Cefac. 2010;12(6):1077-83.
56. Yalçinkaya F, Muluk NB, Atas A, Keith RW. Random gap detection test and random gap detection test-expanded results in children with auditory neuropathy. International Journal of Pediatric Otorhinolaryngology. 2009;73(11):1558-63.
57. Ehrmann-Müller D, Kühn H, Matthies C, Hagen R. Outcomes after cochlear implant provision in children with cochlear nerve hypoplasia or aplasia. International Journal of Pediatric Otorhinolaryngology. 2018;112:132-40.
58. Richard C, Kjeldsen C, Findlen U, Gehred A, Maitre NL. Hearing loss diagnosis and early hearing-related interventions in infants with or at high risk for cerebral palsy: a systematic review. Journal of Child Neurology. 2021;36(10):919-29.
59. Bacciu A, Panasini E, Vicentini V, Ormitti F, Di Lella F, Guida M, et al. Cochlear implantation in children with cerebral palsy: a preliminary report. International Journal of Pediatric Otorhinolaryngology. 2009;73(5):717-21.
60. Santos MJD, Bevilacqua MC, Moret ALM, Lamônica DAC, Costa AO, Yamaguti EH. Processo de indicação do IC em uma criança com paralisia cerebral: estudo de caso. Revista da Sociedade Brasileira de Fonoaudiologia. 2011;16(4):474-8.
61. Lieu JVC. Unilateral hearing loss in children: speech-language and school performance. B-ENT. 2013;(Suppl 21):107-15.
62. Rohlfs AK, Friedhoff J, Bohnert A, Breitfuss A, Hess M, Müller F, et al. Unilateral hearing loss in children: a retrospective study and a review of the current literature. Review Eur J Pediatr. 2017;176(4):475-86.
63. Bagatto M, DesGeorges J, King A, Kitterick P, Laurnagaray D, Lewis D. Consensus practice parameter: audiological assessment and management of unilateral hearing loss in children. International Journal of Audiology. 2019;58(12):805-15.
64. Boyd PJ. Potential benefits from cochlear implantation of children with unilateral hearing loss. Cochlear Implants International. 2015;6(3):121-36.

40

MEDIDAS OBJETIVAS EM IMPLANTE COCLEAR

Ana Claudia Martinho de Carvalho
Leticia Cristina Vicente

INTRODUÇÃO

Com os avanços tecnológicos e científicos ocorridos nas últimas décadas e com a ampliação dos critérios de indicação do implante coclear (IC), especialmente no que se refere à indicação cirúrgica em crianças nos primeiros anos de vida e em casos com outros comprometimentos associados (casos especiais), uma nova população passou a integrar a clínica fonoaudiológica voltada à avaliação e ao acompanhamento no IC, envolvendo usuários com pouco tempo prévio de experiência auditiva e/ou difíceis de serem testados.

Nesse contexto, muito tem se discutido sobre a importância de aprimorar os procedimentos e técnicas que devem ser utilizados pelo profissional que atua na programação do IC, uma vez que a precisão nos ajustes de programação estará diretamente relacionada à maneira pela qual os usuários terão acesso ao mundo sonoro.

Outra questão que merece ser destacada é a variabilidade de resultados encontrados na população usuária desse dispositivo eletrônico, já que, na prática clínica, nem todos os usuários de IC se beneficiam do acesso aos sons da mesma maneira.

Assim, a utilização das medidas objetivas na avaliação de usuários de IC foi contemplada pelos avanços tecnológicos incorporados aos dispositivos de gerações mais avançadas, de modo a propiciar informações sobre a funcionalidade do dispositivo, sobre a sobrevivência dos elementos neurais, sobre a estimativa dos níveis de estimulação adequados a cada usuário, bem como sobre a estimulação elétrica ao longo de toda a via auditiva. *(Para maiores informações sobre o assunto, consultar o Capítulo 39, "Conceituação e indicação do implante coclear".)*

Nessa perspectiva, este capítulo visa descrever as medidas objetivas de avaliação utilizadas no acompanhamento de usuários de IC. *(Para maiores informações sobre a aplicabilidade dos dados obtidos para a programação do IC, consultar o Capítulo 41, "Acompanhamento pós-cirúrgico de crianças e adultos usuários de implante coclear".)*

MEDIDAS OBJETIVAS DE AVALIAÇÃO

A contribuição das informações obtidas com as medidas objetivas no acompanhamento do usuário de IC tem início já na etapa intraoperatória. Após a inserção cirúrgica do feixe de eletrodos, determinadas mensurações podem ser obtidas como forma de avaliar a funcionalidade do dispositivo interno, bem como para confirmar a resposta do nervo auditivo diante da estimulação elétrica.[1-3]

Essas medidas também poderão contribuir para a programação do processador de fala de cada usuário, de modo a auxiliar na determinação dos parâmetros e ajustes necessários para que a energia acústica, presente nos sons ambientais e de fala, possa ser efetivamente convertida em um campo dinâmico de audição elétrico.[1-3]

Entre as técnicas objetivas utilizadas no acompanhamento de usuários de IC de gerações mais avançadas, destacam-se a telemetria de impedância dos eletrodos, a telemetria de respostas neurais ou registro do potencial de ação composto do nervo auditivo evocado eletricamente (*electrically evoked compound action potential* – Ecap), a pesquisa do limiar do reflexo estapediano evocado eletricamente (*electrical stapedial reflexes threshold* – ESRT), além do registro dos potenciais evocados de curta, média e longa latência.[1]

O Quadro 1 sintetiza as principais técnicas e procedimentos objetivos de avaliação em IC utilizados tanto na prática clínica quanto para fins de investigação científica, considerando as etapas intra e pós-operatórias.

Telemetrias

Os implantes cocleares atuais apresentam um sistema de comunicação bidirecional de dados, denominado telemetria, que estabelece a comunicação por meio de radiofrequência, entre o sistema de programação e os componentes do IC.[3]

O registro das telemetrias é realizado utilizando-se eletrodos intracocleares do sistema de IC e não requer outros equipamentos além daqueles utilizados para a programação do processador de fala. A Figura 1 apresenta a configuração necessária para o registro das telemetrias.

Dentre as telemetrias mais utilizadas na prática clínica destacam-se a telemetria de impedância dos eletrodos e a telemetria de respostas neurais ou do nervo auditivo, a qual registra o potencial de ação composto do nervo auditivo.

Telemetria de impedância dos eletrodos

A telemetria de impedância dos eletrodos avalia a integridade do dispositivo interno, ou seja, as condições dos eletrodos e dos circuitos eletrônicos implantados, de modo a representar a medida da resistência ao fluxo de corrente exercida pelo fio condutor, pelos eletrodos, pelos fluidos internos e pelo tecido biológico.[2,3]

QUADRO 1 Principais técnicas e procedimentos objetivos de avaliação em implante coclear utilizados tanto na prática clínica quanto para fins de investigação científica, considerando as etapas intra e pós-operatórias

Etapas intra e pós-operatórias	▪ Telemetria de impedância dos eletrodos. ▪ Telemetria de respostas neurais ou do nervo auditivo. ▪ Reflexo estipediano evocado eletricamente. ▪ Potencial de tronco encefálico auditivo eletricamente.
Etapa pós-operatória	▪ Potenciais evocados de curta latência. ▪ Potenciais evocados de média latência. ▪ Potenciais evocados de longa latência, complexo P1-N1-P2. ▪ Potenciais evocados cognitivos (MMN e P300).

Fonte: elaborado pelos autores.

Essa medida é obtida pelo *software* de programação de cada fabricante de IC, com parâmetros de registros preestabelecidos. Para seu registro, um nível de corrente fixo é enviado a determinado eletrodo para que a voltagem seja medida entre os eletrodos. O estímulo enviado caracteriza-se como um pulso de corrente bifásica de baixa intensidade, o qual não é percebido pela maioria dos usuários de IC.[2,3]

Os valores de impedância dos eletrodos são expressos numericamente em quilo-ohms (kΩ) e podem variar ao longo do primeiro ano de uso do IC, uma vez que sofrem influência direta do posicionamento exato do eletrodo na cóclea e do tecido existente ao seu redor. Idealmente, os valores de impedância dos eletrodos variam entre 1-15 kΩ.[2]

Os valores de impedância são usualmente mais baixos durante o registro intraoperatório e tendem a aumentar cerca de 2 ou 3 semanas após a cirurgia, em função do surgimento de tecido fibroso ao redor do feixe de eletrodos. Após a ativação dos eletrodos, os valores de impedância tipicamente apresentam uma redução em seus valores e tendem a estabilizar após alguns meses de uso contínuo do IC.[2,3]

O registro da impedância dos eletrodos deve ser realizado no início de cada sessão de programação do IC. Qualquer alteração observada no registro deve ser analisada pelo fonoaudiólogo que atua no acompanhamento pós-cirúrgico, já que pode indicar modificações anatômicas ou no funcionamento do dispositivo, ou ainda mudanças capazes de causar desconforto auditivo e produzir sensações não auditivas, comprometendo, assim, a qualidade sonora e o desempenho auditivo.[2,3]

Alguns fatores podem contribuir para o aumento nos valores de impedância dos eletrodos, tais como longos períodos sem estimulação elétrica, reimplantação, infecções ou inflamações ou ainda quando os níveis de estimulação utilizados excedem os limites de compliância do sistema.[2,3]

Para o aumento nos valores de impedância decorrentes de um período sem estimulação (p. ex., após um período sem o uso do IC ou para eletrodos específicos que foram anteriormente desligados), espera-se uma redução e normalização dos valores após a (re)introdução da estimulação elétrica. Para valores de impedância aumentados em decorrência da saturação na medida de compliância do sistema, são necessárias modificações nos parâmetros de programação dos eletrodos.[3]

Em relação às alterações encontradas na telemetria de impedância dos eletrodos, destacam-se os circuitos abertos e os curtos-circuitos, descritos a seguir:

- Circuito aberto: valores de impedância dos eletrodos acima dos limites de normalidade estabelecidos pelo sistema de programação indicam a presença de um circuito aberto (p. ex., valores acima de 30 kΩ). Esse tipo de alteração pode ter como origem alguma anomalia na região onde se encontra o eletrodo, por exemplo, ossificação ou fibrose, bolha de ar ou acúmulo de proteínas na interface entre o eletrodo e o tecido ao redor. Eletrodos em circuito aberto devem ser inicialmente desativados, entretanto outras avaliações devem ser realizadas ao longo do acompanhamento pós-operatório, considerando que esses resultados podem retornar aos limites de normalidade após um período de estimulação elétrica.[3]
- Curto-circuito: quando os valores de impedância dos eletrodos encontram-se abaixo dos limites de normalidade é detectada a presença de curtos-circuitos entre os eletrodos. São tipicamente originados em decorrência de componentes elétricos condutores que entram em contato uns com os outros, por exemplo, pelo contato físico entre dois eletrodos e/ou seus respectivos fios, por uma falha elétrica no fio do eletrodo ou por uma excessiva distorção ou tensão do feixe de eletrodos. De maneira geral, os eletrodos em curto-circuito apresentam valores inferiores a 1 kΩ; no entanto, esses valores podem variar entre os fabricantes. Essas alterações normalmente têm caráter permanente e indicam a necessidade de desativar os eletrodos alterados.[2,3]

Vale ressaltar que qualquer modificação observada no registro dos valores de impedância dos eletrodos deve ser analisada de maneira combinada a outras medidas de avaliação em IC, por exemplo, a pesquisa dos níveis mínimos e máximos de estimulação, as respostas neurais, bem como a avaliação de desempenho auditivo.

Telemetria de respostas neurais ou do nervo auditivo: potencial de ação composto do nervo auditivo evocado eletricamente

A telemetria de respostas neurais ou telemetria do nervo auditivo tem como objetivo a avaliação da resposta do nervo auditivo diante da estimulação elétrica gerada pelo IC, por meio do registro do potencial de ação composto do nervo auditivo evocado eletricamente, em inglês, *electrically evoked compound action potential* (Ecap).

O Ecap caracteriza-se como um potencial neural de curta duração, capaz de refletir o disparo sincronizado de um número de fibras do nervo auditivo estimulado eletricamente. Representa, portanto, a atividade neural da porção periférica do sistema auditivo, não sendo afetado por questões relacionadas ao desenvolvimento global, atenção ou outros fatores cognitivos.[4,5]

Esse potencial pode ser realizado tanto no momento intraoperatório quanto ao longo do acompanhamento pós-cirúrgico dos usuários de IC, enquanto o paciente encontra-se acordado e ativo.[2,3]

As principais aplicações clínicas do Ecap envolvem a confirmação das respostas das fibras neurais diante da estimulação elétrica, o monitoramento da resposta neural ao longo do tempo de uso do dispositivo e o auxílio na determinação dos parâmetros a serem utilizados na programação do processador de fala.[2,3]

A Figura 1 representa o processo de registro do potencial de ação composto do nervo auditivo evocado eletricamente (Ecap) em usuários de IC.

Em humanos, essa resposta neural consiste em uma deflexão negativa, usualmente denominada N1, com período de latência variando entre 0,2-0,5 ms. Para níveis de estimulação elevados, o pico negativo inicial é comumente seguido por um pico positivo menos robusto, denominado P1 ou P2, com tempo de latência variando entre 0,6-0,8 ms.[4-6]

A amplitude da resposta é determinada entre os picos negativo e positivo ou entre o pico negativo e a linha de base, estando diretamente relacionada com o número de fibras responsivas à estimulação elétrica.

No que se refere à análise da resposta neural, diferentes funções podem ser interpretadas a partir do registro da resposta neural. Na prática clínica, a obtenção do limiar do Ecap caracteriza-se como a medida mais utilizada.

O limiar do Ecap pode ser definido a partir da análise visual do menor nível de corrente capaz de disparar a resposta das fibras do nervo auditivo ou por meio de uma análise de regressão da curva de crescimento de amplitude, disponível nos *softwares* de registro.[2-4]

Como ocorre para as demais respostas auditivas evocadas, a amplitude do Ecap aumenta com o aumento no nível de estimulação elétrica. A morfologia do registro também se mostra mais robusta para níveis de estimulação mais elevados. Os estudos sugerem que, devido à proximidade do registro em relação aos elementos neurais estimulados, esse potencial tem como característica amplas amplitudes de registro, podendo chegar a 1-2 mV.[4-6]

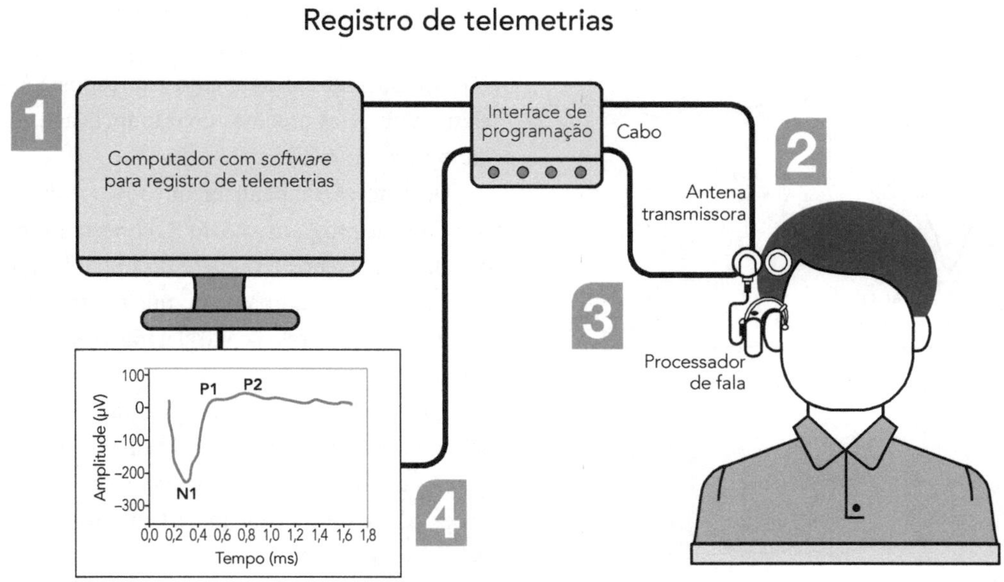

1. Para o registro do potencial de ação composto do nervo auditivo evocado eletricamente (Ecap), pulsos de radiofrequência são transmitidos por meio da interface de programação para o dispositivo externo.
2. O código de radiofrequência é enviado ao receptor-estimulador interno, que fará a codificação e enviará a informação ao par de eletrodos selecionado.
3. Após a estimulação, ocorre o disparo dos neurônios do nervo coclear e consequentemente o potencial de ação composto evocado eletricamente (Ecap). A voltagem registrada no par de eletrodos será amplificada e codificada pelo receptor-estimulador interno e enviada de maneira reversa para o dispositivo externo.
4. Esta informação será transmitida à interface de programação, onde será analisada e registrada como onda do potencial.

FIGURA 1 Representação do registro do potencial de ação composto do nervo auditivo evocado eletricamente (Ecap).
Fonte: elaborada pelos autores.

Em contraste com as demais respostas auditivas evocadas obtidas por meio da estimulação acústica, a latência do Ecap essencialmente não é modificada com mudanças no nível de estimulação.

A Figura 2 apresenta as características de latência e amplitude do Ecap, bem como o aumento na amplitude de resposta à medida que o nível de apresentação do estímulo elétrico é aumentado.

Vale ressaltar que o sucesso na obtenção da resposta neural está diretamente relacionado à determinação dos diferentes parâmetros existentes no *software* de registro de cada fabricante.

Especificamente no momento intraoperatório, o registro do Ecap confirma a resposta imediata das fibras do nervo auditivo para a estimulação elétrica enviada pelo IC. Além disso, análise dos valores do limiar do Ecap, da amplitude da resposta neural, bem como da morfologia dos registros, pode inferir informações a respeito da sobrevivência neural e da maneira como se comportam as fibras do nervo auditivo diante da estimulação elétrica provida pelo IC.[2,3]

A ausência de resposta desse potencial não deve ser interpretada como mau funcionamento do IC ou pior prognóstico em relação aos resultados com o IC, já que fatores como o tempo de privação sensorial, tempo de uso do IC, bem como a definição dos parâmetros exatos para o registro em cada usuário podem influenciar o padrão de resposta.[7,8]

Ao longo do acompanhamento pós-operatório, esses registros monitoram a integridade de todo o sistema e confirmam os resultados obtidos na avaliação comportamental, podendo auxiliar na determinação dos níveis de estimulação elétrica.

Nesse sentido, o limiar do Ecap pode ser considerado como um ponto de partida para a determinação dos níveis de estimulação a serem utilizados na programação do IC. Os estudos demonstram que o limiar do Ecap encontra-se dentro da área dinâmica de estimulação, podendo assim nortear a definição dos parâmetros de programação em indivíduos que não apresentam consistência nas respostas obtidas durante a avaliação comportamental.[8,9]

Entretanto, uma grande variabilidade é descrita pela comunidade científica. Com base nisso, o uso do limiar do Ecap não deve ser utilizado como procedimento único para a determinação da área dinâmica de estimulação elétrica.[8,9]

Outras funções adicionais podem ser interpretadas a partir de modificações nos parâmetros de estimulação e de registro da resposta neural. Nesse cenário, destaca-se a

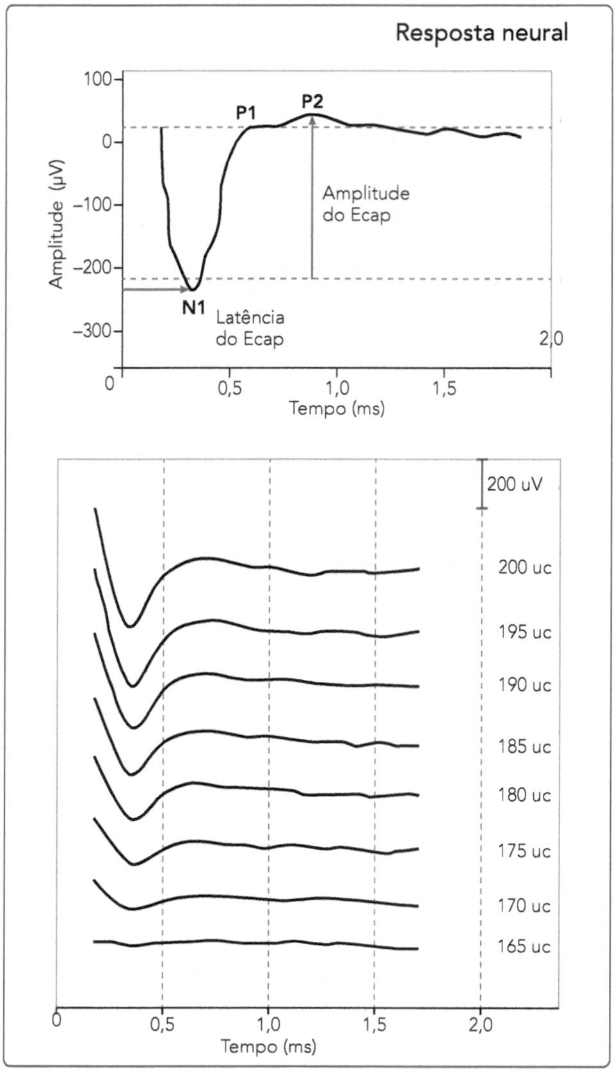

FIGURA 2 Representação das características de latência e amplitude do potencial de ação composto do nervo auditivo evocado eletricamente (Ecap).
uc: unidade de corrente.
Fonte: elaborada pelos autores.

função de recuperação do nervo auditivo, em inglês denominada *recovery function*, e ainda a medida de dispersão da excitabilidade, definida na língua inglesa como *spread of excitation* (SOE), as quais, até o presente momento, caracterizam-se como medidas avançadas que vêm sendo utilizadas para fins científicos.[2,3,10]

Limiar do reflexo estapediano evocado eletricamente

O limiar do reflexo estapediano evocado eletricamente, em inglês *electrically evoked stapedial reflexes threshold* (ESRT), representa o valor mínimo de estimulação elétrica necessário para evocar a contração do músculo do estapédio.

Em usuários de IC, o ESRT pode ser registrado durante o ato cirúrgico, por meio da visualização direta da contração do músculo do estapédio em resposta à estimulação elétrica ou pelas medidas de imitância acústica na orelha contralateral ao IC.[2]

Durante o acompanhamento pós-operatório, utilizando o sistema de programação do IC conectado ao processador de fala do paciente, o registro do ESRT deve ser realizado com a sonda do equipamento que mede a imitância acústica colocada na orelha contralateral à orelha implantada[2,11] (Figura 3).

É importante destacar que, para a mensuração do ESRT, faz-se necessário que a orelha de registro apresente função de orelha média normal. Com isso, destaca-se a necessidade de realização da timpanometria anterior à pesquisa do ESRT.

Após a obtenção do timpanograma, a função *reflex decay* deve ser selecionada para possibilitar uma janela de registro mais ampla. O estímulo elétrico será então apresentado via *software* de programação do IC.[2,3,7,11]

A presença do ESRT pode ser observada a partir de uma deflexão descendente que apresenta correspondência para cada apresentação do estímulo elétrico (Figura 3).

Quando utilizado como medida objetiva para a definição dos níveis máximos de estimulação elétrica, o registro do ESRT pode representar um indicador efetivo da sensação de intensidade.

O ESRT é tipicamente encontrado na região superior da área dinâmica de estimulação elétrica, em valores próximos ao nível de máximo conforto.[2]

O menor nível de estimulação em que o reflexo pode ser registrado é definido como o limiar do ESRT. Para a obtenção do limiar, é recomendada a utilização de uma técnica de apresentação de estímulo ascendente-descendente, uma vez que o reflexo elétrico tende a ocorrer próximo aos níveis máximos de conforto.[2,7,11]

Uma melhor estimativa dos níveis máximos de estimulação pode ser obtida quando o ESRT é pesquisado com os mesmos parâmetros de estimulação definidos na programação do IC, especialmente no que se refere à estratégia de codificação, propriedades do pulso, taxa de estimulação, entre outros.[2]

Os estudos que investigaram a relação existente entre o limiar do reflexo elétrico e os níveis de estimulação a serem utilizados na determinação da área dinâmica de estimulação elétrica apontam uma forte correlação entre essa mensuração objetiva e os dados comportamentais.[7,11]

No entanto, uma atitude conservadora deve ser adotada na utilização desse método como procedimento único para

Registro do reflexo estapediano evocado eletricamente

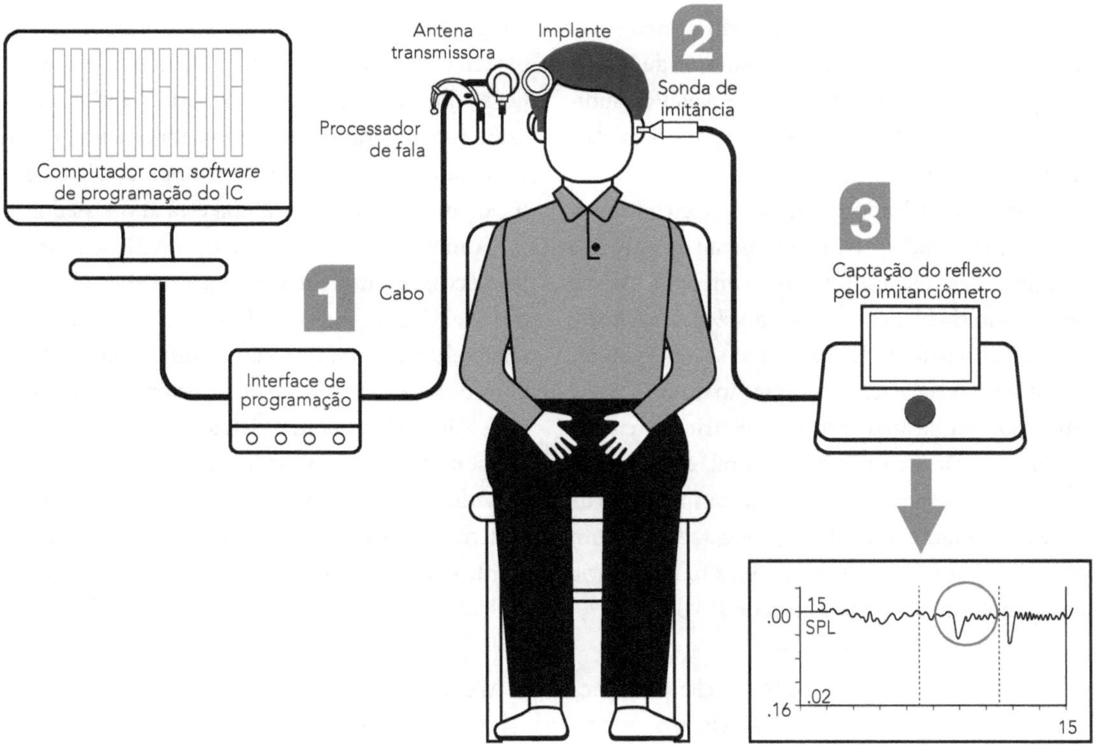

1. Para o registro do limiar do reflexo estapediano evocado eletricamente (ESRT), o sistema de programação do implante coclear (IC) deve estar conectado ao dispositivo externo (processador de fala e antena transmissora externa).
2. A sonda do equipamento de imitanciometria deve estar devidamente posicionada na orelha contralateral ao implante coclear.
3. Após o envio da estimulação elétrica pelo sistema de programação do IC, o reflexo estapediano evocado eletricamente poderá ser captado e registrado pelo imitanciômetro. O menor nível de estimulação elétrica capaz de evocar a contração do músculo do estapédio será considerado o limiar do reflexo elétrico evocado eletricamente.

FIGURA 3 Registro do limiar do reflexo estapediano evocado eletricamente (ESRT).
Fonte: elaborada pelos autores.

a determinação dos níveis máximos de estimulação, uma vez que o ESRT pode estar situado abaixo desses níveis, ou ainda acima deles, próximo ao limiar de desconforto.[2,7,9]

É importante destacar que o ESRT pode estar ausente em cerca de 30% dos indivíduos avaliados, considerando que seu registro está limitado à presença de alterações da orelha média, e que, em casos de ossificação, a ausência de resposta é comumente encontrada.[2]

Potenciais evocados auditivos

Os potenciais evocados auditivos de curta, média ou longa latência podem também ser utilizados para a avaliação da funcionalidade da via auditiva em usuários de IC, podendo contribuir com ajustes na programação do processador de fala e com a avaliação objetiva dos benefícios obtidos com o IC.

Para a pesquisa desses potenciais evocados faz-se necessário um equipamento comumente utilizado na prática clínica, com um, dois ou mais canais de registro, dependendo do potencial a ser analisado.

A estimulação das diferentes estruturas localizadas ao longo da via auditiva pode ser realizada a partir de estímulos acústicos ou elétricos.

Na estimulação acústica, além de registrar a resposta, o equipamento de potenciais deve gerar o estímulo auditivo a ser apresentado em campo livre. Na estimulação elétrica, o equipamento de potenciais registra a resposta do sistema auditivo eliciada por um estímulo gerado na unidade de programação do IC. Para isso, o equipamento que registra os potenciais evocados auditivos deve necessariamente apresentar a possibilidade de entrada para o estímulo externo (*trigger input*), que será conectado à saída da plataforma de IC (*trigger output*).

Potencial auditivo de tronco encefálico evocado eletricamente

A funcionalidade do nervo auditivo e do tronco encefálico pode ser analisada em pacientes usuários de IC por meio da pesquisa do potencial de tronco encefálico auditivo evocado eletricamente, em inglês *electrically evoked auditory brainstem response* (EABR).[1,12]

Esse potencial é registrado por meio de eletrodos posicionados na região cefálica. Diferentemente da pesquisa dos potenciais evocados auditivos de tronco encefálico (Peate) com estímulo acústico (clique, *tone burst* ou *chirp*), o estímulo a ser utilizado no EABR refere-se a pulsos elétricos gerados na interface de programação do IC.[13]

Para que a apresentação do estímulo elétrico esteja em sincronia com o registro da resposta neural, é necessário que a interface de programação do IC e o equipamento de potenciais evocados auditivos estejam conectados por um *trigger cable*. A Figura 4 apresenta a conexão necessária entre os equipamentos para a pesquisa do EABR.

Vale ressaltar que o EABR é altamente suscetível à influência de artefatos musculares, o que pode comprometer o registro e a análise da resposta. Por isso, é essencial que o paciente esteja com postura adequada e sem movimentar-se durante o momento do teste.[13] Em muitos casos, o exame só poderá ser realizado com crianças pequenas em sono natural ou no período intraoperatório da cirurgia de IC, quando o indivíduo ainda está anestesiado.

A morfologia do registro do EABR se assemelha à do Peate com estímulo acústico por clique. Contudo, não é possível visualizar a onda I, devido à existência de um artefato elétrico com duração significativa, da distorção na linha de base e em função do posicionamento dos eletrodos na região cefálica, com o eletrodo de referência posicionado na mastoide contralateral ao IC testado.[13]

Adicionalmente, as latências absolutas das ondas III e V podem ser registradas por volta de 1-1,5 ms mais precocemente do que as obtidas no Peate em decorrência da estimulação direta do nervo auditivo pelo IC.[13]

Registro do potencial de tronco encefálico auditivo evocado eletricamente

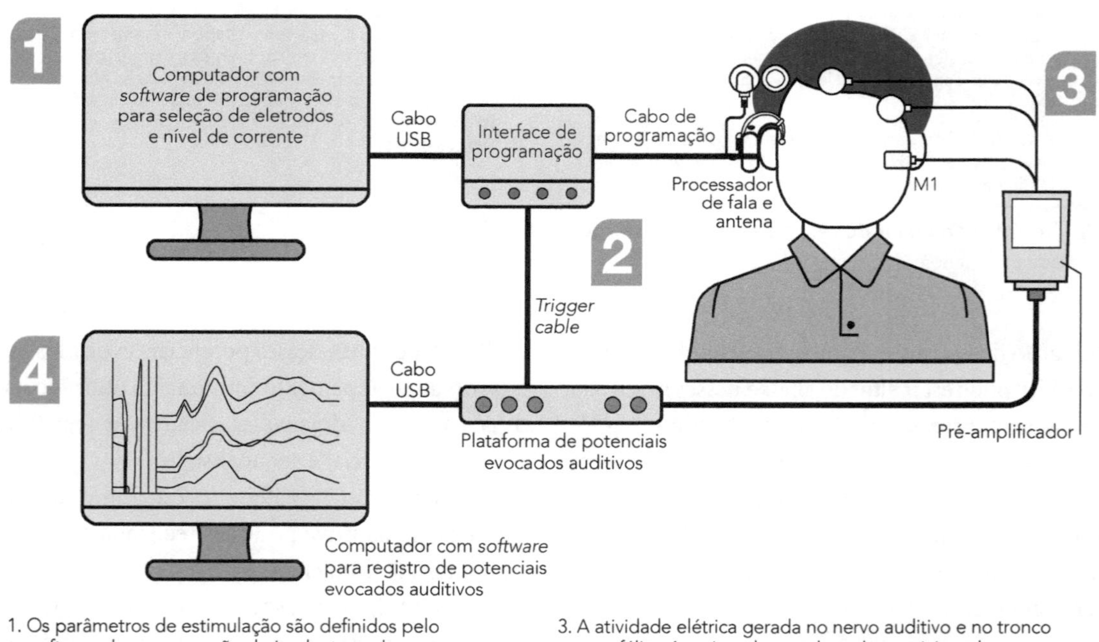

1. Os parâmetros de estimulação são definidos pelo *software* de programação do implante coclear.
2. A interface de programação envia um sinal, por meio do *trigger cable*, ao sistema de potenciais para iniciar a aquisição dos dados. A estimulação será enviada via implante coclear, de modo a desencadear uma série de potenciais de ação desde a porção periférica do nervo auditivo até o tronco encefálico.
3. A atividade elétrica gerada no nervo auditivo e no tronco encefálico é registrada por eletrodos posicionados na região cefálica. O eletrodo ativo é posicionado Fpz e conectado na entrada (+) do pré-amplificador e o eletrodo referência é posicionado na mastoide contralateral ao implante coclear que está sendo testado (M1 ou M2) e conectado na entrada (–) do pré-amplificador.
4. O sinal elétrico é enviado ao sistema de potenciais e o EABR é visualizado na tela de registro.

FIGURA 4 Representação do sistema de conexão entre o equipamento de registro dos potenciais e a interface do implante coclear para o registro do potencial de tronco encefálico auditivo evocado eletricamente.
Fonte: elaborada pelos autores.

Dessa forma, a onda V pode ser registrada com valores de latência de 3,7-4 ms, aproximadamente, em níveis de corrente intensos, com pouca variação desses valores diante da diminuição no nível de corrente do estímulo elétrico. Ressalta-se que as latências absolutas podem ser mais prolongadas quando evocadas por um eletrodo na porção mais basal da cóclea[13] e em pacientes com pouco tempo de experiência auditiva.[1]

As principais aplicações clínicas da pesquisa do EABR referem-se à análise da presença de resposta à estimulação elétrica e a pesquisa do limiar eletrofisiológico com o mesmo princípio do Peate, ou seja, definir o menor nível de corrente em que se observa a onda V.[1,13]

O nível de corrente utilizado para registrar o limiar do EABR é usualmente audível e pode apresentar correlação com os níveis mínimos e máximos de estimulação elétrica,[13] estando mais próximo aos níveis de máximo conforto.[12] Essa informação pode ser utilizada para a programação do IC quando os demais recursos de avaliação não puderem ser aplicados. Em alguns casos, o limiar do EABR pode exceder o nível de máximo conforto,[12,13] devendo, assim, ser utilizado com cautela.

O limiar obtido a partir do EABR de maneira geral permanece estável. Nesse sentido, o monitoramento dessa resposta possibilita identificar problemas no dispositivo ou na função da via auditiva até o tronco encefálico ao longo do tempo de uso do IC.[1]

Vale ressaltar que a pesquisa do EABR não é utilizada na prática clínica como procedimento de rotina, uma vez que exige que o indivíduo permaneça sem se movimentar, dificultando muitas vezes sua utilização na população pediátrica usuária de IC.

Por outro lado, o EABR fornece informações adicionais da via auditiva, em relação ao Ecap, uma vez que abrange estruturas centrais do tronco encefálico. O registro do EABR pode ser obtido mesmo após longo período de privação sensorial[1] e em indivíduos com malformação coclear ou com ossificação da cóclea.[14]

Outra aplicação clínica do EABR é a possibilidade de identificar objetivamente o eletrodo do IC e o nível de corrente que resultam na estimulação do nervo facial, uma vez que a resposta miogênica pode ser visualizada no registro.[15] Essa informação pode ser utilizada pelo profissional no momento da programação para evitar respostas não auditivas.

Por fim, em usuários de IC bilateral, por meio do registro do EABR é possível calcular o componente de interação binaural, em inglês, *binaural interaction component* (BIC). Para a análise dessa função, o EABR deve ser registrado diante da estimulação de cada IC separadamente e posteriormente por meio da estimulação bilateral. Os registros das respostas unilaterais devem ser somados. O registro da resposta bilateral deverá, portanto, ser subtraído da soma das ondas unilaterais. Esse tipo de análise poderá fornecer informações quanto ao processamento binaural no nível do tronco encefálico.[16]

Potenciais evocados auditivos corticais

Os registros dos potenciais evocados auditivos corticais (Peac) em usuários de IC possibilitam avaliar a maneira pela qual a estimulação está sendo processada nos níveis mais elevados do sistema auditivo, bem como são capazes de demonstrar mudanças neuroplásticas ocorridas no sistema nervoso auditivo central após a estimulação fornecida pelo IC.[17-24]

Dentre os potenciais evocados auditivos corticais que podem ser registrados em usuários de IC, destacamos a análise do complexo P1-N1-P2, bem como as respostas corticais relacionadas ao *frequency following response* (eFFR), o *acoustic change complex* (eACC), o *mismatch negativity* (eMMN) e o P300.[2,3]

Contudo, uma ênfase será dada na análise do complexo P1-N1-P2, considerando a contribuição desses componentes para os avanços obtidos na compreensão do impacto da privação sensorial na maturação do sistema auditivo, com reflexo nos critérios de indicação do implante coclear.

O desenvolvimento adequado do sistema auditivo central é altamente dependente de uma apropriada estimulação auditiva durante o período de alta neuroplasticidade. Assim, crianças com perda auditiva que experienciam um período de privação sensorial podem apresentar alterações no desenvolvimento da via auditiva e estão suscetíveis à reorganização cortical de modalidade cruzada (*cross-modal reorganization*), na qual áreas auditivas corticais são recrutadas por estímulos visuais e somatossensoriais.[25] *(Para maiores informações sobre o assunto, consultar o Capítulo 3, "Sistema auditivo nervoso central: plasticidade, privação sensorial e modalidade cruzada".)*

Por outro lado, essas crianças podem se beneficiar da estimulação oferecida pelo IC para desenvolver a funcionalidade das estruturas auditivas centrais e minimizar ou reverter parcialmente os efeitos da privação sensorial.[17-20]

Nesse sentido, o desenvolvimento das vias auditivas centrais com o uso do IC pode ser avaliado por meio do registro dos Peac.

A morfologia dos Peac na população pediátrica usuária de IC é caracterizada pelo registro de um pico positivo de grande amplitude,[18,21,22] definido como P1, que pode ser observado logo após a ativação dos eletrodos[23] e persiste sendo evidente por pelo menos 10 anos, quando os demais componentes (N1 e P2) podem começar a surgir.[19,21]

Somado ao fato de ser frequentemente registrado, a latência do componente P1 diminui com o aumento do tempo de experiência auditiva, o que tornou esse componente um importante biomarcador do desenvolvimento auditivo cortical em crianças usuárias de IC.[24]

Sharma, Dorman e Spahr (2002)[18] demonstraram que crianças implantadas até os 3 anos e 6 meses de idade apresentaram valores de normalidade do componente P1 após 3-6 meses de estimulação auditiva com o IC. Por outro lado, quando o uso do IC foi iniciado após os 7 anos de idade, o componente P1 apresentou valores de latência alterados, mesmo após cerca de 8 anos de uso do dispositivo. Os resultados foram variados para as crianças implantadas entre os 3 anos e 6 meses e os 7 anos de idade.

De acordo com esses resultados, os autores sugeriram que os primeiros 3 anos e 6 meses de vida correspondem a um período sensível, com alta neuroplasticidade, para o desenvolvimento auditivo cortical. O sistema auditivo permanece com alta neuroplasticidade em algumas, mas não em todas as crianças até os 7 anos de idade. Após essa idade, os dados indicam uma redução significativa na neuroplasticidade.[18]

Na realidade brasileira, os Peac começaram a ser pesquisados há mais de 10 anos em crianças com audição normal,[26] o que proporcionou a aplicação do protocolo de pesquisa desses potenciais em crianças usuárias de IC.[23]

A Figura 5 apresenta um esquema para a pesquisa dos Peac evocados por um estímulo acústico, apresentado em campo livre, e com a resposta captada em um equipamento com dois canais de registro.

A análise dos Peac com um equipamento de potenciais evocados auditivos com dois canais de registro possibilita o registro dos Peac e a caracterização de seus componentes quanto à latência e à amplitude. No entanto, não é possível verificar a estrutura cortical geradora de tais componentes, assim como o recrutamento adicional de áreas pré-frontais, relacionadas à atenção e ao esforço.[19]

Vale destacar que as pesquisas da área estão direcionadas para que esses potenciais sejam pesquisados com equipamentos com múltiplos canais de registro, possibilitando a identificação da fonte geradora de cada componente. No entanto, sua inclusão na rotina dos centros de IC ainda está limitada ao custo do equipamento e ao tempo adicional exigido para o preparo do paciente, considerando a colocação dos eletrodos.

O registro dos Peac também pode contribuir na avaliação do processo maturacional do sistema auditivo cortical em pacientes submetidos ao IC bilateral.

Estudos com os Peac demonstraram que crianças que recebem o IC bilateral de forma sequencial podem desenvolver uma preferência pela orelha com maior experiência auditiva, ou seja, o lado referente ao primeiro implante. Essa reorganização pode diminuir a representação da orelha com o segundo implante no córtex auditivo e limitar os benefícios obtidos com o IC bilateral.[19,27]

Adicionalmente, a reorganização de modalidade cruzada continua a acontecer, sendo correlacionada com um pior desempenho nas habilidades auditivas.[25,28]

Estabelecer o *input* auditivo bilateral de forma precoce é essencial para que ambas as orelhas tenham representação cortical, bem como para o desenvolvimento das habilidades relacionadas à binauralidade. O IC bilateral realizado sequencialmente pode proporcionar resultados de ativação cortical semelhantes ao IC simultâneo, desde que o intervalo entre as cirurgias seja curto, por volta de 2 anos.[27]

A Figura 6 apresenta o registro dos Peac em uma criança usuária de IC bilateral, realizado de maneira sequencial. O primeiro IC foi realizado aos 2 anos e 4 meses de idade e o segundo IC, aos 7 anos e 6 meses. O registro obtido com a estimulação do primeiro IC é caracterizado por um pico positivo por volta de 80 ms, semelhante em morfologia e latência ao componente P1 registrado em crianças da mesma faixa etária sem perda auditiva.

Contudo, ao estimular o segundo IC, observou-se um pico negativo por volta de 200 ms seguido por um pico positivo tardio e robusto em ~300 ms. Essa resposta ocorre em crianças com pouco tempo de experiência auditiva e reflete a imaturidade do sistema auditivo cortical em processar o estímulo auditivo. Com a estimulação bilateral, foi possível, no momento da ativação do segundo IC, observar os dois picos predominantes de cada resposta unilateral.

As assimetrias encontradas na via auditiva em usuários de IC bilateral sequencial diminuem com o tempo de uso, mas tendem a permanecer em crianças e adolescentes que utilizaram o IC unilateral por período prolongado.[29]

Diante do exposto, os resultados obtidos a partir do registro dos Peac têm possibilitado o monitoramento das mudanças neurofisiológicas após a intervenção e a estimulação auditiva por meio do IC, de modo a influenciar os critérios de indicação do IC, assim como contribuir na orientação ao paciente ou à família em relação aos benefícios a serem alcançados com tal implante.

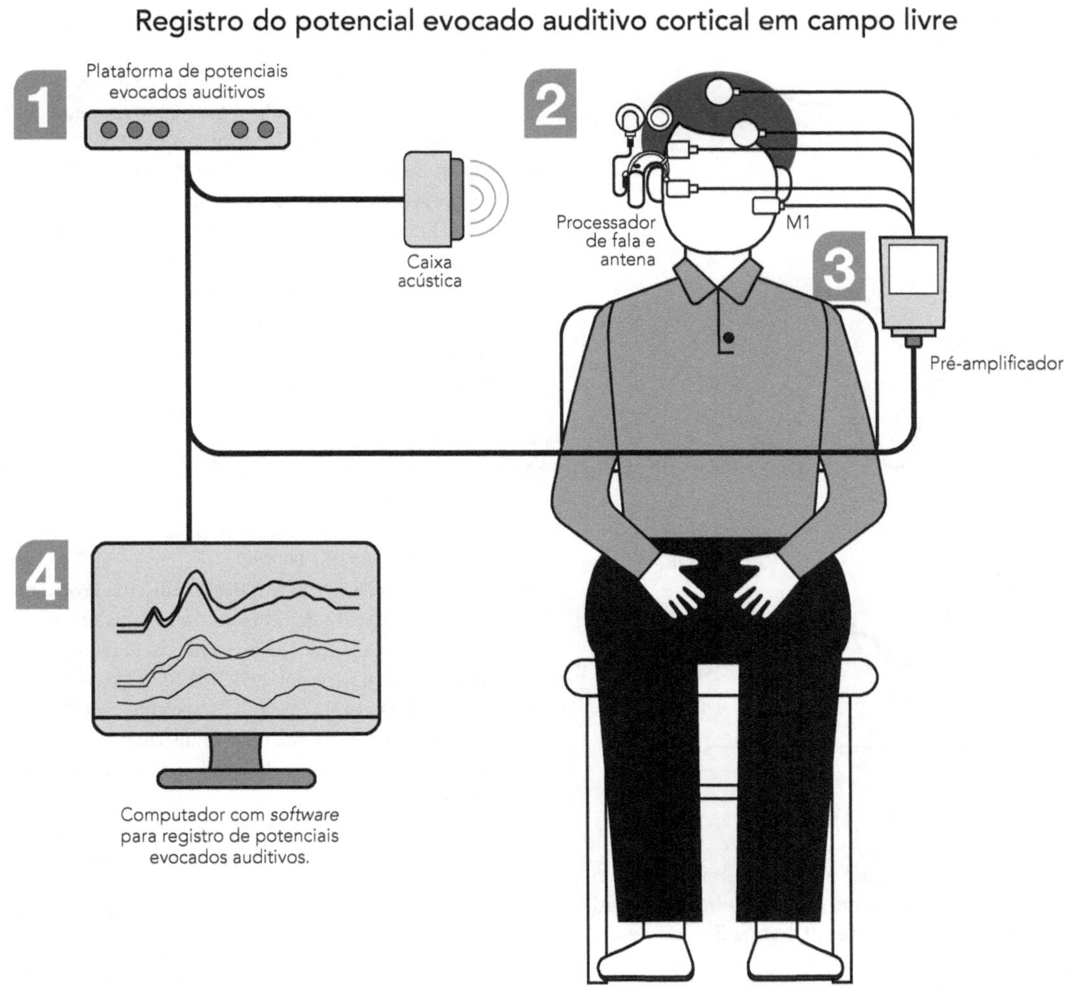

1. Os parâmetros de estimulação e captação são definidos no sistema de potenciais evocados auditivos.
2. O estímulo é apresentado em campo livre, por meio de uma caixa acústica posicionada, geralmente a 0 ou 90 graus azimute. O sinal acústico é transformado em sinal elétrico pelo implante coclear, estimulando a via auditiva, do nervo auditivo às regiões corticais. O paciente deve estar sentado em uma poltrona confortável, acordado, podendo assistir a um vídeo sem som e instruído a não se movimentar.
3. A atividade elétrica gerada nas áreas corticais é registrada por eletrodos para EEG. Para sistemas de potenciais evocados auditivos utilizados na prática clínica com dois canais de registro, o eletrodo ativo é posicionado em Cz e conectado na entrada (+) do pré-amplificador e o eletrodo de referência na mastoide contralateral ao implante coclear testado (M1 ou M2) e conectado na entrada (–). Em outro canal de registro, há o monitoramento da piscada e movimentação ocular.
4. Os sinais elétricos captados são transmitidos ao sistema de potenciais e a resposta é observada na tela de registro dos potenciais evocados auditivos de longa distância. A resposta é analisada quanto à observação dos componentes P1, N1 ou P2 no registro e análise de seus respectivos valores de latência a amplitude.

FIGURA 5 Representação da pesquisa do potencial evocado auditivo cortical com estimulação em campo livre.
Fonte: elaborada pelos autores.

CONSIDERAÇÕES FINAIS

Os avanços tecnológicos e científicos ocorridos na área de IC proporcionaram uma variedade de técnicas de avaliação a serem utilizadas na população usuária de IC.

Diante de tamanha tecnologia disponível, as pesquisas científicas atuais apresentaram como proposta de avaliação do desenvolvimento da função auditiva de usuários de IC a utilização combinada de técnicas comportamentais e fisiológicas da audição, de forma a verificar a maneira pela qual as pistas acústicas da fala, enviadas por meio dos dispositivos eletrônicos, estão sendo processadas e codificadas pelo sistema nervoso auditivo central.

Com essas premissas, os profissionais que atuam na área têm a oportunidade de acompanhar o universo de descobertas auditivas e a melhora na qualidade de vida dos usuários de IC ao longo do processo de aprender ou reaprender a ouvir por meio desse dispositivo.

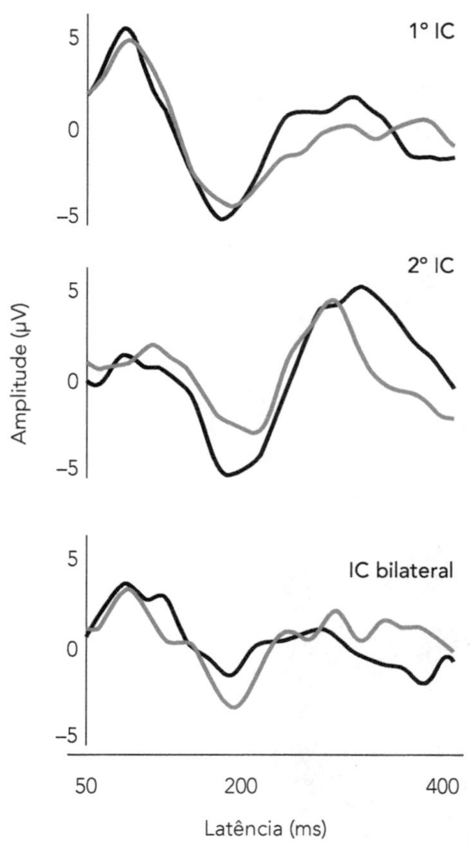

FIGURA 6 Registro das respostas uni e bilaterais do potencial evocado auditivo cortical obtido no primeiro dia de ativação do segundo implante coclear (IC) após 5 anos de uso do 1° implante coclear.

Fonte: figura cedida pelo Laboratório de Eletrofisiologia do Centro de Pesquisas Audiológicas da Universidade de São Paulo, campus Bauru.

REFERÊNCIAS BIBLIOGRÁFICAS

1. Gordon KA, Papsin BC, Harrison PV. Toward a battery of behavioral and objective measures to achieve optimal cochlear implant stimulation levels in children. Ear Hear. 2004;25(5):447-63.
2. Hughes ML. Objective measures in cochlear implants. San Diego: Plural; 2013.
3. Wolfe J, Schafer EC. Cochlear implants: audiological management and consideration for implantable hearing devices. San Diego: Plural; 2020.
4. Brown CJ. The electrically evoked whole nerve action potential. In: Cullington HE. Cochlear implants objective measures. London: Whurr Publishers; 2003. p.96-129.
5. Abbas PJ, Brown CJ, Shallop JK, Firszt JB, Hughes ML, Hong SH, et al. Summary of results using the Nucleus CI24M implant to record the electrically evoked compound action potential. Ear Hear. 1999;20(1):45-9.
6. He S, Teagle HFB, Buchman CA. The electrically evoked compound action potential: from laboratory to clinic. Front Neurosci. 2017;11:339.
7. Van Den Abbeele T, Noël-Petroff N, Akin I, Caner G, Olgun L, Guiraud J, et al. Multicentre investigation on electrically evoked compound action potential and stapedius reflex: how do these objective measures relate to implant programming parameters? Cochlear Implants Int. 2012;13(1):26-34.
8. McKay CM, Chandan K, Akhoun I, Siciliano C, Kluk K. Can Ecap measures be used for totally objective programming of cochlear implants? J Assoc Res Otolaryngol. 2013;14:879-90.
9. de Vos JJ, Biesheuvel JD, Briaire JJ, Boot PS, van Gendt MJ, Dekkers OM, et al. Use of electrically evoked compound action potentials for cochlear implant fitting: a systematic review. Ear Hear. 2018;39(3):401-11.
10. Coutinho da Silva J, Schmidt Goffi-Gomez MV, Tsuji RK, Bento R, Brito Neto R. Is there any correlation between spread of excitation width and the refractory properties of the auditory nerve in cochlear implant users? Audiol Neurootol. 2021;26(2):85-94.
11. Bergeron F, Hotton M. Comparison of eSRTs and comfort levels in users of Digisonic SP cochlear implants. Cochlear Implants Int. 2015;16(2):110-4.
12. Danieli F, Reis ACMB, Massuda ET, Amaral MSAD, Hoen M, Gnansia D, et al. Clinical implications of intraoperative eABRs to the Evo®-CI electrode array recipients. Braz J Otorhinolaryngol. 2021 May 14:S1808-8694(21)00084-7.
13. Shallop JK, VanDyke L, Goin DW, Mischke RE. Prediction of behavioral threshold and comfort values for Nucleus 22-channel implant patients from electrical auditory brain stem response test results. Ann Otol Rhinol Laryngol. 1991 Nov;100(11):896-8.
14. Di Stadio A, Dipietro L, Lucia A, Trabalzini F, Ricci G, Martines F, et al. E-ABR in patients with cochlear implant: a comparison between patients with malformed cochlea and normal cochlea. J Int Adv Otol. 2019;15(2):215-21.
15. Cushing SL, Papsin BC, Gordon KA. Incidence and characteristics of facial nerve stimulation in children with cochlear implants. Laryngoscope. 2006 Oct;116(10):1787-91.
16. Gordon KA, Salloum C, Toor GS, van Hoesel R, Papsin BC. Binaural interactions develop in the auditory brainstem of children who are deaf: effects of place and level of bilateral electrical stimulation. J Neurosci. 2012 Mar 21;32(12):4212-23.
17. Ponton CW, Don M, Eggermont JJ, Waring MD, Masuda A. Maturation of human cortical auditory function: differences between normal-hearing children and children with cochlear implants. Ear Hear. 1996 Oct;17(5):430-7.
18. Sharma A, Dorman MF, Spahr AJ. A sensitive period for the development of the central auditory system in children with cochlear implants: implications for age of implantation. Ear Hear. 2002 Dec;23(6):532-9.
19. Gordon KA, Jiwani S, Papsin BC. Benefits and detriments of unilateral cochlear implant use on bilateral auditory development in children who are deaf. Front Psychol. 2013 Oct 16;4:719.
20. Gordon KA, Wong DD, Papsin BC. Bilateral input protects the cortex from unilaterally-driven reorganization in children who are deaf. Brain. 2013 May;136(Pt 5):1609-25.
21. Eggermont JJ, Ponton CW, Don M, Waring MD, Kwong B. Maturational delays in cortical evoked potentials in cochlear implant users. Acta Otolaryngol. 1997 Mar;117(2):161-3.
22. Silva LAF, Couto MIV, Magliaro FCL, Tsuji RK, Bento RF, de Carvalho ACM, et al. Cortical maturation in children with cochlear implants: correlation between electrophysiological and behavioral measurement. PLoS One. 2017;12(2):e0171177.
23. Alvarenga KF, Vicente LC, Lopes RC, Ventura LM, Bevilacqua MC, Moret AL. Development of P1 cortical auditory evoked potential in children presented with sensorineural hearing loss following cochlear implantation: a longitudinal study. Codas. 2013;25(6):521-6.

24. Sharma A, Dorman MF, Kral A. The influence of a sensitive period on central auditory development in children with unilateral and bilateral cochlear implants. Hear Res. 2005 May;203(1-2):134-43.
25. Cardon G, Sharma A. Somatosensory cross-modal reorganization in children with cochlear implants. Front Neurosci. 2019 Jun 26;13:469.
26. Ventura LMP, Costa Filho OA, Alvarenga KF. Central hearing system maturation in normally hearing children. Pró-Fono Revista de Atualização Científica. 2009;21(2):101-6.
27. Gordon KA, Tanaka S, Wong DD, Papsin BC. Characterizing responses from auditory cortex in young people with several years of cochlear implant experience. Clin Neurophysiol. 2008 Oct;119(10):2347-62.
28. Sharma A, Campbell J, Cardon G. Developmental and cross-modal plasticity in deafness: evidence from the P1 and N1 event related potentials in cochlear implanted children. Int J Psychophysiol. 2014 Apr 26. pii:S0167-8760(14)00096-8.
29. Gordon KA, Jiwani S, Papsin BC. What is the optimal timing for bilateral cochlear implantation in children? Cochlear Implants Int. 2011 Aug;12 Suppl 2:S8-14.

41

ACOMPANHAMENTO PÓS-CIRÚRGICO DE CRIANÇAS E ADULTOS USUÁRIOS DE IMPLANTE COCLEAR

Maria Valéria Schmidt Goffi-Gomez
Ana Tereza de Matos Magalhães

INTRODUÇÃO

O acompanhamento pós-cirúrgico de crianças e adultos usuários de implante coclear (IC) implica a avaliação periódica dos benefícios auditivos com a verificação da evolução das habilidades auditivas e do reconhecimento de fala. Os benefícios do IC dependem da integridade do funcionamento tanto da unidade interna como da externa, e o funcionamento desse implante depende do mapeamento (ou programação) do processador de fala. Portanto, no acompanhamento pós-cirúrgico, as avaliações auditivas são acompanhadas de ajustes no mapeamento (ou programação), além de orientações quanto aos cuidados e à manutenção do processador de fala.

O fonoaudiólogo será responsável pela primeira estimulação elétrica com o IC, chamada de ativação, e também pelo acompanhamento e monitoramento do usuário implantado. Além disso, a parceria com o fonoaudiólogo responsável pela reabilitação é importante para complementar e ajudar nesse acompanhamento da evolução das habilidades auditivas e comunicativas, a fim de que sejam direcionadas as necessidades de ajustes na programação.

Embora haja várias diferenças entre o mapeamento nas diferentes marcas de implantes cocleares, há também similaridades. Assim, independentemente da marca do IC, diversos aspectos nos ajustes dos processadores de fala são fundamentais para criar um bom mapa.

A programação do IC envolve a compreensão de vários conceitos e terminologias associados ao processamento do sinal. O reconhecimento da fala é um sinal complexo e envolve o processamento das pistas acústicas de intensidade, frequência e tempo. Cada fabricante de IC propõe uma estratégia que codifica o som priorizando alguns desses aspectos.[1]

O capítulo abordará os princípios básicos do mapeamento do IC, necessários para prover um mapa ideal, que otimizará a audição, a fala e as habilidades comunicativas, assim como a satisfação do usuário. Em um futuro breve teremos a inteligência artificial fazendo grande parte do que realizamos hoje, porém é sempre interessante conhecer o que está por trás da tecnologia para modificar os parâmetros de acordo com as respostas do paciente à avaliação auditiva.

SISTEMA DE IMPLANTE COCLEAR

O sistema de IC estimula diretamente o nervo coclear com uma corrente elétrica, que comercialmente é utilizada com um pulso bifásico balanceado, constituindo, dessa forma, uma estimulação segura para o sistema biológico.[2] O pulso bifásico possui uma fase negativa seguida de uma fase positiva que se equivalem a fim de que não haja cargas remanescentes, que poderiam lesionar as áreas e o tecido estimulado. Alguns sistemas de IC utilizam diferentes modos de pulsos elétricos, por exemplo, o pulso trifásico, disponibilizado pela empresa MeD-EL®, que é balanceado em três estágios, dividindo a fase negativa em duas.[3] Já a Oticon Medical® utiliza o pulso elétrico pseudomonofásico, com uma fase negativa e capacidade do balanceamento de descarga e carga[4] (Figura 1).

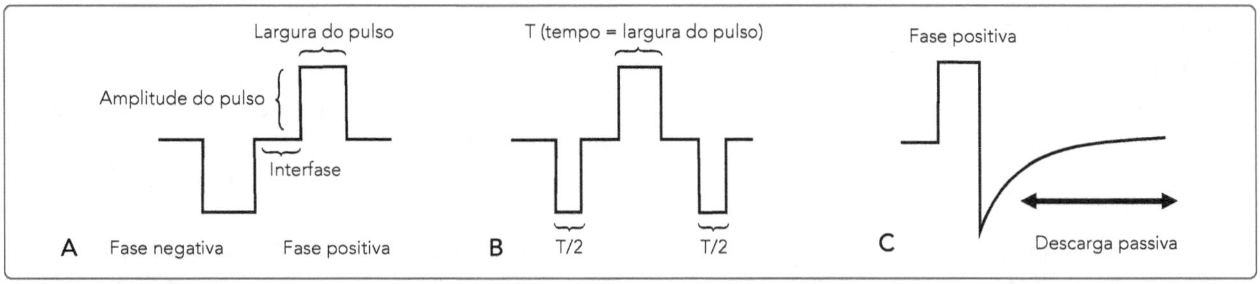

FIGURA 1 Pulsos elétricos utilizados nos sistemas de implante coclear. A: pulso bifásico. B: pulso trifásico. C: pulso pseudomonofásico.
Fonte: elaboração das autoras.

Em todos os pulsos, a representação elétrica dos sinais acústicos deve permanecer dentro do campo dinâmico operacional de modo a oferecer adequado crescimento da sensação de intensidade (*loudness*), ou seja, o som suave ser percebido como suave e o som forte ser percebido como forte, mas não desconfortável, o que significa permanecer dentro dos limites de compliância ou conformidade do sistema.[5]

O parâmetro do estímulo responsável pela excitação neural é a carga elétrica, que pode ser controlada pela variação tanto da amplitude do pulso como da largura.[2] A sensação de intensidade depende do número de neurônios excitados, assim como de outros parâmetros, como a taxa (ou velocidade) de estimulação, o intervalo do pulso, o número de pulsos e a duração. Se existirem na cóclea regiões com número reduzido de células ganglionares, será necessária maior corrente nessas áreas do que em outras para gerar a mesma sensação de intensidade.[2]

Dessa forma, a sensação de intensidade do sinal acústico é representada pelo ajuste do pulso elétrico, seja aumentando a amplitude (altura) do pulso, ou a largura do pulso (duração, largura) ou ambos os parâmetros.[5] A sensação de intensidade no mapeamento ocorre pelas mudanças dos níveis mínimos e máximos de estimulação elétrica.

DEFINIÇÃO DE AJUSTES E PARÂMETROS DE PROGRAMAÇÃO

O mapeamento supõe a determinação de quais parâmetros transformarão o sinal acústico em sinal elétrico de acordo com as características específicas de cada paciente, e em cada ajuste é criado um mapa no processador de fala. A programação ou ajuste do processador de fala é necessária, para que este seja capaz de converter efetivamente a energia acústica do ambiente em níveis adequados de estimulação elétrica que serão liberados para cada eletrodo e, assim, garantir a estimulação das células ganglionares e da via auditiva, permitindo a audibilidade de todos os sons, com limiares auditivos em torno de 30 dB NA (decibel nível de audição),[6,7] e com boa qualidade.

O fonoaudiólogo selecionará os parâmetros do mapa conforme as características físicas do sistema de IC e do processador de fala e as características e necessidades individuais de cada usuário. É fundamental que o profissional entenda os fundamentos de cada parâmetro e sua nomenclatura em cada marca de IC. Entender como os parâmetros do sinal elétrico impactam a codificação do sinal acústico pode direcionar o audiologista a fazer as devidas escolhas, juntamente com as necessidades identificadas na avaliação auditiva. Os resumos das características dos parâmetros e a descrição em cada marca de IC estão nos Quadros 1 e 2.

Modo de estimulação

O envio da corrente de pulso elétrico para um eletrodo de contato no feixe, na verdade, supõe um circuito formando um canal de corrente. O modo de estimulação determina quais eletrodos farão parte desse canal, o que significa escolher o posicionamento do eletrodo ativo (estimulado) e do eletrodo indiferente (terra ou referência) para a passagem da corrente elétrica desse canal.[5]

Em todos os sistemas de IC, os modos de estimulação geralmente são monopolares (MP). Apenas na marca Cochlear® o *software* permite a escolha de diferentes modos, como bipolares (BP) e terra comum (*common ground*).

A estimulação MP usa eletrodos ativos intracocleares e eletrodos terra extracocleares, enquanto as estimulações terra comum e BP usam eletrodos ativos e terra intracocleares (Figura 2). O modo BP pode gerar campos elétricos mais focados, mas exige correntes mais altas para alcançar o limiar de estimulação, por isso as taxas (velocidades) de estimulação são limitadas.[5]

QUADRO 1 Resumo dos parâmetros envolvidos no processamento do sinal pelos implantes cocleares

Domínio	Termo	Conceituação
Intensidade	Nível mínimo de estimulação elétrica	Menor nível de carga elétrica que torne o estímulo acústico detectável para o usuário em cada canal.
	Nível de máximo conforto	Nível de carga elétrica que é percebido como forte, mas confortável, pelo usuário em cada canal.
	Amplitude	Amplitude da fase da corrente de um pulso elétrico (Figura 1).
	Duração do pulso	Duração ou largura de cada pulso elétrico (microssegundos) (Figura 1).
	Área dinâmica de estimulação elétrica	Diferença em unidades elétricas entre o nível mínimo de corrente no limiar e o nível máximo da estimulação.
	Área dinâmica do sinal de entrada	Gama de sinais acústicos de entrada (em decibel) que serão mapeados no campo dinâmico elétrico.
	Sensibilidade	Determina o ganho do microfone do processador de fala, que consequentemente determina o som mais fraco a ser captado pelo microfone.
	Ganho	Controla o ganho por canal dentro do campo dinâmico.
	Volume	Determina o nível máximo de estimulação elétrica baseado nos níveis de estimulação programados, que subsequentemente determinam a sensação de intensidade dos sinais acústicos.
Frequência	Eletrodos	Representam os contatos físicos.
	Canais	São representados pelo circuito formado entre o eletrodo estimulador e o(s) eletrodo(s) de referência. O modo de estimulação determina a formação dos canais. Para cada canal é determinada uma banda de frequências.
	Canais virtuais	Podem ser multiplicados os canais e as bandas de frequências usando-se a abordagem de derivação dirigida da corrente. Dois eletrodos (canais) recebendo níveis diferentes de corrente podem gerar um terceiro canal "virtual" com sensação de frequência diferente.
	Tabela de alocação de frequências	É representada pela distribuição das frequências para cada canal (banco de filtros de frequências).
Tempo	Taxa (ou velocidade) de estimulação	Refere-se ao número de pulsos elétricos que são enviados a cada eletrodo em um segundo, medido em pulsos por segundo (pps) ou em Hertz (Hz).

Fonte: Clark, 2003;[2] Wolfe, 2020.[5]

A vantagem do modo MP, pela maior abrangência do campo elétrico, é que exige correntes mais baixas para a estimulação das células ganglionares e gera menor consumo de energia (pilhas e baterias). Esse modo é o mais usado, pois, além de prolongar o nível da bateria, oferece uma estimulação mais homogênea, permitindo a interpolação dos valores dos níveis de corrente de eletrodos adjacentes, além de velocidades (taxas) de estimulação maiores.[8]

Na Oticon Medical®, o modo de estimulação preestabelecido é de aterramento múltiplo, em uma combinação MP e terra comum. A Advanced Bionics® e a MeD-EL® usam o modo MP, utilizando o eletrodo referência fora da cóclea, no receptor-estimulador. Na Cochlear® há dois eletrodos terra extracocleares (ECE1 e ECE2), assim o modo de estimulação pode ser MP1 (monopolar + ECE1) ou MP2 (monopolar + ECE2) ou MP1 +2 (monopolar + ECE1 + ECE2).

O modo de estimulação preestabelecido pelos *softwares* das empresas raramente deverá ser alterado. Eventualmente, pode-se pensar em modificar o modo de estimulação em casos nos quais o eletrodo terra estiver danificado ou quando houver a intenção de diminuir o campo elétrico para evitar efeitos extra-auditivos.

Estratégia de codificação

As estratégias de codificação de fala usam determinado algoritmo para transformar o sinal acústico em sinais co-

QUADRO 2 Resumo das características dos implantes cocleares comercializados atualmente

Feixe de eletrodos									
Dispositivo (fabricante)	Número de contatos físicos (eletrodos)	Comprimento do feixe de eletrodos (espaçamento entre eletrodos)	Configuração	Modo de estimulação	Estratégias de codificação	Taxa de estimulação/ pulso elétrico	Tabela de frequência/IDR (campo dinâmico de entrada elétrica)	Opções de pré-processamento do sinal acústico	Processadores de fala disponíveis
Nucleus (Cochlear Ltd.®)	22	▪ Feixes retos = 20 mm (espaçamento = 0,90 mm). ▪ Feixes perimodiolares = 15 mm (espaçamento variável na base e no ápice. Média = 0,68 mm).	Depende do feixe de eletrodos. P. ex., feixes retos e perimodiolares = eletrodos de meias-bandas, com exceção do dispositivo CI 24RE ST, que possui eletrodos de banda completa	MP com 2 eletrodos terra extracocleares (MP1/MP2/ MP1+2)*	▪ ACE/ACE(RE) ▪ CIS ▪ SPEAK	▪ Taxa de estimulação total até 30.500 pps. ▪ Varia com a estratégia de codificação, entre 250 Hz (estratégia SPEAK) e 3.500 Hz (estratégia ACE e CIS) – seleção do número de máximas entre 6-12. ▪ Pulso bifásico.	▪ 188-7.938 Hz. ▪ IDR = 80 dB (23-100 dB), com ajuste automático de 40 dB IIDR (*input dynamic range instantaneous*) = variando entre 25-75 dB.	▪ SCAN (modo automático de acionamento do pré-processamento). ▪ ADRO; ASC (autossensibilidade); SNR-NR (*signal-to-noise noise reduction*); WNR (*wind noise reduction*); Beam; Zoom; Foward Focus.	▪ Retroauriculares: Nucleus 6)/ Nucleus 7. ▪ Processador de unidade única: Kanso 2.
MeD-EL®	12 canais e 24 pontos de corrente independente ao logo do feixe de eletrodos	▪ *Flex soft* = 31 mm (espaçamento = 2,5 mm). ▪ *Medium* = 24 mm (espaçamento = 2 mm).	Feixes retos com eletrodos de bandas completas	MP, 1 eletrodo terra extracoclear	▪ HDCIS ▪ FSP ▪ FS4 ▪ FS4-p	▪ Varia com a estratégia e a necessidade de carga. ▪ Até 4.200 Hz por canal. ▪ Taxa de estimulação total até 50.704 pps. ▪ Pulso bifásico e trifásico.	▪ 70-8.500 Hz. ▪ IDR = 75 dB (25-100 dB), com ajuste de 55 dB variável dependendo da entrada do som.	Direcionalidade do microfone: omni, natural e adaptável; redutor de ruído de vento.	▪ Retroauricular: Sonnet 2. ▪ Processador de unidade única: Rondo 3.

(continua)

QUADRO 2 Resumo das características dos implantes cocleares comercializados atualmente *(continuação)*

Feixe de eletrodos									
Dispositivo (fabricante)	Número de contatos físicos (eletrodos)	Comprimento do feixe de eletrodos (espaçamento entre eletrodos)	Configuração	Modo de estimulação	Estratégias de codificação	Taxa de estimulação/ pulso elétrico	Tabela de frequência/IDR (campo dinâmico de entrada elétrica)	Opções de pré-processamento do sinal acústico	Processadores de fala disponíveis
HiResolution 90K (Advanced Bionics®)	16, com possibilidade de até 120 canais virtuais	▪ Hi Focus 1J = 17 mm (espaçamento = 1,1 mm). ▪ Hi Focus Helix = 13 mm (espaçamento = 0,85 mm).	Ambos os feixes de eletrodos, reto e *mid-scala* (perimodiolar), têm formato planar, como meias-bandas	MP, utiliza 1 eletrodo terra extracoclear, porém tem mais 1 eletrodo terra no anel do feixe de eletrodo	▪ HiRes Optima-S ▪ HiRes Optima-P ▪ Fidelity 120 ▪ HiRes-S ▪ HiRes-P	▪ Varia com a estratégia. ▪ Até 5.000 Hz por canal. ▪ Taxa de estimulação total até 83.000 pps.	▪ 250-8.700 Hz. ▪ IDR = até 84 dB (variando conforme a entrada do som e a escolha no *software*).	Clear Voice; UltraZoom; StereoZoom; WindBlock; SoundRelax; EchoBlock; ZoomControl; SoftVoice; AutoSound OS (automático).	Processador de corpo: Neptune Retroauriculares: Naida CI Q70/ Q90.
Neuro Zti (Oticon Medical®)	20	▪ Neuro Zti Classic = 25 mm (espaçamento = 1,25 mm). ▪ Neuro Zti Evo = 24 mm (espaçamento = 1,2 mm).	Feixe reto (parede lateral) de banda completa	*Multimode grounding*, 1 eletrodo terra extracoclear	▪ MPISXDP ▪ MPIS CAP ▪ Crystalis XDP ▪ Crystalis CAP	▪ Em média 600 Hz por canal – seleção do número de máximas, que pode variar entre 8-12. ▪ Taxa de estimulação total até 20.000 pps. ▪ Pulso pseudomonofásico.	▪ 188-7.938 Hz. ▪ IDR = 23-113 dB.	Redução do ruído de vento; *voice track* (cancelamento de ruído); processamento adaptativo coordenado (CAP): Voice Guard e Free Focus (ominidirecional; direcionalidade dividida e direcionalidade total).	Retroauricular:- Neuro 2.

* Disponível também BP, *Common Ground*, variável e pseudomonopolar.
BP: bipolar; MP: monopolar.
Fonte: Cochlea, 2021;[10] MED-EL, 2020;[11] AdvancedBionics, 2019;[12] OticonMedical, 2018;[13] Goffi-Gomez e Magalhaes, 2014;[14] Bento, 2014.[15]

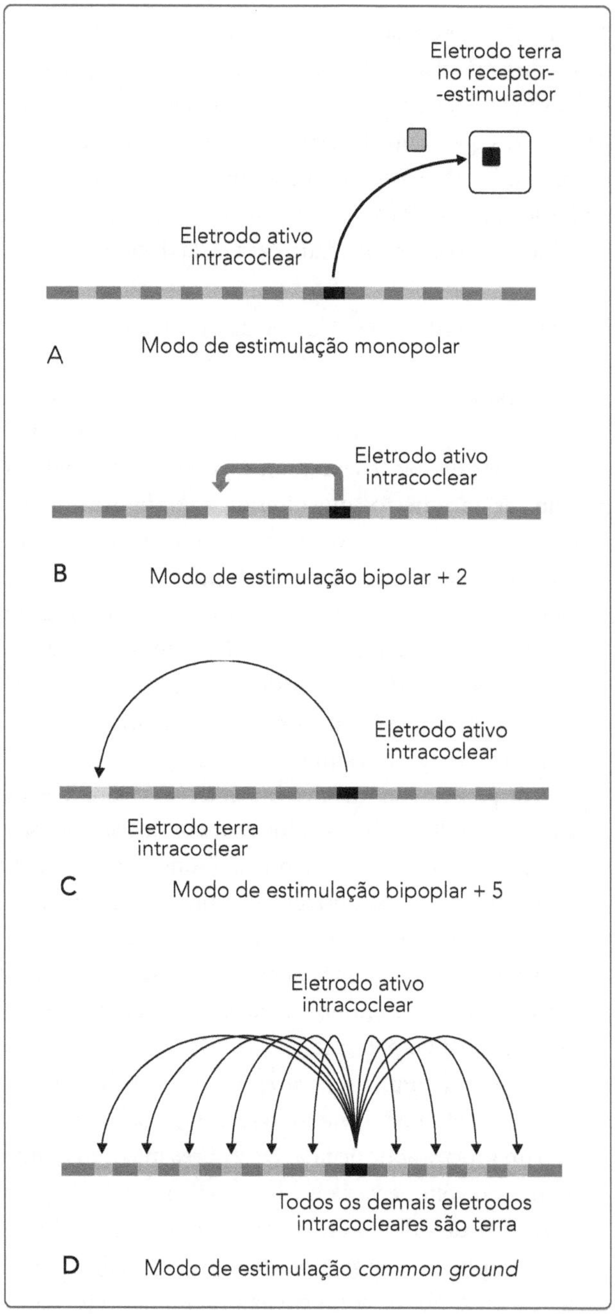

FIGURA 2 Modos de estimulação. A: modo de estimulação monopolar, em que o eletrodo ativo é intracoclear e o eletrodo referência é extracoclear (geralmente no receptor-estimulador). B: modo de estimulação bipolar +2, no qual o eletrodo ativo e o eletrodo referência são intracocleares separados por 2 eletrodos. C: modo de estimulação bipolar +5, no qual o eletrodo ativo e o eletrodo referência são intracocleares separados por 5 eletrodos. D: modo de estimulação terra comum, no qual o eletrodo ativo é um eletrodo intracoclear enquanto todos os demais são referência.
Fonte: elaboração das autoras.

dificados que possam ser enviados por radiofrequência para o receptor-estimulador implantado.[5] Quanto menor a perda de informação temporal e espectral nessa codificação, melhor será a estratégia. Cada fabricante desenvolve seu algoritmo para processar os sinais acústicos, elaborando diferentes estratégias de codificação de fala. Assim, utilizar as estratégias de codificação mais atuais pode permitir um melhor reconhecimento de fala para o usuário.

Taxa de estimulação (velocidade por canal/total)

É o parâmetro que corresponde à velocidade/taxa da corrente do pulso elétrico enviada a um canal, expressa em Hertz (Hz) ou pulsos por segundo (pps).[5] Essa velocidade de estimulação pode referir-se à estimulação total dada por todos os canais ou pode ser relativa a um só canal. A taxa de estimulação total é o produto da estimulação de cada canal pelo número de eletrodos ativos ou pelo número de máximas. Por exemplo, 900 Hz de taxa de estimulação multiplicado por 8 máximas = 7.200 Hz de taxa total de estimulação. A taxa de estimulação depende do "tamanho" do pulso. Pulsos de largura maior implicam taxas de estimulação mais baixas. Por exemplo, para pulsos de 100 microssegundos de duração, a taxa de estimulação total máxima será de 5.000 pulsos por segundo.

Tabela de alocação de frequências

O fonoaudiólogo precisa conhecer a faixa de frequência disponível e a alocação para cada canal em cada marca do IC e modelo de processador de fala. Dessa forma, saber qual a faixa em que o paciente será estimulado é importante para verificar o acesso aos sons da fala e avaliar os limiares auditivos em campo livre em cada canal, ou qual o canal que deverá ser ajustado em casos de limiares rebaixados.

É importante também saber a correspondência do eletrodo numerado para cada marca de IC com a posição dentro da cóclea e, como consequência, a organização tonotópica da faixa de frequência. Por exemplo, os eletrodos nos implantes da MeD-EL® são numerados de 1 a 12, sendo o eletrodo 12 o mais basal (sons de frequências altas) e o eletrodo 1 o mais apical (sons de frequências baixas). Nos implantes da Advanced Bionics®, o eletrodo 1 é o mais apical e o eletrodo 16 o mais basal, enquanto nos implantes da Cochlear® o eletrodo 22 é o mais apical e o eletrodo 1 o mais basal. Já nos implantes da Oticon Medical®, o eletrodo 20 é o mais apical e o 1 é o mais basal.

Quando houver a desativação de eletrodos, é necessário configurar a faixa de frequência que será estimulada, pois, dependendo do número de eletrodos desativados, a distribuição de frequência pode ser reduzida.[8] Em alguns *softwares*, essa distribuição pode ser feita manualmente pelo fonoaudiólogo ou automaticamente pelo *software*, o que deve ser analisado de forma cautelosa e sensata para ao mesmo tempo manter o máximo de frequências possível dentro do canal dos eletrodos ativos.

Campo dinâmico elétrico de entrada

O nível mínimo de corrente elétrica em que o paciente consegue perceber o estímulo é chamado de nível T ou THR (*threshold* ou limiar), e o máximo de corrente sem causar desconforto ao paciente e ativado antes da compressão AGC (*automatic gain control*) é chamado de nível C (*comfort* ou conforto), M (*maximum* ou máximo) ou MCL (*most comfortable level* ou nível máximo de conforto). O campo dinâmico elétrico é a diferença entre o nível do limiar e o nível de conforto, e define a área de estimulação para os sons captados.[5]

Os níveis de estimulação elétrica no mapeamento referem-se à alteração da amplitude e/ou largura do pulso elétrico, ou seja, à sensação de intensidade do estímulo elétrico pelo usuário de IC. Trata-se de um dos parâmetros mais importantes do mapeamento, pois definirá o campo dinâmico elétrico no mapa. Esses níveis devem ser bem definidos para que o usuário consiga ouvir os sons mais fracos e não sinta desconforto com os sons mais fortes.

Os níveis de estimulação elétrica são representados dentro do *software* com unidades de medida diferentes entre as marcas de IC. Na Advanced Bionics® a medida arbitrária é chamada de CU (*charge unit ou* unidade de carga), que corresponde a amplitude × largura do pulso × k (escala constante arbitrária). No *software*, a amplitude do pulso pode variar entre 1 e ~800 CU, e a largura de pulso é variável a partir de 18 mcs (microssegundos). Na Cochlear® também é uma medida arbitrária chamada CL (*current level* ou nível de corrente), em que 1 CL = 10 mcA (microampere). No *software*, a amplitude do pulso varia entre 1 e 255 CL, com 25 mcs de largura de pulso até 400 mcs. Na Med-EL® a medida é em carga (qu), que corresponde a amplitude × duração do pulso em mcs (1qu= 1 nC [nanocoulombs]). A amplitude do pulso pode variar entre 1 e ~280 qu, com largura de pulso variável até 200 mcs. Na Oticon Medical® a medida arbitrária é chamada de SD (*stimulation duration* ou duração do estímulo) e SA (*stimulation amplitude* ou amplitude do estímulo), sendo 1 SD = 1 (mcs), e a SA é um ajuste linear (90 SA = 2 mA [miliampere], assim 45 SA corresponde a 1 mA). A largura do pulso pode alcançar até ~800 SD e amplitude entre 10-90 SA.

Além da definição do campo dinâmico elétrico pelos níveis de estimulação elétrica medidos para cada paciente individualmente, na programação é possível modificar os parâmetros que controlam o nível da intensidade mínima e máxima (expresso em decibel – dB), que resulta na estimulação elétrica. O campo dinâmico impacta a sensação de crescimento de intensidade para cada decibel.[8]

Pré-processamento do sinal acústico

Os parâmetros de pré-processamento podem modificar a entrada do som acústico antes da codificação em sinal elétrico, por exemplo, os microfones direcionais. Também podem ser parâmetros que alteram a configuração dos níveis de estimulação elétrica no mapa para conforto rápido ao paciente em diferentes ambientes.[2]

- *Sensibilidade do microfone:* o controle de sensibilidade do microfone determina o nível mínimo do sinal de entrada necessário para a estimulação. Em valores altos de sensibilidade, menor energia acústica será necessária para gerar estimulação, ou seja, menores níveis de pressão sonora. Inversamente, em valores baixos de sensibilidade do microfone, maior energia acústica, ou seja, maior nível de pressão sonora, será necessária para gerar estimulação. Na maioria das marcas de IC, a sensibilidade é fixa em um valor-padrão para o mapa, porém podemos alterá-la caso seja necessário adequar o nível mínimo de entrada em ambientes específicos para o paciente.[5,9]
- *Volume:* em alguns *softwares*, o controle de volume pode ser habilitado pelo fonoaudiólogo na programação do processador de fala. Os valores máximos e mínimos do volume variam conforme o modelo do processador de fala. O efeito de ajustar o controle de volume pode ser aumentar ou reduzir globalmente os níveis máximos de conforto na programação (nível C, M ou MCL) em certa porcentagem do campo dinâmico.[5] A variação global entre o valor mínimo e o máximo do volume pode ser ajustada na programação, e o máximo não ultrapassa os níveis de conforto estabelecidos pelo mapa em uso. Com exceção dos implantes cocleares da Advanced Bionics®, o ajuste de volume pode ultrapassar os níveis máximos de conforto, e em alguns casos é necessário estar atento a esses limites.[9]
- *Ganhos:* refere-se ao ganho adicional aplicado ao sinal de entrada, em cada canal no mapa. Esse controle individual de ganho é raramente utilizado, e pode ser programado pelo fonoaudiólogo para a otimização da qualidade do som em certos canais e enfatizar frequên-

cias específicas. O ganho aplicado à saída de um canal afeta o nível de estimulação enviado ao implante.[5,9]

- *Microfones direcionais:* em cada marca de IC e em cada modelo de processador de fala há opções para configurar os microfones direcionais. O fonoaudiólogo deve estar atento a opções e orientações para os diferentes usuários de IC, como adultos e crianças.[5]

PROGRAMAÇÃO DO PROCESSADOR DE FALA

A primeira programação (ou mapeamento) é chamada de ativação, e é realizada geralmente 1 mês após a cirurgia, após a cicatrização, a regressão do edema no local da cirurgia e a estabilização do feixe de eletrodos.[14]

Ativação[5,8,15]

Antes de iniciar a ativação dos eletrodos, o fonoaudiólogo deverá:

- Inspecionar a incisão cirúrgica e a região do receptor-estimulador, verificando se há alguma alteração (edema, não cicatrização, inflamação nos pontos etc.). Caso haja, encaminhar imediatamente para avaliação com o otorrinolaringologista.
- Testar a força do ímã utilizado na antena externa no receptor-estimulador. Ao afastarmos a antena externa a 1 cm do receptor-estimulador do componente interno, se a antena se prender, a força do ímã está adequada. Se houver descoloração ou irritação da pele no local durante a ativação ou o acompanhamento, encaminhar para avaliação otorrinolaringológica e diminuir a força do ímã. A força do ímã pode ser aumentada nos casos de peles espessas ou de excesso de cabelo que prejudiquem a manutenção da antena posicionada sobre o receptor. Entretanto, deve-se manter a observação periódica da saúde da pele por baixo do ímã, pois a força excessiva pode prejudicar a vascularização e levar à necrose local e, eventualmente, à perda do implante.
- Verificar o relato cirúrgico e a análise do raio X intraoperatório com informações quanto ao número de eletrodos inseridos na cóclea (Figura 3). Essa informação será determinante para a ativação na escolha dos eletrodos que serão ativados.[8]

Após os cuidados descritos, o fonoaudiólogo poderá realizar as medidas objetivas, selecionar e definir os melhores parâmetros para o mapa do usuário de IC, para,

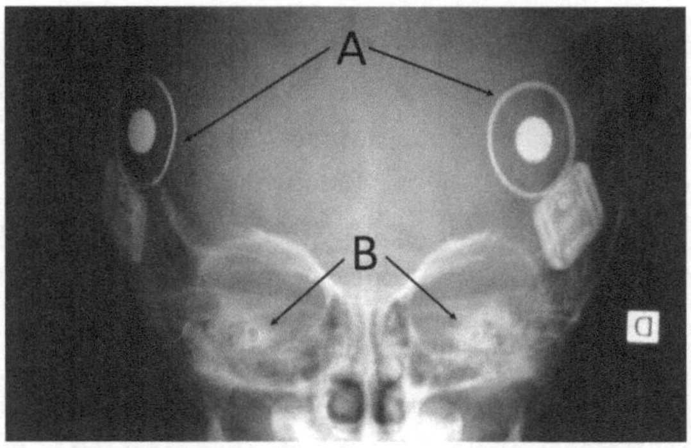

FIGURA 3 Imagem radiográfica com incidência transorbitária para visualização do implante coclear bilateral. Em A, as antenas receptoras conectadas à placa estimuladora (chip – receptor-estimulador), ímãs, e, em B, os feixes de eletrodos inseridos nas cócleas direita e esquerda.
Fonte: elaboração das autoras.

assim, realizar as medidas subjetivas dos níveis de estimulação elétrica.[8]

Na ativação, os níveis de estimulação elétrica são difíceis de definir por serem a primeira estimulação pelo IC, e muitos casos de indivíduos com surdez de instalação pré-lingual podem não possuir experiência auditiva prévia. Por isso, é recomendado que se estabeleça um nível de estimulação elétrica confortável e que a ativação do mapa seja realizada viva voz, respeitando o conforto do usuário, ainda que esses níveis não forneçam o acesso a todos os sons de fala em um primeiro momento.[16]

Após os ajustes do mapa, o fonoaudiólogo entregará o *kit* de acessórios, composto pelos componentes extras do processador de fala, pelo desumidificador e, em algumas marcas de IC, pelas opções de sistemas de conectividades. Além disso, o profissional deverá explicar todo o funcionamento e os cuidados com o processador de fala.

Programação do processador de fala

Após a ativação, o usuário de IC deverá retornar periodicamente para ajustes no mapa nos primeiros anos, e depois com frequência menor ou a depender de queixas auditivas. Os intervalos de acompanhamento variam de acordo com o planejamento de cada centro de IC, mas em geral obedecem a intervalos trimestrais no primeiro ano de uso, já que nas fases iniciais são estabelecidas as respostas e os parâmetros individuais para a estimulação elétrica. A variação ao longo do tempo dos níveis de estimulação elétrica ocorre por fatores como a estabilização do implante, variações naturais de impedância, deposição de tecido fibroso sobre os eletrodos, variações hormonais e a própria experiência auditiva. Com a estabilização dos níveis de estimulação elétrica, as reprogramações de rotina podem ser feitas em intervalos anuais ou bianuais após 3 anos de uso do IC, ou havendo qualquer queixa ou variação de desempenho auditivo[8,14,17] (Quadro 3).

Antes de cada programação e avaliação auditiva, é fundamental garantir que o processador de fala e demais componentes externos (microfone, cabo, antena e compartimento de bateria) estejam funcionando perfeitamente e que as habilidades auditivas esperadas tenham sido alcançadas.

A sessão completa do mapeamento dura aproximadamente 1 hora e 30 minutos ou mais, dependendo da idade e do tempo de atenção do paciente. Este deverá permanecer

QUADRO 3 Procedimentos realizados na ativação e no acompanhamento dos mapeamentos em crianças e adultos com implante coclear para ajuste do processador de fala

	Tempo de uso do IC	Procedimentos para crianças ou indivíduos com pouca experiência auditiva prévia (surdez de instalação pré-lingual	Procedimentos para crianças maiores ou adultos
Ativação	▪ Primeira estimulação	▪ Inspeção visual da incisão cirúrgica e região do receptor-estimulador do componente interno do IC e avaliação da força do ímã da antena externa. ▪ Verificação do relato cirúrgico e da análise do raio X do componente interno do IC realizado no intraoperatório. ▪ Verificação do funcionamento dos eletrodos – telemetria de impedâncias. ▪ Medidas objetivas: potencial de ação composto do nervo auditivo e reflexo estapediano eliciado eletricamente.	▪ Inspeção visual da incisão cirúrgica e região do receptor-estimulador do componente interno do IC e avaliação da força do ímã da antena externa. ▪ Verificação do relato cirúrgico e da análise do raio X do componente interno do IC realizado no intraoperatório. ▪ Verificação do funcionamento dos eletrodos – telemetria de impedâncias. ▪ Medidas subjetivas (psicofísicas): níveis mínimos quando possível e máximos dentro do conforto do usuário. ▪ Ativação do processador com voz. ▪ Orientação quanto aos cuidados e uso do IC, processador de fala e acessórios.
Retornos	▪ 1 mês. ▪ 3 meses. ▪ 6 meses. ▪ 1 ano. ▪ 1 ano e 6 meses. ▪ 2 anos. ▪ 3 anos. ▪ Depois, anualmente em crianças ou bianualmente em adultos.	▪ Avaliação do funcionamento do processador de fala. ▪ Inspeção visual da região do receptor-estimulador do componente interno do IC e avaliação da força do ímã da antena externa. ▪ Audiometria em campo livre com o processador de fala e testes de reconhecimento de fala e/ou questionários de desenvolvimento auditivo e fala e linguagem. ▪ Verificação do funcionamento dos eletrodos – telemetria de impedâncias. ▪ Medidas objetivas: reflexo estapediano eliciado eletricamente e/ou potencial de ação composto do nervo auditivo, se necessário, varredura do nível de conforto nos eletrodos interpolados. ▪ Teste dos mapas com voz. ▪ Orientações quanto às situações de uso dos programas no processador de fala.	▪ Avaliação do funcionamento do processador de fala. ▪ Inspeção visual da região do receptor-estimulador do componente interno do IC e avaliação da força do ímã da antena externa. ▪ Audiometria em campo livre com o processador de fala e testes de reconhecimento de fala no silêncio e/ou no ruído. ▪ Verificação do funcionamento dos eletrodos – telemetria de impedâncias. ▪ Medidas subjetivas (psicofísicas): níveis mínimos e máximos e balanceamento dos eletrodos. ▪ Teste dos mapas com voz. ▪ Orientações quanto às situações de uso dos programas no processador de fala.

IC: implante coclear.
Fonte: Shapiro e Bradham, 2012.[8]

sentado, com seu processador de fala conectado ao computador pela interface de programação. No caso de crianças é recomendável o uso de mobiliário adequado e a disponibilidade de brinquedos para atividades lúdicas e de condicionamento ou de recursos visuais como filmes ou jogos computadorizados para distraí-las.[17]

A criança poderá permanecer sentada no cadeirão, em uma cadeira diante de uma mesa ou no colo do acompanhante, de frente para o fonoaudiólogo que irá interagir com ela. Ao mesmo tempo, seu rosto deve estar visível para o fonoaudiólogo que realizará a programação no computador. Assim, o profissional observará as reações de atenção e/ou parada de atividade ou desconforto ao estímulo elétrico.

Telemetria de impedâncias

O primeiro teste a cada programação é a medida das impedâncias dos eletrodos (Figura 4). A medida das impedâncias representa a oposição ao fluxo de corrente dada pelas características eletrônicas do sistema (condutibilidade) e é expressa em *quilohms* (kΩ). Da mesma forma que os eletrodos que estiverem fora da cóclea, os eletrodos com

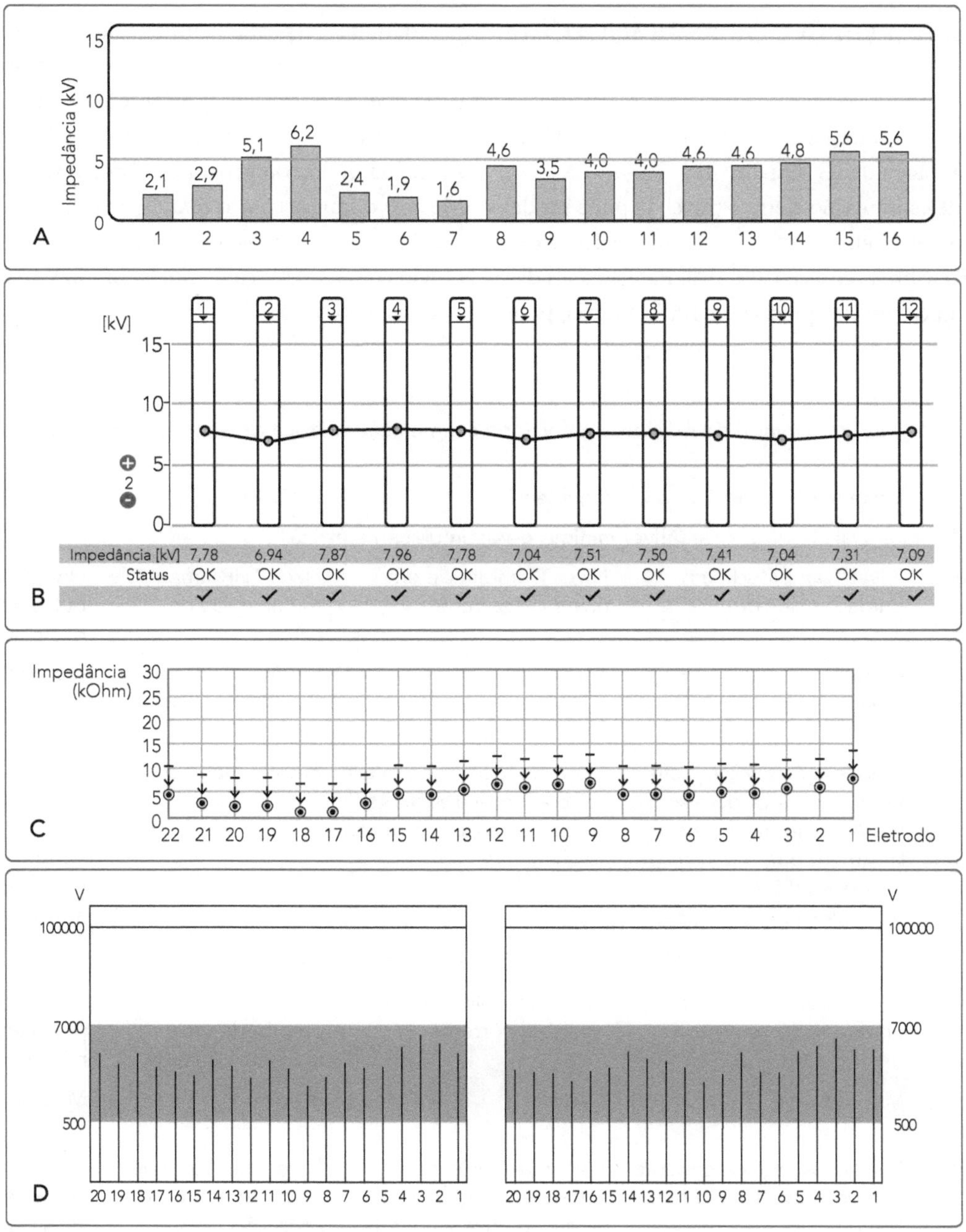

FIGURA 4 Captura de tela do *software* de mapeamento de cada marca de implante coclear com exemplos de medidas de impedâncias mostrando valores dentro da normalidade. A: Advanced Bionics®. B: MeD-EL®. C: Cochlear®. D: Oticon Medical®. Fonte: *softwares* Sound Wave 3.2, Maestro 9.0, Custom Sound 6.1, Genie Medical CI.

impedâncias inadequadas deverão ser desativados e não utilizados na programação do processador de fala.[1,8]

É esperado que as impedâncias dos eletrodos estejam dentro dos limites normais de cada dispositivo, que tenham morfologia homogênea (ou seja, sem grandes variações entre os eletrodos) e sejam similares às medidas da sessão anterior.[1] Além de impedâncias alteradas, outros fatores podem levar à desativação de eletrodos, como eletrodos fora da cóclea, sensações extra-auditivas (p. ex., estimulação do nervo facial), falta de sensação auditiva e nível C excepcionalmente alto.[18]

PESQUISA DO LIMIAR DE ESTIMULAÇÃO ELÉTRICA (NÍVEL T OU THR)

O conceito de limiar de estimulação elétrica varia de acordo com a marca de IC (Quadro 4).

O limiar de estimulação elétrica (nível T) pode ser definido como o nível mínimo de estimulação elétrica necessária para eliciar uma sensação auditiva. Para aqueles dispositivos em que o nível T precisa ser 100% audível, pode ser usada a técnica do T "contado", solicitando ao paciente que conte o número de apresentações percebidas.[8]

Para a pesquisa do limiar de estimulação elétrica é utilizada a técnica de condicionamento. Apresenta-se o estímulo elétrico para o paciente de forma descendente (do som para o silêncio) ou ascendente (silêncio para o som), sendo o paciente condicionado a apresentar uma resposta motora na presença do estímulo. O primeiro estímulo elétrico é dado em uma intensidade média. À medida que se obtém uma resposta consistente, diminui-se a intensidade em duas ou mais unidades de programação até chegar ao nível T.[5]

Além das respostas condicionadas na presença do estímulo elétrico, para crianças pequenas também são consideradas respostas comportamentais, como atenção ao som, parada de atividade, procura da fonte sonora, colocar a mão na orelha ou procurar o "porto seguro"[14] e outras. Mesmo crianças muito pequenas podem dar respostas condicionadas, ainda que seja necessário um treinamento prévio com a presença de um estímulo visual ou tátil (vibrador) associado.[8]

QUADRO 4 Conceito de limiar e de máximo conforto na estimulação elétrica de acordo com a marca de implante coclear

	Advanced Bionics®	Cochlear®	MeD-EL®	Oticon Medical®
		Nível mínimo de estimulação elétrica		
Nomenclatura/ unidade de medida	Nível T/amplitude em unidades de corrente	Nível T/amplitude em níveis de corrente	Nível THR/amplitude em unidade de carga	Nível T/largura de pulso em microssegundos
Como é determinado	Predito 0 ou 10% dos níveis M	Medido	Predito 0 ou 10% dos níveis MCL	Medido
Definição	Predito (não audível); em alguns casos podem ser medidos no nível mais baixo em que o paciente escuta em 50% dos estímulos apresentados	Corresponde ao nível mais baixo em que o paciente escuta 100% dos estímulos apresentados	Predito (não audível)	Corresponde ao nível mais baixo em que o paciente escuta 100% dos estímulos apresentados
		Nível máximo de estimulação elétrica		
Nomenclatura/ unidade de medida	Nível M/amplitude em unidades de corrente	Nível C/amplitude em níveis de corrente	Nível MCL/ amplitude em unidade de carga	Nível C/largura de pulso em microssegundos
Como é determinado	Medido	Medido	Medido	Medido
Definição	Nível mais forte de corrente que gere sensação forte e confortável	Nível mais forte de corrente que gere sensação forte e confortável	Nível mais forte de corrente que gere sensação forte	Nível mais forte de corrente que gere sensação forte e confortável

Fonte: Wolfe, 2020.[5]

Nas primeiras sessões de mapeamento, pode acontecer de os pacientes não responderem aos estímulos fracos, sendo necessário um tempo de experiência auditiva para que a sensação de audição seja interpretada como tal. Certos pacientes, sobretudo aqueles com surdez de instalação pré-lingual, podem indicar um falso limiar, ou seja, eles respondem a uma sensação não auditiva causada pela estimulação elétrica. Geralmente são valores mais baixos que os limiares, e essas sensações não auditivas desaparecem em algumas semanas de experiência auditiva.[8,16]

Uma forma de avaliar o limiar é utilizar a estratégia dos níveis "T contados", isto é, pedir que o paciente conte o número de estímulos elétricos (bipes) que ouviu, considerando limiar a intensidade em que ele consegue identificar o número de estímulos dados (T contados).[8]

PESQUISA DO NÍVEL DE MÁXIMO CONFORTO (NÍVEL C)

O nível de máximo conforto (nível C) é definido como o nível de carga elétrica que é percebido pelo usuário de IC como forte, mas confortável.

Para a realização da pesquisa do nível de máximo conforto (nível C), pode-se utilizar a escala de crescimento da intensidade, que contém figuras com expressões faciais para a sensação de fraco, médio, forte e muito forte (Figura 5). À medida que se aumenta a intensidade do estímulo elétrico em uma ou mais unidades de programação, o paciente aponta a figura correspondente à sua sensação até que seja encontrada a quantidade máxima de estímulo elétrico que seja forte, porém confortável.

As crianças pequenas têm dificuldade em referir as sensações provocadas pelo aumento na intensidade do estímulo elétrico, portanto a presença do reflexo cocleopalpebral (RCP), do choro, a retirada da antena transmissora e outras representam a resposta da criança em face do som e servem como referencial na pesquisa do nível de máximo conforto. Nessa fase, é importante evitar experiências de desconforto, pois elas podem interferir no processo de mapeamento, muitas vezes provocando um mapeamento incorreto. A avaliação do nível C é um processo delicado e gradativo, fundamental para uma boa percepção dos sons da fala.[5]

Com treinamento, algumas crianças a partir dos 3 anos já conseguem realizar o procedimento de pesquisa do nível C, mas outras só conseguirão mais tarde, principalmente se o mapeamento estiver sendo feito com apenas um fonoaudiólogo. Isso exige treinamento intensivo e um longo tempo de experiência com o dispositivo.

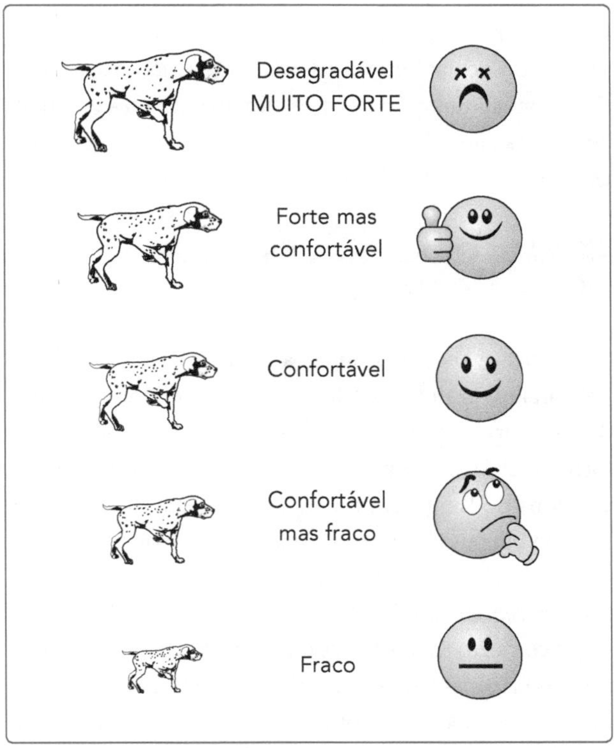

FIGURA 5 Exemplo de uma escala de crescimento da intensidade usada para a determinação comportamental dos níveis de estimulação.
Fonte: elaboração das autoras.

BALANCEAMENTO DOS ELETRODOS

O balanceamento dos eletrodos é a comparação da sensação de intensidade entre dois eletrodos e pode ser realizado quando a criança já apresenta respostas confiáveis na pesquisa do nível C. Geralmente a criança só consegue realizar esse procedimento a partir dos 5 anos, pois é necessário que tenha adquirido a capacidade de comparar unidades iguais e de saber diferenciar os conceitos de intensidade e frequência sonora. Se a criança responder que os estímulos são diferentes toda vez que a faixa de frequência de estimulação elétrica for modificada, pode ser que ela esteja diferenciando a frequência e não a intensidade, sendo portanto incapaz de realizar o procedimento de balanceamento.[6,18]

VARREDURA (*SWEEP*)

A varredura é uma técnica de estimulação durante o mapeamento usada para a confirmação da sensação de intensidade após a medida dos níveis mínimos e máximos, de modo a assegurar que a interpolação ou as medidas individuais não tenham sido desconfortáveis. É uma técnica que deve ser realizada em todos os mapas após a medida dos níveis de estimulação, e pode ser aplicada em todas as idades. Nas crianças, podem-se observar as respostas comportamentais, e, nas crianças maiores ou adultos, o fonoaudiólogo dará um estímulo em 3 ou 4 eletrodos de forma sequencial, e o paciente deverá dizer se o estímulo está alto e confortável e equilibrado entre eles.[8]

ATIVAÇÃO DO PROCESSADOR DE FALA COM VOZ

A ativação com voz objetiva avalia se os mapas criados proporcionam audibilidade a sons fracos e conforto diante de sons fortes. A audibilidade a sons de fala pode ser informalmente avaliada em adultos e crianças pela detecção dos sons do Ling[19] em intensidade de fala natural. Os 6 sons do Ling usam fonemas isolados consistindo em 3 vogais (/a/, /u/, /i/) e 3 consoantes (/m/, /s/, /sh/) que abrangem as frequências dos sons da fala entre 150-8.000 Hz.

O conforto a sons fortes é verificado por meio da reação das crianças pequenas diante da apresentação de estímulos auditivos fortes, como a presença de reflexo cocleopalpebral, careta, choro, retirada da antena transmissora etc. No caso de crianças maiores e de adultos, além de observar sua reação, pode-se perguntar se o estímulo ouvido é confortável ou não e utilizar as escalas de crescimento da intensidade.[5]

Para a maioria das crianças, um bom mapeamento deve permitir que, nos primeiros dias após a ativação, a criança detecte os 6 sons do Ling à distância média de 1,3 m. Após 1 mês de uso do IC, a criança deve detectar os 6 sons à distância média de 3 m, dependendo da sensibilidade do microfone do processador de fala. A detecção de todos os sons do Ling à distância de 3 m mostra o acesso à gama completa de sons de fala necessários para o aprendizado da linguagem oral.[19] O teste pode ser expandido com a solicitação do reconhecimento dos sons à medida que a criança cresce e desenvolve as habilidades auditivas.

O resumo dos princípios básicos da programação está descrito no Quadro 5.

Ao final de cada sessão de mapeamento, é gerado um relatório de dados, que deve ser arquivado junto ao prontuário do paciente (Figuras 6 e 7).

Medidas objetivas

As medidas objetivas estão descritas detalhadamente no Capítulo 40 e consistem em medidas eletrofisiológicas que independem da resposta do paciente, utilizadas no momento da ativação e durante o acompanhamento dos mapeamentos. Elas são utilizadas quando as medidas subjetivas não forem suficientes para o mapeamento, mas também para auxiliar na definição dos mapas. *(Para maiores informações sobre o assunto, consultar o Capítulo 40, "Medidas objetivas em implante coclear".)*

O reflexo estapediano eliciado eletricamente mantém correlação clínica com os níveis máximos de conforto em todas as marcas de IC, podendo ser encontrado em valores próximos ao nível C, abaixo ou acima, e podendo até mesmo se aproximar do nível de desconforto. Portanto, recomenda-se que sejam criados programas cujo nível C esteja abaixo do limiar do reflexo e que sejam progressivamente

QUADRO 5 Resumo de conceitos básicos na programação dos implantes cocleares

Termo	Descrição
Medida dos níveis mínimos de estimulação elétrica	Para a pesquisa do limiar de estimulação elétrica é utilizada a técnica de condicionamento, com a apresentação do estímulo elétrico para o paciente de forma descendente (do som para o silêncio). O paciente é condicionado a apresentar uma resposta motora na presença do estímulo.
Medida dos níveis máximos de estimulação elétrica	O nível de máximo conforto (nível C) como o nível mais alto de estimulação elétrica que permita uma sensação de conforto.
Balanceamento	▪ Técnica de estimulação usada para a comparação da sensação de intensidade entre dois ou mais eletrodos/canais para assegurar a equalização da intensidade. ▪ O mesmo procedimento pode ser usado para balancear e equalizar a sensação de intensidade entre os dois lados em pacientes implantados bilateralmente.
Varredura (*sweep*)	Técnica de estimulação usada para a confirmação da sensação de intensidade após a medida dos níveis mínimos e máximos, para assegurar que a interpolação ou as medidas individuais não tenham sido desconfortáveis.
Ativação a viva voz	Ativação do mapa criado para avaliar a audibilidade a sons fracos e o conforto diante de sons fortes com todos os eletrodos/canais ativados ao mesmo tempo.

Fonte: Wolfe, 2020;[5] Loizou, 2006.[20]

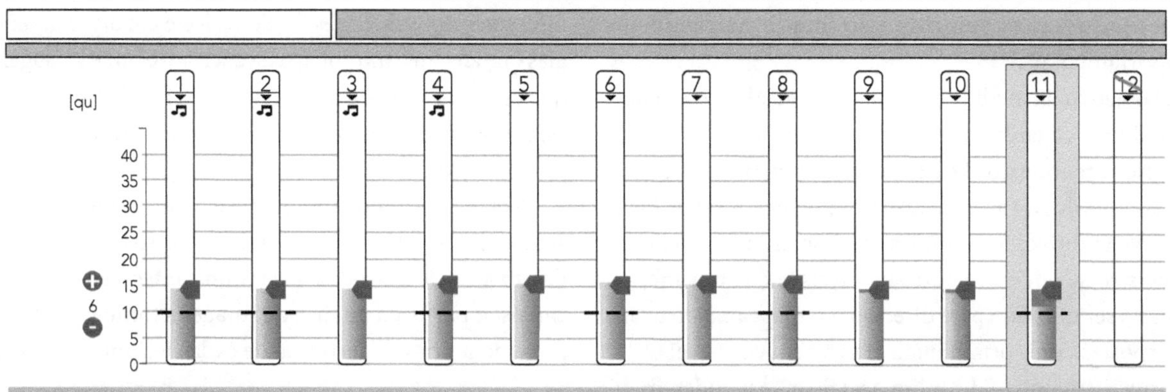

MCL Charge [qu]	14,29	14,24	14,00	15,49	15,46	15,44	15,46	15,47	15,47	14,47	14,39	0,00
THR Charge [qu]	1,14	14,24	14,00	15,49	15,46	15,44	15,46	15,47	15,47	14,47	14,39	0,00
Duration [us]	23,33	23,33	23,33	23,33	23,33	23,33	23,33	23,33	18,75	18,75	18,75	0,00
Min. Dur. [us]	0,00	0,00	0,00	0,00	0,00	0,00	0,00	0,00	0,00	0,00	0,00	0,00
Center F [Hz]	125	254	425	655	965	1387	1961	2746	3822	5298	7326	0,00
Impedance [KV]	7,78	8,94	7,87	7,96	7,78	7,04	7,50	7,50	7,41	7,04	7,31	7,69
Telemetry Status	OK	OK	OK	OK	OK	OK	OK	OK	OK	OK	OK	OK
AutoART [1] [qu]	10,91	10,83	N/A	9,97	N/A	9,90	N/A	9,95	N/A	N/A	11,08	N/A

FIGURA 6 Captura de tela do *software* Maestro® de mapeamento da MED-EL® com exemplo de um mapa com 11 canais (eletrodo 12 desativado). Observam-se no exemplo os dados com os valores dos níveis MCL e THR (em qu – valor da carga) e a largura de pulso (duration em mcs), a frequência central da banda em cada canal (em Hz) e a possibilidade de visualizar as impedâncias (em kΩ) e testes objetivos (ART – telemetria neural).

Fonte: *software* Maestro 9.0.

Channel Details

Channel Number	Active Electrode	Stimulation Mode	Threshold	Comfort	Dynamic Range	Objective Measure	Pulse Width	Gain	Lower Freq	Upper Freq
22	22	MP1+2	142	183	41	172	25	0	188	313
21	21	MP1+2	142	186	44	-	25	0	313	438
20	20	MP1+2	142	189	47	-	25	0	438	563
19	19	MP1+2	143	192	49	-	25	0	563	688
18	18	MP1+2	143	195	52	-	25	0	688	813
17	17	MP1+2	143	198	55	-	25	0	813	938
16	16	MP1+2	144	202	58	175	25	0	938	1063
15	15	MP1+2	142	202	60	-	25	0	1063	1188
14	14	MP1+2	140	202	62	-	25	0	1188	1313
13	13	MP1+2	139	203	64	-	25	0	1313	1563
12	12	MP1+2	137	203	66	-	25	0	1563	1813
11	11	MP1+2	136	204	68	166	25	0	1813	2063
10	10	MP1+2	137	204	67	-	25	0	2063	2313
9	9	MP1+2	139	204	65	-	25	0	2313	2688
8	8	MP1+2	141	205	64	-	25	0	2688	3063
7	7	MP1+2	143	205	62	-	25	0	3063	3563
6	6	MP1+2	145	206	61	166	25	0	3563	4063
5	5	MP1+2	146	204	58	-	25	0	4063	4688
4	4	MP1+2	148	203	55	-	25	0	4688	5313
3	3	MP1+2	150	201	51	172	25	0	5313	6063
2	2	MP1+2	152	200	48	-	25	0	6063	6938
1	1	MP1+2	152	196	44	-	25	0	6938	7938

FIGURA 7 Captura de tela do *software* Custom Sound Pro® de mapeamento da Cochlear® com exemplo de relatório de programação mostrando o modo de estimulação (MP 1+2), os níveis de estimulação (T e C), o campo dinâmico, os limiares do eCAP, a largura de pulso, o ganho e as respectivas bandas de frequências atribuídas em cada canal.

Fonte: *software* Custom Sound Pro® de mapeamento da Cochlear®.

aumentados, mas sempre associando as respostas comportamentais.[5,21]

O objetivo da medida do limiar potencial de ação composto do nervo auditivo eletricamente evocado (eCAP) é registrar o menor nível de estimulação elétrica oferecida pelo sistema de IC capaz de disparar potenciais sincrônicos no nervo auditivo. As pesquisas demonstram que o limiar de registro se encontra entre os níveis T e C dos mapas, podendo ser utilizado para direcionar o mapeamento quando respostas comportamentais não forem confiáveis.[5,21]

Atualmente, além de os limiares do eCAP poderem direcionar e auxiliar a determinação dos níveis de estimulação, também estão sendo propostas as características temporais da condução do impulso[22] e a dispersão de excitabilidade neural.[23] Botros e Psarros[22] sugerem que o tamanho da população neural fortemente influencia a propriedade refratária de todo o nervo. Quanto maior a população neural, maior o número de fibras que respondem ao estímulo, levando a maior período refratário quando medido em todo o nervo. Quanto maior a responsividade temporal do nervo, menor é o número de neurônios necessários para gerar a mesma sensação de intensidade, e consequentemente menor é a carga necessária para estimular tal nervo. Goffi-Gomez[24] estudou a dispersão de excitabilidade (*spread of excitation*), que é, em suma, uma medida da interação entre os canais que pode interferir na seletividade de frequências dada pelo IC. A autora observou quando a dispersão de excitabilidade, medida pelo eCAP, é diferente em adultos e crianças, em diferentes tipos de feixes de eletrodos e em algumas etiologias que afetam a morfologia da cóclea.[25] Com isso, sugere-se que essas características individuais sejam levadas em consideração na programação do processador de fala com base no limiar do eCAP.

Noble et al.[23] mostraram que é possível melhorar o desempenho no silêncio e no ruído de pessoas com IC com a desativação de eletrodos que levam à interação deletéria de canais, a partir da análise de imagens tomográficas pré e pós-operatórias da distância de cada eletrodo ao modíolo.

Considerações sobre o mapeamento em implantes cocleares bilaterais

Na programação dos implantes cocleares bilaterais não devem ser consideradas somente duas orelhas na programação; é preciso observar a integração das informações de ambas as orelhas.[5]

Nos implantes cocleares bilaterais simultâneos essa integração em geral ocorre naturalmente. Entretanto, nos implantes bilaterais sequenciais, sobretudo com longo tempo entre as duas cirurgias, o cuidado com a integração e o balanceamento deve ser redobrado.[8] *(Para maiores informações sobre o assunto, consultar o Capítulo 39, "Conceituação e indicação do implante coclear".)*

Após a ativação, as programações subsequentes devem focar a programação de ambas as orelhas e o balanceamento (Figura 8). É bastante comum que o primeiro lado im-

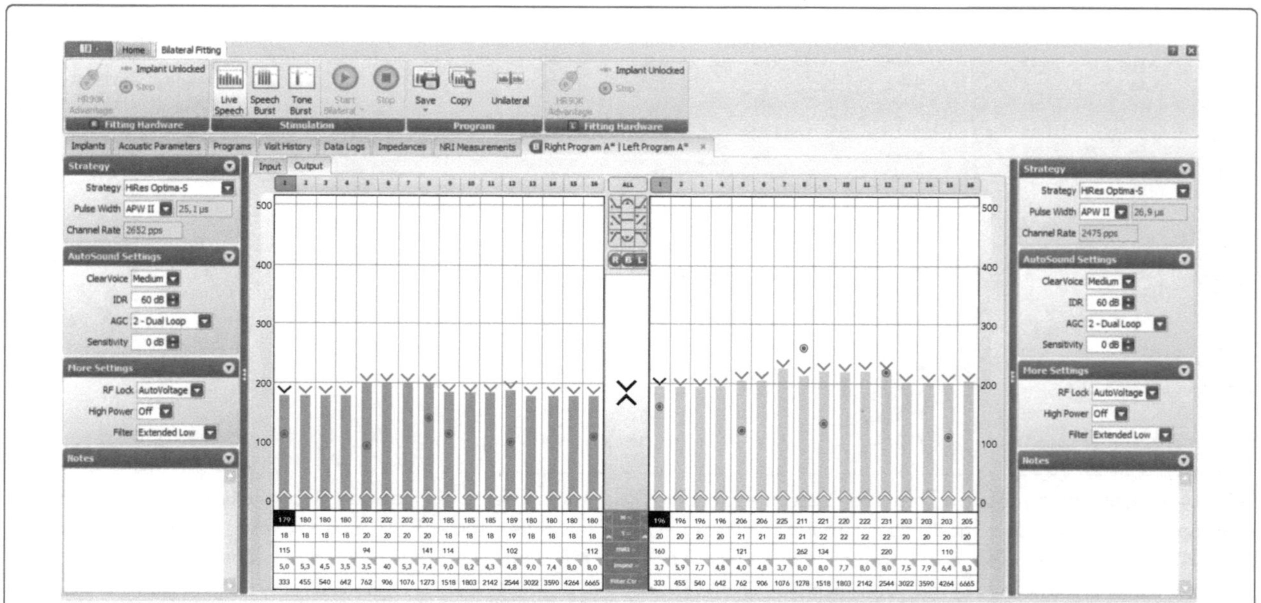

FIGURA 8 Captura de tela do *software* Sound Wave® de mapeamento da Advanced Bionics® com exemplo do mapa mostrando a possibilidade de balanceamento bilateral quando ambos os processadores de fala estão conectados ao computador. Fonte: *software*.

plantado seja o "mais forte" no(s) primeiro(s) mês(es). Entretanto, o balanceamento realizado a cada programação subsequente permite observar que os níveis de estimulação do primeiro lado precisam ser reduzidos enquanto os níveis de estimulação do "novo" lado são elevados, para atingir o equilíbrio das duas entradas auditivas.

AVALIAÇÃO/VALIDAÇÃO DA PROGRAMAÇÃO DO PROCESSADOR DE FALA

A avaliação dos limiares auditivos em campo livre e os testes de reconhecimento de fala devem ser realizados de rotina antes das sessões de programação. Serve tanto para monitorar a evolução auditiva como para direcionar as necessidades da nova programação. Além disso, diante de qualquer alteração ou queda de desempenho, a avaliação deve ser repetida após a programação para confirmar a contribuição das modificações realizadas.[26,27] A validação da programação deve ser realizada a cada sessão de programação e após cada novo mapa, e ser monitorada a partir do desempenho auditivo evolutivo.

Na prática clínica, é possível realizar todos os testes em cabine acústica em campo livre devidamente calibrado a 0 grau azimute do paciente. Nos usuários adultos é possível avaliar com testes de reconhecimento de fala preferencialmente gravados ou a viva voz. Para o direcionamento das necessidades da programação, Vaerenberg et al.[28] sugerem quatro medidas: os limiares tonais em campo sonoro, a logoaudiometria em 55, 70 e 80 dB NPS, a discriminação fonêmica e a escala de crescimento de sensação de intensidade em 250, 1.000 e 4.000 Hz. Os autores utilizam esse protocolo no *software* chamado A§E, porém é possível realizá-lo também em cabine acústica. Com esses dados é possível obter informações acerca do acesso a todas as pistas acústicas para o devido reconhecimento de fala e sobre a adequação dos níveis de conforto.

Os testes em situação de ruído devem sempre ser incorporados ao protocolo de validação, tanto para observar o desempenho do paciente como para orientar o usuário ou a família no uso de conectividades e acessórios ou até mesmo recursos de pré-processamento do sinal acústico para melhorar seus resultados. No protocolo de avalição é recomendado o uso de ruído que simule uma situação da vida diária, por exemplo, o ruído com vários falantes; e diferentes relações sinal/ruído (S/R), por exemplo, S/R +10, +5, 0, −5, −10 dB.[29]

Nas crianças, a escolha do protocolo dos testes deverá considerar tanto a idade cronológica como a habilidade auditiva e de linguagem alcançadas[30] (Quadro 6). Além disso, nas crianças pequenas o desenvolvimento das habilidades auditivas pode ser avaliado de forma comportamental e por meio de questionários respondidos pelos pais e/ou cuidadores.

É importante entendermos que é esperado que uma criança implantada antes dos 12 meses a 2 anos alcance o ritmo de desenvolvimento de uma criança ouvinte, ou seja, após dois anos de experiência auditiva e linguística, ela terá dois anos de idade auditiva e linguística.[31-33] Robbins[34] sugeriu marcadores de alerta ou "bandeiras vermelhas" (*red flags*) para nortear o acompanhamento do desenvolvimento após o IC. Por exemplo, é esperado que a criança que implantou antes dos 4 anos após três meses da ativação responda espontaneamente ao próprio nome em 50% das vezes. Por sua vez, é esperado que uma criança que implantou após os 5 anos, sem experiência auditiva prévia, comece a responder espontaneamente ao próprio nome após seis meses da ativação.[34]

Comerlatto[35] sugeriu marcadores clínicos esperados para crianças usuárias de IC, divididos em grupos segundo a idade de implantação, o que permite monitorar a evolução da criança implantada por meio dos questionários utilizados como IT MAIS/MAIS – *Infant-Toddler Meaningful Auditory Integration Scale*[36] e MUSS – *Meaningful Use of Speech Scale*[37] e as categorias de audição[38] e linguagem.[39]

Outro aspecto que é possível monitorar em alguns modelos de processadores de fala é o registro de dados (*datalogging*) (Figura 9). Os dados fornecerão informações sobre a efetividade do uso do dispositivo, além de analisar o uso dos programas e do volume, bem como os ambientes a que o paciente esteve exposto. Esses dados serão importantes para validar e orientar o usuário e a família, e entender a evolução (ou falta) das habilidades auditivas.

ORIENTAÇÕES QUANTO AO USO E CUIDADOS COM O IC, PROCESSADOR DE FALA E ACESSÓRIOS

No momento da ativação e nos retornos posteriores ao centro de implante, as famílias e os demais cuidadores devem ser orientados quanto ao uso e cuidados com IC, processador de fala e acessórios, visando prolongar o tempo de vida útil dos componentes externos.[41]

Temos observado que uma sessão de orientação de aproximadamente 1 hora deve ser dedicada à orientação dos pais quanto à manipulação do equipamento e que eles devem realizar a montagem e troca de acessórios com supervisão do profissional, como forma mais efetiva de fixação do aprendizado.

QUADRO 6 Habilidades auditivas avaliadas a cada sessão de programação do processador de fala

	Bebês/crianças	Adultos
Habilidade auditiva	**Avaliação/validação do mapa**	**Avaliação/validação do mapa**
Detecção	Jogos vocálicos – apresentar os sons do Ling /a/, /i/, /u/, /m/, /s/ e /ʃ/ durante atividade lúdica, observar o comportamento auditivo da criança ou condicioná-la a uma atividade motora quando detectar o som. Iniciar apresentando-os a 1 m de distância e chegar a 3 m em intensidade natural de fala.	Realizar audiometria em campo livre com limiares de sons do Ling /a/, /i/, /u/, /m/, /s/ e /ʃ/ em cabine.
Discriminação	Apresentar os sons do Ling e sons com padrão de duração diferente (p. ex., /a/ e /a-a-a/, ou /m/ e /a/) e observar se o paciente os discrimina como iguais ou diferentes.	▪ Traços suprassegmentais, por exemplo, palavras com diferentes extensões ou tonicidades. ▪ Traços segmentais. ▪ Podem ser avaliados os contrastes fonêmicos.
Identificação	Apresentar os sons do Ling e observar se o paciente os identifica apontando corretamente uma cartela.	Repetição de palavras em contexto fechado ou aberto (dependendo da habilidade).
Reconhecimento em conjunto fechado (múltipla escolha)	Apresentar palavras de um conjunto preestabelecido com o paciente e solicitar que ele aponte a figura ou objeto correspondente.	Apresentar palavras ou frases de um conjunto apresentado ao paciente e solicitar que ele aponte a escrita correspondente.
Reconhecimento em conjunto aberto	Emitir palavras e/ou frases e solicitar que o paciente repita o que escutou.	Repetir palavras e/ou frases e solicitar que o paciente repita o que escutou.
Compreensão	Durante conversação, fazer perguntas referentes ao cotidiano do paciente e solicitar que ele responda.	

Fonte: Boothroyd, 1982.[40]

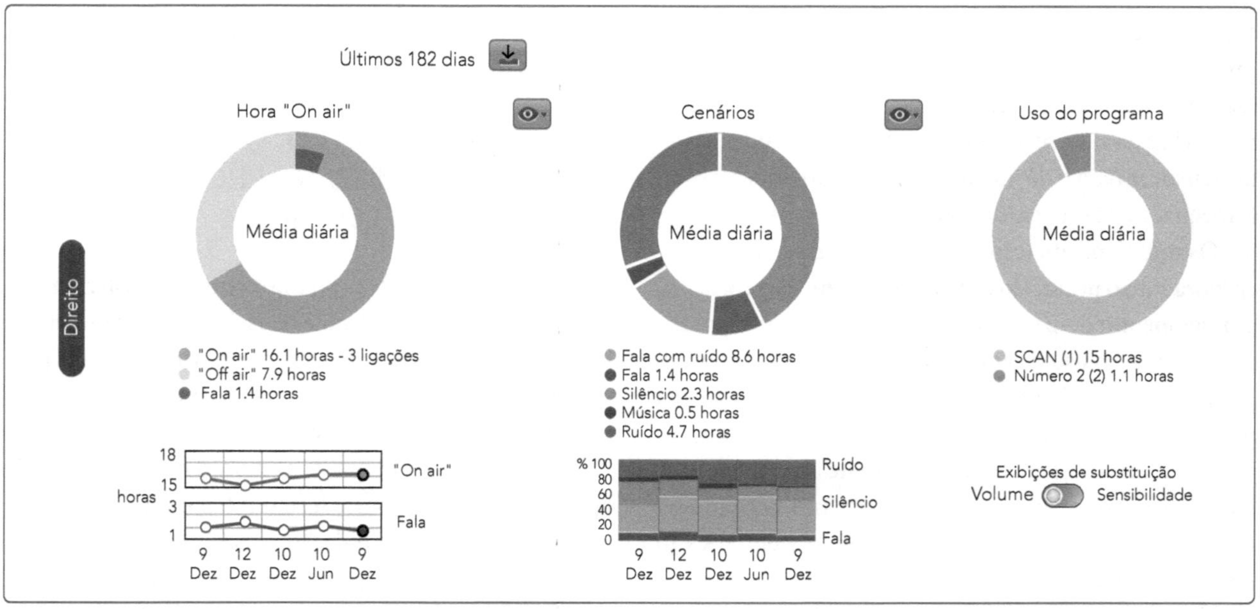

FIGURA 9 Captura de tela do relatório do registro de uso do processador de fala do *software* Custom Sound® da Cochlear®.
Fonte: *software*.

Como apoio, podem ser fornecidos materiais impressos, recursos audiovisuais, como o manual do equipamento e vídeos de demonstração do manuseio dos equipamentos fornecidos pelo fabricante; manuais de orientação elaborados pelos centros de IC e endereços de *sites* de orientação para usuários de IC e familiares.

As crianças a partir de 6 anos também podem e devem ser orientadas quanto aos cuidados e à manipulação do processador de fala e, com monitoramento de um adulto, gradativamente assumir a responsabilidade pelo equipamento, iniciando com atividades como recarregar baterias, trocá-las, guardar o processador sem baterias no desumidificador na hora de dormir etc.

O grande objetivo na orientação é a capacitação dos usuários e dos familiares para que eles alcancem autonomia no gerenciamento do funcionamento do dispositivo externo, estejam aptos a identificar problemas no equipamento e saibam solucionar o que estiver a seu alcance, minimizando a necessidade de deslocamento ao centro de IC ou à assistência técnica.

PARCERIA COM O FONOAUDIÓLOGO REABILITADOR

A troca de informações do fonoaudiólogo que realiza o mapeamento e o profissional que faz a habilitação/reabilitação auditiva e/ou de fala e linguagem deve ser encorajada em todas as sessões.

O profissional que faz o mapeamento deve enviar informações sobre o mapa do paciente e quando realizadas alterações para verificar se o usuário de IC terá benefícios ou não. Deve também enviar os dados da avaliação/validação do mapa para que o fonoaudiólogo conheça o acesso aos sons e o reconhecimento de fala e sua evolução.[15]

Por outro lado, o fonoaudiólogo reabilitador deverá enviar informações prévias ao mapeamento sobre a frequência dos atendimentos, a participação da família no processo terapêutico, o desenvolvimento auditivo do usuário de IC com os diferentes mapas alocados na sessão de programação e, no caso de crianças, sobre o desenvolvimento de fala e linguagem.

Além disso, informações mais detalhadas sobre a discriminação de contrastes fonêmicos são fundamentais para auxiliar nos ajustes finos no mapa.

CONSIDERAÇÕES FINAIS

Para o sucesso no mapeamento do IC é necessário envolver várias etapas, que devem ser cuidadosamente analisadas. O fonoaudiólogo deve iniciar pelas escolhas dos parâmetros do mapa, conhecer as nomenclaturas e o significado de cada ajuste, realizar a avaliação do mapa para validar as escolhas dos parâmetros utilizados e entrar em contato com outros profissionais envolvidos na reabilitação dos usuários de IC no direcionamento das necessidades individuais.

REFERÊNCIAS BIBLIOGRÁFICAS

1. Wolfe J, Schafer EC. Programming cochlear implants. San Diego: Plural Publishing; 2010.
2. Clark G. Cochlear implants. New York: Springer-Verlag; 2003.
3. Bahmer A, Adel Y, Baumann U. Preventing facial nerve stimulation by triphasic pulse stimulation in cochlear implant users: intraoperative recordings. Otol Neurotol. 2017;38(10):e438-44.
4. Cogan S. Neural stimulation and a recording electrodes. Annu Rev Biomed Eng. 2008;10:275-309.
5. Wolfe J. Audiologic management and considerations for implantable hearing devices. San Diego: Plural Publishing; 2020.
6. Firszt JB, Holden LK, Skinner M, Tobey E, Peterson A, Gaggl W, et al. Recognition of speech presented at soft to loud levels by adult cochlear implant recipients of three cochlear implant systems. Ear Hear. 2004;25(4):375-87.
7. Holden L, Finley C, Firszt J, Holden T, Brenner C, Potts L, et al. Factors affecting open-set word recognition in adults with cochlear implants. Ear Hear. 2013;34(3):342-60.
8. Shapiro WH, Bradham TS. Cochlear implant programming. Otolaryngol Clin North Am. 2012;45:111-27.
9. Vaerenberg B, Govaerts PJ, Stainsby T, Nopp P, Gault A, Gnansia D. A uniform graphical representation of intensity coding in current--generation cochlear implant system. Ear Hear. 2014;35(5):533-43.
10. Cochlear. Custom Sound Software Version 6.1. User Guide. Cochlear Limited; 2021.
11. MED-EL. Maestro System Software. User Manual 9.0. 2020. Disponível em: https://www.medel.pro/products/maestro9. Acesso em: 14 fev. 2022.
12. AdvancedBionics. SoundWave Professional Suite Software 3.2. Manual do usuário do software de ajuste. 2019. Disponível em: https://www.advancedbionics.com/content/dam/advancedbionics/ifus/en_ca/029-M737-85_Rev%20C_SoundWave%203.2%20IFU_preview%20(1).pdf. Acesso em: 14 fev. 2022.
13. OticonMedical. Genie Medical CI Fitting Software. Genie Medical CI Fitting Guide. 2018. Disponível em: https://www.oticonmedical.com/-/media/Medical/main/files/for-professionals/ci/Audiological/ifu-ci-link/eng/196840uk_ifu_ci-link-programming-system_version_a_2018-07_low.pdf?la=en. Acesso em: 14 fev. 2022.
14. Goffi-Gomez MVS, Magalhaes ATM. Ativação e programação do implante coclear. In: Bento R, Brito Neto R, Lima Junior LRP, Tsuji R, Goffi-Gomez M, Lima D (eds.). Tratado de implante coclear e próteses auditivas implantáveis. São Paulo: Thieme; 2014. p.335-45.
15. Bento R. Tratado de implante coclear e próteses auditivas implantáveis. In: Bento R, Lima Junior L, Tsuji R, Goffi-Gomez M, Lima D, Brito Neto R (eds.). Tratado de implante coclear e próteses auditivas implantáveis. Rio de Janeiro: Thieme; 2014. p.506.
16. Zarowski A, Molisz A, De Coninck L, Vermeiren A, Theunen T, Theuwis L et al. Influence of pre or postlingual status of cohcler implant recipients on behavioural T/C-levels. Int J Pediatr Otorhinolaryngol. 2020;131:109867.

17. Bevilacqua M, Costa O, Martinho-de Carvalho A, Moret A. Tratado de fonoaudiologia. In: Fernandes F, Mendes B, Navas A (eds.). 2.ed. São Paulo: Roca; 2010.
18. Vaerenberg B, Smits C, De Ceulaer G, Zir E, Harman S, Jaspers N, et al. Cochlear implant programming: a global survey on the state of the art. Sci World J. 2014;2014(August 2013).
19. Ling D. Foundations of spoken language for hearing-impaired-children. Washington, DC: Alexander Graham Bell Association for the Deaf, Inc.; 1989.
20. Loizou P. Speech processing in vocoder-centric cochlear implant. Adv Otolaryngol. 2006;64:109-43.
21. Hughes M. Objective measures in cochlear implants. San Diego: Plural Publishing; 2013.
22. Botros A, Psarros C. Neural response telemetry reconsidered: I. the relevance of ecap threshold profiles and scaled profiles to cochlear implant fitting. Ear Hear. 2010;31(3):367-79.
23. Noble J, Gifford R, Hedley-Williams A, Dawant B, Labadie R. Clinical evaluation of an image-guided cochlear implant programming strategy. Audiol Neurotol. 2014;19(6):400-11.
24. Goffi-Gomez M. Função de dispersão de excitabilidade do nervo auditivo nos implantes cocleares em relação à etiologia da perda auditiva. São Paulo: Faculdade de Medicina, Universidade de São Paulo; 2015.
25. Silva J, Goffi-Gomez M, Magalhães A, Tsuji R, Bento R. Is the spread of excitation width correlated to the speech recognition in cochlear implant users? Eur Arch Oto-Rhino-Laryngology. 2021;278:1815-20.
26. Frederigue N, Bevilacqua M. Otimização da percepção da fala em deficientes auditivos usuários do sistema de implante coclear multicanal. Rev Bras Otorrinolaringol. 2003;69(2):227-33.
27. Baudhuin J, Cadieux J, Firszt J, Reeder R, Maxson J. Optimization of programming parameters in children with the advanced bionics cochlear implant. J Am Acad Audiol. 2012;23(5):302-12.
28. Vaerenberg B, De Ceulaer G, Szlávik Z, Mancini P, Buechner A, Govaerts P. Setting and reaching targets with computer-assisted cochlear implant fitting. Sci World J. 2014;2014.
29. Adunka O, Gantz B, Dunn C, Gurgel R, Buchman C. Minimum reporting standards for adult cochlear implantation. Otolaryngol Head Neck Surg. 2018;159(2):215-9.
30. Uhler K, Warner-Czyz A, Gifford R, Working Group P. Pediatric minimum speech test battery. J Am Acad Audiol. 2017;28(3):232-47.
31. Svirsky M, Robbins A, Kirk K, Pisoni D, Miyamoto R. Language development in profoundly deaf children with cochlear implants. Psychol Sci. 2000;11(2):153-8.
32. Miyamoto R, Hay-McCutcheon M, Kirk K, Houston D, Bergeson--Dana T. Language skills of profoundly deaf children who received cochlear implants under 12 months of age: a preliminary study. Acta Otolaryngol. 2008;128(4):373-7.
33. Geal-Dor M, Tranovsky Y, Boudilovsky E, Adelman C, Adler M, Levi H. Acquisition of early auditory milestones with a cochlear implant. Int J Pediatr Otorhinolaryngol. 2013;77(11):1852-5.
34. Robbins AM. Clinical red flags for slow progress in clidren with cochlear implants. Loud Clear. 2005;1.
35. Comerlatto M. Habilidades auditivas e de linguagem de crianças usuárias de implante coclear: análise dos marcadores clínicos de desenvolvimento. Universidade de São Paulo; 2015.
36. Castiquini E, Bevilacqua M. Escala de integração auditiva significativa: procedimento adaptado para a avaliação da percepção da fala. Rev da Socidade Bras Fonoaudiol. 2000;6:51-60.
37. Nascimento L. Uma proposta de avaliação da linguagem oral. Bauru: Universidade de São Paulo; 1997.
38. Geers A. Techniques for assessing auditory speech perception and lipreading enhancement in young deaf children. The Volta Review. 1994;96:85-96.
39. Protocolo Latino-Americano para Implantes Cocleares. Elaborado pelo Grupo de Pesquisas Latino-americano. Cochlear Americas; 2003.
40. Boothroyd A. Hearing impairment in children. New York: Prentice Hall; 1982.
41. Goffi-Gomez M, Magalhães A. Ativação e programação do implante coclear. In: Bento R, Lima Junior L, Tsuji R, Goffi-Gomez M, Penna D, Brito R (eds.). Tratado de implante coclear e próteses auditivas implantáveis. 2.ed. Rio de Janeiro: Thieme Revinter; 2021. p.1629-78.

SEÇÃO V

REABILITAÇÃO E INTERVENÇÃO NAS ALTERAÇÕES AUDITIVAS E VESTIBULARES

42

ACONSELHAMENTO E ORIENTAÇÃO FAMILIAR

Luciana Pimentel Fernandes de Melo
Midori Otake Yamada

OS DESAFIOS PSICOLÓGICOS NO DIAGNÓSTICO DA DEFICIÊNCIA AUDITIVA NOS DIFERENTES CICLOS DE VIDA

O momento do diagnóstico da deficiência auditiva pode ocorrer no nascimento, durante o primeiro ano de vida, no decorrer da infância, da adolescência ou em outras etapas do ciclo evolutivo. Qualquer que seja o momento, revela ser um dos mais marcantes na vida de muitos pais e pacientes.

Após o diagnóstico da deficiência auditiva, as reações dos pais e dos pacientes podem ser diversas e traduzir sentimentos fortes, os quais muitos deles expressam quando têm oportunidade. As reações dependem de vários fatores relacionados: etiologia da deficiência, grau de perda, presença de comorbidades, condição socioeconômica, personalidade, estilo de enfrentamento, sistema de crenças da pessoa ou da família, ciclo de vida individual e familiar e, sobretudo, a postura do profissional ao dar o diagnóstico. Tais fatores e outros são interdependentes e sofrem mútua interferência.[1]

O diagnóstico precoce da deficiência auditiva ocorre em uma fase crítica e vulnerável da família. A mãe está se recuperando do período pós-parto, a família está vivenciando novas experiências, redefinindo papéis na relação familiar e tentando organizar a rotina com mais um membro. Os pais vivenciam o impacto do diagnóstico e são tomados por emoções e sentimentos que desestabilizam as relações, seu ser e estar no mundo.

A literatura referente ao impacto do diagnóstico da deficiência auditiva sobre os pais é ampla, e vários estudos foram descritos sobre as reações emocionais e experiências vividas por eles nesse período.[1-5]

O choque e o medo são reações iniciais no diagnóstico.[2] Os pais ficam desnorteados e anestesiados diante da notícia e não conseguem assimilar as informações: "Não ouvi mais nada depois que ela (profissional) falou aquilo..."; "O mundo desmoronou na minha frente"; "Mas como? Meu filho não vai me escutar? Não vai ouvir a minha voz?"; "Fiquei muito triste..." são expressões comuns dos pais relatadas nos atendimentos.

A maioria das crianças com deficiência auditiva tem pais ouvintes, e o processo de luto vivenciado por esses pais faz parte do enfrentamento da perda do filho esperado e imaginado, dos sonhos e expectativas em relação ao futuro.[1,4,6] O luto psicológico envolve diferentes períodos que os pais perpassam, com características peculiares a cada família. No caso de pais de crianças com deficiência auditiva, a perda simbólica da criança sonhada continua durante a vida, entre a criança idealizada e a realidade vivida, produzindo sentimentos de tristeza infinita. Os sentimentos emergem em vários momentos da vida, pelos disparadores internos e externos, denominados ciclo da tristeza. Tal sentimento ameniza e diminui com o tempo, mas não desaparece totalmente.[2]

Nesse sentido, a intervenção do profissional da saúde não deve se restringir ao momento do diagnóstico, mas deve envolver o cuidado da família durante todo o processo de diagnóstico e reabilitação da criança com deficiência auditiva. O auxílio profissional pode promover o crescimento interno e a sustentação externa, a fim de que os pais possam desenvolver recursos para lidar com a realidade imposta, permitindo a preparação e a adaptação de si mesmos diante da nova situação.[4]

Entrevistando mães de jovens com implante coclear que realizaram a cirurgia na infância, com o objetivo de compreender a vivência das mães na trajetória da infância à adolescência de seus filhos com implante coclear, o impacto do diagnóstico foi um dos temas emergentes e significativos nos relatos. Elas se emocionaram ao rememorar o passado, expressando sentimentos de culpa, revolta, medo, insegurança e negação e revelando o modo como vivenciaram a ocasião em que suspeitaram e receberam o diagnóstico da deficiência auditiva de seus filhos. Foram afetadas fundamentalmente pela emoção, todas indicando reações afetivas intensas e perturbadoras. "O impacto do diagnóstico é sentido por elas como a pior parte, choque, como uma notícia de morte e um marco em suas vidas e significou um dos momentos mais tristes vividos por elas, que experienciaram a perda do filho imaginado, de seus sonhos e o medo diante da deficiência".[1] A tristeza do passado emerge em alguns segundos no presente, revelando o grau de intensidade da situação.

Outro aspecto a ser considerado é o de que a experiência do luto simbólico não é reconhecida pelos pais nem pela sociedade. Para os pais, é um sentimento de perda do filho idealizado, ouvinte, que não pode ser admitido abertamente e cujo luto não pode ser expresso. A sociedade inibe o luto estabelecendo "normas" explícitas ou implícitas sobre o enlutar-se e nega o direito de a pessoa viver o luto por perdas simbólicas.[7,8]

Na experiência clínica, atuando com pais de crianças com deficiência auditiva, observa-se uma autocensura dos próprios sentimentos considerados por eles como inapropriados. Impondo a si mesmos mensagens como "Minha criança está viva! Não posso ficar triste... só chorando...", a própria pessoa não se autoriza o sofrimento, não admite a perda ou não tem clareza sobre o que está sendo perdido, pois a perda não é a pessoa, a criança, mas o objeto interno idealizado. São envolvidos aspectos relacionados também às perdas secundárias, como hábitos e costumes, projetos pessoais, de trabalho e outros. No que se refere ao pai, é esperada especialmente do homem uma reação de força e enfrentamento pelos valores culturais e sociais da nossa sociedade.

São experiências muitas vezes ignoradas pelos próprios pais, pelos profissionais e pela comunidade, o que pode tornar o luto mais intenso e prolongado ou levar ao adoecimento. Os pais necessitam vivenciar o luto do filho ideal, precisam passar pelo processo de luto para que seja possível elaborar as perdas, especialmente a perda do filho idealizado, de modo a apegar-se ao filho existente e pertencente à realidade imposta. Nesse contexto, fica clara a importância de legitimar o sofrimento dos pais, para que sejam cuidados e, assim, tenham sua dor amenizada.[7]

Os esforços para o tratamento precoce têm negado suporte emocional aos pais no diagnóstico, deixando lacunas a serem preenchidas. A falta de suporte emocional da equipe de profissionais tende a deixar os pais inseguros e solitários com seus sentimentos confusos, interferindo na relação com seu bebê nos estágios iniciais da vida da criança.[2]

O diagnóstico muitas vezes compromete o vínculo mãe-criança, e a relação passa a ter um caráter negativo, de distanciamento. Predominam na mãe sentimentos negativos de tristeza, angústia, culpa, frustração e estado de ânimo, tendendo à tensão e ao abatimento. Da mesma maneira que a mãe responde às necessidades da criança, esta reage às respostas da mãe, em uma relação de interferência mútua. Pode ocorrer ruptura na relação mãe-filho, afetando o processo de aquisição de linguagem, já que esta é adquirida naturalmente nessa relação, por meio de sinais espontâneos, expressões faciais, corporais e orais. Tudo se torna diferente após o diagnóstico – o modo de cuidar, de conversar e de responder aos estímulos da criança.[1] Alguns pais deixam de conversar, cantar, brincar e passam a não responder às reações do filho. Há aqueles que não se permitem mais ouvir música, desfazendo-se do aparelho de som da casa.

Desse modo, a situação descrita nos faz pensar que a criança com deficiência auditiva se enquadra em uma situação de risco, especialmente na relação cuidador-bebê. Se comunicação é interação, os pais necessitam de cuidados emocionais para que possam estabelecer uma relação saudável com seu filho e ter condições de lidar com a nova situação.[1]

A abordagem centrada na família muitas vezes é entendida como meio, recurso ou instrumento de promoção do desenvolvimento da criança e do trabalho necessário com ela. No entanto, o fundamental é maximizar o desenvolvimento dos pais, para que possam elaborar o luto da criança idealizada, reconstruir o vínculo com a criança real e possibilitar novas idealizações, a fim de desenvolver uma parentalidade saudável e de ter forças para as tarefas desafiadoras na trajetória com o filho.[9]

Um estudo sobre vivências de mães no processo de diagnóstico da deficiência auditiva de bebês de 8-18 meses de idade revelou que, no período neonatal, mães de bebês prematuros e de alto risco vivenciaram a ameaça e a suspeita de que algo ruim poderia acontecer, rompendo a interação de afetividade com o filho e configurando uma relação angustiante e de sentimentos ambivalentes.[1] Com o diagnóstico da deficiência auditiva, experienciaram a perda dos sonhos, o choque e a angústia. No entanto, a partir da intervenção da equipe de profissionais, do contato com outras famílias e crianças em situações semelhantes, elas se sentiram mais seguras, acolhidas e puderam visualizar novas possibilidades. As autoras concluíram que o trabalho em equipe durante e após o diagnóstico é de fundamental importância para o equilíbrio emocional dos pais e consequentemente na relação com seu filho.

A importância do suporte aos pais no diagnóstico foi documentada por alguns autores,[2,5,10,11] o que é constatado na prática clínica, acompanhando as famílias e os pacientes. Entretanto, durante o percurso da reabilitação de seus filhos, os pais vivenciam momentos críticos, individuais e particulares, em que valorizam o suporte da equipe, de familiares, de grupos de pais, do encontro na sala de espera com outras famílias, das redes sociais e outros tipos de apoio. Falam sobre a importância do apoio em vários níveis e sobre a força mobilizadora quando esses apoios se complementam.

Dessa forma, a ação do profissional com os pais consiste em desenvolver um espaço intersubjetivo no encontro humano entre a criança, a família e o profissional.

Já com os adolescentes e adultos, o processo de avaliação e diagnóstico da deficiência auditiva tem características peculiares e diferentes do que foi abordado anteriormente em crianças, nas quais o prejuízo auditivo faz parte da identidade original e o processo psicológico de luto é vivenciado pelos pais ouvintes.

Para as pessoas que perderam a audição na adolescência ou na vida adulta, o prejuízo auditivo representa uma perda e faz parte do enfrentamento do processo de luto vivido por elas. Embora tenha características particulares pela própria etapa da vida, para muitos o diagnóstico gera um impacto avassalador, desestabilizando e alterando toda uma realidade construída até então e modificando suas relações e sua postura diante do mundo.[12]

Com a prática clínica no atendimento dessa população, tem sido possível conhecer e compreender seu vivenciar, de pacientes com perda auditiva adquirida severa/profunda, em um mundo que lhes é específico, pessoal e particular.

No diagnóstico de surdez súbita, alguns pacientes podem acreditar que sua audição voltará subitamente como desapareceu e ter a expectativa que a perda auditiva é temporária. Com o passar dos dias, surge a preocupação, e a ansiedade aumenta por não terem sua audição de volta. Inicia-se a busca por consultas de várias especialidades e tratamentos sem resultado. O processo de diagnóstico pode ser mais ou menos impactante dependendo de vários fatores, como orientação e suporte recebido de profissionais, estilo pessoal de enfrentamento, etiologia, estar associado a outros sintomas, como tontura e zumbido e outros. Um exemplo disso foi relatado por um adulto que apresentou zumbido e perda auditiva decorrente da Covid-19. Ficou internado 2 meses na unidade de terapia intensiva (UTI), continua com sessões de fisioterapia para a recuperação dos movimentos superiores e inferiores e se encontra em processo de avaliação para o programa de implante coclear. Para esse paciente, ter saído da UTI foi "uma segunda chance de vida". Entretanto, ele está vivendo o luto pela perda de audição e de outras perdas interligadas com a deficiência auditiva e relacionadas ao momento de pandemia da Covid-19, como a interação com as pessoas pelo isolamento social, a perda da rotina no trabalho, da vida social, o lazer restrito e o uso de máscara, prejudicando sua comunicação. As informações, orientações e suporte recebidos da equipe, da rede de apoio familiar e seus próprios recursos de enfrentamento parecem potencializar positivamente a maneira de lidar com a nova realidade.

Outro exemplo é o de uma jovem que perdeu a audição por sequela de meningite e que compartilhou seus sentimentos e a experiência diante da situação em que se encontrava. Sua família diz que uma pessoa surda não pode mais estudar, sair sozinha, namorar nem se aproximar de um rapaz, que só teria segundas intenções. Seus sentimentos são de tristeza, desqualificação, mágoa, inferioridade, culminando em ideações suicidas. Para ela, a perda da audição está interligada com outras perdas significativas: da independência, do respeito e do amor da família, dos estudos e das possibilidades futuras. Há um predomínio de sentimentos negativos, de desvalor e um profundo desencontro consigo mesma, bloqueando a capacidade de ação e levando-a para um estado de desmotivação diante da vida, de descrédito quanto a suas possibilidades. Desse modo, ficam claros o impacto e o significado da surdez para ela nesse momento e a maneira como interfere em sua maneira de ser e ver o mundo, ou seja, em seu modo de estar no mundo. Nesse caso, a intervenção psicológica com a paciente e com a família foi fundamental.

"Não poder ouvir o que as pessoas falam, não poder manter um diálogo, não ouvir mais a voz do meu filho... não acompanhar uma aula, não poder continuar no trabalho, não perceber os ruídos ambientais, do trânsito, pássaros cantando, pessoas andando pela casa, não ter mais a experiência prazerosa de ouvir uma música, nem ouvir a própria voz..." – são expressões dos pacientes relatadas nos atendimentos. Uma série de "nãos" passa a fazer parte da realidade da pessoa que perdeu a audição. Essa pessoa tem a experiência de ruptura e perde o sentimento de continuidade, de ser, que lhe foi cortado abruptamente, e tudo precisa ser reorientado. Segundo esses relatos, perder a audição é perder o contato, a interação, a relação íntima com o outro, sua práxis, a interação com o meio ambiente e a relação com a natureza. É deixar de ouvir sons que preservam o sentimento de que o indivíduo faz parte do mundo e está vivo.

As perdas são muitas, conscientes ou não, e levam o sujeito a vivenciar o processo de luto.

O processo de luto que as pessoas vivenciam é descrito como parte do enfrentamento de sua perda auditiva... "A *negação é considerada um componente quase universal da reação de luto. Pode ser caracterizada pela pessoa buscar opiniões adicionais e parecer não ouvir ou entender o que é dito. A negação é muitas vezes seguida por raiva*, que a pessoa pode direcionar para si própria, ao médico, aos outros ou a Deus. Após a raiva ter sido considerada malsucedida em produzir o resultado desejado, segue-se um *período de barganha.* Neste estágio, gritar é substituído por bom comportamento e cooperação, na esperança de que isso tornará tudo melhor novamente. Quando a pessoa verifica que isso não funciona, há um *período de depressão* e, finalmente, de *aceitação...*"[14]

É necessário ressaltar que o processo de luto não é linear; cada pessoa tem um estilo de enfrentamento, o que torna a elaboração individualizada e particular. Algumas pessoas conseguem expressar sua dor verbalmente, outras por meio da escrita, de atividades físicas ou manuais. O luto tem, para cada um, seu próprio tempo de elaboração e formas singulares de expressão. Para a pessoa que perdeu a audição e para sua rede de apoio familiar ou de amigos, pode ocorrer uma dificuldade específica, em que ambos evitam o diálogo pela própria dificuldade de comunicação.[12]

Nesse contexto, a pessoa que perdeu a audição precisa reconstruir sua identidade, sendo necessária a adaptação à existência sem audição, em um mundo diferente, desconhecido e inseguro, o que se mostra no seguinte relato:

"Este mundo é muito diferente... Só existe tristeza e medo. Sinto-me muito sozinha... Preciso de alguém para conversar, desabafar; algo me sufoca. Às vezes parece que não existo mais e me pergunto: Será que não morri naquele acidente? Será que a surdez é contagiosa? E eu não encontrava respostas para muitas dúvidas..."[13]

Em relação à afetividade, a pessoa está submersa em uma rede de emoções e sentimentos, todos na direção da angústia e da depressão. Há um predomínio dos sentimentos negativos direcionados para a autodesvalorização e o sofrimento, como também um movimento de afastamento do outro, que caracteriza seu modo de se relacionar. Predomina um clima afetivo negativo e de tensão, revelando seu modo de estar no mundo nos estados de ânimo.

Com a perda da audição, a pessoa vivencia outras perdas significativas, como a da interação com o outro: "Tem um grupo de pessoas conversando e tenho vontade de participar. Fico sozinha porque não entendo... Fico apenas de corpo presente e é horrível! ..."[13]

O que se mostra nessa fala é que a comunicação com o outro sofre bloqueios e as relações cessam ou diminuem, levando a pessoa a se fechar para seu semelhante. Esse indivíduo vive a angústia da solidão e do isolamento. O contato interpessoal é marcado mais pelo desencontro do que pelo encontro. A pessoa depende do outro e está sob a disponibilidade deste na comunicação: depende da distância e da postura corporal do outro e de si mesma nessa situação. A relação com as demais pessoas e com o ambiente se torna diferente; tudo se torna diferente.

O processo de luto, mesmo com o sofrimento da perda, não é reconhecido, ou seja, quando a pessoa experiencia uma perda que não pode ser admitida abertamente, o luto não pode ser expresso ou não é socialmente aceito.[8]

Um exemplo pode ser visto quando a própria pessoa que perdeu a audição não se autoriza o sofrimento. Isso pode ocorrer por vergonha ou para não provocar desconforto nos familiares, como relatado por uma mulher que não se permitia expressar seus sentimentos para evitar qualquer tipo de sofrimento na filha e para não se tornar "um peso" na vida dela, afinal já era uma "mãe deficiente".

Refletir sobre essas questões é necessário para a compreensão do luto. Não é só a morte física, concreta, que leva a esse processo. A compreensão demanda entender o sofrimento daqueles que vivem a perda auditiva e outras perdas secundárias significativas, para que sejam cuidados e tenham sua dor amenizada. Nesse sentido, o processo de luto envolve cuidar dos sentimentos de perda e dos esforços para reestruturar a vida com deficiência auditiva.[1]

Um estudo investigou a dimensão afetiva de pacientes adultos com surdez adquirida, em relação às modalidades de sentimentos egoicos (relacionados a si mesmo), em relação ao próximo, aos sentimentos de temporalidade e aos estados de ânimo. As autoras concluíram que houve predomínio de sentimentos negativos relacionados a si mesmo, ao mundo pessoal e íntimo, que se orientaram para a desvalorização e o sofrimento, tais como inferioridade, solidão, tristeza, angústia, depressão, desânimo, insatisfação, rejeição, vazio e isolamento.[12]

Em relação ao próximo, no mesmo estudo, os sentimentos mais frequentes foram de mágoa e desconfiança, o que é condizente com a prática clínica, na qual os pacientes relatam o sentimento de mágoa diante da impaciência de repetir o que foi falado e o de desconfiança quando as pessoas conversam e olham para eles. Nesse sentido, o contato interpessoal passa a ser incomodativo.[12]

Em relação ao sentimento de temporalidade, ou seja, à vivência do tempo, o futuro se mostrou vivido com preocupação. Isso significa que o futuro não é mais um lugar de realizações, tornando-se desconhecido e sem perspectivas diante do não ouvir.[12]

Quanto ao estado de ânimo ou humor, no estudo referido, o clima vivencial dominante foi de tensão e depressão. As pessoas se encontravam nesse clima subjetivo, fazendo com que a realidade fosse sentida e vista por essa ótica.[12]

Considerando a afetividade ou dimensão afetiva como a capacidade de o homem afetar-se subjetivamente pelo que acontece, o estudo revelou como a pessoa com surdez adquirida se sente e se vincula consigo mesma e com o mundo.[12]

É possível compreender que as implicações psicológicas da perda auditiva são amplas e complexas, afetando a pessoa em várias dimensões de sua existência e os membros da família de maneira única e particular.

O diagnóstico da deficiência auditiva pode romper severamente o sentimento normal de continuidade e ritmo de vida. Os projetos de vida pessoal se cancelam, são adiados ou se alteram. Há um rompimento do mundo da pessoa, e também modificações no equilíbrio familiar, ou seja, as limitações da perda auditiva vão além do fato de não ouvir ou das dificuldades de comunicação. A deficiência auditiva na adolescência e na vida adulta exerce um impacto doloroso e complexo sobre a vida dessas pessoas, indicando a relevância do tratamento e da reabilitação, que visam melhorar a qualidade de vida.[12-13]

ASPECTOS QUE DEVEM SER CONSIDERADOS NO ATENDIMENTO AO PACIENTE COM DEFICIÊNCIA AUDITIVA E SUA FAMÍLIA

Ações integradas de orientação e aconselhamento são necessárias durante todo o período de intervenção, devendo ser iniciadas ainda no momento do diagnóstico. No caso da criança, é necessário que se estendam por toda a infância e adolescência, assumindo perspectivas diferentes segundo as fases de crescimento e as necessidades especiais de cada família. Para o adulto, devem ser pontuais e assertivas à medida que forem surgindo as questões cotidianas.[15]

A orientação é um importante elemento de suporte familiar, uma vez que eleva os níveis de percepção dos membros familiares quanto aos problemas relativos à deficiência em si.[15]

Atenção à saúde, em especial à saúde da criança, precisa ser pautada nos princípios do cuidado centrado na família. O bem-estar de toda a família é alcançado com maior eficiência quando os serviços de saúde ativam nos familiares, a partir de seu envolvimento no planejamento do cuidado, a capacidade de atender às necessidades emocionais e de desenvolvimento infantil. Por esse motivo, a maneira como as famílias e os profissionais da saúde se relacionam é considerada crucial para a promoção de um cuidado de qualidade à criança.[16]

Para que a orientação familiar seja efetiva, é preciso considerar o indivíduo dentro de seus ambientes, por isso se devem avaliar as necessidades levando em conta o contexto familiar e sua exposição a ameaças à saúde.[17]

Além disso, mais importante que uma abordagem baseada apenas nas interações com os pacientes ou com suas famílias, deve-se considerar a família sujeito da atenção, ter conhecimento integral de suas necessidades de saúde e atendê-las de modo singular, e também reconhecer os recursos disponíveis na comunidade para a promoção da saúde e bem-estar da criança.[18]

Sem dúvida, cabe aos profissionais envolver ativamente os pais, investigar seus conhecimentos sobre a deficiência de seus filhos e ter a capacidade de absorver e atender à demanda das famílias e dos pacientes que precisam de atenção especial.[19] Os pais que se envolvem mais na terapia se comunicam melhor com seus filhos, contribuindo mais efetivamente para o progresso da criança do que os pais que não participam do processo.[20,21]

O desamparo enfrentado pelos pais, adolescentes e adultos em relação ao processo de diagnóstico pode ser minorado quando o profissional se encontra preparado para transmitir a notícia do diagnóstico da deficiência auditiva e para cuidar da trajetória do paciente e da família, especialmente durante a reabilitação.

Os profissionais da saúde desconhecem a dimensão dos aspectos descritos anteriormente ou não têm consciência deles, podendo também negar, minimizar ou intensificar a gravidade de um diagnóstico, como referido em um estudo[22] sobre a percepção dos pais de crianças com deficiência auditiva quanto aos atendimentos realizados pelos profissionais.

Ao analisar a percepção dos pais quanto aos profissionais no momento do diagnóstico, um estudo refere que os pais apresentaram queixa sobre o modo como foi dado o diagnóstico da deficiência auditiva. As autoras afirmaram que muitos profissionais não têm preparo psicológico para dar a notícia, deixando emergir seus próprios sentimentos, ora tentando amenizar a situação ao oferecer falsas esperanças, ora sendo muito realistas ou pessimistas sobre o prognóstico da criança. Por essa razão, o estudo concluiu que o fonoaudiólogo precisa escutar os pais para responder de forma mais efetiva a suas dúvidas e oferecer suporte para superar as dificuldades diante da deficiência auditiva.[23]

Outro aspecto a ser considerado é que, com a triagem auditiva neonatal (TAN), o processo de diagnóstico tem se tornado cada vez mais precoce, porém de certa maneira mais invasivo, pois os pais estão estabelecendo seu novo papel na estrutura da família que está se formando com o nascimento da criança. Nesse contexto, receber o diagnóstico da deficiência auditiva da criança poderá comprometer a formação do vínculo pais-filho.

Por outro lado, o trabalho realizado por profissionais qualificados durante e após o diagnóstico da deficiência auditiva pode proporcionar segurança e confiança aos pais, estabelecendo um vínculo positivo. O uso da linguagem acessível durante a orientação e o aconselhamento aos pacientes e aos pais, assim como o acesso a materiais informativos como manuais e *sites* e a possibilidade de pacientes ou familiares trocarem experiências, podem melhorar o nível de suporte e de informação de que tanto necessitam.[6,24]

Outro estudo[25] que aborda a qualidade de comunicação entre pais de crianças com deficiência auditiva e profissionais mostra insatisfação com o modo como a equipe de profissionais comunica as informações aos familiares. Os autores enfatizam a importância das habilidades comunicativas do profissional, da empatia e do interesse genuíno no paciente, enfatizando a necessidade de treinar profissionais da saúde, aumentando o nível da transdisciplinaridade de cuidados e serviços.

Outro estudo[26] teve como meta apreender e analisar concepções de profissionais e estudantes da área da saúde (medicina e enfermagem) sobre a vivência e o preparo para fornecer diagnóstico e orientar pais de crianças com necessidades especiais. Os resultados indicaram que os profissionais da saúde entrevistados não estavam preparados para informar o diagnóstico e orientar os pais, gerando uma sensação de impotência e inadequação diante de situações inesperadas. Como abordar os pais e em que momento foi apontado como a maior dificuldade, e os profissionais sentiram falta de preparo técnico e emocional. Os autores concluíram que o tema é negligenciado na formação acadêmica, havendo necessidade de melhorar a qualidade dos serviços prestados e de investir na formação para atuar na área de diagnóstico, indo ao encontro das necessidades dos pacientes e familiares.

Na verdade, os profissionais fonoaudiólogos não se sentem capacitados para proceder de maneira adequada em situações em que sentimentos tão contraditórios emergem no contexto familiar de seus pacientes. Consequentemente, o trabalho de intervenção torna-se mais difícil, uma vez que não se pode assegurar a continuidade das estratégias terapêuticas desenvolvidas no ambiente terapêutico quando a família não se encontra disponível para receber orientações específicas em virtude de estar vivenciando sentimentos adversos. Nesse momento, é pouco provável que o profissional conduza as dificuldades emergentes se não estiver preparado, proporcionando à família novo reajuste diante da situação e a aquisição de confiança de que são pais competentes.[27] E isso só será possível se o profissional souber conduzir de forma efetiva procedimentos específicos de aconselhamento e orientação.

Sabe-se que propor o acompanhamento fonoaudiológico de crianças sem que a família esteja comprometida com o processo terapêutico não é eficiente. A família precisa assumir posturas participativas em relação à criança para garantir o sucesso do processo como um todo.[28]

O profissional que atua no processo de reabilitação fonoaudiológica de crianças com deficiência auditiva precisa estar ciente de seu real papel como agente de apoio para a família e para a criança. Se é na família que a criança desenvolve a linguagem, parece evidente que o atendimento fonoaudiológico inicial à família seja o centro de qualquer proposta de intervenção.[28]

A elaboração de um plano de trabalho visando à aquisição e ao desenvolvimento de linguagem por parte de uma criança com deficiência auditiva deve, necessariamente, ser constituída em parceria entre fonoaudiólogo e família. Quando a equipe de profissionais e a família têm os mesmos objetivos e estabelecem expectativas reais em relação à criança, podem intervir igualmente no desenvolvimento dela. Sem dúvida, o papel dos pais e o modo como compreendem a deficiência auditiva, suas consequências na infância, o trabalho proposto, entre outras informações relevantes, representam fatores determinantes para o sucesso de qualquer proposta intervencionista.[28]

No entanto, o que ocorre normalmente na prática clínica é os pais serem excluídos de decisões clínicas, não sendo envolvidos de forma efetiva no programa de reabilitação.[29] A justificativa para essa realidade pode estar relacionada à dificuldade que o profissional tem para lidar com as questões emocionais que envolvem a família e, principalmente, os sentimentos desenvolvidos a partir do diagnóstico da deficiência auditiva.

Por conseguinte, considerar as reações emocionais dos pais em todo o processo, do diagnóstico à intervenção, parece tão importante quanto promover estratégias terapêuticas eficazes que garantam acesso à comunicação por parte da criança. Contudo, na prática clínica, falta ao fonoaudiólogo uma formação específica que ofereça suporte às ações de orientação e aconselhamento que devem ser promovidas em todas as etapas da intervenção do paciente deficiente auditivo.

Na área da saúde, parece não haver diferenças conceituais entre os termos "aconselhamento" e "orientação". A literatura se refere comumente ao aconselhamento psicológico como um bloco de intervenções junto ao sujeito em que princípios de acolhimento e orientação são desenvolvidos concomitantemente, buscando-se promover o bem-estar psicológico.[15]

Deve-se considerar que, em certa medida, o aconselhamento pode apresentar algum grau de ambiguidade, e é nesse ponto que o profissional fonoaudiólogo precisa ter plena consciência de seu papel na relação com a família. O profissional deve compreender e respeitar a individualidade de cada família, compartilhando conhecimento, habilidades, experiências e tomadas de decisão.[28] Além disso, todo o cuidado deve ser considerado no sentido de não ultrapassar os limites profissionais dos campos de atuação. Ao perceber que a família necessita de acompanhamento psicológico específico, o fonoaudiólogo não deve deixar de encaminhá-la.

No campo de atuação do aconselhamento, subentende-se a existência de uma relação de ajuda, portanto, terapêutica. Por esse motivo, o fonoaudiólogo precisa investir em uma formação específica que o auxilie em seu desempenho profissional de aconselhamento familiar.

No caso do profissional na área da audiologia, que diariamente lida com questões familiares importantes relacionadas principalmente à adaptação a novas realidades que a deficiência auditiva traz para o dia a dia, o importante é ter em mente o verdadeiro sentido do aconselhamento, centralizando-o nos planos que devem ser postos em prática pelos membros da família a fim de que desempenhem um papel social produtivo e de auxílio efetivo em face da situação imposta pela deficiência auditiva.[28] Por esse motivo, desenvolver a competência do aconselhamento parece ser um desafio que deve ser enfrentado por todos os profissionais da área, sem que com isso tenhamos a ousadia de substituir o trabalho da psicologia.

Os principais aspectos relacionados ao aconselhamento são a resolução de problemas, o processo de tomada de decisão, o confronto com crises pessoais, a melhoria das relações interpessoais, a promoção do autoconhecimento e da autonomia pessoal. Ao realizar um aconselhamento, o profissional deve respeitar o caráter da intervenção, que deve estar centrado em sentimentos, pensamentos, percepções e na facilitação da mudança de comportamentos. Em geral, o aconselhamento é uma relação de ajuda que visa facilitar uma adaptação mais satisfatória do sujeito à situação em que se encontra e otimizar seus recursos pessoais em termos de autoconhecimento, autoajuda e autonomia. A finalidade principal, portanto, deve ser a de promover o bem-estar e a autonomia pessoal no confronto com as dificuldades e os problemas.[28]

Uma vez considerados agentes primários na promoção de mudanças no desenvolvimento de seus filhos, os pais e/ou cuidadores de crianças com deficiência auditiva devem ser instruídos e guiados a usar uma vasta gama de estratégias que facilitem o desenvolvimento da audição, da linguagem receptiva e expressiva e habilidades cognitivas durante, principalmente, as atividades familiares cotidianas. Explorar atividades naturais rotineiras e até mesmo brincadeiras para promover o desenvolvimento de linguagem oral, mantendo o interesse da criança em situações de conversas, explorando o vocabulário, e trocas de turnos são algumas estratégias que o reabilitador deve propor aos pais e/ou cuidadores visando ao desenvolvimento infantil.[28]

Em função disso, o trabalho de aconselhamento dos pais e responsáveis pela criança com deficiência auditiva é considerado fundamental e decisivo para o sucesso de qualquer proposta educacional ou terapêutica.[15] No entanto, saber reconhecer sua importância é apenas o primeiro passo. Saber conduzi-lo é o que faz a verdadeira diferença.

É preciso compreender a importância de instruir pais e/ou cuidadores, providenciando um ambiente de suporte e ajuda para que adquiram competência e confiança na aplicação independente e na generalização de estratégias.[28]

Por esse motivo é importante desenvolver um trabalho criterioso que leve em consideração estratégias como:

1. Disponibilizar ajuda para dar respostas às necessidades dos componentes da família.
2. Facilitar a mudança de comportamentos relacionados à deficiência auditiva.
3. Escutar e acolher as preocupações e o sofrimento, promovendo bem-estar emocional.

4. Identificar as preocupações fundamentais da família em relação à deficiência auditiva e ajudá-la a lidar eficazmente com elas.
5. Detectar dificuldades comunicacionais e/ou relacionais com a família e ajudá-la a desenvolver estratégias que permitam superá-las.
6. Ajudar a tomar decisões subsidiadas no quadro das circunstâncias concretas da deficiência auditiva.
7. Transmitir informação personalizada.
8. Promover o desenvolvimento de competências sociais.
9. Aumentar o autoconhecimento e a autonomia, contribuindo para o desenvolvimento pessoal.
10. Orientar sempre que necessário para outros apoios especializados.[27]

Inicialmente, é preciso ter sensibilidade para respeitar os sentimentos que afloram em todas as etapas do processo de intervenção. O modo como os pais lidam com os sentimentos e o tempo que levam dentro de cada estágio variam de família a família. Além disso, é preciso que o profissional acompanhe os pais adequadamente até que estejam mais fortalecidos para compartilhar efetivamente do processo educacional e terapêutico de seus filhos. Se esse limite não for respeitado, a tendência é que os pais se tornem dependentes e inseguros quanto ao poder em relação aos seus filhos, violando os princípios de aconselhamento. Por esse motivo, é necessário que o profissional tenha calma e confiança para passar as informações de maneira gradativa, no momento certo e de forma adequada, tentando minimizar a confusão inicial gerada normalmente por muita informação recebida em tão pouco tempo.[27]

Por fim, no trabalho de aconselhamento familiar, ainda é importante considerar outro aspecto: o trabalho cooperado em equipes multidisciplinares de saúde. Uma vez contando com profissionais formados e treinados, o fonoaudiólogo certamente encontrará menor dificuldade em realizar seu trabalho com efetividade. Daí a importância de atuar em uma equipe multidisciplinar.

Certamente, seguindo esses princípios, o profissional da área da audiologia conseguirá desenvolver uma proposta terapêutica mais centrada na família, o que facilitará sobremaneira a dinâmica terapêutica, garantindo maiores possibilidades de sucesso no desenvolvimento da criança como um todo.

Considerando os aspectos levantados, o fonoaudiólogo, na condição de profissional da saúde e sendo um dos primeiros a ter contato com os pacientes e os pais antes, durante e após o diagnóstico da deficiência auditiva, poderá auxiliar de maneira construtiva ao aprender a ouvir e a compreender pacientes e pais que se encontram em sofrimento emocional diante da possibilidade de receber "más notícias", descobrindo ou confirmando o diagnóstico da deficiência auditiva.

REFERÊNCIAS BIBLIOGRÁFICAS

1. Yamada MO, Valle ERM. Vivência de mães na trajetória de seus filhos com implante coclear. 2.ed. Ribeirão Preto: Book Toy; 2014.
2. Kurtzer-White E, Luterman D. Families and children with hearing loss: grief and coping. Ment Retard Dev Disabil Res Rev. 2003;9(4):232-5.
3. Jackson CW, Traub RJ, Turnbull AP. Parents experiences with childhood deafness: implications for family-centered services. Commun Disord Q. 2008;29(2):82-98.
4. Yamada MO, Moretti CN, Prado MCR, Bevilacqua MC. A relação mãe-bebê com deficiência auditiva no processo de diagnóstico. Psicologia em Revista. 2014;20(3):460-78.
5. Scarinci N, Erbasi E, Moore E, Ching TYC, Marnane V. The parent's perspective of the early diagnostic period of their child with hearing loss: information and support. Int J Audiol. 2018;57:3-14.
6. Sassi F. O impacto da deficiência infantil aos pais e o processo de reconhecimento desta realidade por meio do auxílio promovido pelas equipes de profissionais da saúde. O Portal dos Psicólogos. 2013 Fev 10. Disponível em: https://www.psicologia.pt/artigos/textos/TL0319.pdf. Acesso em: 3 nov. 2021.
7. Casellato G (org.). O resgate da empatia: suporte psicológico ao luto não reconhecido. São Paulo: Summus; 2015.
8. Doka KJ. Disenfranchised grief: new directions, challenges and strategies for practice. Illinois: Research Press; 2002. v.1.
9. Franco V. Tornar-se pai/mãe de uma criança com transtornos graves do desenvolvimento. Educar em Revista [online]. 2016;00:59, p.35-48. Disponível em: https://doi.org/10.1590/0104-4060.44689. Acesso em: 9 nov. 2021. https://doi.org/10.1590/0104-4060.44689.
10. Camargo SPH, Londero AD. Implicações do diagnóstico na aceitação da criança com deficiência: um estudo qualitativo. Interação em Psicologia. 2008;12(2):277-89.
11. Fitzpatrick EM, Lambert L, Whittingham J, Leblanc E. Examination of characteristics and management of children with hearing loss and autism spectrum disorders. International Journal of Audiology. 2014;53:577-86.
12. Yamada MO, Bevilacqua MC. Dimensão afetiva da pessoa com surdez adquirida, antes e após o implante coclear. Estudos de Psicologia (Campinas); 2012;29(1):63-9.
13. Cárnio MS, Couto MIV. Fundamentos para a intervenção fonoaudiológica em pais de crianças surdas. In: Lichtig I (org.) Programa de intervenção fonoaudiológica em famílias de crianças surdas (Pif-fcs). Pró-Fon. 2004:1-22.
14. McKenna L. Alguns aspectos psicológicos da surdez. In: Ballantyne J, Martin MC, Martin A. Surdez. 5.ed. Porto Alegre: Artes Médicas; 1995. p.227-32.
15. Yamada MO, Bevilacqua MC. O significado vivencial da surdez adquirida. In: Anais do IV Encontro Científico da Pós-Graduação do HRAC/USP. Bauru, nov. 2001, p.75.
16. Cruz AC, Angelo M. Cuidado centrado na família em pediatria: redefinindo os relacionamentos. Ciência, Cuidado e Saúde. 2012;10(4):861-5.
17. Starfield B. Atenção primária: equilíbrio entre necessidades de saúde, serviços e tecnologia. Brasília: Unesco, Ministério da Saúde; 2002.
18. Reichert APS, Leônico ABA, Toso BRG, Santos NCC, Vaz EMC, Collet N. Orientação familiar e comunitária na atenção primária à saúde da criança. Ciência & Saúde Coletiva [online]. 2016;21(1):119-27.

Disponível em: https://doi.org/10.1590/1413-81232015211.05682014. Acesso em: 17 set. 2021. Epub Jan 2016. https://doi.org/10.1590/1413-81232015211.05682014.

19. Boscolo CC, Santos TMM. A deficiência auditiva e a família: sentimentos e expectativas de um grupo de pais de crianças com deficiência de audição. Distúrb Com. 2005;17(1)69-75.
20. Canho PGM, Neme CMB, Yamada MO. A vivência do pai no processo de reabilitação da criança com deficiência auditiva. Estudos de Psicologia (Campinas) [online]. 2006;23(3):261-9. Epub 9 out 2007.
21. Moeller MP, Hoover B, Peterson B, Stelmachowicz P. Consistency of hearing aid use in infants with early-identified hearing loss. Am J Audiol. 2009;18(1):14-23.
22. DesGeorges J. Family perceptions of early hearing, detection, and intervention systems: listening to and learning from families. Ment Retard Dev Disabil Res Rev. 2003;9(2):89-93. doi:10.1002/mrdd.10064. PMID: 12784226.
23. Silva ABP, Zanolli ML, Pereira MCC. Surdez: relato de mães frente ao diagnóstico. Estudos de Psicologia (Natal) [online]. 2008;13(2):175-83. https://doi.org/10.1590/S1413-294X2008000200010. Epub 12 Fev 2009.
24. Uus K, Young A, Day M. Parents' perspectives on the dilemmas with intervention for infants with auditory neuropathy spectrum disorder: a qualitative study. International Journal of Audiology. 2015;54(8):552-8.
25. Hanakova A, Potmesil M, Stejskalova K. The role of multidisciplinary teams: a focus on communicating. Bad News. 2014 Nov:90-96.
26. Höher SP, Wagner ADL. A transmissão do diagnóstico e de orientações a pais de crianças com necessidades especiais: a questão da formação profissional. Estudos de Psicologia (Campinas). 2006;23(2):113-25.
27. Bevilacqua MC, Formigoni GMP. Audiologia educacional: uma opção terapêutica para a criança deficiente auditiva. 3.ed. Carapicuíba: Pró-Fono; 2003.
28. MacIver-Lux K, Smolen E, Rosenzweig E, Estabrooks W. Strategies for development listening, talking, and thinking in audiitory-verbal therapy. In: Estabrooks W, Morrison HM, MacIver-Lux K (org.). Auditory-verbal therapy:s cience, research and practice. San Diego, CA: Plural; 2020. p.521-61.
29. Trindade I, Teixeira JAC. Intervenção psicológica em centros de saúde: o psicólogo nos cuidados de saúde primários. Análise Psicológica.1998;2(XVI):217-229.

43

AVALIAÇÃO DA PERCEPÇÃO DA FALA EM INDIVÍDUOS COM DEFICIÊNCIA AUDITIVA

Maria Madalena Canina Pinheiro
Byanka Cagnacci Buzo

INTRODUÇÃO

É interessante pensar em que momento da história da humanidade se iniciaram os estudos e a preocupação com a percepção auditiva da fala. Foi apenas durante a Segunda Guerra Mundial que a pesquisa do reconhecimento da fala pôde, finalmente, abordar a primeira tarefa de todo estudo perceptivo: a definição do estímulo, isto é, das condições físicas sob as quais a percepção ocorre.

Perceber a fala não é meramente reconhecer os padrões auditivos de palavras ou frases isoladas, como um animal inteligente faria; é analisar frases e segmentos de palavras em um fluxo de várias dezenas de palavras por minuto. Observe que não se trata de coletar informações sobre um ambiente objetivo, sobre portas batendo, carros que passam ou mesmo bebês chorando. É questão de os ouvintes reconhecerem os padrões de som codificados por um locutor da mesma espécie em um sinal acústico, de acordo com as regras de uma língua em específico. A percepção da fala vai além da percepção auditiva geral, é intrínseca e inexoravelmente intersubjetiva, mediada pelo código compartilhado entre o falante e o ouvinte. No entanto, como um ouvinte separa o fluxo mais ou menos contínuo em elementos discretos ainda está longe de ser compreendido.

A falta de um modelo perceptivo adequado desse processo pode ser uma das razões pelas quais o reconhecimento de fala, apesar de mais de meio século de pesquisas, ainda não está cientificamente esclarecido. Dessa forma, as diferenças nos desempenhos de reconhecimento de fala decorrente de pequenas ou grandes alterações ainda não estão totalmente esclarecidos.[1]

Além das qualidades sensoriais da fala, uma transcrição fonética omite muitos outros elementos que são essenciais para que a mensagem seja transmitida completamente. Os mais óbvios são a prosódia, as variações de altura, volume, duração, velocidade e ritmo em sílabas, palavras e sentenças que transmitem as intenções, atitudes e sentimentos de um falante. O que uma transcrição deixa de fora, os bons falantes inserem de volta, da melhor maneira possível, transmitindo muito mais que uma simples sequência de estímulos sonoros, mas sim emoções.

Para que ocorra a decodificação e a compreensão de uma mensagem, habilidades auditivas de atenção, análise, síntese e memória, associadas entre si, são necessárias a fim de viabilizar o reconhecimento auditivo, ou seja, extrair sentido daquilo que se escuta. Assim sendo, a compreensão da fala é uma função complexa, e depende diretamente da integridade da audição periférica e do processamento auditivo central.[2]

O desenvolvimento tecnológico da audiologia e a implementação universal dos programas de triagem auditiva neonatal aumentaram a identificação precoce de crianças com deficiência auditiva. A intervenção oportuna, utilizando dispositivos eletrônicos auxiliares da audição (DEAA), agregada a um processo adequado de reabilitação, durante períodos críticos de desenvolvimento infantil trará benefícios diretos a essas crianças. No caso de adultos com perdas auditivas que aparecem ao longo da vida, o processo de reabilitação também não é diferente. Nas perdas auditivas pós-linguais, a rápida reabilitação com restauração do estímulo auditivo, seja com dispositivos eletrônicos de amplificação sonora, seja com implante coclear (IC), é, também, decisiva para resultados auditivos satisfatórios. *(Para maiores informações sobre o assunto, consultar os Capítulos 44, "Intervenção fonoaudiológica na reabilitação auditiva infantil", e 45, "Reabilitação auditiva em adultos e idosos".)*

O êxito da reabilitação auditiva geralmente vem atrelado aos resultados da percepção de fala que o paciente apresenta. No caso das crianças, usualmente o sucesso das estratégias de intervenção é medido via comparações longitudinais da progressão do desenvolvimento da linguagem. No caso de adultos, a maneira mais frequente de avaliar o sucesso da reabilitação auditiva é via testes de percepção de fala (TPF).

Neste capítulo não se pretende abordar os mecanismos fisiológicos do processo de percepção de fala, mas sim discutir os conceitos audiológicos neles envolvidos, bem como apresentar e discutir os testes disponíveis mundialmente e aqueles disponíveis no português brasileiro. Entretanto, no caso das crianças, vale a pena comentar que a compreensão do processo de desenvolvimento da percepção de fala pode resultar em maior entendimento das estratégias de reabilitação, principalmente visando aos marcos críticos do desenvolvimento. Além disso, a percepção de fala também depende de mecanismos de outros sistemas que não só o auditivo, como atenção, memória e cognição.[3] Dessa forma, mostra-se extremamente complexa para ser esgotada em um só capítulo.

A adequada percepção de fala, abordada aqui, de maneira bastante simplificada, como a captação de todos os sons presentes em determinada língua, é frequentemente o objetivo de todo o processo de reabilitação auditiva: desde a criança identificada na triagem auditiva até o idoso que vai perdendo progressivamente sua audição em decorrência, por exemplo, de uma perda auditiva relacionada à idade. As queixas de percepção de fala não são exclusivas de pessoas com deficiência auditiva. A queixa de não entender a fala aparece também em pessoas com audição dentro dos padrões considerados normais, com ou sem alterações da via auditiva central, podendo ser decorrente de sotaques diferentes, ambientes acústicos desfavoráveis, maus falantes, entre outros.

Considerando a população com perda auditiva, pode-se afirmar que a dificuldade de compreensão da fala, principalmente em ambientes desfavoráveis para a escuta, como ambientes com ruído ou reverberantes, é a queixa mais comum entre aqueles que possuem perdas auditivas que já comprometeram a qualidade do estímulo sonoro captado, ou seja, perdas auditivas do tipo sensorioneural de qualquer grau. A percepção de fala, em geral, está associada ao tipo de perda auditiva e à severidade do comprometimento do sistema auditivo periférico. Claramente, a queixa quanto à percepção de fala irá variar proporcionalmente com o grau da perda, porém nem sempre essa relação é linear.[4]

Pensando na reabilitação dos usuários de DEAA, o maior desafio das empresas fabricantes é tentar mimetizar o sistema auditivo sadio. No mercado, não faltam algoritmos e diferentes tipos de processamentos de sinal acústico para tentar compensar a habilidade de escuta em silêncio, mas, principalmente, em ruído, perdida com a deficiência auditiva. Infelizmente, nenhum dispositivo ainda conseguiu restabelecer a audição normal, embora grandes avanços tecnológicos e em processos de reabilitação auditiva venham mostrando melhora nos níveis de percepção de fala, que podem ser medidos pelos testes que serão comentados a seguir.

CONCEITOS GERAIS SOBRE OS TESTES DE PERCEPÇÃO DE FALA

Com o intuito de compreender como diferentes indivíduos escutam os sons da fala, as tarefas de reconhecimento de fala, como já comentado, têm sido utilizadas por mais de meio século, em testes clínicos. Os testes se propõem avaliar a capacidade auditiva de reconhecimento de fala desde pessoas normo-ouvintes até aquelas com diferentes tipos de perda auditiva, usuárias ou não de dispositivos auditivos auxiliares de audição.[5] Pode-se notar que os TPF continuam sendo desenvolvidos para atingir diferentes populações e tipos de análises.

A própria logoaudiometria pode ser considerada um TPF a depender de seu objetivo, pois engloba tanto medidas de sensibilidade (*limiar de reconhecimento de fala* – LRF *e limiar de detecção de fala* – LDF) como de acuidade (índice percentual *de reconhecimento de fala* – IPRF),[6] as quais são o foco deste capítulo. *(Para maiores informações sobre o assunto, consultar o Capítulo 10, "Avaliação logoaudiométrica na rotina clínica".)*

Várias características devem ser consideradas no desenvolvimento, eleição e aplicação de um TPF. Didaticamente, podemos dividir essas características em: tipos de estímulos a serem utilizados, apresentação do estímulo a viva voz ou gravação, presença e tipo de ruído competitivo, níveis sonoros de apresentação dos estímulos (relação sinal/ruído), ambiente de aplicação do teste; tipo de transdutor para apresentação do teste, podendo ser fones, campo livre e, atualmente, contamos com versões *streaming*.

Em relação aos estímulos que podem ser utilizados (fonemas, sílabas, palavras, frases etc.), a escolha pode ter um impacto grande na psicometria dos TPF. Isso quer dizer que, quanto mais redundante o material de fala utilizado, melhor será o desempenho do sujeito. Segundo Pereira e Schochat,[7] redundâncias são pistas que facilitam a compreensão de determinado estímulo, por exemplo, entonação, força e timbre.

Dependendo do objetivo do teste e do paciente avaliado, recomenda-se o uso de itens mais ou menos redundantes. Um fonema ou uma sílaba contém pouco conteúdo semântico, sendo menos redundantes se comparados a uma sentença. O reconhecimento de fonemas, que constituem os estímulos apresentados, caracteriza uma função vinculada ao mecanismo *bottom-up*, que é dependente de sua audibilidade. Dessa forma, de maneira bastante didática, quanto menos carga semântica tiver o estímulo de fala, menor duração ele terá e mais difícil será sua percepção pelo ouvinte. Ao contrário, o uso de frases, em geral, facilita a percepção, pois elas possuem grande carga semântica, favorecendo a habilidade de fechamento auditivo e facilitando a percepção. No entanto, apesar de as frases serem mais redundantes e apresentarem mais estímulos, há necessidade, também, do mecanismo *top-down*, que requer as habilidades de atenção, memória e cognição.[8]

Outro fator importante diante dos TPF é o conjunto dos estímulos. Em testes de conjunto fechado (*closed-set*), a competição entre alternativas é limitada ao conjunto de respostas fornecido pelo avaliador. Em testes de conjunto aberto (*open-set*) de reconhecimento de fala, entretanto, a competição lexical existe no nível de todo o léxico mental. Os testes de conjunto fechado são comumente usados com pacientes que não têm um bom desempenho em testes de conjunto aberto (*open-set*), dada a natureza mais restrita da tarefa. O formato de teste de conjunto fechado (*closed-set*) permaneceu popular em ambientes clínicos pelo fato de poder ser administrado e avaliado de forma simples e rápida.[9] Os resultados obtidos em testes de conjunto fechado são confiáveis com um pequeno número de tentativas.[10] Alguns dos testes de conjunto fechado mais recentes também permitem que avaliadores identifiquem as dificuldades de percepção que os pacientes podem ter com características ou fonemas específicos.[11] Testes de conjunto fechado são tão necessários em ambientes clínicos quanto os de conjunto aberto. Schultz e Schubert[12] converteram um teste clínico popular de reconhecimento de fala com monossílabos de conjunto aberto, o W-22,[13] em um teste de conjunto fechado. Isso também ocorre rotineiramente na clínica audiológica no Brasil, quando, por exemplo, realiza-se o IPRF com perguntas, figuras e partes do corpo. Transformamos um universo lexical inimaginável (*open-set*) em um conjunto de pequenas palavras para facilitar o reconhecimento (*closed-set*). Na prática clínica, observa-se que pacientes pré-linguais, no início do processo de reabilitação auditiva, ou pós-linguais, com muito tempo de privação auditiva, apresentam maior dificuldade de reconhecimento de fala em testes com conjunto aberto.

Para tentar simular situações reais do cotidiano, podemos adicionar ruído aos estímulos citados. A introdução do ruído competitivo sempre dificulta a percepção da fala, principalmente para pessoas com deficiência auditiva. É importante comentar que atualmente existem vários tipos de ruídos que tentam simular as situações de vida diária. O mais utilizado clinicamente é o *speech noise* (SN), incluído em todos os audiômetros comerciais, e os ruídos que já vêm com os próprios testes, pois são gerados a partir dos próprios estímulos de fala do teste em questão e, por isso, possuem o mesmo espectro sonoro dos estímulos. Todos eles são ruídos do tipo estacionário e fornecem mascaramento energético, isto é, mascaram a fala pelo nível sonoro e não pela informação que trazem consigo. Por outro lado, contamos também com ruídos do tipo flutuante como o *babble noise*, ruído de cafeteria, o *international female fluctuating masker* (IFFM), entre outros.[14]

A inteligibilidade de fala em ruído tem sido investigada em diversos estudos. Características como espectro de frequência do ruído, lacunas (*gaps*) temporais, estrutura fina, gênero dos falantes, número de falantes e inteligibilidade influenciam os resultados nos testes de percepção da fala.

Quanto à apresentação dos estímulos, pode ser realizada na presença de ruído de duas maneiras: fixa ou adaptativa. Por exemplo, no conhecido IPRF, a resposta obtida é uma porcentagem, pois tanto a fala quanto o ruído (se utilizado) permanecem em níveis sonoros fixos durante toda a aplicação do teste. Outra maneira de aplicação seria utilizar a técnica adaptativa, isto é, a pesquisa de um limiar de reconhecimento de fala. O limiar pode ser tanto obtido em silêncio quanto na presença de ruído. No caso da pesquisa na presença de ruído, o valor encontrado será o limiar da relação sinal/ruído daquele paciente, e a resposta obtida será um valor em decibel (dB). A relação sinal/ruído (S/R) é uma relação linear na escala de dB que envolve a subtração simples do nível do sinal do ruído. Por exemplo, se um sinal é apresentado a 75 dB NA, com um ruído de fundo de 80 dB NA, a relação S/R será de −5 dB. Do mesmo modo, um sinal de fala a 65 dB NPS apresentado com um ruído a 60 dB NPS produzirá uma relação S/R de +5 dB.[15]

Na avaliação das pessoas com deficiência auditiva, deve-se dar preferência a TPF que utilizam ruído competitivo, pois simulam de forma mais aproximada a situação de ambiente do cotidiano. A utilização de ruídos de diferentes características, bem como diferentes relações sinal/ruído, buscam entender como o indivíduo reabilitado se comporta, auditivamente, na vida cotidiana e quais são as suas dificuldades nesses ambientes.

Os ruídos estacionários geram valores mais altos (piores) de limiar da S/R, pois mascaram os estímulos de fala de forma mais eficiente porque os espectros de longo prazo são similares ao material da fala. No estudo de Wagener e Brand 2005,[16] resultados diferentes foram encontrados entre ouvintes normais e pessoas com deficiência auditiva. Na média de todos os sujeitos com deficiência auditiva, o ruído altamente flutuante, com lacunas de silêncio que mimetizam uma conversação cotidiana, gerou limiares de S/R mais baixos (melhores) que o ruído menos flutuante, ou seja, mais estacionário. Alguns participantes com deficiência auditiva mostraram um benefício de até 10 dB para limiar de S/R com o ruído flutuante em comparação com o ruído estacionário.

Vale comentar que os resultados das pessoas com deficiência auditiva nos testes de fala com ruído são bastante heterogêneos, e as razões pelas quais essa dispersão de resultados ocorre ainda não estão totalmente esclarecidas. Os participantes que apresentarem um bom desempenho em ruído flutuante também apresentarão um bom desempenho em ruído estacionário. Porém, o inverso não será verdadeiro. Uma das prováveis explicações é o fato de que o efeito de audibilidade aparece: os *gaps* do ruído flutuante tornam-se imperceptíveis para alguns sujeitos com deficiência auditiva, portanto o ruído flutuante passa a atuar como um ruído estacionário.[16]

No que tange ao ambiente de aplicação dos testes de fala, encontramos muitas variações na arquitetura e na disposição dos ambientes. Iniciando pelo mais comum, a cabine acústica ou sala acusticamente tratada é a forma mais adequada[17] de avaliar a percepção de fala de qualquer indivíduo, desde que todos os pré-requisitos sejam respeitados. Os requisitos comentados se referem à calibração dos equipamentos (audiômetro, fones e alto-falantes) segundo a ISO-8253-3[18] e à disposição de alto-falantes mantendo a distância de 1 m do paciente. Quanto à angulação do alto-falante, sugere-se que, na disponibilidade de somente uma unidade, seja posicionado a zero azimute e a 1 m do paciente. Caso haja a disponibilidade de dois, as possíveis configurações vão depender dos objetivos de cada centro e dos tipos de avaliações realizadas. Entretanto, todos os cuidados com os pontos recém-comentados são extremamente necessários porque geram resultados padronizados, o que permite a comparação entre centros diferentes e, no caso de pesquisas clínicas, a publicação destas.

Ainda, podemos discutir sobre a via de apresentação, sendo a mais comum no Brasil a aplicação a viva voz. Os testes que avaliam o reconhecimento de fala com sentenças que têm versões gravadas no português brasileiro são o Lista de Sentenças em Português (LSP),[19] o *Hearing In Noise Test* (Hint)[20] e o *Phrases in Noise Test* (Pint).[21] Além disso, existem listas de frases e palavras gravadas por pesquisadores independentes, mas que não se configuram como um TPF, por exemplo, as listas do Centro de Pesquisas Audiológicas (CPA) do Hospital de Reabilitação de Anomalias Craniofaciais (HRAC) – da Universidade de São Paulo (USP) – Bauru/SP, propostas por Valente.[22]

Claramente, os testes e listas gravados fornecem dados padronizados e, consequentemente, comparáveis entre si, pois não são possíveis adaptações a pacientes especiais como crianças ou idosos com outras comorbidades. Entretanto, o mesmo ponto positivo é também uma desvantagem, pois essas populações também necessitam de algum tipo de avaliação. O uso da apresentação a viva voz, nesse contexto, pode ser uma opção plausível. O que devemos ter claro é que essa modalidade de aplicação requer muito mais cuidado e disciplina que um teste gravado. O *VU-meter* deve ser monitorado a cada apresentação, a velocidade da fala deve se manter o mais constante possível e repetições são questionáveis.

Sabemos que esse tipo de apresentação, clinicamente, no Brasil, é o mais viável e amplamente utilizado. Entretanto, todos esses aspectos tornam os resultados obtidos muito frágeis sob o ponto de vista clínico e científico, não permitindo comparações entre centros e audiologistas distintos. De qualquer maneira, caso essa seja a única opção disponível de avaliação, recomendamos fortemente sua aplicação, pois, clinicamente e interpretada intrassujeito, pode ser considerada um indicador importante dos resultados pré e pós-adaptação dos DEAA, tomando-se o cuidado de manter sempre as mesmas condições de teste em todos os momentos da avaliação.

Várias empresas de DEAA vêm investindo em tecnologias de avaliação da percepção de fala via *streaming*. Isso significa, por exemplo, no caso dos implantes, que o sinal de fala e o ruído são gerados por um aplicativo específico e o paciente recebe os estímulos via *streaming* com o telefone celular. Dessa forma, principalmente no caso dos IC, o sinal passa a ser transmitido diretamente por *bluetooth* via elétrica sem passar pela conversão acústico-elétrica.[23] Seguramente, a tecnologia nos brindará em breve com novas formas de avaliação do paciente e, consequentemente, novas interpretações de seus desempenhos.

No Brasil, os TPF no ruído para a avaliação de pacientes com deficiência auditiva ainda não fazem parte da rotina clínica dos audiologistas. Acredita-se que uma das razões pelas quais os testes de fala com ruído competitivo ainda são pouco utilizados no ambiente clínico é o fato de não estarem prontamente disponíveis, especialmente em nosso idioma ou sotaque, ou o fato de não serem gratuitos.[24]

Claramente, recomenda-se que sejam incentivados e utilizados os testes gravados devido à estabilidade e confiabilidade dos resultados, conforme comentado anteriormente. Entretanto, sabemos da dificuldade da aquisição e disponibilidade de testes gravados no português brasileiro. Dessa forma, caso o avaliador não tenha acesso aos materiais de percepção de fala gravados, sugere-se a utilização de listas de percepção de fala já publicadas[19-22] (citadas anteriormente), viva voz, para a realização das avaliações. Uma opção do teste de DEAA é fixar a fala a viva voz em campo livre, a 60/65 dB NA, e incluir o próprio ruído do audiômetro (*speech noise*) em diferentes relações sinal/ruído. O valor da relação sinal/ruído a ser utilizada dependerá do histórico do paciente que está sendo avaliado e do tipo de dispositivo eletrônico. Nesse caso, é muito importante que o equipamento esteja calibrado e que seja controlada a saída sonora pelo *VU-meter* do equipamento, como já visto.

Uma sugestão de protocolo de teste é começar com uma relação sinal-ruído fixa de 10 dB, ou seja, selecionar o nível de fala a 65 Db NA e o ruído de fundo a 55 dB NA e apresentar toda a lista selecionada nessa mesma condição. Isso gerará uma porcentagem de palavras corretas. Caso seja muito fácil e o paciente apresente 100% de acertos, pode-se dificultar a condição, diminuindo a relação sinal/ruído para 5 dB (nível de fala a 65 dB NA e ruído a 60 dB NA) ou, ainda, 0 dB (nível de fala e ruído a 65 dB NA).

TESTES DE PERCEPÇÃO DE FALA EM CRIANÇAS COM DEFICIÊNCIA AUDITIVA

Para avaliar a evolução das habilidades auditivas, são utilizados protocolos padronizados que buscam avaliar a percepção dos sons de fala em crianças, auxiliando na validação da intervenção e na confiabilidade dos resultados adquiridos. Os protocolos permitem analisar o quanto a criança com perda auditiva consegue extrair informações acústicas do sinal da fala que chegam a seu campo dinâmico da audição. Dessa forma, quanto maior o aproveitamento dessas informações acústicas, maior será a chance de se desenvolver a linguagem falada.[25]

A avaliação da percepção da fala nas crianças deve respeitar o desenvolvimento das habilidades auditivas de atenção, detecção, discriminação, localização sonora, reconhecimento, compreensão e memória,[26] sem deixar de lado a observação dos aspectos cognitivos e emocionais que podem alterar o desenvolvimento dessas habilidades e consequentemente comprometer a avaliação da percepção da fala.

Na literatura nacional e internacional verifica-se maior número de TPF para adultos do que para crianças.[19,20,22,27,28] Os testes encontrados para o público infantil, em sua maioria, avaliam a discriminação e o reconhecimento de palavras de diferentes ou da mesma extensão, sendo escassos os TPF com sentenças. A elaboração ou tradução de protocolos e procedimentos padronizados que avaliem aspectos específicos da percepção dos sons da fala em português brasileiro é fundamental para tornar a prática clínica mais eficiente.

Pensando no desenvolvimento das habilidades auditivas, a prova mais utilizada para avaliar as primeiras habilidades desenvolvidas pelas crianças em geral, e também para aquelas com algum grau de perda auditiva, são os sons do Ling.[29] A produção dos sons elegida por Ling para avaliar a habilidade de detecção auditiva é utilizada e aceita universalmente. Trata-se de sons padronizados que tentam abranger praticamente todo o espectro dos sons da fala: /a/, /i/, /u/, /m/, /s/ e /ʃ/, conforme pode ser visualizado na Figura 1.

O avaliador deve emitir cada fonema 5 vezes e se certificar de que a criança inicialmente detecta o som para, em seguida, verificar se o reconhece. Nas crianças que utilizam DEAA, os sons podem ser emitidos em uma intensidade habitual de conversação.

Segundo Edwards[30], esse teste pode trazer informações muito importantes para o clínico, como prever a habilidade de reconhecimento auditivo do indivíduo para vários espectros dos sons da fala, observar melhoras na audibilidade do sinal mediante o uso de tecnologias, como microfone remoto e monitoramento de mudanças na audibilidade do sinal por presença de problemas de efusão da orelha média. Geralmente, no início do processo de reabilitação auditiva, as crianças têm mais facilidade para detectar e reconhecer os

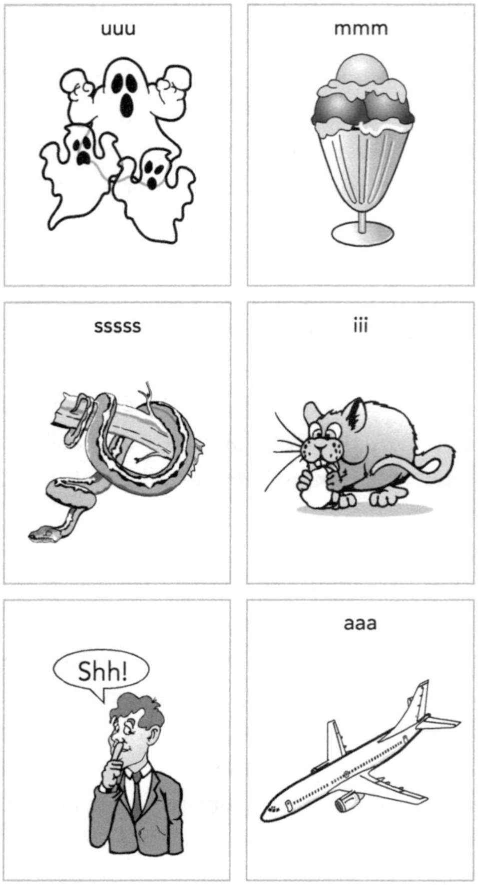

SONS DO LING		
/m/ 250 Hz	Som de baixa frequência. Quando não detectado, pode ser indicativo de falta de informação em baixas frequências e, consequentemente, dificuldades no desenvolvimento típico da fala.	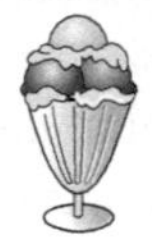
/u/ 250 Hz	Som com informações de baixa frequência (sons graves).	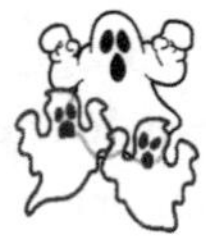
/a/ 800 Hz	Som central na faixa de frequência dos sons da fala.	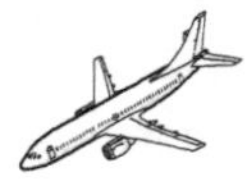
/i/ 250 Hz 2.500 Hz	Som com informações de baixas e altas frequências (sons graves e agudos).	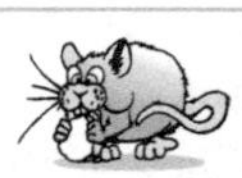
/sh/ 2.000 Hz	Som com informações de alta frequência (sons agudos).	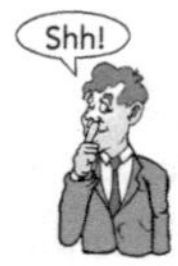
/s/ 4.000 Hz	Som localizado em uma faixa de frequência de fala muito alta (sons mais agudos).	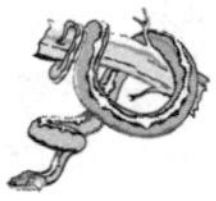

Este teste vai avaliar a capacidade de detecção da criança ou do adulto e suas habilidades para discriminar e identificar os sons da fala.

FIGURA 1 Imagens representativas dos sons do Ling com espectro das frequências dos sons da fala.
Fonte: imagem adaptada de Cochlear Latinoamerica. Disponível em: https://escutaragoraesempre.com/novidades-reabilitacao/

sons de frequência abaixo de 1.000 Hz (/a/, /u/ e /m/) e, com o desenvolvimento e maior tempo de uso dos dispositivos auxiliares de audição, passam a identificar os demais sons de média /Š/ e altas frequências como /i/ e /s/. Para crianças pequenas podem ser utilizadas imagens para que elas associem o som ao símbolo gráfico. Na rotina clínica, são largamente utilizados pela facilidade e rapidez de aplicação.

Para avaliar a discriminação e o reconhecimento auditivo, um dos mais utilizados em crianças menores de 5 anos com deficiência auditiva é o Teste de Avaliação da Capacidade Mínima (Tacam).[31] Esse teste envolve a apresentação de palavras monossílabas, dissílabas, trissílabas e polissílabas, em sala acusticamente tratada ou cabine acústica. O examinador apresenta a palavra uma única vez e o paciente, posicionado a 1 m de distância do alto-falante, deve apontar o objeto mencionado dentre todos os que estão disponíveis à sua frente. Para sua aplicação, é importante o avaliador dispor de objetos que representem as palavras que são apresentadas no teste, como flor, mão, pé, trem, carro, macaco, telefone, tartaruga, elefante e abacaxi.

Para crianças maiores de 5 anos com deficiência auditiva, o *Glendonald Auditory Screening Procedure* (Gasp) é um dos testes mais aplicados. Criado por Erber[32] e adaptado para o português brasileiro por Bevilacqua e Tech,[33] consiste em um conjunto de cinco provas que avaliam: detecção dos sons do Ling (já apresentado), discriminação vocálica, discriminação da extensão das vogais, reconhecimento de palavras e compreensão de sentenças. Na prova de discriminação vocálica, a criança deve repetir as vogais /a/,/i/ e /u/ sem leitura orofacial. Cada vogal é apresentada 5 vezes, totalizando 15 apresentações. Na prova de discriminação da extensão das vogais é emitido pelo avaliador um som longo e contínuo /aaaa/ e um som curto e rápido /a/. Podem ser utilizadas figuras que representam cada som, como uma bola parada e uma em movimento, para a criança associar e apontar. Cada som deve ser apresentado 10 vezes, totalizando 20 apresentações. As provas de discriminação vocálica e de extensão de vogais exigem, além da habilidade de discriminação, o reconhecimento auditivo, pois, uma vez que o indivíduo repete ou aponta, essa habilidade será requerida. A prova de reconhecimento de palavras envolve a apresentação de 12 palavras de diferentes extensões em conjunto fechado posicionado à frente, devendo a criança identificar a palavra ouvida em um quadro. A última prova avalia a compreensão auditiva de sentenças. Nesta, o avaliador fará 10 perguntas simples, sem leitura orofacial, e a criança deverá responder. Esta última prova deve ser realizada se as crianças conseguirem realizar 50% da prova anterior de reconhecimento de palavras.

Com o intuito de determinar marcadores clínicos de desenvolvimento dessas habilidades, pesquisadores nacionais[34] analisaram as provas de reconhecimento de palavras em conjunto fechado e de compreensão de sentenças do Gasp em crianças que realizaram a ativação do IC até os 36 meses de idade, com, no mínimo, 60 meses de uso sistemático desse dispositivo. Foram realizados retornos periódicos para acompanhar a evolução das habilidades auditivas. As 180 crianças acompanhadas foram divididas em três grupos distintos: crianças implantadas com ≤ 18 meses de idade, entre 19-24 meses e entre 25-36 meses. Os autores verificaram que não houve correlação entre o desempenho auditivo e a idade de implantação para as crianças implantadas antes dos 36 meses de idade. Para as habilidades de reconhecimento e compreensão auditivas, o marcador clínico foi aos 41 ± 4 e aos 53 ± 4 meses de idade auditiva, respectivamente. O estudo apresenta uma importante conclusão: por volta dos 60 meses de uso desse dispositivo. as crianças implantadas durante o período sensível de plasticidade neuronal devem compreender a fala sem o auxílio da leitura orofacial.

Esses achados são de grande valia para acompanhar o desenvolvimento auditivo e apresentar na forma de devolutiva para as famílias de usuários de IC. Quando a criança não apresentar a evolução encontrada na intervenção, o fonoaudiólogo deverá investigar quais fatores intrínsecos ou extrínsecos podem estar comprometendo o processo.

Delgado e Bevilacqua[35] criaram uma lista de palavras como procedimento de avaliação da percepção dos sons da fala para crianças deficientes auditivas entre 5-10 anos de idade. A lista envolve o reconhecimento de 20 palavras dissílabas na estrutura silábica CVCV (consoante-vogal-consoante-vogal), foneticamente balanceadas, e apresenta todas as vogais e quase todas as consoantes em posição inicial e medial das palavras. Verificou-se que as crianças com deficiência auditiva apresentavam maior reconhecimento dos fonemas do que nas palavras propriamente ditas. As autoras ressaltam a importância de analisar não apenas o reconhecimento de palavras corretas, mas também de fonemas produzidos corretamente pelas crianças. Essa lista de palavras é apresentada a viva voz, em cabine acústica por meio de um audiômetro. A habilidade auditiva avaliada com esse teste é de reconhecimento auditivo avançado, ou seja, as palavras são apresentadas em conjunto aberto (*open-set*).

Ciscare et al.,[25] preocupadas com a padronização dos materiais usados nos TPF e com o intuito de assegurar a confiabilidade dos materiais de fala, realizaram a gravação da lista de palavras de Delgado e Bevilacqua.[35] A lista de palavras foi gravada na condição de silêncio (60 dB NPS), sendo que o ruído foi gravado em intensidade fixa de 50 dB NPS, possibilitando a relação sinal/ruído +10 dB. Foram testadas 30 crianças com desenvolvimento típico de audição e linguagem nas condições (silêncio e ruído) e situações viva voz e gravada. As crianças avaliadas apresentaram desempenho superior no silêncio e no ruído na condição gravada, tanto para a lista de fonemas quanto para a lista de palavras, em comparação com a condição viva voz. As autoras destacam que, quando o teste é realizado a viva voz, os resultados de desempenho apresentados pela criança podem sofrer a influência da variabilidade intra e interfalante, devido às diferentes características, como sotaque, velocidade de fala, padrão articulatório e entonação. As autoras ressaltaram ainda que a gravação garante que os mesmos procedimentos e os mesmos estímulos sejam usados e que dados de teste e reteste possam ser comparados entre diferentes examinadores e diferentes instituições, reduzindo assim as redundâncias extrínsecas e a influência do avaliador no resultado final.

Um estudo nacional[36] propôs a elaboração de um TPF com figuras como material de apoio gráfico para respostas ao IPRF, em crianças com deficiência auditiva. As autoras realizaram um levantamento de palavras monossílabas e dissílabas publicadas em artigos, passíveis de representação gráfica, do vocabulário infantil e que tivessem ocorrência dos fonemas consonantais e vocálicos do português brasileiro. Esse material foi aplicado em crianças de 2 anos a 4 anos e 11 meses, que não tinham queixas de alterações quanto à aquisição e/ou desenvolvimento de linguagem e com audição normal. Foram apresentadas 5 pranchas com 6 figuras, perfazendo um total de 30 figuras, que podem ser visualizadas na Figura 2. As palavras foram apresentadas a viva voz, a 60 dB NA, em sistema de campo livre em uma sala acusticamente tratada. A média de acertos apresentada pelas crianças no IPRF, com apoio das figuras, foi de 93% (desvio padrão de 8%), e no teste sem o apoio das figuras foi de 64% (desvio padrão de 25%). As autoras verificaram que a porcentagem

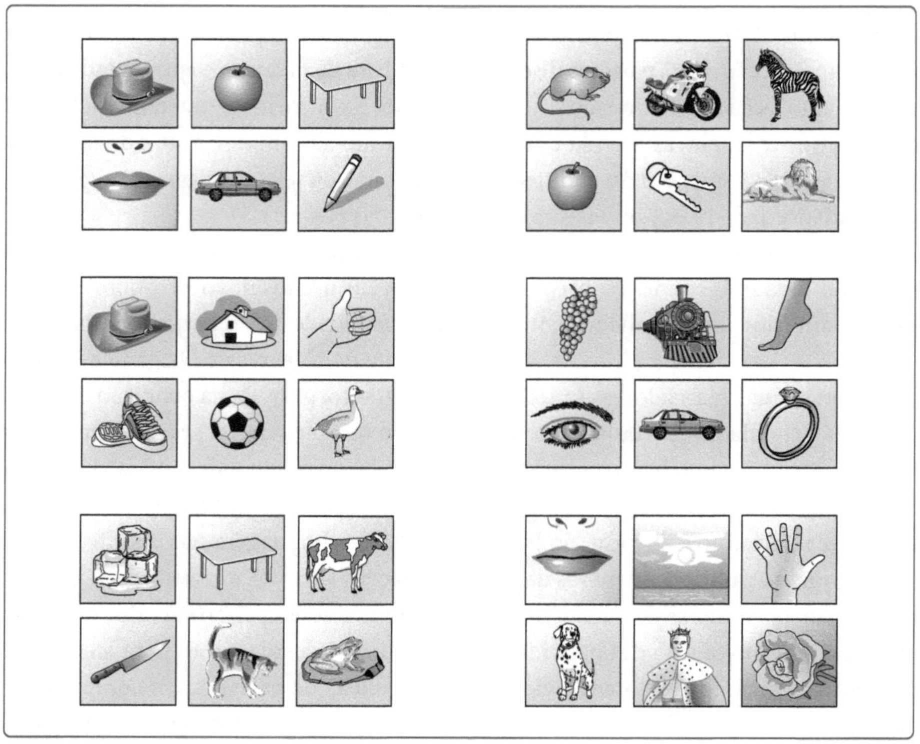

FIGURA 2 Teste de percepção de fala com figuras.
Fonte: Souza et al., 2016.[36]

de erros para o reconhecimento das palavras diminuiu consideravelmente com o aumento da faixa etária. As autoras concluíram que o material elaborado, com figuras e palavras monossílabas e dissílabas, regulares e frequentes, foi de aplicação rápida e fácil, atende aos objetivos do IPRF em crianças na faixa etária de 2 anos a 4 anos e 11 meses e possibilita o monitoramento sistematizado da habilidade de percepção de fala independentemente da capacidade de verbalização da criança.

Em virtude da carência de testes para avaliação da percepção de fala em crianças, foi traduzido e adaptado para o português brasileiro o teste *Phrases in Noise Test* (Pint),[37] criado por Schafer[21] em 2005. O teste foi elaborado para crianças usuárias de IC e tem como objetivo pesquisar o limiar do reconhecimento de fala da criança na presença de ruído. Uma das possíveis aplicações do teste é a avaliação de sistemas de frequência modulada (FM) nas crianças a partir dos 4 anos de idade. O teste é composto por 10 sentenças de ordem simples que se referem às partes do corpo e avalia o reconhecimento auditivo em conjunto fechado. As sentenças podem ser vistas na Figura 3. Foram criadas 6 listas de sentenças, e cada sentença é repetida 2 vezes por lista, de forma pseudorrandomizada. Para aplicação do teste os autores recomendam que o audiômetro esteja calibrado com o valor de +20 dB para padronização do VU Meter (VU, ou seja, 12 dB de correção (dB NA para dB NPS) das caixas de som em campo livre mais 20 dB de padrão de VU para a logoaudiometria.[38] O ruído do Pint no português brasileiro foi elaborado por meio da gravação de ruídos ambientais nas salas de aula de ensino fundamental durante o período de aula. O teste é iniciado com o ruído adaptativo somente quando a criança é capaz de reconhecer todas as sentenças no silêncio e na relação S/R de +15 dB. Uma mesa deve estar disposta em frente à criança com um boneco e objetos de apoio como escova de dentes, pente e toalha. As faixas para aplicação e *download* do Pint Brasil encontram-se disponíveis no *link* de livre acesso: https://pintbrasil.fob.usp.br/.

TESTES DE PERCEPÇÃO DE FALA EM ADULTOS COM DEFICIÊNCIA AUDITIVA

Para a avaliação da percepção de fala em adultos há vários testes recomendados com finalidades específicas de acordo com o estímulo proposto (sílabas, palavras ou sentenças) que podem ser apresentados a viva voz ou gravados. A apresentação a viva voz é muito utilizada por ser mais rápida e de fácil aplicação. Assim como dito anteriormente para a população infantil, devido à grande variabilidade e à confiabilidade questionável dessa aplicação, a utilização de materiais com gravação tem se tornado mais recomendável e mais segura para monitoramento do processo de reabilitação auditiva.

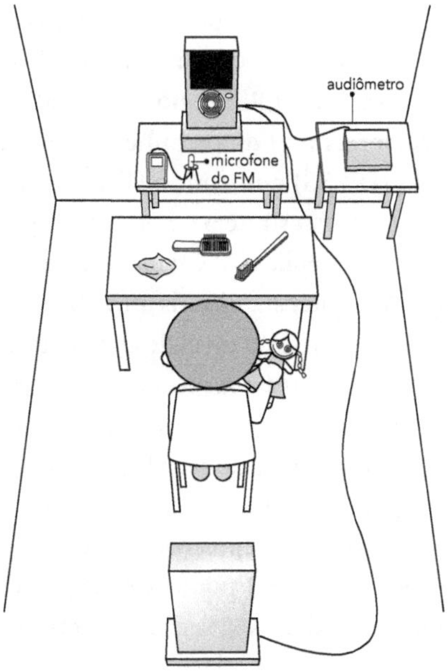

PINT

Brasil

Nome: ____

Idade: ____ Data: __/__/__

Responsável: ____

Dispositivo: ____ FM :____

D.A.: ____

Resultados: **(+6) + (–3) / 2 = +1,5 dB SR**

Lista 4 – Fala 0° / Ruído 180°

N°	S/R	Frases	Resposta	N°	S/R	Frases	Resposta
1	+15	Bata os pés	+	11	–12	Toque a barriga	-
2	+15	Penteie o cabelo	+	12	–9	Aperte o nariz	-
3	+9	Bata na perna	+	13	–6	Mostre o sapato	-
4	+6	Segure a mão	+	14	–3	Mexa o braço	+
5	+3	Toque a barriga	-	15	0	Penteie o cabelo	+
6	0	Limpe a boca	-	16	+3	Segure a mão	+
7	–3	Mostre o sapato	-	17	+6	Bata os pés	
8	–6	Mexa o braço	-	18	+9	Limpe a boca	
9	–9	Escove os dentes	-	19	+12	Escove os dentes	
10	–12	Aperte o nariz	-	20	+15	Bata na perna	

FIGURA 3 *Phrases in Noise Test* (Pint).
Fonte: Santos et al., 2017.[37]

Ribas,[39] com o intuito de oferecer maior segurança na realização de testes logoaudiométricos, gravou um *compact disc* (CD) com 4 listas de palavras monossílabas, 4 listas de palavras dissílabas e uma lista das 89 palavras trissílabas mais comuns do português brasileiro. Essas palavras apresentam baixa redundância e podem ser utilizadas no acompanhamento do processo de reabilitação de usuários de DEAA. Um estudo aplicou a lista de monossílabos gravados,[26] com ruído branco competitivo nas relações sinal/ruído 0 e –10 dB em normo-ouvintes. Os autores comentaram que a lista de estímulos gravados com ruído competitivo configurou-se como procedimento de baixo custo, de fácil instalação e manuseio e de resultados confiáveis. Acreditam ser um instrumento valioso na seleção e indicação de DEAA.[3]

Os testes de reconhecimento de fala utilizando sentenças são considerados os mais fidedignos na avaliação da percepção da fala, uma vez que a estrutura das sentenças simula situações mais reais do cotidiano de comunicação do paciente. Nesses testes, a extensão da frase a ser reconhecida e a complexidade linguística são fatores que devem ser levados em consideração para estimar queixas clínicas relacionadas à dificuldade de compreensão.

Um estudo[17] que identificou os TPF utilizados no Brasil verificou que não há uniformidade no uso desses materiais, o que dificulta, para fins de pesquisa, a comparação dos achados, e a avaliação dos dados pelo Ministério da Saúde. Essa falta de padronização em relação à aplicação dos TPF pode levar a indicações errôneas de candidatos ao uso do implante coclear, implicando o mau uso dos recursos do Sistema Único de Saúde (SUS).

De acordo com as Diretrizes Gerais para a Atenção Especializada às Pessoas com Deficiência Auditiva no SUS,[40] o IC é indicado a partir do desempenho e do resultado dos pacientes em uma bateria de exames e testes audiológicos realizados. Um dos critérios para a indicação do implante é justamente o desempenho no reconhecimento de sentenças, o que evidencia, para o SUS, a importância de um material de teste de reconhecimento de fala padronizado e único.

No cenário nacional, a maior parte dos serviços públicos e particulares aplica as sentenças a viva voz. Um dos materiais mais utilizados a viva voz em serviços de acompanhamento de usuários de IC é a lista do Centro de Pesquisas Audiológicas (CPA) do Hospital de Reabilitação de Anomalias Craniofaciais (HRAC) - da Universidade de São Paulo (USP) - Bauru/SP, propostas por Valente.[22] Este teste é formado por 11 listas com 10 sentenças, e cada lista possui 50 palavras-chave.

No cenário internacional, existem diversos testes de reconhecimento de fala gravados e padronizados, utilizando sentenças como estímulo, como o *AzBio*,[28] o *Teste de Matrix de Oldenburg* (Olsa),[41] *o Hint*,[20] o *Consonant-Nuclues-Consonant* (CNC),[42] o *QuickSIN* e o *Bamford-Kowal-Bench-Speech-in-Noise test* (BKB-SIN).[27]

Todos são muito utilizados em pesquisas e na prática clínica internacional para acompanhar usuários de DEAA, especialmente de IC, antes e após o início da reabilitação auditiva. Além disso, o AzBIO,[28] o BKB-SIN[27] e o CNC[42] fazem parte da bateria mínima de avaliação de percepção de fala recomendada pela Academia Americana de Audiologia.[43]

No Brasil há poucos TPF que avaliam o reconhecimento de fala no ruído, sendo os mais utilizados o Lista de Sentenças em Português (LSP)[19] e o Hint.[20]

Costa[19] desenvolveu o teste Listas de Sentenças em Português (LSP) para avaliar as dificuldades de indivíduos com perda auditiva nas diversas situações de comunicação do dia a dia. Esse teste foi aplicado em várias pesquisas com indivíduos normo-ouvintes, indivíduos com perda auditiva sensorioneural e usuários de dispositivos eletrônicos de amplificação sonora.[44] A autora do teste ressalta a importância da calibração prévia do equipamento e o monitoramento frequente dos níveis de saída para garantir a reprodutibilidade e a confiabilidade das medidas, especialmente quando for utilizado o campo livre.

O teste LSP é composto por um livro e um CD constituído por uma lista de 25 sentenças foneticamente balanceadas do português brasileiro, denominada Lista 1A. Além da Lista 1A, outras 7 listas com 10 sentenças cada (1B, 2B, 3B, 4B, 5B, 6B e 7B) fazem parte do teste. As sentenças das listas B imitam as diversas situações de comunicação do dia a dia. O ruído utilizado no teste possui o mesmo espectro das sentenças. O teste avalia o limiar de reconhecimento de sentenças no silêncio (LRSS) e no ruído (LRSR), assim como o índice percentual de reconhecimento de sentenças no silêncio (IPRSS) e no ruído (IPRSR). Em 2015,[45] foram propostos nova estratégia e protocolo para obtenção do IPRS para serem aplicados em indivíduos com distúrbios de audição. A estratégia utilizada anteriormente para a pesquisa dos IPRS era fixar o nível de apresentação da fala, e somente se considerava a resposta correta caso todas as palavras da frase fossem repetidas corretamente. A nova proposta pontua as palavras de cada lista de acordo com sua importância para a compreensão da mensagem. As palavras funcionais (artigos, preposições, conjunções, pronomes e interjeições) recebem 1 ponto, e cada palavra de conteúdo (substantivos, adjetivos, verbos, advérbios e numerais) recebem 2 pontos.

Uma modificação na velocidade de apresentação das sentenças também foi realizada em pesquisa para verificar se havia alguma alteração no reconhecimento da fala em idosos.[46] Os autores verificaram que idosos com ou sem perda auditiva se beneficiam no reconhecimento da fala quando esta é apresentada em velocidade mais lenta no silêncio e principalmente no ruído.

O teste LSP encontra-se gravado em CD, e a edição do ano de 1998 atualmente está esgotada. A autora realizou modificações no teste e está trabalhando em uma nova versão para disponibilizar ao público.

O Hint foi desenvolvido em 1994 pelos pesquisadores do House Ear Institute 20. Está disponível em vários idiomas e foi traduzido e adaptado para o português brasileiro por Bevilacqua et al.[47] O teste é comercializado, está disponível em um *software* e tem a facilidade de poder ser realizado tanto de maneira fixa como adaptativa. Em outras palavras, é possível obter as porcentagens de reconhecimento de fala no silêncio e ruído e os limiares de reconhecimento de fala no silêncio e no ruído. Nas condições com ruído, pode-se eleger a relação sinal/ruído desejada para cada paciente.

Infelizmente o Hint não é muito utilizado clinicamente no Brasil por causa do alto custo e da manutenção da licença. Ele é constituído por 12 listas gravadas digitalmente com 20 frases em cada uma. As listas podem ser apresentadas via fones ou via campo livre. O Hint avalia a função auditiva por meio da medida da relação sinal/ruído (S/R) para sentenças no silêncio e em três condições de ruído:

1. Ruído à frente (fala e ruído à frente a 0 grau azimute).
2. Ruído à direita (fala na frente e ruído a 90 graus para a direita).
3. Ruído à esquerda (fala à frente e ruído a 90 graus para a esquerda).

Na aplicação em campo livre, o avaliador tem a opção de selecionar um ou dois alto-falantes para realizar o teste, ou seja, apresentar o sinal-alvo em um alto-falante (Figura 4, *speaker* A) e o ruído competitivo em outro (Figura 4, *speaker* B), ou, ainda, pode inserir os dois estímulos no mesmo alto-falante. A Figura 4 mostra a posição do paciente e a distância a que ele deve permanecer em relação aos alto-falantes. É muito importante que o fonoaudiólogo siga as recomendações de posicionamento do paciente e as instruções de calibração propostas pelos autores do teste, conforme o tipo de transdutor selecionado.

A apresentação dos estímulos é fundamentada na estratégia ascendente-descendente, logo concede a definição do limiar de reconhecimento de fala para a relação S/R, que pode ser estabelecida em 50, 75 ou 100% das palavras corretas. O avaliador pode selecionar o tipo de transdutor que será utilizado, campo livre ou fones auriculares, conforme apresentado na Figura 5. Na condição de pesquisa dos limiares, o *software* faz todas as mudanças de níveis automaticamente e por fim calcula o limiar, também de maneira automática. De acordo com o estudo de padronização do Hint-Brasil[47] para a condição de escuta ruído adaptativo, a sugestão é manter o ruído fixo a 65 dBA, já que o *software* promove a variação da fala de maneira automática de acordo com a resposta do paciente. No caso de respostas corretas, o *software* diminui o nível de fala, deixando a condição mais difícil, e, no caso de respostas incorretas, o próprio *software* eleva o nível da fala

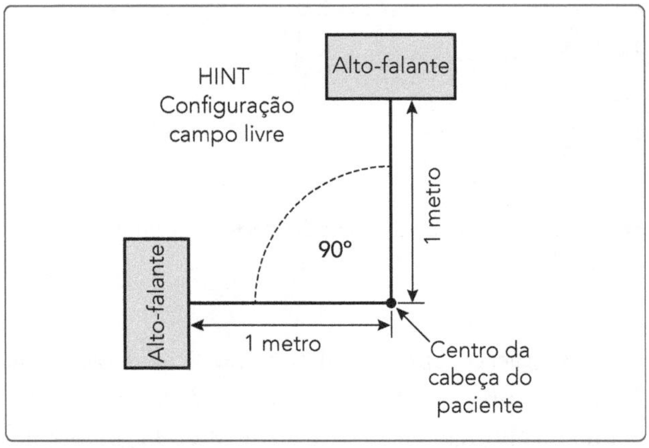

FIGURA 4 Posição do paciente para realizar o teste *Hearing in Noise* em campo livre.
Fonte: Manual do usuário HINT-Copyright © 2012 Hearing Test Systems, LLC, and House Research Institute do *software* da Cochlear América Latina.

para facilitar a percepção. A marcação da resposta como correta ou incorreta é realizada pelo examinador, e o *software*, com base nessa marcação, somente calcula a porcentagem de erros.

Com o intuito de disponibilizar para a prática fonoaudiológica um novo teste de reconhecimento de fala, um grupo constituído por fonoaudiólogos, linguistas e um engenheiro acústico da Universidade Federal de Santa Catarina (UFSC)[48] analisou bancos de fala do português brasileiro e criou o teste Reconhecimento Auditivo de Sentenças em Português (Rasp). Um banco de fala muito conhecido no Brasil foi desenvolvido por Alcaim[49] e adaptado por Seara.[50] Esse banco é constituído por sentenças balanceadas foneticamente, as quais contêm 35 segmentos (fonemas e suas variações) do português brasileiro, com ocorrência total de 20.178 sons ao longo das sentenças.

As sentenças foram revisadas por um grupo de juízes linguistas e fonoaudiólogos reabilitadores que as julgaram em relação à familiaridade, significado de sentença e previsibilidade do material de fala e extensão. Para criar o teste Rasp foram realizadas algumas adequações; as sentenças foram organizadas em 10 listas com 20 sentenças cada, para que elas sejam utilizadas tanto para o cálculo do índice percentual de reconhecimento de fala, como também do limiar de reconhecimento de fala. Cada lista do teste Rasp apresenta 100 vocábulos fonológicos, sendo cada vocábulo fonológico da lista correspondente a 1%, ou seja, o número de erros de vocábulos fonológicos obtidos pelo paciente em determinada lista será diminuído da pontuação total (100%) e o resultado será expresso em porcentagem. Considerou-se vocábulo fonológico a palavra fonológica ou prosódica que não tem mais do que um acento primário (tônico). Na Figura 6 é possível observar duas listas com 20 sentenças e a distribuição dos vocábulos.

Foi selecionada uma locutora jovem e com experiência em narração para realizar as gravações, que ocorreram dentro de uma sala de audição tratada acusticamente. O teste Rasp foi inserido no módulo percepção de fala do *software* executável perSONA, desenvolvido pelo Laboratório de Vibrações e Acústica da UFSC, que permite avaliar a percepção de fala com ruído competitivo, podendo reproduzir cenas acústicas complexas estáticas e dinâmicas. Esse *software* é de livre acesso e está disponível no *link* https: //persona.ufsc.br/.

No *software* perSONA há um manual que explica o processo de calibração e ajustes necessários para aplicar esse material. O procedimento de calibração do sistema é intuitivo, mediado por interface gráfica própria, e permite o uso de equipamentos que estejam à disposição do

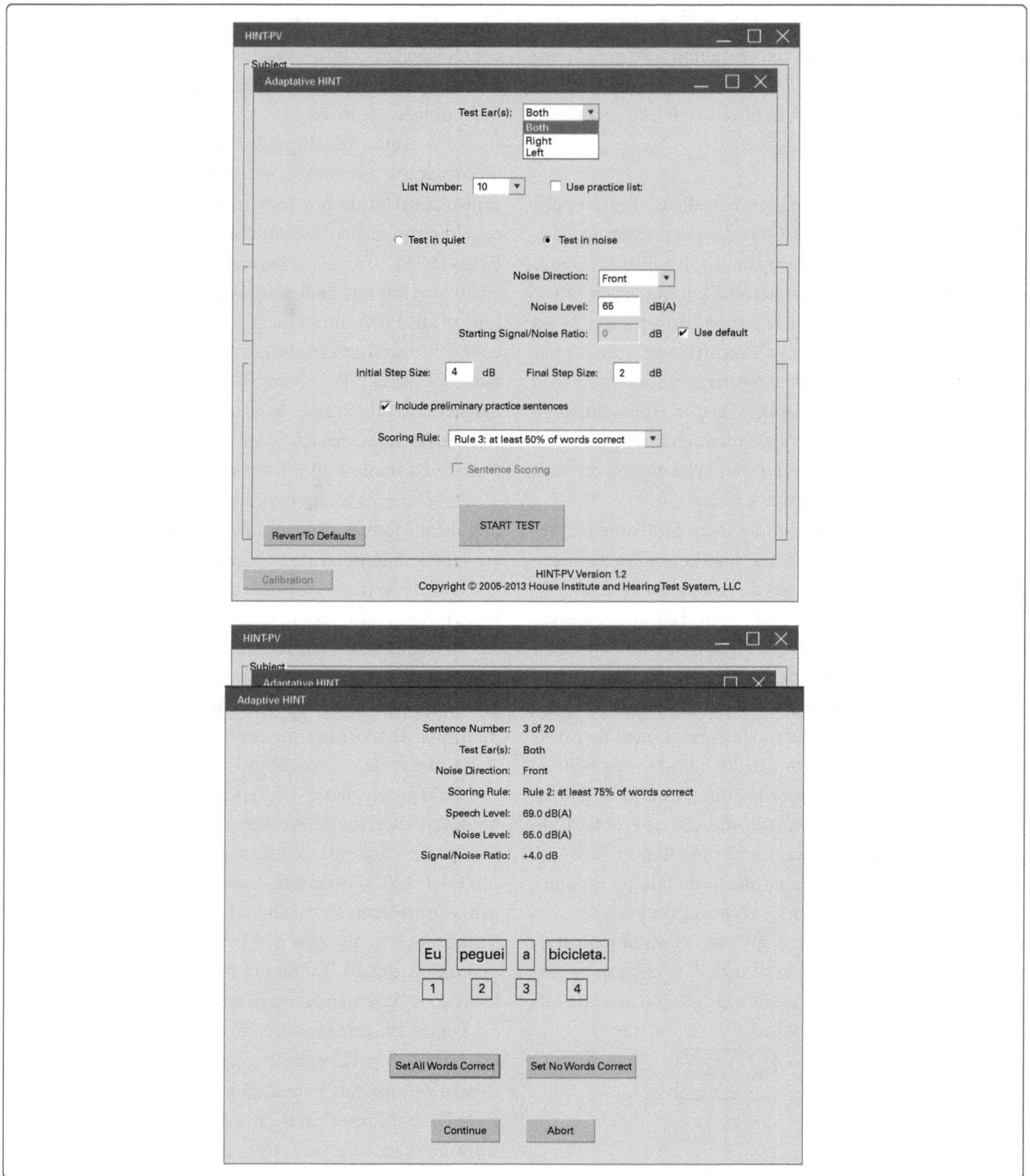

FIGURA 5 Imagem do *software* Hint para realização do teste com ruído competitivo e na modalidade adaptativa.
Fonte: *Software* HINT-PV Version 1.2 Copyright © 2005-2013 House Research Institute and Hearing Test Systems, LLC.

experimentador, tais como medidores de nível de pressão sonora ou iPhones com aplicativos e microfones calibrados. No trabalho de calibração foi utilizado um microfone externo da marca Mic W modelo i437L, acoplado a um iPhone 11. Foi utilizado o aplicativo da National Institute for Occupational Safety and Health (Niosh), configurado em ponderação Z, para auxiliar na medição do ruído de fundo e da pressão sonora com ruído de banda estreita saindo do alto-falante. O sistema de reprodução foi calibrado de tal forma que a relação sinal/ruído (S/R) fosse de +10 dB, ou seja, o sinal de calibração tem nível de pressão sonora (NPS) 10 dB superior ao NPS do ruído

Lista 1

1. Recebi meu pai para almoçar.
   1 2 3 4 5
2. Minha sobrinha tem um lindo casaco.
   6 7 8 9 10
3. Os pesquisadores não acreditam nessa história.
   11 12 13 14 15
4. O trabalho pode mudar a vida.
   16 17 18 19
5. Foi muito difícil entender a canção de natal.
   20 21 22 23 24 25
6. Nós nascemos aqui neste hospital.
   26 27 28 29 30
7. A sujeira lançada no rio contamina os peixes.
   31 32 33 34 35
8. Meu voo foi marcado para as cinco horas.
   36 37 38 39 40 41 42
9. O candidato falou como se já estivesse eleito.
   43 44 45 46 47 48
10. Seu amigo chegou na frente do mercado.
    49 50 51 52 53
11. O prêmio será entregue na sessão solene.
    54 55 56 57 58
12. A flor mais fascinante fica aqui.
    59 60 61 62 63
13. Em muitas cidades a população está diminuindo.
    64 65 66 67 68
14. A inauguração da praça é quarta-feira.
    69 70 71 72 73
15. Não é permitido fumar no interior do ônibus.
    74 75 76 77 78 79
16. O tigre entrou no combate.
    80 81 82
17. A cantora foi apresentar um grande sucesso.
    83 84 85 86 87
18. Eu viajarei para bem longe amanhã.
    88 89 90 91 92 93
19. A bolsa de valores está em alta.
    94 95 96 97
20. Perguntei o horário com gentileza.
    98 99 100

Lista 2

1. Esse tema foi fadado na conferência.
   1 2 3 4 5
2. Queremos discutir o orçamento.
   6 7 8
3. Meu neto corre bem rápido na rua.
   9 10 11 12 13 14
4. Ela seguia discretamente.
   15 16 17
5. O sorvete do menino tem cobertura de caramelo.
   18 19 20 21 22
6. A pesca é proibida nesse canto.
   22 23 24 25 26
7. Aqui é um ótimo lugar para tomar chá.
   27 28 29 30 31 32 33
8. É hora do homem se humanizar mais.
   34 35 36 37 38
9. O subúrbio da cidade tem muita história.
   39 40 41 42 43
10. A feira livre não funcionará amanhã.
    44 45 46 47 48
11. Cada sociedade tem uma cultura única.
    49 50 51 52 53 54
12. Nosso filho ama os animais.
    55 56 57 58
13. A loja de produtos naturais fica na próxima rua.
    59 60 61 62 63 64
14. Essa medida foi devidamente alterada.
    65 66 67 68 69
15. A torcida marcou a temporada de jogos.
    70 71 72 73
16. Receba minha prima na festa.
    74 75 76 77
17. Quero te ver bem feliz quando ele voltar.
    78 79 80 81 82 83 84
18. A principal personagem no filme é uma gueixa.
    85 86 87 88 89 90
19. Seu crime foi ignorado pela vítima.
    91 92 93 94 95 96
20. A casa é enfeitada com rosas.
    97 98 99 100

FIGURA 6 Sentenças do teste Reconhecimento Auditivo de Sentenças em Português (Rasp).
Fonte: elaborada pelas autoras.

de fundo. O teste foi aplicado por meio do *software* executável perSONA,[51] o qual foi instalado em um computador de mesa da marca Positivo, conectado ao audiômetro do modelo AC40 marca Interacoustics, já calibrado.

As sentenças do teste Rasp podem ser apresentadas na condição de silêncio e com ruído competitivo, com o participante posicionado a 1 m de distância e de frente para o alto-falante (0 grau azimute). No módulo de avaliação de percepção de fala do *software* perSONA, o avaliador pode selecionar a direção do sinal de fala e ruído (direita, esquerda ou frente), além da distância da fonte sonora a que o paciente será posicionado e também o critério de porcentagem de acertos das sentenças que foi selecionado. O avaliador acompanha o desempenho do paciente na tela de execução do teste, conforme mostra a Figura 7. Com isso, toda vez que o indivíduo comete um erro, o avaliador tem a possibilidade de sinalizar no programa o(s) vocábulos(s) correspondentes a seus erros e acertos, e, no final, o próprio programa calcula a porcentagem do IPRS e a relação sinal/ruído.

O teste Rasp pode se tornar um importante instrumento audiológico que auxiliará na seleção e no acompanhamento de indivíduos com perda auditiva com ou sem uso de DEAA, tanto em clínicas privadas como em serviços ambulatoriais e hospitalares de saúde auditiva do país.

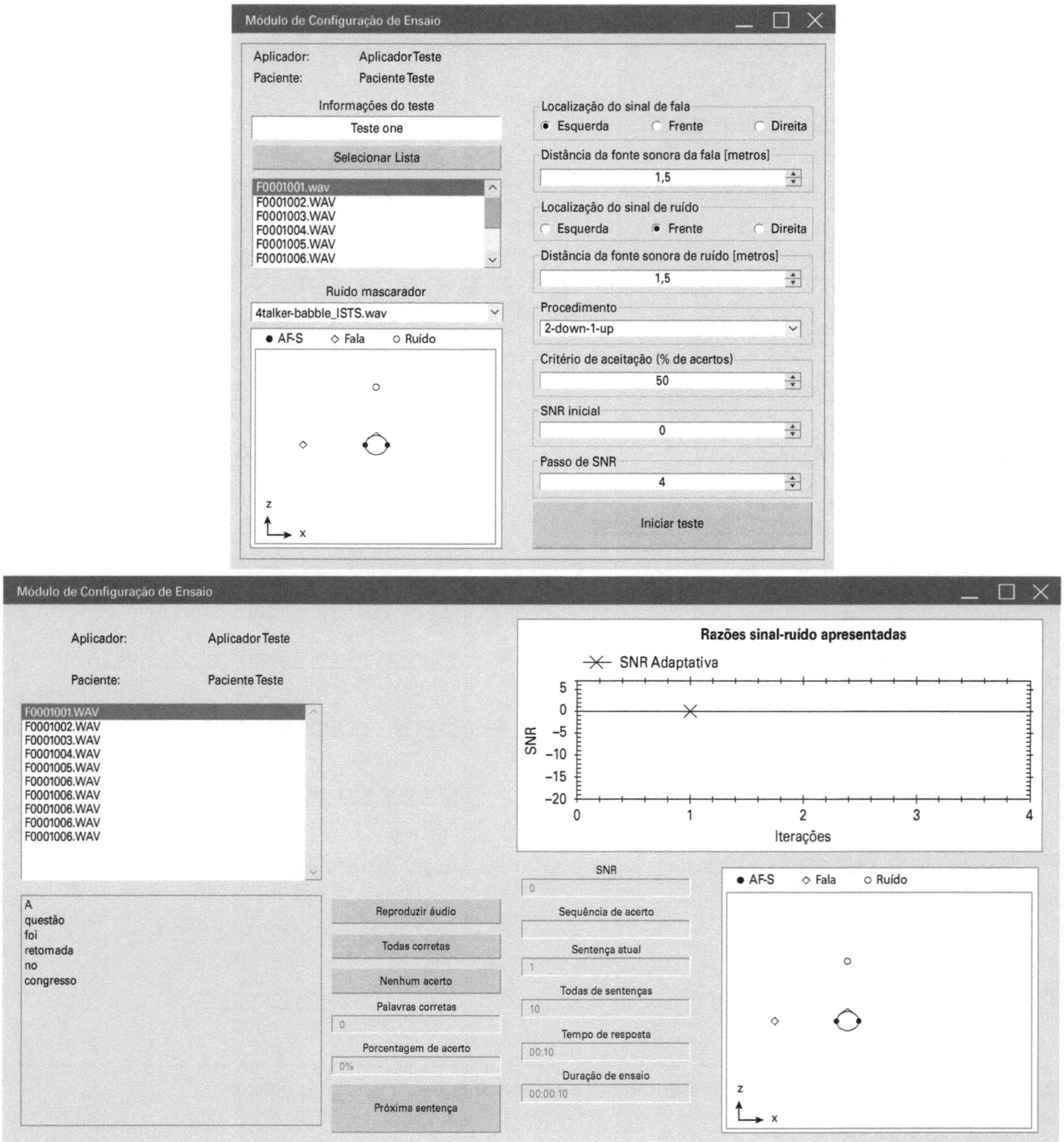

FIGURA 7 Tela do módulo de percepção de fala.
Fonte: imagem cedida pelas autoras.

Sugere-se que, em casos em que o indivíduo não conseguir realizar o reconhecimento de sentenças em conjunto aberto dos testes apresentados neste capítulo, o clínico pode optar por apresentar as frases em conjunto fechado. Essa medida simples pode auxiliar o fonoaudiólogo a acompanhar a evolução do paciente e, à medida que este se mostrar apto, condições mais desafiadoras devem ser propostas para avaliar a percepção de fala. No entanto, o ideal é que o clínico utilize diferentes listas para avaliação de conjunto fechado e aberto a fim de evitar o aprendizado prévio das sentenças.

No Quadro 1 é apresentado um resumo sobre os principais TPF nacionais discutidos neste capítulo.

CONSIDERAÇÕES FINAIS

No Brasil, há materiais gravados e padronizados para avaliar a percepção da fala de indivíduos com perda auditiva que foram apresentados neste capítulo, que devem ser utilizados pelos clínicos e pesquisadores para melhor monitoramento, confiabilidade e evolução das habilidades auditivas. O fonoaudiólogo deve também considerar que, muitas vezes, o mau desempenho em testes de percepção da fala pode ser por uma gama de fatores, como falta de adesão da família ou do próprio usuário ao processo de habilitação ou reabilitação, além de outros fatores, como falta de uso do dispositivo ou até mesmo influência de fa-

QUADRO 1 Principais testes de percepção de fala disponíveis no Brasil

Nome do teste	Estímulo	Público	Habilidades avaliadas
Sons do Ling[29]	Fonemas: /a/, /i/, /u/, /m/, /s/ e /Š/	Crianças e adultos	Detecção e reconhecimento
Teste de Avaliação da Capacidade Mínima (Tacam)[31]	Palavras monossílabas, dissílabas, trissílabas e polissílabas	Crianças menores de 5 anos	Discriminação e reconhecimento
Glendonald Auditory Screening Procedure (Gasp)[32,33]	5 provas que avaliam: detecção dos sons do Ling, discriminação vocálica, discriminação da extensão das vogais, reconhecimento de palavras e compreensão de sentenças	Crianças maiores de 5 anos	Detecção, discriminação vocálica e de extensão, reconhecimento auditivo em conjunto fechado e aberto
Lista de palavras como procedimento de avaliação da percepção dos sons da fala para crianças deficientes auditivas[35]	20 palavras dissílabas	Crianças deficientes auditivas entre 5-10 anos de idade	Reconhecimento auditivo em conjunto aberto
TPF com figuras[36]	30 palavras monossílabas e dissílabas	Crianças de 2 anos a 4 anos e 11 meses	Reconhecimento auditivo em conjunto fechado
Phrases in Noise Test (Pint)[21,37]	6 listas com 10 sentenças de ordem simples gravadas e disponíveis	Crianças a partir de 4 anos de idade	Reconhecimento auditivo de sentenças no ruído
Lista do Centro de Pesquisas Audiológicas (CPA) do Hospital de Reabilitação de Anomalias Craniofaciais[22]	11 listas com 10 sentenças	Adultos	Reconhecimento auditivo em conjunto aberto
Listas de Sentenças em Português (LSP)[19]	8 listas gravadas em um CD, sendo 1 com 25 sentenças e outras 7 listas com 10 sentenças cada	Adultos	Reconhecimento auditivo em conjunto aberto no silêncio e no ruído
Hearing In Noise Test (Hint)[20,47]	12 listas gravadas com 20 sentenças em cada. Material disponível em um *software*	Adultos	Reconhecimento auditivo em conjunto aberto no silêncio e no ruído
Teste de Reconhecimento Auditivo de Sentenças do Português (Rasp)[48]	10 listas com 20 sentenças em cada. Material de livre acesso no *software* PerSONa	Adultos	Reconhecimento auditivo em conjunto aberto no silêncio e no ruído
Material padronizado de fala para avaliação da percepção auditiva[39]	4 listas de palavras monossílabas, 4 listas de palavras dissílabas e 1 lista de palavras trissílabas	Adultos	Detecção, discriminação e reconhecimento auditivo em conjunto aberto

TPF: testes de percepção de fala.

tores não auditivos como alterações cognitivas ou presença de comorbidades. Todos os fatores auditivos, não auditivos e tecnológicos devem ser avaliados com cautela pelo clínico, pelo usuário de um dispositivo eletrônico auxiliar de audição e por sua família.

Nas crianças é muito importante o uso de protocolos padronizados, como o teste Gasp, que mostrem os marcadores clínicos do desenvolvimento auditivo para auxiliar em especial o processo de reabilitação.

Os TPF com sentenças e ruído competitivo são os mais recomendados na literatura para serem utilizados tanto em crianças quanto em adultos usuários de DEAA. Esses testes simulam melhor as situações do dia a dia e podem ser utilizados para monitorar a reabilitação auditiva. Nos testes com reconhecimento de fala no silêncio, muitas vezes os pacientes, especialmente os com perda auditiva pós-lingual, alcançam rapidamente o efeito teto de pontuação, mas permanecem com queixas de dificuldade de compreensão. Por isso, encoraja-se fortemente que o clínico procure se manter atualizado em sua prática clínica com testes de reconhecimento de fala que conseguirão avaliar as verdadeiras situações desafiadoras do paciente em seu cotidiano.

O futuro na área de avaliação da percepção de fala no Brasil é muito promissor, visto que há muitas pesquisas em centros especializados que estão sendo desenvolvidas, como a tradução de vários protocolos internacionais, bem como a produção de materiais nacionais que servirão para instrumentalizar o clínico e contribuir para o crescimento da ciência.

REFERÊNCIAS BIBLIOGRÁFICAS

1. Studdert-Kennedy M. Prefacio do The handbook of speech perception. Editado por Pisoni DB e Remez RE. Primeira publicação em 2005 por Blackwell Publishing Ltd. 2006 Library of Congress Cataloging-in-Publication. ISBN 0-631-22927-2.
2. Casserly ED, Pisoni DB. Speech perception and production. Wiley Interdisciplinary Reviews: Cognitive Science. 2010;1(5):629-47.
3. Almeida GVM, Ribas A, Calleros J. Free Field Word recognition test in the presence of noise in normal hearing adults. Braz J Otorhinolaryngol. 2017;83(6):665-9.
4. Iglehart F. Speech perception in classroom acoustics by children with cochlear implants and with typical hearing. Am J Audiol. 2016 Jun 1;25(2):100-9.
5. Owens E, Kessler DK, Telleen CC, Schubert ED. The minimal auditory capabilities (MAC) battery. Hear Aid J. 1981 Sept 9.
6. Ward WD. "Sensitivity" versus "acuity". Journal of Speech and Hearing Research. 1964;7:294-5.
7. Pereira LD, Schochat E. Baixa redundância: fala filtrada e fusão biaural. In: Pereira LD, Schochat E (eds.). Processamento auditivo central: manual de avaliação. São Paulo: Lovise; 1997. p.l03-9.
8. Andrade CAS, Souza MRF, Iorio MCM. Reconhecimento de fala e índice de inteligibilidade de fala em usuários de próteses auditivas intra-aurais: um estudo comparativo. Audiology – Communication Research [online]. 2020;25:e2362.
9. Black JW. Multiple-choice intelligibility tests. J Speech Hear Disord. 1957;22:213-23.
10. Gelfand SA. Tri-word presentations with phonemic scoring for practical high-reliability speech recognition assessment. J Speech Lang Hear Res. 2003;46:405-12.
11. Foster JR, Haggard MP. The Four Alternative Auditory Feature test (FAAF): linguistic and psychometric properties of the material with normative data in noise. Br J Audiol. 1987;21:165-74.
12. Schultz MC, Schubert ED. A multiple-choice discrimination test. Laryngoscope. 1969;79:382-99.
13. Hirsh I, Davis H, Silverman SR, Reynolds E, Eldert E, Benson RW. Development of materials for speech audiometry. J Speech Hear Disord. 1952;17:321-37.
14. Akeroyd MA, Arlinger S, Bentler RA, Boothroyd A, Dillier N, Dreschler WA, et al. International Collegium of Rehabilitative Audiology [ICRA] Working Group on Multilingual Speech Tests. Int J Audiol. 2015;54(Suppl 2):17-22.
15. Wilson RH, Stouse A. Relation between slopes of word recognition psychometric functions and homogeneity of the stimulus materials. J Am Acad Audiol. 2001 Feb;12(1):7-14.
16. Wagener KC, Brand T. Sentence intelligibility in noise for listeners with normal hearing and hearing impairment: influence of measurement procedure and masking parameters [La inteligibilidad de frases en silencio para sujetos con audición normal y con hipoacusía: la influencia del procedimiento de medición y de los parámetros de enmascaramiento]. International Journal of Audiology. 2005;44(3):144-56.
17. Faria LR. Testes de percepção de fala nos centros de implante coclear: conhecendo a realidade nacional. [Dissertação]. Recife: Curso de Saúde da Comunicação Humana, Universidade Federal de Pernambuco; 2016.
18. ISO 8253-1:2010. International Organization for StandardizationI. ISO 8253-1:2010. Acoustics – Audiometric test methods – Part 3: Speech audiometry. English version.
19. Costa MJ. Listas de Sentenças do Português. 1.ed. Santa Maria: Pallotti; 1998.
20. Nilsson M, Soli SD, Sullivan JA. Development of the Hearing In Noise Test for the measurement of speech reception thresholds in quiet and in noise. J Acoust Soc Am. 1994;95(2):1085-99.
21. Schafer EC. Improving speech recognition in noise of children with cochlear implants: contributions of binaural input and FM systems. [Dissertação]. The University of Texas at Dallas; [2005].
22. Valente SLO. Elaboração de listas de sentenças construídas na língua portuguesa [dissertação]. São Paulo: Pontifícia Universidade Católica; 1998.
23. Maruthurkkara S, Allen A, Cullington H, Muff J, Arora K, Johnson S. Remote check test battery for cochlear implant recipients: proof of concept study. Int J Audiol. 2021 Aug 25:1-10.
24. Spyridakou C, Rosen S, Dritsakis G, Bamiou DE. Adult normative data for the speech in babble (SiB) test. Int J Audiol. 2020;59(1):33-8.
25. Ciscare GKSS, Zabeu JS, Santos DR, Morettin-Zupelari M, Delgado-Pinheiro EMC, Frederigue-Lopes N. List of words to evaluate speech perception: recording and verification of applicability. Revista Cefac [online]. 2020;22(5):e2820.
26. Boothroyd A. Hearing impairments in children. New York: Prentice Hall; 1982.
27. Wilson RH, McArdle RA, Smith SL. An evaluation of the BKB-SIN, HINT, QuickSIN, and WIN materials on listeners with normal hearing and listeners with hearing loss. J Speech Lang Hear Res. 2007 Aug;50(4):844-56.

28. Spahr AJ, Dorman MF. Performance of subjects fit with the advanced bionics CII and nucleus 3G cochlear implant devices. Archives of Otolaryngology – Head & Neck Surgery. 2004;130(5):624-8.
29. Ling D. Speech and the hearing-impaired child: theory and practice. Washington, DC: Alexander Graham Bell Association for the Deaf; 1976.
30. Edwards C. Audiology and auditory verbal therapy. In: Edwards C, Estabrooks W, y Morrison HM, MacIver-Lux K. Auditory-verbal therapy: science, research and practice. San Diego, CA: Plural Publishing; 2020.
31. Orlandi ACL, Bevilacqua MC. Deficiência auditiva profunda nos primeiros anos de vida: procedimento para a avaliação da percepção da fala. Pró-Fono. 1999;10(2):87-91.
32. Erber NP. Auditory training. Alexander Graham Bell. Washington: Association for the Deaf; 1982.
33. Bevilacqua MC, Tech EA. Elaboração de um procedimento de avaliação de percepção de fala em crianças deficientes auditivas profundas a partir de cinco anos de idade. In: Marchesan IQ, Zorzi JL, Gomes ICD (eds.). Tópicos em fonoaudiologia. São Paulo: Lovise; 1996. p.411-33.
34. Silva BCS et al. Glendonald Auditory Screening Procedure (GASP): marcadores clínicos de desenvolvimento das habilidades de reconhecimento e compreensão auditiva em crianças usuárias de implante coclear. CoDAS [online]. 2019;31(4):e20180142.
35. Delgado EMC, Bevilacqua MC. Lista de palavras como procedimento de avaliação da percepção dos sons da fala para crianças deficientes auditivas. Pró-Fono R Atual Cientif. 1999;11(1):59-64.
36. Souza LF, Braga GRAB, Mota ALR, Zamberlan-Amorim NE, Reis ACMB. Construção e aplicabilidade de um teste de percepção de fala com figuras. CoDAS [online]. 2016;28(6):758-69.
37. Santos LG, Schafer EC, Thibodeau L, Jacob RTS. The Brazilian Phrases in Noise Test (PINT Brazil). J Educ Pediatr Habilit Audiol (JEPRA). 2017;23:1-8.
38. Jacob RT, Souza CO, Rosa BC, Santos LG, Paccola EC, Alvarenga BG, et al. Phrases in noise test (PINT) Brazil: effectiveness of the test in children with hearing loss. Braz J Otorhinolaryngol. 2021;87:164-70. Brazilian Journal of Otorhinolaryngology [online]. 2021;87(2):164-70.
39. Ribas A. Logoaudiometria: utilizando material padronizado e gravado na avaliação da percepção auditiva da fala. Curitiba: UTP; 2009.
40. Ministério da Saúde. Diretrizes gerais para a atenção especializada às pessoas com deficiência auditiva no Sistema Único de Saúde (SUS). Portaria GM/MS n. 2.776, de 18 de dezembro de 2014. Disponível em: http://bvsms.saude.gov.br/bvs/publicacoes/diretrizes_gerais_atencao_especializada_pessoas_deficiencia_auditiva_SUS.pdf. Acesso em: 8 mar. 2022.
41. Wagener KC, Brand T, Kollmeier B. Entwicklung und Evaluation eines Satztests für die deutsche Sprache II: Optimierung des Oldenburger Satztests [Development and evaluation of a sentence test for the German language II: optimization of the Oldenburg sentence test]. Zeitschrift Audiologie/Audiological Acoustics. 1999ª;38(2):44-56.
42. Peterson GE, Lehiste I. Revised CNC lists for auditory tests. J Speech Hear Disord. 1962 Feb;27:62-70.
43. New Minimum Speech Test Battery (MSTB) – For adult cochlear implant users. 2011. Sponsored By: New mstb User Manual Version (June, 2011). Disponível em: http://www.auditorypotential.com/MSTBfiles/MSTBManual2011-06-20%20.pdf. Acesso em: 8 mar. 2022.
44. Henriques MOC, Julio M. Reconhecimento de sentenças no ruído, em campo livre, em indivíduos com e sem perda auditiva. Revista Cefac [online]. 2011;13(6):1040-7.
45. Costa MJ, Santos SN. Proposal for implementing the Sentence Recognition Index in individuals with hearing disorders. CoDAS [online]. 2015;27(2):148-54.
46. Lessa AH, Costa MJ. Influência da velocidade de fala no reconhecimento de sentenças em idosos. Brazilian Journal of Otorhinolaryngology [online]. 2013;79(6):745-52.
47. Bevilacqua MC, Banhara MR, Da Costa EA, Vignoly AB, Alvarenga KF. The Brazilian Portuguese hearing in noise test. Int J Audiol. 2008 Jun;47(6):364-5.
48. Pinheiro MMC, Vieira MG, Vieira LM, Koerich I, Rosseto I, Lazzarotto-Volcão C, et al. Adaptação de lista de sentenças para avaliação da percepção de fala. COdas. 2022;34(1).
49. Alcaim A, Solewicz JA, Moraes JA. Frequência de ocorrência dos fones e listas de frases foneticamente balanceadas no português falado no Rio de Janeiro. Rev da Sociedade Brasileira de Telecomunicações. 1992;7(1):23-41.
50. Seara IC. Estudo estatístico dos fonemas do português falado na capital de Santa Catarina para elaboração de frases foneticamente balanceadas. [Dissertação]. Florianópolis: Curso de Linguística, Universidade Federal de Santa Catarina; 1994.
51. Software perSONA. Disponível em: https: //persona.ufsc.br/publicações/. Acesso em: 8 mar. 2022.

44

INTERVENÇÃO FONOAUDIOLÓGICA NA REABILITAÇÃO AUDITIVA INFANTIL

Cilmara Cristina Alves da Costa Levy
Gisela Maria Pimentel Formigoni
Joseli Soares Brazorotto

INTRODUÇÃO

O impacto e os altos custos da deficiência auditiva no contexto da sociedade são cada vez mais evidentes. Os custos econômicos globais totais da perda auditiva, em 2019, ultrapassaram 981 bilhões de dólares, sendo que 57% desses custos estavam em países de baixa renda e 6,5% deles foram destinados para as crianças de 0-14 anos.[1]

Adotaremos a terminologia "criança com deficiência auditiva/surda" em consonância com o Joint Commitee on Infant Hearing (2019),[2] considerando o processo histórico de compreensão da diversidade da surdez.

Tomando como base, portanto, os impactos econômicos, emocionais e a qualidade de vida dessas crianças e de suas famílias, os esforços para o desenvolvimento de recursos auxiliares à audição e das abordagens terapêuticas e educacionais voltadas à população de crianças com deficiência auditiva/surdas têm transformado vidas e trazido à sociedade uma visão mais clara sobre a diversidade da surdez.

Assim, ao refletirmos sobre os bebês nascidos com deficiência auditiva/surdez ou sobre as crianças que adquirem uma perda auditiva durante seu desenvolvimento, atualmente constatamos que eles podem ter as mesmas oportunidades de desenvolvimento que seus pares ouvintes.[3]

É imprescindível que reconheçamos essa perspectiva, pois a identificação dos avanços científicos, tecnológicos e de progresso da prática clínica com a população de crianças com deficiência auditiva/surdas e suas famílias impacta em nossas expectativas, no que transmitimos às famílias sobre seus filhos(as), e em nossa atuação com essa população.

Dessa forma, para melhor compreensão dos significativos avanços conquistados na área da reabilitação auditiva infantil, é importante identificar os momentos e os atores envolvidos nessa jornada. O cuidado auditivo e de desenvolvimento dos bebês e das crianças com deficiência auditiva/surdas com as quais atuamos hoje tem as marcas da dedicação desses líderes ímpares, bem como de familiares e das pessoas com deficiência auditiva/surdas, em uma constante parceria pelo mesmo objetivo.

Além disso, é imprescindível que possamos identificar as estratégias fundamentais na intervenção fonoaudiológica na reabilitação auditiva infantil, e que reflitamos sobre a atuação com os cuidadores/pais dessas crianças, de modo a potencializar a prática profissional nesta caminhada que trilhamos junto aos pequenos desbravadores desse universo auditivo e suas famílias.

É importante frisar que nenhum dos métodos ou abordagens terapêuticas poderá atender às necessidades de todas as crianças com deficiência auditiva/surdas, de modo que cada família deverá receber as orientações sobre as abordagens existentes para o desenvolvimento da comunicação de seu filho(a), com apoio para sua livre escolha, a partir das características e particularidades de cada família e criança. Assim, destacamos o papel da avaliação e da escuta ativa da família nesse processo, com ênfase na capacitação dos cuidadores/pais como mediadores dos benefícios da intervenção,[4] independentemente do método adotado para o desenvolvimento da comunicação dessas crianças.

Considerando que o escopo deste capítulo é a intervenção fonoaudiológica voltada à reabilitação auditiva de crianças com deficiência auditiva/surdas, não serão abordados outros métodos para o desenvolvimento da comunicação dessas crianças, tais como a comunicação total e o bilinguismo, de modo que utilizaremos o termo "criança com deficiência auditiva/surdas" nos referindo aos bebês e/ou crianças cujos pais/cuidadores optaram por envolver-se em um trabalho auditivo para o desenvolvimento da linguagem oral de seus filhos(as).

PRINCÍPIOS E HISTÓRICO DA REABILITAÇÃO AUDITIVA INFANTIL

A história do cuidado dedicado às crianças com deficiência auditiva/surdas envolve muitas pessoas em diferentes partes do globo. Ao caminharmos nesse histórico, será possível observar que no mundo inteiro as hipóteses de diversos pesquisadores, educadores e de pessoas interessadas no desenvolvimento da audição e da linguagem de crianças com deficiência auditiva/surdas estiveram em sintonia. A premissa de que a audição residual, ainda que em frequências baixas, seria útil e fundamental ao desenvolvimento dessas crianças foi uma delas. A outra, a de que a linguagem natural, a partir das interações significativas com a família de forma sucessiva, é a chave do desenvolvimento da audição e da fala.[5]

Atualmente, a possibilidade de acesso a todos os sons da fala, mesmo por crianças com perda auditiva sensorioneural profunda bilateral, foi conquistada graças aos avanços científicos e tecnológicos. Também é ponto pacífico que a família é a chave do sucesso terapêutico.[6]

Nesse cenário, cabe a nós refletir e retomar uma questão importante: considerando esse estado da arte, com tamanha evolução da ciência e da tecnologia em prol da reabilitação auditiva de bebês e de crianças com deficiência auditiva/surdas, quais são nossas expectativas sobre o seu desenvolvimento? E ainda: Quais são os desafios atuais em nossa atuação fonoaudiológica? Esperamos que esta caminhada pelo histórico das principais abordagens terapêuticas dedicadas ao desenvolvimento da audição e da fala em crianças com deficiência auditiva/surdas traga elementos norteadores para tais reflexões.

As principais abordagens terapêuticas para a reabilitação auditiva na deficiência auditiva infantil são semelhantes em seus pressupostos teóricos e nos fundamentos de sua aplicação clínica. Ainda assim, merecem ser descritas para que não sejam utilizadas de forma errônea ou desrespeitando seus critérios. Serão abordadas a seguir: a Terapia Auditiva-Verbal conhecida como TAV,[7] e, no Brasil, o Método Aurioral.[5] Ambos têm em comum o referencial teórico da Abordagem Acupédica.[8]

São características comuns entre os métodos: a necessidade de identificação precoce da perda auditiva, a oferta de serviços audiológicos que atendam às necessidades de cada criança, a construção de um ambiente domiciliar que dê suporte ao desenvolvimento auditivo, pais/cuidadores parceiros na jornada de desenvolvimento auditivo e de linguagem, por meio de seu conhecimento, a seleção de metas compartilhadas com os pais/cuidadores, as expectativas de desenvolvimento da criança com deficiência auditiva/surda partindo dos marcos de desenvolvimento típico e a constante avaliação de metas e do processo terapêutico, além da inclusão escolar.[6,9,10]

Em seu artigo "Programa clínico para o deficiente auditivo em idade precoce: uma crítica retrospectiva", Bevilacqua et al.[11] relatam o percurso, desde o ano de 1970, da implementação do programa clínico voltado às crianças menores de 3 anos de idade, na cidade de São Paulo, culminando com sua sistematização em 1973, bem como com a análise de 10 anos de experiência com o referido programa.

A fundamentação teórica dessa proposta baseou-se nas publicações de Erick Wedenberg (1954), da Suécia, e na Abordagem Acupédica de Doreen Pollack (1970), de modo que o treinamento auditivo passou a ser visto como um trabalho mais completo, chamado de Audiologia Educacional.[11]

As autoras[10] destacam que, antes de 1970, a idade elegível para o início do treinamento auditivo era 3 anos ou mais, sendo a sistematização desse programa pediátrico, portanto, pioneira.

O desenvolvimento dessas atividades clínicas e de divulgação científica, por professoras do Departamento de Distúrbios da Comunicação da Pontifícia Universidade Católica de São Paulo (PUC-SP) e por fonoaudiólogas que estabeleceram parceria com elas, resultou, no ano de 1997, na publicação da obra *Audiologia educacional: uma opção terapêutica para a criança deficiente auditiva.*[6]

Assim, o Método Aurioral tem como fundamento o uso da audição residual com dispositivos auditivos, focalizado no trabalho das habilidades auditivas para o desenvolvimento da linguagem oral na criança com deficiência auditiva/surda, com base na parceria entre a família/criança, o terapeuta e a escola. Destaca-se, portanto, que tornar a audição parte da vida da criança traz consequências positivas para seu desenvolvimento global e em seu ambiente social.

Desde o ano de 2017, a Academia Brasileira de Audiologia (ABA) promove a certificação de profissionais que desejam se habilitar no Método Aurioral, chancelados pela ABA, analogamente à Academia Graham Bell, em Washington/EUA, que certifica profissionais do mundo todo para a atuação com a TAV. Destaca-se a importância da qualificação desses profissionais para a otimização dos resultados alcançados pelas crianças com deficiência auditiva/surdas, um compromisso com a ciência, uma vez que estamos em um momento de constantes mudanças tecnológicas e de paradigmas.[12,13]

Essas certificações são necessárias para manter a educação continuada, principalmente aos fonoaudiólogos que atuam em centros especializados de reabilitação do Sistema Único de Saúde (CER/SUS) e para aqueles que prestam serviços no sistema de saúde suplementar.

Assim como o Método Aurioral, a TAV é uma intervenção holística em que as interações sociais são essenciais para o desenvolvimento do funcionamento cognitivo e linguístico e que também enfatiza o desenvolvimento da audição e da linguagem oral por meio do aproveitamento das rotinas diárias.[7] Uma das missões das duas propostas de trabalho é a de que os profissionais guiem os cuidadores/pais de crianças com deficiência auditiva/surdas a utilizarem todos os recursos e o potencial nas interações diárias, visando à aquisição e ao desenvolvimento das habilidades auditivas, comunicativas, cognitivas, sociais e educacionais.[3] No caso da TAV, é obrigatória a certificação para a atuação do profissional.

Dessa forma, para compreendermos melhor os princípios e a evolução de ambas as propostas, uma linha do tempo e as informações sobre os pontos de destaque desse histórico serão apresentadas a seguir.

COMO TUDO COMEÇOU?

Iniciaremos com a história "recente" (Figura 1), que se refere ao período que compreende o final de 1800, marcado por grandes descobertas. Na época, a invenção do telefone, em 1876, por Alexander Graham Bell, inspirado pelo desejo de auxiliar sua esposa a escutar melhor, e o primeiro audiômetro, criado por Hughes em 1879, foram marcos que fomentaram as discussões sobre a possibilidade de que pessoas com deficiência auditiva/surdas tivessem audição residual, e, ainda que fosse mínima, pudessem escutar com o uso de dispositivos auditivos, abrindo caminho para a jornada dos avanços e esforços nessa direção.[3]

No Brasil, entre 1840 e 1857 se estabelecia o Instituto Nacional de Educação de Surdos, o INES. Na Áustria, Viktor Urbantschitsch (1847-1921), um otologista da Universidade de Viena, foi o primeiro a sistematizar um programa de treinamento auditivo para crianças. Urbantschitsch observou que elas respondiam à voz quando ele lhes falavam próximo à orelha, o que descreveu como audição residual.[14] Seu método foi publicado em alemão, em 1895, traduzido posteriormente por Silverman em 1982, com o título *Auditory training for deaf mutism and acquired deafness*, e muitas de suas premissas são ainda hoje princípios da Terapia Auditiva-Verbal e do Método Aurioral.

Na sequência desse trabalho, Max Aaron Goldstein (1870-1941), graduado em medicina pela Missouri Medical College, foi a Viena em 1893 para estudar com o Dr. Adam Politzer, o criador da otologia moderna. Nesse momento, o Dr. Goldstein se interessou pelo trabalho do Professor Viktor Urbantschitsch para melhorar a educação de crianças com surdez congênita e, entusiasmado, mostrou-se determinado a introduzir esse método nos EUA. Assim, em 1939, ele ganhou um parceiro para avançar com sua proposta: Emil Fröeschels, um especialista austríaco em terapia da fala, que em 1924 introduziu o termo "logopedia" e que em 1939 emigrou para os EUA, ocupando uma posição de professor pesquisador de distúrbios da fala no Central Institute for the Deaf, liderado por Goldstein, na Washington University, em St. Louis.[3]

A abordagem proposta era a ênfase no treinamento auditivo, em vez do treinamento de leitura orofacial, até então a via sensorial mais utilizada para a reabilitação de pessoas com deficiência auditiva/surdas. Posteriormente, Fröeschels vinculou-se a Helen Beebe, uma das fundadoras da Terapia Auditiva-Verbal.

Em 1948 foi iniciado na Columbia Presbyterian Medical Center, na cidade de Nova York, EUA, um programa sob a direção de Prince Fowler Jr. para pesquisar sobre a avaliação audiológica infantil e a adaptação de aparelho de amplificação sonora individual (AASI) na população pediátrica, bem como o estudo sobre como os bebês e crianças pequenas poderiam ser treinados para um bom aproveitamento desses dispositivos. Segundo Doreen Pollack, no livro *Educational audiology for the limited hearing infant and preschooler: an auditory-verbal program*,[5] no início, supôs-se que crianças com deficiência auditiva que usavam AASI desde cedo desenvolveriam a percepção auditiva normalmente, enquanto as crianças com perdas auditivas profundas necessitariam de treinamento formal de leitura labial. No entanto, apesar de ambos os grupos de crianças reconhecerem a fala por meio da leitura labial, o reconhe-

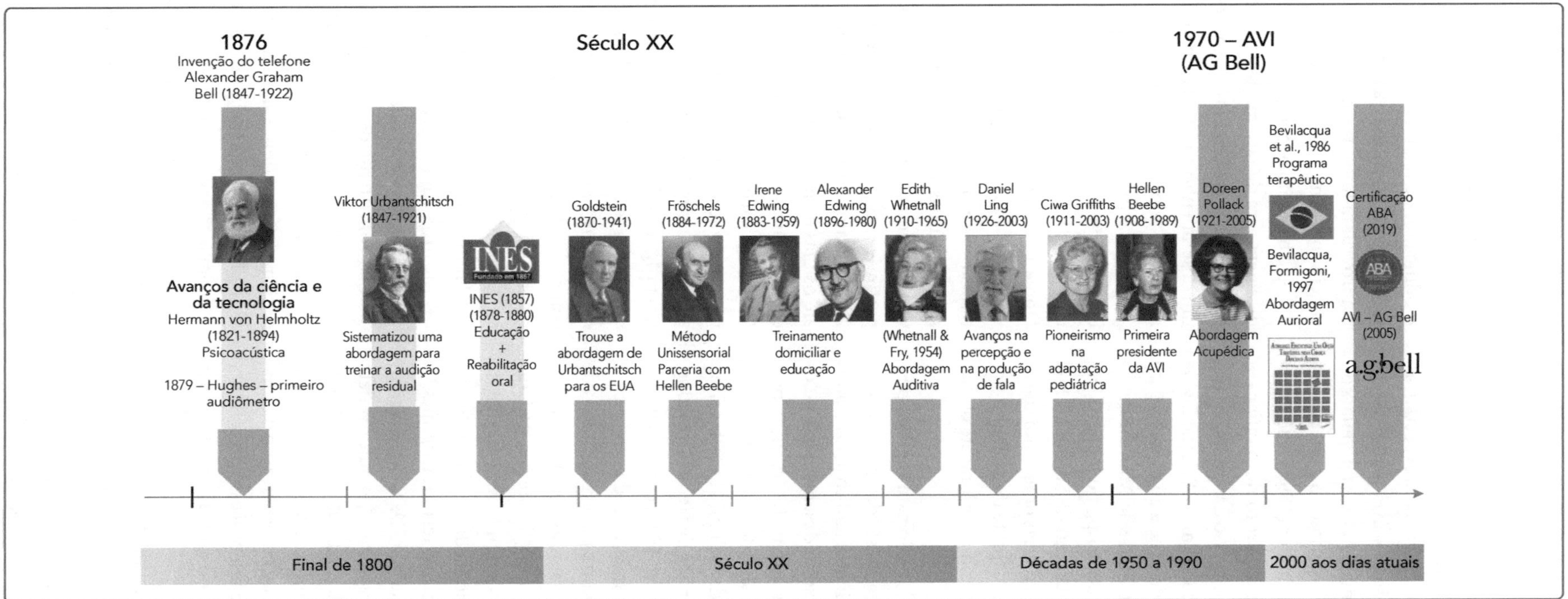

FIGURA 1 Histórico da reabilitação auditiva infantil.

AG Bell: Alexander Graham Bell Association for the Deaf and Hard of Hearing/Academy for Listening and Spoken Language; AVI: Auditory-Verbal International.

Fonte: elaborada pelas autoras.

cimento de palavras pela via auditiva não foi aprendido espontaneamente. Concluiu-se, com base em suas evidências, que existia a necessidade de um treinamento das habilidades auditivas. Os resultados alcançados com as crianças após a implementação dele foram além das expectativas, indicando que esse era um caminho viável para o desenvolvimento da audição e da linguagem nessa população.

No Reino Unido, nesse mesmo período, o casal Ewings, *Lady* Irene (1883-1959) e *Sir* Alexander (1896-1980), destacou-se por desenvolver o treinamento domiciliar e a educação institucional antes do ingresso das crianças com deficiência auditiva/surdas na escola. Em 1919, Irene Ewing tornou-se professora associada de educação especial para deficientes auditivos na Universidade de Manchester, o primeiro departamento especial desse tipo no mundo (Departamento de Audiologia e Educação de Surdos).[15] Sua filosofia de aproveitar as situações diárias de aprendizagem e de seguir o interesse da criança é parte do trabalho nas Terapias Auditiva-Verbal e do Método Aurioral até os dias de hoje.

Edith Whetnall (1910-1965), otologista inglesa, pessoalmente envolvida com a área da surdez por ter uma sobrinha identificada com deficiência auditiva aos 3 anos de idade, complementou o trabalho desenvolvido pelos Ewings com ênfase na identificação e na intervenção precoces, um método denominado abordagem auditiva.[16]

De 1946 a 1950, o programa da Columbia Presbyterian Medical Center despertou o interesse de Henk C. Huizing, que o implementou na Holanda, em 1947, com a denominação de "*Acoupaedic*", posteriormente mudando-se para Denver e iniciando lá um programa para reabilitação de crianças com deficiência auditiva/surdas em idade pré-escolar patrocinado pelo Dr. Richard Winchester, da Universidade de Denver. Em 1954, Marion Downs tornou-se a diretora dos serviços de audiologia da mesma universidade, sugerindo que fosse utilizado o termo *Acupedics*.[5]

Mais tarde, em 1959, em seu artigo *"Deaf-mutism: modern trends in treatment and prevention"*, o autor reflete sobre o uso dos termos, em inglês, *educational audiology* ou *audiological education*, referindo-se a eles como uma nova filosofia, baseada na educação ou reeducação da função auditiva, destacando-a como um processo do cérebro, em que mesmo o mínimo resíduo auditivo pudesse ser utilizado para a comunicação.[17]

Destacamos que entre 1950 e 1980 houve intensa atividade de vários pesquisadores e profissionais que atuavam na reabilitação auditiva e na educação de crianças com deficiência auditiva/surdas, com o estabelecimento dos princípios para um trabalho efetivo visando ao desenvolvimento da audição e da fala na criança com deficiência, os quais são aplicados até os dias de hoje, a saber: a identificação e a intervenção precoces e o uso apropriado dos AASI, o envolvimento da família como principal agente modificador da realidade das crianças e principais professores de seus filhos(as) e a inclusão no ensino regular para o aproveitamento máximo das potencialidades da convivência com seus pares ouvintes.[3,6,5,18]

Não há como negar que esses fatores foram um divisor de águas para de fato muitas crianças terem tido a possibilidade de, precocemente e bem equipadas, apresentarem um desempenho auditivo e linguístico melhor e com menos esforço do que anos antes.

Entre os pesquisadores dedicados a essa área na época, são identificados como fundadores da Terapia Auditiva-Verbal: Daniel Ling, Ciwa Griffiths, Helen Beebe e Doreen Pollack.

Daniel Ling (1926-2003), um audiologista inglês, entusiasta da reabilitação auditiva de crianças com deficiência auditiva/surdas, trouxe infinitas contribuições nesse campo. O procedimento de checagem das respostas auditivas, a partir de suas pesquisas sobre a percepção e a produção de fala na criança com deficiência auditiva/surda,[19] é utilizado até os dias de hoje. No ano de 1963, Dr. Ling recebeu um convite para ser diretor da Escola Oral de Montreal, no Canadá, local em que poderia aplicar seus conhecimentos na organização da educação de crianças com deficiência auditiva/surdas. Com sua esposa, Agnes Ling Phillips, criou um programa de intervenção família-bebê na McGill University. Em seu artigo *"Crucial variables and their evaluation in programs for hearing-impaired children"*,[20] o casal destacou as condições importantes para que os programas de reabilitação auditiva fossem efetivos:

1. Detecção precoce.
2. Admissão precoce da criança com deficiência auditiva/surda em um programa que ofereça continuidade de diagnóstico e tratamento.
3. Uso consistente de aparelhos de amplificação sonora individual (AASI) adequados para explorar a audição residual desde o início da infância.
4. Um professor/terapeuta altamente qualificado para trabalhar com frequência, de forma intensiva e individual, com a criança e os cuidadores/pais.
5. Pais que colaboram no programa de tratamento da criança.
6. Ampla exposição da criança aos padrões de linguagem falada da comunidade.
7. Interação abundante entre a criança e seus pares com audição normal.

8. Serviços de apoio médico, audiológico, psicológico e técnico que atendam às necessidades do professor/terapeuta, dos pais e da criança.

Observamos que as condições tratadas por Ling e Ling em 1976 são atuais se comparadas às preconizadas hoje para o desenvolvimento apropriado dos programas de intervenção com as crianças com deficiência auditiva/surdas e suas famílias.

Outra profissional de destaque para a implementação da Terapia Auditiva-Verbal foi Ciwa Griffiths (1911-2003), americana pioneira na área de adaptação de AASI para bebês e crianças pequenas com deficiência auditiva/surdas, fundadora da Hear Foundation em Los Angeles, na Califórnia, que mais tarde recebeu o nome de "Hear Center". Na década de 1950, Griffiths trabalhou intensamente na adaptação pediátrica, inovando ao adaptar AASI em bebês. Na década de 1970, a partir da organização das primeiras conferências internacionais sobre o uso de tecnologias auditivas para crianças com deficiência auditiva/surdas, da qual Ciwa era membro, houve a fundação da Auditory-Verbal International, atualmente AGBell Academy.[3,21]

Helen Beebe (1909-1989), educadora americana e uma das pioneiras da Terapia Auditiva-Verbal, desenvolveu uma cooperação com Fröschels por 25 anos. Beebe defendia o trabalho com a abordagem unissensorial, que destacava o aprendizado auditivo em oposição aos métodos orais tradicionais, e o trabalho terapêutico que desenvolvia com as famílias envolvia o uso de diários. As famílias levavam os diários para que Beebe conhecesse as experiências relatadas pelos pais com a criança em casa e as ajudasse a identificar as necessidades de orientações e ajustes na interação e nas rotinas diárias para a otimização do ambiente de estimulação da criança. Essa prática está presente em nossa atuação em diferentes formatos, tais como o uso do diário de reflexão ou diário dialogado pela família, a vídeo-orientação, as sessões de orientação e a participação ativa das famílias nas sessões.[22]

Um grande nome para a reabilitação auditiva infantil é Doreen Pollack (1920-2005), que se licenciou em terapia da fala pelo College of Speech Therapists da Inglaterra, em 1944. Emigrou para os EUA, vivendo em Denver, no Colorado, a partir de 1951. De 1965 a 1981, como diretora da Clínica de Fonoaudiologia do Hospital Porter, criou o Programa de Acústica (Abordagem Acupédica) para o ensino da escuta e da linguagem falada para crianças com deficiência auditiva/surdas, método este que inspirou o desenvolvimento da Terapia Auditiva-Verbal e do Método Aurioral, como abordado anteriormente.

A partir da década de 1970, portanto, houve a padronização do trabalho desenvolvido com as crianças com deficiência auditiva/surdas e suas famílias na perspectiva da aquisição e desenvolvimento da audição e da fala. Assim, cada vez mais profissionais e pesquisadores começaram a se congregar em eventos e conferências, nos anos de 1973, 1974 e 1979, com constante crescimento da prática acupédica, que teve algumas nomenclaturas diferentes. Até que, em 1993 o Dr. Daniel Ling sugeriu o nome que foi acordado e que é utilizado até hoje: Terapia Auditiva-Verbal.[3]

Além dos esforços e da organização retratados nesse histórico, outras iniciativas com pressupostos semelhantes aos da Abordagem Acupédica foram divulgados para a habilitação auditiva de bebês e crianças com deficiência auditiva/surdas. Dentre eles, destacamos o Método Verbotonal e o Método Perdoncini.

O Método Verbotonal, desenvolvido pelo linguista croata Petar Guberina, utiliza aparelhos de estimulação auditiva, especialmente desenvolvidos para o método, denominados aparelhos Suvag (Sistema Universal Verbotonal de Audição Guberina), capazes de estimular qualitativamente o resíduo auditivo. O Método Verbotonal propõe, dessa forma, uma estimulação qualitativa da audição atrelada a uma proposta de desenvolvimento da linguagem dentro de uma visão ampla e com o emprego de técnicas específicas para o trabalho com os diferentes níveis da linguagem, envolvendo também o trabalho com o corpo (ritmo corporal) e com a música (ritmo musical).[23]

O Método Perdoncini é uma metodologia audiofonatória criada pelo linguista francês, doutor e professor Guy Perdoncini, na década de 1960. Esse método foi trazido para o Brasil e adaptado à língua portuguesa pela professora linguista Alpia Couto, presidente da Associação Internacional Guy Perdoncini para o Estudo e Pesquisa da Deficiência Auditiva (AIPEDA). Trata-se de um método unissensorial, que objetiva o desenvolvimento dos resíduos auditivos para a aquisição da linguagem, sempre buscando a naturalidade das situações de interação com a criança, seguindo seu ritmo.[24]

Ambos os métodos foram trazidos para o Brasil, e em alguns centros e serviços ainda são empregados.

Em relação aos programas que apoiam famílias de crianças com deficiência auditiva/surdas, várias iniciativas foram desenvolvidas pelos atores referenciados nesse histórico. Além deles, salientamos dois programas: o primeiro é o SKI HI, criado em 1972 por Thomas C. Clark para ajudar as crianças com deficiência auditiva/surdas em idade pré-escolar no desenvolvimento da linguagem. O foco do projeto é o fornecimento de um programa doméstico para pais que possibilitará um ambiente linguístico máximo para a criança.[25]

Outro projeto muito relevante e de apoio às famílias de crianças com deficiência auditiva/surdas é a Clínica John Tracy, fundada em 1943 por Louise Treadwell Tracy a partir de sua experiência com seu filho, John. Localizada em Los Angeles, há mais de 80 anos presta serviços de educação a distância e presenciais a tais familiares. Com propostas diversificadas para atender às crianças com deficiência auditiva/surdas e suas famílias, destaca-se o programa por correspondência, denominado *12 Lições da JTC*, as quais são divulgadas em vários países para apoiar famílias na tarefa de cuidar e educar crianças com deficiência auditiva/surdas, bem como o *Worldwide Parent*, um programa de terapia intensiva de verão que envolve famílias/cuidadores de diferentes países, tendo como princípio a participação efetiva da família durante as sessões.[26]

As mediações com os pais/cuidadores, que antes eram feitas por cartas enviadas pelos correios, atualmente têm sido otimizadas por modelos mais rápidos, pois a tecnologia novamente está a nosso favor. Cursos, *webinars* e outras modalidades mediadas por tecnologia, nos formatos síncrono e assíncrono, têm favorecido profissionais e pais na educação continuada com base na troca de experiências, conhecimentos, atualizações e muito mais. Dentre essas iniciativas destacamos o *Hearing First*.[27]

No Brasil, conforme comentado anteriormente, desde o ano de 1970 houve a implementação do programa clínico de Audiologia Educacional, voltado às crianças menores de 3 anos de idade, baseado na Abordagem Acupédica de Doreen Pollack (1970), sendo denominado posteriormente Método Aurioral.

DE 1980 AOS DIAS ATUAIS: EVOLUÇÃO DA TERAPIA AUDITIVA-VERBAL E DO MÉTODO AURIORAL

Houve um rápido crescimento da Terapia Auditiva-Verbal e do Método Aurioral nas últimas décadas, impulsionados pelos avanços da tecnologia,[28] a ampliação da triagem auditiva neonatal universal e a divulgação dos resultados positivos de desenvolvimento das crianças com deficiência auditiva/surdas inseridas em programas para o desenvolvimento da audição e da linguagem.[18]

Nos dias de hoje, a Terapia Auditiva-Verbal está presente em muitos países. Em pesquisa recente com 137 terapeutas TAV certificados, de 16 países (Índia, China, Malásia, Austrália, Canadá, Argentina, México, Chile, Paraguai, Reino Unido, Dinamarca, Alemanha, Portugal, França, África do Sul e EUA) e em 6 continentes, constatou-se que a distribuição global dos respondentes está mais disseminada do que em 2008, quando a primeira pesquisa dessa natureza foi realizada e nenhuma representação foi obtida do continente europeu, da Ásia ou da África do Sul. Esses dados indicam uma expansão da representatividade dessa abordagem mundialmente.[3] Atualmente, no Brasil, há um movimento incentivando os profissionais a se certificar nessa proposta terapêutica.

O Método Aurioral é atualmente empregado em nosso país, com base nas escolhas dos pais/cuidadores, e conta com a certificação da Academia Brasileira de Audiologia.

ESTRATÉGIAS FUNDAMENTAIS PARA O DESENVOLVIMENTO DAS HABILIDADES AUDITIVAS, DE LINGUAGEM ORAL E COGNIÇÃO DAS CRIANÇAS COM DEFICIÊNCIA AUDITIVA/SURDAS

Como constatamos a partir do histórico e dos princípios do Método Aurioral e da Terapia Auditiva-Verbal, em todo o mundo, a trajetória clínica e educacional das crianças com deficiência auditiva/surdas e de suas famílias sofreu uma grande transformação. Acompanhando essa nova realidade, os fonoaudiólogos devem, pois, considerar a necessidade de ajustar suas expectativas e, com elas, a sua prática.

As estratégias consideradas pela literatura internacional e nacional, associadas à prática clínica, que serão abordadas a seguir, são consideradas fundamentais para o processo do desenvolvimento das habilidades auditivas, da linguagem receptiva e expressiva e do desenvolvimento cognitivo em crianças com deficiência auditiva/surdas. Pode haver outras estratégias usadas pelos profissionais, e de forma alguma os autores sugerem que os cuidadores/pais pelas crianças se limitem àquelas propostas neste texto.

A proposta é que o uso dessas estratégias seja baseado nas metas compartilhadas com os cuidadores/pais, de modo que eles se sintam confiantes em aplicá-las em seu dia a dia. O fonoaudiólogo deve orientar e modelar as estratégias a serem usadas, visando atingir determinado objetivo, e a seguir passar o comando aos cuidadores/pais, para que possam treinar e desenvolver suas habilidades. Ao final poderão analisar e refletir sobre as atividades realizadas. Uma sugestão é filmar a terapia para que revejam juntos e assim possam adequar a melhor maneira de atingir os objetivos-alvo por meio das estratégias.

Uma estratégia é um plano de ação, um método, uma abordagem ou, simplesmente, "uma maneira" ou uma combinação de maneiras de alcançar um resultado desejado, como qualquer objetivo de curto, médio ou longo prazo, determinado pelo fonoaudiólogo e pelos cuidadores/pais.[3]

Cada estratégia promove a captura do interesse da criança e da imaginação dos cuidadores/pais, à medida que eles se envolvem na intervenção natural, centrada na criança, na brincadeira baseada em seus interesses e engajamentos incidentais (ver Quadro 1) e responsivos que é adotada pelos profissionais.

Usaremos o termo "dispositivos auditivos" ao nos referirmos aos AASI, ao implante coclear (IC) e a próteses ancoradas no osso, e o termo "sistemas auxiliares de escuta" para os microfones remotos e afins.[30]

Quando as estratégias descritas a seguir são usadas, a entrada auditiva é priorizada e o sistema neural auditivo central tem a oportunidade de ajustar e desenvolver novos processos auditivos e impressões.[3]

Cada estratégia é usada para abordar um ou mais dos seis objetivos a seguir:

1. Criar um ambiente de escuta.
2. Facilitar o processamento auditivo.
3. Melhorar a percepção auditiva da fala.
4. Promover o conhecimento da linguagem.
5. Facilitar a linguagem falada e a cognição.
6. Estimular a aprendizagem independente.[31]

No Quadro 2 são apresentadas as estratégias fundamentais na intervenção fonoaudiológica na reabilitação auditiva infantil, com exemplos de sua utilização.

QUADRO 1 Escuta incidental

Vale lembrar que, dependendo do tipo e grau de perda auditiva, os dispositivos auditivos como o IC e os AASI possibilitam a escuta incidental, a mais eficiente e talvez a única via para o verdadeiro domínio da comunicação verbal, sendo a hipótese mais segura para explicar as conquistas na área da linguagem realizadas pelas crianças com deficiência auditiva/surdas. Ela se constitui quando a criança internaliza conhecimentos por meio de situações que ocorrem naturalmente em seu meio ambiente e depende da habilidade do sistema cognitivo da criança para fazer uso de similaridades e diferenças dentro dessas situações para generalizar as informações auditivas de um contexto para outro. Fatores como função cognitiva, qualidade de habilitação, participação da família no processo terapêutico e modo de comunicação da criança antes da adaptação dos AASI/IC influenciam na aquisição da escuta incidental.[29]

AASI: aparelhos de amplificação sonora individual; IC: implante coclear.

TRABALHO COM AS FAMÍLIAS

"As pessoas não resistem a mudanças, elas resistem a ser mudadas."[43]

Cuidadores/pais de bebês e crianças pequenas são os principais interlocutores. Em suas relações comunicativas-afetivas, são eles os agentes de transformação para o desenvolvimento das habilidades linguísticas, comunicativas, afetivas, sociais etc.

Dessa forma, a qualidade e a quantidade de interações com contato visual que a criança recebe em seu ambiente doméstico, ou seja, o olhar atencioso para a criança, toda essa atenção compartilhada são marcadores importantes para seu desenvolvimento psicoemocional.

Neste subitem, pretendemos abordar a forma de atuar com pais/cuidadores (que inclui a família, seja pai, mãe ou avós) de bebês e crianças com deficiência auditiva/surdas. A psicologia traz o trabalho de *coaching* como pioneiro, abordando a influência do bem-estar físico e emocional dos pais com seus filhos – mesmo considerando divergências culturais, heranças étnicas e raciais e diversidades históricas.[44,45] *(Para maiores informações sobre o assunto, consultar o Capítulo 42, "Aconselhamento e orientação familiar".)*

Whitmore (1992) determina o *coaching* como o "desbloqueio do potencial de uma pessoa para maximizar sua própria atuação". É ajudá-las a aprender, em vez de ensiná-las – "uma abordagem de facilitação".[46]

Historicamente, um trabalho de *coaching* também tem sido aplicado por líderes da terapêutica auditiva verbal há tempos.[5,47] O trabalho de *coaching* na terapia se concentra principalmente na promoção da autodescoberta, que leva a maiores níveis de capacidade e conhecimento por parte dos cuidadores, facilitando o domínio das habilidades desejadas nas crianças.[48] Construir um elo de confiança e preocupação empática, que se define como a capacidade de sentir as necessidades do outro, será um grande desafio para o terapeuta. Afinal, as pessoas são diferentes, inclusive dentro da própria família. Os cuidadores/pais terão desafios, enfrentarão pontos fortes e pontos fracos dessemelhantes.

Os profissionais não terão respostas prontas sobre todos os questionamentos que, porventura, possam surgir no âmbito terapêutico. Mas devem estar prontos para ouvir, sem julgamentos ou conclusões antecipadas – e, caso não estejam capacitados para tal tarefa, encaminhar a família para outro profissional pode ser uma ótima alternativa.

Afinal, o que todos almejam? Que a família seja capaz de criar um ambiente rico em experiências auditivas e linguísticas nas brincadeiras, na rotina social e no dia a dia.

QUADRO 2 Estratégias fundamentais da intervenção fonoaudiológica na reabilitação auditiva infantil

Estratégia	Considerações sobre a estratégia	Exemplo(s) de aplicação
Uso apropriado dos dispositivos auditivos	Os dispositivos auditivos devem ser usados durante todos os momentos em que a criança esteja acordada, garantindo a oportunidade de receber o *input* auditivo. Os centros auditivos do cérebro necessitam de acesso sonoro consistente, contínuo, claro e completo para que as crianças desenvolvam habilidades de fala e linguagem naturalmente por meio da audição.[9,10] Os dispositivos devem estar sempre em boas condições de funcionamento para garantir a melhor audibilidade possível. Nesse sentido, a família deve checar diariamente as respostas auditivas da criança por meio do teste dos sons de Ling, a saber: /m/, /u/, /i/, /a/, /ch/, /s/. Recentemente houve o acréscimo de mais 4 sons proposto por Madell e Hewitt,[33] /dj/, /rr/, /n/, /z/.[32,33] É importante orientar a família para que, no caso de dispositivos bilaterais, a checagem seja feita separadamente próximo à criança no início e a 3 m posteriormente. Apresentar os sons em tom e velocidade normal de fala, sem prolongá-los, e observar as respostas. Pode-se também testar por meio de uma atividade de condicionamento com um brinquedo ou com figuras associadas aos sons. Ensinar todas as pessoas que lidam com a criança a manipular corretamente os dispositivos em todas as funções, colocar, tirar, ligar, desligar, trocar as baterias e conectar aos sistemas auxiliares de escuta como microfones remotos.	Utilizar faixas que adaptam os dispositivos à altura das orelhas ou outros acessórios de contenção destes. Não colocar, por exemplo, os implantes juntos no alto da cabeça, em um laço, pois isso inviabiliza a habilidade de localização sonora. No momento de colocar os implantes cocleares o ideal é que estejam realizando atividades divertidas, para que a criança os associe a uma situação prazerosa, como cantar a música preferida. Os cuidadores/pais podem ser orientados a colocar os dispositivos antes de a criança acordar, assim ela poderá fazê-lo naturalmente com os ruídos da casa, como ocorre com os ouvintes. No momento de dormir deixe sempre um dispositivo em um dos ouvidos, assim ela terá a possibilidade de ouvir as canções de ninar ou uma estória que estejam contando.
Ambiente de escuta	A família deve adequar o ambiente diário da criança para que seja o mais silencioso possível, pois os ruídos de fundo mascaram a fala e comprometem a qualidade do som que chega ao cérebro através dos dispositivos. A criança que está aprendendo a escutar precisa fazê-lo no silêncio. Isso facilitará a escuta dos sons ambientais e de fala, propiciando melhor desenvolvimento das habilidades auditivas e da linguagem oral. A voz dos pais, cuidadores e fonoaudiólogo deve ser audível e ficar acima dos sons do ambiente.[34] Ambientes com más condições de escuta comprometem a capacidade das crianças de perceber a fala com precisão e de aprender uma nova linguagem.[35]	Dar preferência a se posicionarem longe de portas e janelas, se possível manter as portas fechadas. Procurar minimizar os efeitos da reverberação com o uso de móveis, tapetes e cortinas. Sentar-se ao lado da criança na mesma altura do rosto, próximo ao microfone do dispositivo, garantindo, assim, melhor audibilidade dos sons de fala. Naturalmente haverá a diminuição do uso de leitura orofacial pela criança.
Escutar primeiro	O cérebro humano que experimenta a privação sensorial, nesse caso a privação sensorial auditiva, terá essa modalidade sensorial direcionada para outros sentidos, em um processo denominado "reorganização modal cruzada", ocorrendo maior desenvolvimento da modalidade visual.[36]	Antes de apresentar um objeto ou realizar uma ação, os pais, cuidadores e terapeutas precisam falar sobre eles. Dessa maneira, ajudam as crianças a desenvolver suas habilidades de compreensão de linguagem apenas auditivamente.

(continua)

QUADRO 2 Estratégias fundamentais da intervenção fonoaudiológica na reabilitação auditiva infantil (*continuação*)

Estratégia	Considerações sobre a estratégia	Exemplo(s) de aplicação
Escutar primeiro	Os dispositivos auditivos proporcionam novas informações ao cérebro. Assim sendo, deve-se ensinar a criança a usar as novas informações sensoriais auditivas. Dessa forma, é necessário um trabalho para desenvolver a função auditiva. Para promover a escuta ativa, deve-se apresentar primeiro a informação auditiva e depois a visual. O desenvolvimento da área auditiva do cérebro permite à criança monitorar sua própria fala e o mundo ao seu redor. Essas habilidades são fundamentais para a criança conseguir receber, por exemplo, instruções mais complexas na escola ou no seu dia a dia.	Ex.: "Vamos buscar a toalha, está na hora do banho". Ex.: ao ler um livro, apresentar primeiro a mensagem oral e depois mostrar a figura. Ex.: ao brincar com a criança, sempre falar sobre o objeto ou suas características antes de apresentá-lo. (O que é o que é?)
Aproximar-se	Os pais/cuidadores e fonoaudiólogos devem se posicionar visando possibilitar um bom acesso aos sons de fala, para facilitar a compreensão da mensagem. O microfone dos dispositivos capta bem os sons a uma distância limitada. Diante do ruído de fundo ficará mais difícil para a compreensão. Assim, caso a criança não faça uso dos sistemas auxiliares de escuta, o posicionamento ao falar com ela é importante.	Ex.: aproxime-se da criança, levantando-a ou colocando-a no colo, ou abaixe-se e fale próximo ao ouvido. Ex.: estar sempre ao lado da melhor orelha, e na mesma altura da cabeça, especialmente no início do processo terapêutico. Cadeirões ou similares podem ser úteis tanto para a aproximação quanto para melhorar o foco da criança. Em situações ruidosas em que não se faz uso dos sistemas auxiliares de escuta, tais como *shopping*, festas e parquinho etc., considerar a necessidade da estratégia de aproximação.
Introduzir	O trabalho de introduzir as crianças no mundo sonoro pode ser realizado com os sons que ocorrem naturalmente, que são os sons incidentais. Também podem ser produzidos sons variados para chamar a atenção da criança e permitir vivenciar os diferentes tipos de sons. Quanto maior a experiência auditiva, maior será o repertório para o trabalho de reconhecimento auditivo. O trabalho com os sons ambientais é importante para que a criança possa reconhecê-los e assim se sentir segura no ambiente e não se assustar com os diferentes sons existentes. Depois que as crianças vivenciam durante um tempo os sons ambientais, elas começam a atribuir significado ao que ouvem. Ensinar as crianças a escutar e a manter a atenção auditiva possibilitará que selecionem as entradas auditivas importantes de seu ambiente. Quando os pais apontam a escuta, estão modelando comportamentos auditivos que promovem o desenvolvimento da atenção auditiva. Quando a criança observa os pais escutando, ela aprende que há algo significativo a escutar.[37]	Ex.: em uma situação do dia a dia, chamar a atenção para um som de uma sirene passando. Ex.: aponte a orelha ao começar um som e faça sinal de silêncio quando o som termina. Essa estratégia é importante para a criança saber reconhecer o silêncio. Isso poderá ajudá-la a perceber quando a bateria acaba e não há mais som do AASI/IC.
Conversar muito	É fundamental conversar muito com as crianças, pois dessa forma elas terão mais oportunidades de escutar e de aprender por meio da linguagem. Cada palavra escutada ajuda a construir significado no cérebro.	Narrar a rotina diária enfatizando os fatos que irão realizar, fazer comentários sobre as ações que estejam realizando, os acontecimentos observados, os sentimentos, enfim, oferecer o máximo de linguagem dentro de um contexto significativo, pois os bebês e as crianças aprendem a entender e usar a linguagem de acordo com o que recebem de seus pais e cuidadores.

(*continua*)

QUADRO 2 Estratégias fundamentais da intervenção fonoaudiológica na reabilitação auditiva infantil (*continuação*)

Estratégia	Considerações sobre a estratégia	Exemplo(s) de aplicação
Conversar muito	O incremento de vocabulário está diretamente relacionado a quanto os pais falam com as crianças. As crianças terão mais vocabulário, serão melhores leitores. A quantidade de palavras escutadas é um fator determinante na linguagem infantil e nos resultados acadêmicos.[38] Assim, as crianças precisam de muita prática para ouvir e usar vários tipos de palavras. Enfatizar palavras nas rotinas diárias ajuda a construir vocabulários maiores e mais flexíveis e prepara o terreno para que as crianças combinem palavras em suas primeiras frases e sentenças.[3] Outro fator da importância de conversar muito é que as crianças precisam escutar uma palavra várias vezes, para adequar a pronúncia de acordo com o modelo do adulto. A proposta dessa estratégia é, portanto, enriquecer o vocabulário, sem esquecer da troca de turnos, respeitando o tempo da criança para que ela possa ter a chance de se comunicar, não ocupando todo o período com o adulto falando o tempo todo.	Ex.: "Veja o pássaro voando lá em cima, no céu". Ex.: "Oba! Você ganhou a corrida! Chegou em primeiro lugar!". Dizer a mesma palavra várias vezes em diferentes contextos. Ex.: "Você quer água?". "Eu vou dar água para você." Ex.: "Vamos colocar a água no copo!".
Ganchos auditivos	O uso de ganchos auditivos ajuda a alertar sobre um som. Dessa forma, ensinaremos o cérebro a responder por meio da audição, desenvolvendo assim a atenção auditiva da criança. Os ganchos auditivos precisam ser usados com moderação e somente quando necessário. Caso contrário, a criança dependerá de comandos verbais/ganchos auditivos para estar atenta auditivamente e perceber a fala. Espera-se que ela esteja no "modo de escuta" o tempo todo.	Os ganchos auditivos podem ser: – chamar o nome da criança de maneira cantada; – usar palavras ou expressões de alerta, tais como: Oh-oh, Uau, Olhe! Ex.: "Uau! Eu tenho aqui na minha mão um animal muito legal...".
No mesmo lugar do pensamento	É mais fácil atribuir significado às palavras quando se diz o que a criança está vendo, fazendo ou querendo. Falar do ponto de vista da criança fornece uma rica entrada de linguagem. As crianças apreciam ouvir uma mensagem que se conecta ao que estão realizando. Assim, falar sobre ações que a criança está praticando, objetos a que está visualmente conectada ou manipulando ajuda a construir um repertório significativo de palavras e conceitos, como substantivos, verbos, adjetivos, sentimentos e outros. Estar no mesmo lugar do pensamento requer aos pais atender à intenção comunicativa da criança antes mesmo que ela seja capaz de verbalizar. Essa estratégia também oferece excelentes oportunidades para expor a criança a palavras de "estado mental" relacionadas a emoções e gostos/desgostos, que demonstraram desenvolver a Teoria da Mente.[39]	Estar atento ao que está chamando a atenção da criança, observar o que ela está olhando, fazendo ou querendo e comentar a respeito dos fatos, transformando as ações em linguagem oral. Usar frases curtas e simples em um primeiro momento e aumentar a complexidade da linguagem à medida que haja evolução. Ex.: "Você está chorando porque caiu e machucou. Está doendo!".

(*continua*)

QUADRO 2 Estratégias fundamentais da intervenção fonoaudiológica na reabilitação auditiva infantil (*continuação*)

Estratégia	Considerações sobre a estratégia	Exemplo(s) de aplicação
Realce acústico	Realce acústico é um grupo de estratégias usadas para tornar a mensagem falada mais fácil de ouvir, processar, entender e responder. Uma ou várias estratégias de realce acústico podem ser usadas para um som, palavra ou frase. Usar uma "entonação diferente" para o som ou a palavra, realçando assim o que se deseja destacar, de tal modo que a criança consiga perceber melhor. A seleção de uma estratégia de destaque acústico está vinculada à acústica da fala e ao grau de acesso auditivo da criança ao espectro da fala. Muitos sons consonantais de alta frequência e palavras átonas em frases ocorrem rapidamente e podem passar despercebidos pelas crianças, pois o sistema nervoso auditivo central ainda imaturo não é capaz de processar com rapidez a fala. As tecnologias auditivas atuais têm várias estratégias de processamento de sinal para aumentar a audibilidade de sons suaves da fala e comprimir os sons ambientais altos. Se um som de fala é dito em voz alta, a tecnologia auditiva pode "interpretá-lo" como um ruído ambiental, tornando-o de difícil sonoridade ou distorcido.[3]	Realize um "alongamento" no som que deseja destacar. Ex.: no caso de uma troca de fonema: A criança fala "peisse". Ah! Você viu um "peixxxxe"? Que cor era o "peixxxe"? (alongamento). "Diminua a velocidade" de fala para a palavra que deseja que a criança perceba. No caso de omissão de sílaba, enfatizá-la inserindo a palavra em uma frase. Ex.: a criança fala – "liga a tevisão". Adulto: "Ah! Você quer que eu ligue a TE**LE**VISÃO? Vou ligar a TE**LE**VISÃO". Dê uma "pausa" antes da palavra que quer destacar. Ex: "Que lindo o seu ... **sapato**!" (pausa). Colocar o que deseja destacar, de preferência no final da frase, pois facilita a escuta. Ex.: "Você ganhou um **sapato**?" (destaque). Usar a voz sussurrada para destacar os sons mais agudos das consoantes, tais como /s/, / ch/, /v/, /f/.
Tempo de espera	Muitas vezes, na ansiedade de obter a resposta da criança ao comando, apresenta-se a informação repetidamente. A ansiedade deve ser contida, aguardando a criança processar a informação. Se ocorrerem repetições seguidas é possível que a criança desenvolva uma dinâmica inadequada; ela passará a não prestar atenção ao primeiro comando, pois saberá que outros virão. É muito importante que a criança aprenda a estar atenta à primeira mensagem, pois na escola e nas situações do dia a dia não haverá repetição de informação. Os cuidadores/pais precisam aprender a dar o tempo de espera após passar uma informação. O uso da pausa durante o diálogo com a criança sinaliza que uma resposta verbal ou comportamental é esperada.[40] A troca de turnos ensina que a comunicação ocorre entre os interlocutores, incentivando a criança a iniciar a comunicação.	Ex.: dar uma pausa mais longa, contando mentalmente até 10, e, caso a criança não execute o comando, repetir a informação. Ex.: usar a espera interativa por meio da expressão facial. Fazer a pergunta e se inclinar, olhando e aguardando a resposta.
Modelagem e expansão	Moldar a linguagem da criança, fornecendo modelos apropriados e corretos durante a interação, falando claramente e de acordo com o contexto. Retomar o que foi dito pela criança, fornecendo o modelo adequado, próximo ao dispositivo auditivo, é importante para a criança reorganizar sua fala, tentando aproximar o que falou ao que escutou.	Ex.: a criança fala: "Lele fome". A mãe responde: "Ah! A Helena está com fome? Vamos almoçar". Ex.: a criança fala: "Bibi azul". A mãe responde: "O carro é azul. Vamos colocá-lo na garagem".

(*continua*)

QUADRO 2 Estratégias fundamentais da intervenção fonoaudiológica na reabilitação auditiva infantil (*continuação*)

Estratégia	Considerações sobre a estratégia	Exemplo(s) de aplicação
Modelagem e expansão	Expandir a linguagem a partir da produção inicial da criança, introduzindo novas informações e conceitos, e adequando à gramática. Incorporar essas estratégias específicas à conversa dirigida às crianças pode acelerar ainda mais a taxa de crescimento da linguagem.[2]	
Sabotagem	Essa estratégia visa checar as habilidades auditivas, ver se a criança está atenta à nossa fala e se é capaz de buscar soluções para situações mais difíceis. É uma estratégia mágica que induz a criança a usar sua linguagem falada para resolver um problema e habilidades de pensamento crítico. É uma fase de desenvolvimento na brincadeira pela qual as crianças passam, o que facilita o desenvolvimento da linguagem falada e da cognição. Ajudar a criança a compreender o poder da linguagem. É importante garantir que qualquer situação de sabotagem possa ser corrigida. Caso contrário, conflitos ou problemas não resolvidos podem causar frustração para as crianças, especialmente para as que têm desafios de regulação sensorial e/ou emocional que dificultam o aprendizado.	Ex.: comentários inadequados sobre uma foto da criança. Ex.: no reconhecimento auditivo, solicitar um elemento que não esteja presente ou dizer o nome da criança. Ex.: crie uma situação-problema e induza a criança a buscar uma solução ou falar sobre o problema. Ex.: espere a criança tentar resolver, porém, caso não consiga, ofereça linguagem que se adapte ao seu pensamento ou tente ajudar na solução.
Retroalimentação auditiva	Desenvolver na criança habilidade de atenção auditiva ao mundo sonoro, capacitando-a a reconhecer os sons ambientais, a própria fala, a fala do outro. Por meio do *feedback* acústico articulatório, é possível escutar a própria voz, ouvir sua produção, comparar com fala que recebeu e se autocorrigir, possibilitando-lhe melhorar a sua produção de fala e linguagem.	Ex.: telefone sem fio.
Minha voz importa	A atitude comunicativa da criança deve ser aceita e valorizada. Será um incentivo para que possa desenvolver a comunicação oral. Prestar atenção e valorizar todas as vocalizações da criança, tentando entender o que está querendo passar de informação. É importante que a criança perceba que, por meio da fala, controla situações, leva a alguma ação no outro.	Ex.: a criança fala: "Água...". A mãe fala: "Você quer água? Vou buscar água para você".
Uso de opções	É uma das maneiras de o vocabulário ser ampliado, pois fornece um modelo imediato de linguagem, possibilitando a escuta de palavras-chave. O uso da estratégia das opções na interação será um estímulo para a comunicação, incentivando a criança a praticar a fala.	Ex.: apresente para a criança as opções que ela tem como resposta e aguarde que fale ou aponte o que deseja. Ex.: o adulto pergunta: "Você quer suco de abacaxi ou de uva?". Caso aponte, coloque imediatamente em palavras a escolha da criança. Ex.: o adulto fala: "Ah! Você quer o suco de uva". Caso a criança não verbalize sua escolha, o responsável deverá fazê-lo.

(continua)

QUADRO 2 Estratégias fundamentais da intervenção fonoaudiológica na reabilitação auditiva infantil (*continuação*)

Estratégia	Considerações sobre a estratégia	Exemplo(s) de aplicação
Memória auditiva	A memória é fundamental para qualquer processo de aprendizagem durante toda a vida! O trabalho de memória auditiva ajuda o cérebro a escutar e entender frases mais extensas, interiorizar informações relevantes e recordar fatos. Na escola ou na comunicação diária a criança necessitará ter uma boa memória para compreender e armazenar as informações. As pessoas não repetirão a informação; é preciso escutar e memorizar o que foi dito. Com 1 ano de idade auditiva espera-se que a criança seja capaz de memorizar 1 elemento, com 2 anos que memorize 2 elementos, com 3 anos, 3 elementos e com 4 anos, 4 ou mais elementos.	Ex.: solicitar que a criança coloque os elementos dentro de um pote com água. Ex.: pedir ajuda para colocar a mesa, indicando o que deverá pegar. Ex.: brincar de fazer uma compra no supermercado e falar o que deverá trazer.
Fechamento auditivo	Fechamento auditivo é usado para facilitar o processamento auditivo, promover o conhecimento da linguagem e facilitar a linguagem oral e a cognição.[40] As estratégias de fechamento auditivo levam a criança a terminar a frase usando seu conhecimento da linguagem, melhorar a memória auditiva, análise-síntese auditiva, desenvolver o cognitivo, expressar desejos, ideias.[41] Os fonoaudiólogos, cuidadores/pais precisam apresentar muitas oportunidades para as crianças desenvolverem habilidades de fechamento auditivo de maneira significativa.[3]	Ex.: realizar atividades de fechamento auditivo de palavras, frases, músicas, parlendas, dentro do nível de desenvolvimento da criança. No início apresentar atividades mais fáceis, com as palavras no final das frases. À medida que haja evolução, as tarefas podem ser dificultadas. Ex.: caso a criança apresente dificuldade para preencher o espaço em branco, o terapeuta direciona sua atenção para os cuidadores/pais para que a resposta apropriada possa ser modelada. Ex.: "A Mariana estuda na...". Ex.: "Um, dois, feijão com...".
Sanduíche auditivo	A proposta é que haja maior desenvolvimento das habilidades auditivas visando ao desenvolvimento da área primária do córtex responsável pela audição. O uso da estratégia de sanduíche auditivo é recomendado para que os adultos usem com as crianças da seguinte forma: – escutar primeiro: apresentar apenas a mensagem verbal, sem nenhuma pista visual; – escutar com apoio: apresentar a mensagem verbal com uma pista visual associada; – escutar novamente: repetir a mensagem verbal inicial sem pista visual.	Ex.: com uma caixa-surpresa, o adulto dá as características do objeto como a brincadeira do "o que é o que é? Adulto: "Tem quatro patas e nos fornece leite"... Criança: "Uhnnn...". Adulto: faz a onomatopeia do animal. Criança: "Vaca". Adulto: "Acertou, é a vaca!".
Música	Inúmeras propostas e pesquisas apontam que a música é um recurso valioso para desenvolver no processo de reabilitação auditiva de bebês, crianças, adolescentes e adultos. Tudo que envolva músicas, tais como rimas, jogos de dedos, parlendas, aulas de músicas, canto, instrumentos musicais e dança. A participação em atividades musicais aprimora o aprendizado, promovendo habilidades de comunicação, habilidades de escuta, habilidades de linguagem, habilidades cognitivas, habilidades motoras finas e grossas, desenvolvimento social e emocional e criatividade.	Ex.: dançar com as crianças diferentes ritmos musicais. Ex.: associar as músicas às situações do cotidiano, de acordo com o contexto, tais como acordar, se alimentar, banho, dormir.

(continua)

QUADRO 2 Estratégias fundamentais da intervenção fonoaudiológica na reabilitação auditiva infantil (*continuação*)

Estratégia	Considerações sobre a estratégia	Exemplo(s) de aplicação
Música	A música auxilia na percepção da prosódia, entonação, ritmo, melodia, tonicidade, memória, vocabulário, sendo muito complexa, e estimula o córtex cerebral como um todo. A música precisa ser incorporada à vida cotidiana da criança. A maneira mais divertida e eficiente de proporcionar experiências musicais a crianças com dispositivos eletrônicos é tornar a música parte do processo terapêutico e encorajar as famílias a incorporar a música no dia a dia. Música é fundamental para o desenvolvimento de ritmo, memória e vocabulário.[3]	Ex.: cantar músicas com coreografias associadas. Ex.: fazer o bebê dormir usando pelo menos um dos dispositivos eletrônicos e cantar a música de ninar. Ex.: dança da cadeira com as crianças maiores.
Ler e contar estórias	As bases para aprender a ler são estabelecidas a partir do momento em que a criança ouve pela primeira vez os sons de fala, canções, rimas e histórias. Aprender a ler é um processo gradual que conecta a capacidade de linguagem oral e o conhecimento de mundo às palavras impressas.[42] Estudos apontam uma correlação entre a capacidade da linguagem oral e o desempenho de leitura.[3] Desde o início do processo terapêutico os pais são orientados a realizarem uma leitura diária de no mínimo 15 minutos. A leitura fortalece a competência conversacional. Expande a atenção auditiva e a memória. Contar histórias, criar histórias, pedir que completem as histórias, procurar desenvolver o imaginário da criança. Um trabalho cognitivo.	Ex.: os pais/cuidadores devem narrar o que está contido na página dos livros. Devem primeiro narrar e depois mostrar as figuras, usando a estratégia de escutar primeiro. Ex.: com as crianças maiores, realizar leitura compartilhada, em voz alta, acompanhando o texto escrito. Isso ajudará no desenvolvimento do vocabulário, na percepção de estruturação frasal, informação, conceitos, cognição e alfabetização. Ex.: deve-se criar um ritual diário de leitura, em momentos mais tranquilos, momentos de diversão, humor e partilha. Ter livros acessíveis à criança. Escolha três livros (favorito, familiar e novo). Ex.: explorar a ilustração da capa, nomear o título, autor, ilustrador e editora. Ex.: encorajar a leitura em eco ou repetindo expressões. Ex.: encontrar palavras-alvo em uma leitura prévia. (Ex.: "Onde está a palavra comilona?".) Ex.: incentivar a prever a história e comparar ao final.
Relação sinal-ruído	Três variáveis tornam um ambiente de escuta complexo: ruído, distância do ouvinte do alto-falante e reverberação. O ruído pode interferir no sinal de interesse, normalmente a fala, e mascarar o sinal não intencionalmente. O ideal é que a relação sinal-ruído (SNR) fique entre +15 e +30 dB. Além disso, a percepção da fala pode ser afetada pela distância do locutor. Há uma diminuição de 6 dB para cada duplicação da distância entre a fonte de som e o ouvinte. Além do ruído, a reverberação cria desvantagens perceptivas. Cada uma dessas variáveis compromete a capacidade de bebês e crianças pequenas de compreender a fala em ambientes complexos, mesmo em crianças com audição normal. Assim sendo, recomenda-se o uso das tecnologias de assistência auditiva a partir do momento em que os bebês começam a engatinhar e passam a ter a possibilidade de se afastar da fala dos cuidadores/pais.[3]	Usar os sistemas auxiliares de escuta.

AASI: aparelhos de amplificação sonora individual; IC: implante coclear.

Um dos grandes ganhos do trabalho de intervenção em *coaching* é trazer significação – para cuidadores/pais a um processo que envolve entretenimento, conhecimento e, simplesmente, a presença física e emocional diante dos filhos. Cada novo olhar, som e mensagem com significado tem a responsabilidade de expandir novas sinapses, podendo atingir várias áreas cerebrais capazes de atuar na significação, construindo mudanças neuronais, e consequentemente comportamentais, nas crianças.

Assim, o trabalho precisa ter sinergia, uma relação de cumplicidade e respeito. As sessões precisam ser planejadas com antecedência, a partir de sugestões temáticas dos cuidadores/pais, com objetivos claros ou mesmo desafios. Afinal, não é a atividade que representa a importância maior, mas o objetivo é a estratégia em si. Motivação é sempre bem-vinda.

A formulação de objetivos e as etapas para alcançar tais resultados merecem ser discutidas e planejadas. Essa fase de preparação, executada em conjunto, pode parecer desafiadora, tanto para cuidadores, que inicialmente parecem nada saber quanto para os terapeutas, acostumados a preparar as sessões definindo objetivos e estratégias sem a participação ativa dos pais (que apenas observam). A proposta é uma reflexão apoiada no compartilhamento de *expertises*, equilibrando o "como eu faço", do terapeuta, para o "como podemos fazer", de terapeutas e de cuidadores. No Quadro 3 são apresentadas as cinco principais estratégias de terapeutas/*coaching* para cuidadores usadas em terapia auditiva-verbal.

POR QUE SE FAZ NECESSÁRIO UM TRABALHO QUE ENVOLVA ENTRETENIMENTO E CONHECIMENTO?

Apesar dos inúmeros benefícios amplamente apresentados por estudos sobre intervenção o mais cedo possível, o impacto do diagnóstico e o desconhecimento sobre a surdez e seus desdobramentos ainda são temidos pelos cuidadores/pais, seja pela falta de conhecimento ou pela cobrança ainda exacerbada pela sociedade de modo geral – em que a garantia do desempenho pressione os cuidadores/pais como exigência perfeccionista. Os adultos podem achar que sabem tudo, ou que nada sabem, e, em alguns casos, chegam a apresentar bloqueios diante do diagnóstico da surdez, deixando muitas vezes de falar e de promover quantidade e qualidade de turnos conversacionais ou atenção mútua.[3]

QUADRO 3 Quais são as cinco principais estratégias de terapeutas/*coaching* para cuidadores usadas em Terapia Auditiva-Verbal?[31]

1. Promover conversas e compartilhar informações.
2. Colaborar na definição de metas e atividades de planejamento.
3. Demonstrar.
4. Realizar a prática guiada com *feedback*.
5. Fornecer *feedback* por vídeo.

Por isso, o trabalho centrado na família será o de aproveitar ao máximo os conhecimentos que os cuidadores/pais têm da criança, e que os fonoaudiólogos possuem sobre a surdez e seus desdobramentos.

Uma das formas de desenvolver um trabalho centrado nas potencialidades da família é o emprego do *videofeedback ou feedback* de vídeo, conhecido também como *Video Interaction Guidance* (VIG). Tal método tem sido vastamente empregado para respaldar mudanças comportamentais, especialmente relacionadas às interações humanas. A reflexão promovida engloba os momentos positivos na interação pai-criança, como: o adulto corresponde à ação da criança ou sua iniciativa comunicativa utilizando os denominados "princípios de contato", tais como a troca de turnos, o contato visual cuidador-criança e outros aspectos da comunicação que aprofundem o relacionamento. Ressalta-se que a VIG não propõe que os profissionais ensinem aos pais como devem interagir com a criança e sim como devem aprender com a própria experiência. Estudos têm demonstrado que para cuidadores/pais de crianças com deficiência auditiva/surdas essa ferramenta pode melhorar, além da interação, a autonomia comunicativa e a autoestima das famílias.[49,50]

MUDANÇA DE CENÁRIO

O século XXI traz uma série de desafios, entre eles ajustar o trabalho de *coaching* com os cuidadores/pais de crianças com deficiência auditiva/surdas também por telefonoaudiologia. Esse cenário se fortaleceu com a pandemia do novo coronavírus, Sars-Cov-2, que preconizou o distanciamento social, transferindo, assim, o atendimento que antes era presencial para o atendimento virtual.

A telefonoaudiologia foi regularizada pelo Conselho Federal de Fonoaudiologia (CFFa) por meio da Resolução CFF n. 580/2020, autorizando o atendimento *on-line*. Suas diretrizes de melhores práticas se cercam de cuidados com relação a segurança, privacidade, bem como etiqueta digital.[52,53]

Essa modalidade *on-line* pode acontecer em diferentes modelos: modelo síncrono, com horário agendado e ambas as partes, terapeuta e cuidadores/pais e a criança, presentes *on-line*, ou modelo híbrido (assíncrono e síncrono). *(Para maiores informações sobre o assunto, consultar o Capítulo 51, "Teleaudiologia".)*

Levy e Viana[54] demonstram as considerações para uma sessão estruturada, levando em conta o preparo da sessão envolvendo os pais, desde as escolhas temáticas a serem exploradas durante o atendimento. Embora a elaboração do planejamento contendo os objetivos e materiais já ocorressem presencialmente, essa nova modalidade muda o cenário, pois são os pais que irão trazer os materiais para a frente da tela, e são eles que precisam controlar o ambiente, livre de distrações visuais ou sonoras. Do outro lado da tela, os fonoaudiólogos proporcionarão ensaios dos pais a assumirem liderança e o controle, não apenas no momento da terapia, mas na rotina familiar.[54]

As autoras ainda reforçam que durante e após a sessão o trabalho continua. É importante dar o *feedback* aos pais apontando os êxitos, tanto da condução dos cuidadores quanto da criança, o que os ajuda nas mudanças e em seu constante empenho em aproveitar os ensejos da sessão em engrenagens nas rotinas diárias. Da mesma forma, os desafios e as reflexões apontados pelos cuidadores/pais auxiliam em ponderações para as transformações que se ajustem às necessidades de cada família. É oportuno agendar sessões apenas com os cuidadores/pais. Esses momentos podem trazer reflexões poderosas sobre o que ocorreu nas sessões anteriores, nas atividades do dia a dia, desde trocar as fraldas ou sobre a hora das refeições. É uma oportunidade para que os pais apontem suas angústias, dificuldades ou mesmo relatem os pontos fortes da relação, sendo passível a participação de outros membros da família. Para os fonoaudiólogos... uauu.... quanta aprendizagem!!! Cada família e cada criança são únicos e terão um modelo de aprendizagem diferente e isso permite saber como apoiá-los.

É possível realizar o trabalho de *coaching* também de forma assíncrona, com os pais/cuidadores fazendo pequenos vídeos de atividades, ou rotinas com a criança e os encaminhem ao terapeuta. O fonoaudiólogo assiste, despindo-se de seus pré-conceitos, e, em outro momento síncrono, ele e os cuidadores/pais conversam sobre o que foi apresentado. Essa oportunidade única é capaz de aprofundar diversas situações, apoiando os momentos facilitadores da audição e da linguagem. Os fonoaudiólogos podem observar como é a dinâmica familiar, como a criança responde, para quais objetos etc. Por outro lado, podem também desvendar os "pontos cegos", ou seja, pontuar momentos em que os pais poderiam explorar situações cotidianas de modo a otimizar o desenvolvimento da criança. A dinâmica entre cuidadores/pais e fonoaudiólogos precisa ser harmoniosa; deve haver disponibilidade e troca de conhecimentos.

Sobre o acesso remoto à reabilitação auditiva para os pais/cuidadores e suas crianças com deficiência auditiva/surdas, estudos devem ser conduzidos para conhecermos a realidade nacional. Na região Nordeste, uma pesquisa realizada com 72 famílias usuárias de um serviço do SUS observou que a telefonoaudiologia é possível pelo alcance dos dispositivos móveis; no entanto, o acesso à internet ainda é desigual. Assim, constatou-se a necessidade do fortalecimento dessa modalidade de atendimento aos usuários dos centros especializados de reabilitação do SUS, o que traria a otimização no uso de recursos para a reabilitação auditiva infantil nesse contexto.[55]

PONDERAÇÕES IMPORTANTES PARA UM TRABALHO HARMONIOSO COM OS PAIS/CUIDADORES

As estratégias oferecidas para facilitar o alcance de metas são exemplos do motivo de o papel dos cuidadores/pais ser tão importante: eles passam a maior parte do tempo com as crianças. São os cuidadores/pais que inicialmente irão colocar os dispositivos auditivos, função, aliás importantíssima e que, muitas vezes, requer o acolhimento por parte dos profissionais.

O tempo ideal para o uso dos dispositivos auditivos é todo o tempo em que a criança estiver acordada. Isso significa que, à medida que o bebê cresce, o período em que ele está desperto aumenta. Uma conta simples: se um bebê fica 8 horas acordado durante 7 dias na semana, isso representa 56 horas semanais. Se ele fica 10 horas acordado em 1 semana, são 70 horas. E, se já fica 12 horas acordado, são 84 horas. A cada momento acordado, esse bebê ou criança estará exposto a situações incidentais ou focadas de fala, como trocas de fralda, amamentação ou apenas momentos de aconchego e brincadeiras. E quão ricos esses momentos são... Cada instante importa, principalmente nos três primeiros anos – período de maior plasticidade neural.[56,57] *(Para maiores informações sobre o assunto, consultar o Capítulo 3, "Sistema auditivo nervoso central: plasticidade, privação sensorial e modalidade cruzada".)*

Dessa forma, conhecer cada família e, juntos, criar estratégias pode aliviar a tensão no momento de colocar os dispositivos, por exemplo, além de, naturalmente, promover situações enriquecedoras, orientando sobre situações com o ambiente acústico favorável, as rotinas, as brincadeiras em um ambiente natural: o lar.

Quando se trata de um bebê ou criança pequena, muito se discute o papel da terapia fonoaudiológica. Alguns profissionais optam por atender sozinhos as crianças, por considerarem que, quando em companhia dos pais, o comportamento delas é diferente. Na verdade, esse é exatamente o motivo de realizar sessões com a participação dos pais/cuidadores. Se há um disparate de comportamento, será aí que modelar o comportamento, de irritação ou de maior atenção, será importante.

Em relação aos objetivos buscados pelos pais, reforça-se aqui o papel centrado na família,[3,58,59] e, se os objetivos que a família postulou estão bastante delineados, a participação ativa será crucial. A sinergia entre família, criança e terapeuta para atuar em conjunto surge da confiança mútua.

Assim, espera-se que os pais/cuidadores compartilhem medos, angústias, expectativas, rotinas, ambiente familiar, e aos terapeutas cabe trazer à luz o conhecimento sobre o desenvolvimento cerebral, as habilidades auditivas, linguísticas e cognitivas, entre outras, sempre respeitando as diferenças culturais, crenças e valores.

Nesse sentido, a troca de experiências entre os pais, com formato de grupo ou mesmo entre pares, pode ser uma proposta enriquecedora e efetiva em relação ao apoio e a tomadas de decisão, bem como a importância do envolvimento no processo terapêutico.[60,61]

Um ponto bastante relevante é que os adultos aprendem de forma diferente das crianças, e, da mesma forma, necessitam ser ouvidos, receber *feedback* e precisam de espaço para refletir sobre as observações da sessão e formular uma reflexão final para a elaboração de novas sessões. Os adultos carregam suas próprias experiências de vida e estilos de aprendizagem.[3,62]

Knowles et al.[63] apresentam quatro exemplos de estilos de aprendizagem em adultos:

1. São autodirigíveis (aprendem sozinhos).
2. São experientes (estilos de vida que se adaptam a novas circunstâncias, o conhecimento se baseia em suas experiências).
3. Querem saber "por quê, o quê e como" (quando entendem que novas informações e habilidades são importantes e mais flexíveis para adicionar a seus repertórios).
4. Resolvem problemas (é mais provável que os conhecimentos e as habilidades sejam aprendidos para aclarar situações).

Para cada um desses exemplos, os terapeutas precisam ser capacitados para auxiliar, escutar atentamente, discutir as necessidades, ou retroceder e rediscutir as necessidades. E o profissional precisa ser qualificado para isso.[63]

No estudo de Pike[64] sobre como o adulto aprende a reter informações, ele descreve que, se o adulto apenas ler sobre o tema, haverá 10% de retenção; se apenas ouvir sobre o tema, haverá 20% de retenção; se apenas observar, 30%; se vir e ouvir, 50%, e, se praticar, argumentar e praticar junto, a retenção será de 100%. Isso implica um envolvimento ativo, participativo, e com muita motivação, sempre respeitando as diferenças individuais e lembrando que o aprendizado é um processo.[64]

Trabalhar com essa metodologia não é uma tarefa fácil e exige que o profissional tenha conhecimento, prática e sensibilidade para maximizar o período sensível para o alcance do desenvolvimento de habilidades linguísticas, auditivas e cognitivas, entre outras (Quadro 4).

QUADRO 4 Quais os papéis do fonoaudiólogo/terapeuta x papéis dos cuidadores/família na perspectiva do *coach*?

Fonoaudiólogo/terapeuta	Cuidadores/família
Um dos papéis do fonoaudiólogo/terapeuta com a habilidade de *coaching* é estabelecer conexões de confiança com os cuidadores.	Os cuidadores podem descobrir, reconhecer e celebrar suas competências como cuidadores dentro de suas próprias realidades e histórias, respeitando suas culturas.
Um dos objetivos do processo fonoaudiológico é o suporte à família. Informar, guiar e orientar sobre as principais etapas do desenvolvimento podem maximizar o engajamento dos cuidadores.	Os pais precisam se sentir capazes e confiantes para explorar todos os momentos possíveis para a estimulação da linguagem e da audição. Esses momentos devem ser prazerosos e acontecer na rotina da família.
Transferir conhecimento para que os cuidadores/pais possam ser os primeiros e principais promotores e facilitadores do desenvolvimento das habilidades.	
Ter conhecimento sobre desenvolvimento infantil nas diversas áreas: audição, linguagem expressiva, receptiva, cognição, fala, pragmática, letramento.	

Fonte: Estabrooks, 2012.[51]

CONSIDERAÇÕES FINAIS

Os inúmeros avanços dos conhecimentos e o expressivo desenvolvimento tecnológico nos trouxeram até aqui; no entanto, ainda há muito o que aprender e fazer para que a reabilitação auditiva infantil seja acessível a todas as crianças e seus pais/cuidadores e que os fonoaudiólogos permanentemente aperfeiçoem sua prática de modo a otimizar os resultados desse processo.

Quanto às contribuições da academia, estudos metodologicamente robustos, com *design* experimental, devem ser realizados de modo a ratificar as evidências clínicas dos benefícios da reabilitação auditiva e de seus procedimentos específicos para as crianças com deficiência auditiva e suas famílias.

Aos fonoaudiólogos, terapeutas de crianças com deficiência auditiva/surdas, cabe a constante reflexão sobre as expectativas a respeito do desenvolvimento dessas crianças e de seus pais/cuidadores, bem como o enfrentamento dos desafios que se apresentam nos diversos cenários de atuação, guiados pela ética e pela empatia.

Destacamos, finalmente, que as ações de todos nós, fonoaudiólogos, familiares, pesquisadores, educadores, empresas, organizações, importam para o futuro. A forma como pensamos e agimos hoje é pilar para o que teremos como resultados a seguir.[65] Portanto, reconhecer os avanços e identificar as necessidades de aperfeiçoamento de nossa atuação é urgente.

REFERÊNCIAS BIBLIOGRÁFICAS

1. McDaid D, Park A-La, Chadha S. Estimating the global costs of hearing loss. Int J Audiol [internet]. 2021;60(3):162-70. Disponível em: https://doi.org/10.1080/14992027.2021.1883197. Acesso em: 5 set. 2021.
2. Joint Committee on Infant Hearing (JCIH). Year 2019 position statement: Principles and guidelines for early hearing detection and intervention programs. Journal of Early Hearing Detection and Intervention. 2019;4(2):1-44.
3. Estabrooks W, Morrison HM, MacIver-Lux K. Auditory-verbal therapy: science, research, and practice. San Diego: Plural; 2020.
4. Dunst CJ, Trivette CM. Capacity-building family-systems intervention practices. Pract J Fam Soc Work. 2009;12(2):119-43.
5. Pollack D, Goldberg DMC-SN. Educational audiology for the limited-hearing infant and preschooler. 3.ed. v.148. Springfield, Ill: Charles C. Thomas; 1997.
6. Bevilacqua MC, Formigoni GMP. Audiologia educacional: uma opçãoterapêutica para a criança deficiente auditiva. Pró-Fono. 1997.
7. Estabrooks W. Auditory-verbal therapy for parents and professionals. Alex Graham Bell Assn for Deaf; 1994.
8. Pollack D. Educational audiology for the limited hearing infant. Springfield, Ill: Charles C. Thomas; 1970.
9. Ernst MM. Common characteristics of auditory programs. Semin Hear. 1997;18(3):257-63.
10. Morrison HMDC. Coaching and mentoring practitioners and auditory-verbal therapy. In: Estabrooks W, Morrison HM M-LK (orgs.). Auditory-verbal therapy: science, research, and practice. San Diego: Plural; 2020. p.876-95.
11. Bevilacqua MC, Balieiro CR, Vasconcellos AMAS, Pupo AC, Sprenger AMA. Acesso em: 18 mar. 2022. 1986;1(1):13-9.
12. Berg FS, Utah State Univ. L. Educational Audiology Hard of Hearing. Final Report. 1973;(Mc). Disponível em: http://www.systems.wsu.edu/scripts/wsuall.pl?url=https://search.ebscohost.com/login.aspx?direct=-true&db=eric&AN=ED081141&site=ehost-live. Acesso em: 19 set. 2021.
13. Rosenzweig EA, Smolen ER. Providers' rates of auditory-verbal strategy utilization. Volta Rev. 2021;120(2):79-95.
14. Dornan D. "Let' s hear and say": current overview of auditory: verbal therapy. Asia Pacific J of Speech, Lang Hear. 1999 Apr;4:141-54.
15. Dawes L. The Ewings and paediatric audiology. 2021;30(1). Disponível em: https://www.entandaudiologynews.com/features/ent-features/post/the-ewings-and-paediatric-audiology. Acesso em: 18 mar. 2022
16. Fry DB, Lond MS. The auditory approach in the training of deaf children. Lancet. 1954 Mar 20; p.583-7.
17. Huizing HC. Deaf mutism; modern trends in treatment and prevention. Fortschr Hals Nasen Ohrenheilkd. 1959;15(5):74-106.
18. Kaipa R, Danser ML. Efficacy of auditory-verbal therapy in children with hearing impairment: a systematic review from 1993 to 2015. Int J Pediatr Otorhinolaryngol. 2016;86:124-34.
19. Ling D. Speech and hearing-impaired child: theorie to practice [internet]. 2.ed. Washington: Alexander Graham Bell Association for the Deaf; 2002. Disponível em: https://ler.amazon.com.br/?a-sin=B0108DQMLO&language=pt-BR. Acesso em: 24 set. 2021.
20. Ling D, Ling AH. Crucial variables and their evaluation in programs for hearing-impaired children. Aust J Hum Commun Disord. 1976;4(1):6-8.
21. Center H. Ciwas Griffith's Story [internet]. Disponível em: http://www.hearcenter.org/about/ciwa-griffiths-story. Acesso em: 18 set. 2021.
22. Goldberg DM, Talbot PJ. The Larry Jarret House Program at the Helen Beebe Speech and Hearing Center. Volta Rev. 1993;95(5):91-6.
23. Guberina P, Asp CW. The verbo-tonal method for rehabilitation people with communication problems [internet]. 1981;66: [cited 2021 Sep 15]. p.37-9. Disponível em: http://www.suvag.com/ang/histoire/autrestextes.html. Acesso em: 10 set. 2021.
24. Lenzi AC. Educação auditiva e linguagem. Espaço. 1990;1(1):49-54.
25. Gail SCC. A comparative evaluation of listening skills of hearing--impaired preschool children treated by the home auditory program, Utah Project SKI * HI, 1972-75. All Graduate Theses and Dissertations. 1657. 1977.
26. JTC AOL. John Tracy Clinic [internet]. 2021. Disponível em: https://www.jtc.org/about/our-story/. Acesso em: 20 set. 2021.
27. Foundation O. Hearing first [internet]. 2021. Disponível em: https://www.hearingfirst.org/. Acesso em: 20 set. 2021.
28. Daher CV, Bahmad F. Cochlear implants in a low-income country: Brazilian public health system (SUS) – a longitudinal analysis since the beginning. Braz J Otorhinolaryngol. 2021;87(3):245-6.
29. Robbins AM. Getting ready to work with infants and toddlers with cochlear implants. Advanced Bionics. 2010.
30. Madell JR, Flexer CA, Wolfe J, Schafer E. Pediatric audiology: diagnosis, technologys, and management. New York: Thieme; 2019.
31. Rhoades EA, Estabrooks W, Lim SR, Maclver-Lux K. Strategies for listening, talking, and thinking in auditory-verbal therapy. In: Esta-

brooks W, Morrison HMC, MacIver-Lux K. Auditory-verbal therapy: science, research, and practice. San Diego: Plural; 2020.
32. Ling D. Foundations of spoken language for hearing impaired children. Washington, DC: AGBell Assoc. Deaf; 1988.
33. Madell J, Hewitt J. The LMH test for monitoring listening [internet]. on-line. 2021. Disponível em: https://hearinghealthmatters.org/hearingandkids/2021/3245/?utm_source=BenchmarkEmail&utm_campaign=HHTM_Weekly_Copy_256&utm_medium=email. Acesso em: 20 set. 2021.
34. Bevilacqua MC, Alves A. PTF para desenvolvimento das habilidades auditivas em crianças de até três anos de idade usuárias de implante coclear. In: Planos terapêuticos fonoaudiológicos. São Paulo: Pró-Fono; 2013.
35. Newman RS, Chatterjee M, Morini G, Remez RE. Toddlers' comprehension of degraded signals: noise-vocoded versus sine-wave analogs. J Acoust Soc Am [internet]. 2015;138(3):EL311-7. Disponível em: http://dx.doi.org/10.1121/1.4929731. Acesso em: 20 set. 2021.
36. Campbell J, Sharma A. Visual cross-modal re-organization in children with cochlear implants. PLoS One. 2016;11(1):1-18.
37. Holstrum WJ, Gaffney M, Gravel JS, Oyler RF, Ross DS. Early intervention for children with unilateral and mild bilateral degrees of hearing loss. Trends Amplif. 2008;12(1):35-41.
38. Hart B, Risley TR. Meaningful differences in every day's experience of young American children. Baltimore, MD: Paul H. Brookes Publishing; 1995.
39. Hofmann SG, Doan SN, Sprung M, Wilson A, Ebesutani C, Andrew LA, et al. Training children's theory-of-mind: a meta-analysis of controlled studies. Cognition [internet]. 2016;150:200-12.
40. Tobin K. The role of wait time in higher cognitive level learning. Rev Educ Res. 1987;57(1):69-95.
41. Bellis T. Assessment and management of central auditory processing disorders in the educational setting: from science to practice. San Diego, CA: Plural; 2011.
42. Fox M. Reading magic: why reading aloud to our children will change their lives forever. San Diego, CA: Harcourt Inc; Jul. 2008
43. Tschannen-Moran B, Tschannen-Moran M. Evocative coaching transforming schools one conversation at a time. Corwin Press Inc.; 2020.
44. Passmore J, Stopforth M, Lai Y-L. Defining coaching psychology: debating coaching and coaching psychology definitions. Coach Psychol [internet]. 2018;14(2):120-3.
45. Palmer S, Whybrow A. Handbook of coaching psychology: a guide for practitioners. 2.ed. Palmer SP, editor. Routledge Taylor & Francis Group; 2019.
46. Whitmore J. Coaching for performance. London: Nicholas Brealey Publishing; 1992.
47. Moeller MP, Carr G, Seaver L, Stredler-Brown A, Holzinger D. Best practices in family-centered early intervention for children who are deaf or hard of hearing: an international consensus statement. J Deaf Stud Deaf Educ. 2013;18(4):429-45.
48. Rush DD, Shelden ML (ed.). Childhood edition handbook. 2.ed. Baltimore, MD: Paul H. Brookes Publishing; 2020.
49. Wadnerkar Kamble M, Lam-Cassettari C, James DM. Communication skills and communicative autonomy of prelinguistic deaf and hard-of-hearing children: application of a video feedback intervention. Front Psychol. 2020;11:1-24.
50. Santos IRD, Brazorotto JS. Intervenção guiada por videofeedback a famílias de crianças com deficiência auditiva. CoDAS. 2018;30(1):e20160256.
51. Estabrooks W. 101 frequently asked questions about auditory-verbal practice: promoting listening and spoken language for children who are deaf and hard of hearing and their families. Estabrooks W, editor. Washington, DC: Alexander Graham Bell Association for Deaf and Hard of Hearing; 2012.
52. Diário Oficial da União (D.O.U). Conselho Federal de Fonoaudiologia. Resolução CFFA n. 580, de 20 de agosto de 2020. Dispõe sobre a regulamentação da Telefonoaudiologia e dá outras providências [internet]. Brasil: Diário Oficial da União; 2020. p.131. Disponível em: https://www.in.gov.br/web/dou/-/resolucao-cffa-n-580-de-20-de-agosto-de-2020- 273916256. Acesso em: 21 set. 2021.
53. Lopes AC, Barreira-Nielsen C, Ferrari DV, Campos PD, Ramos SM. Diretrizes de boas práticas em telefonoaudiologia. v.148. Brasília; Bauru: Conselho Federal de Fonoaudiologia; 2020.
54. Levy CCAC, Viana KS. Telefonoaudiologia aplicada ao atendimento da criança surda e de sua família. In: Levy CCAC (ed.). Manual de audiologia pediátrica. 2.ed. Barueri: Manole; 2022.
55. Santos IRD, Brazorotto JS. Há condições de acesso à telerreabilitação auditiva infantil? Estudo de um Serviço no Nordeste do País. In: 36° Encontro Internacional de Audiologia [internet]. São Paulo: Academia Brasileira de Audiologia; 2021. Disponível em: https://audiologiabrasil.org.br/eia/online/trabalhos-ver. Acesso em: 24 set. 2021.
56. Ferjan Ramírez N, Lytle SR, Fish M, Kuhl PK. Parent coaching at 6 and 10 months improves language outcomes at 14 months: a randomized controlled trial. Dev Sci. 2019;22(3):1-37.
57. Ramírez NF, Lytle SR, Kuhl PK. Parent coaching increases conversational turns and advances infant language development. Proc Natl Acad Sci U S A. 2020;117(7):3484-91.
58. Ewing IR, Ewing AWG. The ascertainment of deafness in infancy and early childhood. Laryngol Otol. 1944;59(9):308-33.
59. Levy CCAC, Melo MM. Abordagem centrada na família de serviços fonoaudiológicos para bebês e crianças pequenas surdas. In: Levy C (ed.). Manual de audiologia pediátrica. 2.ed. Barueri: Manole; 2022.
60. Lima MCO, Souza AS, Santos IRDD, Carvalho WLO, Brazorotto JS. Analysis of the effectiveness of an intervention program for families of children with hearing impairment. CoDAS. 2019;31(3).
61. Brazorotto JS, Costa KJ, Souza ASS, Lima M. Impact of the therapeutic group setting on the needs of families of children with hearing loss. Dist Comum, 2020;32(1):1-13.
62. Maclever-Lux K, Estabrooks WSJ. Coaching parents and caregivers in auditory-verbal therapy. In: Estabrooks W, Morrison HM M-LK (ed.). Auditory-verbal therapy: science, research, and practice. San Diego: Plural; 2020. p.589-612.
63. Knowles MS, Holton EF, Swanson RA. The adult learner: the definitive classic in adult education and human resource development. v. 44, Industrial and Commercial Training. Taylor and Francis; 2020. p.438-9.
64. Pike RW. Creative training techniques handbook. Amherst, Massachusets: HRD Press Inc.; 1989.
65. Grover A. Auditory Verbal UK. Riding the waves of change, transforming services. In: AG Bell Global Listening and Spoken Language (LSL) Symposium Site [internet]. 2021. Disponível em: https://agbellsymposium.com/view-sessions/. Acesso em: 20 ago. 2021.

45

REABILITAÇÃO AUDITIVA EM ADULTOS E IDOSOS

Wanderleia Quinhoneiro Blasca
Patricia Danieli Campos

INTRODUÇÃO

A Organização das Nações Unidas (ONU)[1] indica que a população mundial vem crescendo a cada dia em um ritmo acelerado. De acordo com suas projeções, esse número deverá ultrapassar os 9 bilhões de pessoas antes de 2050. Um número muito significativo em um contexto de grandes desigualdades sociais.

Viver mais e viver bem! Como? Essa é uma pergunta importante, que tem sido o grande questionamento dos governantes, gestores, administradores, profissionais da saúde, familiares, enfim, de todos nós.

Assim, em setembro de 2015, representantes dos 193 Estados-membros da ONU se reuniram em Nova York e reconheceram que a erradicação da pobreza em todas as suas características e dimensões, incluindo qualquer forma de desigualdade, será o maior desafio global deste século e requisito indispensável para o desenvolvimento sustentável.[2]

Ao adotarem o documento *Transformando o Nosso Mundo: A Agenda 2030 para o Desenvolvimento Sustentável*, as nações comprometeram-se a adotar medidas transformadoras para promover o desenvolvimento sustentável nos próximos 15 anos.[2]

No âmbito em que nos cabe uma análise mais aprofundada, vale ressaltar dois dos objetivos mencionados no documento: "A Saúde e o Bem-Estar" e "A Redução das Desigualdades".[2]

No cenário da saúde, bem-estar e qualidade de vida, as alterações ou anormalidades de estrutura ou função psicológica, fisiológica ou anatômica podem significar muito. Dados do Instituto Brasileiro de Geografia e Estatística (IBGE)[3] apontam que 8,4% da população brasileira acima de 2 anos (17,3 milhões de pessoas) têm algum tipo de deficiência. Quase metade dessa parcela (49,4%) é formada por pessoas idosas.

Em um panorama mais amplo, mais de 1 bilhão de pessoas no mundo vivem com algum tipo de deficiência,[4] isso contextualizado pela falta de inclusão, pelo isolamento e pela discriminação, referenciados como aspectos de extrema importância nas propostas do desenvolvimento sustentável e diminuição da desigualdade.

Especificamente em relação às alterações sensoriais, enfatiza-se a deficiência auditiva como mudança altamente relevante por trazer dificuldades que envolvem não somente uma lesão na estrutura física, mas também limitações de atividades, dificuldade na comunicação, redução da atividade de compreender o discurso no silêncio e no ruído, mas principalmente restrições na participação em eventos sociais, e, em consequência, impacto negativo na qualidade de vida.[5,6] *(Para maiores informações sobre o assunto, consultar o Capítulo 54, "Classificação Internacional de Funcionalidade, Capacidade e Saúde (CIF)".)*

O primeiro Relatório Mundial sobre Audição da OMS (2021)[7] estima que em 2050 cerca de 2,5 bilhões de pessoas apresentarão deficiência auditiva. Neste momento, mais de 5% da população mundial necessita de reabilitação para minimizar as consequências da perda auditiva (432 milhões de adultos). A prevalência da perda auditiva aumenta com a idade. Entre os adultos com idade superior a 60 anos, mais de 25% apresentam perdas auditivas incapacitantes (acima de 35 dB).

No Brasil, dados do IBGE (2010)[3] mostraram que aproximadamente 10 milhões de pessoas referiram ter dificuldade para ouvir, ou seja 5% da população. No entanto, essa parcela da população que autodeclara dificuldades auditivas pode mudar com o crescimento e o envelhecimento da população.

Ao longo dos anos vem ocorrendo um crescimento da população idosa em todo o mundo. Para a Organização Mundial da Saúde (OMS)[8] o esperado é que, em 2050, 21% da população mundial tenha 60 anos ou mais e que, assim, novas propostas e demandas sociais sejam necessárias. Nessa perspectiva, torna-se importante aprender e entender todo o processo do envelhecimento de forma mais precisa, pois muitas percepções e suposições comuns sobre as pessoas mais velhas são baseadas em estereótipos ultrapassados.[9]

O envelhecimento é individual, e, com o avançar da idade, o organismo humano passa por um processo de degeneração, provável declínio cognitivo e disfunções físicas, somadas às alterações visuais, auditivas, distúrbios do humor e dificuldades da memória, entre outras. De acordo com o Relatório Mundial de Envelhecimento e Saúde da OMS (2015),[9] a perda das habilidades comumente associada ao envelhecimento, na verdade, está vagamente relacionada com a idade cronológica das pessoas. Assim, hoje a conclusão é a de que não existe um idoso "típico". A diversidade das capacidades e necessidades de saúde dos idosos não é eventual, e sim advinda de eventos que ocorrem ao longo da vida.

Toda essa conclusão também pode ser direcionada ao adulto, cujas capacidades e necessidades de saúde estão diretamente ligadas aos cuidados e à manutenção das habilidades funcionais.

A redução da acuidade auditiva faz parte do processo fisiológico do envelhecimento, e a deficiência auditiva em adultos e idosos se deve principalmente à condição denominada perda auditiva relacionada à idade, que pode ocorrer de forma progressiva e agravar situações de vulnerabilidade, incluindo o isolamento social, falhas na comunicação e complicações psicológicas e neurológicas, por exemplo, agravando quadros de demência e depressão.

De acordo com a OMS (2021),[7] fatores que podem provocar a perda auditiva em adultos e idosos incluem doenças crônicas, fumo, otosclerose, perda auditiva relacionada à idade e perda auditiva súbita. Além disso, há os fatores que podem provocar perda auditiva em diferentes períodos da vida: trauma físico, cerume impactado, exposição a sons em níveis elevados de pressão sonora, medicamentos ototóxicos, atividades laborais com agentes químicos, deficiências nutricionais, infecções virais e outras condições, além da perda auditiva de origem genética.

A perda auditiva também é uma perda social. Compreender seu impacto na qualidade de vida tem grande importância, pois as dificuldades de comunicação afetam a interação com as pessoas. Estudos têm demonstrado uma relação significativa entre a perda auditiva e a qualidade de vida.[10,11]

Nesse contexto são encontradas reações emocionais, como solidão, isolamento, dependência, frustração, depressão, ansiedade, raiva, constrangimento, frustração e culpa, reações comportamentais, como acusação e exigência, e reações cognitivas, como confusão, dificuldade de foco, diminuição da autoestima e distúrbios de comunicação.[10,11]

Quanto ao envelhecimento, as descobertas são cada vez mais abrangentes e, ao mesmo tempo individualizadas, enfatizando que é preciso ter um olhar atento para as questões emocionais, comportamentais e, principalmente, cognitivas. Pesquisas têm demonstrado que a perda auditiva está associada ao declínio cognitivo acelerado em idosos, que afeta sobretudo a memória e a atenção, prejudicando o reconhecimento de palavras e a compreensão de sentenças. No entanto, é necessário maior conhecimento dos fatores não auditivos durante o processo de reabilitação auditiva dos idosos.[10,12] Estudos longitudinais também confirmam a conexão entre a perda auditiva relacionada à idade e o declínio cognitivo.[13,14]

Estudos têm sido realizados com o objetivo de referenciar os benefícios da adaptação do dispositivo eletrônico de amplificação sonora, e os resultados demonstram melhora na qualidade de vida, maior socialização e diminuição da depressão no idoso; consequentemente, acabam por envolver de forma significativa o aspecto cognitivo. No entanto, os achados ainda são iniciais, sendo necessários estudos longitudinais para análises mais precisas desses importantes aspectos.[15-17]

Nesse cenário, pesquisadores mencionam que o estigma social somado à perda auditiva é um importante obstáculo à reabilitação auditiva. Aceitar a perda auditiva é uma etapa difícil, que exige muitas mudanças, principalmente de comportamento. Frequentemente o indivíduo nega que tem um problema auditivo e esconde suas dificuldades; com isso, deixa de utilizar estratégias e habilidades de comunicação que poderiam ajudá-lo. É essencial que os profissionais tenham conhecimento de todo esse processo emocional, compreendendo as necessidades individuais e elaborando propostas de aconselhamento mais adequadas.[6,18,19]

Considerando esse cenário, é preciso que haja uma reflexão mais completa, enfatizando a importância da reabilitação auditiva, centrada nas reais necessidades do indivíduo com deficiência auditiva, com perspectivas elaboradas junto aos aspectos auditivos e não auditivos, direcionadas ao planejamento da reabilitação.[6] É oportuno pensar no trabalho da equipe multidisciplinar, na qual todos os profissionais da reabilitação possam ter um olhar direcionado à proposta da melhoria da qualidade de vida do indivíduo com deficiência auditiva.

A seguir será apresentado um panorama a respeito das etapas envolvidas no processo reabilitativo dos idosos.

ETAPAS DO PROCESSO DE REABILITAÇÃO AUDITIVA

Avaliação audiológica

A avaliação audiológica é uma etapa importante no planejamento das ações a serem implementadas para cada indivíduo. O objetivo principal é definir o tipo, o grau e a configuração da perda auditiva, bem como analisar as necessidades de encaminhamento para avaliações e áreas da saúde complementares.[20]

QUADRO 1 Etapas da avaliação audiológica

- Inspeção otológica: realizada pelo médico otorrinolaringologista com o objetivo tanto de verificar as condições para a realização das avaliações audiológicas quanto de diagnosticar possíveis alterações de orelha externa e média.
- Entrevista fonoaudiológica.
- Audiometria tonal liminar: pesquisa dos limiares auditivos por via aérea e por via óssea.
- Logoaudiometria: limiar de reconhecimento de fala e índice de reconhecimento de fala.
- Medidas de imitância acústica: timpanometria e reflexos acústicos ipsilaterais e contralaterais.

LEMBRANDO QUE... poderá haver a necessidade de avaliações complementares, incluindo:

- Teste de Weber.
- Pesquisa das emissões otoacústicas evocadas (EOA).
- Potencial evocado auditivo de tronco encefálico (Peate).
- Avaliação do processamento auditivo central (PAC).
- Outros: ressonância magnética, tomografia computadorizada etc.

Fonte: AAA, 2008.[20]

(Para maiores informações sobre o assunto, consultar os Capítulos 8, "Audiometria tonal liminar e de altas frequências", 10, "Avaliação logoaudiométrica na rotina clínica", 12, "Medidas de imitância acústica: timpanometria e reflexos acústicos", 13, "Mecanismos fisiológicos subjacentes à geração de emissões otoacústicas: protocolos clínicos", e 15, "Potencial evocado auditivo de tronco encefálico".)

Avaliação das características não audiológicas

As características não audiológicas são extremamente importantes para serem consideradas na reabilitação do idoso, podendo estar relacionadas a aspectos cognitivos, de personalidade, outras dificuldades associadas, saúde geral e até mesmo a experiência prévia com a amplificação.[20]

Além dessas características inerentes ao próprio indivíduo, há outras ligadas ao ambiente, que também devem ser levadas em consideração: exposição a ruído ambiental, situações de recreação, ocupacionais etc.[20]

> Os fatores não audiológicos podem direcionar o aconselhamento de determinado paciente, indicando questões a serem abordadas conforme suas perspectivas individuais.

Autoavaliação

O uso de materiais autoavaliativos no processo de reabilitação permite o conhecimento a respeito das necessidades comunicativas específicas de cada pessoa, além de fornecer informações a respeito das expectativas e de metas a serem atingidas no percurso de reabilitação.[20]

O estabelecimento dessas metas específicas também é importante para definir certas características a serem implementadas nos dispositivos, por exemplo, microfones direcionais, algoritmos de redução de ruído e/ou controles externos (controle de volume, programas).[20]

Para atingir esses objetivos, há diferentes instrumentos que podem ser utilizados na rotina de atendimentos.

QUADRO 2 *Client Oriented Scale of Improvement* (Cosi)

O Cosi é um inventário subjetivo aplicado pelo fonoaudiólogo por meio de perguntas abertas, não havendo questões predefinidas. É aplicado em duas fases:

- 1ª fase: identificação das situações de escuta específicas que o indivíduo deseja melhorar com a reabilitação. Nessa fase o indivíduo é solicitado a fazer um levantamento de até cinco situações em que deseja ouvir melhor, sendo o mais específico

(continua)

QUADRO 2 *Client Oriented Scale of Improvement* (Cosi) (*continuação*)

possível. Por exemplo, "ouvir melhor quando meu filho fala comigo em casa, no silêncio" é mais específico do que "ouvir melhor quando falam comigo". Nessa fase, é importante que, após identificar as situações, o indivíduo as classifique em ordem de prioridade.

- 2ª fase: avaliação do grau de mudança e da habilidade final em cada uma das situações estabelecidas como metas na primeira fase.[21]

Fonte: Dillon et al., 1997.[21]

(Para maiores informações sobre o assunto, consultar o Capítulo 34, "Verificação e avaliação de resultados no processo de seleção e adaptação de dispositivos eletrônicos de amplificação sonora".)

QUADRO 3 *Hearing Handicap Inventory for the Elderly (HHIE)/Hearing Handicap Inventory for Adults* (HHIA)

O HHIE e o HHIA são questionários bastante utilizados para avaliar a restrição de participação antes e após a intervenção. Apresentam 25 questões que têm por objetivo quantificar os efeitos sociais (12 questões) e emocionais (13 questões) da deficiência auditiva em indivíduos com idade inferior (HHIA) ou superior (HHIE) a 65 anos. Para cada questão, existem três alternativas de resposta:

- "Sim" (equivalente a 4 pontos).
- "Às vezes" (equivalente a 2 pontos).
- "Não" (equivalente a 0 ponto)

A pontuação total do questionário é a somatória dos pontos em cada questão. Quanto maior a pontuação, maior é a percepção da restrição de participação.

Fonte: Ventry e Weinstein, 1982;[22] Newman et al., 1990.[23]

(Para maiores informações sobre o assunto, consultar os Capítulos 21, "Uso de questionários na audiologia", e 34, "Verificação e avaliação de resultados no processo de seleção e adaptação de dispositivos eletrônicos de amplificação sonora".)

QUADRO 4 *Abbreviated Profile of Hearing Aid Benefit* (APHAB)

É um questionário desenvolvido para mensurar a limitação da atividade, quantificando as dificuldades comunicativas e o desconforto para sons ambientais vivenciados pela pessoa com deficiência auditiva. Esse questionário é composto por quatro subescalas com seis itens cada:

1. Fácil comunicação (FC): descreve as dificuldades de comunicação percebidas em situações relativamente favoráveis.

(continua)

QUADRO 4 *Abbreviated Profile of Hearing Aid Benefit* (APHAB) (*continuação*)

2. Ruído de fundo (RF): descreve a comunicação em ambiente com ruído competitivo.
3. Reverberação (RV): descreve as dificuldades de comunicação em locais reverberantes.
4. Desconforto (D): descreve o desconforto para sons fortes.

Cada item do APHAB é uma afirmação. O indivíduo deve indicar, dentre sete alternativas de resposta, com que frequência determinadas situações ocorrem em sua vida. As alternativas variam de "nunca" até "sempre". O questionário é aplicado antes e após a adaptação dos dispositivos eletrônicos de amplificação sonora. A diferença entre a porcentagem de dificuldades vivenciadas antes e após a adaptação é a medida do benefício desses dispositivos.

Fonte: Cox e Alexander, 1995.[24]

(Para maiores informações sobre o assunto, consultar o Capítulo 34, "Verificação e avaliação de resultados no processo de seleção e adaptação de dispositivos eletrônicos de amplificação sonora".)

QUADRO 5 *World Health Organization Quality of Life Questionnaire* (WHOQOL-BREF)

A versão BREF é uma abreviatura do questionário maior, que contém 100 questões e que foi desenvolvido para avaliar a qualidade de vida. Nesta versão há 26 perguntas que englobam quatro domínios: físico, psicológico, meio ambiente e relações sociais.

Fonte: Fleck et al., 2000.[25]

(Para maiores informações sobre o assunto, consultar o Capítulo 34, "Verificação e avaliação de resultados no processo de seleção e adaptação de dispositivos eletrônicos de amplificação sonora".)

Após o processo de adaptação, esses instrumentos devem ser reaplicados como balizadores das mudanças ocorridas e para analisar se aqueles benefícios específicos para cada indivíduo foram atingidos.

Adaptação dos dispositivos eletrônicos de amplificação sonora

O processo de adaptação dos dispositivos eletrônicos de amplificação sonora envolve três etapas:[26]

1. Seleção das características físicas e eletroacústicas dos dispositivos eletrônicos de amplificação sonora.
2. Verificação, que é o processo de assegurar que esses dispositivos estão atingindo metas específicas.

Responde à pergunta "Estamos adaptando o dispositivo adequadamente?".

3. Validação, que é o processo de assegurar se atingimos os objetivos estabelecidos de acordo com as necessidades comunicativas.

> Responde à pergunta "Estamos adaptando o dispositivo adequado?".

Seleção

Nessa etapa são considerados tanto os aspectos audiológicos quanto os não audiológicos para selecionar as características físicas dos dispositivos eletrônicos de amplificação sonora e as características de amplificação (ganho, saída e resposta de frequência) necessárias para cada indivíduo.[26]

O fonoaudiólogo deverá tomar algumas decisões clínicas levando em conta as perspectivas do indivíduo. Dentre elas estão:

- Será adaptado um ou dois dispositivos (adaptação monoaural x binaural)?[20]

> Sempre que houver o diagnóstico de perda auditiva bilateral, a principal opção seria a adaptação binaural. No entanto, é importante considerar questões relacionadas a assimetrias, interferência binaural, questões financeiras e estéticas do indivíduo.

- Serão necessários controles externos no dispositivo eletrônico de amplificação sonora?[20]

> A necessidade de controle de volume ou "chave/botão" comutador de programas deve ser discutida junto com o indivíduo e familiares considerando aspectos ambientais, cognitivos e habilidades físicas para o manuseio desses controles. Atualmente há algumas possibilidades para a inclusão desses controles nos dispositivos eletrônicos de amplificação sonora, por exemplo, o uso de controle remoto sincronizado ao dispositivo ou de controles automáticos.

- Qual será o modelo de dispositivo eletrônico de amplificação sonora adequado?[20]

> Há diferentes modelos de dispositivo eletrônico de amplificação sonora no mercado:
>
> - Retroauricular.
> - Minirretroauricular: convencional, para ser adaptado com tubo fino ou com o receptor no canal.
> - Intra-auricular.
> - Intracanal.
> - Microcanal.
>
> A escolha do modelo deve envolver a opinião do indivíduo, o grau, tipo e configuração da perda auditiva, a necessidade de controles externos, a possibilidade de efeito de oclusão etc.

> **CURIOSIDADE**
>
> Artigos e livros publicados na língua inglesa trazem duas siglas referentes para diferenciar os dispositivos eletrônicos de amplificação sonora com tubo fino e receptor no canal: RITA x RITE.
>
> - O dispositivo denominado RITA (*Receiver In The Aid*) se refere àqueles casos em que o receptor está no "corpo" do dispositivo eletrônico de amplificação sonora e transmite o som para a orelha do usuário por meio de um tubo fino acoplado à oliva, que pode ser aberta ou fechada, ou a um micromolde.
> - O RITE (*Receive In The Ear*) se refere ao dispositivo com receptor no conduto auditivo externo/orelha. Nesse dispositivo eletrônico de amplificação sonora o microfone fica na porção retroauricular e o receptor estará no conduto auditivo externo (CAE), envolto por uma oliva ou micromolde.

- Há a possibilidade de ocorrência do efeito de oclusão?[20]

> Depois da inserção do dispositivo eletrônico de amplificação sonora na orelha, alguns indivíduos podem apresentar uma sensação definida como um "eco", "voz presa na cabeça", "parece estar falando em um túnel" etc. Essa sensação pode ser devida ao efeito de oclusão ou ao efeito da amplificação das frequências baixas.
>
> Para diferenciar a causa da queixa (oclusão x frequências baixas), solicite que o indivíduo conte de 1 a 10 ou fale os dias da semana com o dispositivo eletrônico de amplificação sonora ligado e depois desligado:
>
> - Análise 1: se a sensação persistir com o dispositivo desligado, tem-se o chamado efeito de oclusão. Nesse caso, o modo de resolver é usando ventilação com diâmetro suficientemente grande para evitar o efeito de oclusão ou até mesmo olivas abertas. Lembrando que a abertura no acoplamento do dispositivo eletrônico de amplificação sonora à orelha poderá provocar microfonia; assim, é importante considerar dispositivos com gerenciamento de microfonia eficientes.
> - Análise 2: se a sensação desaparecer ao desligar o dispositivo eletrônico de amplificação sonora, pode estar relacionada à amplificação das frequências baixas. Nesse caso, há necessidade de um dispositivo que tenha bandas de frequências suficientes para que sejam realizados ajustes no ganho dos sons graves.

- Quanto de ganho e saída deve ser fornecido considerando o grau da perda auditiva em cada frequência?[20]

A quantidade de ganho e saída necessária para cada indivíduo deve ser calculada com base em métodos prescritivos válidos, que gerarão "alvos" específicos por frequência.

Os *softwares* de programação atuais apresentam uma gama de métodos prescritivos, e cabe ao fonoaudiólogo, em conjunto com o indivíduo, selecionar aquele que será o mais adequado. Vale lembrar a importância de o profissional seguir protocolos baseados em evidências científicas. Assim, há necessidade de utilizar métodos prescritivos denominados genéricos, que possibilitem seguir com a etapa de verificação – a ser tratada a seguir neste capítulo. Atualmente há dois métodos prescritivos genéricos recomendados: o método do *National Acoustic Laboratories* (NAL-NL2) e o método *Desired Sensation Level* (DSLv5.0). A seleção do método mais adequado dependerá dos objetivos relacionados à amplificação e deve ser realizada com o indivíduo.

- Será necessário utilizar compressão de frequência ou transposição de frequências?[20]

A compressão ou transposição de frequências é o processo de alterar uma região de frequências de entrada para outra região de frequências de saída. O uso desse recurso provoca uma distorção intencional no sinal recebido pelo indivíduo, e essa alteração proposital pode auxiliar em algumas perdas auditivas, principalmente aquelas com configuração em rampa. A ideia da compressão ou transposição de frequências é evitar a estimulação acústica de regiões da cóclea que não apresentem respostas à amplificação convencional. Há algumas possibilidades para realizar o rebaixamento de frequências, podendo ser por meio de transposição ou de compressão de frequências.

- Quantas bandas de frequências o dispositivo eletrônico de amplificação sonora deve ter?[20]

A resposta a essa pergunta dependerá de quão preciso o ajuste dos dispositivos eletrônicos de amplificação sonora deve ser e, principalmente, da configuração da perda auditiva.

- Há necessidade de redutores de ruído e/ou cancelamento de microfonia?[20]

O redutor de ruído pode ser uma alternativa interessante para melhorar a qualidade do som e o conforto para o indivíduo. O acionamento desse algoritmo depende muito do conhecimento que o fonoaudiólogo tem a respeito da rotina diária do indivíduo e dos tipos de ambiente que ele frequenta.

O cancelamento de microfonia poderá ser acionado dependendo da ocorrência desse fenômeno. Lembrando que, quanto maior a ventilação, maior a possibilidade de ocorrência da microfonia e maior a necessidade desse algoritmo.

- Qual tipo de microfone será necessário, omnidirecional ou direcional?[20]

A escolha do tipo de microfone depende do relato do indivíduo sobre a percepção de fala em ambientes ruidosos, de suas habilidades cognitivas para compreender o funcionamento e o gerenciamento das situações de escuta e de suas habilidades para o manuseio de controles remotos ou botões de programas. O benefício relacionado ao microfone direcional dependerá dos tipos de ruído aos quais o indivíduo está exposto e da frequência com que essa situação ocorre.

Os microfones direcionais podem ser categorizados conforme a possibilidade de acionamento manual ou automático e dependem de o padrão polar ser fixo ou adaptativo.

Nos microfones direcionais manuais o acionamento pode ser realizado via controle remoto ou botão de programas; naqueles com acionamento automático, o próprio dispositivo realiza a análise do ambiente de escuta e automaticamente aciona ou não a direcionalidade do microfone.

Nos microfones direcionais fixos o padrão polar não se altera conforme a incidência do ruído. Nos microfones direcionais adaptativos o padrão polar irá se alterar conforme as decisões do dispositivo em relação aos ambientes de escuta.

Assim, há quatro possibilidades de microfones direcionais:[27]

- Microfone direcional manual fixo.
- Microfone direcional manual adaptativo.
- Microfone direcional automático fixo.
- Microfone direcional automático adaptativo.

(Para maiores informações sobre o assunto, consultar o Capítulo 32, "Seleção das características dos dispositivos de amplificação sonora".)

Processo de verificação

Os procedimentos de verificação são essenciais e considerados "padrão-ouro" pelas evidências científicas como parte do processo de adaptação do dispositivo eletrônico de amplificação sonora. É muito comum que a perda auditiva em adultos e idosos ocorra de forma gradual, o que, juntamente com o estigma, aspectos financeiros, entre outros, torna-se uma barreira para a busca pela intervenção. Quando o indivíduo toma a decisão de buscar o auxílio de um profissional para a reabilitação auditiva, é importante que se tenha um ponto de partida em relação à quantidade de amplificação ideal, considerando o ganho necessário conforme cada frequência avaliada durante a etapa de diagnóstico audiológico.[26]

Assim, após a escolha do método prescritivo mais adequado ao indivíduo, gerando os alvos em termos de amplificação, o fonoaudiólogo deve verificar se esses alvos estão sendo atingidos. Além disso, alguns equipamentos para medidas com microfone-sonda permitem a verificação de características especiais como os redutores de ruído, o cancelamento de microfonia, o rebaixamento de frequências e o funcionamento dos microfones direcionais.[26]

As autoras deste capítulo não têm a intenção de esgotar o assunto relacionado à etapa de verificação, mas sim de apresentar um resumo que possibilite ao fonoaudiólogo ter uma base de pesquisa mais aprofundada. Para facilitar a organização dessa etapa do processo, a verificação será dividida em: verificação do nível de pressão sonora (NPS) para comparação com os alvos gerados pelo método prescritivo e verificação das características especiais.[26] *(Para maiores informações sobre o assunto, consultar o Capítulo 34, "Verificação e avaliação de resultados no processo de seleção e adaptação de dispositivos eletrônicos de amplificação sonora".)*

Verificação dos níveis de pressão sonora

Para a verificação, é utilizado um equipamento para medidas com microfone-sonda que possibilite a medição do NPS no CAE mediante a apresentação de um estímulo sonoro produzido via alto-falante.[26]

A verificação do NPS no CAE pode incluir alguns tipos de procedimentos, por exemplo:[26]

- REUR (*Real Ear Unaided Response*).
- REOR (*Real Ear Occluded Response*).
- REAR (Real *Ear Aided Response*).
- RECD (*Real Ear Coupler Difference*).

QUADRO 6 Uso da RECD para adultos e idosos

Uma abordagem mais recente indica a importância do uso da RECD medida para adultos e idosos de forma a aprimorar a adaptação do dispositivo eletrônico de amplificação sonora.

Quando realizamos as medidas da REAR com o equipamento de medidas com microfone-sonda, os limiares do indivíduo são convertidos para NPS no

(continua)

QUADRO 6 Uso da RECD para adultos e idosos (*continuação*)

CAE a partir de valores de NA, usando a RECD como fator de correção. Os limiares convertidos mostrados na tela do equipamento são utilizados para determinar se os sons fracos estão sendo audíveis e se a fala em média intensidade está atingindo os alvos prescritos. Considere, no entanto, que, se a RECD do indivíduo for bem diferente da média, os limiares que aparecerão na tela não estarão corretos e o que pode parecer uma boa adaptação pode não ser o que parece.

CAE: conduto auditivo externo; NA: nível de audição; NPS: nível de pressão sonora; RECD: Real Ear Coupler Difference.
Fonte: Bentler et al., 2016;[26] Bertozzo e Blasca, 2019.[28]

(Para maiores informações sobre o assunto, consultar o Capítulo 34, "Verificação e avaliação de resultados no processo de seleção e adaptação de dispositivos eletrônicos de amplificação sonora".)

Verificação de características especiais

É bastante comum que o profissional acione determinadas características eletroacústicas ou algoritmos considerando as situações de escuta que os indivíduos adultos e idosos vivenciam. Vale lembrar a importância do levantamento das perspectivas e necessidades audiológicas e não audiológicas de cada paciente. Por isso, a verificação de características especiais dos dispositivos eletrônicos de amplificação sonora é relevante como forma de analisar se a condição de ajuste dos dispositivos está funcionando conforme a programação desejada. Essa verificação auxilia, inclusive, o profissional a diferenciar algum tipo de mau funcionamento no dispositivo, e também a avaliar as dificuldades relacionadas às habilidades auditivas, individualizando as orientações/aconselhamentos ao indivíduo.[20]

Algumas características especiais que podem ser verificadas por meio da manipulação do tipo de estímulo ou do posicionamento do indivíduo em relação ao equipamento são: rebaixamento de frequências, microfones direcionais, redutores de microfonia e de ruído, adaptação aberta e sistemas Cros (*Contralateral Routing of Signals*) e Bicros (*Bilateral Contralateral Routing of Signals*).[20]

Índice de inteligibilidade de fala

O índice de inteligibilidade de fala (*speech intelligibility index* – SII) foi desenvolvido com o objetivo de quantificar e predizer a percepção de fala. Essa predição é baseada na quantidade de informação espectral da fala que é audível para determinado indivíduo. Outra função do SII é como ferramenta de aconselhamento informativo, lembrando que é um preditor e não considera fatores relacionados à cognição e/ou ao processamento da informação auditiva, fatores ambientais como reverberação, entre outros.[26]

Processo de validação

Neste capítulo foi abordada a importância do uso dos questionários/inventários de modo a avaliar diferentes aspectos da comunicação dos adultos e idosos. Muitos desses materiais serão utilizados no início do processo de reabilitação como meio de conhecer as necessidades e dificuldades comunicativas dos indivíduos, auxiliando o profissional a definir as melhores estratégias em termos de dispositivos. Os mesmos questionários/inventários são recomendados como medida de resultados na etapa de validação e também na comparação das etapas pré e pós-adaptação, possibilitando a mensuração dos benefícios resultantes da intervenção.

Há três perguntas a serem respondidas durante a validação:[26]

1. Qual o impacto da intervenção na pessoa?
2. As ações realizadas melhoraram as habilidades comunicativas?
3. As metas identificadas nos processos iniciais da intervenção foram atingidas?

Para tanto, os autores indicam que existem várias dimensões ou domínios a serem avaliados, incluindo qualidade de vida, esforço auditivo, qualidade sonora, interação social, satisfação, compreensão da fala, redução das dificuldades com os parceiros de comunicação, desconforto auditivo, entre outros. Há várias formas de avaliação, dependendo do resultado que o profissional deseja avaliar.

Um breve resumo de alguns dos questionários/inventários que possibilitam a aplicação pré e pós-intervenção em adultos e idosos encontra-se na seção "Avaliação das características não audiológicas", neste capítulo.

Além dos materiais já mencionados, há o *International Outcome Inventory for Hearing Aids* (IOI-HA), considerado um inventário curto para quantificar a efetividade da intervenção.

QUADRO 7 *International Outcome Inventory for Hearing Aids* (IOI-HA)

O IOI-HA mensura sete domínios que podem ser importantes para o sucesso global da adaptação do dispositivo eletrônico de amplificação sonora:

1. Uso.
2. Benefício.
3. Limitação de atividades residual.
4. Satisfação.
5. Restrição de participação residual.
6. Impacto do uso do dispositivo em outras pessoas.
7. Qualidade de vida.

Para cada resposta é atribuída uma pontuação de 1-5; o resultado mais satisfatório tem a pontuação mais elevada. A análise do questionário pode ser realizada considerando a pontuação de cada item individualmente (pontuação mínima igual a 1 e máxima igual a 5) ou o do conjunto dos sete itens (pontuação mínima igual a 7 e máxima igual a 35).

Fonte: Cox e Alexander, 2002.[29]

(Para maiores informações sobre o assunto, consultar o Capítulo 34, "Verificação e avaliação de resultados no processo de seleção e adaptação de dispositivos eletrônicos de amplificação sonora".)

Em relação ao uso dos testes de percepção de fala (TPF), há discussões quanto à sua aplicabilidade clínica:[20]

- Não refletem as condições reais de determinado indivíduo: a reverberação é mais controlada, não são apresentadas pistas visuais, a qualidade sonora das gravações é otimizada e a distância entre o falante e o ouvinte geralmente não ultrapassa 1 m.
- É uma situação em que um fala e o outro ouve, não representando conversas em grupo de diferentes falantes.
- As condições de teste são fáceis para indivíduos com perdas auditivas de graus leves e moderados.

Essas limitações demonstram os motivos pelos quais os testes de percepção de fala não devem ser interpretados isoladamente nem utilizados como único parâmetro para a realização de ajustes na programação dos dispositivos eletrônicos de amplificação sonora. Assim, apesar de a menção a esses testes ter sido feita na seção "Processo de validação" deste capítulo, alguns autores[26] acreditam que não fazem parte nem do processo de verificação nem de validação, mas que têm sua validade clínica como medida suplementar para auxiliar no aconselhamento e na demonstração.

Opções auxiliares para reabilitação

A indicação do uso de dispositivos eletrônicos de amplificação sonora como auxiliares na reabilitação de indivíduos com perda auditiva já está bastante consolidada. A comunidade científica vem discutindo os benefícios relacionados a esses dispositivos, evitando prejuízos cognitivos, de percepção de fala, sociais e psicológicos.[20] *(Para maiores informações sobre o assunto, consultar o Capítulo 37, "Cognição e qualidade de vida no processo de adaptação de dispositivos eletrônicos de amplificação sonora".)*

No entanto, nem todas as necessidades do indivíduo podem ser alcançadas com os dispositivos eletrônicos de amplificação sonora. Muitas vezes é importante considerar o uso de dispositivos auxiliares como os sistemas de frequência modulada, microfones remotos, sistemas de indução, amplificadores de sinal (para uso com telefone, televisão), sistemas de alerta ou sinalizadores. Estes podem incluir informações auditivas, táteis e/ou visuais com o objetivo de facilitar a transmissão de informações, e podem ser pessoais ou coletivos.[20]

Os dispositivos auxiliares podem complementar o processo de reabilitação de adultos e idosos, facilitando a autonomia daqueles que vivenciam diferentes ambientes de escuta e promovendo a otimização do sentido de alerta.[20]

O uso desses dispositivos requer conhecimento do profissional para orientar/aconselhar o indivíduo quanto ao manuseio correto, e também a respeito das situações em que eles serão mais indicados, por exemplo, situações de comunicação a distância ou em ambientes acusticamente desfavoráveis (ruidosos ou reverberantes). *(Para maiores informações sobre o assunto, consultar o Capítulo 36, "Boas práticas na adaptação dos sistemas de microfone remoto".)*

Orientação e aconselhamento

A experiência clínica tem demonstrado que o sucesso da adaptação do dispositivo eletrônico de amplificação sonora está diretamente relacionado à adesão do indivíduo ao tratamento. É necessário que ele compreenda e retenha as informações recebidas.

Um estudo[30] demonstrou que o indivíduo compreende 50% das informações fornecidas. Dessa porcentagem, 50% são lembradas, representando uma taxa de falha de comunicação de 75%. Por isso é importante a utilização de materiais que incluam diferentes aspectos sensoriais (ilustrações, materiais em áudio, treinamento etc.), de forma a proporcionar melhora na compreensão das informações apresentadas durante o aconselhamento/orientação de usuários de dispositivos eletrônicos de amplificação sonora.

Em todo o contexto clínico, o aconselhamento na reabilitação auditiva deve acontecer desde o primeiro momento, não apresentando diferenças específicas nas características direcionadas aos indivíduos adultos e aos idosos. No entanto, a diferença está no tempo para a realização das tarefas. Logo, é necessário que a linguagem utilizada pelo profissional para transmitir a mensagem seja adequada, assim como as estratégias para que ambas possam favorecer a retenção das informações apresentadas.[31,32]

Nesse cenário, a orientação e o aconselhamento têm sido entendidos por profissionais como essenciais no trabalho com o indivíduo deficiente auditivo. Para que haja sucesso em todo o segmento, o envolvimento de familiares, amigos e parceiros de comunicação é de grande importância para a integração do indivíduo no meio social e, principalmente, para a melhoria da qualidade de vida.[20]

QUADRO 8 Qual a diferença entre orientação e aconselhamento?

A orientação também pode ser denominada aconselhamento informativo e se refere ao fornecimento de informações relativas aos resultados das avaliações, à anatomia do sistema auditivo, às consequências da perda auditiva, ao uso dos dispositivos, às estratégias de comunicação, entre outras. São extremamente importantes para o esclarecimento de dúvidas dos indivíduos e possibilitam o emprego dos dispositivos.

O aconselhamento de ajuste pessoal tem o objetivo de criar um ambiente seguro e confiável de forma que o indivíduo possa expressar, compreender e aceitar suas reações emocionais e psicológicas diante da perda auditiva.

Fonte: Margolis, 2000.[33]

Contudo, o objetivo é proporcionar aos indivíduos que receberam os dispositivos eletrônicos de amplificação sonora maior compreensão sobre a deficiência auditiva e a importância de elaborar estratégias para minimizar as dificuldades advindas dessa deficiência. O *Guideline for audiologic management of the adult patient* (2008) enfatizou a complementação das orientações, destacando a anatomia e a fisiologia da audição; a comunicação e a percepção da fala no ruído; estratégias de comunicação e de escuta; a melhora da relação sinal/ruído; o treinamento auditivo, ressaltando a relevância de definir expectativas reais junto ao indivíduo sobre a reabilitação auditiva, principalmente no envolvimento de aspectos emocionais, o gerenciamento do estresse e ajustes pessoais.[20]

Na adaptação do dispositivo eletrônico de amplificação sonora, o profissional deve estar atento às mudanças importantes relacionadas à compreensão do indivíduo deficiente auditivo e de seus parceiros de comunicação, como também à implementação das estratégias de comunicação e, principalmente, ao desenvolvimento de comportamentos e atitudes positivas, objetivando o sucesso da adaptação.

As orientações categorizadas sobre o dispositivo eletrônico de amplificação sonora estão direcionadas especificamente aos cuidados e ao uso dos dispositivos: inserção/remoção, cuidados e limpeza, conforto, *feedback* acústico (microfonia) e o uso do telefone, bem como o conhecimento das características especiais: múltiplas memórias, bobina telefônica, microfone direcional, entre outras. Da mesma forma, as orientações relacionadas aos indivíduos deficientes auditivos abordam aspectos auditivos e não auditivos, que se entrelaçam com o propósito de otimizar o processo de reabilitação auditiva.[20,34]

A etapa de acompanhamento pós-adaptação tem grande importância no desenvolvimento e aprendizado de estratégias direcionadas para o melhor aproveitamento da amplificação. Seja individualmente ou em grupo, a realização de etapas de acompanhamento ou de programas de reabilitação para o indivíduo deficiente auditivo adulto e/ou idoso é fundamental, sendo essencial sua inserção nos ambulatórios de audiologia.[20,34]

Muitos são os aspectos a serem abordados, sendo prioritária a criação de estratégias facilitadoras para a comunicação. Todo esse trabalho tem demonstrado, significativamente, evidências positivas quanto à redução das queixas, ao aumento do benefício, à maior adesão ao tratamento e, principalmente, à satisfação com a amplificação.[6,20]

Hoje já é possível pensar em propostas mais abrangentes na reabilitação auditiva, com o surgimento da tecnologia de informação e comunicação. Esse avanço tem viabilizado projetos que proporcionam maior envolvimento e, principalmente, melhores resultados no processo de reabilitação do indivíduo deficiente auditivo, por meio da utilização de materiais educacionais, *softwares* especializados e programas na *web*.[6]

Com essa perspectiva, alguns programas computadorizados apresentaram resultados muito interessantes, por exemplo, o projeto desenvolvido por Robert Sweetow em 2004, *Listening and Communication Enhancement* (LACE), da Neurotone, direcionado ao indivíduo deficiente auditivo usuário de dispositivo eletrônico de amplificação sonora.[35]

No Brasil, pesquisadores também têm se dedicado ao desenvolvimento de projetos de interação entre tecnologia e treinamento auditivo, por exemplo, o material denominado Treinamento Auditivo Musical (TAM)[36] e o projeto desenvolvido pelo Departamento de Informática em Saúde da Universidade Federal de São Paulo em parceria com o Departamento de Fonoaudiologia da Faculdade de Odontologia de Bauru e o Hospital de Reabilitação de Anomalias Craniofaciais da Universidade de São Paulo, denominado Portal SisTHA (Sistema de Treinamento das Habilidades Auditivas), que tem como proposta o treinamento auditivo para adultos e idosos usuários do dispositivo eletrônico de amplificação sonora.[37]

Vale ressaltar que, nestes últimos anos, novos projetos surgiram e novas possibilidades, como a realização do aconselhamento pós-adaptação por meio da teleconsulta, proporcionando maior acesso e interação do indivíduo usuário de dispositivo eletrônico de amplificação sonora ao serviço, principalmente na resolução de dúvidas e dificuldades auditivas.[38]

CONSIDERAÇÕES FINAIS

Este capítulo abordou de forma detalhada as características que envolvem a importante etapa da reabilitação, demonstrando aspectos auditivos e não auditivos, mas especialmente a perspectiva científica relacionada às necessidades específicas do indivíduo deficiente auditivo. É primordial enfatizar que, junto a todo esse conhecimento, importa destacar a sensibilidade do profissional em conhecer as reais dificuldades do indivíduo, expressas nos questionários, na avaliação audiológica ou até mesmo em pequenos gestos, percebidos pelo olhar atento para as questões emocionais, comportamentais e cognitivas.

REFERÊNCIAS BIBLIOGRÁFICAS

1. Organização das Nações Unidas (ONU) [internet]. 2021. Disponível em: https://brasil.un.org/. Acesso em: 20 set. 2021.
2. Plataforma Agenda 2030 [internet]. 2021. Disponível em: http://www.agenda2030.org.br/sobre/. Acesso em: 20 set. 2021.
3. Instituto Brasileiro de Geografia e Estatística (IBGE) [internet]. 2021. Disponível em: https://www.ibge.gov.br/. Acesso em: 20 set. 2021.
4. Organização das Nações Unidas (ONU) [internet]. 2018. Disponível em: https://brasil.un.org/. Acesso em: 20 set. 2021.
5. Morettin M, Bevilacqua MC, Cardoso MRA. A aplicação da Classificação Internacional de Funcionalidade, Incapacidade e Saúde (CIF) na audiologia. Distúrb Comun. 2008;20(3):395-402.
6. Blasca WQ. Reabilitação auditiva de idosos. In: Boéchat EM, Menezes PL, Couto CM, Frizzo AC, Scharlach RC, Anastacio AR. Tratado de audiologia. 2.ed. São Paulo: Santos; 2015. p.510-5.
7. Organização Mundial da Saúde (OMS). World Report On Hearing [internet]. 2021. Disponível em: https://www.who.int/publications/i/item/world-report-on-hearing. Acesso em: 15 set. 2021.
8. Organização Mundial da Saúde (OMS) [internet]. 2004. Disponível em: https://apps.who.int/iris/bitstream/handle/10665/43030/?sequence=1. Acesso em: 15 set. 2021.
9. Organização Mundial da Saúde. Relatório Mundial de Envelhecimento e Saúde. [internet]. 2015. Disponível em: http://apps.who.int/iris/bitstream/handle/10665/186468/WHO_FWC_ALC_15.01_por.pdf?sequence=6. Acesso em: 14 set. 2021.
10. Amieva H, Ouvrard C, Giulioli C, Meillon C, Rullier L, Dartigues JF. Self-reported hearing loss, hearing aids and cognitive decline in elderly adults: a 25-year study. J Am Geriatr Soc. 2015;63(10):2099-104.

11. Ciorba A, Bianchini C, Pelucchi S, Pastore A. The impact of hearing loss on the quality of life of elderly adults. Clin Interv Aging. 2012;7:159-63.
12. Pinheiro MMC, Iório MCM, Miranda EC, Dias KZ, Pereira LD. A influência dos aspectos cognitivos e dos processos auditivos na aclimatização das próteses auditivas em idosos. J Soc Bras Fonoaudiol. 2012;24(4):309-15.
13. Lin FR, Metter EJ, O'Brien RJ, Resnick SM, Zonderman AB, Ferrucci L. Hearing loss and incident dementia. Archives of Neurology. 2011;68(2):214-20.
14. Lin FR, Yaffe K, Xia J, Xue QL, Harris TB, Purchase-Helzner E, et al. Hearing loss and cognitive decline in older adults. Journal of the American Medical Association. 2013;173(4):293-9.
15. Fell AC, Teixeira AR. Cognição em idosos: influência do uso de aparelhos de amplificação sonora individual. Revista Kairós Gerontologia. 2015;18(2):197-208.
16. Sarant J, Harris D, Busby P, Maruff P, Schembri A, Lemke U, et al. The effect of hearing aid use on cognition in older adults: can we delay decline or even improve cognitive function? J Clin Med. 2020 Jan 17;9(1):254.
17. Dawes P, Emsley R, Cruickshanks KJ, Moore DR, Fortnum H, Edmondson-Jones M, et al. Hearing loss and cognition: the role of hearing Aids, social isolation and depression. PLoS One. 2015 Mar 11;10(3):e0119616.
18. Gagné JP, Southall K, Jennings MB. The psychological effects of social stigma: applications to people with an acquired hearing loss. In: Joseph J, Montano E, Jaclyn BS (eds.). Adult audiologic rehabilitation. 2.ed. Plural Publishing; 2013. p.608.
19. Zaitzew CM. Understanding the stigma of hearing loss and how if affects the patient and treatment process (2016). Williams Honors College, Honors Research Projects. 402. Disponível em: https://ideaexchange.uakron.edu/honors_research_projects/402. Acesso em: 24 jan. 2022.
20. American Academy of Audiology (AAA). Guidelines for the audiologic management of adult hearing impairment. United States: AAA, 2008. Disponível em: https://audiology-web.s3.amazonaws.com/migrated/haguidelines.pdf_53994876e92e42.70908344.pdf. Acesso em: 14 set. 2021.
21. Dillon H, James A, Ginis J. Client Oriented Scale of Improvement (COSI) and its relationship to several other measures of benefit and satisfaction provided by hearing aids. J Am Acad Audiol. 1997;8:27-43.
22. Ventry LM, Weinstein BE. The Hearing Handicap Inventory for the Elderly: a new tool. Ear Hear. 1982;3:128-34.
23. Newman CW, Weinstein BE, Jacobson GP, Hug GA. The Hearing Handicap Inventory for Adults: psychometric adequacy and audiometric correlates. Ear Hear. 1990;11(6):430-3.
24. Cox RM, Alexander GC. The abbreviated profile of hearing aid benefit. Ear Hear. 1995;16(2):176-86.
25. Fleck MPA, Louzada S, Xavier M, Chachamovic E, Vieira G, Santos L, et al. Aplicação da versão em português do instrumento abreviado de qualidade de vida "WHOQOL-bref". Rev Saúde Públ. 2000;34(2):178-83.
26. Bentler R, Mueller HG, Ricketts TA. Modern hearing aids: verification, outcome measuresand follow-up. San Diego: Plural; 2016.
27. Fabry DA. Adaptive directional microphone technology and hearing aids: theoretical and clinical implications. The Hearing Review. 2005. Disponível em: https://www.hearingreview.com/practice-building/practice-management/adaptive-directional-microphone-technology-and-hearing-aids-theoretical-and-clinical-implications. Acesso em: 14 set. 2021.
28. Bertozzo MC, Blasca WQ. Análise comparativa dos métodos prescritivos NAL-NL2 e DSL v5.0a na adaptação do AASI em idosos. Codas. 2019;31(4):e20180171.
29. Cox RM, Alexander GC. The International Outcome Inventory for Hearing Aids (IOI-HA): psychometric propertiesof the English version. Int J Audiol. 2002;41(1):30-35.
30. English K. Counseling for diagnosis and management of auditory disorders. In: Valente M, Hoford-Dunn H, Roeser R. Audiology: treatment. 2.ed. New York: Thieme; 2008. p.198-211.
31. Reese JL, Hnath-Chisolm T. Recognition of hearing aid orientation content by first-time users. Am J Audiol. 2005 Jun;14:94-104.
32. Desjardins JL, Doherty KA. Do experienced hearing aid users know how to use their hearing aids correctly? Am J Audiol [United States]. 2009 Jun;18,(1):69-76.
33. Margolis RH. What do your patients remember? Hear J. 2004;57(6):10-7. In: English K, Rojeskit T, Branham K. Acquiring counseling skills in mid-career: outcomes of a distance education course for practicing audiologists. J Am Acad Audiol. 2000;11(2):84-90.
34. Vieira EP, Miranda EC, Calais LL, Carvalho LM, Martinelli MC, Borges ACL. Proposta de acompanhamento em grupo para idosos protetizados. Rev Bras Otorrinolaringol. 2007;73(6):752-8. Disponível em: https://www.scielo.br/j/rboto/a/9Skycn9JxLjvpvnHWrGrdtB/?format=pdf&lang=pt. Acesso em: 14 set. 2021.
35. Sweetow R, Henderson Sabes J. Listening and Communication Enhancement (LACE). Seminars in Hearing. 2007;28(2):133-141. Disponível em: https://www.thieme-connect.de/products/ejournals/pdf/10.1055/s-2007-973439.pdf. Acesso em: 18 fev. 2022.
36. Freire KGM. Treinamento auditivo musical: uma proposta para idosos usuários de próteses auditivas. [Tese]. São Paulo: Universidade Federal de São Paulo; 2009.
37. Vitti SV, Piza I, Sigulem D, Blasca W. Auditory training web-based system for elderly user of hearing aids. Journal of Health Informatics. 2019;11:74-8.
38. Barreira-Nielsen C, Carneiro LA. Telehealth: verification of the effectiveness of an orientation program and audiological counseling for adults through teleconsultation. Distúrbios Comun. 2015 Dec;27(4):696-706.

46

TREINAMENTO AUDITIVO ACUSTICAMENTE CONTROLADO

Daniela Gil
Sheila Andreoli Balen

INTRODUÇÃO

A partir dos estudos do final do século XX e início do século XXI, o treinamento auditivo (TA) passou a ser considerado essencial na intervenção de pessoas com deficiência auditiva (DA), usuários de dispositivos eletrônicos auxiliares da audição com transtornos do processamento auditivo central (TPAC) ou perdas auditivas relacionadas ao envelhecimento.[1]

O TA é um conjunto de condições e/ou tarefas acústicas que são determinadas para ativar o sistema auditivo e sistemas correlatos de tal forma que sua base neural e comportamentos auditivos sejam modificados.[2] Assim, compreende-se que os estímulos auditivos são determinantes durante o TA para o processo de reabilitação das habilidades auditivas. Existem evidências de plasticidade neural que comprovam esse processo de reabilitação, já que é possível observar mudanças nos mapas neurais após o TA.[3]

O córtex reorganiza suas conexões e responde às alterações periféricas e/ou centrais da entrada. Essa reorganização ocorre em certas formas de aprendizagem motora e perceptual, sendo descritas como mapas corticais,[4] isto é, construções dinâmicas remodeladas por experiências comportamentais ao longo da vida. Um estudo[3] em macacos adultos, após treinamento da tarefa de discriminação da frequência, demonstrou que o córtex auditivo primário tinha representação mais robusta para a frequência treinada do que os do grupo controle, evidenciando a reorganização funcional do circuito neuronal, sendo esta determinada pelos estímulos utilizados no TA. Estudos[5-7] utilizando ressonância magnética funcional (RMf) demonstraram aumento da ativação de diferentes áreas do cérebro após o uso de um programa computadorizado, comprovando a ocorrência da plasticidade neural. Nesses estudos ficou evidenciada também a reorganização neural de representações corticais após o treinamento de frequências específicas.

A plasticidade do sistema nervoso central é uma capacidade funcional dos neurônios durante o desenvolvimento, sendo as informações recebidas pela experiência armazenadas no córtex por meio de modificações sinápticas do mecanismo neural.[8] A plasticidade é um fenômeno biológico gerado por mudanças bioquímicas, comportamentais e na função cerebral que ocorre no desenvolvimento e ao longo da vida, conferindo ao cérebro potencial de mudança em circunstâncias normais e anormais. Se as influências ambientais são controladas e modeladas, o comportamento relacionado à plasticidade é previsível. Desse modo, o TA possibilita essas influências ambientais e as células nervosas podem representar a mudança neural, sendo a estimulação o fator-chave para tal mudança.[9,10] *(Para maiores informações sobre o assunto, consultar o Capítulo 3, "Sistema auditivo nervoso central: plasticidade, privação sensorial e modalidade cruzada".)*

O TA pode ser utilizado como tarefa acústica em diferentes abordagens terapêuticas na área do processamento auditivo e de linguagem, aplicado à reabilitação de diferentes habilidades auditivas em diferentes transtornos de base, além de poder ser utilizado na reabilitação do processo de adaptação dos dispositivos eletrônicos auxiliares à audição. Cabe ressaltar que o TA é a principal estratégia de intervenção direta realizada com a pessoa com alterações nas habilidades auditivas. O processo terapêutico fonoaudiológico envolve também mudanças no ambiente acústico e estratégias compensatórias que possam otimizar o acesso à informação auditiva em outras situações da vida diária.[11]

Neste capítulo serão apresentados os princípios gerais de programas de treinamento auditivo acusticamente controlado para, então, descrever duas propostas. A primeira é a proposta do programa de treinamento auditivo acusticamente controlado (Taac), e a segunda a do programa de treinamento auditivo baseado em computador (TABC).

PRINCÍPIOS DOS PROGRAMAS DE TREINAMENTO AUDITIVO

A terapia fonoaudiológica é considerada uma das principais estratégias de intervenção terapêutica nos casos de TPAC. O TA, seja ele acusticamente controlado ou mediado por uso de *softwares*, é um recurso complementar. Nesse sentido, a decisão por sua realização deve ser, sempre que possível, tomada em equipe multidisciplinar, pensando nas prioridades do planejamento terapêutico de cada paciente. O TA pode ser realizado antes ou concomitantemente à terapia fonoaudiológica, e para tanto se deve considerar a disponibilidade da família, seja ela de tempo ou de recursos financeiros.[12,13]

Previamente à realização do TA, é necessário realizar avaliação audiológica e do processamento auditivo central completas para investigar as condições do sistema auditivo periférico e identificar as habilidades auditivas que estão preservadas e aquelas que se encontram inadequadas.[14] Essa avaliação prévia será a base de comparação para mensurar as modificações após o TA. *(Para maiores informações sobre o assunto, consultar os Capítulos 8, "Audiometria tonal liminar e de altas frequências", e 20, "Avaliação do processamento auditivo central: testes comportamentais".)*

O conceito de plasticidade neural é a base e a chave para o TA dentro do contexto das alterações do processamento auditivo central, sendo a plasticidade definida como o fenômeno que possibilita a modificação neural e, consequentemente, a repercussão dessa mudança no comportamento.[10]

As pesquisas em neurociências apontaram alguns princípios fundamentais para qualquer processo de reabilitação e aprendizagem,[15,16] a saber:

1. Atenção: pouca ou nenhuma mudança ocorre no córtex cerebral se o estímulo é apresentado para um indivíduo que não está atento ou pronto para receber esse estímulo.
2. Memória: para que a aprendizagem aconteça é importante que as tarefas apresentadas estimulem a retenção das informações.
3. Reforço positivo.
4. Frequência e intensidade da estimulação.
5. Repetição: o cérebro precisa de tarefas que envolvam repetição para que ocorra a modificação do substrato neural.
6. Simplificar tarefas para aumentar o número de acertos.
7. Desafio e aumento progressivo do grau de dificuldade das tarefas para facilitar o aprendizado e minimizar a frustração.
8. Participação ativa do indivíduo.

A seguir serão elencados e detalhados alguns dos aspectos fundamentais para a elaboração de um programa de TA. Com base nesses fundamentos, o clínico pode personalizar o programa a ser utilizado para seu paciente. No caso de usuários de amplificação, devem ser considerados, ainda, o tipo de dispositivo, o tipo de adaptação (uni ou bilateral), as características eletroacústicas do dispositivo e as possibilidades de ajustes. Serão apresentadas também sugestões de protocolos para TABC e Taac.

HABILIDADES AUDITIVAS – TIPOS DE ESTÍMULOS, HIERARQUIA E NÍVEIS DE DIFICULDADE DAS TAREFAS

Deve-se sempre ter em mente que o objetivo de qualquer programa de TA, seja mediado por *softwares* ou em cabine acústica, é estimular, de forma intensiva e progressiva, diferentes habilidades auditivas a fim de maximizar os benefícios da plasticidade neural da via auditiva.

Assim, é importante incluir no programa de TA atividades de detecção, discriminação, reconhecimento e compreensão. Sempre que possível, é preciso lembrar da hierarquia de aquisição dessas habilidades no desenvolvimento auditivo típico e oferecer ao paciente oportunidades de treinamento seguindo essa hierarquia.[17]

Adicionalmente, devem-se incluir atividades de escuta difícil, seguindo o princípio da redução das redundâncias extrínsecas para ativar as intrínsecas, as quais os programas de treinamento visam a fortalecer. Sendo assim, é preciso incluir atividades de figura-fundo, fala competindo com fala, fechamento auditivo, fala competindo com ruído e atividades de processamento temporal (análise de aspectos acústicos da fala – frequência, intensidade e duração –, ordenação e resolução temporal). O programa deve incluir também estímulos não verbais, respeitando a diferenciação entre o processamento desse tipo de estímulo e pensando em aperfeiçoar os aspectos suprassegmentares da linguagem.[18]

As sessões podem ser variadas, contendo diversos tipos de atividade/estímulo. Por exemplo, em uma sessão trabalha-se com reconhecimento e discriminação de aspectos de frequência, figura-fundo com estímulos de frases, e em outra sessão trabalha-se fechamento auditivo com diferentes estímulos e/ou tipos de resposta. A depender das características do paciente e das alterações evidenciadas em sua avaliação, pode-se optar por estimular as habilidades auditivas de forma exclusiva em determinada sessão).[18]

A organização do programa de TA deve prever que as atividades apresentadas sigam uma hierarquia, considerando, além do processo de aquisição, como mencionado anteriormente, o grau de complexidade dessas atividades. Além disso, dentro da própria atividade, as séries de estimulação devem prever o aumento gradativo da dificuldade.[15]

A variação do grau de dificuldade do estímulo e de sua apresentação é uma das grandes vantagens dos programas de TA, pois permite uma variação adaptativa que respeita o desempenho do paciente e ao mesmo tempo o desafia de modo consistente.

Existem diferentes formas de variar o grau de dificuldade das atividades. A primeira delas está relacionada ao tipo de estímulo apresentado. Os estímulos auditivos podem ser variados quanto à frequência, duração e intensidade. Ao utilizar estímulos verbais, o TA pode ser analítico ou sintético. O TA analítico enfoca os segmentos da fala, como as sílabas e os fonemas, com mais ênfase nas pistas acústicas do que no significado. Presumivelmente, a habilidade para reconhecer esses segmentos é transferida para as tarefas de comunicação diárias, permitindo reconhecer o discurso conectado. O treinamento sintético auxilia a reconhecer o significado de uma expressão.[19] Nos programas de TA, em geral, parte-se de estímulos altamente redundantes, por exemplo, frases, e passa-se para palavras com diferentes extensões (trissílabos, dissílabos, monossílabos) e previsibilidade até chegar às sílabas.[15-20]

Com um audiômetro ou com programas de computador, podem-se apresentar ao paciente diferenças mínimas entre os sons nas tarefas de detecção, reconhecimento e discriminação auditiva. Deve-se garantir fidelidade na transmissão do estímulo auditivo, utilizando computadores com placas de som e fones de ouvido de qualidade, além de confortáveis, para evitar a mudança do foco atencional do estímulo para o fone. No caso dos deficientes auditivos usuários de dispositivos eletrônicos auxiliares de audição (AASI e/ou IC), existem fones do tipo concha aberta com alta qualidade, que não geram microfonia.

O tipo de resposta à atividade também pode impor diferentes níveis de dificuldade, por exemplo, utilizar respostas em conjunto fechado, quando há opções de resposta, ou em conjunto aberto, quando as possibilidades de respostas são ilimitadas.

Por fim, a mais tradicional variação do grau de dificuldade dos programas de TA é a modificação da relação sinal/ruído, que é a relação numérica entre o nível de apresentação do estímulo-alvo e o nível de apresentação do estímulo competitivo. Recomenda-se iniciar as atividades em relações sinal/ruído positivas (mais fáceis) e progredir para relações negativas (mais difíceis). Essa variação pode ser adaptativa, ou seja, até que o desempenho mínimo seja alcançado.[13]

Tradicionalmente, em programas de TA estabelece-se um índice de sucesso por volta de 70% para cada tarefa.[21] A variação do grau de dificuldade é fundamental, pois acredita-se que estratégias muito fáceis ou muito difíceis não desafiam o sistema auditivo central[18] e, portanto, não favorecem a aprendizagem.[2]

ADEQUAÇÃO À IDADE E AO DESENVOLVIMENTO MOTOR, VISUAL, COGNITIVO E DE LINGUAGEM

No TA, as tarefas utilizadas devem ser apropriadas à idade e ao nível de linguagem do paciente. Sendo assim, é necessário cuidar das instruções que são fornecidas ao paciente, adequando-as sempre que possível às suas características.[22-24]

No que tange aos programas computadorizados, os aspectos visuais também precisam ser adequados à idade, visando estabelecer um contexto lúdico e até mesmo simbólico que seja atrativo. Outro aspecto importante é a acessibilidade ao programa computacional,[12] englobando o acesso à rede de informações e a eliminação de barreiras de comunicação, de modo a tornar o programa acessível às diferentes necessidades especiais. Programas com atividades intuitivas podem contribuir para o engajamento na proposta.

Já para o Taac, recomenda-se que o procedimento realizado em cabine acústica seja destinado a pacientes a partir de 8 anos uma vez que nessa faixa etária as crianças são capazes de compreender melhor as atividades propostas e também o desenho dessa abordagem terapêutica, que muitas vezes pode ser cansativa e tem menos flexibilidade do ponto de vista lúdico.[13]

No caso de indivíduos com perda auditiva periférica, o TA será indicado caso o paciente apresente limiares auditivos nas frequências médias (500, 1.000 e 2.000 Hz) de até 45/50 dB NA e tenha índice de reconhecimento de fala de no mínimo 72% de acertos.[20] Para os usuários de dispositivos eletrônicos de amplificação sonora, vale lembrar que o TA passa a ser uma alternativa de reabilitação quando todas as etapas do processo de reabilitação auditiva, incluindo o aconselhamento e a orientação, tiverem sido contempladas e, ainda assim, o paciente apresentar bom ganho e pouco benefício com o uso da amplificação, sobretudo em ambientes ruidosos.[13]

DESENVOLVIMENTO E MANUTENÇÃO DA MOTIVAÇÃO

Motivação, empenho e integração do paciente nas atividades propostas são fundamentais e contribuem para o sucesso do TA. Todas as informações apresentadas ao longo deste capítulo contribuem de forma direta ou indireta para esse fim.

A motivação pode ser ativada quando se explica com clareza o objetivo da atividade proposta, o desempenho que se espera do paciente e quando se fornece um retorno verdadeiro sobre o resultado obtido. Traçar objetivos para as sessões de TA pode ser igualmente um bom recurso para manter a motivação, sobretudo em pacientes competitivos. Contextualizar o trabalho que será desenvolvido, apoiando-se em interesses do paciente e explicitando como determinada atividade pode ser aplicada em seu dia a dia, também são recursos importantes.[25]

Deixar claras as limitações do programa é um fator muito importante e que pode auxiliar. No caso de pacientes com DA usuários de dispositivos eletrônicos auxiliares de audição, é necessário fazer esse trabalho de aconselhamento, fornecendo outras estratégias de comunicação para serem agregadas aos recursos auditivos que se pretende maximizar.

Obviamente, sempre que possível, devem-se escolher materiais de apoio atrativos e que promovam o engajamento do paciente.

No TA em cabine acústica, é importante alternar atividades dentro e fora da cabine não só para manter a motivação, mas especialmente para evitar o cansaço e dinamizar a sessão.

Os programas computadorizados de TA são elaborados com *design*, *feedback* e reforços visuais que auxiliam a despertar a motivação interna no indivíduo. Em virtude do fato de as estratégias auditivas gerarem desafios ao sistema auditivo e de o tempo de estimulação da sessão exigir manutenção atencional, é necessário o uso de motivadores externos para auxiliar a pessoa a finalizar a sessão e retornar na próxima sessão de TA.[12] O *feedback* inclui algum tipo de animação que ocorre após um número de respostas corretas. Trata-se de um reforço positivo que pode aumentar o comportamento desejado. No caso do TABC, esse reforço positivo encoraja o indivíduo a persistir em tarefas que aumentam a dificuldade.[25]

DURAÇÃO E LOCAL DO PROGRAMA DE TREINAMENTO AUDITIVO

No TABC, devem-se estabelecer o tempo de duração de cada sessão, o número e o intervalo entre elas e o período de tempo em que o treino será realizado. Como abordado anteriormente, os aspectos de intensidade (em termos de frequência de realização do treino) e repetição são essenciais para que ocorra mudança na sincronia neural e, consequentemente, modificações comportamentais resultantes da plasticidade neural.[25]

Para o Taac, a proposta é que o programa de treino auditivo seja realizado em um período de 8-13 sessões, aproximadamente, com duração de 45 minutos cada uma. A ideia é de que o TA seja intensivo e frequente.[2] Assim, recomenda-se que o TA seja realizado 2 vezes por semana, no mínimo, e que as sessões não sejam muito longas. Dentro dos 45 minutos previstos para a sessão, pode-se pensar em realizar atividades durante 30 minutos na cabine e utilizar os outros 15 minutos para orientação e aconselhamento ao próprio paciente, aos familiares e/ou acompanhantes/cuidadores.

No que se refere ao local de realização do TABC, as opções ampliam-se com o avanço da tecnologia, principalmente em *softwares* que dispõem de banco de dados, visto que possibilitam que a pessoa realize as estratégias auditivas em seu computador pessoal com o monitoramento dos pais e/ou que o fonoaudiólogo acompanhe a distância. Outros *softwares* também possibilitam que o fonoaudiólogo gere um CD de sons a ser utilizado em casa, por exemplo, *Audio training* e *Earmix*. Essas questões, aliadas ao acesso via *tablet* e *smartphone* e via *web*, acabam sendo estratégias válidas para ampliar a frequência da estimulação auditiva.[12]

REAVALIAÇÃO E MONITORAMENTO

Outro aspecto importante é o monitoramento do desempenho do paciente, que pode ser realizado por meio de medidas psicofísicas, eletrofisiológicas e com a aplicação de escalas e/ou questionários pré e pós-treino auditivo.[2,26]

A comparação entre o desempenho pré e pós-intervenção terapêutica em testes auditivos selecionados, comportamentais e eletrofisiológicos, é certamente uma excelente medida para comprovar a eficiência de vários programas de intervenção.[27]

Para esse monitoramento, os testes comportamentais indicados são aqueles que compõem a bateria de testes comportamentais disponíveis comercialmente e sobretudo, os que se mostraram alterados antes da realização da intervenção. *(Para maiores informações sobre o assunto, consultar o Capítulo 20, "Avaliação do processamento auditivo central: testes comportamentais".)*

Os testes eletrofisiológicos mais indicados são os potenciais evocados auditivos de média e longa latência, tais como potencial de média latência, P300 e *Mismatch Negativity* – MMN.[10,28] Mais recentemente, a FFR – sigla em inglês para *Frequency Following Response* – foi agregada ao conjunto de testes eletrofisiológicos que podem nos fornecer informações importantes sobre a plasticidade neural relacionada especificamente à estimulação utilizando a fala.[29] Por ser um procedimento mais recente, especialmente no Brasil, ainda há necessidade de mais estudos buscando a aplicação clínica de monitoramento pré e pós-intervenção com esse potencial. *(Para maiores informações sobre o assunto, consultar os Capítulos 16, "Potencial evocado auditivo de média latência", 17, "Potencial evocado auditivo de longa latência – P300", e 19, "Frequency Following Response")*

Os questionários de autoavaliação podem nos auxiliar a verificar o impacto das mudanças constatadas nas medidas comportamentais e eletrofisiológicas em diferentes aspectos da vida cotidiana do paciente, demonstrando que os benefícios que foram quantificados estão sendo generalizados. *(Para maiores informações sobre o assunto, consultar o Capítulo 21, "Uso de questionários na audiologia".)*

A manutenção em longo prazo é outro ponto que vem sendo abordado na pesquisa. Alguns estudos, tanto nacionais como internacionais, demonstraram não só a manutenção das habilidades adquiridas e/ou aperfeiçoadas como também a melhora em algumas outras. Vale ressaltar que o reforço dos padrões aprendidos depende da experiência, pois como sabemos a plasticidade neural tem dupla mão, ocorre por estimulação e também por privação.[20,30]

TREINAMENTO AUDITIVO ACUSTICAMENTE CONTROLADO

Será apresentado a seguir um breve roteiro sobre as atividades de TA que compõem o programa de Taac sugerido neste capítulo.[13]

É possível e desejável incluir na rotina das sessões de Taac para casa atividades que se encarreguem de reforçar as habilidades auditivas trabalhadas na sessão.

Tais atividades podem ser propostas com o auxílio de *compact discs* (CD) disponíveis e *softwares* de apoio à terapia fonoaudiológica.[13] Os próprios CD e *softwares* apresentam estímulos com graus de dificuldade diferentes.

Reconhecimento e discriminação de sons/ordenação temporal

O paciente é conscientizado sobre a diferença entre sons curtos e longos, graves e agudos e fortes e fracos, utilizando-se o próprio audiômetro. A seguir, pede-se ao paciente que identifique e discrimine uma sequência de sons diferentes quanto ao aspecto que está sendo enfatizado naquela sessão, a saber, frequência, intensidade e duração. Por exemplo, para o treinamento de padrões de duração, fixa-se uma frequência – 1.000 Hz – e apresentam-se sons curtos e longos em sequência. No caso dos padrões de intensidade e de frequência, pode-se iniciar com sons facilmente discrimináveis, por exemplo, 500 e 4.000 Hz ou 30 e 80 dB NA, respectivamente, e ir reduzindo a diferença até que ela seja sutil. Para deixar a tarefa mais complexa, pode-se variar o número de estímulos por item, por exemplo, iniciar com dois, passar para três, quatro etc. Há possibilidade também de reduzir o intervalo interestímulos.

Os tipos de respostas que são esperadas do paciente são: apontar figuras, imitar o padrão ouvido, por fim, imitar e/ou nomear o padrão ouvido e finalmente apenas nomear o padrão de sons, seguindo uma hierarquia quanto ao grau de dificuldade.

O treinamento dos aspectos temporais (reconhecimento e discriminação de duração e frequência dos sons) pode ser realizado por meio de alto-falantes, para estimular as duas orelhas simultaneamente e também para que o paciente descanse do uso frequente dos fones auriculares. Alternam-se atividades dentro e fora da cabine acústica. Para auxiliar, podem ser utilizados instrumentos musicais, tais como flauta e teclado, a fim de trabalhar os aspectos de duração e frequência, respectivamente, fora da cabine.

Figura-fundo para sons verbais (frases, palavras, sílabas e sons não verbais)

Para estimular essa importante habilidade auditiva, tão requisitada e necessária para que as trocas comunicativas sejam eficazes, recomenda-se utilizar diferentes estímulos, sejam eles frases, palavras, sílabas e sons não verbais. A apresentação desses estímulos deve respeitar a hierarquia de redundância, do mais fácil para o mais difícil, ou seja, para sons verbais iniciamos com frases e progredimos até as sílabas. Para a estimulação com sons não verbais, utilizam-se sons ambientais e onomatopeias.[31,32] Por fim, para sons verbais inicia-se a estimulação pela orelha direita, e para sons não verbais pela orelha esquerda, respeitando a especialização hemisférica.[33]

Nas atividades de escuta dicótica, recomenda-se a utilização da técnica DIID (sigla em inglês para *Dichotic Interaural Intensity Difference*), proposta por Musiek em 2004, na qual há a fixação do nível de apresentação na orelha sob treinamento, variando o nível de apresentação na orelha oposta, a qual está recebendo o estímulo competitivo que deve ser ignorado.[34]

Sempre se iniciam as atividades de treinamento sem mensagem competitiva para garantir o desempenho, a familiaridade com os estímulos e a compreensão da atividade. O paradigma de apresentação é o do DIID, ou seja, fixando o nível de apresentação da orelha sob treinamento e variando o nível de apresentação da orelha oposta que recebe a mensagem que deve ser ignorada, de modo que a relação sinal/ruído seja modificada de positiva para negativa.[34] Para esses tipos de estímulos, sugere-se variar a relação sinal/ruído de +40 a −40, sempre se baseando no desempenho do paciente e considerando a dificuldade da tarefa. Por exemplo, com sílabas, nas quais a redundância é bastante reduzida, recomendam-se relações sinal/ruído menos negativas, como −10. A exceção nesse paradigma de apresentação diz respeito às frases, pois estas devem ser treinadas em escuta monótica com variação de relação sinal ruído de +20 a −20. Recomenda-se utilizar o treinamento das frases em escuta dicótica para familiarizar o paciente com a atividade nas relações 0 e −10.[13]

A resposta solicitada ao paciente é apontar as frases, palavras ou figuras representativas dos estímulos apresentados à orelha que está sendo treinada (separação binaural). Para tanto, recomenda-se um paradigma de resposta motora que envolve iniciar apontando com a mão correspondente para a orelha estimulada, passar para ambas as mãos e terminar com a mão oposta à da orelha sob estimulação.[13]

Quanto à quantidade de estímulos que deve ser apresentada em cada relação sinal/ruído, recomenda-se de 12-30, a depender do próprio desempenho do paciente. Nas relações sinal/ruído mais desafiadoras, pode-se optar por um número maior de respostas (apontar dez estímulos em cada tipo de resposta motora) para reforço e desenvolvimento de estratégias de resposta. Nas relações sinal/ruído negativas, é preciso atingir um desempenho mínimo de 70% para progredir para uma condição mais difícil.[18]

Para os estímulos apresentados em escuta dicótica (dígitos, palavras, sílabas e sons não verbais), sugere-se que, após o treinamento de ambas as orelhas, seja realizada a atividade de integração binaural, na qual o paciente será estimulado em relação sinal/ruído igual a zero, ou seja, mesmo nível de apresentação em ambas as orelhas, e deverá identificar verbalmente o(s) estímulo(s) percebidos nas orelhas direita e esquerda, por exemplo, "Ouvi o som do cachorro na orelha direita e o som do gato na esquerda", na atividade de treinamento com sons não verbais.[13]

Fechamento auditivo

Para a estimulação da habilidade auditiva de fechamento auditivo, são utilizados estímulos verbais, sejam frases, palavras dissílabas ou palavras monossílabas na presença de ruído competitivo ipsilateral.[31,32]

Inicialmente, as palavras ou frases são apresentadas em situação de escuta competitiva composta por ruído em condição de escuta favorável (positiva) e depois em condição de escuta desfavorável (negativa). As condições de escuta favorável e desfavorável dependem do equipamento utilizado, da efetividade e do tipo de ruído utilizado. Podem-se utilizar os ruídos *white noise*, *speech noise* ou *narrow band*. Recomenda-se variação da relação sinal de +10 a −5.[20]

O paciente é orientado a repetir as frases ou palavras que ouve. Pode-se também realizar a identificação de figuras. Essa estimulação pode ser feita com fones de ouvido e assim estimular uma orelha em separado da outra ou pode ser realizada em campo livre, inclusive podendo variar as posições da cabeça em relação ao alto-falante.

Treinamento auditivo acusticamente controlado em usuários de dispositivos eletrônicos auxiliares de audição – considerações gerais

Para usuários de dispositivos eletrônicos de amplificação sonora, é necessário realizar a audiometria tonal com e sem os dispositivos eletrônicos para verificar o ganho proporcionado por eles e determinar a possibilidade de variação da relação sinal/ruído durante as atividades do Taac.[35]

Em casos de usuários de dispositivos eletrônicos de amplificação sonora, a hierarquia proposta no TA algumas vezes precisa ser revista, sobretudo no que diz respeito à redundância do estímulo-alvo; por exemplo, não seriam recomendadas atividades de TA envolvendo sílabas. Na maioria dos casos, a atividade mais desafiadora para esses pacientes é o treinamento de fala na presença de ruído, que, portanto, deve ser proposta na reta final das sessões de TA.

Há que considerar também, na população usuária de amplificação, que a variação da relação sinal/ruído deve ser diferente da proposta para indivíduos com limiares auditivos normais. Assim, em usuários de dispositivos eletrônicos de amplificação sonora, recomenda-se iniciar as atividades sem competição nenhuma e promover uma variação da relação sinal/ruído mais gradual e ampla. Por exemplo, se em indivíduos com limiares auditivos normais, a variação da relação sinal/ruído prevista seria de +20 a −20; no usuário de dispositivos eletrônicos de amplificação sonora, sugere-se variar de +40 a −10. No entanto, deve-se sempre considerar o desempenho de cada paciente nas diferentes etapas do treinamento. Caso ele apresente porcentagem de acertos superior a 70% na etapa mais difícil proposta, recomenda-se seguir dificultando a tarefa.[18]

TREINAMENTO AUDITIVO BASEADO EM COMPUTADOR

O TABC envolve tarefas acústicas apresentadas com interface computacional, podendo ou não ter controle dos estímulos auditivos. Em geral, os estímulos auditivos são determinados na programação dos *softwares* e dos sistemas computacionais, com graduação da dificuldade dos estímulos e tarefas acústicas. Portanto, há estabilidade na gravação acústica dos estímulos, e os desenvolvedores têm conhecimento de suas características quanto à intensidade, frequência e duração, bem como das características referentes ao aumento da complexidade dos estímulos à medida que a pessoa em TA avança nas estratégias auditivas. A intensidade de apresentação no momento da realização da tarefa acústica poderá ser desconhecida em decibéis, pela falta de precisão dessa informação via computador, ao contrário do que se tem de controle via audiômetro no TA acusticamente controlado.

Historicamente, o uso de TABC para pessoas com TPAC iniciou com base em estudos sobre a causa dos distúrbios de linguagem e a aplicabilidade desses testes quando foi evidenciado que crianças que apresentam tais distúrbios requerem processamento temporal mais longo, comprovando-se dificuldade para discriminar, sequencializar ou lembrar estímulos em uma sucessão rápida.[36-39] Com base nesse fundamento, quatro pesquisadores – Michael Merzenich, Willian Jenkins, Steve Muller e Paula Tallal – desenvolveram um programa denominado *Fast Forword* (FFW), criando a empresa Scientific Learning Corporation em 1997. Esse *software*, inicialmente com um módulo contendo sete jogos, foi ampliado para nove módulos que envolvem a estimulação de habilidades auditivas, linguísticas, de consciência fonológica e de leitura. O programa incorpora a fala modificada acusticamente em atividades nas quais as crianças processam sons e palavras que, de forma gradativa, vão aumentando a velocidade de apresentação até que as crianças possam ser capazes de diferenciar sons e seguir direções em velocidades de conversação.[39]

Os estudos têm demonstrado a eficácia e a relação favorável entre custo e benefício do programa computadorizado de TA em usuários de dispositivos eletrônicos auxiliares da audição em casa, utilizando computadores pessoais e monitorados a distância pelos fonoaudiólogos.[40] Muitos avanços vêm ocorrendo nas evidências científicas do TABC com o desenvolvimento de diversos programas computadorizados (p. ex., *Earobics, Laureate Learning Systems, Software Auxiliar na Reabilitação de Distúrbios Auditivos - Sarda, Pedro na Casa Mal-Assombrada, Audio Training, Pluck no Planeta dos Sons, Escuta Ativa - Avaliação e TA Neurocognitivo, Duotraining - Treinamento Binaural/Dicótico, MemoMusic, Afinando o Cérebro*, entre outros).[12]

O TABC envolve uma série de tarefas acústicas programadas para determinadas habilidades auditivas que podem envolver detecção, localização, reconhecimento, discriminação, atenção, memória e compreensão auditiva e, ainda, habilidades específicas da área do processamento auditivo, como resolução e ordenação temporal, integração e separação binaural, fechamento auditivo e atenção seletiva, dividida e sustentada para a informação auditiva.

É fundamental que o fonoaudiólogo paute seus objetivos terapêuticos no processo avaliativo do paciente ao TABC para que a intervenção tenha efetividade.

Em relação aos princípios do TABC, são os mesmos já descritos no Taac, acrescentando-se a potencialidade da padronização do TABC, principalmente, pela manutenção das características acústicas do som e das tarefas. Essa é uma grande vantagem do ponto de vista da pesquisa, pois pode gerar evidências científicas, podendo não ser uma vantagem quando é necessário individualizar a intervenção terapêutica.

Outro aspecto é o conhecimento das diferenças existentes nas tecnologias utilizadas em cada *software* para fazer escolhas adequadas às realidades clínicas individuais ou de investigação científica. De forma geral, os *softwares* podem ser classificados em *desktop, web e mobile*.

Os *softwares desktop* são instalados no computador, obtidos por meio físico com o auxílio de um CD, DVD ou *pen-drive* ou mesmo fazendo *download* de algum *site* na internet. Esse tipo de *software* é instalado fisicamente no computador, possibilitando seu acesso a qualquer momento, independentemente de estar ou não conectado à internet. As vantagens dos *softwares desktop* são: não necessitam de conexão à internet (na maior parte dos casos); facilitam a integração com dispositivos ligados ao computador para armazenamento das informações; e são vendidos por cópia instalada no caso de comercialização. Algumas desvantagens são: aumento do risco de perda de dados em razão de problemas no equipamento ou até mesmo em decorrência de vírus no computador; custo de novas atualizações; e acesso restrito apenas a determinado equipamento. Além disso, o *software* pode ser utilizado apenas em determinado sistema, ou seja, um programa feito para Windows pode não funcionar no Mac OS e/ou no Linux.

Alguns *softwares desktop* podem ser construídos de modo a acessar informações na internet. Por exemplo, o *Fast Forword Language* é um *software desktop* com características *web* no que se refere ao acesso aos dados, pois o aplicativo é instalado fisicamente no computador do cliente ou paciente e o banco de dados está hospedado em algum servidor na internet.

Os *softwares web* são os acessados via internet. Nesse modelo, os *softwares* são acessados por meio da internet pelo navegador, sendo esse o único requisito necessário. Todo o *software* fica instalado em um servidor por algum provedor na internet; o usuário não precisa ter o aplicativo instalado na máquina, tudo é feito *on-line*. Exemplo desse *software* é o *Sarda*[41] e o *Portal Afinando o Cérebro*.[42] Os *softwares web* trazem inúmeras vantagens: não ocupam espaço na memória física do computador; o risco de perda dos dados é quase zero, pois nada fica armazenado localmente; atualização simplificada, já que basta atualizar o programa no servidor do provedor e todos os usuários têm acesso às novas versões sem precisar instalar o programa; mobilidade, pois o *software* pode ser acessado de qualquer lugar do mundo, bastando ter uma conexão de internet. Há a possibilidade ainda de ser acessado por celulares, dispositivos móveis e/ou *tablets* e pode ser usado em diferentes plataformas – Mac, Windows e/ou Linux. Algumas desvantagens do *software web* são: complexidade na integração do *software web* a algum equipamento conectado ao computador local; exigência de estar conectado a uma internet de boa qualidade e necessidade de manter o sistema *on-line* por meio de um servidor em um provedor, o que exige custos operacionais.[12]

Os *softwares mobile* constituem os aplicativos utilizados em *tablets* e *smartphones*. Suas vantagens envolvem a portabilidade, a fácil distribuição por meio das lojas virtuais, tais como: Appstore, Google Play e Windows Store; a popularização em grande escala em *tablets* e *smartphones;* a facilidade de uso e a maior interatividade, com possibilidade de diferentes tipos de respostas durante o TA com mecanismos de *touch*. As desvantagens dos *softwares mobile* são: o tamanho da tela, por vezes podendo dificultar a visualização de detalhes importantes do TA; a menor precisão na qualidade acústica de alguns modelos de *tablets* e *smartphones*; o gerenciamento de sistemas operacionais diferentes, o que torna necessário que o aplicativo tenha versões para cada plataforma (p. ex., Android, iOS e Windows Phone) e o custo no desenvolvimento dos aplicativos. Ressalta-se que a possibilidade de acesso fácil do aplicativo de TA para *tablet* e *smartphone* também torna tênue a diferenciação de um aplicativo de saúde, com validação científica, de um aplicativo interativo inserido em um contexto educacional ou de *game*. Nesse sentido, o fonoaudiólogo deverá estar atento e atualizado sobre as evidências científicas para fazer escolhas assertivas, bem como para orientar a família e os pacientes sobre os aplicativos eficazes e eficientes indicados a cada situação.

Os *softwares* podem apresentar ou não banco de dados que permite o registro dos dados de cada indivíduo que o acessa, bem como possibilita ao fonoaudiólogo monitorar o processo terapêutico e, em alguns aplicativos, configurar os jogos de forma individualizada a cada pessoa.[12]

Os requisitos operacionais incluem as características do *hardware* do computador onde o *software desktop* será instalado, bem como o sistema operacional para o qual o *software* foi desenvolvido. Tais requisitos devem ser observados no momento da escolha e aquisição do *software* para que o fonoaudiólogo tenha êxito em seu funcionamento.

Em geral, no TABC, no momento do uso, o fonoaudiólogo deve verificar junto ao paciente qual nível de apresentação (ajustando o volume do computador) é mais confortável ao paciente. Não há um processo de calibração de som, como ocorre durante os processos avaliativos na área da audiologia. A precisão do nível de apresentação dos estímulos será possível quando utilizado o audiômetro durante o Taac.

As tecnologias da informação trouxeram para os dias atuais mudanças de paradigmas, que influenciaram as ações de diferentes profissionais, inclusive dos fonoaudiólogos. As estratégias utilizadas durante o TA passaram do uso de fitas cassetes em aparelhos de som para CD e destes para mídias digitais em computadores. Nos computadores, ocorreram transformações no uso de diferentes modelos de distribuição dos *softwares*. Há alguns anos os *softwares* eram apenas *desktops*, atualmente estão disponíveis para uso na *web* com banco de dados e possibilitam que o fonoaudiólogo registre e gerencie os resultados do processo terapêutico de forma individualizada. Também se observa crescente avanço no uso de *tablets* e *smartphones* no TA, sendo essa uma tendência importante dadas as vantagens da portabilidade e da interatividade para crianças de todas as faixas etárias, bem como adultos e idosos.

CONSIDERAÇÕES FINAIS

O TA é uma das tarefas imprescindíveis para o processo de reabilitação das habilidades auditivas nos TPAC, sejam eles primários ou secundários a outros transtornos, devendo ser inserido no processo terapêutico em consonância com as demais avaliações fonoaudiológicas e/ou complementares e levando em consideração as condições e necessidades de intervenção individual de cada pessoa.

São evidentes os avanços científicos e tecnológicos nessa área nos últimos anos, mas ainda há muito a avançar com ensaios clínicos randomizados que possam aferir a eficácia e a eficiência dos diferentes programas e estratégias propostos, no intuito de o fonoaudiólogo ter à sua disposição recursos com maior nível de evidência científica.[43] Contribui-se, dessa forma, para o processo de tomada de decisão clínica com seus pacientes. O monitoramento do processo reabilitativo utilizando medidas eletrofisiológicas ainda não é uma realidade clínica disponível, mas é uma perspectiva promissora, pois também poderá fornecer melhores evidências científicas sobre os protocolos de TA propostos.

Outro ponto a ser aprimorado em futuras pesquisas é se as pessoas com DA que se beneficiam do TA, associado ao uso dos dispositivos eletrônicos, têm a manutenção em longo prazo das habilidades auditivas desenvolvidas após o TA para definir se o treinamento deve ser continuado de forma persistente ou em intervalos repetidos a fim de alcançar benefícios duradouros em longo prazo.[44]

O Taac e o TABC permanecem em aprimoramento constante, pois a tecnologia avança a cada dia e muitas novidades ainda estão por serem implementadas na área da fonoaudiologia envolvendo a inteligência artificial e a internet. É provável que os programas futuros incluam treinamento em ambiente de realidade virtual, que encoraje os indivíduos a usarem análises de cenários auditivos mais próximos do mundo real, visando a adaptar o estímulo às necessidades comunicativas específicas e a seu interesse, o que pode contribuir para a manutenção da motivação e do engajamento durante a proposta de reabilitação.[40] É importante estabelecer, por meio de pesquisas, quais programas de TA específicos fornecem benefícios substanciais para indivíduos com TPAC e usuários de dispositivos eletrônicos auxiliares de audição e podem auxiliar os fonoaudiólogos a recomendarem a reabilitação auditiva em conjunto com a tecnologia auditiva assistiva.

REFERÊNCIAS BIBLIOGRÁFICAS

1. Kricos PB, McCarthy P. From ear to there: a historical perspective on auditory training. Semin Hear. 2007;28(2):89-98.
2. Musiek FE, Chermak GD, Weihing J. Auditory training. In: Chermak GD, Musiek FE. Handbook of (central) auditory processing disorder: comprehensive intervention. San Diego: Plural; 2007. p.77-106.
3. Recanzone GH, Schreiner CE, Merzenich MM. Plasticity in the frequency representation of primary auditory cortex following discrimination training in adult owl monkeys. J Neurosci. 1993;13:87-103.
4. Buonamano DV, Merzenich MM. Cortical plasticity: from synapses to maps. Ann Rev Neurosci. 1998;21:149-85.
5. Temple E, Poldrack RA, Protopapas A, Nagarajan S, Salz T, Tallal P, et al. Disruption of the neural response to rapid acoustic stimuli in dyslexia: evidence from functional MRI. Proc Natl Acad Sci USA. 2000;97(25):13907-12.
6. Temple E, Deutsch GK, Podrack RA, Miller SA, Tallal P, Merzenich MM, et al. Neural deficits in children with dyslexia ameliorated by behavioral remediation: evidence from functional MRI. Proc Natl Acad Sci USA. 2003;100(5):2860-5.
7. Gaab N, Gabrieli JDE, Deutsch GK, Tallal P, Temple E. Neural correlates of rapid auditory processing are disrupted in children with developmental dyslexia and ameliorated with training: an fMRI study. Restor Neurol Neurosci. 2007;25:295-310.
8. Karni A. Adult cortical plasticity and reorganization. Sci Med. 1997:24-33
9. Wright BA, Buonomano DV, Mahncke HW, Merzenich MM. Learning and generalization of auditory temporal-interval discrimination in humans. J Neurosci. 1997;17(10):3956-63.
10. Musiek FE, Berge BE. A neuroscience view of auditory training/stimulation and central auditory processing disorders. In: Masters MG, Stecker NA, Katz J. Central auditory processing disorders: mostly management. Boston: Allynand Bacon; 1998. p.15-32.
11. Ferre J. Processing power: a guide to CAPD assessment and management. San Antonio, TX: Communication Skill Builders; 1997.
12. Balen SA, Silva LTN. Programas computadorizados no treinamento auditivo. In: Boechat EM, et al. (orgs.). Tratado de audiologia. 2.ed. Rio de Janeiro: Guanabara Koogan; 2015. p.523-33.
13. Dias KZ, Gil D. Treinamento auditivo acusticamente controlado nos distúrbios de processamento auditivo. In: Boechat EM, et al. (orgs.). Tratado de audiologia. 2.ed. Rio de Janeiro: Guanabara Koogan; 2015. p.534-40.
14. Chermak GD, Musiek FE. Auditory training: principles and approaches for remediation and managing auditory processing disorders. Semin Hear. 2002;23(4):297-308.
15. Merzenich MM, Jenkins WM. Cortical plasticity learning and learning dysfunction. In: Julesz B, Kovacs I (eds.). Maturational windows and adult cortical plasticity. SFI Studies in the Sciences of Complexity. v.23. Boston: Addison-Wesley; 1995.

16. Katz J. Phonemic training and phonemic synthesis programs. In: Geffner D, Ross-Swain D. Auditory processing disorders: assessment, management andtreatment. San Diego: Plural; 2007. p.255-66.
17. Boothroyd A, Levitt H. Computers and the education of hearing-impaired children: possibilities and limitations. In: Raviv J (ed.). Uses of computers in aiding the disabled. San Diego: Plural; 2007. p.77-106.
18. Musiek FE, Schochat E. Auditory training and central auditory processing disorders: a case study. Semin Hear. 1998;19(4):357-66.
19. Plant G. Auditory training. Semin Hear. 1997;18(2):117-27.
20. Gil D, Iório MCM. Formal auditory training in adult hearing aid users. Clinics. 2010;6592:165-74.
21. Levitt H. Adaptative testing in audiology. Scan Audiol. 1978;(Suppl 6):241-91.
22. American Speech-Language-Hearing Association (ASHA). Working Group on Auditory Processing Disorders. (Central) Auditory processing disorders [internet]. Rockville, MD: ASHA; 2005. [Technical Report 2005/1]. Disponível em: http://www.asha.org/members/deskref-journals/deskref/default. Acesso em: 12 fev. 2009.
23. American Academy of Audiology (AAA). Guidelines for the diagnosis, treatment and management of children and adults with central auditory processing disorder [internet]. Washington, DC: American Academy of Audiology; 2010. Disponível em: http://www.soundskills.co.nz/Files/Musiek%20et%20al%20AAA%20_APD_guidelines%20 2010.pdf. Acesso em: 27 jun. 2010.
24. British Society of Audiology (BSA). Position Statement and Practice Guidance. Auditory processing disorder. 2018. Disponível em: http://www.thebsa.org.uk/resources/position-statement-practice-guidance-auditory-processing-disorder-apd/. Acesso em: 25 jan. 2022.
25. Thibodeau LM. Computer-based auditory training (CBAT) for (central) auditory processing disorder: comprehensive intervention. San Diego: Plural; 2007. p.167-206.
26. Sobreira ACO, Gil D. Escala de funcionamento auditivo no monitoramento do treinamento auditivo acusticamente controlado. Revista Cefac. 2020;23:(1):e2720.
27. Marangoni AT, Suriano IC, Buriti AKL, Gil D. Formal auditory training with individuals after traumatic brain injury. Health. 2017;9:975-86.
28. Jirsa RE. Clinical efficacy of electrophysiologic measures in APD management programs. Semin Hear. 2002;23(4):349-55.
29. Kraus N, Anderson S, White-Schwok T, Fay RR, Popper A (eds.). The frequency following response: a window into human communication. Springer Handbook of Auditory Research. 2017.
30. Sharma A, Glick H. Cross-modal reorganization in clinical populations wih hearing loss. Brain Sciences. 2016;6(1):4.
31. Pereira LD, Schochat E. Testes auditivos comportamentais para avaliação do processamento auditivo central. Barueri: Pró-Fono; 2011.
32. Schettini RC, Rocha TC, Almeida ZL. Exercícios para o desenvolvimento de habilidades do processamento auditivo [CD-Rom]. Ribeirão Preto: Book Toy Livraria e Editora; 2007.
33. Kimura D. Cerebral dominance and the perception of verbal stimuli. Canadian J Psychology. 1961;15:166-71.
34. Musiek FE. The DIID: a new treatment for APD. Hear J [internet]. 2004;57(7):50. Disponível em: http://journals.lww.com/thehearingjournal/Fulltext/2004/07000/The_DIID__A_new_treatment_for_APD.11.aspx#. Acesso em: 20 nov. 2009.
35. Gil D, Iório MC. Formal auditory training in adult hearing aid users. Clinics (São Paulo). 2010;65(2):165-74.
36. Tallal P, Miller S, Fith RH. Neurobiological basis of speech: a case for the preeminence of temporal processing. Ann N Y Acad Sci. 1993;682:27-47.
37. Tallal P, Miller SL, Bedi G, Byma G, Wang X, Nagarajan SS, et al. Language comprehension in language-learning impaired children improved with acoustically modified speech. Science. 1996;271:81-4.
38. Tallal P. Auditory temporal perception, phonics, and reading disabilities in children. Brain and Language. 2007;97:2952-7.
39. Veale TK. Targeting temporal processing deficits through Fast Forword: language therapy with a new twist. Lang Speech Hear Serv Sch. 1999;30:353-62.
40. Sweetow RW, Sabes JH. Technologic advances in aural rehabilitation: applications and innovative methods of service delivery. Trends Amplif. 2007;11(2):101-11.
41. Balen SA, Zimmermann KJ, Hutner SS, Roggia SM, Comerlatto Jr AA, Silva M. Software auxiliar na reabilitação de distúrbios auditivos (Sarda): fundamentos e aplicações. In: Balen SA, Pagnossim DF, Fialho IM, Zimmermann KJ, Roggia SM. Saúde auditiva: da teoria à prática. São Paulo: Santos; 2010. p.169-86.
42. Gielow I, Faria DM. Portal Afinando o Cérebro. Communicar Soluções Criativas Ltda. 2014. Disponível em: https://afinandoocerebro.com.br/. Acesso em: 25 jan. 2022.
43. Henshaw H, Ferguson MA. Efficacy of individual computer-based auditory training for people with hearing loss: a systematic review of the evidence. Plos One. 2013;8(5);e62836.
44. Stropahl M, Besser J, Launer S. Auditory training supports auditory rehabilitation: a state-of-the-art review. Ear Hear. 2019;41(4):697-704.

47

PREVENÇÃO DE QUEDAS EM IDOSOS

Carlos Kazuo Taguchi
Lúcia Kazuko Nishino

ENVELHECIMENTO E QUEDAS

O envelhecimento é um processo de redução das funcionalidades, o que define as dificuldades de efetuar as atividades cotidianas. Notadamente, ocorre o aparecimento da limitação funcional, um processo natural que acompanha essa fase da vida.[1]

Em 2018, o Instituto Brasileiro de Geografia e Estatística (IBGE)[2] estimou que, em 2060, 1/4 da população brasileira terá mais de 65 anos. Santa Catarina tem e terá a maior esperança de vida (em 2018 com 79,7 anos, com a possibilidade de atingir 84,5 anos), em contrapartida ao Maranhão, que terá expectativa de 71 anos.

Em relação aos marcadores mais atuais, a Divisão de População da Organização das Nações Unidas (ONU) divulgou, em junho de 2019, projeções de crescimento acelerado da população idosa ao longo do século XXI. O Brasil contará com o sexto maior contingente de idosos no cenário mundial.[3]

Ao analisarmos o crescimento por faixa etária, os idosos brasileiros com mais de 60 anos em 1950 eram cerca de 2,6 milhões, e em 2020 passaram para 29,9 milhões, com possibilidade de atingir 72,4 milhões em 2100, ou seja, um crescimento de 27,6 vezes. Para aqueles com mais de 80 anos, esse contingente poderá chegar a 28,2 milhões em 2100, o que denotará um aumento de 184,8 vezes.[3]

Na medida em que a população de idosos bate recordes a cada ano, nota-se que, tanto individualmente quanto socialmente, não estamos preparados para a longevidade, pois essa população necessita de mais cuidados e atenção, que vão muito além da quebra de paradigmas e preconceitos. A Organização Mundial da Saúde (OMS)[1] lançou em 2020 o relatório *Década de envelhecimento saudável*, no qual se estabelecem diretrizes para otimizar a capacidade funcional para o envelhecimento com mais saúde a serem cumpridas até 2030. Esse documento aborda quatro grandes ações, conforme se apresenta no diagrama da Figura 1.

Em março de 2020 surgiu a pandemia do SARS-CoV2. A covid-19 afetou drasticamente a população idosa, antes celebrada como a melhor idade e que passou a ser o principal grupo de risco, com uma variação entre 50-84% do total de óbitos no Brasil.[4] A inclusão social, antes cultuada, com descontos em cinemas, teatros e eventos sociais, transformou-se do dia para noite em isolamento social forçado, o que aumentou os sentimentos de solidão, depressão e ansiedade e impactou negativamente na qualidade de vida. Com isso, os serviços de saúde voltaram suas preocupações para aqueles que ficaram com alguma sequela e para os desprovidos de assistência e serviços, o que acarretou comprometimentos tanto físicos como emocionais importantes.[4]

Conforme esperado, com o aumento do número de indivíduos mais velhos, as quedas tornaram-se um problema frequente. De acordo com a OMS,[5] queda é "o deslocamento não intencional do corpo para um nível inferior à posição inicial, com incapacidade de correção em tempo hábil".

As quedas podem decorrer da falta de capacidade funcional, causada pelo comprometimento dos sistemas sensoriais do labirinto (sistema vestibular e auditivo), seguido

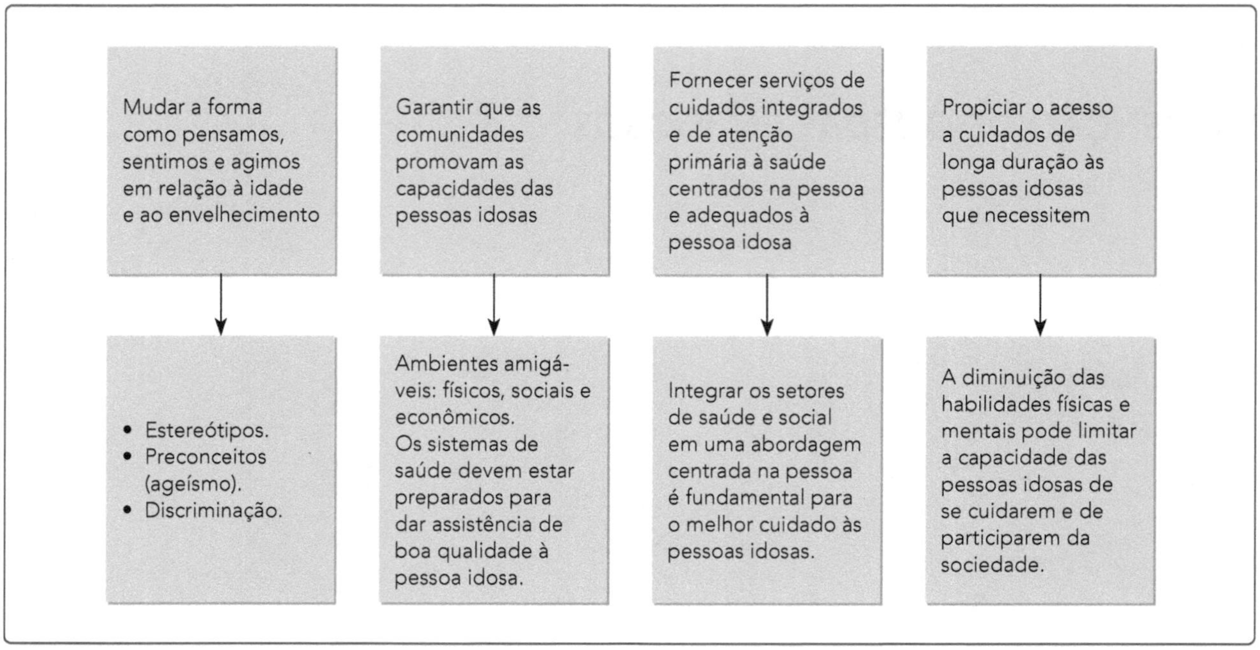

FIGURA 1 Ações visando otimizar a capacidade funcional para o envelhecimento saudável.
Fonte: OMS, 2021.[1]

pela deterioração do sistema musculoesquelético decorrente da perda de força muscular por falta de atividade física e desnutrição; e do declínio da capacidade ou função visual. Como é sabido, esses são os três pilares responsáveis pela manutenção do equilíbrio corporal humano.[6]

O maior risco de queda pode estar associado com o aumento da fragilidade do idoso, que pode ser definida como um declínio das funções fisiológicas, dos sistemas sensoriais, além das doenças cardiovasculares, esqueléticas e metabólicas.[6]

As taxas de queda aumentam exponencialmente em idosos com mais de 80 anos, pois estão relacionadas à fragilidade física, segundo os estudos de Tsai et al.[7] Em todas as idades acima de 65 anos, o sexo feminino está mais propenso às quedas, o que pode estar associado à diminuição da massa muscular e osteopenia.[8]

A queda em idosos pode causar lesões e fraturas. Quando isso ocorre de forma grave, pode comprometer o envelhecimento saudável, ou seja, a independência/autonomia, além de trazer consequências psicológicas ruins, como ansiedade pós-queda, ptofobia (medo de cair), restrição da funcionalidade da marcha e de sua velocidade, e de compromer a interação e o convívio social, o que provoca isolamento e piora a qualidade de vida.[6]

Apesar de as variáveis idade e sexo contribuírem com o potencial risco de quedas, elas ocorrem por uma complexa interação de fatores de risco, que são categorizados em:[8,9]

- Intrínsecos: os inerentes ao idoso, como idade, sexo, cognição e condições de saúde crônicas.
- Extrínsecos: relacionados ao meio e a situações como medicamentos e o ambiente doméstico.

Muitas vezes as quedas não são reportadas pelos idosos; isso pode ocorrer por constrangimento, pela percepção que as quedas são um marcador de envelhecimento, pelo medo de perder a independência e até pelo risco de institucionalização.[10]

O pior cenário que as quedas podem ocasionar é o óbito. A taxa de mortalidade no Brasil por quedas em idosos aumentou 200% entre 1996 e 2012 (de 1,25 para 3,75). A frequência de internação em virtude das quedas em idosos aumentou de 2,58 para 41,37 por 10 mil idosos de 1996 a 2012,[11] o que impacta financeiramente o Sistema Único de Saúde (SUS), uma vez que, segundo um estudo realizado pela Fundação Oswaldo Cruz Minas (Fiocruz-MG), 75,3% dos idosos brasileiros em 2018 utilizaram exclusivamente o sistema de saúde público e gratuito.[12]

Os idosos com perda auditiva apresentam 2,4 vezes mais chances de quedas se comparados com os de audição normal. A proximidade anatômica entre a cóclea e o sistema vestibular é uma das explicações para a associação entre quedas e perda auditiva. Além disso, o idoso com perda auditiva despende muita energia e concentração para compreender as pessoas, e isso reduz a atenção para a manutenção do equilíbrio.[13]

Os fatores envolvidos nas quedas podem ser estudados por outros domínios, conforme a proposição da OMS de 2007.[5] Em seu documento sobre prevenção de quedas foram categorizados quatro fatores de risco: biológico, comportamental, ambiental e socioeconômico, que são apresentados no Quadro 1.

QUEDAS DO IDOSO E FORMAS DE INTERVENÇÃO

As consequências de uma queda para o idoso são desastrosas, e podem variar do aparecimento do medo de uma futura queda, pequenas lesões, fraturas, piora da qualidade de vida, perda da autoconfiança e independência até o óbito conforme relatamos anteriormente. Essas razões contribuem para a restrição de atividades e, consequentemente, de sua capacidade funcional, que o impede de realizar atividades cotidianas. *(Para maiores informações sobre o assunto, consultar o Capítulo 54, "Classificação Internacional de Funcionalidade, Incapacidade e Saúde (CIF)".)*

Todo processo de intervenção/prevenção deve englobar a conscientização do idoso sobre os fatores extrínsecos e intrínsecos envolvidos nas quedas, o que pode ser atingido por meio de atividades educativas. Outra abordagem preventiva consiste em motivar o idoso à prática de exercícios

QUADRO 1 Descrição dos fatores biológicos, comportamentais, ambientais e socioeconômicos que aumentam o risco de quedas em idosos

Fatores de risco de quedas		
Biológicos	▪ Idade.	▪ 28-35% das pessoas com mais de 65 anos caem a cada ano, subindo para 32-42% para pessoas com mais de 70 anos.
	▪ Raça.	▪ No Brasil, a etnia preta cai com maior frequência que as etnias branca e parda, dado que difere do documento da OMS, que mostra que caucasianos caem mais. Essa diferença relaciona-se com o fato de o preto brasileiro possuir menor renda.[11]
	▪ Sexo.	▪ O sexo feminino cai mais que o masculino, porém o número de óbitos decorrentes de quedas é maior no masculino.
	▪ Doenças crônicas.	▪ Diabetes, hipertensão arterial, doenças neurológicas.
	▪ Físicos.	▪ Perda de massa muscular, amplitude na deambulação, deformidades dos pés e da coluna vertebral.
	▪ Cognitivos.	▪ Perda de memória, demências, depressão.
	▪ Sensoriais.	▪ Perda da audição, alteração vestibular, visual e proprioceptiva.
Comportamentais	▪ Polifarmácia.	▪ Os medicamentos que aumentam o risco de quedas incluem antidepressivos, anti-hipertensivos, diuréticos, alguns analgésicos, sedativos e medicamentos psicotrópicos.
	▪ Falta de exercícios.	▪ Sedentarismo.
	▪ Abuso de álcool.	▪ O álcool é um ototóxico labiríntico.
	▪ Calçados inadequados.	▪ Uso de chinelos ou sapatos que não têm fixação aos pés.
Ambientais	▪ Iluminação.	▪ Inapropriada ou insuficiente, principalmente à noite ao ir ao banheiro.
	▪ Pisos escorregadios. ▪ Tapetes soltos. ▪ Escadarias. ▪ Calçadas irregulares.	▪ Fatores relacionados ao ambiente físico são a causa mais comum das quedas dos idosos, que correspondem a 30-50% desses eventos.
	▪ Prontidão para modificar ações ou ambientes.	▪ O idoso que tiver maior propensão a mudar suas crenças e atitudes será mais beneficiado.
	▪ Falta de parques ou áreas convidativas para caminhar.	▪ As mudanças comportamentais devem ser facilitadas, pois, se os idosos precisarem se locomover para lugares mais distantes para se exercitar, isso dificultará sua adesão à mudança de comportamento.
Socioeconômicos	▪ Baixa renda/educação. ▪ Falta de interação social. ▪ Habitação inadequada. ▪ Acesso limitado à saúde e ao serviço social. ▪ Falta de recursos da comunidade.	▪ Idosos com baixa renda e menor escolaridade têm saúde mais vulnerável, estão expostos a riscos físicos, bioquímicos, químicos, biológicos e psicológicos.

Fonte: OMS, 2007.[5]

físicos, o que ampliará seus níveis de aptidão física e favorecerá a transformação de hábitos de vida, que pode tornar o indivíduo mais consciente e independente.[14]

Quando se trata de destacar o melhor tipo de exercício a ser adotado para a prevenção de queda para idosos, não há consenso.[15] A introdução de exercícios físicos orientados, dança, grupos de caminhada e tai chi, por exemplo, mostrou-se promissora considerando técnicas com esse intuito.[16,17]

Estudo realizado em Sergipe[18] mostrou que idosos submetidos a intervenção durante 8 semanas, com exercícios clássicos de Cawthorne e Cooksey, aprimoraram a mobilidade e diminuíram sua preocupação com o medo de quedas.

Uma revisão sistemática recente mostrou que exercícios realizados por meio da dança, *videogames* (realidade virtual) e modalidades esportivas com bolas retardam o declínio cognitivo.[19] Isso ocorre porque essas atividades beneficiam áreas do cérebro responsáveis por domínios múltiplos e contribuem para o resgate do equilíbrio durante a marcha.

A redução de 21% sobre a taxa de quedas em idosos pode ser alcançada em grupos que praticam regularmente exercícios com duração superior a 3 horas semanais, e seu efeito pode ser incrementado quando associado com atividades desafiadoras do equilíbrio corporal.[15]

O uso do aplicativo Standing Tall foi a forma que um grupo de estudiosos australianos desenvolveu para reduzir quedas com resultados expressivos na diminuição de agravos decorrentes de quedas. O aplicativo permite navegar pelas páginas de avaliação, exercícios e orientações sobre os riscos de quedas.[20] Nesse caso, salienta-se que o idoso deve ser capaz de manusear esses recursos, disponíveis nos *smartphones*.

Os estudos de revisão sistemática com metanálise compilaram os principais parâmetros para fundamentar a prática segura para prevenir quedas. A seguir estão destacados os principais procedimentos para a prevenção de quedas:[17]

- Exercícios que promovam a redução da base de suporte: ficar de pé com as pernas juntas, com um pé à frente do outro (tandem) e se possível sobre uma perna.
- Executar movimentos com perturbação do centro de gravidade: caminhar em tandem, transferir o peso corporal de uma perna para a outra, ultrapassar obstáculos, assim como subir em objetos estáveis.
- Treinar resistência específica para grupos musculares posturais: agachamento, abdução do quadril (com pesos adicionais).
- Promover a redução da entrada sensorial: praticar exercícios com os olhos fechados, caminhar para a frente e de costas sobre superfícies instáveis e/ou reduzidas.
- Aumentar o nível de dificuldade ou de desafios por intermédio de atividades de dupla tarefa: associar tarefas de memória, atenção e cálculo com tarefas de marcha, coordenação e equilíbrio estático e dinâmico.

A recomendação de exercícios físicos está amplamente divulgada como a estratégia mais utilizada na prevenção de quedas por várias razões: baixo custo quando avaliada a relação efetividade e diminuição de quedas; aplicabilidade individual e, principalmente, de forma coletiva; abrangência multidisciplinar de procedimentos; e a facilidade da inclusão de exercícios para incrementar o equilíbrio corporal.[21-23] Salienta-se que qualquer outro profissional da saúde pode atingir bons resultados, desde que desenvolva a intervenção com eficácia e segurança.[24]

No Quadro 2 são destacadas as categorias de exercícios e efetividade.

Ainda é necessária a implementação de novas pesquisas, realizadas com maior rigor metodológico, minimizando os riscos de viés, que busquem avaliar programas para prevenção de quedas, fornecendo evidências mais robustas a fim de orientar os profissionais de saúde para a prática mais segura e efetiva com idosos.

Atualmente, verificamos o aumento crescente da utilização do método multifatorial como recurso de intervenção. Esse termo está associado aos idosos que apresentem acima de dois fatores de riscos de quedas modificáveis, o que implica intervenção sob medida de acordo com o perfil individual.[25] Como tratado anteriormente, ainda há necessidade de mais ensaios clínicos randomizados para atestar a consistência desse recurso, visto que existem inúmeras variáveis que interferem nos resultados, por exemplo, tempo/período de intervenção.

QUADRO 2 Descrição de categoria de exercícios e efetividade de resultados para prevenção de quedas

Descrição do exercício	Efetividade
Exercícios de equilíbrio e funcionais	Alta
Exercícios de resistência	Muito baixa
Exercícios de tai chi	Moderada
Exercícios de dança	Muito baixa
Treinamento de atividade física incluindo caminhada	Muito baixa
Exercícios de marcha, equilíbrio, treinamento funcional e resistência	Moderada

Fonte: Sherrington et al., 2020.[17]

PROPOSIÇÃO DE UM MODELO DE PREVENÇÃO PARA QUEDAS EM IDOSOS

A diminuição dos eventos de quedas na terceira idade depende das intervenções e dos cuidados preventivos. Assim, a associação de fatores relacionados aos aspectos modificáveis, como controle medicamentoso, educação contínua em saúde, incentivo para exercícios físicos, melhora da acessibilidade e manutenção da capacidade funcional, deve ser considerada. Principalmente, é necessário que o idoso receba suporte multiprofissional.[26-28]

Portanto, cabe a responsabilidade de cada profissional analisar os diferentes cenários, para que cada um, dentro de suas particularidades e em conjunto com os demais, colabore para a melhor condição de vida dos idosos.

Taguchi et al.[18] destacaram a atuação fonoaudiológica na prevenção de quedas avaliando os resultados de um grupo de 60 idosos da comunidade que foram submetidos à Avaliação da Mobilidade Orientada pelo Desempenho (*Performance Oriented Mobility Assessment* – POMA) e à Escala de Eficácia de Quedas – Internacional – Brasil (*Falls Efficacy Scale International* – FES I-Brasil), que avaliam, respectivamente, a tendência e o medo de quedas. Nesse estudo foi constatado que cerca de 75% dos idosos apresentaram risco moderado ou alto para quedas, e todos passaram por um programa de intervenção que ocorreu ao longo de 8 semanas consecutivas com a utilização dos exercícios de Cawthorne e Cooksey. Ao término do programa, verificou-se que o programa foi eficaz, visto que ocorreu a redução da prevalência com alto risco para 22%. Ainda, o programa melhorou o equilíbrio corporal e promoveu a redução da preocupação com futuras quedas, principalmente nos idosos com mais idade.

O Quadro 3 apresenta os principais aspectos considerados na proposição de um programa de intervenção.

A partir da escolha do local e do público-alvo para a intervenção, é importante iniciar o levantamento sociodemográfico porque fatores como sexo, idade, renda familiar, estado civil, polifarmácia, estado mental e funcional e comorbidades aumentam os riscos para eventos de quedas. Os hábitos devem ser anotados, por exemplo, atividade física, tabagismo e etilismo.[23]

A segunda etapa é a do mapeamento do risco para quedas. O rastreamento é a melhor opção quando se trata de um grande contingente de pessoas a ser avaliado, pois otimiza o tempo nessa fase.

Há várias ferramentas que podem ser utilizadas no rastreio. A seguir são descritas duas delas, que, quando bem aplicadas, podem fornecer dados fundamentais para o êxito da intervenção.

1. *Timed Up and Go Test* (TUGT), traduzido por Dutra (2016).[29] Trata-se de um teste muito utilizado na avaliação do equilíbrio dinâmico e para averiguar o grau de dependência e risco para quedas. No TUGT o idoso deve realizar um percurso de 3 m partindo da posição sentada em uma cadeira com apoio, contornar um alvo e retornar à posição inicial. Tempo despendi-

QUADRO 3 Estratégia e objetivo de uma proposta de intervenção para prevenção de quedas

Objetivo	Estratégia
Organização de grupos de intervenção	Tornar o grupo mais homogêneo para atendimento coletivo
Rastreamento de riscos para quedas	▪ Personalizar quais instrumentos são mais específicos e aplicáveis para identificar idosos com risco para quedas. ▪ Ampliar a abrangência da intervenção com redução de tempo na identificação de riscos.
Engajamento	Obter a aderência dos participantes no programa/conscientização dos fatores para quedas e prevenção
Devolutiva do rastreamento	Implicar e conscientizar o idoso com potencial risco para quedas sobre a importância de sua participação
Intervenção	Desenvolver estratégias para melhorar o equilíbrio e diminuir riscos para quedas de forma coletiva
Reavaliação	▪ Comparar os resultados iniciais e finais do processo. ▪ Caracterizar a efetividade/benefício do programa para os participantes.
Encaminhamentos	Identificar outros fatores intrínsecos que não foram dirimidos ou eliminados no processo

Fonte: modificado a partir de Taguchi et al., 2021.[23]

do inferior a 10 segundos indica risco baixo, e, entre 11-20 segundos, risco médio para quedas.

2. *Dynamic Gait Index* (DGI) – *Brazilian Brief*, proposto por Taguchi et al. (2018)[30] a partir da versão validada e traduzida por Castro et al. (2003).[31] A versão abreviada (Quadro 4) prevê cinco tarefas e pode atingir 15 pontos na somatória final. Nessa versão, a pontuação varia entre 0 e 3, em que 0 indica comprometimento grave (o idoso não consegue realizar a tarefa), 1 comprometimento moderado (quando o idoso realiza com ajuda), 2 leve (quando realiza a atividade com hesitação ou desequilíbrio) e 3 sem alteração na execução da tarefa. A pontuação igual ou inferior a 11 pontos indica risco para quedas. Além de não requerer nenhum equipamento auxiliar, a vantagem sobre a versão original é que a redução de três tarefas diminui o tempo de aplicação, o que torna o instrumento importante para uso em rastreamento em um contingente maior de idosos.

QUADRO 4 Descrição das cinco tarefas do *Dynamic Gait Index – Brazilian Brief* (DGI)[30]

Tarefa 1	Marcha com movimentos horizontais (rotação) da cabeça
Tarefa 2	Marcha com movimentos verticais (rotação) da cabeça
Tarefa 3	Marcha e giro sobre o próprio eixo corporal (pivô)
Tarefa 4	Passar por cima de um obstáculo (caixa de sapatos)
Tarefa 5	Subir e descer degraus

Fonte: Taguchi et al., 2018.[30]

O mapeamento é imprescindível, porque permite estimar o potencial risco de queda, bem como poderá ser utilizado como o parâmetro para avaliar a eficácia do programa de intervenção ao ser reaplicado na fase final. Essa etapa pode, ainda, destacar que um idoso sem risco aparente para quedas pode estar na zona de risco. Isso torna iminente e urgente a implantação de programas de intervenção.

A terceira fase contempla a intervenção ou programa de prevenção de quedas[23] com base nos princípios da neuroplasticidade da reabilitação vestibular.[32] Por se tratar de uma série clássica e de fácil execução e monitoramento, pode ser recomendada para aqueles que estão iniciando nessa área. No Quadro 5 são apresentadas a descrição e a carga de exercícios para cada movimento.

Recomenda-se, para agregar os fatores motivação e engajamento ao programa, que a execução ocorra concomitantemente com outra atividade, que nada mais é que reforçar o princípio da bimodalidade. Na dupla tarefa ou bimodalidade, privilegia-se a execução de uma atividade principal ao mesmo tempo de uma secundária, para fortalecer as conexões neuronais que se pretende alcançar.

QUADRO 5 Descrição dos exercícios adaptados de Cawthorne e Cooksey e frequência de execução

Exercícios com olhos	
Olhar para a direita e a esquerda	3 séries de 16 vezes
Olhar para cima e para baixo	3 séries de 16 vezes
Fixar um alvo e girar a cabeça para a direita e depois para a esquerda	3 séries de 16 vezes
Fixar um alvo e mover a cabeça para cima e depois para baixo	3 séries de 16 vezes
Exercícios de cabeça	
Girar a cabeça para a direita e a esquerda	3 séries de 16 vezes
Mover a cabeça para cima e para baixo	3 séries de 16 vezes
Movimento circular da cabeça no sentido horário e depois no anti-horário	2 séries de 10 vezes
Exercícios de tronco	
Sentado, inclinar o corpo para pegar um objeto à frente	1 série de 10 vezes
Sentar-se e levantar-se sem apoio	1 série de 10 vezes
Rotacionar o tronco para a direita e a esquerda (posição sentada e em pé)	1 série de 10 vezes cada posição
Exercícios de equilíbrio	
Fazer o oito passando uma bola por entre as pernas	1 série de 5 vezes
Andar para a frente e para trás, de olhos abertos e depois fechados	1 série de 10 vezes
Dar um passo para a frente e dar um giro de 360 graus	1 série de 10 vezes

Fonte: Santos et al., 2008.[33]

A situação mais comum e relatada é a utilização de um fundo musical para coreografar os exercícios.[23] Sugere-se utilizar um estilo musical de fácil memorização e que agrade à maioria dos idosos, considerando o contexto cultural e/ou regional.

A escolha de um ambiente plano e amplo, que não ofereça riscos à integridade física dos participantes, é recomendada. Se possível, introduzir anteriormente exercícios de alongamento para pernas, tronco e cintura escapular, o que evita entorses e câibras.

O período de execução de um programa deve considerar as características dos idosos atendidos. Como referimos anteriormente, alguns estudos[15,17,18,23] mostraram que uma média semanal de 3 horas como tempo despendido em exercícios físicos determina melhores resultados. Assim, sugere-se que nunca seja inferior a 2 meses, com atividade semanal de até 60 minutos. É importante que a frequência de participação seja controlada, porque pode ser uma variável que pode implicar maus resultados ao final do processo. A não aderência ao programa deve ser investigada, para que possam ser introduzidas alterações a fim de motivar o idoso ausente.

A quarta fase do programa é a verificação dos resultados ou a confirmação de eficácia.

Assim, os testes utilizados na fase de mapeamento devem ser reaplicados, e uma simples visualização de diminuição de escores, como no caso do TUGT, ou aumento, como no DGI-*Brazilian Brief*, pode indicar que o programa foi exitoso. Sugere-se uma análise estatística mais robusta para o profissional que necessitar apresentar relatório formal junto à secretaria de Saúde, de Assistência Social ou órgão de fomento/pesquisa, por exemplo, para garantir a manutenção ou ampliação do programa.

A última fase de trabalho pode abarcar a elaboração formal de relatórios, devolutiva ao grupo atendido, e, ainda, os encaminhamentos e orientações que se fazem necessários. Algumas comorbidades precisam de acompanhamento com especialista, como no caso de alterações ortopédicas ou psiquiátricas, mas muitas vezes um médico clínico geral pode contribuir muito na recomendação para mudança de hábitos e de medicamentos.

FATORES DE PROTEÇÃO DE EVENTOS DE QUEDAS

O trabalho com a prevenção de quedas precisa abarcar as mudanças que envolvem o estilo de vida saudável, como boa alimentação, evitar o fumo, consumo moderado de bebidas alcoólicas, cuidados com a saúde em geral, controle da hipertensão e diabetes, manutenção de peso adequado e a prática de atividades físicas para manutenção de massa e da força muscular.[15,18,23,33-37]

A mudança comportamental somente ocorre quando o idoso se conscientiza de que as alterações trarão benefícios para sua saúde. Portanto, o profissional da saúde deve mostrar a partir das capacidades do idoso as mudanças que podem ser realizadas.

Modificações ambientais devem englobar a residência do idoso. Estratégias simples como a instalação de corrimãos em escadas, de barras de apoio e de superfícies antiderrapantes no banheiro melhoram a acessibilidade e a segurança. A adequação da iluminação em corredores e no banheiro e o uso de luzes de *led* como sinalizadores no chão da casa contribuem para a diminuição de riscos físicos, tropeços e quedas.[26]

As mudanças sociais devem acompanhar todo esse processo. Aprender a cuidar do idoso integralmente é uma proposta desafiadora. Valores culturais e tradições determinam como uma sociedade enxerga e escuta o idoso. A sociedade brasileira, durante muito tempo, foi composta por uma população jovem. Hoje se vislumbra um cenário com uma população em rápido processo de envelhecimento, o que implica o aumento da velocidade em que novas medidas devem ser adotadas para atender esse segmento da população. O envelhecimento saudável requer o engajamento de muitas áreas da sociedade, incluindo áreas da saúde, infraestrutura, habitação, transporte, urbanismo, assistência social, previdência social, educação, emprego e trabalho. Muitos são nossos desafios, e devemos estar preparados.

As estratégias preventivas são fundamentais para minimizar os problemas secundários decorrentes de quedas. Estudos[22,23,38-41] têm mostrado que é possível reduzir a ocorrência de quedas com cuidados simples como:

- Promoção da saúde e prevenção, conforme apresentado.
- Revisão de medicamentos, uma vez que a polifarmacoterapia é frequente recurso entre os idosos e aumenta o risco para quedas.
- Modificações nas relações familiares.
- Promoção da segurança no ambiente domiciliar.
- Promoção da segurança no ambiente externo.

A intenção deste capítulo é contribuir para a atuação do profissional fonoaudiólogo, que não atua no diagnóstico de disfunções vestibulares ou de equilíbrio, que ele pode se inserir nas áreas de cuidados em atenção e prevenção de quedas e na gerontologia/geriatria. Destaca-se que todos os profissionais da saúde devem ser preparados para identificar os idosos com maiores chances de sofrer quedas, em especial por meio da aplicação de protocolos validados,[42] e, ainda, para planejar intervenções e realizar encaminhamentos adequados de acordo com as demandas específicas de cada idoso. O objetivo é a manutenção da capacidade funcional e cognitiva com vistas à melhor qualidade de vida à medida que se envelhece bem.

REFERÊNCIAS BIBLIOGRÁFICAS

1. Organização Mundial da Saúde (OMS). Década de envelhecimento saudável: relatório de base. Resumo. Genebra: Saúde Mundial Organização; 2021; Organização Mundial da Saúde (OMS). Relatório global da OMS sobre prevenção de quedas na velhice. São Paulo, 2007. Disponível em: https://bvsms.saude.gov.br/bvs/publicacoes/relatorio_prevencao_quedas_velhice.pdf. Acesso em: 8 mar. 2022.
2. Instituto Brasileiro de Geografia e Estatística (IBGE). Projeção da População 2018: número de habitants do país deve parar de crescer em 2047. Agência IBGE. 2018. Disponível em: https://agenciadenoticias.ibge.gov.br/agencia-sala-de-imprensa/2013-agencia-de-noticias/releases/21837-projecao-da-populacao-2018-numero-de-habitantes-do-pais-deve-parar-de-crescer-em-2047. Acesso em: 8 mar. 2022.
3. World Population Prospects, 2019. Disponível em: https://population.un.org/wpp2019/. Acesso em: 8 mar. 2022.
4. Silva Junior MD. Vulnerabilidades da população idosa durante a pandemia pelo novo coronavírus. Rev Bras Geriatr Gerontol. 2020;23(3):e200319.
5. Organização Mundial da Saúde (OMS). Relatório global da OMS sobre prevenção de quedas na velhice. São Paulo, 2007. Disponível em: https://bvsms.saude.gov.br/bvs/publicacoes/relatorio_prevencao_quedas_velhice.pdf. Acesso em: 8 mar. 2022.
6. Khow KSF, Visvanathan R. Falls in the aging population. Clin Geriatr Med. 2017;33(3):357-68.
7. Tsai YJ, Yang PY, Yang YC, Lin MR, Wang Y. Prevalence and risk factors of falls among community-dwelling older people: results from three consecutive waves of the national health interview survey in Taiwan. BMC Geriatr. 2020;20(1):529.
8. Silva A, Faleiros HH, Shimizu WAL, Nogueira LM, Nhãn LL, Silva BMF, et al. Prevalência de quedas e de fatores associados em idosos segundo etnia. Ciênc Saúde Colet. 2012;17(8).
9. Pellicer-García B, Antón-Solanas I, Ramón-Arbués E, García-Moyano L, Gea-Caballero V, Juárez-Vela R. Risk of falling and associated factors in older adults with a previous history of falls. Int J Environ Res Public Health. 2020;17(11):4085.
10. Nancye May Peel. Epidemiology of falls in older age. Canadian Journal on Aging / La Revue Canadienne Duvieillissement. 2011;30:719.
11. Abreu DRLO, Novaes ES, Oliveira RR, Mathias TAF, Marcon SS. Internação e mortalidade por quedas em idosos no Brasil: análise de tendência. Ciênc Saúde Colet (online). 2018;23(4)1131-41.
12. Ensi-Brasil, 2018. Estudo aponta que 75% dos idosos usam apenas o SUS. Fiocruz. 4 out. 2021. Disponível em: https://portal.fiocruz.br/noticia/estudo-aponta-que-75-dos-idosos-usam-apenas-o-sus. Acesso em: 8 mar. 2022.
13. Jiam NT, Li C, Agrawal Y. Hearing loss and falls: a systematic review and meta-analysis. Laryngoscope. 2016;126(11):2587-96.
14. Tinetti M. Preventing falls in elderly persons. N Engl J Med. 2003;348:42-9.
15. Sherrington C, Tiedmann NF, Fairhall N, Close JCT, Lord SR. Exercise to prevent falls in older adults: an updated meta-analysis and best practice recommendations. N S W Public Health Bull. 2011;22(3-4):78-83.
16. Joung HJ, LeeY. Effect of creative dance on fitness, functional balance and mobility control in the elderly. Gerontology. 2019;65(5):537-46.
17. Sherrington C, Fairhall N, Kwok W, Wallbank G, Tiedemann A, Michaleff ZA, et al. Evidence on physical activity and falls prevention for people aged 65+ years: systematic review to inform the WHO guidelines on physical activity and sedentary behaviour. Int J Behav Nutr Phys Act. 2020;17(1):144.
18. Taguchi CK, Santos TFO, Nascimento RS, Silva AR, Raposo OFF, Teixeira JP. Efetividade de um programa de prevenção de quedas em idosos. Distúrb Comun. 2016;28(2):286-94.
19. Svantesson U, Babagbemi B, Foster L, Alricsson M. Influences on modern multifactorial falls prevention interventions and fear of falling in non-frail older adults: a literature review. J Clin Med Res. 2014;6(5):314-20.
20. Delbaere K, Valenzuela T, Lord SR, Clemson L, Ziljlstra GAR, Close JCT, et al. E-health standing tall balance exercise for fall prevention in older people: results of a two year randomized controlled trial. BMJ. 2021;371:740.
21. Arruda e Souza JI, Nazario MPS, Derze OR, Bergamimb JSSP, Pletschb AHM, Ferrarib A. Physiotherapy in the prevention of falls in elderly people. J Health Sci. 2019;21(3):236-42.
22. Hopewell S, Copsey B, Nicolson P, Adedire B, Boniface G, Lamb S. Multifactorial interventions for preventing falls in older people living in the community: a systematic review and meta-analysis of 41 trials and almost 20000 participants. Br J Sports Med. 2020;54:1340-50.
23. Taguchi CK, Araújo BCL, Santana LS, Santos RVS, Teixeira JP, Silva AR. Intervenção fonoaudiológica na prevenção de quedas no envelhecimento. CoDas. 2021;33(6):e20200312.
24. Abreu HCA, Reiners AAO, Azevedo RCS, Silva AMC, Abreu DROM, Oliveira AD. Incidência e fatores preditores de quedas de idosos hospitalizados. Rev Saúde Pública. 2015;49:37.
25. Silva VM, Arruda ASF, Silva LSV, Pontes Junior FL, Cachioni M, Melo RC. Efetividade de uma intervenção múltipla para a prevenção de quedas em idosos participantes de uma Universidade Aberta à Terceira Idade. Rev Bras Geriatr Gerontol (online). 2019;22(4):e190032.
26. American Geriatrics Society (AGS) Summary of the Updated American Geriatrics Society/British Geriatrics Society clinical practice guideline for prevention of falls in older persons. J Am Geriatr Soc. 2011;59(1):148-57.
27. Paglios LC, Renosto A. Effects of a health promotion and fall prevention program in elderly individuals participating in interaction groups. Fisioter Mov. 2014;27(1):101-9.
28. Souza AQ, Pegorari MS, Nascimento JS, Oliveira PB, Tavares DMDS. Incidence and predictive factors of falls in community-dwelling elderly: a longitudinal study. Ciên Saúde Colet. 2019;24(9):3507-16.
29. Dutra MC, Cabral ALL, Carvalho GA. Brazilian version of Timed Up and Go test. Revista Interfaces, Saúde, Humanas e Tecnologia. 2016;3(9):81-8.
30. Taguchi CK, Costa EP, Alves LV, Santos LK, de Oliveira Silva ER, de Lima Araújo BC, et al. Clinical application of dynamics gait index – Brazilian brief version. Advances in Aging Research. 2018;7:113-8.
31. Castro SM, Perracini MR, Gananca FF. Versão brasileira do Dynamic Gait Index. Brazilian Journal of Otorhinolaryngology. 2006 Nov-Dec;72(6).

32. Taguchi CK, Bohlsen YA. Reabilitação vestibular. In: Boechat EM, Menezes PL, Couto CM, et al. Tratado de audiologia. Rio de Janeiro: Guanabara Koogan; 2015. p.551-65.
33. Santos AC, Ferreira CP, Silva KC, Araújo VV, Lima F. Exercícios de Cawthorne e Cooksey em idosas: melhora e equilíbrio. Fisioter Mov. 2008;21(4):129-36.
34. Tricco AC, Thomas SM, Veroniki AA, Hamid JS, CogoE, Strifler E, et al. Comparisons of interventions for preventing falls in older adults: a systematic review and meta-analysis. Jama. 2017;318(17):1687-99.
35. Vincent S, Joseph J. The combined effectiveness of gaze stability exercise and Otago exercise on balance and fall risk in elderly people. IJMAES. 2017;3(3):390-401.
36. Shubert TE, Smith ML, Jiang L, Ory MG. Disseminating the Otago exercise program in the United States: perceived and actual physical performance improvements from participants. J Appl Gerontol. 2018;37(1):79-98.
37. Martins HO, Bernardo KMA, Martins MS, Alfieri FM. Controle postural e o medo de cair em idosos fragilizados e o papel de um programa de prevenção de quedas. Acta Fisiatr. 2016;23(3):113-9.
38. Ang CG, Low SL, How CH. Approach to falls among the elderly in the community. 2020;61(3):116-21.
39. Carvalho VL, Clementino AA, Magalhães EQFF, Silva EMB, Baggio JAO. Prevalence of falls among elderly participants of a health promotion group and comparison of balance tests to detect risk of falls. Fisioter Mov (online). 2017;30(3):519-25.
40. Del Din S, Galna B, Lord S, Nieuwboer A, Bekkers EMJ, Pelosin E, et al. Falls risk in relation to activity exposure in high-risk older adults. J Gerontol A Biol Sci Med Sci. 2020;75(6):1198-205.
41. Nascimento MM. Fall in older adults: considerations on balance regulation, postural strategies, and physical exercise. Geriatr Gerontol Aging. 2019;13(2):103-10.
42. Magnani PE, Porto JM, Genovez MBNA, Zanellato NFC, Alvarenga IC, Santos PF, et al. What is the best clinical assessment tool for identification of adults aged ≥ 80 years at high risk of falls? Physiotherapy. 2021;110:63-9.

48

REABILITAÇÃO VESTIBULAR

Erika Barioni Mantello
Fátima Cristina Alves Branco-Barreiro

INTRODUÇÃO

O equilíbrio corporal é garantido pela integração harmônica de diferentes informações sensoriais provenientes dos sistemas vestibular, visual e proprioceptivo, sob coordenação do cerebelo. Qualquer alteração em um desses sistemas pode ocasionar a tontura, uma queixa comum, especialmente na população idosa, e, quando associada ao desequilíbrio corporal, aumenta de forma significativa o risco de quedas com impacto na qualidade de vida, na mortalidade e nos custos econômicos associados.[1]

A maior parte das disfunções vestibulares periféricas apresenta etiologia benigna e é de resolução espontânea devido ao processo de compensação vestibular do sistema nervoso central (SNC). Esse processo resulta da formação de novas sinapses neuronais em resposta a conflitos sensoriais desencadeados a partir das doenças vestibulares. Contudo, eventualmente, mesmo na ausência de uma lesão ativa, a compensação central pode ser incompleta, ocasionando alteração no equilíbrio corporal, tornando necessária a adoção de estratégias para controle dos sintomas e otimização desse mecanismo compensatório.[1]

Essas estratégias constituem a base da terapia de reabilitação vestibular (RV), tratamento baseado em exercícios com evidência científica de moderada a forte que sustenta seu uso nas disfunções vestibulares periféricas[2] e que tem apresentado resultados positivos no tratamento dos sintomas vestibulares de origem central.[3,4]

A RV tem como objetivo eliminar os sinais e sintomas relacionados às disfunções vestibulares, por meio de exercícios posturais, que buscam beneficiar as interações viso-vestibulares e recuperar ou aprimorar o equilíbrio corporal, mesmo diante de informações sensoriais conflitantes.[1,2]

Após avaliação e indicação médica, o paciente é encaminhado para a RV. Uma equipe multidisciplinar, incluindo médico otorrinolaringologista, fonoaudiólogo, fisioterapeuta e outros profissionais, pode colaborar de forma integrada na assistência personalizada ao paciente com distúrbio do equilíbrio corporal de origem vestibular.

O uso de exercícios posturais para o tratamento de pacientes com sintomas vestibulares foi descrito na década de 1940, quando dois médicos, *Sir* Terence Cawthorne e F. S. Cooksey, observaram que pacientes com lesões vestibulares se beneficiaram após realizar exercícios baseados nos movimentos dos olhos e da cabeça. Nos anos seguintes, vários pesquisadores nacionais e internacionais adaptaram e desenvolveram protocolos com exercícios de RV, com diferentes objetivos.[4]

Inicialmente a RV era uma proposta de exercícios generalizados, independente da queixa e individualidade do paciente, mas, no final da década de 1990, observou-se um aumento de evidências científicas a respeito da eficácia da RV personalizada.[1,2]

O avanço tecnológico também impactou na otoneurologia, com o desenvolvimento de instrumentos que colaboraram para um diagnóstico preciso e também para a realização da RV, com maior gama de estímulos para suscitar o conflito sensorial. Questionários e avaliações funcionais foram validados nessa área e, associados aos exames instrumentais, permitem o monitoramento e a avaliação da eficácia do tratamento, além da análise do impacto desses sintomas sobre a qualidade de vida do paciente. *(Para maiores informações sobre o assunto, consultar os Capítulos 21, "Uso de questionários na audiologia", 22, "Avaliação vestibular: vectoeletronistagmografia", e 23, "Potencial miogênico evocado vestibular e Video Head Impulse Test: avanço tecnológico na avaliação vestibular".)*

Dentre as indicações da RV, destacam-se duas principais categorias: (1) um programa de exercícios para recuperação funcional nos casos de disfunção vestibular periférica e/ou central; (2) tratamento de reposição canalítica específico nos casos de vertigem posicional paroxística benigna (VPPB). Por necessitar de uma abordagem específica e detalhada, tanto na avaliação quanto na reabilitação da VPPB, esta não será abordada neste capítulo, que tem por enfoque a RV como tratamento das disfunções vestibulares.

Este capítulo visa a apresentar os avanços e evidências científicas que fundamentam as recomendações atuais para a realização da RV em pacientes com disfunção vestibular.

FISIOPATOLOGIA DA DISFUNÇÃO VESTIBULAR PERIFÉRICA

Para auxiliar na compreensão sobre os mecanismos centrais de recuperação funcional após uma disfunção vestibular, descreveremos nesta etapa a fisiopatologia da disfunção vestibular periférica, mais especificamente da hipofunção vestibular periférica unilateral.

A hipofunção vestibular periférica unilateral é uma diminuição ou perda da função de um dos dois sistemas vestibulares periféricos do nosso corpo. Comumente causada pela neurite vestibular, também pode estar associada a outras etiologias, como labirintite, fístula perilinfática, fratura no rochedo, trombose da artéria labiríntica ou pós-cirurgias otológicas/otoneurológicas com destruição voluntária ou acidental de uma ou mais estruturas vestibulares.[1]

A ocorrência da disfunção vestibular aguda desencadeia o processo de *descompensação vestibular*, um estado de alteração do equilíbrio corporal no qual o sistema vestibular lesado deixa de enviar informações bioelétricas aos núcleos vestibulares homolaterais, que se tornam hipoativos. Por outro lado, os neurônios vestibulares contralaterais à alteração aumentam sua atividade, tornando-se hiperativos, o que provoca uma assimetria funcional entre esses núcleos.[1,2]

Essa condição gera a crise vertiginosa, na qual sintomas vestibulares são desencadeados devido ao déficit estático e dinâmico nos canais semicirculares (CSC) e órgãos otolíticos.[1] O déficit estático refere-se a diferenças no nível de descarga tônica dentro dos núcleos vestibulares quando a cabeça está imóvel, enquanto os distúrbios dinâmicos referem-se a respostas compensatórias prejudicadas durante a movimentação cefálica.[5]

Alguns possíveis sinais de déficit estático são a presença de nistagmo espontâneo, desvios da vertical visual subjetiva e da horizontal visual subjetiva, desalinhamento vertical dos olhos (*skew deviation*) e lateropulsão, enquanto os sinais de déficit dinâmico se caracterizam pela assimetria do reflexo vestíbulo-ocular (RVO) e instabilidade postural.[5] Sintomas neurovegetativos como vômitos, sudorese intensa e palidez podem também surgir. Especificamente em relação ao RVO, a queixa de visão borrada (oscilopsia) é frequente e se deve à diminuição da acuidade visual durante movimentos rápidos da cabeça. Isso acontece pela diminuição da estabilidade do olhar decorrente do ganho deficitário do RVO na hipofunção vestibular.[5]

Imediatamente após a descompensação, inicia-se a atenuação das respostas do labirinto sadio, por comando do SNC, especificamente do cerebelo, que modula as atividades neuronais vestibulares pelas vias eferentes, em um processo chamado *acomodação*, no intuito de diminuir a assimetria e o desconforto dos sintomas.[2]

Os sinais e sintomas estáticos diminuem gradativamente dentro de 6 semanas, mesmo na presença da disfunção periférica, devido à ação da *compensação vestibular* espontânea. Porém, quanto maior a duração da afecção, mais longo será o tempo necessário para a recuperação da função vestibular.[2]

Nesse processo de compensação vestibular, o SNC é capaz de reativar o núcleo vestibular afetado para compensar a desigualdade de respostas, por meio de informação não vestibular. As informações enviadas pelo sistema vestibular lesado e pelo sadio são compensadas nos núcleos vestibulares do tronco encefálico, onde também se processa a integração da informação sensorial visual e a proprioceptiva.[2,3]

Nos casos em que a função vestibular não se recupera, os sinais de déficit dinâmico persistirão a longo prazo, ocasionando as queixas de visão borrada (oscilopsia), tontura e desequilíbrio em direção ao lado do sistema vestibular afetado. Por consequência, os pacientes tendem a evitar os movimentos de cabeça, o que pode atrasar o processo de compensação e desencadear problemas secundários, como medo do movimento, ansiedade, tensão cervical, insegurança e dependência para realizar atividades de vida diária que envolvam equilíbrio.[2-4]

Mesmo depois que a compensação vestibular é alcançada e os sintomas vestibulares melhoram, recidivas sintomáticas podem acontecer devido à descompensação, desencadeadas por possíveis períodos de inatividade, fadiga extrema, mudança de medicamentos ou uma doença sistêmica intercorrente.[2]

PRINCÍPIOS E OBJETIVOS DA TERAPIA DE REABILITAÇÃO VESTIBULAR

A compensação vestibular é otimizada por fenômenos de plasticidade neural que intensificam a eficiência sináptica, tornando funcionantes as sinapses inativas e aumentando o número de sinapses, diante da ocorrência de uma disfunção vestibular periférica, o que permite recuperar o equilíbrio corporal e diminuir os sintomas vestibulares.[2]

Dois mecanismos contribuem para que a compensação vestibular aconteça: a *adaptação vestibular*, que modula e ajusta as respostas do sistema vestibular saudável aos distúrbios funcionais, por meio do reajuste do ganho do RVO ou do reflexo vestibuloespinal (RVE), e a *substituição* da função vestibular deficiente por informações visuais e somatossensoriais.[1,5,6]

Para os casos de hipofunção vestibular periférica que mantiveram sintomas, devido a uma função vestibular recuperada parcialmente, diante de uma compensação incompleta, a RV é a primeira abordagem de tratamento indicada com forte recomendação e com nível de evidência I, de acordo com as Diretrizes de Prática Clínica da American Physical Therapy Association Neurology Section, publicadas em 2016.[2] Pode ser definida como uma terapia eficaz para controle ou eliminação dos sintomas vestibulares e recuperação do equilíbrio, que utiliza estratégias baseadas nos princípios de neuroplasticidade, visando atingir a compensação vestibular.[1,4]

Para que a RV seja eficaz, os exercícios devem ser personalizados e direcionados aos sintomas e limitações funcionais apresentados pelo paciente, além de serem supervisionados pelo fonoaudiólogo.[2]

Os principais objetivos da RV são:[2]

- Aumentar a estabilidade do olhar durante movimentos de cabeça.
- Aumentar a estabilidade postural estática e dinâmica.
- Reduzir a vertigem.
- Melhorar o desempenho em atividades da vida diária.

Os princípios da RV baseiam-se nesses objetivos e estão expostos a seguir.

Aumentar a estabilidade do olhar

Os exercícios para aumentar a estabilidade do olhar foram desenvolvidos com base nos mecanismos da adaptação do RVO e de substituição.

Adaptação

A adaptação vestibular refere-se a mudanças das atividades neuronais em resposta aos movimentos de cabeça, com o objetivo de reduzir ou eliminar a instabilidade do olhar e da postura, decorrente do ganho diminuído do RVO.[2,4]

O melhor estímulo para aumentar o ganho do RVO é o deslizamento induzido da imagem na retina (*retinal slip*), obtido mantendo-se os olhos fixos em um alvo visual durante movimentos da cabeça nos planos horizontal e vertical. A repetição desses exercícios induz a adaptação vestibular.[1,2,6]

O deslizamento da imagem na retina desencadeia a compensação vestibular, pois se trata de um sinal de erro deflagrado pelo sistema ótico que chega ao flóculo cerebelar e ajusta o ganho do RVO. Qualquer entrave que interfira nesse deslizamento, como afecções relacionadas ao SNC que envolvam áreas oculomotoras, ocasiona um retardo no processo de compensação vestibular.[1]

Os estímulos optocinéticos também podem ser utilizados para aumentar o ganho do RVO e induzir a adaptação na disfunção vestibular periférica unilateral.[1,6] O estímulo optocinético unidirecional aumenta as respostas vestibulares na direção correspondente. No entanto, o melhor estímulo é aquele que inclui o movimento de cabeça, necessário para a estimulação do sistema vestibular.

Mesmo na ausência de um estímulo visual, o ganho de RVO pode ser aumentado apenas com o paciente imaginando um alvo fixo no escuro enquanto movimenta a cabeça.[1]

Substituição por outros sistemas de movimento ocular

Os exercícios para melhorar a estabilidade do olhar, baseados no princípio da substituição, foram desenvolvidos com a finalidade de promover estratégias alternativas para substituir a função vestibular deficitária. A substituição por outros sistemas de movimento ocular, como o sacádico e a perseguição suave, pode cancelar o déficit vestibular e, assim, evitar a queixa de visão borrada durante os movimentos da cabeça.[1,2]

Os movimentos de perseguição suave podem funcionar como forma de substituição do RVO deficitário, pois permitem manter a estabilidade do olhar durante os movimentos cefálicos, enquanto se fixa em um alvo, mesmo nos casos de hipofunção vestibular bilateral severa.[1,6]

Os movimentos dos olhos na direção do alvo que ocorrem antes do início dos movimentos de cabeça são resultados da pré-programação central e do comando motor da via eferente. São exemplos desses movimentos as sacadas corretivas e o reflexo cérvico-ocular (RCO).[1,2]

Piscar os olhos durante as sacadas corretivas colabora para o aumento da componente lenta do RVO deficitário e pode eliminar a imagem borrada na retina. O RCO também contribui para a estabilidade do olhar, em pacientes com disfunção vestibular uni ou bilateral, durante os movimentos da cabeça de baixa frequência (abaixo de 0,5 Hz).[1]

Embora os movimentos oculares sacádicos ou de perseguição suave possam auxiliar no aumento da estabilidade do olhar, a recomendação baseada em evidência científica é a de que não sejam usados isoladamente, ou seja, sem movimento da cabeça associado, com o objetivo de aumentar o ganho do RVO.[2]

Aumentar a estabilidade postural estática e dinâmica

Os principais mecanismos para recuperar a estabilidade postural são a substituição das informações vestibulares pelo uso das pistas visuais e somatossensoriais e a adaptação, por meio da estimulação das respostas vestibulares remanescentes.[1,2] Trata-se de uma recuperação mais lenta quando comparada à melhora da estabilidade do olhar.[7]

Para recuperar a estabilidade postural, a RV utiliza referências visuais estáveis, informações proprioceptivas, função vestibular remanescente, estratégias alternativas para controle do movimento postural e para recuperação das estratégias posturais habituais.[8]

Substituição por pistas visuais ou somatossensoriais

Os pacientes com hipofunção vestibular unilateral necessitam das pistas somatossensoriais, oriundas das extremidades inferiores, durante o estágio agudo da disfunção vestibular, e de pistas visuais, periféricas e centrais, durante o estágio crônico.[1]

Apesar de ser estimulada a substituição da entrada vestibular por aferências visuais, é importante que o paciente não se torne visualmente dependente para manter o controle postural, pois pode ficar desestabilizado em situações de ambientes com estímulos visuais conflitantes.[1]

Para casos de dependência visual, exercícios podem ser planejados envolvendo equilíbrio com visão reduzida ou distorcida associados a pistas somatossensoriais (p. ex., com os pés descalços).[1,8]

A dependência somatossensorial também pode ocorrer durante a recuperação vestibular, especialmente nos casos de disfunção vestibular bilateral.[1] Para os casos de dependência somatossensorial, os pacientes devem praticar a execução de tarefas sob superfícies com perturbação somatossensorial (tapetes, espumas, ou ainda plataformas móveis, p. ex.), com variações na sua base de apoio.[1,2,8]

Adaptação: melhorar a função vestibular remanescente

A RV deve ser estruturada para estimular a função vestibular remanescente quando o paciente se encontra instável, diante das pistas visuais e proprioceptivas diminuídas ou alteradas.[1,2,8]

Para recuperar a estabilidade postural, o paciente precisa voltar a confiar em seu equilíbrio corporal e não depender demasiadamente dos sistemas visual e somatossensorial para suprir a perda vestibular. Assim, executar exercícios que reduzam ou distorçam as pistas visuais e somatossensoriais, de forma gradativa, é indicado para o paciente retornar a confiança em sua função vestibular.[1,2,6-8]

Recuperar estratégias posturais

O treino de estratégias alternativas para controle do movimento postural e recuperação das estratégias posturais habituais não será abordado neste capítulo, uma vez que é parte da atuação fisioterapêutica. Compete ao fisioterapeuta avaliar a integridade do sistema musculoesquelético e reconhecer se a deficiência do equilíbrio é de origem vestíbulo-espinhal e/ou postural, bem como reabilitar tais limitações funcionais, como recuperar ou desenvolver estratégias alternativas.

Diminuir a vertigem

Habituação

Para pacientes que sentem vertigem provocada por mudanças de posição da cabeça, sem diagnóstico fechado e de etiologia benigna, a redução desse sintoma deve ser a principal meta terapêutica.[1]

Importante que o médico diferencie o diagnóstico da VPPB da vertigem posicional residual decorrente da má compensação, após a disfunção vestibular periférica. Neste último caso, a vertigem desaparece quando a compensação central estimulada pelo exercício ocorreu suficientemente.[1,9] A VPPB, como mencionado na introdução deste capítulo, deve ser tratada com manobras terapêuticas específicas.

O fonoaudiólogo deve avaliar quais os movimentos típicos ou situações que provocam e/ou agravam os sintomas, nas diferentes posições, e elaborar um plano de exercícios que reproduzam tais movimentos, fundamentado no mecanismo neurofisiológico de habituação.[1,4,6]

A *habituação* é um mecanismo que provoca redução da magnitude da resposta vestibular alterada diante da estimulação sensorial repetitiva do estímulo provocativo. Geralmente o movimento eliciador dos sintomas é realizado com pouca frequência nas atividades de vida diária (AVD) do paciente, e sua repetição estimulará a compensação vestibular e reduzirá os sintomas.[2]

Nessa abordagem, o paciente realiza, repetidas vezes, os movimentos visuais e/ou corporais que provocam sintomas leves a moderados. Essa repetição sistemática ao estímulo eliciador leva à redução dos sintomas a longo prazo.[2]

Nos idosos, o efeito de habituação pode ser mais lento e pode não se obter recuperação total em alguns casos. Ressalta-se que alguns exercícios de habituação, como levantar-se rapidamente, devem ser realizados com cautela por idosos, pois podem induzir a hipotensão ortostática.[6]

Pacientes com disfunção vestibular bilateral não apresentam o benefício esperado com exercícios de habituação, pois estes são indicados para diminuir os sintomas em vez de aumentar a estabilidade visual e postural.[1]

Melhorar o desempenho em atividades de vida diária (AVD)

O propósito final da RV é melhorar o desempenho do paciente com segurança e confiança nas AVD que envolvem o equilíbrio corporal. Por isso, mesmo que os sintomas diminuam, se o paciente não consegue retornar ao trabalho ou não realiza as tarefas domésticas que fazia antes do distúrbio vestibular, não deve ainda receber alta.[1]

Para atingir esse objetivo, os exercícios do plano terapêutico devem ser integrados às atividades diárias habituais do paciente, como caminhar, em vez de executar apenas exercícios sentado ou em pé, sem movimento associado.[2] Jogos e circuitos, com variedade de ambientes sensoriais e motores, podem ser utilizados para reduzir a monotonia dos exercícios e motivar sua realização. Dessa forma, o SNC está sendo treinado a identificar estratégias para atingir os objetivos funcionais.[1]

EXERCÍCIOS DE REABILITAÇÃO VESTIBULAR

Tipos, escolha, progressão

A RV atual é uma abordagem baseada na combinação de quatro componentes de tipos diferentes de exercícios para lidar com as deficiências e limitações funcionais identificadas durante a avaliação:

1. Exercícios para promover a estabilidade do olhar (também chamados de exercícios de adaptação).
2. Exercícios para habituação dos sintomas (exercícios de habituação), incluindo exercícios optocinéticos.
3. Exercícios para melhorar o equilíbrio corporal e a marcha.
4. Condicionamento físico geral.[2]

Embora a maioria dos programas de RV utilize exercícios de movimentos dos olhos e da cabeça, os tipos de exercícios e sua prescrição são individualizados e os exercícios são direcionados aos déficits e sintomas do paciente, em vez de serem específicos para um diagnóstico particular.[4] Identificar se a disfunção vestibular é uni ou bilateral, se existe função vestibular remanescente, se o paciente está excessivamente dependente da visão ou da propriocepção, e se qualquer outra deficiência sensorial está presente, também são determinantes na escolha dos exercícios a serem prescritos ao paciente.[1,8]

Os exercícios para aumentar a estabilização do olhar ou exercícios de adaptação do RVO são exercícios com movimentos ativos dos olhos e da cabeça, realizados em uma sala iluminada enquanto o paciente se concentra em um alvo visual para recalibrar o RVO. A distância do alvo, a velocidade e a frequência do movimento da cabeça, o plano do movimento da cabeça, a base de apoio e a postura do sujeito afetam o efeito do exercício. Todos esses fatores são manipulados para otimizar a recuperação funcional.[10]

Os exercícios para aumentar a estabilidade do olhar devem ter seu grau de dificuldade modulado gradualmente, aumentando-se a velocidade do movimento da cabeça ou do alvo visual. Além disso, o exercício pode ser dificultado movendo-se o alvo visual na direção oposta à do movimento da cabeça. Conforme melhora o desempenho do paciente, o exercício deve ser modificado em diferentes níveis de distância e velocidade do alvo, diferentes amplitudes do movimento de cabeça, diferentes tamanhos do alvo e localização (fixa, móvel, imaginário). Os exercícios podem ser realizados na posição sentada e depois com o paciente em pé (primeiro com os pés afastados, depois juntos, em tandem). Posteriormente, o paciente pode realizar os exercícios em cima de uma espuma (almofada) ou de um trampolim. Por fim, podem ser realizados com o paciente andando.[1]

Os exercícios de habituação são escolhidos com base em movimentos ou situações particulares (p. ex., ambientes visuais movimentados) que provocam sintomas. Nessa abordagem, o indivíduo realiza várias repetições do movimento de cabeça ou do corpo que causam sintomas leves a moderados. A habituação envolve a exposição repetida ao estímulo específico que provoca tontura, e essa repetição sistemática de movimentos provocativos leva a uma redução dos sintomas ao longo do tempo. Abordagens mais recentes envolvem o uso de estímulos optocinéticos ou ambientes de realidade virtual como exercícios de habituação. Os estímulos optocinéticos envolvem o uso de padrões de movimento repetitivos, e a realidade virtual imerge os pacientes em ambientes realistas e visualmente desafiadores; ambos são usados para tratar a sensibilidade ao movimento visual (também conhecido como vertigem visual). Os estímulos visuais podem aumentar gradualmente no que diz respeito aos parâmetros de intensidade, velocidade, direção, tamanho e cor e podem ser gerados por meio de equipamentos de alta tecnologia, como a realidade virtual, ou materiais de baixo custo, como vídeos disponíveis na internet contendo ambientes com muita informação visual (p. ex., corredores de supermercado).[2]

Os exercícios de equilíbrio corporal e de marcha são utilizados em pacientes com déficits no controle postural. Alguns pacientes podem depender excessivamente de um sistema sensorial (visão, vestibular ou somatossensorial), e, então, a manipulação dessas entradas sensoriais pode ajudar a reduzir a influência de um sistema sensorial dominante. Mudanças na base de suporte, modificações na superfície (estável, firme *versus* espuma, instável) e controle da quantidade de luz (olhos abertos, com pouca luz ambiente e olhos fechados) são incorporados à progressão das atividades de equilíbrio corporal. Os exercícios de equilíbrio corporal em pé e de marcha são geralmente incorporados simultaneamente, se a caminhada puder ser realizada com segurança com ou sem um dispositivo auxiliar. Os movimentos da cabeça, andar em superfícies irregulares e mudanças de direção são manipulados para fornecer à pessoa uma rica variedade de experiências para que sejam capazes de navegar com sucesso em novos ambientes.[10]

O treinamento de equilíbrio corporal e marcha sob condições sensoriais e dinâmicas desafiadoras é frequentemente incluído como parte da RV. Esses exercícios têm como objetivo facilitar o uso de pistas visuais e/ou somatossensoriais para substituir a função vestibular perdida (também chamados de exercícios de substituição, quando usados nessas condições). Os exercícios de equilíbrio corporal incluem equilíbrio sob condições de alteração visual (p. ex., visão perturbada com luz estroboscópica ou removida com olhos fechados) e/ou entrada somatossensorial (p. ex., espuma, trampolim, disco de equilíbrio) e podem envolver alterações na base de suporte (p. ex., Romberg, tandem, apoio unipodal) para aumentar o desafio. A transferência de peso na postura é usada para melhorar o controle do centro de gravidade e a recuperação do equilíbrio. Os exercícios de marcha envolvem condições dinâmicas e podem incluir caminhar fazendo movimentos horizontais ou verticais com a cabeça.[2]

A progressão dos exercícios de equilíbrio estático é realizada primeiramente com o paciente passando da posição sentada para em pé, depois estreitando a base de suporte, diminuindo o apoio das mãos, desafiando a superfície de apoio dos pés e fechando os olhos para remover a entrada visual. A progressão dos exercícios de marcha (equilíbrio dinâmico) é realizada diminuindo o apoio das mãos, mudando a superfície de apoio dos pés (andar sobre almofadas, andar passando por cima de objetos no chão, contornando obstáculos) (Quadro 1).

O Quadro 2 mostra exemplos dos tipos de exercícios que fazem parte do programa de RV, a saber, exercícios para aumentar a estabilidade do olhar, exercícios de equilíbrio corporal e marcha, exercícios de habituação, e como esses exercícios podem ser modificados para que sejam gradualmente mais complexos.

A independência funcional requer estratégias de modificação sensorial e de movimentos de acordo com as demandas da tarefa e do ambiente. Com a melhora da estabilidade postural, os exercícios devem ter o grau de dificuldade e complexidade progressivamente aumentado e ser realizados em diferentes condições para que o paciente aprenda a manter o equilíbrio corporal quando exposto a uma nova tarefa ou ambiente. Uma hierarquia de tarefas com demandas de equilíbrio corporal progressivamente maiores é utilizada para desenvolver a capacidade de adaptação do paciente.

O condicionamento físico geral deve ser um elemento da RV porque as pessoas com disfunção vestibular periférica frequentemente limitam a atividade física para evitar a provocação dos sintomas. O exercício de condicionamento geral (p. ex., bicicleta ergométrica) por si só não foi considerado benéfico em pacientes com hipofunção vestibular.[2]

A prática de duas tarefas simultaneamente é indispensável para o aprimoramento das habilidades de coordenação de tarefas, bem como do desempenho motor e cognitivo. Para melhorar o equilíbrio corporal durante a marcha em condições de dupla tarefa, é necessário treinamento específico; o treinamento em condições de tarefa única pode não ser generalizável para observar uma melhora.[7]

O treino com dupla tarefa envolve a prática progressiva de exercícios de equilíbrio corporal (p. ex., em pé na posição de tandem ou andando) enquanto realiza uma segunda tarefa cognitiva (p. ex., contar de trás para a frente, falar nomes de cidades) ou motora (p. ex., passar uma bola

QUADRO 1 Progressão dos exercícios de equilíbrio estático e dinâmico

Base de suporte	Apoio	Superfície	Pista visual	Tarefas
Pés afastados	Com as duas mãos apoiadas na parede ou nas costas de uma cadeira	Piso firme (estável)	Olhos abertos, olhar fixo, sala iluminada	Tarefa simples (só equilíbrio corporal)
Pés juntos	Com uma mão apoiada na parede ou nas costas de uma cadeira	Almofada (espuma) de densidade média	Olhos abertos, acompanhando o movimento da cabeça ou do alvo, sala iluminada	Dupla tarefa (uma tarefa de equilíbrio corporal e uma tarefa motora, p. ex., passar uma bola de uma mão para a outra)
Semitandem	Com um dedo apoiado na parede ou nas costas de uma cadeira	Disco de equilíbrio (um para cada pé)	Olhos abertos, sala pouco iluminada ou uso de óculos de sol	Dupla tarefa (uma tarefa de equilíbrio corporal e uma tarefa cognitiva, p. ex., falar nomes de animais)
Tandem	Sem apoio, braços abertos na altura dos ombros	Trampolim	Olhos fechados	
Apoio unipodal	Sem apoio, braços ao longo do corpo	Prancha de equilíbrio	Perturbação visual (p. ex., estímulos optocinéticos)	
	Sem apoio, braços cruzados na frente do peito	Bosu		

Fonte: baseado em Benett et al., 2012.[11]

QUADRO 2 Exemplos de exercícios para aumentar a estabilidade do olhar, a habituação e o equilíbrio corporal, com possibilidades de progressão

Objetivo	Exercício	Modificações do exercício
Aumentar a estabilidade do olhar	Mover a cabeça na horizontal com o olhar em um alvo fixo (o próprio dedo, bolinha, caneta). Depois, com movimentos verticais de cabeça. Fazer inicialmente sentado e depois em pé (pés afastados) sobre superfície firme, e de frente para parede lisa. Duração: 2 minutos.	Mudar o tamanho e a cor do alvo; mudar a parede de fundo (usar texturas diferentes, p. ex., xadrez; fazer o exercício de frente para uma janela); realizar o exercício em pé, pés juntos, na posição tandem, apoio unipodal, em pé sobre almofada, trampolim, prancha de equilíbrio, bosu. Por último, fazer o exercício andando.
	Coloque um alvo (próprio dedo, bolinha, caneta) na sua frente, em seguida mova a cabeça para o lado esquerdo e o alvo para o direito, olhos fixos no alvo. Em seguida, mova a cabeça para a direita, os olhos no alvo, e a cabeça para a esquerda. Repita. Fazer inicialmente sentado e depois em pé (pés afastados) sobre superfície firme, e de frente para parede lisa. Duração: 2 minutos.	Mudar a parede de fundo (usar texturas diferentes, p. ex., xadrez; fazer o exercício de frente para uma janela); pés juntos, na posição tandem, apoio unipodal, em pé sobre almofada, trampolim, prancha de equilíbrio, bosu. Por último, fazer o exercício andando.
Habituação	Em pé, fazer movimentos horizontais de cabeça amplos e rápidos (olhar para um lado e depois para o outro). (Exemplo de exercício para paciente que refere tontura ou vertigem ao movimentar a cabeça no plano horizontal.) Repetir 20 vezes o movimento completo.	Mudar a parede de fundo (usar texturas diferentes, p. ex., xadrez; fazer o exercício de frente para uma janela); pés juntos, na posição tandem, apoio unipodal, em pé sobre almofada, trampolim, prancha de equilíbrio, bosu. Por último, fazer o exercício andando.

(continua)

QUADRO 2 Exemplos de exercícios para aumentar a estabilidade do olhar, a habituação e o equilíbrio corporal, com possibilidades de progressão (*continuação*)

Objetivo	Exercício	Modificações do exercício
Habituação	Em pé, fazer movimentos horizontais de cabeça olhando para uma tela de computador com estímulos optocinéticos. (Exemplo de exercício para paciente que refere tontura em ambiente visualmente complexo, p. ex., corredor de supermercado.)	Mudar a parede de fundo (usar diferentes estímulos optocinéticos); pés juntos, na posição tandem, apoio unipodal, em pé sobre almofada, trampolim, prancha de equilíbrio, bosu.
Aumentar o equilíbrio corporal	Ficar em pé sobre superfície firme, e de frente para parede lisa, sobre um pé (apoio unipodal) por 30 segundos. Depois repetir invertendo o pé de apoio.	Fazer o exercício de olhos fechados; de olhos abertos olhando para fora da janela ou para uma tela com excesso de informação visual ou com estímulos optocinéticos; fazer o exercício sobre almofada, trampolim, prancha de equilíbrio, bosu.
	Sentar e levantar sem apoio. Fazer inicialmente de olhos abertos, sobre superfície firme, e de frente para parede lisa. Repetir 10-15 vezes.	Fazer o exercício de olhos fechados; colocar uma almofada embaixo dos pés (superfície instável); fazer o exercício sentando em uma bola de pilates.

Fonte: baseado em Benett et al, 2012[11] e Clendaniel, 2010.[12]

de uma mão para a outra ou jogar uma bola para cima e pegar) simultaneamente.

Frequência e duração da reabilitação vestibular

Uma revisão sistemática de literatura aponta para a necessidade de realização de exercícios para aumentar a estabilidade do olhar, como exercícios domiciliares dentro do programa de RV, no mínimo 3 vezes/dia ou sessões supervisionadas por um profissional 1 vez/semana, em média, 10 semanas. Pessoas sem comorbidades significativas que afetem a mobilidade e com hipofunção vestibular unilateral aguda ou subaguda podem precisar de um número menor de sessões supervisionadas, 1 vez/semana por 2-3 semanas; pessoas com hipofunção vestibular unilateral crônica podem precisar de sessões 1 vez/semana por 4-6 semanas; e pessoas com hipofunção vestibular bilateral podem precisar de sessões 1 vez/semana, durante 8-12 semanas. Além das sessões supervisionadas, os pacientes devem receber um programa de exercícios a serem realizados diariamente em casa.[2]

Cuidados com os exercícios da reabilitação vestibular

Antes de iniciar os exercícios, é importante usar técnicas para reduzir a tensão do pescoço (p. ex., encolher os ombros, rotação de ombro/braços e exercícios suaves de alongamento específicos para a região do pescoço).[1]

Pacientes que ficam muito sintomáticos durante os exercícios de RV precisam de modificações feitas no programa, como sessões mais curtas de exercício ao longo do dia, exercícios diferentes, fundos visuais menos complexos ou velocidade mais lenta dos movimentos da cabeça. Normalmente não se deseja que o paciente fique tonto por mais de 20 minutos após os exercícios. Durante e imediatamente após os exercícios, os pacientes podem sentir um aumento na tontura, náusea ou desequilíbrio após completar o programa de exercícios. O fonoaudiólogo e o paciente podem concordar com uma classificação subjetiva máxima de tontura que o paciente deve tolerar durante o exercício.[10]

Quando ocorrem náuseas ou vômitos durante os exercícios, os pacientes são aconselhados a voltar a realizar o exercício anterior em seus programas até que a náusea diminua. Se os sintomas não puderem ser tratados dessa maneira, a medicação antiemética será usada simultaneamente.[1]

O ambiente deve ser modificado para permitir que o paciente pratique os exercícios com segurança e sem a supervisão contínua de um fonoaudiólogo. Portanto, os pacientes que estão muito instáveis ou com medo de cair devem praticar os exercícios perto de uma parede ou com uma cadeira na frente deles.[10]

INDICAÇÕES E CONTRAINDICAÇÕES À REABILITAÇÃO VESTIBULAR

Hipofunção vestibular periférica

Várias doenças vestibulares ou sistêmicas podem provocar uma disfunção vestibular, que pode se manifestar como hipofunção vestibular uni ou bilateral.

As diretrizes de prática clínica da American Physical Therapy Association Neurology Section[2] recomendam, com forte evidência, a eficácia da RV como tratamento para recuperação funcional do equilíbrio, melhora da qualidade de vida e redução do risco de queda em pacientes com disfunções vestibulares agudas, subagudas e na hipofunção vestibular periférica crônica, unilateral e bilateral. Outros estudos também confirmam segurança, eficácia e benefício observados, a longo prazo, nos pacientes com disfunção vestibular periférica.[1,9]

A seguir são apresentadas algumas das principais doenças que ocasionam a hipofunção vestibular e as evidências científicas que recomendam ou não a RV como forma de tratamento eficaz para diminuição dos sintomas. Há, ainda, algumas afecções cujos estudos científicos apresentam divergências em relação à indicação dessa terapêutica.[1,2,9]

Indicações

Schwannoma vestibular

A diretriz baseada em evidências para o tratamento de pacientes com schwannoma vestibular[13] recomenda a realização da RV desde a etapa pré-cirúrgica, para auxiliar na recuperação pós-operatória. Melhores resultados foram observados particularmente quando a RV foi combinada com a ablação de gentamicina em situação pós-cirúrgica.[13]

Doença de Ménière

Estudos científicos ainda apresentam divergência em relação à indicação da RV para a doença de Ménière. Uma revisão de Dunlap et al.[9] cita estudos que encontraram evidências inconclusivas a respeito da eficácia da terapia na melhoria do equilíbrio e qualidade de vida. Porém, o Consenso Internacional sobre o Tratamento da Doença de Ménière[14] sugere que a RV deve ser oferecida como opção de tratamento para esses pacientes, entre as crises de vertigem, pelo fato de ser segura e de obter bons resultados, especialmente nos casos com risco de quedas e com comorbidades associadas.

Tontura postural perceptual persistente

Dunlap et al.,[9] em sua revisão, identificaram estudos científicos sobre a indicação da RV para o tratamento de pacientes com tontura postural perceptual persistente (TPPP) associada a orientação/aconselhamento, práticas de relaxamento, exercícios de habituação, treinamento de equilíbrio e dessensibilização com estímulos optocinéticos/visuais. Na mesma revisão, citaram estudos que constataram redução importante da tontura ao combinar o uso de medicamentos antidepressivos, terapia cognitivo-comportamental e a RV.[9]

Migrânea ou enxaqueca vestibular

A migrânea ou enxaqueca vestibular é uma doença cujos estudos levantados em uma revisão[9] divergem em relação à recomendação da RV como forma de tratamento eficaz.

Enquanto algumas pesquisas citadas nessa revisão evidenciaram a contribuição da RV na melhora da enxaqueca autorrelatada, com menor percepção de incapacidade e redução da ansiedade e da depressão associadas, outros estudos sugerem existirem dados insuficientes para indicar a RV como tratamento eficaz nos casos de enxaqueca vestibular e levantam a necessidade de ensaios clínicos randomizados atuais para apoiar a eficácia.[9]

Melhores resultados foram constatados naqueles pacientes com enxaqueca vestibular tratados com ajustes no estilo de vida e medicação para profilaxia da enxaqueca, em relação a pacientes submetidos à RV.[9]

Doenças centrais

Alguns dos estudos, levantados numa revisão de literatura,[9] que aplicaram a RV em disfunções centrais apresentaram limitações como amostra reduzida, e foram estudos não controlados. Por isso, as evidências são consideradas limitadas nas disfunções citadas, como doença de Parkinson, esclerose múltipla e neuropatias.

Contudo, evidências crescentes foram constatadas em pesquisas, citadas na mesma revisão, sobre o efeito positivo da terapia na esclerose múltipla, em pessoas cujo estágio da doença permite deambular. Foram identificadas melhorias no equilíbrio, tontura, fadiga, capacidade funcional e qualidade de vida, após a RV, independentemente da presença de lesões no tronco encefálico e no cerebelo.[9]

Nesses estudos selecionados referentes à esclerose múltipla, a RV incluiu exercícios de estabilização do olhar, exercícios de equilíbrio estático e dinâmico, habituação e exercícios de deambulação que foram modificados de forma gradativa, com variações na postura, apoio proprioceptivo, posição do tronco, pistas visuais e distância do alvo.[9]

De modo geral, pacientes com lesões estáveis do SNC ou lesões mistas não devem ser excluídos do tratamento, embora o prognóstico seja mais limitado em relação aos casos de lesão periférica.[1]

Vertigens pós-trauma

Estudos confirmaram a eficácia da RV em pacientes com sintomas vestibulares pós-trauma. Nessa categoria estão incluídas concussão, fraturas e pós-operatório de cirurgias otoneurológicas.[3,9]

A evidência dos estudos citados nessa revisão demonstra que a mobilização precoce, em vez do repouso completo, pode garantir melhor recuperação pós-concussão.[9]

As sequelas pós-trauma podem incluir comprometimento vestibular central e cognitivo associado ao componente periférico. A RV pode ser usada como um dos tratamentos do traumatismo craniano, dentro de uma assistência multidisciplinar abrangente.[1]

Tonturas de etiologia incerta

Nem sempre é possível para o médico determinar se a queixa do paciente foi provocada por uma doença vestibular estável com compensação insuficiente ou após uma disfunção labiríntica instável. Nesses casos, em que a etiologia da disfunção vestibular não for totalmente esclarecida, apesar da investigação diagnóstica, recomenda-se o uso de exercícios de RV direcionados às queixas individuais como forma de prova terapêutica, para avaliar o possível benefício, ou seja, quando a confirmação do diagnóstico é feita observando-se o efeito do tratamento.[1]

Cinetose

Um estudo de revisão[15] sobre os avanços e conhecimentos atuais para a cinetose constatou a existência de diversas opções para o tratamento da doença, que variam desde o tratamento medicamentoso, baseado principalmente em anticolinérgicos e anti-histamínicos para alívio dos sintomas, uso de suplementos alimentares como vitamina C e gengibre, até uma multiplicidade de medidas comportamentais que visam dessensibilizar ou melhorar a habituação por meio de exercícios e estímulos que provocam o enjoo.

Dentre as pesquisas selecionadas neste estudo,[15] destacaram-se os seguintes resultados com relação à eficácia da RV para o tratamento da cinetose: o treinamento de habituação viso-vestibular combinado (p. ex., realizar movimentos de cabeça enquanto visualiza estímulos optocinéticos, com diferentes posturas) produziu efeito positivo de longo prazo para a cinetose, por até 18 semanas após a realização dos exercícios, nos indivíduos suscetíveis; o treinamento optocinético compreendendo movimentos verticais, horizontais e de torção, com fixação visual, pareceu ser uma modalidade de treinamento eficaz para a prevenção do enjoo incapacitante.

Contraindicações

Disfunções vestibulares instáveis, pacientes em crise da doença de Ménière, casos em que ocorram sintomas de desequilíbrio ou vertigem somente em episódios espontâneos são improváveis de se beneficiarem com a RV. Nessas situações, a terapia pode ser recomendada a fim de prepará-los para uma possível tontura, em vez de promover melhora permanente em sua condição vestibular.[1]

Pacientes com suspeita de fístula perilinfática, cujos sintomas exacerbam-se durante a RV, podem se beneficiar mais com o tratamento cirúrgico.[1]

FATORES QUE INFLUENCIAM NOS RESULTADOS DA REABILITAÇÃO VESTIBULAR

Os fatores que podem afetar a compensação vestibular são medicamentos, início da RV, fatores psicogênicos, idade e comorbidades.

Medicamentos

Os medicamentos antieméticos e antivertiginosos são frequentemente prescritos para aliviar sintomas após a hipofunção vestibular súbita. Entretanto, medicamentos com efeito sedativo podem prejudicar a compensação vestibular. Portanto, devem ser interrompidos após 3 ou 4 dias. Por outro lado, medicamentos com efeito excitatório, como a betaistina, podem acelerar a recuperação funcional, pois aumentam o nível basal de atividade do SNC.[16]

Fatores psicológicos

Ansiedade e depressão podem interferir no processo de compensação vestibular. Nos casos de transtornos de ansiedade graves ou transtornos de pânico, a ansiedade e a depressão devem ser tratadas antes do início da RV. Além disso, a ansiedade e o estresse podem prejudicar as funções cognitivas induzindo modificações estruturais, como atrofia dendrítica e redução do hipocampo. A navegação espacial, processo de determinar a trajetória de locomoção de um lugar a outro em um ambiente (a pé ou dirigindo um carro ou moto, p. ex.), é um dos aspectos cognitivos da compensação vestibular que podem ser sensíveis ao estresse agudo e crônico.[17]

Início da reabilitação vestibular

Alguns autores defendem um período crítico de até 1 mês após a lesão vestibular, em que aconteceriam grandes mudanças estruturais e funcionais, no qual os exercícios da RV devem ser iniciados.[2]

Idade

O aumento da idade não afeta o potencial de melhora com a RV. Os médicos devem oferecer RV aos idosos na expectativa de bons resultados.[2]

Comorbidades

Existe evidência científica fraca de que a migrânea e a neuropatia periférica podem impactar negativamente os resultados da reabilitação.[2]

AVALIAÇÃO DA RESPOSTA AO TRATAMENTO DE REABILITAÇÃO VESTIBULAR

A avaliação do resultado da reabilitação vestibular pode ser realizada por meio de medidas baseadas no desempenho e de medidas relatadas pelo paciente.

As medidas baseadas no desempenho incluem testes funcionais de equilíbrio corporal e marcha, que são medidas simples, frequentemente utilizadas no cenário clínico e que permitem a avaliação de mudanças ao longo do tempo.

Dentre as medidas de equilíbrio estático mais utilizadas podemos destacar:

1. Romberg/Romberg tandem:[18] o paciente é orientado a permanecer de pé, com os pés juntos e os olhos abertos e depois, caso tenha sucesso, de olhos fechados. O tempo de permanência na posição é cronometrado ou se predetermina que o teste terá a duração de 30 segundos. Se o paciente consegue manter a posição nesse período, é considerado que houve sucesso. Uma variação possível para esse teste é sua realização com os pés na posição de tandem (dedão do pé de trás tocando o calcanhar do pé da frente).
2. Teste clínico modificado de integração sensorial e equilíbrio corporal:[19] consiste em quatro condições, a saber, (a) em pé sobre superfície firme de olhos abertos, (b) em pé sobre superfície firme de olhos fechados, (c) em pé sobre superfície instável (espuma) de olhos abertos, (d) em pé sobre superfície instável (espuma) de olhos fechados. Se o paciente não consegue ficar em pé, com os pés juntos, por 30 segundos em nenhuma das condições, a suspeita é de alteração do SNC. Na condição *b*, embora a pista visual seja removida, se houver integridade das vias vestibular e somatossensorial, o paciente consegue permanecer em pé. Cabe ressaltar que as duas primeiras condições desse teste consistem no teste de Romberg, e, portanto, têm interpretação semelhante. Nas condições *c* e *d*, a pista somatossensorial é degradada com o uso da espuma. Na *c*, a pista visual está preservada. Na *d*, o paciente depende exclusivamente da informação vestibular. O paciente com disfunção vestibular compensada, mesmo que bilateral, consegue manter o equilíbrio corporal nessas condições.

Os testes mais utilizados para avaliação da marcha são:

1. *Timed up and go* (TUG):[20] avalia o equilíbrio corporal durante a marcha. O paciente é orientado a levantar-se de uma cadeira, andar em uma velocidade confortável até um ponto a 3 m de distância, virar-se e voltar e sentar-se novamente na cadeira. O tempo de realização da tarefa é cronometrado. Se o paciente faz o percurso em tempo igual ou superior a 10 segundos, é considerado em risco de queda.
2. Índice de marcha dinâmica (*dynamic gait index* – DGI):[21,22] consiste em 8 tarefas de equilíbrio durante a marcha (andar, andar em diferentes velocidades, andar fazendo movimentos horizontais de cabeça, andar fazendo movimentos verticais de cabeça, andar e passar por cima de obstáculo, andar e contornar obstáculos, andar e girar sobre o próprio eixo, subir e descer escada). Cada tarefa recebe uma pontuação de zero a 3, sendo que zero corresponde à não realização e 3 à realização adequada. O escore total, obtido pela soma da pontuação das 8 tarefas, varia de zero a 24. Escores inferiores ou iguais a 19 são considerados risco de queda.
3. Escala de confiança no equilíbrio específica para atividade (*activities-specific balance confidence scale* –ABC):[23] avalia a confiança do paciente no próprio equilíbrio corporal durante a realização de 16 atividades comuns em casa e na comunidade. A resposta varia entre sem confiança e 100% confiante para cada um dos itens. Os escores permitem a identificação da mudança na confiança no próprio equilíbrio ao longo do tratamento.

As medidas relatadas pelo paciente, ou medidas de autopercepção, também são frequentemente utilizadas para avaliar mudanças durante e após o tratamento de RV. Dentre as mais utilizadas destacamos:

1. Questionário de *handicap* da tontura (*dizziness handicap inventory* – DHI):[24,25] consiste em 25 perguntas distribuídas em três categorias: funcional (36 pontos), física (28 pontos) e emocional (36 pontos). Para cada pergunta, o paciente deve responder se a situação acontece sempre, às vezes ou não acontece. Para cada resposta "sempre" são atribuídos 4 pontos, e para "às vezes" 2 pontos. A

soma da pontuação de todos os itens (escore total) pode variar de zero a 100 pontos. Escores totais de zero e 30 pontos são considerados *handicap* leve, de 31 a 60, moderado e acima de 61, severo.[19] Uma diminuição de pelo menos 18 pontos no DHI, na comparação pré e pós-RV, é considerada melhora clinicamente significante. *(Para maiores informações sobre o assunto, consultar o Capítulo 21, "Uso de questionários na audiologia".)*

2. Escala visual analógica (EVA):[26] utilização de uma linha horizontal de 10 cm de comprimento rotulada "sem tontura" em uma extremidade e "tontura máxima" na outra extremidade. O paciente é orientado a indicar sua intensidade média de tontura na última semana marcando um ponto na EVA. O escore da EVA pode ser classificado em intensidade leve (EVA < 4), moderada (EVA 4-6,9) ou severa (EVA ≥ 7).

Uma variedade de medidas de resultados tem sido utilizada para avaliar o impacto da disfunção vestibular; no entanto, não há consenso sobre quais aspectos da função devem ser medidos. A força-tarefa *Vestibular evidence database to guide effectiveness* recomendou que sejam incluídos tanto instrumentos que avaliem as queixas subjetivas do paciente, como o DHI e a EVA, quanto os que avaliem a função do equilíbrio corporal, como o Romberg, o teste clínico de integração sensorial e equilíbrio corporal, o TUG e a DGI.[2]

Além de permitirem a mensuração do resultado da RV, esses instrumentos podem contribuir para o diagnóstico e para o planejamento terapêutico.

Outros instrumentos têm sido estudados no acompanhamento e na avaliação dos resultados da RV. O videoteste do impulso cefálico (*video head impulse test* – vHIT) tem se mostrado útil na avaliação da compensação vestibular e no monitoramento do processo terapêutico de reabilitação vestibular. A posturografia, além de colaborar no planejamento terapêutico da RV, com a determinação de como é a colaboração de cada sistema, vestibular, visual ou somatossensorial na manutenção do equilíbrio corporal, também tem sido utilizada para avaliar a eficácia desse tratamento. *(Para maiores informações sobre o assunto, consultar o Capítulo 23, "Potencial miogênico evocado vestibular e Video Head Impulse Test: avanço tecnológico na avaliação vestibular".)*

TECNOLOGIAS APLICADAS À REABILITAÇÃO VESTIBULAR

A realidade virtual (RVi) é uma interface entre humanos e computadores que inclui simulação em tempo real e interação por meio de vários canais sensoriais, como visão, audição, tato, olfato e gustação. Pode ser aplicada em vários campos, e, nas áreas médica e biomédica, é muito utilizada para estudar anatomia, modelagem tridimensional do paciente, treino de cirurgia virtual e em diversos tipos de reabilitação.[27]

O uso da RVi aplicado à RV tem seu respaldo na conexão neuroanatômica da retina com áreas de processamento vestibular central. As regiões corticais e subcorticais vestibulares (córtex insular e núcleos vestibulares) são multissensoriais e respondem a estímulos visuais e posturais (movimentos da cabeça ou do corpo). Potenciais gerados diante de aferências visuais para a retina são transmitidos para regiões do cérebro associadas ao sistema vestibular e podem modificar a atividade neuronal no sistema vestibular, estimulando a compensação.[27]

Revisões sobre realidade virtual (RVi) aplicada à RV[28-30] levantaram estudos que utilizaram variadas tecnologias com bons resultados. Dentre as tecnologias utilizadas identificadas destacam-se plataformas de força, rastreadores de movimentos, *Nintendo Wii Balance Board*, jogos de realidade virtual, óculos de realidade virtual, estímulos visuais projetados em monitores, *Wii Fit Plus*, *Balance Rehabilitation Unit*, simuladores de corrida automotiva, *Head-mounted displays* (HMDs) – pequenos monitores de projeção integrados em óculos ou montados em um capacete –, entre outros.

A redução dos sintomas vestibulares, a melhora de parâmetros posturográficos, da estabilidade visual e postural e o aumento do ganho do RVO estão entre os resultados positivos com o uso da tecnologia na RV.[28-30]

A possibilidade de maior controle e variedade dos estímulos, a motivação dos pacientes e o consequente aumento da adesão ao tratamento, além da economia de tempo, em decorrência da redução do número de sessões, estão entre as vantagens do uso da tecnologia na RV.[28-30] Por outro lado, o custo elevado dos equipamentos tecnológicos e a possibilidade de desencadeamento de *cybersickness* (náusea digital) estão entre as desvantagens da RVi.[28]

Embora essas revisões de literatura tenham mostrado o benefício clínico potencial da RVi em comparação com a RV tradicional,[28-30] são necessários novos estudos com padronização das configurações dos equipamentos tecnológicos e dos estímulos, documentação dos resultados do tratamento com medidas validadas, registro de possíveis efeitos colaterais, maior homogeneidade da população estudada e acompanhamento dos pacientes após o tratamento.[27-30]

CONSIDERAÇÕES FINAIS

A RV vem sendo amplamente utilizada no tratamento de pacientes com vertigem, tontura, desequilíbrio e instabilidade da marcha.

Baseia-se na otimização do fenômeno natural denominado compensação vestibular, que ocorre após um distúrbio vestibular agudo ou desequilíbrio crônico e gradual. A compensação central envolve três mecanismos principais: adaptação, substituição e habituação.

Trata-se de um programa de exercícios com evidência científica comprovada de eficácia na diminuição de tontura e melhora do equilíbrio corporal em indivíduos com disfunção vestibular, em especial a hipofunção vestibular periférica. São utilizados três tipos principais de exercícios de RV: exercícios para aumentar a estabilidade do olhar, de equilíbrio corporal e marcha e de habituação, além de exercícios de dupla tarefa (equilíbrio corporal e tarefa motora ou cognitiva). A escolha desses exercícios é personalizada, baseada nas queixas e dificuldades de cada paciente e em suas características pessoais. À medida que o paciente progride no processo terapêutico, o grau de dificuldade e complexidade dos exercícios é aumentado.

O tratamento de RV leva em média 10 semanas, com sessões semanais supervisionadas por profissional treinado e com a prática de exercícios domiciliares.

Os resultados do tratamento devem ser mensurados com instrumentos validados de avaliação do equilíbrio corporal funcional, como o TUG e a DGI, e de autopercepção da diminuição de sintomas e melhora do equilíbrio corporal, como o DHI e a EVA.

Hoje em dia, novas ferramentas como a realidade virtual são cada vez mais empregadas na RV.

REFERÊNCIAS BIBLIOGRÁFICAS

1. Han BI, Song HS, Kim JS. Vestibular rehabilitation therapy: review of indications, mechanisms, and key exercises. J Clin Neurol. 2011;7(4):184-96.
2. Hall CD, Herdman SJ, Whitney SL, Cass SP, Clendaniel RA, Fife TD, et al. Vestibular rehabilitation for peripheral vestibular hypofunction: an evidence-based clinical practice guideline. J Neurol Phys Ther. 2016;40(2):124-55.
3. Kontos AP, Deitrick JM, Collins MW, Mucha A. Review of vestibular and oculomotor screening and concussion rehabilitation. J Athl Train. 2017;52(3):256-61.
4. Sulway S, Whitney SL. Advances in vestibular rehabilitation. Adv Otorhinolaryngol. 2019;82:164-9.
5. Halmagyi GM, Weber KP, Curthoys IS. Vestibular function after acute vestibular neuritis. Restor Neurol Neurosci. 2010;28(1):37-46.
6. Herdman SJ. Role of vestibular adaptation in vestibular rehabilitation. Otolaryngol Head Neck Surg. 1998;119(1):49-54.
7. Varela-Vásquez LA, Minobes-Molina E, Jerez-Roig J. Dual-task exercises in older adults: a structured review of current literature. J Frailty Sarcopenia Falls. 2020;5(2):31-7.
8. Horak FB. Postural compensation for vestibular loss and implications for rehabilitation. Restor Neurol Neurosci. 2010;28(1):57-68.
9. Dunlap PM, Holmberg JM, Whitney SL. Vestibular rehabilitation: advances in peripheral and central vestibular disorders. Curr Opin Neurol. 2019;32(1):137-44.
10. Whitney SL, Sparto PJ. Principles of vestibular physical therapy rehabilitation. Neuro Rehabilitation. 2011;29(2):157-66.
11. Bennett P, Breugelmans L, Chan D, Calo M, Ockerby C. A combined strength and balance exercise program to decrease falls risk in dialysis patients: a feasibility study. J Exerc Physiol Online. 2012;15:26-39.
12. Clendaniel RA. The effects of habituation and gaze stability exercises in the treatment of unilateral vestibular hypofunction: a preliminary result. J Neurol PhysTher. 2010;4(2):111-6.
13. Van Gompel JJ, Agazzi S, Carlson ML, Adewumi DA, Hadjipanayis CG, Uhm JH, et al. Congress of Neurological Surgeons Systematic Review and Evidence-Based Guidelines on Emerging Therapies for the Treatment of Patients with Vestibular Schwannomas. Neurosurgery. 2018;82(2):E52-E54.
14. Nevoux J, Barbara M, Dornhoffer J, Gibson W, Kitahara T, Darrouzet V. International consensus (ICON) on treatment of Ménière's disease. Eur Ann Otorhinolaryngol Head Neck Dis. 2018;135(1S):S-29-S32.
15. Zhang LL, Wang JQ, Qi RR, Pan LL, Li M, Cai YL. Motion sickness: current knowledge and recent advance. CNS Neurosci Ther. 2016;22(1):15-24.
16. Lacour M. Restoration of vestibular function: basic aspects and practical advances for rehabilitation. Current Medical Research and Opinion. 2006;22(9):1651-9.
17. Lacour M, Bernard-Demanze L. Interaction between vestibular compensation mechanisms and vestibular rehabilitation therapy: 10 recommendations for optimal functional recovery. Front Neurol. 2015;5:285.
18. Halmágyi GM, Curthoys IS. Vestibular contributions to the Romberg test: testing semicircular canal and otolith function. Eur J Neurol. 2021;28(9):3211-9.
19. Whitney S, Wrisley D, Brown K, Furman J. Is perception of handicap related to functional performance in persons with vestibular dysfunction? Otol Neurotol. 2005;25:139-43.
20. Podsiadlo D, Richardson S. The timed "Up & Go": a test of basic functional mobility for frail elderly persons. J Am Geriatr Soc. 1991;39(2):142-8.
21. Shumway-Cook A, Woolacott MH. Motor control theory and practical applications. Maryland: Williams & Wilkins; 1995. p.120.
22. Castro SM, Perracini MR, Ganança FF. Dynamic Gait Index: Brazilian version. Otorhinolaryngol. 2006;72(6):817-25.
23. Powell LE, Myers AM. The activities-specific balance confidence (ABC) scale. J Gerontol A Biol Sci Med Sci. 1995;50A(1):M28-34.
24. Jacobson GP, Newman CW. The development of the dizziness handicap inventory. Arch Otolaryngol Head Neck Surg. 1990;116(4):424-7.
25. Castro ASO, Gazzola JM, Natour J, Ganança FF. Versão brasileira do Dizziness Handicap Inventory. Pró-Fono. 2007;19(1):97-104.
26. Grigol TAAS, Silva AM, Ferreira MM, Manso A, Ganança MM, Caovilla HH. Dizziness handicap inventory and visual vertigo analog scale in vestibular dysfunction. Int Arch Otorhinolaryngol. 2016;20(03):241-3.
27. Song JJ. Virtual reality for vestibular rehabilitation. Clin Exp Otorhinolaryngol. 2019;12(4):329-30.

28. Xie M, Zhou K, Patro N, Chan T, Levin M, Gupta MK, et al. Virtual reality for vestibular rehabilitation: a systematic review. Otol Neurotol. 2021;42(7):967-77.
29. Matsumura M, Murofushi T. Vestibular rehabilitation after vestibulopathy focusing on the application of virtual reality. J Otorhinolaryngol Hear Balance Med. 2021;2(2):5.
30. Evangelista ASL, Cordeiro ESG, Nascimento GFF, Gazzola JM, Araújo ES, Mantello EB. Speech-language-hearing intervention in vestibular rehabilitation with the use of technologies: an integrative literature review. Rev CEFAC. 2019;21(6):e2219.

49

ZUMBIDO E INTERVENÇÕES DISPONÍVEIS

Maria Fernanda Capoani Garcia Mondelli
Marine Raquel Diniz da Rosa

INTRODUÇÃO

O zumbido envolve a percepção de um ou mais sons nas orelhas ou na cabeça sem uma fonte externa. Alguns pacientes experimentam vários sons. Pode ser constante ou intermitente, pulsátil ou não pulsátil, objetivo ou subjetivo.[1]

Sabe-se que é um sintoma multicausal e que pode estar relacionado a alterações auditivas periféricas e/ou centrais capazes de refletir em processos que envolvem a neuroplasticidade e mudanças funcionais, tanto em estruturas auditivas quanto não auditivas (sistema límbico, área parietal e frontal).[2] Além disso, pode advir de outros gatilhos dos sistemas somatossensoriais ou de conexões neurocognitivas e neuroemocionais.[3,4] A reação causada pelo zumbido desencadeia uma cascata de eventos envolvendo o sistema límbico e autônomo que podem afetar o sono, a concentração, o humor e a qualidade de vida de forma geral.[5]

Uma revisão sistemática apontou que a prevalência do zumbido varia entre 11-30%; aumenta com o crescimento da idade, estando o pico de prevalência em torno dos 70 anos; é mais comum em homens do que em mulheres.[6] No Brasil, ainda há escassez de estudos robustos que deem conta desse número, sendo necessários estudos de prevalência com baixo risco de viés, registros padronizados e homogêneos para que se tenha uma estimativa da prevalência em todo o território nacional.

A maioria dos indivíduos com zumbido tem uma reação neutra para o sintoma; no entanto, para alguns, isso se torna um problema grave. O zumbido incômodo pode ser descrito como uma experiência emocional e auditiva negativa, associada a um dano físico ou psicológico real ou potencial.[7] Tendo em vista sua heterogeneidade, as pessoas com zumbido poderiam ser agrupadas inicialmente de acordo com a gravidade do caso para direcionar o manejo posterior. Em virtude das fortes associações entre a gravidade do caso e as comorbidades relacionadas (p. ex., insônia, deficiência auditiva e ansiedade), a avaliação do zumbido e as intervenções devem se concentrar nessas comorbidades e nas reações ao sintoma.[8]

Tal sintoma ainda é considerado um enigma clínico, tendo em vista a complexidade dos mecanismos fisiopatológicos e a multiplicidade de fatores etiológicos envolvidos. Não há, portanto, um tratamento único, principalmente em decorrência das características clínicas multidimensionais. Dessa forma, o tratamento deve basear-se no diagnóstico etiológico e considerar os aspectos individuais de cada paciente, levando em consideração também outras questões pessoais que podem acentuar o sintoma, já que existem casos de etiologia não definida.[9]

A literatura tem cada vez mais destacado a importância e a efetividade do atendimento multidisciplinar para os pacientes com zumbido. A equipe, geralmente, é composta por otorrinolaringologista, dentistas, fonoaudiólogos, fisioterapeutas e nutricionistas, entre outros (dependendo da necessidade de cada paciente).[10-12] *(Para maiores informações sobre o assunto, consultar o Capítulo 9, "Testes audiológicos complementares para a investigação do zumbido, alterações cocleares e retrococleares".)*

Atualmente existem algumas possibilidades terapêuticas que podem tratar o zumbido no que se refere ao incômodo do sintoma e/ou **à** diminuição de sua intensidade. Algumas opções podem reduzir a reação negativa ao zumbido e facilitar sua habituação, de modo a diminuir sua interferência na qualidade de vida.[5] Além disso, dependendo do caso, a combinação entre terapias pode ser mais apropriada para o tratamento, mas até o momento não há evidências suficientes que suportem a escolha de uma terapia específica ou de uma combinação entre elas.[9]

As opções de tratamento são principalmente para pacientes com incômodo de zumbido crônico, persistente há mais de 6 meses.[10] Existem mais de 60 possibilidades de tratamento para o zumbido.[2]

Os guias práticos de manejo do zumbido têm recomendado a adaptação de dispositivos eletrônicos de amplificação sonora, aconselhamento, *tinnitus retraining therapy* (TRT), terapia cognitivo-comportamental (TCC), relaxamento, mascaramento e adequação do sono,[10,13] além de tratamento medicamentoso e estimulação elétrica.[9] Sem contar com os esforços atuais no desenvolvimento de novos tratamentos como estimulação bi e multimodal, neuromodulação e estimulação somatossensorial.[14] Há ainda um guia prático[15] direcionado ao fonoaudiólogo que atua na área da audição, com o intuito de tentar padronizar o manejo do zumbido por esses profissionais.

O presente capítulo discorrerá sobre as possibilidades fonoaudiológicas para a intervenção no zumbido, tendo como base os *guidelines* europeu, americano e britânico, que conduzem profissionais da área da saúde na avaliação e tratamento dos casos,[10,12,16] e devem ser consultados como uma ferramenta para apoiar a tomada de decisão com os pacientes, favorecendo o cuidado individualizado.

INTERVENÇÃO

Aconselhamento

O aconselhamento é um componente essencial em todas as opções de gestão e tratamento do zumbido, podendo se apresentar como uma intervenção suficiente em alguns casos ou combinada a outras, como terapia sonora e terapia cognitivo-comportamental. Entende-se o aconselhamento como orientações ou ações educativas que incluem informações auxiliares na habituação à percepção do zumbido, ajudando o indivíduo a lidar melhor com suas possíveis consequências, tais como: dificuldades emocionais, de sono, de concentração, problemas pessoais, ocupacionais e sociais. Ao fornecer informações ao paciente, o profissional visa desmistificar o zumbido, o que é importante para a formação necessária de objetivos realistas das intervenções e do tratamento proposto.[17]

O aconselhamento ao paciente deve abordar a possível associação entre zumbido e perda auditiva e deve discutir fatores de estilo de vida que podem ter efeitos positivos e negativos sobre o manejo dos casos. Os pacientes devem ser encorajados a retornar para acompanhamento e reavaliação se o zumbido persistir e permanecer incômodo ou se piorar com o tempo.[10]

O aconselhamento pode ter duração de 1 hora e deve abranger informações sobre as seguintes categorias:[18]

- Audição e perda auditiva.
- Zumbido, epidemiologia e mecanismos do zumbido.
- Fisiologia do sistema nervoso central.
- Habituação e aprendizagem.
- Atenção, concentração e sono.
- Treinamento auditivo.
- Estilo de vida.
- Autoimagem.
- Opções de tratamento.

Entretanto, conforme o guia britânico,[16] o termo "aconselhamento" pode abranger desde uma breve conversa conduzida, com a intenção de assegurar que não há patologia significativa, à sessão interativa mais longa focando as preocupações da pessoa com o zumbido.

Em 2001, Tyler e Bergan[19] propuseram um material contendo imagens ilustrativas, com embasamento científico, no qual são contemplados os seguintes tópicos para o aconselhamento dos pacientes com zumbido:

- Causas do zumbido.
- Prevalência de zumbido.
- Sintomas comuns.
- A conexão entre perda auditiva e zumbido.
- A ligação entre zumbido, o cérebro e emoções.
- Os princípios gerais de aprendizagem e habituação.

Embora tenha evidência científica limitada, o aconselhamento é recomendado principalmente para pacientes com zumbido incômodo e crônico.[10,12,16] O aconselhamento, de forma isolada ou combinada, tem sido empregado por fonoaudiólogos e apresentado resultados eficazes. Para tanto, esses profissionais precisam ser treinados e seguir protocolos testados e específicos para o zumbido.[20,21]

Dispositivos eletrônicos de amplificação sonora

Embora o zumbido seja fortemente associado à perda auditiva, o grau de perda auditiva não pode prever linearmente a gravidade do zumbido. Apenas 50% dos pacientes com perda auditiva apresentam zumbido, incluindo pacientes com perda auditiva de grau profundo.[22] Além disso, 10% das pessoas que sofrem de zumbido têm audiometria tonal normal.[23]

O dispositivo eletrônico de amplificação sonora é considerado um pilar da audiologia para o tratamento do zumbido, porque a perda auditiva é o principal risco para o sintoma. Esse dispositivo amplifica o som ambiental, o que pode ter o efeito de mascarar o zumbido, além do enriquecimento sonoro proporcionado. O efeito benéfico é mais pronunciado em pacientes com zumbido em frequência inferior a 6.000 Hz, dentro da gama de amplificação da maioria dos dispositivos eletrônicos de amplificação sonora.[24]

De acordo com revisão da Cochrane,[25] a evidência para indicação do uso de dispositivo eletrônico de amplificação sonora para o zumbido ainda é limitada. Para tanto, o *guideline* europeu[12] recomenda o dispositivo eletrônico de amplificação sonora para pacientes com zumbido e perda auditiva. A recomendação é baseada em evidências de eficácia e segurança. O dispositivo não deve ser oferecido para pacientes com zumbido sem perda auditiva associada. Ele serve para reduzir a intensidade do sinal de zumbido percebido, compensando a percepção interna do som com som externo e reduzindo a hiperatividade neural associada à percepção de zumbido.[5]

Os processamentos de sinal digital permitem flexibilidade na manipulação do sinal acústico com base na gravidade da perda auditiva do paciente e na configuração audiométrica. A adaptação aberta permite a entrada de sons ambientais no canal auditivo, minimizando a sensação do zumbido.[10] O uso do dispositivo eletrônico de amplificação sonora, de maneira geral, auxilia no alívio do zumbido, uma vez que melhora a comunicação, reduz o estresse e amplifica os sons ambientais, o que permite ao indivíduo focar os sons externos, distraindo-o do zumbido e lhe proporcionando enriquecimento sonoro, por meio da amplificação.[18]

Terapia sonora

A estimulação acústica pode ser considerada a abordagem mais antiga para tratamento do zumbido. Simples e intuitiva, ainda é amplamente utilizada. Pode ser usada como técnica isolada ou como terapia com o suporte de um fonoaudiólogo. Vários tipos de som são usados, incluindo música relaxante, sons naturais e ruído branco. É importante ressaltar que essa abordagem não visa a tratar as causas do zumbido, mas permite controlar as consequências do sintoma. A estimulação acústica pode ser muito benéfica para alguns pacientes, embora completamente ineficaz para outros.[12,16]

A terapia sonora é realizada com dispositivos que produzem ruído de banda larga que se destina a ser relaxante e a reduzir a percepção do zumbido, diminuindo a atividade hipersíncrona relacionada ao zumbido dentro do córtex auditivo e promovendo a habituação.[26]

Geradores de som personalizados, que podem ser usados atrás da orelha da mesma forma que um dispositivo eletrônico de amplificação sonora, estão disponíveis. Além disso, alguns dispositivos eletrônicos de amplificação sonora têm geradores de som integrados, o que é ideal para pacientes que sofrem de perda auditiva, além de zumbido.[27]

O gerador de som (GS) é um algoritmo do dispositivo eletrônico de amplificação sonora que funciona como um instrumento facilitador para a intervenção sonora no zumbido. As programações são realizadas em conformidade com as empresas fornecedoras, e o algoritmo produz ruídos de banda larga, com conotações neutras, que não associem nenhum significado na vida diária do paciente. Ambos os instrumentos (dispositivo eletrônico de amplificação sonora e GS) podem gerenciar o zumbido de maneira isolada ou associada (em adaptações combinadas). Essa combinação atua de modo efetivo no tratamento, pois, considerando as teorias da geração do sintoma, com base em déficits periféricos, a inserção da estimulação sonora por meio do enriquecimento acústico das vias auditivas propicia a reversão das manifestações e atua na neuroplasticidade do sistema nervoso auditivo central.[28]

Os ajustes do gerador de som podem ser realizados de modo ascendente. Dessa forma, o gerador é ajustado no mínimo, aumentando-se a intensidade do ruído gradualmente até a sinalização do paciente do encontro do ponto de audibilidade e conforto, chamado de "ponto de mistura" ou "*mixing point*". O objetivo é buscar a menor intensidade capaz de promover algum alívio.[18,28]

Para uso ocasional, quando o zumbido incomoda em situações pontuais, é possível indicar o uso de dispositivos portáteis em equipamentos diversificados: tocadores de *compact disc* (CD), *MPEG audio player-3* (MP3), travesseiro sonoro, ruídos ambientais (ventilador ou ar-condicionado) e inclusive aplicativos em *smartphones* e outros geradores de som.[16]

Acredita-se que a terapia sonora proporcione alívio do zumbido e reduza as consequências emocionais geradas pelo sintoma,[29] fornecendo sons calmantes para induzir uma sensação de alívio do estresse ou tensão causada pelo zumbido, ou sons que sejam interessantes com o objetivo de distrair a atenção do paciente do zumbido (desvio de atenção ativa). Promove-se, assim, a habituação.

O processo de habituação do zumbido por meio da terapia sonora consiste em estimular as orelhas com a presença de ruídos constantes e neutros para, assim, reduzir sua hipersensibilidade no silêncio. Podem ser utilizados geradores de som, associados ou não à amplificação auditiva, em intensidade baixa para não mascarar o zumbido, proporcionando uma redução de sua percepção.[30] Dessa forma, a estimulação auditiva tem a capacidade de interferir na representação auditiva central do zumbido, diminuindo sua percepção.[31]

Esse fenômeno é possível em razão da habilidade do sistema nervoso de se adaptar a diferentes estímulos. A capacidade de promover mudanças anatômicas e/ou funcionais no sistema responsável pelas informações auditivas é denominada plasticidade auditiva.[32] *(Para maiores informações sobre o assunto, consultar o Capítulo 3, "Sistema auditivo nervoso central: plasticidade, privação sensorial e modalidade cruzada".)*

Alguns guias práticos[10,12] incluem outros tipos de terapias sonoras, como *neuromonics* (estimulação acústica utilizando música e ruído) e *notch* (dispositivo eletrônico de amplificação sonora programado para produzir um entalhe – 1 oitava – no mesmo tom do zumbido).

Sendo assim, a aplicação clínica da terapia sonora geralmente se concentra no gerenciamento de reações ao zumbido. Entretanto, não há forte evidência de sua efetividade, provavelmente em virtude da falta de padronização do método da terapia, já que vários tipos de sons e dispositivos podem ser utilizados. Mas cabe ressaltar que todas as recomendações a favor dessa terapia se baseiam em ensaios clínicos e revisões sistemáticas.[12]

Tinnitus retraining therapy

A *tinnitus retraining therapy* (TRT), em tradução literal, terapia de retreinamento do zumbido, é definida como a implementação específica da terapia geral de habituação, que utiliza aconselhamento direto para diminuir as reações negativas evocadas pelo zumbido e terapia sonora para diminuir sua percepção.[33]

O aconselhamento direto, utilizado na TRT, refere-se ao aconselhamento criado para educar os pacientes sobre o sistema auditivo e explicar os mecanismos de surgimento do zumbido. Essa forma de aconselhamento é distinta do aconselhamento, que é administrado em tratamentos psicológicos.[34] Cabe ressaltar que a TRT pode ser realizada para qualquer tipo de zumbido, independentemente de sua etiologia, e o aconselhamento é adaptado às necessidades de cada paciente com sessões individuais.[35] Para tanto, os pacientes são divididos em cinco grupos (categorias 0, 1, 2, 3 e 4) conforme a gravidade de seu zumbido, a presença ou ausência de deficiência auditiva significativa e a presença ou ausência de hiperacusia.[34]

A terapia sonora, por sua vez, desempenha um importante papel na TRT, fornecendo ao sistema auditivo sinais neutros constantes que permitem diminuir o contraste entre a atividade neural relacionada ao zumbido e a atividade de fundo, além de interferir na detecção de sinal do zumbido. O protocolo depende da categoria do paciente, utilizando dispositivo eletrônico de amplificação sonora (ou implante coclear), geradores de som individuais de banda larga e enriquecimento ambiental.[12,34]

O objetivo principal da TRT é atingir a habituação do zumbido por meio do retreinamento do cérebro. Isso significa que, em decorrência do alto nível de plasticidade do sistema nervoso central, é possível reduzir a capacidade de resposta à estimulação repetida com estímulos de som neutro e aconselhamento.[36]

Os sistemas nervoso autônomo e límbico são os sistemas principais responsáveis por evocar reações negativas em resposta ao zumbido, porque essas áreas são ativadas quando um estímulo é associado a algo desagradável ou perigoso, o que resulta em reações de estresse, ansiedade, ataques de pânico ou perda de bem-estar. Mas a ausência de associação negativa leva à extinção de uma resposta ao zumbido. Assim, o objetivo da TRT é evitar que este ative o sistema límbico e nervoso autônomo; quando a habituação de reação é totalmente alcançada, o paciente não experimenta a reação negativa evocada pelo zumbido. Após isso, o córtex cerebral – habituação de percepção – é ativado automaticamente, porque o cérebro se habitua a todos os estímulos sem importância. Se o paciente consegue essa habituação de percepção, o zumbido é bloqueado antes de atingir o nível de consciência e o paciente não o percebe.[36]

O protocolo para TRT recomenda que os pacientes recebam sessões de acompanhamento em intervalos mensais para os primeiros 3 meses e depois a cada 6, 9, 12, 18 e 24 meses.[37,38] Algumas pesquisas demonstraram melhora do índice de gravidade do zumbido após 18 meses de TRT[39] e redução do incômodo após 12 meses, assim como melhora na concentração, no sono e nas atividades diárias.[40]

A TRT tem passado por algumas atualizações há mais de 25 anos, desde que a técnica foi desenvolvida, e a principal melhoria foi encurtar o tempo médio de respostas positivas ao tratamento de zumbido de 1 ano para 3 meses.[41] Contudo, ainda não há alto nível de evidência para a eficácia da TRT. A adesão aos protocolos no formato da

TRT criada por Jastreboff e o uso de metodologia rígida, utilizando ensaios clínicos randomizados, podem auxiliar na melhor qualidade das pesquisas e, consequentemente, na comprovação científica da técnica,[34] assim como na recomendação do uso na prática clínica.[12,16]

Para a aplicação da TRT é necessário realizar certificação específica, que geralmente ocorre nos EUA e na Inglaterra (tinnitus.org).

Tinnitus activities treatment

A *tinnitus activities treatment* (TAT), em tradução literal, tratamento de atividade do zumbido, teve início por volta de 1980 e engloba aconselhamento, estratégias de enfrentamento e problemas relacionados, como as hipersensibilidades auditivas – hiperacusia e misofonia. Na terapia, recomenda-se o uso do mascaramento parcial do zumbido. Nas sessões são abordados aspectos das seguintes categorias: pensamentos e emoções; sono; audição e comunicação e concentração.[42]

Não há citação desse tipo de tratamento nos guias práticos,[10,12,16] e pouco se tem publicado sobre os resultados do uso da técnica.[43] Entretanto, resolveu-se mencioná-la rapidamente com o intuito de mostrar sua existência e de informar que essa terapia difere da TRT.

Implante coclear

O zumbido costuma estar associado à perda auditiva. Pesquisadores têm afirmado que o zumbido não é comum em surdos congênitos, sendo mais comum em perda auditiva adquirida, e que o implante coclear (IC), além de restaurar a audição, pode suprimir o zumbido.[44]

Uma revisão sistemática sobre o efeito do implante coclear no zumbido em perdas unilaterais[45] contou com 13 estudos que identificaram mudança do zumbido após o implante. Segundo a revisão, 34,2% dos pacientes demonstraram supressão completa, 53,7% obtiveram melhora do sintoma, 7,3% mantiveram o zumbido estável e 4,9% observaram um aumento nele. Cabe destacar que nenhum dos pacientes relatou indução de zumbido. Entretanto, ainda são necessários mais estudos para o IC ser considerado um tratamento para o zumbido, especificamente em perdas auditivas unilaterais.[46]

Em uma revisão sistemática sobre o efeito do implante coclear no zumbido em pacientes com perda auditiva bilateral, cinco estudos relataram mudanças após a cirurgia para o implante coclear.[47] Com base nos resultados dos questionários, a revisão encontrou supressão total do zumbido em 30-37% dos pacientes, diminuição em 29-72% deles, sem mudança em 0-30% e piora em 0-25% dos pacientes entre os estudos.

Salienta-se ainda que, em razão da multifatoriedade do sintoma, muitas vezes o tratamento precisa ser combinado e não isolado. A recomendação é que a indicação do implante coclear seja realizada para a perda auditiva e não para o zumbido.[12] Portanto, o paciente deverá preencher os requisitos de indicação cirúrgica.

Fotobiomodulação

A fotobiomodulação (FBM) ou uso de *laser* de baixa intensidade (390-1.100 nm) é uma modalidade terapêutica não invasiva que promove uma bioestimulação na área irradiada que não expõe o paciente a riscos. Tem a capacidade de provocar a modulação dos tecidos biológicos por meio da luz, do aumento da vasodilatação, e consequente aumento do fluxo sanguíneo, além do aumento da oxigenação nas mitocôndrias. Apesar de seus potenciais impactos benéficos, o uso do *laser* para fins terapêuticos ainda permanece controverso na medicina tradicional.[48]

Para fazer uso dessa modalidade terapêutica, o profissional deve ser capacitado, possuindo conhecimento e habilidade para alterar o protocolo conforme a evolução clínica. Além disso, deve realizar a calibração e a manutenção do equipamento conforme a recomendação do fabricante. O Conselho Federal de Fonoaudiologia (CFFa) regulamentou o uso desse recurso nas práticas fonoaudiológicas em março de 2019, por meio da Resolução n. 541.[49]

Para o uso terapêutico da FBM é necessário que seja realizada a dosimetria, ou seja, o cálculo da dosagem de *laser* que será aplicada em determinado paciente. Os parâmetros utilizados são: comprimento de onda (nm), potência (mW), densidade de potência (mW/cm^2), densidade de energia (J/cm^2), energia administrada (J), tamanho do ponto de saída do feixe de luz, frequência de aplicação, aplicação com ou sem contato com a pele – distância em cm – e modo de emissão.[50]

O número de sessões de tratamento e o intervalo entre as sessões são dados fundamentais que devem estar documentados no prontuário do paciente. Para intervenção no zumbido são sugeridas 10-12 sessões com intervalos de 24-72 horas entre elas.[50]

A decisão pela terapia com *laser* de baixa intensidade deve ser baseada em doses já testadas, preconizadas por trabalhos científicos e sugestões dos fabricantes dos equipamentos. O Quadro 1 apresenta um modelo de protocolo elaborado para atendimento de pacientes com zumbido:[51]

QUADRO 1 Modelo de protocolo FBM para pacientes com zumbido

Comprimento de onda (nm)	▪ Vermelho = 660 ± 10 ▪ Infravermelho = 808 ± 10
Potência do aparelho (mW)	100 ± 20% (660 e 808 nm)
Diâmetro do feixe (cm)	0,06
Área do feixe (cm^2)	0,028 (ajustado já com espaçador)
Energia por ponto (J)	▪ Vermelho = 2 J (sublingual) ▪ Vermelho = 4 J (intracanal) ▪ Infravermelho = 9 J (mastoide)
Densidade de energia por ponto (J/cm^2)	▪ Vermelho = 535,5 ▪ Infravermelho = 1.071
Modo de emissão	Contínua
Tempo de irradiação por ponto (s)	▪ Vermelho = 120 ▪ Infravermelho = 180
Total de pontos por orelha	2 pontos
Total de pontos sublingual	2 pontos
Energia total por orelha (J)	▪ Vermelho = 4 J ▪ Infravermelho = 9 J
Energia total sublingual (J)	▪ Vermelho = 4 J
Método de irradiação	▪ Ponteira em contato pontual e em leve compressão com a pele em mastoide. Angulada a 90 graus em direção à orelha interna. ▪ Sem contato e pontual na irradiação do canal auditivo, ponteira localizada aproximadamente na 2ª curva, voltada 90 graus em relação à membrana timpânica ▪ Ponteira em contato pontual e em leve compressão com a veia lingual, bilateralmente

FBM: fotobiomodulação.
Fonte: Silva e Mondelli, 2019.[51]

Como em qualquer tratamento, para utilizar a fotobiomodulação é necessário determinar parâmetros importantes, seguindo fatores físicos e clínicos para a obtenção de bons resultados. As diretrizes devem ser determinadas de acordo com o equipamento utilizado e a necessidade do paciente. Devem-se levar em consideração idade, cor da pele e saúde sistêmica do paciente, assim como as características do equipamento.

Todos os tipos de *laser* podem causar danos aos olhos, portanto é fundamental o uso de óculos de proteção – específicos do equipamento – para o terapeuta e para o paciente. Os óculos devem ser higienizados com água e sabão. Não é aconselhável o uso de álcool, que pode prejudicar a proteção de filtro das ondas de luz.

Uma revisão[52] mostrou que as primeiras pesquisas utilizando FBM datam de 1993. Desse ano em diante, o uso da FBM tem se estendido a áreas como a audição, e estudos utilizando essa modalidade terapêutica para perda auditiva e disfunção vestibular associadas ao zumbido têm sido publicados. Alguns deles demonstraram resultados positivos, como melhora do zumbido em mais da metade dos voluntários pesquisados,[53] ou o tratamento combinado entre aconselhamento e FBM, em que 61% dos pacientes irradiados tiveram a gravidade do zumbido reduzida, em comparação com 35% do grupo placebo.[54]

Recente revisão sistemática[55] sobre FBM identificou, nos 7 estudos selecionados, diferentes graus de resultados significativos em relação à gravidade do zumbido. Entretanto, não houve consenso entre os resultados, não sendo possível ainda fazer recomendações sobre seu uso para o tratamento da gravidade do zumbido.

Neuromodulação

A neuromodulação busca reorganizar os mapas tonotópicos e normalizar a atividade neural do sistema auditivo, reduzindo assim a percepção do zumbido.[16] As terapias de neuromodulação podem envolver a aplicação de energia elétrica, acústica e/ou magnética para a cabeça ou pescoço com o objetivo de aliviar os sintomas do zumbido, por exemplo:

- Estimulação transcraniana de corrente alternada (*transcranial alternating current stimulation* – tACS).
- Estimulação do nervo vago (*vagal nerve stimulation* – VNS).
- Estimulação transcutânea do nervo vago (*transcutaneous vagal nerve stimulation* – tVNS).
- Estimulação transcraniana por corrente contínua (*transcranial direct current stimulation* – tDCS).
- Estimulação magnética transcraniana repetitiva (*repetitive transcranial magnetic stimulation* – rTMS).[14,16]

A tACS baseia-se na aplicação de correntes alternadas (onda sinusoidal e com diferentes frequências) de baixa intensidade por meio de eletrodo. Tem por objetivo modular funções intimamente relacionadas com as oscilações cerebrais em frequências específicas.[56]

A VNS em pacientes com zumbido modula áreas cerebrais envolvidas no sistema auditivo e límbico. Pode ser clinicamente realizada de duas maneiras: não invasiva (os estímulos podem ser realizados estimulando eletricamente os ramos vagos superficiais no canal auditivo externo na área da concha ou trago, ou por estimulação elétrica no pescoço) ou invasiva (por meio de cirurgia direta, um eletrodo de bobina é ligado ao nervo vago e conectado a um programa gerador de pulso interno). Em pacientes com zumbido, a forma não invasiva tem sido realizada utilizando ou não emparelhamento de sons.[57] O emparelhamento de som pode induzir a reorganização tonotópica no córtex auditivo, aumentando respostas corticais a esse som em toda a via auditiva.[58] A tVNS pode ser realizada no ramo cervical do nervo vago no pescoço. Em pacientes com zumbido, a técnica foi aplicada na orelha no ramo auricular do nervo vago.[58] As evidências incluindo esses tipos de estimulação ainda são baixas ou moderadas.[16]

A tDCS é uma técnica neuromodulatória simples, de baixo custo e indolor, que consiste na aplicação de corrente elétrica de baixa intensidade (0,5-2 mA), facilitando ou inibindo a atividade neuronal espontânea. Pode influenciar a atividade cerebral durante o período de estimulação (efeitos neuromodulatórios) e para além desse período (efeitos da neuroplasticidade).[59] Tem sido investigada como potencial tratamento do zumbido desde 2006, mostrando evidências preliminares de que a tDCS anodal da área temporoparietal esquerda induz uma semelhante redução transitória de zumbido como a rTMS de alta frequência.[60] Recente estudo[61] demonstrou que a tDCS modula a atividade cerebral (eletroencefalograma) e alivia a percepção do zumbido.

Conforme algumas revisões sistemáticas com ou sem metanálise,[62-65] não há comprovação de evidência científica da tDCS em pacientes com zumbido. No entanto, outras revisões[66,67] demonstraram eficácia significativa da tDCS anódica (que apresenta efeito excitatório sobre o córtex cerebral, causando despolarização dos neurônios) em relação à catódica (que induz a diminuição da excitabilidade neuronal) quando comparada a placebos, principalmente no que se refere a angústia/desconforto causados pelo zumbido.

A maioria dos estudos pesquisados[67-69] aborda dois alvos de estimulação: o córtex pré-frontal dorsolateral (CPFDL) e a área temporoparietal esquerda (ATE). Essas áreas parecem desempenhar um papel importante na percepção do zumbido, demonstrando alívio transitório do sintoma com aplicação de tDCS em ATE e CPFDL bilateral.[20,56]

Uma revisão de escopo sobre o impacto da tDCS e da HD (*high definition*)-tDCS identificou 22 dos estudos de pesquisa primária com efeitos terapêuticos significativos de HD-tDCS na percepção de zumbido. Entretanto, apenas 8 destes incluíam o grupo *sham*. Os protocolos usados nos estudos apresentam-se heterogêneos e com tamanhos amostrais pequenos,[70] sendo necessário investimento em ensaios clínicos randomizados com metodologia rígida para comprovação de evidência científica.

A rTMS, método não invasivo, produz pulsos eletromagnéticos intermitentes por meio de uma bobina em contato com o couro cabeludo do sujeito. Estes afetam a atividade neuronal do cérebro dos pacientes com zumbido, principalmente quando colocados nas regiões cerebrais temporais ou temporoparietal.[71]

A rTMS tem demonstrado eficácia significativa,[72] e revisões sistemáticas[73,74] concluíram que os efeitos do tratamento de curto prazo são detectáveis. No entanto, são necessários mais estudos antes que conclusões finais sobre efeitos mais duradouros e efeitos colaterais possam ser traçadas.[71]

Os guias práticos internacionais de manejo do zumbido inferem que há evidência de segurança para a tDCS, mas não de efetividade da técnica para o zumbido.[12] Também não recomendam o uso da rTMS em razão dos resultados inconclusivos dos ensaios clínicos.[10,12] Assim, em virtude da ausência de evidências robustas, ainda não há recomendações práticas sobre o uso de terapias de neuromodulação.[17]

No Brasil, o uso da neuromodulação por fonoaudiólogos está amparado pela Resolução n. 543 do CFFa,[75] que dispõe sobre o uso da eletroterapia para fins fonoaudiológicos e inclui a utilização apenas de técnicas com o uso de correntes contínuas ou pulsadas e microcorrentes, associado a procedimentos clínicos fonoaudiológicos convencionais. Para tanto, os profissionais devem treinar a técnica e ter conhecimentos sobre primeiros socorros, neuroanatomia, neurofisiologia, neuropatologia e o sistema 10/20 de eletroencefalograma.

Além das opções de intervenções elencadas neste capítulo, outras podem auxiliar no tratamento do zumbido, tais como acupuntura, terapia medicamentosa, terapia cognitivo-comportamental e *mindfulness*.[9,13] Além disso, é preciso ficar atento a questões como higiene do sono, reeducação alimentar, prática de atividade física, entre outros cuidados que podem auxiliar no tratamento.

CONSIDERAÇÕES FINAIS

Atualmente existem várias possibilidades para o tratamento do zumbido, algumas com recomendação clínica e outras não. É importante que o profissional seja especializado e atualizado para melhor manejo de cada caso. Além disso, é essencial que o tratamento seja conduzido de maneira multidisciplinar, de modo que o paciente seja tratado eficazmente e de acordo com suas necessidades.

Para o sucesso do tratamento do zumbido é necessária a disseminação de informações confiáveis. Na prática clínica, observa-se que muitos pacientes iniciam a jornada procurando conhecimento na internet, onde, ao mesmo tempo que há esclarecimentos precisos e úteis, há também muitas informações que não trazem nenhum benefício ou que acabam piorando o quadro.[76] Daí a importância de uma orientação baseada na ciência e fornecida por profissional dotado de conhecimento e experiência na área.

Os profissionais de saúde devem ser compassivos com as preocupações e medos expressados pelos pacientes. Por isso as informações nunca devem ser negativas, como "Não há nada que possa ser feito" ou "Só lhe resta aprender a conviver com o zumbido", devendo preencher lacunas de conhecimento, desfazer mitos e oferecer esperança.

Informações confiáveis e noções sobre os recursos possíveis devem ser oferecidas ao paciente, e precisam ser suficientes para permitir que ele chegue a uma decisão compartilhada com o clínico sobre seu tratamento e que se envolva totalmente no processo do cuidado.[77]

Os esclarecimentos e os conselhos iniciais devem permitir que o paciente conte com estratégias imediatas para aliviar o incômodo. Dessa forma, ele poderá aprender a gerenciar suas reações ao zumbido, melhorando, assim, sua qualidade de vida.

A escolha do tratamento a ser conduzido dependerá de cada caso. Para alguns, a indicação de um tipo de tratamento único já é capaz de melhorar o zumbido; para outros, a combinação[13] de tratamentos é que trará resultados satisfatórios. O importante é analisar cada caso de forma multidisciplinar, levando em consideração a especificidade de cada paciente, tendo como base a literatura publicada e as recomendações dos guias práticos da área.

REFERÊNCIAS BIBLIOGRÁFICAS

1. Tyler RS, Baker LJ. Difficulties experienced by tinnitus sufferers. J Speech Hear Disord [Internet]. 1983 May;48(2):150-4. Disponível em: http://pubs.asha.org/doi/10.1044/jshd.4802.150. Acesso em: 25 jan. 2022.
2. Zenner HP, Delb W, Kröner-Herwig B, Jäger B, Peroz I, Hesse G, et al. A multidisciplinary systematic review of the treatment for chronic idiopathic tinnitus. Eur Arch Oto-Rhino-Laryngology. 2017;274(5):2079-91.
3. Ralli M, Greco A, Cialente F, Di Stadio A, De Virgilio A, Longo L, et al. Somatic tinnitus. Int Tinnitus J. 2017;21(2):112-21.
4. Michiels S, Sanchez TG, Oron Y, Gilles A, Haider HF, Erlandsson S, et al. Diagnostic criteria for somatosensory tinnitus: a delphi process and face-to-face meeting to establish consensus. Trends Hear. 2018;22:1-10.
5. Sherlock L, Eisenman D. Current Device-based clinical treatments for tinnitus. Otolaryngol Clin North Am. 2020;53(4):627-36.
6. McCormack A, Edmondson-Jones M, Somerset S, Hall D. A systematic review of the reporting of tinnitus prevalence and severity. Hearing Research [Internet]. Jul 2016;337:70-9. Disponível em: https://doi.org/10.1016/j.heares.2016.05.009. Acesso em: 13 nov. 2021.
7. Szczepek A, Mazurek B, editores. Tinnitus and stress [Internet]. Cham: Springer International Publishing; 2017. Disponível em: https://doi.org/10.1007/978-3-319-58397-6. Acesso em: 13 nov. 2021.
8. Beukes EW, Manchaiah V, Allen PM, Andersson G, Baguley DM. Exploring tinnitus heterogeneity. Prog Brain Res. 2020;260:79-99.
9. Langguth B. Treatment of tinnitus. Curr Opin Otolaryngol Head Neck Surg. 2015;23(5):361-8.
10. Tunkel D, Bauer C, Sun G, Rosenfeld R, Chandrasekhar S, Cunningham E, et al. Clinical practice guideline: tinnitus. Otolaryngol – Head Neck Surg (United States). 2014;151(2):S1-40.
11. Henry J, McMillan L, Manning C. Multidisciplinary tinnitus care. J Nurse Pract [Internet]. 2019;15:671-5. Disponível em: https://doi.org/10.1016/j.nurpra.2019.07.017.
12. Cima RFF, Mazurek B, Haider H, Kikidis D, Lapira A, Noreña A, et al. Amultidisciplinary European guideline for tinnitus: diagnostics, assessment, and treatment. HNO. 2019;67(2018 Feb):10-42.
13. Makar SK, Mukundan G, Gore G. Treatment of tinnitus: a scoping review. Int Tinnitus J. 2017;21(2):144-56.
14. Kleinjung T, Langguth B. Avenue for future tinnitus treatments. Otolaryngol Clin N Am. 2020;53(4):667-83.
15. Henry JA, Zaugg TL, Schechter MA. Clinical guide for audiologic tinnitus management II: treatment. Am J Audiol. 2005;14:49-70.
16. NICE – National Institute for Health and Care Excellence. Tinnitus: assessment and management [Internet]. 2020. Disponível em: www.nice.org.uk/guidance/ng155. Acesso em: 25 jan. 2022.
17. Langguth B, Kreuzer PM, Kleinjung T, De Ridder D. Tinnitus: causes and clinical management. Lancet Neurol. 2013;12(9):920-30.
18. Tyler RS. Neurophysiological models, psychological models, and treatments for tinnitus. Thieme (ed.). Tinnitus treatment: clinical protocols. 2006. p.1-22. Disponível em: http://www.thieme.com/media/samples/pubid1015858858.pdf. Acesso em: 25 jan. 2022.
19. Tyler RS, Bergan CJ. Tinnitus retraining therapy: A modified approach. Hear J. 2001;54(11):36-42.

20. Henry JA, Loovis C, Montero M, Kaelin C, Anselmi KA, Coombs R, et al. Randomized clinical trial: group counseling based on tinnitus retraining therapy. J Rehabil Res Dev. 2007;44(1):21-31.
21. Occa A, Morgan SE, Scaglione TL, Kuzbyt B, Bookman RJ. What would an evidence-based tinnitus patient education program look like? Findings from a scoping review. J Commun Healthc. 2020;13(3):188-200.
22. Kompis M, Pelizzone M, Dillier N, Allum J, Demin N, Senn P. Tinnitus before and 6 months after cochlear implantation. Audiol Neurotol. 2012;17(3):161-8.
23. Schaette R, McAlpine D. Tinnitus with a normal audiogram: physiological evidence for hidden hearing loss and computational model. J Neurosci. 2011;31(38):13452-7.
24. McNeill C, Távora-Vieira D, Alnafjan F, Searchfield GD, Welch D. Tinnitus pitch, masking, and the effectiveness of hearing aids for tinnitus therapy. Int J Audiol. 2012;51(12):914-9.
25. Hoare DJ, Edmondson-Jones M, Sereda M, Akeroyd MAHD. Amplification with hearing aids for patients with tinnitus and co-existing hearing loss. Cochrane Database Syst Rev. 2014;(1):1-31.
26. Vernon JA MM. Tinnitus masking. In: Tyler R (ed.). Tinnitus handbook. San Diego: Singular Thomson; 2000.
27. Hoare DJ, Kowalkowski VL, Kang S, Hall DA. Systematic review and meta-analyses of randomized controlled trials examining tinnitus management. Laryngoscope. 2011;121(7):1555-64.
28. Rocha AV, Mondelli MFCG. Sound generator associated with the counseling in the treatment of tinnitus: evaluation of the effectiveness. Braz J Otorhinolaryngol. 2017;83(3):249-55.
29. Sweetow RW, Sabes JH. Effects of acoustical stimuli delivered through hearing aids on tinnitus. J Am Acad Audiol. 2010;21(7):461-73.
30. Barros Suzuki FA de, Suzuki FA, Yonamine FK, Onishi ET, Penido NO. Effectiveness of sound therapy in patients with tinnitus resistant to previous treatments: importance of adjustments. Braz J Otorhinolaryngol. 2016;82(3):297-303.
31. Efficacy of tinnitus retraining therapy in the treatment of tinnitus: a meta-analysis and systematic review – ScienceDirect [Internet]. Disponível em: https://www.sciencedirect.com/science/article/abs/pii/S0196070921002520?dgcid=raven_sd_search_email. Acesso em: 29 jun. 2021.
32. Pascual-Leone A, Amedi A, Fregni F, Merabet LB. The plastic human brain cortex. Annu Rev Neurosci. 2005;28:377-401.
33. Jastreboff PJ. Tinnitus retraining therapy. In: Møller AR, Langguth B, De Rider DKT (ed.). Textbook of tinnitus. 2011. p.575-96.
34. Phillips JS, McFerran D. Tinnitus Retraining Therapy (TRT) for tinnitus. Cochrane Database Syst Rev. 2010;(3). :CD007330.
35. Jastreboff PJ, Jastreboff MM. Tinnitus retraining therapy: a different view on tinnitus. Orl. 2006;68(1):23-9.
36. Joong-Wook Shin H-KL. Tinnitus retraining therapy. Hanyang Med Rev [Internet]. 2016;36:120-4. Disponível em:https://synapse.koreamed.org/upload/synapsedata/pdfdata/0130hmr/hmr-36-120.pdf. Acesso em: 25 jan. 2022.
37. Jastreboff PJ, Hazell JWP. Tinnitus retraining therapy: implementing the neurophysiological model. Cambridge Univ Press [Internet]. 2004;276. Disponível em: http://assets.cambridge.org/97805215/92567/frontmatter/9780521592567_frontmatter.pdf. Acesso em: 25 jan. 2022.
38. Henry JA, Jastreboff MM, Jastreboff PJ, Schechter MA, Fausti SA. Guide to conducting tinnitus retraining therapy initial and follow-up interviews. J Rehabil Res Dev. 2003;40(2):157-77.
39. Henry JA, Schechter MA, Nagler SM, Fausti SA. Comparison of tinnitus masking and tinnitus retraining therapy. J Am Acad Audiol. 2002;13(10):559-81.
40. Korres S, Mountricha A, Balatsouras D, Maroudias N, Riga M, Xenelis I. Tinnitus retraining therapy (TRT): outcomes after one-year treatment. Int Tinnitus J. 2010;16(1):55-9.
41. Jastreboff PJ. 25 Jahre tinnitus-retraining-therapie. HNO. 2015;63(4):307-11.
42. Tyler RS, Gogel SA, Gehringer AK. Tinnitus activities treatment. Prog Brain Res. 2007;166(07):425-34.
43. Tyler RS, Coelho C, Noble W. Tinnitus: standard of care, personality differences, genetic factors. Orl. 2006;68(1):14-9.
44. Knipper M, van Dijk P, Schulze H, Mazurek B, Krauss P, Scheper V, et al. The neural bases of tinnitus: lessons from deafness and cochlear implants. J Neurosci. 2020;40(38):7190-202.
45. Peter N, Liyanage N, Pfiffner F, Huber A, Kleinjung T. The influence of cochlear implantation on tinnitus in patients with single-sided deafness: a systematic review. Otolaryngol – Head Neck Surg (United States). 2019;161(4):576-88.
46. Bovo R, Ciorba A, Martini A. Tinnitus and cochlear implants. Auris Nasus Larynx. 2011;38(1):14-20.
47. Ramakers GGJ, Van Zon A, Stegeman I, Grolman W. The effect of cochlear implantation on tinnitus in patients with bilateral hearing loss: a systematic review. Laryngoscope. 2015;125(11):2584-92.
48. Mussttaf RA, Jenkins DFL, Jha AN. Assessing the impact of low level laser therapy (LLLT) on biological systems: a review. Int J Radiat Biol. 2019;95(2):120-43.
49. Fonoaudiologia CF de Cff. Resolução CFFa n. 541, de 15 de março de 2019. "Dispõe sobre o uso do recurso de Laser de Baixa Intensidade – LBI por fonoaudiólogos." 2019. V.965.
50. Chavantes MC. Laser em biomedicina: principios e prática. Atheneu; 2008.
51. Silva MR da, Mondelli MFCG. O uso do laser de baixa intensidade em indivíduos com zumbido e sem perda auditiva. [Dissertação] Faculdade de Odontologia de Bauru, Universidade de São Paulo; 2019.
52. Lee JH, Kim S, Jung JY, Lee MY. Applications of photobiomodulation in hearing research: from bench to clinic. Biomed Eng Lett. 2019;9(3):351-8.
53. Salahaldin AH, Abdulhadi K, Najjar N, Bener A. Low-level laser therapy in patients with complaints of tinnitus: a clinical study. ISRN Otolaryngol. 2012;2012:132060.
54. Cuda D, De Caria A. Effectiveness of combined counseling and low-level laser stimulation in the treatment of disturbing chronic tinnitus. Int Tinnitus J. 2008;14(2):175-80.
55. Ferreira MC, de Matos IL, de Toledo IP, Honório HM, Mondelli MFCG. Effects of low-level laser therapy as a therapeutic strategy for patients with tinnitus: a systematic review. J Speech, Lang Hear Res [Internet]. 2021 Jan 14;64(1):279-98. Disponível em: http://pubs.asha.org/doi/10.1044/2020_JSLHR-20-00066. Acesso em: 25 jan. 2022.
56. Vanneste S, Walsh V, Heyning P Van De, Ridder D De. Comparing immediate transient tinnitus suppression using tACS and tDCS: a placebo-controlled study. Exp Brain Res. 2013;226:25-31.
57. De Ridder D, Langguth B, Vanneste S. Vagus nerve stimulation for tinnitus: a review and perspective [Internet]. V. 262, Progress in Brain Research. Elsevier B.V.; 2021. p.451-67. Disponível em: http://dx.doi.org/10.1016/bs.pbr.2020.08.011. Acesso em: 25 jan. 2022.
58. Yakunina N, Nam EC. Direct and transcutaneous vagus nerve stimulation for treatment of tinnitus: a scoping review. Front Neurosci. 2021;15(May).
59. Brunoni AR, Amadera J, Berbel B, Volz MS, Rizzerio BG, Fregni F. A systematic review on reporting and assessment of adverse effects associated with transcranial direct current stimulation. Int J Neuropsychopharmacol. 2011;14(8):1133-45.

60. Fregni F, Marcondes R, Boggio PS, Marcolin MA, Rigonatti SP, Sanchez TG. Transient tinnitus suppression induced by repetitive transcranial magnetic stimulation and transcranial direct current stimulation. Eur J Neurol. 2006;13:996-1001.
61. Souza D da S, Almeida AA, Andrade SM dos S, Machado DG da S, Leitão M, Sanchez TG, et al. Transcranial direct current stimulation improves tinnitus perception and modulates cortical electrical activity in patients with tinnitus: a randomized clinical trial. Neurophysiol Clin. 2020;50(4):289-300.
62. Vanneste S, De Ridder D. Noninvasive and invasive neuromodulation for the treatment of tinnitus: an overview. Neuromodulation Technol Neural Interface. 2012;15(4):350-60.
63. Lefaucheur JP, Antal A, Ayache SS, Benninger DH, Brunelin J, Cogiamanian F, et al. Evidence-based guidelines on the therapeutic use of transcranial direct current stimulation (tDCS). Clin Neurophysiol. 2017;128(1):56-92.
64. Santos A dos HM, Santos APS, Santos HS, Silva AC da. The use of tDCS as a therapeutic option for tinnitus: a systematic review. Braz J Otorhinolaryngol. 2018;84(5):653-9.
65. Song JJ, Vanneste S, Van De Heyning P, De Ridder D. Transcranial direct current stimulation in tinnitus patients: a systemic review and meta-analysis. The Scientific World Journal. 2012;2012. 427941. https://doi.org/10.1100/2012/427941. Acesso em: 25 jan. 2022.
66. Wang TC, Tyler RS, Chang TY, Chen JC, Lin C Der, Chung HK, et al. Effect of transcranial direct current stimulation in patients with tinnitus: a meta-analysis and systematic review. Ann Otol Rhinol Laryngol. 2018;127(2):79-88.
67. Vanneste S, Plazier M, Ost J, Van Der Loo E, Van De Heyning P, De Ridder D. Bilateral dorsolateral prefrontal cortex modulation for tinnitus by transcranial direct current stimulation: a preliminary clinical study. Exp Brain Res. 2010;202(4):779-85.
68. Forogh B, Mirshaki Z, Reza G, Ali R. Repeated sessions of transcranial direct current stimulation for treatment of chronic subjective tinnitus: a pilot randomized controlled trial. Neurol Sci. 2016;37:253-9.
69. Garin P, Gilain C, Van Damme JP, Fays, K, Jamart J, Osseman M. Short- and long-lasting tinnitus relief induced by transcranial direct current stimulation. Journal of Neurology. 2011 Nov;258(11):1940-8.
70. Elyssa Kok T, Schaette R, Shekhawat GS. Impact of tDCS and HD-tDCS on tinnitus perception: a scoping review [Internet]. V. 262, Progress in Brain Research. Elsevier B.V.; 2021. p.225-44. Disponível em: http://dx.doi.org/10.1016/bs.pbr.2020.05.002. Acesso em: 25 jan. 2022.
71. Schecklmann M, Lehner A, Gollmitzer J, Schmidt E, Schlee W. Repetitive transcranial magnetic stimulation induces oscillatory power changes in chronic tinnitus. Front Cell Neurosci. 2015;9(Oct):1-11.
72. Leao MT, Machetanz K, Sandritter J, Liebsch M, Stengel A, Tatagiba M, et al. Repetitive Transcranial magnetic stimulation for tinnitus treatment in vestibular schwannoma: a pilot study. Front Neurol. 2021;12(Apr.):1-9.
73. Yin L, Chen X, Lu X, An Y, Zhang T, Yan J. An updated meta-analysis: repetitive transcranial magnetic stimulation for treating tinnitus. J Int Med Res. 2021;49(3).
74. Liang Z, Yang H, Cheng G, Huang L, Zhang T, Jia H. Repetitive transcranial magnetic stimulation on chronic tinnitus: a systematic review and meta-analysis. BMC Psychiatry. 2020;20(1):1-13.
75. Resolução CFFa n. 543 de 15 de março de 2019. Dispõe sobre o uso da Eletroterapia para fins fonoaudiológicos. 2019.
76. McMullan M. Patients using the internet to obtain health information: how this affects the patient-health professional relationship. Patient Educ Couns. 2006;63(1-2):24-8.
77. Pryce H, Hall A, Marks E, Culhane BA, Swift S, Straus J, et al. Shared decision-making in tinnitus care: an exploration of clinical encounters. Br J Health Psychol. 2018;23(3):630-45.

SEÇÃO VI

CORRELATOS EM AUDIOLOGIA

50

PERÍCIA E ASSISTÊNCIA TÉCNICA EM AUDIOLOGIA: UMA REVISÃO DA PRÁTICA À LUZ DOS NOVOS PRECEITOS LEGAIS

Fernanda Gabrielle Andrade Lima
Karina Paes Advíncula

INTRODUÇÃO

Desde 2015 até os tempos atuais, a perícia na área de fonoaudiologia apresentou grande evolução do ponto de vista legal, culminando em um fortalecimento da categoria. Além disso, o Código de Processo Civil[1] (CPC), que norteia as atribuições dos peritos e as diretrizes das perícias, passou por uma reforma decorrente da evolução social e da necessidade de amparos legais que acompanhassem a sociedade brasileira, nascendo com isso o Novo CPC, que foi instituído pela Lei n. 13.105, de 16 de março de 2015[1] e entrou em vigor após um ano da sua publicação (*Diário Oficial da União* de 17/03/2015).

Este capítulo abrange todas as mudanças do Novo CPC e das resoluções do Conselho Federal de Fonoaudiologia (CFFa) que foram criadas com o objetivo de fortalecer a perícia nessa área de atuação, consolidando mais um mercado de trabalho para os fonoaudiólogos.

É sabido que qualquer profissional de saúde pode exercer a função de perito judicial no âmbito do direito civil, criminal e trabalhista. O assunto era tratado na Seção VII, art. 420 do CPC,[1] os quais regulamentavam a nomeação do perito judicial. No Novo CPC, esse tema é abordado na Seção X (Da Prova Pericial), do art. 464 ao art. 480.[1]

A escolha do perito é justificada, no processo judicial, quando a prova do fato analisado pelo juiz depende de conhecimento técnico ou científico de que o juiz, sozinho, não dispõe. Dessa forma, a legislação autoriza o magistrado a nomear um profissional capacitado, com especialidade na área abordada pela prova:

> Art. 156. O juiz será assistido por perito quando a prova do fato depender de conhecimento técnico ou científico.
> § 1º Os peritos serão nomeados entre os profissionais legalmente habilitados e os órgãos técnicos ou científicos devidamente inscritos em cadastro mantido pelo tribunal ao qual o juiz está vinculado.
> § 2º Para formação do cadastro, os tribunais devem realizar consulta pública, por meio de divulgação na rede mundial de computadores ou em jornais de grande circulação, além de consulta direta a universidades, a conselhos de classe, ao Ministério Público, à Defensoria Pública e à Ordem dos Advogados do Brasil, para a indicação de profissionais ou de órgãos técnicos interessados.
> § 3º Os tribunais realizarão avaliações e reavaliações periódicas para manutenção do cadastro, considerando a formação profissional, a atualização do conhecimento e a experiência dos peritos interessados.
> § 4º Para verificação de eventual impedimento ou motivo de suspeição, nos termos dos arts. 148 e 467, o órgão técnico ou científico nomeado para realização da perícia informará ao juiz os nomes e os dados de qualificação dos profissionais que participarão da atividade.
> § 5º Na localidade onde não houver inscrito no cadastro disponibilizado pelo tribunal, a nomeação do perito é de livre escolha pelo juiz e deverá recair sobre profissional ou órgão técnico ou científico comprovadamente detentor do conhecimento necessário à realização da perícia.

Os parágrafos 1º e 2º do art. 156 do CPC[1] trouxeram uma novidade à habilitação do perito judicial, produzindo maior transparência nos critérios de escolha do profissional que tenha o objetivo de trabalhar auxiliando a justiça. O cadastro nos respectivos órgãos torna essa nomeação mais igualitária.

O fonoaudiólogo que almejar desempenhar a ocupação de perito judicial deve preparar seu currículo por meio de cursos no objeto da área de atuação e, posteriormente, fazer sua inscrição no Cadastro Eletrônico de Peritos e de Órgãos Técnicos ou Científicos (CPTEC),[2] como também na Assistência Judiciária Gratuita (AJG).[3] Por meio desses cadastros, que são realizados com critérios objetivos para a atuação dos profissionais, ficam visíveis e disponíveis os nomes dos profissionais que foram habilitados na função de perito judicial nas Seções Judiciárias.

Cada ramo do direito prevê, mediante legislação específica, a nomeação do perito. No direito criminal, nada foi modificado; o parágrafo 1º do art. 159 do Código de Processo Penal (CPP)[4] determina quando a autoridade irá nomear o perito para atuar no processo. Vejamos:

> Art. 159. O exame de corpo de delito e outras perícias serão realizados por perito oficial, portador de diploma de curso superior. (Redação dada pela Lei n. 11.690, de 2008)
>
> **§ 1º** Na falta de perito oficial, o exame será realizado por 2 (duas) pessoas idôneas, portadoras de diploma de curso superior preferencialmente na área específica, dentre as que tiverem habilitação técnica relacionada com a natureza do exame. (Redação dada pela Lei n. 11.690, de 2008)
>
> **§ 2º** Os peritos não oficiais prestarão o compromisso de bem e fielmente desempenhar o encargo. (Redação dada pela Lei n. 11.690, de 2008)

Já na esfera trabalhista, o assunto é regulado pela Lei n. 5.584/70,[5] o qual antevê, em seu art. 3º, que os exames periciais serão realizados por perito único designado pelo juiz, que fixará o prazo para entrega do laudo:

> Art. 3º Os exames periciais serão realizados por perito único designado pelo Juiz, que fixará o prazo para entrega do laudo.

A Justiça do Trabalho também fez suas atualizações e criou o Cadastro Eletrônico de Peritos, por meio do Sistema de Assistência Judiciária da Justiça do Trabalho (AJ-JT), que segue a mesma regularização dos demais sistemas.

O FONOAUDIÓLOGO EXERCENDO A FUNÇÃO DO PERITO JUDICIAL OU DO ASSISTENTE TÉCNICO

O fonoaudiólogo pode, amparado por lei, exercer a função de perito judicial e a de assistente técnico, mas não de forma simultânea em um mesmo litígio, ou seja, ou ele está atuando como perito do juízo ou como assistente técnico de uma das partes.

Nos últimos anos, ficou cada vez mais comum a nomeação dos fonoaudiólogos para atuar como peritos do juízo. O amparo legal fornecido pelo CFFa propiciou o fortalecimento dessa área de atuação. Essa atitude do Conselho era bastante esperada pelos profissionais que já atuavam na área havia aproximadamente duas décadas, sendo de relevante importância que o nosso Conselho de Classe reconhecesse a especialidade de perícia em fonoaudiologia, bem como fomentasse resoluções que consolidassem esse mercado de trabalho.

Como exemplo, podemos citar a Resolução CFFa n. 493/2016,[6] que dispões sobre a perícia em fonoaudiologia e dá outras providências:

> Art. 1º Regulamentar a perícia em Fonoaudiologia.
>
> Parágrafo único. A Perícia em Fonoaudiologia é a utilização de conhecimentos técnicos e científicos nas áreas relacionadas à comunicação humana, seus atributos e funções, cuja análise permita a identificação biométrica e característica da funcionalidade do sujeito, englobando aspectos perceptivos visuais, auditivos, tátil-cinestésicos e motores.

A Resolução CFFa n. 584/2000[7] talvez tenha sido o amparo legal mais esperado pelos fonoaudiólogos que já trabalhavam na área de perícia, pois criou a especialidade em Perícia Fonoaudiológica:

> Art. 1º Reconhecer a Perícia Fonoaudiológica como área de especialidade da Fonoaudiologia.
>
> Art. 2º Estabelecer as atribuições e competências relativas ao profissional fonoaudiólogo Especialista em Perícia Fonoaudiológica.
>
> Parágrafo único. O fonoaudiólogo habilitar-se-á ao título de *Especialista em Perícia Fonoaudiológica.*

Na área jurídica, o fonoaudiólogo pode exercer as funções de perito judicial ou de assistente técnico diante de um dos litigantes. Conforme mencionado anteriormente, essa atuação pode se dar nas esferas do direito civil, do direito penal e do direito do trabalho.

As perícias na área de audiologia são frequentemente solicitadas no âmbito da Justiça do Trabalho; todavia, a esfera cível também passou a ser requerida nos confrontos que envolvem plano de saúde e custeio dos dispositivos eletrônicos de auxiliares da audição, sejam eles implantáveis ou não.

Na Justiça do Trabalho, a perícia auditiva tem como objetivo certificar a causa da suposta perda auditiva. Nesse caso, o intuito do profissional é comprovar ou eliminar a relação de causa e efeito entre a doença alegada pelo trabalhador e sua atuação na empresa. Sem a existência do vínculo (causa e efeito), não há necessidade de falar sobre qualquer tipo de ação indenizatória concedida em juízo. Segundo Opitz Júnior,[8] a causalidade é uma ponte entre os antecedentes (ações) e as consequências (danos).

No campo do trabalho, de acordo com Opitz Júnior,[8] nexo causal pode ser entendido como a relação dos sintomas e sinais clínicos de uma doença com o posto de trabalho. O laudo pericial tem como objetivo descobrir se existe alguma relação entre a perda auditiva de um trabalhador e a função que ele está realizando. Portanto, a causalidade é um elemento necessário para configurar a responsabilidade do empregador.

O objetivo do direito é estabelecer a paz, a harmonia, a regulação do convívio humano em situações diversas da vida em sociedade, por isso cada braço do direito tem uma legislação específica, que dita suas regras para inúmeros assuntos, e não seria diferente para os peritos e assistentes técnicos.

O direito trabalhista é dirigido pela Consolidação das Leis do Trabalho (CLT) e pelo Código de Processo Civil (CPC). Hoje em dia, para a esfera trabalhista, não existe a função de perito oficial (aquele que presta concurso público), motivando a livre nomeação, pelo juiz, de profissionais de saúde que se enquadrem nos requisitos da lei para exercer a função de perito judicial e não oficial. Já o assistente técnico é escolhido pelas partes do processo, e atuará em defesa dos interesses da parte que o indicou. Eis a primeira e principal diferença entre as duas funções: o perito deve ser imparcial, está a serviço do juiz de Direito, enquanto o assistente pode e normalmente é totalmente parcial, visando ao interesse da parte que o contratou.

Infelizmente, nem sempre o papel do perito e do assistente técnico fica bem definido para algumas pessoas, que utilizam o termo "perito assistente" de forma errônea, já que essa denominação não existe; ou o profissional está auxiliando o juiz e é nomeado perito, ou está trabalhando para uma das partes e está prestando o serviço de assistente técnico. No art. 149 do CPC é possível ver a clareza de cada função:

> Art. 149. São auxiliares da Justiça, além de outros cujas atribuições sejam determinadas pelas normas de organização judiciária, o escrivão, o chefe de secretaria, o oficial de justiça, o perito, o depositário, o administrador, o intérprete, o tradutor, o mediador, o conciliador judicial, o partidor, o distribuidor, o contabilista e o regulador de avarias.[1]

O assistente técnico é pessoa de confiança das partes. Por previsão legal, ele pode ser indicado para: (I) elaborar os quesitos que devem ser respondidos pelo perito do juízo, no interesse do autor ou do réu; (II) acompanhar os exames periciais *in loco*; (III) elaborar, sempre que necessário, um parecer técnico acerca do resultado dos exames periciais para ser juntado aos autos pelo procurador da parte interessada (advogado).

No processo trabalhista, a indicação de profissional para exercer a função de assistente técnico e apresentar quesitos consiste em um direito de ambas as partes envolvidas no litígio, garantido pelo CPC, que estabelece o prazo de 15 dias contados da intimação do despacho de nomeação do perito:

> Art. 465. [...]
> § 1º Incumbe às partes, dentro de 15 (quinze) dias contados da intimação do despacho de nomeação do perito: [..]
> II – indicar assistente técnico;[1]

A Lei n. 5.584/70,[5] em seu art. 3º, parágrafo único, dispõe sobre o mesmo tema.

No final do trabalho, o perito deve apresentar à Justiça o *laudo pericial* conclusivo e os assistentes técnicos podem entregar, caso necessário, o *parecer técnico*. Essa pode ser considerada a segunda diferença entre as duas funções.

A terceira e maior diferença encontra-se na responsabilidade assumida por cada um dos profissionais. É que, por atuar como auxiliar da justiça, o perito nomeado pelo juízo deve mostrar-se imparcial, já que seu laudo pode interferir de forma cabal no resultado do processo, fundamentando as razões do juiz para sentenciar. Assim, ele está sujeito aos mesmos impedimentos e causas de suspeição do juiz, e não pode, por exemplo, atuar em processo no qual uma das partes é seu cônjuge.

Para finalizar esse assunto, o Quadro 1 está atualizado conforme o Novo CPC, contendo as principais diferenças entre as funções do perito e do assistente técnico.

QUADRO 1 Principais diferenças entre as funções de perito e de assistente técnico

Perito	Assistente técnico
Nomeado pelo juiz (art. 465 do CPC)[1]	Indicado pelas partes (art. 465, § 1°, II, do CPC)[1]
É um auxiliar do juízo (art. 149 do CPC)[1]	Não é auxiliar do juízo, e sim das partes
Deve ser imparcial	Defende uma das partes da lide
Está sujeito a impedimento e suspeição (art. 148, II, do CPC)[1]	Não está sujeito a impedimentos e suspeição (art. 466, § 1°, do CPC)[1]
Protocola o laudo pericial em juízo (art. 477 do CPC)[1]	Oferece, se desejar, manifestação sobre o laudo do perito judicial no prazo de 15 dias, podendo também apresentar seu respectivo parecer técnico (art. 477, § 1°, do CPC)[1]
Responde a quesitos ofertados pelas partes e/ou pelo juiz	Elabora os quesitos que devem ser respondidos pelo perito nomeado do juiz (art. 465, § 1°, III, do CPC)[1]

O FONOAUDIÓLOGO COMO O PROFISSIONAL ADEQUADO PARA REALIZAR PERÍCIA EM AUDIOLOGIA

A fonoaudiologia é uma ciência nova, que foi regulamentada pela Lei n. 6.965,[9] de 9 de dezembro de 1981. Ou seja, tem atualmente 40 anos de existência.

Em meio à complexidade de todas as áreas regulamentadas, a audiologia merece destaque, por ser necessária tanto no âmbito clínico como no ocupacional.

Na área ocupacional, os profissionais necessitam de conhecimentos legais, tanto para executarem audiometria, exigida por lei em empresas que ofertam risco à saúde auditiva do trabalhador, como no gerenciamento desses exames, ou na implantação e/ou coordenação de um Programa de Conservação Auditiva – PCA e, principalmente, para atuar como um auxiliar da Justiça.

Se considerarmos que é recente a atuação do fonoaudiólogo na área da audiologia ocupacional, ela é mais nova como auxiliar da justiça, embora exista previsão legal desde 1998, quando foi publicada pelo CFFa, por meio Resolução n. 214/1998,[10] atualmente revogada pela Resolução n. 493/2016.[6]

O CFFa publicou em 2016, por meio da Resolução de n. 493/2016,[6] diretrizes mais atuais que norteiam as diversas áreas da perícia fonoaudiológica.

É notório que, do ponto de vista legal, os fonoaudiólogos estão amparados por leis e decretos, todavia, na prática, observa-se que eles não têm o conhecimento necessário para atuar como peritos judiciais, uma vez que a formação acadêmica não prepara o profissional para esse mercado de trabalho.

Nos casos em que a nomeação do fonoaudiólogo ocorra em lide* que envolva a saúde auditiva, o profissional deve estar preparado para concluir seu laudo pericial, respondendo, no mínimo, a 4 questões:

A. Existe perda auditiva?
B. A perda auditiva é permanente ou temporária?
C. Há nexo causal entre a perda auditiva e o ambiente laboral?
D. A perda auditiva alegada gera incapacidade laborativa ou alguma desvantagem social?

Pensando em nortear os fonoaudiólogos que desejarem atuar como peritos judiciais, nos litígios que envolvam problemas relacionados à acuidade auditiva, propõe-se um protocolo, elaborado com base na experiência de atuação desde 2008.

Esse protocolo tem como objetivo coletar os indícios evidentes nos autos do processo, no exame clínico, nos exames auditivos, bem como na avaliação *in loco*, para chegar a uma conclusão quanto à causalidade ou não.

Os itens do protocolo auxiliarão na elaboração do laudo pericial e nas respostas às demandas apresentadas pelo juiz.

---

* Demanda, litígio, pleito, pendência, contenda, questão.

MODELO DE PROTOCOLO CLÍNICO/OCUPACIONAL PARA AUXILIAR NA PERÍCIA AUDITIVA

PROTOCOLO CLÍNICO/OCUPACIONAL

Data da anamnese:

Número do processo: Vara/Cidade:

EMPREGADO

Nome completo:

Endereço:

Telefone/e-mail:

Assistente técnico:

Endereço:

Telefone/e-mail:

Advogado:

Endereço:

Telefone/e-mail:

EMPREGADOR

Empresa:

Ramo de atividade da empresa:

Endereço:

Telefone da empresa:

Assistente técnico:

Endereço:

Telefone/e-mail:

Advogado:

Endereço:

Telefone/e-mail:

DADOS PESSOAIS – EMPREGADO

Nome:

Data de nascimento/idade:

Sexo:

RG:

CPF:

DADOS OCUPACIONAIS – EMPREGADO

Data de admissão:

Data de desligamento:

Setor:

Função:

Horas diárias de trabalho:

Dias da semana em que trabalha na empresa:

Tempo de trabalho na empresa:

Exposição a ruído ocupacional:

Descrição das atividades e do ambiente de trabalho:

Labora com vibração? Sim ( ) Não ( )

Labora em ambiente ruidoso? Sim ( ) Não ( )	Baixo
	Médio
	Alto

Uso de protetor auricular	Sim ( )	Concha
		Plugue
	Não ( )	Outros

Recebimento de EPI – Norma Regulamentadora n. 6 – NR 6[11]	Sim ( ) Não ( )
O reclamante recebeu treinamento para o uso do EPI	Sim ( ) Não ( )

No trabalho, você tem contato com substâncias químicas? Sim ( ) Não ( )

Tolueno	Xileno	Estireno
Tricloroetileno	Dissulfeto de carbono	Acetato de etila
Etanol	N-hexano	Solventes

Inseticidas:

Exposição a ruído extralaboral	Sim ( )	Tempo: ______
	Não ( )	

Labor em outras empresas:

Emp.:	Função:	Tempo:	Ruído:
Emp.:	Função:	Tempo:	Ruído:
Emp.:	Função:	Tempo:	Ruído:
Emp.:	Função:	Tempo:	Ruído:

EXAME CLÍNICO – ACUIDADE AUDITIVA

IMPRESSÃO SOBRE A PRÓPRIA AUDIÇÃO

ORELHA DIREITA	ORELHA ESQUERDA
Boa	Boa
Regular	Regular
Ruim	Ruim
Não sabe	Não sabe

Tempo:

ANTECEDENTES PESSOAIS REFERENTES À AUDIÇÃO		
Antecedentes familiares	Sim ( ) Não ( ) Não sabe ( ) Tempo:	
Zumbido	Sim ( ) Não ( ) Não sabe ( ) Localização: OD ( ) OE ( ) Bilateral ( ) Não sabe ( ) Frequência que sente o zumbido: diariamente ( ) semanalmente ( ) quinzenalmente ( ) mensalmente ( ) esporadicamente ( ) não sabe ( ) Como é o zumbido: grave ( ) agudo ( ) não sabe ( ) / alto ( ) médio ( ) baixo ( ) não sabe ( ) Em que período é mais intenso: o dia inteiro ( ) manhã ( ) tarde ( ) noite ( ) mais de um período ( ) não sabe ( )	
Otalgia	Sim ( ) Não ( ) Não sabe ( )	OD ( ) OE ( )
Otorreia	Sim ( ) Não ( ) Não sabe ( )	OD ( ) OE ( )
Cirurgia na orelha	Sim ( ) Não ( ) Não sabe ( )	OD ( ) OE ( )

DOENÇAS		
Sarampo	Sim ( ) Não ( ) Não sabe ( )	
Caxumba	Sim ( ) Não ( ) Não sabe ( )	
Meningite	Sim ( ) Não ( ) Não sabe ( )	
Hipertensão	Sim ( ) Não ( ) Não sabe ( )	
Diabetes	Sim ( ) Não ( ) Não sabe ( )	
Trauma craniano	Sim ( ) Não ( ) Não sabe ( )	
Outros	Sim ( ) Não ( ) Não sabe ( )	

HÁBITOS NOCIVOS À SAÚDE AUDITIVA DO TRABALHADOR
Utiliza fone de ouvido?
Escuta música alta?
Toca algum instrumento musical?
Costuma ir a *shows* e/ou boates?

MEDICAMENTOS: ANTIBIÓTICOS – AMINOGLICOSÍDEO – OUTROS
Toma algum medicamento? Sim ( ) Não ( )
Qual?
Há quanto tempo?

Estreptomicina	Canamicina	Neomicina
Garamicina	Quinino	Aspirina e Salicilatos
Diuréticos	Eritromicina	Voltaren
Outros:		

OTOSCOPIA
Conduto desobstruído ( )
Conduto obstruído ( )
Resultado:

GERENCIAMENTO AUDIOLÓGICO FUNCIONAL EVOLUTIVO

Fundamentação legal: Norma Regulamentadora n. 7 – NR 712 do Ministério do Trabalho e Emprego – MTE (Programa de Controle Médico de Saúde Ocupacional).
"3.4. Periodicidade dos exames audiométricos. 3.4.1. O exame audiométrico será realizado, no mínimo, no momento da admissão, no 6° (sexto) mês após a mesma, anualmente a partir de então, e na demissão."

AUDIOMETRIA ADMISSIONAL									
Data da audiometria:									
Hz	250	500	1.000	2.000	Média	3.000	4.000	6.000	Média	8.000
OD										
OE										

PRIMEIRA AUDIOMETRIA PERIÓDICA – após 6 meses da admissão										
Data da audiometria:										
Hz	250	500	1.000	2.000	Média	3.000	4.000	6.000	Média	8.000
OD										
OE										

AUDIOMETRIAS PERIÓDICAS										
Data da audiometria:										
Hz	250	500	1.000	2.000	Média	3.000	4.000	6.000	Média	8.000
OD										
OE										
Data da audiometria:										
Hz	250	500	1.000	2.000	Média	3.000	4.000	6.000	Média	8.000
OD										
OE										
Data da audiometria:										
Hz	250	500	1.000	2.000	Média	3.000	4.000	6.000	Média	8.000
OD										
OE										
Data da audiometria:										
Hz	250	500	1.000	2.000	Média	3.000	4.000	6.000	Média	8.000
OD										
OE										
Data da audiometria:										
Hz	250	500	1.000	2.000	Média	3.000	4.000	6.000	Média	8.000
OD										
OE										
Data da audiometria:										
Hz	250	500	1.000	2.000	Média	3.000	4.000	6.000	Média	8.000
OD										
OE										

AUDIOMETRIA DEMISSIONAL										
Data da audiometria:										
Hz	**250**	**500**	**1.000**	**2.000**	**Média**	**3.000**	**4.000**	**6.000**	**Média**	**8.000**
OD										
OE										

Fundamentação legal: Anexo I da NR 7[12] do MTE (Diretrizes e Parâmetros Mínimos para Avaliação e Acompanhamento da Audição em Trabalhadores Expostos a Níveis de Pressão Sonora Elevados).

"**Item 4.2.1.** São considerados sugestivos de desencadeamento de perda auditiva induzida por níveis de pressão sonora elevados, os casos em que os limiares auditivos em todas as frequências testadas no exame audiométrico de referência e no sequencial permanecem menores ou iguais a 25 dB(NA), mas a comparação do audiograma sequencial com o de referência mostra uma evolução dentro dos moldes definidos no item 2.1 desta norma, e preenche um dos critérios abaixo:

a) a diferença entre as médias aritméticas dos limiares auditivos no grupo de frequências de 3.000, 4.000 e 6.000 Hz iguala ou ultrapassa 10 dB(NA);

b) a piora em pelo menos uma das frequências de 3.000, 4.000 ou 6.000 Hz iguala ou ultrapassa 15 dB(NA).

Item 4.2.2. São considerados, também sugestivos de desencadeamento de perda auditiva induzida por níveis de pressão sonora elevados, os casos em que apenas o exame audiométrico de referência apresenta limiares auditivos em todas as frequências testadas menores ou iguais a 25 dB(NA), e a comparação do audiograma sequencial com o de referência mostra uma evolução dentro dos moldes definidos no item 2.1 desta norma, e preenche um dos critérios abaixo:

a) a diferença entre as médias aritméticas dos limiares auditivos no grupo de frequência de 3.000, 4.000 e 6.000 Hz iguala ou ultrapassa 10 dB(NA);

b) a piora em pelo menos uma das frequências de 3.000, 4.000 ou 6.000 Hz iguala ou ultrapassa 15 dB(NA).

Item 4.2.3. São considerados sugestivos de agravamento da perda auditiva induzida por níveis de pressão sonora elevados, os casos já confirmados em exame audiométrico de referência, conforme item 4.1.2, e nos quais a comparação de exame audiométrico sequencial com o de referência mostra uma evolução dentro dos moldes definidos no item 2.1 desta norma, e preenche um dos critérios abaixo:

a) a diferença entre as médias aritméticas dos limiares auditivos no grupo de frequência de 500, 1.000 e 2.000 Hz, ou no grupo de frequências de 3.000, 4.000 e 6.000 Hz iguala ou ultrapassa 10 dB(NA); b) a piora em uma frequência isolada iguala ou ultrapassa 15 dB(NA)."

Resultado do gerenciamento			
Ano	Desencadeamento	Agravamento	Estável
	OD ( ) OE ( )	OD ( ) OE ( )	OD ( ) OE ( )
	OD ( ) OE ( )	OD ( ) OE ( )	OD ( ) OE ( )
	OD ( ) OE ( )	OD ( ) OE ( )	OD ( ) OE ( )

EXAMES COMPLEMENTARES Se necessário	
Potencial evocado auditivo	Resultado:
Emissões otoacústicas	Resultado:
Audiometria	Resultado:
Logoaudiometria	Resultado:
Imitanciometria	Resultado:
Outros	Resultado:

ASO – ATESTADO DE SAÚDE OCUPACIONAL

Fundamentação legal: Norma Regulamentadora n. 7[12] (Programa de Controle Médico de Saúde Ocupacional).
"7.4.4 Para cada exame médico realizado, previsto no item 7.4.1, o médico emitirá o Atestado de Saúde Ocupacional – ASO, em 2 (duas) vias. 7.4.4.1 A primeira via do ASO ficará arquivada no local de trabalho do trabalhador, inclusive frente de trabalho ou canteiro de obras, à disposição da fiscalização do trabalho. 7.4.4.2 A segunda via do ASO será obrigatoriamente entregue ao trabalhador, mediante recibo na primeira via."

Existe ASO – Sim ( )   Não ( )

CAT – COMUNICAÇÃO DE ACIDENTE DE TRABALHO

Fundamentação legal: OS 608 do Ministério da Previdência.[13]
"2.7. Da Notificação:
– A notificação tem por objetivo o registro e a vigilância das perdas auditivas induzidas por nível de pressão sonora elevado de origem ocupacional.
– Sendo confirmado diagnóstico de Perda Auditiva Neurossensorial por Exposição Continuada a Níveis Elevados de Pressão Sonora Ocupacional, deve ser emitida a Comunicação de Acidente de Trabalho – CAT.
– A perda auditiva neurossensorial por exposição continuada a níveis elevados de pressão sonora, na grande maioria dos casos, não acarreta incapacidade para o trabalho. O trabalhador deve ter sua Perda Auditiva Neurossensorial por Exposição Continuada a Níveis Elevados de Pressão Sonora Ocupacional notificada para fins de registro e não necessariamente para o afastamento de suas funções laborativas."

- A Resolução n. 428/2013[14] do Conselho Federal de Fonoaudiologia (CFFa), que dispõe sobre a atuação do fonoaudiólogo na saúde do trabalhador e dá outras providências, também determina, no art. 1º, inciso IV, a responsabilidade da emissão de CAT por parte dos fonoaudiólogos que estão coordenando um Programa de Conservação Auditiva (PCA).

Existe CAT – Sim ( )   Não ( )

PORTADOR DE NECESSIDADES ESPECIAIS

Fundamentação legal: Decreto n. 5.296/2004[15] – Art. 5º, § 1º, I, "b".
"b) deficiência auditiva: perda bilateral, parcial ou total, de quarenta e um decibéis (dB) ou mais, aferida por audiograma nas frequências de 500 Hz, 1.000 Hz, 2.000 Hz e 3.000 Hz.

Portador de necessidades especiais? Sim ( ) Não ( )							
AUDIOMETRIA – Data:							
OD				OE			
500 Hz	1.000 Hz	2.000 Hz	3.000 Hz	500 Hz	1.000 Hz	2.000 Hz	3.000 Hz

AVALIAÇÃO DO LOCAL DE TRABALHO (*in loco*)

Houve necessidade de diligência? Se não, justifique.

Na diligência – avaliar

AVALIAÇÃO DO NÍVEL DE PRESSÃO SONORA

Fundamentação legal: Norma Regulamentadora n. 15 – NR 15[16] (Atividades e Operações Insalubres).

Anexo n. 1 – Limites de Tolerância para Ruído Contínuo ou Intermitente.

"2. Os níveis de ruído contínuo ou intermitente devem ser medidos em decibéis (dB) com instrumento de nível de pressão sonora operando no circuito de compensação 'A' e circuito de resposta lenta (*SLOW*). As leituras devem ser feitas próximas ao ouvido do trabalhador."

Anexo n. 2 – Limites de Tolerância para Ruídos de Impacto.

"2. Os níveis de impacto deverão ser avaliados em decibéis (dB), com medidor de nível de pressão sonora operando no circuito linear e circuito de resposta para impacto. As leituras devem ser feitas próximas ao ouvido do trabalhador. O limite de tolerância para ruído de impacto será de 130 dB (linear). Nos intervalos entre os picos, o ruído existente deverá ser avaliado como ruído contínuo.

3. Em caso de não se dispor de medidor do nível de pressão sonora com circuito de resposta para impacto, será válida a leitura feita no circuito de resposta rápida (*FAST*) e circuito de compensação "C". Neste caso, o limite de tolerância será de 120 dB(C)."

AVALIAÇÃO

Data da diligência:

Ambiente é interno ou externo?

Dimensões aproximadas e a localização de portas e janelas:

Localização, identificação e caracterização das fontes sonoras:

Medidor de nível de pressão sonora (decibelímetro):

Calibrado:

Tipo de ruído:	Máximo:	Mínimo:

PPRA – PROGRAMA DE PREVENÇÃO DE RISCOS AMBIENTAIS

Fundamentação legal: Norma Regulamentadora n. 9 – NR 9[17] (Programa de Prevenção de Riscos Ambientais).

"9.1.1 Esta Norma Regulamentadora – NR estabelece a obrigatoriedade da elaboração e implementação, por parte de todos os empregadores e instituições que admitam trabalhadores como empregados, do Programa de Prevenção de Riscos Ambientais – PPRA, visando à preservação da saúde e da integridade dos trabalhadores, através da antecipação, reconhecimento, avaliação e consequente controle da ocorrência de riscos ambientais existentes ou que venham a existir no ambiente de trabalho, tendo em consideração a proteção do meio ambiente e dos recursos naturais."

Existe PPRA? Sim ( ) Não ( )

PPP – PERFIL PROFISSIOGRÁFICO PREVIDENCIÁRIO

Fundamentação legal: a exigência legal do PPP tem sua previsão legal no art. 58 da Lei n. 8.213/91[18] e no Regulamento da Previdência Social (Decreto n. 3.048/99[19]). Em decorrência da Instrução Normativa do INSS n. 118/2005, a partir de 1º de janeiro de 2004, a empresa ficou obrigada a elaborar o PPP, de forma individualizada para seus empregados, trabalhadores avulsos e cooperados.

Portaria MTP n. 313/2021.[20]

"Art. 1º A partir do início da obrigatoriedade dos eventos de Segurança e Saúde no Trabalho (SST) no Sistema Simplificado de Escrituração Digital das Obrigações Previdenciárias, Trabalhistas e Fiscais – eSocial, o Perfil Profissiográfico Previdenciário – PPP será emitido exclusivamente em meio eletrônico para os segurados das empresas obrigadas.

§ 1º A implantação do PPP em meio eletrônico será gradativa, conforme cronograma de implantação dos eventos de SST no eSocial.

Art. 2º O PPP em meio eletrônico corresponde ao histórico laboral do trabalhador a partir do início da obrigatoriedade dos eventos de SST no eSocial, conforme cronograma estabelecido."

"Art. 6º A partir de sua implantação, o PPP em meio eletrônico deverá ser preenchido para todos os segurados, independentemente do ramo de atividade da empresa e da exposição a agentes nocivos."

Existe PPP? Sim ( )   Não ( )

PCMSO – PROGRAMA DE CONTROLE MÉDICO DE SAÚDE OCUPACIONAL

Fundamentação legal: Norma Regulamentadora n. 7[12] (Programa de Controle Médico de Saúde Ocupacional).

"7.1.1. Esta Norma Regulamentadora – NR estabelece a obrigatoriedade de elaboração e implementação, por parte de todos os empregadores e instituições que admitam trabalhadores como empregados, do Programa de Controle Médico de Saúde Ocupacional – PCMSO, com o objetivo de promoção e preservação da saúde do conjunto dos seus trabalhadores."

Existe PCMSO? Sim ( )   Não ( )

PCA – PROGRAMA DE CONSERVAÇÃO AUDITIVA

Fundamentação legal: Norma Regulamentadora n. 7[12] (Programa de Controle Médico de Saúde Ocupacional).

"1.1. Estabelecer diretrizes e parâmetros mínimos para a avaliação e o acompanhamento da audição do trabalhador através da realização de exames audiológicos de referência e sequenciais. 1.2. Fornecer subsídios para a adoção de programas que visem a prevenção da perda auditiva induzida por níveis de pressão sonora elevados e a conservação da saúde auditiva dos trabalhadores."

Existe PCA? Sim ( )   Não ( )

QUESITOS – CONSULTA PROCESSUAL

Neste item deve-se anotar os quesitos, pois frequentemente algumas respostas serão encontradas durante a anamnese clínico-ocupacional.

- Quesitos apresentados pelo Juiz.
- Quesitos apresentados pelo autor.
- Quesitos apresentados pelo réu.

______/_______/ ______

____

Nome do Perito(a)

Perito(a) Judicial / CRFa n.

ELABORAÇÃO DO LAUDO PERICIAL AUDITIVO

Cada profissional deve criar seu laudo. Este deve ter a identidade do perito, pois cada pessoa tem uma forma única de escrever. O laudo pericial deve ser técnico-científico, objetivo, elucidativo e ser sempre respaldado por legislações vigentes e pertinentes. É importante lembrar que as legislações sofrem mudanças com o objetivo de garantir os direitos da sociedade, motivo pelo qual o perito precisa manter-se atualizado.

Durante a elaboração laudo, o perito deve permanecer atento, respondendo de forma clara às dúvidas que nortearam o litígio, mas nunca pode exceder os limites de suas atribuições.

Para facilitar a elaboração desse documento, o art. 473 do CPC[1] descreve de forma resumida a essência do laudo:

> Art. 473. O laudo pericial deverá conter:
> I – a exposição do objeto da perícia;
> II – a análise técnica ou científica realizada pelo perito;
> III – a indicação do método utilizado, esclarecendo-o e demonstrando ser predominantemente aceito pelos especialistas da área do conhecimento da qual se originou;
> IV – resposta conclusiva a todos os quesitos apresentados pelo juiz, pelas partes e pelo órgão do Ministério Público.
> *§ 1º No laudo, o perito deve apresentar sua fundamentação em linguagem simples e com coerência lógica, indicando como alcançou suas conclusões.*
> *§ 2º É vedado ao perito ultrapassar os limites de sua designação, bem como emitir opiniões pessoais que excedam o exame técnico ou científico do objeto da perícia.*
> *§ 3º Para o desempenho de sua função, o perito e os assistentes técnicos podem valer-se de todos os meios necessários, ouvindo testemunhas, obtendo informações, solicitando documentos que estejam em poder da parte, de terceiros ou em repartições públicas, bem como instruir o laudo com planilhas, mapas, plantas, desenhos, fotografias ou outros elementos necessários ao esclarecimento do objeto da perícia.*

Nota-se que o art. 473 do CPC[1] estabelece critérios mínimos para a elaboração do laudo pericial, entretanto fica ao discernimento do perito utilizar a metodologia mais adequada, tendo sempre a premissa de que, para organizar um laudo consistente e imparcial, o perito deve utilizar técnicas científicas referentes à sua área de atuação, como também apoiar-se em legislações específicas para o fortalecimento da prova apresentada em juízo. *(Para maiores informações sobre o assunto, consultar os Capítulos 25, "Ruído, efeitos sobre a saúde e estratégias de proteção", e 27, "Saúde ambiental e ações em vigilância na saúde do trabalhador exposto a agentes otoagressores".)*

CONSIDERAÇÕES FINAIS

O fonoaudiólogo deve sempre lembrar que é um técnico com conhecimento em audiologia nomeado pelo juiz para o auxiliar e, com isso, apresentar, no final de seu trabalho, um laudo pericial auditivo, cujo principal objetivo é definir se os achados audiológicos têm nexo causal com as atividades desempenhadas pelo trabalhador na empresa.

Para tanto, é necessário arrolar informações capazes de esclarecer questões, situações e fatos relevantes ao deslinde do caso, de modo a permitir ao magistrado um julgamento seguro do conflito.

REFERÊNCIAS BIBLIOGRÁFICAS

1. Brasil. Novo Código de Processo Civil – Novo CPC. 3.ed. São Paulo: Saraiva; 2018.
2. Brasil. Resolução n. 233, de 13 de julho de 2016, do Conselho Nacional de Justiça – CNJ. Cadastro Eletrônico de Peritos e Órgãos Técnicos ou Científicos – CPTEC. 21 out. 2016. Disponível em: https://www.trt6.jus.br/portal/sites/default/files/documents/edital_peritos_no_01_2016-1_0.pdf. Acesso em: 26 set. 2021.
3. Brasil. Resolução n. 558, de 22 de maio de 2007, do Conselho da Justiça Federal – CJF. Pagamento de honorários de advogados dativos, curadores, peritos, tradutores e intérpretes. 29 maio 2007. Disponível em: http://www.normaslegais.com.br/legislacao/resolucaocjf558_2007.htm. Acesso em: 27 jun. 2021.
4. Brasil. Código de Processo Penal. 4.ed. São Paulo: CL Edijur Editora; 2021.
5. Brasil. Presidência da República. Subchefia para Assuntos Jurídicos. Lei n. 5.584, de 26 de junho de 1970. Dispõe sobre normas de Direito Processual do Trabalho, altera dispositivos da Consolidação das Leis do Trabalho, disciplina a concessão e prestação da assistência judiciária na Justiça do Trabalho, e dá outras providências [internet]. Brasília, DF; 1970. Disponível em: http://www.planalto.gov.br/ccivil_03/leis/l5584.htm. Acesso em: 9 jul. 2021.
6. Brasil. Conselho Federal de Fonoaudiologia. Resolução n. 493, de 7 de abril de 2016. Dispõe sobre perícia em Fonoaudiologia e dá outras providências [internet]. Brasília, DF; 2016. Disponível em: https://www.fonoaudiologia.org.br/resolucoes/resolucoes_html/CFFa_N_493_16.htm. Acesso em: 15 ago. 2021.
7. Brasil. Conselho Federal de Fonoaudiologia. Resolução n. 584, de 22 de outubro de 2020. Dispõe sobre a criação da Especialidade em Perícia Fonoaudiológica, define as atribuições e competências relativas ao profissional Especialista, e dá outras providências [internet]. Brasília, DF; 2020. Disponível em: https://www.fonoaudiologia.org.br/resolucoes/resolucoes_html/CFFa_N_584_20.htm. Acesso em: 15 set. 2021.
8. Opitz Júnior JP. Medicina do trabalho e perícia médica. 2.ed. São Paulo: Santos; 2011.
9. Brasil. Presidência da República. Subchefia para Assuntos Jurídicos. Lei n. 6.965, de 9 de dezembro de 1981. Dispõe sobre a regulamen-

tação da profissão de Fonoaudiólogo, e determina outras providências [internet]. Brasília, DF; 1981. Disponível em: http://www.planalto.gov.br/ccivil_03/leis/l6965.htm. Acesso em: 1 set. 2021.

10. Brasil. Conselho Federal de Fonoaudiologia. Resolução n. 214, de 20 de setembro de 1998. Dispõe sobre a atuação do fonoaudiólogo como perito em assuntos da sua competência e dá outras providências [internet]. Brasília, DF; 1998. Disponível em: https://www.fonoaudiologia.org.br/resolucoes/resolucoes_html/CFFa_N_214_98.htm. Acesso em: 15 set. 2021.
11. Ministério do Trabalho e Emprego. Norma Regulamentadora n. 6 (NR 6). Brasília, 1978 (atualizada em 7 de abril de 2021).
12. Ministério do Trabalho e Emprego. Norma Regulamentadora n. 7 (NR 7). Brasília, 1978 (atualizada em 26 de julho de 2021).
13. Brasil. Ministério da Previdência. Ordem de Serviço n. 608, de 5 de agosto de 1998. Aprova norma técnica sobre perda auditiva neurossensorial por exposição continuada a níveis elevados de pressão sonora de origem ocupacional [internet]. Brasília, DF; 1997. Disponível em: http://www.oficionet.com.br/arquivos_links/INSS/OS-608-INSS-05-08-98.pdf. Acesso em: 1 set. 2021.
14. Brasil. Conselho Federal de Fonoaudiologia. Resolução n. 428, de 2 de março de 2013. Dispõe sobre a atuação do fonoaudiólogo na saúde do trabalhador e dá outras providências [internet]. Brasília, DF; 2013. Disponível em: https://www.fonoaudiologia.org.br/resolucoes/resolucoes_html/CFFa_N_428_13.htm. Acesso em: 5 ago. 2021.
15. Brasil. Ministério da Previdência. Decreto n. 5.296, de 2 de dezembro de 2004. Regulamenta as Leis n. 10.048, de 8 de novembro de 2000, que dá prioridade de atendimento às pessoas que especifica, e 10.098, de 19 de dezembro de 2000, que estabelece normas gerais e critérios básicos para a promoção da acessibilidade das pessoas portadoras de deficiência ou com mobilidade reduzida, e dá outras providências [internet]. Brasília, DF; 2004. Disponível em: http://www.planalto.gov.br/ccivil_03/_ato2004-2006/2004/decreto/d5296.htm. Acesso em: 6 set. 2021.
16. Ministério do Trabalho e Emprego. Norma Regulamentadora n. 15 (NR 15). Brasília, 1978 (atualizada em 9 de dezembro de 2019).
17. Ministério do Trabalho e Emprego. Norma Regulamentadora n. 9 (NR 9). Brasília, 1978 (atualizada em 9 de dezembro de 2019).
18. Brasil. Presidência da República. Subchefia para Assuntos Jurídicos. Lei nº 8.213 de 24 de julho de 1991. Dispõe sobre os planos de benefícios da previdência social e dá outras providências [Internet]. Brasília, DF; 1991. [acesso em 2021 setembro 12]. Disponível em: http://www.planalto.gov.br/ccivil_03/leis/l8213cons.htm. Acesso em: 8 mar. 2022.
19. Brasil. Ministério da Previdência. Decreto nº 3.048 de 6 de maio de 1999. Aprova o regulamento da previdência social, e dá outras providências [internet]. Brasília, DF; 1999. {acesso em 2021 setembro 6]. Disponível em: http://www.planalto.gov.br/ccivil_03/decreto/d3048.htm. Acesso em: 8 mar. 2022.
20. Brasil. Ministério Público do Trabalho. Portaria nº 313 de 22 de setembro de 2021. Dispõe sobre a implantação do Perfil Profissiográfico Previdenciário (PPP) em meio eletrônico, de que tratam os §§ 3º e 8º do art. 68 do Regulamento da Previdência Social, aprovado pelo Decreto nº 3.048, de 6 de maio de 1999, com redação dada pelo Decreto nº 10.410, de 30 de junho de 2020 [internet]. Brasília, DF; 2021. Disponível em: https://www.legisweb.com.br/legislacao/?id=420608. Acesso em: 8 mar. 2022.

51

TELEAUDIOLOGIA

Deborah Viviane Ferrari
Carmen Barreira-Nielsen

INTRODUÇÃO

Segundo a Organização Mundial de Saúde (OMS),[1] os principais desafios enfrentados na área de cuidados à audição podem ser assim resumidos:

1. Tendências demográficas e populacionais: prevalência global alta e crescente da perda auditiva ao longo da vida. Estima-se que, em 2050, 1 em cada 4 pessoas terão perda auditiva. São necessárias ações urgentes de saúde pública para mitigar tais projeções.
2. Literacia a respeito dos cuidados auditivos e estigma associado à perda auditiva: falta de informações precisas, e as mentalidades estigmatizantes limitam o acesso aos cuidados.
3. Questões relacionadas ao sistema de saúde: relacionados à escassez e distribuição desigual de serviços clínicos; recursos humanos; acesso a dispositivos; dados e indicadores, governança e orçamento.

A teleaudiologia, quando aplicada de forma eficaz, tem a capacidade de abordar diferentes aspectos relativos a essas três questões de forma a melhorar a qualidade do fornecimento de cuidados auditivos, aumentando seu acesso e eficiência.[1]

DEFINIÇÃO, ATIVIDADES E MODALIDADES

O prefixo grego "tele" quer dizer "a distância". Dessa forma, teleaudiologia, em um contexto amplo, significa "audiologia a distância". Essa expressão foi usada pela primeira vez em 1999, pelo Dr. Gregg Givens, nos EUA, em referência a um sistema para a realização de audiometria de forma remota.[2] Atualmente, compreende-se a teleaudiologia como o uso de modernas tecnologias de informação e comunicação (TIC) para fornecer uma gama de serviços a distância, voltados para a promoção de saúde assim como para a prevenção, identificação, diagnóstico e reabilitação das deficiências auditivas e alterações do equilíbrio.

Internacionalmente, as primeiras atividades de teleaudiologia ocorreram na metade da década de 1990, com a proposição e a demonstração do uso de métodos de controle remoto de aplicativos para a realização de procedimentos de diagnóstico audiológico (audiometria, emissões otoacústicas e potenciais auditivos evocados de tronco encefálico), assim como provas de conceito para a programação de dispositivos eletrônicos de amplificação sonora (Deas) e implante coclear (IC) a distância. Neste ponto, cabe mencionar que a expressão "dispositivos eletrônicos de amplificação sonora" é empregada neste capítulo para denotar exclusivamente os chamados aparelhos de amplificação sonora individuais ou próteses auditivas.

No Brasil, os primeiros estudos de viabilidade da condução de procedimentos audiológicos a distância foram realizados a partir de 2003, por pesquisadores do Departamento de Fonoaudiologia da Faculdade de Odontologia de Bauru – Universidade de São Paulo. Desde então, a teleaudiologia no país vem evoluindo, acompanhando os avanços das TIC e de outras tecnologias aplicadas à saúde e impulsionada pelas ações em outras universidades, financiadas por agências de fomento à pesquisa, e pelos programas de telessaúde do governo federal, lançados nos anos de 2007 e 2011. Cabe destacar também o Fórum de Telessaúde em Audiologia (Academia Brasileira de Audiologia), que, desde 2004, propicia anualmente um espaço de interlocução entre sociedades científicas, pesquisadores, fonoaudiólogos clínicos e o Conselho Federal de Fonoaudiologia (CFFa). Dentre outros produtos, esse Fórum realizou importantes encaminhamentos que contribuíram para a construção da regulamentação dessas práticas para a profissão.[3]

A descrição pormenorizada de marcos cronológicos da evolução da teleaudiologia, nacional ou internacionalmente, está além do escopo deste capítulo. Contudo, é imprescindível mencionar a pandemia de Covid-19 e a magnitude dos desafios impostos em todos os setores da sociedade, sobretudo na saúde. Em curto espaço de tempo, barreiras históricas foram removidas e o fornecimento de cuidados a distância se transformou de exceção para regra, a fim de diminuir o risco de disseminação da doença e proteger pacientes e profissionais. Nesse árduo processo de aprendizagem, soluções tecnológicas existentes foram popularizadas, outras foram aceleradas e novos modelos de serviço foram propostos. Levantamentos[4,5] revelaram significativo aumento do uso da teleaudiologia nos setores público e privado, além de mudanças de atitude e uma nova apreciação dos profissionais a respeito de sua importância atual e papel futuro.

O uso das TIC para fornecimento de cuidados auditivos tem várias vantagens para o profissional, para o paciente e para os sistemas de saúde, incluindo a maior facilidade e conveniência de acesso e economia de custos, tanto para residentes em áreas rurais como para pessoas com alguma limitação de mobilidade. Por outro lado, os desafios da teleaudiologia também precisam ser considerados (Quadro 1), dentre eles a distribuição desigual de infraestrutura, o baixo alfabetismo digital, a falta de familiaridade de profissionais e pacientes, os desafios para proteção de dados, a inviabilidade para realização de alguns procedimentos, a ausência de diretrizes clínicas e os modelos de remuneração ainda não consolidados.[2,3]

A teleaudiologia deve ser realizada em conformidade com os aspectos éticos, legais e regulatórios da profissão. No Brasil, o CFFa publicou resoluções específicas sobre esse teor em 2009, 2013 e 2020 – esta última, a Resolução CFFa n. 580/2020,[9] encontra-se atualmente em vigor. De modo complementar, por intermédio do Grupo de Trabalho em Telefonoaudiologia, o CFFa publicou as *Diretrizes de Boas Práticas para Telefonoaudiologia*.[3] Recomenda-se a leitura dessas publicações antes que a prática da teleaudiologia seja iniciada.

As principais atividades e modalidades de teleaudiologia estão resumidas na Figura 1. Tomando como exemplo a teleconsulta, ela pode ser conduzida de modo síncrono ou assíncrono. Quando essas duas são combinadas, tem-se a modalidade híbrida, não constante na ilustração.

A teleconsulta síncrona permite a interação profissional-paciente em tempo real. Quando soluções de videoconferência são utilizadas, esse formato é o que mais se assemelha a uma consulta presencial,[3,9] sendo essa uma das razões para sua popularidade. A audiologia é uma área que utiliza vários equipamentos computadorizados para triagem, avaliação e intervenção, portanto é bastante comum a utilização de soluções para controle remoto de aplicativos, que permitem ao fonoaudiólogo comandar um equipamento a distância, via rede, e executar ações como se estivesse presencialmente no local. Além de várias opções de *software* de acesso e controle remoto disponíveis no mercado, diferentes equipamentos audiológicos contemporâneos já possuem recursos nativos para essas funções.

O telemonitoramento é uma das atividades mais recentes na audiologia. Implica, entre outras coisas, o uso de sensores sem fio integrados ao vestuário, acessórios ou *smartphones* que permitem registrar e transmitir dados de um indivíduo[3,9] (p. ex., sinais vitais) ou do *datalogging* de sua tecnologia assistiva. A utilização de técnicas sofisticadas de análise desse grande volume de dados gerados pode auxiliar o profissional e o paciente no gerenciamento do cuidado e na tomada de decisões.

As atividades de teleaudiologia podem envolver interações de um fonoaudiólogo com outro fonoaudiólogo, com outro profissional de saúde ou com o paciente, acompanhado ou não por um facilitador. Nos EUA, o facilitador é denominado "técnico clínico de teleaudiologia" (TCT), o qual, após receber treinamento apropriado e demonstrar competência, pode atuar sob a supervisão de um audiologista licenciado.[10] No Brasil, o facilitador pode ser outro profissional de saúde, estudante de Fonoaudiologia, intérprete de Libras, membro da família ou cuidador, dentre outros. Ele tem a função de assistir o paciente e o profissional, executando atividades de suporte tecnológico e/ou de preparo do paciente para os procedimentos[9] e adicionando eficiência ao serviço prestado. Por exemplo, o facilitador pode configurar e iniciar o *software* para videoconferência, realizar a colocação de fones de ouvido no paciente, conectar tecnologias assistivas à interface de programação, auxiliar em atividades de condicionamento etc.[8] Em atividades assíncronas, o facilitador pode coletar dados, imagens ou outros registros do pa-

QUADRO 1 Benefícios e desafios da teleaudiologia

	Potenciais benefícios	Potenciais desafios
Profissionais	▪ Maior abrangência da prestação de serviços audiológicos. ▪ Atração de novos pacientes. ▪ Redução de absenteísmo. ▪ Diminuição de custos operacionais (p. ex., opção por teletrabalho em alguns dias da semana). ▪ Oferta de serviços em horário não comercial. ▪ Aumento da capacidade e eficiência de profissionais. ▪ Maior oportunidade para monitoramento do paciente. ▪ Oportunidade para avaliação e intervenção naturalística.	▪ Necessidade de tempo, experiência e apoio para aquisição de novas habilidades e competências (p. ex., uso e resolução de problemas com a tecnologia). ▪ Impossibilidade de realizar alguns procedimentos clínicos que exigem contato físico. ▪ Escassez ou inexistência de diretrizes clínicas. ▪ Modelos de remuneração insuficientes.
Pacientes	▪ Maior acesso a cuidados para indivíduos em áreas remotas ou que tenham restrição de mobilidade. ▪ Menor tempo de espera por consultas. ▪ Maior frequência de contato com o profissional. ▪ Diminuição de custos diretos e indiretos do tratamento. ▪ Diminuição de desconforto e ansiedade associados à necessidade de deslocamento.	▪ Baixo alfabetismo digital. ▪ Dificuldade de abordar assuntos delicados, especialmente se houver desconforto ou preocupação do paciente com a tecnologia e privacidade. ▪ Elegibilidade de alguns candidatos em função de aspectos cognitivos, educacionais, culturais e de logística.
Profissionais e pacientes	▪ Maior conveniência. ▪ Maior oportunidade para compartilhamento de informações profissional-profissional e profissional-paciente. ▪ Maior envolvimento do paciente e parceiros comunicacionais no cuidado. ▪ Maior satisfação do paciente. ▪ Maior oportunidade para coordenação e integralidade da prestação de cuidados. ▪ Potencial para menor fragmentação na obtenção de dados. ▪ Maior retenção de profissionais em áreas rurais ou remotas. ▪ Diminuição da propagação de doenças infecciosas.	▪ Necessidade de infraestrutura tecnológica (*hardware*, *software*, conectividade etc.). ▪ Maior esforço e vigilância para proteção da privacidade e segurança das informações. ▪ Pode afetar a qualidade da comunicação profissional-paciente (redução de pistas visuais e outras pistas não verbais). ▪ Evidências de custo-efetividade são escassas. ▪ A aceitação do uso ainda não é ampla.

Fonte: Kim et al., 2021;[2] Lopes et al., 2020;[3] Eikelboom, 2021;[4] Parmar, 2021;[5] Ratanjee-Vanmali, 2020;[6] Beukes et al., 2021;[7] Glista et al., 2019.[8] (design gráfico de Camila Medina)

ciente e enviá-los ao fonoaudiólogo para fins de análise. Ressalta-se que práticas fonoaudiológicas não podem ser delegadas ao facilitador.

MODELOS DE FORNECIMENTO DE SERVIÇOS A DISTÂNCIA

A prática da audiologia tradicionalmente é realizada por meio de um encontro presencial entre profissional e paciente, em um local com instalações específicas que permitem a realização de procedimentos clínicos, seguindo padrões estabelecidos e reconhecidos. A teleaudiologia desafia esse modelo tradicional no tocante aos princípios espaciais (profissional e paciente estão em locais distintos), temporais (a atividade não é necessariamente síncrona) e de ação (profissional e paciente estimulados a atuar de forma mais coordenada).[11]

No que tange aos serviços audiológicos fornecidos a distância, dois modelos são propostos: clínica satélite e direto ao paciente[12] – este capítulo dará maior enfoque ao segundo. Em ambos os modelos podem ser empregadas as modalidades síncrona, assíncrona ou automática. O Quadro 2 traz exemplos ilustrativos, para fins exclusivamente didáticos, de potenciais ofertas de procedimentos para indivíduos

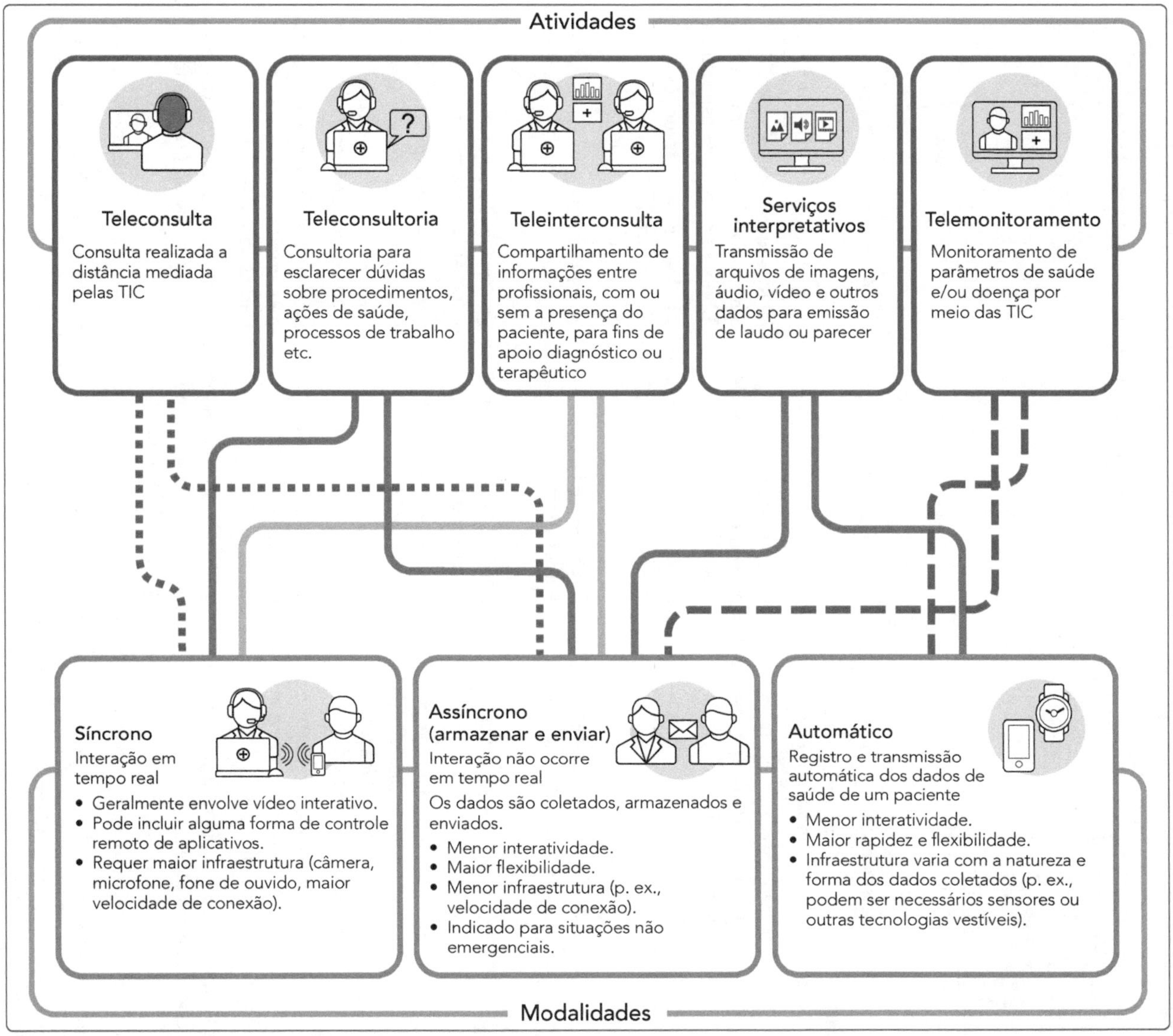

FIGURA 1 Exemplos de atividades e modalidades para a teleaudiologia.
TIC: tecnologias de informação e comunicação.
Fonte: Lopes et al., 2020;[3] Brasil, 2021.[9] (design gráfico de Camila Medina)

adultos e idosos com alterações auditivas, em ambos os modelos, tendo como base algumas soluções tecnológicas existentes. Evidências científicas para algumas dessas soluções ainda não estão disponíveis. Assim, essas informações não devem ser interpretadas como recomendação de prática clínica ou contraposição à regulamentação vigente no país.

No modelo de clínica satélite, o paciente estará presente em um estabelecimento de saúde onde há equipamento audiológico (*hardware*) tradicional, computadorizado, que varia conforme a finalidade do estabelecimento. Também estará presente um facilitador treinado para assistir o profissional e o paciente.[12] Em se tratando de um estabelecimento de saúde, o papel do facilitador poderá ser desempenhado por outro profissional de saúde ou um fonoaudiólogo.

Para as atividades síncronas, o fonoaudiólogo a distância pode utilizar o método de controle remoto de aplicativos explanado anteriormente e, por meio de videoconferência, interagir com o facilitador e/ou paciente. Com esse arranjo, potencialmente qualquer procedimento pode ser realizado, sempre e quando, no mínimo, a infraestrutura (equipamentos audiológicos e TIC) esteja disponível, os riscos para o paciente sejam mínimos ou inexistentes, a qualidade do resultado obtido seja equivalente ao método tradicional e exista conformidade com os princípios éticos e regulatórios da profissão. Por exemplo, embora seja tecnicamente possível realizar as etapas de seleção, verificação com medidas com microfone sonda e adaptação de Deas[13] a distância, essa prática não é permitida pelo CFFa.[14]

QUADRO 2 Exemplos ilustrativos de ofertas nos modelos de clínica satélite e direto ao paciente – não devem ser interpretados como recomendação de prática clínica

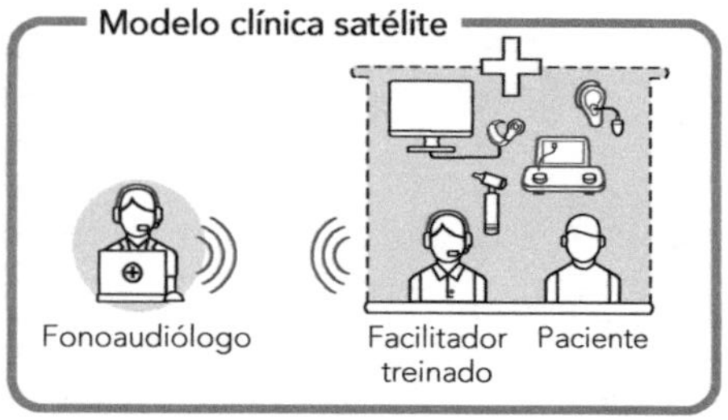

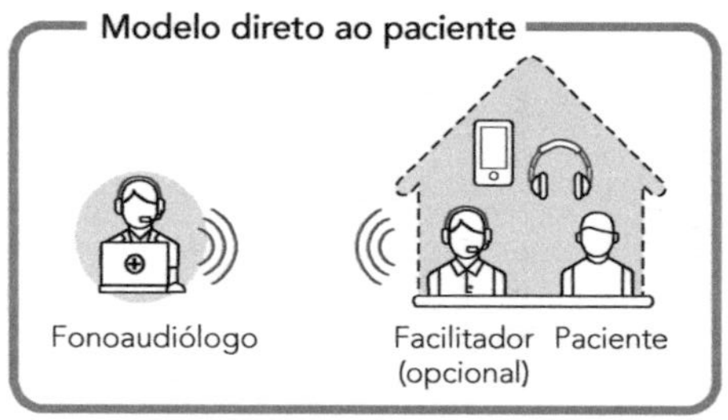

	Modelo clínica satélite			Modelo direto ao paciente	
	Síncrono	**Assíncrono**		**Síncrono**	**Assíncrono/automático**
		Facilitador fonoaudiólogo	**Facilitador não fonoaudiólogo**		
Triagem	(a) Meatoscopia; audiometria; MAS; EOA; Peate; testes de fala; acufenometria.	Procedimentos listados em "síncrono"	(a) Meatoscopia; (c) audiometria, MAS; EOA, Peate e (b) testes de fala automatizados.	(a) Meatoscopia; audiométrica, testes de fala, questionários.	(a) Meatoscopia; soluções automatizadas-audiométrica, (b) testes de fala, questionários.
Avaliação				(a) Meatoscopia, (c) audiometria; testes de fala.	(a) Meatoscopia, soluções automatizadas para (c) audiometria; (b) testes de fala.
Deas	*Scanning* da orelha; programação inicial; verificação (MMS) ajuste fino.		*Scanning* da orelha; verificação e ajuste fino automatizados.	Pesquisa de limiares (via aérea); ajuste fino.	(d) Ajuste fino.
Implante coclear	Medidas objetivas intraoperatórias e pós-operatórias; mapeamento.		Telemetria de impedância.	(e) Medidas objetivas e mapeamento.	(f) Otimização do ajuste; (g) telemetria de impedância.
Reabilitação auditiva	(a) Procedimentos tradicionais.		Soluções autodirigidas para treinamento auditivo, gerenciamento da comunicação e manejo do zumbido.	(a) Procedimentos tradicionais.	Soluções autodirigidas para treinamento auditivo, gerenciamento da comunicação e manejo do zumbido.
Educação, orientação e aconselhamento	(h) Procedimentos tradicionais.		Acesso a materiais instrucionais e instrumentos diversos em mídias variadas.	(h) Procedimentos tradicionais.	Acesso a materiais instrucionais e instrumentos diversos em mídias variadas.
Avaliação de resultados	(b) Testes de fala (silêncio e ruído); (i) limiares auditivos com o dispositivo, instrumentos de autoavaliação (inventários, questionários etc.).			(b) Testes de fala (silêncio e ruído); (i) limiares auditivos com o dispositivo; instrumentos de autoavaliação (inventários, questionários etc.).	

Deas: dispositivo eletrônico de amplificação sonora; EOA: emissões otoacústicas evocadas; MAS: medidas da imitância acústica; MMS: medidas com microfone-sonda;; Peate: potencial evocado auditivo de tronco encefálico.
(a) Soluções que permitam a captura de imagem estática ou vídeo do meato acústico externo. (b) Materiais de fala podem estar indisponíveis para o idioma português brasileiro. (c) Soluções diferem quanto aos recursos disponíveis. (d) Parâmetros ajustáveis disponíveis para o paciente variam conforme a empresa. (e) Interface de programação sem fio e *tablet* com *software* devem ser enviados para o paciente. (f) Opções limitadas no controle remoto do dispositivo variam conforme o fabricante. (g) Aplicativo específico do fabricante. (h) Adaptação pode ser necessária para atender à mediação por tecnologias. (i) Pode envolver a estimulação diretamente via dispositivo.
Fonte: elaborado pelas autoras com base em Ballachanda et al., 2012.[12] (design gráfico de Camila Medina)

No que se refere às atividades assíncronas, se um fonoaudiólogo presente na clínica satélite tiver pouca experiência com dado procedimento, ele poderá obter dados e transmiti-los posteriormente para um fonoaudiólogo com *expertise*, em uma estratégia de cooperação – teleinterconsulta (Figura 1). Se o facilitador for outro profissional de saúde, equipamentos automatizados deverão ser utilizados para a obtenção de dados, os quais serão encaminhados a um fonoaudiólogo para análise e parecer, assemelhando-se ao serviço interpretativo (Figura 1).

Enfatiza-se que a automação já está presente em muitos procedimentos para triagem e avaliação audiológica utilizados rotineiramente em atendimentos presenciais, por exemplo: as medidas de imitância acústica, potencial evocado auditivo de tronco encefálico (Peate) e emissões otoacústicas (EOA) de triagem. Ainda que não seja um conceito novo, a audiometria automatizada também vem ganhando popularidade, principalmente na última década. Os *softwares* de programação de Deas disponibilizam processos automatizados para a programação inicial, para a "aclimatização" e o ajuste fino (baseado na identificação das queixas do usuário). Ademais, vários desses *softwares* incluem métodos automatizados para equiparação da resposta do dispositivo aos alvos prescritos durante o procedimento de verificação com medidas com microfone-sonda. A automação também é utilizada em testes eletroacústicos do Deas realizados em acopladores e simuladores e procedimentos de telemetria de impedância do IC.

Embora possa ser um tema controverso para alguns, o compartilhamento de tarefas, facilitado pela automação e teleaudiologia, é preconizado pela OMS[1] como uma das estratégias para melhorar o acesso a serviços de alta qualidade para aqueles que os necessitam, em regiões onde a força de trabalho qualificada é escassa. Certamente isso requer a implementação de mecanismos de controle de qualidade para assegurar a confiabilidade dos processos realizados.

A onipresença de dispositivos móveis com alto poder computacional, aliada à disseminação do acesso à internet sem fio e à demanda crescente por aplicativos na área da saúde, impulsionaram a chamada saúde móvel (*mHealth*). Isso, por sua vez, ampliou as possibilidades de fornecimento de serviços diretamente ao paciente. Nesse modelo direto ao paciente estarão disponíveis o computador ou tecnologias móveis (*smartphones* e *tablets*) e fones de ouvido calibrados.[12] O facilitador pode ou não estar presente. Os equipamentos audiológicos convencionais (*hardware*) serão substituídos por soluções baseadas em *software*. O ambiente do estabelecimento de saúde, muitas vezes controlado (cabine acústica ou sala acusticamente tratada), dará lugar a outros não tradicionais, como a residência, o local de trabalho ou a escola que o paciente frequenta. Dessa forma, a viabilidade de oferta de procedimentos nesse modelo será mais restrita.

Neste ponto, é importante distinguir o modelo direto ao paciente acima mencionado (Quadro 2) de outros modelos de fornecimento de serviços "diretamente ao consumidor", os quais podem ou não prescindir do envolvimento de um fonoaudiólogo ou outro profissional da área de saúde auditiva. Sendo assim, os Deas autoajustáveis e outras soluções tecnológicas como os produtos de amplificação sonora pessoais (*personal sound amplification products* – PSAP), aplicativos de amplificação para *smartphones* e os chamados *hearables* não serão discutidas neste capítulo.

Existem aplicativos validados que empregam critérios passa/falha para a triagem auditiva autoadministrada ou assistida por um profissional/facilitador. Esses procedimentos variam quanto ao tipo de estímulo (p. ex., tons calibrados, material de fala) e aos transdutores (p. ex., fones do próprio dispositivo móvel, fones de inserção) utilizados, assim como quanto à população-alvo e características da perda auditiva que será identificada.[12] A oferta desses aplicativos pode resultar na detecção e busca por tratamento para a deficiência auditiva mais precocemente.[1,15]

No que concerne à avaliação da audição, as soluções baseadas em *softwares*, (administradas por profissionais ou autoadministradas) variam quanto aos testes que podem ser realizados (p. ex., audiometria com tom puro com ou sem mascaramento, testes supraliminares; logoaudiometria no silêncio ou ruído etc.), ao transdutor utilizado e à população-alvo.[11]

Estratégias para lidar com a ausência de uma cabine audiométrica incluem o uso de fones com cancelamento de ruído, que fornecem um complemento eficaz para testes em ambientes comunitários como as escolas, assim como a utilização de métodos para mensuração do nível de ruído ambiental.[1]

Vale notar que os procedimentos de avaliação realizados nesse modelo não têm o papel de substituir o diagnóstico audiológico tradicional, que requer um ambiente controlado e uma ampla bateria de testes. Contudo, podem ser suficientes para algumas situações e populações.[16] Por exemplo, para auxiliar na definição de encaminhamentos necessários ou para monitoramento do *status* auditivo de indivíduos já diagnosticados com perda auditiva sensorioneural.

No tocante à programação de dispositivos eletrônicos de amplificação sonora (Deas), os principais fabricantes fornecem aplicativos que, dentre outras funcionalidades, podem permitir ao usuário acessar seu dispositivo via *bluetooth* e realizar modificações nos ajustes, o que configura um serviço direto ao paciente e automático. Os parâmetros acessíveis ao paciente variam conforme o fabricante – por exemplo, podem ser alterados, dentro de uma extensão predeterminada, o ganho, resposta de frequência, direcionalidade e redução do ruído etc. É sugerido[17] que o profissional, posteriormente, verifique se as modificações realizadas são compatíveis com as necessidades auditivas do paciente. Algumas soluções também apresentam funções para identificação de problemas com o microfone ou receptor do dispositivo e enviam notificações ao usuário a respeito de troca de baterias e limpeza, dentre outras.

O fonoaudiólogo, por meio de outros aplicativos disponibilizados pelos fabricantes, pode realizar a programação do Deas remotamente, de forma síncrona ou assíncrona. Atualmente pelo menos um fabricante exige a utilização de acessório adicional para a condução desse procedimento.[2] Nessa situação, a grande maioria dos parâmetros do *software* de programação estará acessível, assim como as informações do *datalogging* do dispositivo, ampliando as possibilidades de ajuste fino. Algumas dessas soluções também permitem a utilização do próprio Deas como gerador e transdutor de sinais para fins de pesquisa de limiares por via aérea, o que pode ser útil para o monitoramento do *status* auditivo, otimização de ajustes e resolução de problemas. A qualidade dessa pesquisa de limiar, contudo, é dependente da integridade do dispositivo.[17] Até o momento, nenhuma dessas soluções existentes permite a realização de medidas com microfone-sonda no modelo diretamente ao paciente.[8]

A miniaturização e a capacidade de comunicação com interfaces de programação do IC amplia a oferta de procedimentos síncronos. Nesse caso, com a tecnologia atualmente disponível é necessário coordenar a logística de envio da interface e *software* de programação para o paciente, bem como a posterior devolução à clínica. Por meio de estratégias de compartilhamento remoto de aplicativo e da comunicação de áudio e vídeo bidirecional, o profissional consegue realizar procedimentos psicoacústicos e telemetria, além de otimizar ou resolver problemas com o mapa.[18]

Além da conveniência, a programação realizada de forma remota nesse modelo, tanto para o Deas como para o IC, permite ao paciente experimentar imediatamente os ajustes atualizados, em seu próprio ambiente e rotina, o que pode favorecer a personalização da programação e resolução de problemas.

Até a finalização dessa escrita, foi encontrado apenas um aplicativo que possibilita ao paciente realizar a captura de imagem do local do implante, teste de fala no ruído, obtenção de limiares com o IC, teste automatizado de impedância e coleta do registro de dados do processador de fala (p. ex., tempo de uso do dispositivo). Todas essas informações são transmitidas de forma assíncrona para o profissional. Esse aplicativo não permite a realização de mapeamento remoto.[19] Pelo menos um estudo demonstrou a viabilidade da programação automatizada do IC, baseada na realização de procedimentos psicoacústicos autoadministrados e inteligência artificial sob a supervisão de um audiologista, sugerindo que tais procedimentos podem estar disponíveis futuramente.[20]

Para a reabilitação auditiva de indivíduos adultos e idosos, há ofertas de programas autoadministrados baseados em *websites* ou em aplicativos para treinamento de habilidades auditivas, auditivo-visuais, cognitivas ou uma combinação destas. Alguns desses programas são disponibilizados por fabricantes de Deas ou IC, sem custo adicional ao paciente. Há variação entre os programas quanto às habilidades que serão exercitadas, o nível de dificuldade das tarefas e estratégias de monitoramento utilizadas. Esses programas empregam o princípio da gamificação (p. ex., adaptação do nível de dificuldade das tarefas e atribuição de pontos com base no desempenho) para manter o envolvimento do indivíduo.[12]

Além disso, existem programas autoadministrados voltados ao manejo do zumbido, em sua maioria baseados na terapia cognitivo-comportamental, que demonstraram resultados de redução significativa da ansiedade, depressão e insônia.[7]

Salienta-se que nesses programas autoadministrados o fonoaudiólogo assume um papel de facilitação, estimulando e monitorando o envolvimento e o progresso do paciente para que com base nisso possam ser tomadas decisões informadas e compartilhadas a respeito do plano de tratamento.

Outra categoria são os chamados programas de apoio, voltados ao paciente e parceiros comunicacionais, envolvendo educação a respeito do uso e manejo com a tecnologia assistiva, estratégias de comunicação e de enfrentamento para lidar com as consequências psicossociais de deficiência auditiva.[17] Estes podem ser ofertados em diferentes modalidades. Na modalidade síncrona, essas atividades são realizadas de forma mais similar à tradicional e envolvem relativamente poucos recursos de infraestrutura – por essa razão, podem ser de interesse para aqueles que estão iniciando a oferta de serviços a distância.[8]

Por outro lado, programas educacionais multimídia autoadministrados e baseados em tecnologias móveis também estão disponíveis. A oferta via dispositivos móveis possibilita maior personalização e oportunidade de acesso ao conteúdo de modo conveniente e rápido, podendo promover maior engajamento e incentivar o autocuidado.[21] Dentre outros aspectos de importância, o planejamento de programas dessa natureza deve levar em consideração a usabilidade para pessoas com diferentes níveis de alfabetismo digital,[6] assim como a qualidade, legibilidade e adequação das informações fornecidas,[15,21] de modo a propiciar uma experiência positiva e motivadora, contribuindo para aumentar a adesão do usuário.[22]

No que concerne ao aconselhamento de ajuste pessoal, as ferramentas *Telecare* do Ida Institute foram desenvolvidas para auxiliar o profissional e o paciente na estruturação de um diálogo a respeito das percepções e sentimento do paciente em relação a sua perda auditiva e explorar maneiras de lidar com suas consequências práticas, sociais e emocionais. Essas ferramentas, gratuitas, podem ser utilizadas de forma síncrona ou assíncrona, estando disponíveis em formato PDF editável e aplicativo (www.idainsitute.com). Quando aplicadas de modo assíncrono, a ferramenta oferece aos pacientes a chance de refletir sobre esses aspectos de forma antecipada, de modo que estejam preparados para discutir o que é mais importante para eles durante a consulta.

Assim como ocorre nos modelos presenciais, as medidas de avaliação de resultados (validação) se fazem necessárias para determinar o impacto da intervenção na vida do indivíduo, considerando diferentes desfechos. Em ambiente clínico, controlado, os métodos mais utilizados envolvem a audiometria em campo livre e os testes de percepção da fala, realizados com e sem o uso do dispositivo.[23]

Quando se utiliza a teleaudiologia no modelo direto ao paciente, arranjos diferentes podem ser considerados para evitar a influência de algumas fontes de variabilidade associadas à apresentação de estímulos por meio de alto-falantes, incluindo a interferência do ruído. Por exemplo, aplicativos para *smartphones* podem ser utilizados para uma medição rápida do nível de pressão sonora no ambiente, auxiliando no controle das condições de teste.[8] Outra opção é transmitir os sinais de áudio (tons ou fala) diretamente do *smartphone* para o dispositivo (Deas ou IC), via tecnologias com ou sem fio.[17] Até a finalização da escrita deste capítulo, pelo menos um fabricante de IC utilizava esta última estratégia, incluindo em seu próprio aplicativo testes automatizados, com paradigmas específicos, para a pesquisa de limiares com tom puro e reconhecimento de fala no ruído.[19]

A validação também envolve a administração de instrumentos (questionários, inventários, escalas etc.) de autoavaliação para examinar o efeito da intervenção na vida diária do paciente. Além disso, diferentes aspectos do próprio serviço prestado devem ser analisados.[23] Vários formatos podem ser utilizados para apresentação de instrumentos diretamente ao paciente, nas modalidades síncrona ou assíncrona.[8] Por exemplo, alguns aplicativos dos fabricantes de Deas já contêm ferramentas breves para mensuração do benefício ou satisfação com o dispositivo e com o procedimento de programação remota.[2] Plataformas seguras podem ser usadas para coleta de dados a respeito do desempenho comunicativo do paciente em determinadas situações de escuta, incômodo com o zumbido, dentre outros parâmetros. Essa particularidade pode incrementar o uso da avaliação momentânea ecológica (AME), ou seja, a obtenção de dados de forma repetida, no ambiente natural do indivíduo, no momento ou próximo ao momento em que o dado ocorre. A AME fornece informações mais precisas do que as obtidas pela aplicação de instrumentos de autoavaliação em situação clínica, os quais exigem que os pacientes se lembrem de comportamentos ou sentimentos ocorridos dias, semanas ou meses antes.[24]

Uma revisão sistemática[23] apresenta um arcabouço conceitual para a validação da intervenção com o uso de Deas, presencialmente e a distância, contendo domínios relativos (a) ao paciente, os quais envolvem a comunicação, preferência ou desempenho com o dispositivo e aspectos da qualidade de vida com a audição, e (b) ao serviço, incluindo os procedimentos da consulta, aspectos técnicos (equipamento, conectividade etc.), humanos (p. ex., interação, competência, confiança etc.) e outros (p. ex., satisfação, custo etc.). Os autores concluem que são necessários diversos instrumentos que possam avaliar esses domínios de forma abrangente.

Modelo híbrido de fornecimento de serviço

As pessoas estão cada vez mais acostumadas a realizar diferentes atividades pela internet, integrando experiências *online* e presenciais em sua vida diária. Do mesmo modo, a teleaudiologia pode ser integrada ao serviço presencial em um formato híbrido.

O modelo híbrido combina experiências presenciais e a distância, nas modalidades síncrona ou assíncrona, ao longo da jornada do paciente, gerando uma experiência coesa para os atores envolvidos. Nesse processo, é possível ofertar serviços variados, flexíveis, personalizáveis, aumentando as possibilidades de contato entre profissional e paciente. A flexibilidade característica do modelo pode trazer melhorias para o paciente e o profissional, por exemplo:

diminuir o tempo de espera por consultas, facilitar a agenda das partes interessadas, aumentar o engajamento do paciente e melhorar a gestão e a eficiência do cuidado.[25]

Para exemplificação, citamos o modelo híbrido proposto para intervenção em adultos e idosos com deficiência auditiva, composto por 5 fases distintas: triagem com aplicativo com teste de dígitos no ruído (*online* assíncrono), aconselhamento para envolvimento motivacional (*online* híbrido), diagnóstico audiológico e concessão do Deas (presencial) e reabilitação audiológica (*online*). Os resultados positivos de experiência e satisfação dos participantes dessas atividades atestam o potencial do modelo para a área da audiologia.[6]

Resumo da literatura científica

Uma organização sem fins lucrativos da Austrália publicou um relatório contendo, dentre outras informações, um resumo de processos clínicos e indicação de existência ou não de evidências científicas que apoiam sua realização a distância. Esse resumo está reproduzido no Quadro 3. A análise incluiu publicações revisadas por pares, literatura cinzenta, *white papers* e informações do fabricante e *sites*. Ressalta-se que o nível de evidência e qualidade dos estudos não foi avaliado.[17] Para tais informações é sugerida a consulta às revisões sistemáticas listadas nas referências deste capítulo. Além disso, destaca-se que para os procedimentos de triagem e avaliação audiológica o resumo inclui literatura com população pediátrica.

ESTRATÉGIAS FACILITADORAS PARA COMUNICAÇÃO EFETIVA ENTRE PROFISSIONAL-PACIENTE

Da mesma forma como ocorre nas consultas presenciais, a comunicação efetiva em consultas a distância é a chave para uma relação profissional-paciente bem-sucedida. Por meio de uma comunicação aberta, clara e centrada no paciente é possível estabelecer uma relação de confiança, levando à obtenção de informações mais precisas e maior envolvimento do paciente em seu cuidado.

As interações síncronas profissional-paciente, mediadas por vídeo interativo, podem trazer desafios em função de baixa conectividade e intercorrências técnicas que potencialmente prejudiquem a qualidade de som e imagem, a diminuição das pistas não verbais, dificuldade para estabelecer contato de olho, dentre outras. Muitas dessas questões podem ser superadas ou diminuídas quando o profissional utiliza adequadamente um conjunto de regras de conduta durante a consulta remota, a chamada etiqueta digital. Ademais, é necessário utilizar outras estratégias de comunicação, adaptadas para a interação via TIC, que possam favorecer a compreensão da mensagem.[2,8,14] De maneira breve e informativa, algumas dessas estratégias estão listadas no Quadro 4.

Para aprofundamento no tema, é sugerida a leitura das Diretrizes de Boas Práticas em Telefonoaudiologia,[3] que apresenta diferentes listas de verificação para auxiliar na preparação do profissional e paciente para a condução de atividades a distância.

CONSIDERAÇÕES SOBRE TELEAUDIOLOGIA EM CRIANÇAS E JOVENS

Uma recente revisão sistemática de literatura analisou diferentes estratégias de telemedicina para a população pediátrica com diferentes condições de saúde, incluindo a deficiência auditiva. Os resultados sugeriram que os serviços fornecidos a distância via videoconferência, intervenções baseadas em *smartphones* e aconselhamento por telefone foram comparáveis ou até mesmo melhores que os serviços presenciais, no que se refere ao gerenciamento de sintomas, qualidade de vida, satisfação, adesão ao tratamento e diminuição do absenteísmo.[26]

Diferentes abordagens têm sido descritas em teleaudiologia na população pediátrica, expandindo o perfil clínico não apenas para crianças que apresentam diagnóstico de perda auditiva, mas para casos de suspeita e em risco de perda auditiva. No modo síncrono e assíncrono, seu uso vem sendo aplicado em diversos locais, entre eles na escola (triagem de pré-escolares e escolares) e por meio de visitas virtuais domiciliares para reabilitação auditiva.[27,28]

Assim, serviços remotos planejados para apoiar a intervenção de bebês e crianças com deficiência auditiva baseados em casa, centrados na família, valorizam o ambiente natural. Quando a proposta de atendimento remoto não tem grande complexidade tecnológica e alta dependência de equipamento, apresenta boa satisfação entre familiares e profissionais.[5] Entretanto, algumas questões de logística e validação dos protocolos ainda trazem desafios para o avaliador e a família de crianças pequenas.

A OMS relatou que mais de 1 bilhão de adultos jovens correm o risco de perda permanente de audição devido a práticas auditivas inseguras.[1] As tecnologias da informação e comunicação podem ser importantes aliadas nesse processo, uma vez que podem tornar os conteúdos apresentados

QUADRO 3 Resumo das evidências científicas disponíveis para os processos clínicos

	Profissional não assistido por facilitador	Profissional assistido por facilitador treinado	Paciente (autodirigida)
Timpanometria e imitância acústica	Respaldo da literatura não encontrado.	A literatura respalda a realização efetivamente e com segurança. A modalidade síncrona é preferível.	Respaldo da literatura não encontrado.
EOAe	Respaldo da literatura não encontrado.	A literatura respalda que pode ser realizada de modo efetivo e seguro.	Respaldo da literatura não encontrado.
Reflexo acústico	Respaldo da literatura não encontrado.	Possível realizar.*	Respaldo da literatura não encontrado.
Audiometria tonal limiar	Alguma evidência apoia a realização de ATL diagnóstica por VA. Não foi encontrada evidência da literatura para VO.	A literatura respalda a realização efetivamente e com segurança na modalidade síncrona.	Respaldo da literatura não encontrado.
Triagem auditiva	A literatura respalda a realização efetivamente e com segurança.**	A literatura respalda a realização efetivamente e com segurança na modalidade síncrona.	A literatura respalda a realização efetivamente e com segurança.
Testes de fala	A evidência é limitada.	Há respaldo da literatura.	Há respaldo da literatura.
Impressão da orelha	Respaldo da literatura não encontrado.	Respaldo da literatura não encontrado.	Respaldo da literatura não encontrado.
Deas – ajuste inicial	Respaldo da literatura para ajuste com MMS não encontrado.	A literatura apoia a realização de ajuste inicial com medidas com microfone-sonda na modalidade síncrona.	Há evidência que apoia a viabilidade do uso de Deas autoajustável como opção para reabilitação.
Deas – ajuste fino	Há respaldo da literatura.	Há respaldo da literatura.	É possível com novas tecnologias.
Serviços de suporte à reabilitação auditiva	A literatura respalda a realização efetivamente e com segurança.	A evidência é limitada.	Novas tecnologias permitem acesso a informações e treinamentos. A opinião do profissional ainda é necessária para resultados ideais.
Zumbido – gerenciamento e aconselhamento	As terapias baseadas na internet são consideradas intervenções viáveis para clientes com zumbido, com efeitos positivos no desconforto do zumbido e melhora dos sintomas secundários pós-intervenção.	Não foram encontradas evidências.	A literatura respalda a realização efetivamente e com segurança. Intervenções do zumbido autodirigidas.

Deas: dispositivo eletrônico de amplificação sonora; ATL: audiometria tonal limiar; EOAe: emissões otoacústicas evocadas; VA: via aérea; VO: via óssea.
*Extrapolado das informações da timpanometria e emissões otoacústicas evocadas.
**Extrapolado das informações da audiometria tonal.
Fonte: Eikelboom, 2021.[17] (design gráfico de Camila Medina)

QUADRO 4 Estratégias de etiqueta digital, comunicação e acessibilidade para teleconsulta síncrona

 Etiqueta digital	▪ Use câmera, microfone e fone de ouvido de boa qualidade. ▪ Sente-se de frente para a câmera e mantenha o enquadramento de sua imagem centralizado. ▪ Deixe a câmera na altura dos olhos ou um pouco acima. ▪ O ambiente deve estar bem iluminado. Otimize a iluminação colocando uma pequena lâmpada a 1 m de sua frente. ▪ Sente-se em frente a um fundo neutro de cor clara, sem distrativos. Diminua fontes de luz (natural ou não) nesse fundo. ▪ Use roupa lisa, de cor contrastante com o fundo. ▪ O ambiente deve ser privado. ▪ Elimine potenciais fontes de ruído fechando janelas. ▪ Membros de sua equipe administrativa (p. ex., secretária) podem ser orientados a conduzir uma sessão de teste com o paciente, de forma a orientá-lo sobre como lidar com a tecnologia, testar a qualidade de áudio e vídeo com antecedência etc.
 Comunicação	▪ Use um microfone próximo de sua boca para melhorar a relação sinal/ruído, porém sem bloqueá-la, evitando a perda de pistas visuais. ▪ Aproveite o início da atividade para conversas "quebra-gelo", permitindo maior *rapport* e oportunidade para testar a qualidade do áudio e vídeo. ▪ Envie perguntas ou pontos-chave que serão abordados na sessão por escrito e com antecedência, a fim de evitar falhas de comunicação. ▪ Utilize texto (p. ex., *chat*) durante a sessão para reparar falhas de comunicação. ▪ Utilize estratégias de comunicação verbais e não verbais. ▪ Utilize comunicação centrada na pessoa, por exemplo, perguntas abertas, escuta ativa e empática, resumos etc. ▪ Utilize instrumentos que permitam ao paciente refletir sobre questões emocionais e psicossociais antes da consulta (p. ex., ferramentas Ida *Telecare*). ▪ Forneça resumos dos principais pontos abordados na sessão, oralmente e por escrito. ▪ Mantenha todos os materiais que você planeja usar durante a sessão à mão para que você não saia do campo visual do paciente. ▪ Se necessário e com anuência do paciente, solicite apoio de um facilitador para auxiliar a comunicação. ▪ Se necessário, proponha um intervalo na sessão para evitar fadiga.
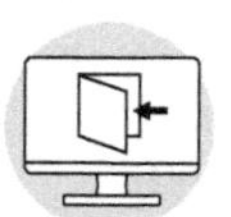 Acessibilidade	▪ Incentive o uso de tecnologia assistiva ou recursos de conectividade que permitam a transmissão do áudio diretamente para o dispositivo. ▪ Dê preferência para plataformas de videoconferência que possuam recursos de legenda automática (certifique-se da qualidade para o idioma português). Se a legendagem não estiver disponível, utilize o *smartphone* com aplicativo de transcrição combinado com a videoconferência no computador. ▪ Se for exibir algum vídeo durante a sessão, certifique-se de habilitar a legenda automática, se disponível. ▪ Certifique-se se o paciente necessita do serviço de intérprete de Libras e planeje sua sessão de acordo com isso.

Fonte: Kim et al., 2021;[2] Glista et al., 2021;[8] Brasil, 2020.[9] (design gráfico de Camila Medina)

mais atrativos. O uso de programas *online* de educação em saúde para prevenção de perdas auditivas baseados na internet ou aplicativo pode ser um grande aliado especialmente para os adolescentes e ter impacto sobre o conhecimento e atitude em face da perda auditiva.

ORGANIZAÇÃO E PLANEJAMENTO

Adicionar novas tecnologias e processos à prática clínica é uma grande mudança e não deve ser subestimada. À medida que a teleaudiologia cresce em popularidade, os profissionais necessitam ser estratégicos sobre quais serviços ou procedimentos oferecer a distância, em qual modalidade, levando diferentes fatores em consideração, por exemplo, a necessidade do paciente e recursos disponíveis na clínica ou organização.[2] Em outras palavras, é necessário um planejamento. O Quadro 5 resume os principais domínios para o planejamento, desenvolvimento e sustentabilidade da teleaudiologia.

Conforme descrito brevemente, para o redesenho do serviço e do modelo de cuidado, uma série de fatores, além da adequação clínica e da preferência dos pacientes, deve

QUADRO 5 Resumo de domínios para planejamento de atividades em teleaudiologia

Domínio	Descrição
Prontidão	Avalie e confirme sua capacidade para iniciar as atividades ou programa de teleaudiologia. É importante avaliar a necessidade, vantagens, fragilidades e oportunidades de sua clínica ou organização. Também devem ser identificados fatores como o nível de oferta de serviço (triagem ou serviços mais abrangentes), a população-alvo (p. ex., faixa etária, características da perda auditiva etc.) e o modelo (clínica satélite ou direto ao paciente), para ajudar a gerenciar estratégias, abordagens e expectativas na implementação das ações.
Solução e tecnologia	Identifique e selecione as atividades e modalidades de serviços ofertados para guiar a escolha dos equipamentos adequados e aplicação do que será implementado. Equipamentos, sistemas de comunicação, programas, aplicativos, *software* e interfaces são componentes essenciais para uma prestação de serviço de qualidade. Faça um levantamento dos requisitos mínimos para atividade segura de acordo com o local. Por exemplo: para serviços em modalidade síncrona os requisitos de equipamentos de áudio e vídeo e conectividade serão maiores do que para a modalidade assíncrona. A organização de uma clínica satélite implicará investimento em equipamentos audiológicos, além das TIC etc.
RH e treinamento	Caso trabalhe com uma equipe, identifique aqueles mais inclinados ao uso da tecnologia em suas rotinas e/ou proponha treinamento para habilidades desejadas no uso das TIC. Defina claramente as funções e responsabilidades dos envolvidos, inclusive para aqueles que atuarem na clínica satélite, se pertinente. O pessoal de apoio (técnicos/facilitadores) atua como elos essenciais na preparação e assistência de encontros com pacientes e na coordenação dos cuidados. A equipe ampliada tem atividades operacionais diárias que abrangem agendamento, faturamento, teste de tecnologia, entre outros.
Ambiente	Crie um ambiente profissional comparável ao que tradicionalmente se encontraria em atendimentos presenciais. Ao utilizar a modalidade síncrona, o cuidado com a ambiência é fundamental. Ao projetar o espaço da sala para teleaudiologia, preste muita atenção à localização da sala, acústica, tamanho, fundo da imagem na câmera, posição do equipamento, disposição dos móveis e iluminação. Seja qual for a modalidade, é fundamental assegurar a privacidade dos envolvidos. A preparação para uma consulta ideal inclui a preparação também por parte do paciente. Assim, ao agendar uma consulta virtual, os pacientes devem receber uma lista de verificação e ser incentivados a adequar seu ambiente.
Segurança digital e suporte remoto	Atividades de teleaudiologia só são possíveis com o aporte das TIC. Dessa forma, é de importância contar com um suporte de TI desde o início do planejamento. Esses profissionais poderão auxiliar na seleção de plataformas ou provedores de serviço e na implementação de práticas para garantir a segurança digital. O suporte de TI também pode auxiliar no treinamento da equipe de fonoaudiólogos, pois é essencial que o profissional tenha familiaridade com a interoperabilidade dos equipamentos e conhecimento mínimo para resolver potenciais problemas de ordem técnica durante uma atividade.
Protocolos	Estabeleça protocolos, políticas e procedimentos validados, bem como metas de desempenho de curto e longo prazo. Protocolos clínicos e de processo de trabalho devem obedecer à mesma regra usada para interações presenciais. No caso de modelo de clínica satélite, planeje a integração entre os dois locais que se conectam. Além disso, delineie o atendimento remoto de modo a complementar a prática padrão, de forma a deixar os atores envolvidos em uma posição mais confortável. É importante ter um plano de contingência quando forem identificadas situações nas quais há necessidade do atendimento presencial.

(continua)

QUADRO 5 Resumo de domínios para planejamento de atividades em teleaudiologia (*continuação*)

Avaliação e monitoramento	Desenvolva um plano de avaliação, monitoramento e melhoria da qualidade do serviço prestado. Implemente um processo de avaliação para revisar as atividades/programa e monitorar seu desempenho regularmente. Inclua indicadores para acompanhar o desempenho do programa quanto ao impacto dos serviços clínicos, operacionais e de custo. Integre fluxos de trabalho clínico e considere uma governança centralizada para as medidas de avaliação de infraestrutura, satisfação e com foco nos resultados da intervenção. Muitas medidas de qualidade já estão bem estabelecidas para uso baseado na web (p. ex., PROM).
Requisitos legais	Mantenha o conhecimento atualizado a respeito das questões legais, éticas e regulatórias relacionadas à teleaudiologia, assim como diretrizes de boas práticas que devem ser cumpridas. Observar a importância de manter os preceitos de um atendimento presencial quando remoto. Por exemplo: anotar no prontuário, orientar o paciente sobre o tipo de atendimento, manter o sigilo, a privacidade, ser responsável pela condução do caso, estar habilitado para conduzir tal procedimento, entre outros.
Perspectiva financeira	Elabore um plano de investimento para a nova modalidade e compreenda como será o retorno. Isso pode facilitar a sustentabilidade das ações. A remuneração/pagamento não deve ser um desafio para a implementação de um programa de teleaudiologia, uma vez que o profissional deve garantir que os serviços prestados sejam equivalentes às tradicionais sessões presenciais e dentro das boas práticas que o regulamentam. Uma análise de mercado de saúde (público/privado/complementar) ajudará a determinar a demanda pelos serviços propostos, e um plano de negócios ajudará a identificar a alocação de recursos e o retorno.

RH: recursos humanos; TI: tecnologia da informação; TIC: tecnologias de informação e comunicação.
Fonte: adaptada de Ballachanda et al., 2020[12] e Brasil, 2019.[29] (design gráfico de Camila Medina)

ser analisada continuamente para definir o escopo e a escalabilidade do serviço.

CONSIDERAÇÕES FINAIS

A pandemia de Covid-19 catalisou a já vertiginosa transformação digital na saúde, dentre outros efeitos, impulsionando a oferta de cuidados a distância. A teleaudiologia saiu da periferia para o centro da prática profissional, permitindo a continuidade dos cuidados em um momento de crise sem precedentes.

A ampla difusão da teleaudiologia é uma etapa importante em direção à adoção de abordagens mais integradas, com o potencial de melhorar os resultados e a eficiência e manter a inovação no cerne da prestação de serviços de saúde auditiva.[8]

É de extrema importância preparar a força de trabalho para adquirir habilidades e competências necessárias para acompanhar essa evolução e desempenhar novos papéis em um ecossistema dinâmico. A forma como a profissão analisa e responde a essas mudanças moldará sua capacidade de navegar e avançar na construção de uma audiologia moderna, humanizada, responsiva às necessidades das pessoas com deficiência auditiva e aos desafios dos sistemas de saúde.

REFERÊNCIAS BIBLIOGRÁFICAS

1. World Health Organization. World Report on Hearing. Geneva: Switzerland; 2021.
2. Kim J, Jeon S, Kim D, Shin Y. A review of contemporary teleaudiology: literature review, technology, and considerations for practicing. J Audiol Otol. 2021;25(1):1-7.
3. Lopes AC, Barreira-Nielsen CSC, Ferrari DV, Campos PD, Ramos SM. Diretrizes de boas práticas em telefonoaudiologia [recurso eletrônico]. Bauru: Faculdade de Odontologia de Bauru; Brasília: Conselho Federal de Fonoaudiologia; 2020.
4. Eikelboom RH, Bennett RJ, Manchaiah V, Parmar B, Beukes E, Rajasingam SL, et al. International survey of audiologists during the Covid-19 pandemic: use of and attitudes telehealth. Int J Audiol. 2021 Aug 9:1-10.
5. Parmar B, Beukes E, Rajasingam S. The impact of Covid-19 on the provision of UK audiology services and on attitudes towards delivery often health services. Int J Audiol. 2021 May 19:1-11.
6. Ratanjee-Vanmali H. Health supported hearing care with online and face-to-face services: patient characteristics, experience and uptake of a hybrid online and face-to-face model. [Tese]. Pretoria: University of Pretoria; 2020.

7. Beukes EW, Manchaiah V, Allen PM, Baguley DM, Andersson G. Internet-based interventions for adults with hearing loss, tinnitus, and vestibular disorders: a systematic review and meta-analysis. Trends Hear. 2019 Jan-Dec;23:2331216519851749.
8. Glista D, O'Hagan R, Di Fabio D, Moodie STF, Muñoz K, Joseph K, et al. Virtual hearing aid care: clinical practice guidance version 1.9 (Draft). 2021. Western University.
9. Brasil. Conselho Federal de Fonoaudiologia (CFFa). Resolução n. 580, de 20 de agosto de 2020. Dispõe sobre a regulamentação da Telefonoaudiologia e dá outras providências. Diário Oficial da União, 25 ago 2020; Seção 1; 131.
10. American Speech-Language-Hearing Association (Asha). Teleaudiology Clinical Technicians. Disponível em: https://www.asha.org/practice-portal/professional-issues/audiology-assistants/teleaudiology-clinical-assistants/. Acesso em: 8 mar. 2022.
11. Thai-Van H, Bakhos D, Bouccara D, Loudon NH, Marx M, Mom T, et al. Telemedicine in audiology: best practice recommendations from the French Society of Audiology (SFA) and the French Society of Otorhinolaryngology-Head and Neck Surgery (SFORL). Eur Ann Otorhinolaryngol Head Neck Dis. 2020;20:S1879-7296(20)30244-1.
12. Ballachanda B, Abrams H, Hall III JW, Manchaiah V, Minihane D, Kleindienst R, et al. Tele-audiology in a pandemic and beyond: flexibility and suitability in audiology practice. Audiology Today. 2020:32(3):12-21.
13. Tao KFM, Brennan-Jones CG, Capobianco-Fava DM, Jayakody DMP, Friedland PL, Swanepoel DW, et al. Teleaudiology services for rehabilitation with hearing aids in adults: a systematic review. J Speech Lang Hear Res. 2018;13[61(7)]:1831-49.
14. Brasil. Conselho Federal de Fonoaudiologia (CFFa). Resolução n. 623, de 10 de junho de 2021. Dispõe sobre inclusão do parágrafo primeiro e alteração do parágrafo único para parágrafo segundo do artigo 3º na Resolução CFFa n. 591, de 5 de novembro de 2020. Diário Oficial da União, 25 jun 2021; Seção 1; 150.
15. Paglialonga A, Nielsen AC, Caitlin Barr, AE, Laplante-Lévesque, A. Health and the hearing aid adult patient journey: a state-of-the-art review. Biomed Eng Online. 2018 Jul 31;17(1):101.
16. Swanepoel DW, Hall J. Making audiology work during Covid-19 and beyond. Hear J. 2020;73(6):20, 22-4.
17. Eikelboom RH, Bennett RJ, Brennan M. Tele-audiology: an opportunity for expansion of hearing healthcare services in Australia. Ear Science InstituteAustralia. Perth, Western Australia, 2021.
18. Slager HK, Jensen J, Kozlowski K, Teagle H, Park LR, Biever A, et al. Remote programming of cochlear implants. Otol Neurotol. 2019;40(3):e260-e266.
19. Maruthurkkara S, Case S, Rottier R. Evaluation of remote check: a clinical tool for asynchronous monitoring and triage of cochlear implant recipients. Ear Hear. 2021;43(2):495-506.
20. Meeuws M, Pascoal D, Janssens de Varebeke S, De Ceulaer G, Govaerts PJ. Cochlear implant telemedicine: remote fitting based on psychoacoustic self-tests and artificial intelligence. Cochlear Implants Int. 2020 Sep;21(5):260-8.
21. Ferguson MA, Maidment DW, Gomez R, Coulson N, Wharrad H. The feasibility of anm-health education programme (m2Hear) to improve outcomes in first-time hearing aid users. Int J Audiol. 2021 Apr;60(Supp 1):S30-S41.
22. Sterling L, Burrows R, Barnet B, Taffe S, McDonald R. Emotional factors for teleaudiology. In: Saunders E (ed.). Tele-audiology and the optimization of hearing health care delivery. Hershey, PA: IGI Global; 2019. p.1-18.
23. Tao KFM, Brennan-Jones CG, Jayakody DMP, Swanepoel W, Fava G, Bellekom SR, et al. Validation of teleaudiology hearing aid rehabilitation services for adults: a systematic review of outcome measurement tools. Disabil Rehabil. 2021 Mar 31:1-18.
24. Galvez G, Turbin MB, Thielman EJ, Istvan JA, Andrews JA, Henry JA. Feasibility of ecological momentary assessment of hearing difficulties encountered by hearing aid users. Ear Hear. 2012;33:497-507.
25. Glista D, Ferguson M, Muñoz K, Davies-Venn E. Connected hearing healthcare: shifting from theory to practice. Int J Audiol. 2021 Apr;60(-Supp 1):S1-S3.
26. Shah AC, Badawy SM. Telemedicine in pediatrics: systematic review of randomized controlled trials. JMIR PediatrParent. 2021 Feb 24;4(1):e22696.
27. Muñoz K, Nagaraj NK, Nichols N. Applied tele-audiology research in clinical practice during the past decade: a scoping review. Int J Audiol. 2021;60(Sup1):S4-S12.
28. Dharmar M, Simon A, Sadorra C, Friedland G, Sherwood J, Morrow H, et al. Reducing loss to follow-up with tele-audiology diagnostic evaluations. Telemed J E Health. 2016 Feb;22(2):159-64.
29. Brasil. Ministério da Saúde. Secretaria de Ciência, Tecnologia e Insumos Estratégicos. Departamento de Ciência e Tecnologia. Guia Metodológico para Programas e Serviços em Telessaúde [recurso eletrônico]. Brasília: Ministério da Saúde; 2019.

52

OTOTOXICIDADE

Cristiane Akemi Kasse
Patricia Helena Pecora Liberman

INTRODUÇÃO

Medicamentos ou substâncias que causam lesões na orelha interna, resultando em perda de audição, zumbido e alterações de equilíbrio, são considerados ototóxicos. Centenas de substâncias prescritas normalmente, por exemplo, para o tratamento de doenças infecciosas, câncer e doenças cardíacas, podem ser potencialmente tóxicas para a orelha interna, acarretando perdas auditivas leves a severas, zumbido e/ou tontura. O quadro clínico pode ser reversível, dependendo do mecanismo de ação tóxica nas células da orelha interna, da dose e do tempo administrado, da idade do paciente, de suas condições clínicas, da associação com outras terapias ototóxicas (p. ex., a radioterapia) e da presença de lesões prévias da orelha interna.[1,2]

Até o momento, mais de 200 substâncias foram classificadas como potenciais ototóxicos, sendo a maioria delas utilizada para terapia de doenças infecciosas (aminoglicosídeos, vancomicina, polimixina, cloranfenicol), doenças cardíacas (propranolol e practolol), anti-inflamatórios e analgésicos (ácido acetilsalicílico, salicilatos, quinina) e antineoplásicos (cisplatina, carboplatina, ciclofosfamida), entre outros.[3,4] Existem medicamentos com sítios de preferência na orelha interna e, por isso, denominados cocleotóxicos (lesão em estruturas da cóclea) e vestibulotóxicos (lesão no sistema vestibular). A cisplatina apresenta efeitos eminentemente cocleares, enquanto alguns aminoglicosídeos são preferencialmente vestibulotóxicos (tobramicina e gentamicina), e existem medicamentos que atuam em ambos os sistemas (interferon alfa-2b).[3-6]

Dentre essas substâncias, as medicações mais estudadas pelo impacto na qualidade de vida do paciente são os aminoglicosídeos, devido a seu baixo custo no tratamento de infecções, e os derivados da platina (cisplatina e carboplatina), em razão da eficácia no tratamento de tumores sólidos. Ambas as medicações podem levar à perda auditiva e ao zumbido, que são irreversíveis, enquanto as medicações como os salicilatos, os anti-inflamatórios e os diuréticos podem induzir a perdas auditivas reversíveis após a suspensão da medicação.[4,6,7]

Neste capítulo apresentaremos as atualizações sobre as principais drogas ototóxicas, seu mecanismo de ação, sintomatologia, impacto audiológico e perspectivas no tratamento.

DERIVADOS DE PLATINA

A cisplatina foi identificada em 1965 e vem sendo amplamente utilizada a partir de 1990, como agente quimioterápico para tumores sólidos. Sua molécula (cis-diaminodicloroplatina II, CDDP) é hidrossolúvel e inibe a síntese do ácido desoxirribonucleico (DNA) *in vitro*, e *in vivo* por ligações intra e interfilamentares. Sua penetração é por difusão, formando espécies ativas resultantes da hidrólise do cloro na fórmula, cujos átomos podem deslocar-se de modo direto pela ação com nucleotídeos. A cisplatina interage com o DNA dessas células e forma o complexo

DNA-cisplatina, interferindo no metabolismo celular com ação carcinogênica, mutagênica, teratogênica e imunossupressora. Entretanto, seus efeitos colaterais envolvem principalmente a nefrotoxicidade e a ototoxicidade, provocando perda auditiva neurossensorial irreversível bilateral nas frequências altas.[4,8]

Cada agente agressor à cóclea e a sua homeostase tem sua via molecular específica que leva à perda auditiva, mas todos produzem estresse oxidativo, levando ao aumento da geração de espécies reativas de oxigênio (ERO).[9]

O mecanismo bioquímico da toxicidade coclear da cisplatina não está totalmente esclarecido, porém os mais aceitos são a produção de ERO e a interferência sobre o sistema de defesa antioxidante do órgão.[8,9] As ERO desencadeiam a peroxidação lipídica, levando à lesão celular. São moléculas que contêm números de elétrons não pareados, quimicamente muito instáveis e extremamente tóxicos para as células. Os radicais livres comprometem o DNA mitocondrial, provocando uma mutação em seu genoma e tornando-o ineficiente energeticamente.[10]

Além da formação de radicais livres, pode ocorrer a inibição das enzimas antioxidantes e a apoptose celular. Os antioxidantes são enzimas compostas de pequenas moléculas, que varrem e modificam a ação dos radicais livres, limitando a lesão celular. Estratégia para prevenir a ototoxicidade da cisplatina é a utilização de antioxidantes, que agem no mecanismo de ação da cascata da apoptose, porém até o momento não existem medicamentos aprovados pela FDA (Food & Drug Administration) para prevenir a ototoxicidade da cisplatina. Aliás, é fundamental que os potenciais agentes protetores não interfiram na eficácia antitumoral da cisplatina.[8]

Outra droga análoga à CDDP é a carboplatina (cisdiamenodicarboxilato – CBDCA). Sua ototoxicidade é menor, mas, quando usada em doses elevadas (acima de 3.000 mg/m^2 como dose total), pode causar o mesmo tipo e grau de perda auditiva que a CDDP. A dose média de risco de ototoxicidade da cisplatina é em torno de 400 mg/m^2.[11] Ambas as substâncias provocam lesão das células ciliadas externas, acometendo inicialmente as células da espira basal da cóclea, bloqueio nos canais de transdução dessas células, progredindo para a lesão de células ciliadas internas, células de suporte, estria vascular e gânglio espiral.[5] Os pacientes realizam quimioterapia em média a cada 21 dias, e a quantidade de quimioterápicos e de ciclos de quimioterapia dependem do protocolo empregado.

A perda auditiva característica é sensorioneural, com configuração descendente nas frequências altas, evoluindo para as frequências médias e baixas, dependendo da dose e da suscetibilidade individual, com impacto direto na comunicação. Nas crianças, a presença da perda auditiva pode comprometer o desenvolvimento de fala e de linguagem.[12] Em um estudo com pacientes jovens que tiveram câncer na infância, e que foram submetidos à quimioterapia, identificamos perdas a partir de 4 kHz, acompanhadas por queixa de hipoacusia e de rebaixamento do índice de reconhecimento da fala (IRF menor de 80%). Trata-se de um sinal de alerta da necessidade de comunicar ao médico que a perda auditiva está tendo impacto na vida do paciente.[13] A diminuição da acuidade auditiva pode não estar acompanhada de queixa auditiva, por isso se deve monitorar audiologicamente esses indivíduos.[14]

A incidência da ototoxicidade depende de diversos fatores: faixa etária do paciente, frequências avaliadas na audiometria, dosagem cumulativa da medicação, critério da perda auditiva e da perda auditiva prévia. Essas variáveis justificam a grande variação na incidência em diversos estudos. Em pacientes que fizeram uso de CDDP encontramos uma variação de 13-96%, e nos pacientes que fizeram uso de CBDCA de 6,6 a 20%.[11,15]

Existem diversos critérios de perdas auditivas que podem ser utilizados em oncologia, fundamentalmente para a orientação sobre o impacto da perda auditiva na vida do paciente e sobre a necessidade de mudança de protocolo.[15-17] O mais importante é a avaliação prévia e durante o tratamento, com objetivo de identificar as alterações decorrentes da ototoxicidade.

Os critérios de perda auditiva por ototoxicidade mais difundidos estão apresentados no Quadro 1.[17] O critério de Chang inclui as altas frequências (acima de 8 kHz); já a classificação da ASHA (American Speech and Hearing Association) compara o resultado das avaliações com a avaliação prévia para a identificação e a sinalização de pequenas alterações nos limiares auditivos (Quadro 1).

O National Cancer Institute divulga periodicamente os critérios e a terminologia para divulgação de efeitos adversos do tratamento do câncer (CTCAE – *Common Terminology Criteria for Adverse Events*) em 2017[18] (Quadro 2).

Observa-se a variabilidade nos critérios de ototoxicidade, impactando diretamente em sua incidência, já que o mesmo paciente pode apresentar classificação diferente conforme o critério utilizado.[16] A literatura relata que a classificação de Chang e a da International Society of Pediatric Oncology (SIOP) são sensíveis para identificar as perdas auditivas nas crianças, apesar de não considerarem as mudanças nos limiares auditivos durante a monitorização auditiva.[17] Para adultos, o CTCAE é mais frequentemente utilizado.

QUADRO 1 Critérios da perda auditiva por ototoxicidade no tratamento oncológico, segundo a ASHA, Brock, Chang, POG, SIOP

Critério da perda autitiva por ototoxicidade					
ASHA	Brock	Chang	POG	Muenster	SIOP
Grau (A): perda auditiva ≥ 20 dB (NA) em pelo menos 1 frequência	Grau 0: < 40 dB (NA) (nível de audição) em todas as frequências	Grau 0: ≤ 20 dB (NA) em 1, 2 e 4 kHz	Grau 0: normal	Grau 0: normal ≤ 10 dB (NA) em todas as frequências	Grau 0: ≤ 20 dB NA em todas as frequências
Grau (B): perda auditiva ≥ 10 dB (NA) em 2 frequências adjacentes	Grau 1: ≥ 40 dB (NA) em 8 kHz	Grau 1a: ≥ 40 dB (NA) nas frequências entre 6-12 kHz. Grau 1b: > 20 e < 40 dB (NA) em 4 kHz	Grau 1 (leve): limiares auditivos entre 20-40 dB (NA) a partir de 4 kHz	Grau 1: > 10-20 dB (NA) em no mínimo uma frequência e zumbido	Grau 1: perda auditiva > 20 dB (NA) em 6 e 8 kHz
Grau (C): ausência de respostas em 3 frequên-cias consecutivas previamente presentes	Grau 2: ≥ 40 dB (NA) a partir de 4 kHz	Grau 2a: ≥ 40 dB (NA) a partir de 4 kHz. Grau 2b: > 20 e < 40 dB (NA) em frequências abaixo de 4 kHz	Grau 2 (moderado): limiares auditivos > 40 dB (NA) em 4 kHz	Grau 2: perda auditiva a partir de 4 kHz. 2a: > 20 - ≤ 40 dB (NA). 2b: > 20 - ≤ 60 dB (NA). 2c: > 60 dB (NA)	Grau 2: perda auditiva > 20 dB (NA) a partir de 4 kHz
	Grau 3: ≥ 40 dB (NA) a partir de 2 kHz	Grau 3: ≥ 40 dB (NA) a partir de 2 ou 3 kHz	Grau 3 (severo): limiares auditivos > 40 dB (NA) a partir de 2 kHz	Grau 3: < 4 kHz. 3a: > 20 - ≤ 40 dB (NA). 3b: > 20 - ≤ 60 dB (NA). 3c: > 60 dB (NA)	Grau 3: perda auditiva a partir de 2 ou 3 kHz
	Grau 4: ≥ 40 dB (NA) a partir de 1 kHz	Grau 4: ≥ 40 dB (NA) a partir de 1 kHz	Grau 4 (inaceitável): perda de 40 dB (NA) em frequências menores que 2 kHz	Grau 4: perda auditiva de no mínimo 80 dB (NA) em frequências < 4 kHz	Grau 4: > 40 dB (NA) a partir de 2 kHz

ASHA: American Speech and Hearing Association; POG: Pediatric Oncology Group; SIOP: International Society of Pediatric Oncology.
Fonte: Waissbluth et al., 2017.[7]

QUADRO 2 Critérios de efeitos adversos do tratamento oncológico para perdas auditivas em adultos e crianças publicados pelo National Cancer Institute em 2017 (CTCAE)

Classificação das perdas auditivas pela CTCAE v5			
	Adultos em acompanhamento no programa de monitorização (com limiares audiométricos avaliados entre 1 e 8 kHz)	Adultos que não fizeram acompanhamento no programa de monitorização	População pediátrica (com limiares audiométricos avaliados entre 1 e 8 kHz)
Grau 1	Aumento de limiares 15-25 dB em média em 2 frequências adjacentes em pelo menos uma orelha	Mudança subjetiva na audição na ausência de perda auditiva documentada	Aumento de limiares > 20 dB em 8 kHz em pelo menos uma orelha
Grau 2	Aumento de limiares > 25 dB em média em 2 frequências adjacentes em pelo menos uma orelha	Perda auditiva sem indicação de prótese auditiva ou qualquer intervenção; atividades de vida diária instrumental limitadas	Aumento de limiares > 20 dB em média em 4 kHz ou acima em pelo menos uma orelha
Grau 3	Aumento de limiares > 25 dB em média em 3 frequências adjacentes em pelo menos uma orelha; intervenção terapêutica indicada	Perda auditiva com indicação de prótese auditiva ou intervenção indicada; atividades de vida diária limitada para autocuidado	▪ Perda auditiva suficiente para indicação de reabilitação da fala e da linguagem, incluindo próteses auditivas. ▪ Mudança de limiares > 20 dB em 3 kHz e acima em pelo menos uma orelha
Grau 4	Diminuição da audição de grau profundo (limiares absolutos > 80 dB NA em 2 kHz e acima); audição residual não útil		Indicação audiológica de implante coclear e indicação de reabilitação da fala e da linguagem

CTCAE v5: *Common Terminology Criteria for Adverse Events* versão 5.0.
Fonte: CTCAE, 2017.[18]

Na Figura 1 apresentamos o audiograma de três pacientes que receberam CDDP. O paciente que recebeu a dose menor de CDDP apresentou limiares auditivos piores, provavelmente em decorrência de fatores relativos à suscetibilidade individual.

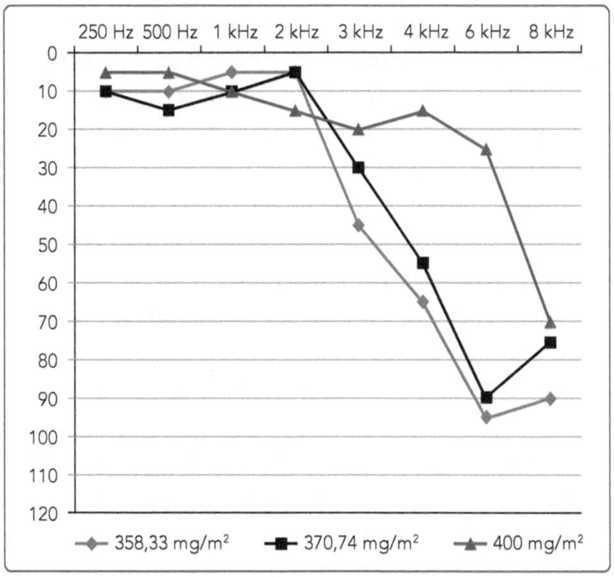

FIGURA 1 Resultado da audiometria tonal de três pacientes que receberam CDDP.
CDDP: cis-diaminodicloroplatina II.
Fonte: Liberman et al., 2019.[11]

As variações genéticas que interagem com os quimioterápicos podem exacerbar os efeitos tóxicos. Os genes e SNP (*Single Nucleotide Polymorfism*) que mostraram estar associados ao aumento da suscetibilidade à ototoxicidade da cisplatina incluem *XPC* (rs228001); *LRP2* (rs2075252), (rs2228171); *SLC31A1* (rs10981694); *SOD2* (rs4880); *TMPT* (rs12201199); *COMT* (rs9332377); *ABCC3* (rs1051640); e *ACYP2* (rs1872328). Mutações genéticas associadas à menor ototoxicidade também foram relatadas. Os genes SNP relacionados à proteção contra a ototoxicidade da cisplatina incluem *GSTM3* (rs1799735), *GSTM1 nulo*, *GSTP* (rs1695), *SLC16A5* (rs4788863), *OTOS* (rs77124181; rs2291767) e *OCT2* (rs316019). A variante rs6721961 do promotor NFE2L2 também parece proteger contra a perda auditiva em pacientes tratados com cisplatina.[9] Em um estudo realizado no AC Camargo Cancer Center com pacientes jovens que tiveram câncer na infância, não encontramos associação entre a presença da variante *GSTP1*-c.313A>G (A/G e G/G) e a perda auditiva. Porém, nos pacientes em que encontramos a variante *GSTP1*-c.313A>G (A/G e G/G), estes apresentam maior risco de perdas auditivas que interferem na inteligibilidade de fala (≤ 4 kHz).[11] Estudos genéticos adicionais mais abrangentes precisam ser realizados para esclarecer as predisposições genéticas à resistência ou a suscetibilidade à ototoxicidade da cisplatina nos pacientes oncológicos.

Radioterapia

A radioterapia (RT) é parte integrante e essencial no tratamento de várias neoplasias, destacando-se o câncer de cabeça e pescoço (CCP), e, apesar de novas modalidades menos agressivas aos tecidos, os efeitos colaterais no sistema auditivo devem ser calculados e contornados.[14]

A irradiação de muitos tumores de cabeça e pescoço pode envolver a região do osso temporal, e pode ser utilizada como método exclusivo pré ou pós-cirurgia ou associada à quimioterapia, tanto em tumores primários quanto metastáticos. A dose de radiação recebida pelo sistema auditivo pode levar a alterações auditivas transitórias ou permanentes, afetando tanto a orelha média como a orelha interna.[19] Quando as estruturas da orelha média estiverem incluídas no campo de radiação primária, e houver perda da competência da tuba auditiva na aeração da cavidade, a perda auditiva resultante tem características de alterações condutivas, as quais, em sua grande maioria, podem ser contornadas com tratamento clínico ou cirúrgico.[19] A tuba auditiva comunica a orelha média à rinofaringe, e sua função é manter a pressão do ar no interior da orelha média próximo à pressão do ar no meio ambiente, com o objetivo de otimizar a condução do som.

Pacientes com tumores que envolvem o sistema auditivo no campo de irradiação (tumores de sistema nervoso central, nasofaringe, parótida e outros) apresentam maior risco de alterações auditivas. Além disso, pode-se observar uma relação do tipo de radiação, fração diária, dose de radiação acumulada e idade com o tratamento com aumento de perdas auditivas.[20]

Alterações decorrentes da radiação recebida pela orelha interna resultam em perdas auditivas de origem sensorioneural seja por alteração da dinâmica dos líquidos intracocleares e/ou pela perda das células sensoriais responsáveis pela transdução ou na condução do nervo auditivo. Ainda, pode-se associar a vascularização insuficiente, na estria vascular ou no gânglio espiral, levando à progressiva degeneração e à atrofia das estruturas sensoriais da orelha interna, fibrose e até mesmo ossificação dos fluidos da orelha interna.[21]

A literatura descreve que a perda auditiva sensorioneural ocorre em aproximadamente 37-43% dos pacientes tratados com campos de irradiação que incluem a orelha interna.[20,21] Essas alterações podem ocorrer durante o tratamento, meses ou anos após o seu término.

A dose reportada como potencialmente de risco para a cóclea varia entre 45-70 Gy (Gray é a unidade usada para medir a quantidade total de radiação a que o paciente é exposto), embora as técnicas de RT mais antigas em 2D produzissem efeitos adversos mais severos do que as mais atuais.[18] Atualmente, com as técnicas de IMRT (*Intensity Modulated Radiotherapy*) ou 3DCRT (Radioterapia Conformacional 3D), é possível poupar órgãos-alvo, na tentativa de prevenir complicações agudas e tardias.[20]

Monitorização auditiva no paciente oncológico

A avaliação audiológica para fins diagnósticos envolve a pesquisa da função auditiva e/ou vestibular, desde a identificação da presença de perda auditiva e/ou alteração vestibular, a determinação do grau e o local de acometimento. Caso o paciente tenha sido encaminhado para monitorização auditiva do tratamento com derivados da platina, a avaliação audiológica deve ser feita, preferencialmente, antes do início do tratamento, após o primeiro ciclo e após o final do tratamento. Caso seja identificada queixa ou mudança dos limiares auditivos, a monitorização auditiva deve ser realizada a cada ciclo. Os pacientes em tratamento radioterápico em região de cabeça e pescoço seguem a avaliação pré e após o tratamento, com avaliações intermediárias mediante queixa.

Dentro de um hospital oncológico deve haver audiologistas para monitorar os tratamentos de risco para a audição. No AC Camargo Cancer Center existe o núcleo de audiologia, que acompanha os pacientes que fazem uso de quimioterápicos ototóxicos ou de radioterapia em região de cabeça e pescoço ou os pacientes oncológicos que possam apresentar qualquer queixa auditiva não associada ao tratamento. Os exames que auxiliam no monitoramento e no diagnóstico audiológico de pacientes oncológicos são:

- Audiometria tonal e vocal.
- Medidas de imitância acústica.
- Emissões otoacústicas transientes evocadas (Eoate) e produto de distorção (EOAPD).
- Potencial evocado auditivo tronco encefálico (Peate).
- Avaliação vestibular.
- Avaliação do processamento auditivo.

Na rotina de monitorização auditiva, realizamos a audiometria tonal e vocal, medidas de imitância acústica e as Eoate e EOAPD. Em crianças que não conseguem realizar a audiometria tonal condicionada, utilizamos as Eoate e EOAPD e medidas de imitância acústica. As emissões otoacústicas podem ser utilizadas na monitorização auditiva em crianças desde que apresentem presença das

Eoate e EOAPD na avaliação pré-tratamento.[15] Se for observada alguma alteração tanto nas crianças quanto nos adultos, os pacientes são encaminhados para o médico otorrinolaringologista e este manterá contato com o oncologista (Figura 2).

Caso ilustrativo

Criança atualmente com 13 anos de idade teve retinoblastoma bilateral multifocal, sem história familiar, diagnosticada aos 4 meses de vida. Realizou laserterapia e dez ciclos de quimioterapia incluindo carboplatina em outro serviço. À admissão no AC Camargo Cancer Center apresentou recidiva em órbita esquerda, realizando radioterapia e enucleação do olho esquerdo, três ciclos de ICE (Ifosfamida, Carboplatina e Etoposide) e três ciclos de VAC (Vincristina, Adriamicina e Ciclofosfamida), complementada por radioterapia na órbita esquerda (46 Gy). Durante esse período a paciente foi monitorada pelas Eoate, sendo

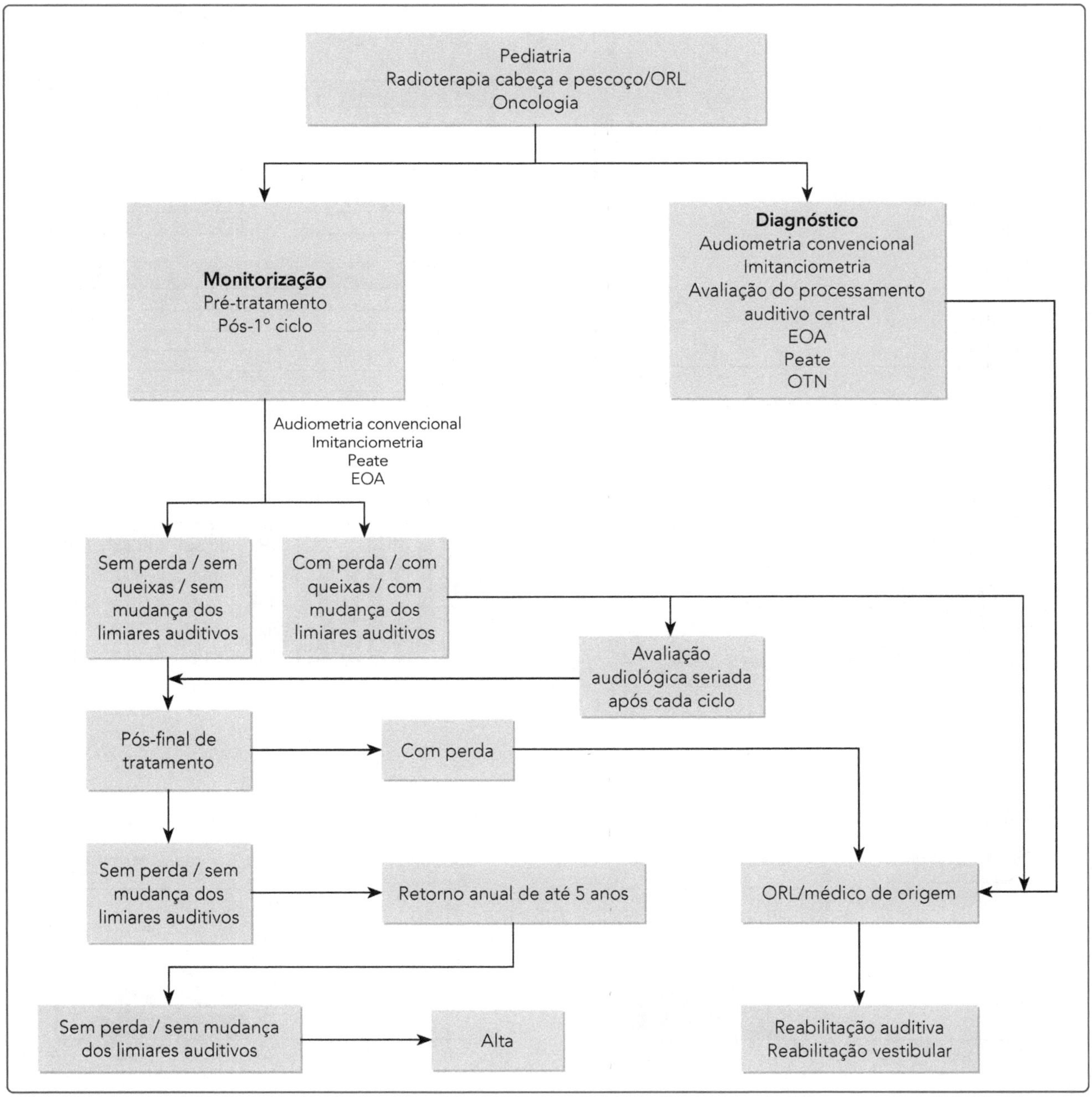

FIGURA 2 Fluxograma de procedimentos do Núcleo de Audiologia na monitorização do paciente em tratamento oncológico.
EOA: emissões otoacústicas; ORL: otorrinolaringologista; OTN: avaliação vestibular; Peate: potencial evocado auditivo de tronco encefálico.
Fonte: Lopes et al., 2017.[22]

realizada no leito durante a internação. As Eoate estavam presentes em todas as bandas de frequências testadas.

Aos 4 anos de idade observou-se uma recidiva óssea (vértebra lombar) com compressão medular. Realizamos avaliação audiológica completa antes de iniciar novo protocolo de tratamento (Figura 3). Recebeu quatro ciclos com Cisplatina, Etoposide, Ciclofosfamida e Vincritsta. A consolidação do tratamento foi com transplante de células-tronco (condicionamento com CARBO, tiotepa e etoposide) (Figura 4). Aos 8 anos de idade apresentou uma

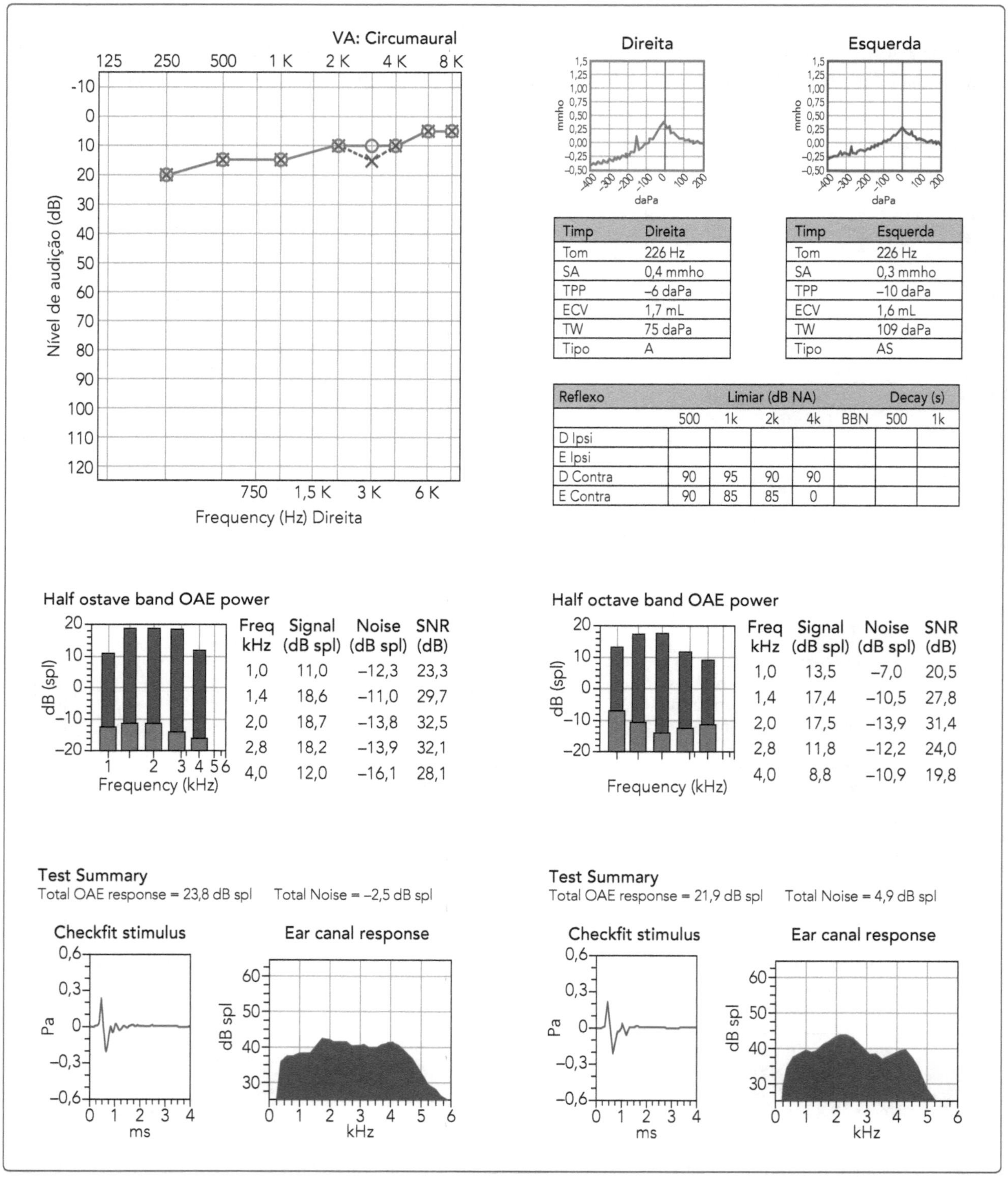

Timp	Direita
Tom	226 Hz
SA	0,4 mmho
TPP	–6 daPa
ECV	1,7 mL
TW	75 daPa
Tipo	A

Timp	Esquerda
Tom	226 Hz
SA	0,3 mmho
TPP	–10 daPa
ECV	1,6 mL
TW	109 daPa
Tipo	AS

Reflexo	Limiar (dB NA)					Decay (s)	
	500	1k	2k	4k	BBN	500	1k
D Ipsi							
E Ipsi							
D Contra	90	95	90	90			
E Contra	90	85	85	0			

Freq kHz	Signal (dB spl)	Noise (dB spl)	SNR (dB)
1,0	11,0	–12,3	23,3
1,4	18,6	–11,0	29,7
2,0	18,7	–13,8	32,5
2,8	18,2	–13,9	32,1
4,0	12,0	–16,1	28,1

Freq kHz	Signal (dB spl)	Noise (dB spl)	SNR (dB)
1,0	13,5	–7,0	20,5
1,4	17,4	–10,5	27,8
2,0	17,5	–13,9	31,4
2,8	11,8	–12,2	24,0
4,0	8,8	–10,9	19,8

FIGURA 3 Primeira avaliação após o uso de carboplatina em outro serviço e pré-tratamento com cisplatina aos 4 anos de idade.

(continua)

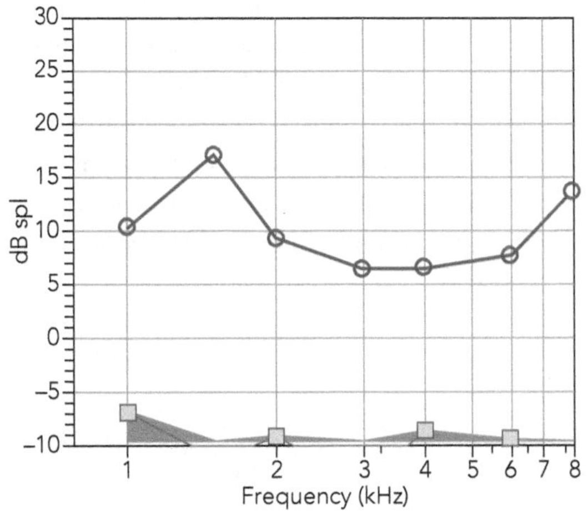

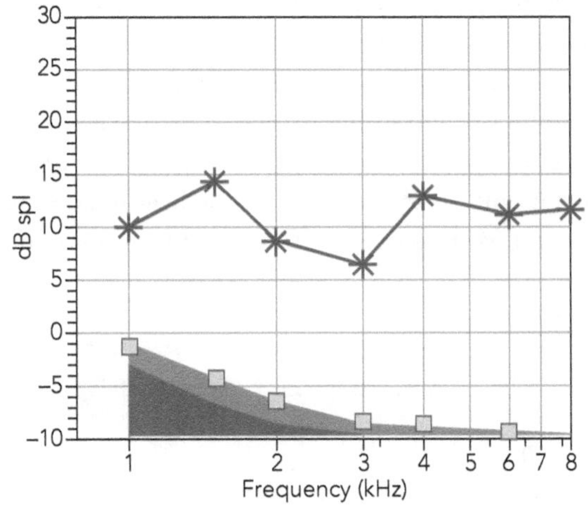

Half ostave band OAE power

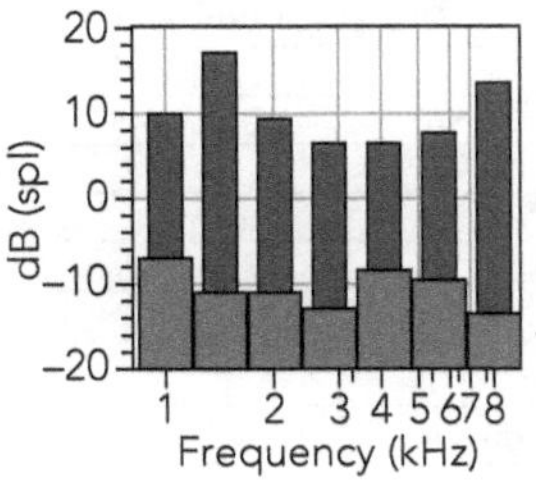

Freq kHz	Signal (dB spl)	Noise (dB spl)	SNR (dB)
1,0	10,4	-6,9	17,3
1,4	17,1	-11,1	28,2
2,0	9,2	-9,2	18,4
2,8	6,4	-13,2	19,6
4,0	6,5	-8,7	15,2
6,0	7,7	9,4	17,1
8,0	13,6	-13,3	26,9

Half ostave band OAE power

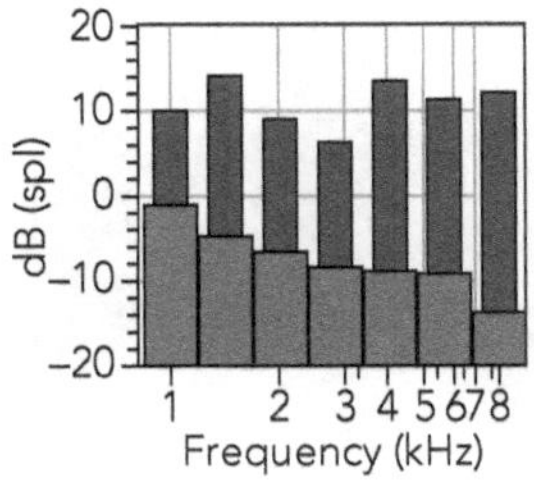

Freq kHz	Signal (dB spl)	Noise (dB spl)	SNR (dB)
1,0	10,2	-1,3	11,5
1,4	14,3	-4,3	18,6
2,0	8,8	-6,5	15,3
2,8	6,3	-8,5	14,8
4,0	12,9	-9,0	21,9
6,0	11,3	-9,2	20,5
8,0	11,7	-13,6	25,3

FIGURA 3 *(continuação)* Primeira avaliação após o uso de carboplatina em outro serviço e pré-tratamento com cisplatina aos 4 anos de idade.

recaída e aos 11 anos teve osteossarcoma em fêmur distal esquerdo (2º tumor), tratado com Cisplatina, Doxorrubicina e Metotrexate.

Dose total de CBDCA recebida = 7.250 mg/m². Dose total de CDDP = 1.280 mg/m² (Figura 5).

Observa-se, inicialmente, uma perda auditiva nas frequências altas (Figura 4). Na Figura 5, em preto (avaliação audiológica após recaída aos 8 anos de idade) e em cinza-claro (após tratamento do osteossarcoma aos 11 anos de idade), observamos o acometimento de 2 e 1 kHz em ambas as orelhas, com diminuição do IRF na última avaliação. Por essa razão, a paciente foi encaminhada para uso de dispositivos eletrônico de amplificação sonora com sucesso (Figura 5, limiares auditivos marcados com a letra A).

Além de monitorar, identificar a perda auditiva e orientar o médico oncologista sobre o real impacto da perda auditiva na vida do paciente, devemos reabilitar este para que possa novamente se integrar à família e à sociedade.

AMINOGLICOSÍDEOS

Os aminoglicosídeos são potentes antimicrobianos cujos representantes são a estreptomicina, a neomicina, a tobramicina, a canamicina, a paromomicina, a gentamicina, a amicacina, a espectinomicina e a netilmicina. São medicamentos com administração endovenosa, intramuscular ou tópica (p. ex., gotas otológicas), pois não são absorvidos adequadamente por via enteral. Sua eliminação é renal e combate as bactérias Gram-negativas aeróbias. Seu mecanismo de ação é sua ligação com a subunidade 30s do ribossomo da bactéria irreversivelmente, e com isso interferem na ligação do RNA mensageiro com o ribossomo, impedindo a síntese proteica ou produzindo proteínas defeituosas. Dessa forma, a membrana celular composta por proteínas perde a permeabilidade e a célula é destruída.[2,23]

Sua utilização mundial ocorre em larga escala devido a sua eficácia e baixo custo, principalmente no tratamento da tuberculose, infeções neonatais, infecções respiratórias na fibrose cística, infecções urinárias graves, endocardite e sepses, apesar de apresentar efeitos colaterais tóxicos renais e na orelha interna. Enquanto no rim geralmente o dano é reversível, na orelha interna a lesão é frequentemente permanente.[24,25]

A classe dos medicamentos aminoglicosídeos afeta tanto o sistema vestibular como a cóclea, mas geralmente existe predileção por um dos órgãos. Por exemplo, a gentamicina e a tobramicina são vestibulotóxicos e a neomicina, a canamicina e a amicacina, predominantemente cocleotóxicos, sendo a neomicina a mais ototóxica, seguida da gentamicina, tobramicina e amicacina.[23] Precauções como a monitorização da dose da medicação no sangue ou a monitorização auditiva são disponíveis, mas pouco realizadas, principalmente nos países subdesenvolvidos, em que a tuberculose é alta e a incidência de toxicidade é maior do que nos países desenvolvidos.[26]

Os sintomas aparecem dias ou semanas após a medicação, e geralmente são bilaterais; somente em 15% dos casos ocorre lesão vestibular, enquanto a lesão coclear varia entre 2-25% dos pacientes; em neonatos fica ao re-

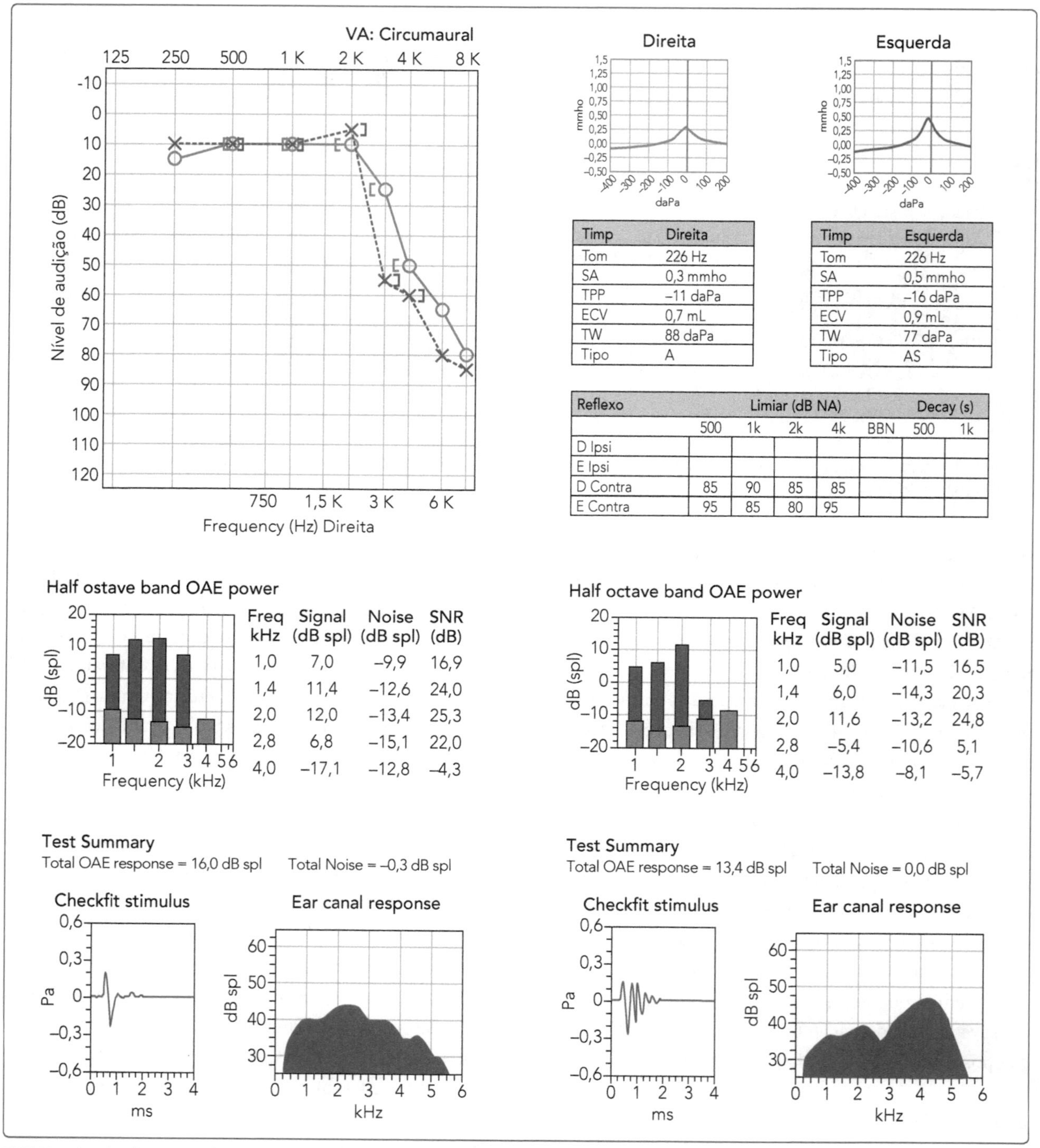

FIGURA 4 Avaliação após o tratamento com CDDP e transplante de células-tronco.
CDDP: cis-diaminodicloroplatina II.

(continua)

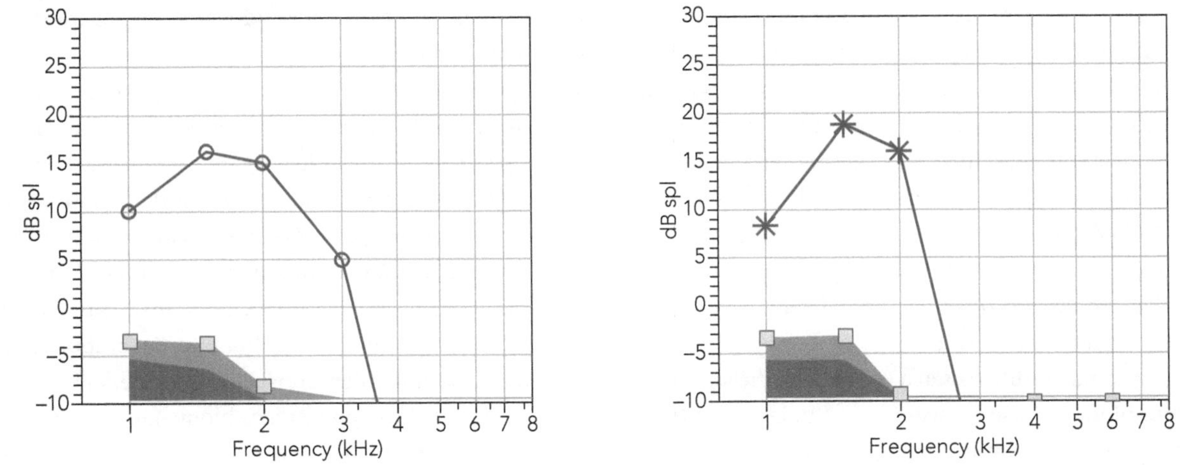

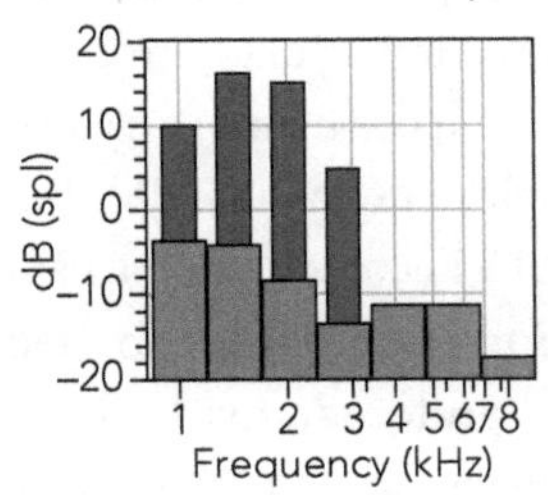

Freq kHz	Signal (dB spl)	Noise (dB spl)	SNR (dB)
1,0	10,2	−3,5	13,7
1,4	16,4	−3,9	20,3
2,0	5,3	−8,4	23,7
2,8	4,7	−13,6	18,3
4,0	−19,6	−11,3	−8,3
6,0	−17,4	−11,6	−5,8
8,0	−25,3	−17,6	−7,7

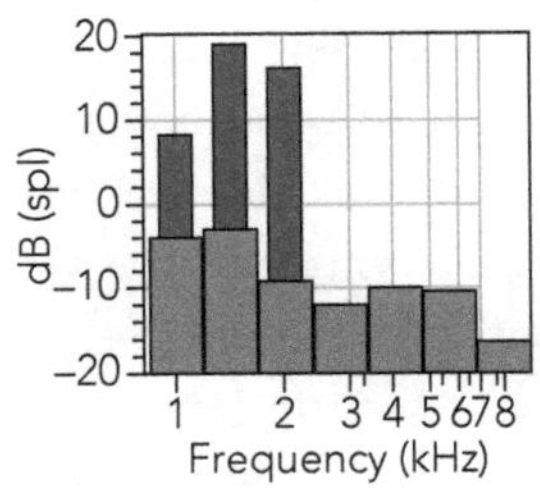

Freq kHz	Signal (dB spl)	Noise (dB spl)	SNR (dB)
1,0	8,3	−3,5	11,8
1,4	19,1	−3,2	22,3
2,0	16,3	−9,4	25,7
2,8	−19,2	−12,2	−7,0
4,0	−13,5	−10,2	−3,3
6,0	−30,3	−10,2	−20,1
8,0	−22,0	−16,5	−5,5

FIGURA 4 (*continuação*) Avaliação após o tratamento com CDDP e transplante de células-tronco.
CDDP: cis-diaminodicloroplatina II.

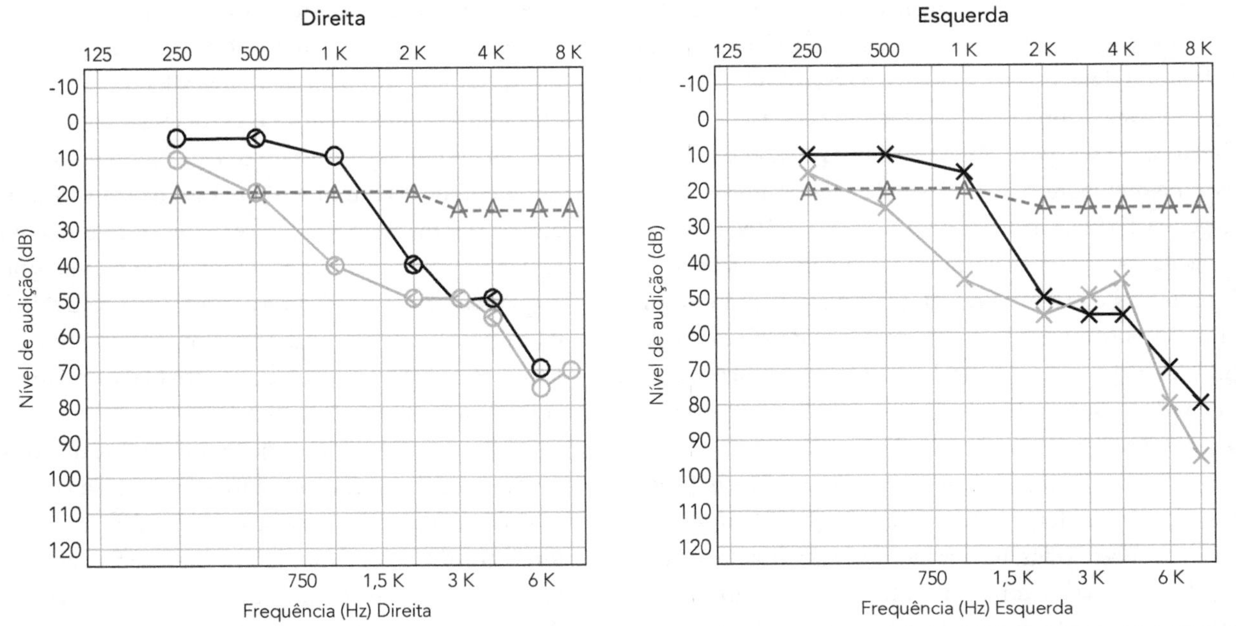

FIGURA 5 Avaliação ao término do tratamento de osteossarcoma e com uso de dispositivos eletrônicos de amplificação sonora.

SRT = 35 dB e IRF = 72% na orelha direita e na orelha esquerda na última avaliação (limiares auditivos em cinza-claro).

SRT: *Speech Reception Threshold*; IRF (índice de reconhecimento de fala) A no audiograma (limiares auditivos com dispositivos eletrônicos de amplificação sonora).

dor de 3%.[25,27] O grau de toxicidade está relacionado à dose cumulativa, ao tempo de uso ou à alta dose, além da predisposição individual. Não existe relação padronizada entre a dose da medicação no soro ou na endolinfa e o grau de dano, mas doses altas comprovadamente aumentam o risco de toxicidade. Além disso, a farmacocinética da droga determina o grau de dano e sua reversibilidade, exemplificando com a gentamicina, que é reversível em metade dos casos após 1 semana a 6 meses de suspensão da medicação.[28]

Os sintomas auditivos são a perda da audição, com ou sem zumbido. No caso do sistema vestibular, os sintomas são desequilíbrio e tontura, que pode ocorrer entre 6-50 dias após a administração da medicação. Como a vestibulotoxicidade ocorre bilateralmente, a vertigem é raramente mencionada, mas os pacientes podem referir oscilopsia, dificuldade de andar no escuro ou tontura no movimento da cabeça. Normalmente a vestibulotoxicidade é leve e rapidamente ocorre a compensação central; muitas vezes os sintomas podem se apresentar como tontura leve. Já os aminoglicosídeos cocleotóxicos afetam tipicamente primeiro as frequências altas e se estendem para as baixas, dependendo da dose e da via administrada. A avaliação das frequências altas se mostra interessante, pois pode detectar a perda precoce e em mais indivíduos.[25,28]

O mecanismo de toxicidade ainda não está completamente esclarecido, mas sabe-se que existe uma relação de suscetibilidade individual, principalmente em pacientes com mutações situadas no DNA mitocondrial do gene 12S do RNA do ribossomo (12SrRNA), na região A1555G, que apresenta maior predisposição a lesões cocleares que vestibulares. Nesses pacientes, uma simples dose pode causar lesão na orelha interna. Outras mutações mitocondriais do gene 12SrRNA incluem o C1494T e o T11095C. Essas mutações podem causar um erro na leitura e a formação de proteínas, que levariam à citotoxicidade, sugerindo que a função mitocondrial é o sítio primário do efeito tóxico induzido pelos aminoglicosídeos. Em concentrações altas ou em doses recorrentes, a prevalência da lesão coclear excede a predisposição genética.[1,28,29]

Aliás, a droga inibe a síntese proteica por meio do estresse oxidativo, formando complexos que ativam a produção de superóxidos, bloqueando as enzimas antioxidantes, liberando o citocromoc da mitocôndria, ativando a via das caspases e culminando na apoptose celular. A gentamicina apresenta a particularidade de se ligar a sais de ferro, formando um complexo oxidativo que catalisa o processo de formação de radicais livres. As hipóteses dos mecanismos de toxicidade da entrada da droga nas células ciliadas mais aceitas são por endocitose ou por transporte por canais iônicos, descritas a seguir.[25,28,29]

A. Os aminoglicosídeos induzem mudanças na expressão dos canais de expressão iônica dependendo da dose cumulativa administrada, levando à morte celular, que ocorre nas células ciliadas externas da membrana basilar e se estende para as células ciliadas internas. O nível da medicação no soro ou na endolinfa não tem relação com o grau de lesão, pois doses normais ou baixas não protegem a orelha interna, embora doses excessivas aumentem o risco da toxicidade.[30]
B. *In vitro*, os aminoglicosídeos bloqueiam os canais catiônicos de transdução mecanoelétrica (TEM) não seletivos que ficam na superfície celular dos estereocílios, penetrando rapidamente por esses canais dentro das células ciliadas, gerando dano celular. Em contrapartida, observou-se que mutações na miosina VIIa e outro componente do complexo de canais TEM desregulam a condução do canal TEM, reduzindo a captação da droga. Da mesma forma, mutações dos genes das proteínas caderina 23 e protocaderina 15 dos *tip-links* dos estereocílios reduzem o efeito tóxico e prolongam a vida das células ciliadas.[28,29]
C. A droga é transportada pelo lisossomo celular, pelo processo de endocitose na membrana apical das células ciliadas, induzindo à quebra do lisossomo e liberando hidrolases, que levam ao catabolismo celular, à liberação de radicais livres e a sua morte.[28]
D. Muitas proteínas do citosol se ligam aos aminoglicosídeos, como a calreticulina (da família das proteínas chaperones), que promove o enrolamento adequado de cadeias polipeptídicas no retículo endoplasmático dos ribossomos durante o processo de translocação através das membranas intracelulares. A calreticulina se liga ao Ca^{2+} e aos aminoglicosídeos no mesmo sítio, e, quando esta se liga à droga, interrompe a atividade da calreticulina na célula, o tamponamento homeostático do cálcio ou a regulação da atividade da calreticulina, que se torna citotóxica.[28,29]
E. Os aminoglicosídeos desregulam o armazenamento do Ca^{2+} intracelular, facilitando a transferência do Ca^{2+} do retículo endoplasmático para a mitocôndria via receptores inositol- 1,4,5- trifosfato (IP3). Esse fato aumenta o Ca^{2+} mitocondrial, que eleva tanto os níveis de oxidação mitocondrial como os do estresse oxidativo no citoplasma, gerando morte celular.[20,28]
F. Uma ligação da droga com outra proteína do retículo endoplasmático denominado CLIMP-63 pode promover uma apoptose dependente do gene p53 (gene su-

pressor tumoral) via inibição da proteína 14-3-3-MDMX, que degrada esse gene. O gene p53 codifica uma fosfoproteína nuclear que controla o ciclo celular, repara o DNA e induz a apoptose celular. Ele é ativado em resposta a sinais de lesão celular, evitando a propagação de células geneticamente defeituosas.[31]

A possibilidade de reversão dos danos cocleares e vestibulares após a suspensão da droga justifica a adoção de protocolos de monitorização da dose da medicação, observando também os fatores de risco clínicos (peso, idade, lesões prévias, gravidade da doença, entre outros) e a associação com outras medicações potencialmente ototóxicas.[2-4]

OUTRAS DROGAS OTOTÓXICAS

Eritromicina

A Eritromicina é um antibiótico da classe dos macrolídeos utilizado para tratamento de infecções por bactérias Gram-positivas, como estreptococos e estafilococos, Gram-negativas, como o gonococo, espiroquetas, como o leptospira, e bacilos, como a clamídia. A sintomatologia é a perda auditiva associada ao uso da medicação, bilateralmente, em todas as frequências, podendo apresentar zumbido e com diminuição do reconhecimento da fala. Devido ao fato de a perda abranger todas as frequências, o paciente rapidamente relata os sintomas. A suspensão da medicação leva à recuperação total da audição.[32]

Diuréticos de alça

Os medicamentos diuréticos de alça são indicados em doenças cardiovasculares, renais, cirroses, displasias broncopulmonares, entre outros. Os mais utilizados são a furosemida, o ácido etacrínico e a bumetanida. Pacientes com alto risco de ototoxicidade da medicação são os que apresentam lesão renal, que receberam outras medicações ototóxicas concomitantemente e a dose cumulativa da droga no soro. Em prematuros a medicação não afeta significativamente a audição, apesar de seu uso prolongado (acima de 28 dias), porém não se sabe se há a possibilidade de um efeito tardio da medicação.[33]

Seu mecanismo de ação atua nas bombas de sódio e potássio das células epiteliais do túbulo renal. Os mecanismos de ototoxicidade seriam alterações na concentração de Na^+ e K^+ na perilinfa, inibindo o transporte desses íons e reduzindo o potencial endococlear, lesões nas células de junção dos vasos sanguíneos da estria vascular, levando ao rompimento da barreira vascular, o que aumenta a permeabilidade da parede lateral para a entrada da droga ou patógenos.[10] Esse processo gera perda auditiva, zumbido e ocasionalmente tontura, transitórios e reversíveis. Porém, a associação com quimioterápicos, como a cisplatina, ou antibióticos, como os aminoglicosídeos, pode potencializar o efeito deletério e acentuar a perda auditiva, tornando-a irreversível.[34]

Salicilatos

O salicilato é uma classe de medicação largamente empregada, devido ao baixo custo e a seu poder anti-inflamatório, antipirético e analgésico. O ácido acetilsalicílico é o mais conhecido e prescrito entre eles, pois atua também na inibição da agregação plaquetária, sendo por esse motivo recomendado na prevenção de acidentes vasculares cerebrais, anginas e infartos. A taxa de ototoxicidade é de 11:1000, aumentando o risco com o uso prolongado ou alta dose (6-8 mg/d) da droga, a suscetibilidade individual e a idade do paciente.[35]

Os sintomas relatados são a hipoacusia e o zumbido, que desaparecem com a descontinuação da medicação, porém o uso prolongado e em altas doses da droga suprimiu o potencial neural coclear permanentemente em experimentos *in vitro*. Tipicamente, a perda auditiva é reversível, com a recuperação de 24-72 horas, até 2 semanas após a suspensão da medicação, em todas as frequências, do tipo leve a moderada, bilateral, simétrica, às vezes com predomínio nas frequências agudas e com zumbido contínuo, com *pitch* agudo e *loudness* pouco intensa, com diminuição do reconhecimento da fala e da habilidade de integração temporal. Em alguns casos, pode ocorrer o acometimento do córtex central, com predomínio de perdas auditivas nas frequências alta e baixa, poupando as frequências médias.[1]

Como o efeito ototóxico da medicação varia em humanos e em animais, o mecanismo por meio do qual o salicilato induz o zumbido, a perda auditiva sensorial e a mudança no ganho das vias auditivas centrais ainda não está totalmente esclarecido em humanos, pois a maioria dos dados foi realizada em animais ou *in vitro*.[1,35]

O que se sabe sobre os mecanismos de ação ototóxicas são:

A. A alta dose (6-8 g/d) da medicação prejudica somente a função mecânico-sensorial das células ciliadas externas, preservando suas estruturas celulares.
B. O salicilato livre no plasma em alta dose está correlacionado à gravidade da perda auditiva.

C. A droga prejudica a regulação da proteína motora prestina ao deslocar o cloro, que se liga nos sítios de ligação do ânion na prestina, suprimindo a propriedade amplificadora da célula ciliada externa, afetando a eletromobilidade das células ciliadas externas e diminuindo as emissões otoacústicas.
D. No uso prolongado, inicialmente a amplitude da EOAPD diminui significativamente, mas, com o uso contínuo, ocorre um aumento considerável de sua amplitude, provavelmente decorrente da regulação para cima da expressão da proteína prestina, da diminuição da resposta eferente neural, devido à degeneração neural (efeito neurotóxico), com redução da resposta do Peate (predominantemente nas frequências baixas e altas) e hiperatividade do córtex central.[1]

O salicilato também foi testado na prevenção de perdas auditivas por cisplatina e gentamicina, devido ao mecanismo antioxidativo, porém sem efeito em humanos, somente em cobaias e *in vitro*.[1]

Anti-inflamatórios não hormonais e quinino

A ototoxicidade dos anti-inflamatórios não hormonais (AINH) é semelhante à dos salicilatos. Esse grupo de medicamentos é heterogêneo com efeitos analgésicos e anti-inflamatórios, inibindo a via das cicloxigenases, com efeitos terapêuticos e colaterais semelhantes aos dos salicilatos.[7]

O efeito tóxico é raro e existem poucos estudos sobre isso, sendo relatado que, em altas doses, provoca perda auditiva leve a moderada, em todas as frequências, ou mais acentuado nos agudos, reversível e associado a zumbido. O mecanismo de ação ainda não está estabelecido, mas a hipótese está relacionada à diminuição das prostaglandinas gerando a ototoxicidade.[36]

A quinina é um antimalárico, utilizado no tratamento de outras patologias além da própria malária, como doenças reumatológicas, autoimunes, infecções graves e doenças imunológicas, inclusive em afecções otológicas como herpes ótico, otite externa e média, doença de Ménière, vertigens e otalgia. Sua toxicidade é semelhante à do salicilato, dependendo da dose, da via de administração e de combinações de outras medicações tóxicas, porém com mecanismo de ação distinto. O acometimento auditivo e vestibular afeta 2,6% dos pacientes, sendo a tontura a queixa mais frequente, enquanto o zumbido e a perda auditiva são mais raras; quando ocorre, geralmente é leve a moderada, simétrica e reversível.[36]

A ototoxicidade da quinina é multifatorial e ainda desconhecida.[36] Algumas hipóteses relatam vasoconstrição e diminuição do fluxo sanguíneo na cóclea, trombocitopenia, com alterações reversíveis das células ciliadas externas, porém, diferentemente dos salicilatos, o mecanismo de ação tóxica das prostaglandinas não está esclarecido, assim como a preservação da morfologia das células ciliadas externas.

PERSPECTIVAS

A otoproteção contra a ototoxicidade somente será efetiva se agir na formação dos radicais livres, neutralizando a peroxidação lipídica, evitando a apoptose celular das células da orelha interna, sem interferir no efeito da medicação, por exemplo, o efeito antineoplásico da cisplatina e bactericida dos aminoglicosídeos.[8,37]

Os vários estudos com medicamentos otoprotetores pesquisam principalmente a cisplatina, objetivando interferir no mecanismo de ação da cascata da apoptose, como o tiossulfato de sódio, a N-acetilcisteína, a amifostina, o ebselen, a ginkgo biloba, quelantes do íon cálcio, antioxidantes, mas com resultados incipientes, a maioria ainda em modelos animais, sem resultados benéficos em humanos.[10,25] Atualmente o tiossulfato de sódio parece ser o otoprotetor mais promissor.

Mecanismos de autodefesa das células, terapia genética, células-tronco, neurotrofinas e combinações de diferentes métodos serão, provavelmente, o tratamento futuro tanto para perda auditiva sensorial de outras etiologias como também no caso da ototoxicidade. Atualmente, o melhor tratamento que temos é o acompanhamento durante a terapia e a monitorização da dose da medicação que gere menos impacto auditivo, quando possível. O implante coclear é indicado no quadro de perda auditiva severa e profunda de caráter irreversível. Nos casos de perda auditiva leve a moderada irreversíveis, o dispositivo eletrônico de amplificação sonora é o mais indicado.

REFERÊNCIAS BIBLIOGRÁFICAS

1. Sheppard A, Hayes SH, Chen G-D, Ralli M, Salvi R. Review of salicylate-induced hearing loss, neurotoxicity, tinnitus and neuropathophysiology. Acta Otorhinolaryngol Ital [internet]. 2014;34(2):79-93.
2. Musiime GM, Seale AC, Moxon SG, Lawn JE. Risk of gentamicin toxicity in neonates treated for possible severe bacterial infection in low- and middle-income countries: systematic review. Trop Med Int Heal. 2015;20(12):1593-606.
3. Sheppard A, Hayes SH, Chen G-D, Ralli M, Salvi R, Rybak LPLP, et al. Amikacin use and therapeutic drug monitoring in adults: do dose

regimens and drug exposures affect either outcome or adverse events? A systematic review. Toxicol Lett [internet]. 2015;237(3):219-27.

4. Schacht J, Talaska AE, Rybak LP. Cisplatin and aminoglycoside antibiotics: hearing loss and its prevention. Anat Rec (Hoboken) [internet]. 2012;295(11):1837-50.
5. Deutschmann SM, Liberman PHP, Schultz C, Fanelli MF, Dettino ALA, Goffi-Gomez MVS. Sinais e sintomas vestibulares em pacientes tratados com medicamentos à base de platina. Braz J Oncol. 2017;13:1-11
6. de Almeida-Silva I, de Oliveira JAA, Rossato M, Salata FF, Hyppolito MA. Spontaneous reversibility of damage to outer hair cells after sodium salicylate induced ototoxicity. J Laryngol Otol [internet]. 2011;125(8):786-94.
7. Prepageran N, Rutka J. Salicylates, nonsteroidal anti-inflammatory drugs, quinine, and heavy metals. In: Roland PRJ (ed.). Ototoxicity [internet]. BC Decker Inc; 2004. p.28-41.
8. Rybak LP, Mukherjea D, Ramkumar V. Mechanisms of cisplatin-induced ototoxicity and prevention. Semin Hear. 2019;40(2):197-204.
9. Mukherjea D, Rybak LP. Pharmacogenomics of cisplatin-induced ototoxicity. Pharmacogenomics. 2011;12(7):1039-50.
10. Hyppolito MA, Oliveira JAA. Ototoxicidade, otoproteção e autodefesa das células ciliadas da cóclea. Medicina (Ribeirão Preto). 2005;38(3/4):279-89.
11. Liberman PHP, Goffi-Gomez MVS, Schultz C, Jacob PL, de Paula CAA, Sartorato EL, et al. Contribution of the GSTP1 c.313A>G variant to hearing loss risk in patients exposed to platin chemotherapy during childhood. Clin Transl Oncol. 2019 May;21(5):630-5.
12. Knight KR, Kraemer DF, Neuwelt EA. Ototoxicity in children receiving platinum chemotherapy: underestimating a commonly occurring toxicity that may influence academic and social development. J Clin Oncol. 2005 Dec 1;23(34):8588-96.
13. Liberman PHP, Schultz C, Goffi-Gomez MV, Lopes LF. Speech recognition and frequency of hearing loss in patients treated for cancer in childhood. Pediatr Blood Cancer. 2013;60:1709-13.
14. Liberman PHP, Schultz C, Gomez MV, Carvalho AL, Pellizon ACA, Testa JR, et al. Auditory effects after organ preservation protocol for laryngeal/hypopharyngeal carcinomas. Arch Otolaryngol Head Neck Surg. 2004;130:1265-8.
15. Pecora Liberman PH, Schultz C, Goffi-Gómez MVS, Antoneli CB, Chojniak MMN, Novaes PE. Evaluation of ototoxicity in children treated for retinoblastoma: preliminary results of a systematic audiological evaluation. Clin Transl Oncol. 2011;13:348-52.
16. Pecora Liberman PH, Schultz C, Goffi-Gómez MVS, Antoneli CB, Chojniak MMN, Novaes PE. Evaluation of ototoxicity in children treated for retinoblastoma: preliminary results of a systematic audiological evaluation. Clin Transl Oncol. 2011;13:348-52.
17. Waissbluth S, Peleva E, Daniel SJ. Platinum-induced ototoxicity: a review of prevailing ototoxicity criteria. Eur Arch Otorhinolaryngol. 2017 Mar;274(3):1187-96.
18. Common Terminology Criteria for Adverse Events (CTCAE). Version 5.0. Published: November 27, 2017. Disponível em: https//ctep.cancer.gov/protocololDevelopment/eletronic_applications/docs/CTCAE_v5Quick_reference_5x7.pdf. Acesso em: 7 jan. 2022.
19. Schultz C, Goffi-Gomez MV, Pecora Liberman PH, Pellizzon AC, Carvalho AL. Hearing loss and complaint in patients with head and neck cancer treated with radiotherapy. Arch Otolaryngol Head Neck Surg. 2010 Nov;136(11):1065-9.
20. Nutting CM, Morden JP, Beasley M, Bhide S, Cook A, De Winton E, et al.; COSTAR Investigators. Results of a multicentre randomised controlled trial of cochlear-sparing intensity-modulated radiotherapy versus conventional radiotherapy in patients with parotid cancer (COSTAR; CRUK/08/004). Eur J Cancer. 2018 Nov;103:249-58.
21. Strojan P, Hutcheson KA, Eisbruch A, Beitlerd JJ, Langendijke JA, Leef AWM, et al. Treatment of late sequelae after radiotherapy for head and neck cancer. Cancer Treat Rev. 2017;59:79-92.
22. Lopes A, et al. (eds.). Manual de condutas diagnósticas e terapêuticas em oncologia. 4.ed. São Paulo: Âmbito Editores; 2017.
23. Rybak LP, Ramkumar V. Ototoxicity. Kidney Int [internet]. 2007;72(8):931-5.
24. Aquino TJM, Oliveira JAA, Rossato M. Ototoxicidade e otoproteção em orelha interna de cobaias utilizando gentamicina e amicacina: aspectos ultraestruturais e funcionais. Rev Bras Otorrinolaringol. 2008;74(6):843-52.
25. Huth ME, Ricci AJ, Cheng AG. Mechanisms of aminoglycoside ototoxicity and targets of hair cell protection. Int J Otolaryngol. 2011;2011:1-19.
26. Ghafari N, Court R, Chirehwa MT, Wiesner L, Maartens G, Gumbo T, et al. Hearing loss in patients with multi-drug resistant tuberculosis. 2021;59(3):1-7.
27. Handelsman JA, Nasr SZ, Pitts C KW. Prevalence of hearing and vestibular loss in cystic fibrosis patients exposed to aminoglycosides. Pediatr Pulmonol. 2017;52:1157-62.
28. Oliveira, JAA BT. Ototoxicidade de aminoglicosídeos e otoproteção. In: Campos CAH, Costa HOO (eds.). Tratado de otorrinolaringologia. São Paulo: Roca; 2003. p.148-67.
29. Fu X, Wan P, Li P, Wang J, Guo S, Zhan Y, et al. Mechanism and prevention of ototoxicity induced by aminoglycosides. Front Cell Neurosci. 2021;15:220-9.
30. Karasawa T, Wang Q, David L, Steyger PS. CLIMP-63 is a gentamicin-binding protein that is involved in drug-induced cytotoxicity. Cell Death Dis 1. 2010;e102.
31. Swanson DJ, Sung RJ, Fine MJ, Orloff JJ, Chu SY, Yu VL. Erythromycin ototoxicity: prospective assessment with serum concentrations and audiograms in a study of patients with pneumonia. Am J Med. 1992;92(1):61-8.
32. Ding D, Liu H, Qi W, Jiang H, Li Y, Wu X, et al. Ototoxic effects and mechanisms of loop diuretics. J Otol [internet]. 2016;11(4):145-56.
33. Wang LA, Brian Smith P, Laughon M, Goldberg RN, Ku LC, Zimmerman KO, et al. Prolonged furosemide exposure and risk of abnormal newborn hearing screen in premature infants best pharmaceuticals for children act-pediatric trials network steering committee. HHS Public Access. Early Hum Dev [internet]. 2018;125:26-30.
34. Day RO, Graham GG, Bieri D, Brown M, Cairns D, Harris G, et al. Concentration-response relationships for salicylate-induced ototoxicity in normal volunteers. Br J Clin Pharmacol. 1989;28(6):695-702.
35. Jozefowicz-Korczynska M, Pajor A, Grzelczyk WL. The ototoxicity of antimalarial drugs: a state of the art review. Front Neurol. 2021;12:412.
36. Schacht J, Talaska AE, Rybak LP. Cisplatin and aminoglycoside antibiotics: hearing loss and its prevention. Anat Rec [internet]. 2013;295(11):1837-50.
37. Jiang M, Karasawa T, Steyger PS. Aminoglycoside-induced cochleotoxicity: a review. Front Cell Neurosci. 2017;11:1-14.

53

BIOSSEGURANÇA EM AUDIOLOGIA

Luciana Macedo de Resende
Patrícia Cotta Mancini
Thelma Regina da Silva Costa

INTRODUÇÃO

A biossegurança é o "conjunto de ações voltadas para a prevenção, minimização ou eliminação de riscos inerentes às atividades de pesquisa, produção, ensino, desenvolvimento tecnológico e prestação de serviços que possam comprometer a saúde do homem, dos animais, do meio ambiente ou a qualidade dos trabalhos desenvolvidos".[1] Outras definições estão centradas em ações que visem à segurança da equipe de saúde e dos pacientes durante o manejo de produtos e às técnicas biológicas em ambientes ocupacionais, ou se referem ao "conjunto de medidas técnicas administrativas, educacionais, médicas e psicológicas, empregadas para prevenir acidentes em ambientes biotecnológicos".[2]

Em nota técnica da Agência Nacional de Vigilância Sanitária (Anvisa)[3] encontra-se a seguinte definição para biossegurança: "Condição de segurança alcançada por um conjunto de ações destinadas a prevenir, controlar, reduzir ou eliminar riscos inerentes às atividades que possam comprometer a saúde humana, animal e o meio ambiente".

O fonoaudiólogo deve estar atento às medidas de biossegurança em sua prática clínica, seja esta realizada em clínicas particulares ou no sistema público de saúde e também em ambientes hospitalares, por mais remota que possa parecer a possibilidade de contrair infecções ou contaminações.[4]

A disciplina de Biossegurança tornou-se obrigatória, a partir de 2001, pelo Conselho Federal de Fonoaudiologia (CFFa), em cursos que tinham como objetivo conceder o título de especialista, o que contribuiu para conscientizar os profissionais sobre os riscos biológicos inerentes à sua atuação e para orientar quanto aos cuidados necessários nos procedimentos fonoaudiológicos e no ambiente de trabalho, a fim de proteger seu paciente e a si mesmo.

O objetivo de adotar como prática rotineira o uso das medidas de biossegurança não é apenas estar de acordo com as normas da Anvisa e conseguir os alvarás de funcionamento dos consultórios e hospitais, mas também evitar a disseminação de doenças e infecções e proteger os pacientes e profissionais que atuam na área de saúde. Portanto, trata-se de uma questão legal e ética.

A Norma Regulamentadora n. 32[5] do Ministério da Saúde dispõe sobre segurança e saúde no trabalho em serviços de saúde e estabelece as diretrizes básicas para a implementação de medidas de proteção à segurança e à saúde dos trabalhadores dos serviços de saúde, bem como daqueles que exercem atividades de promoção e assistência à saúde em geral.

Em 2007, o CFFa publicou o *Manual de biossegurança* (disponível *on-line*) com o objetivo de informar e esclarecer acerca das melhores práticas em biossegurança para a fonoaudiologia. Esse manual foi revisado em 2020 (2ª edição) e agrega orientações com base na crise sanitária mundial, em função da pandemia da Covid-19 provocada pelo novo coronavírus (SARS-CoV-2). A nova edição tem como meta "induzir as boas práticas de processamento nos serviços de saúde com ênfase em uma abordagem de riscos; harmonizar procedimentos sobre as boas práticas no âmbito do sistema nacional de vigilância sanitária; assim como aperfeiçoar as boas práticas de processamento de produtos em fonoaudiologia".[6] De acordo com referido manual, a necessidade de implementar ações que venham a contribuir para a melhoria da qualidade da assistência à saúde faz com que o fonoaudiólogo, profissional da área de saúde, tenha conhecimentos acerca das medidas de controle de infecção para que possa atuar na prevenção e no controle das infecções nos estabelecimentos assistenciais de saúde e contribuir com a saúde coletiva.

As medidas de biossegurança, que irão contribuir para a segurança do profissional e de seus pacientes, estão relacionadas à prevenção de riscos biológicos e são alcançadas com a implementação de práticas de controle de infecções. Para Bankaitis e Kemp,[7] o controle de infecção se refere ao manejo consciente do ambiente clínico com o objetivo específico de reduzir ou eliminar a disseminação de doenças na prática clínica diária.

Na prática diária do fonoaudiólogo que atua em audiologia, inúmeras formas de contato com agentes patogênicos, de transmissão direta ou indireta, podem ocorrer. Os audiologistas mantêm rotineiramente contato com fluidos e secreções corporais como cerúmen purulento, por exemplo. Além disso, há o contato com inúmeros pacientes e a reutilização de instrumentos, o que aumenta o risco de transmissão de infecções.

A biossegurança é responsabilidade ética do profissional de saúde para com seu paciente, para consigo mesmo e para com o ambiente, fazendo parte dos cuidados indispensáveis ao bom exercício da profissão.

VIAS DE TRANSMISSÃO

A transmissão de infecções ocorre quando há contato com agentes patogênicos e se diferencia de acordo com o modo de transmissão. Há, basicamente, quatro formas de transmissão de infecções: transmissão por contato direto ou indireto, por transferência, via aérea e vetorial.

Com relação ao contato, na transmissão direta ocorre a transferência física direta de microrganismos (por meio de contato pele a pele), por exemplo, quando o audiologista remove um espéculo que estava em contato com a orelha do paciente sem o uso de luvas, ou quando toca uma orelha com purgação também sem o uso de luvas. Já a transmissão indireta (contato com pacientes ou objetos) pode ocorrer quando o audiologista reutiliza um espéculo ou oliva contaminados. Um exemplo comum é quando se faz a checagem de funcionamento de dois dispositivos eletrônicos de amplificação sonora com um estetoscópio sem realizar sua assepsia apropriada entre a testagem dos aparelhos. Para prevenir a transmissão de contato são exigidos cuidados como o uso de equipamento de proteção individual (EPI), a higienização das mãos com água e sabão e a aplicação de álcool glicerinado a 70%.

A transmissão de infecções por transferência é assim denominada porque ocorre a transmissão de micróbios pela exposição ou ingestão de água ou alimentos contaminados, como no caso da *Salmonella*.

A transmissão de microrganismos pelo ar (via aérea) ocorre pela disseminação de pequenas partículas ressecadas (< 5 mcm) ou de pó contendo microrganismos em suspensão no ar por longos períodos. Perdigotos são partículas maiores que 5 mcm que não ficam em suspensão no ar e que percorrem distâncias de aproximadamente 1 m quando eliminadas pela tosse, espirros, fala ou durante a realização de procedimentos como aspiração. A transmissão por perdigotos se dá pelo contato com conjuntivas, mucosas do nariz ou da boca, como o contato parenteral, que ocorre quando há perfuração da pele com agulhas ou instrumentos cortantes infectados.

A transmissão vetorial ocorre quando um animal ou inseto portador de agente patogênico transmite a infecção a um hospedeiro, como no caso da malária ou da dengue, por exemplo.

CUIDADOS PESSOAIS

Imunização

De acordo com o Centers for Disease Control and Prevention (1998), os profissionais da área da saúde devem ser imunizados para as seguintes doenças: hepatite B, sarampo, caxumba, rubéola, varicela, tétano, difteria, coqueluche, *influenza*, febre amarela e tuberculose.

O Programa Nacional de Imunizações (PNI) do Ministério da Saúde (2001)[8] considera os profissionais de saúde um grupo de risco e preconiza a administração de vacinas com o intuito de contribuir para o controle ou erradicação de doenças como meningite, *influenza*, hepatite B, febre amarela, rubéola, tuberculose, tétano e difteria. Em 2020 o Ministério da Saúde promoveu duas ampliações no Calendário de Vacinação Nacional com o objetivo de melhorar a cobertura vacinal brasileira.[9] A primeira diz respeito à febre amarela: apesar de uma única dose ser capaz de imunizar o indivíduo por toda a vida, quando utilizada em crianças muito novas a eficácia pode ser comprometida. Por esse motivo, houve uma nova recomendação de reforço aos 4 anos. Além disso, todo o território nacional passou a ser prioritário para a vacinação. Outra mudança foi a ampliação da cobertura em relação à *influenza*: adultos entre 55-59 anos também foram incluídos como grupo-alvo. Além das ampliações, o Ministério incluiu uma nova vacina: a meningocócica ACWY conjugada, que substituiu o reforço da meningocócica C para os adolescentes de 11 e 12 anos e que previne os quatro sorotipos de meningite bacteriana: A, C, W e Y (Quadro 1). É importante destacar que o Ministério da Saúde também preconiza a administração de imunobiológicos, soros específicos nos acidentes com animais peçonhentos e soro antirrábico. No contexto atual da pandemia provocada pelo vírus da Covid-19, é fundamental que todos os profissionais da saúde estejam imunizados.[10]

Como a atuação em audiologia clínica inclui desde a realização de exames diagnósticos até a adaptação de dis-

QUADRO 1 Calendário de Vacinação preconizado pelo Ministério da Saúde (2020)

Vacinas		BCG	Hepatite B	VORH	Pentavalente	DTP	VIP e VOP	Pneumocócica 10
Protege contra		Formas graves da tuberculose	Hepatite B	Rotavírus	Difteria, tétano, coqueluche, hepatite B e meningite por *Haemophilus influenzae* tipo b	Difteria, tétano e coqueluche	Poliomielite	Pneumonia, otite, meningite e outras doenças causadas pelo pneumococo
Grupo-alvo	Idade							
Criança	Ao nascer	Dose única (1)	Dose ao nascer (2)					
	2 meses			1ª dose	1ª dose		1ª dose VIP (1)	1ª dose
	3 meses							
	4 meses			2ª dose	2ª dose		2ª dose VIP (1)	2ª dose
	5 meses							
	6 meses				3ª dose		3ª dose VIP (1)	
	9 meses							
	12 meses							Reforço (1)
	15 meses					1° reforço	1° reforço VOPb (1)	
	4 anos					2° reforço	2° reforço VOPb (1)	
	9 anos							
Adolescente	10-19 anos		3 doses: a partir de 7 anos (5)					
Adulto	20-59 anos		3 doses (5)					
Idoso	60 anos ou mais		3 doses (5)					
Gestante			3 doses (5)					

(1) Até menor de 5 anos. (2) Essa dose pode ser feita até 30 dias de vida do bebê. (3) Considerar intervalo mínimo de 30 dias entre as doses. (4) Pessoas entre 5-59 anos não vacinadas – administrar 1 dose e considerar vacinado. (5) A depender da situação vacinal, completar esquema. (6) Pode ser feita até menor de 7 anos. Profissionais de saúde que trabalham na área assistencial devem receber 1 ou 2 doses a depender do laboratório produtor. (7) Para meninas de 9-14 anos e meninos de 11-14 anos: 2 doses – 0, 6 meses a depender da situação vacinal. Adolescentes e adultos de 9-26 anos vivendo com HIV/Aids: 3 doses – 0, 2 e 6 meses. (8) Profissionais da saúde devem receber 2 doses independentemente da idade. (9) Para adolescentes na faixa etária de 11 e 12 anos, com a vacina meningocócica ACWY, independentemente de dose anterior de meningocócica C ou dose de reforço. (10) Profissionais da saúde e parteiras tradicionais, como dose complementar no esquema básico da dT e reforços a cada 10 anos. (11) A partir da 20ª semana gestacional (até 45 dias após o parto).
DTP: vacina tríplice bacteriana (difteria, tétano e coqueluche); VIP: vacina inativada poliomielite; VOPb: vacina contra a poliomielite; VORH: vacina oral de rotavírus humano.
Fonte: Manual de Procedimentos para Vacinação/ Ministério da Saúde (2020). Disponível em: https://www.gov.br/saude/pt-br/assuntos/saude-de-a-a-z/c/calendario-de-vacinacao.

positivos eletrônicos de amplificação sonora, para cada procedimento há cuidados específicos que devem ser observados. Além disso, são variados os ambientes de trabalho, desde consultórios privados, postos da saúde, ambientes hospitalares, empresas etc.

Com a pandemia da Covid-19, novas práticas e cuidados foram introduzidos para a atuação segura e a minimização dos riscos de contaminação.

Uso de equipamentos de proteção individual

Os equipamentos de proteção individual (EPI) constituem um recurso seguro e eficaz contra a contaminação, formando barreiras protetoras que reduzem o contato com matérias orgânicas. Seu uso deve ser obrigatório quando houver riscos de aspersão de fluidos corpóreos para o profissional durante os diversos procedimentos audiológicos.

Meningocócica C	Febre amarela	Tríplice viral	Tetraviral	Varicela monovalente	Hepatite A	HPV	Meningocócica ACWY	Dupla adulto	dTpa (adulto)
Doença invasiva causada pela *Neisseria meningitidis*	Febre amarela	Sarampo, caxumba e rubéola	Sarampo caxumba, rubéola e varicela	Varicela	Hepatite A	HPV	Doença invasiva causada pela *Neisseria meningitidis*	Difteria e tétano	Difteria, tétano e coqueluche
1ª dose									
2ª dose									
	Dose inicial								
1º reforço (1)		1ª dose							
			Dose única (1)		Dose única (1)				
	Reforço (3)			2ª dose (6)					
	1 dose (4)					2 doses (7)			
	1 dose (4)	2 doses (5)				2 doses	Entre 11-12 anos: 1 dose (9)	3 doses e reforço a cada 10 anos (5)	10-19 anos
	1 dose (4)	Até 29 anos: 2 doses. Entre 30-59 anos: 1 dose (5) e (8)						3 doses e reforço a cada 10 anos (5)	Profissional da saúde: 1 dose + reforços a cada 10 anos (10)
								3 doses e reforço a cada 10 anos (5)	
								2 doses (5)	1 dose a cada gestação (11)

Os EPI básicos recomendados são avental, luvas, máscaras, gorro e protetores oculares.[11] A seguir são apresentadas as recomendações da Anvisa sobre os EPI.[12]

Avental

O avental para procedimentos audiológicos não precisa ser estéril, mas deverá ser limpo, longo e de mangas compridas, com punho de malha ou elástico, a fim de proteger roupas e superfícies corporais sempre que houver risco de contaminação. Deve ser confeccionado com material que apresente alguma resistência à penetração de líquidos e de microrganismos, ao desgaste e à deformação, podendo ser de pano ou descartável, com material de boa qualidade, atóxico, hidro/hemorrepelente, hipoalérgico, com baixo desprendimento de partículas e resistente, a fim de proporcionar barreira antimicrobiana efetiva (Teste de Eficiência de Filtração Bacteriológica), além de permitir a execução de atividades com conforto e de estar disponível em vários tamanhos. O capote ou avental descartável para uso na assistência ao paciente deve possuir gramatura mínima de 50 g/m^2 e deve ser utilizado para evitar a contaminação da pele e da roupa do profissional. O profissional deve avaliar a necessidade do uso de capote ou avental impermeável a depender do quadro clínico do paciente (vômitos, diarreia, hipersecreção orotraqueal, sangramento etc.). Deve ser retirado na clínica e colocado em sacos de plástico para o procedimento posterior (limpeza ou descarte), sendo necessário lavá-lo separadamente das roupas de uso pessoal. A cor do jaleco deve ser preferencialmente branca para facilitar a visualização de sujeiras.

Em relação ao vestuário, cumpre destacar que o uso de brincos e anéis não é recomendado durante o atendimento, pois pode haver acúmulo de microrganismos. Também é importante fazer uso de sapatos fechados, evitando, assim, o contato dos pés com os agentes infecciosos.

Luvas

As luvas de procedimentos podem ser de látex ou de plástico e estão indicadas sempre que houver possibilidade de as mãos entrarem em contato direto com sangue e outros fluidos corporais do paciente, objetos contaminados, ou quando houver risco de exposição a estes. Seu objetivo é proteger o audiologista, por isso devem ser limpas, trocadas entre um paciente e outro, entre um procedimento e outro e retiradas imediatamente após o uso. Quando estiver com as mãos enluvadas não se deve manipular objetos fora do campo de trabalho (canetas, fichas clínicas, maçanetas, telefone etc.), mas, caso seja necessário, devem ser utilizadas luvas de sobrepor (de material plástico). É importante lembrar que as mãos devem ser higienizadas antes e após o uso de luvas.

Se o profissional optar pelo uso de luvas, estas devem ser descartáveis, não estéreis e devem ser retiradas cuidadosamente após cada paciente ou após cada procedimento. As luvas estéreis são feitas de látex, esterilizadas, descartáveis e devem ser usadas em procedimentos invasivos ou para a esterilização de instrumentos.

As luvas devem ser retiradas imediatamente após o atendimento, sem que haja toque na parte externa. O descarte deve ser feito em lixo apropriado para material infectante e as mãos devem ser lavadas assim que as luvas forem retiradas.

Se o paciente comparecer à consulta com luvas descartáveis, estas deverão ser descartadas na entrada do serviço. É conveniente que o paciente lave as mãos ao entrar no local de atendimento, fazendo o mesmo antes e depois de tocar na máscara ou ajustá-la.

Máscaras

As máscaras são usadas quando há riscos de aspersão de fluidos corpóreos para o profissional durante os diversos exames e procedimentos audiológicos. Devem ser confortáveis e bem ajustadas ao nariz e à boca, podendo ser usadas por tempo indeterminado, desde que estejam secas, limpas e íntegras. Antes de colocar a máscara é necessário higienizar as mãos, e durante o uso não deverá ser tocada. Após o uso não deverá ser guardada no bolso ou pendurada no pescoço.

O fonoaudiólogo deve usar máscara N95 ou equivalente, como PFF2, quando atuar ou auxiliar procedimentos com risco de geração de aerossóis. Essas máscaras devem estar apropriadamente ajustadas à face do profissional. Os fonoaudiólogos devem inspecionar visualmente a máscara N95/PFF2 ou equivalente, antes de cada uso, para avaliar se sua integridade foi comprometida. Máscaras úmidas, sujas, rasgadas, amassadas ou com vincos devem ser imediatamente descartadas. O fonoaudiólogo não deve usar a máscara cirúrgica sobreposta à máscara N95 ou equivalente, pois, além de não garantir proteção de filtração ou de contaminação, também pode levar ao desperdício de mais um EPI. O tempo de uso da máscara N95/PFF2 ou equivalente, em relação ao período de filtração contínua do dispositivo, deve considerar as orientações do fabricante.

No caso de não haver dispersão de aerossóis é possível utilizar máscara cirúrgica descartável, que deve ser trocada a cada 3 ou 4 horas e descartada em local apropriado (lixeira branca). A máscara cirúrgica deve ser constituída de material Tecido Não Tecido (TNT) para uso odontomédico-hospitalar, possuir no mínimo uma camada interna e uma camada externa e obrigatoriamente um elemento filtrante. A camada externa e o elemento filtrante devem ser resistentes à penetração de fluidos transportados pelo ar (repelência a fluidos). Deve cobrir adequadamente a área do nariz e da boca do usuário e possuir um clipe nasal constituído de material maleável que permita o ajuste adequado do contorno do nariz e das bochechas.

A máscara de tecido não é um EPI, por isso não deve ser usada por profissionais de saúde ou de apoio. Embora a máscara de tecido não deva ser utilizada em unidades assistenciais, pode ser utilizada nas áreas exclusivamente administrativas dos serviços de saúde, desde que as pessoas que atuem nessas áreas não tenham contato com pacientes.

Óculos de proteção ou protetor de face (*face shield*)

Os óculos de proteção ou protetores faciais (que cobrem a frente e os lados do rosto) devem ser utilizados quando houver risco de exposição do profissional a respingos de sangue, secreções corporais, excreções etc., e são indicados para proteger a mucosa ocular. Esses equipamentos devem ser exclusivos de cada profissional responsável pela assistência, que, imediatamente após o uso, realizará a limpeza e posterior desinfecção com álcool líquido a 70% (quando o material for compatível), hipoclorito de sódio ou outro desinfetante. Caso o protetor facial tenha sujidade visível, deve ser lavado com água e sabão/detergente e só depois dessa limpeza passar pelo processo de desinfecção. O profissional deve utilizar luvas para realizar esses procedimentos. É importante que o protetor facial cubra todo o rosto e suas laterais.

Gorro

O cabelo solto dispersa muitas partículas carreadoras de bactérias, por isso o uso do gorro proporciona uma barreira efetiva para o profissional e para o paciente. Deverá ser usado em situações em que há possibilidade de contato com sangue, gotículas de saliva e aerossol, com risco de esses fluidos atingirem o cabelo do profissional. O gorro deverá cobrir completamente o cabelo e não deve ser tocado com as mãos contaminadas. Para ser retirado, o gorro deverá ser puxado pela parte superior central e descartado no lixo.

Protetores oculares

Os protetores oculares são indicados para proteger a mucosa ocular de sangue e gotículas aerossóis. Atualmente a escolha de protetores oculares inclui viseiras amplas de plástico ou vidro, devendo sempre ter protetores laterais, sem perda da acuidade visual ou desconforto excessivo. Devem ser submetidos a limpeza, pois são um EPI reutilizável.

Higienização das mãos

Para higienização das mãos devem ser seguidas as recomendação da Anvisa,[12] descritas a seguir. Embora a higienização das mãos seja a medida mais importante, reconhecida há muitos anos na prevenção e no controle das infecções nos serviços de saúde, colocá-la em prática exige o envolvimento de toda a equipe de saúde.[12] O uso de água e sabão, aliado à fricção, remove a sujidade que favorece a permanência e a multiplicação de microrganismos. Além disso, remove os microrganismos que colonizam camadas superficiais da pele, a oleosidade, o suor e as células mortas, prevenindo e reduzindo as infecções causadas pelas transmissões cruzadas.

Como higienizar as mãos[12] (Figura 1):

- Retirar anéis, pulseiras, relógios.
- Abrir a torneira sem encostar na pia, para não contaminar a roupa (quando não houver pedal).
- Ensaboar as palmas das mãos e metade do antebraço por pelo menos 15 segundos, formando espuma.
- Ensaboar o dorso da mão com movimentos circulares.
- Friccionar os espaços interdigitais deslizando uma mão sobre a outra.
- Friccionar as articulações de uma mão com o auxílio da outra.
- Friccionar o polegar de uma mão com o auxílio da outra.
- Friccionar as unhas e as extremidades dos dedos de uma mão na palma da outra com movimentos circulares.
- Enxaguar as mãos da extremidade dos dedos em direção ao antebraço, deixando a água penetrar nas unhas e nos espaços interdigitais (mão em forma de concha). Retirar toda a espuma e os resíduos de sabão, sem deixar a água respingar na roupa e no piso.
- Enxugar as mãos com papel-toalha descartável ou dispositivo eletrônico de ar quente.
- Secar as mãos completamente, pois esse é o primeiro passo na prevenção de irritações na pele. Se a torneira for manual, utilizar o mesmo papel-toalha para fechá-la.
- Descartar o papel-toalha na lixeira.

As unhas devem ser mantidas sempre curtas para evitar o acúmulo de microrganismos. O uso de esmaltes escuros deve ser evitado, pois impossibilita a visualização de sujidade.

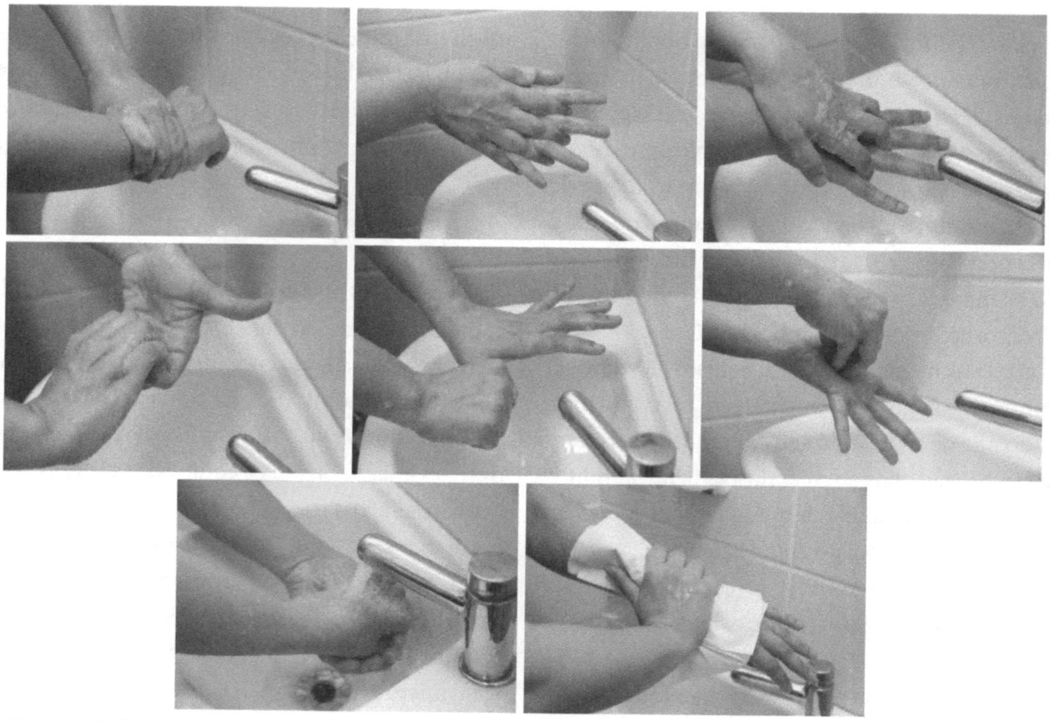

FIGURA 1 Etapas da higienização das mãos.

Sabões e antissépticos

Os sabões têm ação detergente, permitindo que a água remova a sujidade, detritos, impurezas da pele e microrganismos não colonizadores. São substâncias que agem por ação mecânica e que não têm atividade bactericida. Sua capacidade de limpeza varia em função da matéria-prima utilizada na fabricação, e podem apresentar-se nas formas de barra, pó e líquido. O sabão líquido é o mais indicado para a higienização das mãos em virtude de seu menor risco de contaminação.

A higienização do dispensador de sabão líquido ou saboneteira deverá ser feita com água, sabão e secagem, seguida de desinfecção com álcool etílico a 70%, no mínimo uma vez por semana. Para a secagem das mãos deve-se usar sempre o papel-toalha. Não estão indicados secadores elétricos, uma vez que dificilmente se obedece ao tempo necessário para a secagem das mãos, além de haver dificuldade em seu acionamento. Também não está indicado o uso de toalhas de tecido ou de rolo, pois permanecem úmidas quando não substituídas.

A higienização constante das mãos pode causar ressecamento, eczema e rachaduras na pele, que por sua vez aumentam o risco de infecção para o paciente e para o profissional. Por isso é recomendado que o sabão contenha emoliente em sua formulação, o que evita ressecamento e dermatites. O uso de cremes hidratantes e loções entre as higienizações das mãos também pode ser realizado, desde que estejam acondicionados em recipientes individuais e que sejam de uso único.

Os antissépticos são formulações bactericidas que têm boa ação tuberculicida, não são esporicidas, mas são ativos para Gram-positivos e Gram-negativos, incluindo flora residente da pele, além de fungicidas e virucidas para alguns vírus encapsulados. Os antissépticos devem ser armazenados em recipientes fechados, que devem ser higienizados e secos antes do reabastecimento, além de rotulados e datados.

O álcool também é um excelente germicida, com tempo de ação imediato (em torno de 30 segundos) e que evapora rapidamente, não tendo ação residual. Provoca a morte microbiana após exposição por até 3 horas, é inativado pela presença de matéria orgânica e sua atividade parece não ser alterada significativamente com pequenas quantidades de sangue. Em concentrações de 60-90% é bastante efetivo, mas as concentrações mais usadas não são superiores a 70%, pelo fato de causarem menor ressecamento da pele e de terem menor custo.

O álcool é uma substância inflamável que exige ser estocada em temperaturas locais adequadas. Quando preparado com emolientes, minimiza a desidratação da pele e tem maior aceitabilidade.

O Quadro 2 indica quando as mãos devem ser lavadas.[12]

QUADRO 2 Indicação da higienização/lavagem das mãos

Sempre	Antes	Após
▪ que as mãos estiverem sujas. ▪ que houver contato com qualquer artigo ou equipamento contaminado. ▪ que houver contato com sangue ou qualquer outro fluido corporal.	▪ de tocar o paciente. ▪ de realizar qualquer procedimento asséptico.	▪ a remoção das luvas. ▪ tocar o paciente. ▪ tocar as superfícies próximas ao paciente. ▪ o risco de exposição a fluidos corporais. ▪ diversos procedimentos realizados em um mesmo paciente. ▪ o turno de trabalho. ▪ o uso do sanitário. ▪ as refeições.

CUIDADOS COM O AMBIENTE/ HIGIENIZAÇÃO (ANVISA[12])

Considera-se área crítica todo ambiente onde existe risco aumentado de transmissão de infecção, onde se realizam procedimentos de risco ou onde existem pacientes com o sistema imunológico comprometido. Incluem-se nessa categoria os ambientes que abrigam procedimentos cirúrgicos e de parto, as unidades de terapia intensiva, os locais de atividade de diálise, de internação de recém-nascidos, de procedimentos de análises clínicas, de preparo de alimentos e de lavagem de roupas. Os locais que contêm matéria orgânica podem causar riscos a pacientes e profissionais de saúde e por isso precisam de descontaminação, sendo necessário o uso de EPI durante o processo de limpeza (luvas de borracha e botas de polietileno).

As áreas semicríticas compreendem todos os demais compartimentos ocupados por pacientes com doenças infecciosas de baixa transmissibilidade e/ou doenças não infecciosas. As superfícies fixas (pisos, paredes, tetos, portas, mobiliários e demais instalações) não representam riscos significativos de contaminação. Portanto, a desinfecção rotineira dessas superfícies torna-se necessária somente quando houver depósito ou respingo de matéria orgânica.[12]

Áreas não críticas são todos os demais compartimentos dos estabelecimentos de assistência à saúde. Para facilitar a limpeza de consultórios e clínicas, o revestimento de paredes, pisos e tetos deve ser resistente à lavagem e ao uso de desinfetantes e ter o menor número de frestas e ranhuras possível. As tintas utilizadas em paredes e tetos devem ser resistentes a lavagens e ao uso de desinfetantes. Os armários, balcões e mesas auxiliares devem ser lisos, sem ranhuras e fáceis de limpar e desinfetar. O mais adequado nas instituições de saúde é que os ambientes sejam bem iluminados e arejados por meio de janelas, não sendo recomendado o uso de ventiladores, pois estes provocam a elevação das partículas de poeira no ambiente. Caso o ar-condicionado seja utilizado, deve ter sistema de exaustão ou funcionar com as portas abertas.

A limpeza dos consultórios deve ser concorrente, ou seja, realizada diariamente. Se houver sujidades ou contaminações do ambiente ou equipamentos com matéria orgânica, a limpeza deve ser imediata. A limpeza das superfícies pode ser feita com detergente neutro seguida da desinfecção com álcool 70% ou cloro, que inativam os vírus. Para desinfecção do ambiente, podem ser utilizados produtos à base de cloro, alcoóis, alguns fenóis e alguns iodóforos e o quaternário de amônio.

CUIDADOS COM OS MATERIAIS UTILIZADOS/LIMPEZA, DESINFECÇÃO, ESTERILIZAÇÃO E DESCARTE

Na década de 1960, Spaulding classificou os artigos utilizados na assistência à saúde em três categorias:

1. Críticos: são aqueles que entram em contato com o tecido estéril ou o sistema vascular, com alto risco de causar infecção quando contaminados com qualquer tipo de microrganismo. São considerados críticos os materiais cirúrgicos, agulhas e outros materiais intravasculares, cateteres, próteses e materiais de implante.
2. Semicríticos: os que entram em contato com membranas mucosas intactas ou com pele lesionada. É recomendada a desinfecção de alto nível ou a esterilização, quando possível.
3. Não críticos: aqueles que entram em contato com a pele íntegra do paciente, e por isso requerem desinfecção de baixo ou médio nível, ou apenas limpeza.

Primeiramente, deve-se classificar o artigo utilizado de acordo com seu potencial risco de infecção, para depois definir o tipo de processamento a que ele será submetido e qual EPI deverá ser usado em seu manuseio.

Na prática da audiologia, são utilizados artigos considerados não críticos (eletrodos, cuba, fones, vibrador) e semicríticos (espéculos, olivas, cânulas para irrigação). Assim, a limpeza desses materiais deve ser realizada por meio dos processos de desinfecção ou esterilização recomendados e possíveis.

Nos ambientes hospitalares, a desinfecção é feita nos setores próprios e a autoclave é o recurso mais comum para desinfecção de materiais como inox, por exemplo. No entanto, não é recomendada para olivas, pois estas se deterioram no processo, que envolve fonte excessiva de calor. Atualmente, muitos materiais utilizados na clínica audiológica são descartáveis, como eletrodos e olivas de fones de inserção, que devem ser eliminados após o uso em lixo próprio para materiais biológicos.

O processamento dos artigos envolve basicamente três etapas: limpeza, desinfecção e esterilização, que devem ser realizadas em local apropriado e destinado somente a esse fim. Falhas nesses processos podem determinar riscos graves para os pacientes e para os profissionais de saúde que entram em contato com esses artigos antes, durante e depois do reprocessamento.

A limpeza deverá sempre preceder a desinfecção e a esterilização, a fim de reduzir a quantidade de microrganismos presentes nos materiais e de remover todo material orgânico e/ou resíduos como óleo, sangue, pus e outras secreções. Se não retirada completamente, a sujidade poderá funcionar como barreira física de proteção contra os desinfetantes antimicrobianos, dificultando a desinfecção. No processo de limpeza dos materiais utilizam-se água e sabão com o auxílio de escova, pano ou esponja. Os itens articulados (p. ex., o otoscópio) devem ser desmontados e limpos em todas as suas superfícies. Artigos que não possam ser submersos devem ser limpos com compressa de água e sabão.

Sempre que houver algum tipo de acidente com material biológico, deve-se fazer a limpeza do local afetado e procurar um serviço médico de infectologia para conhecimento dos cuidados locais, notificação e profilaxia pós-exposição. Apesar de raros, esses eventos podem ocorrer e não devem ser subestimados.

Um estudo realizado por Bankaitis[7] apontou que o cerúmen deve ser considerado um agente potencialmente infeccioso. A existência de microrganismos bacterianos ou fungos na superfície de moldes auriculares e dispositivos eletrônicos de amplificação sonora intra-aurais foi investigada, e, quando presentes, eles foram identificados. Nessa identificação foi encontrado, em 9 de 10 instrumentos estudados, o agente *Staphylococcus*, além de 9 outras bactérias e 3 tipos diferentes de fungos.

Todas as medidas adotadas dependem das características do exame audiológico e do ambiente onde é realizado (consultório, clínica, hospital, empresa etc.). Alguns exemplos estão descritos no Quadro 3.

O CONTEXTO PANDÊMICO – COVID-19

Iniciada na província de Hubei, na China, no final de 2019, a epidemia causada por uma nova cepa viral da família *Coronaviridae* (SARS-CoV-2) e que provoca a *Severe acute respiratory syndrome coronavirus* – Covid-2 se disseminou rapidamente por todos os continentes. A Organização Mundial da Saúde (OMS), em 30 de janeiro de 2020, declarou situação de emergência em saúde pública de importância internacional, o que foi seguido por inú-

QUADRO 3 Classificação e manejo de materiais de assistência à saúde

Artigo	Classificação	Manejo	EPI necessário
Otoscópio	Não crítico	Limpeza	Luvas
Espéculos	Semicrítico	Desinfecção	Luvas
Olivas	Semicrítico	Desinfecção	Luvas
Fones de ouvido (TDH-39)	Não crítico	Limpeza	Luvas
Fones de inserção	Semicrítico	Descarte	Luvas
Vibrador ósseo	Não crítico	Limpeza	Luvas
Eletrodos	Não crítico	Limpeza	Luvas
Mangueira de irrigação a água	Semicrítico	Desinfecção	Luvas
Cuba para irrigação a água	Não crítico	Limpeza	Luvas
Otocalorímetro a ar	Não crítico	Limpeza	Luvas

EPI: equipamento de proteção individual.

meros países, inclusive pelo Brasil, com a declaração de emergência em saúde pública de importância nacional (pandemia), decretada pela Portaria do MS n. 188, de 3 de fevereiro de 2020.[13]

O curso e a gravidade da pandemia levaram muitos governos a adotar intervenções de grande intensidade, como estratégias de *lockdown*, a fim de conter a infecção de novos indivíduos e de reduzir a sobrecarga social da doença e sua mortalidade. Tais medidas, contudo, trouxeram uma mudança brusca à vida das pessoas e da sociedade em geral. Para além das questões sanitárias, o impacto da pandemia na dinâmica econômica, social, política e cultural da população mundial pôs à prova a governança dos países e das agências internacionais, evidenciando os limites da globalização.

A OMS iniciou, a partir da declaração de situação de emergência, inúmeros estudos na área, que foram acompanhados e referendados pelo Ministério da Saúde. Esses estudos versaram sobre a própria doença, condições de saúde dos profissionais da saúde, novos equipamentos de proteção individual, vacinas, entre outros. Como consequência, a Anvisa determinou novas normas que devem ser seguidas pelos profissionais da saúde no manejo de pacientes com Covid-19. Apesar de muitas dessas normas não serem novas na área de saúde, uma vez que doenças infectocontagiosas (como hepatite, herpes, entre outras) já eram conhecidas dos profissionais da área, a maioria se tornou compulsória. Importante dizer que as normas de biossegurança devem ser seguidas não somente nesse momento de pandemia: precisam ser acrescentadas ao nosso dia a dia profissional.

Essa nova realidade, associada à falta de conhecimento sobre a doença, determinou uma mudança de paradigma na atitude dos profissionais da saúde com relação aos cuidados com sua saúde e a de seus pacientes. A fonoaudiologia, apesar do conhecimento que já se tinha sobre as doenças infectocontagiosas que poderiam afetar pacientes e profissionais, também se preocupa neste momento de pandemia com medidas de cuidados mais seguras. As medidas de prevenção e controle de infecção devem ser implementadas e seguidas pelos fonoaudiólogos para evitar ou reduzir ao máximo a transmissão de microrganismos durante qualquer assistência à saúde realizada.

Um dos primeiros trabalhos da OMS diz respeito a recomendações sobre o uso de EPI, por profissionais da saúde, que incorpora o uso de luvas, máscaras cirúrgicas, óculos ou *face shield*, jalecos/capotes/aventais, e quando eles devem ser mais apropriados. A maioria não difere do que já foi descrito no capítulo.[14] As medidas preventivas mais eficazes incluídas no documento da OMS incluem:[14] realizar a higiene das mãos com frequência, com esfregação à base de álcool se as mãos não estiverem visivelmente sujas, ou com água e sabão se estiverem sujas; evitar tocar os olhos, o nariz e a boca; praticar a higiene respiratória tossindo ou espirrando no cotovelo; usar uma máscara cirúrgica se tiver sintomas respiratórios e realizar a higiene das mãos após o descarte da máscara; manter distância social (mínimo de 1 m) de pessoas com sintomas respiratórios. São determinadas precauções adicionais pelos profissionais da saúde, e entre as mais importantes está ser treinado quanto à paramentação e desparamentação dos EPI. Outras informações importantes incluem: utilização do teleatendimento; uso de barreiras físicas para reduzir a exposição ao vírus e restrição do número de acompanhantes dos pacientes.

Procedimentos audiológicos e cuidados específicos na pandemia

Com a pandemia, algumas recomendações específicas para os ambientes de atendimento foram publicadas, como a nota técnica da Academia Brasileira de Audiologia – ABA (2020)[15] que recomendou a priorização de atendimento remoto, quando possível e de acordo com a avaliação individual de cada caso; a realização de uma triagem prévia dos pacientes por telefone no dia anterior à consulta, para averiguar a existência de sintomas gripais (febre, tosse, falta de ar), perda do paladar e/ou olfato e também saber se o paciente teve contato com alguém contaminado pela Covid-19. A nota da ABA[15] recomenda que, em caso positivo, a consulta deve ser cancelada e o paciente orientado a procurar atendimento médico de urgência em unidade de pronto-socorro ou pronto atendimento mais próxima.

Além disso, é recomendado o uso de máscaras pelos pacientes, acompanhantes e profissionais, durante todo o tempo de presença no ambiente de atendimento. Os profissionais devem utilizar aventais de tecido ou descartáveis quando em contato próximo com o paciente, além de protetores de face.

A seguir listamos alguns cuidados e recomendações relacionados a procedimentos de rotina na clínica audiológica, como a realização de audiometria, o fluxo de ocupação de salas e cabines audiométricas. Esses cuidados/recomendações constam das normas da ABA,[15] da Anvisa[12] e da Asociación Española de Audiología.[16]

Cuidados/recomendações:

- Todas as áreas ocupadas ou tocadas pelo paciente (cadeiras, mesas, maçanetas etc.) devem ser desinfetadas com produtos de limpeza adequados (p. ex., álcool 70% com papel descartável ou água sanitária diluída usando 30 mL de água sanitária para 1 L de água) entre cada paciente agendado. Consultar produtos virucidas autorizados pelo Ministério da Saúde, que provaram ser eficazes contra a Covid-19.

- Manter o distanciamento entre os pacientes, evitando a sobreposição de agendamentos, com número reduzido de pacientes diariamente.
- Limitar o número de acompanhantes por paciente.
- Manter o menor número possível de cadeiras na sala de espera e remover todos os itens desnecessários (p. ex., revistas, brinquedos).
- Prover lenço descartável para higiene nasal na sala de espera.
- Prover lixeira com acionamento por pedal para o descarte dos lenços de papel usados.
- Prover dispensadores com preparações alcoólicas para a higiene das mãos nas salas de espera e estimular a higiene das mãos.
- Manter os ambientes ventilados (ar-condicionado com exaustão, que garanta as trocas de ar, ou manter as janelas abertas).
- Todos os dispositivos e equipamentos usados com o paciente precisam ser desinfetados entre os usos (considere utilizar itens descartáveis, quando possível e apropriado). Neste item se inserem fones de ouvido, vibrador ósseo, cabos dos equipamentos, espéculos para otoscopia, olivas auriculares, sondas timpanométricas, otoscópio, eletrodos e ponteiras de irrigação para a prova calórica. Os materiais devem ser limpos com uma solução hidroalcoólica ou produtos à base de quaternário de amônio, principalmente cabos de equipamentos, para evitar o ressecamento.
- Utilizar fones de inserção em substituição aos fones de ouvido supra-aurais. Caso os fones de inserção não estejam disponíveis, devem ser colocados protetores descartáveis sobre os fones supra-aurais (ou circum-aurais).
- Dispositivos eletrônicos de amplificação sonora devem ser limpos e desinfetados. Utilizar toalhas umedecidas específicas, *sprays* ou uma máquina ultrassônica para esse fim. Cuidado com produtos desinfetantes, que podem danificar os aparelhos.
- Eliminar o uso de botões para responder aos estímulos auditivos durante a audiometria.
- Cabine acústica: colocar protetor de borracha no piso; desinfetar as superfícies de contato, como mesas, cadeiras e maçanetas; fazer a ventilação após a realização dos testes com portas e janelas abertas sempre que possível (em cabines de 1 m^2, use 10 minutos de ventilação; em cabines maiores, aumentar o tempo de 15 para 20 minutos).
- O paciente deve seguir as mesmas diretrizes de segurança. Paciente e acompanhante devem usar máscara. Caso seja observado que esta não está adequada, deve ser fornecida máscara cirúrgica na entrada do serviço.

Paramentação e desparamentação:

Deve ser tomado cuidado especial quanto à desparamentação dos EPI, uma vez que, caso o processo não seja feito corretamente, o profissional de saúde pode se contaminar nesse momento. Assim, é de vital importância conhecer o processo adequado de desparamentação, com base nos dados disponíveis na literatura.[17-19] De forma resumida, a desparamentação deve ser realizada na seguinte ordem:

1. Retirar as luvas (puxar a primeira pelo lado externo do punho com os dedos da mão oposta; segurar a luva removida com a outra mão enluvada; tocar a parte interna do punho da mão enluvada com o dedo indicador oposto, sem luvas, e retirar a outra luva).
2. Retirar o capote/jaleco (o capote ou avental sujo deve ser removido e descartado como resíduo infectante após a realização do procedimento e antes de sair do quarto do paciente ou da área de isolamento). Após a remoção, deve-se proceder à higiene das mãos para evitar a transmissão dos vírus para o profissional, pacientes, outros profissionais e ambiente.
3. Realizar a higienização das mãos (conforme citado anteriormente).
4. Retirar a proteção facial ou os óculos de proteção (segurá-los pela lateral ou haste sem tocar na parte frontal).
5. Remover o gorro/touca (puxar a parte frontal para trás).
6. Remover a máscara (segurar os elásticos e puxar pela cabeça, para a frente, sem tocar na parte externa da máscara).

CONSIDERAÇÕES FINAIS

O fonoaudiólogo deve ter em mente que as questões ligadas à biossegurança não estão restritas a um determinado momento, como o atual, de enfrentamento da pandemia da Covid-19. Outras doenças infectocontagiosas, como hepatite B, herpes e HIV, sempre estiveram presentes em nossa realidade. O momento atual requer cuidado, traz desafios e habilidades para o trabalho em novo formato. Sobretudo, traz a ressignificação do cuidado com o outro, alertando para uma especial atenção com nossa saúde, a de nossos pacientes, bem como do ambiente de trabalho.

REFERÊNCIAS BIBLIOGRÁFICAS

1. Teixeira P, Valle S. Biossegurança: uma abordagem multidisciplinar. Rio de Janeiro: Ed. Fiocruz; 1996.
2. Costa MAF. Biossegurança: segurança química básica para ambientes biotecnológicos e hospitalares. São Paulo: Santos; 1996.
3. Agência Nacional de Vigilância Sanitária (Anvisa), 2021. Disponível em: http://antigo.anvisa.gov.br/en_US/sangue/conceitos-e-definicoes. Acesso em: 1 set. 2021.
4. Santos JN, Fernandes CF, Gil MP, Eugênio ML, Mancini PC. Condutas de biossegurança em ambulatório de fonoaudiologia da rede SUS. Distúrb Comum. 2014;26(1):42-9.
5. Brasil. Portaria n. 485, de 11 de novembro de 2005. NR-32 – Segurança e Saúde. Dispõe sobre a segurança e saúde no trabalho em serviços de saúde. Diário Oficial da União - DOU, 16 nov. 2005.
6. Conselho Federal de Fonoaudiologia, 2020. Disponível em: https://www.fonoaudiologia.org.br/wp-content/uploads/2020/09/CFFa_Manual_Biosseguranca.pdf. Acesso em: 10 ago. 2021.
7. Bankaitis AU, Kemp RJ. Infection control in the audiology clinic. Boulder CO: Auban; 2004.
8. Aranda CMSS, Rocha CMV, Renoiner EIM, Campos JS, Carvalho MTB. Manual de procedimentos para vacinação. 4.ed. Brasília: Ministério da Saúde: Fundação Nacional de Saúde; 2001.
9. Ministério da Saúde. Programa Nacional de Imunizações: Calendário Nacional de Imunização 2020. Disponível em: https://www.saude.go.gov.br/files/imunizacao/calendario/Calendario.Nacional.Vacinacao.2020.atualizado.pdf. Acesso em: 30 set. 2021.
10. Ministério da Saúde. Secretaria de Vigilância em Saúde. Departamento de Imunização e Doenças Transmissíveis. Coordenação-Geral do Programa Nacional de Imunizações. 4.ed. 2021. Plano Nacional de Operacionalização da vacinação Contra a Covid-19. Disponível em: https://www.gov.br/saude/pt-br/media/pdf/2021/janeiro/29/PlanoVacinaoCovid_ed4_15fev21_cgpni_18h05.pdf. Acesso em: 1 jul. 2021.
11. Kemp RJ, Roeser RJ, Pearson DW, Ballachandra BB. Infection control for the professions of audiology and speech language pathology. Olathe: Iles Publications; 1996.
12. Agência Nacional de Vigilância Sanitária (Anvisa). Nota Técnica GVIMS/GGTES/Anvisa n. 04/2020 – Orientações para serviços de saúde: medidas de prevenção e controle que devem ser adotadas durante a assistência aos casos suspeitos ou confirmados de infecção pelo novo Coronavírus (SARS-CoV-2) – atualizada em 25/02/2021. Disponível em: https://www.gov.br/anvisa/pt-br/centraisdeconteudo/publicacoes/servicosdesaude/notas-tecnicas/nota-tecnica-gvims_ggtes_anvisa-04_2020-25-02-para-o-site.pdf. Acesso em: 2 nov. 2021.
13. Brasil. Ministério da Saúde. Portaria n. 188/2020. Disponível em: https://www.in.gov.br/en/web/dou/-/portaria-n-188-de-3-de-fevereiro-de-2020-241408388. Acesso em: 15 jul. 2021.
14. Rational use of personal protective equipment (PPE) for coronavirus disease (Covid-19). Interim guidance 19 March 2020. Disponível em: https://apps.who.int/iris/bitstream/handle/10665/331498/WHO-2019-nCoV-IPCPPE_use-2020.2-eng.pdf?sequence=1&isAllowed=y. Acesso em: 10 set. 2021.
15. Academia Brasileira de Audiologia (ABA). Nota Técnica - Recomendações para o retorno da prática em Audiologia – 2020. Disponível em: https://www.audiologiabrasil.org.br/portal/arquivosfiles/ABA%20nota%20t%C3%A9cnica1%20junho2020.pdf. Acesso em: 10 jul. 2020.
16. Asociación Española de Audiología (AEDA). Recomendaciones para prevenir la transmisión del Covid-19 en la práctica de la audiología, 2020. Disponível em: https://aedaweb.com/wp-content/uploads/2020/05/AEDA_Recomendaciones_COVID.pdf. Acesso em: 14 abr. 2021.
17. Salomé GM. Algoritmo para paramentação, desparamentação e prevenção de lesões faciais: Covid-19. Rev Enferm Contemp. 2021;10(2):333-46. Disponível em: https://www5.bahiana.edu.br/index.php/enfermagem/article/view/3317. Acesso em: 22 fev. 2022.
18. Calheiros J, Nascimento ASS, Santos AKAA, Araújo MN, Silva MB. A utilização dos equipamentos de proteção individual nos acidentes com materiais biológicos. Gep News. 2018;2(2):23-8.
19. Soares AKT, Arruda FR, Novais GMML, Martins RB, Araújo AHIM. A importância da paramentação e desparamentação seguras em infecções por aerossol, com foco à Covid-19: uma revisão da literatura. Revista Eletrônica Acervo Saúde. 2021;13(6):e7786.

54

CLASSIFICAÇÃO INTERNACIONAL DE FUNCIONALIDADE, INCAPACIDADE E SAÚDE (CIF)

Maria Cristina Pedro Biz
Amanda Brait Zerbeto

INTRODUÇÃO

A Classificação Internacional de Funcionalidade, Incapacidade e Saúde (CIF), pertencente à família de classificações da Organização Mundial da Saúde (OMS), foi instituída em 2001 por meio da Resolução n. 54.21/2001,[1] e introduziu uma importante mudança de paradigma do modelo biomédico para o modelo biopsicossocial de saúde.[2] As limitações e a linearidade das classificações com enfoque nas doenças, como a Classificação Internacional de Doenças (CID) e a Classificação Internacional de Deficiências, Incapacidades e Desvantagens (CIDID-1989), levaram a OMS a desenvolver a CIF.[2]

Classificar e produzir dados sobre as causas de morte e as doenças mais frequentes em uma época em que a expectativa de vida aumenta é insuficiente para o planejamento de ações em saúde. O modelo de cuidado em saúde e a prática profissional também precisam ser revistos.[3] A CID, classificação utilizada em nosso sistema de informação em saúde, estabelece uma relação causal, unidirecional e linear entre deficiência, incapacidade e desvantagem. Centra-se nas limitações da capacidade da pessoa decorrentes de uma doença ou distúrbio, não contemplando o papel determinante dos fatores ambientais como produtores de incapacidade. Não permite considerar que indivíduos com o mesmo código da CID possam vivenciar a doença, os distúrbios ou a deficiência de diferentes formas, a depender do grau de severidade, do acesso e do apoio que recebem de serviços de saúde e educação, das barreiras contidas no ambiente que restringem sua participação, das atitudes de pessoas de seu círculo social, da forma de enfrentamento da situação pelo indivíduo, de todos os fatores que influenciam e impactam a condição de saúde.

O diagnóstico de uma doença não implica necessariamente prejuízo no desempenho das tarefas cotidianas, pois a funcionalidade é determinada pelo impacto das condições de saúde nas atividades e participação do indivíduo. Nesse sentido, diante da complexidade do processo saúde-doença, é importante que a fonoaudiologia utilize instrumentos que contemplem os componentes anteriormente mencionados, tendo como objetivo terapêutico a participação do indivíduo e seu desempenho. Destaca-se que nesse processo deve-se considerar a quantificação de aspectos subjetivos da percepção e avaliação das pessoas sobre a própria condição de saúde.[4] *(Para maiores informações sobre o assunto, consultar o Capítulo 21, "Uso de questionários na audiologia".)*

A prevalência de agravos à saúde relacionada à incapacidade e à deficiência ainda não é consistente nos sistemas de informação de saúde. Também não há definição sobre conceitos de incapacidade e deficiência que representem o padrão epidemiológico atual com o envelhecimento populacional. Um mesmo indivíduo pode ser considerado com deficiência para determinada política social e sem deficiência para outra. Esse cenário revela a necessidade do uso de uma ferramenta comum que possa descrever os estados de saúde, tendo a funcionalidade como perspectiva.[5,6]

Em 2018 o Instituto Brasileiro de Geografia e Estatística (IBGE) elaborou nota técnica com nova interpretação sobre dados do Censo 2010 aplicáveis às pessoas com deficiência, tendo como base sugestões do Grupo de Washington (GW) para Estatísticas sobre Pessoas com Deficiência,[7] confirmando a CIF como referência conceitual. O objetivo do IBGE foi identificar pessoas sujeitas a maior risco de sofrerem restrições de participação. Recentemente o Instituto publicou a Pesquisa Nacional de Saúde (PNS) de 2019, em parceria com o Ministério da Saúde, e os indicadores sobre a deficiência consideraram o modelo biopsicossocial na produção de informações, base para o Censo 2022.[8] Tal medida, segundo o órgão, deve-se à importância de informações que possam identificar com melhor precisão o impacto da deficiência na vida das pessoas.

A CIF, ao propor o modelo biopsicossocial e classificar as condições de saúde, considera a complexidade do processo saúde-doença e a importância da funcionalidade, termo que abrange todas as funções e estruturas do corpo e as atividades (ouvir, falar, conversar, relações sociais), sua participação (na escola, no trabalho, relações com famílias e amigos) e a interação dinâmica entre esses componentes e os fatores contextuais (características pessoais e do ambiente – acesso a assistência, serviços, tecnologia assistiva).[2,4] Assim, o cuidado fonoaudiológico deve considerar não somente as estruturas e funções do corpo, mas a forma como as pessoas realizam suas atividades, seu envolvimento na rotina e a influência dos fatores contextuais na funcionalidade. Uma avaliação mais abrangente da saúde, com foco na funcionalidade, é um pré-requisito para o cuidado centrado na experiência vivida pelo usuário, por considerar suas necessidades e não apenas sua condição de saúde. Também possibilita um plano de cuidado mais amplo e mais completo, que reflita os problemas autorreferidos.

Com o objetivo de expor os principais conceitos da CIF e sua aplicabilidade na fonoaudiologia e na audiologia, este capítulo apresentará um breve histórico da CIF, seu modelo biopsicossocial, estrutura e linguagem, o uso da CIF no Brasil e possibilidades de uso da Classificação na audiologia.

CLASSIFICAÇÃO INTERNACIONAL DE FUNCIONALIDADE, INCAPACIDADE E SAÚDE

A CIF classifica a saúde e os estados relacionados à saúde, identifica pontos positivos, neutros e negativos da saúde, revelando os aspectos de funcionalidade e incapacidade. A classificação tem objetivos que contemplam as áreas clínicas, de pesquisa, estatística, planejamento e política social:[2]

- Proporcionar uma base científica para a compreensão e estudo da saúde em uma abordagem biopsicossocial, que considera as condições relacionadas à saúde, seus determinantes e efeitos.
- Estabelecer uma linguagem comum para descrever a saúde, melhorando a comunicação entre as pessoas envolvidas no cuidado em saúde (profissionais, pesquisadores, elaboradores de políticas públicas, público e pessoas que buscam o serviço fonoaudiológico).
- Permitir a comparação de dados entre serviços, áreas e países, e em diferentes períodos do tempo.
- Fornecer um esquema de codificação para sistemas de informações de saúde.

A CIF é uma classificação de registro dos componentes da saúde, não é um método de avaliação. Como modelo para estatísticas de incapacidades e informações de saúde,[4] permite a integração de dados de diferentes fontes. As informações podem vir de fontes primárias (pessoas vivenciando incapacidades) ou secundárias de dados, por exemplo, da documentação ou de estatísticas preexistentes.[6] O fonoaudiólogo pode utilizar os métodos de avaliação usualmente presentes em sua prática clínica, e depois registrar as informações utilizando a estrutura da CIF.

As classificações CIF e CID são complementares, sendo recomendação da OMS que ambas sejam utilizadas pelos profissionais nos prontuários, relatórios e Sistemas de Informação em Saúde.

A CIF é dividida em duas partes, e cada parte é formada por dois componentes:

- Parte 1 (Funcionalidade e Incapacidade): componente Corpo (Funções do Corpo e Estrutura do Corpo) e componente Atividades e Participação.
- Parte 2 (Fatores Contextuais): componente Fatores Ambientais e componente Fatores Pessoais.

Na Figura 1 é apresentada a interação entre os componentes da CIF. As setas bidirecionais representam as múltiplas interações entre os componentes, refletindo a multicausalidade e a complexidade do processo saúde-doença. Na CIF, a funcionalidade é compreendida como a interação dos componentes do corpo e Atividades e Participação, devendo os componentes envolvidos ser considerados pelo profissional de forma similar, com a mesma importância. Os Fatores Ambientais interagem com os demais componentes, podendo ser barreiras ou facilitadores para a funcionalidade do indivíduo.[2]

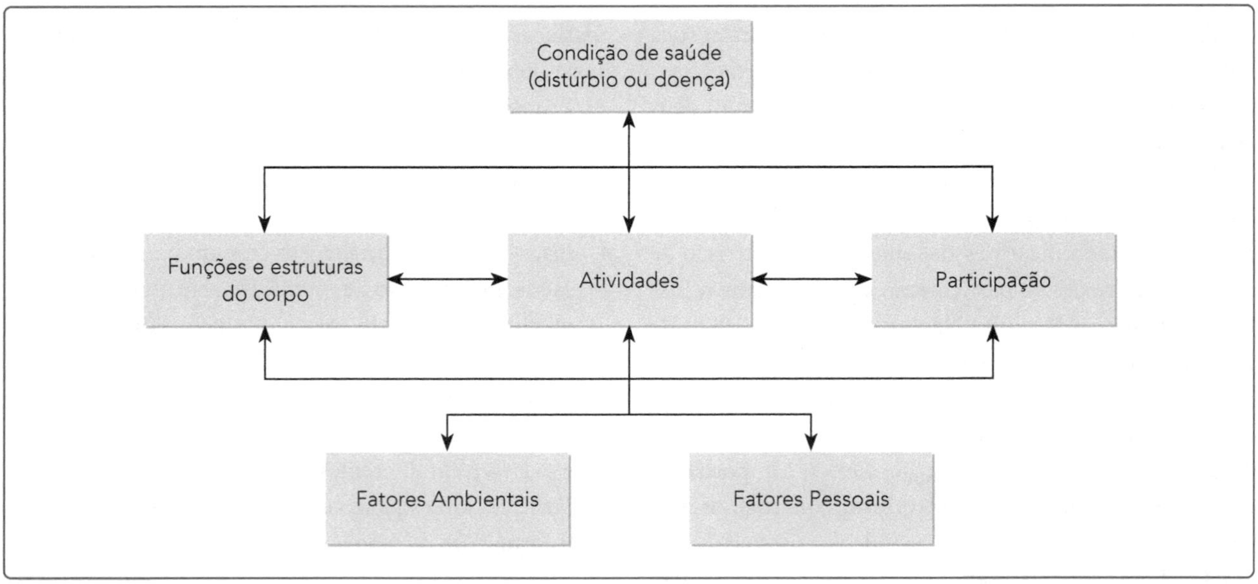

FIGURA 1 Interações entre os componentes da CIF.
Fonte: OMS, 2020, p.32.[2]

> Funcionalidade é um termo que abrange todas as funções do corpo, atividades e participação; de maneira similar, incapacidade é um termo que abrange deficiências, limitação de atividades ou restrição na participação. A CIF também relaciona os fatores ambientais que interagem com todos esses constructos. (OMS, 2020, p.15)[2]

No Quadro 1 são apresentados definições e conceitos importantes para a compreensão da CIF.

QUADRO 1 Definições e conceitos para o uso da CIF no contexto da saúde

Definições
No contexto de saúde:
Funções do corpo são as funções fisiológicas dos sistemas do corpo, incluindo funções psicológicas.
Estruturas do corpo são as partes anatômicas do corpo, como órgãos, membros e seus componentes.
Deficiências são problemas nas funções ou nas estruturas do corpo, como um desvio significativo ou uma perda.
Atividade é a execução de uma tarefa ou ação por indivíduo.
Participação é o envolvimento em situações da vida diária.
Limitações de atividade são dificuldades que um indivíduo pode encontrar na execução de atividades.
Restrições de participação são problemas que um indivíduo pode enfrentar ao se envolver em situações da vida.
Fatores ambientais compõem o ambiente físico, social e de atitude no qual as pessoas vivem e conduzem sua vida.

Fonte: OMS, 2020, p.23.[2]

Um dos objetivos da CIF é estabelecer uma linguagem comum para a comunicação entre todos os envolvidos no cuidado, e para tanto utiliza um sistema alfanumérico, em que cada componente é representado por uma letra.

- Letra **b**: (do inglês "*body*") denota Funções do Corpo.
- Letra **s**: (do inglês "*structure*") denota Estrutura do Corpo.
- Letra **d**: (do inglês "*domain*") denota Atividades e Participação.
- Letra **e**: (do inglês "*environment*") denota Fatores Ambientais.

Cada componente é formado por diversos domínios, e dentro de cada domínio há categorias. As categorias são as unidades de classificação. A cada categoria da CIF selecionada pelo fonoaudiólogo deverão ser atribuídos qualificadores, que representam a magnitude e a extensão da dificuldade na categoria em questão. Os códigos qualificam a funcionalidade ou a incapacidade em um domínio ou categoria, e podem ser genéricos ou relacionados aos fatores ambientais. Os qualificadores dos fatores ambientais indicam se determinado fator é um facilitador ou uma barreira para a funcionalidade.

A CIF está estruturada em um esquema hierárquico, considerando os seguintes princípios taxonômicos padronizados:[2]

A. Os componentes das Funções e Estruturas do Corpo, Atividades e Participação e Fatores Ambientais são classificados de maneira independente. Um termo incluído em um componente não é repetido em outro.

B. Em cada componente, as categorias são organizadas seguindo um esquema de ramificações (tronco-ramo-folha), de modo que uma categoria de menor nível compartilha dos atributos das categorias de maior nível das quais ela é um membro.
C. Em cada capítulo há categorias individuais de dois, três ou quatro níveis, cada uma com uma breve definição e inclusões e exclusões conforme necessário para ajudar na escolha do código apropriado.

Para compreensão do sistema alfanumérico do código, um exemplo é apresentado na Figura 2.

O código torna-se completo somente com a presença do qualificador, portanto seu uso é imprescindível para que indicadores sejam gerados e utilizados para a elaboração de políticas públicas, planejamento de ações e estratégias terapêuticas e sua resolutividade. Os qualificadores são introduzidos após um ponto expressando a magnitude do problema (Quadros 2 e 3). Porcentagens foram estabelecidas para cada qualificador pela OMS (Quadro 2).[2]

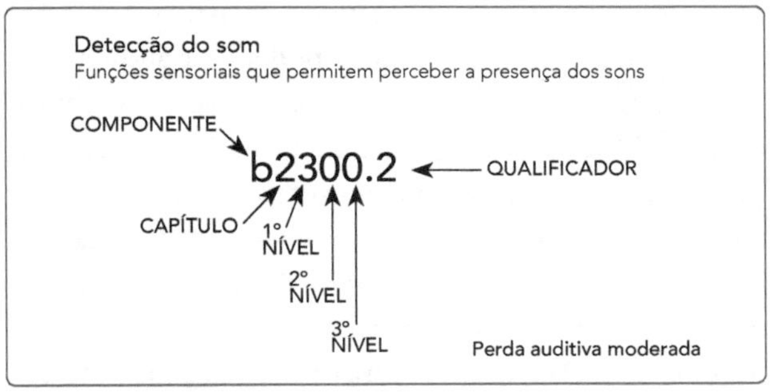

FIGURA 2 Descrição do significado do código b2300.2.
Fonte: elaborada pelas autoras.

QUADRO 2 Qualificadores da CIF

xxx.0 – NÃO há problema (nenhum, ausente, insignificante) 0-4%
xxx.1 – Problema LIGEIRO (leve, pequeno, ...) 5-24%
xxx.2 – Problema MODERADO (médio, regular, ...) 25-49%
xxx.3 – Problema GRAVE (grande, extremo, ...) 50-95%
xxx.4 – Problema COMPLETO (total, ...) 96-100%
xxx.8 – não especificado
xxx.9 – não aplicável

Fonte: OMS, 2021.[2]

QUADRO 3 Qualificadores da CIF para Fatores Ambientais

.0	Nenhuma barreira
.1	Barreira LEVE
.2	Barreira MODERADA
.3	Barreira GRAVE
.4	Barreira COMPLETA
.8	Barreira não especificada
.9	Não aplicável
+0	Nenhum facilitador
+1	Facilitador LEVE
+2	Facilitador MODERADO
+3	Facilitador CONSIDERÁVEL
+4	Facilitador COMPLETO
+8	Facilitador não especificado
+9	Não aplicável

(continua)

QUADRO 3 Qualificadores da CIF para Fatores Ambientais (*continuação*)

Fonte: OMS, 2021.[2]

As fontes de informação para a seleção de qualificadores podem ser provenientes de relatos do paciente ou de familiar, questionários padronizados, protocolos, exames, observação. Um exemplo de como essa informação pode ser inserida em um relatório é apresentado no Quadro 4.

QUADRO 4 Modelo para registro da fonte de informação e método de avaliação na categoria de Conversação (d350)

d350-Conversação
Qualificador: ( ) 0 ( ) 1 ( ) 2 ( ) 3 ( ) 4 ( ) 8 ( ) 9

Fonte da informação:
( ) Relato do paciente na entrevista inicial
( ) Relato do paciente por questionário
( ) Relato de familiar, cuidador
( ) Exame audiológico: ______________
( ) Aplicação de protocolo: ___________
( ) Investigação clínica
( ) Observação

Fonte: elaborado pelas autoras.

A seguir são apresentados os componentes da CIF e algumas categorias que se relacionam com a audiologia.

O componente Funções do Corpo contém oito capítulos, e refere-se às funções fisiológicas dos sistemas do corpo, incluindo as funções auditivas e sensoriais, e funções mentais. Algumas categorias essenciais para o fonoaudiólogo são: Funções auditivas (b230), Funções vestibulares (b235), Sensações associadas à audição e à função vestibular (b240), Funções de atenção (b140), Funções mentais da linguagem (b167) e Funções da memória (b144).

O componente Estruturas do Corpo contém oito capítulos, pareados com os oito capítulos de Funções do Corpo.

As categorias de Estrutura de orelha externa (s240), Estrutura de orelha média (s250) e Estrutura de orelha interna (s260) são frequentemente utilizadas na fonoaudiologia.

O componente Atividades e Participação é composto por nove capítulos, e suas categorias classificam a execução de tarefas e envolvimento nas situações de vida. As categorias desse componente podem ser classificadas por dois qualificadores: desempenho e capacidade. Desempenho refere-se ao modo como o indivíduo realiza suas tarefas em seu ambiente habitual, em sua vida real. Capacidade descreve a habilidade de um indivíduo executar uma ação em um ambiente padronizado, por exemplo, o consultório. Caso o fonoaudiólogo opte por utilizar somente um qualificador, sugere-se a escolha do qualificador de desempenho. Algumas categorias essenciais para o fonoaudiólogo são: Ouvir (d115), Falar (d330), Conversação (d350), Lidar com o estresse e outras exigências psicológicas (d240), Realizar a rotina diária (d230), Interações interpessoais básicas (d710), Relações familiares (d760), Relações com estranhos (d730) e Recreação e lazer (d920).

Pelos conceitos trazidos pela CIF, ouvir é uma atividade que, caso seja afetada por uma alteração das funções auditivas, poderá comprometer esse ato. Apenas é possível saber se uma pessoa ouve e o quanto ela ouve, na interação com o outro, por meio das reações aos estímulos sonoros. Compreender a audição como uma atividade implica considerar o desempenho do indivíduo em sua rotina. Permite que os processos de avaliação e de intervenção na assistência em saúde ampliem sua perspectiva para além do determinismo biológico, centrado quase exclusiva ou preferencialmente nas alterações das funções fisiológicas, por vezes negligenciando a importância dos fatores contextuais, ambientais e pessoais.[3]

O componente Fatores ambientais é formado por cinco capítulos e afeta diretamente a Funcionalidade, podendo tais fatores ser considerados barreiras ou facilitadores. As categorias Produtos e tecnologias para comunicação (e125), Atitudes individuais dos membros da família nuclear (e410), Atitudes individuais de amigos (e420), Atitudes individuais de conhecidos, companheiros, colegas, vizinhos e membros da comunidade (e425), Serviços, sistemas e políticas de transporte (e540), Serviços, sistemas e políticas de saúde (e580) têm grande potencial de uso na fonoaudiologia para caracterizar o acesso aos dispositivos eletrônicos de amplificação sonora pelo Sistema Único de Saúde (SUS) e as atitudes dos outros na vida da pessoa com deficiência. O acesso e a disponibilidade de produtos e tecnologias encontram-se descritos no componente Fatores ambientais, e a produção de dados como esses é de extrema importância para que possam ser produzidos dados do cuidado em saúde, incluindo o desempenho e a efetividade das linhas de cuidado, contemplando informações além da prevalência e da incidência de doenças.

O componente Fatores Pessoais não é classificável pela CIF, não possui categorias e qualificadores. Entretanto, são relevantes para registro pelos fonoaudiólogos por incluírem sexo, idade, religião, raça, estilo de vida, hábitos, profissão, histórico familiar do indivíduo, fatores que influenciam diretamente a funcionalidade.

Utilizando o modelo integrativo da CIF, as categorias referentes à audiologia estariam presentes na estrutura como mostrado na Figura 3.

Pensando na avaliação audiológica, mudanças nos limiares auditivos não fornecem informações sobre o impacto dessa condição na vida do indivíduo. Uma pessoa com um audiograma com resultado de teste "normal" pode enfrentar problemas em ambientes ruidosos. Mesmo quando a perda de audição é leve, considerada não tão significativa, uma pessoa pode ter limitações da funcionalidade no cotidiano não refletidas apenas na avaliação de um audiograma. Crianças e adultos podem ter audiograma normal e apresentar transtorno do processamento auditivo central (TPAC) e, consequentemente, limitações na audição. Algumas limitações podem ser avaliadas apenas por meio de testes logoaudiométricos e testes de fala sensibilizada, por exemplo, fala no ruído. Por isso é importante ter uma visão ampliada do perfil audiológico de uma pessoa e experiências auditivas para garantir que as limitações na atividade, sua participação em ambientes silenciosos e ruidosos e as necessidades e preferências de comunicação estejam todas contempladas.[9] *(Para maiores informações sobre o assunto, consultar os Capítulos 8, "Audiometria tonal liminar e de altas frequências", e 20, "Avaliação do processamento auditivo central: testes comportamentais".)*

Relacionando os componentes e os domínios da CIF com as funções dos sistemas do corpo, especificamente da audição, sabe-se que a exposição a níveis de pressão sonora elevados de forma constante afeta as funções auditivas (b230), que podem alterar a detecção do som (b230); a discriminação do som (b2301); a localização da fonte sonora (b2302); a lateralização do som (b2303); a discriminação da fala (b2304); entre outras, comprometendo a audição. Em relação às estruturas do corpo, pode haver comprometimento da orelha interna (s260), constituída pela cóclea (s2600), labirinto vestibular (s2601), ductos semicirculares (s2602), ducto auditivo interno (s2603), entre outras.

As alterações nas funções e nas estruturas do corpo relacionadas à audição, portanto, podem impactar nega-

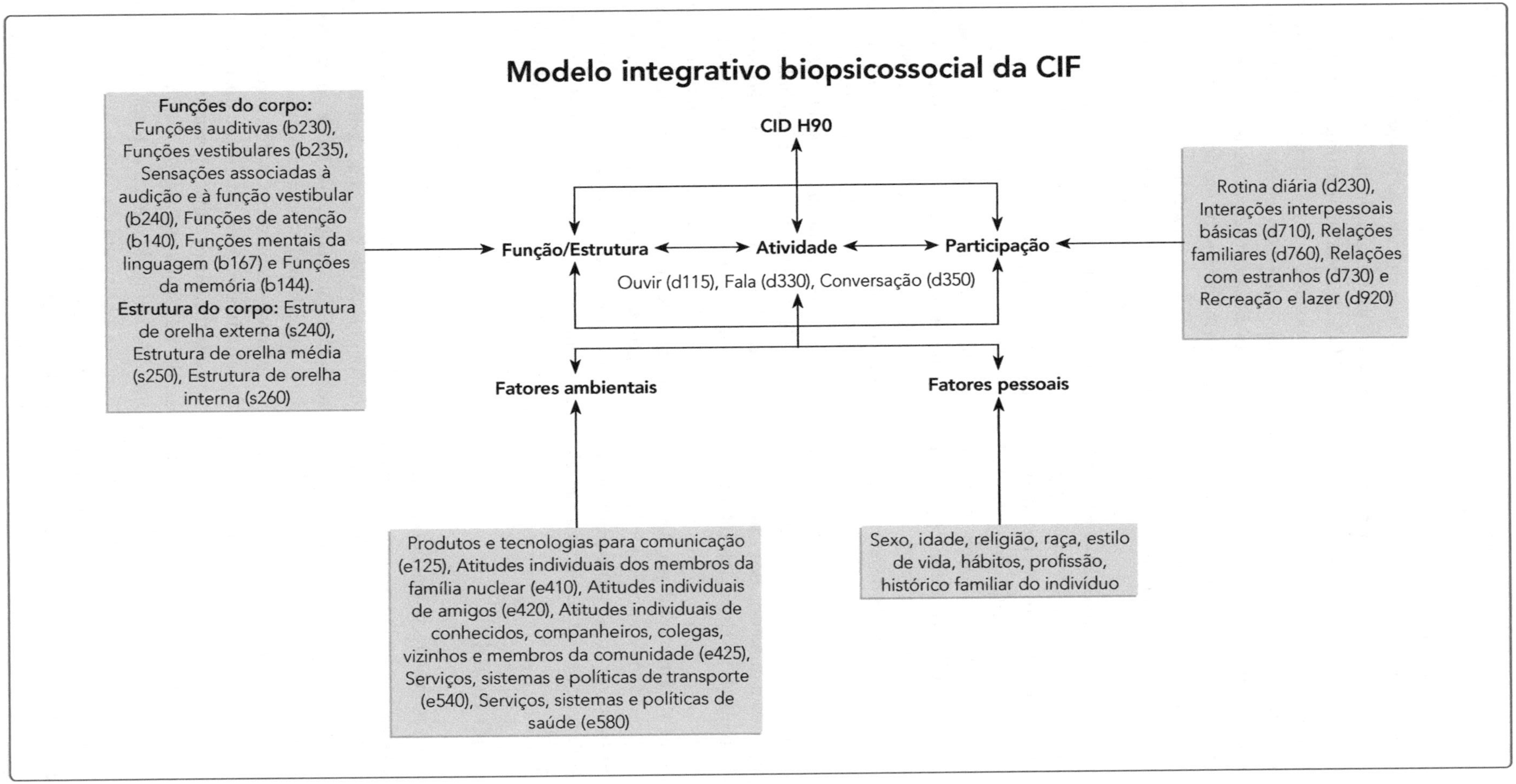

FIGURA 3 Modelo integrativo da CIF e algumas categorias referentes à audiologia.

Fonte: elaborada pelas autoras.

tivamente as atividades relacionadas à comunicação, como ouvir (d115), falar (d330), conversar (d350), fundamentais para sua participação no trabalho (d850), na escola (d825, d830), nas relações interpessoais (d710, d720).

Como facilitadores na proteção, os equipamentos de proteção individuais (EPI), ou mesmo o controle do uso do fone de ouvido com volume intenso, são classificados pela CIF como fatores ambientais. Estimular o uso de EPI (e115), ou intervenções, campanhas que orientem sobre os riscos da longa exposição por fone de ouvido, ou em intensidade elevada (e5800), estabelecer normas para intensidade do som em ambientes (e2500), são as categorias da CIF elencadas.

Importante atentar, pois as origens de lesão nas perdas citadas acima podem ter procedências diferentes. A perda auditiva por exposição a níveis elevados de pressão sonora pode ter origem ocupacional, provocada pelo ambiente de trabalho, como pode ser originária de situações extralaborais, como a utilização de dispositivos de música portáteis. Assim, as informações obtidas na entrevista, como ambiente de trabalho, hábitos e atividades de lazer, auxiliam o profissional no planejamento de ações.

Ter as informações em saúde transcritas em linguagem codificada permite gerar indicadores sobre o desempenho do indivíduo e populações, a influência dos Fatores Ambientais, ainda não disponíveis no sistema de informação em saúde.

Materiais sobre a CIF e a fonoaudiologia foram publicados pelo Sistema de Conselhos e a Sociedade Brasileira de Fonoaudiologia e podem ser consultados pelos profissionais da área. *Links* de acesso estão disponíveis nas referências bibliográficas.[10-12]

O USO DA CIF NO BRASIL

No Brasil, a CIF tem seu uso recomendado por meio da Resolução n. 452/2012 do Conselho Nacional de Saúde (CNS),[13] está presente nas diretrizes da Rede de Cuidados em Saúde à Pessoa com Deficiência[14] e é norteadora da Lei Brasileira de Inclusão da Pessoa com Deficiência.[15] *(Para maiores informações sobre o assunto, consultar o Capítulo 31, "Saúde auditiva nas redes de atenção e ações do fonoaudiólogo".)*

No país, atualmente existem dois modelos de utilização da CIF em uso: o instrumento de avaliação para a concessão do Benefício de Prestação Continuada (BPC) à Pessoa com Deficiência[16] e o Índice de Funcionalidade Brasileiro (IFBr) para a concessão de aposentadoria à pessoa com deficiência.[17]

A partir do Decreto n. 6.214, de 26 de setembro de 2007,[16] que instituiu o instrumento para concessão do BPC, a avaliação baseada na CIF e em seus componentes passou a considerar atributos da pessoa com deficiência, os fatores ambientais, a avaliação da deficiência e do grau da incapacidade. O *checklist*, instrumento de avaliação, foi elaborado pelo grupo de trabalho constituído por técnicos do Ministério do Desenvolvimento Social (MDS) e é aplicado pelo médico perito e pelo assistente social. Além de trazer uma forma mais judiciosa no processo de avaliação e concessão, reforça a importância de uma avaliação do usuário que estabeleça mensurações com base no estado de saúde e de forma interdisciplinar.

O IFBr, publicado em 2013 na Lei Complementar n. 142,[17] é utilizado para uso previdenciário na aplicação da aposentadoria para pessoa com deficiência. Recentemente foi validado o Índice de Funcionalidade Brasileiro Modificado (IFBrM), desenvolvido pela Universidade de Brasília (UnB), envolvendo os Centros Especializados em Reabilitação (CER), os Centros de Atenção Psicossocial (CAPS), instituições da rede de cuidado da Coordenação da Pessoa com Deficiência e da Atenção Básica. A deficiência auditiva é uma das condições de saúde avaliada pelo IFBrM, que pode ser aplicada por fonoaudiólogos.

Experiências de implementação da CIF em Centros de Reabilitação têm avançado no país. Seu uso proporciona melhor definição dos objetivos assistenciais e a possibilidade de mensurar aspectos de funcionalidade, permitindo desenvolver estratégias de comunicação mais consistentes, padronização de condutas diagnósticas e terapêuticas e um modelo de cuidado que considere as necessidades de cada pessoa e a garantia de acesso a produtos e tecnologias.[18]

CIF E AUDIOLOGIA

Na área da audiologia, a CIF proporciona aos fonoaudiólogos o uso de uma linguagem universal para a caracterização das condições de saúde nos processos de entrevista inicial, avaliação audiológica, acompanhamento terapêutico, reabilitação auditiva, reavaliação do caso e decisão de alta ou continuidade do atendimento. O uso dos qualificadores da CIF permite ao profissional e aos serviços de saúde registrarem a mudança ou não da magnitude da dificuldade nas categorias dos componentes Funções e Estrutura do Corpo, Atividades e Participação e Fatores Ambientais ao longo de todo o processo fonoaudiológico. O registro dos qualificadores em prontuário, laudo, relatório ou sistema de informação e o acompanhamento de sua evolução de forma longitudinal fornecem informações sobre a evolução do caso e podem subsidiar a decisão de continuidade do atendimento ou alta, permitindo assim maior visibilidade da intervenção terapêutica; acompanhar a eficácia e a resolutividade das estratégias terapêuticas estabelecidas; e, consequentemente, melhor planejamento de todo o processo.[19]

Em 2021, a OMS, marcando o Dia Mundial da Audição, publicou o *World Report on Hearing*, que relacionou a CIF com a audição.[9] O Relatório Mundial sobre a Audição reforçou a importância de medidas em saúde pública baseadas em evidências, com o objetivo de prevenir muitas das causas de perda auditiva. A discussão do assunto é relevante pelo impacto que a perda da audição pode causar na vida das pessoas e das populações. O sistema revisado proposto no documento relaciona a severidade da perda auditiva com o possível impacto na funcionalidade e consequências para a comunicação. O sistema de classificação "*Grau de perda auditiva e experiência auditiva relacionada*" (tradução livre – Quadro 5) pode ser utilizado com finalidade epidemiológica, e segue as recomendações da CIF. De acordo com a CIF, a incapacidade experimentada é determinada não somente pela perda auditiva do indivíduo, mas também pelo ambiente físico, social e atitudinal em que a pessoa vive. Portanto, uma pessoa com perda auditiva que não tem acesso a cuidados e assistência provavelmente terá uma experiência muito maior de limitações no dia a dia e, portanto, graus mais elevados de deficiência, comprometendo sua funcionalidade.

QUADRO 5 Grau de perda auditiva e experiência auditiva relacionada* (tradução livre)

Graus de perda auditiva	Média dos limiares auditivos** nas frequências de 500, 1.000, 2.000 e 4.000 Hz	Experiência auditiva em ambientes silenciosos para a maioria dos adultos	Experiência auditiva em ambientes ruidosos para a maioria dos adultos
Audição normal	< 20 dB	Nenhum problema em ouvir sons.	Nenhum ou mínimo problema em ouvir sons.
Leve	20 < 35 dB	Não tem dificuldade em ouvir o que é falado.	Pode apresentar dificuldade em ouvir o que é falado.
Moderado	35 < 50 dB	Pode apresentar dificuldade em ouvir o que é falado.	Dificuldade em ouvir o que é falado e em participar da conversa.
Moderadamente severo	50 < 65 dB	Dificuldade de interagir em uma conversa; pode ouvir se falarem com a voz mais intensa sem dificuldade.	Dificuldade em ouvir a maior parte do que é falado e em participar da conversa.
Severo	65 < 80 dB	Não ouve a maioria das conversas; pode ter dificuldade em ouvir sons intensos.	Dificuldade extrema em ouvir o que é falado e participar da conversa.
Profundo	80 < 95 dB	Dificuldade extrema em ouvir vozes em forte intensidade.	Não consegue escutar conversas.
Perda auditiva completa/surdo	> 95 dB	Não consegue escutar conversas e a maioria dos sons do ambiente.	Não consegue escutar conversas e a maioria dos sons do ambiente.
Unilateral	< 20 dB na melhor orelha, > 35 dB na pior orelha	Pode não ter problema a não ser que o som esteja próximo da pior orelha. Pode ter dificuldade em localizar o som.	Pode apresentar dificuldade em ouvir o que é falado e em participar da conversa, e em localizar os sons.

*A classificação e os graus de perda são para uso epidemiológico e aplicáveis a adultos. Os seguintes pontos devem ser mantidos em mente ao aplicar esta classificação:

- Embora os descritores audiométricos (p. ex., categoria, média de tons puros) forneçam um resumo útil dos limiares de audição de um indivíduo, eles não devem ser usados como o único determinante na avaliação de deficiência ou no fornecimento de intervenção(ões), incluindo aparelhos auditivos ou implantes cocleares.
- A capacidade de detectar tons puros usando fones de ouvido em um ambiente silencioso não é, por si só, um indicador confiável de deficiência auditiva. Os descritores audiométricos por si sós não devem ser usados como medida da dificuldade experimentada com a comunicação em ruído de fundo, a principal queixa de indivíduos com perda auditiva.

A perda auditiva unilateral pode representar um desafio significativo para um indivíduo em qualquer nível de assimetria. Portanto, requer atenção adequada e intervenção com base na dificuldade vivida pela pessoa.

** "Limiar auditivo" refere-se à intensidade mínima de som que um ouvido pode detectar como uma média de valores em 500, 1.000, 2.000 e 4.000 Hz na melhor orelha.

Fonte: OMS, 2021.[9]

A partir da tabela publicada pela OMS no documento anteriormente mencionado, este capítulo relacionará o grau de perda auditiva com a categoria b230 (Quadro 6). A categoria de Funções auditivas (b230) encontra-se no capítulo 2 do componente Funções do Corpo (b2).

QUADRO 6 Descrição da categoria b230 da Classificação Internacional de Funcionalidade, Incapacidade e Saúde

b230-Funções Auditivas
Funções sensoriais que permitem perceber sons e discriminar sua localidade, intensidade, ruído e qualidade.
Inclui: funções auditivas, discriminação auditiva, localização da fonte sonora, lateralização do som, discriminação da fala, deficiências como surdez, insuficiência auditiva e perda da audição
Exclui: funções de percepção (b156) e funções mentais da linguagem (b167)

Fonte: OMS, 2020, p.85.[2]

O Quadro 7 relaciona o grau de perda auditiva à categoria b230 e qualificadores propostos pela CIF e o impacto no desempenho do componente Atividades e Participação.

O Sistema de Conselhos em Fonoaudiologia publicou em 2020 a nova edição do Guia de Orientações na Avaliação Audiológica Básica.[20] No Guia constam referências para o laudo audiológico, a classificação do grau de perda de acordo com Lloyd e Kaplan (1978) e a proposta pela OMS (2020). A mesma relação proposta pela OMS pode ser feita com as classificações de referência apresentadas no documento[20] quanto ao nível de perda auditiva, podendo também ser relacionada ao impacto de cada nível conforme proposto no Relatório da OMS.

Quanto à lateralidade da perda auditiva, utiliza-se o terceiro qualificador no componente Estruturas do corpo, que indica a localização da deficiência. No caso de perda bilateral será utilizado o qualificador "3" (três) para indicar "ambos os lados". Nas perdas unilaterais, o qualificador "1" (um) indica orelha direita, e o qualificador "2" (dois) indica orelha esquerda. A utilização desse qualificador contribui, em especial, para a concessão de dispositivos eletrônicos de amplificação sonora ou implante coclear, estabelecendo a necessidade de um ou dois equipamentos.

O impacto de uma perda auditiva tem repercussão além da deficiência na Estrutura ou Função do corpo, limitando

QUADRO 7 Relação entre grau de perda auditiva e CIF

Média tonal de 500 Hz, 1 kHz e 2 kHz (Lloyd e Kaplan, 1978)	Média tonal de 500 Hz, 1 kHz e 2 kHz e 4 kHz (OMS, 2020)	Qualificador	Código	Impacto no desempenho no componente Atividades e Participação relacionado ao grau da perda auditiva
Audição normal (≤ 25 dB NA)	Audição normal (< 20 dB)	.0 (Nenhuma deficiência)	b230.0	Não há limitação de atividades e restrição de participação
Perda auditiva de grau leve (26-40 dB NA)	Perda auditiva leve (20 até < 35 dB)	.1 (Deficiência leve) ou .2 (Deficiência moderada)	b230.1 b230.2	Pode haver presença de limitação de atividades e restrição de participação
Perda auditiva de grau moderado (41-55 dB NA)	Perda auditiva moderada (35 até < 50 dB)	.2 (Deficiência moderada) ou .3 (Deficiência grave)	b230.2 b230.3	Presença de limitação de atividades e restrição de participação
Perda auditiva de grau moderadamente severo (56-70 dB NA)	Perda auditiva moderadamente severa (50 até < 65 dB)	.3 (Deficiência grave)	b230.3	Presença de limitação de atividades e restrição de participação
Perda auditiva de grau severo (71-90 dB NA)	Perda auditiva severa (65 até < 80 dB)	.3 (Deficiência grave)	b230.3	Presença de limitação de atividades e restrição de participação
Perda auditiva de grau profundo (≥ 91 dB NA)	Perda auditiva profunda (80 até < 95 dB)	.3 (Deficiência grave) ou .4 (Deficiência completa)	b230.3	Presença de limitação de atividades e restrição de participação
	Perda auditiva completa (95 dB ou superior)	.4 (Deficiência completa)	b230.4	Presença de limitação de atividades e restrição de participação

também a realização de atividades do cotidiano, dificultando a compreensão de conversas, restringindo a participação em atividades sociais com familiares, amigos e colegas de trabalho.[21] Sendo assim, uma perda auditiva pode influenciar na funcionalidade da pessoa e em sua qualidade de vida, e a CIF é uma ferramenta que auxilia o fonoaudiólogo a considerar esses aspectos na perspectiva de cuidado biopsicossocial.

Por meio dos códigos da CIF, a intervenção audiológica, que tem como objetivo maximizar a qualidade de vida da pessoa, poderá ter o registro padronizado das informações referentes ao perfil funcional de pessoas com deficiência auditiva.[21] Os dados registrados serão analisados e poderão subsidiar a elaboração e o aperfeiçoamento de políticas públicas na área.

A OMS, percebendo a dificuldade de aplicação da CIF em função de sua extensão, publicou instrumentos que facilitam a aplicação da CIF: *core sets*, *checklists*, o *World Health Disability Assessment Schedule* (WHODAS 2.0)[22] e o *Model Disability Survey* (MDS).[23]

A seguir serão apresentadas possibilidades do uso da CIF na audiologia e relatos de experiências publicados em periódicos e apresentados em eventos científicos.

A CIF pode ser utilizada para a caracterização de aspectos relacionados à audição e à funcionalidade, considerando os aspectos fonoaudiológicos e sociodemográficos.[24-26] Para a caracterização da funcionalidade, o fonoaudiólogo pode utilizar diferentes métodos para coletar informações, como: entrevistas abertas, estruturadas ou semiestruturadas, observações, questionários, análise de prontuários, avaliações com instrumentos padronizados ou qualitativos. *(Para maiores informações sobre o assunto, consultar o Capítulo 21, "Uso de questionários na audiologia".)*

Uma possibilidade de uso da CIF para caracterização, por meio de análise de relatórios de anamnese e avaliação de prontuários, foi realizada em um serviço ambulatorial. O estudo teve o objetivo de caracterizar o desempenho de crianças e jovens entre 5-16 anos em aspectos fonoaudiológicos. Inicialmente as autoras identificaram os conteúdos dos relatórios e os relacionaram com as categorias da CIF. Foram selecionadas 65 categorias: 13 de Funções do Corpo, 34 de Atividades e Participação e 18 de Fatores Ambientais. Posteriormente foram selecionados os qualificadores ".0" (sem alteração) ou ".8" (existe alteração) nas categorias, sem especificação da intensidade. Como conclusão, verificou-se alteração em categorias dos três componentes, confirmando que o desempenho funcional das crianças e adolescentes do ambulatório em questão encontrava-se afetado.[24] O estudo citado mostrou a potencialidade do uso da CIF com informações de avaliações e relatórios já concluídos, sendo possível relacionar as informações registradas com as categorias e qualificadores da CIF.

Um estudo que também utilizou prontuário para coletar informações e relacioná-las com as categorias da CIF foi realizado com usuários de implante coclear. Foram utilizados 55 códigos: 12 de Funções do Corpo, 36 de Atividade e Participação e 7 de Fatores Ambientais. Foram utilizados os qualificadores 0, 1, 2, 3, 4, 8, 9 para caracterização das dificuldades. No trabalho foram analisados 30 prontuários e a maioria das crianças não apresentou deficiência nas Funções do Corpo, porém foram observadas dificuldades no desempenho escolar. Os Fatores Ambientais foram caracterizados como barreiras. As autoras reconheceram as potencialidades da CIF e ressaltaram a necessidade de ampliar as avaliações na rotina clínica para que mais elementos da funcionalidade sejam contemplados.[25]

Outra pesquisa, que caracterizou aspectos de funcionalidade e incapacidade, relacionados à audição e aos fatores sociodemográficos, foi realizada por meio do preenchimento de questionário socioeconômico e assistencial em um serviço de audiologia. Foram utilizados todos os qualificadores da CIF para a caracterização da magnitude da dificuldade. Os achados referentes aos 152 participantes mostraram que a maioria das pessoas atendidas no Serviço de Saúde Auditiva apresentou deficiência na percepção auditiva e funções auditivas. O uso de dispositivos eletrônicos de amplificação sonora e as relações familiares e com amigos foram considerados facilitadores no componente Fatores Ambientais.[26] A CIF é uma classificação, portanto o fonoaudiólogo pode utilizar o método que desejar e sentir-se mais confortável para avaliar e coletar informações.

A CIF também pode ser utilizada para acompanhamento do desenvolvimento da audição.[27] Com o objetivo de acompanhar o desenvolvimento de audição e linguagem de 22 crianças durante o primeiro ano de vida, Agentes Comunitários de Saúde (ACS) foram capacitados por fonoaudiólogos para a aplicação de um questionário de monitoramento. Os dados do questionário foram correlacionados com as categorias da CIF-CJ (versão crianças e jovens da CIF). Foram utilizados os classificadores 0 (sem alteração) e 8 (não especificado). Um *checklist* com as categorias da CIF-CJ foi elaborado para relacionar as perguntas do instrumento com a classificação. O *checklist* passou por validação de conteúdo com especialistas na área de audiologia. Das 22 crianças acompanhadas, 17 evoluíram como o esperado, duas obtiveram melhora, duas continuaram o acompanhamento e uma permaneceu com a suspeita de alteração no desenvolvimento.[27] Esse estudo demonstrou a possibilidade de correlacionar questões de instrumentos utilizados na rotina clínica da fonoaudiologia com as categorias da CIF.

A Classificação é um instrumento que pode ser utilizado com diferentes finalidades, em diferentes serviços, e a partir de diferentes métodos de avaliação. A CIF apresenta uma linguagem unificada capaz de registrar além da deficiência no corpo, compreendendo também a restrição de atividade que a perda auditiva pode causar e como os Fatores Ambientais podem ser barreiras ou facilitadores para a funcionalidade. Com o objetivo de verificar a associação entre a restrição à participação auditiva e a qualidade de vida, os fatores auditivos e os aspectos sociodemográficos, foram aplicados os protocolos e instrumentos *Hearing Handicap Inventory for Adults* (HHIA), *Hearing Handicap Inventory for Elderly* (HHIE) e *World Health Organization Quality of Life* – versão abreviada (WHOQOL-bref) em um serviço de audiologia brasileiro.[28] Participaram 152 adultos e idosos, e verificou-se que indivíduos pertencentes à classe econômica C2 possuíram 7,73 vezes chances maiores de apresentar restrição à participação auditiva quando comparados aos indivíduos da classe econômica D. Nos fatores auditivos, ter perda auditiva incapacitante aumentou em 3,4 vezes a chance de apresentar percepção de restrição à participação auditiva. As autoras concluíram que o uso de dispositivos eletrônicos de amplificação sonora, apesar dos benefícios e de ser um facilitador para a participação, não foi capaz de eliminar a presença da restrição à participação auditiva da maioria dos participantes. Dessa forma, torna-se imprescindível que a fonoaudiologia amplie seu olhar para a funcionalidade e a influência dos fatores ambientais e pessoais na vida das pessoas com perda auditiva.

A CIF também apresenta benefícios e potencialidades quando utilizada na saúde ocupacional. Paralelamente à assistência prestada ao trabalhador com algum agravo de saúde, é fundamental a investigação da relação desta com o trabalho, a intervenção no ambiente e em sua organização, de modo a minimizar os riscos, evitando novos casos e a piora clínica dos casos existentes.

O Sistema de Informação de Agravos de Notificação (Sinan) é alimentado pela notificação e investigação de casos de doenças e agravos que constam da lista nacional de doenças de notificação compulsória. A perda auditiva induzida por ruído (Pair) é caracterizada pela diminuição gradual da acuidade auditiva, decorrente da exposição continuada ao ruído, associado ou não a substâncias químicas, no ambiente de trabalho. As fichas de notificação por Pair são os meios geradores de informação e consideram as alterações das funções do corpo e os fatores ambientais no local onde o indivíduo está exposto ao ruído como fonte de dados.

Na Figura 4 é apresentado um exemplo de transcrição da ficha individual de notificação realizada com o uso da CIF, reiterando as possibilidades da Classificação. Observe que as informações contidas podem gerar códigos, que, inseridos no sistema de informação em saúde, podem gerar informações sobre o contexto do trabalho e distúrbios ocupacionais.

EXEMPLOS DE USO DA CIF

Nesta seção serão descritos três exemplos de uso da CIF na área de audiologia.

Caso 1

MA, sexo masculino, 40 anos, trabalhador do setor metalúrgico há 20 anos, utilizando protetor auricular com descontinuidade (Fatores Pessoais). MA refere dificuldade de compreensão em ambientes ruidosos (d310.2) e zumbido constante (b240.3).

Na avaliação audiológica, foram encontrados os seguintes resultados:

A. Imitanciometria com resultados condizentes com perda auditiva neurossensorial bilateral.
B. Audiometria compatível com perda auditiva neurossensorial moderada bilateral.
C. Testes de fala corroborando a audiometria tonal.

O laudo audiológico foi de perda auditiva neurossensorial moderada bilateral (b230.2).

MA apresenta limitações de vida comunitária (d910.2), não apenas na família e em situações sociais, mas também no trabalho, tendo dificuldade para ouvir/discriminar em conversas (d350.3) e também informações e avisos.

Membros da família nuclear têm atitudes que facilitam sua comunicação (e410+2). MA procurou atendimento pelo SUS e receberá os dispositivos eletrônicos de amplificação sonora pelo serviço de saúde (e580+4).

Caso 2

MS, sexo feminino, 64 anos, procurou o atendimento fonoaudiológico com a queixa "estou ouvindo menos que

Pair	**Perda Auditiva Induzida pelo Ruído (Pair)** [49] Tipo de Ruído Predominante e250 ☐ 1-Ruído Contínuo 2-Ruído Intermitente 3-Ambos 9-Ignorado
	[50] Exposição Concomitante a Ruído e2500 ☐ Solvente à Base de Tolueno ☐ Metais Pesados ☐ Medicamentos Ototóxicos e1101 1-Sim 2-Não 9-Ignorado ☐ Gases Tóxicos e2600 ☐ Outros: ____________
	[51] Sintomas 1-Sim 2-Não ☐ Zumbido b2400 ☐ Tontura b2401 ☐ Dificuldade p/ compreensão da fala b2304 9-Ignorado ☐ Cefaleia b28010 ☐ Outros [52] Diagnóstico Específico CID 10 | | | | |
Conclusão	[53] Houve afastamento do trabalho para tratamento? e57004 1-Sim 2-Não 9-Ignorado [54] Tempo de Afastamento do Trabalho para Tratamento e5700 | | | | | 1 – Hora 2 – Dia 3 – Mês 4 – Ano
	[55] Com Afastamento do Trabalho e5700 ☐ 1-Melhora 2-Piora 9-Ignorado [56] Há ou Houve Outros Trabalhadores com a mesma Doença no Local de Trabalho ☐ 1-Sim 2-Não 9-Ignorado
	[57] Conduta Geral 1-Sim 2-Não ☐ Afastamento do agente do risco com mudança de função e/ou posto de trabalho e5900 ☐ Afastamento do local de trabalho e5901 ☐ Adoção de proteção individual e1150 ☐ Adoção de mudança na organização do trabalho ☐ Nenhum ☐ Adoção de proteção coletiva e1351 ☐ Outros
	[58] Evolução do Caso 1-Cura 2-Cura não confirmada 3-Incapacidade Temporária 4-Incapacidade Permanente Parcial 5-Incapacidade Permanente Total 6-Óbito por doença relacionada ao trabalho 7-Óbito por Outra Causa 8-Outro 9-Ignorado
	[59] Data do óbito | | | | | | | | [60] Foi emitida a Comunicação de Acidente de Trabalho 1-Sim 2-Não 3-Não se aplica 9-Ignorado
Informações complementares e observações	

FIGURA 4 Trecho de ficha individual de notificação por Pair com o uso da CIF.
Pair: perda auditiva induzida por ruído.
Fonte: Biz (2021).[29]

antes, mas meu maior problema é entender o que as pessoas falam".

MS referiu dificuldade para entender o que as pessoas dizem, principalmente quando o ambiente é muito ruidoso ou muitas pessoas falam ao mesmo tempo (d310.3). Também apresenta zumbido bilateralmente (b240.2). Percebeu a diminuição da audição há 7 anos, e a dificuldade continuou piorando (Fatores Pessoais).

Na avaliação audiológica, foram encontrados: meatoscopia sem alterações e perda auditiva neurossensorial bilateral moderada (b230.2). Foi aplicado o HHIE, e as respostas de algumas questões foram relacionadas às categorias da CIF (Quadro 8). Por meio do HHIE o fonoaudiólogo pode compreender como a perda auditiva impacta as funções e o desempenho das atividades de MS. Nas questões assinaladas como "não" foi selecionado o qualificador ".0". Nas questões assinaladas como "sim" ou "algumas vezes" foi selecionado o qualificador "8", que indica a presença de uma dificuldade, mas não é possível dimensionar a magnitude da dificuldade. Para compreender a magnitude da dificuldade, é necessária uma conversa com MS.

Caso 3

A CIF também tem sido comumente utilizada em laudo caracterizador na lei de cotas. O Quadro 9 apresenta um exemplo de laudo.

Recentemente o Ministério da Economia publicou modelo de laudo caracterizador de deficiência. Trouxe possibilidades para o profissional descrever as alterações nas funções e estruturas do corpo, bem como as limitações no desempenho da atividades de vida diária e restrições na participação social.[30]

QUADRO 8 Codificação das questões 1-9 do HHIE de MS

Questões	Sim	Algumas vezes	Não	Código CIF
S 1. O problema de audição faz você usar o telefone menos vezes do que gostaria?	x			d3600.8
E 2. A dificuldade em ouvir faz você se sentir constrangido ou sem jeito quando é apresentado a pessoas desconhecidas?			x	d730.0
S 3. A dificuldade em ouvir faz você evitar grupos de pessoas?		x		d3504.8
E 4. A dificuldade em ouvir deixa você irritado?	x			b152.8
E 5. A dificuldade em ouvir faz você se sentir frustrado ou insatisfeito quando conversa com pessoas da sua família?		x		b152.8 d3503.8
S 6. A diminuição da audição causa dificuldades quando você vai a uma festa ou reunião social?	x			d9204.8
E 7. A dificuldade em ouvir faz você se sentir "tolo" ou inferiorizado diante de outras pessoas?			x	b152.0
S 8. Você sente dificuldade em ouvir quando alguém fala cochichando?	x			d115.8
E 9. Você se sente prejudicado ou diminuído em razão da sua dificuldade em ouvir?		x		b152.8

QUADRO 9 Laudo Caracterizador para Lei de Cotas e CIF

LAUDO CARACTERIZADOR – LEI DE COTAS

De acordo com os dispositivos da Lei n. 13.146/2015, da Lei n. 12.764/2012, do Decreto n. 3.298/1999 e da Instrução Normativa SIT/MTE n. 98. de 15/08/2012

Nome:

CPF: ____________

CID: M8680/3 – Paraganglioma maligno.

H90.4 Perda de audição; G93.2 Hipertensão intracraniana

Origem: ( ) Congênita ( ) Acidente ou doença do trabalho ( ) Acidente comum
(X) Doença comum ( ) Adquirida em período pós-operatório ( ) Outra origem.

Descrição detalhada das alterações nas funções e estruturas do corpo, conforme a linguagem e conceitos da Classificação Internacional de Funcionalidade – CIF:
Perda das funções de localização da fonte sonora (b2302) e lateralização do som (b2303), além de zumbido contínuo (b2400) no ouvido direito.

Descrição das (1) limitações do desempenho nas atividades da vida diária, das (2) restrições da participação social e da influência dos fatores ambientais (tecnologias, ambiente natural ou social, tais como órteses, próteses, cuidadores etc.), conforme a linguagem e conceitos da Classificação Internacional de Funcionalidade – CIF:
Dificuldade para lidar com estresse e demandas psicológicas (d240), na comunicação (d310) e na conversação (d350), na utilização de dispositivos de comunicação (d3600), na realização de uma única tarefa em grupo (d2103) e na execução de tarefas múltiplas em grupo (d2203). Com necessidade de uso de medicação contínua (e1101) e produtos e tecnologias de apoio para comunicação (e1251).

Codificação para fins de enquadramento:
Fatores ambientais: e1101+1, e1251.2.
Atividades e participação: d240.13, d310.23, d350.23, d3600.23, d2103.23, d2203.23.
Funções e estruturas: b2302.3, b2303.3, b2400.2.
Observações adicionais: submetida à cirurgia para retirada do tumor em 2010. Laudos de exames anexos.
Enquadramento: AUDITIVO.

(continua)

QUADRO 9 Laudo Caracterizador para Lei de Cotas e CIF (*continuação*)

CONCLUSÃO: Conforme a descrição da funcionalidade e dados complementares documentais anexos, a pessoa está enquadrada nas definições do artigo 2° da Lei n. 13.146/2015; dos artigos 3° e 4° do Decreto n. 3.298/1999, com as alterações do Decreto n. 5.296/2004; do artigo 1°, § 2°, da Lei n. 12.764/2012, Parecer Conjur n. 444/2011, das recomendações da IN n. 98/SIT/2012 e de acordo com dispositivos relativos do Decreto n. 6.949/2009.
"Estou ciente de que sou parte do Programa de Diversidade Funcional (que inclui cotas, reabilitados e pessoas com deficiência) e autorizo a apresentação deste laudo e exames anexos ao Ministério do Trabalho e Emprego."
Data ___/___/_____ ______________________________ Assinatura do Empregado

Fonte: Biz (2021).[29]

CONSIDERAÇÕES FINAIS

A mensuração de níveis de funcionalidade com a CIF oferece a possibilidade de comparar o impacto de diferentes tipos de doenças nas diferentes populações em distintos momentos. A CIF tem um amplo potencial de aplicação, considerando o espectro de abrangência na atenção à saúde e suas linhas de cuidado desde a atenção básica à reabilitação, na seguridade social, educação e trabalho.

A estrutura da CIF, por considerar a multifatorialidade que envolve a saúde, permite, por meio da codificação, considerar sua complexidade e gerar informações importantes sobre fatores contextuais; e o uso de seu modelo biopsicossocial permite desenvolver projetos terapêuticos, planejar ações e estabelecer políticas com base nas necessidades individuais e populacional.

Contudo, para a implementação da CIF nos serviços de fonoaudiologia e audiologia, é necessário que na formação de futuros fonoaudiólogos seja contemplado o modelo biopsicossocial, a funcionalidade e a CIF, de forma transversal no currículo. As novas diretrizes curriculares da fonoaudiologia, aprovadas pelo Conselho Nacional de Saúde, Resolução n. 610, de 13 de dezembro de 2018, trazem em seu art. 22 que: "A Classificação Internacional de Funcionalidade (CIF), recomendada pela Organização Mundial da Saúde, deve estar contemplada de forma transversal no Projeto Pedagógico (PPC)".[31] Também são essenciais estratégias e espaços de educação permanente. Nos serviços, são sugeridas a capacitação da equipe para uso da CIF; a construção de instrumentos que contemplem a CIF, e que sejam aplicados também pelos assistidos no serviço; a construção de banco de dados com informações do resultado da avaliação e reavaliação dos usuários ao longo do processo terapêutico.

Com a linguagem unificada da CIF e sua abordagem biopsicossocial, a fonoaudiologia concretizará o cuidado centrado na pessoa e produzirá dados que caracterizem a funcionalidade da população atendida pelos profissionais, utilizando essas informações para a elaboração e a avaliação de políticas públicas.

A CIF pode ser utilizada em todos os ciclos de vida e em qualquer condição de saúde. A possibilidade de uso universal da classificação demonstra sua potencialidade na audiologia, área que abrange o cuidado em todo o curso de vida, desde a gestação até a velhice, e que assiste a todos os estados e condições de saúde. Ter como foco a funcionalidade permite acompanhar o processo de envelhecimento de forma longitudinal ao longo da vida. Dessa forma, recomenda-se o uso da CIF na área.

REFERÊNCIAS BIBLIOGRÁFICAS

1. World Health Organization. International Classification of Functioning, Disability and Health, resolution WHA 54.21. Geneva: WHO; 2001.
2. Organização Mundial da Saúde (OMS). CIF: a Classificação Internacional de Funcionalidade, Incapacidade e Saúde. [Centro Colaborador da Organização Mundial da Saúde para a Família de Classificações Internacionais, org.; coordenação da tradução Cassia Maria Buchalla]. São Paulo: Editora da Universidade de São Paulo – Edusp; 2020.
3. Biz MCPB, Chun RYS. O papel da Classificação Internacional de Funcionalidade, Incapacidade e Saúde (CIF) para a tomada de decisão na gestão em serviços de saúde. Saúde em Redes. 2020;6(2):6786.
4. Kostanjsek N, Rubinelli S, Escorpizo R, Cieza A, Kennedy C, Selb M, et al. Assessing the impact of health conditions using the ICF. Disability and Rehabilitation. 2011;33(15-16):1475-82.
5. Barros MBA. Inquéritos domiciliares de saúde: potencialidades e desafios. Rev Bras Epidemiol. 2008;11(Supl. 1):6-19.
6. Castaneda L, Castro SS, Bahia L. Construtos de incapacidade presentes na Pesquisa Nacional por Amostra de Domicílio (PNAD): uma análise baseada na Classificação Internacional de Funcionalidade, Incapacidade e Saúde (CIF). Rev Bras Estud Popul. 2014;31(2):419-29.
7. Instituto Brasileiro de Geografia e Estatística (IBGE). Nota Técnica 01/2018. Releitura dos dados de pessoas com deficiência no Censo Demográfico 2010 à luz das recomendações do Grupo de Washington. Disponível em: https://ftp.ibge.gov.br/Censos/Censo_Demo-

grafico_2010/metodologia/notas_tecnicas/nota_tecnica_2018_01_censo2010.pdf. Acesso em: 7 jan. 2022.

8. Instituto Brasileiro de Geografia e Estatística (IBGE). Pesquisa Nacional de Saúde: 2019: ciclos de vida: Brasil / IBGE, Coordenação de Trabalho e Rendimento. Rio de Janeiro: IBGE; 2021.
9. World Health Organization (WHO). World report on hearing. Geneva, 2021.
10. Sociedade Brasileira de Fonoaudiologia. Departamento de Saúde Coletiva. Grupo de Trabalho da CIF. Respostas a perguntas frequentes sobre a Classificação Internacional de Funcionalidade, Incapacidade e Saúde (CIF): Saúde e a Fonoaudiologia. 1.ed. 2019. Disponível em: https://www.sbfa.org.br/portal2017/themes/2017/faqs/arquivo_17.pdf. Acesso em: 6 set. 2021.
11. Conselho Federal de Fonoaudiologia. Balizador do Tempo de Tratamento. 1.ed. 2013. Disponível em: https://www.fonoaudiologia.org.br/publicacoes/BALIZADOR%20DE%20TEMPO.pdf. Acesso em: 6 set. 2021.
12. Conselho Federal de Fonoaudiologia. Guia Norteador sobre a CIF em Fonoaudiologia. 1.ed. 2013. Disponível em: https://www.fonoaudiologia.org.br/publicacoes/GUIA%20PRATICO%20CIF.pdf. Acesso em: 6 set. 2021.
13. Brasil. CNS: Conselho Nacional de Saúde: CNS. Resolução n 452, 10 de maio de 2012. Brasília, 2012.
14. Brasil. Portaria n. 793, de 24 de abril de 2012. Rede de Cuidados em Saúde à Pessoa com Deficiência. Brasília, 2012.
15. Brasil. Lei n. 13.146, de 6 de julho de 2015. Institui a lei brasileira de inclusão da pessoa com deficiência (estatuto da pessoa com deficiência). Brasília, 2015.
16. Brasil. Avaliação de pessoas com deficiência para o acesso ao Benefício de Prestação Continuada da Assistência Social. Um novo instrumento baseado na Classificação Internacional de Funcionalidade, Incapacidade e Saúde. Ministério da Previdência Social. Brasília, 2007.
17. Brasil. Lei Complementar n. 142, de 8 de maio de 2013. Regulamenta o § 1º do art. 201 da Constituição Federal, no tocante à aposentadoria da pessoa com deficiência segurada do Regime Geral de Previdência Social – RGPS. Diário Oficial da União, 2013.
18. Biz MC, Chun RYS. Operacionalização da Classificação Internacional de Funcionalidade, Incapacidade e Saúde, CIF, em um Centro Especializado em Reabilitação. CoDAS.2020;32(2).
19. Zerbeto AB, Chun RYS, Zanolli ML. Contribuições da CIF para uma abordagem integral na atenção à saúde de crianças e adolescentes. CoDAS. 2020;32(3):e20180320.
20. Sistema de Conselhos em Fonoaudiologia. Guia de Orientações na Avaliação Audiológica Básica. 2020. Disponível em: https://www.fonoaudiologia.org.br/wpcontent/uploads/2020/09/CFFa_Manual_Audiologia-1.pdf. Acesso em: 6 set. 2021.
21. Morettin M, Bevilacqua MC, Cardoso MRA. A aplicação da Classificação Internacional de Funcionalidade, Incapacidade e Saúde (CIF) na audiologia. Distúrb Comum. 2008;20(3):395-402.
22. Castro SS, Leite CF. Translation and cross-cultural adaptation of the World Health Organization Disability Assessment Schedule – WHODAS 2.0. Fisioter Pesqui. 2017;24:385-91.
23. World Health Organization (WHO). Model Disability Survey. Disponível em: https://www.who.int/disabilities/data/mds/en/. Acesso em: 26 jan. 2022.
24. Borges MGS, Medeiros AM, Lemos SMA. Caracterização de aspectos fonoaudiológicos segundo as categorias da Classificação Internacional de Funcionalidade, Incapacidade e Saúde para Crianças e Jovens (CIF-CJ). CoDAS. 2018;30(4).
25. Morettin M, Cardoso MR, Delamura AM, Zabeu JS, Amantini RC, Bevilacqua MC. O uso da Classificação Internacional de Funcionalidade, Incapacidade e Saúde para acompanhamento de pacientes usuários de Implante Coclear. CoDAS. 2013;25(3):216-23.
26. Souza VC, Lemos SMA. Classificação Internacional de Funcionalidade, Incapacidade e Saúde em adultos e idosos usuários de um serviço de audiologia. Rev Cefac. 2021;23(4).
27. Bernardi SA, Pupo AC, Trenche MCB, Barzaghi L. O uso da CIF no acompanhamento do desenvolvimento auditivo e de linguagem de crianças no primeiro ano de vida. Revista Cefac. 2017;19(2):159-70.
28. Souza VC, Lemos SMA. Restrição à participação de adultos e idosos: associação com fatores auditivos e socioambientais. CoDAS. 2021;33(6):e20200212.
29. Biz MCP. Laudo audiológico e o uso da CIF: podemos qualificar a informação? Seminário Estadual "Agravos da Comunicação relacionados ao Trabalho: Distúrbios da Voz e Perda Auditiva". 2020. Disponível em: https://www.pucsp.br/laborvox/download/6-seminario-saude-do-trabalhador.pdf. Acesso em: 6 set. 2021.
30. Brasil. Caracterização das deficiências. Orientações para fins de cumprimento do art. 93 da Lei n. 8.212/91. Ministério da Economia Brasília – DF, 2021.
31. Brasil. Ministério da Saúde. Conselho Nacional de Saúde. Resolução n. 610, de 13 de dezembro de 2018. Aprova parecer DCN da graduação em Fonoaudiologia. Brasília, 2018.

ÍNDICE REMISSIVO

A

Acreditação de laboratórios 58
Adaptação de dispositivos eletrônicos de amplificação 479
Agentes otoagressores 372
Agentes otoprotetores 352
Agentes químicos 356
Ambiente acústico 125
Ambiente de testagem 99
Área dinâmica 50
Assistente técnico 689
Atenuação interaural 146
Atenuação interaural mínima 148
Atenuação interaural real 161
Audição cruzada 143
Audiometria 83
Audiometria de altas frequências 109
Audiometria tonal liminar 98, 147
Audiometria tonal liminar por via aérea 103
Audiometria tonal liminar por via óssea 104
Avaliação audiológica básica 98
Avaliação auditiva 48
Avaliação das habilidades auditivas 81
Avaliação vestibular 305

B

Biofísica da audição 38
Biossegurança 730

C

Calibração 57, 125
Captação do som 42
Certificação de produto 57
Classificação da perda auditiva 105
Classificação Internacional de Funcionalidade, Incapacidade e Saúde (CIF) 742
Cognição 512
Colículo inferior 16
Complexo olivar superior 15
Corpo geniculado medial 17
Córtex auditivo 18

D

Diagnóstico da deficiência auditiva 586
Discriminação de frequência 51
Discriminação de intensidade 51
Discriminação do som 47
Dispositivos eletrônicos auditivos cirurgicamente implantáveis 529
Dispositivos eletrônicos de amplificação sonora 436

E

Efeitos auditivos 350
Efeitos não auditivos 349
Eletrococleografia 189
Eletronistagmografia 305
Emissões otoacústicas 181
Emissões otoacústicas evocadas 79
Equidade 399
Equipamentos 99, 125

F

Fisiologia 181
Formação reticular 18
Frequência 51
Frequency following response 264, 265

I

Implante coclear 541
Integralidade 399
Intensidade mínima audível 50
Intersetorialidade 399
Intolerância ao som 118

L

Legislação trabalhista 364
Lemnisco lateral 16
Linguagem 28
Logoaudiometria 84, 148

M

Magnificação do som 44
Mascaramento 217
Mascaramento clínico 142
Mascaramento máximo 159
Mascaramento otimizado 161
Maturação 27
Mecanismos de alavanca 45
Mecanismos de transmissão sonora 97
Medidas de imitância acústica 79, 169
Método Aurioral 618
Método de platô 161
Métodos psicofísicos clássicos 48
Metrologia 55
Modalidade cruzada 29
Modalidades sensoriais 29

N

Normalização 57
Normas 59
Núcleos cocleares 15

O

Obtenção dos limiares 109
Orelha externa 3
Orelha interna 8
Orelha média 5
Ototoxicidade 717

P

Percepção auditiva da fala 595
Percepção sensorial 47
Perda auditiva profunda unilateral 32
Perda auditiva unilateral 488
Perícia em audiologia 691
Perito judicial 689
Pesquisa do efeito inibitório da via eferente 87
Plasticidade 23, 24
  axônica 24
  dentrítica 24
  neurogênese 24
Potenciais evocados auditivos de longa latência 234
Potenciais evocados auditivos de média latência 225
Potencial evocado auditivo de estado estável 87, 247
Potencial evocado auditivo de tronco encefálico 84, 166, 207
Primeiros sons 38
Procedimentos adaptativos 49
Procedimentos de avaliação audiológica pediátrica 78
Processamento auditivo periférico 10
Programa de promoção da saúde auditiva e de prevenção da perda auditiva em escolares 377
Prótese auditiva implantável de orelha média 529
Protocolos para avaliações clínicas 182
Psicoacústica 48

Q

Qualidade de vida 514
Questionários 297

R

Reabilitação auditiva 466, 634
Reabilitação auditiva infantil 613
Reabilitação vestibular 662
Rede metrológica no Brasil 59
Redes de Atenção em Saúde 424
Reflexos dos músculos da orelha média 175
Relação hidráulica 45
Ressonância em tubos 43

S

Sensibilidade auditiva 50
Sináptica 24
Sistema auditivo 13
Sistema auditivo periférico 2
Sistema de implante coclear 566
Sistema eferente coclear 185
Sistemas de microfone remoto 500
Sistema Único de Saúde 406
Sistema vestibular 335
Sonoridade 51
Supermascaramento 159

T

Teleaudiologia 702
Terapia Auditiva-Verbal 618
Testes 126
Testes auxiliares na identificação de alterações cocleares 120
Testes auxiliares na identificação de alterações retrococleares 122

Testes comportamentais 280, 291
Testes de Interação Binaural 288
Testes de percepção de fala 596
Testes dicóticos 283
Testes monoaurais de baixa redundância 281
Timpanometria 171
Tipos de ruídos 144
Tonalidade 51
Transmissão transcraniana 143
Treinamento auditivo 643
Triagem auditiva 376
Triagem auditiva neonatal universal (TANU) 70

V

Vectoeletronistagmografia 305
Vestibular Evoked Myogenic Potential 321
Vestibulopatia na infância 336
Vias auditivas 14
Video Head Impulse Test 321
Vigilância em saúde do trabalhador 369
Vulnerabilidade 396

Z

Zumbido 30, 112, 676